国家出版基金项目
NATIONAL PUBLICATION FOUNDATION

"十三五"国家重点出版物出版规划项目

U0289618

本草纲目研究集成

总主编 张志斌 郑金生

本草纲目续编 四 | 谷豆菜果木部

张志斌 郑金生 于大猛 编著

科学出版社

龍門書局

北京

内 容 简 介

本书是"本草纲目研究集成"丛书之一，收载李时珍所未能得见及李时珍之后至1911年以前的中国传统药物学相关内容，且采用《本草纲目》（此下简称《纲目》）原体例予以编次，故名之为《本草纲目续编》。以《神农本草经》为起点，此后大约每隔四五百年，本草学就会有一次集大成式的整理。《纲目》成书至今又历440余年，本书尝试再次对传统本草文献进行集大成式的整理，并仿《纲目》"分项说药"体例，尽量与《纲目》无缝对接，使古代传统药学资料源远流长。本书谓之"续编"，"续"的是《纲目》原有体例，"编"的却是《纲目》所无内容。为适应现代需求，本书严格规范出处标注，且根据《纲目》之后的本草发展及当今时代特点，对药物分类等内容做了若干修正。凡有异于李时珍之见者，用"【校正】"或者"编者按"的方式予以表达。各部总论之后新加"编者按"，说明本部药物计数结果及与《纲目》药数的比较，同时也简介对《纲目》同部药物取舍与迁移情况。本书共收药2583种，新增药1306种，另在《纲目》原有1547种药名之下，补入新增内容。全书字数达500万左右，附古代药图万余幅。

本书适合中医药研究教学与临床人员、文献研究者，以及《本草纲目》爱好者参阅使用。

图书在版编目（CIP）数据

本草纲目续编. 四, 谷豆菜果木部 / 张志斌, 郑金生, 于大猛编著. —北京：龙门书局, 2019.4

（本草纲目研究集成）

国家出版基金项目　"十三五"国家重点出版物出版规划项目

ISBN 978-7-5088-5568-4

Ⅰ. ①本… Ⅱ. ①张… ②郑… ③于… Ⅲ. ①《本草纲目》 Ⅳ. ①R281.3

中国版本图书馆CIP数据核字（2019）第090513号

责任编辑：鲍　燕　曹丽英 / 责任校对：杨赛
责任印制：肖　兴 / 封面设计：黄华斌

科 学 出 版 社
龙 门 书 局　出版
北京东黄城根北街 16 号
邮政编码：100717
http://www.sciencep.com

北京汇瑞嘉合文化发展有限公司 印刷
科学出版社发行　各地新华书店经销

*

2019年4月第 一 版　　开本：787×1092 1/16
2019年4月第一次印刷　　印张：74
字数：1 559 000

定价：718.00元
（如有印装质量问题，我社负责调换）

本草纲目研究集成

学术指导委员会

本草纲目研究集成

编辑委员会

　　进入21世纪，面向高概念时代，科学、人文互补互动，整体论、还原论朝向融通共进。中医学人更应重视传承，并在传承基础上创新。对享誉全球的重大古医籍做认真系统的梳理、完善、发掘、升华，而正本清源，以提高学术影响力。晚近，虽有运用多基因网络开展证候、方剂组学研究，其成果用现代科技语言表述，对医疗保健具有一定意义。然而积学以启真，述学以为道，系统化、规范化，多方位、高层次的文献研究，当是一切中医药研究项目的本底，确是基础的基础，必须有清醒的认识，至关重要。

　　中医千年古籍，贵为今用。然古籍之所以能为今用，端赖世代传承，多方诠释，始能沟通古今，励行继承创新。深思中医学的发展史，实乃历代医家与时俱进，结合实践，对前辈贤哲大家之医籍、理论、概念、学说进行诠释的历史。诠释的任务在于传达、翻译、解释、阐明与创新。诠释就是要在客体（即被诠释的文本）框架上，赋予时代的精神，增添时代的价值。无疑，诠释也是创新。

　　明代李时珍好学敏思，勤于实践，治学沉潜敦厚。博求百家而不倦，确系闻名古今之伟大医药科学家，备受中外各界人士景仰。明代著名学者王世贞称其为"真北斗以南一人"，莫斯科大学将其敬列为世界史上最伟大的六十名科学家之一（其中仅有两位中国科学家）。其巨著《本草纲目》博而不繁，详而知要，求性理之精微，乃格物之通典。英国著名生物学家达尔文称之为"中国古代百科全书"。2011年《本草纲目》被联合国教科文组织列入"世界记忆名录"（同时被列入仅两部中医药古籍），实为中国传统文化之优秀代表。欲使这样一部不朽的宝典惠泽医林，流传后世，广播世界，更当努力诠释，整理发扬。此乃《本草纲目研究集成》丛书之所由作也。

　　中国中医科学院成立60年以来，前辈学者名医于坎坷中筚路蓝缕，负重前行，启迪后学，笃志薪火传承。志斌张教授、金生郑教授，出自前辈经纬李教授、继兴马教授之门下，致力医史文献研究数十年，勤勉精进，研究成果累累。2008年岁末，志斌、金生二位学长，联袂应邀赴德国洪堡大学，参与《本草纲目》研究国际合作课题。历时三年余，所获甚丰。2012年两位教授归国后，向我提出开展《本草纲目》系列研究的建议，令我敬佩。这是具有现实意义的大事，旋即与二位共议筹谋，欲编纂成就一部大型丛书，命其名曰《本草纲目研究集成》。课题开始之初，得到中医临床基础医学研究所领导的支持，立项开展前期准备工作。2015年《本草纲目研究集成》项目获得国家出版基金资助，是为课题顺利开展的良好机遇与条件。

中医药学是将科学技术与人文精神融合得最好的学科，而《本草纲目》则是最能体现科学百科精神的古代本草学著作，除了丰富的医药学知识之外，也饱含语言文字学、古代哲学、儒释道学、地理学、历史学等社会科学内容与生物学、矿物学、博物学等自然科学内容，真可谓是"博大精深"。要做好、做深、做精《本草纲目》的诠释研究，实非易事。在志斌、金生二教授具体组织下，联合国内中医、中药、植物、历史地理、语言文字、出版规范等方面专家，组成研究团队。该团队成员曾完成《中华大典》下属之《药学分典》《卫生学分典》《医学分典·妇科总部》，以及《海外中医珍善本古籍丛刊》《温病大成》《中医养生大成》等多项大型课题与巨著编纂。如此多学科整合之团队，不惟多领域知识兼备，且组织及编纂经验丰富，已然积累众多海内外珍稀古医籍资料，是为《本草纲目研究集成》编纂之坚实基础。

李时珍生于明正德十三年（1518）。他穷毕生之智慧财力，殚精竭虑，呕心沥血，经三次大修，终于明万历六年（1578）编成《本草纲目》。至公元2018年，乃时珍诞辰500周年，亦恰逢《本草纲目》成书440周年。志斌、金生两位教授及其团队各位学者能团结一心，与科学出版社精诚合作，潜心数年，将我国古代名著《本草纲目》研究推向一个高峰！此志当勉，此诚可嘉，此举堪赞！我国中医事业有这样一批不受浮躁世风之影响，矢志不渝于"自由之思想，独立之精神"的学者，令我备受鼓舞。冀望书成之时培育一辈新知，壮大团队。感慨之余，聊撰数语，乐观厥成。

中央文史研究馆馆员
中国工程院院士　王永炎

丙申年元月初六

　　《本草纲目研究集成》是本着重视传承，并在传承基础上创新之目的，围绕明代李时珍《本草纲目》(此下简称《纲目》)进行系统化、规范化，多方位、高层次整理研究而撰著的一套学术丛书。

　　《纲目》不仅是中华民族传统文化的宝典，也是进入"世界记忆名录"、符合世界意义的文献遗产。欲使这样一部宝典惠泽当代，流芳后世，广播世界，更当努力诠注阐释，整理发扬。本丛书针对《纲目》之形制与内涵，以"存真、便用、完善、提高、发扬"为宗旨，多方位进行系统深入研究，撰成多种专著，总称为《本草纲目研究集成》。

　　我国伟大的医药学家李时珍，深明天地品物生灭无穷，古今用药隐显有异；亦熟谙本草不可轻言，名不核则误取，性不核则误施，动关人命。故其奋编摩之志，穷毕生精力，编成《纲目》巨著。至公元2018年，乃李时珍诞辰500周年，亦恰逢《纲目》成书440周年。当此之际，我们选择《纲目》系列研究作为一项重点研究课题，希望能通过这样一项纯学术性的研究，来纪念伟大的医药学家李时珍。

　　为集思广益，本课题成员曾反复讨论应从何处着手进行具有创新意义的研究。《纲目》问世400余年间，以其为资料渊薮，经节编、类纂、增删、续补、阐释之后续本草多至数百。中、外基于《纲目》而形成的研究专著、简体标点、注释语译、外文译注等书，亦不下数百。至于相关研究文章则数以千计。尽管如此，至今《纲目》研究仍存在巨大的空间。诸如《纲目》文本之失真，严格意义现代标点本之缺如，系统追溯《纲目》所引原始文献之空白，《纲目》药物及药图全面研究之未备，书中涉及各种术语源流含义研究之贫乏，乃至《纲目》未收及后出本草资料尚未得到拾遗汇编等，都有待完善与弥补。

　　在明确了《纲目》研究尚存在的差距与空间之后，我们决定以"存真、便用、完善、提高、发扬"为宗旨，编撰下列各种学术研究著作。

　　1.《本草纲目导读》：此为整个丛书之"序曲"。该书重点任务是引导读者进入《纲目》这座宏伟的"金谷园"。

2.《本草纲目影校对照》：将珍贵的《纲目》金陵本原刻影印，并结合校点文字及校记脚注，采用单双页对照形式，以繁体字竖排的版式配以现代标点，并首次标注书名线、专名线。这样的影印与校点相结合方式，在《纲目》研究中尚属首创。此举旨在最大程度地保存《本草纲目》原刻及文本之真，且又便于现代读者阅读。

3.《本草纲目详注》：全面注释书中疑难词汇术语，尤注重药、病、书、人、地等名称。此书名为"详注"，力求选词全面，切忌避难就易。注释简明有据，体现中外现代相关研究成果与中医特色，以求便于现代运用，兼补《纲目》语焉不详之憾。

4.《本草纲目引文溯源》：《纲目》"引文溯源"方式亦为本丛书首创。《纲目》引文宏富，且经李时珍删繁汰芜，萃取精华，故文多精简，更切实用。然明人好改前人书，李时珍亦未能免俗，其删改之引文利弊兼存。此外，《纲目》虽能标注引文出处，却多有引而不确、注而不明之弊。该书追溯时珍引文之原文，旨在既显现李时珍锤炼引文之功力，又保存《纲目》引文之真、落实文献出处，提高该书的可信度，以便读者更为准确地理解《纲目》文义。

5.《本草纲目图考》：此书研究角度乃前所未有。该书将金陵本、钱（蔚起）本、张（绍棠）本三大系统药图（各千余幅）逐一进行比较，考释《纲目》药图异同之原委，及其与前后本草药图之承继关系，有助于考证药物品种之本真，弥补《纲目》原药图简陋之不足。

6.《本草纲目药物古今图鉴》：以《纲目》所载药物为单元，汇聚古代传统本草遗存之两万余幅药图（含刻本墨线图及手绘彩图），配以现代药物基原精良摄影，并结合现代研究成果，逐一考察诸图所示药物基原。该书药物虽基于《纲目》，然所鉴之图涉及古今，其便用、提高之益，又非局促于《纲目》一书。

7.《本草纲目辞典》：此书之名虽非首创，然编纂三原则却系独有：不避难藏拙、不抄袭敷衍、立足时珍本意。坚持此三原则，旨在体现专书辞典特色，以别于此前之同名书。所收词目涉及药、病、书、人、地、方剂、炮制等术语，以及冷僻字词典故。每一词条将遵循史源学原则，追溯词源，展示词证，保证释义之原创性。此书不惟有益于阅读《纲目》，亦可有裨于阅读其他中医古籍。

8.《本草纲目续编》：该书虽非诠释《纲目》，却属继承时珍遗志，发扬《纲目》传统之新书。该书从时珍未见之本草古籍及时珍身后涌现之古代传统医药书（截止于1911年）中遴选资料，撷粹删重，释疑辨误，仿《纲目》体例，编纂成书。该书是继《纲目》之后，对传统本草知识的又一次汇编总结。

9.《本草纲目研究札记》：这是一部体裁灵活、文风多样、内容广泛的著作。目的在于展示上述诸书在校勘、注释、溯源、考释图文等研究中之思路与依据。《纲目》被誉为"中国古代的百科全书"，凡属上述诸书尚未能穷尽之《纲目》相关研究，例如《纲目》相关的文化思考与文字研究等，都可以"研究札记"形式进入该书。因此，该书既可为本丛书上述子书研究之总"后台"，亦可为《纲目》其他研究之新"舞台"，庶几可免遗珠之憾。

10.《全标原版本草纲目》：属《本草纲目》校点本，此分册是应读者需求、经编委会讨论增加的，目的是适应读者购阅需求。将《本草纲目影校对照》的影印页予以删除，再次重订全部校勘内容，保留"全标"（即全式标点，在现代标点符号之外，标注书名线、专名线）、"原版"（以多种金陵本原刻为校勘底本、繁体竖排）的特色，而成此书。故在《本草纲目》书名前冠以"全标原版"以明此本特点。

最后需要说明的是，由于项目设计的高度、难度及广度，需要更多的研究时间。而且，在研究过程中，我们为了适应广大读者的强烈要求，在原计划8种书的基础上又增加了2种。为了保证按时结项，我们对研究计划进行再次调整，决定还是按完成8种书来结项，而将《本草纲目辞典》《本草纲目详注》两书移到稍后期再行完成。

本丛书学术指导委员会主任王永炎院士对诠释学有一个引人入胜的理解，他认为，诠释学的任务在于传达、解释、阐明和创新，需要独立之精神，自由之思想。本丛书的设计，正是基于这样的一种精神。我们希望通过这样可以单独存在的各种子书，相互紧密关联形成一个有机的整体，以期更好地存《纲目》真，使诠释更为合理，阐明更为清晰，寓创新于其中。通过这样的研究，使《纲目》这一不朽之作在我们这一代的手中，注入时代的血肉，体现学术的灵魂，插上创新的翅膀。

当然，我们也深知，《纲目》研究的诸多空白与短板，并非本丛书能一次全部解决的。在《纲目》整理研究方面，我们不敢说能做到完美，但希望我们的努力，能使《纲目》研究朝着更为完美的方向迈进一大步。

张志斌　郑金生
2018年12月12日

《本草纲目续编》（以下简称《续编》）是"本草纲目研究集成"所含子书之一。本书基本按《本草纲目》原体例，收载李时珍所未能得见的及1911年以前的中国传统药物学相关内容。

古本草有两种书含《拾遗》二字。其中唐·陈藏器《本草拾遗》拾掇唐·苏敬《新修本草》之遗，清·赵学敏《本草纲目拾遗》拾掇明·李时珍《本草纲目》（以下简称《纲目》）之遗。本书亦拾掇《纲目》之遗，但因增收后世续出新资料，且采用《纲目》原体例予以编次，故名之为《本草纲目续编》。

《续编》的编纂，得益于中国传统本草文献编纂优良传统的启迪。这一优良传统表现在：

①不间断地总结药学发展所得，形成本草主流著作。②汲取儒家经学"注不破经，疏不破注"的学术传承法，在后人阐释己见时注重完整保留前人之说。这一传统沿袭2000余年，绵延不绝，使本草学术源流朗若列眉。这一过程宛如以《神农本草经》为珍珠内核，后世注说则如不断分泌的珍珠质，层层包裹于内核之外，最终形成层次分明的中国本草学硕大宝珠。

宝珠形成之初，采用朱墨分书、大小字分书的方式，后来增用文字、符号（如"【 】"）标示法，区分出自不同本草书的内容。这一方式由宋·唐慎微《证类本草》推向了高峰。书籍按时序层层包裹的体例，其利在前后有序，弊在实用时查找不便。于是李时珍起而变革，在按时序分辨诸书的基础上，采用"振纲分目"的"纲目"体例，"析族区类"，且分项（区分不同类别的学术内容）按时序列举前人论说，从而更深入广泛地发挥了保存清晰学术源流这一优良传统的优势。

从《神农本草经》（约公元元年前后）为起点，大约每隔四五百年，本草学就会有一次集大成式的总结。例如：

陶弘景《本草经集注》→唐慎微《证类本草》→李时珍《本草纲目》

（约公元500年前后）　（约公元1098～1108年）　（公元1578年）

从《纲目》成书至今，又过了440余年。再次对传统本草文献进行集大成式的整理，势在必行。编写《续编》就是尝试对此目标发动的一次冲击。

近40余年来，我国的药学事业有了长足的发展。《中药大辞典》《全国中草药汇编》《中华本草》等多种大型药学著作在总结发扬古代药学成就方面功勋卓著。这些书籍运用现代科学技术知识，在辨析药物基原、药理药化、临床验证等方面取得了前所未有的成就，已非任何个人的能力与经验所能企及。可以说，在整理发扬《纲目》考辨药物成就等方面，现代多学科专家已经走在了前面。

但在古代传统药学资料荟萃方面，还留有待补的空间。这方面现代大型专书已有《中国本草全书》（丛书）、《中华大典·药学分典》（类书）。前者重在本草单本书集刊，后者重在本草单味药类编。但《纲目》在类编药学资料方面已经深入到单味药的内部（即分项说药），也就是说不仅有药物"正名为纲"，还深入到"分项为目"，更深了一个层次。因此，若再仿《纲目》"分项说药"体例，将截止到1911年的本草资料予以荟萃类编，就有可能双璧相合，将2000多年来古代传统药学的文字资料接续连贯，畅通药学源流，为发掘古代药学宝库做好基础工作。这就是我们为什么选择从文献学角度编纂《续编》的思路。

要达到这一目的，必须解决两个问题。一是尽可能广泛收集李时珍未能得见的古代药学资料，二是处理好资料分类编纂，尽量与《纲目》无缝对接。

关于资料收集，又有李时珍生前未见及李时珍身后所出两大类。

李时珍编纂《纲目》取材广博，但他毕竟是一名地方医家，难免有见不到的书。加之近代以来，陆续有许多新的医药文献浮现或出土。例如新浮现的南宋·王介《履巉岩本草》（地方彩色药谱），李时珍仅从《卫生易简方》转引了其中少量文字材料，根本不知道这些材料原出何书，因此错把早就存在于《履巉岩本草》的药物作为《纲目》新出药。又如南宋王继先《绍兴本草》、陈衍《宝庆本草折衷》，对了解南宋本草发展具有非常重要的意义，李时珍也无从得见。即便是明代唯一的官修《本草品汇精要》，李时珍曾上京进入了太医院，但从未有文字资料证实他见过该书。如一些罕见流传的医药书籍与早期版本，也非李时珍所能得见，例如南宋本《大观本草》、元刻《政和本草》、宋·刘明之《图经本草药性总论》、元·尚从善《本草元命苞》、明·兰茂《滇南本草》、王文杰《太乙仙制本草药性大全》、皇甫嵩《本草发明》等数十种明以前的医药书，李时珍都无从得见。更遑论还有近现代出土或散落异域的早期医药资料（如《新修本草》的敦煌残卷与日藏卷子本残卷，《食疗本草》敦煌残卷……），李时珍如何能见到？这些《纲目》遗漏的明以前药学资料若不加搜求荟萃，岂不是极大的憾事！

李时珍《纲目》出版以后，激励了后世一大批本草学者"奋编摩之志"，涌现出230多种的本草学著作。这些本草学著作，除了有对《纲目》改编发挥之书外，也有很多拾遗、阐发的新著。例如明·李中立《本草原始》、缪希雍《本草经疏》、倪朱谟《本草汇言》、贾所学《药品化义》、清·赵学敏《本草纲目拾遗》、吴其濬《植物名实图考》等，也都迫切需要汇集与遴选其中新出的资料。

要收集整理上述李时珍未曾得见的本草资料，诚然艰难异常。好在《续编》的编纂班底，已花费20余年，编成了《中华大典·药学分典》，基本完成了资料收集的前期工作。但《药学分典》囿于《中华大典》特有的"经纬目"体例与类书性质，并不能替代《纲目》的"纲目"体系。

"纲目"体系分为三级：分类——以部为纲，以类为目；定种——基原为纲，附品为目；叙药——标名为纲，列事为目。按此体系，则大能析族分类、物以类从，小能列事为目，分项说药。各药之下分释名、集解、正误、修治、气味、主治、发明、附方。按时序类列药学资料。从而能深入单味药内部，条理其学术发展源流。这一"纲目"体系，实践证明比明代《本草品汇精要》药分24项更为简洁实用。《纲目》不是类书，是一部本草学术著作，更贴近辨药与用药实际。在这一点上，其"纲目"体系有纯属类书的《中华大典·药学分典》所无法替代的优势。例如，《中华大典》要求"经目"分类体现时代特征，而用现代分类法整理古代药学资料，不免会留下某些死角，出现需要削足适履的窘境。为此，我们经过反复讨论，集思广益，决定《续编》应该继承《纲目》三级纲目的编纂体例。这一体例业已施用了400余年，可以解决编纂中许多棘手的问题。

仿照《纲目》体例看似省心，但绝不意味着省事。首先，我们要解决《纲目》引文与标注出处存在的引而不确、注而不明的缺陷，严格规范出处标注。关于出处标注，李时珍曾说过："各以人名书于诸款之下，不没其实，且是非有归也。"也就是说标示出处，不埋没各家之说，且可明白诸家的是非得失。阅读出处详明的本草著作，宛如阅读脉络清晰的本草学史书，参观种色夺目的本草博物馆。反之则会令人晕头转向，降低古代资料的可信度。由于《续编》已经定位在荟萃类编李时珍未能得见的古代药物资料，因此，确保引文准确，可节略而不篡改，也是《续编》必须做到的事。

然而《续编》毕竟是现代著作，也不能泥古不化。为此，《续编》在仿效《纲目》体例的同时，根据《纲目》之后的本草发展及当今时代特点，作了若干修正。例如药物分类，《续编》计分火、水、土、金石、草、谷豆、菜、果、木、虫、鱼、介甲蛇蜥、禽、兽，共计14部，删除了《纲目》原有的"服器部"与"人部"。《纲目》原本虽然有附图，但其图乃仓促绘成，不尽如人意。为此我们又增补遴选了古代本草12000多幅插图，使之有裨发挥以图鉴药的作用。

《续编》虽然在体例等方面参照了许多《纲目》的旧例，类目与许多药名亦与《纲目》相同，但其中内容并不与《纲目》重复。即便同一药名之下，其内容也都是李时珍所未见之药学资料。换言之，从药名来看，《续编》有"旧药"与"新增药"之分，但无论新、旧药，其实际内容皆属《纲目》所未引。从编纂的角度来看，补入新增药相对要轻松一些，但处理《纲目》原有"旧药"名下的后世本草书，则需要耗费大量的精力，甄别删汰因袭重复之文，萃取具有新意之言。从这个角度来看，《续编》"续"的是《纲目》旧体例，"编"的却是《纲目》所无的新内容。

此外，虽然《续编》多引前人药物资料，但并非如宋代唐慎微编《证类》那样全无自家之见。《续编》的"历代诸家本草续补"一节，所收诸书目皆为《纲目》所无，且解说全为自撰。这一节的写法很类似《嘉祐本草·补注所引书传》，与《纲目·历代诸家本草》常大段引用前人原文小有不同。

又，本书对药物出典及分条等问题的意见，用"【校正】"或者"编者按"的方式来表达。例如"乌头"与"草乌头"二药，《神农本草经》已有"乌头"条，后世分化出"草乌头"，其名晚至宋代才出现。《纲目》将"乌头"作为"附子"条的子药,内容则为"川乌"。《纲目》的"乌头"却专门定义为"乌头之野生于他处者,俗谓之草乌头。"这就改变了《本经》"乌头"条本义,造成混乱,也与古代用药实际不符。南宋《宝庆本草折衷》最早将"附子""川乌头""草乌头"3药分立,这是符合用药实际的。后世《本草备要》等亦多将"草乌头"单立,现代《药典》《中华本草》均将附子、川乌、草乌分别立条。有鉴于此,《续编》将"乌头"仍从《本经》,独立成条,加【校正】注明即"川乌头"。又依据《宝庆本草折衷》,将"草乌头"单立条,并在【校正】中加注说明。

　　历代本草书计算所收药数,各有明确的标准,《续编》亦然。本书药物计数有自己的特点。书中各部总论之后,新加了"编者按",说明本部药物计数及与《纲目》药数的比较,同时,也交代了对于《纲目》同部药物取舍与迁移情况。凡《纲目》已载之药物正名,为体现传承,作为旧条,尽量保留,计入《纲目》原有药物。但《纲目》"有名未用""杂录"之类,时珍虽列入药物计数,其实际应用价值几近于零。故此类药物均加删汰,不计入《续编》药数。凡《纲目》未收,或仅作为单味药"附录"的药,《续编》中将其单独立条者,按历代本草旧例,均计作新增药物。依上述计数之法,《续编》共收药2583种。此数乍看起来比《纲目》原载1892种仅多数百种,但因取用《纲目》的药物仅1547种,故《续编》新增药已达1306种。其中67种属"新分条"(即《纲目》原附录药升格为独立药),1239种来自于唐、宋、元、明、清各代本草著作,均为《纲目》所无。

　　《续编》杀青之后,我们从文献角度将其与《纲目》比较,发现其中所收《纲目》之前、未被时珍见到过的本草著作每多精彩之论,亦多精美之图。但《纲目》之后的本草著作,以新增临床用药及药理发明之类的内容居多,关于释名、集解、性味、主治、附方等内容较少。清代能超出《纲目》辨药之论者,多集中在《本草纲目拾遗》《植物名实图考》《增订伪药条辨》等数种著作中。后世本草新增之药亦有精彩之处,但其论述均相对简单。由此可见,《纲目》在药物的基原辨析等方面,确实达到了古本草的巅峰。

　　《续编》字数已达500万,附图万余幅,从体量上已超过《纲目》一倍多。但本书只是一部从文献荟萃角度辅翼《纲目》之作。在考辨药物、广采博收百科资料等方面则远不如《纲目》之精深。即便是药学文献荟萃类编,也仍有许多不足之处。"本草纲目研究集成"丛书是国家出版基金项目,对项目内诸书的容量与完成时间都有硬性要求。因此对资料的取舍与遴选,我们还未能在有限的时间内做到尽善尽美。舍弃割爱的许多资料中也许还有遗珠璞玉,对此心怀忐忑,难以自安,衷心希望得到读者的谅解与批评指正。

张志斌　郑金生

2018年11月27日于北京

一、本书的编纂目的定位是继承与发展。即秉承《本草纲目》（以下简称"纲目"）编纂宗旨，广泛收集，拾遗补缺，对《纲目》所未囊括的1911年以前的传统本草知识予以系统地整理与总结。

二、1911年以前《纲目》未囊括的传统本草知识包括两大类，一为李时珍所未能得见的《纲目》成书以前的本草著作，二为《纲目》成书以后涌现出来的新增本草著作。换言之，一为《纲目》已收药物的未及内容，二为《纲目》未收的药物。本书对于前者，立足于对《纲目》原有药物知识的补充完善；对于后者，则多关注增补《纲目》所无的药物及相关内容。出处则均仿照《纲目》方式，标注于药名之后。

三、考虑到古代鉴定药物比较粗放，故确定药物正名，基本遵从首出文献，较为冷僻的药名，加括号说明（即：XX）。并按照古代用药习惯，只要同等入药的同属近缘植物，一般仍归于一名之下，不以现代分类学的种为标准。

四、本书每部总论之后加"编者按"，说明本部药物计数及与《纲目》药数的比较。药物数的统计方法，沿袭李时珍《纲目》之旧。凡《纲目》已载之药物正名，为体现传承，作为旧条，尽量保留，计入原有药物。但原本属"有名未用""杂录"之类，时珍虽亦进入药物计数，但因原本内容不清，凡后世无发挥者，予以放弃，不计入药数。凡《纲目》未收，或原先仅作为附录，在《续编》中作为独立药条收入者，按时珍旧例，均计作新增药物。

五、由于各部的参考文献有太多的雷同。本书每部总论之后，省略原《纲目》所附在本部之后的参考文献附录。全部的参考文献附于书后。

六、本书沿袭《纲目》的纲目体系和分类系统，并针对现代用药特点略加改进。全书计分火、水、土、金石、草、谷豆、菜、果、木、虫、鱼、介甲蛇蜥、禽、兽，共14部。去掉了原《纲目》所有的"服器部"与"人部"及部下分类。其中少部分药物归入大致同科属、结构的药类，现已废弃不用者，不收。

七、每一药物之下仍标正名为纲，其他药名及其他药用部分均仿《纲目》的"纲目"体例处理。药物解说仍分8项，次第为：释名、集解、正误、修治、气味、主治、发明、附方。

1.【释名】：凡涉及药物名称、别名及定名依据者。这一项中实际上有两类表示方法：一是罗列别名（大字），一是说明别名出处及解释名义（小字）。

2.【集解】：凡涉及药物品种、形态、真伪、产地等内容者。其中或间或偶涉功效主治者，为不使文字断续杂乱，不予分割处理，一并归放此处。

3.【气味】：凡涉及气味、毒性、归经者。

4.【主治】：凡涉及功效、主治者。偶或涉及简单的药物用法。

5.【发明】：有关功效、主治、副作用、毒性、禁忌、配伍调节及相关注意等内容的发挥及说明。

6.【附方】：凡药物应用之方剂举例。按原时间顺序排列，除主治病证不按《纲目》受四字限制外，余按时珍旧例，凡主治病证名置处方之前用大字，药物组成、剂量、煎服法及相关说明文字等用小字。属引用者，出处用小字置处方之后。

7.【校正】：主要是对与《纲目》不同之处给出说明。根据《纲目》的体例：一般与主药名并列，在"校正"文字比较多，甚至有换行的情况，做另起段处理。

另如【修治】、【正误】、【附录】等项，内容相对明确，均仿《纲目》体制。

八、本书药品附图图名中的书名均采用简称，现将"全部图录书名序号简称表"附录于下。

附：药图来源书名简称一览表

序号	书名	简称
1	本草图经（政和本）	图经(政)
2	本草图经（绍兴本）	图经(绍)
3	履巉岩本草	履巉岩
4	备急灸法	灸法
5	本草歌括	歌括
6	饮膳正要	饮膳
7	救荒本草	救荒
8	滇南本草（务本堂本）	滇南
9	本草品汇精要	品汇
10	食物本草	食物
11	野菜谱（救荒野谱）	野谱
12	本草蒙筌	蒙筌
13	太乙仙制本草药性大全	太乙
14	茹草编	茹草
15	补遗雷公炮制便览	雷公
16	精绘本草图	精绘
17	三才图会	三才
18	本草原始	原始
19	金石昆虫草木状	草木状
20	野菜博录	博录
21	本草图谱	图谱
22	救荒野谱补遗	野谱补
23	本草汇言	汇言
24	本草汇	本草汇
25	本草纲目类纂必读	类纂
26	本草备要	备要

序号	书名	简称
27	食物本草会纂	会纂
28	本草求真	求真
29	古今图书集成·草木典	草木典
30	古今图书集成·禽虫典	禽虫典
31	滇南本草图说	滇南图
32	草药图经	草药
33	植物名实图考	图考
34	草木便方	便方
35	本草简明图说	图说

九、本书把《纲目》之外的相关药图也作为传统本草知识，在各药之下随文收录。限于篇幅，这部分内容，根据是否原创及药图的精确程度，有所选择。

十、为节省篇幅，各种文献引用的内容（除附方外），均作接排。同一来源的同项内容，若来自于不同的段落，则加以省行符"○"后，予以接排。

十一、本书引用的资料均标明出处。出处名称均以书名或其简称为准，每一出处只有一个名称。同一作者的不同著作，则分别给出各书的准确书名。书后附参考文献，注明所有引文来源的作者、版本等信息。出处所在位置，或在引文之前，或在其后，均袭时珍旧例。

十二、本书采用简体横排，现代标点。考虑到所收资料多为古籍，因此仍然采用大小字的方法来处理版面。大小字的标示原则，仿《纲目》金陵本做法。

十三、限于篇幅，原书讹字、衍字、少用的异体字，本书径改不注。凡脱字，用"〔 〕"（六角符号）补出。

总 目 录

一　序例

二　火水土金石部

三　草部

四 谷豆菜果木部

五 虫鳞介禽兽部

附录

菜部第二十三卷

菜部第二十四卷

菜之二 柔滑类81种 ·············· 2828

菜部第二十五卷

果部第二十七卷

木部第三十卷

木之二　乔木类77种 ··········· 3409

木部第三十一卷

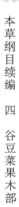

四

谷豆菜果木部

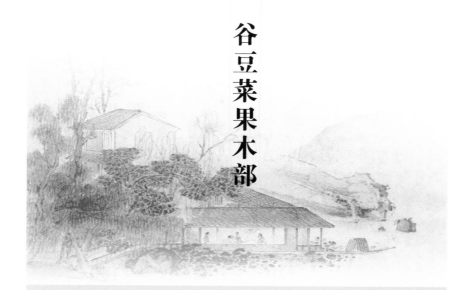

谷豆部第二十二卷

《灵枢经·五味第五十六》：五谷：秔米甘，麻酸，大豆咸，麦苦，黄黍辛。《太平御览》卷八三七百谷部：《周礼·天官》：太宰，以九职任万民。一曰三农，生九谷。郑司农云：九谷，稷、黍、秫、稻、麻、大小豆、大小麦。凡王之膳食用六谷。郑司农云：稻、黍、稷、粱、麦、菰。菰，雕胡也。药养其病。《大戴礼》：食气者神明而寿，食谷者智惠而巧，不食者不死。《范子计然》：五谷者，万民之命，国之重宝也。《物理论》：谷气胜元气，其人肥而不寿。养性之术，常使谷气少则病不生矣。粱者，黍稷之总名也；稻者，溉种之总名；菽者，众豆之总名。三谷各二十种，为六十。疏、果之实助谷，各二十种。为百谷。故《诗》曰："播厥百谷。"谷者，众种之大名也。《贾谊书》：至于神农尝百草之实，察咸苦之味，教民食谷。《医心方》卷三〇：五谷为养，五果为助，五畜为益，五菜为埤。注云：五谷为养生之主也。五果助谷之资，五畜益谷之资，五菜埤谷之资也。五谷、五畜、五果、五菜，用之充饥则谓之食，以其疗病则谓之药，此谷、畜、果、菜等廿物，乃是咨五行五性之味，脏腑血气之本也。充虚接气，莫大于兹。奉性养生，不可斯须离也。《食物本草》卷一：五谷乃天生养人之物，但人之种艺，一则取其资生之功，二则计其肥家之利。南之粳，北之粟，功利两全，故多种食之。如黄粱甚美而益人，故有膏粱之称，人则以其费地薄收而不种。识者，凡谷类当不计其利，惟取其能养人者多种而食之，可也。《食物辑要》卷二：五谷天生所以养人，但地土不同，气味有异，如南之粳，北之粟。食得其宜，赖以养生；失其宜，反能致病。尊生者节之！《食治广要》卷八：神农氏出，尝草别谷，教民耕艺。轩辕氏出，乃教以烹饪。而后世因为酿造，以极其巧。噫！阴之所生，本在五味；阴之五官，伤在五味。天赋人为之分致疾，养生之道，相去一间耳。有志尊生者，宜于此谨节焉。《医医病书》：五谷论五谷亦百草之结子者也。谷者，善也。五者，五行也。圣人取其性善、形色气味之可以养五脏者，教民树艺，以养生焉。五谷何以为善？味甘淡也。人系倮虫，属土，土味甘，以甘补土，故取甘也。尤必以淡为善者，何也？盖味之至重者必毒，稍重者必偏，惟淡多甘少者，得中和之气，故曰谷也。且淡开五味之先，不在五味之中，而能统领五味者也。五味皆属地气，地食人以五味也。惟淡属天气，清华冲妙，最能渗泄土中之浊气，而使之复其清明之体，故必以淡为善也。**《调疾饮食辨》卷二**：周人尊后稷以配天，必曰粒我蒸民，而后曰帝命率育。由是观之，洪荒之世，茹毛饮血，夭扎疵疠必不能无。自有神农，又有后稷教之树艺五谷，而含哺鼓腹之民，乃得遂生适性，共安于耕凿之乐矣。独是谷类甚繁，《周官》有五谷、六谷、九谷，《诗》有八谷、百谷。加以南北土产，各各不同，则繁而益繁矣。所以职方氏辨九州岛岛之谷，地官辨土宜穜稑之种。播获宜知，养生疗疾即在其中也。诸谷考郑康成《诗笺》曰：麻、黍、稷、麦、豆为五谷，稻、黍、稷、粱、麦、瓜为六谷，稷、秫、黍、稻、麻、大、小麦、大、小豆为九谷，其分别处，或有稻无麦，或稻、麦俱无，或无粱，或无麻，总皆未当。至杨泉《物理论》，谓稻、粱、菽各二十种，蔬果之能助谷者各二十种，共为百谷，而麦、黍、稷并遗之，更为杜撰。盖《诗》之百谷，不过极言其多，必泥定其数以求解，则凿矣。此所考以八谷为主，而诸凡粒食，似已尽该，何劳辞费也。

　　编者按：今集谷豆类属药物成谷豆部1卷，分谷类、豆类、造酿类等3类，载药105种。收入《本草纲目》原有药物74种，包括原草部2种（胭脂、线香）、果部2种（沙糖、石蜜）、土部1种（孩儿茶）。新增31种，来自宋、元、明、清各本草著作。《本草纲目·谷部》原载药物73种，现收入本部凡69种，移出3种（蓬草子、罂子粟、阿芙蓉移草部），将"红典"并入"曲"。

《本经》7种

《别录》18种

《唐本草》3种　唐·苏敬

《药性论》1种　唐·甄立言

《食疗本草》3种　唐·孟诜

《本草拾遗》11种　唐·陈藏器

《海药本草》1种　五代·李珣

《开宝本草》3种　宋·马志

《嘉祐本草》2种　宋·掌禹锡

《图经本草》2种　宋·掌禹锡

《宝庆本草折衷》1种　宋·陈衍

《饮膳正要》2种　元·忽思慧

《本草元命苞》1种　元·尚从善

《日用本草》1种　元·吴瑞

谷类35种

小麦《别录》

【集解】《药性粗评》卷三：小麦，即日用所常食者，比大麦差小，故名。南北处处有之。《太乙仙制本草药性大全·本草精义》卷四：麦者，心之谷也，病宜食之。旧不着所出州土，今处处有之，诸处皆种。盖秋种冬生春秀夏实，其四时中和之气，故为五谷之贵也。北地霜雪多而毒少，南方霜雪少而毒多。北麦面可以常餐，南麦面只堪暂用。一说北地高燥，麦不受湿，故面可常食，南方地界，麦受湿重，作面多食则中其毒，造饮馔者不可不知。入药煎汤，务宜完用。《本草发明》卷五：北方产者良。以秋种夏熟，受四时气足，自然兼有寒温。面热麸冷，宜其然也。河渭已西曰麦面凉，以其春种，缺二时气使之然也。愚谓江南地暖而下湿，亦可春种至夏便收，比秋种者四气不足，即隔冬下种至夏收受气亦足，亦有小毒者，以地土卑下受湿气，此南麦之不宜人，不如北产者为良也。《植物名实图考》卷一：小麦《别录》中品。《广雅》云：大麦牟也，小麦来也；土燥亦燥，土湿亦湿；南北不同，故贵贱异。零娄农曰：此物大热，何故食之？此西方人语，《本草》无是说也。近世医者多以麦性燥，戒病者勿食。北人渡江，三日不餐面，即觉骨懈筋弛，夫岂有患热者哉？大抵谷种，皆藉热蒸而成，稻之新也，湿热尤甚，风戾而廪之，经时即平和滋益矣。北之麦，南之稻，人所赖以生。然稻能久藏所耗少，麦经岁则虫生，其色黑，故俗呼曰牛。簸扬辄减十之二三，谷之飞亦为蛊，为麦筮也。三十年之蓄，尚稻而不尚麦者以此。余既为麦雪谤，而并及之。

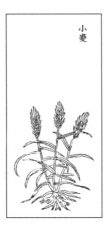

图 22-1-1　小麦
《图经（政）》

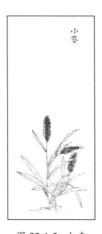

图 22-1-2　小麦
《图经（绍）》

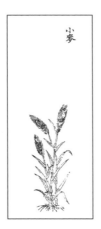

图 22-1-3　小麦
《饮膳》

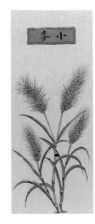

图 22-1-4　小麦
《品汇》

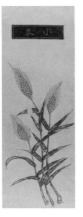

图 22-1-5　小
麦《食物》

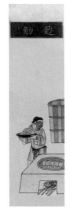

图 22-1-6　面
筋《食物》

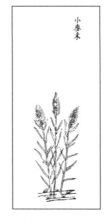

图 22-1-7　小
麦米《蒙筌》

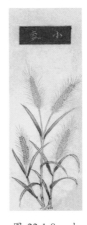

图 22-1-8　小
麦《雷公》

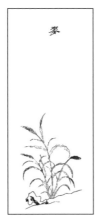

图 22-1-9　麦
《三才》

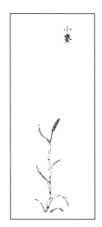

图 22-1-10　小麦
《原始》

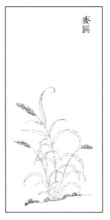

图 22-1-11　麦
《草木典》

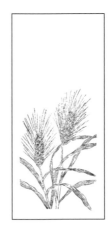

图 22-1-12　小麦
《图考》

小麦

【气味】甘，性凉，无毒。《食物辑要》卷二。

【主治】补虚厚胃，实肌肤，强力气。《食鉴本草》卷下。养心气、肝气，止漏红、唾红。通淋利小便，除热解烦渴。杀肠中蛔虫神效，主口渴咽干良方。《太乙仙制本草药性大全·仙制药性》卷四。养心除烦，利溲止血。《药性通考》卷六。凉心止汗。《药笼小品》。养心益肾，和血健脾，除烦止渴。《本草再新》卷七。养心气肝气，止漏红唾红，通淋利小便，除热解烦渴。《冯氏锦囊秘录》卷六。治咳嗽，霍乱后虚烦，渴饮，尿秘。《本草求原》卷一四。补虚乏，实皮肤，厚肠胃，强筋力。《随息居饮食谱》。

【发明】《绍兴本草》卷一二：小麦乃世之常食之物。然皮凉而作麵性热，固显然矣。但取皮用之者罕，惟麵世所用多矣。若经火煮而食之，其性壅热，善动风气，此甚验也。若生食颇利大肠，然《本经》及诸方虽各分主治之宜，即非起疾之物。亦可作蘖。入药为用其麦，当云味甘、平、微凉、无毒是矣。处处种产之。《神农本经会通》卷四：小麦臣也。去皮则热，面热而麸凉，用须带皮。《食鉴本草》卷下：其有湿热，能发诸病。饥年以之代谷，不可常食，宜戒之。《本草经疏》卷二五：小麦寒气全在皮，故面去皮则热，热则壅滞动气，发渴助湿，令人体浮，皆其害也。凡大人脾胃有湿热及小儿食积痞胀，皆不宜服。然北人以之代饭，常御而不为患者，此其地势高燥，无湿热熏蒸之毒，故面性亦温平，能厚肠胃，强力气，补虚助五脏，其功不减于稻粟耳。东南卑湿，春多雨水，其湿热之气郁于内，故食之过多，每能发病也。夏月疟痢人，尤不宜食。《本草述》卷一四：愚按：二麦于降收之时，乃能发生滋长，及值蕃盛之候，得其气而即告成，是其育质，受气从少阴而归之至阴，由至阴而达之少阳，如阳中之太阳，所受犹浅也。故谓其除客热，治烦渴咽燥，利小便，亦不安矣。但由至阴少阳，一受气于阳中大阳，而随成熟，谓为心之谷，养心气，止虚汗，岂不然哉？征之方书所治数证，固不爽也。至若小麦作面，是去其皮麸在表之粗，而用其酝酿在里之精者也，是由阴致阳之神机，都在此矣。如云养气，补不足，实肤体，厚肠胃，谓非其应有之功欤。第于吐蛔血证之脊疗也，谓何？曰：盖血本由阴生而阳化，如阳僭而阴失守，遂致错行上逆耳。白面根至阴之酝以育，但乘于阳之舒以化，以对乎阴之失守而阳僭者，讵曰不宜，且较之苦寒伤阳，绝不为阴之化原地者，不更优乎哉？如吐血之团参丸，投参芪而飞面与之等百合佐之，盖以代清阳之寒剂也，故其论谓用之不得受凉药者。然则指称面性本热，岂定论乎？试以治中暑参之，如其本热也，何以能疗暑证乎？就斯一证，便可推之，方书所治他证，固皆藉其根阴达阳，以能益中土而厚肠胃者也。唯是西北产者滋益，而东南者阶厉，正所谓凡物非天不生，非地不成也。记取李东璧氏收寒食面法，庶几得收此味之用矣。《冯氏锦囊秘录》卷六：小麦禀四时中和之气，故味甘，气微寒，无毒。然寒气全在于皮，故面去皮则热。所谓谷属金而糠性热，麦属阳而麸性凉，物物俱一太极也。入手少阴经。少阴有热则燥渴咽干，解少阴之热，则燥渴咽干自止。心与小肠为表里，脏气清，腑病亦自除，故利小便。肝心为母子之脏，子能令母实，故主养肝气。甘寒走二经，而能益血凉血，故止漏血唾血也。曲性温，所以能消谷止痢。面性热，故不能消热止烦。凡入药以北来者为胜，北方霜雪多，地气厚，热性减，故北人以之代饭而不患者，以人所处地势高燥，已无湿热熏蒸之毒，面性又复温平，故能厚肠胃，强气力，补诸虚，助五脏，真功不减稻粟也。东南卑湿，春多雨水，其湿热之气，人与物皆郁积于内，故食之每多发病，动气发渴，助湿发肿，夏月疟痢尤宜禁之。《本草经解要》卷四：小麦气微寒，禀天冬寒之水气，入足少阴肾经。味甘无毒，得地中正之土味，入足太阴脾经。气味降多于升，阴也。客热，外热也。小麦味甘而润，润则阴生，故除客热。少阴之络，络咽，水不制火，则烦渴咽干。小麦气寒，则壮水清火，故止烦燥。肾与膀胱为表里，气寒益肾，则膀胱热退而小便利矣。肾水足则生肝木，木滋则气平，所以养肝气也。脾统血，血热则妄行，下漏上吐矣。味甘益脾，气寒清热，所以止唾漏也。甘润益血，女人以血为主，血足所以易孕也。制方：小麦同通草，治五淋腹满。同甘草、大枣，治女人藏燥悲啼。《得宜本草》：小麦味甘。入手太阴经。功专养心镇肝。得通草治老人五淋，得海藻消项下瘿气。《长沙药解》卷一：小麦味甘、微苦，《素问》：肺色白，宜食苦，麦、羊肉、杏、薤皆苦。小麦是手太阴药。入足太阴脾、足阳明胃、手太阴肺经。润辛金之枯燥，通壬水之淋涩，能清烦渴，善止悲伤。《金匮》甘麦大枣汤，甘草三两、小麦一升、大枣十枚。治妇人脏燥，悲伤欲哭，数欠伸者。《调疾饮食辩》卷一下：小麦汁煮麦熟为度，淋家、汗家、渴家宜代茶多饮。

《调疾饮食辩》卷二：又北方麦性平，南方者稍热，此地气使然，凡物皆同，匪独一麦也。近有强作解事者，云北方麦花皆夜开，故凉；北麦性稍平耳，亦不凉。南方则昼开，故热。岂知北人食面不助热、不发渴者，以习惯食之，何关花之昼夜。不观北人来南，常食面饭，皆南方昼花之麦，亦未尝发热、发渴，非胃气习而相安之明验乎？其作为汤面及饼饵，各处制法何止几千万种，性之优劣，当各随其和合之物，明理者自知之，难以悉数也。大抵汤食者醋佳，干食者酵佳耳。其入药也。《随息居饮食谱》：北产重罗者良。造为挂面，可以致远，病人食之甚宜。南方地卑，麦性黏滞，能助湿热，时感及疟痢、痔疽、腹胀、脚气痞满、痧胀、肝胃痛诸病并忌之。新麦尤甚，惟单酵水造为蒸饼，较不助病，且可尤药。

【附方】《药性粗评》卷三：消渴。凡患内热口干，消渴不止者，小麦完炊作饭，或煮粥食之甚佳。金疮肠出。凡腰腹被枪刀所伤，肠出未损，不能自收者，小麦五升，水九升，煮取四升，滤去渣，待极冷，人含噀之不绝，须臾自入。酒疸面黄。凡好酒成疸，及诸疸病面色眼睛如金者，小麦三升，水润湿，须臾杵烂，绞汁四五合，服之，其黄自随小便而下。

《食鉴本草》卷下：治酒疸。取小麦一升，分作四次，播水饮之。孙真人。

《太乙仙制本草药性大全·仙制药性》卷四：烦热，少睡，多渴。用小麦作饮，水淘食之。○酒黄。取小麦三升，杵和少水，取汁服。○消渴口干。小麦用炊作饭，及煮粥食之。黄疸，皮肤眼睛似金色，小便赤。取小麦杵汁服。

《仁寿堂药镜》卷三：治大人小儿骨蒸肌热，妇人劳热。青蒿散有小麦百粒，《本草》云。

浮麦

【集解】《宝庆本草折衷》卷一九：浮小麦续附。《毛诗》云：一名来。《广雅》云：一名䅟麦。出南北，皆种之《图经》。《本草汇言》卷一四：李氏曰：浮麦，即小麦之有皮无肉而空壳也。水中淘即浮起者。

【气味】味甘、苦，气平寒。无毒。升也，浮也，入足太阴经。《本草汇言》卷一四。咸，凉。《药性通考》卷六。

【发明】《本草约言》卷二：浮小麦止汗养心，须加酸枣。《本草汇言》卷一四：祝氏登山曰：此药系小麦之皮，枯浮无肉，体轻性燥，善除一切风湿在脾胃中。如湿胜多汗，以一二合，炒燥煎汤饮，立止。倘属阴阳两虚，以致自汗盗汗，非其宜也。

【附方】《宝庆本草折衷》卷一九：治盗汗。异功散以浮小麦炒焦为末，每服二三钱，临睡白汤点下。凡敛盗汗、自汗诸汤剂中，并入浮小麦煎服。《杨氏方》。

麦麸

【集解】《宝庆本草折衷》卷一九：麸，即磨出小麦皮也。洗浆暴干，俗号小粉。

【气味】味甘，气寒，无毒。《太乙仙制本草药性大全·仙制药性》卷四。咸，寒。《医林纂要探源》卷二。味甘，寒，无毒。《本草发明》卷五。

【主治】止泄痢调中，去烦热健人。《太乙仙制本草药性大全·仙制药性》卷四。

【发明】《太平御览》卷八五三：《苍颉解诂》曰：面，细麸也。《说文》曰：麸，小麦皮屑也。《史记》曰：陈平为人长大美色，或谓陈平贫，何食而肥若是？其嫂疾平之不事家产，曰亦食糠核。孟康曰：麦糠中之不破者。晋灼曰：京师谓粗屑为纥头。《太乙仙制本草药性大全·仙制药性》卷四：小麦臣味甘，带皮气寒，圻皮气热，面热而麸凉，无毒。《医林纂要探源》卷二：麦麸：功同浮麦。除热血，理风湿。和醋蒸熨腰脚，能去瘀血，治湿痹，舒筋续骨。

面

【气味】甘，辛，温。《医林纂要探源》卷二。

【主治】以作面，温，清谷止痢。《药性会元》卷中。助五脏，增益气力，厚肠胃，滑白肌肤。《药性全备食物本草》卷一。益气力，厚肠胃，易生湿热，萝卜汁解。《仁寿堂药镜》卷三。

【发明】《宝庆本草折衷》卷一九：○止泄利，调中，去热。夹糖及裹肉者，不可药用。续说云：《局方》取头面入药，贵其细而力纯也。水浸蒸饼以元药，欲其松而易化也。服水调飞面以止吐血，其效甚捷也。至于用寒食之面者，亦犹用六月六之曲也。《泊宅编》谓董汲戒人煮面条，须置汤二锅，煮及半，更易锅煮，令过熟，其毒乃去，则毒收在汤中。今人食面罢，继啜面汤，谓能解面之毒者，大误矣。此麦之麸，就水挼濯，去滓留筋，筋最柔韧，煮食亦难消化。又有麸之余液，沉在挼麸水盆之底，汰净澄凝，名曰麸浆。酸而寒甚，食多尤发冷气。曝浆令干，可佐药以点散痈肿之病。《**医林纂要探源**》卷二：益气长力，厚胃。白面则有辛味，辛温则润肾而补肝，温厚肠胃。能作热生湿，反令人渴。北方土厚，且习食之。南方土薄而多雨，麦受湿热之气，故多食则作热生湿。然作饭及和面同食，则不热不湿而解渴。独取白面，则作热生湿发渴。金性外寒而内热未尽也。萝卜、面筋皆解面毒。《**本草求真**》卷九：面补虚泽肤，壅气助痰助湿。面专入脾，兼入肝。虽由于小麦所出，而性与麦大异，味甘气温，微毒。藏器曰：小麦秋种夏熟，受四时气足，兼有寒热温凉，故麦凉，曲温，麸冷，面热，宜其然也。服能补虚养气，泽肤厚肠胃。并敷痈肿损伤。散血止痛。止衄吐血。以其体粘性濡。故于诸虚能补。而于中气有助，肠胃有厚，肌肉伤损有益。痈毒疼痛有赖也。然多食亦能壅气。凡物升发则壅，故北人伤寒，用此同鸡发散，取其升发之义。故书言此不能止烦。升发之性，多不止烦。且致作渴气升则烦渴俱有。又于湿热有助，故书言此不能消热，且能助湿发热也，是以脾虚无湿无热，服之最宜。而有湿有热，服之最忌。脾虚无寒无湿，食之得补。而脾虚有寒有湿，服之不能无害也。陈者良。偶谈云：面性虽热，而寒食日以袋盛悬风处，数十年亦不坏，则热性皆去而无毒矣。入药尤良。食宜略用醋入。醋入则气不发。畏汉椒、萝、苜。

【附方】《**太乙仙制本草药性大全·仙制药性**》卷四：〇痢色白不消者为寒下。好面炒，捣筛，煮米粥入面方寸〔匕〕。又云此疗泻自行，无不救者。〇火疮。熬面入栀子仁末，和油傅，已成疮者，筛白糖灰粉之，或掺差。〇食过饱烦闷，但欲卧而腹胀。熬面令微香，杵服方寸〔匕〕，以大麦生面佳，无面以蘖亦得。〇鼻衄。以冷水调面浆服差。〇治吹奶。以水调面煮如糊，欲熟即投无灰酒一盏共搅之，极热，令如稀粥，可饮即热吃，仍令人徐徐按之，药行即差。〇治呕逆。面醋和作弹丸二三十枚，以沸汤煮，别盛浆水一斗已来，弹丸汤内漉出于浆中，看外热气稍减，乘热吞三两枚，其哕定即不用吞余者。加至七八丸，尚未定，晚后饭前再作吞之。

麦粉

【集解】《**本草汇言**》卷一四：李氏曰：麦粉，即小麦之麸皮，洗筋澄出浆粉气，白如蜡。今人浆衣帛多用之。

【气味】味甘，气寒。无毒。沉也，降也。《**本草汇言**》卷一四。

【主治】解热毒，孟氏止酒积之药也。万氏都权曰：此药系小麦麸里翳膜，见水下澄，体重而洁，善解一切热毒。《**本草汇言**》卷一四。

【附方】《**本草汇言**》卷一四：治痈肿发背初起未破者。取效如神。用麦粉不拘多少，捏碎，锅内炒化如饴糖，久炒则干焦而黑色，乘热以米醋调成糊，磁罐收之。遇疡毒，以药敷毒上，留中孔以绵纸贴盖，少顷痛止肿消而愈。江月峰方。○治酒毒成积。用麦粉炒黄五钱，白汤调服，不过一二次，立止。沈子敬方。

面筋

【集解】《医林纂要探源》卷二：面筋：以麦麸浸水，加盐挼洗，麸中余面胶粘成筋。凡物有内外异性者，多如此。

【气味】性凉，寒。《食鉴本草》卷下。性寒，无毒。《食物辑要》卷二。咸，寒。《医林纂要探源》卷二。味甘，性凉。以油炒煎，则性热矣。《饮食须知·谷类》。

【主治】宽中益气。《食鉴本草》卷下。充肠胃。多食难化。小儿、病人勿食。《食物辑要》卷二。

麦苗

【释名】麦穟《本草发明》。

【附方】《食鉴本草》卷下：治酒疸，取麦苗杵烂绞汁，每服二合饮之，日进二三次即瘥。《千金方》。

麦奴

【集解】《宝庆本草折衷》卷一九：麦奴，《活人书》用者，名黑奴，乃小麦未熟时，有捻之成黑勃者是也。《本草求原》卷一四：麦奴麦将熟时，上有黑霉者。

【主治】除热去湿。《医林纂要探源》卷二。治阳毒、温毒、热渴斑狂。《本草求原》卷一四。

【发明】《医林纂要探源》卷二：此麦穗之受湿而霉黑不成者也。以受湿之物而能除热去湿者，亦犹牛黄之解热消痰，僵蚕之去湿祛风也。

秆

【主治】洗牛马，除疮效。梗烧灰淋汤。《本草发明》卷五。

麦黄

【释名】女麹、黄蒸、黄衣《本草便》。

【集解】《本草便》卷二：南人以小麦，北人以秔米，皆六七月作之，黄衣尘绿者佳。

【主治】主温中下气之仙方，消食除烦之秘旨。能止泄除痢，兼破血下胎。《太乙仙制本草药性大全·仙制药性》卷四。

大麦《别录》

【集解】《本草品汇精要》卷三六：《图经》曰：苗叶与小麦相似，但实差大而皮厚，为五谷长，故谓之大麦。入药用之，以秋种夏收者为佳。然春种者不具四时之气，故不及也。《太乙仙制本草药性大全·本草精义》卷四：大麦《本经》旧不著所出州土，惟出关中，今南北之人皆能种莳。屑之作面，平胃止渴消食。水渍之生芽为蘖，化宿食，破冷气，止心腹胀满，今医方用之最多。苏云：青稞麦是大麦。《本经》有条，粳一稻二米，亦如大、𥝲两麦。苏云：稻是谷之通名，则𥝲是麦之皮号，麦之𥝲，犹米之与稻。《本经》于米麦条中重出皮壳两件者，但为有壳

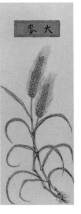

图 22-2-1 大麦《品汇》

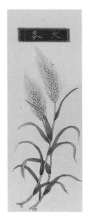

图 22-2-2 大麦《食物》

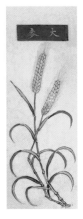

图 22-2-3 大麦《雷公》

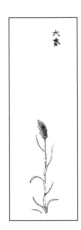

图 22-2-4 大麦《原始》

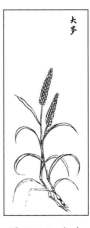

图 22-2-5 大麦《草木状》

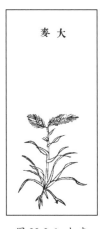

图 22-2-6 大麦《备要》

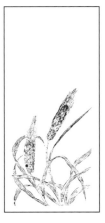

图 22-2-7 大麦《图考》

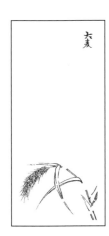

图 22-2-8 大麦《图说》

之与无壳也。苏云：大麦是青稞，矿麦是大麦，如此则与米注不同，自相矛楯，愚谓大麦是麦米，矿麦是麦壳，与青稞种子不同，青稞似大麦，天生皮肉相杂，秦陇已西种之，今人将当本麦米粜之不能分也。《植物名实图考》卷一：大麦，《别录》中品。陶隐居谓为稞麦，《唐本草》遂云出关中，即青稞麦。《本草拾遗》已斥之。今青稞出西北塞外，性黏尤寒，与大麦异种。大麦北地为粥，极滑。初熟时用碾半破和糖食之，曰碾黏子，为面、为饧、为酢、为酒，用至广。大小麦用殊而苗相类，大麦叶肥，小麦叶瘦，大麦芒上束，小麦芒旁散。谚曰：谷三千，麦六十。得时之麦，粒逾六十，此其数矣。《随息居饮食谱》：大麦一名䴬麦，一名矿麦。种类不一，方土不同，今人罕食。药肆以造麦蘖。金华人以之饲猪，故其肉最佳，而造为兰熏，甲于天下也。汪谢城曰：来，为小麦。牟，为大麦。矿麦，一名稷麦，则大麦之别种。南方无牟，即呼矿为大麦，实则同类则异种也。大麦须有消肿胀之功，矿麦须亦可用。

大麦

【气味】味咸，微寒、滑，无毒。《千金要方》卷二六。性温，味平，甜。《滇南本草》卷中。味甘、咸，性温、微寒，无毒。入足阳明胃、太阴脾经。《药性粗评》卷三。味咸，性凉，无毒。《食物辑要》卷二。味甘、酸，性滑，入足阳明胃、手太阴肺经。《长沙药解》卷一。咸，凉。《新编六书》卷六。

【主治】宜心，主消渴，除热。久食令人多力，健行。《千金要方》卷二六。宽中下气，止呕吐，消宿食，止吞酸吐酸，止泻，消胃宽隔。并治妇人奶乳不收，乳汁不止。《滇南本草》卷中。主治内热消渴，羸弱膨胀，调中益气，宽肠胃，壮血脉，益颜色，乌髭发，实五脏，消宿食。《药性粗评》卷三。主消渴，除热，益气调中。《药性要略大全》卷四。调中益气，宽胸膈腹胀，止泻痢，不动风气，可久食。《食物辑要》卷二。功专下气。得针砂、没石子能染须黑。《得宜本草》。肿胀病宜代茶多饮，亦治淋治渴。《调疾饮食辩》卷一下。调中益气，宽胸膈膨胀，止泻痢。《新编六书》卷六。

【发明】《绍兴本草》卷一二：大麦，《本经》云温，又云微寒；主除热，复云令人多热，此显无据矣。即非性寒除热之物，当云味咸、微温、无毒是矣。惟作蘖，诸方用之颇众。处处种产之。《本草纂要》卷六：大麦味咸、甘，气温，无毒。主消渴除热，益气调中。小麦味甘、咸，气微寒，无毒。除热烦，止燥渴，养肝气，利小便。大抵二麦，生于东南者湿，生于西北者燥。东南地卑，所收之际多遇阴雨，然人食之，腹生胀满；西北地厚，所禀燥气，麦乃喜燥而恶湿，脾土亦然，食之充和元气，而补养脾胃者也。又大麦水渍生芽，谓之麦蘖，炒杵用之。主益脾健胃，消化饮食，除心腹胀满，下气宽中，治产后之秘结，行上焦之血滞。虽胃虚者可服，以代戊己而腐熟水谷，殊不知消化之物多伤元气。然水谷固有腐熟之理，而胃气亦有虚耗之情。《本草》云：

多服则消肾,亦此理也。又云:小麦麸能宽中行气,去湿除膨。《衍义》云:麴热而麸凉,炒而熨之,则收湿散气,其治更妙。西北之人尝以面和饼覆于痛处上,以火熨,亦能除肿散疼,皆此意也。再云:麦之浮者,名曰浮麦,能达肌表而止盗汗,小儿肌热,妇人虚热,并可治之,以其性本轻,浮而达外,所以治热汗有功也。《本草经疏》卷二五:大麦功用与小麦相似,而其性更平凉滑腻,故人以之佐粳米同食,或歉岁全食之,而益气补中,实五脏,厚肠胃之功,不亚于粳米矣。陈士良云:补虚劣,壮血脉,化谷食,止泄泻,不动风气,久食令人肥白,滑肌肤。为面无燥热,胜于小麦。苏恭云:平胃止渴,消食疗胀满。其为效可知。本经末云:令人多热。与上文及诸说相背,必是误入也。《本草汇笺》卷七二:小麦性热,为心之谷,其功除烦止渴,收汗利溲止血,皆心病也。北地高燥,无湿热熏蒸之毒,故面性亦温平,能厚肠胃,强气力,补虚劳,助五脏,其功不减于稻粟。东南卑湿,春多雨水,湿热之气郁于内,故食之壅滞动气,发渴助湿,令人体浮。大麦性为平凉,为面无燥热,胜于小麦,久食令人肥白,滑肌肤。《本草述》卷一四:言大麦之益,似以为胜于小麦,如所云不动风气,及无燥热数语,是矣。第须知大、小麦虽种与收获同时,但小麦之种及获也时同,而却后于大麦,是则不动风气,与无燥热,大麦之胜于小麦者在此。其厚肠胃,实肤体,补不足,强气力,恐大麦及面犹难与小麦等功者,亦在此矣。方书疗酒疸、硝石、白矾等,同大麦粥清食前调服,可见大麦之用,气酝于阴,而能利阳之邪者,非能补阳,所以有异于小麦也。即宗奭性平凉滑腻一语,大概可见,岂有如是性味而能冀其补益哉?盖肠胃有热,及谷食之留滞者,固其对,便以是为资益可耳。然则中寒者,亦当少食矣。《冯氏锦囊秘录》卷六:大麦功用与小麦相似,其性更平凉滑腻。益气补中,实五脏,厚肠胃,不亚于粳米也。陈士良云:补虚劣,壮血脉,化谷食,止泄泻,不动风气。久食令人肥白,滑肌肤。为面,无燥热,胜于小麦。苏恭云:平胃止渴消食,疗胀满。麦蘖,以水浸大麦而成。味咸,气温,无毒。功用与米蘖相同,而此消化之力更紧。咸能软坚,温主通行,其发生之气,又能助胃气上升,行阳道,而资健运,故主开胃补脾,消化水谷及一切宿食冷气,心腹胀满,温中下气,除烦止霍乱,消痰破癥结。王好古云:麦芽、神曲二药,胃气虚人宜服之。以代戊己,腐熟水谷,以谷消谷,有类从之义,无推荡之峻,胃虚停谷食者宜之也。以上诸论,皆以健脾胃,化水谷起见,谓宜久食益人者。然不知蒸腐水谷者,宜壮土下之真火,则湿润之气生,水精上布,糟粕下输,至精之华,输归于肾。若以温肾之功,以存谷壳之象,则糟粕徒存,精华实失,况能逐癥结,消壅乳,除腹胀,破冷气,堕胎元。则于胃家阳分,或有微功,在肾家阴分实有大损,且为软坚克削之药也,岂可常服乎!大麦,味咸,气平,微寒。故可久食。益气调中,止消渴,除热,实肠胃,补虚。其芽尤能化食消痰。孕妇勿食,恐坠胎元。虚者少煎,防消肾水。立斋用治妇人丧子乳房肿胀欲成痈者,以麦芽一二两,炒熟,煎服即消,其破气破血可知。故丹溪曰:麦芽消肾。《良方》云:神曲善下胎。观此则二味消耗之力可见矣。《医林纂要探源》卷二:益心养肝,厚肠胃,和气血。按大麦当是不粘,壳色正赤粒大者,今谓之饭麦,又曰赤膊麦。此其性冲和,今人以粘,壳色青,早熟而长芒者为大麦，殆古所谓青矿麦也。然咸寒之性则略同，宜作粥饭养人。麦芽：咸，平，微甘。和胃宽肠，去胀消食，散结祛痰，通乳下胎。甘故和胃。咸故软坚。且取其变化而发生之气，然所祛者，亦食痰耳。炒用。耗肾气，咸泻肾，而其气过散。

【附方】《**本草汇言**》**卷一四**：治诸病腹胀，不拘老幼男妇，初病久病，虚实寒热等候。用大麦芽微炒，磨为粉，去皮净，虚胀加参、耆、伏、术，实胀加厚朴、萝卜子，寒胀加干姜、木香，热胀加黑山栀、黄芩，以麦芽粉一斤，配所属佐用，每味十之一，或水发，或炼蜜丸，随证合用可也。配用佐使，随见证加入，不必拘泥。陈子垣家传。

《**食物本草**》**卷五**：治刀枪砍戳，腹破肠出。用小麦五升，水九升，煮取四升，绵滤取汁。待极冷，令患人卧席上，含汁喷之，肠渐入，噀其背。勿令病人知及多人见，傍人语，即肠不入也。乃抬席四角轻摇，使肠自入。十日内，但略食美物。慎勿惊动，动即杀人。

大麦秸

【气味】味甘、苦，性温。无毒。入脾、肺二经。《**本草再新**》**卷七**。

【主治】消肿利湿，理气堕胎。《**本草再新**》**卷七**。

青稞《本草纲目拾遗》

【集解】《**本草纲目拾遗**》**卷八**：《药性考》：青稞、黄稞，仁露于外，川、陕、滇、黔多种之。味咸，可酿糟吊酒，形同大麦，皮薄面脆，西南夷人倚为正食。《**植物名实图考**》**卷一**：青稞麦，青稞即莜麦，一作油麦。《本草拾遗》谓青稞似大麦，天生皮肉相离，秦陇以西种之是也。山西蒙古皆产之，形如燕麦，离离下垂，耐寒迟收，收时苗叶尚有青者。云南近西藏界亦产，或即呼为燕麦。《丽江志》误以为雀麦。《维西闻见录》：青稞质类莛麦，茎叶类黍，耐霜雪。阿墩子及高寒之地皆种之，经年一熟，七月种，六月获，夷人炒而舂面，入酥为糌粑，今山西以四五月种，七八月收，其味如荞麦而细，耐饥，穷黎嗜之。性寒，食之者多饮烧酒、寝火炕以解其凝滞。南人在西北者，不敢饵也。将熟时忽有稞粒皆黑者，俗名厌麦，亟拔去，否则杂入种中，来岁与豆同畦，则豆皆华而不实，老农谓厌麦能食豆云。滇南丽江

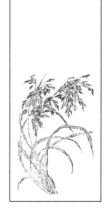

图 22-3-1　青稞《图考》

府粉为干糇，水调充服。考《唐书》吐蕃出青稞麦，《西藏记》拉撒谷属产青稞，亦酿酒，淡而微酸。名曰呛其。里塘台地寒不产五谷，喇嘛皆由中甸、丽江携青稞售卖，则沿西内外产青稞者良多。《唐本草》注误以大麦为青稞，宜为陈藏器所诃。《山西志》但载油麦，《咸阳志》谓大麦露仁者为青稞，皆不如《维西闻见录》之详核也。

【主治】下气宽中，壮筋益力。性平凉，除湿，发汗，止泄。多食脱发、损颜色。《本草纲目拾遗》卷八。

穬麦《别录》

【释名】芒粟《本草医旨》、御麦《本草省常》。

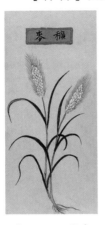 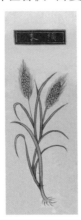 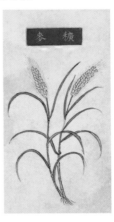 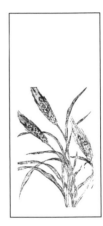

图 22-4-1　穬麦　　　　图 22-4-2　穬麦　　　　图 22-4-3　穬麦　　　　图 22-4-4　穬麦
《品汇》　　　　　　　　《食物》　　　　　　　　《雷公》　　　　　　　　《图考》

【集解】《绍兴本草》卷一二：穬麦，另麦别一种矣。《本经》虽具性味主治，及云亦可作糵，但诸方未闻用验。西北地多产，南地罕有之。《分部本草妙用》卷九：出凉州。比大麦皮厚，色青者。《植物名实图考》卷一：穬麦，《别录》中品。苏恭以为大麦，陈藏器以为麦壳，《图经》以为有大小二种，言人人殊。今山西多种之，与大麦无异。熟时不用打碾，仁即离壳，但仁外有薄皮如麸，打不能去。《山西通志》：穬麦皮肉相连似稻，土人谓之草麦，造曲用之，亦有碾其皮以食者。考《齐民要术》：穬麦，大麦类，早晚无常。《九谷考》以为大麦之别种是也。《说文》穬，芒粟也。麦为芒，谷不应此种独名穬。西北志书多载露仁麦，似即穬麦，又或以为青稞。《说文》稞，谷之善者，一曰无皮谷。青稞与穬麦迥异，然皆不需碾打而壳自落，疑穬麦即稞麦一声之转，而青稞以色青独著。《唐书》谓吐蕃出青稞，而《齐民要术》已有青稞之名，与穬麦用同。盖外国方言皆无正字，如山西之呼莜呼油，皆本蒙古人语。而作《唐书》者以中国之产，译为青稞，非必来自外国也。《天工开物》谓穬麦独产陕西，一名青稞，即大麦随土而变，皮成青黑色。此则糅杂臆断，不由目睹也。

穬麦糵

【气味】咸，温，无毒。《上医本草》卷一。

【主治】补脾胃虚，开胃和中，宽肠下气，破癥结冷气，去心腹胀满，止霍乱，除烦闷，消痰饮，及化一切米面诸果食积，能催生落胎。《上医本草》卷一。

【附方】《上医本草》卷一：快膈进食。麦蘖四两，神面二两，白术、橘皮各一两。为末，蒸饼丸梧子大。每人参汤下三五十丸，效。

雀麦《唐本草》

【集解】《调疾饮食辨》卷二：燕麦饭，西北一种燕麦，即《尔雅》之雀麦，一名蘥。其穗分数枝，子亦疏散，略似野麦。《唐本草》竟以为野麦。《纲目》至解为燕雀所食，均误也。作饭与大麦仿佛。燕小麦亦可作面，而性不及小麦。《植物名实图考》卷一：雀麦《唐本草》始著录，《救荒本草》图说极晰，与燕麦异。前人多合为一种。按《尔雅》：蘥，雀麦。《说文》作爵麦，别无异名。《郭注》乃以为即燕麦。今燕麦附茎结实，离离下垂，尚似青稞。雀麦一茎十余小穗，乃微似稷。二种皆与麦同时，而叶相似，其实殊，非麦类。《唐本草》仅以催乳录之。又云一名燕麦，他方只云雀麦。古谓食燕麦，令人脚弱，其性盖下行。但旅生谷，实熟即落，故古歌云：道傍燕麦，何尝可获？医者取其易生易落，以治难产，则二种应可通用。或谓《七发》稻麦服处，即此雀麦。段氏《说文注》已驳之。《植物名实图考》卷二：燕麦多生废地，与雀麦异。《救荒本草》辨别极晰。《野菜赞》云：有小米可作粥，其秸细长，织帽极佳，故北地业草帽者种之。零娄农曰：甚矣，瘠土之民之苦也。《博物志》谓食燕麦令人骨软。《救荒本草》录之，亦谓拯沟壑耳。《丽江府志》：燕麦粉为干糇，水调充服，为土人终岁之需。维西苦寒，其人力作，几曾病足哉？蓼之虫、桂之蠹，生而甘之，乌知其辛？彼浆酒藿肉脯脯然訾食者，其亦幸而不生雪窖冰天，得以填其欲壑耳。然而醉生梦死，与圈豕槛羊同其肥腯，冥然罔觉，以暴殄集其殃，其亦不幸也已。

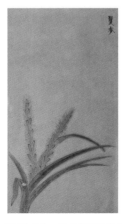

图 22-5-1　雀麦《履巉岩》　图 22-5-2　雀麦《救荒》　图 22-5-3　燕麦《救荒》　图 22-5-4　雀麦《品汇》

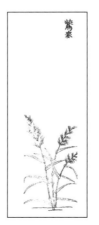

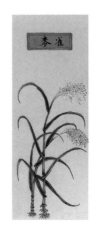

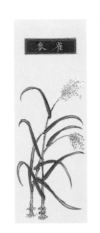

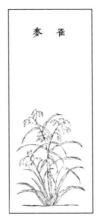

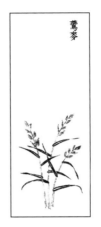

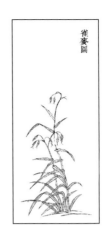

图 22-5-5 雀麦《雷公》 图 22-5-6 雀麦《三才》 图 22-5-7 燕麦《博录》 图 22-5-8 雀麦《草木典》

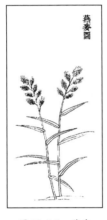

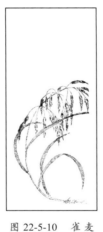

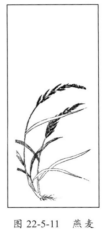

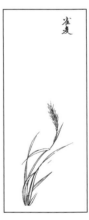

图 22-5-9 燕麦 图 22-5-10 雀麦 图 22-5-11 燕麦 图 22-5-12 雀麦
《草木典》 《图考》 《图考》 《图说》

【主治】麦秆灰汁蚀疣痣，菝硷石灰烂肉易。燕麦苗甘下胞胎，胎死腹中亦同治。《草木便方》卷二。

稻米《别录》

【释名】秫稻《宝庆本草折衷》。

【集解】《绍兴本草》卷一二：稻米即糯米是也，作糜酿酒及蒸而作食品。《本经》云：温中，令人多热，大便坚，乃颇有验。虽诸方各具主治，但未闻验据。其性非寒，今当作味甘、温、无毒为定。南地多种产之。《通志》卷七五：稻有粳、糯二种。古人谓糯为稻。五谷之类，皆有粳、糯。粟之糯曰粱，曰粢。黍之糯曰秫，曰众。《尔雅》云众、秫是也。颜师古《刊谬正俗》曰：本草

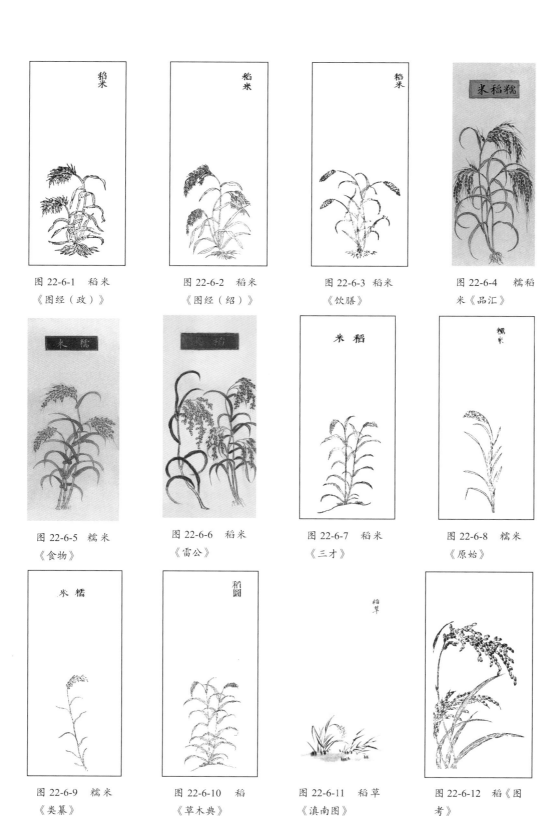

图 22-6-1　稻米
《图经（政）》

图 22-6-2　稻米
《图经（绍）》

图 22-6-3　稻米
《饮膳》

图 22-6-4　糯稻
米《品汇》

图 22-6-5　糯米
《食物》

图 22-6-6　稻米
《雷公》

图 22-6-7　稻米
《三才》

图 22-6-8　糯米
《原始》

图 22-6-9　糯米
《类纂》

图 22-6-10　稻
《草木典》

图 22-6-11　稻草
《滇南图》

图 22-6-12　稻《图
考》

所谓稻米者，今之糯米也。又《说文》云：沛国谓稻为糯。**《太乙仙制本草药性大全·本草精义》卷四**：稻米稻者，秔谷通名，有杭稻，粳稻，糯稻。罗氏曰：在谷通谓之稻。故今人号籼为早稻，号粳为晚稻。《论语》曰：食夫稻。是亦指粳。旧不载所出州土，今有水田处皆能种之。**《上医本草》卷一**：稻一名秔。与粳同，音庚。粳乃稻之总名，粘者为糯，不粘者为粳。各处所产种类甚多，气味不能无少异，而亦不大相远也。北粳凉，南粳温；赤粳热，白粳凉，晚白粳寒；新粳热，陈粳凉。北方气寒，八九月收者，方可入药。南方气热，惟十月晚稻乃可入药。**《植物名实图考》卷一**：稻《别录》下品。曰糯、曰粳、曰籼，凡宜稻之区，种类辄别；志乘所纪，不可殚悉。然细者粒光，粗者毛长，早者耐旱，晚者广收，其大较也粳中品。零娄农曰：《本经》不载稻，《别录》列下品。《说文》沛国谓糯为稻，盖糯性滞，不易消，故养生者慎食之。抑大河以北宜麦粟，民有终身不尝稻者，性亦弗喜。中原九谷并用，江以南则唯稻是饫。注《本草》者以粳与籼，皆附于稻，为下品，殆未解古人意欤？然《生民》一诗，述后稷之穑，曰荏菽，曰禾役，曰麻麦，曰秬秠，曰穈芑，而独不及秫稻，岂粒食之始，尚缺水耕火耨邪？抑下地之稼其性果出黍稷下耶？虽然稻味至美，故居忧者，弗食。膏粱厌饫，则精力委蘼。君子欲志气清明，固宜尚粗粝，而屏滑甘。《别录》厕稻于下品，夫亦谓所以交于神明者，非食味之道也。《天工开物》云：五谷遗稻者，以古昔着书圣贤，皆在西北。按《职方氏》并州宜五种，幽州宜三种。郑康成注皆云黍稷稻，雍州冀州独宜黍稷，然《豳风》获稻，丰年多秫，汧渭之间，未尝无滤池也。今渭南韩城为关中上腴，《史记·河渠书》郑国凿泾溉卤泽之田，徐伯穿渭通漕，肥地得谷，而河东守番系言引汾溉皮氏、汾阴下，引河溉汾阴、蒲坂下，实为山西水利之始。旧志闻喜、临汾、文水产粳糯，今太原、晋水、赵城、霍泉稻田尤饶，其缘滹沱、汾、浍州县及沃泉、曲沃以泉得名。滥泉，清源等处皆平地涌泉。洞溪、灡汋，无不穿地厮渠。而塞外天镇、阳高、大同，亦间引溜灌注，勺泽蹄涔，惜如甘醴。然岁常苦暵，夏潦未降，经涘千里，辄不能濡轨。惟漳、沁所从来者高，难潴为利。闻河内旧有沁渠，昔西门豹引漳灌邺，或疑沙墝地不可为稼，盖未知西北所溉者，大抵麦菽禾黍，如浇园蔬。俗曰：饮田不尽，稻生止水也。蒲、解间往往穿井，作轮车，驾牛马以汲，殆井渠之遗？然不宜稻。

稻米

【气味】味苦，性寒，无毒。《本草元命苞》卷九。味甘，气温。《本草》又云味苦，气寒，无毒。《太乙仙制本草药性大全·仙制药性》卷四。甘、苦，平，无毒。《上医本草》卷一。苦温，甘平，无毒。《本草医旨·食物类》卷二。甘，温。《本草从新》卷四。

【主治】益脾家谷，入太阴经。行荣卫中血积，治心膈间烦闷。止霍乱吐逆，疗消渴补中。多食发风动气，使人四肢不收。《本草元命苞》卷九。霍乱吐逆不休，用清水研服即止。《太乙仙制本草药性大全·仙制药性》卷四。补中益气，温中，和胃气，益肠胃，通血脉，和五脏，壮筋骨，长肌肉，好颜色，止烦，止渴，止泄。

《上医本草》卷一。温部糯米温补脾胃而泻痢止，暖益肺气而自汗收。要之粳去湿而健脾，糯滞气而生湿。多食粳则腹胀而嗳气，多食糯则胸闷而吞酸，功过各异者也。《药镜》卷一。入脾肺而补虚，益气坚胃强阴。《药性切用》卷六。稻米缓脾润肺。《本草求真》卷九。糯米和胃，育阴生津。《药笼小品》。补脾益气，助痘发浆。能制毒不使内攻，固大肠，止泻痢。《本草正义》卷上。益肺气，暖脾胃。《本草求原》卷一四。补肺气，充胃津，助痘浆，暖水藏。《随息居饮食谱》。糯米浆甘解热毒，发痘漆疮收汗速。冻疮犬咬丹毒嚼，饴糖润肺调胃服。久嗽化痰止吐血，损伤宿瘀下恶出。《草木便方》卷二。

【发明】《本草元命苞》卷九：糯米作饭，令大便坚硬。解芫青毒，止鼻衄血。与杂肉同食，怀妊者不利。《药性全备食物本草》卷一：治妇人胎动腹痛下黄水；和气血药中服之，若杂肉同进，则不利其子；多食壅经络之气，令身软筋缓；久食动心悸，发疮疖痛；同酒食令醉难醒。然糯米性粘滞难化，小儿、病人最忌。马食足重，猫犬食脚屈不能走。竺喧云：食鸭肉伤，多饮热糯米泔可消。按：五谷稻、黍、麦、稷、菽。早米、晚米、糯米，皆稻也。旧说独以糯为稻，则误也。陶隐居云：《诗》黍、稷、稻、粱、禾、麻、菽、麦，八谷也，俗人莫能证辨，而况芝英乎？然陶以禾即是粟，则是盖言粱，则包粟在中。但诸谷皆以各方风土所宜，人事早晚有异为名，其种类最多，不可不知。《上医本草》卷一：合芡实作粥食，益精强志，聪耳明目。煮汁治心痛，断热毒下痢。常食干粳米饭，令人不噎。同马肉食发痼疾，和苍耳食令人卒心痛。《本草经疏》卷二六：糯米，孟诜云：发风动气，久食令人多睡。藏器云：久食令人身软。妊娠杂肉食之，令子不利。萧炳云：拥诸经络气，使四肢不收，发风昏昏。陈士良云：久食发心悸及痈疽疮疖中痛，合酒食之醉难醒。然愚意观之，其为害未必如此之甚。盖天生五谷以食人，皆禀土中冲和之气，可常御而无害者。第糯米气温，性黏滞，惟不利于上焦有痰热，及脾病不能转运，小儿难于克化者，余皆无害。诸家之言，不可尽信也。《本草医旨》卷二：所论盖不同，所谓缓筋多睡之类，为其性懦所致。若畏其性寒，则岂宜于造酒？农家于冬月用作糍，喂牛，免于冻伤最验，则是。糯米性当依经文所言甘温平者为是。《本草乘雅半偈》帙九：稻为肺金之主谷，生人之后天也。顾性尤宜水，金胎水母也。故五谷外别设稻人之官，以掌稼下地。汉世亦置稻田使者，以其均水利也。盖稻有二：曰秫，曰秔。秫者糯，秔者秔，秔不黏而糯黏，比之秔小，而尤不黏者籼耳。秫糯为酒，秔籼为饭，秔益殊多，籼少逊之。故古者入药之以秋秔耳。是以秔主肺气，至若止烦渴霍乱，解毒消暑者，盖秔谷秋成，已化炎为清肃，成功者宁不降心而退舍焉。《本草述》卷一四：稻原属粳糯之总称。糯，粘稻也。秔，不粘稻也。而《本草》所谓稻，乃专属之糯也。时珍曰：秔之粘者为糯，稷之粘者为黍，粟之粘者为秫。又有名占谷一种，即早稻，其种始于闽人，从占城国得之，宋真宗遣使就闽取三万斛，分给诸道为种，故今各处皆有之，高仰处俱可种，其熟最早六七月可收。品类亦多，有赤白二色，与粳大同小异。○糯米之用，能温中暖脾胃，即数方可见。但熟之则性粘滞，不宜多食耳。至酿酒则热，熬饴热甚，此又在变化之后，不可谓其本性有热，而弃其温中益脾之功也。孙思邈曰：脾病宜食糯。此语诚然。但粳以养生为功，食之有益而无咎，此所以胜于糯也。《食物须知》：稻米亦小，味甘，气温。收近重阳，舂甚洁白。若粘滞者曰糯，不沾滞者曰籼。商贾贸钱竟谓粘米煮饴诚妙，酿酒弥佳。充殪不宜，恋膈难化。昏五脏，令人贪睡；动正气，致人发风。但霍乱吐逆不休，用清水研服即止。《医林纂要探源》卷二：稻，木谷也。生于水田，水生木也，是以木春旺而生，金秋旺而成。粳：稻之不粘者。早熟者曰早米，受气未足，不甚益人。八月后熟者曰籼米，性平和。冬初始熟者曰晚米，又曰大米。性微寒。古方粳米是用晚米。《本草求真》卷九：稻米专入脾，兼入肺。味甘性平。按据诸书有言性温性寒性凉之不同，然究此属阴物，阴即寒聚，故性粘滞而不爽也。是以服之使人多睡，身软无力，四肢不收，发风昏昏，且使小猫食之，亦脚屈不能行。马食之，足重难移。妊妇杂肉食之，令子不利。使果性温而热，则食自有温和通活之妙，何至阴凝腻滞如此哉！如谓酿酒则热，熬糖尤甚，且发痛疽疮疖，何谓不温。讵知性如大豆，生亦性温，何以作豉则凉，可知稻非性温，因于造酿则温始有。至书有云，食之补中益气，及止虚寒泄泻，并缩小便，收自汗，发痘疮，皆是性粘不利。留滞在中，上壅下之故，非如参、耆性主温补，仍兼通活，而无如此阴滞之甚也。凡物滞不甚温，温不甚滞，理道尔尔。谓之缓中则可，谓之温中而热，岂其可乎？谓之中虚宜服则可。谓之虚寒宜服，亦乌见其可乎？凡老人小儿久病均忌。《本草纲目拾遗》卷八：米油，此乃滚粥锅内煎起沫醭，滑如膏油者是也。其力能实毛窍，最肥人，用大锅能煮五升米以上者，其油良。越医全丹若云：黑瘦者食之，百日即肥白，以其滋阴之功，胜于熟地也。每日能撇出一碗，淡服最佳。若近人以熟粥绞汁为米油，未免乃薄矣。味甘，性平，滋阴长力，肥五脏百窍，利小便通淋。《药笼小品》：糯米饮同人乳服，治药伤胃口食入即吐如神。古称贫人无补，以糯为补。信然。凡麦冬用粳米拌炒，滋肺而不妨脾。稷，俗名珠粟。小儿切不可食，坚而难化，胀而壅胃，曾见有失命。为长者预宜禁之。《调疾饮食辨》卷二：早糯米，此种与籼米同获，而质黏粒团皆如糯。自古医书、本草，暨《尔雅注疏》《说文》《物理论》《种植书》《农书》《齐民要术》、本朝钦定《授时通考》，均未齿及，其为无用之物，可知矣。而世俗甚珍之，云性暖健脾，补气，且和脂麻、黑豆为糇食之，名三合粉。不知健脾宜用籼、粳，取其性暖也。糯则性寒，黏滞难化，最能困脾。设有表虚自汗，火嗽喉腥，痈毒无脓，痘疮不起诸病，宜用寒糯，取其性凉也。无既用糯米之寒，又取其暖之理。且此米作饴，作酒俱少，每一斗不及寒糯九升，其无汁可知。又极易败饴，可食一二日。酒则出缸即酸、或臭，或未出缸即已酸败。总不能醇正，其性不平和可知。味俱带涩，其壅气可知。加以脂麻、黑豆之滑泄，欲其补气健脾，实伤气害脾也。此理于诸书既无可考，请遍询作饴、作酒之人，果实有酸败无汁之事乎，抑杏云之好为异说，强辞夺理乎？《本草纂要稿》：稻米即糯米。充餐不宜，恋膈难化。昏五脏，令人贪睡。动正气，致人发风。霍乱吐泻不休，清水研服即止。《本草求原》卷一四：益肺气，暖脾胃。炒食止虚寒泄痢，缩小便，止自汗。同小麦皮炒为末，煮肉食，并同龙骨、牡蛎为粉扑之。发痘浆。解毒化脓。炒糯米爆姜汁拌，再炒为末，治噤口痢。汤下。暖精多子，同淮山、胡椒研，砂糖调服。治劳心吐血，同莲子心、墨汁为丸。胎动下黄水。同北芪、川芎及米煎服。作稀糜，则滋肺气以下行，利小便亦不滞。若作糕饼，粘滞难化，病人忌之。酿酒则热，酿饴糖尤热，肺脾虚寒宜之。仲景建中汤用之，取其和脾润肺以和中也。若湿热有痰，风火脾滞则最忌。忌肥肉、马、犬、猫肉。其泔水止渴，解毒，消鸭肉积。《冷庐医话》卷一：袁随园作《徐灵胎先生传》有云：张雨村儿生无皮，先生命以糯米作粉糁其体，裹以绢，埋之土中，出其头，饮以乳，两昼夜而皮生。此盖有所本也。元危亦林《得效方》：生子无皮，速用白早米粉干扑，候生皮方止。明葛可久治舟人生子身无全肤，令就岸畔作一坎置其中，以细土隔衾覆之，且戒勿动，久之生肤，盖其母怀妊舟中，久不登岸，失受土气故也。徐参用二法而得效，洵乎医之贵博览也。《随息居饮食谱》：酿酒熬饧，造作饼饵。若煮粥饭，不可频餐，以性太黏滞难化也。小儿病人尤当忌之。冻米冬月所制性不黏滞，止泻补脾。炒米香燥助火，多食伤津。

【附方】《宝庆本草折衷》卷一九：治夜多小便。由下元衰冷所致，以糯餈入夜热炙而食，用盐汤下，随意行坐。心间稍空即睡，其夜便溺顿疏，宜寇氏以温而订糯米也。《苏沈方》。○又小儿多食，尤发疳黄也。取糯秆除穗及根，将中段就净器内烧灰，烧一合，以汤一碗沃之，澄去滓，与患消渴人乘渴而服，以多服收效。然糯虽多种，其性用亦无异焉。《苏沈方》。

《太乙仙制本草药性大全·仙制药性》卷四：治渴方。糯米二升，淘取泔饮讫则定。○治霍乱，心悸热，心烦渴。以糯米水渍研之，冷热水混取米泔汁，任意饮之。

《上医本草》卷一：赤痢热躁。粳米半升，水研取汁，入油瓷瓶中，蜡纸封口，沉井底一夜，平旦服之。〔吴内翰家乳母病此，服之〕有效。卒心气痛。粳米二升，水六升，煮六七沸服。

《本草医旨》卷二：治胎动不安，腹痛下黄水。用糯米一合，黄芪、川芎各五钱，水一升，同煎至八合，作二次温服。《产宝方》。

《古今治验食物单方》：人好食生米，腹中有米癥也。以白米五合，鸡屎一升，同炒焦，为末，水一升冲服，当吐出癥如烂米汁，或白沫淡水，乃愈。小儿初生无皮，有红筋。乃受胎未足也，早白米粉扑之，肌肤自生。小儿甜疮。生于面、耳、口间，嚼白米涂之。吐血不止。陈红米泔水温服。

《本草纲目拾遗》卷八：精清不孕。用煮米粥滚锅中面上米沫浮面者，取起，加炼过食盐少许，空心服下，其精自浓，即孕矣。紫林单方。

《随息居饮食谱》：虚泄泻。糯米炒黄，磨粉，加白沙糖调服。虚寒多溺。糯米饭杵为餈，卧时煮热，细嚼食之。

稻草

【气味】甘平，无毒。《滇南本草图说》卷七。味辛，性温，无毒。入脾、肺二经。

《本草再新》卷一二。

【主治】宽中，宽肠胃，下气温中，止泻。消牛马肉积，宿食。消小儿乳食结滞，肚腹疼痛。草节，走周身经络，治筋骨痰火疼痛。《滇南本草》卷中。走经络，利肠分，宽中益气。《本草再新》卷一二。

【附方】《滇南本草》卷中：一人食牛肉伤食，胸口嘈杂，呕吐恶心，胸口胀满微痛，不思饮食，面皮黄瘦，腹饥倒饱，食后哽食，膨胀。稻草五钱，沙糖一钱，水煎服，三次效。○治小儿饮食伤脾，久泻不止，诸药不效。得此方效。果子用多作泻，亦治。糯谷草三钱，煎服；久泻者，加真淮药二钱。○治腿足筋骨疼痛，痰火发作，得此方全愈。稻草节三钱，剪三分长，或服一百，或服五十，水煎服，奇效，痛止。

《类经证治本草》：治食牛肉发痫，或痼疾食牛肉而发。糯稻草一两，浓煎汁，饮之立差。

米泔

【气味】味甘，气寒，无毒。《本草汇言》卷一四。

【主治】清热凉血之药也。沈志所抄李时珍用此顿热作饮，能利小便，夏月入井浸冷，善解暑渴。戴元礼以此顿热，睡时洗目，善治风热赤眼。《本草汇言》卷一四。清热，止烦渴，利小便，凉血。《上医本草》卷一。

【附方】《上医本草》卷一：风热赤眼。以渐二泔，睡时冷调洗肝散、菊花散之类，服之。

稻穰

【气味】味甘，气热，无毒。《本草汇言》卷一四。

【主治】活血解毒之药也。《本草汇言》卷一四。

【附方】《握灵本草》：食牛肉伤。稻秆煎汤，服之愈。出《备急方》。

谷颖

【主治】蛊毒作胀。稻谷芒炒令黄，细研为末，酒调服。《药性全备食物本草》卷一。

糯糠

【气味】味苦，气温。《本草汇言》卷一四。

【主治】杵头糠治卒噎。《仁寿堂药镜》卷三。

稻穗

【主治】治蛊毒作胀。《冯氏锦囊秘录》卷六。

稻蘖

【气味】味甘，气温，无毒。《本草经疏》卷二五。

【主治】具生化之性，故为消食健脾，开胃和中之要药。脾胃和则中自温，气自下，热自除也。《本草经疏》卷二五。

米粉

【气味】甘，平，微酸，无毒。《食物小录》卷下。

【主治】补脾胃。多食滞膈，滞痰。《食物小录》卷下。

糯稻根须

【气味】味甘、辛，性平，无毒。入肝、肺、肾三经。《本草再新》卷七。

【主治】补气化痰，滋阴壮胃，除风湿，治阴寒，安胎和血，疗冻疮金疮。《本草再新》卷七。除后重，胃虚气滞人暴痢宜之。《药性切用》卷六。

香稻米《食物本草》

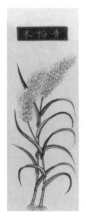

图 22-7-1　香稻米《食物》

【集解】《食物本草》卷一：有红白二种。又有一类红长者，三粒仅一寸许，比它谷晚收。〇但人不常食，亦不多种也。《本草医旨·食物类·五谷类》：红者谓之香红莲，其熟最早。晚者谓之香稻米。皆开胃益中，滑涩补精。惜不能多种耳。

【气味】味甘，软，其气甜香可爱。《食物本草》卷一。

【主治】开胃益中，滑涩补精。《食物本草》卷一。

粳米《别录》

【集解】《药性粗评》卷三：粳米，粳者，不糯之称。一名秔米。不拘早稻晚稻，日用所常食者是也。荆湘、江浙、川蜀等处一年一种，谷雨时下种，芒种时布穗，秋后收刈。岭南福建地稍暖者一年两种，然不如一种者肥软可食。另有糯稻一种，谓之江米者是也。气味稠粘，性寒，食难克化，以作酒则热而能行血，其糟则又温平，亦如大豆，与豉酱不同之类。**《本草经解要附余·考证》**：粳米粳同秔。稻粘者为糯，不粘者粳。入药晚粳良。其早熟者为籼。《纲目》另列，云气温，主温中除湿。先秋登场。江淮间于糯之外，统名为籼，不复称粳，于此种早籼，谓之白稻，以其米色独白。《本草》列稻、粳、籼三种，稻即糯，盖专称糯为稻也。

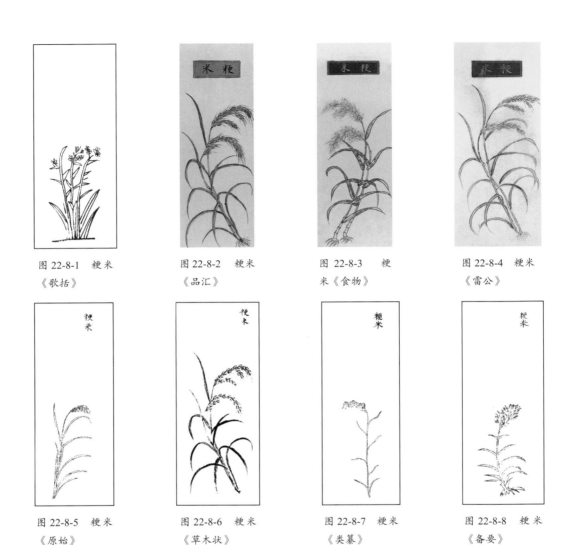

图 22-8-1　粳米
《歌括》

图 22-8-2　粳米
《品汇》

图 22-8-3　粳
米《食物》

图 22-8-4　粳米
《雷公》

图 22-8-5　粳米
《原始》

图 22-8-6　粳米
《草木状》

图 22-8-7　粳米
《类纂》

图 22-8-8　粳米
《备要》

粳米

【气味】味辛、苦，平，无毒。○生者冷，燔者热。《千金要方》卷二六。味甘、苦，平，无毒。《图经本草药性总论》卷下。气微寒，味甘苦、甘平，无毒。入手太阴经、少阴经。《汤液本草》卷六。

【主治】主心烦，断下利，平胃气，长肌肉。《千金要方》卷二六。主益气，止烦止渴止泄。与熟鸡头相合，作粥食之，可以益精强志，耳目聪明。《汤液本草》卷六。主益气力，止烦渴，敛自汗，生津液，壮精神，实元气，和五脏，荣养气血，补益脾胃，滋生化源，而为吾身妙用之精华，脏腑灌溉之元气，朝夕之不可暂离者也。《本草纂要》卷六。

【发明】《宝庆本草折衷》卷一九：张仲景疗伤寒，有白散方，亦用巴豆，谓其病在膈上者，服之必吐；在膈下者，必利。苦不利，进热粥以催之。盖巴豆毒物，毒得热则行也。或利过不止，则进冷粥以补之，毒得冷乃释也。顾此一粥，冷热异用，即有行毒释毒之分，矧药物可不谨其施欤？凡稀淡之粥，仅能生津，食多，亦致小便频数。《汤液本草》卷六：本草诸家共言益脾胃，如何白虎汤用之入肺？以其阳明为胃之经，色为西方之白，故入肺也。然治阳明之经，即在胃也。色白，味甘寒，入手太阴。又少阴证桃花汤用此，甘以补正气。竹叶石膏汤用此，甘以益不足。《衍义》云：平和五脏，补益胃气，其功莫逮。然稍生，则复不益脾；过熟，则佳。《食物辑要》卷二：崔浩云：米饭落水缸内，久则腐，腐则发泡浮水面。误饮，发恶疮。《本草经疏》卷二五：粳米，即人所常食米，感天地冲和之气，同造化生育之功，为五谷之长，人相赖以为命者也。《经》曰：安谷则昌，绝谷则亡。仲景曰：人受气于水谷以养神，水谷尽而神去。自上古圣人树艺，至今不可一日无此也。禀土德之正，其味甘而淡，其性平而无毒。虽专主脾胃，而五脏生气，血脉、精髓，因之以充溢周身；筋骨、肌肉、皮肤，因之而强健。本经益气，止烦、止泄，特其余事耳。《药镜》卷三：粳米长五谷以独尊，继先天而益气。血脉精髓，充溢因之，筋骨肉肌，强健由此。小儿胎出赤肉无皮，粉蚤白粳，扑敷皮幔。蚤白粳，粳米之蚤熟，而舂白者粉磨之作粉，幔皮顿生，而包肉如帏幔之幨物也。《重庆堂随笔》卷下：粳米为养人之至宝，而荒歉时有，不可不豫筹积储之法也。最简易者，但将饭干晒透，永远不坏。饥者嚼一撮，得米气便可不死。每年各家留饭一斗，晒透入瓮，存放干燥处，甚不费力，贫富皆可为之。若得家家如此，远胜积谷备荒多矣。《长沙药解》卷一：粳米味甘，入足太阴脾、足阳明胃、手太阴肺经。入太阴而补脾精，走阳明而化胃气，培土和中，分清泌浊，生津而止渴燥，利水而通热涩。《金匮》附子粳米汤，附子一枚，粳米半升，半夏半斤，甘草一两，大枣十枚。治腹中寒气，雷鸣切痛，胸胁逆满，呕吐。以火虚土败，水寒木郁，肝木克脾，故腹中雷鸣而为切痛，胆木克胃，故胸胁逆满而作呕吐。粳米、甘、枣，补土和中，附子驱下焦之湿寒，半夏降上脘之冲逆也。《伤寒》桃花汤方在赤石脂用之治少阴病，腹痛下利，小便不利，便脓血者，以土湿水寒，木郁血陷，粳米补土而和中，利水而泄湿也。人之中气冲和，升降不反，则清阳弗陷而浊阴弗逆。中气亏损，升降倒行，清气下陷，痛坠而泄利，浊气上逆，痛满而呕吐，则冲和之地，变而为急迫之场矣。物之冲和，莫如谷气，粳米得谷气之完，《素问》：稻米者完。最补中焦，而理清浊。附子粳米汤以此和平厚重之气，助其中宫，桃花汤以此和煦发达之气，益其中脘。中旺则癸水将退，而后干姜奏其回阳之效，己土将复，而后石脂成其固脱之功，阴邪欲遁，而后附子展其破寒之能，卫气欲平，而后半夏施其降逆之力。若非粳米握其中权，虽以半夏、附子之长于降浊，何足恃其前茅，干姜、石脂之善于升清，安得逞其后劲。常山率然，但有首尾，未能如此呼应之灵也。饮食入腹，是变精气，谷气化精，归于肝脾，谷精化气，归于肺胃。物之润泽，莫过于气，气清而化津水，津旺则金润，水利则土燥。水愈利则土愈燥，而气愈清，气愈清则津愈旺，而水愈利。故止渴之法，机在益气而清金，清金之法，机在利水而燥土。以土燥则清气飘洒，津液流布，脏腑被泽，是以不渴，土湿则浊气湮郁，痰涎凝结，脏腑失滋，是以渴也。粳米清液淳浓，最能化气，生津清金止渴，长于利水而燥土。白虎汤方在石膏用之治伤寒表解之热渴，石膏、知母，清金而化水，粳米益气而生津也。人参白虎汤方在人参用之治伤寒汗后之燥渴，石膏、知母，清金而化水，粳米、人参，益气而生津也。竹叶石膏汤方在竹叶用之治大病差后，虚羸少气，气逆欲吐，麦冬、石膏，清金而化水，粳米、人参，益气而生津也。麦门冬汤方在麦冬用之治咳嗽，火逆上气，咽喉不利，麦冬清金而化水，粳米、人参，益气而生津也。盖非气则津不化，非津则水不生，譬之水沸而气腾焉。气上之熏泽而滋润者，津也，气下之泛洒而滴沥者，水也，使无粳米、人参益气生津之药，徒以知、膏、麦冬清金化水之品，求其止渴，断乎不能！人之夏热饮水，肠鸣腹胀而燥渴不止者，水不化气故也。《调疾饮食辨》卷二：白粳米饭、白籼米饭粳熟于秋，性稍凉；籼熟于夏，性稍温。总皆和平，但养胃和脾，粳力较胜而已。独伤寒久热之后，只宜食粥，不宜食干饭，食之即反此。《内经》所戒，切勿犯之。又凡米新者，极香极甘，煮汁亦极浓，其和中益气之功，过于陈者。试观诸米、麦、黍、稷初登场时，作饧作酒，皆汁多味美，非新者力厚乎？稍久则渐少渐薄，非陈者不及新者之明验乎？世医乃谓新米堵气，病人及产后忌食，大不明理之言也。彼盖因诸本草有陈者最良之说，不知彼取陈者性凉，为热病而言，各本草陈米之上下文，皆有其语，请细阅之。岂禁食新者乎？《本草思辨录》卷二：粳米稼穑作甘，为土之正味。不似他物之甘，独有所偏。粳米平调五脏，补益中气，有时委顿乏力，一饭之后，便舒适异常，真有人参不逮者，可以想其功能矣。粳米得金水之气多，于益气之中兼能养阴，故补剂寒剂，无不可赞助成功。谷为人生至宝，而霍乱痧胀，与夫欲吐不吐，欲泻不泻之证，周时内咽米饮一口，即不可救。盖暑湿秽恶之邪，充斥隧络，而米饮入胃输脾归肺，又适以恢张之，使无一隙之余，所以告危如是之速。

【附方】《本草经解要》卷四：治食生米成瘕。白米五合，鸡屎一升，同炒焦，为末，水一升，顿服。开胃下气。炒焦入药。

白粳米汁

【集解】《宝庆本草折衷》卷一九：汁，碎米浓煮汁饮如奶酪。

【主治】主心痛，止渴，断热痢。又小儿新生三日，开肠胃，助谷神，与儿大豆许，含饮之，频与三豆许。《宝庆本草折衷》卷一九。

炒米汤

【集解】《药性要略大全》卷四：米炒熟，铺冷地面一时辰，使火毒去尽才煮，不尔则反助燥渴。

【主治】汤饮润喉燥，去火毒方良。《药性要略大全》卷四。

【发明】《调疾饮食辨》卷二：炒米汤此天下第一害人之物，宜痛心疾首与病家严申厉禁者也。今曰禁人食粥之医，必教人食此，竟有炒五七次至黑而成炭者。历观往古，风寒湿痹熨以炒米者有之，用为粥饭则未之前闻。至明李氏《纲目》始见，本朝陈飞霞小儿科再见。而李说乃云不去火气，令人作渴。夫既知炒之而热，能令人渴，其助热劫阴明矣，何如勿炒，自相矛盾，百口奚辨。试思米经火炒，煮之水清无汁，嗅之无气，食之无味，是去其甘香之正性，必不能充养脾胃，一也；味苦而淡，不能下咽，故常枵腹而胃气不充，药何由效，二也；性热伤阴，败人津液，三也；不能充养胃气，弱者将自此不复思食，强者得火气以助其热，必旋食旋饥，饥而又不许食粥饭，势必借助于饼、饵、馎、饦诸不益人之物，病更难愈，四也；且也任如何摊晾，总不能去火气，病寒者害在伤胃，病热者必且留邪，五也。坐此五害，故凡死于病者十之一，死于药者十之三，死于炒米汤者十之六七。设使不信，倘世有父母患病，为之子者先且自食二三顿，此亦父饮药子先尝之通义，视其口中尚能知味否？腹中尚能泰然否？精神尚能照旧否？如其无害，是否云老人为谬言，可以等诸野田泄气，可将吾书焚之、弃之、酱瓿覆之。不然，平人且不能当其害，何况病人。当奉吾说为师之箴矣，当听吾言如朦之诵矣。

籼米《本草纲目》

【集解】《太乙仙制本草药性大全·本草精义》卷四：籼米，一名秥米。《本经》并不载有，今则补之。秧莳高田，早秋便可收刈，谷长无刺，米小不粘，色赤白亦有两般，凭炊煮任充正用。

【气味】味甘，气凉，无毒。《太乙仙制本草药性大全·仙制药性》卷四。

【主治】温中健脾，益卫助荣。仍长肌肤，尤调脏腑。《太乙仙制本草药性大全·仙制药性》卷四。

【发明】《分部本草妙用》卷九：主益气补中，久食令人多热烦。烧灰和油，涂杖疮。嚼脓汁，涂小儿鹅口疮。黍米，肺之谷也。肺病宜食之。能益气，以其象火，为南方之谷。性最粘滞，与糯米同，其气温暖，故功能补肺。

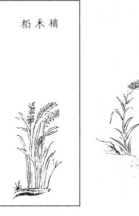

图 22-9-1 籼米稻《蒙筌》　　图 22-9-2 籼米《滇南图》

而多食则烦热，缓筋骨也。《随息居饮食谱·谷食类》：宜煮饭食，补中养气，益血生津，填髓充肌。生人至实量腹节受，过饱伤人。凡患病不饥，妇人初产，感证新愈，并勿食之。磨粉蒸糕，松而不韧，病人弱体，可作点心。饭露生津，补虚疗膈。籼种甚多，有早中晚三收，赤白二色，以晚收色白者良。凡不种秔之处，皆呼籼为秔。湖州蒸谷或炒谷而藏之，作饭尤香。早收者性温，不耐久藏。

陈廪米《别录》

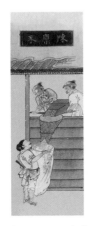

图 22-10-1　陈廪米《食物》

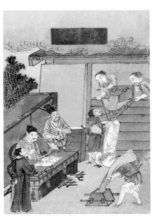

图 22-10-2　陈廪米《雷公》

【集解】《药性要略大全》卷四：粳米贮仓廪年深，致性缓调脾胃效捷。

【气味】味咸、酸，微寒，无毒。《千金要方》卷二六。味甘，性平、微寒，无毒。入足阳明胃、太阴脾经。《药性粗评》卷三。味酸，平、凉。《食鉴本草》卷下。

【主治】除烦热，下气，调胃，止泄利。《千金要方》卷二六。主治消渴烦热，凉膈，清小便。病者以之作粥最佳。《药性粗评》卷三。易消化，频止泄痢；多滋润，意解渴烦。下气延年，开胃进食。若蒸作饭和醋，能封肿毒立差。《药性要略大全》卷四。炒研，治膈症如神。《本草纲目拾遗》卷八。

【发明】《宝庆本草折衷》卷一九：《经验方》治禁口痢，病势重者，以《局方》败毒散，每服四钱，入陈米一百粒，生姜三片，枣一枚，水一盏半，同煎至八分，服之最效，名仓廪汤。因究仓廪之旨，即本草之陈廪米是也。然陈廪非如六陈，以取陈极者之比。孟诜尝言粳米再经年者，尚亦发病，则知停久朽腐无膏腻者，不足用也。惟积仓过年，稍陈色黄者，可以入药。寇氏谓用新粟米者，全失陈廪米意矣。《本草纂要》卷六：主霍乱呕吐而四肢逆冷，或虚气上逆而消渴作烦，或下利胃虚而喘急气促，或久病元虚而中气不和，或汗下太过而脉势无力，或番胃呕逆而恶心攻冲，是皆脾虚饮食不入之症，惟此陈仓米煮粥饮之可也。设或胃气久虚，脾气不健，或饮粥食不下，或食入反出，或食入不化，或见食而呕，是则仓米炒熟泡汤，频频饮之可也。设或内伤元气，饮食不作为肌肤，脾胃不健，中宫郁滞而失常，东垣用枳术丸，亦以仓米饭糊为丸可也。由是观之，仓米健脾，其性不滞，有顺气宽中之妙，气香和胃，有开郁健运之功。脾胃之症，必难舍矣。《本草述》卷一四：五谷为养，而更取其陈者，谓其气味俱尽，还归于淡，淡乃五味之主，可以养胃气，且淡能渗湿，即化滞热，是又可以裕脾阴，故方书中疗滞下禁口，有仓廪汤。因胃气虚而热乘之，故用参、苓，乃以羌、独、柴胡升达其胃气，并散其毒气，必入陈米养脾阴，使不为热毒所并。又吐利后大渴不止，独以陈仓米汤疗之，是二治者，足征其于脾胃之阴气大有神也。更治滑泄有豆蔻饮，用陈米为君，而肉蔻、五味、赤石脂止各半之。又治脾胃虚弱，内受寒气，泄泻注下，水谷不分，冷热不调，下痢脓血，赤少白多，或如鱼脑，肠滑腹痛，遍数频，并心腹胀满，食减乏力，是尽由脾胃气弱，内受寒气，以致泄泻。更有下痢，气化不行，而亦不守，不行则郁有热，故腹痛。更兼心腹胀满不守，故肠滑下数，如方内用木香、肉蔻、罂粟壳、干姜、甘草，以之补脾胃正气，而治滑是所宜。然但却用陈米二十两，而诸味合之，止九两，固谓大养脾胃阴气，乃兼补阳以行之，假涩脱以固之，始能奏绩耳，是又养脾胃阴气之一征也。至于霍乱后下痢脓血，如桃花汤，是赤石脂为君，以化血分之邪，而收脱同于乌梅，却为因于霍乱之后热结下焦，故仍用升麻、白术、干姜炮者，以正脾胃之气，亦佐以陈米同栀仁养脾胃之阴，而散其留热，不令其下结也。即此数证合观之，总不越于养脾胃之阴而已。乃止言其养胃者，殊未亲切，试思下多则亡阴，而兹味之主治在泻利居多，犹得泛然〔以〕养胃为其功乎哉？《本草求真》卷一：陈仓米养胃除烦。陈仓米专入胃，兼入心脾。即米多年陈积于仓而未用者也。时珍曰：廪米北人多用粟，南人多用粳及籼，并水浸蒸晒为之，亦有火烧过治成者，入仓陈久，皆气过色变，故古人谓之红粟红腐，陈陈相因也。凡米存积未久，则性仍旧未革，煮汁则胶黏不爽，食亦壅滞不消，至于热病将愈，胃气未复，犹忌食物恋膈，热与食郁，而烦以生，必得冲淡甘平以为调剂，则胃乃适。陈米津液既枯，气味亦变，服此正能养胃除湿祛烦，是以古人载此。既有煮汁养胃之功，复有祛湿除烦之力，一切恶疮百药不效者，用此作饭成团，火煅存性，麻油腻粉调敷，可知冲淡和平，力虽稍逊，而功则大未可忽也。若以无病之时而用此，日为饱饭，则又未见其有克合者矣。

【附方】《本草纲目拾遗》卷八：治卒心痛。陈年仓米烧灰和蜜服之，即止。《不药良方》。

稷《别录》

【集解】《宝庆本草折衷》卷一九：注释之辨黍与稷者，皆纷然无定。至《云麓漫抄》乃云黍与稷皆北方之禾，南人多不能识。盖二物极相似，惟本土老农能辨之。黍叶有毛毬，妥贴而密；稷叶无毛毬，蓬鬆松而疏。黍米淡黄，黏而可酿酒；稷米深黄，利而可为饭。二物皆夏收而稷先熟。由此言之，则黍、稷之种了然明彻矣。《本草备要》卷四：黍、稷辨者颇多，皆无确义。时珍曰：稷、黍一类二种。粘者为黍，不粘者为稷。昂谓诗人既云八谷，何必取一类者强分二种？是仍为七谷矣。盖穄、稷同音，故世妄谓穄为稷，不知穄乃黍类，似粟而粒大疏散，乃北方下谷，南土全无，北人亦不之重，安能度越粳、糯，而高踞八谷之上也乎？陶氏所说，因是穄黍，所以疑也。若稷当属高大如芦，世之所谓芦稷者。实既香美，性复中和，干又高大，所以能为五谷之长，而先王以之名官也。稷为五谷之长，故以为官名，又配社而祀之。况穄黍所生不遍，而芦稷薄海蕃滋，《本草》乃指芦稷为蜀黍，其名义亦不伦矣。此实从来之误，敢为正之，以质明者。又芦稷最能和中，煎汤温服，治霍乱吐泻如神。昂尝病腹中啾唧，经两月，有友人见招，饮以芦稷烧酒，一醉而积疴畅然，性之中和，又可见矣。《植物名实图考》卷一：稷，《别录》下品。陶隐居云稷米，亦不识此北谷。苏恭始以穄为稷。《朱子》释《诗经》：稷小于黍。各说以粘者为黍，不粘者为穄，

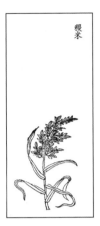

图 22-11-1 稷米
《图经（政）》

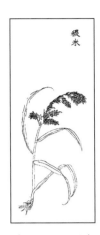

图 22-11-2 稷米
《图经（绍）》

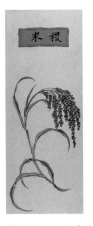

图 22-11-3 稷米
《品汇》

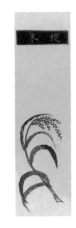

图 22-11-4 稷
米《食物》

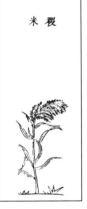

图 22-11-5 稷米
《蒙荃》

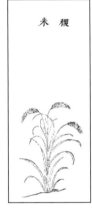

图 22-11-6 稷
米《三才》

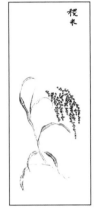

图 22-11-7 稷
米《草木状》

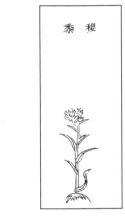

图 22-11-8 稷黍
《备要》

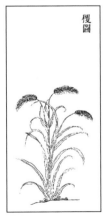

图 22-11-9 稷
《草木典》

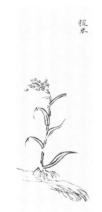

图 22-11-10 稷米
《滇南图》

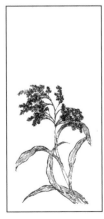

图 22-11-11 稷米
《图考》

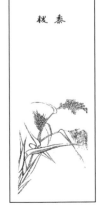

图 22-11-12
黍稷《图说》

姑以稷图之。直隶人谓黍秆生而有毛，稷秆无毛，其色于根苗可辨。稷亦有粘者，特不似黍之极耳。近世《九谷考》《广雅疏证》皆以高粱为稷，比音栙字，创博无前，已录入《长编》，以广异闻。但闳儒博辨之学，与习俗相沿之语，不妨并存。稷音近稷，农家久不知稷，但知有稷，高粱则不闻呼稷也。黍性固粘而粗于粱，稷小于黍而粗于黍，山西以米为饼，只呼为黄，以售于市，或漉粉以浆衣，盖谷之贱者，谓之疏食亦宜。又湖南有一种稷子，其形似稗，与黍稷粱粟皆不类。《通志》据《画墁录》以为粟，殆宋时以旧说谓稷为粟，故载笔仍曰粟耳。今湘人皆曰稷，无呼粟者。北方之稼，遗种江湘，正如宋蔡唐之裔，播迁湖黔，礼失求野，此其类与？但古书不详稷之状，究未敢遽信无差，仍别图湖南稷子，以俟博考。

【气味】味甘，平，无毒。《千金要方》卷二六。味甘，性冷，无毒。《日用本草》卷二。

【主治】益气安中，补虚，和胃宜脾。《千金要方》卷二六。能压丹石药毒，益气力，补诸不足。《本草元命苞》卷九。

【发明】《绍兴本草》卷一二：稷米即穄米是也。然《本经》虽具主治，但诸方未闻的验。此物唯以祠事则用，南人稀种之。亦可作粮，北地多产。今当作味甘、平、无毒为定。《日用本草》卷二：稷米苗似芦，北人名乌米，南人名穄，为五谷之长。○发三十六种冷气病，不可多食。发痼疾，以黍米酿酒解之。久食令人烦。不可同川附子食。《太乙仙制本草药性大全·仙制药性》卷四：黍之茎穗人家用作提拂，以将扫地。食苦瓠毒，煮汁饮之即止。又破提扫，煮取汁浴之去浮肿。又和小豆煮汁服之下小便。○治脚气冲心闷，洗脚渍脚汤：以糜穰一石，内釜中多煮取浓汁，去滓，内椒目一升，更煎十余沸，渍脚三两度，如冷，温渍洗差。○益气力，安中补不足，利胃宜脾，稷米饭食之良。按：《衍义》云：稷米今谓之穄米。先诸米熟，又其香可爱，收取以供祭祀。然发痼疾，只堪为饭不粘着，其味淡。按天生五谷俱能养人，其甚益胃补脾，无过粳与粟也。日资食用，诚寄死生，盖因得天地中和之气最多，与造化生物之功相等，非比他物可以名言。故今南人食粳为常，北人食粟不缺。虽云地方种莳所宜，实亦本诸此也。《本草乘雅半偈》帙八：稷为脾谷，五谷之长也。五行土为尊，故五谷稷为长，遍历四气，土大季旺故尔。是能宜脾利胃，安中益气，补诸不足也。至若解暑，以将来者进，成功者退，凉血故宜。

【附方】《太乙仙制本草药性大全·仙制药性》卷四：治脚气冲心闷。洗脚渍脚汤：以糜穰一石，内釜中多煮取浓汁，去滓，内椒目一升，更煎十余沸，渍脚三两度，如冷，温渍洗差。

黍《别录》

【集解】《本草原始》卷五：黍出北间，禾属而黏者也。其苗似粟而低小，有毛，结子成枝而殊散，其粒大于粟而光滑。有数种，赤者曰虋、曰，白者曰芑，黑者曰秬。一稃二米曰秠。魏子才《六书精蕴》云：黍下从氽，象细粒散垂之形。泛胜之云：黍者，暑也。待暑而生，暑后乃成也，故谓之黍。孔子曰：禾可为酒，禾入水也。然则又以禾入水三字合而为黍。其米北人呼为黄米。《医林纂要探源》卷二：黍火谷也。暑至而生，暑退而成，故属火。且生于高燥之土，而不畏旱，亦火之性也。出秦、晋、燕、赵，南方无之，故南人多不识。或只以秬黍当之，误矣。苗似芦叶，亦似芦穗，散垂，米圆而有沟，如麦，其大当稻米之半，而大于粱米，其色有黄、白、赤，而北人统谓之黄米，以黄色多也。宜为酒、为粢粿，但性热壅，不宜久食，故古人虽亦以为饭，而所常食则多用稷及粱也。甘，微苦。温。强骨坚肾，以微苦故也。壅气。以粘则滞故也。秬黍：甘、微苦，微温。和阴阳，补脾胃，交心肾。秬黍，即黑黍也。以其大于他黍，故名。因讹而名蜀黍，又名秫黍，苗高及丈，粒圆大，壳色光黑而米色赤褐，南方有之，谓之芦穄，又曰穄粟，又曰芦粟。更有一稃二米者，则曰秠，乃或者以秠为稷，则又大谬矣。本火谷而色黑，则得水火交济之义。甘则能补脾和胃，苦则能泻心火而坚肾水，故凡霍乱吐泻及食积、寒积、热积而腹痛者，煎服甚效，以其得阴阳之和也。亦以陈久者，连壳炒之为佳。○古人酿为酒，曰秬鬯，用以灌地降神，亦以其得阴阳之和故耳。今北方亦以秬黍酒为养人胜于秫稻。但此本黍之一种，或者指为稷，则又大误矣。《植物名实图考》卷一：黍《别录》中品。有丹黍、黑黍及白、黄数种，其穗长而疏，多磨以为糕，苗可为帚，京师所谓黍子条帚也。

黍米

【气味】味甘、辛，温，无毒。《千金要方》卷二六。味甘，平，无毒。《饮膳正要》卷三。

【主治】宜肺，补中益气。不可久食，多热，令人烦。《千金要方》卷二六。主益气补中，多热，令人烦。久食昏人五藏，令人好睡。《饮膳正要》卷三。烧灰和油涂杖疮，止痛，不作瘢。嚼浓汁，涂小儿鹅口疮有效。《养生要括·谷部》。

【发明】《绍兴本草》卷一二：黍米乃稷之类矣，但别有此一种。北地多产之，可作粥饭，颇厚肠胃，或多以酿酒。《本经》及诸方虽各具主治，皆未闻验据。当云味甘、微温、无毒是矣。《本草述》卷一四：濒湖云，黍有赤、白、黄、黑数种，其苗色亦然，俱以三月种者为上时，五月即熟。四月种者为中时，七月即熟。五月种者为下时，八月乃熟。若然，是则兹谷谓其乘火气之多，不洵然欤。乃为粘者，与糯米同性，是则温而得滞，谓食之无咎欤。《灵枢》取黄黍宜于肺病，固取其阳气之发越，于斯谷即应于如斯脏耳。后学所云益气补中，盖亦承此义也。

【附方】《太乙仙制本草药性大全·仙制药性》卷四：治人、六畜天行时气病，豌豆疮方。浓煮黍穰汁洗之。一茎是稷穰则不差。疮若黑者，杵蒜封之。亦可煮干芸苔洗之。○小儿鹅口不能饮乳。以黍米汁傅之。

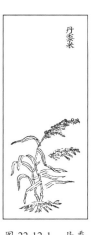

图 22-12-1 丹黍
米《图经（政）》

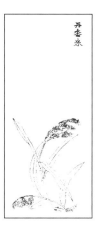

图 22-12-2 丹黍米
《图经（绍）》

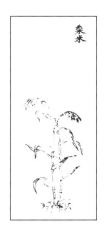

图 22-12-3 黍米
《饮膳》

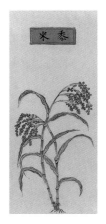

图 22-12-4 黍米
《品汇》

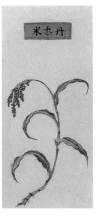

图 22-12-5 丹黍米
《品汇》

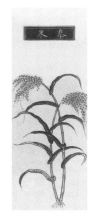

图 22-12-6 黍米
《食物》

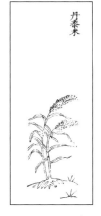

图 22-12-7 丹黍米
《蒙筌》

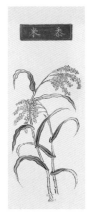

图 22-12-8 黍米
《雷公》

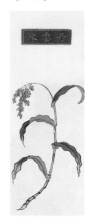

图 22-12-9 丹
黍米《雷公》

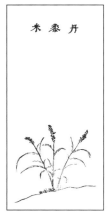

图 22-12-10 丹黍
米《三才》

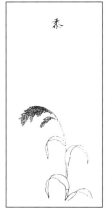

图 22-12-11 黍《原始》

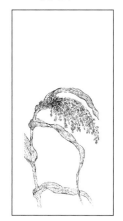

图 22-12-12 黍米
《图考》

丹黍米

【集解】《日用本草》卷二：即丹黍也。浙人呼为红莲米。江南种者皆白色，间有红色者，名赤虾米。

【气味】味苦，微温，无毒。《千金要方》卷二六。

【主治】主咳逆上气、霍乱，止泄利，除热，去烦渴。《千金要方》卷二六。

【发明】《绍兴本草》卷一二：丹黍米，与黍米一矣，但色赤而其性无异，亦穄之类也。《本经》虽具主治，亦未闻诸方用验。当云味甘苦、微温、无毒是矣。

穗茎并根

【附方】《太乙仙制本草药性大全·仙制药性》卷四：食苦瓠中毒。煮黍穰汁解之，饮数升止。

蜀黍《食物本草》

【释名】《本草省常·谷类》：蜀黍〔粘蜀黍、白蜀黍〕一名高粱，一名荻粱，一名木稷，一名芦穄，一名芦粟，俗作秫秫。性温，涩肠胃，止霍乱。粘蜀黍，与黍米同功。白蜀黍，与江米同功。

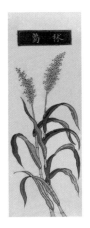 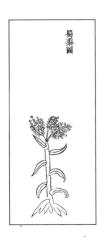 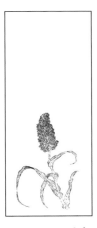 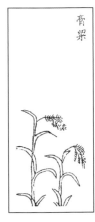

图 22-13-1　秫蜀《食物》　　图 22-13-2　蜀黍《草木典》　　图 22-13-3　蜀黍《图考》　　图 22-13-4　膏粱《便方》

【集解】《食物本草》卷一：秫黍，谷之最长，米粒亦大而多者。北地种之，以备缺粮。否则，喂牛马也。南人呼为芦穄。**姚氏《食物本草》卷五**：蜀黍，一名蜀秫，一名芦粟。种始自蜀，故谓之蜀黍。北地种之，以备缺粮，余及牛马。谷之最长者，南人呼为芦穄。○蜀黍宜下地。春月布种，秋月收之。茎高丈许，状似芦荻而内实。叶亦似芦。穗大如帚。粒大如椒，红黑色。米性坚实，粘者可和糯秫酿酒作饵，不粘者可以作糕煮粥。可以济荒，可以养畜。稍可作帚，茎可织箔席、编篱、供爨，最有利于民者。今人祭祀用以代稷者，误也。其谷壳浸水色红，可以红酒。《**植物名实图考**》**卷一**：蜀黍非惟经传无闻，即《本草》亦不载，惟《博物志》始着其名，《食物本草》着其用，而又谓南人呼为芦穄，今亦不闻有呼芦穄者。《九谷考》䎡谓即稷，引据博奥，一扫旧说。《广雅疏证》《说文解字注》皆主之。段氏之言曰：汉人皆冒粱为稷，而稷为秫秫。鄙人能通其语者，士大夫不能举其字，可谓拨云雾而睹青天矣。尊崇独至，亦蜀黍之大幸也。但北地呼蜀黍音重，即为秫秫。如蜀葵，亦呼为淑缬。阮仪征相国所谓淑气是也。《九谷考》以《说文》秫稷之粘者，遂以蜀黍定为秫，而蜀黍之不黏者别无异名，不得不谓不黏者亦通呼为秫秫。夫谷多有黏、不黏二种，稻黏为糯，不黏为籼，稷之黏者为秫，不应不黏者亦为秫也。《九谷考》又谓天下之人呼高粱为秫秫，呼其秸为秫秸，旧名在人口中世世相受。夫以蜀黍音同秫秫，定为黏稷之秫，彼以稷穄双声，指穄为稷，亦西北之人至今相承语也。蜀黍有黍名，不得指为黍；高粱有粱名，不得定为粱；独可以其秫秫之称，而即定为稷之名秫者耶？《说文解字注》谓以穄为稷，误始苏恭。苏氏之误多矣，如以青稞为大麦，则大小麦几不能辨，独其以穄为稷则尚有说。考本草有稷无穄，或即以穄为黍，而《齐民要术》备列北方之谷，独谓稷为谷，其云凡黍穄田黍黏者收薄，穄味美者亦薄，刈穄欲早，刈黍欲迟。黍与穄，或一类，或二种，皆在疑似之间。而《说文》秫下即曰穄，也，二字相厕。为黍穰，穰为黍，已治者皆不连缀，而凡黍之字皆从黍，则曰，穄也，则谓穄为稷，谓穄为黍。以近日治《说文》之法求之，二者皆可相通，果孰从耶？独是苏氏谓稷与黍为籼秫，故其苗同类，是诚考之未审。古以黍、稷为二谷，若同类而分籼、秫，则稻之糯、粳亦将别为二种乎？且以今之种黍子、穄子者验之，则黍穗敛束，穄穗沙；黍粒长，穄粒圆或扁；黍用多而穄用少。大凡北地之谷，种粱者什七，种黍者什二，种穄者什或不得一焉。三者初生皆相似，而颖栗苞秀则渐异，农家分畦别陇，盖取用不同也。李时珍承苏氏及罗氏之说，但谓黍为稷之黏者，尔后纪载，转相沿袭，不复目验而心究，其为诸通人所厌，菲而吐弃，诚无足怪。而吾谓秫之为稷、穄之为黍，其说亦不自《九谷考》始，《经典释文》谓北方自有秫谷，全与粟相似，米黏用之酿酒，其茎秆似禾而粗大。按其形，惟蜀黍之通呼秫秫者可以当之。《珍珠船》訾徐铉说，楚人谓之稷，关中谓之，其米为黄米，为认黍为稷。是即《九谷考》以为黄黍之嚆矢。乃独以稷为粟米，考《尔雅注》今江东呼粟为粢，说经者斥为六朝谬说，通于彼而又窒于此矣。而《尔雅正义》详绎其说，谓黄米与稷相似，而垂穗较疏，则黄米与穄又别为种，与苏氏诸人之说稍异。而其释稷粢也，直云北方所谓稷米，又不着其形状，岂以同时方掊击穄之为稷，而以稷易穄米耶？抑穄稷实有两种耶？余遍询直隶、山西人，皆谓穄为一，与《说文》同，而以软硬为黍穄之分。且云穄无黏者，则是秫为黏稷，不惟无其名，亦失其种。段氏注《说文》多云为浅人更改或佚脱，此秫字下即非窜移，又求其说而不得，则不敢不托盖阙之义。夫诸儒上下千古，研贯百家，持论闳矣。余少便鞅掌王务，所见卷轴，何能半袁豹，但诸儒以俗呼秫秫为稷之黏秫，而于俗呼之米为稷米，则斥之，谓晋人以粟为稷为误，而并以汉人之说稷者为皆不识稷，且以《管子》黍秫之始，一言滋惑疑为后人所加，则自三代迄今，举无可从，惟俗语为征信，而俗语之言稷者不足信，独言秫者为足信，是亦未能折服昔贤，而使天下后世俱以高粱为稷而无敢异议也。余既植黍与稷，而审别之，纵不可以稷冒稷，而断不能信以蜀黍为稷，夫北地之呼粟、黍、稷者，皆曰小米耳，统言之，几无不可通，而细究之，则古无今有、古有今无者，曷可胜数？以余所见，乃太仓稊米而已。段氏有言，草木之名实多同异，虽大儒亦不能无误。此论允矣。故《长编》中诸说备载，而不复置辩。

【气味】味甘、涩，温，无毒。姚氏《食物本草》卷五。

【主治】主温中，涩肠胃，止霍乱。姚氏《食物本草》卷五。能益气和中，可以酿酒。《药性切用》卷六。

【发明】《本草乘雅半偈》帙一〇：黍为心谷，蜀黍色赤气温，又属手太阳小肠心之府药矣。小肠府主泌水谷，调水道输膀胱，传谷魄下大肠，水谷既分，霍乱遂定，喘满立止，温中之验也。根荄烧灰，主产难者，太阳府主开，通调传送，正属开所司尔。《植物名实图考》卷一：按《齐民要术》谷者总名，非止为粟也，然今人专以稷为谷，望俗名之耳。即引孙、郭诸人稷粟之说，又云：按今世粟名，多以人姓字为名目云云，胪列近百种，俱有谷粟粮稷名，而别白精粗。其云今人俗名者，恐即指江东呼粟为粢及稷粟之说，而特疑其笼统。观其言种谷法，至详至悉，夏种黍稷，与植谷同时，地必欲熟；种粱秫法，则欲薄地，种与植稷同。一曰植谷，一曰植稷，谷、稷互见，又非尽书谷，而粱秫欲薄地，或即《释文》所云北方秫种似禾而高大者，否则当以秫入谷，不应别立条。细绎贾氏之意，盖以粱、粟、稷皆为谷，今人专以稷为谷，乃俗名，非正也。《农政全书》遂谓古所谓稷今通谓谷，或称粟。粱与秫，则稷之别种。是真以稷、粱为一矣。独其所谓稷为黍之别种，今人以音相近误称为稷。此《九谷考》以稷为黍之所本。又《闽书》稷，明祀用之。《欧冶遗事》稷米与黍相似而粒大，按此说是蜀黍也。直省志书载稷者多有，都无形状，惟《歙县志》物产稷有黑稷、籼稷也，赤稷、糯稷也，长如芦苇号芦稷，皆古之稷。此皆《九谷考》以蜀黍为稷之说，而程氏歙人也，盖其里先有是言而益推衍之，以《说文》为归宿，非首发难端耳。《农政全书》载有《齐民要术》种蜀黍一条，文义不类，恐沿上一条种粱秫而误书。又曰遗其本书，当是《农书》中语耳。

【附方】《本草纲目易知录》卷二：霍乱吐泻，或干霍乱，腹痛。芦稷一撮，大青钱七文，入盐少许，同炒焦，水煮汁，去滓服。葆验方。

粟《别录》

【集解】《药性粗评》卷三：粟米，即黄小粟米也。夏间布种，生即锄治，以去其荒则不死。

此有粳、糯二种，苗高三四尺，如荻，秋初成穗。南北处处有之，入药以陈久者为佳。**《调疾饮食辩》卷二**：粟米即八谷之粱。《纲目》曰：陶隐居云粱米皆是粟类，考之《周礼》九谷有粱无粟可知。亦可为诸谷之总称。有粒大粒小，有毛无毛，青、黄、红、紫各种。穗大者长尺余，小者才一二寸。获无早晚，早种早收，晚种晚收。《尔雅》曰：虋，赤苗；芑，白苗。郭注皆以为粱。秬，黑黍；秠，一稃二米。郭注皆以为黍。《诗》维秬维秠，维穈维芑是也。《尔雅翼》以秠为来牟，大误。糯粟，《纲目》曰：《尔雅》曰众秫。郭注云：黏粟也。苏恭《唐本草》曰：秈者为粟，糯者为秫。苏颂《图经》谓：秫为黍之黏者。许慎《说文》谓：稷之黏者。崔豹《古今注》谓：稻之黏者。皆误也。然《离骚》屈原种秫，《明史》洪武四年禁民种秫，则秫似又为诸黏谷之总名也。**《植物名实图考》卷一**：粟《别录》中品。诸说即粱之细粒者一类，而种各异。固始通呼寒粟，耐旱而迟收。凡畏水之地，伏潦后始种之，北地惟以粱与粟为粥饭，故独得谷名。《齐民要术》谓今人专以稷为谷，具载晚、早数十种，有赤粟、白粟、苍白稷诸名，则名粟者即稷矣。《尔雅注》以江东呼粟为粢释稷，谓粟为稷，其来已古。考《说文》嘉谷实曰粟，盖兼禾黍。今之粟专属此种，与古异，其种名尤繁。北谚曰：百岁老农，不识谷种，为粱、粟言也。俗语简质，浑曰小米，而谷种益难辨，姑以俗之呼粟者图之。既与粱有别，而方言无呼此为稷者。泥古则不能通俗，故仍标粟名。**《本草纲目拾遗》**：龙柏《食物考》，稷与粱相似，但粱穗有芒而稷穗无芒，犹大麦有芒、小麦无芒之别也。其米通称曰粟，黏者曰秫。而《纲目》另立粟、秫二条，致相紊乱，何无定识耶？

【气味】粟米味咸，微寒，无毒；陈粟米味苦，寒，无毒。《千金要方》卷二六。

【主治】粟米：养肾气，去骨痹、热中，益气。○陈粟米：主胃中热，消渴，利小便。《千金要方》卷二六。粟米利小便，故益脾胃。《本草衍义》卷二〇。糯粟：解寒热，利肠胃，杀疥毒，疗漆疮。《本草蒙筌》卷五。

粟米粉

【集解】《宝庆本草折衷》卷一九：粉，又云一名英粉。水浸粟米，研澄取，曝干。

【主治】解诸毒，烦闷。主热，腹痛，鼻衄。并水煮服。又主痱疮。解诸毒，烦闷。《宝庆本草折衷》卷一九。

粟米泔

【主治】主霍乱，卒热，心烦渴，及转筋入腹。又酸泔洗皮肤疮疥，及主消渴，服之。其下淀酸者，杀虫及恶疮。又主痟痢，和臭樗皮煎服。胃冷者不宜多食。《宝庆本草折衷》卷一九。

【发明】《本草蒙筌》卷五：天生五谷，俱能养人。其甚益胃补脾，无过粳与粟也。日资食用，诚寄死生。盖因得天地中和之气最多，与造化生育之功相等。非比他物，可以名言。故今南

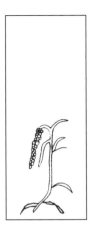

图 22-14-1 粟米
《歌括》

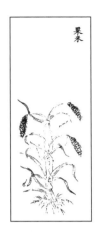

图 22-14-2 粟
米《饮膳》

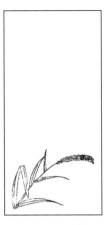

图 22-14-3 芦粟
《滇南图》

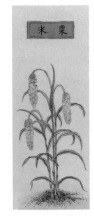

图 22-14-4 粟
米《品汇》

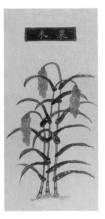

图 22-14-5 粟米
《食物》

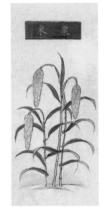

图 22-14-6 粟米
《雷公》

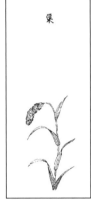

图 22-14-7 粟
《原始》

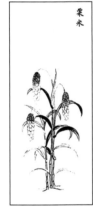

图 22-14-8 粟米
《草木状》

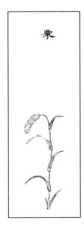

图 22-14-9 粟
《类纂》

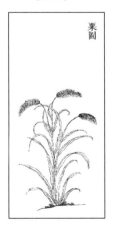

图 22-14-10 粟
《草木典》

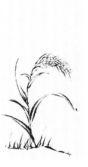

图 22-14-11 芦粟
米《滇南图》

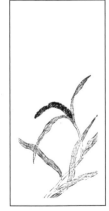

图 22-14-12 粟
米《图考》

人食粳为常，北人食粟不缺。虽云地方种莳相宜，实亦本诸此也。《本草乘雅半偈》帙八：粱粟不独大小有别，粱之味甘，粟之味咸。甘入脾，咸入肾，亦自有辨也。故粟益肾气，开窍于二阴。设肾苦燥，致脾胃中热，则消渴引饮以自救矣。陈者尤良，谓以咸转苦，则自下者上，从内者外，辅水之体，复具水之用矣。《本草述》卷一四：粟之味咸而淡，此在诸谷中有水土合德之义。盖胃之阳气全赖肾中之阴气，故《内经》言脾宜食咸。盖谓脾合于肾之阴，乃为胃腑之合，而令胃阳得以行其化。况谷味之宜于肾者，更由胃以归肾乎？《经》曰：五味入胃，各归其所喜攻，如兹谷味，且合于脾胃之所宜以归之，故谓之能养肾气，即去脾胃中热而益气者此也。矧其淡渗之用，有以行肾阳之化乎？第春粟、秋粟二种，似春粟为胜，以其赋有阳气也。《冯氏锦囊秘录·杂症痘疹药性主治合参》卷六：粟米即北地小米。属水与土，养肾调脾。须分新陈，新粟米，养肾气不亏，去脾热，常益中脘。陈粟米，止泄痢分渗，却胃热，大解渴消。秫米，即小米之糯者。解寒热，利肠胃，杀疥毒，疗漆疮。煮粥炊饮最粘，捣饧造酒极妙。但动风壅气，不宜多食。黍米，甘温，肺家谷也。性最粘滞，亦同秫米，能捣饧造酒，益气补中。但食多令人多热，昏五脏贪眠，食久缓筋骨。小儿食，足难健步。猫犬食，脚忽偏邪。稷米，甘寒，亦宜脾胃，益气补不足，多食发冷病。相类又有三米，青粱、白粱、黄粱，粒比粟大，调胃和脾，益中止泄，力倍诸谷，青白略次，而黄独优，盖得中和之正气，古称膏粱之家，缘食美而养厚也。其甚益脾养胃者，无过粳与粟也，故南人食粳，北人食粟，虽地方种时相宜，实亦本于此也。《随息居饮食谱·谷食类》：粟米色有青黄，粒有粗细，种类不一。亦名粱，俗呼小米。功用与籼杭二米略同，而性较凉，病人食之为宜。糯者亦名秫。汪谢城曰：粱之黏者固可称秫，而实非治不寐之秫。

【附方】《药性粗评》卷三：胃弱停食。凡脾胃气弱，食不消化，呕逆反胃，汤饮不下，陈粟米半升，杵如粉，水和丸如梧桐子大，入水煮熟，点盐少许，空心连汁食之，甚妙。消渴口干。陈粳、粟米炊饭，食之良。

《太乙仙制本草药性大全·仙制药性》卷四：泄痢毒气。粟米粉熬令黑，以鸡子白和如泥，涂帛上贴之，帛作穴以易之，效。

粱《别录》

【集解】《太乙仙制本草药性大全·本草精义》卷四：白粱米处处皆有，今京东西、河陕间种莳皆白粱耳。青黄乃稀有，其穗大多毛且长。诸粱都相似，而白粱谷粗扁长，不似粟圆也，米亦白而大，食之香美，为黄粱之亚矣。陶云：竹根，竹根乃黄粱，非白粱也。然粱虽粟类，细论则别，谓作粟浇，殊乖的称也。《本草乘雅半偈》帙八：青粱夏月食之，极为清凉；黄粱香味逾于诸粱；白粱香美为黄粱之亚。《医林纂要探源》卷二：粱土谷也。春种则夏熟，夏种则秋深而熟。宜于平土，色鲜黄，故亦属土。苗亦似芦，穗则聚附于茎，垂如狗尾，粒小于黍，南北皆有之。有黄粱、白粱、青粱。青粱粒小而味薄，白粱又曰芑，粒大而味亦薄，性寒。赤粱又曰䵚，性平。南方独指为粟，北方独指为谷，又或谓之为小米。《植物名实图考》卷一：粱《别录》中品。种有黄、白、青各色。苏颂谓粟、粱一类，粟虽粒细，而功用无别。是以粒大者为粱，细者为粟。李时珍谓穗大而毛长、粒粗者为粱，穗小而毛短、粒细者为粟。其说相符。然二者迥别，而种尤繁。今北地通呼谷子，亦有粘、不粘之分。《泛胜之书》粱为秫，粟也。西北皆呼小米，固始呼粟，为野人毛正肖其形，其秆为秫，牧者以其丰歉为繁赢也。

黄粱米

【气味】味甘，平，无毒。《千金要方》卷二六。

【主治】益气，和中，止泄利。○又却当风卧湿寒中者。《千金要方》卷二六。止泻，去客风顽痹，止霍乱下痢，利小便，除烦热。《食治广要》卷二。

白粱米

【气味】味甘，微寒，无毒。《千金要方》卷二六。

【主治】除热，益气。《千金要方》卷二六。除胸膈客热，移五脏热气。续筋骨奇方，益气力妙剂。《太乙仙制本草药性大全·仙制药性》卷四。炊饭食之，和中，止烦渴。《食治广要》卷二。

青粱米

【气味】味甘，微寒，无毒。《千金要方》卷二六。

【主治】主胃痹、热中，除消渴，止泄利，利小便，益气力，补中，轻身长年。《千金要方》卷二六。煮粥食，健脾，治泄精。《食治广要》卷二。

【发明】《绍兴本草》卷一二：黄粱米亦粱米也，但色颇黄以名。《本经》虽分三种而其性一矣，详所主治，皆未闻起疾之验。《经》云味甘、平、无毒是矣。○白粱米亦粟之类也，但颗粒颇大，与粱米一矣，而色白为少异，作饭粥甚佳，然治疾则未闻。当云味甘、平、无毒是矣。○青粱米乃粟之类矣，唯但颗粒稍大，色带微青。《本经》虽具主治，然未闻验据。北地多产之，作粥饭，常食之甚良，亦非性寒。当云味甘、平、无毒是矣。《本草乘雅半偈》帙八：粱似粟大，茎叶皆香，芽头色异为别也。出荆、扬、青、冀之间。其类有三：青粱壳穗有毛，粒青，米亦微青，而细于黄、白米也，夏月食之，极为清凉。但以味短色恶，不如黄、白粱，故人少种之，亦早熟而收少，作饧青白，则胜余米耳。黄粱穗大毛长，谷米俱粗于白粱，而收子少，不耐水旱，食之香味逾于诸粱，人号竹根黄也。白粱穗亦大，毛多而长，壳粗扁长，不似粟圆，米亦白而大，其香美为黄粱之亚。《本草述》卷一四：苏颂谓粟与粱功用无别。殊未然。粟养肾气而去脾胃热，粱则功专于脾胃耳。即粱之青、黄，亦有别也。

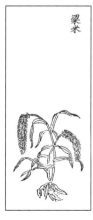

图 22-15-1　粱米
《图经（政）》

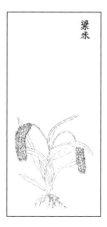

图 22-15-2　粱米
《图经（绍）》

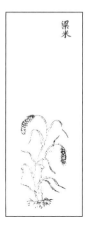

图 22-15-3　粱米
《饮膳》

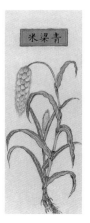

图 22-15-4　青粱
米《品汇》

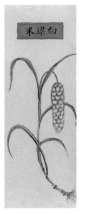

图 22-15-5　白
粱米《品汇》

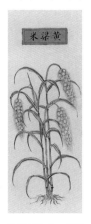

图 22-15-6　黄粱
米《品汇》

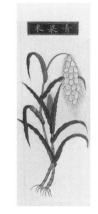

图 22-15-7　青粱
米《食物》

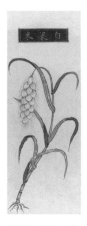

图 22-15-8　白
粱米《食物》

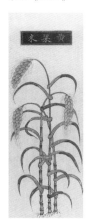

图 22-15-9　黄粱
米《食物》

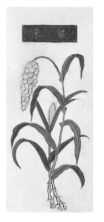

图 22-15-10　粱米
《雷公》

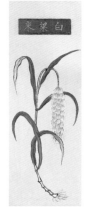

图 22-15-11　白粱
米《雷公》

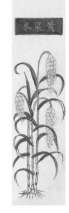

图 22-15-12　黄
粱米《雷公》

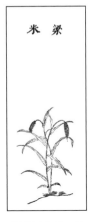
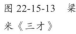

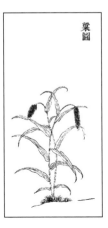

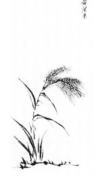

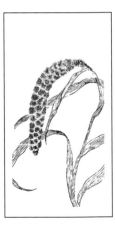

图 22-15-13 梁米《三才》　　图 22-15-14 梁《草木典》　　图 22-15-15 黄梁米《滇南图》　　图 22-15-16 梁《图考》

【附方】《太乙仙制本草药性大全·仙制药性》卷四：○治虚热，益气和中，止烦满。以白粱米炊饭食之。○患胃虚并呕吐食及水者。用米汁二合，生姜汁一合，服之差。○消渴。煮汁饮之差。○健脾治泄痢。醋拌，百蒸百晒，可作糗粮。○辟谷。青粱米以纯苦酒一斗渍之，三日出，百蒸百暴，好裹藏之。远行，一餐十日不饥，重餐四百九十日不饥。又方，以米一斗，赤石脂三斤，合以水渍之，令足相淹，置于暖处一二日，上清白衣，捣为丸如李子大，日服三丸不饥。

秫《别录》

【集解】《本草衍义》卷二○：秫米，初捣出淡黄白色，经久色如糯，用作酒者是。此米亦不堪为饭，最粘，故宜酒。《药性粗评》卷三：秫米，俗人谓之膏粱者是也。三四月下种，茎高七八尺，似芦，秋结实成穗，实大如椒，去秕，其米黄白色，可作饭，亦堪作酒。南北处处有之。九月割收。多食动风。

【气味】味甘，微寒，无毒。《千金要方》卷二六。味甘，微寒，性平，无毒。不可常食。《日用本草》卷二。

【主治】主寒热，利大肠，治漆疮。《千金要方》卷二六。主止寒热，利大小肠，杀疮疥。动风气，迷闷人。细嚼，以涂患漆疮及犬咬、冻疮。《日用本草》卷二。患肺疟寒热，夜不得眠者宜用。《食物辑要》卷二。

【发明】《本草述》卷一四：李濒湖云，按《养生集》谓秫味酸性热，粘滞，易成黄积病，小儿不宜多食。而孟诜亦云，常食壅五脏气，动风气，迷闷。若然，则秫米之益渺矣。即方书主治二方，亦未审的是此秫否，恐袭其误者，所从来久也。

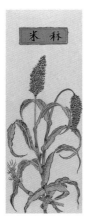

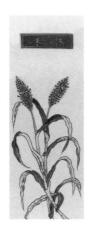

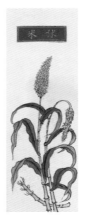

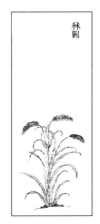

图 22-16-1　秫米
《品汇》

图 22-16-2　秫米
《食物》

图 22-16-3　秫米
《雷公》

图 22-16-4　秫
《草木典》

【附方】《药性粗评》卷三：**肿毒**。凡患无名肿毒，焮痛，未成浓者。以秫米生捣，和鸡子清调匀，傅之，再易当消。**漆疮**。治法同前。又以秫根洗净，煎水洗之良。

玉蜀黍《本草纲目》

【释名】玉麦《滇南本草》、御粟《本草乘雅半偈》、玉芦穄《寿世秘典》、薏米包《医林纂要探源》、真珠米《药性切用》、玉米《食物小录》、苞芦《调疾饮食辩》、纤粟、六谷《随息居饮食谱》。

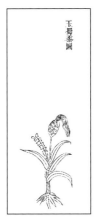

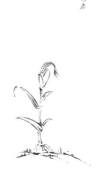

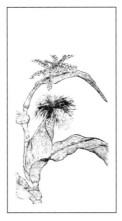

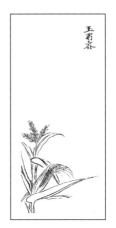

图 22-17-1　玉蜀
黍《草木典》

图 22-17-2　玉蜀
黍《滇南图》

图 22-17-3　玉蜀
黍《图考》

图 22-17-4　玉蜀
黍《图说》

【集解】《本草乘雅半偈》帙一〇：种出西土，近所在亦有之矣。苗叶类蜀黍而肥，又似薏苡而长。六七月开花成穗，如秕豆状。苗心出苞，如棕鱼状，白须四垂，久则苞裂子出，攒簇如珠也。《植物名实图考》卷二：玉蜀黍《本草纲目》始入谷部。川、陕、两湖凡山田皆种之。俗呼苞谷。山农之粮，视其丰歉，酿酒磨粉，用均米麦；瓤煮以饲豕，秆干以供炊，无弃物。

米

【气味】味甘，平，无毒。《食物辑要》卷二。

【主治】开胃调中，亦可作酒。调胃和中，祛湿，散火清热。所以今多用此造酒，最良。《滇南本草图说》卷五。

须

【气味】味甜，性微温。入阳明胃经。《滇南本草》卷中。

【主治】宽肠下气，治妇人乳结红肿，或小儿吹着，或睡卧压着，乳汁不通疼痛，怕冷发热，头疼体困。新鲜焙干，不拘多少，引点酒服。《滇南本草》卷中。

【发明】《本草乘雅半偈》帙一〇：中秋出子，悦泽如珠，禀金水之英华，宜入肺与肾，辅先天之生气者也。故司后天之谷府，主调中而开胃，开窍于二阴，治淋沥沙石，痛不可忍也。盖肾主馊，是知其病之在骨。《随息居饮食谱·谷食类》：嫩时采得，去苞须，煮食，味甚甜美。老则粒坚如石，舂磨为粮，亦为救荒要物。但粗粝性燥，食宜半饱。庶易消化。至东廧稆子，各种杂粮，及黄精、玉竹之类，并可充饥作食，造酒济荒，兹不备载。

薏苡《本经》

【释名】叶珠《游宦纪闻》、穿心佛指草《履巉岩本草》、回回米、草珠儿、西番蜀秫、菩提子《救荒本草》。

【集解】《救荒本草》卷上之后：生真定平泽及田野。交趾生者子最大，彼土人呼为珠。今处处有之。苗高三四尺，叶似黍叶而稍大，开红白花，作穗子，结实青白色，形如珠而稍长，故名薏珠子。《植物名实图考》卷一：薏苡仁，《本经》上品。江西、湖南所产颇多。北地出一种草子，即《图经》所云小儿以线穿如贯珠为戏者，盖雷敩所谓粳米也，与薏苡仁相似，不可食。

子仁

【修治】《医宗必读·本草征要上》：淘净，晒炒。《本草述》卷一四：咬之粘牙者真，水洗略炒，或和糯米炒熟，去米。苡仁滚水泡湿，同糯米文火炒，待米黄去米。清肺热不须同糯米炒。《医经允中》卷一八：薏苡仁同糯米炒，去米，以盐水煮过用。

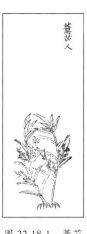

图 22-18-1　薏苡
人《图经（政）》

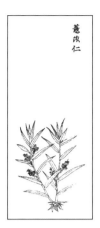

图 22-18-2　薏苡仁
《图经（绍）》

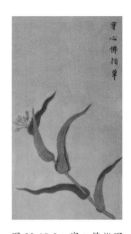

图 22-18-3　穿心佛指甲
《履巉岩》

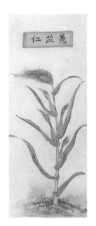

图 22-18-4　薏苡
仁《品汇》-1

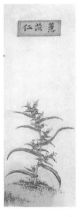

图 22-18-5　薏
苡仁《品汇》-2

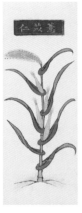

图 22-18-6　薏苡仁
《雷公》

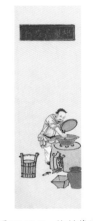

图 22-18-7　炮制薏苡
仁《雷公》

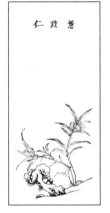

图 22-18-8　薏苡仁
《三才》

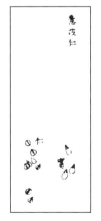

图 22-18-9　薏苡
仁《原始》

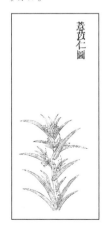

图 22-18-10　薏苡仁
《草木典》

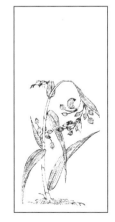

图 22-18-11　薏苡
《图考》

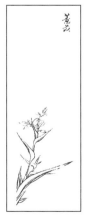

图 22-18-12　薏
苡《图说》

【气味】性温，无毒。《履巉岩本草》卷中。味甘，平、微寒，无毒。《本草发挥》卷一。味甘、淡，气微凉。《景岳全书》卷四九。

【主治】大能明目，去昏翳眼。每用不以多少为末，甘草末等分，每服一钱，食后清茶调服。《履巉岩本草》卷中。肺痿，吐脓血。治干湿脚气，治肺痈，心胸甲错。《本草发挥》卷一。专疗湿痹，且治肺痈。筋急拘挛，屈伸不便者最效；此湿痹证。咳嗽涕唾，脓血并出者极佳。此肺痈证。除筋骨邪入作疼，消皮肤水溢发肿。利肠胃，主渴消。久服益气轻身，多服开胃进食。《本草蒙筌》卷一。味甘气和，清中浊品，能健脾阴，大益肠胃。《药品化义》卷五。

叶

【气味】味甘，微寒，无毒。《日用本草》卷八。

【主治】煎汤，浴初生婴儿，一生少病。暑月可作熟水，暖胃，益气血。《琐碎录》。《医说》卷一〇。采叶蒸过，泡熟水为汤。主筋急拘挛，利肠胃，消渴，令人能食。《日用本草》卷八。

【发明】《本草衍义》卷七：《本经》云：微寒，主筋急拘挛。"拘挛"看两等，《素问》注中，大筋受热，则缩而短，缩短故挛急不伸。此是因热而拘挛也，故可用薏苡仁。若《素问》言因寒即筋急者，不可更用此也。凡用之，须倍于他药，此物力势和缓，须倍加用即见效。盖受寒，即能使人筋急；受热，故使人筋挛。若但热而不曾受寒，亦能使人筋缓。受湿则又引长无力。《游宦纪闻》卷五：辛稼轩初自北方还朝，官建康，忽得疝之疾，重坠大如杯。有道人教以取叶珠即薏苡仁也，用东方壁土炒黄色，然后水煮烂，入砂盆内研成膏，每用无灰酒调下二钱即消。沙随先生，晚年亦得此疾，辛亲授此方服之，亦消。然城郭人患不能得叶珠，只于生药铺买薏苡仁，亦佳。〇按《本草》，薏苡仁上等上上之药，为君主养命，多服不伤人。欲轻身养命，不老延年者，本上经。味甘，微寒，无毒。主拘挛不可屈伸。除风湿痹下气，除筋骨寒邪气不仁。利肠胃，消水肿，令人能食。久服轻身益气。其根下三虫。生真定平泽及田野，八月采实，采根无时。今在在有之，真良药也。蜀中巴蓬间甚多，士大夫以此相馈遗，杂之饮食间也。《本草衍义补遗》：寒则筋急，热则筋缩。急因于坚强，缩因于短促。若受湿则弛，弛因于宽而长。然寒与湿未尝不挟热，三者皆因于湿热，外湿非内湿，有以启之不能成病。故湿之病因酒面为多，而鱼与肉继以成之者，甘滑、陈久、烧炙、辛香、干硬，皆致湿之因。宜戒哉！《本草集要》卷二：此药力势和缓，凡用须倍于他药。古方心肺药多用之。《本草经疏》卷六：薏苡仁正得地之燥气，兼禀乎天之秋气以生，故味甘淡，微寒无毒。阳中阴，降也。《经》曰：地之湿气，感则害人皮肉筋脉。又曰：风寒湿三者合而成痹。此药性燥，能除湿，味甘能入脾补脾，兼淡能渗泄，故主筋急拘挛不可屈伸及风湿痹。除筋骨邪气不仁，利肠胃，消水肿，令人能食，久服轻身。总之湿邪去则脾胃安，脾胃安则中焦治，中焦治则能荣养乎四肢而通利乎血脉也。甘以益脾，燥以除湿，脾实则肿消，脾强则能食，湿去则身轻。如是则已上诸疾，不求其愈而自愈矣。《本草汇言》卷一四：养胃健脾，清肺导肾之药也。缪氏仲淳曰：此药得天地冲和沉厚之气以生，色白体重，质凝味甜，为脾胃肺肾调和水火之剂，寒而不泄，温而不燥，补而不滞，利而不克，至和至美之品也。前古谓久服益气轻身，去风湿痹气癗，胀闭不行也，以致筋急拘挛不可屈伸者，作粥、酿酒，或为汤散丸剂。如久病虚人，老羸幼弱之疾，咸宜用之。方氏龙潭曰：凡风湿之证，或麻或痛而肢体拘挛，或胀或肿而脚膝难履，或痿或痹而腰脊酸疼，或胀或浮而皮肤水肿，或嗽或唾而痰涎壅盛，或泄或泻而大便不实，或壅或痿而咳唾脓血，或癃或闭而淋涩带浊，是皆脾、肺、肾经蕴湿郁火之证，惟此剂可以治之。其味甘入脾，气平和肺，微寒入肾，为养正去邪之神药。《医宗必读·本草征要上》：大便燥结，因寒转筋及妊娠者并禁之。《景岳全书》卷四九：性微降而渗，故能去湿利水。以其去湿，故能利关节，除脚气，治痿弱拘挛湿痹，消水肿疼痛，利小便热淋，亦杀蛔虫。以其微降，故亦治咳嗽唾脓，利膈开胃。以其性凉，故能清热，止烦渴上气。但其功力甚缓，用为佐使宜倍。《药品化义》卷五：主治脾虚泄泻，致成水肿，风湿筋缓，致成手足无力，不能屈伸。盖因湿胜则土败，土胜则气复，肿自消而力自生。取其色白入肺，滋养化源，用治上焦消渴，肺痈肠痈。又取其味厚沉下，培植下部，用治脚气肿痛，肠红崩漏。若咳血久而食少者，假以气和力缓，倍用无不神效，但孕妇忌之。取白色者佳，黄色者油气者不堪用。《本草汇》卷一三：此药性燥能除湿，味甘入脾补胃，兼淡能渗泄，故筋挛骨邪，皆能治之。湿邪去，则脾胃安，脾胃安，则中焦治，中焦治，则能荣养乎四肢，而通利乎血脉矣。性主下行，虚而下陷者，非其宜也。妊娠禁服。《本草备要》卷四：薏苡仁补脾胃，通，行水。甘淡微寒而属土，阳明胃药也。甘益胃，土胜水，淡渗湿。泻水所以益土，故健脾。治水肿湿痹，脚气疝气，泄痢热淋。益土所以生金，故补肺清热，色白入肺，微寒清热。治肺痿肺痈，咳吐脓血。以猪肺蘸苡仁末服。扶土所以抑木，故治风热筋急拘挛。厥阴风木主筋。然治筋骨之病，以阳明为本。阳明主润宗筋，宗筋主束骨而利机关者也。阳明虚则宗筋纵弛，故《经》曰治痿独取阳明。又曰：肺热叶焦，发为痿躄。盖肺者相傅之官，治节出焉。阳明湿热上蒸于肺，则肺热叶焦，气无所主而失其治节，故痿躄。薏苡理脾，而兼清热补肺。筋寒则急，热则缩，湿则纵。然寒湿久留，亦变为热。又有热气熏蒸，水液不行，久而成湿者。薏苡去湿要药，因寒因热，皆可用也。《本草新编》卷二：薏苡仁味甘，气微寒，无毒。入脾、肾二经，兼入肺。疗湿痹有神，舒筋骨拘挛，止骨中疼痛，消肿胀，利小便，开胃气，亦治肺痈。但必须用至一二两，始易有功，少亦须用五钱之外，否则，力薄味单耳。薏仁最善利水，又不损耗真阴之气。凡湿感在下身者，最宜用之。视病之轻重，准用药之多寡，则阴阳不伤，而湿病易去。人见用药之多，动生物议，原未知药性，无怪其然。余今特为阐明，愿世人勿再疑也。凡利水之药，俱宜多用，但多用利水之药，必损真阴之气，水未利，而阴已虚矣，所以他利水之药，不敢多用。惟薏仁利水，而又不损真阴之气，诸利水药所不及者也。可以多用而反不用，与不可多用而反大用者，安得有利乎。故凡遇水湿之症，用薏仁一二两为君，而佐之健脾去湿之味，未有不速于奏效者也。倘薄其气味之平和而轻用之，无益也。《颐生秘旨》卷八：薏苡仁除湿健脾之药也。除湿即所以健脾也，健脾即所以除湿也。故本草往往言久服轻身益气者，总因脾气健，诸邪自息，又何患脚气之有？又何患湿痹之有？《本草思辨录》卷二：李濒湖云：薏苡仁属土，阳明药也，故能健脾益胃。刘氏驳之，则云：胃为五脏六腑之海，其清气上注于肺，所以能注于肺者，实由于脾。脾气合于肾以至肺，肺气合于心以归肾，此三阴之气，谓之元气，即中气也。然若胃阳虚，则脾之地气不升于天，势必湿盛化热凑于胃脘之阳以伤气。胃阳亢，则脾之天气不降于地，亦必热盛化湿，还迫于脾脏之阴以伤血。伤气者肺受之，为胸痹偏缓；甚或肺阴大损，为肺痿肺痈；更因伤气而病乎藏血之肝，为筋急拘挛。伤血者脾受之，为肠胃不利，甚或脾气大虚，为水肿为久风湿痹，且移患于下部为疝。凡此皆胃气之病于上下者也。薏苡生于平泽，气寒味甘，水土合德，乃实结于盛夏，则润下之气，还就炎上；而采实在于秋末，则热浮之气，又归凉降。有合于胃达地气而不病于湿之化热，更合于胃达天气而不病于热之化湿。举前证胥能治之。夫中气不病于湿，即不病于热，除湿而即能清热者，非胃之专功而胃第为之枢也。如李氏言，泛泛与燥湿健脾者同论，将所谓清热、疗痿、和血、润筋者，归于何地乎。然薏苡为益中气之要药，而其味淡，其力缓，如不合群以济，厚集以投，亦不能奏的然之效。

【附方】《药性粗评》卷一：风湿拘挛。如法取仁，细舂簸净，炒为散，气味欲匀如麦饭乃佳，或煮粥食之亦可，或为散，以一二合，水一二升，煮为稀粥，空心食之亦可。胸痹偏缓。取仁一斤，附子十枚，炮去皮脐，剉，共捣为细末，酒调方寸匕，日二三。牙齿风痛。取根四两，水四升，煮取二升，含嗽，冷即易之，其断亦生。肺痈唾脓。取仁十两，捶破，水三升，煎取一升，入酒少许，服之。

《本草汇言》卷一四：治周痹筋脉缓急，偏虚者。用薏苡仁一斤炒黄，大附子切片一两六钱，童便煮，晒干，分作十剂，水煎服。仲景方。○治风湿痹气，肢体麻木，筋骨拘挛。用薏苡仁一斤炒，当归、白术、天麻、半夏各四两，真桑寄生八两，分作二十剂，水煎服。《方脉正宗》。○治风湿痹气，肢体肿胀，脚膝难行。用薏苡仁一斤，木瓜、牛膝各四两，桂枝二两，分作十六剂，水煎服。姚和众方。○治风湿痹气，肢体痿痹，腰脊酸疼。用薏苡仁一斤，真桑寄生、当归身、川续断、苍术、米泔水浸炒各四两，分作十六剂，水煎服。《广济方》。○治风湿痹气侵脾，以致肌肉浮胀，皮肤水肿，成喘急者。用薏苡仁一斤炒，肉桂、干姜、砂仁、车前子、葶苈子、白芥子各二两四钱，郁李仁三两，研去油，分作十六剂，水煎服。《独行方》。○治风湿痹气，妨碍胸胃，呕吐痰涎。用薏苡仁一斤炒，半夏、胆星各四两，干姜、陈广皮各二两，生姜、白芥子各一两六钱，分作十六剂，水煎服。范汪方。○治风湿痹气，时作泄泻，大便不实。用薏苡仁一斤、炒，砂仁三两二钱、研，木香二两、研，白术炒四两，甘草炙一两二钱，分作十六剂，水煎服。《方脉正宗》。○治风湿痹气，内成肺痈，肺痿，咳吐脓血。用薏苡仁一斤、炒，百合、百部、茯苓、紫菀各四两，川贝母、桔梗各二两，甘草炙一两，分作十六剂，水煎服。《梅师方》。○治风湿痹气，小便癃闭不通，或成淋沥，或成白带白浊。用薏苡仁一斤、炒，淡竹叶、车前子、滑石研、茯苓各四两，白术炒二两，甘草炙一两二钱，分作十六剂，水煎服。杨仁斋方。

川谷《救荒本草》

【释名】必提珠《滇南本草》、打碗子《草木便方》、菰星儿《本草纲目易知录》。

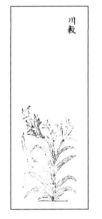
图 22-19-1　川谷
《救荒》

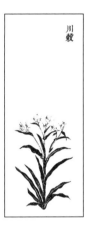
图 22-19-2　川谷
《博录》

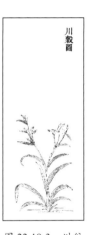
图 22-19-3　川谷
《草木典》

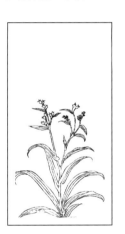
图 22-19-4　川谷
《图考》

【集解】《救荒本草》卷上之后：川谷，生汜水县田野中。苗高三四尺，叶似初生蜀秫叶微小，叶间丛开小黄白花，结子似草珠儿，微小。

根

【气味】味苦、甘，性寒。入脾、膀胱二经。《滇南本草》卷下。

【主治】治热淋疼痛。治尿血，溺血淋血，玉茎疼，胎坠，消水肿。《滇南本草》卷下。

【发明】《救荒本草》卷上之后：采子捣为米，生用冷水淘净后，以滚水汤三五次，去水下锅，或作粥，或作炊饭食皆可以，堪造酒。《草木便方》卷一：打碗子根甘寒平，能消积聚癥瘕灵。通利二便胸痞满，劳力内伤气血行。《本草纲目易知录》卷二：其根性猛。体虚吐脓痰者慎用。

【附方】《滇南本草》卷下：治血淋。必提珠根二钱、蒲公英一钱、猪棕草一钱、杨柳根一钱，引点水酒服。

稗《救荒本草》　　【校正】时珍云出《纲目》，今据《救荒本草》改。

【集解】《救荒本草》卷上之后：稗子有二种，水稗生水田边，旱稗生田野中。今皆处处有之。苗叶似稷子，叶色深绿，脚叶颇带紫色，梢头出扁穗，结子如黍粒大，茶褐色。○采子捣米煮粥食，蒸食尤佳。或磨作面食皆可。《寿世秘典》卷三：稗处处野生，其茎、叶、穗、粒并如黍、稷，一斗可得米三升，故曰五谷不熟，不如稊稗，稊苗似稗而穗如粟，有紫毛，即乌禾也。稗子生水田中及下湿地，叶似稻，但差短稍头，结穗仿佛。稗子穗，其子如黍粒大，茶褐色，其秆甚薄，其味粗涩。《医林纂要探源》卷二：有旱稗、水稗。杂生黍、稻中，苗如稻，穗如黍而粒小。可作粉济饥。《植物名实图考》卷二：雩娄农曰：稗能乱苗，亦有二种，有圆穗如黍者，有扁而数穗同生者，与米同舂则杂而带壳；别而杵之则粒白而细，煎粥滑美，北地多种之于塍，非稂莠比也。

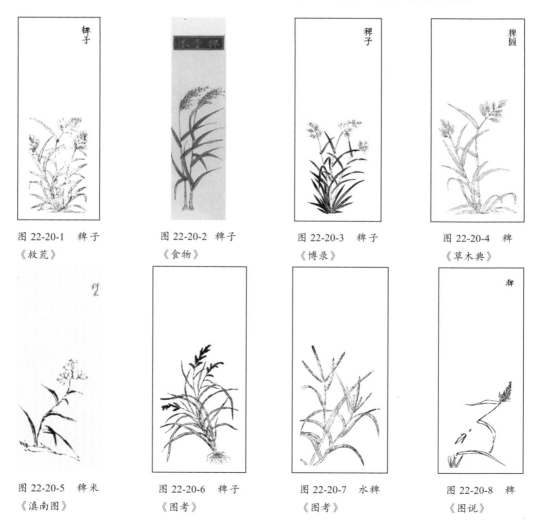

图 22-20-1　稗子　　　图 22-20-2　稗子　　　图 22-20-3　稗子　　　图 22-20-4　稗
　　《救荒》　　　　　　《食物》　　　　　　《博录》　　　　　　《草木典》

图 22-20-5　稗米　　　图 22-20-6　稗子　　　图 22-20-7　水稗　　　图 22-20-8　稗
　　《滇南图》　　　　　　《图考》　　　　　　《图考》　　　　　　《图说》

【气味】味微苦，性微温。《救荒本草》卷上之后。味脆，气辛。《食物本草》卷一。甘，温。《医林纂要探源》卷二。

【主治】宜脾益气，亦堪作饭。能杀虫，煮汁沃地，蝼蚓皆死。《食物辑要》卷二。

【发明】**《草木便方》卷二**：稗子苗根辛苦寒，金疮出血止不难。跌打损伤捣烂涂，去瘀生新自安然。

穇子《救荒本草》

【释名】鸡爪粟、云南稗《医林纂要探源》、鹰爪稗、鸭掌稗《植物名实图考》。

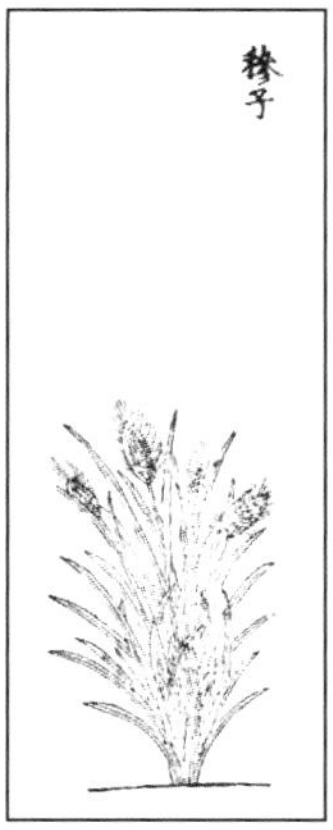

图 22-21-1　穇子《救荒》

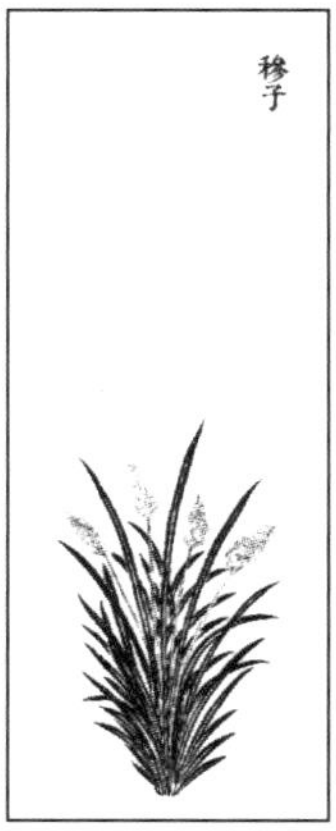

图 22-21-2　穇子《博录》

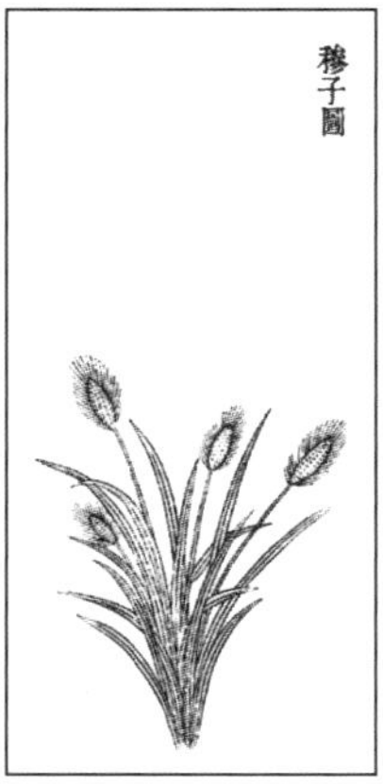

图 22-21-3　穇子《草木典》

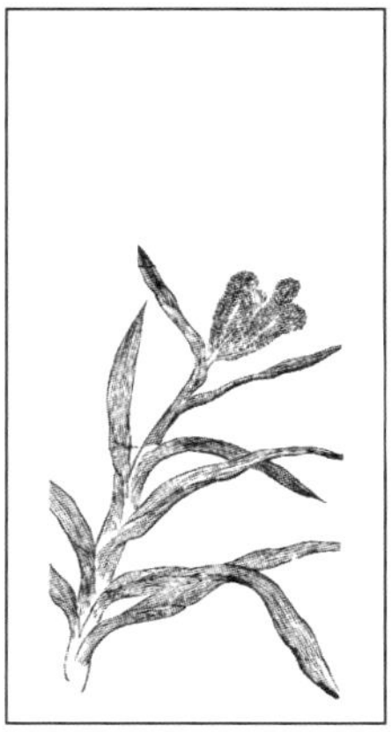

图 22-21-4　穇子《图考》

【集解】**《救荒本草》卷上之后**：穇子生水田中及下湿地内。苗叶似稻，但差短，梢头结穗，仿佛稗子穗，其子如黍粒大，茶褐色。味甘。〇采子捣米煮粥，或磨作面蒸食亦可。**《医林纂要探源》卷二**：似芦，而茎扁有棱，穗三四出，如鸡爪，粒如稗子。生于旱地，易种。只可磨粉作粿食。益气充饥。**《植物名实图考》卷二**：黔山多种鹰爪稗，亦呼穇子，云南曰鸭掌稗。雩娄农曰：穇子，稗类，于书鲜见。其穗骈出，参差如大小指，或以掺掺得名耶？《广群芳谱》：一名龙爪粟，一名鸭爪稗。北地荒坡处种之。苗叶似谷，至顶抽茎，有三棱，开细花簇簇，结穗分数歧，如鹰爪之状，形容极肖。《日照县志》：穇子，粟之贱者。有黑白二种，宜湿地，石得米二斗余，民赖以糊口。而《三峡志》谓自滇中来，曰云南稗，一曰雁爪稗，亦播种畦植，与谷争价，东南所无。盖峡中石田，艰于嘉种耳。余过章贡间，河壖极饶，时黄云遍野，穮摝弗及，安得谓东南无此？黔山陿瘠，无异峡中，溪头峰角，种植殆遍。秋日穗稔，赭绿压蹊，骈者如掌，钩者如拳，既省工力，亦获篝车，民恃为命，敢云农恶哉？《救荒》图与此稍异，或一类亦有二种。

【气味】味甘，涩，无毒。姚氏《食物本草》卷五。甘、苦，温。《医林纂要探源》卷二。

【主治】主补中益气，厚肠胃，济饥。姚氏《食物本草》卷五。

牛筋草《本草纲目拾遗》

【释名】千金草、南天烛、乌饭草。《本草纲目拾遗》

【集解】《本草纲目拾遗》卷四：夏初发苗，多生阶砌道左，叶似韭而柔，六七月起茎，高尺许，开花三叉，其茎弱韧，拔之不易断，最难芟除，故有牛筋之名。根入药。

【主治】治脱力黄、劳力伤。《本草纲目拾遗》卷四。

【附方】《本草纲目拾遗》卷四：治瘵。取此草连根净去泥，乌骨雌鸡腹内蒸熟，去草食鸡。良。

狼尾草《本草拾遗》

【集解】《通志·昆虫草木略》卷七五：童粱，曰稂，曰守田，曰皇。《尔雅》云：稂，童粱。又曰：皇，守田。今人谓之鬼稻。一穗末有数粒，易落在田中，明年复生，故有守田之名。亦能乱稼。《植物名实图考》卷一三：狼尾草，《尔雅》：盂，狼尾。《本草拾遗》始著录。叶如茅而茎紫，穗如黍而极细长，柔纷披粒芒亦紫。湖南谓之细丝茅，河南亦谓之蔄草。叶可覆屋，其粒极细。《救荒本草》所不载，《拾遗》云：作饭食之，令人不饥，未敢深信。

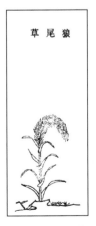
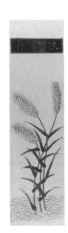
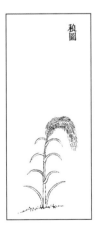
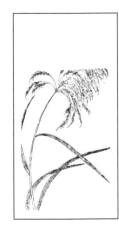

图 22-23-1　狼尾草《救荒》　　图 22-23-2　狼尾草《食物》　　图 22-23-3　稂《草木典》　　图 22-23-4　狼尾草《图考》

米

【气味】味甘，平，无毒。《食物辑要》卷二。

【主治】作黍食之，令人不饥。《食物本草》卷一。亦堪作饭，能充肠胃。《食物辑要》卷二。

莠《救荒本草》

【集解】《救荒本草》卷上之后：莠草子生田野中。苗叶似谷，而叶微瘦，梢间结茸音戎细毛穗，其子比谷细小，舂米类折米，熟时即收，不收即落。《植物名实图考》卷一二：莠，俗呼狗尾草。《救荒本草》收之。今北地饥年，亦碾其实作饭充腹，亦呼曰莠草子。○按《说文·系传》：萎草也。臣锴按字书云：狗尾草也。又莠，禾粟下扬生莠，臣锴曰：粟下扬，谓禾粟实下播扬而生，出于粟秕。以萎为狗尾草，不审出何字书，其说莠乃与稂、皇同类，则非似苗之草矣。

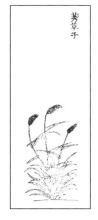
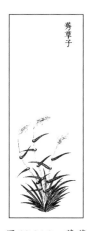
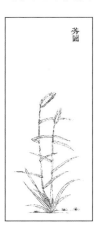
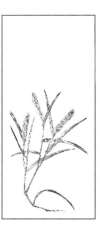

图 22-24-1　莠 草子《救荒》　　图 22-24-2　莠草子《博录》　　图 22-24-3　莠《草木典》　　图 22-24-4　莠《图考》

米

【气味】味微苦，性温。《救荒本草》卷上之后。

【主治】取子捣米，作粥或作水饭皆可食。《救荒本草》卷上之后。

茎

【主治】可去赘瘤。《植物名实图考》卷一二。

菰米《本草纲目》

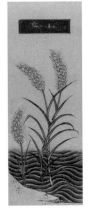

图 22-25-1　菰米《食物》

【集解】《本草洞诠》卷五：一种野生者，九月开花如苇，结青子，谓之雕胡米。杜诗波漂菰米沉云黑，此也。古人以为五饭之一者，《周礼》以之供御，管子谓之雁膳，今饥岁人犹采以当粮。《医林纂要探源》卷二：生湖泽中，叶似芦而柔韧，始生近根白芽肥脆，剥取之曰茭白，又云茭笋，及老而生穗结实，则曰苽米，粒长半寸许，色正黑，作饭甘滑，味似大麦饭，亦可粉之作粢粿。皖江贵池尚多有之，山中人不识也。

【气味】味甘，性冷，无毒。《食物辑要》卷二。菰根味甘，气大寒，无毒。《本草便》卷一。

【主治】白而滑腻，作饭香脆，和肠胃，止烦渴。《食物辑要》卷二。主肠胃痼热，消渴，止小便利。《本草便》卷一。

䕡米《本草拾遗》

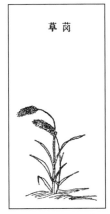

图 22-26-1　䕡草《救荒》

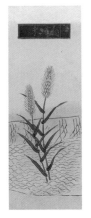

图 22-26-2　䕡米《食物》

【集解】《食物本草》卷一：䕡米，生水田中，苗子似小麦而小，四月熟。《太乙仙制本草药性大全·本草精义》卷四：生水田中，其苗子似小麦而小，又似燕麦而可食，亦可作饭。

【气味】味甘，寒，无毒。《食物本草》卷一。

【主治】主利肠胃，久食不饥，去热益人，可为饭。《食物本草》卷一。

【发明】《调疾饮食辩》卷二：此物吾乡绝不之见，既云生废田，恐亦如王莽时之野谷，兵凶则有，太平则无耶？抑方隅之异，有生有不生耶？

荞麦《嘉祐本草》

【集解】《救荒本草》卷下之后：荞麦苗处处种之。苗高二三尺许，就地科叉生，其茎色红，叶似杏叶而软微，开小白花，结实作三棱蒴儿。《本草品汇精要》卷三六：荞麦五月布种于熟地，苗高一二尺，叶似杏叶而有角，茎赤中空，七八月作穗，开碎白花，渐结实，九月成熟，其皮赤黑，肉白，有三棱，与他麦收种不同，实形亦不似大小麦。今药品不甚用者，由其能动风气及令人昏眩故也。《太乙仙制本草药性大全·本草精义》卷四：荞麦一名乌麦。《本经》不着所出州土，今在处有之。春后两种，夏冬二收。其苗叶类乌桕叶而差小，茎红、叶绿、花白、子黑、根黄而五色具足。收时曝烈日，预令口开。春熟米堪蒸饭食，亦可磨面任意充�。《植物名实图考》卷一：荞麦，《嘉祐本草》始著录。字或作荍，然荍为荆葵，非此麦也。一名乌麦，北地夏旱则种之，霜迟则收。南方春秋皆种，性能消积。俗呼净肠草，又能发百病云。

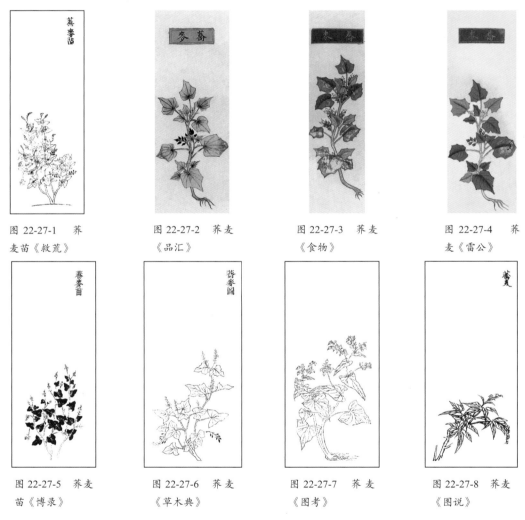

图 22-27-1　荞
麦苗《救荒》

图 22-27-2　荞麦
《品汇》

图 22-27-3　荞麦
《食物》

图 22-27-4　荞
麦《雷公》

图 22-27-5　荞麦
苗《博录》

图 22-27-6　荞麦
《草木典》

图 22-27-7　荞麦
《图考》

图 22-27-8　荞麦
《图说》

【气味】味甘，平、寒，无毒。《饮膳正要》卷三。性沉寒。《食鉴本草·粟类》。

【主治】虽动诸病，犹剉丹石，炼五脏滓秽。俗谓一年沉滞积在肠胃间，食此麦乃消去。《食物本草》卷一。治小儿火丹赤肿，以荞麦面醋调，傅之即差。《兵部手集》。《食鉴本草》卷下。

【发明】《绍兴本草》卷一二：荞麦，《本经》虽具性味主治，然世之作面食之者亦众。发痼疾，动风气颇验，其疗病即未闻。及云挫丹石，续精神，未闻验据。西北地多种产。彼人亦喜食之，即非性寒之物。当云味苦、微温、有小毒是矣。《宝庆本草折衷》卷一九：荞麦粉疗疮疹，病重，肌体溃腐，脓血秽腥，以此粉厚布席上，令病人辗转卧之，不数日间，疮痂自脱，亦无瘢痕。

【附方】《太乙仙制本草药性大全·仙制药性》卷四：疮热油赤肿。取荞麦面，醋和涂之。

苦荞《本草纲目》

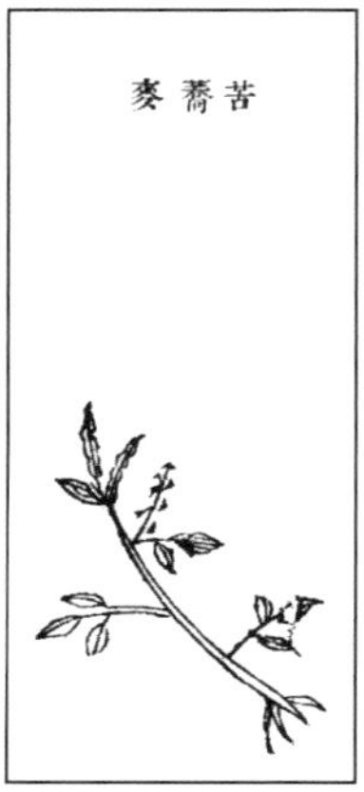

图 22-28-1 苦荞麦《备要》

【集解】姚氏《食物本草》卷五：苦荞出南方，春社前后种之。茎青多枝，叶似荞麦而尖，开花带绿色，结实亦似荞麦，稍尖而棱角不峭。其味苦恶，农家磨捣为粉，蒸使气馏，滴去黄汁，乃可作为糕饵食之。谷之下者，聊济荒尔。

【气味】甘、苦，温，有小毒。姚氏《食物本草》卷五。苦、寒。《医林纂要探源》卷二。

【主治】《纲目》曰：多食败胃，动风动气，发诸病。黄病人尤忌，独隔噎症宜之。《调疾饮食辩》卷二。

【发明】《调疾饮食辩》卷二：此物似荞麦而味苦恶，须蒸晾去其恶气，乃可磨粉食。贫家聊以济饥，实非谷类。

山谷《本草纲目拾遗》

【集解】《本草纲目拾遗》卷八：《宦游笔记》：出塞外，土人名乌尔格纳，茎长尺余，细如草，节如竹，叶亦如竹，每二节一叶，秀穗类蓼花，结粒似谷而色红，采之晒干，去其皮，煮粥，粥如谷香。蒙古用以充饥，兼碎面合茶，商民均杂粟食之，色红艳可爱，而味与谷无辨，故名之曰山谷，实生于水滨或山沟尔。

【气味】味甘香。《本草纲目拾遗》卷八。

【主治】行气利水，清大、小肠火，亦补脾胃。《本草纲目拾遗》卷八。

胡麻《本经》

【释名】《千金要方》卷二六：一名巨胜，一名狗虱，一名方茎，一名鸿藏。《本草元命苞》卷九：胡麻一曰方金。

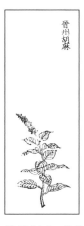

图 22-30-1 晋州
胡麻《图经（政）》

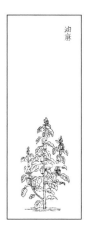

图 22-30-2 油麻
《图经（政）》

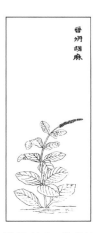

图 22-30-3 晋州胡
麻《图经（绍）》

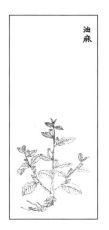

图 22-30-4 油麻
《图经（绍）》

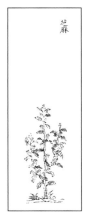

图 22-30-5 芝麻
《饮膳》

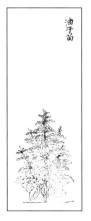

图 22-30-6 油子苗
《救荒》

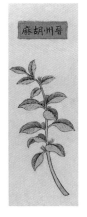

图 22-30-7 晋州
胡麻《品汇》

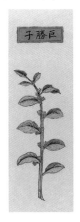

图 22-30-8 巨
胜子《品汇》

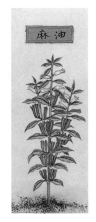

图 22-30-9 油麻
《品汇》

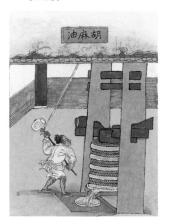

图 22-30-10 胡麻油
《品汇》

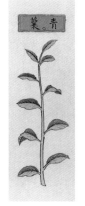

图 22-30-11 青蘘
《品汇》

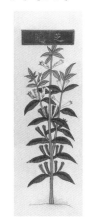

图 22-30-12 芝
麻《食物》

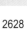
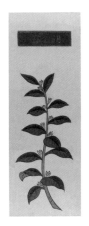

图 22-30-13　胡
麻《食物》

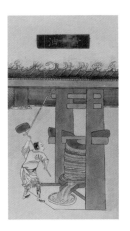

图 22-30-14　香油
《食物》

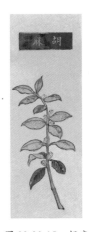

图 22-30-15　胡麻
《雷公》

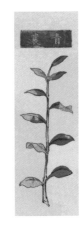

图 22-30-16　青
襄《雷公》

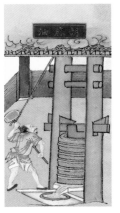

图 22-30-17　胡麻油
《雷公》

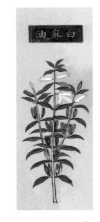

图 22-30-18　白麻油
《雷公》

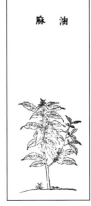

图 22-30-19　油麻
《三才》

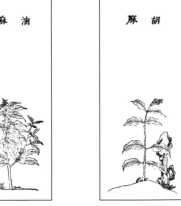

图 22-30-20　胡麻
《三才》

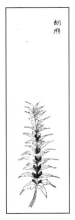

图 22-30-21　胡
麻《原始》

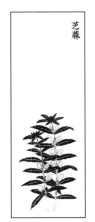

图 22-30-22　芝麻
《博录》

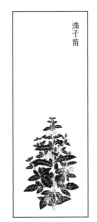

图 22-30-23　油子
苗《博录》

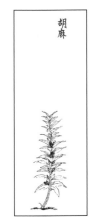

图 22-30-24　胡
麻《汇言》

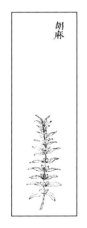
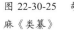

图 22-30-25 胡
麻《类纂》

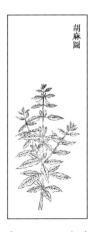

图 22-30-26 胡麻
《草木典》

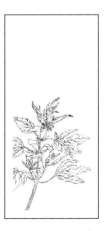

图 22-30-27 胡麻
《图考》

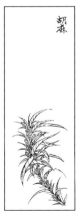

图 22-30-28 胡
麻《图说》

【集解】《药性粗评》卷三：白油麻，即芝麻，以取香油者。三四月下种，高三四尺，茎方而直，叶阔而尖，五六月自下开花，渐渐而上，结实作房，每开一花，便结一房，以花尽为度，房开则子落。江南处处种之，八月收子，不暴自干。《调疾饮食辩》卷一：脂麻汁。汉时始自胡地入中国，故又名胡麻。叶名青蘘见菜类。茎名麻秸，一名麻秸，有黑、白二类，四棱、六棱、八棱诸种。花有紫、白二色。《纲目》以为随土地之肥瘠而变，非也，种各不同也。又有一茎独上者，有分枝四散者，《纲目》以为随苗之稀稠而变，亦非也，白者独上，黑者分枝也。《证类本草》曰：俗传胡麻须夫妇同种则茂，故唐人诗曰：蓬鬓荆钗世所稀，布裙犹是嫁时衣。胡麻好种无人种，合是归时底不归。
《植物名实图考》卷一：胡麻即巨胜，《本经》上品。今脂麻也。昔有黑白二种，今则有黄紫各色，宜高阜沙墙，畏潦，油甘用广，其枯饼亦可粪田养鱼。叶曰青蘘，花与秸皆入用。

胡麻

【气味】味甘，平，无毒。《千金要方》卷二六。味甘、苦，平，微寒，无毒。《宝庆本草折衷》卷一九。味甘，性生寒熟温，无毒，入胃、大小肠三经。《药性解》卷一。

【主治】主伤中虚羸，补五内，益气力，长肌肉，填髓脑，坚筋骨，疗金疮，止痛，及伤寒温疟、大吐下后虚热困乏。久服轻身不老，明耳目，耐寒暑，延年。《千金要方》卷二六。

【发明】《绍兴本草》卷一二：胡麻，性味、主治已载《本经》。大率取润利之性多矣，然但比脂麻色黑，有壳者是矣。亦名巨胜，显一物两名也。处处产之。《本经》云味甘、平、无毒是矣。
《宝庆本草折衷》卷一九：胡麻之与白麻，寇氏既订为一物，俱称脂麻，则二麻之油，亦当合而言之也。《图经》尝曰：生笮者可服，炒作者可食。然炒麻虽热，而油则复寒，入药及充馔，皆自通用，但清亮足矣。妊妇临蓐，用力太早而先破水，恶露先下，血干胞燥，致令产难，以麻油三合，生蜜一合半同煎。才沸，急各投生蜜一合半，交和，俟微温，分两服连啜，名油蜜膏，导润甚效。又中蛇毒、矾毒、河诸毒，并先饮麻油，次进攻毒之剂。有疟泻痰嗽者，最忌油食，惟女人饰鬓髻，却宜生笮之油。盖不经火炒，体性愈润，故能益发也。《本草原始》卷五：《列仙传》云：鲁生女，长乐人，初饵胡麻，渐绝火谷，凡十余年，少壮色如桃花。一日与知故别，入华山，后五十年有识者，逢女生乘白鹿从王母游焉。后还家谢其亲里知故而去。《续齐谐记》：汉明帝永平十五年中，剡县有刘晨、阮肇二人，入天台山采药，迷失道路。忽逢一溪，过之。偶遇二女，以刘、阮姓名呼之，如旧识耳。曰：郎等何来晚耶？遂邀之过家，设胡麻饭以延之。故唐诗云：御羹和石髓，香饭进胡麻。《药性解》卷一：芝麻味甘，宜归胃腑，性滑利，宜入大小肠。总是润泽之剂，故能通血脉，血脉通则风气自行，肌肤自润矣。乳母食之，令儿无热病，不宜久食，令人滑精消瘦，发渴困脾，有牙疼及脾胃疾者，尤所当戒。《本草经疏》卷二四：胡麻禀天地之冲气，得稼穑之甘味，故味甘气平无毒。入足太阴，兼入足厥阴、少阴。气味和平，不寒不热，益脾胃、补肝肾之佳谷也。《本草汇言》卷一四：胡麻，《日华子》润养五藏之药也。刘氏完素曰：胡麻，油谷也。甄氏言仙经所重，久服润五藏，填精髓，于男子有益。如患人神气虚而嘘嘘吸吸者，宜加用之。陶氏又言：病风人久食，则步履端正，语言清利，无塞涩之虞，则知养元气，润筋脉，正骨力，可征矣。所以《日华子》又言：逐游风风湿，胎前催生落胞，及产后血滞诸虚之证，咸取用之。亦推陶氏养气润脉之意云。但多服令人肠滑，缘体质多油故也。宜蒸熟食之良。生食者，发痰生虫，脱发。炒食者，发热燥血。留心者，当斟酌行之，有不胜其用矣。《折肱漫录》卷三：胡麻最有补益，古人称为仙人饭，配别药名胡麻丸。又方独制一味，为胡麻饼，用鳖虱胡麻择净，淘洗，摊于蒸笼内，以滚汤从上浇之。此药油最多，蒸笼下如丝流挂久而不止，俟挂尽上锅蒸之，蒸熟晒干。又如前法入蒸笼内，以滚汤浇之。又蒸又晒，九度乃止，牵捣为末，炼蜜为饼，饥时可以当饭，用酒下之颇香甘可食，久服明目延年。但苦油多，不宜于溏泄者，亦不宜以茶汤下之。予游宦常携此以充饥代饭。《本草述》卷一四：胡麻之用，毋论其为仙家服食药，即《本经》首言主伤中虚羸，补五内，益气力，而更言其填髓脑。是则于人身阴中之阳，功非鲜小也。第其种于四月，收获于六月之杪，以火土始终者。而其油润脂溢，如《日华子》所谓润养五脏，及甄权所谓润五脏，填人精髓者，又岂非于至阳之会，而宣至阴之化，令真阳益畅于阴中，乃为补益？如《本经》所云疗虚羸，益气力；《日华子》所云补肺气，耐寒暑，治劳气。种种奏功于形脏者，有若是乎？或曰：白油麻其脂更胜，何以逊其功也？曰：北方黑色，通于肾，《经》固言之矣。兹味似赋天一之专气，故润五脏者，还归肾脏以填髓补脑，白油麻难与较功也。或曰：《日华子》又云治风，而李鹏飞更言之，若缪氏皆归其功于益血也，然欤？曰：此味之味甘气平，固益中土而滋血，然与他味之益血者不同。夫水谷所化之精微为液，和调于五脏，洒陈于六腑，而后入于脉。入于脉者血也。其和调洒陈于脏腑之液，复归于肾，合和为膏者以填骨空。骨乃肾所主也。肾喜辛，开腠理，致津液通气，以其为阴中之至阴也。而风火属阳，如此味脂润者，从中土之甘，得六气之平，已能化风火之燥，而有以养阴。况由肾至肺，以润五脏，仍还归于至阴之地者，并征于色乎？盖和调洒陈，并致津液通气者，固本于阳之能化阴，而尤责于阴之能化阳，如种种形脏之益，是阳得阴以化。至于填髓补脑，阴更随阳以化矣。仙家服食为要药者，义亦不出此，知此则祛风之义，亦且思过半矣。《本草新编》卷四：乌芝麻味甘，气温，无毒，入肾经，并通任、督之脉。功擅黑须，《图经》未载，故近人无知之者。凡黑须鬓之药，缺乌芝麻则不成功。盖诸药止能补肾，而不能通任督之路也。唇口之间，正任督之路，乌芝麻通任督而又补肾，且其汁又黑，所以取效神也。但功力甚薄，非久服多服，益之以补精之味，未易奏功。《药性通考》卷三：乌芝麻味甘，气温，无毒。入肾经，并通任督之脉。功擅黑须，凡黑须鬓之药，缺此则不成功。盖诸药止能补肾，而不能通任督之脉也。唇口之间，正任督之路，乌芝麻通任督而又补肾，其汁又黑，所以取效神也。但功力太薄，非久服多服，益之以补精之味，未易奏功，亦须慎酒色。○芝麻性润而汁乌，乌自入肾，既入肾，自能润髭，况又通任督之脉乎？更能上润于心，使心火不炎不烧，任督之路引补肾之药上至于唇口，故能变白也。

【附方】《药性粗评》卷三：延年不饥。每取胡麻二合，汤浸布裹，挼去粗皮，研碎，和米煮粥食之，服过一石，便有殊效。常服明目。胡麻一石，蒸熟，舂去粗皮，为细末，每服二三合，温酒调服，日三次，不待药尽，而目已洞视矣。

《本草汇言》卷一四：治五藏虚损，补精髓，益气力，坚筋骨。用胡麻九蒸九暴，收贮，每用二合，清晨白汤送下。《方脉正宗》。○治风痹痿软无力，行步艰辛，语言蹇涩。用胡麻蒸熟，暴干，每清晨干嚼五钱，白汤送下。同前。○治一切风湿，腰脚疼重，并游风行止不定。用胡麻一斤，白术八两，威灵仙酒炒四两，共研为末。每早服五钱，白汤调下。同前。○治胎孕足月，过期不产。用胡麻蒸熟，日服三合，干嚼化，白汤送下。不惟善能催生，下胞平速，且无一切留难诸疾。同前。

白油麻

【释名】《绍兴本草》卷一二：白油麻，此世呼脂麻是也。

【集解】《本草衍义》卷二〇：白油麻与胡麻一等，但以其色言之，比胡麻差淡，亦不全白。今人止谓之脂麻，前条已具。炒熟乘热压出油，而谓之生油，但可点照。须再煎炼，方谓之熟油，始可食，复不中点照。亦一异也。如铁自火中出而谓之生铁，亦此义耳。

【气味】味甘，微寒，俱无毒。《绍兴本草》卷一二。味甘，大寒，无毒。生则寒，熟则热。《日用本草》卷二。

【主治】生嚼傅小儿头上诸疮。主虚劳，滑肠胃，行风气，通血脉，去头浮风，润肌。《日用本草》卷二。

【发明】《绍兴本草》卷一二：油乃常食所用，其麻即非大寒。其叶及油，然《本经》与诸方各具主治，大率取润利之性多矣。处处产之。

【附方】《药性粗评》卷三：软疖。小儿头上患软疖者。炒油麻热烂嚼，傅之。急疳。小儿患急疳疮者。生油麻烂嚼，傅之。取发瘕。凡误食头发日久成瘕，面黄内痛者。服生麻油一升许，须臾自当吐出，悬挂水干，其发便见。卒心痛。凡患心痛，无问冷热，以油一合服之。

胡麻油

【气味】微寒。《千金要方》卷二六。性冷，无毒。《日用本草》卷二。

【主治】主利大肠、产妇胞衣不落生者，摩疮肿，生秃发，去头面游风。《千金要方》卷二六。主滑骨髓，困脾，下三焦热气，通大小肠，治蛔心痛，傅一切疮疥癣，杀一切虫，治饮食物。须逐日熬熟用，经宿则动气。沐发去风。陈者煎膏，生肌长肉，止痛，消痈肿。《日用本草》卷二。

【发明】《绍兴本草》卷一二：胡麻油虽具主治，但取润利之性尤多矣。当云味甘、微寒、无毒为定。《本草经疏》卷二四：麻油，甘寒而滑利，故主胞衣不下及利大肠。生者气更寒，能解毒凉血，故摩疮肿，生秃发也。藏器主天行热闭，肠内热结。服一合，取利为度。孟诜主喑哑，杀五黄，下三焦热毒气，通大小肠，治蛔心痛，傅一切恶疮疥癣，杀一切虫。《日华子》煎膏，生肌长肉止痛，消痈肿，补皮裂。皆取其甘寒滑利，除湿润燥，凉血解毒之功也。《本草述》卷一四：胡麻之用，毋论其为仙家服食要药，即《本经》首言主伤中虚羸，补五内，益气力，而更言其填髓脑。是则于人身阴中之阳，功非鲜小也。第其种于四月，收获于六月之杪，以火土始终者。而其油润脂溢，如《日华子》所谓润养五脏，及甄权所谓润五脏，填人精髓者，又岂非于至阳之会，而宣至阴之化，令真阳益畅于阴中，乃为补益？如《本经》所云疗虚羸，益气力；《日华子》所云补肺气，耐寒暑，治劳气。种种奏功于形脏者，有若是乎？或曰：白油麻其脂更胜，何以逊其功也？曰：北方黑色，通于肾，《经》固言之矣。兹味似赋天一之专气，故润五脏者，还归肾脏以填髓补脑，白油麻难与较功也。或曰：《日华子》又云治风，而李鹏飞更言之，若缪氏皆归其功于益血也，然欤。曰：此味之味甘气平，固益中土而滋血，然与他味之益血者不同。夫水谷所化之精微为液，和调于五脏，洒陈于六腑，而后入于脉。入于脉者血也。其和调洒陈于脏腑之液，复归于肾，合和为膏者以填骨空。骨乃肾所主也。肾喜辛，开腠理，致津液通气，以其为阴中之至阴也。而风火属阳，如此味脂润者，从中土之甘，得六气之平，已能化风火之燥，而有以养阴。况由肾至肺，以润五脏，仍还归于至阴之地者，并征于色乎？盖和调洒陈，并致津液通气者，固本于阳之能化阴，而尤责于阴之能化阳，如种种形脏之益，是阳得阴以化。至于填髓补脑，阴更随阳以化矣。仙家服食为要药者，义亦不出此，知此则祛风之义，亦且思过半矣。

【附方】《寿世保元》卷一○：中风不语，或痰厥气厥，忽然倒仆，不省人事。急用香油三四两，入麝香末二三分，搅匀，将病人之口斡开灌下，通其关窍，即便苏醒。如无麝香，用生姜自然汁半盏同服亦可。中信石毒，或因气恼自服，急用香油灌之一碗余，或吐或行下即愈。若以酒调服者，难救，其毒发散于周身也。痈疽疔毒，并天泡、杨梅等疮。用香油一斤，入水半钟煎炼，油耗白烟起，住火，以磁瓶收贮。每早晚以熟油一钟，对好无灰酒一钟，温服，七日除根。心疼禁了牙关，欲死者。用来年老葱白三五根，捣如泥，取汁，将病人口斡开，用铜茶匙送葱汁入喉中，用香油四两灌下，油不可少用，但得葱油下喉，其人即苏。少时将腹中所停虫积等物，化为黄水，从大小便出，微利为佳，永不再发。若葱干无汁，略加水在内捣汁。诸虫入耳。香油灌之即出。产后生肠不收。用香油炼熟，以盆盛候温，却令产妇坐油盆中，约一顿饭时，用皂角末少许，吹鼻中令作嚏，立上，神效。伤寒三五日，忽有黄。用生香油一盏，水半盏，鸡子白一枚，和之令匀，顿服之。虫咬心痛。香油、盐熬服一盏。中菌毒。用香油一盏，入甘草不拘多少，煎一沸。勿令黑。冷服即解。

《本草汇言》卷一四：○治山岚瘴蛊诸毒，及中五金八石毒，及砒霜毒。并用生胡麻油一碗灌之，吐出毒物，立愈。《岭南方》。○治天行酷热昏晕。用生胡麻油一盏，灌之。《方脉正宗》。○治蛔结攻心作痛。用生胡麻油一盏灌之，随用乌梅五个，花椒三十粒，泡汤一钟，饮之。同前。○治难产不下，因血干涩也。用生胡麻油，和白蜜一钟，饮之，胎滑即下。一方：用生胡麻油，命稳婆手灌入产门内，收之即来，并治死胎立下。《胎产须知》。○治痈疽发背初起，服之使毒气不内攻。以生胡麻油、无灰好酒各一斤，和匀，分五次饮。《直指方》。○治打扑伤肿。用生胡麻油，和酒饮之，以火烧热地卧之，觉即疼，肿俱消，了无痕迹。赵葵方。○治误食银黝，渐烂肠胃，延日随死。每日用饴糖四两，捻成小丸，不时以胡麻油吞下。○胡麻汤。治一切腰痛，用胡麻仁、杜仲、当归、川芎、续断、白芍药、牛膝各二钱，水煎服。

青蘘

【气味】味甘、平、无毒。《绍兴本草》卷一二。

【主治】主伤暑热。《千金要方》卷二六。

【发明】《绍兴本草》卷一二：青蘘即胡麻叶也。《本经》虽具性味、主治，亦未闻诸方用验之据。

花

【主治】主生秃发。七月采最上摽头者，阴干用之。《千金要方》卷二六。

亚麻《图经本草》

【集解】《证类本草》卷三〇：〔《本草图经》〕亚麻子出兖州、威胜军。味甘，微温，无毒。苗、叶俱青，花白色。八月上旬采其实用。《植物名实图考》卷二：山西胡麻。胡麻，山西、云南种之为田，根圆如指，色黄褐无纹，丛生，细茎，叶如初生独帚，发杈开花五瓣，不甚圆，有直纹，黑紫蕊一簇，结实如豆蔻，子似脂麻。滇人研入面中食之。《大同府志》：胡麻茎如石竹，花小，翠蓝色，子榨油。元大同岁贡油面，输上都生料库。今民间枭之。油曰大油，省南北以茹、以烛，其利甚溥，惟气稍腻。雁门山中有野生者，科小子瘦，盖本旅生，后莳为谷。花时拖蓝泼翠，袅娜亭立，秋阳晚照，顿觉怀新。本草以巨胜为胡麻，今名脂麻，而此草则通呼胡麻。《别录》谓胡麻生上党，不识指何种也。

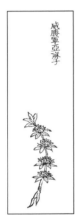

图 22-31-1　威胜军
亚麻子《图经（政）》

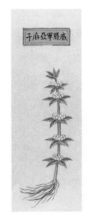

图 22-31-2　威胜军
亚麻子《品汇》

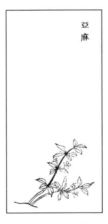

图 22-31-3　亚麻
《三才》

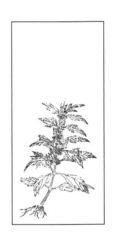

图 22-31-4　威胜军
亚麻子《图考》

【气味】味甘，微温，无毒。〔《本草图经》〕。《证类本草》卷三〇。甘，平，微温，味淡。《本草纲目易知录》卷二。

【主治】治大风疾。《证类本草》卷三〇：〔《本草图经》〕专治三十六风。《冯氏锦囊秘录·杂症痘疹药性主治合参》卷六。柔肝息风，镇神定逆。治内风眩运，头旋目眩，大风疠疾，疥癫疮癣。《本草纲目易知录》卷二。

【发明】《本草经疏》卷三〇：亚麻即鳖虱胡麻，出兖州威胜军，今陕州亦种之。其味甘，气温，无毒。足厥阴经血分药也。厥阴藏血，为风木之脏。凡大风疮癣，总厥阴血热所致。甘温益血而通行，则血自活，风自散，疠疾疥癞疮癣俱除矣。《冯氏锦囊秘录》卷六：亚麻，味甘，气温，无毒。足厥阴血分药也。厥阴藏血，为风木之脏。凡大风疮癣，厥阴血热所致。甘温益血而通行，则血自活，风自散，疠疾疥癞疮癣俱除矣。《本经逢原》卷三：亚麻性润，入阳明经，专于解散风热湿毒，为大麻风必用之药。故醉仙散用之。

大麻《本经》

【释名】《通志·昆虫草木略》卷七五：麻子者，大麻子也。脂麻为胡麻，此为汉麻。脂麻为细麻，此为大麻，亦谓之枲。然有牝牡，其牡者生花，曰麻蕡，亦曰麻勃，吐出茸茸然。苏恭谓《尔雅》云蕡，枲实，似麻蕡即麻子，不知《尔雅》之误。《医学疑问》：大麻子释名火麻，《日用》之名也。黄麻俗名汉麻，载于《尔雅翼》。又有雌雄之辨，雄者名枲麻、牡麻，并载《诗疏》。花名麻蕡，一名麻勃，即牡麻，无实，七月七日采之，今人为织布履之用。以蕡为麻勃，谓勃勃然如花。《本经》又云是麻花上之勃勃者，非麻花也。医方中火麻子，即大麻子，一名麻蓝，一名青葛，乃连壳之子，非去壳之仁也。《周礼》朝事天笾、《月令》食麻，即此子之去壳者，二名同实，非火、大字迹之有讹也。若云火日采者为名，深误《本经》之意矣！

【集解】《药性粗评》卷三：大麻子，此与油麻不同，《本草》谓之麻蕡，盖自为二种。海东来者实大如莲子，其次北郡出者大如豆，南地出者又差小矣，要之比油麻则又大焉。其皮可为绳布，春秋皆可种之，南北园圃人多莳焉。形象《本草》未悉。七月采实，凡用水浸去皮。

《植物名实图考》卷一：大麻《本经》上品。《救荒本草》谓之山丝，苗、叶可食。一名火麻。雄者为枲，又曰牡麻；雌者为苴麻。花曰麻蕡。又曰麻勃、麻仁，为服食药。叶、根、油皆入用，滇黔大麻，经冬不摧，皆盈拱把。雩娄农曰：麻为谷属，旧说皆以为大麻。陶隐居籾为胡麻，而宋应星遂谓诗书之麻，或其种已灭。火麻子粒压油无多，皮为粗恶布，无当于谷。斯言过矣。〇《南齐书》纪陈皇后生高帝乏乳，梦人以两瓯麻粥与之，觉而乳足。则齐时尚以为饭。《食医心镜》亦云：麻子仁粥治风水腰重等疾，研汁入粳米煮粥，下葱椒盐豉食之。盖麻子不以入食，始于近代。若其衣被之功，则与苎并行，《周官》专设典枲以隶冢宰，绩麻沤麻，妇子所事，三代以前卉服未盛，蚕织外舍麻固无以为布，圣人以纯为俭，盖纫丝之功，省于缕。后世棉利兴，不复致精于麻，岂古之布必粗恶哉！今之治苎葛者纤细乃能纳之筒中，纺麻者何独不能？夫一物之微，而衣人食人如此，何乃屏之粒食之外？《诗》云：虽有丝麻，无弃菅蒯。昔与丝伍，今乃芥视。又蓖麻利重，竞植于田，而斯麻播植益稀，物理盛衰，良可增喟。古之觕不如今之细，古之拙不如今之巧，而天地之生物，亦日出不穷，移人情而省人功者，凡物皆然。执今人之所嗜，以订古人之所食，是犹以不火食之蛮貊而较中国鼎火烹饪之剂也，岂有合欤？

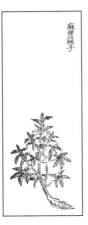

图 22-32-1 麻蕡
麻子《图经（政）》

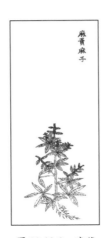

图 22-32-2 麻蕡
麻子《图经（绍）》

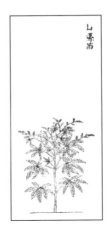

图 22-32-3 山丝
苗《救荒》

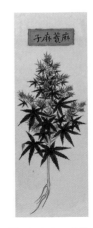

图 22-32-4 麻蕡
麻子《品汇》

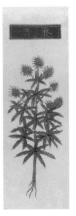

图 22-32-5 麻蕡
《食物》

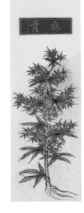

图 22-32-6 麻蕡
《雷公》

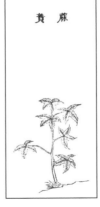

图 22-32-7 麻蕡
《三才》

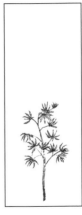

图 22-32-8 大麻
《原始》

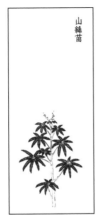

图 22-32-9 山丝苗
《博录》

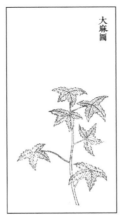

图 22-32-10 大麻
《草木典》

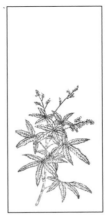

图 22-32-11 大麻
《图考》

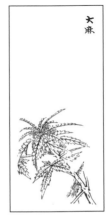

图 22-32-12 大麻
《图说》

麻勃

【释名】麻花《吴氏本草》。

【气味】味辛，性平，有毒。《救荒本草》卷下之后。

【主治】治女人经候不通。《本草元命苞》卷九。

【发明】《绍兴本草》卷一二：麻蕡麻子，乃世之作布麻也。盖麻蕡乃麻花衣勃，其麻子即实也。然有花者即无实，有实者即不生花勃，似乎有牡牝，故所以分两种。《尔雅》注云以蕡为子，理颇远矣。性味主治，各具《本经》，及诸方亦间用之，随其所宜也。其花衣勃食之麻人。《本经》云有毒，麻实即无毒矣。处处产之。

麻蕡（即连壳麻子）

【释名】麻蓝，青葛《吴氏本草》。

【气味】味甘，性平，微寒，滑利，无毒。《救荒本草》卷下之后。

【主治】打扑伤损，彻骨疼楚，昏困危殆，取此麻梗之皮，烧灰存性，研细，以没药煎，酒调，尽量而饮。饮多则血气复常而疼楚不作矣。《宝庆本草折衷》卷一九。

麻仁

【修治】《宝庆本草折衷》卷一九：去壳法。取麻子帛包之，沸汤中浸，汤冷出之，垂井中一夜，勿令着水。次日日中曝干，就新瓦上挼去壳，簸扬取人，粒粒皆全。

【气味】味甘，平，微寒，无毒。《宝庆本草折衷》卷一九。味甘，平，无毒。入足太阴经、手阳明经。《汤液本草》卷三。

【主治】汗多，胃热便难，燥湿而亡津液，故云脾约，非此不治。逐诸风恶血，遍身苦痒。主中风汗出，小便不利。补虚劳，益气调中，复血脉。催生下乳，疗乳妇产后余疾。除风燥皮肤顽痹，长发，为沐药。精滑不可食。《本草元命苞》卷九。消肠热，治腹痛。《医方药性·草药便览》。

【发明】《本草经疏》卷二四：《本经》味甘平无毒。然其性最滑利，甘能补中，中得补则气自益。甘能益血，血脉复则积血破，乳妇产后余疾皆除矣。风并于卫，则卫实而荣虚。荣者，血也，阴也。《经》曰：阴弱者，汗自出。麻仁益血补阴，使荣卫调和，风邪去而汗自止也。逐水利小便者，滑利下行，引水气从小便而出也。好古云：入手、足阳明，足太阴经。阳明病汗多及胃热便难，三者皆燥也，用之以通润。《经》曰：脾欲缓，急食甘以缓之。麻仁之甘以缓脾润燥，故仲景脾约丸用之。《本草汇言》卷一四：大麻仁，陈士良润大肠风热燥结之药也。刘氏完素曰：麻，木谷也，而治风去燥，同气相求也。如《伤寒论》阳明病，汗多、胃热便难者，属火燥而结也。仲景方用此以通润之。如老人气闭血燥，脾弱而大便难者；妇人产后血涩气结，营卫凝泣而大便难者，属血燥而结也。《证治》方用此以润养之。他如疠风癞疾，皮枯肢废，津衰毛落而营卫之气不通者，属风燥而结也。陈士良用此以转运风机。《圣惠方》用此酿酒，以通肌窍之风结耳。然质性滑利，多食有损血脉，滑精气，痿阳事。妇人多食，即发带疾，以其滑利下行，走而不守故也。《药品化义》卷一〇：麻仁属阴，体肉润，色肉白皮苍，气和，味甘，性平，能升能降，力润气燥，性气薄而味厚，入肺大肠二经。麻仁味甘能润肠，体润能去燥，专利大肠气结便闭。凡老年血液枯燥，产后气血不顺，病后元气未复，或禀弱不能运行皆治。大便闭结不通，不宜推荡，亦不容久闭，以此同紫菀〕杏仁润其肺气，滋其大肠，则便自利矣。绢包浸沸汤中少泡之，取起挼去壳，取仁用。或连皮敲碎入药亦可。《本草新编》卷四：火麻子味甘，气平，无毒。入阳明大肠经及足太阴脾脏。益气补中，催生下乳，去中风汗出、皮肤顽痹，润大肠风热结涩便难，止消渴而小水能行，破积血而血脉可复。产逆横生易顺，沐发可润。此物性过于润，凡燥结者，可借之以润肠，而脾气虚者，断难多服。至于吞之可以见魅，祝之可以辟瘟，俱非近理之谈，而不老神仙尤为荒诞。产后宜戒，慎勿轻投之也。或问：火麻子宜于大便燥结之人，《本草》所载其功用，亦果多乎？夫火麻子实有功用，但宜于实症，而不宜于虚症耳。《本草思辨录》卷二：大麻仁仲圣麻仁丸证，是脾受胃强之累，而约而不舒，于是脾不散精于肺，肺之降令亦失，肺与脾胃俱困，而便何能下。麻仁甘平滑利，柔中有刚，能入脾滋其阴津，化其燥气。但脾至于约，其中之坚结可知。麻仁能扩之不能破之，芍药乃脾家破血中之气药，合施之而脾其庶几不约矣乎。夫脾约由于胃强，治脾焉得不兼治胃，胃不独降，有资于肺，肺亦焉得不顾，故又佐以大黄、枳、朴攻胃，杏仁抑肺。病由胃生而以脾约标名者，以此为太阳阳明，非正阳阳明也。兼太阳故小便数，小便数故大便难。治法以起脾阴、化燥气为主，燥气除而太阳不治自愈，故麻仁为要药。治阳明府病非承气不可，故取小承气之大黄、枳、朴，而复减少其数也。复脉汤用之，则佐姜、桂以通阳，佐胶、地、麦冬以益阴，与后世取汁煮粥以治风治淋，总取乎润燥抉壅，柔中有刚也。

【附方】《药性粗评》卷三：长发。凡发不长，更易白者。以子五升，叶一握，同捣，水浸三日，去滓，温过沐发，自长且不白。

《本草汇言》卷一四：治妇人产后气结血燥，大便不通。用大麻子仁、紫苏子各二两，水洗净，研细，再以水研，滤取汁一盏，分二三次服。此方不惟治产后血燥，凡老人诸虚血燥，风秘气秘，大便不通，皆得力也。《本事方》。〇治大风癞疾，皮枯血燥，眉发脱落，将成败废。用大麻子仁五升，水淘净，晒燥水气，以酒一斗，浸一夜，研取白汁，用纱滤出，入瓶中，重汤煮数百沸，收之。每早晚以量饮之。《圣惠方》。

大叶青《植物名实图考》

【集解】《植物名实图考》卷九：大叶青生南安山岭。独茎高二三尺，灰绿色，有涩毛，中空，白如芦茎；叶三叉，中长寸许，大如掌，面淡青，背微白，涩毛粗纹，有露脉如麻叶；子附茎生叶下，如火麻子；薄壳青褐色，亦有毛；中有细红子一窠。

【主治】治下部湿痹。《植物名实图考》卷九。

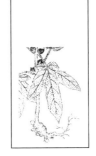

图 22-33-1　大叶青《图考》

东廧《本草拾遗》

【释名】沙蓬、鸡爪菜《救荒本草》、沙米、登粟《植物名实图考》。

【集解】《救荒本草》卷上之前：沙蓬又名鸡爪菜。生田野中。苗高一尺余，初就地菱婆生，后分茎叉，其茎有细线楞，叶似独扫叶，狭窄而厚，又似石竹子叶，亦窄。茎叶梢间结小青子，小如粟粒。《植物名实图考》卷一：东廧《本草拾遗》始著录。相如赋：东廧雕胡。《魏书·乌丸传》地宜东廧，似稷。《广志》东廧粒如葵子，苗似蓬，色青黑，十一月熟，出幽、凉、并、乌丸地。臣伏读圣祖御制《几暇格物编》：沙蓬米，凡沙地皆有之，鄂尔多斯所产尤多。枝叶丛生如蓬，米似胡麻而小，性暖益脾胃，易于消化，好吐者食之多有益。作为粥滑腻可食，或为米，可充饼饵、茶汤之需。向来食之者少。自朕试用之，知其宜人，今取之者众矣。仰见神武远敷，翠华所届，仰观俯察，纤芥不遗，遂使穷塞小草，上登玉食，拟后菲饮，《豳风》勤稼，千载符节。小臣备员山右，得睹此谷，时际丰盈，民少攡摭。考《保德州志》产登相子，沙地多生，一名沙米，作

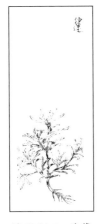

图 22-34-1　沙蓬《救荒》

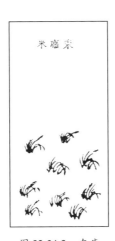

图 22-34-2　东廧米《太乙》

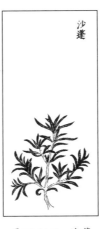

图 22-34-3　沙蓬《博录》

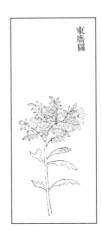

图 22-34-4　东廧《草木典》

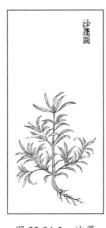

图 22-34-5　沙蓬
《草木典》

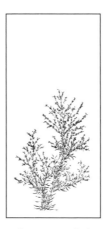

图 22-34-6　东廧
《图考》

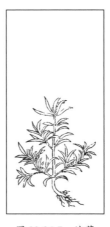

图 22-34-7　沙蓬
《图考》

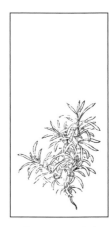

图 22-34-8　沙消
《图考》

羹甚美。又《天禄识余》云：《辽史》西夏出登相，今甘、凉、银夏之野，沙中生草，子细如罂粟，堪作饭，俗名登粟，皆东廧也。然则今之沙蓬米即古东廧。爰绘斯图，恭录圣制，俾抚斯民者，知沙漠寒朔亦有良产，勿骄膏粱，罔知艰难云尔。**《本草纲目拾遗》卷八**：《延绥镇志》：苗茎如麻，叶类艾而稍圆，有刺，高尺许，生子成房，粒细如黍，杵去皮，用羊羹作食，服之不饥，边外名黍喇棘。《瀚海记》：沙蓬米，凡沙地皆有之，鄂尔多斯所产尤多，枝叶丛生如蓬，米似胡麻而小，性暖，益脾胃，易于消化，好吐者多食有益，作为粥，滑腻可食。或屑之，可充饼饵茶食之需。《人海记》：张家口内保安、沙城一带地产沙蓬，实如葵藜，中有米如稗子，食之益人。

【气味】味甘，气平，无毒。**《太乙仙制本草药性大全·本草精义》卷四**。味甘性温。**《本草纲目拾遗》卷八**。

【主治】益气力神效，坚筋骨尤良。久服不饥，轻身健步。**《太乙仙制本草药性大全·本草精义》卷四**。通利大肠，消宿食，治噎隔反胃，服之不饥。**《本草纲目拾遗》卷八**。

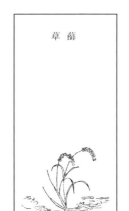

图 22-35-1　蒒草
《救荒》

蒒草《海药本草》

【集解】**《证类本草》卷二六**：〔**《本草拾遗》**〕出东海洲岛，似大麦，秋熟，一名禹余粮，非石之余粮也。○《海药》：其实如球子，八月收之。彼常澉之物。

【气味】味甘，平，无毒。**《证类本草》卷二六**。

【主治】主补虚羸乏损，温肠胃，止呕逆。久食健人。**《海药》。《证类本草》卷二六**。扶虚益损，亦可充饥。**《药性切用》卷六**。

【发明】《调疾饮食辩》卷二：《拾遗》曰：《博物志》云：东海洲上有草名蒒草，又名自然谷，又名禹余粮。结子如大麦，七月熟，民敛获，至冬乃尽，食之不饥轻身。李珣《海药本草》曰：补虚乏，温肠胃。止呕逆，久食健人。据此二说，则极佳。而《纲目》引方正学诗曰：海边有草名海米，大非蓬蒿小非莕。妇女携篮昼作群，采摘仍于海中洗。归来涤釜炊松枝，煮米为饭充朝饥。莫辞苦涩咽不下，性命聊假须臾时。又似不佳。或者濒海可食之物不一耶？海边人所当深考。大抵甘平则益，苦涩必损也。

豆类19种

大豆《本经》

【集解】《药性切用》卷六：紧小者入药，大者只供食品。《食物小录》卷上：小而扁者，名马料豆，治疝气。久服，乌须黑发，制首乌所必用。又有一种青皮豆，功亚黑豆胜黄豆，只可炒食、作腐而已。《调疾饮食辩》卷二：豆即八谷之菽，本作尗。《纲目》曰：谷之有荚者也。有大、小二类，大豆有黑、黄、青、白诸色，早收、晚收数种。小豆有赤、白、黄、绿、斑诸色，粒圆、粒长数种，其类甚多。张揖《广雅》曰：大豆，菽也；小豆，苔也。董仲舒注《诗》八谷，亦曰菽是大豆，小豆名苔。按：小豆种类较大豆尤多，其扁豆、蚕豆、豌豆等，粒虽大，皆是苔类。一种赤小豆，俗误以相思子当之，大非。此乃木实，半截红，半截黑，亦有全红者，其硬如铁木，团团如盖，密叶不凋，人或植之门庭为玩，不可为谷也。沈自然诗曰：从此人间无别离，门前不种相思子。温庭筠诗曰：玲珑骰子安红豆，入骨相思知不知？即此木之子也。与赤小豆全不相涉，不知何时误起，必不可从今药肆中尽是此物。其赤小豆叶蔓似绿豆，花黄色，粒长，亦有圆者。秋种可和米作饭，极耐饥，故名饭豆。有青、赤二种，赤者即赤小豆，青者名白豆。黑大豆古名尗，角曰荚，叶曰藿，茎曰萁。凡诸大豆，黄、黑、青数色，早收、晚收数种，皆有油，故性皆滑泄。但可点茶、下酒，不可为饭。诸小豆，赤、白、绿、豇、豌数种，皆无油，故可和米作饭，亦可单食济饥。泛胜之《种植书》反云大豆能保岁，可以备凶年，小豆不保岁，误说也。

《植物名实图考》卷一：大豆，《本经》中品。叶曰藿，茎曰萁，有黄白黑褐青斑数种。其嫩荚有毛，花亦有红白数色，豆皆视其色以供用。零娄农曰：古语称菽，汉以后方呼豆。五谷中功兼羹饭者也。黑者服食，栈中上料；若青黄白，皆资世用。夫饭菽配盐，炊其煎藿，食我农夫，独殷北地，而仓卒湿薪，饥寒俱解。咄嗟煮末，奢靡相高，沙瓶翠釜，同此酥腴耳。淮南制腐，理宜必祭。清吏所甘，同乎宰羊。若浸沐生蘖，未原其始，大豆黄卷，或权舆焉。明陈嶷《豆芽赋》曰：有彼物兮，冰肌玉质，子不入于污泥，根不资于扶植。金芽寸长，珠蕤双粒；匪绿匪青，不丹不

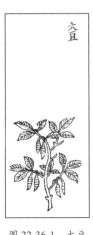

图 22-36-1　大豆
《图经（政）》

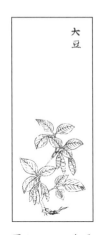

图 22-36-2　大豆
《图经（绍）》

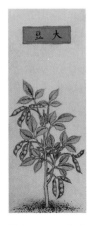

图 22-36-3　大豆
《品汇》

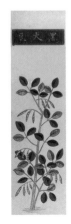

图 22-36-4　黑
大豆《食物》

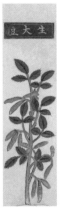

图 22-36-5　生
大豆《雷公》

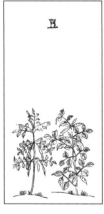

图 22-36-6　大豆
《三才》

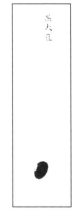

图 22-36-7　黑
大豆《原始》

图 22-36-8　黑
大豆《类纂》

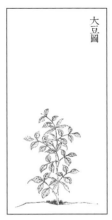

图 22-36-9　大
豆《草木典》

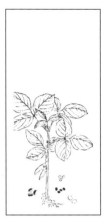

图 22-36-10　大豆
《图考》

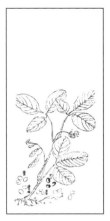

图 22-36-11　白大
豆《图考》

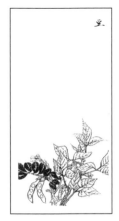

图 22-36-12　黑
豆《图说》

赤；白龙之须，春蚕之蛰。信哉斯言，无惭其实。白大豆大豆，昔人多以为即黄豆，然自是两种。大豆花如稊豆，有黄白各色，豆有白者、黄者、绿者、褐者、黑者。绿有透骨、鸭蛋等名。市中以为烘青豆者是。褐者俗曰茶豆，形长圆，大抵皆炒以为茶素。种者皆于蜀秫隙地植之，不似黄豆用广。黄豆今俗呼毛豆，种植极繁，始则为蔬，继则为粮，民间不可一日缺者。其花极小，豆色黄，或有黑脐，形微扁，亦有大小、早迟各种。聚而观之，乃能详辨。**《药性粗评》卷三**：黄豆，即生大豆也。豆有数种，而黄者为用甚多。夏初下种，叶圆而长，茎高二三尺，夏末开红紫小花，盈枝上下，结实成角，八、九月成熟收采。江南北处处有之。

黑豆

【修治】**《药性切用》卷六**：均盐水炒用。生者亦能退热利肠。

【气味】味甘、苦，性温，无毒。**《食物辑要》卷二**。甘、咸、苦，寒。**《医林纂要探源》卷二**。

【主治】滋肾补心，下气，利水除湿，去风明目，清头风，解火消肿。**《本草再新》卷七**。祛风散热，利水下气，活血解毒，治脚气攻心，胸胁卒痛。单服则效。并治热毒攻眼，乳岩发热，便血赤痢，折伤堕坠，风瘫疮疥，丹毒蛇蛊。**《新编六书》卷六**。

【发明】**《绍兴本草》卷一二**：生大豆乃世呼黑豆是也。唯作酱作豉，炒熟用及生用。虽一物而成，以生熟之性颇异，各随其所宜而用之。唯生者，性凉，解诸毒，除热颇验。当作味甘、平、无毒是矣。处处产之。**《宝庆本草折衷》卷一九**：乌豆生腥而熟甘。试患中蛊毒者，令其嚼生乌豆，不腥者是也。然后可服治蛊之药。又**《易简方》**谓：已灸膏肓等穴，或更灸三脘及脐腹，前后受火，使炎毒交攻，致中焦隔截，呕吐清水，或气息喘急，或烦渴引饮，名曰火邪。以生乌豆煎汤而饮，徐徐解之。所附豆腐者，应气疾、风疾及诸病后，皆不可食，食亦难化。若乳下小儿，尤当谨忌也。**《本草经疏》卷二五**：生大豆，苏颂云：有黑白二种，黑者入药，白者不用。其紧小者为雄，入药尤佳。禀土气以生，而色黑则象水，故味甘气平无毒。平即兼凉，为肾家之谷也。甘平能活血解毒，祛风散热，故主涂痈肿，止痛，杀鬼毒、乌头毒，除胃中热痹，伤中淋露，下瘀血，散五藏结积内寒，消谷也。色黑属水，同气相求，故能逐水肿腹胀。仙方修治末服之，可以辟谷度饥。然初服时似乎身重，一年以后便觉轻健也。陈藏器：炒令黑，烟未断及热投酒中饮之，治风痹瘫缓，口噤，产后诸风及风痉，阴毒腹痛。食罢生吞半两，去心胸烦热，热风。孟诜主中风脚弱，产后诸疾。同甘草煮汤饮，去一切热毒气，及风毒脚气。同桑柴灰煮食，下水鼓腹胀。捣涂一切肿毒。**《日华子》**：主调中气，通关脉，制金石药毒，解牛马瘟病。皆取其活血散风，除热解毒，下气利水之功耳。**《本草汇言》卷一四**：黄黑大豆，解百毒，**《日华》**下热气之药也。缪氏仲淳曰：藏器善解五金八石、百草诸毒，及虫毒、蛊毒诸毒，宜水浸，生捣作膏，白汤调服一合。又去风、利水、散热，藏器故风痹瘫痪方中用之，《唐本草》黄疸水肿方中用之，丹溪烦渴热结方中用之。龙潭又煮熟食之则利肠，炒熟食之则闭气，窦氏水浸生捣食之解毒，敷之肉上《神农》方散痈肿。又黄豆煮汁饮，能润脾燥，故消积痢。黑豆煮汁饮，能润肾燥，故止盗汗。但性利而质坚滑，故多食令人腹胀而利下矣，故孙真人曰：如少食醒脾，多食又损脾也。于老人小儿，宜少食之。《**本草述**》卷一四：豆有五色，各治五脏，故豆之黑色者为肾之谷。第其味甘，甘者五味之主也。甘属脾，以色之黑者入肾，而味之甘者合而归之，是脾合于肾。然在《经》曰：脾病宜食咸，乃首列大豆，又岂非取脾味之归肾者，而还用以益脾乎？盖以脾肾互为化原也，脾肾合乃为水土合德以立地，故虽日用之常味而佐使攸宜，可奏奇功者，职此之故耳。按黑豆治风，如痛风证亦用之，盖取其水土合德，故每与地龙同用，参看地龙条则明于以土制水，水平风静之义，又可通于治水疗风，有合一之义。抑豆有数色，皆以夏至前后下种，至霜后而枯，是乘于三阴进气之候，由土而金，其生也土，而即有金气，其成也金，而不离土气，以季秋为土库也。第其化育于土金者，诸色之豆皆然。虽乘于三阴进气，以始而还，归于三阴旺气以终者，是则乌豆之所独也。盖北方黑色通于肾，而肾为阴中之至阴也。故细参此谷之功用，当以脾肺肾具足之义求之。《经》曰：五藏皆有阴气，然脾肾之阴，合于肺之阴，则阴气乃得致于阳以行其化，缘肺为气主也。更脾肺之气归于肾之气，则阴气乃得裕诸阳以敦其化缘，肾为气原也，如兹谷之生成时日，并色相气味，煞有合焉者矣。故合于各《本草》之所主治，如就指除胃中热痹，及一切热毒气，下热气肿，谓之阴气能化阳邪也非欤。讵知其本三阴进气，而成于土金，由土金成气，而终于三阴，是阴气之得致于阳，更归于阴也，故谓其调中。中即中气也，中气者，即阴阳合化之气也，气调则血和，血和则关脉通，由其气调而血和者，是阴得于阳之化也，故可以治水，如治水胀温毒水肿，下水鼓腹胀，利小水是也。夫血始终之化不离水也，血和而关脉通者，是阳又得于阴之化也，故可以疗风，如治风痉及风痹瘫痪，口噤，中风脚弱，风毒脚气，制诸风热是也。夫风脏即是血脏，且肝主经络，属身半以下更切也。抑其化寒热之毒者，谓何？盖阴得于阳以化，是以五脏结积之内寒，又如阴毒腹痛，胥能化之，而阳更得于阴之化，是以胃中热痹及一切热毒气，胥能化之。盖其由土而金，由金而水者，固已归其化化之原，即其在水有金，在金有土者，抑亦宣其化化之用，此所谓解诸毒者耳。若濒湖所云属水性寒，入肾功多者，岂为完义乎？讵知合于脾肺肾之气，不徒一寒可尽而功，用之所及，又可知也已。《**医林纂要探源**》卷二：交心肾，明目。坚肾则精水足，故有明目之功。活血，补心则血不滞，故有活血之功。散热，以咸也。利水，苦，燥湿。解毒，豆类皆解毒，黑豆、绿豆更良。但炒则热，煮则寒，随宜用之。黑小豆：甘，咸，苦，寒。今曰马料豆。良于大者。以其味稍淡，而体坚紧也。但此乃谷类，而性和缓，今人滋肾药每用此，乌能责效，欲滋肾，必地黄而后可。《**本草求真**》卷九：黑大豆入肾祛风散热，利水下气活血解毒。黑大豆专入肾。味甘性平，色黑体润，按豆形象似肾，本为肾谷，而黑豆则尤通肾。如以盐引，则豆即能直入于肾也。

时珍曰：豆有五色，惟黑豆属水性寒。肾为寒水之经，故能治水消胀，下气制风热。而活血解毒，所谓同气相求也。故书有言服此令人泽肌补骨，止渴生津，非其补肾之力欤。身面浮肿，水痢不止，痘疮湿烂，得此则消，非其入肾去水之力欤。头项冷痛，卒中失音，得此则除，非其制风之力欤。此虚风也，若纯外风内中，则不须此。脚气攻心，胸胁卒痛，单服此味则效，非其下气之力欤。热毒攻眼，乳岩发热，得此则愈，非其解热之力欤。便血赤痢，折伤堕坠，得此则良，非其活血之力欤。风痹疮疥，丹毒蛇虫，得此则化，非其解毒之力欤。然体润性壅，多服令人身重。

《调疾饮食辩》卷一：黑豆汁能解毒，凡误服毒药及痈疽等毒，同甘草煎汁代茶，毒消即止，过多能败脾作泄。余见谷类。《本草求原》卷一四：黑大豆甘，平，色黑，育肺脾之阴气以补肾调中。中者阴阳合化之地，脾、胃、肾上下循环相化，则中气调。下气，肺阳得阴以降。利水，凡水胀、水鼓多用之，肺降脾运之功也。通淋，通关脉，气调则血活。散积结之寒毒、热毒、热气，上下相化，血脉通流之功。祛一切风痉、风痹、风热、风毒，阳得阴化，则水平风静，故治水、治风，合一之道。且风藏即血藏，血行风自灭，故炒热酒沃，饮其汁，治产后中风及妊娠腰痛，一以去风，一以活血。解百药毒，合甘草用。明目、血足故。消肿、止痛，气调血活故。止消渴。牛胆贮用。紧小者良。

【附方】《本草汇言》卷一四：治久病阴虚，夜热消渴。用黑大豆五升、微炒，天花粉、天门冬、麦门冬各四两，水一斗二升，煮至三升，滤出渣，再如法煮，去渣净，将二次汁总和，入砂锅内微火慢熬，用竹箸不住手搅，熬稠如饧，加炼白蜜八两滚匀，入磁器收之。每早午晚不拘时，白汤调服十余茶匙。《普济方》。○治消渴饮水。用黑豆入乌牛胆中，悬挂无雨湿处，阴干百日。每次吞五十粒，早晚米汤下。《肘后方》。

《食物本草》卷五：治目翳内障，视物不见。用黑豆每月初一以淡盐汤下一粒，初二、初三逐日增一粒，至十五日十五粒，十六日亦十五粒，十七日十四粒，十八、十九逐日减一粒，至月晦仍归一粒。若月小，十六日便服十四粒，十七十三粒，连服三月，反瞽还明，其应如响。

《本草述》卷一四：左经丸。治左瘫右痪，手足颤掉，言语謇涩，浑身疼痛，筋脉拘挛不得屈伸，项背强直，下注脚膝，行履艰难，及跌扑闪肭，外伤内损，常服通经络，活血脉，疏风顺气，壮骨轻身。生黑豆一斤，以蟹螯二十一枚，去头足，同煮，候豆胀为度，去之，取豆，焙干，川乌泡去皮脐二两，乳香研一两，没药一两半，草乌炮四两，右为末，醋湖为丸如梧子大，每服三十丸，温酒下，不拘时。

青大豆

【气味】味甘，气平，无毒。《本草纂要》卷六。

【主治】主治痈肿，解诸毒，逐水胀，除胃热，散结气，下瘀血。《本草纂要》卷六。

【发明】《本草纂要》卷六：与黑小豆所治皆同。但青豆走气，黑豆走血；青豆多食则伤脾败胃，黑豆多食则壮气充元。

豆油

【气味】味辛、甘，性冷，微毒。《食物辑要》卷八。味辛、甘，热，微毒。《食物本草》卷一六。

【主治】润燥杀虫，利五脏血脉。多食困脾，发冷疾，滑骨髓。生者，解发、疮疥。《食物辑要》卷八。主涂疮疥，解发，润肠胃。《食物本草》卷一六。

赤小豆《本经》

【集解】《救荒本草》卷下之后：赤小豆，《本草》旧云：江淮间多种莳，今北土亦多有之。苗高一二尺，叶似豇豆叶微团，开花似豇豆花微小，淡银褐色，有腐气，人故亦呼为腐婢。结角比绿豆角颇大，角之皮色微白带红，其豆有赤、白、黧色三种。味甘、酸，性平，无毒。合鲊食成消渴。为酱合鲊食成口疮，人食则体重。《本草品汇精要》卷三六：人家园圃多种之。春布子于熟地而生，苗高二三尺，作丛，茎、叶俱青绿色而微有毛，四五月间开红白花，随着长荚，每荚生子五七枚，至秋叶黄时，摘其荚而取其实也。其实驴食则脚轻，人食则体重耳。《握灵本草》卷六：赤小豆八谷中之一，即今之小赤豆也。紧小而色黯黑者佳，若鲜红淡红者，不治病。亦莫误认红豆为小豆，红豆半红半黑，乃相思子，木部也。《植物名实图考》卷一：赤小豆《本经》中品。古以为辟瘟良药，俗亦为馄沙馅，色黯而紫。医肆以相思子半红半黑者充之，殊误人病。《增订伪药条辨》卷二：赤豆赤豆出江淮间，今关西、河北、汴洛皆有。入药以紧小赤黯者为良。气味甘酸，平，无毒。主下水肿，排痈肿脓血。今药肆中有一种赤黑相间者，闻是相思子，每以伪充赤小豆，其谬已甚。夫既名为豆，岂可于五谷外求之耶？炳章按：赤豆，浙江慈溪、余姚、萧山龛山近沙地皆产之。粒小细长如腰子，紫红色，腰间有白纹如凤眼，名杜赤豆。入药能利小便，泄血分之湿热，为最地道。又一种色红赤，粒大圆形，比黄豆略小，名红饭豆，各处皆出，仅供食品，不入药用。又一种名海红豆，出海南，其子大而扁，今人亦误作赤小豆，诚大谬矣。半红半黑者名相思子，俗呼赤小豆，属木本植物，与梅冰性相合，能令香不耗散，故近今梅冰中，多拌有此物，服食须知云。相思子出岭南，树高丈余，白色，其叶似槐，其花似皂荚，其荚似扁豆，其子似赤小豆，惟半截红半截黑为异。今广东担子上，以线缀成串，或作首饰以货之。其性味苦平，有小毒，能吐人，及治猫鬼夜道病。俗又呼为云南豆子，又能治蛊毒，除一切虫。

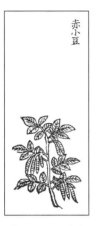

图 22-37-1 赤小豆《图经（政）》

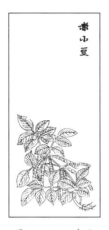

图 22-37-2 赤小豆《图经（绍）》

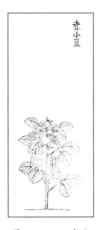

图 22-37-3 赤小豆《救荒》

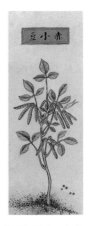

图 22-37-4 赤小豆《品汇》

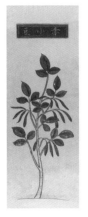

图 22-37-5 赤小豆《食物》

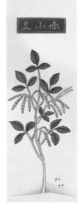

图 22-37-6 赤小豆《雷公》

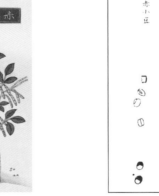

图 22-37-7 赤小豆《原始》

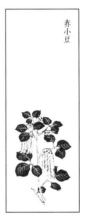

图 22-37-8 赤小豆《博录》

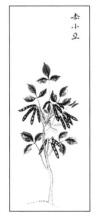

图 22-37-9 赤小豆《草木状》

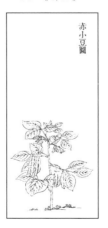

图 22-37-10 赤小豆《草木典》

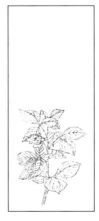

图 22-37-11 赤小豆《图考》

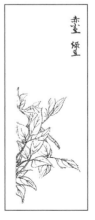

图 22-37-12 赤豆绿豆《图说》

豆

【气味】气温，味辛、甘、酸，阴中之阳，无毒。《汤液本草》卷六。味辛、甘、酸，气温而平，阴中之阳，无毒。《太乙仙制本草药性大全·仙制药性》卷四。

【主治】外科称要剂，脚气为捷方。《太乙仙制本草药性大全·仙制药性》卷四。止泻而水利，行乳而渴消。《药镜》卷三。利水去蛊，散血排脓，止渴，行津液，清气，涤烦蒸，通乳汁，下胞衣，除痢疾，止呕吐。《宝命真诠》卷三。

【发明】《绍兴本草》卷一二：赤小豆，性味主治，具于《本经》。大率除湿利气之性多矣。其云止泄，显非所宜。当从味甘酸、平、无毒是矣。处处产之。《本草经疏》卷二五：赤小豆，禀秋燥之气以生。本经味甘酸，气平，无毒。然详其用，味应有辛，非辛平则不能排痈肿脓血及疗寒热，热中，消渴也。凡水肿胀满，泄泻，皆湿气伤脾所致，小豆健脾燥湿，故主下水肿胀满，止泄，利小便也。《十剂》云：燥可去湿。赤小豆之属是矣。吐逆者，气逆上升也。卒澼者，大肠湿热也。甘酸敛逆气，辛平散湿热，故亦主之。主治参互　陈藏器《本草》赤小豆和桑根白皮煮食，去湿气痹肿。孟诜《食疗》和鲤鱼煮食，甚治脚气。《金匮要略》伤寒狐惑病，脉数，无热微烦，默默但欲卧，汗出。初得之三四日，目赤如鸠眼；七八日，目四眦黄黑。若能食者，脓已成也。赤豆当归散主之。赤小豆三升，浸令芽出，当归三两，为末。浆水服方寸匕，日三服。甄权《药性》热毒痈肿，赤小豆为末，鸡子白调涂。苏颂《图经》治脚气，以袋盛此豆，置足下，朝夕辗转践踏之，遂愈。简误　陶弘景云：小豆逐津液，利小便，久服令人枯燥。凡水肿胀满，总属脾虚，当杂补脾胃药中用之。病已即去，勿过剂也。其治消渴，亦借其能逐胃中热，从小便利去。若用之过多，则津液竭而渴愈甚，不可不戒也。《本草乘雅半偈》帙六：豆为肾水之主谷，赤小者，又为肾之心物，水之用药矣。故主水用不行，致作水肿及痈脓尔。《别录》广之治寒热，热中消渴者，以寒本之气，入通于肾，而病热标之，亦肾气不周于胸，消渴引饮也。泄利癃闭，正水无用，腹满为枢机转阖，吐逆卒澼，为开阖两持。仲景用赤小豆汤，疗伤寒瘀热在里，身必发黄之义，可默悟矣。《本草新编》卷四：赤小豆味辛、甘、酸，气温而平，阴中之阳，无毒。入脾经。下水气，治黄烂疮，解酒醉，燥热治湿浸手足肿大，疗脚气入脐高突。但专利水逐津，久服令人枯燥，亦可暂用以利水，而不可久用以渗湿。湿症多属气虚，气虚利水，转利转虚，而湿愈不能去矣，况赤小豆专利下身之水，而不能利上身之湿。盖下身之湿，真湿也，用之而效。上身之湿，虚湿也，用之而益甚，不可不辨。或问：赤小豆，即家园之红豆乎？曰：另是一种，其色如朱而发光，头上一点黑如漆。若家园之红豆，名曰红，而色实紫，能疗饥，而不能利水去湿，多食亦败血，功用与赤小豆迥别。切勿以家园之红豆，而错用之也。

《本草崇原》卷中：豆谷类也，赤小豆乃赤豆之小者，今药肆中知以何物，草子赤黑相间者，伪充赤小豆，其谬已甚。夫既名为豆，岂可于谷外求之耶。赤豆煮熟，其味则甘，生时其气微酸，故曰甘酸平。豆者，水之谷也，其性下沉，是主从上而下，由外而内，色赤属火，又主从下而上，由内而外。《本经》主下水肿，乃从上而下，由外而内也。排痈肿脓血，乃从下而上，由内而外矣。

【附方】《药性粗评》卷三：水肿入腹。凡水肿初自脚起。以赤小豆四五升，入水煮烂，取汁一盆，温渍膝以下一二次当消，若已入腹，便将所煮小豆，任意食之，勿食他物，亦消。**热毒成痈**。凡患痈肿热毒，但觉初起未成疮者。取赤小豆和水研烂，傅之，其肿即消。

《太乙仙制本草药性大全·仙制药性》卷四：产后不能食，烦满。赤小豆三七枚，烧作屑，筛，冷水顿服。○治肠痔，大便常血。小豆二升，苦酒五升，煮豆熟，出干，复入法酒中，候酒尽，为末，酒服方寸〔匕〕。○舌上忽出血如簪孔。小豆一升，杵碎，水三升和，搅取汁饮。○卒下血，小豆一升，捣碎，水绞汁饮。○产后心闷，目不开。赤小豆杵末，东流水服方寸匕。○妇人乳肿，不得睡，小豆、荞草等分为末，苦酒和傅。○理脚肿满，转上入腹杀人。豆一升，水五升，煮令极熟，去豆，适寒温浸脚，令即熏暖之。○小儿火丹热如火，绕腰即损人，救急。杵赤小豆末，和鸡子白傅之，干即易。○理淋。惟赤小豆三合，慢火炒熟，为末，煨葱一茎，细剉，暖酒调二钱服，男子女人热淋、血淋并疗。

叶

【主治】煮食明目，去烦热，止小便数。《调疾饮食辩》卷三。

黄大豆《食鉴本草》

【修治】《调疾饮食辩》卷二：煮豆法。煮豆，甘草为上，蜜次之，蔗糖又次之，盐为下。然平人点茶宜甘，下酒宜咸。病人诸病宜甘，中满、呕症、虫症忌甘。肾病宜咸，血病忌咸。煮宜极熟，〔须〕频翻转之。旋煮旋食，能令人泄。必曝之，曝不宜过干，过干则坚硬难化，更伤脾作泄，且泄出完豆。用糖、蜜煮，稍多犹可。盐则极不宜多，愈咸愈硬，且发渴而多饮茶水，无不破腹之理。脾胃既伤，大便不结，药必无功。

【气味】味甘，性平、寒，无毒。《药性粗评》卷三。味甘，性温，无毒。《药性全备食物本草》卷一。

【主治】杀鬼辟邪。《神农本经会通》卷四。主治胃热积块，膨胀淋露，痈肿热毒，除脾消谷，逐水气。煮汁饮之辟邪，杀鬼毒，下瘀血。《药性粗评》卷三。

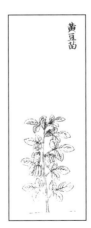 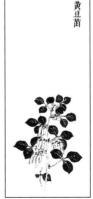

图 22-38-1 黄豆苗《救荒》　　图 22-38-2 黄豆苗《博录》

能发痘毒，壳烧灰为末，善掺疹痘，如痘风癣，以豆壳煎汤洗。《冯氏锦囊秘录·杂症痘疹药性主治合参》卷六。解毒润燥，益胃利肠。《药性切用》卷六。

【发明】《本草汇言》卷一四：黄黑大豆解百毒，《日华》下热气之药也。缪氏仲淳曰：藏器善解五金八石、百草诸毒及虫毒、蛊毒诸毒，宜水浸，生捣作膏，白汤调服一合。又去风、利水、散热，藏器故风痹瘫痪方中用之，《唐本草》黄疸水肿方中用之，丹溪烦渴热结方中用之。龙潭又煮熟食之则利肠，炒熟食之则闭气。窦氏水浸生捣食之解毒，敷之肉上《神农》方散痈肿。又黄豆煮汁饮，能润脾燥，故消积痢。黑豆煮汁饮，能润肾燥，故止盗汗。但性利而质坚滑，故多食令人腹胀而利下矣，故孙真人曰：如少食醒脾，多食又损脾也。于老人小儿，宜少食之。《本草求真》卷九：黄大豆生则疏泄，熟则作滞。黄大豆专入脾。按书既言味甘，服多壅气生痰动嗽。又曰：宽中下气，利大肠，消水胀肿毒。其理似属两歧，讵知书言甘壅而滞，是即炒熟而气不泄之意也。书言宽中下气利肠，是即生冷未炒之意也，凡物生则疏泄，熟则壅滞。大豆其味虽甘，其性虽温，然生则水气未泄，服之多有疏泄之害。故豆须分生熟，而治则有补泻之为别耳。藏器曰：大豆生平，炒食极热。是以书载误食毒物，须生捣研水吐之，诸菌毒不得吐者，浓煎汁饮，试内痈及臭毒腹痛，并与生黄豆嚼，甜而不恶心者是，即上部结有痈脓，及中臭毒发痧之真候，惟有痘后余毒发痈。炒黑研末，以青油调敷之。并痘后风癣，以豆壳煎汤洗。痘后生疮，黄豆烧黑研末，香油调涂。肿疡背疮等症，生浸细磨，和滓炒热以敷。则或煎汤炒黑为末以治，用补则须假以炒熟，然必少食则宜。若使多服不节，则必见有生痰壅气动嗽之弊矣。

【附方】《药性粗评》卷三：辟邪。凡中邪气鬼毒。只以黄豆煎汤饮之，日再。平肿。凡患痈疽肿毒，初起焮痛者。以黄豆生嚼傅之，如干，再嚼更易，差。脚气。凡两脚风气，发热痛弱者。以黄豆一二升，甘草一两，相和煮汁饮之，日再，当消。头风。凡患头风晕痛，时发不已者。大黄豆三升，炒食声绝，以酒一斗，贮瓷瓶中，将豆□□投入，密封七日后用，取任意温服，以头平为度。汤火疮。凡被汤成疮。速以黄豆水煮取汁涂之，易，差无瘢。头项直。凡头项被风强直不得转顾。黄豆一升，蒸至变色，入绢囊中作枕睡之，昼夜不离，当差。身面浮肿。凡被风湿身面浮肿者，黑豆一升，水五升，煮取汁三升，和酒五升，再煎至三升，待温，分三服，不差，再合服之。口眼㖞斜。凡患口眼被风㖞斜者。大黄豆炒焦，磨末三升，以新酒三升，淋取汁，温服、顿服，日一服，差。小儿痘疮。小儿时疫痘、斑疮，可惧者。但以大黄豆煮汁饮之，无恙。妇人产证。凡妇人胎前诸病，不拘子死腹中危证。但以黄豆一升，醋一升，煮汁饮之皆和。○如产后中风血晕，水气呕逆。黑豆三升，炒令声尽，入瓷器中，以酒一升投入，封盖一时，乘温与饮之，用被略盖，汗愈。打扑青肿。凡被人打扑及坠跌青肿者。以黄豆生研，傅之，干复易之，或以豆叶生者捣傅之，亦可。须发黑乌。凡须发将白，欲变黑乌者。以黑豆一升，醋一升，浓煎取汁涂之，变黑。

腐婢《本经》

【集解】《通志·昆虫草木略》卷七五：小豆之花，谓之腐婢。《救荒本草》卷下之后：赤小豆〇开花似豇豆花微小，淡银褐色，有腐气，人故亦呼为腐婢。

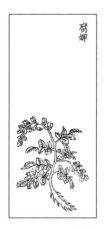

图 22-39-1　腐婢
《图经（政）》

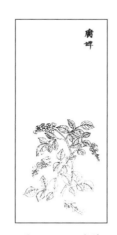

图 22-39-2　腐婢
《图经（绍）》

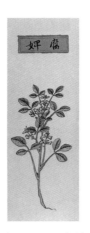

图 22-39-3　腐婢
《品汇》

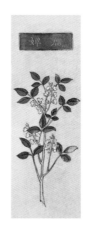

图 22-39-4　腐婢《雷公》

【气味】气味平辛。《汤液本草》卷六。气平，味酸，无毒。《药性要略大全》卷四。

【主治】治宿酒渴病，与葛花末服方寸匕，饮酒不知醉。《汤液本草》卷六。治疟用有奇。《本草元命苞》卷九。主痎疟寒热邪气，泄痢，阴不起，止消渴，酒病头痛。《本草集要》卷五。

【发明】《绍兴本草》卷一二：腐婢即赤小豆花之别名也。《本经》虽具性味主治，及他方亦具疗病之宜，但未闻所验。然曰主泄痢，阴不起，复云止消渴，病酒头痛，颇相违矣。大率非起疾取效之物。《本经》云味辛、平、无毒是也。

【附方】《太乙仙制本草药性大全·仙制药性》卷四：主暗疟寒热，邪气泄痢，阴气不足，止渴，及病酒头痛。以小豆花于豉中煮，五味调和作羹食。〇解酒毒。用和葛花煎尝，任酒多不醉。

绿豆《开宝本草》

【释名】青小豆、麻累、胡豆《千金要方》。

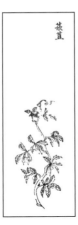

图 22-40-1 绿豆
《图经（政）》

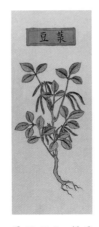

图 22-40-2 绿豆
《品汇》

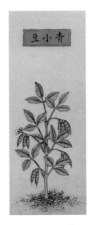

图 22-40-3 青小
豆《品汇》

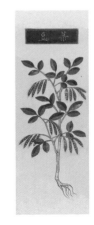

图 22-40-4 绿豆
《食物》

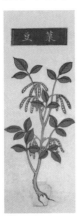

图 22-40-5 绿豆
《雷公》

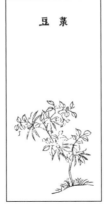

图 22-40-6 绿豆
《三才》

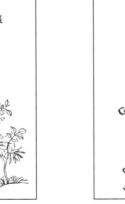

图 22-40-7 绿豆
《原始》

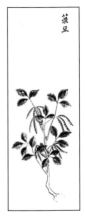

图 22-40-8 绿豆
《草木状》

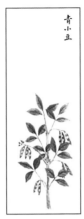

图 22-40-9 青小
豆《草木状》

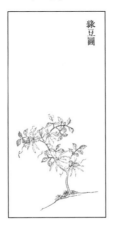

图 22-40-10 绿豆
《草木典》

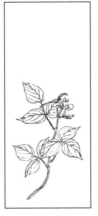

图 22-40-11 绿豆
《图考》

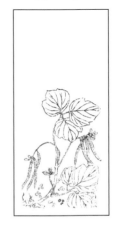

图 22-40-12 绿白豆
《图考》

【集解】《本草品汇精要》卷三六：绿豆，苗高一二尺，丛生，茎叶有毛，其叶似大豆叶而小，五六月开白花，作荚，每荚有子五七枚，至八九月成熟。入药以圆小绿者佳。今人食之皆挞去皮，即少有壅气，而《本经》所言信矣。若愈病，故不可去其皮也。又有稙豆，苗、子虽亦相似而别是一种也。《植物名实图考》卷一：白绿小豆、花小豆、赤小豆以入药，特著其白、绿二种，亦可同米为饭。云南呼为饭豆，贫者煮食不搀米也。其形微同绿豆，而齐近方，然唯赤者作饭，色、味、香皆佳。又有羊眼豆、苃科豆，色绿有黑晕；又彬豆色褐；蚂蚱眼，色黄白，皆小豆类。绿豆《开宝本草》始著录。高卓旱田种之，迟早皆以六十日而收。豆用甚广，又为解毒、去热良药。

豆

【气味】甘、咸，温、平、涩，无毒。《千金要方》卷二六。味甘，微寒，无毒。《绍兴本草》卷一二。味甘，平、寒，皮寒肉平，无毒。《宝庆本草折衷》卷一九。

【主治】主寒热、热中、消渴，止泄利，利小便，除吐逆卒澼、下腹胀满。《千金要方》卷二六。主热中消渴。止下痢，去腹胀。产妇无乳汁，烂煮三五升食之，即乳多。《饮膳正要》卷三。

【发明】《绍兴本草》卷一二：绿豆，性味主治已载《本经》。大率性凉，解诸热毒。多作食品用之，当云味甘、微寒、无毒是矣。处处种产之。又稙豆苗子，然云相似绿豆，自别是一种，及叶皆罕闻疗疾用据。《宝庆本草折衷》卷一九：绿豆，于剂中无甚用也，最宜造粉，莹白滑润，止渴，醒酒。然亦壅气，故不可多食也。又和皮炒之，磨末，产后汤点代茶而啜，足以调顺血气，消释恶毒矣。《本草原始》卷五：汴州泾口市民陈公，诵观音甚诚。庆元初出行，擿折一足，忍痛叫菩萨。越三昼夜，梦一僧柱杖持钵，登门问所苦。陈曰：不幸折一足，贫，无力访医，只得告佛。僧曰：不用过忧，吾有一方接骨膏，正可治汝。便买绿豆粉，于新铁铫内炒令真紫色，旋汲水调成稀膏，厚傅损处，须教遍满，贴以白纸，将杉木缚定，其效如神，不必假他剂也。语讫，僧忽不见。陈亦窹，如方修制，用之则愈。《药性解》卷一：绿豆寒则入心而泻火，甘则入胃而和中，禹锡具称其补益，宜长食之，又堪作枕，能明目，治头痛。《本草经疏》卷二五：绿豆禀土中之阴气，故其味甘气寒无毒。入足阳明经。夫丹石之药，气悍而性热，多服则火动，上升为烦热，甚则口鼻出血，狂闷躁扰。甘寒能除热下气解毒，故主服丹石药人毒发烦热也。阳明客热，则发出风，以胃主肌肉，热极生风故也。解阳明之热，则风自除。胀满者，湿热侵于脾胃也。热气奔者，湿热客于肾经也。除湿则肿消，压热则气下，益脾胃而肾邪亦自平也。《本草汇言》卷一四：《食物》清暑热，《开宝》静烦热，安常润燥热，时珍解毒热之药也。潘氏硕甫曰：绿豆色绿，青黄之间色也。所以李时珍称为通厥阴、阳明经，为肝脾之用药也。《开宝》方：主一切热毒、热气、燥热及金石丹火，药毒酒毒，煤毒烟毒，为病烦热燥热，口渴、胀闷，便闭及腹痛、头疼，水泻、血痢诸证，用此压热解毒，功必倍之。但气味甘寒，能治虚热，故孟诜方言补益元气，和调藏府，赡养精神，去十二经血脉中风燥。此专为天行暑热，金石丹火诸毒热者设也。若夫老人，元虚气弱，脾胃不实，饮食减少，大宜温养者，此药虽良，终非所宜。多食久食，必有寒滞胃肠，致生满胀之患。**《本草经解要》卷四**：绿豆气寒，禀天冬寒之水气，入足少阴肾经。味甘无毒，得地中正之土味，入足太阴脾经。气味降多于升，阴也。丹毒烦热风疹，皆属心火。绿豆入肾，气寒足以清心火，味甘可以解热毒，所以主之也。丹石之药性热，多服则热毒发动。其主之者，甘寒能解热毒也。奔豚者，心病也。心受火邪，而藏之于肝，肝受之而藏之肾，肾气上突如豚奔冲也。其主之者，寒可清火，甘可缓突也。热胜则肿，气寒清热，所以消肿。火性炎上，气热则炎上，气寒清热，所以下气，气寒所以压热，味甘所以解石毒也。皮性寒，故用之不可去皮。去皮令人小壅者，甘故也。

《本草思辨录》卷二：豆本脾家中宫之物，而绿豆皮寒肉平，是为由中达外以解热，故外科护心散，用绿豆粉使毒气外出，若肌肤之热毒，但须治肌肤者，更其所宜矣。世以绿豆解药误，不知绿豆能压热解毒，非能于无热毒之误药，亦化为乌有也。

【附方】**《本草汇言》卷一四**：治暑热霍乱。用绿豆五合，煮汤顿冷，调六一散三钱服。《方脉正宗》。○治用力人，劳扰烦热。用绿豆五合，人参三钱，煮汤一升，徐徐饮之。同前。○治风燥血热，大便结燥，小水赤涩。用绿豆一升，怀熟地四两，麦门冬五两，水五升煮汁，徐徐代茶饮之。○治金石丹火药毒，并酒毒、煤毒、烟毒为病。用绿豆一升，生捣末，豆腐浆二碗调服，一时无豆腐浆，用糯米泔顿温亦可。○解砒石毒。用绿豆五合，生捣末，取冬青叶一握，捣汁调服。

豆粉

【释名】真粉、润粉《宝庆本草折衷》。

【修治】**《日用本草》卷二**：绿豆粉，取豆浸，磨，滤过，澄清，垩干为粉。

【气味】味甘，性冷，无毒。《日用本草》卷二。

【主治】主益气，除热毒，发背痈疽，疮疖及汤火疮。解酒食毒。《日用本草》卷二。

【发明】**《食鉴本草》卷下**：绿豆粉味甘，凉、平，无毒。解诸热。熟者胶粘，难得克化，脾胃虚弱人、病者忌之。

【附方】**《食鉴本草》卷下**：小儿痘疹十余日，湿烂不结痂者。以干豆粉贴之。《痘疹方》。

豆芽

【气味】味甘，性凉，无毒。《养生食鉴》卷上。味甘，气平，无毒。《药性要略大全》卷四。

【主治】下妇人瘀血，治湿痹筋挛。《药性要略大全》卷四。解酒，清热明目，利三焦。但受郁浥之气所生，多食，发疮动气。《食物辑要》卷三。

豆叶

【气味】味苦，气寒，无毒。《本草汇言》卷一四。

【主治】主霍乱吐下，取叶捣绞汁，和少醋温服。《本草品汇精要》卷三六。

【附方】《药性全备食物本草》卷一：治消渴。捣绞汁，和少醋，温服。

《本草汇言》卷一四：治疗毒瘢疹，金石丹火诸毒及霍乱吐下。并绞汁和温汤饮之。《开宝》方。〇治风癣干疥。用绿豆叶捣烂，和米醋少许，用旧帛擦之。〇稀痘方。用绿豆、赤豆、黑豆、甘草各一两，共微炒为细末，用竹筒削去青皮，两头留节，一头凿一孔，以豆叶末入筒中，用杉木砧塞紧，黄蜡封固，外以小绳系之，投入腊月粪厕中，满一月即取出，洗净风干。每药一两，配腊月梅花瓣三钱，和匀，入纸封套内略烘干。儿大者用一钱，小者用五分，以霜后丝瓜藤上小藤丝煎汤调，空心服，一月服一次，永无痘患。《广笔记》。

豆皮

【气味】味甘、淡，性凉，无毒。《食物辑要》卷八。

【主治】解酒及厚味饮食热毒。《食物辑要》卷八。

白豆《开宝本草》

【集解】《食物本草》卷一：浙东一种味甚胜，用以作酱、作腐，极佳。北之水白豆相似而不及也。如黄、班等豆，《本草》不着，大率相类，亦不及也。

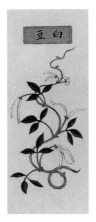

图 22-41-1 白豆
《品汇》

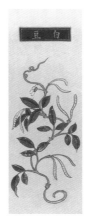

图 22-41-2 白豆
《食物》

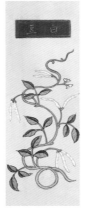

图 22-41-3 白豆
《雷公》

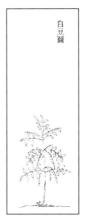

图 22-41-4 白豆
《草木典》

【气味】味咸，平，无毒。《宝庆本草折衷》卷一九。味甘，平，无毒。《饮膳正要》卷三。甘，淡，寒。《医林纂要探源》卷二。

【主治】能清肺。《医林纂要探源》卷二。通胃利肠活血，及入肾以治鬼疰。《本草求真》卷九。主益肾调中，暖胃肾之谷，肾病宜之。《医经允中》卷二二。

【发明】《绍兴本草》卷一二：白豆即豇豆是也。《本经》虽具主治，乃世作食品矣，未闻起疾，当云味甘、平、无毒是矣。嫩叶可作菜，亦非常食。处处种产之。《本草品汇精要》卷三六：白豆即今之豇豆也。蔓生，叶似扁豆叶而狭长，五六月开白花，作荚长尺许，每荚子有数枚，嫩时连荚作茹食之。至八九月实熟，北人采以和米作饭，故呼为饭豆也。其嫩叶可作菜食，生啖之亦佳。又一种苗、叶皆相似，但荚实紫黑为异，其疗疾之功亦无所稽。《本草求真》卷九：按据书载肾病宜食，并补五脏，暖肠胃，益气和中，兼调经脉。盖缘凡物质大则气浮，质小则气沉，味甘则中守，味咸则肾入。白豆质小味甘，故既能以入肾而治鬼疰。入血调经，复入大肠与胃。而使中和气益也。然必假以炒热，则服始见有益。若使仅以生投，保无呕吐泄泻伤中之候乎！须细详之可耳。

稆豆《本草拾遗》

【释名】细黑豆《本经逢原》、马料豆《本草医旨》、零乌豆《本草纲目拾遗》。

【集解】《救荒本草》卷下之前：稆豆生平野中，北土处处有之。茎蔓延附草木上，叶似黑豆叶而窄小，微尖，开淡粉紫花，结小角，其豆似黑豆，形极小，味甘。《本草纲目拾遗》卷八：《逢原》云：细黑豆，一名稆豆，俗名料豆。今人以饲马，故俗又呼马料豆。《杭州府志》：黑豆之细者曰稆豆，细而扁者曰零乌豆，俗名马料豆，可肥马。《从新》云：黑大豆之小者为马料豆，不知料豆虽小，而形长微扁，与黑豆形迥别，当另是一种。《纲目》稆豆下，仅载其能去贼风风痹，

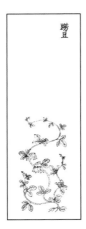

图 22-42-1 䝡豆
《救荒》

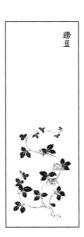

图 22-42-2 䝡豆
《博录》

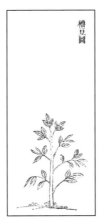

图 22-42-3 稆豆
《草木典》

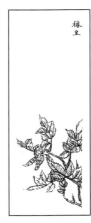

图 22-42-4 䝡豆
《图说》

治妇人产后冷血而已，其他一切功用，全未之及，为今补之。

【气味】甘、涩，性平。《药性切用》卷六。味甘、苦，性温，无毒。入脾经。《本草再新》卷七。

【主治】主贼风湿痹，妇人产后冷血。炒焦投酒中，名豆淋酒，能舒筋。《日用本草》卷二。此豆主妇人经行血病，产后血虚、血寒、血胀、血痛、血滞、血淋，炒焦，浸酒饮之。《本草汇言》卷一四。功专利水除痹。《得宜本草·中品药》。补肾解毒，活血除风。《药性切用》卷六。壮筋骨，止盗汗，补肾，活血，明目，益精，入肾经血分，同青盐、旱莲草、何首乌蒸熟，但食黑豆，则须发不白，其补肾之功可知。今人以制何首乌，取以引入肾经也。炒焦淋酒，治头风脚气，以其直达肾经血分。煮汁服，解乌、附、丹石药毒。《本草纲目拾遗》卷八。

【附方】《本草纲目拾遗》卷八：紫虚子吞豆法。益精补髓、壮力润肌、发白复黑，久则转老为少，终其身无痰病也。黑料豆淘净晒干，以净瓶装之，初服每日一粒，以白汤生吞之，次日吞二粒，每日加一粒，至百日吞百粒，从此每日吞百粒。但初起服之，肠胃未刚，每遇大便，须看豆化不化，如豆化，则渐加；倘未化，仍照旧勿加，必待食之能化，然后递加至百粒为度。《救生苦海》有嫦娥奔月方，与紫虚吞豆法同，但其法按太阴盈亏之数，初一日吞一粒，逐日加一粒，至望日十五粒而止，十六日又逐日减一粒，至晦日一粒而止，月初则又加起，与紫虚之法微有不同，并附以备用。煮料豆药方。老人服之，能乌须黑发、固齿明目。当归四钱，川芎、甘草、广皮、白术、白芍、丹皮、菊花各一钱，杜仲炒、黄芪各二钱，牛膝、生地、熟地各四钱，青盐六钱，首乌、枸杞子各八钱，同马料豆煮透晒干，去药食豆。又羲复方。马料豆五升，桑椹半斤，枸杞子四两，肉苁蓉半斤，竹刀切去筋。青盐、龙骨各二两，同豆煮熟，和药同晒干，贮罐用。常食大有补益。又方，吕逸儒传方：何首乌一斤，用马料豆汁煮，或老酒亦可，要九蒸九晒。枸杞一斤，酒蒸，用干药末捣匀晒。马料豆一斗，再用料豆五升煮汁，以汁煮豆晒干，九蒸九晒，或用好酒煮亦可。菟丝子一斤，酒煮晒焙。补骨脂一斤，酒洗焙。真川椒四两，晒烘。青盐二两，川牛膝一斤，酒煮焙。炼蜜为丸服之。又方：何首乌二斤，青盐一两，枣仁、杜仲、枸杞各二两，远志、小茴香、陈皮各一两，肉苁蓉、苡仁、香附、白茯苓、川芎各二两，五味子、牛膝、补骨脂、木瓜各一两五钱，归身三两，肉桂五钱，防己一两二钱，甘草八钱，小黑豆一斗，用水煎药数十滚，沥出渣，以药汁煮豆，汁尽为度，晒干，每服百粒，开水下。明太医刘浴德《增补内经拾遗》。延龄广嗣仙方。令人须发再黑、齿落更生、耳目聪明、手足便利、壮阳补肾、固本还元、多育子息、多增年寿，常服不断，可成地仙。凡肾虚目暗，上盛下虚者，尤为切合。怀生地酒制、何首乌酒煮、旱莲草、鹿衔草，真者绝少，用仙灵脾代之。以上各三两，按四时；干山药乳拌、白茯苓乳拌、当归身酒炒、真青盐，以上各一两，按分至；石菖蒲、菟丝子、肉苁蓉酒浸去膜、补骨脂、五加皮、骨碎补、淮牛膝、白甘菊、原杜仲酒炒断丝、枸杞子、蛇床子、槐角子、金樱子、覆盆子、川黄连、建泽泻，以上各五钱，按十六节。以上二十四味，俱合二十四气，除去青盐，锅内煎汁至半，沥渣，再将渣煎过半，沥清，冲和煎浓，入马料豆三升七合、女贞子一升七合，按阴阳二气、二至、二分，合年月日时周天度数，余一合半，以置闰，煮数十滚，将青盐研细，倾入同煎，以汁尽为度，取豆晒干，收贮磁瓶。每晨四钱，滚汤送下。如遇出门饥饿，即可嚼食代点。此豆谨按阴阳二十四气，合周天度数，制法得中和补益之妙。**四宝大神丹**。能治五劳七伤，服药后忌腥臭发物房事。马料豆五升，用混堂油制九次。黄芪八两，人乳制七次。白当归酒洗四两，金樱子二斗，去内子与毛，外去刺，淘净熬膏，临收时，加童便一二盏听用。右将前三味和金樱膏，丸如梧子大，每服三钱，桂圆汤下。《家宝方》。**明目补肾，兼治筋骨疼痛**。小红枣十二枚，冷水洗净，去蒂甘州枸杞子三钱，小马料豆四钱，水二碗，煎一碗。早晨空心连汤共食之。《不药良方》。**绝疟**。制首乌剩下黑料豆，可以绝疟。凡四日两头疟，用豆煎汤服即愈。**截三日疟**。常山、云苓、官桂、甘草、槟榔各三钱，小黑豆四十九粒，酒、水各二碗，慢火煎二碗，当晚先服一碗，盖暖而睡。留一碗，至次日，须将发前早两个时辰服，要热服盖暖，卧待疟至，至亦轻松，亦有当日而愈。愈后忌房事，戒食生冷、劳碌风霜，忌食鸡、羊、牛、蛋白、扁豆半月，永截不发。《祝穆效方》。**治疟**。槟榔、萝卜子、常山、甘草各一钱，红枣四枚，乌梅七枚，马料豆每岁一粒，水二碗，煎一碗服。忌三日荤油，永不再发。《秘方集验》。**痰喘气急**。用梨刌空，中心纳小黑豆令满，留盖合住扎紧，糠火煨熟，捣作饼，每日食之。《同寿录》。**中风口噤**。马料豆一升，煮浓汁如饴，含汁在口，即能言也。《文堂集验方》。**黑白丸**。治痞积，开胃消食，健脾补肾。马料豆、白蒺藜去刺各一斤，炒磨末，蜜丸梧子大，每服二三钱，开水送下。《百草镜》方。**治阴症手足紫黑**。黑料豆三合，炒熟，好酒烹滚，热服；加葱须同烹，更妙。《集验方》。**盗汗**。莲子七粒，黑枣七枚，浮麦、马料豆各一合，水煎服，三次愈。《文堂集验方》。**肾虚腰痛，并治阴亏目昏**。用腰式乌豇豆、马料豆各一两，煮汤，入盐少许，五更时乘热服。忌铁器。《活人书》。**阴亏目昏，老眼失明**。马料豆、甘枸杞、女贞子各十两，阴亏目昏，除女贞子。为末，炼蜜丸梧子大，早晚服二三钱，自效。《活人书》。**赤白带下**。白果去皮，煮熟蜜饯，每日清晨吃七枚，再食炒马料豆一两，白滚水送下，数日愈。**妊娠腰痛酸软**。马料黑豆二合，炒焦熟，白酒一大碗，煎至七分，空心下。《产家要览》。**治产后中风，口噤目瞪，角弓反张**。用黑料豆锅内炒极焦，冲入热黄酒内，服之立效。再服回生丹，全愈。姚希周《集验》。**华真君三豆汤稀痘**。绿豆、赤饭豆、马料豆等分，每日煮汤与小儿吃，出痘自稀。如遇痘毒，亦用此汤饮之，捣搽敷上，其毒自消。杨春涯验方。**痘风烂眼**。风烂眼用腌白梅一个，去核。入绿矾少许，川椒三十粒，以五铢钱二个夹之，用苎麻扎住，无根水浸洗自愈。若出痘得此症，再加马料豆，一岁一粒，投水中。《集验》。**眼药丸方**。用马料豆一升炒，蝉蜕四两，酒洗去头足。木贼草四两，去节。菟丝子一斤，炒。甘菊花四两，晒干。白蒺藜一斤，各为末，水法为丸，每服二三钱，晚服，滚汤下。如若年高，桂圆汤下。《周氏家宝》。**各种癣**。陈别驾彬，曾任太医院官，有治各种癣方：用马料豆，以瓦罐，不拘多少，装入罐内，罐口以铜丝罩格定，使豆不能倒出。然后用大高边火盆一个，盆凿一孔，将罐倒合孔上，四围以干马粪壅之，火燃罐底，盆底下用砖垫空，安碗一个接油。上火煨，罐内豆自焦，有油从盆底滴入碗中，色如胶漆，以此搽癣，三次即愈。**解药毒**。凡服药过多，以致头面浮肿、唇裂流血，或心腹饱闷、脐下撮痛者。用马料豆、绿豆各四两，合煎汁，连豆服，病好为度。**中附子、川乌、天雄、斑蝥毒**。马料豆煎汁服之，即解。《不药良方》。**稆豆叶治瘤**。《急救方》：颈后粉瘤，马料豆叶、辟麝香草，同捣敷患处，其瘤渐软渐消，破则手挤去粉，疙瘩不破，听其自消。

蟹眼豆 姚氏《食物本草》

【释名】**姚氏《食物本草》卷五**：蟹眼豆楚中多种之。粒小宛如蟹眼，故名。

【气味】味甘，平，无毒。姚氏《食物本草》卷五。

【主治】益脾胃，和脏腑。拌米中作饭充饥，备荒之物也。姚氏《食物本草》卷五。

豌豆 《本草拾遗》

【释名】蚕豆、寒豆《绍兴本草》、毕豆《本草求真》、留豆《植物名实图考》。

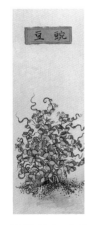 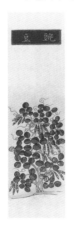 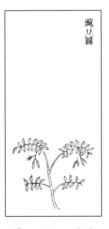 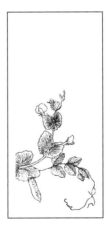

图 22-44-1　豌豆　　　图 22-44-2　豌豆　　　图 22-44-3　豌豆　　　图 22-44-4　豌豆
《品汇》　　　　　　　《食物》　　　　　　　《草木典》　　　　　　《图考》

【集解】《绍兴本草》卷一二：其豆如梧桐子，小而圆。其花青红色，引蔓而生。四月五月熟，世之有以为酱者。南人呼为蚕豆，又呼为寒豆，处处种产之。亦可代粮，固非专起疾之物矣。《经》注皆不载，今附米谷部中品之末。**《本草品汇精要》卷三七**：此种引蔓而生，花开青红色，作荚长寸余，其实有苍、白二种，皆如梧桐子差小而少圆，四五月熟。南人谓之寒豆。俭年亦可代粮，世亦取以为酱。近多水浸磨之，以乱蒸粉也。《绍兴校定》云：一名蚕豆。但丛生不作蔓，叶如慎火草而长大，沙绿色，三月内着荚如人指，其实甘美，煮食之益人。《植物名实图考》卷二：豌豆或作"䜺"，按《说文》训豆饴，非豆名。豌豆，李时珍以为即胡豆，然《本草拾遗》所云胡豆，非此豆也。古音义，胡多训大，后世辄以种出胡地附会其说，皆无稽也。豌豆叶皆为佳蔬，南方多以豆饲马，与麦齐种齐收。《广雅》：毕豆、豌豆，留豆也，本草中皆未著录。

【气味】味甘，平，无毒。《绍兴本草》卷一二。甘、咸，寒，滑。《医林纂要探源》卷二。

【主治】调顺营卫，益中平气。《绍兴本草》卷一二。解乳石毒，杀鬼疰心痛，益中气，调营卫，解寒热消渴，吐逆腹胀，止泻痢，利小水，通乳汁。多食，发气病。同羊肉食，补中气。《食物辑要》卷二。

回回豆《饮膳正要》

【释名】那合豆《救荒本草》。

【集解】《饮膳正要》卷三：出在回回地面，苗似豆，今田野中处处有之。《救荒本草》卷下之前：回回豆又名那合豆，生田野中。茎青，叶似蒺藜叶，又似初生嫩皂荚叶，而有细锯齿，开五瓣淡紫花，如蒺藜花样，结角如杏人样而肥，有豆如牵牛子微大，味甜。

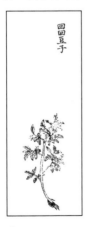 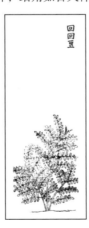 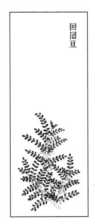 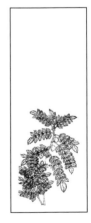

图 22-45-1 回回
豆子《饮膳》　　图 22-45-2 回回
豆《救荒》　　图 22-45-3 回回
豆《博录》　　图 22-45-4 回回
豆《图考》

【正误】编者按：李时珍曰：豌豆，"《饮膳正要》作回回豆。"恐非。

【气味】味甘，无毒。《饮膳正要》卷三。

【主治】主消渴。勿与盐煮食之。《饮膳正要》卷三。

罗汉菜 姚氏《食物本草》

【集解】姚氏《食物本草》卷七：罗汉菜产江西南昌府西山。叶如豆苗，正月采食。又生湖广黄安县三角山。昔有异僧种之而去。采宜净食，杂以荤腻，其味顿殊。

【气味】味甘，无毒。姚氏《食物本草》卷七。

【主治】主益胃，养精神，悦颜色，利小便。姚氏《食物本草》卷七。

蚕豆《救荒本草》　　　【校正】时珍云出《食物》，今据《救荒本草》改。

【集解】《救荒本草》卷下之前：蚕豆今处处有之。生田园中。科苗高二尺许，茎方，其叶状类黑豆叶，而团长光泽，纹脉竖直，色似豌豆，颇白，茎叶梢间开白花，结短角，其豆如豇豆而小，色赤荏，味甜。《植物名实图考》卷一：蚕豆，《食物本草》始著录。《农书》谓蚕时熟，故名。滇南种于稻田，冬暖即熟，贫者食以代谷。李时珍谓蜀中收以备荒。盖西南山泽之农，以其豆大而肥，易以果腹；冬隙废田，尤省功作，故因利乘便，种植极广，米谷视其丰歉，以定价矣。

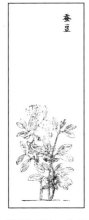
图 22-47-1　蚕豆《救荒》

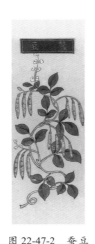
图 22-47-2　蚕豆《食物》

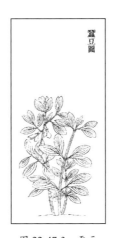
图 22-47-3　蚕豆《草木典》

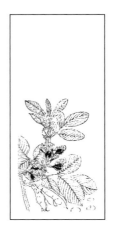
图 22-47-4　蚕豆《图考》

豆

【气味】味甘，温，气微辛。《食物本草》卷一。味甘、咸、辛，平，无毒。姚氏《食物本草》卷五。甘、咸，寒，滑。《医林纂要探源》卷二。甘、涩，性温。《药性切用》卷六。

【主治】主快胃，利五脏。《食物本草》卷一。补益中气，涩肠实脾，能已久泻。《药性切用》卷六。

【发明】《食物辑要》卷二：娄居中云：一人误吞针，以蚕豆、韭菜煮食。良久，针从大便出。《本草从新》卷四：此物补而闭涩，极易作胀，所谓快与和，安在哉？时珍曰：蚕豆本草失载，《积善堂方》〔万表《积善堂经验方》。〕言一女子误吞针入腹，诸医不能治，一人教令煮蚕豆同韭菜食之，针自大便同出，此亦可验其性之利脏腑也。洛谓针入腹中，必伤肠脏，盖肠迭腹中，其路甚远，纵有神丹，安能速之使出，而不伤肠脏哉？食韭菜取其纠缠裹在针外，蚕豆涩滞粘在韭上，协同护针，不伤肠脏尔。又有即此同胡桃肉食者，此则取其通利而欲其速下尔。蚕豆通脏腑之说非也。《重庆堂随笔》卷下：龙喜取之，故开花遇雷电，则不结实。海船内有蚕豆一粒，即不能出洋，龙欲取之也。航海者不可不知。

叶

【气味】苦、微甘，温。《食治广要》卷二。

【主治】酒醉不醒。油盐炒熟，煮汤灌之，效。《食治广要》卷二。

壳

【主治】荚壳烧灰，涂天泡疮神效。姚氏《食物本草》卷五。

【附方】《本草纲目拾遗》卷八：治痈。用油盐蚕豆壳一钟，麻油浸一周时，取起，将豆壳瓦上焙研为末，麻油调搽患处，立愈。《行箧检秘》。膈食。《指南》云：用蚕豆磨粉，红糖调食，数次即愈。小便久日不通，难忍欲死。蚕豆壳三两煎汤服之。如无鲜壳，取干壳代之。《慈航活人书》。黄水溜疮。凡大人小儿头面黄水疮，流到即生，蔓延无休者，用蚕豆壳炒成炭，研细，加东丹少许，和匀，以真菜油调涂，频以油润之，三日即愈。毛世洪《经验集》。治漏。用炒熟蚕豆壳磨末，每服三四钱，加沙糖少许，调服。《种福堂方》。秃疮。用鲜蚕豆捣如泥，涂疮上，干即换之，三五次即愈。如无鲜者，用干豆，以水泡胖，捣敷亦效。张卿子《外科秘方》。吐血。以新蚕豆壳四五年陈者妙，煎汤饮之，即愈。张卿子方。天泡疮。蚕豆黑壳，烧灰存性，研末，加枯矾少许，菜油调敷，一次即愈。

豇豆《本草纲目》

【释名】羊角、豆角《医林纂要探源》卷二、𧁸豆、𦫳豆《调疾饮食辩》。

【集解】《救荒本草》卷下之后：豇豆苗今处处有之。人家田园中多种。就地拖秧而生，亦延篱落，叶似赤小豆叶而极长，开淡粉紫花，结角长五七寸。其豆味甘。○紫豇豆苗人家园圃中种之。茎叶与豇豆同，但结角色紫，长尺许。味微甜。《调疾饮食辩》卷二：豇豆一名𧁸豆，一名𦫳豆。《纲目》曰：处处种之，蔓长丈余。叶本大末小。花有红、白二色。荚有红、紫、青、斑数种，俱长尺余，必两两并垂。子长而微曲，如人肾形。嫩时充菜，老则收子，可菜、可果、可谷。有二种：

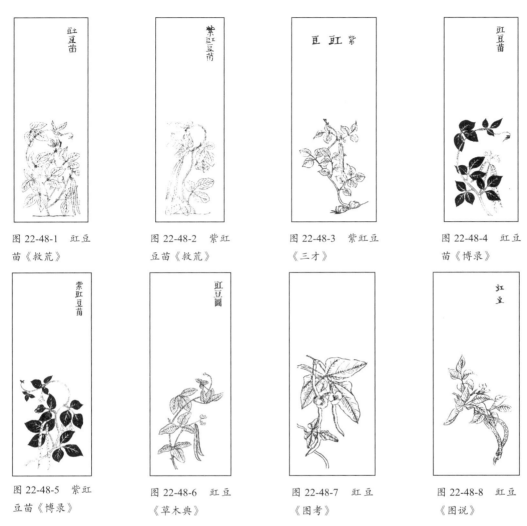

图 22-48-1　豇豆
苗《救荒》

图 22-48-2　紫豇
豆苗《救荒》

图 22-48-3　紫豇豆
《三才》

图 22-48-4　豇豆
苗《博录》

图 22-48-5　紫豇
豆苗《博录》

图 22-48-6　豇豆
《草木典》

图 22-48-7　豇豆
《图考》

图 22-48-8　豇豆
《图说》

一种宜风，必插竹引蔓使高，名豆荚棚，荚条直；一种不必晾风，就地铺满，层层相压，荚皆纠曲，极肥厚，名缠地豇。性能和藏府，止消渴。煮熟、日干不拘，素食、肉食俱可。子能补肾健脾，止吐泻。然亦不免壅气，中满者忌之。《袖珍方》云：能解鼠莽毒，煮汁灌之。鼠莽即水莽，又作，亦名断肠草，生水沟内，似马齿苋，北方最多，南方亦间有。人畜中其毒者必死。此方宜广传也。

豆

【气味】味甘、咸，性平。《饮食须知·谷类》。甘、咸，温。《医林纂要探源》卷二。甘、涩，性平。《药性切用》卷六。

【主治】治脾土虚弱，开胃健脾。久服令人白胖。《滇南本草》卷上。补肾解毒，润无滑肠之害。《药性切用》卷六。功专散血消肿，清热解毒，治消渴吐逆泄痢，便数。解鼠莽毒。《本草撮要》卷五。

根梗

【主治】根，捣烂，敷疔疮。○根梗烧灰，调油，搽破烂处，又能长肌肉。《滇南本草》卷上。

叶

【主治】治淋症。《滇南本草》卷上。

【发明】《夕庵读本草快编》卷三：豇豆《纲目》，豆色多红，而荚必双生，故名。豇豆味甘而咸，平而无毒，其开花结荚必两两并垂，有习坎之象也。其子微曲如人肾形之状。古人以豆为肾谷，以此当之，庶相近尔。且其性能生精髓而止消渴，敛泄痢而调小便，理中健胃，与他豆不同。或问既云补肾，又云健胃，何欤？《内经》谓胃为肾之上关，胃既得充，则饮食施化，肾受其益矣。故卢廉夫教人补肾每日煮豇豆食之，盖此义也。惟水肿者忌食，恐壅滞关门之故。《医林纂要探源》卷二：花有红白，荚必双生并垂，长者二尺，故名，豆似肾而色红，豇亦言红也。补心泻肾，肾之菜也。泻者，泻有余之邪也。豆似肾而荚双垂，故下入肾。渗水利便，降浊升清。凡蔓生远行者，多能通彻上下。瓜匏之类，蔓空茎脆，则通利水气而已。豆则蔓实茎韧，气劲而能升降气化，以上下于三焦，又不止行水已也。多食滑肠。下行速也。小儿食之，多完豆不化。《本草求原》卷一五：汁黑补肾，甘补中。平益肺气，和五脏，调营卫，止消渴、吐逆、泻痢，解鼠莽毒。或曰水肿、尿短者忌之。按咸平则金水合德，能行注节，岂有尿短反忌之理？存参。《草木便方》卷二：豇豆甘平坤体精，阴肿茎痛滋肾阴。消渴止痢通二便，藤叶捣涂蛇毒清。

扁豆《别录》

【释名】眉儿豆《救荒本草》、沿篱豆、蛾眉豆《上医本草》。

【集解】《绍兴本草》卷一二：扁豆亦类大豆，但其形扁而颇大，然分白黑二种，入方唯用白者。《救荒本草》卷下之后：眉儿豆苗人家园圃中种之。妥他果切蔓而生，叶似绿豆叶而肥大，阔厚润泽光俊，每三叶攒生一处，开淡粉紫花，结扁角，每角有豆止三四颗，其豆色黑，扁而皆白眉，故名。《药性粗评》卷三：白扁豆，其豆扁而不圆，故名。南北园圃处处有之。六七月采实。阴干。

豆

【气味】味甘，微温，无毒。《千金要方》卷二六。味甘，性微寒，无毒。《滇南本草图说》卷八。味甘，性微温，无毒。入脾经。《仁寿堂药镜》卷三。

【主治】和中下气。《千金要方》卷二六。但调和营卫，余无起疾之验。《绍兴本草》卷一二。治脾胃虚弱，心忪满闷，身热烦渴，伤暑伏热，口苦舌干，倦不思食。《宝

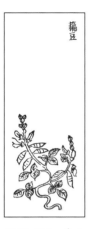

图 22-49-1　扁豆
《图经（政）》

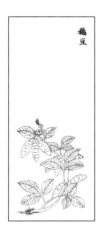

图 22-49-2　扁豆
《图经（绍）》

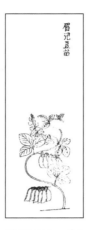

图 22-49-3　眉儿
豆苗《救荒》

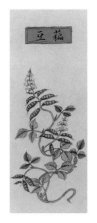

图 22-49-4　扁豆
《品汇》

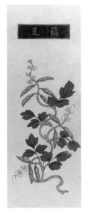

图 22-49-5　扁
豆《食物》

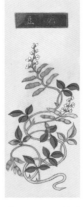

图 22-49-6　扁豆
《雷公》

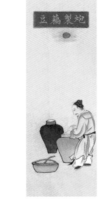

图 22-49-7　炮制
扁豆《雷公》

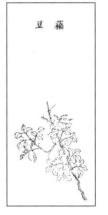

图 22-49-8　扁豆
《三才》

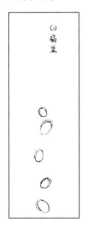

图 22-49-9　白扁
豆《原始》

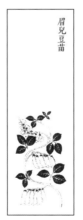

图 22-49-10　眉儿
豆苗《博录》

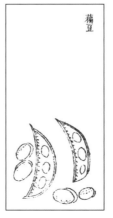

图 22-49-11　扁
豆《本草汇》

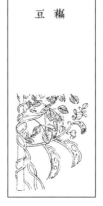

图 22-49-12　扁
豆《备要》

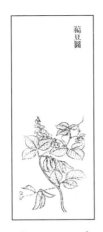
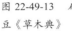
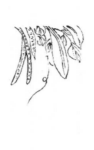
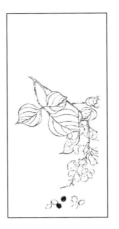
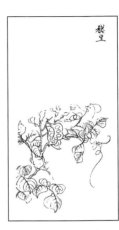

图 22-49-13　扁
豆《草木典》

图 22-49-14　扁
豆《滇南图》

图 22-49-15　扁
豆《图考》

图 22-49-16　扁
豆《图说》

庆本草折衷》卷一九。治脾胃虚弱，反胃冷吐，久泻不止，食积痞块，小儿疳疾。《滇
南本草》卷上。和中下气，消暑健脾，解酒毒，调五藏。《滇南本草图说》卷八。消暑气，
有解毒之能；和中气，有厚肠之益。《本草约言》卷二。

花

【主治】主女子赤白下。干末，米饭和服。○又取花之白者，亦入药，以疗
男子便浊。《宝庆本草折衷》卷一九。

叶

【气味】平。《千金要方》卷二六。

【主治】主霍乱吐下不止。《千金要方》卷二六。烧灰，搽金疮脓血。《滇南本草》卷上。
主霍乱，又吐痢后转筋，生捣研，以少酢浸汁服之。亦傅蛇虫咬。《本草集要》卷五。

根

【主治】治大肠下血，痔漏冷淋。《滇南本草》卷上。

梗

【主治】治风痰迷窍，癫狂乱语，同朱砂为末，姜汤下。《滇南本草》卷上。

【发明】《本草经疏》卷二五：扁豆禀土中冲和之气，其味甘，气香，性温、平，无毒。入
足太阴、阳明经气分，通利三焦，升清降浊，故专治中宫之病，和中下气，消暑除湿而解毒也。《本
草汇言》卷一四：白扁豆健脾清暑，《别录》和中益气之药也。李氏时珍曰：此药通利三焦，和
调五藏，能化清降浊，奠安中宫之病。故苏氏方止霍乱吐利，清瘴解毒，夏月香薷饮用之，六和

汤亦用之。不惟消瘅解毒清暑，而尤能利水实脾。如病水火互攻，变乱挥霍，仓卒暴发之疾，出甄权方取扁豆生捣，调温汤饮之，立定。此属脾之谷，得天地中和之正气故也。《颐生微论》卷三：扁豆甘温，与太阴相宜，故能通理三焦，升清降浊。须入他药为佐使，单食多食，反能滞气。《本草乘雅半偈》帙九：藊谐扁，门户之文也。若夏日在肤，蛰虫将去，坏户之象也。谐禾，嘉禾之菽，水藏之谷也。若冬日在骨，蛰虫墐户，君子居室之象也。观《永类钤方》，立固将堕将破之胞胎，则坏户墐户之义，真不待言语形容矣。至化炎敲成清肃，转摧拉就容平，更不待言语形容矣。若秋伤于湿，此即秋金骤敛，致中含濡湿耳。仍顺以时降，从微至著，肺气乃清，此秋气之应，养收之道也。《别录》主和中，即和中央长夏之土，藉火土授受之际，斯金火亡刑，乃得出而降，降而入，入复升，升复出，五行均等，运迭不竭，又不待言语形容矣。转夏成秋，化炎敲成清肃，此即点火成金，不烦另觅种子。《本草述》卷一四：扁豆二月下种，历春夏秋，而白露后乃更繁衍，且秋热便不易生，是其气皆归于金矣。然而味止于甘，仍即土以畅金之用者也。其气之腥香，亦土中之金也。虽然，繁衍于秋半，则又含有水气，诚如卢复所谓贯连三脏，故为和中下气之品也。夫以中土冲和，而具有金水相涵，又诚如时珍所谓能通利三焦，化清降浊者也。然此品之通利三焦，化清降浊者，实本于贯连三脏之义，以为传化，右他药所不能同，故消暑为对待之治。其除湿热而疗霍乱吐利者，固皆化清降浊，和中下气之能也，何以解草木诸毒？盖百物生于土，土故主甘，而即能解百物之毒，独以此功归之者，为土得木火以为体，而得金水以为用，其生化之气全也。所谓有益于脾胃者此耳。但视所主之味，如升降中气，如除湿，如除湿热，如益中土之虚，合于得宜者，而罔不奏效也。缪氏主治，参互可思。《本草求真》卷一：扁豆补脾除湿。扁豆专入脾。如何补脾，盖缘脾喜甘，扁豆得味之甘，故能于脾而有益也。脾得香而能舒，扁豆禀气芬芳，故能于脾而克舒也。脾苦湿而喜燥，扁豆得性之温，故能于脾而克燥也。脾土既实，则水道自通，三焦不混，而太阴暑湿之邪指太阴暑湿言。自尔克消，安能复藏于脾而有渴泻之病乎？但多食壅滞，凡仁皆滞。不可不知，子粗圆色白者佳。入药连皮炒研用，亦有浸去皮及生用者。《增订伪药条辨》卷二：洋藊豆颗粒较大，皮瘦色微赤，不堪入药。当以苏州所产色白者为胜，气味甘，微温。和中下气，止泄痢，清暑气，暖脾胃，除湿热，止消渴，方有功效。炳章按：藊豆，浙江杭州、湖州、绍兴出者，开白花，其实要白而有光，体饱满者佳。江南安庆、江西俱出。惟亳州出者，颗大扁形，名洋藊豆，为不地道。《本草思辨录》卷二：扁豆花白，实白，实间藏芽处，别有一条，其形如眉，格外洁白，且白露后实更繁衍，盖受金气之最多者。凡豆皆甘而入脾，故能于夏令湿盛脾弱之时，布清肃之令，复敦阜之气。此《千金》与《局方》治霍乱所以用实也。然其补脾之力极厚，必得脾受湿困而不腹痛不郁闷者，方与之宜。是则《别录》主霍乱吐下不止，不属之实而属之叶，固甚有道矣。夫霍乱者，阴阳清浊，二气相干。扁豆当盛热蕴隆，花尚未有，而其枝叶愈矗立不挠，是阴森之叶，与酷烈之日，各不相下，绝无妨害，用于清浊不调之霍乱，自然清者归清，浊者归浊。然则《唐本草》吐利后转筋，生捣一把入少醋绞汁，服立瘥者，可以证《别录》之不诬矣。俗称避暑扁豆棚下能作疟，甚至嫩豆亦多不以充蔬，此亦有故。扁豆以阴森之叶，御酷烈之日，而花白实白，全具金气，其不畏暑明矣。不相畏则相争，疟为邪正相争之病，故有所忌。豆壅脾气，更何以解。仲圣所以谓患寒热者不可食也。

【附方】《滇南本草》卷上：妇人吐酸，白带。烧酒炒黄，为末，每服三钱，开水下。○健脾方。扁豆四两（土炒），莱菔子一两（末），小黑豆一两（酒炒），共为末，每服三钱，开水下，或姜汤下。

《药性粗评》卷三：痢后转筋。凡吐痢后转筋不已者。扁豆叶一把，捣，以少醋浸取汁，服之立止，常试有验。赤白带下。妇女经脉不调，赤白带下者。白扁豆花干者，研末，米饮调下一钱匕，当止。

《本草汇言》卷一四：治老人脾胃不和，时作溏泄。用白扁豆、白术、山药、芡实、茯苓各四两，砂仁三两，俱炒燥，研细末。每早服六钱，加白糖一撮，滚水调服。《方脉正宗》。○六和汤。治霍乱吐利，气力软怯，或身热烦渴，阴阳不分，寒热交作，或伤食伤酒，或成疟痢。用白扁豆、厚朴、木瓜、茯苓、藿香各一钱，香薷二钱，砂仁、制半夏、杏仁、人参、甘草各五分，加生姜三片，红枣一枚，水二碗，煎七分，不拘时服。《澹寮》。○治伤暑吐泻，身热烦渴者。用白扁豆六钱，香薷一两，厚朴四钱，陈皮五钱，木瓜、甘草各八钱，水五大碗，煎二碗，顿冷服。《方脉正宗》。○治水肿。不拘大人小子。用扁豆三升炒黄，磨成粉。每早午晚各食前，大人用三钱，小儿用一钱，灯心汤调服。○治伤暑霍乱吐泻。取扁豆叶，捣汁一碗，凉饮立愈。《广笔记》。

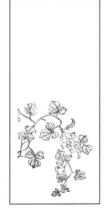

图 22-51-1　野扁豆《图考》

白眉豆《医方药性》

【气味】性甘。《医方药性·草药便览》。

【主治】补肾，去风。《医方药性·草药便览》。

野扁豆《植物名实图考》

【集解】《植物名实图考》卷一九：野扁豆长沙坡阜有之。茎叶俱似扁豆而小，开花亦如扁豆花而色黄；结扁角长寸许，子大如蒺藜。

【主治】洗无名肿毒。《植物名实图考》卷一九。

刀豆《本草纲目》

【集解】《救荒本草》卷下之后：刀豆苗处处有之。人家园篱边多种之。苗叶似豇豆叶肥大，开淡粉红花，结角如皂角状而长，其形似屠刀样，故以名之。

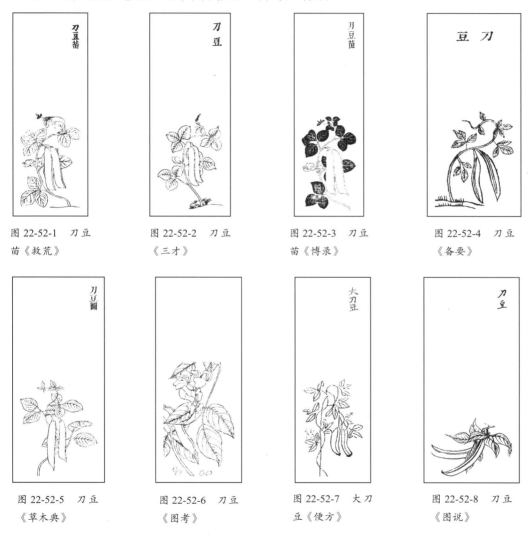

图 22-52-1　刀豆苗《救荒》

图 22-52-2　刀豆《三才》

图 22-52-3　刀豆苗《博录》

图 22-52-4　刀豆《备要》

图 22-52-5　刀豆《草木典》

图 22-52-6　刀豆《图考》

图 22-52-7　大刀豆《便方》

图 22-52-8　刀豆《图说》

豆

【气味】味甘，性温。《饮食须知·菜类》。甘、咸，温。《医林纂要探源》卷二。

【主治】温中止呃，煅存性服。胜于柿蒂。《本草备要》卷四。温中下气，利肠胃，治呃逆。炒炭，止吐血。《得配本草》卷五。能健脾。《校补滇南本草》卷上。

【附方】《本草纲目拾遗》卷八：治头风。《集听》云：刀豆根乃治头风之神药，每用须五钱，酒煎服。**治鼻渊**。老刀豆文火焙干为末，酒服三钱，重不过三服即愈。年希尧《集验方》。

壳

【气味】刀豆味甘，寒。《校补滇南本草》卷上。

【主治】治风寒湿气，烧灰，酒送下。《校补滇南本草》卷上。

【附方】《本草纲目拾遗》卷八：治腰痛。用刀豆壳化灰，好酒调服，外以皂角烧烟熏之。《万氏家抄》。牙根臭烂。刀豆壳烧灰，加冰片，擦涎出，即安。洪氏《一盘珠》。治久痢。用刀豆荚饭上蒸熟，洋糖蘸食，一二日即愈。《种福堂方》。治妇女经闭，腹胁胀痛欲死，并消血痞。陈年刀豆壳，焙燥为末，好酒服一钱，加麝香五厘亦妙。《经验广集》。喉癣。刀豆壳烧灰，以二三厘吹之，立效。《张氏必效方》。**杨梅疮**。当归、川芎、苡仁、木通、木瓜、生地、熟地、金银花、防己、防风、荆芥、黄蘗、白芷、知母、甘草、皂荚、猪苓去皮各二两，人参二钱，山红花、刀豆壳各五钱，硬饭团二两，水煎一锅浓汁，不拘时当茶服，忌鱼腥生冷，四剂全愈。《万氏济世方》。

鬼刀豆《医方药性》

【气味】性苦、甘。《医方药性·草药便览》。

【主治】散血止血。《医方药性·草药便览》。

黎豆《本草拾遗》

【释名】虎涉《本草拾遗》、虎沙、虎爪豆、貍沙、玉豆《医林纂要探源》。

【集解】《医林纂要探源》卷二：虎沙，○俗名虎爪豆。以数荚聚生，形似。通彻上下，而气不纯良。以其藤蔓最高，而荚有毛，则上能达肺，且腥气重，故食之多使人吐。其色黑味咸而体重，故下则入肾，下彻于足，而涌泉作痒。痒征，火之动也。貍沙，○一名玉豆。

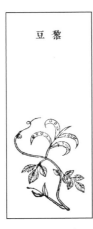
图 22-54-1　黎豆《备要》

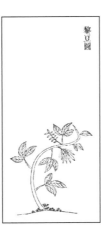
图 22-54-2　黎豆《草木典》

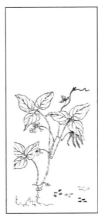
图 22-54-3　黎豆《图考》

似虎豆而形扁，色红白斑驳，荚硬，不可食。效同虎沙。**《植物名实图考》卷一**：黎豆或作狸豆。《本草拾遗》始著录。按《尔雅》：櫐，虎櫐。注：今虎豆，缠蔓林树而生，荚有毛刺，江东呼櫐。陈藏器谓子作狸首文，人炒食之。陶隐居所谓黎豆即此。细核其形，盖即固始所呼巴山虎豆也。细蔓攀援，花大如稨豆花，四五荚同生一处，长瘦如绿豆荚，豆细长如鼠矢而不尖。滇南即呼为鼠豆，盖肖形也。有白红黑花各种，花者褐色黑斑，殆即陈氏所云狸首文也。俗以红黑豆和米为粥，碾破为馄沙馅；白花者为豆芽，恐亦小豆别种。本野生而后种植耳。李时珍以櫐讹为狸，余谓古人谓黑为黎，而色杂亦曰黎。天将昕曰黎明，则明暗甫分也；面目曰黎黑，则赤与黑兼滞也。牛之杂文曰犁牛，犁、黎字古通用，文杂而色必晰，故物之划然者亦曰犁。然则豆之文驳而分明者，名之曰黎。亦宜。《书注》黎民、青黎皆训黑，秦改黎民为黔首，其义正同。《孔传》则训众，黎明或作迟明。《汉书》注黎训比，是皆异义。《尔雅正义》引《古今注》虎豆一名虎沙，似狸豆而大。又云：郭注《山海经》以櫐为虎豆、狸豆之属，狸豆一名黎豆，虎豆则虎櫐也。盖一类，以大小、色纹异名。

【气味】味甘、微苦，温，有小毒。姚氏《食物本草》卷五。甘，咸，温。《医林纂要探源》卷二。

【主治】主温中益气，多食令人闷。姚氏《食物本草》卷五。

造酿类51种

大豆黄卷《本经》

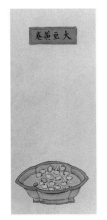

图 22-55-1 大豆黄卷《品汇》

图 22-55-2 大豆黄卷《雷公》

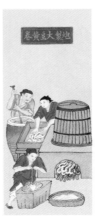

图 22-55-3 炮制大豆黄卷《雷公》

图 22-55-4 大豆黄卷《原始》

【集解】《绍兴本草》卷一二：大豆黄卷即黑豆芽蘖也。《本草元命苞》卷九：大豆为蘖，生芽采之，干暴。入方名为黄卷。

【修制】《本草品汇精要》卷三六：以大豆不拘多寡，先以井水淘净，堆置筐内，筐口封罨蒲草，外以缸覆之，令其温暖，每日频频汲水灌溉，候其发蘖，取出日干用之。

【气味】味甘，平，无毒。《千金要方》卷二六。

【主治】主久风湿痹，筋挛膝痛，除五藏胃气结积，益气，止毒，去黑痣面奸，润泽皮毛，宜肾。《千金要方》卷二六。主解酒毒、热毒，利三焦。《食治广要》卷八。理胃宽肠，消胀利水，除积热，散瘀血。《本草省常·谷类》。

【发明】《绍兴本草》卷一二：《本经》亦专具性味主治，诸方佐他药随宜用之。大率性与大豆不远矣。《太乙仙制本草药性大全·仙制药性》卷四：豆性和平，炒食则热，生食则寒。牛食之温，马食之凉。一体之中而有数等之效，且为食馔尤着多名。用治病邪亦称要剂。又杂牛肉同煮，能试瘟毒有无，无毒豆煮鲜黄，有毒豆变黯黑，免致中害，诚益世人。但搜补脾养胃之功，慨未有一言耳。古尝以菽名之，是亦伯叔之义，谓较诸谷亚之之辞。《本草汇言》卷一四：孟诜活血气，李时珍消水胀之药也。缪氏曰：豆，肾之谷也，有容物之量也。体质坚脆而性滑利，非米谷之柔纫壅滞之比。今水发为芽，启开通透发之机，所有陈故潜藏之气，以此沛然发露。若瘀血，若水胀，毋容负固而强恃矣。故蓐妇药中多用之，有行瘀血之妙也。水肿方中多用之，有行水之功也。仰思前古治湿痹久着，《神农本经》为筋挛膝痛，皆血与水气之所结也。其名曰卷，有卷舒发越之意，故《局方》牛黄清心丸，用此以去风痰，解烦郁，通心气，安神明昏乱，亦藉此开通发越之意云。《吴医汇讲》卷三：大豆黄卷，古人罕用。《本草》载其性曰治湿痹，筋挛膝痛，五脏不足，益气宜胃，破妇人恶血，除胃中积热，消水气胀满。即《金匮·虚劳门》薯蓣丸，于气血并补方中佐之，后之着方解者，有宣发肾气之论，亦未谓其发表也，近来误作表药者，其故何欤？盖因吾吴人喜服轻方，而昔之治病，俱于医家取药，有云马元仪先生预用麻黄汤浸豆发蘖，凡遇应用麻黄者，方开豆卷，俾病家无所疑惧，渠得药投中病，曲以两全，此心亦良苦矣。后医不明细底，竟认豆卷与豆豉同类，公然影射作为表剂，但肆中豆卷岂亦有麻黄汤浸发者乎？即以格致之理论之，豆得水而发蘖，或能些微宣湿，亦不能为通用表药也。若用二三钱之豆卷，即可表汗，世人以此为蔬菜者，每食盈簋，何不汗至亡阳耶？一笑！

【附方】《药性粗评》卷三：筋挛膝痛。凡患风湿筋挛膝痛，及欲养胃润肤者。黄卷一升，炒香，为末，每用一匙，空心温酒送下，日二三服，妙。

《本草汇言》卷一四：治周痹，邪在血脉之中，上下周身，痹闭不通，及胃中留滞，五藏结聚，或属风，或属水，或属血者。用大豆蘖一斤，炒香为末。每服一钱，温汤调下。《宣明方》。○治水气肿满喘急，二便闭涩。用大豆黄卷醋炒，大黄酒炒各等分，为细末。每服八分，葱、姜、陈皮各二钱，泡汤服，以利为度。○治老人痰火，咳嗽频发，胸胁满闷，百节攻痛，形羸气弱，饮食少进。用大豆黄卷一斤，晒干炒燥，为细末。每晚服一钱，黑枣泡汤调下。《方脉正宗》。

豉《别录》

【集解】《宝庆本草折衷》卷一九：淡豉（是义切）。今循张松加以"淡"字。○众方用者，名淡豆豉。出襄阳及钱塘、江南蒲州、陕府。蒸乌豆为豉，或以寒菹缲汤煮浸豆暴成。今处处皆能造之。

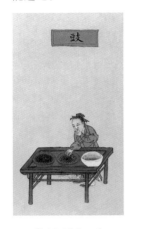

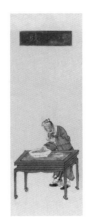

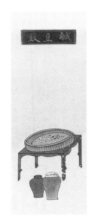

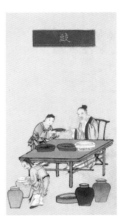

图 22-56-1　豉　　　　图 22-56-2　豆豉　　　　图 22-56-3　咸豆豉　　　　图 22-56-4　豉
　　《品汇》　　　　　　　《食物》　　　　　　　《食物》　　　　　　　　《雷公》

【修治】《太乙仙制本草药性大全·本草精义》卷四：取黑豆水渍，蒸烂香熟为度，取出摊置篮内，乘温热以架子每一层盛一篮，放在不见风处，四围上下用青草穰盖护之，如是数日，取开见豆生黄衣遍满，然后取出晒一日，次日温汤漉洗，以紫苏叶到碎拌之，烈日曝至干，然后用磁罐收贮听用。好者出自江西、钱塘，香美而浓，取中心者弥善。江南人作豆豉自有一种刀豆甚佳。《食物辑要》卷八：康伯造豉。用黑豆，以醋、酒拌蒸，曝干，和香油，又蒸曝。凡三次，加姜、椒末罨成。《医宗粹言》卷四：造淡豆豉法。大黑豆不拘多少，甑蒸香熟为度，取出摊置菜篮中，乘温热放在无风处，四围上下用黄荆叶或青穰紧护之，数日取开，豆上生黄衣已遍，取出晒一日，次日温水洗过，或用紫苏叶切碎和之，烈日曝十分干，磁器收贮密封。江西淡豉法六月六日用黑豆水浸一宿，蒸熟，摊席上，以簸扁盖之，三日一看，黄衣遍，晒干，簸去其黄衣，再用水拌得所，入瓶内筑实，桑叶塞口，泥封，日中晒七日，开曝一时，又以水拌入瓶内，如此七次，再蒸去火气，仍入瓶筑实，泥封则成矣。桑白皮二寸半，土瓜根三寸，大枣七枚，同研为细膏，早起化汤洗面及手，大去皱纹。又法：以黑豆煮烂，捞起，铺楼板上三寸厚，干草密盖二七，干，尽起黄衣，揭去草，取豆晒干七日，然后用。六月六日五更时，用河水洗去黄衣，乘湿入木桶内之，五日取出，晒极干，再以净器贮之，任用。《仁寿堂药镜》卷三：须如法自造为胜。大黑豆，择黑而小者，不拘多少，煮烂捞起，乘热铺在无风处，四围上下用黄荆叶紧护之。数日，取开，豆上生黄衣已遍，取出晒一日，次日温水洗过。或用紫苏叶切碎和之，烈日曝十分干，磁器收贮，密封听用。

淡豆豉

【气味】味苦、甘，寒、涩，无毒。《千金要方》卷二六。味苦、甘，寒，无毒。《宝庆本草折衷》卷一九。苦、涩、甘，寒。阴中之阴也，入手太阴、足太阴经。《本草汇》卷一三。

【主治】主伤寒头痛寒热，辟瘴气恶毒，烦躁满闷，虚劳喘吸，两脚疼冷。杀六畜胎子诸毒。《千金要方》卷二六。发伤寒之表，吐痰涎，除疸黄，治瘴气恶毒，烦燥满闷，虚劳喘吸，两脚痛冷。杀六畜胎子诸毒。极治伤寒发黄疸。《药性要略大全》卷四。解肌发汗，头疼与寒热同除。下气清烦，满闷与温癖并妙。疫气瘴气皆可用也，痢疾疟疾无不宜之。《本草汇》卷一三。

【发明】《绍兴本草》卷一二：豉乃大豆制而所成。《本经》及诸方各具主治之宜，但世之食品多用。以近世验之，即非必起疾之物。唯入方服饵致呕者，显然当云味苦、甘、咸，平，无毒是矣。《本草经疏》卷二五：豉，诸豆皆可为之，惟黑豆者入药。有盐、淡二种，惟江右淡者治病。经云：味苦，寒，无毒。然详其用，气应微温。盖黑豆性本寒，得蒸晒之，气必温。非丧温则不能发汗开腠理，治伤寒头痛寒热及瘴气恶毒也。苦以涌吐，故能治烦躁满闷。以热郁胸中，非宣剂无以除之。如伤寒短气烦躁，胸中懊侬，饥不欲食，虚烦不得眠者，用栀子豉汤吐之是也。又能下气调中，辟寒，故主虚劳喘吸及两脚疼冷。《本草汇言》卷一四：淡豆豉，治天行时疾，《药性论》疫疠瘟瘴之药也。王氏绍隆曰：此药受水湿署之郁积，腐涅酝酿。又气蒸日曝，周复七转，转沉重为轻浮，发腐臭为爽朗，去陈浊为新清，开幽闭为明畅，乃宣郁之上剂也。凡病一切有形无形，壅胀满闷，停结不化，不能发越致疾者，无不宜之。故统治阴阳互结，寒热迭侵，暑湿交感，食饮不运，以致伤寒寒热头痛，或汗吐下后，虚烦不得眠，甚则反复颠倒，心中懊侬，一切时灾瘟瘴，疟痢斑毒，伏痧恶气，及杂病科，痰饮，寒热头痛，呕逆，胸结腹胀，逆气喘吸，蛊毒，脚气，黄疸，黄汗，一切沉滞浊气，搏聚胸胃者，咸能治之。卢氏倘非关气化寒热时瘴，而转属形藏实热而成痞满燥实坚者，此当却而谢之也。观仲景栀子豉汤，则知邪乘表尽将里之胸而未成陷入之实，其证曰虚烦，心中懊侬，反复颠倒不得眠，身热不去者主之，则得之矣。《本草乘雅半偈》帙八：肾谷曰菽。菽者，众豆之总名。色黑者曰大豆，禀润下水大之专精，为肾水藏之主谷也。嵇康《养生论》云豆令人重，说者以为啖豆三年，则身重而行止难，故五谷形大而质重者唯豆。郁之成豉曰淡豉，配盐者曰盐豉。豉者幽豉。幽，谓造之幽暗也。盐豉食品，淡豉药物也。其质轻扬而臭香美，其味浓厚而性爽朗。此以润下沉重之水体，转作炎上轻扬之火用，复为肾火藏之主谷也。故秉火味之苦，水气之寒，从治冬气伤寒之寒气；转以火味之苦，佐治伤寒标阳之阳化者也。以冬气通于肾，肾主冬三月，此谓闭藏。设冬气化薄，或寒威凛冽，以致中伤天气者，如寒本专令则火灭，标阳炽盛则水消，故必从之以水，佐之以火。火炎水下，本寒自却，标阳自息矣。始于气伤化者，藉气胜之药物，从标以逆本，扬心液而为汗，后为气伤形者，仗味胜之主谷，从本以佐标，扬谷精而为汗。所谓汗生于谷，谷生于精，精胜则邪却矣。盖藏真通于肾，肾藏精血之气也。豉者肾之谷，大豆郁之以成豉。故从佐两肾水火以坚形，乃得驱冬气之寒风，从外而内者，还复自内而外。若寒本专令，与气伤气化，或标阳炽盛，虽气伤形层，而已成痞满燥实坚者，皆当逊而谢之。否则转致陷入，变生不测矣。读仲景先生栀子豉汤，则知虽涉形层之胸而未成陷入之实，其证曰虚烦、心中懊憹、反复颠倒不得眠、身热不去者主之，则得之矣。顾俾重从轻，重为轻根故也。用药施治，全藉使佐之指挥，乃可下之上，上之下，内之外，外之内，阴之阳，阳之阴，附诸方之为义，亦得之矣。《本草汇》卷一三：豆豉有咸淡二种，惟江右淡者治病，性本平凉，一经蒸晒，能升能散，得葱发汗，得盐止吐，得酒治风，得薤治痢，得蒜止血，炒熟止汗，下气调中，亦要药也。伤寒直中三阴，与传入阴经者，勿用。热结胸烦闷，宜下不宜汗，亦忌之。

《本草思辨录》卷二：淡豉，《别录》苦寒。李氏谓：黑豆性平、作豉则温，既经蒸罯，故能升能散。窃谓仲圣用作吐剂，亦取与栀子一温一寒，一升一降，当以性温而升为是。《别录》主烦躁，而仲圣止以治烦不以治躁。若烦而兼躁，有阳经有阴经，阳经则用大青龙汤、大承气汤，阴经则用四逆汤、甘草干姜汤、吴茱萸汤，皆无用淡豉者。盖阳经之烦躁，宜表宜下；阴经之烦躁，宜亟回其阳，淡豉何能胜任？《别录》以主烦躁许之，殊有可商。烦有虚有实，虚者正虚邪入而未集，故心中懊憹；实者邪窒胸间，故心中结痛。虽云实，却与结胸证之水食互结不同，故可以吐而去之。证系有热无寒，亦于肾无与。所以用豉者，豉苦温而上涌，栀泄热而下降，乃得吐去其邪，非以平阴逆也。张氏谓淡豉主启阴精上资，而邹氏遂以此为治伤寒头痛及瘴疠恶毒之据，不知其有毫厘千里之失。盖伤寒初起，与瘴疠恶毒，虽身发热，实挟有阴邪在内，故宜于葱、豉辛温以表汗，或协人中黄等以解毒。何资于阴藏之精。且淡豉亦何能启阴藏之精者，试煎淡豉尝之，便欲作恶，可恍然悟矣。淡豉温而非寒，亦不治躁，确然可信。邹氏过泥《别录》，遂致诠解各方，忽出忽入，自相径庭。○味厚则下趋易，或疑此与吐法不悖乎。不知吐宿食与吐寒饮不同，吐宿食自当少抑其上浮之性，虽抑之，而以苦温之淡豉，偶苦寒之瓜蒂，甘酸之赤豆，终必激而上行。且苦寒甘酸者杵为散，苦温者煮取汁，皆有一升一降，故拂其性以激发之义，安在不为吐法。邹氏于经旨方意，咸未彻悟，强为扭合，不免自误以误人矣。

【附方】《药性粗评》卷三：下痢。凡患血痢腹痛如刺者，豉一升，水渍才令相淹，煎一二沸，绞汁，频服，不差再服，甚效。辟瘟。凡值天行瘟疫，人所共染者，须预辟之，以豉不拘多少，炒香，常渍酒服之，一家服之，一家不染。中缓风。凡中缓风，四肢不收者，豉三升，水九升，煮取三升，分为三服，日再作，差。亦可酒渍，温饮之。止盗汗。凡伤寒汗出不止已三四日，胸中闷欲吐者，豉一升，盐一合，水四升，煎取一升半，分服，得吐而汗自止。

《本草汇言》卷一四：治伤寒一二日，初觉发热头痛，脉洪紧，无汗者。用淡豆豉五合，葱白二十茎，葛根一两，麻黄五钱，水三碗，煎一碗服，覆被取汗，愈。《肘后方》。○治大头瘟瘴。头痛发热，胸胀气急者。用淡豆豉八钱，连翘一两，生姜五片，葱白五茎，水五大碗，煎二碗半，徐徐服。《方脉正宗》。○治寒热瘟瘴如疟。于山林深谷中，四五六月，有病此者。用淡豆豉三钱，槟榔二钱，草豆蔻一钱五分，柴胡、大腹皮各一钱，生姜五片，水二碗，煎一碗服。同前。○治时疟腹胀，寒热，遍身疼。用淡豆豉五合，槟榔五钱，水二碗，煎一碗，得吐即愈。《肘后方》。○治血痢久不止，并治藏毒下血。用淡豆豉二两，大蒜肉一两五钱，火煨熟，共捣成膏，丸梧子大。每早服百丸，白汤下。王氏《博济方》。○治斑毒伤寒。用淡豆豉五合，赤小豆三合，生姜十片，水数碗，煎汁频饮。《方脉正宗》。○治乌痧恶气，刺血后，仍腹痛未止。用淡豆豉五合，荞麦三合，水三碗，煎汁待冷，频饮。○治痰饮头痛，寒热呕逆，如伤寒相似。用淡豆豉三合，制半夏五钱，茯苓三钱，生姜十片，水煎服。《方脉正宗》。○治中酒成病。用淡豆豉五合，葱白十茎，水二升，煎一升服。《千金方》。○治寒食气三邪，胸结腹胀。用淡豆豉五钱，厚朴、枳实姜水拌炒各四钱，木香一钱五分，川黄连一钱，水三碗，煎碗半，徐徐服。同前。○治逆气喘吸，因寒邪食积者。用淡豆豉一两，杏仁去皮研八钱，真紫苏叶五钱，生姜五片，水二碗，煎一碗服。《别录》方。○治诸般蛊毒。用淡豆豉五合，胆矾一钱研末，水三碗，煎二碗，温饮，随吐即愈。杨复方。○治脚气冷疼，肿胀。用淡豆豉五合，煮汁频饮，以渣敷足上。《肘后方》。○治黄疸黄汗。用淡豆豉五合，茵陈叶二两，生姜皮、猪苓各五钱，水五碗，煎二碗，徐徐服。《方脉正宗》。○治小儿偶触恶气，寒热昏闷。用淡豆豉捣成膏，团鸡子大，以摩腮上及手足心六七遍，又摩心胸脐腹六七遍，放地上，即瘥。《食医心镜》。○治小儿胎毒。用淡豆豉五钱，浓煎汁一钟，以小茶匙，徐徐与之。十日一制，周岁为期。《圣惠方》。○治痰积齁喘。用淡豆豉一两，捣如泥，入砒石末三分，枯白矾末二钱，丸绿豆大。每用冷茶送下七丸，小儿三丸。服时忌食热汤饮食等物半日。《方脉正宗》。○治妊娠胎动。用淡豆豉五钱，当归身三钱，白术二钱，水煎服。《子母秘录》。○治阴茎生疮。用淡豆豉捣烂如泥，和蚯蚓粪各等分，水调涂，干落即易。忌酒、蒜、椒、芥。《药性论》。○治殴伤，有瘀血凝聚，腹中满闷。用淡豆豉一升，水二升，煮十沸服。《千金方》。

豆黄 《食疗本草》

【集解】《太乙仙制本草药性大全·仙制药性》卷四：制黄末合炼猪膏为丸。

【气味】甘，温。《本草纲目易知录》卷二。

【主治】主湿痹膝痛，治五脏虚气。胃气结积堪除，精气虚劣能益。令人肥健，润泽肌肤。《太乙仙制本草药性大全·仙制药性》卷四。壮气力，润肌肤，填骨髓，补虚损。治湿痹膝痛，五脏不足，脾胃气结，不欲饮食。生捣，傅阴痒汗出。研末，水调傅打击青肿。《本草纲目易知录》卷二。

豆腐《日用本草》

【集解】《随息居饮食谱·蔬食类》：豆腐一名菽乳。○以青黄大豆清泉细磨，生榨取浆，入锅点成后，嫩而活者胜。其浆煮熟未点者为腐浆，清肺补胃，润燥化痰。浆面凝结之衣，揭起晾干，为腐皮，充饥入馔，最宜老人。点成不压则尤嫩，为腐花，亦曰腐脑。榨干所造者，有千层，亦名百叶。有腐干，皆为常肴，可荤可素。而腐干坚者甚难消化，小儿及老弱病后皆不宜食。芦菔能消其积。由腐干而再造为腐乳，陈久愈佳，最宜病人。其用皂矾者，名青腐乳，亦曰臭腐乳，疳膨黄病便泻者宜之。生榨腐渣炒食名雪花菜，熟榨者仅堪饲猪。豆腐泔水，浣衣去垢，一味熬成膏，治臁疮甚效。

豆腐

【气味】味甘，性寒，有毒。《日用本草》卷二。味甘，平。《食鉴本草》卷下。味淡、甘，性寒，无毒。《食物辑要》卷八。

【主治】宽中益气，和脾胃，下大肠浊气，消胀满。《食鉴本草》卷下。清热散血，宽中，下大肠浊气。多食，动气作泻，发肾邪及头风病。《食物辑要》卷八。

【发明】《日用本草》卷二：能发肾气、疮疥、头风，杏仁可解。《食物本草》卷二：又萝卜同食，亦解其毒。《药性切用》卷六：豆腐甘淡微寒，和胃清热，降大肠浊气。中寒者忌之。臭豆腐，降浊宽肠，较淡豆腐尤胜。惟市中俱杂石灰，则虽经久，成块性燥，不宜过食。《调疾饮食辩》卷二：豆因有油，故伤脾作泄。为腐则油去豆存，不为大害。《延寿书》乃云中豆腐毒，莱菔解之，夫豆腐有何毒？《食鉴本草》云能宽中益血，消胀满，和脾胃，则又何曾有其功？毁誉皆失其平。总之，无益且无味，病人不宜多食。惟火嗽久而不愈者，以石膏所取豆腐，煮老，豆腐不入油、盐，久煮则老。加糖霜，每夜食，颇效。又治休息久痢，醋煎豆腐，每夜食，不可用油。出《得效方》。有石膏、酸浆、盐卤、木叶各种取法，皆甚微少，入食料可不必拘。又豆腐浆，冷饮二三升，能解砒毒。

腐皮

【集解】《调疾饮食辩》卷二：豆腐皮，作腐时揭取浆面凝结之皮，不但无油，更精华之所萃也。

【气味】甘，淡。○轻清上浮，色白入肺。《医林纂要探源》卷二。

【主治】清肺热，止咳消痰。《医林纂要探源》卷二。诸病宜之，热病、津液枯少、病后大便常结及孕妇尤宜。素患产难者孕时宜多食。《调疾饮食辩》卷二。润心肺，和脾胃，宽中下气，降浊升清，利水生津，解酒止渴，清热舒郁，润躁除烦。又能散血调气，可达阳明，产后作蔬食尤良。《本草纲目易知录》卷二。

【发明】《本草纲目易知录》卷二：豆腐皮，须起锅带湿者，煮食良。若久干者，其质涩滞，务用水浸透，煮烂食。否，恐胃气壅滞而生变。历验。

豆腐乳

【集解】《调疾饮食辩》卷二：以豆腐滤干，罨生黄衣，入水，加酒糟、盐酱，藏久而腐熟。

【主治】体质消融，酥腻有如奶酪，不愧腐乳之名。且香美能引胃气，令人甘食，极宜病人。《调疾饮食辩》卷二。

【发明】《调疾饮食辩》卷二：世医乃重禁之，不可解也。

豆腐干

【集解】《调疾饮食辩》卷二：用布巾包豆腐滤干，或淡、或加盐、或酱油浸。

【主治】性与豆腐无异，而质硬难化则困脾，冷食尤甚，百病忌之。《调疾饮食辩》卷二。

【发明】《调疾饮食辩》卷二：世医反不禁之，尤不可解也。又一种作法，可数月不坏，行旅赍以致远，甚珍之。坚韧如牛革，更为劣物。

油豆腐

【集解】《调疾饮食辩》卷二：以豆腐入沸油煎，则发大如面之得酵。

【主治】最易消化，故不困脾作泄，与面筋同为素食佳品，和肉食亦佳。《调疾饮食辩》卷二。

【发明】《调疾饮食辩》卷二：豆腐所制食物，各处不同，难以悉数，大抵易化则宜，难化则忌也。

【附录】麻腐。姚氏《食物本草》：以芝麻捣烂去滓，入绿豆真粉煮熟，入瓦缸中，俟冷凝结如膏，油、盐、椒、姜、蔬菜调煮，为素品中佳馔。麻腐味甘，平。利肠胃，解热毒，滋益精髓，最利老人。

饭《本草拾遗》

【主治】寒食饭敷灭瘢痕，捣泥烂才妙。煮炒米汤饮润喉燥，去火毒良方。米炒熟，铺地面一时辰，使火毒去尽才煮，不然则反助燥渴。《太乙仙制本草药性大全·仙制药性》卷四。

【发明】《夕庵读本草快编》卷三：谷性不一，名亦各异。如炊长沙之米，五里闻香；爨菰粱之浆，五味适口；邓王入霍山而得饱青，即今之乌饭也；刘阮游天台令食胡麻，乃今之黑巨胜也。以荷叶烧饭出洁古之方，以玉屑为饭显异人之术。寒食饭可以灭瘢痕，新炊饭可以疗尿床。芥汤同煮，豁痰甚速；淡竹同煮，辟暑更良。此皆日用而兼养生治疾之法，未尝不妙尔。《许氏幼科七种·怡堂散记》卷下：近有吊米露之法，病不能食，以之代饭。予见饮米露者数人，病加而谷绝。米露之性，一团火气上升而出，与烧酒同。虽无曲蘖，其理一也。莫若以熟米作饭，饭成再入砂锅煮烂，夏布绞出饭汁，洁白如膏，浓厚和软，不难吞咽，冲和之性与粥饭同，胜于米露多矣。《调疾饮食辩》卷二：诸饭总说病人饭食，一欲其不改故常，则胃气安；病易治，药饵之外不必饮食为助，则饮食只如平时。一欲其顿改故常，则脏气变。病难治，或不能多服药饵，则视其合病之饮食，变更平日，以助药力。此不特粥饭，凡茶、酒、蔬、果、鱼、肉，皆宜如此。五谷虽曰中和，而稻、粱、黍、麦不一其种；南方、北方、水生、六生，不一其地；播种、收获，节候早晚，不一其时；则其性又安能画一也？然南人食米，北人食麦，均可滋生气血，长育子孙，亦且同登寿考，无方隅之异者，脏气习而相安也。平时既可养生，病时即可养病。而病人脾胃必逊于平人，南人米饭，平时爱食干硬者，病时即不宜，伤寒、热病之后尤不宜，稍易以滋软，则无弊矣；北人面饭，平时爱食炙煿者，病时亦不宜，内伤虚热之症尤不宜，或发以酒酵，或隔汤蒸煮，则无弊矣。而米面及诸杂谷之可为饭者，有极佳，有极不佳，医家、病家皆不可不知也。○米渣饭平人、病人总宜胃气充畅。胃气者，谷气也。今病而思食，胃气和也。医乃教人煮去米汁，或去二三次，然后予之，云米汁堵气，不知甘香之气味全无，所食乃米渣也。岂万病尽由气多。尔之医病，总欲病人气绝乎。无理不通，可恨可杀。○隔宿饭：饭以旋出甑为美，至隔宿必伤胃气，圣人所以食饐而餲不食也，可予病人乎？○再炊饭：虽不隔宿，至冷而复炊，亦不宜食，煠炒必干硬难化，重蒸则气味无存也。

【附方】《证类本草》卷二六：治蛟龙瘕。寒食饧三升，每服五合，一日三服，遂吐出蛟龙，有两头及尾也。《外台秘要》。

青精干石饭《图经本草》

【气味】味甘，平，无毒。姚氏《食物本草》卷五。

【主治】日进一合，不饥，益颜色，坚筋骨，能行。益肠胃，补髓，灭三虫，久服变白却老。姚氏《食物本草》卷五。

【发明】《调疾饮食辩》卷二：青精饭出陶隐居《登真隐诀》，云"神仙所食"，言颇荒诞。《拾遗》曰：乌饭，用南烛枝、叶捣取汁，浸粳米，九浸九蒸九曝，米粒紧小，黑如璧珠，作饭能益颜色，坚筋骨。按：南烛即南天烛，本肾家补药，坚筋骨之言或有可信。若今释家四月八日所作之青精饭，皆用糯米，采杂木叶染成青色，病人断不宜食。**《本草纲目易知录》卷二**：我婺乡人于四月八日造饭，复杂以五荤鲜味，拌蒸食。虽适口味，更非服食家所宜。

粥《本草拾遗》

【气味】味甘、淡，气平。《本草纂要》卷六。

【主治】粥能畅胃生津液。《医说》卷七。主咳嗽，下热气，调中。和杏人作之，佳也。《神农本经会通》卷四。入胃则易化。主扶元气，大助精神，上输于脾，水精四布，五经并行，下输膀胱，通彻小水，清利湿热。此吾身灌溉脏腑，荣养气血，有病可用之物也。《本草纂要》卷六。

【发明】《医说》卷七：张文潜《粥记》赠潘邠老，张安道每晨起食粥一大碗。空腹胃虚，谷气便作，所补不细，又极柔腻，与肠腑相得，最为饮食之良妙。齐和尚说：山中僧每将旦一粥甚系利害，如或不食，则终日觉脏腑燥渴，盖能畅胃气，生津液也。今劝人每日食粥以为养生之要，必大笑。大抵养生性命求安乐，亦无深远难知之事，正在寝食之间耳。或者读之果笑文潜之说。然予观《史记》，阳虚侯相赵章病，太仓公诊其脉曰：法五日死。后十日乃死。所以过期者，其人嗜粥，故中脏实，故过期。师言曰：安谷者过期，不安谷者不过期。由是观之，则文潜之言又似有证。后又见东坡一帖云：夜饥甚，吴子野劝食白粥，云能推陈致新，利膈养胃。僧家五更食粥，良有以也。粥既快美，粥后一觉不可说。尤不可说。《本草纂要》卷六：何期近时医家，以伤寒有热而禁绝谷味，致使饮汤不可到口，待热清而方与食也。殊不知元本有余，固可禁止，元本不足，反为所害。不若临症之时，果视有余之症，食结中膈，腹满大热，大便不通，恐与之食聚成胀满，诚为无益，固可禁止。设若元本不足，当此伤寒自汗自利而荣卫空虚，或津液乍亡而元气不续，或□□返阴而厥逆肢冷，或下后不止而大便遗泄，或汗后不收而津液结燥，或吐后自汗而脉来空脱，或类似伤寒而时行疫症，是皆可食之病类。谷味以养生，岂可禁绝谷味，而不与之食也？至若禁食日久，元本空虚，当下难下，当汗难汗，致使战而不复，下而生痰，遂致不救之患也。亦不知粥食之甚美，元虚之人，发汗而汗不来，饮可以助汗，行下而下不行，饮可以助下，此汗下之不可无者，而况于禁止之者乎？《药性纂要》卷三：仲景云，谷入于胃，脉道乃行。水入于经，其血乃成。汗者，本乎水谷之精气也。人以水谷入胃，熏蒸津液以资生，挤泌糟粕渣滓，而出于二便。日用之际，有谷不可无水，有水不可无谷，是以谓之饮食。然各随己之量，而因时以节度，故不可失时而饥渴，亦不可纵口而过伤，过与不及，皆致成病。若在病中，饮食尤宜善调，一须病人自己量腹而节所受，一须调理病者之人善为体贴而予之得当。若不当饮食而强进，则非惟无益而有损。当进而不进，则胃无取资，而中气益虚。予见近时人禀益薄，即微有感冒，多因劳伤里虚而致。每见人俱谓停食外感，不拘四时，辄号伤寒，无分老少，皆为禁食，遂令轻病日重，重病就危，乃求益于参、术，而仍不讲饮食调理之法，以致夭其天年，岂不可叹。要知外受风寒，内停饮食而病者，谓之两感，其人必身热无汗，不大便或胸满腹胀；伤食必恶食，若不恶食而思食者，虽有外邪，即不大便，亦未可竟为绝粒，但以糜粥养之，所谓大气一转，邪气乃散也。罗天益《宝鉴》云：粳、粟米粥气薄味淡，阳中之阴也。所以淡渗下行，能利小便。韩《医通》云：一人病淋，素不服药。予令专啜粟米粥，绝去他味，旬余减，月余痊。此五谷治病之理也。张来《粥记》云：每晨起食粥一大碗，空腹胃虚，谷气便作所补不细，又极柔腻，与肠胃相得，最为饮食之妙诀。大抵养生求安乐，亦无深远难知之理，不过寝食之间耳。古方用药物，粳、粟、粱米作粥治病甚多，今取其可常食者，集于下以备参考云。○谷入于胃，五藏六府皆受其气以养之，饭耐饥而缓于运化，粥易消而速于流行，故以药入粥相引同行于熟由之径，如置邮传命也。且惮烦服药者，用此无苦口之难，而得暗助之力，虽频不厌，诚良法耳。《调疾饮食辩》卷二：凡病腹中气胀，小便不利，渴者，烦者，水泄者，及表虚不能大发汗者，乘热尽量啜之，初觉胀满，转瞬即快然矣。厚者为饘、为餬，凡病脾胃虚寒呕泄者，乘热渐次啜之，其效皆捷于药饵。又极虚久泄肠滑，随食随出，百药不能止者，作夹饮粥，食之即止。其法：用未经油腻瓦罐入米煮，俟米熟汁出，捞去米，再入米煮极稠食之。是两次米汁俱在一粥之中，真能回元气于无有之乡。此而不效，乃真死症也。○《伤寒论》桂枝汤方后曰：啜热稀粥一升，以助药力，取微似汗，是以粥代麻黄、葛根也。神明变化，触类引伸，虽千百种亦奚不可？其各种粥，通用白粳米或籼米，惟热病用粟米，表虚、肺热用糯米、秫米。妙用总在热啜，尤须久煮极烂。盖诸药温凉补泻，性各不同，一饮下咽，总由胃气传布，病人胃气既不能速行，停留片刻，药之气味即殊。试观平人饮食，偶有不顺，转瞬噫出，即成酸水。故凡用药，行速则有功，行迟则无力。古法所以有人行十里、五里、一里之限也。若其停蓄不行，变为酸水，尚何功效之与有。惟以谷气助其胃，以热气速其行，而桴鼓之应，乃迥非汤剂所能及。此古人用粥治病之精理，千载无人道破者也。即使不以粥为药，亦必以食为天。水之与谷，实后天生命之原，无水谷，安望有生乎。今日禁人食粥之医，谓其堵气。请问此语见于何书、何人所说？尔自阅历以来，曾见何人受粥之害。盖彼不过借医糊口，何曾读书，不过人云亦云，何曾实有所见。虽死者目接于目，犹以为死于病耳。乌知其横遭饿死哉。愿遍天下医人，平心细绎之，清夜猛省之。

㷱 《本草拾遗》

【集解】《太乙仙制本草药性大全·仙制药性》卷四：河东人以麦为之，粗者为干糗粮。东人以粳米为之，炒干磨而成也。《调疾饮食辩》卷二：此或米或麦皆可作。吾乡以粳米蒸为饭，曝干炒之，名曝米。或冬月蒸糯米，俟冻过，然后曝炒，名冻米。或以大麦生炒，不必蒸曝，名焦麦，均可。硙为细面，汤泡，加糖蜜食。不再炊煮，取其便也，故为舜微时所食。

【气味】味酸，寒。《太乙仙制本草药性大全·仙制药性》卷四。味甘、苦，微寒，无毒。姚氏《食物本草》卷五。

【主治】除寒中热渴，更实大肠。○和水服之解热烦，止泄，实大肠，压石热，止渴。《太乙仙制本草药性大全·仙制药性》卷四。焦麦粉久食，最消腹中气胀。《调疾饮食辩》卷二。糯米炒汤泡食，厚肠胃，实大肠，耐饥补气。磨粉，水调服，固气止泻，坚大便，缩小便。《本草纲目易知录》卷二。

【发明】《调疾饮食辩》卷二：《拾遗》曰：性能健脾胃，解烦热，止泄利，实大肠。盖味甘气香，为脾胃之所爱，而与炒米之失其本性者，不可同年而语也。惟糯米作者难化。又固表，外感及中虚人忌之。俗以脂麻、黑豆、早糯米同磨粉食，名三合粉。云甚益人，则极不知物理者。《本草纲目易知录》卷二：吾乡以糯米为之，宜退火食，免热。○中满证忌。

面食 姚氏《食物本草》

【集解】姚氏《食物本草》卷五：馒头诸葛武侯任孟获，或曰蛮方多邪术祷神，假阴兵以助之，故彼俗杀人，以其头祭神。而武侯由此，惟用羊、豕炙，裹面以象人头祀神，故谓之馒头自此始。○小麦面和以村醪澄底浓厚者为之，谓之笼炊，轻松适口。今世宾筵所不可缺。

【主治】馒头：味甘、辛。主益脾胃，和脏腑。烧灰存性，消面积。馄饨：以水和面作皮，包菜、肉、糖、蜜等馅，汤炊煮熟，象混沌不正之义。今俗祀先者多用之。馄饨，味甘。五月五日吞五枚，压鬼邪。六月六日以茄作馅食之，疗百疾。饦饦：以面团煮熟食之，曰面饦饦，味甘。食之，养胃充饥，易于消化，多食不伤。姚氏《食物本草》卷五。

【发明】《调疾饮食辩》卷二：米粉索壅气，面索似不壅气。然未经发酵，令人作渴。多饮茶水，必破脾作泄，甚为腹胃之害。今人每遇有病，不论内伤、外感，必食此物。多入胡椒，辣味至不堪入口，云可以发散。甚或每日食之。其后虽遇明医，无可解救。而愚俗习为故常，不知归咎。五十年中，见死于此者，盖不止千百人矣。愿举世医人、病人猛省之，切戒之。推原其所以相习成俗之故，盖以病之中人，重症少，轻症多。轻症遇此，不过加重几分，未必尽死，遂自以为得计。若其症本重，未解表先伤其胃气，劫其营血，不死奚待哉。又市四擗为薄饼，切作条者，名切面。其助热发渴，伤中作泄之害同。又平人、病人食索面，不助热，不发渴法：煮须极熟，令如糜，则受水足，入胃中不能复受水，津液不被其渗，故不发渴，且受调和，又须略入醋一二匕，则面有所制，不助热，且倍添滋味。又须少用油，则不滑泄。今人食面，群嗜生食，好油腻，必不肯用醋，不可解也。○馎饦或作怀饦，又作不托。以小麦面入少油作饼，内包葱、韭，或糖或肉，煤食之，即《饼赋》牢九之类也。《丹铅录》曰：《饼赋》本作牢丸，乃汤饼也。《酉阳杂俎》有笼上牢丸，汤中牢丸。苏文忠误以真一酒对牢九具。然《归田录》引《饼赋》馒头、薄持、起溲、牢九，作久近之久，安知段成式非误以牢九为牢丸。吾乡呼烧饼，亦曰火烧。观其名，知性之热矣。虽无大损，不宜多食。○馄饨：馄亦作餫。以小麦面和绿豆粉作薄皮。包葱、韭或肉，瀹食。或不用包，切肉、菜如糜，和绿豆粉为丸，入汤瀹之。其来亦古，唐宋时有萧家餫饨、庾家餫饨。每晨食之，谓之头脑汤。虽无甚益，然汤瀹则不热不滞，必无损也。

糕《本草纲目》

【集解】**姚氏《食物本草》卷五**：糕以黍、糯合粳米粉蒸成，状如凝膏也。单糯粉作者曰粢。米粉合豆末、糖、蜜蒸成者曰饵。

【气味】甘，温，无毒。《食治广要》卷八。

【主治】粳米者，养胃厚肠，益气和中。糯米者，名粢糕，最难克化，损脾伤胃，小儿尤宜禁之。《食治广要》卷八。粳糕养胃厚肠，益气和中。糯糕益气暖中，缩小便，坚大便，效。粳者易消，糯者难化。《养生要括·谷部》。

【附方】**《本草纲目拾遗》卷八**：治痢。陈久年糕烧灰。

寒具《本草纲目》

【集解】**《食治广要》卷八**：寒具，即今馓子，一名捻头。林洪《清供》云：寒具，捻头也。以糯米粉和面，麻油煎成，可留月余，宜禁烟用。观此，则寒具即今馓子也。**《本草纲目易知录》卷二**：馓有数种，以麦粉和硙、白矾，作条入油内煎，俗名油条，又名油糍，以条搓作线团，作饼煎。《本草》名环饼，俗名面线。又以糯米粉作饼，油内煎，俗名糯米油糍。俱劫津液，动风助火，败胃生痰，勿多食。

【气味】甘、咸，温，无毒。《食治广要》卷八。

【主治】主利大小便，润肠，温中益气。《食治广要》卷八。

【发明】**《调疾饮食辩》卷二**：吾乡以小麦作者为油伞，糯米作者为油粢、油团、油饺。均用油煎食，困脾作泄，极非所宜。糯粉尤甚。然其来甚古，郑康成注《周礼》云：寒具，米食也。又晋桓元宴客，盛陈名画、法书，客有食寒具不濯手者，污其画。元大不怿，自是宴客不设寒具。

梅苏 姚氏《食物本草》

【集解】 **姚氏《食物本草》卷一六**：此出于人为者，以乌梅、紫苏叶合沙糖捣成膏子，或印成花鸟人物，馈遗致远，甚为杂味佳品。

【气味】味甘、酸，平。姚氏《食物本草》卷一六。

【主治】主消痰利气，生津液，止烦渴，退热，止呕开胃进食。姚氏《食物本草》卷一六。

粽 《本草纲目》

【集解】**《调疾饮食辩》卷二**：粽亦曰角黍，是以黍为之。今用糯米，裹以箬叶，如牛角形。五月五日设之，云屈原以是日溺死汨罗江，楚人怜其忠，投角黍以食蛟龙，免戕其尸也。一云蛟龙最畏糯米，故投之。性黏滞难化，病人勿食。

【气味】味甘，温，无毒。姚氏《食物本草》卷五。

【主治】白水煮者，补中，坚二便，与糕同性。亦粘滞难化，勿多食。端午日，取粽角尖，合截疟药良。咸水煮者，虽适口而助火生痰，动风停积，呆胃涩气，胃弱人少食，小儿尤宜禁之。《本草纲目易知录》卷二。

蒸饼 《本草纲目》

【集解】**《太乙仙制本草药性大全·仙制药性》卷四**：蒸饼即熟馒头，去皮渍水。○打糊调上焦药，为丸下咽即化。

【气味】味甘，气平，无毒。《本草汇言》卷一四。

【主治】一切伤折，寒食蒸饼不限多少，末，酒服之效。○治头上皮虚肿，薄如蒸饼状足裹水，以口嚼面傅之。《太乙仙制本草药性大全·仙制药性》卷四。温中健脾，消食化滞，和血止汗，利三焦，通水道。单面所造，酵水发成，惟腊月及寒食日蒸之，至皮裂去皮，悬之风干，以水浸胀，擂烂用。《本草通玄》卷上。功专消谷利水。得大蒜、淡豆豉治久淋。《得宜本草·中品药》。

【发明】**《本草汇·补遗》**：蒸饼，和脾之品，亦通利之剂也。故于淋症有功。营卫气虚，风邪袭入肠胃之间，以至便痢赤白，饮食不进，用以同御米壳，蜜丸化服。若治淋病，与大蒜、淡豆豉捣丸，汤下甚妙也。

舂杵头细糠《别录》

【气味】辛、甘，热。《本草述》卷一四。甘，平。《草木便方》卷二。

【主治】治卒噎。《医说》卷五。主治膈气噎塞。得人参、石莲治咽喉不利。《得宜本草·上品药》。利胃肠，下气消积噎膈良，臼内老糠能利产，磨消积块陈久强。《草木便方》卷二。

【发明】《绍兴本草》卷一二：《本经》虽不载性味，然固当同米性矣。止云主卒噎，盖借意为用而已。《医说》卷五：陶隐居云：食卒噎不下，刮取含之即去，亦是舂捣义尔。天下事理，多有相影响如此也。《太乙仙制本草药性大全·仙制药性》卷四：糠粃勿用筑枕，枕则令人损明，因火力倍常，切不可误犯。

【附方】《太乙仙制本草药性大全·仙制药性》卷四：治膈气咽喉噎塞，饮食不下。用碓嘴上细糠，蜜丸如弹子大，无时含一二丸，点汁。○令易产。以糠烧末，服方寸〔匕〕。

米粃《食物本草》

【集解】《食物本草》卷一：粃米，即精米上细糠也。《调疾饮食辩》卷二：诸谷粟之壳为糠，其近米之皮为粃。

【气味】味甘，平。《食物本草》卷一。

【主治】通肠开胃，下气，磨积块。制作糗食，延年不饥，充滑肤体，可以颐养。昔陈平食糠而肥。《食物本草》卷一。

【发明】《调疾饮食辩》卷二：此乃米之精华，实能益脾开胃，长肌肉，悦颜色。《史记》：陈平食糠核而肥。《晋书》：王戎子万有美名，少而大肥。戎令食糠，而肥愈甚。皆粃也。古人互称。或蒸或炒，熟拌糖、蜜，或拌猪肉汁食。病后虚羸，肌肤枯瘠者，极宜之。以此乃米之皮，故长肌肉、润皮肤之力多也。

谷芽《神农本经会通》

【集解】《神农本经会通》卷四：谷芽即稻谷芽。

【气味】味甘，气温，无毒。《神农本经会通》卷四。味甘，性平，无毒。《药性要略大全》卷四。味甘、苦，温，无毒。《医宗必读·本草征要》下。

【主治】养脾。《神农本经会通》卷四。养脾进食。《药性要略大全》卷四。养胃健脾，消食破积，顺气，能补能消。《食物辑要》卷八。消食健脾，开胃和中之要药。《医宗必读·本草征要》下。能健脾，使食自消而气自下；能和胃，使中自暖而热自除。《药镜》卷一。

【发明】《本草汇》卷一三：消食与麦芽同等，温中乃谷蘖偏长。○谷芽即大米谷水浸生芽者。具生化之性，故为消食健脾，开胃和中之要药。《顾氏医镜》卷八：谷芽甘、苦，温。快脾开胃，和中下气，消食化积。麦芽咸，温。入脾胃二经。炒黄、研。和中下气，消食化积。除烦闷，去胀满。消导之功。消化米面诸果食积，无积则消肾气。脾虚有积者，须同气药用。能堕胎，妊娠无故勿服。《神农本草经读》附录：凡物逢春萌芽而渐生长，今取干谷透发其芽，更能达木气以制化脾土，故能消导米谷积滞。推之麦芽、黍芽、大豆黄卷，性皆相近。而麦春长夏成，尤得木火之气，凡怫郁致成膨膈等症，用之最妙。人但知其消谷，不知其疏肝，是犹称骥以力也。

麦芽 《本草元命苞》

【气味】味甘，温，无毒。《本草元命苞》卷九。气温，味咸、甘，无毒。《医学统旨》卷八。

【主治】伐戊己，腐热水谷，温中焦，消化宿食，开胃。止霍乱，除烦祛痰。破癥结冷气，去心腹胀满。落胎孕，催生。水渍生芽为蘖，久服令人消肾。《本草元命苞》卷九。上焦之滞血，腹中鸣者用之。○化宿食，破冷气良。《本草衍义补遗》。治宿食停滞，胸膈胀满；破癥结冷气，霍乱；下气消痰，补脾开胃，宽肠化食，催生落胎；亦行上焦滞血，产后秘结，膨胀不通。胃气虚人宜服，以伐戊己腐熟水谷。又久食、多食消肾，戒之。《医学统旨》卷八。主治霍乱烦满，消渴膨胀，温中下气，消痰破结，催生落胎，消饮食。《药性粗评》卷三。

【发明】《药鉴》卷二：此剂代戊己土以腐熟水谷之要领也。气虚者，取粉服之，大补元气。盖五谷禀天地生发之气以养人也。麦而曰蘖，尤含生发之机于未尽露者也。故取粉服之，所以借五谷生发之气，以助育吾人之元气耳。此剂能行上焦之滞血，除腹中之雷鸣，惟其甘也，能补脾胃中之虚弱。惟其咸也，能软产后腹中之膨胀。《药性解》卷一：麦芽甘而且温，宜职中州。夫麦性泥滞，不过水浸生芽，气虽少清，性犹未化。功效何若是殊哉？全在多炒，使其性枯尔，不然是积食矣，岂复能消耶？丹溪云：大麦有火，能生热病，其芽能行上焦滞血，除腹内寒鸣，然多用久服，令人消肾。《分部本草妙用》卷三：麦性泥滞，水渍生芽，气虽少清，性犹未化。全在多炒，惟枯为佳。专消五谷之积，与神曲同功。《景岳全书·本草正》卷四九：麦芽，味甘、微咸，气温。善于化食和中，破冷气，消一切米面诸果食积。去心腹胀满，止霍乱，除烦热，消痰饮，破癥结，宽肠下气。病久不食者，可借此谷气以开胃。元气中虚者，毋多用此以消肾。亦善催生落胎。单服二两，能消乳肿。其耗散血气如此，而脾胃虚弱，饮食不消方中，每多用之何也？故妇有胎妊者，不宜多服。《本草汇》卷一三：麦芽，即大麦水浸生芽者，以谷消谷，有类从之义，无推荡之峻，但有积者能消，无积者久服则损肾消元。然须同白术诸药兼用，方为无害。初熟时人多炒食，有火能生热病，不可不知。造法同谷芽。《本草备要》卷四：大麦芽宣，开胃健脾；泻，行气消积。咸，温。能助胃气上行，而资健运，补脾宽肠，和中下气，消食除胀，散结祛痰，咸能软坚。化一切米面果食积，通乳下胎。《外台方》：麦芽一升，蜜一升，服，下胎神验。薛立斋治一妇人，丧子乳胀，几欲成痈，单用麦芽一二两炒，煎服立消，其破血散气如此。

【附方】《滇南本草》卷下：乳汁不通。大麦芽煎汤服。

《本草经疏》卷二五：快膈进食。麦芽四两，神曲二两，白术、橘皮各一两，为末，蒸饼丸梧子大。每人参汤下三五十丸。李绛《兵部手集》。产后腹胀不通转，气急，坐卧不安。以麦蘖一合，为末，和酒服，良久通转，神验。《妇人经验方》。产后青肿，乃血水积也。干漆、大麦蘖等分，为末。新瓦中铺漆一层，蘖一层，重重令满，盐泥固济，煅赤，研末。热酒调服二钱，产后诸疾并宜。丹溪方。产后回乳。产妇无子食乳，乳不消，令人发热恶寒，用大麦蘖二两炒，为末。每服五钱，白汤下，甚良。

蘖米《别录》

【集解】《本草衍义》卷二〇：蘖米，此则粟蘖也，今谷神散中用之，性又温于大麦蘖。《宝庆本草折衷》卷一九：自古以蘖米立条，诸方以谷蘖称之。《唐本》注谓用稻，稻即糯也。寇氏乃谓用粟。今人用粳者亦多。然稻也、粟也、粳也，均之为谷也。蘖中之米，通可入药，宜诸方总以谷蘖称也。《本草汇言》卷一四：蘖米，粟芽、谷芽、麦芽，三种通称。

【气味】味苦，微温，无毒。《千金要方·食治》卷二六。

【主治】主寒中，下气，除热。《千金要方·食治》卷二六。除烦热如神，消宿食效捷。寒中下气仙方，开胃助脾妙剂。○悦泽颜色，用米脂和傅面涂之效。《太乙仙制本草药性大全·本草精义》卷四。

【发明】《本草汇言》卷一四：粟芽消宿食，下结气之药也。谷芽消宿食，行滞气之药也。麦芽消宿食，和中气之药也。按：皇甫心如稿三芽功用，皆主消宿食，化滞气，散时行湿热寒三气为瘴，心腹胀满，发痰发热，食饮不进者，三物并皆治之。凡一切米面食积，服此立消。为汤剂，为散子，为丸药，三物皆可充用。○王少宇曰：此三芽俱炒黄，磨细粉合用。每早晚和白糖少许，白汤调食数钱，于老人小儿脾胃不和者极相宜。胜如八珍散子。《本草乘雅半偈》帙八：稻、黍、稷、麦、菽曰五谷，皆可区萌达蘖也。蘖者，生不以时，人力为可耳。此从艮而震，自癸而甲，由终而始矣。《经》云：五谷为养，各有专司。当别五谷蘖，合五藏神，物各从其类也。

饴糖《别录》

【集解】《太平御览》卷八五二：《说文》曰：饴，米蘖煎也；饧，饴，和馓也。《释名》曰：饧，洋也，煮米消烂洋洋然也；饴，小弱于饧，形怡怡然也。《汤液本草》卷六：以其色紫凝如深琥珀色，谓之胶饴。色白而枯者，非胶饴，即饧糖也，不入药用。中满不宜用，呕家切忌。《日用本草》卷八：饴糖北人为饧。粳米、粟皆可造。入药当用糯米者，熬令稠厚如蜜，建中汤用之。〇稀者名饴，干者名饧。《药性粗评》卷三：乃米麦所造而成。亦有单用麦者，以麦不拘多少，水润湿，待芽长成块，乃分碎，水浸一夜，去渣，取汁炼之，候稠凝，取出贮之。《本草原始》卷五：饴糖北人谓之饧。糯米、粳米、黍、粟米、蜀秫米、大麻子、枳椇子、黄精、白术，并堪熬造。惟以糯米作者入药，粟米者次之，余但可食耳。

【气味】味甘，微温，无毒。《千金要方·食治》卷二六。气温，味甘，无毒。入足太阴经药。《汤液本草》卷六。味甘，寒，无毒。《日用本草》卷八。

【主治】补虚冷，益气力，止肠鸣、咽痛，除唾血，却卒嗽。《千金要方·食治》卷二六。补虚乏，止渴；健脾胃，消痰。去留血，益气；润五脏，调中。消打损瘀血，止劳伤痰嗽。湿如厚蜜者佳，凝强牵白不尔。《本草元命苞》卷九。

【发明】《文昌杂录》卷一：昔在金陵，有一士子，为鱼鲠所苦，累日不能饮食。忽见卖白饧者，因买食之，顿觉无恙。然后知饧能治鱼鲠也。后见孙真人书，已有此方矣。《本草衍义》卷二〇：饴糖即餳是也，多食动脾风，今医家用以和药。糯与粟米作者佳，余不堪用，蜀黍米亦可造。不思食人少食之，亦使脾胃气和。《医说》卷五：食饴至噎。吴廷绍为太医令，烈祖因食饴喉中噎，国医皆莫能愈。廷绍尚未知名，独谓当进楮实汤，一服疾失去，群医默识之。他日取用皆不验，或扣之。答曰：噎因甘起，故以楮实汤治之。《南唐书》。《本草发挥》卷三：成聊摄云：《内经》曰：脾欲缓，急食甘以缓之。胶饴、大枣之甘，以缓中也。海藏云：此即湿饧糖也。以其色紫如深琥珀色，故谓之胶饴。色白而枯者，即干饧糖也，不入药。中满者不宜用，呕家切忌之。为太阴药。仲景谓呕家不可用建中汤，以甘故也。丹溪云：饴属土，成之于火，大发湿中之热。《衍义》云：其动脾风，是言其末而遗其本也。《本草原始》卷五：《集异记》云：邢曹进，河朔健将也，为飞矢所中，钳之不动，痛困俟死。忽梦胡僧，令以米汁注之必愈。广询于人无悟者。一日一僧丐食，肖所梦者。叩之，僧云：但以寒食饧点之。如法用之，清凉，顿减酸楚，至夜疮痒，用力一钳而出，旬日而瘥。《医宗必读·本草征要下》：饴糖虽能补脾润肺，然过用之，反能动火生痰。凡中满吐逆，酒病牙疳咸忌，肾病尤不可服。《本草述》卷一四：饴糖之用，类以为甘能补脾，又能缓中而已。夫甘味之如是奏功者，何独一饴糖？而建中汤乃必需之，且稻之味独非甘乎？又何取于熬煎以成饴者乎？试取陶贞白以和润为优，合于卢复宛似水谷入胃酝酿作汁之说，因悟天生五谷，分养五脏，如稻之甘者，自是脾谷，而为脾益，乃从烹炼之余，使气温者更为大温，俾畅中土生发之气，即从气取汁变化精微和而且润，俾中气之生者，能化若痰之凝血之瘀，此味固以化液化血者，对待之液能化则气益生，此胃气之所以和，而虚乏之所以能补也。岂徒执甘补脾缓中套语，谓足以表其功哉？

【附方】《医说》卷五：甘露汤。治翻胃呕吐，快膈进食。用干饧糟头六分，及和皮生姜四分，并杵烂细，团为饼，或晒或焙令干。每十两，入炙甘草二两同碾细。当以二钱，沸汤入盐，无时点服。○盖饧糟者，蘗米之余力尚存，复有甘味，又得生姜辛而温，故成其效。《经验方》。

《饮膳正要》卷三：小儿误吞钱。取一斤，渐渐尽食之，即出。

《药性粗评》卷三：丹毒。丹者，恶毒之疮，五色无常，蜜和干姜末傅之。《肘后方》。○面斑。凡面生斑者，以茯苓末和白蜜涂之，七日后便差。便结不通。凡患热病，大便不通，体弱不可服药者，以蜜微火煎，令凝稠可丸，作一指大，长三寸许，用清油涂之，纳下部，须臾大便涌出，不损人。少年发白。凡少年头中白，非血衰也，乃世俗所谓蒜发耳，拔去白者，以白蜜涂其孔中，即生黑发。另方凡发不生者，取梧桐子捣取汁，涂上，亦生黑发。误吞骨鲠。凡食鱼及他物，有鲠喉中者，以蜜炼成稠丸，吞之，当下。饴糖亦可炼吞。打扑血瘀。凡被打扑及坠跌成伤，腹内有瘀血者，以饴糖和酒热服之，当下，不下再服。

《本草汇言》卷一四：小建中汤。治伤寒里气虚寒，腹中急痛。用饴糖三钱，桂枝、白芍药各一钱，甘草七分，生姜五片，大枣五枚。仲景。○治误吞稻芒骨鲠之类，隔拒喉间。用硬饧糖搓成弹丸，吞之即下。《简便方》。○治服药过剂、闷乱者。用饧糖，食数片即安。《千金方》。○治胎坠不安。用饴糖五钱，以砂仁泡汤化服。○治大人小儿顿咳不止。用白萝卜捣汁一碗，饴糖五钱蒸化，乘热缓缓呷之。○治大便干结不通。用饴糖捻成指头大，用香油涂拌绿矾末，塞谷道内即通。

沙糖《唐本草》　　【校正】《本草纲目》原入果部，今移此。

【集解】《绍兴本草》卷一四：沙糖出自甘蔗，煎制而成，固非疗病之物。然善利大肠，当云味甘、微寒、无毒是矣。闽广、蜀川皆有之。又糖霜一种，乃煎糖之精英也，然其性一矣。《宝庆本草折衷》卷一八：出蜀地，及江东、西戎。○又云：出泉、福、吉、广州，榨甘蔗汁煎作。○忌鲫鱼、葵及笋。○续附：糖霜，黄鲁直云，一名崔霜。望之云：一名□冰，出遂宁。○又出广地者名竹枝霜，于冬月储沙糖净器中，蘸以竹枝，结而成霜。○《云麓漫钞》云：大食国多石山，秋时露降，朝阳曝之，即成糖霜，盖甘露也。各是一物，偶然同名，今未之见。《太乙仙制本草药性大全·本草精义》卷四：沙糖即甘蔗汁煎熬而成者。出江南、闽广。霜下后或立冬后将甘蔗槌碎，筜其汁煎熬炼至紫黑色而止，惟蜀川作之荻蔗，但堪啖。或云亦可煎稀糖，商人贩货至都下者获蔗多而竹蔗少也。出蜀及岭南为胜，并煎为沙糖，今江东甚多，而劣于蜀者，亦甚甘美，时用煎为稀沙糖也。

【气味】味甘，微寒，无毒。《绍兴本草》卷一四。味甘，性微温，无毒。《养生食鉴》卷下。

【主治】主心腹热胀，止渴，明目。《饮膳正要》卷三。主冷痢，润心肺，杀虫解酒毒。《日用本草》卷八。主心肺大肠热，和中助脾。《本草集要》卷五。润心肺燥热，止嗽消痰，解酒和中，助脾气，缓肝气。《养生食鉴》卷下。

【发明】《食疗本草·沙糖》：功体与石蜜同也。多食令人心痛。养三虫，消肌肉，损牙齿，发疮，不可多服之。又，不可与鲫鱼同食，成疳虫。又，不可共笋食之，〔使〕笋不消，成症病，心腹痛，〔身〕重不能行履。《宝庆本草折衷》卷一八：沙糖本寒，复感阴气，凝结成霜。其寒当倍矣，故《杨氏方》治咽喉肿痛，及眼热疼，并资以佐药。然色或黄或赤，坚亮而泽，其块之大小亦皆不定。《本草汇言》卷一五：方龙潭和中暖胃，活血行瘀之药也。梅青子曰：此系蔗汁煎炼至紫黑色而成，则寒质而转为热体矣。故方氏称为和中暖胃，则呕泄诸证，属虚寒者，往往与乌梅煎汤，饮之立安。又如产后恶露不尽，瘀滞攻痛，与山查、干姜煎汤饮之，立止。又如北方多食烟火，有中毒者，与绿豆、灯心煎汤饮之立消。但甘温发热，多食反致动火生痰，小儿多食，则病疳损齿、生虫发黄等害。如西北地高多燥，服此有益。东南地下多湿，食之有助消也。《冯氏锦囊秘录·杂症痘疹药性主治合参》卷八：乃榨甘蔗汁晒之，凝如石，而体甚轻。味甘，气寒。其用在脾，故主心腹热胀，除热生津止渴，及咳嗽生痰也。多食亦能害脾，以味太甘耳。黑砂糖，乃蔗汁之清，而煎炼至紫黑色，味亦甘，寒，功同白蜜。但冷利过之，且有润燥和血，消瘀化滞之功，故产妇用此冲汤和酒服之者，取其消瘀也。小儿丸散用此调服者，取其化滞也。多食损齿生虫，发疳胀满，令人心痛。食同葵笋、鲫鱼，变生疳澼。《调疾饮食辩》卷四：沙糖蔗性本温，煎炼成糖则近热。《唐本草》谓其冷利，治心腹热胀，大谬。《食疗本草》曰：性温不冷，多食令人生长虫，消肌肉，助胀助呕，发疮。同鲫鱼食生疳虫，同笋食成积。凡疳虫、胀满呕吐及齿病人忌食。而其为用，《纲目》云：和中助脾，缓肝气。盖温则能和，甘则能缓，凡腹中急痛，宜沙糖泡水热服，加木香或枳壳尤妙。又能破血，妇人产后血滞，宜搅热酒服二三次，但不宜多。

【附方】《太乙仙制本草药性大全·仙制药性》卷四：治腹紧。白糖以酒二升煮服，不过再差。

《本草纲目易知录》卷三：治产后腹疼，瘀血不下，少腹块痛。砂糖一两，查肉五钱，拌匀，入锅内炒焦起烟，入酒水各一碗，煎数沸，取起滤去滓服，或用煎生化汤服之，更良。

紫沙糖《食物辑要》（即：赤沙糖）

【集解】《寿世秘典》卷三：榨甘蔗汁煎成紫色，谓之紫沙糖，法出西域。唐太宗始遣人传其法入中国，以蔗汁过樟木槽，取而煎成。稀者为蔗糖，凝结有沙者为沙糖。漆瓮造成如石、如霜、如冰者，为石蜜、为糖霜、为冰糖。

【气味】味甘，性寒，无毒。《食物辑要》卷八。味甘，性温，无毒。《养生食鉴》卷下。

【主治】解酒，和中，助脾，缓肝气，润心肺大小肠。治心腹热，口渴痰嗽。《食物辑要》卷八。治心腹热胀，口干渴，解酒毒。大小肠热燥，调水食良。《养生食鉴》卷下。

【发明】《食物辑要》卷八：多食，令人心痛，生长虫，消肌肉，损齿，发疳。同鲫鱼食，生疳虫。同葵菜食，成流癖。同笋食，成瘕，令身重不能行。《本草汇》卷一四：沙糖，蔗汁之清而炼至紫黑色者。虽云与白者同功，然而不逮白者多矣。既经煎炼，则未免有湿热之气，故多食能损齿生虫，糖生胃火故也。发疳胀满。与鲫鱼同食成疳虫，与笋同食，不消成癥，身重不能行。今人每用为调和，徒取适口，而不知阴受其害矣。但其性能和脾缓肝，故治脾胃及泻肝药中，用为先导。《本草》言其性寒，苏恭谓其冷痢，皆昧此理。作汤下小儿丸散者，非也。《本草从新》卷四：功用与白者相仿而稍逊。和血则紫者为优。今产后服之，取血和而恶露自行也。蔗浆煎炼至紫黑色，其性较白沙糖更温。生胃火，助湿热，损齿生虫，作汤下小儿丸散，误矣。

石蜜《唐本草》（即：冰糖） 【校正】《本草纲目》原入果部，今移此。

【集解】《证类本草》卷二三：〔《唐本草》〕出益州及西戎。煎炼沙糖为之，可作饼块，黄白色。《宝庆本草折衷》卷一八：石蜜一名乳糖，一名捻糖。出益州，及西戎、江左、东吴、川浙、波斯。〇用水牛乳、米粉、沙糖煎成块，密器收藏。《本草医旨·食物类》卷三：石蜜名白沙糖。凝结作饼块如石者，为石蜜。轻白如霜者，为糖霜。坚白如冰者，为冰糖。皆一物，有精粗之异也。《调疾饮食辩》卷四：冰糖一名石蜜。王灼《糖霜谱》曰：唐大历间，有邹和尚者来往蜀之遂宁伞山，始传造法。故甘蔗所在植之，独福建、四明、番禺、广汉、遂宁有冰糖。〇冰糖，闽之福、漳二州为上，色皆莹白，其块大者可数斤。诸本草皆与白糖同列，盖其性亦略同也。

【气味】甘，寒，无毒。《绍兴本草》卷一四。甘，温。《本草通玄》卷下。味甘，性平，无毒。入脾、肺二经。《本草再新》卷五。

【主治】心腹胀热，口干渴。〇注少许于目中，除去热膜，明目。〇和枣肉及巨胜人作末为丸，每食后含一丸如李核大，咽之津，润肺气，助五藏津。《食疗本草·石蜜》。除众病，和百药。《本草衍义补遗》。主心腹热胀神方，治目中热膜妙剂。口干渴可止，目昏暗能明。《太乙仙制本草药性大全·仙制药性》卷四。生津解渴，除咳消痰，润心肺燥热，助脾暖肝。《本草通玄》卷下。补中益气，和胃润肺，止咳嗽，化痰涎。《本草再新》卷五。

【发明】《**本草衍义补遗**》：石蜜甘喜入脾，其多之害，必生于脾。而西北人得之有益，东南人得之未有不病者，亦气之厚薄不同耳。虽然，东南地下多湿，宜乎其得之为害也。西北地高多燥，宜乎其得之为益也。《**本草经疏**》卷二三：其味甘，其气寒，其用在脾，故主心腹热胀。甘寒能除热生津液，故止口干渴及咳嗽生痰也。多食亦能害脾，以其味太甘耳。《**本经逢原**》卷三：凝结成块如石者为石蜜，轻白如霜者为糖霜。比紫沙糖稍平，功用虽同，但白入气分，紫入血分为异。白糖霜亦能解烟草之毒，惟色黄者性热，有湿热者远之。世言糖性湿热，多食令人齿生䘌。近见患口疳者，细嚼冰糖辄愈，取其达疳以磨湿热凝滞也。又暴得咳嗽，吐血乍止，以冰糖与燕窝菜同煮连服，取其平补肺胃而无止截之患也。惟胃中有痰湿者令人欲呕，以其甜腻恋膈故也。

神曲《药性论》

【集解】《**宝庆本草折衷**》卷一九：新本《岁时广记》论造神曲云：以六月六日取河水和面作坚块，如样，纸裹，挂于风劲处，经月可用。或作小团，不裹，或以红印印其上。而今诸处亦以七月七日依此法造之者。《**本草蒙筌**》卷五：神曲味甘，气平，无毒。六月六日，制造方宜。曝干仍积月深，入药须炒黄色。〇六月六日造神曲者，谓诸神会此日故也。所用药料，各肖神名。当此之日造成，才可以名神曲。倘或过此，匪但无灵，抑不得以神名也。其方用白面一百斤，以象白虎；苍耳草自然汁三升，以象勾陈；野蓼自然汁四升，以象腾蛇；青蒿自然汁三升，以象青龙；杏仁去皮尖四升，以象玄武；赤小豆煮软熟，去皮三升，以象朱雀。一如造曲法式，造备晒干，收贮待用。今之卖家，只蓼面为之，既不依方，又不按日，何得以取效乎？医者见其不真，每以酒曲代用，亦失原造之意矣。《**本草新编**》卷四：予师传制法：择六月六日，用白面三斤，苍耳草捣烂取汁一合，以井水调匀，又桑叶十斤，捣研烂，取布沥出汁，再用赤小豆一升磨末，拌面匀，以前二汁拌之成饼，以野蓼盖之，十四日取出，纸包之，悬于风处阴干。临时用最佳。由二三分用至二钱，其效如响。或疑制法异于前人，不可为训。不知前人之方过于刻削，惟此方和平，可为攻补之佐使也。

【修治】《**宝庆本草折衷**》卷一九：曝干仍积月深，入药须炒黄色。

【气味】味甘，大暖，无毒。《**宝庆本草折衷**》卷一九。味甘，气平，无毒。《**本草蒙筌**》卷五。味甘，气温，无毒。阳也，可升可降。《**本草约言**》卷二。

【主治】疗藏腑风气，调中下气，开胃，主霍乱，心膈气，痰逆。除烦补虚，去冷气，除肠胃中塞，入药炒香，又化水谷宿食、癥气，建脾暖胃。《**宝庆本草折衷**》卷一九。除肠胃中塞不下食，消宿食，开胃补虚，去冷气霍乱，心膈气痰逆，令人好颜色。能落胎，下鬼胎，及治小儿腹坚大如盘，胸中满，及女人胎动不安，或腰痛抢心，下血不止。《**药性要略大全**》卷四。助人之真气，走阳明胃经。下气调中，止泻开胃。化水谷，消宿食。破癥结，逐积痰。疗妇人胎动不安，治小儿胸腹坚满。《本草蒙筌》卷五。

【发明】《本草发明》卷五：神曲，性味甘温，火炒以助天五真气，而入足阳明经。故《本草》主调中下气，开胃暖胃，化水谷，消宿食。又主霍乱，心膈气，逐积痰，破癥结。疗妇人胎动不安，小儿胸腹坚满。皆主于阳明胃经也。要之，健脾之功在是矣。《本草约言》卷二：消食化滞，与麦蘖同；益胃调中，优于麦蘖。入足太阴、阳明经。止泻化水谷，破癥逐积痰，疗妇人胎动不安，治小儿腹大胸满。入药须炒黄色。少助天五真气。酒曲味辛，性大温，能驱冷气，尤消宿食，健脾之药也。陈久者良，炒令香用。○酒曲，指麸曲也。《药鉴》卷二：作糊丸痰药，治诸痰气如神。作糊丸嗽药，理诸咳嗽最妙。何也？盖痰与嗽，俱因气动上逆而致也，今用此剂为佐使，则气顺而脾胃之津液为之四布矣。气顺而不上逆逼肺，何嗽之有？脾胃之津液四布，而荣脉脉，何疾之有？《药性解》卷一：神曲甘温，为脾胃所喜，故两入之，本小麦面造成，须得六神气者良，不尔，与面饼何异？《本草经疏》卷二五：古人用曲，即造酒之曲。其气味甘温，性专消导，行脾胃滞气，散脏腑风冷，故主疗如诸家所言也。神曲，乃后人专造以供药用，力倍于酒曲。盖取诸神聚会之日造之，又取各药物以象六神之用，故得神名。陈久者良。入药炒令香用。六畜食米多胀欲死者，煮曲汁灌之立消。《本草汇言》卷一四：神曲，健脾消食之药也。方氏龙潭曰：此药藉小麦面为之，麦得木火之先机，佐以五色、五香、五味以和之，郁之成曲，之生黄，鼓中土之生阳，发未萌之宿滞。今被五谷之所伤者，用曲入煎，能化糟粕，行大肠，郁邑伸舒，善消善运者也。故元素方：治病脾胃虚乏，不能消化水谷，以致胸膈痞闷，腹胁膨胀，经年累月，嗜卧食减，口中无味，及老弱久泻，虚人久泻，产后食少作泻，小儿疳积泄泻等病，并宜用之。此消运之物，而又能开胃进食，有补益之妙也。《颐生微论》卷三：神曲消谷，胜于麦芽。第须修造如法，收藏陈久，炒令焦色为善。造法择五月五日，或六月六日，白面五斤象白虎，苍耳草汁一碗象勾陈，野蓼汁一碗象腾蛇，青蒿汁一碗象青龙，杏仁五两及北方河水象玄武，赤小豆煮熟去皮四两象朱雀，一如造曲法，罨黄，悬风处经年用。《本草述》卷一四：时珍曰，昔人用曲多是造酒之曲，后医乃造神曲，专以供药，力更胜之。盖取诸神会聚之日造之，故得神名。又《药性赋》云：神曲养脾进食，使胃气有余。《本草汇》卷一三：神曲，功用与酒曲相同。但酒曲健脾驱冷，此则壮胃消食。脾胃虚人，与谷、麦二芽，常宜服之，以助戊己。熟腐五谷，须与参、术、香、砂同用为佳。《本经逢原》卷三：神曲入阳明胃经，其功专于消化谷麦酒积。陈久者良。但有积者能消化，无积而久服，则消人元气。故脾阴虚，胃火盛，当禁也。酒曲亦能消食去滞气，行药力，但力峻伤胃。《医林纂要探源》卷二：盖青蒿之苦辛以行肝散郁，赤小豆之甘酸以收散行水，杏仁之辛苦以降逆行痰，苍耳之甘苦以燥湿坚水，红蓼之辛苦以温中和脾，白面之甘辛以补中益气，加之以变化，是以能宣能达，能消能伐，而正气不伤。借六神为名耳，不必惑于神也。酒曲：功用略同，但性猛不和。《神农本草经读》：凡曲蘖皆主化谷，谷积服此便消。或鼻中如闻酒香，药性所言主治，亦不外此。癥结积聚者，水谷之积久而成也。健脾暖胃者，化水谷之效也。除化水谷之外，并无他长。今人以之常服，且云祛百病，怪甚！考造曲之法：六月六日，是六神聚会之日，用白面百斤，青蒿、苍耳、野蓼自然汁各三升，杏仁研泥、赤小豆为末各三升，以配青龙、白虎、朱雀、玄武、勾陈、螣蛇六神，通和作饼，麻叶或楮叶包罯，如造酱黄法，待生黄衣，晒干收之。陈久者良。药有六种，以配六神聚会之日，罯发黄衣作曲，故名六神曲。今人除去六字，只名神曲，任意加至数十味，无非克破之药，大伤元气，且有百草神曲，害人更甚！《本草纲目拾遗》卷五：建神曲，出福建泉州府，开元寺造者佳。此曲采百草罨成，故又名百草曲。以黑青色，煎之成块不散，作清香气者真。色带黄淡者曰贡曲。力和平，不及青黑者力大，此曲愈陈愈妙。《药性考》：泉州神曲，微苦香甘，搜风解表，调胃行痰，止嗽疟痢，吐泻能安。温疫岚瘴，散疹消斑，感冒头痛，食滞心烦。姜煎温服，或二三钱。造云百草，法秘不传，得名范志，块造方端。用之应效，馈远人欢。蔡氏《药帖》云：治风寒暑湿，头眩发热，表汗立愈。能消积，开胸理膈，调胃健脾，及四时未定之气。兼能止泻消肿，及饮食不进等症。又能止霍乱吐泻、咳嗽、赤白痢疾、小儿伤饥失饱一切症。倘外出四方，不服水土，瘴气肚痛，皆取效如神。○范志斋、蔡协协住泉州府城西街东塔前，向造百草神曲，即今建曲。每个重半斤或四两。乾隆辛卯五月蔡氏正造曲，忽有一客至，视百草而叹曰：当今男妇老幼秉气衰薄，百草恐伤元气。予有奇方，共药九十六味，配合君臣佐使，另加十二味青草紫苏薄荷等物，捣烂煎汤，合共一百零八味。制为小方块，每块一两，按端午及六月六日诸神会聚，皆可依法制造。药性平和，气味甘香，远行者宜备。可以代茶常服，大人每服三钱，水一碗，煎七分。小儿每服一钱五分，水一茶钟，煎六分半，饥饱时服，忌生菜。惟孕妇不可服。此药切片煎汤，药渣不散，须认形色淡黄者为真。○福建泉州府城内范志吴亦飞驰名万应神曲，气味中和，清香甘淡，能搜风解表，开胸快膈，调胃健脾，消积进食，和中解酒，止泻利水，治四时不正之气，感冒发热，头眩咳嗽，及伤食腹痛，痞满气痛，呕吐泻泄痢疾，饮食不进等症。痘疹初发，用托邪毒。○又治不服水土，瘴气疟痢，外出远行，尤宜常服。大人每服三钱，水一汤碗，煎七分。小儿每服一钱半，或一钱，水一大茶钟，煎七分，每钱破作五六块，外感发热，头眩咳嗽，疟疾呕吐，俱加生姜同煎。泄泻加乌梅同煎。惟痢疾一症，须加倍用。大人每用五钱，小儿二三钱，加好箔茶心同煎。每斤价银一两六钱。若用匣装，每个五文。店住学院考棚边桂檀巷内，观音亭顶南畔第三间，范志吴氏牌匾为记。《调疾饮食辨》卷二：盖以此配青龙、白虎、朱雀、元武、勾陈、腾蛇六神也。至倪维德《启微集》乃云：生用能发生气，炒熟能敛暴气，百病皆治。张元素云：能养胃气。夫医非巫觋，安用六神医方治病，不过取温凉补泻之药，胜寒热虚实之病。乃牵扯六神，已极无理可笑。况青蒿、赤豆等物，何以即能配合六神。想剙始者亦如青乌家，扯河图、洛书等说，辄自以为深入理窟乎。今药肆所造，仅以麦麸少和曲，水调作饼，炒黄色。云苏州出者名吴曲，四川出者名峡曲。价比白曲数倍，医者受其欺而不悟，更不值一笑矣。**《类经证治本草·足阳明胃腑药类》**：诚斋曰，神曲乃消积之药，凡脾胃虚弱，饮食易于停滞者，当补脾元，少佐资健之品，挟寒者温之，挟热清之。又有火不生土，食易停者，又当壮下焦之火，釜底加薪，皆非神曲所宜。而小儿脾元未固，饮食不节，更易积滞，当以四君为主，佐以陈皮、五谷虫、麦芽，寒则温之以木香，热则清之以连翘，无不愈者。譬如物之初生，嫩质小芽，不兢兢培植，安能望其长成？譬之小儿，元气未长，凡有诸病，当以根本为要，或病实未可补，又当于病去后急调之。此时若亏其真元，则长大必有一藏之不足，虽补之亦难□。今之粗医，不识此理，以曲为常行无关要之物，一遇小儿食滞者，辄用之，不愈加而用之，复佐以山查、肫皮等物，消食丸、保和丸继而用之，此等药皆为小儿大忌，服之不可救药者，不但积滞不行，而脾肾衰败，五疳泄泻之症，作不旋踵而告变。间有遇良医而救愈者，十中不过三四，则又暗损其纪算矣。如此等类医杀之也。作酒曲，专治糯米之积如神。尤不可为用消食。峡水曲性微寒，福建曲疗瘴气，百草曲解风寒滞气也。

【附方】**《滇南本草》卷中**：治大人小儿泄泻不止，腹中疼痛，或久泻不止。神曲、二钱，炒。麦芽、二钱，炒。杏仁，钱半，去皮尖。引用真菜油一二茶匙，入罐底，煨服。

《本草汇言》卷一四：治脾虚不能磨食。用神曲四两，白术三两，人参一两，俱炒，枳实麸拌炒五钱，砂仁炒四钱，共为末，饴糖为丸梧子大。每早晚各服三钱，白汤下。《方脉正宗》。○治脾肾俱虚，不能消化水谷，胸膈痞闷，腹胁膨胀，经年累月，嗜卧食减，口中无味。用神曲六两，大麦蘖五两，干姜三两，俱炒，用大乌梅肉二十个，滚汤泡去核，捣烂为丸梧子大。每早晚各食前服三钱，砂仁汤下。《和剂局方》。○治暴泄不止。用神曲二两，吴茱萸汤泡六钱，甘草四钱，俱炒燥研为末，醋调面糊为丸，梧子大。每服三钱，乌梅五个，泡汤下。○治产后瘀血不运，肚腹胀闷，渐成臌胀。用陈久神曲一斤，捣碎微炒，磨为末。每早晚各服三钱，食前砂仁汤调服。亦可治小儿食臌胀。娄氏方。

半夏曲《本草纲目拾遗》

【集解】**《本草纲目拾遗》卷五**：各种半夏曲。《纲目》半夏修治条引韩飞霞医通造半夏曲，云能专治各病，又不载其制法，特为补之。○以上诸曲，并照造曲法，草盦七日，待生黄衣，悬挂风处，愈久愈佳。

【修治及主治】**《本草纲目拾遗》卷五**：生姜曲：姜汁浸〔半夏末〕造，治浅近诸痰。矾曲：矾水煮〔半夏末〕透，兼姜和造，最能却水，治清水痰也。皂角曲：煮皂角汁炼膏，和半夏末为曲，或加南星，稍加麝香，治风痰，开经络。竹沥曲：用〔半夏末〕、白芥子等分，或三分之一，竹沥和成，略加曲和，治皮里膜外结核隐显之痰。麻油曲：麻油浸半夏，浸五日，炒干为末，曲和造成，油以润燥，治虚咳内热之痰。牛胆曲：腊月黄牛胆汁略加熟蜜和〔半夏末〕造，治癫痫风痰。开郁曲：香附、苍术、抚芎等分，熬膏。和半夏末造成，治郁痰。消黄曲：〔半夏末〕，用芒硝十分之三，同曲煮透，为末，煎大黄膏和成，治中风卒厥，伤寒宜下，由于痰者。海粉曲：海粉雄黄居半夏之半，炼蜜和造，治积痰沈痼。霞天曲：用黄牛肉煎汁炼膏，名霞天膏。将膏和半夏末为曲，治沈疴痼痰。

<h1 style="text-align:center">黄蒸 《本草拾遗》</h1>

【释名】《太乙仙制本草药性大全·本草精义》卷四：黄麦，一名女曲，一名黄蒸，又名黄衣，一名莞子。

【集解】《调疾饮食辩》卷二：黄蒸用小麦面水调作饼，罨生黄衣，曝干收藏。用时，水浸湿，加盐蒸熟。不蒸则带窖气。可调和诸馔。即是作酱之法，此取其便也。

【主治】温补，能消诸生物，温中下气，消食除烦，治食黄汗。《本草医旨·食物类》卷二。

【发明】《太乙仙制本草药性大全·本草精义》卷四：《衍义》云：小麦暴淋煎汤饮，为面作糊，入药水调，治人中暑，马病肺卒热，亦以水调灌愈。生嚼成筋可以粘禽虫。养肝气煮饮服之良。又云，面有热毒者，多是陈𪎊之色，又为磨中石末在内，所以有毒，但杵食之即良。又宜作粉食之，乃峻补气血，不寒不燥，又能益髓固精，为补方中妙品。

<h1 style="text-align:center">女曲 《本草拾遗》</h1>

【释名】小麦曲《养生要括》。

【集解】《本草医旨·食物类》卷二：女曲蒸小麦为饭，和成罨之，待上黄衣取晒。《调疾饮食辩》卷二：女曲以完全小麦蒸罨生黄，曝而收之。用时捣碎，加盐蒸食，以备缺酱时之用。有旨畜御冬之意，故名女曲。

【气味】味甘，温，无毒。《养生要括·谷部》。

【主治】消谷止痢，平胃气，消食痔，治小儿食痫。调中下气，开胃，疗脏腑中风寒。主霍乱，心膈气，痰逆，除烦，破癥结。补虚，去冷气，除肠胃中寒，不下食，令人有颜色。落胎，并下鬼胎。《养生要括·谷部》。止河鱼之疾，除肠胃中塞。消谷止痢，破结落胎。《本草汇》补遗。

【发明】《本草汇》补遗：古人用曲，即造酒之曲也。酒非曲不生，故名之曰酒母。其性专消导，行脾胃滞气，散藏府风冷，故主疗如上所云。神曲，乃后人专造以供药用，力倍酒曲。盖取诸神聚会之日造之，又取各药物以象六神之用，故得神名。又有大麦曲，下生胎，破凝血。面曲、米曲，消食积、酒积、糯米积如神。惟此数种，皆可入药。其各地有入诸药草及毒药者，皆有毒，惟可造酒，不可入药也。孕妇勿服。陈久者良，炒香用。

【附录】大麦曲。味甘，温，无毒。消食和中，下生胎，破血。面曲、米曲。味同前。消食积、酒积、糯米积，研末酒服，立愈。余功同小麦曲。

曲《嘉祐本草》　【校正】并入《本草纲目》"红曲"。

【集解】《太平御览》卷八五三：《说文》曰：曲，酒母也。醭，生衣也。酼，熟曲也。糵，芽米也。《本草品汇精要》卷三：丹溪修造神曲之法：以六月六日或六月上寅日五更，旋取清水和白面作饼如拳大，每饼中内生姜一块如指大，外用纸裹，悬于梁间，待来年用之。造时切勿言语，亦不可使人知，方有验矣。今人以淮地酒曲入药，殊不及神曲为胜。《本经》所云落胎，盖谓有消化之性，非毒利之药可比也。《太乙仙制本草药性大全·本草精义》卷四：酒曲系诸药合成，或黏米粉，或小麦面及草药马蓼、铁扫帚杵汁调匀，搓成米粿样，苯盘盛贮，上下草荐署，令出汗，揭开掀摊曝干听用。六月作者良。陈久者入药，用之当炒令香。

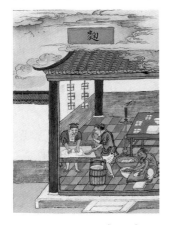
图 22-82-1 曲《品汇》

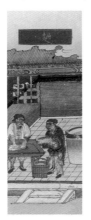
图 22-82-2 曲《食物》

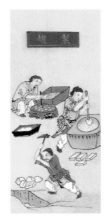
图 22-82-3 制曲《雷公》

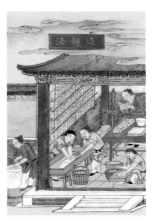
图 22-82-4 造曲法《雷公》

【气味】苦、甘，温，无毒。《绍兴本草》卷一二。味甘，大暖，无毒。《宝庆本草折衷》卷一九。

【主治】疗藏府中风气，调中下气，开胃，消宿食，主霍乱，心膈气痰逆，除烦，破癥结，及补虚去冷气，除肠胃中塞不下食，又落胎。《图经本草药性总论》卷下。治赤白痢，治小儿腹坚大如盘，落胎，下鬼胎。六畜胀者，煮汁灌之愈。人反胃闷满，效神于药。《食物本草》卷四。

【发明】《绍兴本草》卷一二：曲入方疗疾，惟六月上寅日，清水和白面为神曲可用矣。大率消谷嗜食，诸方多用之。陈久者良。盖谓有消化之性，故云落胎，即非毒利之药可比也，当云味苦甘、温、无毒是矣。《宝庆本草折衷》卷一九：曲法非一，当循寇宗奭，谓以清水或以蓼汁和面所造为正也。至张松治挫着腰痛，转动不利，以曲一块烧红，淬酒饮之，卧少顷即差。又《究原方》炒粳红曲碾末，谓之红玉散，亦治腰疼。每服二钱，热酒调下。《药性全备食物本草》卷一：麦者，接绝续乏之谷也。方夏之初，旧谷已绝，新谷未登，民于斯时，正乃乏食，当麦先熟，接续无忧，故《春秋》于他谷不书，至无麦禾则书之，可见圣人于五谷中亦惟重麦与禾也，非因民命所系，安足以动笔耶？《本草述》卷一四：曲有麦、面、米之殊，即濒湖言其俱能消导，功不甚远也。第以消导尽其功，似有遗议。盖天地人物，不外于阴阳二气。然阴阳之气，有缊蕴而后有变化，有变化而后有生成。如造曲者，固亦窃取斯义耳。然即取五谷之养以造之，由脾胃利益之物而还行其变化之气，谓其即于脾胃推陈以致新。讵曰不然。第就是缊蕴而变化者，似得乎蓄阳以达阴，故于消积导滞之外，煞有运旋，如小麦曲藏器谓其开胃，疗脏腑中风寒，而吴瑞亦云补虚，去冷气，即濒湖以面曲、米曲与小麦曲等功，固亦于消导滞积之外有所取尔矣。愚阅方书诸证治疗，于此味之或主或辅，征其蓄阳达阴之气化，大都不爽。第与风寒冷气之治，更觉浑成耳。试举疗前阴之疾，如补肝汤且逐队于诸味中，为湿热之对待，安得止以外受风寒尽之乎？虽然，前阴此证亦由于阳虚而阴不化，致病于湿，湿郁乃化热，故行补肝之剂耳。推斯义以尽其功，即执寒冷之治，犹未悉也，况执于消积导滞，以求之者哉？

【附方】《太乙仙制本草药性大全·仙制药性》卷四：产后晕绝。曲末水服即差。○小肠坚，大如盘，胸中满，能食而不能消。曲末服方寸匕。○赤白痢下，水谷食不消。以曲熬粟米粥服方寸匕。○妊娠卒胎动不安，或腰痛胎转，抢心下血不止。生曲半饼，研末水和，绞取汁服。○狐刺。取曲末与独头蒜杵如帽簪头，纳疮孔中，虫出愈。○妊娠胎动上迫，心痛如折。以生曲半饼碎，水和绞取汁服。○伤寒饮食劳复。以曲一饼，煮取汁饮之。○疗胎上迫，心痛兼下血。取曲半饼，捣研水和，绞取汁服。

红曲

【集解】《宝庆本草折衷》卷一九：粳红曲，炊粳米入蓼汁接制成。《本草经解要附余·考证》：红曲，出《丹溪补遗》，用粳米造，以入酢醢，鲜红可爱。

【主治】炒粳红曲碾末，谓之红玉散，亦治腰疼。每服二钱，热酒调下。《究原方》。《宝庆本草折衷》卷一九。活血，消食。《神农本经会通》卷四。

【发明】《本草经疏》卷三○：红曲，以白粳米杂曲母蒸罨为之，亦奇术也。人之水谷入于胃，受中焦湿热熏蒸，精气变化而赤为血。红曲以白米饭受湿热郁蒸而变为红，皆造化自然之微妙也。故红曲治脾胃荣血之功，有同气相求之理。消食健脾胃，与神曲相同。而活血和伤，惟红曲为能，故治血痢，尤为要药。《本草汇言》卷一四：《药性论》燥胃健脾，朱震亨下水谷，活血气之药也。许氏长如曰：此药受湿蒸热郁，发而成，能入血分。故吴瑞方以此酿酒饮，可破血行瘀，而治打扑伤损。又时珍方以此煎酒饮，疗血气刺痛，而治产后恶血不行，窃观人受水谷，入于胃中，得中焦湿热之气，熏蒸游溢，化为赤汁，散布藏府经络，是为营血。红曲，以白米作饭，入曲揉匀，密覆，旋分旋合，旋合旋分，令其湿热郁蒸，变而为赤，其色久亦不渝，与人身水谷酝酿，化赤为血之理相合，乃得造化自然之微妙也。故前人用此化宿食积滞、和脾胃、达营血之功，得同气相求之理。消食健脾，与神曲相同，而活血散伤，惟红曲为最，故治血痢方，丹溪翁尤为要药。《**本草述**》卷一四：赤曲本于湿热之气所化，因于人身营血由液而化，渐由黄而化赤，彷其所自始以造兹种，李濒湖谓人窥造化之巧者此也。故营血不化，还以此化之，最为亲切矣。第化则与破不同，全本于气之所转以为血。先如湿热血痢，固以同气相求矣。他证或血因热盛而泣，或因寒敛而泣，或因痰积碍其隧道而泣，举六淫七情之病于气以泣血者，如其所因，而投所宜之主剂，用此为化血地，较之暖于破决者，庶乎有益无咎耳。第人身血化本于阴阳，絪蕴以成变化，故《经》曰受气取汁，泌其精微，变化而赤，是为血。又曰：血者，神气也。如濒湖谓为中焦湿热熏蒸而化，是何等语也？读之不觉失笑。吴瑞曰：酿酒则辛热，有小毒。发肠风痔瘘，脚气哮喘痰嗽诸疾。《**医林纂要探源**》卷二：以水浸湿早稻米，中藏砒石曲药，罨地下，使作热，又复摊开，数罨数摊，则米郁烂成赤色，其赤入心透，捻之则碎。此亦与水谷入中焦，命火熏蒸而化血之理同也。破瘀活血，去伤，赤入血分，酸则去瘀，辛则气行而血活，故治血痢，疗损伤，去产妇恶露。开胃消食，解生冷物毒。由变化而成，故能消滞，且化物毒也。《**本草求原**》卷一四：红曲粳米饭加酒曲窨造，变为真红。能走营气，以活血，燥胃消食。凡七情六欲之病于气以致血涩者，皆宜佐之。故治冷滞，赤白痢，跌打损伤，经闭，产后恶血。营血精液所化，渐由黄而变赤，皆真气之所熏蒸而成。若因寒、因热、因湿阻其气化，则血不行，故即以熏蒸之气所造者为之转化其气，以活血，是气为血先之义。《经》曰：血者，神气也。治气以化血，与破血不同。

【附方】《**本草汇言**》卷一四：治停食作吐，手足心热，腹胀胸闷。用红曲炒五钱，白术麸炒四钱，甘草炙一钱，共为末。大人服二钱，小儿服五分，生姜汤下。经验方。○治停食腹痛。用红曲、香附各等分，炒研为末。每服三钱，酒调下。此方亦可治妇人产后血闷腹痛及跌扑损伤，血瘀诸痛。《摘玄方》。

酱《别录》

【集解】《**宝庆本草折衷**》卷一九：豆酱：○今从陶隐居加以"豆"字。所出与大豆及诸米麦等物同。○今诸处以豆等和盐合成。《**饮膳正要**》卷三：豆酱，主治胜面酱。陈久者尤良。《**神农本经会通**》卷四：酱多以豆作，纯麦者少。今此当是豆者，亦以陈久者弥妙。又有肉酱、鱼酱，皆呼为醢，不入药用。

【气味】味咸、酸，冷，无毒。《饮膳正要》卷三。咸、酸，冷利，无毒。《**本草元命苞**》卷九。

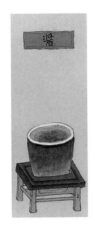 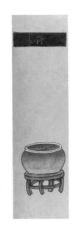 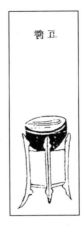 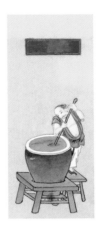

图 22-83-1　酱《品汇》　　图 22-83-2　酱《食物》　　图 22-83-3　豆酱《太乙》　　图 22-83-4　酱《雷公》

【主治】除热止烦，杀百药热汤火毒，杀一切鱼肉菜蔬毒。《饮膳正要》卷三。
止烦满，除热。疗汤火灼疮。投鱼肉蔬菜毒，治蛇、虫、蜂、蛊患。《本草元命苞》
卷九。主狂热，除烦躁，下脑满，解腹胀，去疥癣，杀虫毒，软坚积，散热疮，
疗汤火，利大肠之圣药也。《本草纂要》卷六。

【发明】《本草经疏》卷二六：按酱之品不一，惟豆酱陈久者入药。其味咸酸冷利，故主除
热，止烦满及汤火伤毒也。能杀一切鱼肉菜蔬蕈毒。本经云：杀百药毒者，误也。圣人不得其酱
不食。朱子云：食肉用酱，各有所宜。玩一宜字，则不宜者必有伤害于人，非特悦口而已。如食
蟹用橙酱，或姜酱，煮鱼用茱萸酱，取其能杀毒之义耳。又有榆仁酱，味辛美，杀诸虫，利大小
便，心腹恶气。芜荑酱主疗相同。茱萸酱作法不用面、豆、盐，只以河水，量茱萸多少，稍稍加
石灰掺入拌匀，瓮藏。杀一切鱼腥毒。用时洗去石灰，擂烂，烹水族人之，良。《本草汇言》卷
一四：解百药、百虫、《别录》百兽诸毒。海藏又祛时行暑热、疠毒瘴气之药也。陶氏隐居曰：
用酱入药，当以黄大豆，小麦面合作者良，善解一切饮食诸毒。故圣人不得其酱不食，亦取其去
饮食百味中之毒可知矣。《夕庵读本草快编》卷三：酱，将也，能制食物之毒，如将军之平暴恶也。
入药之功，陈久弥良。其味咸，其气冷，专主润利，故大便不通，客热烦满，用之多验。若看馔
之中须得。五味和而五藏悦，亦养生之一端，圣人不得其酱不食之意也。若痰喘哮呴，当为省之，
蛊毒水胀，犹宜拒绝。《调疾饮食辩》卷二：酱此亦诸谷皆可作，且有用鱼、肉作者。调和诸馔，
虽无大益，亦丝毫无损。《尔雅》释名曰：酱，将也。制饮食之毒，如将之平祸乱也。《鲁论》曰：
不得其酱不食。其字所该者广。古人必有某酱如何造法，某物宜用某酱之方，不得其酱，则毒无
所制，故圣人不食也。今人用酱，取其咸而且鲜，比盐较美而已。其制食毒之法及造法，一概失
传。何故禁之？乃医人亦必禁之，不知何意？至《内则》：豕胾，芥酱；濡鸡，醢酱；濡鱼，卵酱；
濡鳖，醢酱；鱼脍，芥酱；麋腥，醢酱；桃诸、梅诸，卵盐。虽着诸酱之用，亦略而不全。且观桃、
梅之用盐，附于酱后，则用酱即与用盐同理也。故《仪礼》公食大夫三饭以洧酱。又曰：凡炙无酱。

盖无咸味者，必濡酱，炙有咸味，故不复濡酱，其理亦同也。《纲目》曰：调水服，解砒毒。又，用榨去油脂麻枯滓，和面蒸罨作酱，味更鲜美。惟榆仁、茱萸、花椒等酱，不免热毒，不宜轻食。○酱之藏物，比盐较鲜美，为胃气之所爱。天下土产可以酱藏者，不能悉数。病人爱食，即是渐进饮食之机。且咸物不能多食，些微不合，亦无大碍。惟酱越瓜性冷难化，极不益人，今之医者，专教病人食此。百病忌之。酱姜性热，热病忌之。

【附方】《本草汇言》卷一四：治百药百虫百兽毒损人者。以豆酱水洗去汁，取豆瓣捣烂一盏，白汤调服。再取豆瓣捣烂，傅伤损处。《方脉正宗》。○治天行暑热，瘴疠疫气，大热不解。以豆酱瓣水淘洗去咸味，取一盏捣烂，白汤调服。○治妊娠大便下血。用豆酱瓣洗去咸味，取一盏煎汤饮。《古今录验》。○治手损掣痛。以豆酱汁一碗，去豆瓣，和蜜半钟，温热浸手指即愈。《千金方》。○治人卒中烟火毒。用黄豆酱一块，调温汤一碗灌之，即苏。○治人遭火烧，身烂垂死者。用臭酱一两，取水白酒一二瓮，将酒顿温，不可过热，调酱于中，令患者浸酒中，烧极重不死。天启甲子秋八月，教场火药发，烧死药匠数百人，内十余人遍体赤烂未死者，襄城伯令行此方，浸活如数。

榆仁酱 《食疗本草》

【集解】《本草医旨·食物类》卷二：榆仁酱取榆仁，水浸一伏时，袋盛，揉洗去涎，以蓼汁拌晒，如此七次，同发过面曲，如造酱法下盐晒之，每一升，曲四斤，盐一斤，水五升。

【气味】辛美。〔《食疗》〕。《证类本草》卷二六。味辛美，温，无毒。《本草医旨·食物类》卷二。

【主治】杀诸虫，利大小便，心腹恶气。不宜多食。〔《食疗》〕。《证类本草》卷二六。

芜荑酱 《食疗本草》

【集解】《本草医旨·食物类》卷二：造法与榆仁酱同。

【气味】味辛，少臭。《宝庆本草折衷》卷一九。辛美，微臭，温，无毒。《本草医旨·食物类》卷二。

【主治】功力强于榆人酱。多食落发。〔《食疗》〕。《证类本草》卷二六。杀三虫。《宝庆本草折衷》卷一九。

腐乳 《食治广要》

【集解】《食治广要》卷八：按乳腐，诸乳皆可造，今惟以牛乳者为胜尔。其法以牛乳一斗，绢滤入釜，煎四五沸，水解之。用醋点入，如豆腐法，渐渐结成，漉出以帛裹之。用石压成，入盐瓮底收之。《本草纲目拾遗》卷八：一名菽乳，以豆腐腌过，加酒糟或酱制者。

【气味】甘，微寒，无毒。《食治广要》卷八。味咸、甘，性平。《本草纲目拾遗》卷八。

【主治】润五藏，利大小便，益十二经脉，治赤白痢。《食治广要》卷八。

醋 《别录》

【集解】《饮膳正要》卷三：醋有数种。酒醋、桃醋、麦醋、葡萄醋、枣醋、米醋为上，入药用。《药性全备食物本草》卷四：但南方炒米醋甚酽，入药须以一分醋二分水和之方可。江北造醋用晚米一斗为饭，青蒿罨三日出黄，每饭一碗冷水二碗，烧酒曲四两，入瓮封固，一七后，用柳木棍每早搅之，四十九日后去渣煮熟，其味不甚酽，初甚苦，故曰苦酒。

【气味】味酸，温，涩，无毒。《千金要方》卷二六。味酸，性温、热，无毒。米造者入药，陈久良。《药性要略大全》卷四。

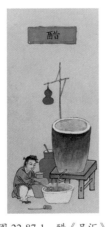 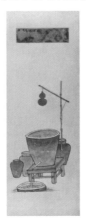 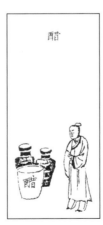 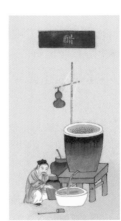

图 22-87-1　醋《品汇》　　图 22-87-2　醋《食物》　　图 22-87-3　醋《太乙》　　图 22-87-4　醋《雷公》

【主治】消痈肿，散水气，杀邪毒血运。○能理诸药消毒。《千金要方》卷二六。去瘀血，生新血，女科之药也。又能治藏除癖，消痈肿，益血。敛咽疮，散水气，杀邪毒。《药性要略大全》卷四。消肿毒，散水气，杀邪毒，消癖块，破血迷。《食鉴本草》卷下。

【发明】《太乙仙制本草药性大全·仙制药性》卷四：丹溪曰醋味酸，调和鱼肉、蔬菜，尽可适口，但致疾以渐，人所不知。盖酸收也，甘滞也，苟远而不用，亦却疾一端。然食多齿软者，因水生木，水气弱，木气盛，故如是尔。齿属肾水，酸助肝木，安得不然？《本草经疏》卷二六：醋惟米造者入药，得温热之气，故从木化，其味酸，气温，无毒。酸入肝，肝主血，血逆热壅则生痈肿。酸能敛壅热，温能行逆血，故主消痈肿。其治产后血晕，癥块血积，亦此意耳。散水气者，水性泛滥，得收敛而宁谧也。杀邪毒者，酸苦涌泻，能吐出一切邪气毒物也。《日华子》主下气除烦，妇人心痛血气，并产后及伤损金疮出血迷闷，杀一切鱼肉菜毒。取其酸收，而又有散瘀解毒之功也。故外科傅药中多资用。《本草汇言》卷一四：《别录》解热毒，消痈肿，日华化一切鱼腥、水菜、诸积之药也。林氏介伯曰：酸主收，醋得酸味之正也，直入厥阴肝经，散邪敛正。故藏器方治产后血胀、血晕及一切中恶邪气，卒时昏冒者，以大炭火入熨斗内，以酽米醋沃之，酸气遍室中，血行、气通、痰下而神自清矣。凡诸药宜入肝者，须以醋拌炒制，应病如神。又仲景《金匮要略》治黄汗，有黄耆白芍桂枝苦酒汤。谭氏治风痰，有石胆散子，俱用米醋入剂，专取其敛正气、散一切恶水血痰之妙用也。《本草述》卷一四：醋之用类，以为取于酸收耳。然于主治消痈肿，除癥块诸证，不知酸收何以得当也？盖《尚书》云：木曰曲直，曲直作酸。后贤释之曰：木属于阳，阳郁而发散，故曲而又直。即此二语可以得作酸之义。夫出地风木，本阴中阳也，阳在阴中，犹之一阳陷于二阴，而欲奋决以出于地上，阳尚不能离于阴，是以酸也。是就阳蓄阴中，即有阴得阳舒之妙，盖天地人物之出机也。然则时珍所谓米醋所治，无非取其酸收之义，而又有散瘀解毒之功，虽未及大畅微义，其亦近似之乎？《经》曰：以酸收之。又曰：酸苦涌泄为阴。其义可参。抑何以必用米醋？盖所用粳米虽入手太阴、少阴经，然能大益胃气，故凡味之酸者入肝，肝原血脏，但不如粳米益胃，益其生血化血之地，用以酝酿为醋，而合于曲直之肝脏，能收即能散，敛其阳之湿以归于阴，还以夺其阴之壅，以舒其阳之用。盖血者，本于心肺之能化，而后有脾胃之生，本于脾胃之能生，而后有肝肾之藏。若然，则诸味之醋，虽同是酸者，岂得几幸其同功乎哉？《食鉴本草·五味类》：醋多助肝损脾胃及入骨，坏人颜色。惟消痈肿调敷药用。《本草备要》卷四：贝母性散而敛疮口，盖能散所以能敛。醋性酸收而散痈肿，盖消则内散，溃则外散，收处即是散处，两者一义也。口舌生疮，含漱。损伤积血，面和涂，能散之。杀鱼、肉、菜、蕈、诸虫毒。多食伤筋。收缩太过。酒、醋无所不入，故制药多用之。米造、陈久者良。寇宗奭曰：食酸则齿软者，齿属肾，酸属肝，木气强、水气弱故也。《本草新编》卷四：醋味酸、寒，气温，无毒。入胃、脾大肠，尤走肝脏。散水气，杀邪毒，消痈肿，敛咽疮，祛胃脘气疼并坚积癥块，治产后血晕及伤损金疮。按醋乃食物中必需，用之入药绝少。然亦有不得不用之时，其功用必宜知也。故存之以备稽考。或问：米醋可以入药，不是米醋，亦可入药否？夫醋必米造，始得温热之气，否则，味过于酸，入肝不能收敛，反走筋而缩涩矣，故入药必取米醋。凡吐血，与肢体肚脐出血，与毛孔摽血者，用醋二升煮滚，倾在盆内，以双足心泡之，少顷即止血。

此则不必米醋，凡醋皆可用，正取其过酸，易于敛涩而宁谧耳。《冯氏锦囊秘录》卷六：醋造有数种，惟陈年米醋为佳。入剂吞服，散水气，杀邪毒。消痈肿，敛咽疮，祛胃脘气疼，涩肠滑虚泻。坚积癥瘕，并能祛治。煅石浇醋淬气，善熏产后血晕，及伤损金疮血晕。渍黄柏皮含之，口疮堪愈。煮香附子片服，郁痛能除。煎大黄，劫疢癣如神。摩南星，敷瘤肿立效，调雄黄，蜂虿蛇蜇可涂。切忌蛤肉同食。丹溪云：醋味酸甘，酸则敛，而甘则滞，致疾以渐，苟能戒此，亦却疾一端。专益女人，不利男子。《食物须知·诸米》：醋，一名苦酒，味酸、甘，气温，无毒。造有数种，因着诸名，米醋、麦醋、面醋、桃醋、葡萄、大枣、蘡薁诸杂果醋，及糟糠等醋，会意俱极酸烈。惟米醋佳，年久愈妙。散水气，杀邪毒，消痈肿，敛咽疮，驱胃脘气疼，并坚积癥块气疼。捼药吞服，治产后血晕及伤损。金疮血晕，淬气熏之。切忌同蛤肉同食，造饮馔者须知。惟入肝经，不利男子，专益女人。丹溪云：醋味酸、甘，调和鱼肉蔬菜，尽可适口。但致疾以渐添，人所不知。盖酸，收也；甘，滞也。苟远而不用，亦却疾一端。然食多齿软者，因水生木，水气弱，木气盛，故如是尔。齿属肾水，酸助肝木，安得不然。《长沙药解》卷二：苦酒味酸苦，性涩。入足厥阴肝经。理咽喉而消肿痛，泄风木而破凝郁。《伤寒》苦酒汤，鸡子一枚，去黄，半夏十四枚，苦酒浸，内鸡子壳中，火上三沸，去滓，少少含咽之，不差更作。治少阴病，咽中生疮，声不出者。以少阴之经，癸水与丁火同宫，彼此交济。病则水下流而生寒，火上炎而生热。手少阴之经挟咽，是以生疮。金被火刑，故声不出。苦酒破瘀而消肿，半夏降逆而驱浊，鸡子白清肺而发声也。猪胆汁汤方在猪胆用之治津亡便硬，以其敛津液而润燥也。乌梅丸方在乌梅用之治消渴，吐蛔，以其敛风木而泄肝也。《金匮》耆芍桂酒汤方在黄耆用之治黄汗身肿，以其行营瘀而泄热也。苦酒酸苦收湿，善泄乙木而敛风燥，破瘀结而消肿痛。其诸主治，破瘀血，化癥瘕，除痰涎，消痈肿，止心痛，平口疮，傅舌肿，涂鼻衄。《调疾饮食辩》卷二：醋亦作酢，即醋字。《鲁论》曰酰，《伤寒论》《金匮》曰苦酒。诸谷粟皆可作，籼、粳米为上，小麦及糯米次之，余皆下矣。作法，有蒸熟者，有用生米者。入药宜米醋，陈者良。性能开胃进食，杀一切鱼、肉、菌、菜毒，添滋味。又能制面毒，凡面食入醋些须，食之即不作渴，味亦倍佳，是相制而又相成也。世医以其味酸，畏其收敛，严禁病人勿食。夫不宜酸敛者，惟外感宜散之症，虑其收住表邪，他病收住何物乎。且醋味虽酸，却能通窍。又最能散结气，行滞血，虽表症犹必用之，况其他乎。

【附方】《药性粗评》卷三：狐臭。腋下有体气狐臭者，三年米醋和石灰涂之，频涂绝根。耳聋。醋煮附子，削尖一头，塞之。面瘢。凡面多黚黯，或如雀卵斑者，以好醋渍白术，常以拭面，即渐渐除之。舌肿。醋和釜底墨涂之。无名肿毒。凡肿毒初起焮疼，不拘有名无名，但以醋调蚯蚓泥，或木灰，厚厚敷之，自消。诸虫螫伤。凡被蜈蚣、蠑螈、蝎子诸毒所伤者，以醋磨附子傅之，如无附子，磨生铁取汁，傅之亦可。

《食鉴本草》卷下：治产后血虚，眩运不醒。以刚炭同生铁秤煨烧，令红，以醋沃，近妇人口鼻熏之。只用炭火醋沃亦可。《救急方》。

《太乙仙制本草药性大全·仙制药性》卷四：治转筋。以故绵酽醋浸，甑中蒸及热用，裹病人脚，冷即易勿停，差止。

《本草汇言》卷一四：治毒热烦渴不宁。用真乌犀角磨数分，醋汤调服。○同前治痈疽初起。用生附子以米醋磨稠汁，围四畔，一日上十余次，次日即消。《方脉正宗》。○治痈疽已成不溃。用米醋调麻雀屎如小豆大，敷疮上即穿也。《肘后方》。○治过食鱼腥生冷、水菜果实成积者。以生姜捣烂和米醋调，食之即化。《日华子》方。○治疝气冲痛。用青皮、小茴香各五钱，以米醋一碗煮干，加水二碗，煎八分，温和服。《林氏家抄》。○治白虎风毒。用陈米醋三升煎热，切葱头一斤，入煎数沸，滤出葱渣，以旧布蘸醋乘热熨之。《外台方》。○治霍乱，足上筋抽痛。用米醋煎热，以旧布蘸醋乘热熨之。同前。○治一切毒蛇恶虫物咬伤。以米醋调胡粉敷之。同前。○治魇死不省。用米醋少许，以口噙，用细竹管吹入鼻中即苏。《千金方》。○治胎死不下。用黄豆一升，以米醋煮食即落。《子母秘录》。○治胞衣不下，腹胀痛，多致杀人。以米醋一碗，和热汤一碗，喫产妇面上，胞衣立下。《圣惠方》。○治锁喉风，胀闷不通垂死者。用土牛膝捣汁半碗，加入真米醋半碗，用鹅毛翎尖挑少许入喉中，随吐涎痰，连挑十余次，吐痰碗许即通。

酒《别录》

【集解】《本草衍义》卷二○：酒，《吕氏春秋》曰：仪狄造酒。《战国策》曰：帝女仪狄造酒，进之于禹。然《本草》中已着酒名，信非仪狄明矣。又读《素问》首言以妄为常，以酒为浆，如此则酒自黄帝始，非仪狄也。古方用酒，有醇酒、春酒、社坛余胙酒、糟下酒、白酒、清酒、好酒、美酒、葡萄酒、秫黍酒、杭酒、蜜酒、有灰酒、新熟无灰酒、地黄酒。今有糯酒、煮酒、小豆曲酒、香药曲酒、鹿头酒、羔儿等酒。今江浙、湖南北，又以糯米粉入众药，和合为曲，曰饼子酒。至于官务中，亦用四夷酒，更别中国不可取以为法。今医家所用酒，正宜斟酌。但饮家惟取其味，不顾入药如何尔。然久之未见不作疾者，盖此物损益兼行，可不慎欤！汉赐丞相上樽酒，糯为上，稷为中，粟为下者。今入药佐使，专以糯米，用清水白面曲所造为正。古人造曲，未见入诸药合和者，如此则功力和厚，皆胜余酒。今人又以麦蘖造者，盖止是醴尔，非酒也。《书》曰：若作酒醴，尔惟曲蘖。酒则须用曲，醴故用蘖。盖酒与醴，其气味甚相辽，治疗岂不殊也。

米酒

【气味】味苦、甘、辛，大热，有毒。《千金要方》卷二六。味苦、甘、辣，大热，有毒。味苦、辛，性温。入足厥阴肝、足少阳胆经。《长沙药解》卷二。

【主治】行药势，杀百邪恶气。《千金要方》卷二六。通血脉，厚肠胃，润皮肤。

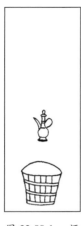

图 22-88-1　酒
《歌括》

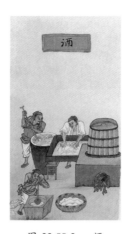

图 22-88-2　酒
《品汇》

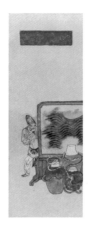

图 22-88-3　广西蛇
酒《食物》

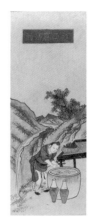

图 22-88-4　江西
麻姑酒《食物》

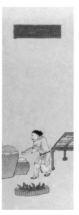

图 22-88-5　淮安
绿豆酒《食物》

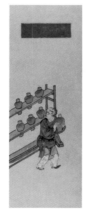

图 22-88-6　南京
瓶酒《食物》

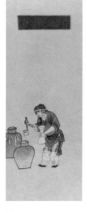

图 22-88-7　山东
秋露白《食物》

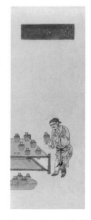

图 22-88-8　苏州
小瓶酒《食物》

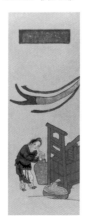

图 22-88-9　金盘
露《食物》

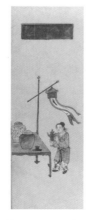

图 22-88-10　东阳
酒《食物》

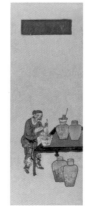

图 22-88-11　红曲
酒《食物》

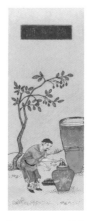

图 22-88-12　枸杞
酒《食物》

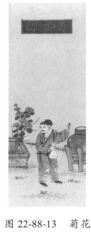

图 22-88-13　菊花
酒《食物》

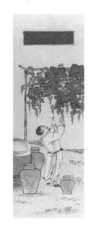

图 22-88-14　葡萄
酒《食物》

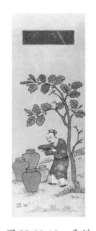

图 22-88-15　桑椹
酒《食物》

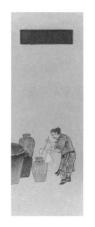

图 22-88-16　暹罗
酒《食物》

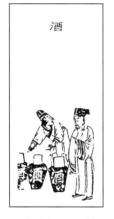

图 22-88-17　酒
《太乙》

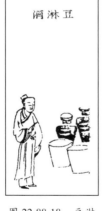

图 22-88-18　豆淋
酒《太乙》

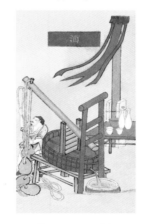

图 22-88-19　酒
《雷公》

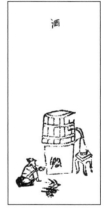

图 22-88-20　酒
《备要》

散石气，消忧散怒，宣言畅意。《本草元命苞》卷九。行经络而通痹塞，温血脉而
散凝瘀。善解凝郁，最益肝胆。《长沙药解》卷二。

【发明】《宝庆本草折衷》卷一九：经注谓酒能行药势，可辟雾恶。艾原甫又谓其调和筋骨，
补益劳倦，未尝无益于人也。然而沉湎于酒则腐肠胃、伤肌肤。至如扬亿言：有人过饮则脐裂而
卒。刘安世言：北人至岭南，过饮则瘴黄而殒。尝见乳媪酣酒踰量，致儿风热壅毒者有之。煨酒
乘热而饮，致消渴、痈疽者有之。惟贮酒于银、锡器中，用汤顿暖，随性少饮，常欲食力胜酒，
则天和不失矣。《太乙仙制本草药性大全·仙制药性》卷四：饮有节，养脾扶肝。驻颜色，荣肌肤，
通血脉，厚肠胃。御雾露瘴气，敌风雪寒威。诸恶立驱，百邪竟辟，消愁遣兴，扬意宣言。虽然
佳酝常称，犹有狂药别号。若恣饮助火，则乱性损身，烂胃腐肠，蒸筋溃髓，伤神减寿，为害匪轻。
倘入药共酿丸，主治又异。《药性全备食物本草》卷四：《食疗本草》云：酒味甘、苦、辛，大热，

有毒。行药势，杀百邪恶气。久饮酒者，腐肠烂胃溃髓，蒸筋伤人损寿。饮酒过多血脾之疾。唯酒无量不及，乱食生菜饮酒，令人肠结。饱食讫，多饮水及酒成癖痞。勿饮浊酒食面，使塞气孔。酒浆临上看之不见人影勿食。饮酒不欲寡多，多则逆吐之为佳。酒不可合乳饮，令人气结。饮酒食红柿，令人心痛至死，亦令人易醉。饮酒食苍术令人心痛。饮白酒食生韭令人病增。饮白酒以桑枝煮牛肉，多食生寸白虫。凡饮酒忌诸甜物。酒后不可食芥辣，缓人筋骨。又不可〔食〕胡桃，令人呕血。饮酒不可食羊、豕脑，大害人。饮酒之法，自温至热，若于会散时饮极热酒一杯，则无中酒之患。面后如饮酒，须以酒咽去目汉椒三两粒，即不为疾。铜瓶器不可久贮酒，能杀人，暂则无害。饮酒热未解，以冷水洗面令人面发疮，轻者皶疱。饮酒人饮水成酒癖呕吐疾。沉湎于酒色者，将以萌虚惫黄疸肠澼痔漏之疾。醉当风卧，以扇自煽成恶风。醉以冷水洗浴成冷痹。大醉汗出当以粉傅之，令其自干，发成风痹。醉不可当风向阳，令人发强。醉不可当风，发痈疽或生疮。醉后不可走马及跳踯。饮酒大醉湿地而卧，或令当风冲，厨下露坐，成癫病。酒癫者饮酒大醉，不觉卧粪穰中，经夜方起，遂成风疾，眉毛堕落。醉不可露卧，令人面发皶疱。酒之毒在齿，每饮酒一杯，即吸水漱涤，则不醉。欲醒酒食橄榄。宿醒未解，用密浸乌梅多啖，清醒乃已。**《药性解》卷一**：酒之为用，无微不达，故诸经皆入之。主疗虽宏，能发湿中之热，过饮则相火昌炎，肺经受烁，辄致痰嗽。脾因火而困倦，胃因火而呕吐，心因火而昏狂，肝因火而善怒，胆因火而忘惧，膀胱因火而精黏，甚者劳嗽吐衄，哮喘虫胀，癫痫痈疽，流祸不小，倘非具眼，死亡立至，可不谨乎？**《本草经疏》卷二五**：今人有喜以火逼极热，恣饮为快。不知酒性既热，又以火济火，鲜有不为害者。曾见一人好饮火酒，不几年患一恶证，吐脓血瘀肉而毙。盖肺为火热腐烂也。酒能合欢解忧，御寒祛疾，自上古至今，循习为常用之物。然而如上等害，不可不晓。惟在樽节度量，寒温适宜，不至沉湎荒乱，斯得酒中之趣者。古人终日饮，不及乱，用此道耳。震亨又云：醇酒冷饮有三益，予谓三益未必。然而伤肺生痰，动火损胃之害，可差免矣。**《药镜》卷二**：酒领百药之长，血脉通行。润众体之肤，邪气辟易。醇酒吹两鼻，治鬼击如刺诸疼。任量饮至酣，解马气入疮肿痛，瘴疠驱，癥结解，荣养功高。烦懑散，药力帮，怿怡情妙。过饮则炽相火，湿中之热丛生。肺因火而喘痰，脾因火而困倦，胃因火而呕吐，心因火而昏狂，肝因火而怒加，胆因火而忘惧，膀胱因火而精枯，甚者痨嗽吐衄，流祸靡涯。要之嗜酒者，频醉而生湿热，宜寒药以散之。量浅者偶饮，而脾受湿，宜温药以行之。**《裴子言医》卷二**：酒之为人利也，御雾疏风，祛寒敌暑，快气舒脾，聚欢消闷。其为害也，腐肠烂胃，溃髓蒸筋，伤神损寿，偾事招忧。利则当归功于酒，害则当归过于人。世之蒙害于酒者，未有不归过于酒。呜呼！酒固未尝害人，人自害于酒耳。胡勿思之甚也，民非水火不生活，何尝有害于人。然亦不能无，蹈水火而死者，遂归过于水可乎？**《本草新编》卷四**：酒味苦、甘、辛，气大热，有毒。无经不达，能引经药，势最捷速，通行一身之表，高中下皆可至也。少饮有节，养脾扶肝，驻颜色，荣肌肤，通血脉，厚肠胃，御露雾瘴气，敌风雪寒威，诸恶立驱，百邪竟辟，消愁遣兴，扬意宣言，此酒之功也。若恣饮助火，则乱性损身，烂胃腐肠，蒸筋溃髓，伤生减寿，此酒过也。嗟乎！酒何过哉。知酒之功而受其益，知酒之过而防其损，何害于人。况酒又实能愈人之病乎。《本草述》卷一四：烧酒如东璧氏谓为纯阳，与火同性，得火即燃，盖因兹味专取其气，而气之辛热所化者，即此为酒，故此酒又即名之为火酒矣。第俗多饮之于夏，而不知其散严寒，有胜于米酒也。愚于三冬春初，制一汤，用甘菊汤一杯，米烧酒四杯半，苏叶、陈皮汤三杯，饮之，寒散而不苦，其为害盖以甘菊金水之相含者，可以散其热毒，而苏陈汤又专助之行气散寒，不使其稍留滞于肠胃，以滋热也。故漫录于此酒之后，俾用之寒月，虽濒日饮此，亦无不可耳。又按：用金水以合于火，则元气有所始，更有所统，故甘菊汤入于火酒，更为行气之一助也，不仅以解热而已也。《调疾饮食辩》卷二：酒北人呼为南酒，亦曰白酒。吾乡则呼水酒。○凡一切草木谷果之实无油者，均可酿酒。入药暨病人饮，糯米为胜。能宣布药力，通行经络，活血和营，上行头顶，外达皮肤，旁通四末。平时嗜饮，病时恶饮，病斯剧矣。若稍稍思饮，则剧者生矣。盖酒人以酒为命，病中思饮，即如不饮者之思粥饭，切勿禁之，但宜节耳。又单饮醇酒取醉，能治马汗入疮。此症最恶，凡患疮毒，一触马汗气，立时肿痛倍加，或搐搦不省人事，不急救有死者。《长沙药解》卷二：《金匮》鳖甲煎丸方在鳖甲治久疟结为癥瘕。红蓝花酒，方在红花治妇人诸风，腹中血气刺痛。并用之，以其通经而行血也。《伤寒》炙甘草汤方在甘草，当归四逆加茱萸生姜汤方在茱萸，《金匮》肾气丸方在地黄，赤丸方在乌头，薯蓣丸方在薯蓣，大黄䗪虫丸方在大黄，胶饴汤方在胶饴，当归芍药散方在当归，白术散方在白术，下瘀血方在大黄，土瓜根散方在瓜根，诸方皆用之，取其温行药力，引达经络也。黄酒辛温升发，温血脉而消寒涩。阳虚火败，营卫冷滞者宜之。尤宜女子，故胎产诸方多用黄酒。《**药性切用**》卷六：米酒酒温中御寒。红酒，活血行经。白酒，化气通络。味有辛甘微苦，性皆温热，烁阴温阴，少饮则活血壮神，御寒辟秽。冷饮多饮则积湿伤神，生痰动火，至耗气损阴，为害不可胜言，养生家宜慎之。《冷庐医话》卷五：许元仲《三异笔谈》谓蔡孝廉焜素不饮酒，公交车北上，苦寒，饮烧春，甘之，遂非此不饮，如是者二十余年。一夕扃户寝，向午犹不起，家人抉扉而入。室中溘然，衾帐皆焦，半身烬矣，手犹握烟管，竟与本草所载倚马焚身事同。盖烟火引线，倏如爆竹之发耳。又会稽陈端甫学博庆儒言，其同乡某生，酒户甚大，一夕饮烧酒满罂，复吸水烟，忽火自腹发，骨肉半成焦炭。嗜烧酒者，可以为戒。《随息居饮食谱·水饮类》：大寒凝海而不冰，其性热也。甘苦辛酸皆不是，其味异也。合欢成礼，祭祀宴宾，皆所必需。壮胆辟寒，和血养气，老人所宜。行药势，剂诸肴，杀鸟兽鳞介诸腥。陈久者良。多饮必病。故子弟幼时，总不令饮酒，到大来不戒而自不饮矣。凡民日食不过一升，而寻常之量，辄饮斗酒，是一人之饮，足供数人之食。至于盛肴馔多朋，从其费又不可胜计也。酒之为物，勤俭多妨，故禁酒可以使民富。贞洁之人，以酒乱性。力学之人，以酒废业。盗贼之徒，以酒结伙。刚暴之徒，以酒行凶。凡世间败德损行之事，无不由于酒者。此《书》之所以作《酒诰》，汉时所以三人群饮罚金四两也。酒之为物，志气两昏，故禁酒可以兴民教，富之教之，诚富国坊民之善术。今蕞尔小邑，岁费造酒之米，必以万石计，不但米价日昂，径至酿成大劫，此其一端也，可不鉴哉？解酒毒，大醉不醒。枳椇子煎浓汁灌。人乳和热黄酒服，外以生熟汤浸其身，则汤化为酒，而人醒矣。酒酿：甘，温。补气养血，助运化，充痘浆。多饮亦助湿热。冬制者耐久藏。

【附方】《太乙仙制本草药性大全·仙制药性》卷四：治水下，或不下则满溢，下之则虚竭，虚竭还腹，十无一活。以桑椹并心皮，两物细剉，重煮煎，取四斗以酿米，四升酿酒，一服一升。○治痔，下部啮。掘地作小坑，烧令赤，酒沃中，杵吴茱萸三升，内中极热，板覆开小孔子，以下部坐上，冷乃下，不过三度良。○催产。以铁器烧赤，淬酒吃，便令分解。○中风体角弓反张，四肢不遂，烦乱欲死。清酒五升，鸡屎白一升，杵末，合和之捣千遍乃饮，大人服一升，日三；少小五合，差。○治产后有血，心烦腹痛。清酒一升，生地黄汁和煎二十沸，分三服。○人体上先有疮，因乘马，马汗、马毛入疮中，或为马气所蒸，皆致肿痛烦热，入腹则杀人。多饮醇酒，以醉即愈。○治风癣。暖酒入蜜中搅之，饮一杯即差。○蜘蛛遍身成疮。取上好春酒饮醉，使人翻不得一向卧，恐酒毒腐人，须臾虫于肉中小如米自出。○治腰膝疼痛久不已。糟底酒摩腰脚及痛处、筋挛处。○治蛇咬疮。暖酒淋洗疮上，日三易。○天行病毒，或手足疼痛欲断。作坑，令深三尺，大小容足，烧令中热，以酒灌坑中，着屐居坑上，衣拥勿令泄气。

【附录】诸酒方

《饮膳正要》卷三：虎骨酒。以酥炙虎骨捣碎，酿酒。治骨节疼痛，风痓冷痹痛。枸杞酒。以甘州枸杞依法酿酒。补虚弱，长肌肉，益精气，去冷风，壮阳道。地黄酒。以地黄绞汁酿酒。治虚弱，壮筋骨，通血脉，治腹内痛。松节酒。仙方以五月五日采松节，剉碎，煮水酿酒。治冷风虚，骨弱，脚不能履地。茯苓酒。仙方依法茯苓酿酒，治虚劳，壮筋骨，延年益寿。松根酒。以松树下撅坑置瓮，取松根津液酿酒。治风，壮筋骨。羊羔酒。依法作酒，大补益人。五加皮酒。五加皮浸酒，或依法酿酒。治骨弱不能行走，久服壮筋骨，延年不老。腽肭脐酒。治肾虚弱，壮腰膝，大补益人。小黄米酒。性热，不宜多饮，昏人五藏，烦热多睡。葡萄酒。益气调中，耐饥强志。酒有数等，有西番者，有哈剌火者，有平阳太原者，其味都不及哈剌火者。田地酒最佳。阿剌吉酒。味甘、辣，大热，有大毒。主消冷坚积，去寒气。用好酒蒸熬，取露成阿剌吉。速儿麻酒。又名拨糟。味微甘辣。主益气，止渴。多饮令人膨胀生痰。

《本草元命苞》卷九：姜酒，治偏风中恶。紫酒，疗角弓反张。桑椹酒，补五脏明目。葱豉酒，解虚烦劳热。葡萄酒，益气调中。地黄酒，滋荣理卫。索酒，医失音不语。熬鸡屎如豆淋酒法，名曰索酒。蜜酒，除瘾瘫风。凡是诸酒，惟当疗疾，久饮伤神，酷嗜损寿。

《日用本草》卷八：○炒鸡屎以热酒淋之，名紫酒，治角弓，卒中偏风，不能言者，服之甚妙。○乌豆炒，以热酒淋之，名豆淋酒，疗男子、妇人诸风，产后一切恶疾。○姜酒主偏风中恶。○桑椹酒补五脏，明耳目。○葡萄酒补气调中。○狗肉酿酒大补。○催产以铁器烧红，淬酒，名霹雳酒，吃便能分娩。红酒：以红曲酿成者。味苦、甘、辛，大热，有毒。发脚气、肠风下血、痔瘘、哮喘、咳嗽、痰饮诸疾。主行药势，破血，杀毒，辟山岚寒气及治打扑伤损尤妙。

《**本草品汇精要**》卷三六：○社坛余胙酒，治孩儿语迟，以少许吃。吐酒喷屋四角，辟蚊子。○糟，罨扑损瘀血，浸洗冻疮及傅蛇、蜂叮毒。○糟下酒，开胃下食，暖水脏，温肠胃，消宿食，御风寒。陈藏器云：酒，润皮肤，散石气。○甜糟，温中，冷气，消食，亦润皮肤，调腑脏。三岁糟下有酒，以物承之，堪摩风瘙，止呕哕。《别录》云：紫酒，治角弓风。○姜酒，主偏风中恶。○葱、豉酒，解烦热。○蜜酒，疗风疹。补：《别录》云：桑椹酒，补五脏，明耳目。○葱豉酒，补虚劳。○葡萄酒，益气调中，耐饥强志。取藤汁酿酒亦佳。○狗肉汁酿酒，大补。○春酒，令人肥白。

《**本草发明**》卷五：○姜酒，疗厥客忤中恶，偏风。○豆淋酒，解丹石热闷，偏风不语瘫痪及妇人产后诸风。又炒鸡屎如豆淋酒法，名曰紫酒，诸风服之尤妙。○葱豉酒，解烦热，散风寒。○砂糖酒，散瘀血，止痛，产后恶血痛尤宜。少入姜汁更妙。打扑伤最宜饮之。○狗肉汁酿酒，日饮，大助元阳。○桑椹酒，益五脏，明目。○葡萄肉浸酒，消痰癖。○牛膝地黄酒，渐滋阴衰。○枸杞子仙灵脾酒，专扶阳痿。○葡萄子酿酒，益气调中，耐饥强志。取藤汁酿酒，亦佳。○社坛余胙酒，入婴儿口中，可令速语。喷屋，逐蚊蝇。○糟笋中酒，即糟笋节中水也，味□咸，平，无毒。主哕气呕逆，少和小儿乳饮之。亦可单服少许，磨疬疡风。○酒糟，罨跌损伤，行瘀止痛，驱蛇毒，冻疮。

《**食物本草**》卷四：广西蛇酒，坛上有蛇数寸许，言能去风，其曲乃山中采草所造，良毒不能无虑。江西麻姑酒，以泉得名，今真泉亦少，其曲乃群药所造。浙江等处亦造此酒，不入水者，味胜麻姑，以其米好也。然皆用百药曲，均不足尚。淮安绿豆酒，曲有绿豆，乃解毒良物，固佳，但服药饮之，药无力，亦有灰不美。南京瓶酒，曲、米无嫌，以其水有醶，亦着少灰，味太甜，多饮留中聚痰。山东秋露白，色纯味冽。苏州小瓶酒，曲有葱及川乌、红豆之类，饮之头痛口渴。处州有金盆露，清水入少姜汁造曲，以浮饭法造酒，醇美可尚，香色味俱劣于东阳，以其水不及也。东阳酒，其水最佳，称之重于它水，其酒自古擅名。《事林广记》所载酿法，曲亦入药。今则绝无，惟用麸、面、蓼汁拌造，假其辛辣之力。蓼性解毒，亦无甚碍。俗人因其水好，竞造薄酒，味虽少酸，一种清香远达，入门就闻，虽邻邑所造，俱不然也。好事者清水和麸、面造曲，米多水少造酒，其味辛而不厉，美而不甜，色复金黄，莹彻天香，风味奇绝，饮醉并不头痛口干，此皆水土之美故也。红曲酒，大热有毒，发脚气，肠风下血，痔瘘，哮喘咳嗽，痰饮诸疾。惟破血杀毒，辟山岚寒气，疗打扑伤则尤妙也。○枸杞酒，补虚损，去劳热，长肌肉，益颜色，肥健人，止肝虚目泪。菊花酒，清头风，明耳目，去痿痹，开胃健脾，暖阴起阳，消百病。葡萄酒，补气调中，然性热，北人宜，南人多不宜也。桑椹酒，补五脏，明耳目。狗肉酒，大补，然性大热，若阴虚人及无冷病人饮之成病。豆淋酒，以黑豆炒熟，用热酒淋之，疗男妇诸风，产后一切恶疾。○暹罗酒，以烧酒复烧二次，入珍贵异香，每坛一个，用檀香十数斤烧烟熏之如漆，然后入酒，蜡封埋土中二三年，绝去烧气，取出用之。有带至舶上者，能饮之人，三四杯即醉，价值比常数十倍。有积病者，饮一二杯即愈，且杀蛊。予亲见二人饮此酒，打下活虫，长二寸许，谓之鞋底鱼蛊。

烧酒《本草纲目》

【集解】**《本草汇言》卷一四**：李氏曰，烧酒非古法也，自元时始造之。用浓酒和糟入甑蒸，上用锅底受气，下用器具承接，滴取气露。凡酸坏之酒，皆可蒸烧。近时以糯米，或粳米，或黍，或秫，或大麦蒸熟，和曲酿瓮中七日，以甑蒸取。其清如水，味极浓烈，盖酒露也。

【气味】味甘、辛，性大热，有毒。**《药性全备食物本草》卷四**。

【主治】辟瘴疟，豁寒痰冷积。患阴毒寒症者暂用则可，有火热症者忌饮，有房事者忌冷饮。同姜、蒜、犬肉食发五痔，发痼疾。**《药性全备食物本草》卷四**。开怫郁而消沉积，通膈噎而散痰饮，治泄疟而止冷痛也。**《本草洞诠》卷五**。消冷积寒气，燥湿痰，开郁结，止水泄，治霍乱疟疾，噎膈，心腹冷痛，阴毒欲死，杀虫辟瘴，利小便，坚大便，洗赤目肿痛有效。**《本草述》卷一四**。升阳发散，暖胃扶脾，其功甚大。**《养生食鉴》卷下**。

【发明】**《食物本草》卷四**：暹罗酒，以烧酒复烧二次，入珍贵异香，每坛一个，用檀香十数斤烧烟熏之如漆，然后入酒，蜡封埋土中二三年，绝去烧气，取出用之。有带至舶上者，能饮之人，三四杯即醉，价值比常数十倍。有积病者，饮一二杯即愈，且杀蛊。予亲见二人饮此酒，打下活虫，长二寸许，谓之鞋底鱼蛊。**《药性全备食物本草》卷四**：多饮伤胃腐肠，溃髓蒸筋，伤神损寿。有中其毒，急服盐、冷水、绿豆粉少解；又用大黑豆一升煮汁一二升，多服立吐即瘥。曾一人醉死，用樟树子捣井水，服二三碗即醒，无子，叶亦可。○烧酒如东璧氏谓为纯阳，与火同性，得火即燃，盖因兹味专取其气，而气之辛热所化者，即此为酒，故此酒又即名之为火酒矣。第俗多饮之于夏，而不知其散严寒，有胜于米酒也。愚于三冬春初，制一汤，用甘菊汤一杯，米烧酒四杯半，苏叶、陈皮汤三杯，饮之，寒散而不苦，其为害盖以甘菊金水之相含者，可以散其热毒，而苏陈汤又专助之行气散寒，不使其稍留滞于肠胃，以滋热也。故漫录于此酒之后，俾用之寒月，虽濒日饮此，亦无不可耳。**《食物辑要》卷八**：有中其毒，急服盐冷水、绿豆粉；少解，又用大黑豆一升，煮汁一二升，多服，立吐即瘥。治酒酸，用赤小豆一升，炒焦入坛内，可变好。**《食治广要》卷八**：烧酒非古法。自元时始创，过饮败胃伤胆，丧心损寿。甚则黑肠腐胃而死。与姜、蒜同用，令人生痔，食盐、冷水、绿豆粉能解其毒。**《本草会编》**云：扁鹊言过饮腐肠烂胃，溃髓蒸筋，伤神损寿。昔有客访周顗，出美酒二石，顗饮一石二斗，客饮八斗。次明，顗无所苦，客已胁穿而死矣。岂非犯扁鹊之戒乎？又按李时珍曰：酒，天之美禄也。面曲之酒，少饮则和血行气，壮神御寒，消愁遣兴。痛饮则伤神耗血，损胃亡精，生痰动火。邵尧夫诗云美酒饮教微醉后，此得饮酒之妙，所谓醉中趣、壶中天者也。若夫沉湎无度，醉以为常者，轻则致疾败行，甚则丧邦亡家而陨躯命，其害可胜言哉？此大禹所以疏仪狄，周公所以着酒诰，为世范之戒也。《调疾饮食辩》卷二：烧酒又名火酒，《饮膳正要》曰阿刺吉，番语也。盖此酒本非古法，元末，暹罗及荷兰皆东洋之国，近福建。荷兰即红毛番。等处人，始传其法于中土。凡水酒之害，烧酒均有之，而性之恶劣倍屣。耽饮太过，有七窍流血而死者，有二便出血而死者。或不即死而发为流注，疼痛过于刑夹。俗名流火，未有烧酒之前，世无其病。故古医书无其治，并无其名。以诸痹、诸痊及痛风、历节风法治之，皆不验。必壮年能断烧酒，或有愈者，老则必死于此。然酒人酷嗜，不可挽回也。其丧躯命、损精神、招訾尤、膺恶疾，皆所自取，极无足惜。独其耗粒食，困民生，则为害于天下。古之所谓耕三余一、耕九余三者，今则绝无其事。偶有水旱偏灾，即烦有司之吁请，厪当宁之忧勤，而蠲赈频仍，害且及于天庾，蠹国伤农，莫此为甚。而其用于病，能行冷气，消水湿。凡涝岁民病身寒吐泻，及胀满腹中窄狭者，落水遇救腹中水吐之不尽者，频饮火酒，均小便利而愈也。至其害则不可胜言。凡有血疾人，不戒火酒，药必无功。风损及跌扑折伤筋骨，一饮火酒，必成废疾。孕妇好饮火酒，子多痘兀及疮疡惊痫。男女俱嗜此者，其子女必凋零。若子孙又复嗜之，必至绝灭，无能饮三代不覆嗣者。杏云盖目击数十百家，故苦口言之。彼沉溺者，曷不屈指自计其邻里戚友存者、灭者奚若，当亦憬然悟、惕然思矣。至《耳剽集》所载：吴江知县周伟酷嗜烧酒，终日昏昏，颠冈可笑，未几醉死。设奠焚楮钱，棺中火发，亟救之，尸已烬矣。此殆天恶其昏德，故示罚于死后耶，固应得之罪也。《随息居饮食谱·水饮类》：烧酒一名汗酒。性烈火热，遇火即然。消冷积，御风寒，辟阴湿之邪，解鱼腥之气。阴虚火体，切勿沾唇。孕妇饮之，能消胎气。汾州造者最胜。凡大雨淋身，及多行湿路，或久浸水中，皆宜饮此，寒湿自解。如陡患泄泻而小溲清者，亦寒湿病也，饮之即愈。风寒入脑，久患头疼，及饮停寒积，脘腹久疼，或寒湿久痹，四肢酸痛，诸药不效者，以滴花烧酒频摩患处自愈。若三伏时将酒晒热揾患处，效更捷。素患冻瘃者，亦于三伏时晒酒涂患处，至冬不作矣。霍乱转筋而肢冷者，以烧酒摩塌患处效。解烧酒毒：芦菔汁、青蔗浆随灌。绿豆研水灌。或以枳椇子煎浓汤灌。大醉不醒，急以热豆腐遍体贴之，冷即易，以醒为度；外用井水浸其发，并用故帛浸湿，贴于胸膈，仍细细灌之，至苏为度。凡烧酒醉后吸烟，则酒焰内燃而死。又有醉后内火如焚，而反恶寒者，厚覆衣被亦能致死。即口渴饮冷，止宜细细饮之，以引毒火外达，若连饮过多，热毒反为骤冷所遏，无由外达，亦多闭伏不救也。《南亭笔记》卷一六：南皮尝患痔，每坐起必血殷座上。曾延朱少伯广文疗治，云系受烧酒暖锅之害。盖南皮每饮必饮老白干斤许，且佐以汤羊肉。北方风高地燥，南皮久居卑湿之区，不知其中弊病，以致一发难收矣。

【附方】《随息居饮食谱·水饮类》：愈风酒方。陈海蛇漂净拭干，晾极燥，十二两。黑大豆嫩桑枝松针杵烂各四两。陈酒七斤，封浸煮三炷香。喇嘛酒方。治半身不遂，风痹麻木。

胡桃肉龙眼肉各四两杞子首乌熟地各一两白术当归川芎牛膝杜仲白芍豨莶草茯苓丹皮各五钱砂仁乌药各二钱五分右十六味，绢袋盛之，入瓷瓶内浸醇酒五斤，隔水煮浓，候冷，加滴花烧酒十五斤，密封七日。**健步酒方**。生羊肠一具洗净晾燥。龙眼肉沙苑蒺藜隔纸微炒生苡仁淘净晒燥仙灵脾以铜刀去边毛真仙茅各四两右六味，用滴花烧酒二十斤，浸三七日。下部虚寒者宜之。华亭董氏方也。见《三冈识略》。**熙春酒方**。生猪板油一斤甘杞子龙眼肉女贞子冬至日采，九蒸九晒直生地洗净晒干仙灵脾去边毛生绿豆洗净晒干，各四两。右七味，滴花烧酒二十斤，封浸一月。茹素者，去猪油加耿柿饼一斤可也。此酒健步驻颜，培养心肾，衰年饮之甚妙。或但以猪脂、白蜜浸之，名玉液酒，温润补肺，泽肌肤，美毛发，治老年久嗽极效，随息自验。**固春酒方**。治风寒湿袭入经络，四肢痹痛不舒，俗呼风气病。不论新久，历治辄效。鲜嫩桑枝大豆黄卷或用黑大豆亦可。生苡仁枢木子即十大功劳红子也，黑者名极木子，亦可用。无则用叶，或用南天烛子亦可，各四两。金银花五加皮木瓜蚕砂各二两川黄檗松子仁各一两右十味，绢袋盛而缝之，以好烧酒十斤，生白蜜四两，其装坛内，将口封固扎紧，水锅内蒸三炷香，取起放，泥地上七日，即可饮矣。每日量饮一二杯，病浅者一二斤即愈。**定风酒方**。天冬麦冬生地熟地川芎五加皮牛膝秦艽各五钱川桂枝三钱右九味，绢袋盛之，以滴花烧酒二十斤，净白蜜、赤沙糖、陈米醋各一斤，搅匀，浸入瓷坛，豆腐皮封口，压以巨砖，安水锅内蒸三炷香，坛须宽大，则蒸时酒弗益出也。取起埋土中七日。此内府方也，功能补血息风而健筋骨。且制法甚奇，凡患虚风病者，饮之辄愈。而药味平和，衰年频服，极有裨益，并无流弊。按酒性皆热，而烧酒更烈，韧如羊肠，润如猪脂，并能消化，故不但耗谷麦，亦最损人，尤宜禁之。然治病养老之功亦不可没。世传药酒，率以刚燥之品，助其猛烈，方名虽美，而遗患莫知。惟此七方，用药深有精义，洵属可传。但饮贵微醺，不可过恣，始为合法。虚寒衰老之人，寒宵长夜，苦难酣眠达晓，宜制小银瓶，略如鼻烟壶式，口用旋盖，以暖酒灌入，佩于亵衣兜肚之间，酒可彻夜不凉，丁夜醒时饮而再睡，不烦人力，恬适自如，补益之功甚大。若能此外勿饮，更可引年。凡饮酒并宜隔汤顿温也。

葡萄酒《本草纲目》

【**集解**】姚氏《食物本草》卷一五：葡萄酒酿成者味佳，有如烧酒法者有大毒。酿者取汁同曲，如常酿糯米饭法。无汁，用干葡萄末亦可。魏文帝所谓葡萄酿酒，甘于曲、米，醉而易醒者也。烧者，取葡萄数十斤，同大曲酿酢，取入甑内蒸之，以器承其滴露，红色可爱。古者西域造之，唐时破高昌，始得其法。

【**气味**】味甘、辛，热，微毒。○味辛、甘，大热，有大毒。姚氏《食物本草》卷一五。甘，温。《食鉴本草》卷上。

【**主治**】能消痰破癖。〔《唐本草》注〕。《证类本草》卷二五。益气调中，耐饥强志。

《饮膳正要》卷三。葡萄酒，补气调中，然性热，北人宜，南人多不宜也。《食物本草》卷四。主暖腰肾，驻颜色，耐寒。姚氏《食物本草》卷一五。除湿调中，利小便。多饮亦能动痰火。《食鉴本草》卷上。

【发明】《饮膳正要》卷三：酒有数等，有西番者，有哈剌火者，有平阳太原者，其味都不及哈剌火者。《调疾饮食辩》卷二：《纲目》曰：卜萄及藤，汁皆可酿酒，西域造之。《梁四公子记》云：高昌献蒲桃干冻酒，入风谷冻成之，终年不坏。叶子奇《草木子》云：元朝于冀宁等路造蒲桃酒，久藏者中有一块，虽极寒，其余皆冻，此独不冰，饮之令人透腋而死。又云：酒至二三年，皆有大毒。此说极是。微论卜萄，凡诸谷所造，至来年性必加烈，愈久愈烈。初饮不觉其醉，至出户遇风，酒性一发，猛不可当。北风犹可，南风更甚。有醉死者，有成病者。病人切戒，不可犯之。至《史记·大宛列传》云：乌孙以西，地近匈奴，俗嗜饮，以蒲陶为酒，富人藏至万余石，久者数十年不败。此则何以不毒，殆水土使然，不可援以为例也。《饮膳正要》曰：蒲桃酒有数等，哈剌火者最烈，西番次之，平阳、太原又次之。总之，徒有曲蘖，而无谷味，不论新陈，病人概不可饮。又云：蒲桃久藏，不必加曲，亦自成酒，芳甘酷烈。《癸辛杂志》曰：梨久藏，亦不用曲自成美酒。《书》曰：若作酒醴，尔惟曲蘖。无曲蘖，何以成酒，又何以酷耶，理不可晓矣。又凡诸果，皆可为酒。元人诗曰：洞庭春色应无价，多种黄柑作酒材。又西域卜萄烧酒，中国人饮之必醉死，《本草纲目》切戒之。

甜糟《宝庆本草折衷》（即：糟）

【校正】时珍云出《纲目》，今据《宝庆本草折衷》改。

【集解】《太平御览》卷八五四：糟，《说文》曰：糟，酒滓也。姚可成《食物本草》卷一五：糟，糯、秫、黍、麦，皆可蒸酿酒、醋，熬煎饧、饴，化成糟粕。酒糟须用腊月及清明、重阳造者，沥干，入少盐收之。藏物不败，搽物能软。若榨干者，无味矣。醋糟用三伏造者良。《随息居饮食谱·调和类》糟甘、辛，温。醒脾消食，调藏府，除冷气，杀鱼腥毒。以杭、绍白糯米所造，不榨酒而极香者胜。拌盐糟藏诸食物，味皆美嫩。惟发风动疾，痧痘，产后咽喉目疾、血证，疮疥，均忌之。以糟入油料制，为糟油，调馔香美，然亦发疾，非病人所宜。扑损打伤及蛇虫蜂螫，酒糟罨。

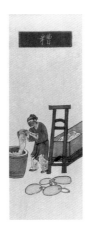

图 22-91-1 糟
《食物》

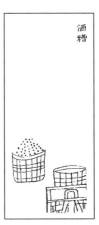

图 22-91-2 酒糟
《便方》

酒糟

【气味】味咸，温，无毒。《宝庆本草折衷》卷一九。辛，热。《本草求原》卷一四

【主治】主温中冷气，消食杀腥，去草菜毒，藏物不败。糅物，能软润皮肤，调腑藏。分前条藏器说。○《日华子》云：罨打扑损瘀血，浸洗冻疮，及傅蛇蜂叮毒。《宝庆本草折衷》卷一九。温中，消食，杀鱼腥，去菜毒，润皮肤，调脏腑。《食物本草》卷四。治扑损跌伤，行瘀止血。能温中祛冷，消食杀腥。去草菜毒，藏物不败。润泽皮肤，揉物能软。调脏腑神方，止呕哕捷妙。亦驱蛇毒，仍盦冻疮。《太乙仙制本草药性大全·仙制药性》卷四。主活血，行经，止痛。《握灵本草》补遗。

【发明】《太乙仙制本草药性大全·仙制药性》卷四：大寒凝海，惟酒不冰，因性热多，独异群物。丹溪亦曰：酒乃湿中发热，近于相火，醉后颤栗。即此可知，正所谓恶寒非寒，明是热证然也。性却喜升，气必随辅，痰壅上膈，溺涩下焦，肺收贼邪，金体大燥，寒凉恣饮，热郁于中，肺气得之，尤大伤耗。其始也病浅，或呕吐，或自汗，或疮疥，或鼻齄，或泻痢，或心脾痛，尚可散而出也。其久也病深，或为消渴，为内疽，为肺痿，为痔漏，为鼓胀，为黄疸，为失明，为哮喘，为痨嗽，为吐衄，为癫痫，为难治之病。倘非具眼未易处治，可不谨乎？又云：米酒有毒，酒浆照人无影，不可饮。酒不可合乳饮之，令人气结。白酒食牛肉，令腹内生虫。酒后不得卧黍稷，食猪肉令人患大风。凡酒忌诸甜物。《饮食须知·味类》：腊月者可久留。有火热病及喘嗽者，勿食糟物。《调疾饮食辨》卷二：糟，一名粕，能温中消食，开胃健脾。既榨去酒，曲中毒烈亦微，又加油、盐，则酒毒全失。盐最能淡酒。又能腌藏鱼、肉、瓜、姜等物，病人食之，无所不宜。且酒之害在多，糟则非能多食之物，故为用胜于酒也。独糟姜性热，糟虾动风，各有所忌。其他一概不忌。淡糟和葱、韭、蒜、薤等煠食亦佳。外用罨跌扑损伤，风寒湿痹，蒸热糟加姜、韭等，捣烂厚罨患处，取效如神。烧酒糟亦可。

酒酿 《本草纲目拾遗》

【集解】《本草纲目拾遗》卷八：酒酿，酒蘖俗名酒窝，又名浮蛆，乃未放出酒之米醵也。

【气味】味甘、辛，性温。《本草纲目拾遗》卷八。

【主治】佐药发痘浆、行血、益髓脉、生津液。《本草纲目拾遗》卷八。

【发明】《本草纲目拾遗》卷八：味醇厚，多饮致腹泻。性善升透，凡火上行者忌之。

【附方】《本草纲目拾遗》卷八：赤眼淹缠。杜仲、厚朴、桑白皮、槟榔各一钱，取雄鸡肝一个，忌见水，去红筋。入白酒酿六两，隔汤蒸熟，去渣，以汤肝食下，隔二日再服一次，全愈。小儿鼻风，吹乳肿痛。刘起堂经验方：用酒酿和菊花叶敷上，立愈。无叶用根，甘菊叶尤佳，捣汁冲和服，更效。《祝氏效方》。吹乳方。用苎麻根嫩者炒，和白酒酿少许，共捣烂敷

患处，一日夜即消。忌食发物。《周氏家宝》。**头风**。用苍耳子、白芷、谷精草各五钱，川芎三钱，甜酒酿四两，老酒二碗，煎一碗服。《妙净方》。**梦遗白浊**：酸梅草二钱，孩儿菊二钱，捣取汁，加不见水酒酿，空心量服。《救世青囊》。**难产**。用酒酿、麻油、蜂蜜、童便、鸡子白各半盏，煎温服，即下。**痘出不起**。用狗蝇七枚冬日取蝇，在狗耳内。捣烂，和酒酿服，即日发起，红润可观。《不药良方》。**痘疮不起**。荸荠捣汁，和白酒酿顿温服之。但不可顿大热，大热则反不妙，慎之。《良方集要》。**保元丹**。此丹张氏家传，已五世矣。黄精一斤、甘枸杞四两、酒酿五斤、好黄酒五斤，入罐煮一炷香，每饮一茶杯。药渣捣为丸，加胡桃肉八两、大黑枣八两、青州柿饼一斤。《千金不易方》。

古剌水《本草纲目拾遗》

【集解】《本草纲目拾遗》卷一：《带经堂诗话》：左公萝石手书一帖云：乙酉年五月，客燕之太医院，从人有自市中买得古剌水者，上镌永乐十八年熬造古剌水一罐，净重八两，罐重三斤，内府物也。按：左诗中，有再拜尝此水，含之不忍咽句，则此水未尝不可服食也。又云：瓶中古剌水，制自文皇年。制之扃天府，元石流清泉。列皇饮祖泽，旨之如羹然。绎诗意，又似常服所制，亦不止十八瓶也。王阮亭《居易录》：有客自燕至，出其橐，有阿房宫砖瓦一，陆探微画一，古剌水十余罐。古剌水用锡罐贮之。上朱刻永乐二年熬造，罐重二斤，水八两，香气酷烈。据此，则古剌水又如是之多，罐面以锡，刻字涂朱，其曰二年，则又在前，或明时内府有此制耳。何氏《辟寒录》云：古辣本宾横间墟名，以墟中之泉酿酒。埋之地中，日足取出，名古辣泉。色浅红，味甘，不易败，此或另一种也。按《舆地志》：宾横在广西南宁界。陈墨樵《苕水札记》云：姚履中坦为予言，余杭一旧家，祖遗一锡瓶，制极精致，面刻三楷字云古剌水。口封固极密，摇之有水声，相传数世，亦不知何用。薛淀山洪云：严嵩抄家，籍上有此，其凉沁骨，盖暑月以凉体者。李觐王日记云：予馆河东裴氏，其家有古剌水一罐。系铜制，高四寸，围一拱，身圆面平，状如花鼓，铜质青黄四围牢铸永乐二十一年十月铸古剌水一罐，罐重三斤，水重八两，共二十二字，字皆阴文。据云：世宦郑氏旧物也。钻铜取水，可疗翳疾。朱退谷曾于陕西陈渭野处见古剌水一瓶，云是海坛镇张杰家物，其制上大而下小，圆如瓶式，四围无痕迹，摇之有水声，面微有小钻孔，言曾有富翁持十金欲售之以治目，方取钻钻孔，天大霹雳，因惧而止，然此物亦神矣。孙雍建云：古剌地名。古剌水乃三宝太监所求得之物，天下止有十八瓶。其瓶以五金重重包裹，其近水一层，乃真金也。水色如酱油而清，光可鉴，以火燃之如烧酒有焰者真。其性大热，乃房中药也。妇人饮之，香沁骨肉。

【气味】性凉。《本草纲目拾遗》卷一。

【主治】泽肌肤、明目、疗青盲、开瞽，功同空青，治热症有效。以茶匙滴汁入汤浴，能令香气透骨不散。《本草纲目拾遗》卷一。

【发明】《本草纲目拾遗》卷一：古刺水据薛氏言性凉，可治热疾。孙氏言性大热，止可入汤沐，不可服。今是物世虽有之，但市充贡品，价值千金，不闻有服试之者，故并附孙说以俟考。又叶东表言：古刺水手蘸少许，入鼻中，能骤长精神，强骨力，其香气盖能和血通窍，昔未有鸦片烟以前，惟用此。后因吕宋有鸦片，而人遂不知用古刺水，缘水贵而鸦片贱，故人争用贱者，其实功效相仿，房中术法更胜于服。

<h2 style="text-align:center">墨《开宝本草》</h2>

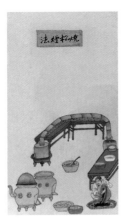

图 22-94-1　烧松烟法
《品汇》

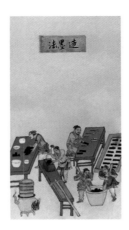

图 22-94-2　制墨法
《品汇》

图 22-94-3　墨
《备要》

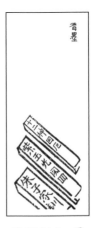

图 22-94-4　墨
《便方》

【集解】《本草衍义》卷一四：墨，松之烟也。世有以粟草灰伪为者，不可用。须松烟墨方可入药。然惟远烟为佳。今高丽国每贡墨于中国，不知用何物合和，不宜入药；此盖未达不敢尝之义。《宝庆本草折衷》卷一三：所出与松脂同。烧松木熏□构烟，惟远而细者入汁制成。《本草品汇精要》卷一八：烧松油之法，先以砂埚窍其底，取松之老节者斫碎，竖于其中，盖器覆之。藉于瓷石盘上，其盘亦窍其底二寸许，下以瓷器承之。泥固其缝处，勿令气泄。外用文武火煨，逼油自沥，贮于所承之器。取油于瓷盏，以布作捻然于灶，其灶以铜铁锅腔为之，上覆锅釜之类，湿纸固封其缝，或以砖坩砌之。其内务令泥镘光净，使烟不耗而易扫，上覆瓷缶之器亦得。一法：用明净松香贮铁器上就，以木片点入前灶，候至烟尽，发覆器扫出制墨。其松香取烟与松油同理，但为简易耳。每烟一斤，以秦皮、诃梨勒、酸石榴皮、黄檗各一两，苏木四两，汲新水浸一宿，煎耗，十去其三，入锡罐。内投洗净，广胶七两，阿胶三两二钱，候熔化已尽，研入血竭一两，龙脑减半，竹匙搅匀，滤滴烟内和之，更以杏仁去皮取油润剂及擦模内成笏。置炭灰上渗干，取出入药用。尝自经试，故详载之。《本草汇言》卷一三：以松木烧烟，宜远细者为佳，粗者不可入药。如以他物烧烟者，次之。

【修治】《本草述》卷三：汤药、磨剂、丸散，火煅细研，或水浸软，纸包煨到。不问徽墨、京墨、油烟，但光如漆且香者勿用。

【气味】味辛、涩，温，无毒。《宝庆本草折衷》卷一三。辛、苦、平。《医林纂要探源》卷三。味甘、辛，性凉，无毒。入肝、肺二经。《本草再新》卷八。

【主治】止血生肌肤，合金疮，或金疮在面，皆不可用也。主产后血运，崩中，卒下血，醋摩服之。亦主眯目，物芒入目，点瞳子上。又止血痢及小儿客忤。《宝庆本草折衷》卷一三。止吐血，水能制火。《本草约言》卷二。猪胆磨浓，消痈疽肿毒。《药性切用》卷七。平肝润肺，除风热，止咳嗽，生津解渴。《本草再新》卷八。

【发明】《宝庆本草折衷》卷一三：艾原甫论墨云：松木之精液，其性涩收。又血有见黑则止之意，故理血多效也。《局方》连翘元中皆用墨。许洪于墨下注谓：兼治心腹胀满之疾，外有麻油及桐油熏烟为墨，浓摩汁，傅热毒壅上。口生白胎，并痘疮后余毒上攻口齿，涎血腥秽等患，或咽亦无妨。又《新安志》载：歙人以漆滓烧烟造墨，每取入药，治血气积滞之疾也。《鸡肋编》卷下：吴开正仲家蓄唐以来墨，诸李所制皆有之。云无出廷珪之右者，其坚利可以削木。渠书《华严经》一部，半用廷珪，才研一寸。其下四秩，用承宴墨，遂至二寸，则胶法可知矣。王彦若《墨说》云：赵韩王从太祖至洛，行故宫，见架间一箧，取视之，皆李氏父子所制墨也。因尽以赐王。后王之子妇蓐中血运危甚，医求古墨为药，因取一枚，投烈火中，研末酒服即愈。诸子欲各备产乳之用，乃尽取墨煅而分之。自是李氏墨世益少得云。《本草述》卷三：墨之用，据方书在血证有专功，如《准绳》云：吐血急欲止之，用血余灰二钱，以白汤化阿胶二钱，入童便、生藕汁、刺蓟汁、生地黄汁，各一杯，仍用好墨磨浓黑，顿温服。第余意《准绳》前段，用醋制大黄等味，入血分引血下行，使转逆为顺，此法极其稳妥，而功亦未常不捷。余少年失血，亦用炒黑大黄存性为主，辅以炒黑栀子、香附等味，其奏效固已不爽矣。且墨非的系松烟，难必其不以误用为咎也。

《本草求真》卷七：墨止血宣滞。墨专入肝肾。曷能以止血，以其色黑味辛气温而止之也。盖黑能胜红，红见黑而即止，以火不胜水者故耳。辛能散血，血散则血归经而不外溢，是以遇辛而即止也。温能行血，血行则血周流经络，而血不聚于所伤之处，是以得温而即止也。揭出行血止血义蕴。故凡血热过下，如瘟疫鼻衄，产后血晕，崩脱金疮，并丝缠眼中，皆可以治。如止血则以苦酒送韭汁投，消肿则以猪胆汁、酽醋调，并眼有丝缠，则以墨磨鸡血速点，客忤中腹，则磨地浆汁吞。各随病症所用而治之耳。但瘟疫热病初衄，遽用此以止血，则非所宜。

【附方】《本草集要》卷四：赤白痢。干姜、好墨各五两，为末，醋浆和丸如桐子大，服三四十丸，米饮下，日夜可六七服，效。

《药性粗评》卷一：止血。如口鼻出血，中恶出血，产难出血之类，欲其止者，以水研服之。行血。如崩中漏下，赤白痢疾，胎死腹中，胞衣不下之类，欲其行者，酒研温而服之。凉血。如坠杖内伤，产后血晕之类，欲其凉者，童便研服之。小儿客忤。如中恶惊风，腹痛气冲之类，为末，温水调服之。**目眯物芒**。目被物芒，眯痛不出者，清水研汁，以铜箸点入。

《**本草撮要**》卷一〇：治胞胎不下。五月午日午时，以虾蟆嘴内填墨一块晒之，日西取出墨，将虾蟆放去，此墨治血症极效。松烟墨良。

药露《本草纲目拾遗》

【集解】《**本草纲目拾遗**》卷一：各种药露，凡物之有质者，皆可取露。露乃物质之精华。其法始于大西洋，传入中国。大则用甑，小则用壶，皆可蒸取。其露即所蒸物之气水，物虽有五色不齐，其所取之露无不白，只以气别，不能以色别也。时医多有用药露者，取其清冽之气，可以疏瀹灵府，不似汤剂之腻滞肠膈也。名品甚多，今列其常为日用知其主治者数则于左，余俟续考，以补其全。

诸药露。编者按：诸药露均出自于《本草纲目拾遗》卷一。以免切割零碎，现按原文，不区分性味、主治。

金银露。乃忍冬藤花蒸取，鲜花蒸者香，干花者少逊，气芬郁而味甘，能开胃宽中、解毒消火，暑月以之代茶，饲小儿无疮毒，尤能散暑。金灿然《药帖》云。金银露专治胎毒，及诸疮痘毒热毒。《广和帖》云。清火解毒，又能稀痘。○**薄荷露**。鲜薄荷蒸取，气烈而味辛，能凉膈发汗，虚人不宜多服。金氏《药帖》。清凉解热，发散风寒。○**玫瑰露**。玫瑰花蒸取，气香而味淡，能和血，平肝养胃，宽胸散郁，点酒服。金氏《药帖》。专治肝气胃气，立效。○**佛手露**。佛手柑蒸取，气香味淡，能疏膈气。金氏《药帖》。专治气膈，解郁，大能宽胸。○**香橼露**。香橼蒸取，气香味淡，消痰逐滞，与金橘橙露同功。○**桂花露**。桂花蒸取，气香，味微苦，明目疏肝，止口臭。金氏《药帖》。专治龈胀牙痛，口燥咽干。《广和帖》。止牙痛而清气。○**茉莉露**。茉莉花蒸取，气香味淡，其气上能透顶，下至小腹，解胸中一切陈腐之气，然止可点茶，不宜久服，令人脑漏。○**蔷薇露**。出大食、占城、爪哇、回回等国。番名阿刺吉。洒衣，经岁其香不歇，能疗心疾，以琉璃瓶盛之，翻摇数回，泡周上下者真，功同酴醾露。皆可以泽肌润体，去发腻，散胸膈郁气。又一种内地蔷薇露，系中土蔷薇花所蒸，专治温中达表，解散风邪。○**兰花露**。此乃建兰花所蒸取者，气薄味淡，食之明目舒郁。○**鸡露**。《道听集》云。鸡露能大补元气，与人参同功。男用雌鸡，女用雄鸡，一年内者，名童子鸡，可用。若两年者，肉老质枯，不可蒸露，入药须选童子鸡。以绳缢死，竹刀破腹，醇酒洗去毛及腹中秽物，勿见水，蒸取露饮之，气清色白，望之如有油。气味甘，消痰益血，助脾长力，生津明目，为五损虚劳神药。○**米露**。以新鲜白米，勿用陈久者，蒸取，色白气清，如莲花者。大补脾胃亏损，生肺金如神。一云。米露用稻花蒸者更佳。《广和帖》。鲜稻露和中纳食，清肺开胃。**姜露**。辟寒，解中霜雾毒，驱瘴，消食化痰。○**椒露**。鲜椒蒸取，能明目开胃，运食健脾。○**丁香露**。气烈，味微辛，治寒澼胃痛。○**梅露**。

鲜绿萼初放花，采取蒸露，能解先天胎毒。六月未出痘小儿，和金银露食之，极佳。周栎园《闽小记》。海澄人蒸梅及蔷薇露，取如烧酒法，酒一壶，滴少许便芳香。〇骨皮露。地骨皮所蒸，解肌热骨蒸《金帖》，一切虚火《许帖》。〇藿香露。清暑正气。〇白荷花露。治喘嗽不已，痰中有血《金帖》。止血消瘀，清暑安肺《广和帖》。〇桑叶露。治目疾红筋，去风清热《金帖》。〇夏枯草露。治瘰疬鼠瘘，目痛羞明《金帖》。〇枇杷叶露。清肺宁嗽，润燥解渴《金帖》。和胃《许帖》。〇甘菊花露。清心明目，去头风眩晕《广和帖》。

【发明】《随息居饮食谱·水饮类》：凡谷菜果蔬，草木花叶诸品，具有水性之物，皆取其新鲜及时者，依法入甑，蒸馏得水，名之为露。用得其宜，远胜诸药。何者？诸药既干既久，或失本性，譬用陈米用酒，酒力无多，若不堪久藏之物，尤宜蒸露密储。如以诸药煎作汤饮。味故不全。间有因煎失其本性者，惟质重味厚，滋补下焦，如地黄、枸杞之类，必须煎汁也。若作丸散，并其渣滓啖之，殊劳脾运。惟峻厉猛烈之药，宜丸以缓之。冰麝忌火诣香，必丸而进之。五苓六一等剂，须散以行之。凡人饮食，盖有三化：一曰火化，烹煮熟烂。二曰口化，细嚼缓咽。三曰胃化，蒸变传运。二化得力，不劳于胃，故食生冷，大嚼急咽，则胃受伤也。胃化既毕，乃传于脾，传脾之物，悉成乳糜，次乃分散，达于周身。其上妙者化气归筋，其次妙者化血归脉。用能滋益精髓，长养肌体，调和营卫。所云妙者，饮食之精华也。故能宣越流通，无处不到。所存糟粕，乃下于大肠。今世滋补丸剂，皆干药合成，精华已耗，又须受变于胃，传送于脾，所沁入宣布能有几何，不过徒劳脾胃，悉成糟粕下坠而已。朝吞暮饵，抑何愚耶。〇汪谢城曰：诸露生津解热，诚为妙品。但肆中贪多，而蒸之过久，以致味薄，或羼他物以取香，如枇杷叶露亦羼香物，正与嗽证相反。故必自蒸为佳。又中有饮湿者，诸露皆非所宜。

强水 《本草纲目拾遗》

【集解】《本草纲目拾遗》卷一：强水西洋人所造，性最猛烈，能蚀五金。王怡堂先生云：其水至强，五金八石皆能穿漏，惟玻璃可盛。西人造强水之法，药止七味，入罐中熬炼，如今之取露法，旁合以玻璃瓶而封其隙，下以文武火叠次交炼，见有黑气入玻璃瓶中，水亦随气滴入，黑气尽，药乃成矣。此水性猛烈，不可服食。西人凡画洋画，必须镂板于铜上者，先以笔划铜，或山水人物，以此水渍其间一昼夜，其渍处铜自烂，胜于雕刻。高低隐显，无不各肖其妙，铜上有不欲烂处，先用黄蜡护之，然后再渍，俟一周时，看铜有烂痕，则以水洗去强水，拭净蜡迹，其铜板上画已成。绝胜镌镂，且易而速云，入药取其气用。〇《物理小识》：有水，剪银块投之，则旋而为水，倾之盂中，随形而定，复取硇水归瓶，其取硇水法，以琉璃窑烧一长管，以炼砂取其气。道朱公为余言之：崇祯庚辰进《坤舆格致》一书，言采矿分五金事，工省而利多。壬午，倪公鸿宝为大司农，亦议之。而政府不从，今日番硇甚少，但有气硇，真番硇乃能干汞。按此水即强水也，特古今异名耳。

【主治】治痈疽拔疔。《本草纲目拾遗》卷一。

【附方】《本草纲目拾遗》卷一：凡痈疽已溃或未溃。用强水可蚀恶肉，胜于硇砂，只须置强水于玻璃瓶内，以瓶口对痈疽上，掩少时，其药气自升入患处，疽肉变白而腐，毒亦拔出，然后再敷他药治之。疔有根，亦以此治法，则根自烂出。谢天士。

刀创水《本草纲目拾遗》

【集解】《本草纲目拾遗》卷一：刀创水出西洋，不知何物合成，番船带来，粤澳门市之。

【主治】治金创，以此水涂伤口，即敛合如故。《本草纲目拾遗》卷一。

鼻冲水《本草纲目拾遗》

【集解】《本草纲目拾遗》卷一：鼻冲水出西洋，舶上带来，不知其制。或云树脂，或云草汁，合地溲露晒而成者。番舶贮以玻璃瓶，紧塞其口，勿使泄气，则药力不减，气甚辛烈，触人脑，非有病不可嗅。

【主治】治外感风寒等症，嗅之大能发汗。《本草纲目拾遗》卷一。

【发明】《本草纲目拾遗》卷一：岛夷遇头风伤寒等症，不服药，惟以此水瓶口对鼻吸其气，即遍身麻颤，出汗而愈。虚弱者忌之。宜外用，勿服。

孩儿茶《本草纲目》　　【校正】《本草纲目》原入"土部"，今移此。

【集解】《医门秘旨·药性拾遗》卷一五：孩儿茶出乌定国，乃乌定海之细泥也。《五杂俎》卷一一：药中有孩儿茶，医者尽用之，而不知其所自出。历考本草诸书，亦无载之者。一云：出南番中，系细茶末，入竹筒中，紧塞两头，投污泥沟中，日久取出，捣汁熬制而成。一云：即是井底泥，炼之以欺人耳。番人呼为乌爹泥，又呼为乌迭泥。俗因治小儿诸疮，故名孩儿茶也。

【气味】味苦、甘，气温，平，性良，无毒。《医门秘旨·药性拾遗》卷一五。味苦、微涩，性凉。《景岳全书》卷四九。

【主治】解酒热，止烦渴，凉肌表，散客热，行污浊之血，散疮结之热，生肌敛口散火之药。《医门秘旨·药性拾遗》卷一五。解山岚瘴热，敛疮生肌之药也。《本草汇言》卷八。能降火生津，清痰涎咳嗽，治口疮喉痹烦热，止消渴吐血衄血，便血尿血，湿热痢血，及妇人崩淋，经血不止，小儿疳热，口疳，热疮，湿烂诸疮，敛肌长肉，亦杀诸虫。《景岳全书》卷四九。

【发明】《本草经疏》卷三：乌爹泥本是茶末，又得土中之阴气，其味苦涩，气应作寒，性无毒。其主清上膈热，化痰生津者，茶之用也。得地中之阴气，能凉血清热，故主金疮止血及一切诸疮，生肌定痛也。苦能燥，涩能敛，故又主收湿气。《本草汇言》卷八：张相如曰：服食方鲜有用者，惟入外科收敛疮口掺药中用此。能定痛止血，收湿生肌。又儿科牙疳方中，配川黄连，共为细末，掺牙根处，亦能敛溃收湿，定痛生肌。出李氏《纲目》。今吴门市中售香茶，以孩儿茶为主，食之果香甜凉爽。移时药味已过。转增燥渴，次晝更觉口干苦涩，较前倍常，则前人所云解渴生津，未可深信。《本草述》卷三：此味大抵用之内治者绝少。

【附方】《本草述》卷三：消痰。古方儿茶、薄荷叶、细茶为末，蜜丸，饭后含化三五粒。牙疳口疮。孩儿茶、硼砂等分，为末搽之。诸肿毒。孩儿茶、蝉蜕各等分，为细末，将雄猪胆汁调傅之效。

藏香《本草纲目拾遗》

【集解】《本草纲目拾遗》卷二：藏香出西藏，作团成饼者良，如香炷者次之。色紫黄色，气甚猛烈，焚之香闻百步外者佳。伪者名京香，不入药用。有出打箭炉者，不及西藏出者第一。有红藏、黄藏、紫藏之分。萧腾麟《西藏见闻录》云：藏香有紫、黄二色，粗、细二种，各处皆有，惟产于巴塘者为最。朱大骏云：亲见藏香有黑如墨者，燃之催生甚炒。宓元良云：藏香有紫、黄二色，紫者内有琐琐葡萄汁合成，故色紫。而性开关窍，透发而上升，能发痘瘼。黄者性下降，可催生，不可乱用。闻人达远云：藏香有绿色者，云最贵，焚之嗅其烟，可清目，不知彼中何草合成。叶明斋云：藏香中有一种白色小丸子，焚之气颇幽爽，亦系番僧所贡，不知何名，其香气嗅之，可治老人肠燥气虚便秘。入厕时焚一二丸最妙。亦可治痘。马少云《卫藏图识》：藏香有紫、黄二种，真者焚时烟凌霄汉，盖以珍宝屑成之。又有黑、白香，白香亦名吉吉香。黑香亦名唵叭香。

【主治】杀邪治祟，功同苍术。痘疮不发，点床角上，令儿闻之，能透斑，甚妙。愈疟、催生明目。《本草纲目拾遗》卷二。

【发明】《本草纲目拾遗》卷二：藏香只有紫黄二色为正品，其所云红绿黑白诸色，皆属他香，近亦罕见，姑存其说以备考。王景略曾为织造寅公制藏香，其方云得自拉藏，予求其法，附载于此：速香二片，沉香、黄熟香、黄檀香、广木香各四两，春花、甘松、三奈、玫瑰瓣、母丁香、细辛、桧皮、生军、排草、乳香、金颜香、唵叭榄油、苏合油、伽、水安息各二两，冰片一两，右各为极细末，以顶好榆面二斤，火消十两，化水，加老醇酒，调和为香。

野马豆《本草纲目拾遗》

【集解】《本草纲目拾遗》卷五：野马豆出西藏，乃番僧捻草末合成如豆形，故名。王怡堂云：藏中出一种草，彼土人呼为野马草。番僧择日采之，研为细末，置净器中，供佛前。更择日合和为药，其合药之日，率彼土男妇皆于佛前诵咒，以所和草末研为丸，男丸者为雄，妇丸者为雌。药亦分雌雄形，雄者丸上有小圆凸，雌者作长凹，色有红有黑，皆如绿豆大。丸毕，仍置净器中，必须雌雄合在一处，一二日能生出小豆如麻子屑，饲以藏红花，间日视之，红花渐少，则新生之豆渐大。久则又生小豆，以此生生不息，亦一异也。如携带远方，无藏红花，豆亦不死，惟不能化生小豆耳。

【气味】味微辛，性平。《本草纲目拾遗》卷五。

【主治】治百病。彼土无药，有病即服此豆。《本草纲目拾遗》卷五。

【发明】《本草纲目拾遗》卷五：西宁人曾玉瀛言：野马豆，又呼嘛呢子。如半粒绿豆大，藏中人得此豆，每日辄诵唵嘛呢叭吽六字数百遍，丸豆时，亦口念此六字，故名。能治肝气心痛，惟痦痘疟疾忌服。以其善于长化颠倒阴阳也。马少云《卫藏图识》：藏中有子母药，大裁可绿豆，以哈达洁裹之，经时小粒渐增，有子母相生之义。传达喇嘛默持佛咒，以糌粑搓成者，故以奇异着。按：此即野马豆也。朱排山《柑园小识》：喇吗尝聚会，以米麦数粒置瓶中，四人守之，诵唵嘛弥叭呢吽六字咒，饮食则代，无间昼夜，四十九日，有红子满瓶中，大如芥子，色似朱砂，谓之嘛弥子。佩之能辟邪致祥，小儿食之稀痘。壬子，予从戚友处觅得嘛子数十粒，以玻璃盆贮之，形匀圆，俨似急性子而色红。据云：初得时色不甚红，苦无藏红花，即市本地河南所产红花，研屑拌之，久则色红如朱砂。平瑶海先生偶得西藏嘛子数十粒，一时无玻璃器，乃即置纸裹中供佛前，日诵文殊六字真言数百遍，其子能忽多忽少，又能透出纸裹外，变幻不常。异之，以告客，客曰：此物性成本得西僧咒力，其造子之法，今都中喇嘛亦能为之。每四月八日，大小喇嘛辄群聚佛前，选高行持诵者数十人，铙铃法鼓，宣扬六字真言七昼夜，其丸即用干面手搓如粟米大，口念手丸，以金盆贮之，丸时得咒力，粒粒皆能自飞。或在窗棂，或在案格，堆结团聚，俟七昼夜满后，其不能飞者去之，其飞者用帚扫下，以送诸王大臣，名嘛子。可治诸疾，变幻多寡，盖自其成性己然，无足异也。入药以西藏合者佳。癸丑冬，在上虞署晤平司马少君莱仲言：曾随任中甸，其地系西藏要路，有喇吗等。彼地呼野马豆为舍利子，有草木佛三种，彼土富人死，必纳一粒口中，云入冥生光，土人有病，亦辄服之。金御乘言：慈溪有患耳聋者，其家有藏中带来嘛子，取服三粒，忽闻两耳中大声一震，轰然如掣去数百斤物者，嗣后耳更聪甚。其人一日忽眠食妓家，次日复聋如故，再服亦无效矣。

海石 《续医说》

【集解】《续医说》卷一〇：造海石法：用苦瓜蒌，连皮子捣烂如泥，和真蚌粉拌匀作饼，悬透风处，阴干入药用。

【主治】去痰最胜。《续医说》卷一〇。

【发明】《续医说》卷一〇：盖咸能软坚。蛤生海中，凝结成壳，得咸性多，故能破痰。而瓜蒌又去痰之圣药，故用之相和，则攻凝结之老痰极有效。若以海浮石为海石者，非也。或云：自有真海石，惟御药房有，庶民之家则罕得也。《濯缨亭杂记》。

胭脂 《饮膳正要》

【校正】《本草纲目》原入"草部"，今移此。时珍云出《纲目》，今据《饮膳正要》改。

【集解】《本草纲目拾遗》卷九：油胭脂。《药性考》：油胭脂平，豕膏合就，润肤吻裂，活血点痘。西北风高，涂舒面皱，不龟手药，古名非谬。〇一名碗儿胭脂，用小锡碗盛，故名。色红润如膏。《百草镜》：制造油胭脂法：红花汁一杯，白蜡二两，微火熔化，搅匀，倾于磁盘内，待成薄饼，用碾面杖碾数百遍，则胶黏如膏药矣，假者系胭脂脚所造，不入药。治血解毒，治痘疗，涂蜂咬，王氏《准绳》同珍珠末涂。

【气味】味辛，温，无毒。《饮膳正要》卷三。味甘，气平。入足厥阴肝经。《玉楸药解》卷一。

【主治】主产后血运、心腹绞痛，可傅游肿。《饮膳正要》卷三。治血行瘀，消肿止疼。此红兰花所作，活血与花同。《玉楸药解》卷一。

【发明】《本经逢原》卷二：可作面脂，不入药用。紫渣名火漆，匠工补水用之。发明：胭脂色红，并可为活血之药。其治痘疮肌肉结硬，用绵胭脂同紫草煎汤，乘热频将胭脂擦之，渐软即能发出。又痘疮护眼，黄蘗膏用油胭脂调涂，则痘无入眼之患。

【附方】姚氏《食物本草》卷一七：治疮疖成漏。用绵胭脂洗水，和猪胆汁搽七次，即愈。防痘入目。胭脂嚼汁点之。治小儿鹅口。用胭脂涂上，大效。

《本草纲目拾遗》卷九：治痘疮燕窝疔。痘初起时，预免坏眼，用临清济宁好油胭脂点眼大眦。《救生苦海》。〇四圣丹。治小儿痘中疔，或紫黑而大，或黑坏而臭，或中有黑线，此痘十死八九，惟都御史得秘传此方，点之最妙。用豌豆四十九粒烧存性，头发灰三分，珍珠十四粒，炒研为末，以油胭脂同杵成膏，先以簪挑破，咂去恶血，以少许点之，实时变红活也。《普济方》。乳头破裂。油胭脂、蛤粉水飞敷之。不用蛤粉亦可。治疹子眼。用鸡胆将油胭脂调匀，涂上，虽眼突出能好。无鸡胆，用田鸡胆代之，亦可。《眼科要览》。

鼻烟《本草纲目拾遗》

【集解】**《本草纲目拾遗》卷二**：《广大新书》有造鼻烟法：香白芷二分、北细辛八分，焙干，猪牙皂角二分，焙干研，薄荷二分、冰片三厘、干烟丝为君，干丝一钱，必配福烟六七分许，右药各为细末，酌量配合，不必拘分两，以色如棕色者佳。○有内府造、洋造、广造及土烟数种。鸭绿者最佳，玫瑰色者次之，酱色者为下，陈久而枯者，不堪用。出洋中者，能追风发汗。《香祖笔记》：近京师有制鼻烟者，可明目，尤有辟疫之功。以玻璃为瓶贮之，象牙为匙，就鼻嗅之，皆内府制造，民间不及。张玉叔云：近有广东来者，较内府造者尤胜。有五色，以苹果色为上。《澳门纪略》：西洋出鼻烟，上品曰飞烟，稍次则鸭头绿色，厥味微酸，谓之豆烟，红者为下。常中丞《笔记》：鼻烟或冒风寒，或受秽气，以少许引之使嚏，则邪秽疏散，积滞亦解。若刻不少闲，反有致疾者。烟有多品，总以洋烟为最，取其滋润不烈，所以为佳。

【主治】通关窍、治惊风、明目、定头痛、辟疫尤验。《本草纲目拾遗》卷二。

线香《本草纲目》　　【校正】《本草纲目》原入草部，今移此。

【集解】**《本草品汇精要续集》卷二**：李时珍曰：今人合香之法甚多，惟线香可入疮科，用其料加减不等，大抵多用白芷、芎䓖、独活、甘松、三柰、丁香、藿香、藁本、高良姜、角茴香、连翘、大黄、黄芩、柏木、兜娄香末之类为末，以榆皮面作糊和剂，以唧筒成线香，成条如线也，亦或盘成物象字形，用铁铜丝悬熏者，名龙挂香。

【气味】味辛，性温，无毒。《本草品汇精要续集》卷二。
【主治】主熏诸疮癣《本草纲目》。《本草品汇精要续集》卷二。

菜部第二十三卷

　　《灵枢经·五味第五十六》：五菜：葵甘，韭酸，藿咸，薤苦，葱辛。《艺文类聚》卷八二菜蔬：《毛诗》曰：其蔌维何，惟笋及蒲。又曰：我有旨蓄，亦以御冬。《尔雅》曰：菜谓之蔬，不熟曰馑。《周礼·春官》曰：春入学舍，采合舞。《礼记》曰：仲秋之月，乃命有司趣民务蓄菜。《论语》曰：虽蔬食菜羹，瓜祭必斋如也。《孔丛子》曰：菜，谓之蔬。《庄子》曰：颜回不茹荤三月。《吕氏春秋》曰：菜之美者，昆仑之苹。寿木之华，赤木之叶，余之南有菜，名嘉树，其色若碧。《汉书·西域传》：罽宾地温和，冬食生菜。《魏志》曰：倭国地温和，冬夏食生菜。《汉武内传》曰：西王母：仙之上药，有碧芝琅菜。王充《论衡》曰：董仲舒读《春秋》三年，不窥园菜。《孝子传》曰：洛阳公辇水作浆，兼以给过者，公补屩不取其直，天神化为书生。问公何不种菜？曰：无种。即遗数升。公种之，化为白璧，余皆为钱。公得以娶妇。大夫有污潴之宫，虽有美菜，有义之士不食。《庄子》曰：宣尼穷于陈蔡之间，颜回择菜。《文选》曰：野有菜蔬之色。《仪礼》曰：婚礼舅姑既没，则妇三月乃奠菜蔬，盖用待告。《汉书》张竦曰：古叛逆之国，潴其宫室以为污池，名曰凶墟，虽生菜蔬，而民不食菜之美者，具区之菁。范宣挑菜伤指，大啼曰：身体发肤，不敢毁伤，故啼。《蜀都赋》曰：五肉土菜，胜掩腥臊。《广州先贤传》：丁密，苍梧人，非家织布不衣，非己耕种菜果不食。《杜兰香别传》曰：香降张硕，赍瓦榼酒，七子樏樏，多菜而无他味，亦有世间常菜，辄有三种，色或丹或紫，一物与海蛤相象，并有非时菜。硕云：食之亦不甘。然一食七八日不饥。《太平御览》卷九七六菜茹部：《尔雅》曰：菜谓之，蔬不熟为馑。菜总名，见《诗》。凡草菜可食，通名为蔬也。《食物辑要》卷三：右蔬菜者，有疏通之义，食之使肠胃宣圕，而无壅滞之患。但生菜性多冷滑，患疟新瘥后多食，防手足发青。凡病后，皆宜少食也。十月被霜菜久食，发肿痛，目涩，面色不华，遵生者慎之！《食物本草》卷二菜类：右诸菜，皆地产阴物，所以养阴固宜食之。丹溪云：司疏泄者菜也。谓之蔬，有疏通之义焉，食之则肠胃宣畅而无壅滞之患。先儒曰：人若咬得菜根断，则百事可做。故食菜既足以养身，又有以养德也。**《调疾饮食辩》卷三菜类：**养生以粒食为主，粒食而外，似可无烦注意也。然古圣王经理邦国，言饥而不敢忽乎馑，故艺草木于场圃，以备民食。小者可为百谷之辅，大者且济百谷之偏。菜之为益，岂浅鲜哉！又况《内则》详诸菜之名，《素问》明五菜之用，其于病也，所系更大且多矣。至于谷之有诸粥、诸酒，是以谷代刀圭也。而菜者性备寒温，功兼补泻，因病而施，合宜而用，何莫非方剂之良也。若夫力有其偏，性有其毒，则古人焖戒具存，悉着于编览者，其无忽焉。**《对山医话》卷四：**《经》云：五谷为养，五蔬为充。蔬者疏也，所以佐谷气而疏通壅滞也。时珍曰：凡草木之可茹者，为韭、薤、葵、葱、藿五菜。然菜固不止于五。《说原》蔬植三百有六十，《纲目》仅收一百五种，余俱不可考。今民生日用之常，更不及十之三四耳。按蔬品惟蒜、胡荽、苜蓿，汉时得之西域。唐贞观中泥婆罗国，又献菠薐菜、浑提葱，至今传种不绝。近通泰西诸国，其蕨果携入内地，土人觅种植之，市以获利，而华人亦有以之充馔者。今略摘数种，辨其气味，以备考证。卷心菜，俗名哈喇菜，叶卷如球，色青，经霜后微紫，去数层，内叶嫩黄脆美，俟其自放，其大如盖，气味甘平，利肠清胃，大抵似菘而味不及耳。花菜，来自花旗，故名。叶缺刻如细芥，色浅黄，味甘淡，润肺化痰，性亦和平。笋，色白细长，形如玉箸，味淡微辛，中实无节，固非竹类。土人因其形似笋芽，故名之耳。然南菘北植，即化芜菁，今隔数万里重洋，而仍不失色味，是亦不可解也。

编者按　菜部凡3卷，仍《本草纲目》之旧，分荤菜、柔滑、蓏菜、水菜、芝栭5类，载药187种。《本草纲目》原有药物104种，新增83种。其中3种从《本草纲目》附录药中独立出来，80种来自唐、宋、元、明、清各本草书。《本草纲目·菜部》原载105种，现收入本部凡101种，1种（翻白草）移入"草部"，2种（竹笋、酸笋）移到竹类。另有一种五辛菜，因为后世本草著作未曾收入，因此没有其他内容，予以放弃。

《本经》13种

《别录》21种

《千金要方》2种　唐·孙思邈

《唐本草》6种　唐·苏恭

《本草拾遗》15种　唐·陈藏器

《食疗本草》4种　唐·孟诜

《食性本草》1种　唐·陈士良

《蜀本草》1种　蜀·韩保昇

《日华子》2种　宋人大华

《开宝本草》7种　宋·马志

《嘉祐本草》9种 宋·掌禹锡

《图经本草》4种 宋·掌禹锡

《证类本草》1种 宋·唐慎微

《绍兴本草》1种 宋·王继先

《履巉岩本草》3种 宋·王介

《饮膳正要》2种 元·忽思慧

《日用本草》3种 明·吴瑞

《救荒本草》5种 明·朱橚

《滇南本草》9种 明·兰茂

《本草品汇精要》1种 明·刘文泰

《食物本草》3种 明·卢和、汪颖

《医方药性》5种 明·罗必炜

《食鉴本草》1种 明·宁源

《本草纲目》13种 明·李时珍

《茹草编》1 明·周履靖

《食物辑要》1种 明·穆世锡

姚氏《食物本草》5种 明·姚可诚

《养生要括》1种 明·孟笨

《养生食鉴》1种 清·何其言

《生草药性备要》3种 清·何谏

《得宜本草》1种 清·王子接

《医林纂要探源》1种 清·汪绂

《滇南本草图说》10种 明·兰茂原著，清·范洪等抄补

《食物小录》2种 清·李文培

《本草纲目拾遗》12种 清·赵学敏

《本草省常》2种 清·田绵淮

《植物名实图考》9种 清·吴其浚

《本草求原》1种 清·赵其光

《草木便方》1种 清·刘善述、刘士季

《校补滇南本草》4种 明·兰茂原著，清·高喧校补

菜之一　荤辛类49种

韭《别录》

【释名】《通志》卷七五：韭之性温，故谓之草钟乳。《宝庆本草折衷》卷二〇：一名韭菜，一名草钟乳，一名蒮。〇蒮，音育。生处处有之，及圃人种莳。《本草品汇精要》卷三九：又有一种山韭，形性亦相类，但叶如灯心苗为异，《尔雅》所谓藿（于六切），山韭也。山中往往有之，而人多不识耳。

【集解】《药性粗评》卷三：韭下中瘀之血。韭菜，薤类也，比薤差小，四季常生，凡刈之不数日复出，盖菜中之最久者，其名为韭或以此欤。秋初发薹，开白花，成丛，结黑子如米大。南北园圃处处有之，善莳者种之，长一畦，壅以沃粪，前刈后长，周而复始，取之不穷，虽常食亦有益无损。其根成丛，可以分布种之，秋末冬初采子，收贮入药，炒用。余说《本草》不载。《本草原始》卷六：丛生丰本，长叶青翠。可以根分，可以子种。叶高三寸便翦，翦忌日中。一岁三四割之，其根不伤。收子者只可一翦。八月开花成丛，九月收子，其子黑色而扁。

【正误】《调疾饮食辩》卷三：《本草纲目》曰：《内则》韭曰丰本，言其美在黄也。大误。《本草衍义》曰：韭黄未出粪土，含抑郁未申之气，病人切忌。此确论也。盖《礼》所谓丰本者，言其根茂可以屡剪，非贵其黄也。至郑康成谓葱变韭，《尔雅翼》谓老韭变苋，均幻谈也。

【气味】辛、酸，温，无毒。《本草元命苞》卷九。味辛、苦，微酸，性温，无毒。其气下行。《药性粗评》卷三。味辛、微甘，气温，性急，无毒。《本草纂要》卷七。味辛、微酸，气温，性急，属金，有水与土，无毒。《太乙仙制本草药性大全·仙制药性》卷五。味辛，性温，无毒，入肺、脾、肾三经。《药性解》卷六。

【主治】下气，补虚乏，和藏府，暖腰膝，除心腹痼冷，胸中痹冷痃气及腹痛。《图经本草药性总论》卷下。主养发。又捣汁服，解药毒，疗狂狗、蛇、蝎、恶虫咬毒，及胸痹，骨痛。若小儿初生，与汁灌之，吐出恶水，令无病也。又治五般疮癣，以韭根炒，旋捣末，以猪脂油调傅之，差。《宝庆本草折衷》卷二〇。补虚损，益阳事不兴。《本草元命苞》卷九。韭汁辛温能有补，温中下气益元阳。遗精梦泄便漩白，入药须知用子良。《滇南本草》卷下。治中风失音，心脾痛；下膈间瘀血，上气鸣息，胸膈气结滞及中恶腹胀。《医学统旨》卷八。主治虚冷痃癖，胸膈不利，水谷痢疾，喘逆胀满，四肢湿痹，腰膝损弱，遗精泄白，温中下气，补虚益阳，行滞破积，下瘀血，壮元气，和脏腑，尤与病人相宜。《药性粗评》卷三。韭汁极止吐血。根

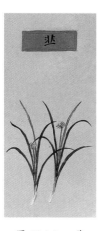

图 23-1-1　韭
《品汇》

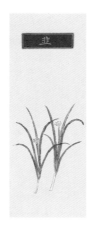

图 23-1-2　韭
《食物》

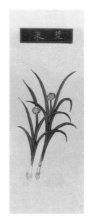

图 23-1-3　韭
菜《雷公》

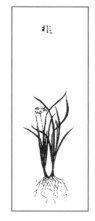

图 23-1-4　韭
《原始》

图 23-1-5　韭
《草木状》

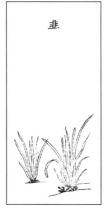

图 23-1-6　韭
《图谱》

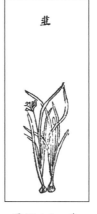

图 23-1-7　韭
《汇言》

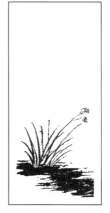

图 23-1-8　韭
《滇南图》

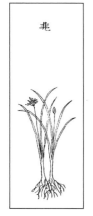

图 23-1-9　韭
《类纂》

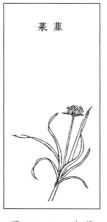

图 23-1-10　韭菜
《备要》

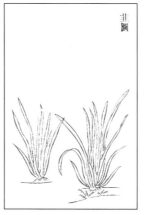

图 23-1-11　韭
《草木典》

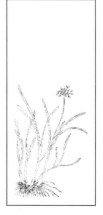

图 23-1-12　韭
《图考》

止牙疼。《药性要略大全》卷四。主安五脏，除胃热，充肝气，利小便，清湿热，兴阳道，下瘀血，破滞气，解中恶之奇物也。又捣汁用治中风失音，及心脾痛，上气鸣息，胸膈结气，中恶腹胀等症。《本草纂要》卷七。此根叶尤胜，亦可熏牙虫。《本草发明》卷五。

【发明】《滇南本草》卷下：一人吞金圈一个于腹中，家有见之，恐惧，得此方吃之，金圈从大便中裹定韭菜同粪齐带出。又一小儿误吞铜钱，用韭菜叶不拘多少，勿切，煮熟食，芝麻油同拌吃，效验。一切金、银、铜、铁、锡入肚，皆可用之。韭子，治妇人白淫白带。按：韭菜不宜多吃，多吃动痰，动邪火，兴阳泄精。妇人多吃生白带。同牛肉吃，令人胃中生嘈杂之症，昏神昏目。《本草纂要》卷七：花食之动风发气。若未出粪土为韭黄，主滞气，不宜食。大抵韭归心，葱归目，蒜归脾，薤归骨，芥归鼻，蓼归舌，此气味各有所归也。用者法之。《上医本草》卷三：除胃中热，利病人，可久食。治吐血、唾血、衄血、尿血，打扑伤损及妇人经脉逆行。煮食，温中下气，补虚益阳，调和脏腑，令人能食，止泄血脓，腹中冷痛。归肾，止泄精，暖腰膝，充肺气，除心腹痼冷疹癖。爁熟，以盐醋空心吃，治胸膈噎气。捣汁服，治胸痹骨刺痛如锥不可触者，即吐出胸中恶血，甚验。治上气喘息欲绝，肥白人，中风失音。又解药毒、肉脯毒，疗狂狗咬人数发者，亦涂诸蛇虺、蝎虿、恶虫毒。及灌初生小儿，吐去恶水恶血，永无诸病。捣汁澄清，和童尿饮之，能消散胃脘瘀血，甚效。煮汁饮，止消渴盗汗，熏产妇血晕，洗肠痔脱肛。叶煮鲫鱼鲊食，断卒下痢。根入生发膏用。有一贫叟病噎膈，食入即吐，胸中刺痛，或令取韭汁入盐梅卤汁少许，细呷，得入渐加，忽吐稠涎数升而愈。春食则香，夏食则臭，多食则能昏神暗目，而动虚阳也。酒后尤忌。热病后十日食之即发困。五月多食宜气力。冬月多食动宿饮吐水。《本草汇言》卷一六：夏碧潭曰，生则辛而行血，如《丹溪方》治吐血唾血，呕血衄血，淋血尿血，妇人经脉逆行上冲之血；伤寒热蓄于里，内伤营分下行之血，打扑跌伤瘀结之血；或中恶卒死，人事昏迷；或胸痹急痛，锥刺欲死；或胁肋攒痛，难以转侧，并捣汁饮之。熟则甘而补中，如藏器方治阳虚肾冷，阳道不振；或腰膝冷疼，遗精梦泄；或久痢脓血，下腹胀坠；或膈噎不通，饮食少下；或疹癖积饮，否塞中宫，并宜炒熟食之。益人之气，抑郁者多，凡人气血，惟利通和，不利阻滞。韭性行而能补，故可久食而无损也。但性本通利而气味辛烈，前古虽称补益，然多食亦令人神昏，最为养性家所忌，能善发相火故也。肝、肾、胃家有火者勿服。疮毒食之，愈增痛痒；疔肿食之，令病转剧。《本草经疏》卷二八：韭禀春初之气而生，兼得金水木之性，故其味辛，微酸，气温而无毒。生则辛而行血，熟则甘而补中、益肝、散滞、导瘀，是其性也。以其微酸，故入肝而主血分。辛温能散结，凡血之凝滞者，皆能行之，是血中行气药也。心主血，专理血分，故曰归心。五藏之结滞去，则气血条畅而自安矣。胃中热，乃胃中有瘀滞而发热也，瘀血行，热自除矣。病人之气抑郁者多，凡人气血，惟利通和，韭性行而能补，故可久食。韭子味辛、甘，温，无毒。主梦中泄精，溺血。盖韭乃入足厥阴、少阴经。肾主闭藏，肝主疏泄。《素问》云：足厥阴病则遗尿。

思想无穷，入房太甚，发为筋痿，及为白淫。韭子入厥阴而甘温，补肝及命门之不足，故主泄精溺血。　主治参互　有一贫叟，病噎膈，食入即吐，胸中刺痛。或令取韭汁，入盐梅、卤汁少许，细呷，得入渐加，忽吐稠涎数升而愈。此亦仲景治胸痹痛用薤白，皆取辛温能散胃脘痰饮恶血之义也。一人腊月饮酒三杯，自后食必屈曲，下膈硬涩微痛，右脉甚涩，关脉沉。此污血在胃脘之口，气因郁而成痰，隘塞食道也。以韭汁半盏，细细冷呷，尽半斤而愈。《景岳全书》卷四九：若欲消胃脘瘀血作痛，及中风痰盛失音，上气喘急，或中饮食药毒，或暴见吐血衄血尿血，打扑瘀血，妇人经滞血逆，上冲心腹，或被狂犬、蛇、虫恶毒，势在危急者，俱宜捣生韭汁服之，或从吐出，或从内消，皆得愈也。或用煎汤熏产妇血晕，亦可洗肠痔脱肛。《本草述》卷一五：辛为阳，肝喜辛者，媾于金而上承乎阳，还以达阴也。酸为阴，肺喜酸者，媾于木而下依于阴，还以达阳也。韭根之在土者，先春而生，且微酸而性温，《经》乃谓肝之菜也。然而味辛，故上承阳之用以达阴。凡血中之污以为病者，祛之固最捷。盖本乎阴中之阳，而达乎阳中之阴，较与诸行血药有不同，所云血中行气药者是也。虽然，勿以为仅能散胃口血滞，试观其主治诸血出于丹溪，即尿血亦用之。又如肾气上攻，以致心痛者，岂徒活肾气哉？固亦行血中气也。简方书而痛风滞血证且为要药，以此思其功，功可知矣。然其性味未移在生用者如此，至煮食则辛而化甘酸温者，本于出地之阳，更合于中土之甘，助以后天生气，故温中下气。如陈藏器所云，又甘附于酸温，仍还归于肾，以益元壮阳，亦如宁原所云，然亦存其议论而已矣。《本草备要》卷四：《单方总录》曰：食不得入，是有火也；食久反出，是无火也。治法虽有寒热虚实之别，要以安其胃气为本，使阴阳升降平均，呕逆自顺而愈矣。《本草新编》卷四：味辛，微散，气温，性急。温中下气，归心益阳，暖膝脐，和脏腑，除胸腹疝癖痼冷，止茎管白浊遗精，活血解毒。少用则有益于肾，多食则有损于心。蜜食杀人，不可不戒。韭子善止遗精，功胜于叶，然亦不可多食。或问：《神农本草》云病人可久食韭，而吾子曰不可多食，岂神农非欤？嗟乎！《神农本草》因传世既久，遗落误传耳。夫韭性辛温，尤善通利。虽曰益肾，未免消多于补，多食能令人神昏，正伤心之明验。此予所以戒之也。《顾氏医镜》卷八：能疗噎膈，以其能消散胃脘之瘀血也。胃气虚而有热者，勿用。《本经逢原》卷三：韭入足厥阴经，下散血积。生用治死血留于胃口作痛，及妇人经脉逆行，打扑损伤，捣汁和童便饮，然须善食便实者宜之。有肾气上攻心痛者，宜用韭汁和五苓散为丸，空心茴香汤下。昔人言治噎膈，惟死血在胃者宜之。若胃虚而噎勿用，恐致呕吐也。其心腹有痼冷者勿食，食之必加剧。《本草从新》卷四：温脾益胃，止泻痢而散逆冷；助肾补阳，固精气而暖腰膝；散瘀血，逐停痰，入血分而行气。《医林纂要探源》卷二：韭，甘，辛，温，微酸。气味亦熏辛，而转有酸味。巽木之气，补肝而能泻，行血中之气，能充聚肺气，散泻瘀血。以其酸也，宁心，收心之散。助肾，润肾之燥。和胃，辛能和阳，酸能和阴。逐痰，辛以行之。解一切毒。荤味皆能辟毒。《得配本草》卷五：得桔梗，治血留胃脘作痛。右脉涩，关脉沉，得鼠粪为引，解至阴燥热。得盐少许，捣箍蛇犬伤。配半夏，治胸痹刺痛。和五苓散，治肾气攻心。和姜汁，治产怒呕绿水。和童便，止经脉逆行。炙獭鼠屎，治阴阳易病。生行血，熟补中。根汁下瘀血。治噎隔，用盐、醋拌。《本草求真》卷七：韭菜专入肝、肾、肠、胃。味辛微酸，气温无毒，按辛则能散，温则能行。滞气客于肠胃，则血因气而益阻；胃气不通于五脏，则腰膝冷而痿癖生。肝主疏泄，肾主闭藏，肝肾虚则启闭非时。《经》曰：足厥阴病则为遗尿，及为白淫，服此气行血散，肝补肾固，而病安有不愈乎？故书有云韭味最利病患，凡一切血瘀气滞等症，俱能使之立效。○《单方总录》曰：食不得入，是有火，食久反出，是无火也。士材又谓此不必拘，但察脉大有力，呕吐酸臭，当作热治；脉小无力，呕吐清水，当作寒医。色之黄白而枯者为虚寒，红赤而泽者为实热，能合色脉，庶乎无误。《植物名实图考》卷三：《本草拾遗》谓之草钟乳，腌韭汁治吐血极效。北地冬时培作韭黄，味美，即汉时温养之类。陶隐居以其辛臭为养生所忌，而诸医以为温而宜人，有草钟乳、起阳草诸名。治噎隔及胃口死血作痛用韭汁，治漏精用韭子，根叶之用尤多，亦蔬中良药也。一种屡剪，古谚云：日中不剪韭，而夜雨留宾，遂为诗人脍炙。然则剪忌日而喜雨，其物性宜耶？昔人谓韭黄，豪贵所珍，东坡诗：渐觉东风料峭寒，青蒿黄韭试春盘。蒿生而韭黄，非窖藏之时矣。放翁诗：雨足韭头白。盖纪实也。韭花逗味，实谓珍馐，鼎雉禁脔，得之尤妙。石崇冬月得韭蓱虀，亦何足异。但蓟门春盘，亦多以麦苗杂之，庾郎食鲑二十七种，李令公一食十八种，一以贫而夸，一以富而恡。《三国·世略》谓北齐后宫，冬月皆食韭芽，然则韭芽带土蕨如拳，癯儒用箸比玉食矣。朝事之豆，其实韭菹，司农训菁菹亦为韭菹，一物再荐，见韭祭韭，《小正》特书，岂果有取于性温而种能久耶？政道得则阴物变为阳，若葱变为韭，后秦周隋皆有之矣，果何道而致此？张耒诗注：俗言：八月韭，佛开口。味肥而忘其荤，甚美甚恶，孰则辨之？

【附方】《药性粗评》卷三：瘀血。凡被打扑胸膈积有瘀血，及妇女患瘕左胁下有血块者，可用韭一握，切，捣绞汁，细细呷之，血当自破。梦遗。凡男子肾虚，夜梦遗精，并流白不止者，韭子二两，微炒，捣为细末，食前温酒调下二钱匕，日二，佳。或用韭子二升，好酒八合，浸一宿，明旦带湿，令童子日中向南杵一万下，当极烂，每服食前温酒调下方寸匕，日再。此又一法也。小儿初生。凡小儿初生，口中有血一块，哭便吞下，不及取出，及腹中积石，胎内恶毒，可取韭根捣绞汁，灌与食之，即吐出恶水等物，无患永免，诸病易养。百虫入耳。捣韭汁灌入耳中，即出。喉肿不下食。以韭一把，略捣熬热，外傅颈上，冷即易之。昏睡如鬼迷。凡人卧忽不寤，或中恶，或如鬼迷者，慎勿以火照之，其魂难复，杀人，但啮其拇指甲际令痛，且唾其面，当活，如不活，捣韭取汁，灌入鼻中即活。冬月韭根捣汁，灌口中。

《本草汇言》卷一六：治吐血、唾血、呕血、衄血、淋血、尿血及一切血证。用韭菜十斤捣汁，生地黄五斤切碎，浸韭菜汁内，烈日下晒干，以生地黄黑烂，韭菜汁干为度，入石臼内捣数千下，如烂膏无渣者，为丸弹子大。每早晚各服二丸，白萝卜煎汤化下。治妇女经脉逆行。血室上冲，或吐或呕，用韭菜三斤捣汁，当归、川芎、牡丹皮、丹参各二两，玄胡索、木香各一两俱炒，大黄四两酒浸三日晒干炒焦黑，共为末，韭菜汁和丸弹子大。每服一丸，灯心汤化下。治伤寒邪热，随经入里。用白茯苓二两为末，韭菜十两捣汁和熟，印成锭子，重三钱，人参汤调下。治打扑伤损，瘀血内胀。用韭菜一斤捣汁，和热酒三分之一，徐徐饮之。已上四方俱出《方脉正宗》。治阳虚肾冷，阳道不振，或腰膝冷疼，遗精梦泄。用韭菜白八两，和胡桃肉去皮二两，同脂麻油炒熟，日食之，一月愈。治久痢脓血，下腹胀坠。用韭菜白八两，和黄牛肉四两切薄片，同脂麻油炒熟，日食之，一月愈。治膈噎不通，饮食不下。用韭菜汁一碗，和茯苓末四两，作细丸绿豆大。每服一钱，白汤吞下。治痃癖积饮，否塞胸腹。用韭菜白八两，和熟犬肉四两，脂麻油同炒熟，日食之，一月愈。治抑郁忧闷之人，胃脘有痰饮恶血，或胀或痛者。用韭菜白一把，白滚汤略焯，不可过熟，和酱油、姜、醋拌，日食之，一月愈。○以上五方俱出《方脉正宗》。

韭子

【主治】止精浊遗漏，较渠根叶尤灵。《太乙仙制本草药性大全·仙制药性》卷五。

【发明】《本草汇言》卷一六：《素问》曰：思想无穷，与入房太甚，发为筋痿，及为白淫，男随溲而出，女子绵绵而下，乃足厥阴肝病也。此药专治遗精漏泄、淋浊，小便不通、不禁，女子带下者，能入厥阴，甘温而补肝及命门之不足，故专治下焦诸证云。《景岳全书》卷四九：子味辛，性温。阴中阳也。宜炒黄用之。主梦泄遗精尿血，暖腰膝，壮阳道，治鬼交，补肝肾命门，止小便频数遗尿，及妇人白淫白带，阴寒小腹疼痛。《本草述》卷一五：韭子之益，多在遗精及小溺数。肝主溺，肾主精，精溺原系二道。时珍本其入肝者言之，但云命门为藏精之府，故得同治也，可乎？夫韭叶辛矣，而最后有微酸，生用绝无甘，乃韭子结于季秋，禀金气之专而已无酸，况其兼有甘，以合于气之温，尚得执入肝以论乎？夫辛者，肺之味，味归形，形归气，气者，肺所主也。此味得降收之气，是为肺气专精，以至于胃即其辛甘合而下行者，仍归于气之所始，不归于命门，而何归哉？盖人身先天元气，全藉后天以施化，是由此而升，即由此而降之玄机也。此韭子所以效下焦之用如此，且不仅治溺数，而且疗遗精也。夫元气根于命门，而三焦为之使。《经》云：三焦者，中渎之府，水道出焉。肝固主溺，然已包举于三焦之中，下焦卫气能化水而出，即能约三焦以为行水之节度，虽足厥阴原与命门通，而三焦之包举上中下者，固以三焦为本也。时珍乃舍本而齐末，是亦未之精察矣。○按：韭子所主，皆下焦之元阳虚而有滞以为漏者，得上焦辛甘施化，乃得奏功。若阴虚为病者，则宜慎之。《本经逢原》卷三○：辛温壮火，治梦泄尿血，白带白淫，男子随溲而下，女子绵绵而下。惟肾气过劳不能收摄者为宜。若阴虚火旺，及亢阳不交，独阴失合，误用是抱薪救焚矣。大抵韭之功用，全在辛温散结。子则包含少火未散，故能涩精。而壮火炽盛，则为戈戟。今人以韭子熏齲齿出虫，然能伤骨坏齿，不可不知。《本草求原》卷一五：辛甘而温。补肝，温达三焦，令肺胃合气下降，以归于命门。治梦泄、遗精、溺血、溺数、遗尿、白带、白淫、筋痿、下元虚冷，暖腰膝。肝主溺，肾主精，肝与命门通，而三焦为命门之使。《经》曰：三焦者，中渎之府，水道出焉。韭子得降收之气以效下焦之用，能化水而出，即能约水之行，肝不疏泄则肾精益藏。《经》曰：足厥阴病则遗尿。思想无穷，入房太甚，发为筋痿及为白淫。同龙骨、桑蛸以治诸病。同故纸为末，滚水下，治茎强不萎，精流刺痛，是其治下焦皆元阳虚，而有滞以为漏者，得上焦辛甘施化而病愈，通上以摄下也。盖韭之功在辛温散结。子则包含少火未散，故收精壮火。阴虚有火人勿用。《本草思辨录》卷二：《别录》韭子主梦中泄精溺白。邹氏以《素问》阴藏精而起亟，阳卫外而为固释之，极是。盖阳不维阴，则阴不起亟而藏精；阴不维阳，则阳不为固而卫外。梦中泄精者，阳不维阴也。溺白者，阴不维阳也。韭丰本而子又入肾，甘温足以起亟，酸温足以为固。兼斯二长，所以为梦中泄精与溺白之妙品。此但阴阳两不相维，若虚甚而患是证，则韭子无能为役，或当更加以温固之剂矣。

【附方】《食鉴本草》卷：肾虚，遗精白浊。为末，空心温酒调服方寸匕。

《太乙仙制本草药性大全·仙制药性》卷五：男女梦与人交，精便泄出。此内虚，邪气感发。熬韭子，捣末酒渍，稍稍服。

山韭《千金要方》

【释名】泽蒜、小蒜《救荒本草》、藿《尔雅》、不死草、野韭、野麦冬、书带草《校补滇南本草》。

【集解】《救荒本草》卷下之后：生田野中，今处处有之。生山中者名藿（力的切）。苗似细韭，叶中心撺葶，开淡粉紫花，根似蒜而甚小。救饥：采苗根作羹，或生腌，或煤熟油盐调，皆可食。《植物名实图考》卷三：山韭《尔雅》：藿，山韭。《千金方》始著录。今山中多有之。《救荒本草》有背韭，似韭而宽，根如葱；又有柴韭，亦可食。《韩诗》：六门食郁及藿，《尔雅翼》本其说，以为山韭可以食贱老，但其形似灯心，不甚似韭。辉县九山、咸阳野韭泽、乡宁县朱砂山、句容仙韭山、定远县韭山、安化县韭菜仑、重庆府邑梅司韭山，皆以产韭得名。志谓比家韭长大，而咸阳泽坦卤不生五谷，惟野韭自生于蓬蒿莎草中，则又偏及原泽，而非宗生高冈。《北征录》北边云台戍地多野韭、沙葱，人采食之。

【气味】味辛，性温，有小毒。又云热，有毒。《救荒本草》卷下之后。咸，寒，涩，无毒。《食治广要》卷三。

【主治】宜肾，去大小便数、烦热，润毛发。《食治广要》卷三。跌打损伤，包敷患处，可散瘀血，而止疼痛。《滇南本草图说》卷六。作菜食，能养血健脾，强筋骨，增气力。《校补滇南本草》卷上。

【发明】《校补滇南本草》卷上：味甘。生山中，形似家韭，其叶梢大。○连根捣汁，治跌打损伤，敷患处。根，同赤石脂捣烂，晒干为末，捻刀斧伤神效，此刀伤之圣药也。四时常青，

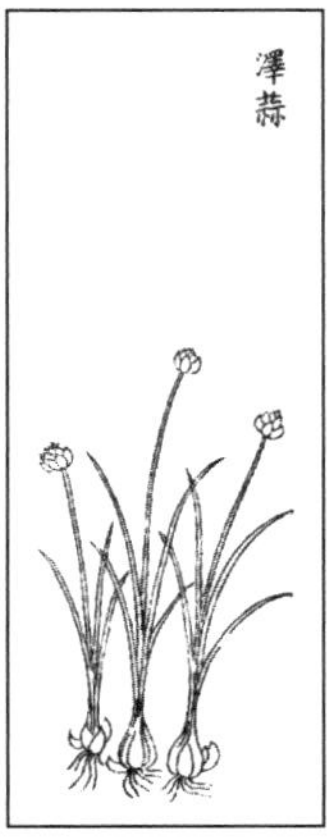

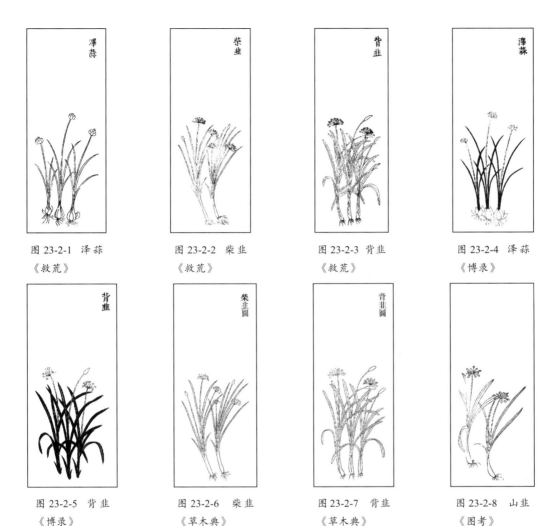

图 23-2-1 泽蒜
《救荒》

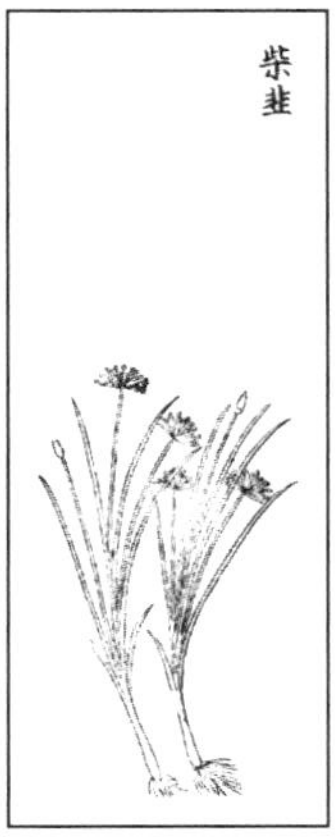

图 23-2-2 柴韭
《救荒》

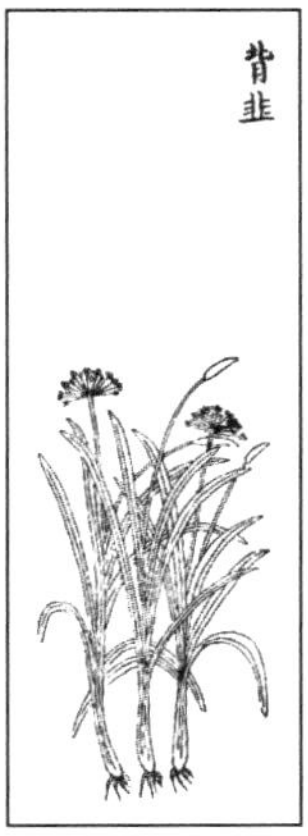

图 23-2-3 背韭
《救荒》

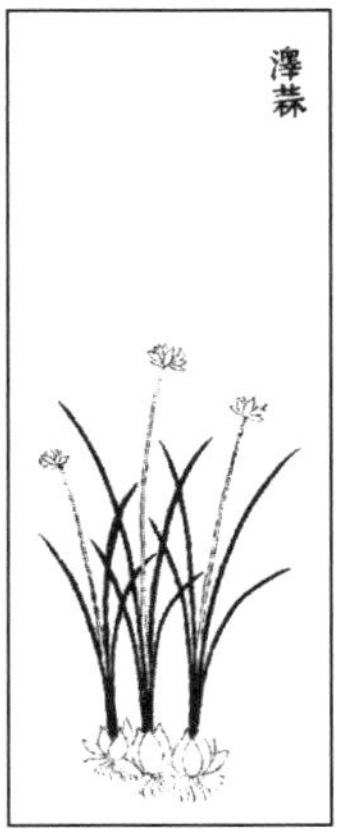

图 23-2-4 泽蒜
《博录》

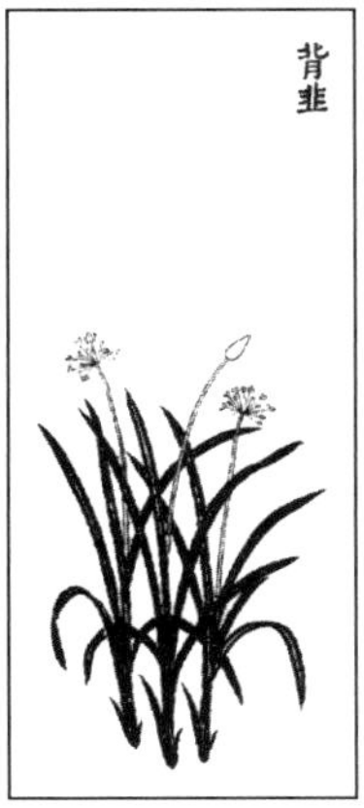

图 23-2-5 背韭
《博录》

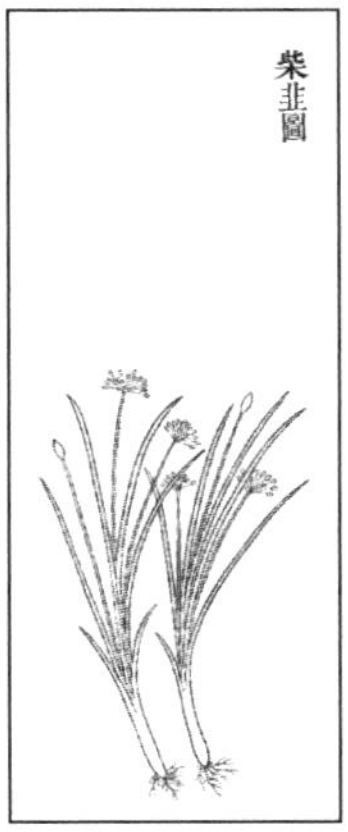

图 23-2-6 柴韭
《草木典》

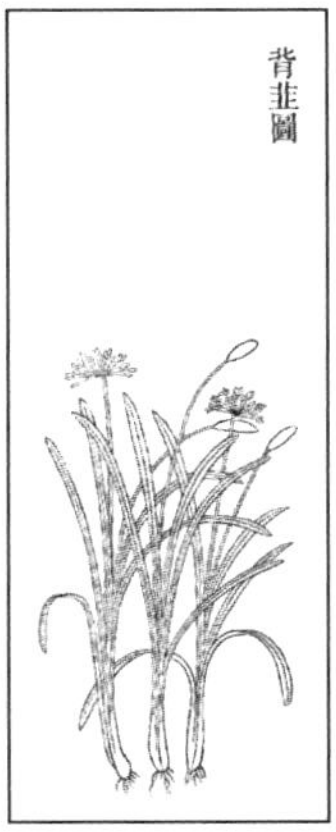

图 23-2-7 背韭
《草木典》

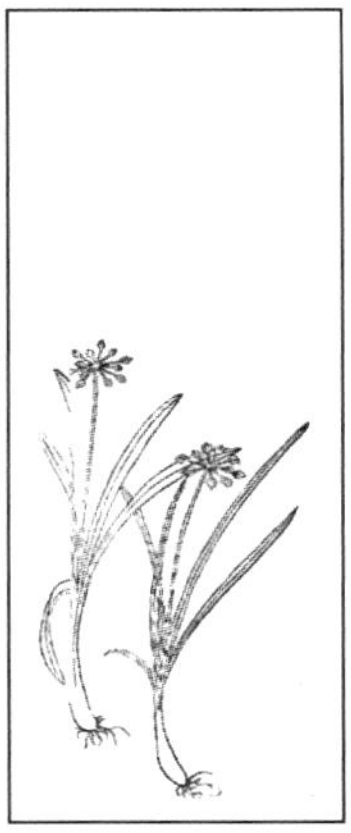

图 23-2-8 山韭
《图考》

不畏霜雪，不开花，不落叶，作盆景佳。**《植物名实图考》卷三**：许有壬诗：西风吹野韭，花发满沙陀。气较荤蔬媚，功于肉食多。浓香跨姜桂，余味及瓜茄。我欲收其实，归山种涧阿。盖皆此物。玩许诗乃胜于家韭也。滇南山韭，亦似灯心草，《滇本草》一名长生草，味甘，能养血健脾，壮筋骨，添气力。根汁治跌损，同赤石脂捣擦刀斧伤，为金疮圣药。与《奉亲养老书》藿菜羹治老人脾弱同功而加详。唯山草似韭者尚多，或可食不可食，孝文韭、诸葛韭，虽因人命名，然形味不具，非若野葱、野蒜，处处攟摭助匕箸也。《北户录》水韭生池塘中，引《字林》莶水中野韭，与《说文》，山韭，音同，宜可通。**《本草省常·菜性类》**：山韭，一名诸葛韭，一名藿，一名韱。性寒，宜熟食。去烦热，益毛发。生食伤中。韱，音暹。

【附方】**《食治广要》卷三**：老人脾胃气弱，饮食不强。陈直《奉亲养老书》用山韭四两，鲫鱼肉五两，煮羹，下五味，少加面，三五日一作。

葱《别录》

【集解】《宝庆本草折衷》卷二〇：《图经》曰：葱有数种，山葱、胡葱、冻葱、楼葱、汉葱。○其冻葱。一名冬葱，俗号四季葱，不结子，分茎栽莳。其楼葱。一名龙角葱。生山南山谷，及江左、江南、蜀郡、淮楚。今处处种有之。○葱实诸葱之实通用，惟冻葱无实。《本草汇言》卷一六：外有一种五爪葱，荆楚人多种之，其皮微赤，每茎上出攰如角，角下生根，五月摘下种之，成丛，不结子，亦可充食料。今浙人亦种盆内，云能辟邪。

葱茎白

【气味】平。《证类本草》卷二八。平，冷。《宝庆本草折衷》卷二〇。气温，味辛，无毒。

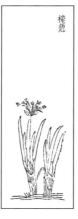

图 23-3-1 楼葱《图经（政）》

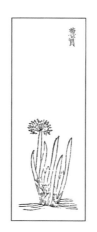

图 23-3-2 葱实《图经（政）》

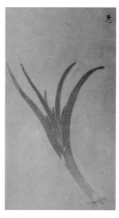

图 23-3-3 葱《履巉岩本草》

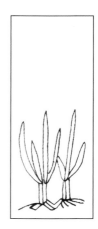

图 23-3-4 葱《歌括》

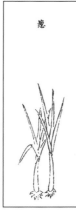

图 23-3-5 葱《饮膳》

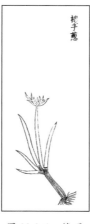

图 23-3-6 楼子葱《救荒》

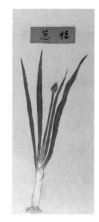

图 23-3-7 楼葱《品汇》

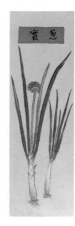

图 23-3-8 葱实《品汇》

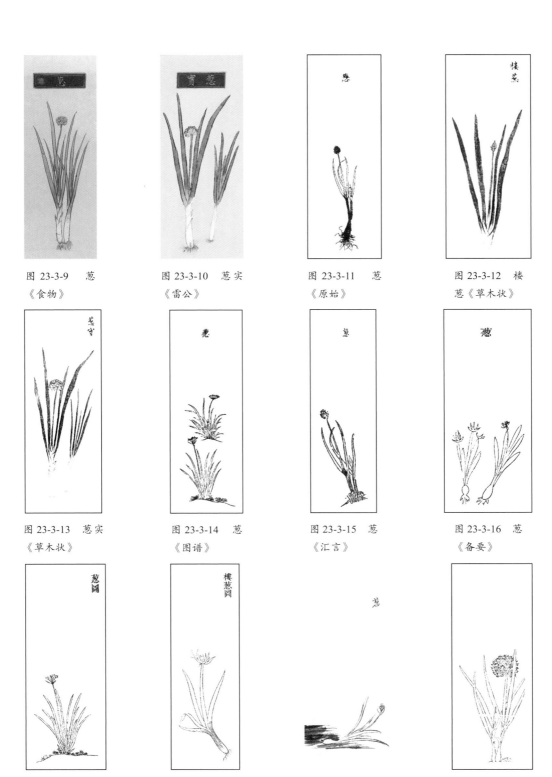

图 23-3-9　葱
《食物》

图 23-3-10　葱实
《雷公》

图 23-3-11　葱
《原始》

图 23-3-12　楼
葱《草木状》

图 23-3-13　葱实
《草木状》

图 23-3-14　葱
《图谱》

图 23-3-15　葱
《汇言》

图 23-3-16　葱
《备要》

图 23-3-17　葱
《草木典》

图 23-3-18　楼
葱《草木典》

图 23-3-19　葱
《滇南图》

图 23-3-20　葱
《图考》

入手太阴经、足阳明经。《汤液本草》卷六。属阳，体润，色白，气臭，味大辛，性温，能升，力发散，性气与味俱厚而浊，入肺胃二经。《药品化义》卷一一。辛、甘，平。《随息居饮食谱·蔬食类》。

【主治】温中消谷，下气，杀虫。《履巉岩本草》卷中。治大小肠不通，捣葱白和酢封小腹上。其白虽冷，而青则热。青，叶也。治伤寒汤，不得令有青也。《宝庆本草折衷》卷二〇。痘初发热，用此解肌。夏月忌之。《冯氏锦囊秘录·杂症痘疹药性主治合参》卷七。

【发明】《宝庆本草折衷》卷二〇：《活人书》治伤寒阴厥，及阳气虚脱，四体冷麻，脉息欲绝，不省人事，有葱饼之法。用葱大束，以索就茎白上缠定，切去根叶，留白寸余，亦如饼样。须作三四饼，每饼用烈火炙一面热，勿至灼人。或取葱白烂杵，炒热，团成饼子，并可安于病者脐中，连脐之下，以熨斗贮火熨饼，令热气入脐，蒸彻于内。其饼稍冷，则易以他饼，待病者手足温和，微汗，即止，然后投以补剂。《本草元命苞》卷九：通上下阳气，散风寒表邪，入太阴、阳明经。《滇南本草》卷下：伤寒头疼，用葱姜办酱生吃效。少阴下利清谷，气表热外寒，古人白通汤主之，亦有葱白之名。忌同蜜吃，吃之杀人，令少腹疼。多吃昏神。《神农本经会通》卷五：剑云：葱白辛温能解表，阳明头痛急投之。伤寒下痢服之效，止痛除风又自奇。《局》云：葱白辛平可作汤，伤寒寒热是单方。安胎止痛除风肿，治气能通大小肠。《药性粗评》卷三：成聊摄云：肾苦燥，急食辛以润之。葱白之辛，以通阳气。按仲景治伤寒无汗，麻黄汤中必加葱白。而《活人书》亦云：伤寒头痛如破，连须葱白汤主之。又葱实主明目，葱汁主溺血，解藜芦毒。《本草纂要》卷七：主伤寒，寒热无汗；中风，面目浮肿；贲豚脚气攻心；大小肠、胃不利，霍乱转筋，呕逆中寒，头痛如破，是皆阴寒之症，惟此可以攻之。吾见世尝诸肉之内，俱用葱食，非取其香美可用，而亦解百物之毒也。是故蛇虫所伤，同盐捣烂，署即解之；湿热风肿，同椒捣烂，盦即散之。大抵此物辛散之性最甚，而发散之功最多，是则多食有昏头目，顿人元气。或谓葱白解表，葱实明目，葱叶去毒，葱根止头痛，其有理也。《本草发明》卷五：葱白，辛温通阳，功专发散。故《本草》主伤寒寒热出汗，头痛如破，骨肉痛，中风，面目浮肿，疏通关节及喉痹不通，逐肝邪。又云：理霍乱转筋，通肠开胃，止心腹急痛，金疮，安胎孕，脚气，贲气，皆连须用。若多食，昏神气。虚人勿啖，以其专于辛散也。大都逐邪发汗为专功。《药性会元》卷中：主治伤寒头痛如破，疗伤寒骨肉周痛，治中风面目肿胀，令小便关节俱通。利五脏而杀百药之毒，除喉闭咳寒之痹。凡使，连须叶，安胎；去叶用白留须，除伤寒寒热，退散肝经之邪气，益目之睛光；同麻黄发太阳膀胱风邪，头痛腰脊强，又能安中出汗。《药性解》卷六：皮毛腠理，肺所司也，风淫木旺，肝所患也。邪传入里，胃所疾也。葱白功专发散，又主通中，三经之入有由来矣。多食则伐气昏神，虚者戒之。《本草汇言》卷一六：发散寒邪，疏通逆气，《宁氏本草》流散血郁之药也。方龙潭曰：味辛应金，中空象肺，前人主伤寒邪在太阳经，寒热头痛，无汗气促者。又治霍乱转筋，懊闷腹疼者。凡阴寒之证，惟此可攻。如喉痹不通，腮颐肿胀，或溲便阻闭，小腹急坠；或胎孕不安，腰腹疼痛；或心胃攻疼，寒热虫积；或奔豚瘕疝，走痛上下；或脚气内攻，腹胀厥逆，凡气闭之证，惟此可行。凡诸肉食之味，用葱调制，不但取其香烈辟腥，而亦可解百物之毒也，生则辛散而发越表里寒邪，热则甘补而通达上下阳气。气者血之帅也，气通则血活矣。故陈氏胜金丹方：每制乳香、没药，俱捣葱汁煮之，能使气行血和之意。大抵此剂，辛烈之性最甚，而发散之功最多。若多食则昏人头目，损人元气，盖因走散之力大也。分而论之，或谓葱白解表，葱实补中，葱叶去毒，葱根止头痛。极有理也。卢子由先生曰：葱也，白根层理，绿茎空中。上达横遍、阳气前通之象也。方之奇方、急方，剂之宣剂、通剂也。故力能内开骨节，外达毫窍，上彻巅顶，下及趺踵，故主阳气闭塞，致寒风外侮。作汤荡涤之，前通阳气，扬液为汗也。其气开出，当入太阴；其性通明，当入阳明。倘阳明阖机不及者，投之宁免走泄之失。**《本草经疏》**卷二八：葱禀天之阳气，得地之金味，中空象肺，其味辛平，平即凉也，而性无毒。气厚味薄，升也，阳也。入手太阴、足厥阴、足阳明经。辛能发散，能解肌，能通上下阳气，故外来佛郁诸证，悉皆主之。伤寒寒热，邪气并也。中风面目肿，风热郁也。伤寒骨肉痛，邪始中也。喉痹不通，君相二火上乘于肺也。辛凉发散，得汗则火自散，而喉痹通也。肝开窍于目。散肝中邪热，故云归目、除肝邪气。邪气散则正气通，血自和调，而有安胎、安中、利五藏之功矣。其曰益目睛、杀百药毒者，则是辛润利窍而兼解散通气之力也。**《景岳全书》**卷四九：葱味辛，性温。善散风寒邪气，通关节，开腠理，主伤寒寒热，天行时疾头痛，筋骨酸疼，行滞气。除霍乱转筋，奔豚脚气，阴邪寒毒，阳气脱陷，心腹疼痛，及虫积气积，饮食毒百药毒，利大小便，下痢下血，小儿盘肠内钓，妇人溺血，通乳汁，散乳痈，消痈疽肿毒。捣罨伤寒结胸，及金疮折伤血瘀血出，疼痛不止。涂猘犬伤，亦制蚯蚓毒。**《医宗必读·本草征要》**：通中发汗，头疼风湿总蠲除；利便开关，脚气奔豚通解散。跌打金疮出血，砂糖研傅；气停虫积为殃，铅粉丸吞。专攻喉痹，亦可安胎。**《药品化义》**卷一一：葱头去青，止用白头，辛温通窍，专主发散。凡一切表邪之症，大能发汗逐邪，疏通关节。盖风湿之气，感于皮肤经络之间，而未深入脏腑之内，宜速去之。开发毛窍，放邪气出路，则荣卫通畅。但发表之意，用法不同，须知温热寒凉，皆能通表解散。若外寒风寒，邪止在表，入麻黄羌活紫苏白芷辛温之剂，专主发散。若内蓄郁热，邪遏在表，加入寒凉与辛温并用之剂，一则清肠胃而祛积热，一则开元府而逐郁邪，故有双解通解之意。若邪在半表半里，加入柴胡葛根苦凉之剂以和解之。如用之无法，留邪于内，则费力不易治也。**《本草述》**卷一五：食用入药，俱宜冬葱。即所谓冻葱也。唯此一种夏衰冬盛，其得名者以此，已觇透阳于阴之气矣。卢复谓葱叶离根转大，气味更胜，故从根柢直透巅顶，是用葱白者，为其不离于阴，以通阴中之阳也。斯语诚为中的，所以对待伤寒亦为的剂，盖能透阳于阴中以出也。若寒证之阳明头痛，以及下利，胥收其效者，缘阳出地中，则先丽于土，伤乎阳，亦即病于土也。太阳原属寒水，气者，水所化，能透阳于阴中，转使气化以行水，故方书用治水肿，及小水不通之证也。至于阴毒腹痛，并脱阳证须之熨脐，以通阳气于痼阴。卢复所云治小水闭者，虽是吹入，实是透出，其义可通于斯证矣。如治伤寒女劳复，妊娠伤寒发斑，何莫不推透阳之义，以善其用乎？此外若风湿身痛，阴囊肿痛，便毒初起，小儿盘肠等证，其所以主治，皆可思也。是兹物取效，有殊焉者，可以其微而置之哉？《食鉴本草·菜类》：葱与蜜同食作胀，下痢腹痛。烧葱同蜜食壅气死。葱与鸡、雉、白犬肉同食，九窍出血死。大抵葱功只可发汗，多则昏神。《本草详节》卷七：葱白专发散解肌，通上下阳气。夫阳气为人身主宰，或寒邪外束不得发越，或阴气内塞埋没无余，其害在于顷刻。惟用连须葱白，可以急救，勿以寻常而厌忽之也。虚人及已得汗者，勿用。《本草新编》卷四：功专发散，食多神昏。病属气虚，尤勿沾口。可为佐使，而亦可为君臣。大约为佐使者内治也，为君臣者外治也。外治宜多，内治宜少。葱有益而亦有损。益者，通气而散邪。损者，昏目而神夺也。北人喜食葱，往往坏目，习俗使然，不能禁耳。○葱善通脉，仲景夫子所以制通脉汤也。盖葱空中而善通气，通气即通脉也。温其里之寒，解其表之热，故脉之不通者即通。世人疑用葱以散邪，则失用葱之意矣。《长沙药解》卷三：固脏腑之利泄，起经脉之芤减。发达皮毛，宣扬郁遏。《伤寒》白通汤，葱白四茎，干姜一两，生附子一枚。治少阴病下利。以寒水侮土，清气下陷而为泄利。姜、附温水土之寒，葱白升清气之陷也。通脉四逆散方在甘草治少阴病下利，脉微，面色赤者，加葱九茎。以阳郁不能外达，故面赤；加葱白，以宣阳气之郁也。《金匮》旋覆花汤方在旋覆花治妇人脉体芤减，用之以通经气之郁涩也。葱白辛温发散，升陷达郁，行经发表，厥有功焉。其诸主治，下乳汁，散乳痈，消肿痛，止麻痹，疗下血，熨便癃，通淋涩，调泄痢。《医林纂要探源》卷二：陶氏谓白冷青热，此却不然。但全用则行通身，根与白行肌肤，青与尖专行达肌表，上头目。又生用则外行，泡汤则表散，熟之则中守。震雷之气，补肝泻肺，是以能升散郁阳，故解热。施行云雨，故发汗。攻决淫寒，故散寒。且能治阴毒。通行血脉，外直中通而升散，气行则血脉行矣。故亦能治吐衄便利诸血证，无所不通。《得配本草》卷五：面上及遍体生疮，光彩如猫眼，绝无脓血，痛痒非常，饮食减少，名曰寒疮。多将葱、韭拌鸡、鱼、肉食之自愈。《神农本草经读》卷三：葱白辛平发汗。太阳为寒水之经，寒伤于表则发热恶寒，得葱白之发汗而解矣。风为阳邪，多伤于上，风胜则面目浮肿，得葱白之发汗而消矣。此犹人所易知也。至于仲景通脉四逆汤，面赤者加葱，非取其引阳气以归根乎？白通汤以之命名者，非取其叶下之白，领姜、附以入肾宫，急救自利无脉，命在顷刻乎？二方皆回阳之神剂，回阳先在固脱。仲师岂反用发汗之品？学者不参透此理，总属误人之庸医。《调疾饮食辩》卷三：其性熟甘温，能和中利气；生辛热，能通窍散寒。凡内有寒滞，外感风寒，人均宜食之。且热而不燥，故不劫阴。世俗治感冒风寒，妄用生姜、胡椒为食料，炮姜、附子、吴茱萸为药饵，劫阴伤液，致寒变为热，遂成不起者，比比然矣。不知《肘后》葱豉汤发散表寒，乃历古相传之妙法。而《千金》《外台》《活人》诸书，葱、豉、葛根、白芷等，皆表病初起一定之方。无轻用姜、附、茱萸先夺其营血，以为发汗散邪之理也。盖风寒外入为阳邪，发热恶寒为阳症，虽治寒以热，理所必然，而外解肌肤之表热，与内攻直中之阴寒，殊不可同年而语。病家每不知此，无足怪矣。医家而不知此，令人轻病致重，重病致死，尚得云医乎？清夜扪心，能无愧且惧乎？《**随息居饮食谱·蔬食类**》：并治跌打杖伤，金疮挫衃，流注走痛，筋骨痹疼，脑破血流，痈毒初起，均宜厚傅，可取立效。乳痈初起，葱白煮汁饮。并解金银毒。《**本草思辨录**》卷二：通脉四逆汤证，面色赤者，阴格阳也，阴既格之，必当使阴仍向之。姜、附能扶阳驱阴，而不能联阴阳之暌隔，惟葱白引阴以为之招，阳乃飘然而返，阳返而面不赤。然则白通汤证无面赤，何为亦升其阴？夫阳在上宜降，阴在下宜升，少阴下利一往不返，失地道上行之德。姜、附能扶阳而不能升阴以通阳，阳不通，则阴下溜而利不止，故以葱白冠首，而名之曰白通，通非通脉之谓也。旋覆花汤治肝着，欲人蹈其胸上，有上下不交之象，以旋覆散结而降阳，葱白升阴而上济，新绛佐旋覆，并能通阴阳之路，俾上下交而成泰。至妇人半产漏下，肝肾之阴已下沉矣，非通其血中结滞之气，与挽之使上不可，旋覆、新绛所以通之，葱白所以挽之。玩此三方，葱白之用于肝肾者悉见矣。特是《神农本草经》主出汗，后世亦多用于表剂，义又安在。盖心与肾，手足少阴相通者也。汗为心液，葱白升肾阴，即入心营，色白味辛，则又能开肺卫之郁，此汗之所以出也。

【**附方**】《**药性粗评**》卷三：安胎。妊妇胎动不安，取葱白切碎，用银器煮羹食之，如无银器，铜器亦可。一法但取葱白，不限多少，浓煮汤饮之。金疮。凡手足被刀刃所伤，出血不止，速取葱白，炙热挼取汁傅之，其血立止。淋痛。凡患小便淋涩，或有血，痛不可忍者，取赤根楼葱近根一寸许，安脐内上，以艾灸七壮。伤寒发汗。凡伤寒中风欲得汗者，取连须葱白十余茎，加姜七八片，浓煎汤一碗，乘热服之，用被盖覆，自汗。筋骨折伤。凡手足或头脑被打破，或闪刲折伤，痛不可忍者，取葱白不限多少，煻灰中煨熟，取内汁如涕者，点傅伤处，再四，复以其葱封之，用布裹住，痛当止。

《**太乙仙制本草药性大全·仙制药性**》：鼻衄血。以葱白一握，捣汁入酒，滴入鼻内差。

《**寿世保元**》卷一〇：葱白治验神效葱熨法。虚怯人肢体患肿块，或作痛，或不痛，或风袭于经络，肢体疼痛，或四肢筋挛，骨痛流注，并跌扑伤损肿痛，用葱头细切，捣烂，炒热敷患处，冷则易之，再熨肿处，即已。此外补阳气，而逐散壅滞之法也。刀斧伤破，血流不止，痛苦难禁，急将葱白捣烂，炒热，敷伤处，痛与血随止。葱冷再三易，遂不复痛。小便不通，小腹胀满，不急治，即杀人，急用连根葱白一斤，捣烂炒热，以帛裹，分两处，更替熨脐下，即通。加些麝香在内。妇人胎漏，时时下血，用葱白一把，浓煎汁饮之。妇人吹乳乳痈，肿痛不可忍。用葱连根捣烂，铺乳患处，上用瓦罐盛火，盖在葱上，一时蒸热，汗出即愈。白虎风，走注痛痒。用三年陈酽醋二碗，葱白一斤，煮一沸滤出，布帛热裹，当患处熨之。

《**本草汇言**》卷一六：治奔豚瘕疝，走痛上下。用葱白一两，茯苓、生姜各五钱，胡卢巴三钱，水煎服。外再用葱白八两捣膏，炒热，用帛裹熨小腹脐间上下。《方脉正宗》。〇治脚气内攻，腹胀厥逆。用葱白四两，枳壳、槟榔、牛膝各五钱，大黄酒制、附子童便制各三钱，水煎，徐徐灌之。《方脉正宗》。

《本草述》卷一五：小便不通，小腹膨急，气上冲心，闷绝欲死。此由暴气乘膀胱，或从惊忧气，无所伸郁，闭而不流，气冲胞系不正，陈皮三两，葵子一两，葱白二茎，剉散，水五升，煮取二升，分三服。又熏方：桃枝、柳枝、木通、旱莲子、汉椒、白矾枯各一两，葱白一握，灯心一束，细剉，以水三斗，煎至一斗五升，用磁瓶一所，热盛一半药汁，熏外肾周回，以被围绕，辄不得外风入，良久便通。如赤豆汁若冷，即换之。其功甚大。一方无旱莲子。

《古今治验食物单方》：腹痛。同麦麸半升，鲜姜四两，麝香二分，共捣烂，炒热，绢包熨患处。小肠气攻腹彻心。加胡椒四两，炒熨之。交骨不开。葱四五斤，酒水煎汤，坐桶上熏之，即开。

《校补滇南本草》卷中：腹中有积聚。用葱白切做细丝半盏，香油半盏，炼过，二味炒黄色，入水二盏，煎至一盏，空心温服，通利后以米汤饮，调养二三日。

叶

【气味】味辛，温。《宝庆本草折衷》卷二〇。

【主治】通大小便，霍乱转筋，及贲豚气，脚气，心腹痛，目眩，止心迷闷，及中射工溪毒，并盐研署。又蛇虫伤，并金疮，水入皶肿，煨研署傅。又主水病，两足肿，剉，煮，渍之。《宝庆本草折衷》卷二〇。清火，消水肿，散风去湿，聪耳明目。《本草再新》卷六。

【发明】《图经本草药性总论》卷下：主疮中有水，风肿疼痛者。冬葱最善。《宝庆本草折衷》卷二〇：凡葱皆杀鱼肉毒，惟冬葱最善，宜冬月食。或虚人患气者，多食则发气冲五藏。《药笼小品·葱白》：青葱管同红花、杏仁，能入络，治肋痛。

【附方】《本草品汇精要》卷三九：患疮中有风水肿疼者。青叶合干姜、黄檗煮作汤，浸洗。

汁

【气味】平，温。《宝庆本草折衷》卷二〇。

【主治】热葱涕愈伤指。《医说》卷七。治打扑损。新折葱便入灰火煨，承热剥皮，擘开，其间有涕，将署损处。仍多煨，易热者，凡十数度，用热葱并涕裹之。《宝庆本草折衷》卷二〇。

【发明】《医说》卷七：崔给事顷在泽潞，与李抱真作判官，李相方以球杖按球子，其军将以杖相格，承势不能止。因伤李相指拇并爪甲擘裂，遽索金疮药裹之，强坐，频索酒，饮至数杯已过量，而面色愈青，忍痛不止。有军吏言取葱新折者，便入煻灰火煨熟，剥皮擘开，其间有涕，取罨损处，仍多煨取续，续易热者，凡三易之，面色却赤，斯须云已不痛。凡十数度易，用热葱并涕裹缠，遂毕席笑语《本事方》。

【附方】《本草汇言》卷一六：治喉痹不通，腮颐肿胀。用桔梗五钱，甘草一钱，水煎，临服时和入葱汁半盏，徐徐饮之。

须根

【主治】杀一切鱼肉毒。《图经本草药性总论》卷下。治白浊，亦能利小便。《生草药性备要》卷上。

花

【气味】味甜，性寒。《生草药性备要》卷上。

【主治】下乳汁，宜炒煲肉食。《生草药性备要》卷上。

【附方】《本草品汇精要》卷三九：止脾心痛，痛则腹胀如锥刀刺者。葱花一升，合吴茱萸一升，以水一大升八合，煎七合，去滓，分二服。

实

【气味】味辛，温，无毒。《图经本草药性总论》卷下。辛，大温，无毒。《本草原始》卷六。

【主治】主明目，补中不足。《图经本草药性总论》卷下。温中益精。《本草原始》卷六。

【发明】《调疾饮食辩》卷三：葱子功同韭子，而力不及，然治膀胱冷气作痛，力更胜于韭子也。

【附方】《药性粗评》卷三：明目。凡患眼暗，气虚不能了了者，葱实半升，研为末，每取一匙头，水二升，煮取一升半，滤去滓，用水煮粥食之，日三。又葱实为细末，蜜丸如梧桐子大，每食后用米饮送下二十丸，日三二。法俱甚明目。

茖葱《千金要方》

【释名】山葱《尔雅》、隔葱、鹿耳葱《救荒本草》。

《艺文类聚》卷八二：《尔雅》曰：茖，山葱，细茎大叶。

【集解】《救荒本草》卷下之后：生辉县太行山山野中。叶似玉簪叶微团，叶中撺七官切葶似蒜葶，甚长而涩，梢头结骨突似葱葶葵音骨突似葱葶葵，微小，开白花，

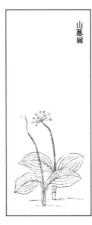

图 23-4-1　山葱
《草木典》

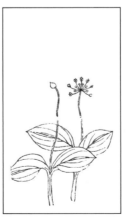

图 23-4-2　山葱
《图考》

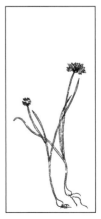

图 23-4-3　山葱
《图考》

结子黑色，苗味辣。救饥：采苗叶煤熟，油盐调食。生腌食亦可。**《植物名实图考》卷三**：《千金方》始著录。《救荒本草》谓之鹿耳葱。山石原泽皆有之。而泽葱细嫩丛生，故诗人以为翠管。《西河旧事》：葱岭山高大，上生葱，故曰葱岭。《淮南子》：山上有葱下有银，此山葱也。生沙地曰沙葱，曹唐诗陇上沙葱叶正齐是也。晋令有紫葱，《唐书·西域传》：泥婆罗献浑提葱，皆葱肆所不具。《西域闻见录》：丕雅斯类野蒜，头大如鸡子，叶似葱而不中空，味辛。甘肃人呼为沙葱，回人嗜之，其浑提类耶？

【气味】性温。《本草省常·菜性类》。

【主治】除瘴气，辟恶毒。多食伤人。《本草省常·菜性类》。

沙葱 《本草纲目拾遗》

【释名】楞葱、沙葱《西北游记》。

【集解】**《本草纲目拾遗》卷八**：《西北游记》：口外沙石中生野葱，一名楞葱，一名沙葱。石楞中所产，故名楞；沙碛中所产，故名沙。其叶与家葱同，大更过之，味辣于家葱。根绝似蒜头，大更过之，味亦辣于蒜。善食辣辛者，不能罄一枚。虽细如草莛，攒生于沙碛甚密。腌之调羹，胜如韭，雉羹兔羹尤宜。又有沙葱草，与沙葱相似，人食之，心迷乱。马食之，腹隐痛。惟宜于橐驼。采者折以辨之，沙葱本脆折易断，此草柔韧难折。入药取根。○《西域闻见录》：丕雅斯类野蒜，头大如鸡子，叶如葱而不中空，味辛。甘肃人呼为沙葱，回人嗜之。

【主治】宽中下气，消食解肌，活血发汗，表风寒，涤宿滞。《本草纲目拾遗》卷八。

【附录】风葱。《台志》：出台湾。疗风疾。《本草纲目拾遗》卷八。

胡葱 《开宝本草》

【气味】味辛，平。《宝庆本草折衷》卷二〇。味辛，气温，无毒。《太乙仙制本草药性大全·仙制药性》卷五。四月食之，伤人尤甚。《本草省常·菜性类》。

【主治】温中消谷，下气杀虫。久食伤神损目，发痼疾。患胡臭人不可食。《宝庆本草折衷》卷二〇。温中消谷屡效，下气杀虫尤灵。诸恶哉狐尿刺毒能治，山溪中沙虱射工毒亦医。《太乙仙制本草药性大全·仙制药性》卷五。利五脏不足气，疗肿毒。《养生要括·菜部》。

【发明】**《太乙仙制本草药性大全·本草精义》卷五**：利五脏不足气，亦伤绝血脉气，多食损神，此是熏物耳。**《太乙仙制本草药性大全·仙制药性》卷五**：诸恶哉狐尿刺，沙虱射工等毒，每煮汁或捣傅大效。亦兼小蒜、茱萸辈同用良。

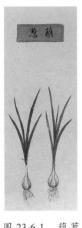

图 23-6-1　葫葱
《品汇》

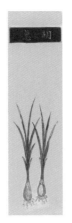

图 23-6-2　葫葱
《食物》

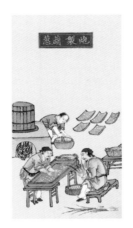

图 23-6-3　炮制葫
葱《雷公》

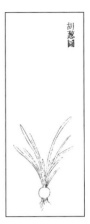

图 23-6-4　胡葱
《草木典》

薤《别录》

【释名】鰠《宝庆本草折衷》。

【集解】《通志》卷七五：薤与韭同类，虽辛而不荤五藏，所以学道之人服之。有赤白二种，白者补而美，赤者主金创不结子。《宝庆本草折衷》卷二〇：鰠与薤同。生鲁山平泽。今处处种有之。〇生于山者名山薤，一名山鰠，一名䪩。《神农本经会通》卷五：《唐本》注云：薤乃是韭类。叶不似葱，而陶云同类，不识所以然。《药性粗评》卷三：高尺许，春秋分莳，无花实，至冬叶枯。南北园圃处处有之。亦有山薤，北家种者殊小。家薤白者补，赤者主散。又根寒叶热，故入药取薤白，不用叶。《本草崇原》卷中：薤处处有之，正月发苗，叶状似韭，韭叶中实而扁，有剑脊，薤叶中空似细葱，而有棱，气亦如葱。二月开细花紫白色，一茎一根，根如小蒜，叶青根白，入药只用其根，故曰薤白，与韭白、葱白同一义也。根之色亦有微赤者，赤者苦而不辛，白者辛而不苦，入药以白者为佳。薤用在下之根，气味辛温，其性从下而上，主助生阳之气上升者也。《医林纂要探源》卷二：藠，甘，辛，苦，温。似葱而色青，中空而外方，且长大于葱，根下成椎如蒜而色白，不分瓣，汁如涕而滑，古无所谓藠名，疑即小蒜也。〇藠〔子〕：一名莜子。《纲目》误以为薤，《图经》误以为蒜。其叶条直，不类薤之虬曲。根似葱，不似蒜，尤不似薤。叶老有筋，不堪食，惟根可醋浸、盐腌食，故吾乡呼藠头。性亦颇利气，但系生物，不宜多食。《调疾饮食辩》卷三：《纲目》误混藠子为一。其叶似葱，中空无棱，根似小蒜，圆长。薤叶虽空而有三棱，全不似葱，且虬曲不能植立，色碧绿亦不似葱、藠之青。质极光滑，露难久竚，故挽歌曰薤露，喻人生之不久也。其根下子正圆如楮子，白色亦不似藠子之圆长。又谓薤收子宜火烘，故又名火葱。不知宜火烘者，即是汉葱。汉者，熯之讹也。薤子不必火烘。

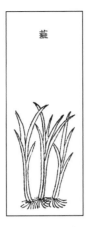

图 23-7-1 薤
《图经》

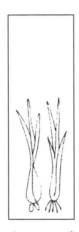

图 23-7-2 薤
《歌括》

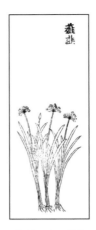

图 23-7-3 薤韭
《救荒》

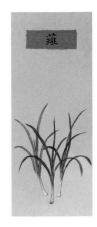

图 23-7-4 薤
《品汇》

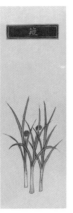

图 23-7-5 薤
《食物》

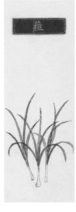

图 23-7-6 薤
《雷公》

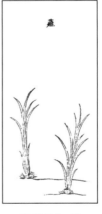

图 23-7-7 薤
《三才》

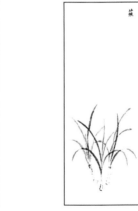

图 23-7-8 薤
《草木状》

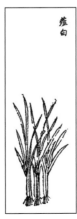

图 23-7-9 薤白
《汇言》

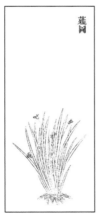

图 23-7-10 薤
《草木典》

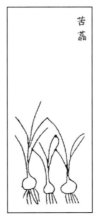

图 23-7-11 苦蕌
《草木典》

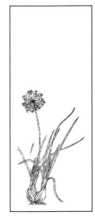

图 23-7-12 薤
《图考》

薤白

【气味】《药性粗评》卷三：其气下行，入手阳明大肠经。

【主治】主金疮，除寒热，去水气，温中散结。《图经本草药性总论》卷下。主金疮，疮败。归骨。除寒热，去水气，温中，散结，利诸疮中风寒水肿。《宝庆本草折衷》卷二〇。伤寒中风，冷毒，四肢厥逆，水气泻痢，中毒卒死，金疮，中风，外科生肌止痛，女人赤白带下，调中益胃，久服轻身耐老，颇为服食家所重。《药性粗评》卷三。主温中散结气，止泄痢及胸脾刺痛，散血安胎，温补，助阳道。《寿世秘典》卷三。祛风，助阳道，疗金疮，生肌肉，续筋骨，去水气，泄大肠滞气。《养生食鉴》卷上。

【发明】《本草元命苞》卷九：泄滞气，入太阴经。性滑利，行阳明路。手太阴、手阳明。耐老不饥，归骨宜心。除寒热，去水散结气。温中疗诸疮中风寒水肿，下咽喉内骨鲠难禁。味辛不晕五脏，性滑能补三焦。除久痢不差，止霍乱如神。与牛肉同食作瘕，共黄柏为饵解毒。《神农本经会通》卷五：《局》云：薤味辛温能止痢，调中益气止金疮。诸疮中水风寒肿，用此生研傅即良。《太乙仙制本草药性大全·本草精义》卷五：人凡用薤、葱，皆去青留白，云白冷而青热也。故断赤下方，取薤白同黄蘗煮服之，言其性冷而解毒也。《本草发明》卷五：多温中散结，性亦滑。古云薤露之言，光滑难贮之义。故主肺喘急，去寒热，调中，去水气，散结气，耐寒，止冷泻，老幼泄痢后重，妇女带下，肥健身，入阳明手腑。○生捣热涂，疗诸疮中风寒水肿。又疗汤火金疮，和蜜捣敷。煮食，下骨鲠在喉。新正宜食，辟疫驱邪。与牛肉同食，作瘕癥。《食物辑要》卷三：赤者苦而无味，祛风，助阳道，疗金疮，生肌肉。白者生食气辛，引涕洟；熟食气香，宜心归骨，温中，肥健人，续筋骨，去水气，泄大肠滞气，安胎，利产妇。《分部本草妙用》卷九：薤性温补，白者最佳。长服可通神，安魄益气，续筋骨，仙方食服须之。叶，治肺气喘急，取其滑滞意。《本草乘雅半偈》帙一一：薤赤者，苦无味，主金疮，疗风水。薤白者肥甘，气煊臭爽，充溢乎形气之间，空可满而满可空，实可虚而虚可实也。○今人多不采用，独《金匮》有薤白白酒汤，治胸痹。《卒病论》有薤白白饮，主少阴四逆，下利，后重。闭者使之通，泄者使之阖，枢机之用乎？《本草述》卷一五：薤以八月栽根，正月分种，二月开花，五月叶青则掘之，否则肉不满也。是非禀金气以生，乃酝酿水木生化之气，至大火乃告成乎？故谓其温中散结气也是矣。又谓其调中补不足者，亦未尽妄。盖由金水之含育，归于木之达，火之成，则岂但以散结为功，而不能以调中补乎？故治胸痹，疗冷泄及少阴厥阴泄痢下重，即霍乱干呕者可已，奔豚气痛者可回，则其从上而下之用，当思从金水以至水火，乃为气之毕畅，而仍返其所自始者，固非仅仅散结下气之所能尽也。谓于老人最宜，则可以思其功矣。《本草备要》卷四：调中助阳，散血生肌，泄下焦大肠气滞。治泄痢下重，王好古曰：下重者，气滞也。四逆散加此以泄滞。按：后重亦有气虚、血虚、火热、风燥之不同。《冯氏锦囊秘录·杂症痘疹药性主治合参》卷七：除寒热调中，去水气散结。久痢冷泻，阳明气滞。散血安胎，赤白带下。风寒水肿，骨鲠喉间。赤者，和蜜捣敷，金疮即愈。《本经逢原》卷三：韭之气味相类，功用亦相类，如无薤处，以韭代之。《夕庵读本草快编》卷三：善能瘳泄痢而健中宫，益产妇而除崩带。生则气浊，熟则甘美，种之不蠹，服之资生。《本草经解要》卷四：薤白气温，禀天春和之木气，入足厥阴肝经。味辛苦，滑，无毒，得地西南金火之味，而有润泽之性，入手太阴肺经、手少阴心经。气味升多于降，阳也。金疮，气虚则疮口不合。气温可以益气，所以主疮败也。气温达肝，肝气条畅，则气血日生，所以轻身。温暖脾土，土健所以不饥。味辛润血，血华所以耐老也。制方：薤白同瓜蒌、白酒，治胸痹，心背痛。同瓜蒌、白酒、半夏，治胸痹不卧，心痛彻背。同枳实、桂枝、厚朴、瓜蒌，治胸痹胸满、胁下逆抢心。《长沙药解》卷三：肺病则逆，浊气不降，故胸膈痞塞；肠病则陷，清气不升，故肛门重坠。薤白辛温通畅，善散壅滞，辛金不至上壅，故痞者下达，而变冲和，庚金不至下滞，故重者上达，而化轻清。其诸主治，断泄痢，除带下，安胎妊，散疮疡，疗金疮，下骨鲠，止气痛，消咽肿，缘其条达凝郁故也。《本草从新》卷四：里急后重，有气虚血虚、火热风燥之不同，宜随证施治，勿专执一说。胸痹刺痛，肺气喘急，取其滑泄。安胎和产，涂汤火伤，和蜜捣。滑利之品，无滞勿用。补虚之说，切勿信之。《医林纂要探源》卷二：薤甘，酸，辛，温。似韭而叶阔，色白光滑，辛熏之气则薄于韭。李时珍以藠当之，大误也。藠叶方而中空，薤叶扁而阔，绝不相类。兑泽之气，补肺而能泻，行气中之血，故利大肠，去大肠内之滞气，而去其瘀，治泄痢后重。泄喘逆。敛安肺气，而泻其邪热。疗胸痹刺痛，胸中心肺所居，气血之会也。酸以敛正，辛以去邪，故合栝蒌用之。忌蜜。古人用薤白近根处，则白非藠子也。《本草求真》卷四：薤味辛则散，散则能使在上寒滞立消；味苦则降，降则能使在下寒滞立下；气温则散，散则能使在中寒滞立除；体滑则通，通则能使久痼寒滞立解。是以下痢可除。○功用有类于韭，但韭则止入血行气及补肾阳，此则端通寒滞及兼滑窍之为异耳。《植物名实图考》卷三：李时珍以为即藠子，开花如韭而色紫白，其根层层作皮，与蒜异。炒食或醋浸。江西、湖南极多，或云非薤也。老杜诗：衰年关鬲冷，味暖并无忧。盖栝楼薤白汤、半夏薤白汤，皆治胸痹。《内则》膏用薤，又切葱若薤实，诸酰以柔之。今湖湘人炒食，醋浸，其亦犹行古之道也。薤美在白。《图经》以为性冷，故食之留白，是殆不然。庾元规、温太真同推陶侃为盟主，元规矫情，谈宴啖薤留白，谬云可种。是时侃方虑朝廷猜疑，见元规举止琐屑，以为易与，故相称叹。岂真服其有为政之实耶？韩滉盛帐延宾，晚间诘责所费，为人所轻。举大事者，安得猥碎？薤本相连，拔薤喻抑强宗。东坡诗：细思种薤五十本，大胜取禾三百廛。龚遂传令人口种百本薤，盖取属对耳。香山诗：酥暖薤白酒。或谓以酥炒薤白投酒中，此味吾所不解。《增订伪药条辨》卷二：薤白各处皆产。生土坟上，即俗谓素葱之根。叶如细韭菜，色绿空心，根如小蒜头，若采时去须茎，蒸熟晒干，则质坚紧，不致脱皮，且晒之易燥。若生晒则质松，层层脱皮，且不易干燥。故近今皆用蒸晒者多，惟伪者少见。

【附方】《本草品汇精要》卷三九：痖痢。薤白二握，生捣如泥，合粳米粉、蜜调相和，捏作饼，炙取熟，不过三两服止。

《药性粗评》卷三：虎伤。凡被虎咬，未死可救者，取薤白不计多寡，捣汁傅之，及时饮一升，日三，差。骨鲠在咽。凡食鱼中鲠在咽，及他物不出者，取薤白嚼令柔，以线系中，吞入至鲠处，提之，便随薤出，如未出，再作效。

《本草汇言》卷一六：治血向口鼻中出如涌泉，诸药止之不效者。用生薤白、生韭白、生姜各五钱，生地黄、生荷叶、生藕节、生茅根各一两，俱捣汁，冷饮之。薤白汤：治一切腹痛之总司。腹痛有寒、热、食、血、湿、痰、虫、实、虚，九般之别。用薤白三钱，香附、川芎、白芷、茯苓、黑山栀、陈皮、干姜各一钱五分，水煎服。○腹痛绵绵无增减者，寒也，本方加吴茱、木香、砂仁、肉桂；腹痛乍痛乍止，口渴而小便涩者，火也，加黄连、黄芩、白芍、天花粉；腹痛而泻，泻而痛减者，食积也，加山查、枳实、萝卜子、厚朴；腹痛着一处不移者，是死血也，加桃仁、归尾、玄胡索、川芎、肉桂、红花；腹痛而小便不利者，是湿痰也，加苍术、猪苓、泽泻、半夏；腹痛而钓引胁下有声者，是痰饮也，加苍术、南星、乌药、木香、半夏、厚朴；腹痛而时止时作，面白唇红者，是虫积也，加乌梅、花椒、槟榔、苦楝子、牵牛；头疼腹痛，以手按之，腹软而痛止者，虚也，加人参、白术、当归、黄耆、白芍药、熟地黄；腹痛手不可按者，是实痛也，加枳实、槟榔、瓜蒌仁、大黄。

葫 《别录》

【集解】《宝庆本草折衷》卷二〇：生梁州，及泾阳。今处处园圃所莳有之。○又云：生云梦。○五月采。《本草品汇精要》卷四〇：八月布种于熟地，数日生叶，如蒲而短软，经冬不凋，至三四月抽苗，长尺余，人以淹藏食之。花生茎端，结实作瓣，亦似葫状而极小，亦可种之。其近根者，俗呼为蒜头，有六七瓣，惟独头者入药为胜。

葫蒜

【主治】主散痈肿疮，除风邪，杀毒气。独子者亦佳。归五藏，久食伤人损目。建脾，治肾气，止霍乱吐泻腹痛，除邪辟温，去蛊毒，疗劳疟，冷风疙癣，瘟疫气。《履巉岩本草》卷下。散痈肿疮，除冷风疙癣。去水恶瘴气邪，疗虫蛇蛊毒患。健脾胃消食，止霍乱转筋。辟温疫劳疟，治腹痛杀虫。初食不利目，多饵则目明。久服血清，毛发早白。煨热，熨齿痛。生揩，去秃疮。《本草元命苞》卷九。归五脏，通达走窍，行诸气，除风湿，破冷气，解邪恶，化积聚，消水肿，解瘴毒疫气。加平胃散治噎气，同黄丹丸治寒疟冷痢，捣汁饮治角弓反张，同道上热土治中暑不醒。贴足心疗衄血不止并脑泻鼻渊，止泄泻暴痢及下痢禁口。同栀子盐花

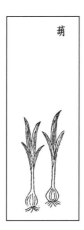

图 23-8-1 葫
《图经》

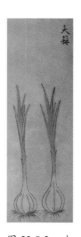

图 23-8-2 大
蒜《履巉岩》

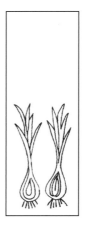

图 23-8-3 葫
《歌括》

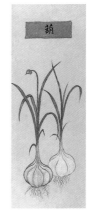

图 23-8-4 葫
《品汇》

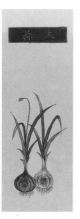

图 23-8-5 大
蒜《食物》

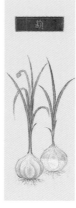

图 23-8-6 葫
《雷公》

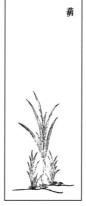

图 23-8-7 葫
《三才》

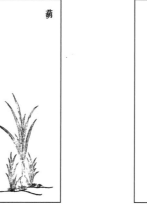

图 23-8-8 葫
蒜《原始》

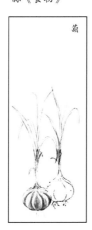

图 23-8-9 葫
《草木状》

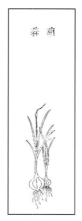

图 23-8-10 葫蒜
《类纂》

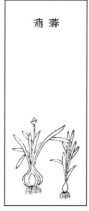

图 23-8-11 蒜
葫《备要》

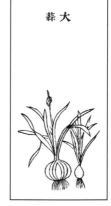

图 23-8-12 大
蒜《备要》

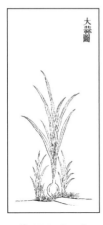
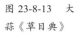
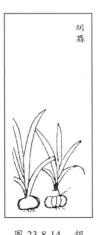
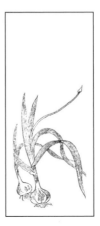
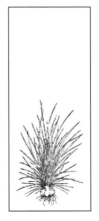

图 23-8-13　大
蒜《草目典》

图 23-8-14　胡
蒜《草木典》

图 23-8-15　蒜
《图考》

图 23-8-16　还魂
丹《图考》

涂脐，通小便。同僵蚕鼻中，疗头风。纳肛中通幽门，治关格不通。连艾炷灸
痈疽百遍，大撒毒气。《本草述》卷一五。

【发明】《宝庆本草折衷》卷二〇：诸书言痈疽新发，覆大蒜片以灸者，盖以大蒜之能通气，
亦除恶气也。而姚耆寅论此灸法，可施于贵胜不能忍艾火者尔。初觉势轻，固亦可用。如其赤黑势盛，
急欲皮破泄毒，正当灸其患处。若凭蒜力难矣哉。又《资生经》谓消渴至百余日，最忌灼艾，则
疮漏变成痈疽。凡渴后发痈疽者，不可行灸，当别施治也。或滑泻寒痎，以大蒜去皮醋煮熟，功
饶而臭泯。与《局方》平胃散合研得所，元如梧桐子大，每服伍陆拾元，食前米饮咽下。至于虚
惫痼冷，霍乱吐泻，并阴证伤寒，气脱厥逆，口噤脉沉者，烂捣大蒜炒热，贴两足心，仍团作厚
饼贴之，于脐间熨斗置火熨其饼，则热气透内，即得回阳逐阴。继进暖药，胜于葱饼也。《滇南本草》
卷下：胃中有痰积吃之，发胃气痛，肚腹疼，呕吐，气胀。有气疼者，咳嗽者，面寒背寒者，忌之。
以上三者勿吃，吃之令人昏神昏目，发动肝气，多吃伤肺。《本草纂要》卷七：主散痈肿，破滞气，
杀邪毒，除秽恶，定腹痛，烂痃癖，健脾胃，安中脘，止呕逆，驱瘴气，灸疽疖，消谷食之美物
也。但生则可破，熟则可补，醋浸陈久者良。虚人勿用，虽起阳之物，而有妄动于中。又南人勿
食，多食则损目。《太乙仙制本草药性大全·仙制药性》卷五：同黄连丸治肠风，加平胃散治噎气。
纳两鼻提鱼骨鲠即出，置臭肉掩熏气不闻。散疣疮，除劳疟痎。辟瘟瘴疫疠，制蛇犬咬伤。中脘
卒得冷痛，嚼之即解。旅途忽中暑毒，用此可驱。《本草发明》卷五：胡蒜大温，性气热，善散快膈，
故主散痈肿疮，除风邪，杀毒气。注云：治中脘卒冷疼，化食积，消谷，除劳疟痎癖，辟瘟瘴疫疠，
蛇虫伤。《食物辑要》卷三：止霍乱，消肉积，多食，生痰助火昏目。同生鱼食，令人夺气发黄，
及阴核痛。疫病后勿食。风疾者、脚气者忌食。中暑毒者，急嚼下可愈，禁冷水。《药性全备食
物本草》卷一：食之白人头发，若多篸者之须易白也。〇若生气久食，伤肝损目，伤肺引痰，伤
肾竭精，伤心清血，伤脾损气。《食治广要》卷三：此乃五荤之一。许氏《说文》谓之荤菜。五

荤即五辛，谓其辛臭昏神伐性。练形家以小蒜、大蒜、芸苔、韭、胡荽为五荤，道家以韭、薤、蒜、芸苔、胡荽为五荤，佛家以大、小蒜、兴渠即阿魏、慈葱、茖葱为五荤。虽各不同，皆辛熏之物，生食增恚，熟食发淫，有损性灵，故绝之也。《本草经疏》卷二九：葫，大蒜也。禀火金之气以生。故其味辛气温。辛温太甚，故其性有毒，熏臭异常，不宜多食。入足阳明、太阴、厥阴经。辛温能辟恶散邪，故主除风邪，杀毒气及外治散痈肿疮也。辛温走窜，无处不到，故主归五藏。脾胃之气最喜芳香，熏臭损神耗气，故久食则伤人。肝开窍于目，目得血而能视，辛温太过，则血耗而目损矣。总之其功长于通达走窍，去寒湿，辟邪恶，散痈肿，化积聚，暖脾胃，行诸气。故苏恭主下气消谷，化肉。藏器主风湿，破冷气，烂疢癖，伏邪恶，宣通温补。日华子主健脾胃，治肾气，止霍乱转筋腹痛，除邪祟解温疫等用也。《景岳全书》卷四九：善理中温胃，行滞气，辟肥腻，开胃进食，消寒气寒痰，面积食积，鱼肉诸积，邪痹膨胀，宿滞不安。杀溪毒、水毒、蛊毒、蛇虫毒。捣烂可灸痛疽，涂疗肿，傅蛇虫沙虱毒甚良。《分部本草妙用》卷九：叶，主心烦痛，解诸毒，小儿丹疹。蒜切板，隔火艾灸毒，绝妙。按：李道念食白瀹鸡子过多，取蒜一升煮食，吐如鸡雏，涎裹而出，凡二十枚而愈。○华陀治噎食不得下，饮汁二升，吐一蛇，有头。面上有光，手近之如火炽者，此中蛊也。蒜汁半两，和酒饮之，吐蛇状而愈。然不可多食，多食则损肝昏目，助火伤肺，迷神伐性之物也。《养生要括·菜部》：蒜春食苗，夏初食薹，五月食根。○水捣烂服，治中暑不醒。捣贴足心，止鼻衄不止。和豆豉丸服，治暴下血，通水道。捣汁饮，治吐血心痛。煮汁饮，治角弓反张。同鲫鱼丸，治膈气。同蛤粉丸，治水肿。同黄丹丸，治疟痢、孕痢。同乳香丸，治腹痛。捣膏敷脐，能达下焦消水，利大小便。贴足心，能引热下行，治泄泻暴痢及干湿霍乱，止衄血。纳肛中，能通幽门，治关格不通。《医宗必读·本草征要》下：消谷化食，辟鬼驱邪。破疢癖多功，灸恶疮必效。捣贴胸前，痞格资外攻之益；研涂足底，火热有下引之奇。大蒜用最多，功至捷，外涂皮肉，发疱作疼，则其入肠胃而搜刮，概可见矣。《本草汇笺》卷七：携之旅涂，则炎风瘴雨不能加，食馐腊毒不能害。调鼎俎代酰酱，化臭腐为神奇，诚食经之不可缺者。《本草述》卷一五：大蒜之用，用者类以为辛温行诸病，通达走窍，如诸家所说各证，皆得疗之。虽然，无论辛温之味居多，即辛温而通窍者亦不乏也，何以兹物能有如是之效乎？讵知《名医别录》《本草》首言其归五脏，则已察兹物之异于他辛温者，为其本阳而归阴，以致其气化之阳独有殊效也。故如寒湿气痛，心腹冷痛，一切疢癖，水气肿满，寒疟冷痢，此皆阴不得阳以化也，而阴反困阳，此味能导阳以归阴，阴还化于阳，而阳不困矣。又如二便不通，衄血不止，暴痢泻泄，产后金疮中风，痈疽肿毒，脑泻鼻渊，此又阳不得阴以化也，而阳乃伤阴，兹物能驭阳以归阴，阳得彻于阴而阳乃和矣。是当阳之隔者而使之合，似为能通其壅气。阳之淫者而使之和，似为能宣其胜气。诸方书谓为通达走窍，能行诸气，斯语亦近似之矣。但于达阳归阴之义，尚未探讨，若止以宣通尽之，则如上诸证便有能有不能，安得悉此味之所长而用之乎？且不究其归阴，而止谓假其辛热以为功，则如衄血，中暑，大小便闭等证，又何所藉而用之乎？悉此义是辛温有毒，不必为兹物讳，但投其所宜，即因此收功而除患，亦何可少也？苟违其所宜，如快散邪之留于气丽于血者，非有余之气血不足以胜之矣，岂非无益而有损乎？阴虚有火者，不更忌乎？至久食多食，如时珍所云荏苒不悟者，其说良不谬也。《本草备要》卷四：开胃健脾，通五藏，达诸窍，凡极臭极香之物，皆能通窍。去寒湿，解暑气，辟瘟疫，消痈肿，捣烂，麻油调敷。破症积，化肉食，杀蛇虫蛊毒。治中暑不醒，捣和地浆，温服。鼻衄不止，捣贴足心，能引热下行。关格不通，捣纳肛中，能通幽门。敷脐能达下焦，消水，利大小便。切片炼艾，灸音九一切痈疽，恶疮肿核。独头者尤良。《本草新编》卷四：古人云：蒜有百益，其损在目。然而损不止在目也。耗肺气，伤心气，动胃气，消脾气，伐肾气，触肝气，发胆气，此人之未知也。但有损而有益，祛寒气，辟臭气，止逆气，解毒气，除疟气，消肉气，此则人之所知也。两相较之，损多而益少，未可谓益百而损一也。《医林纂要探源》卷二：古中国只有小蒜，今竟不知为何物。李时珍以小而色赤辛甚者为小蒜，大而色白味甘者为大蒜。此不然也。赤白辛甘，因土之肥瘠而异，非二种也。窃谓小蒜，乃今之薍子，其根下成椎，故古以蒜名。蒜者，算筹也。生则辛多性烈，熟则甘多稍缓。命火之气，润肾补肝，宣达九窍，攻决六淫，阳气宣达，故凡风寒暑湿清暍之邪，皆能驱之。且能辟瘟疫，消痈肿，破癥结，消肉食，杀蛇虫毒。大要性似附子，但无其毒，且味甘则尚有和缓意。和胃健脾，以味甘色白，入气分。行水，以辛行。利膈，通上下。无所不通。不能如葱之发表，非若其中通外直，能泻肺而开腠理也。《本草求真》卷四：小蒜乃中土旧有，而大蒜出胡地，故一名葫。气味辛温，开胃健脾，宣窍辟恶，为祛寒除湿，解暑散痰，消肿散毒第一要剂。然究皆因味辛则气可通，性温则寒可辟，而诸毒、诸恶、诸湿、诸热、诸积、诸暑，莫不由此俱除矣！《校补滇南本草》卷下：大蒜，胃中有痰积食之，令人肚腹疼，呕吐，气胀。有胃气疼者，忌食，食之发胃气疼。咳嗽忌食。有背寒面寒者，忌食。《药笼小品》：大蒜辛热有毒，开胃健脾，消食去寒滞，利小便，消水肿，其气钻筋入髓，与麝脐同功。《调疾饮食辩》卷三：蒜有大、小二种……二蒜生熟异性，其理与葱、韭、薤同。能温中化食，理脾胃，除邪痹，止霍乱，消胀满。凡酱藏、盐藏、醋浸蒜瓣，均能开胃进食。又能解各种毒。《植物名实图考》卷三：小蒜为蒜，大蒜为葫。诸家说同。唯李时珍以瓣少者为小蒜，瓣多者为大蒜，其野生小蒜，别为山蒜。范石湖在蜀为蒜所熏，致形讥嘲，若北地则顿顿伴食，同于不彻，行炙而不得盐蒜，其能效张融摇指半日，而口不言耶？祈寒暑暍得之者，以为溥沱粥、清凉散。《避暑录话》：一仆暑月驰马，仆地欲绝，王相教用大蒜及道上热土各一握研烂，以新汲水一盏和取汁，抉齿灌之即苏。今官道劳人，囊盛而趋，活人殆无算也。曾见负戴者蹲而大嚼，不止晋帝尽两盂燥蒜矣，然目不赤而腹不螫，异于袁子所觌。食冶葛而粥硫黄，性固有偏。五月五日食卵及蒜，哀牢以东风俗同之。《小正》纳卵蒜之训，奕遵行，顺民情也。损性伐命，服食所忌。然裴晋公有言，鸡猪鱼蒜，遇着即食，何况余子闵仲叔含菽饮水，周党遗以生蒜，受而不食。李恂为兖州刺史，所种小麦、胡蒜，悉付从事而不留，清介之士，不取一介如此。《本草求原》卷一五：能导阳气归于五脏，以宣阴中之滞气通窍。凡辛香臭极皆通窍，而此独能引阳归阴。治寒湿气痛，心腹冷痛，一切痃癖、水气肿满、寒疟冷痢，皆阴中无阳以化也。二便不通、衄血、脑泻、鼻渊、暴痢、泄泻、产后、金疮、中风、痈疽肿毒，皆阳郁阴中也。

【附方】《蓼花洲闲录》：治恶疮。用蒜泥作饼疾上灸，不痛者灸痛即止，痛者灸不痛止。

《履巉岩本草》卷下：治鼻血不止。捣作饼子，左鼻血出贴左脚心，或右鼻血出贴右脚心，如两鼻出，贴两脚心。才止，即以温水洗去。

《本草品汇精要》卷四〇：腹满不能服药。取独颗蒜煨令熟，去皮，绵裹内下部中导之，冷则易。下一切冷毒风气。蒜一升去皮，合乳二升，煮使烂，空腹顿服，随后用饭压之，明日依前进服，患鬼气者。独头蒜一枚，合雄黄杏仁研为丸，空心饮下三丸，静坐少时，当汗出即差。疗金疮，中风，角弓反张者。蒜一大升，破去心，合无灰酒四升，煮令极烂，并渍服一大升，须臾得汗，愈。

《食鉴本草》卷下：治鱼骨鲠。以蒜塞鼻中，自出。《救急方》。

《本草汇》卷一三：背疮初起，一日之内。将湿纸贴寻疮头，用大蒜十颗，淡豆豉半合，乳香一钱，细研，随疮大小，用竹片作圈围定，填药于内二分厚，灼艾灸之，痛至痒，痒至痛为率。但头及项以上，切不可用此，恐引气上也。

《本草求原》卷一五：一切痈疽。一法用熟鸡蛋去黄，以烂蒜填满，覆疮上，加艾灸之，最散毒。

蒜梗

【集解】《本草纲目拾遗》卷八：此大蒜近瓣处中心短梗也，干者入药用。

【附方】《本草纲目拾遗》卷八：治疮成管。用大蒜梗烧灰存性，搽患处，其管自消。年希尧《集验方》。坐板疮。用蒜梗烧灰为末，先洗净去靥，将药末搽上。《黄氏医抄》。洗漏立验。《良朋汇集》云：夏应遴试效过，防风、荆芥、地骨皮、川椒、蕲艾、瓦松各五钱，槐条一两，陈蒜梗二两，共入麻布袋内，熬滚热荡，止痛神效。熏痔疮。蒜梗阴干，以火盆置微火，将梗投入，移火盆于木桶中。令患者坐熏之，四围以衣被塞紧，勿走泄烟，三次自愈。《救生苦海》。冻疮。大蒜煎汤洗之。《种福堂方》。

【附录】还魂丹。《植物名实图考》卷一〇：还魂丹生四川山中。根如大蒜，黑褐色；叶似菥荠而更细密。土医云治跌打有起死之功，亦极难得。

小蒜 《别录》

【释名】宅蒜《宝庆本草折衷》。

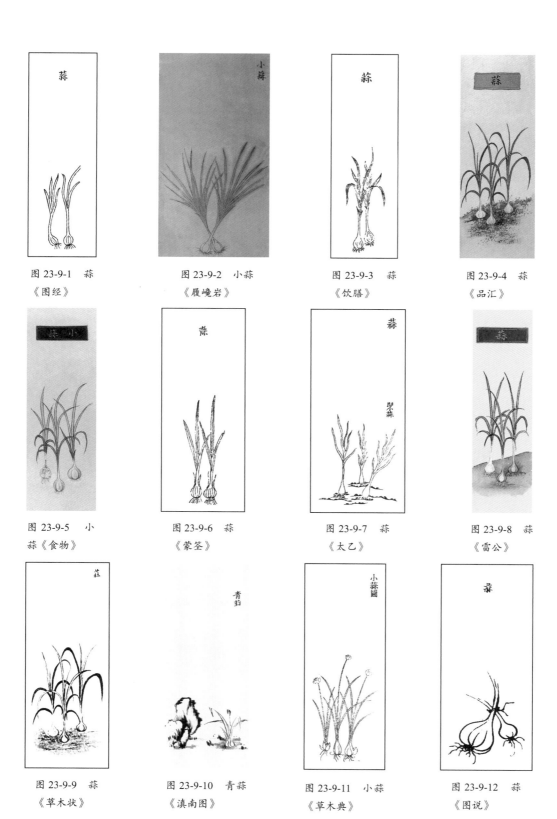

图 23-9-1　蒜
《图经》

图 23-9-2　小蒜
《履巉岩》

图 23-9-3　蒜
《饮膳》

图 23-9-4　蒜
《品汇》

图 23-9-5　小
蒜《食物》

图 23-9-6　蒜
《蒙筌》

图 23-9-7　蒜
《太乙》

图 23-9-8　蒜
《雷公》

图 23-9-9　蒜
《草木状》

图 23-9-10　青蒜
《滇南图》

图 23-9-11　小蒜
《草木典》

图 23-9-12　蒜
《图说》

【集解】《本草品汇精要》卷四：《图经》曰：旧不着所出州土，今田野中处处有之。时：生，九月生苗。采：五月五日取。收：阴干。用：根。《药性粗评》卷三：蒜，大者为葫，小者为蒜。秋后以瓣下种，明年夏采，若以莛上子种之，则成独蒜，以复种之，则又成瓣矣。南北园圃处处有之。五月五日采者堪入药。

【气味】味辛、辣，熏臭，性温，有小毒。《药性粗评》卷三。

【主治】主脚气，治疟疾。煮与蓐妇饮之，易产。《图经本草药性总论》卷下。去诸毒丁肿毒疮甚良。《履巉岩本草》卷下。风邪恶毒，膨胀痃癖，水气瘴疟，痈肿螫，消食下气，破坚积，助脾胃以腐肉谷。《药性粗评》卷三。温中消食，止霍乱转筋，除吐泻及中脘冷痛，瘟疫瘴疟，蛊毒疔肿，邪痹毒气。《药性解》卷六。

【发明】《医说》卷八：黄仙君口诀：服食药物，不欲食蒜及石榴子、猪肝、犬头肉。《神农本经会通》卷五：《局》云：大蒜散疗除冷气，载之本草作葫名。辟瘟疗疟止霍乱，久食令人损目明。《药性粗评》卷三：夏月饮水及饮食多者宜之。然最伤气败血，食之虽若快人，而实无益，发白目昏，皆其验也。

【附方】《宝庆本草折衷》卷二○：治疟。用蒜研极烂，和黄丹以聚为度，丸如鸡头大，候干。每服一丸，新汲水下，面东服。○按：今人多用大蒜以当，发日五更服。

《本草品汇精要》卷四：水毒中人。一名中溪，一名中湿，一名水病，似射工而无物。若身体发赤斑纹者是也，用蒜三升，㕮咀，于汤中煮，勿令大热，热即无力，滤去滓，适寒温浴患处。

《药性粗评》卷三：骨鲠。凡食鱼被骨所鲠，以蒜纳鼻中，须臾自出。蛇伤。初被蛇咬，未肿时连嚼蒜封其咬处，其毒自消，不拘诸虫所螫，皆可依此法。赘疣。凡患发背肿毒，及结核赘疣者，取独蒜，切如钱厚，置其上，以艾当蒜上灸之，每二三壮换蒜一片，不计壮数，但初灸觉疼灸至不疼，初灸不疼灸至于疼而止，无不神效。白秃。凡小儿患白秃疮，团团起白色者，以蒜搽白处，日二三，效。

《太乙仙制本草药性大全·仙制药性》卷五：蛇咬疮。取蒜去皮一升，捣，以小便一升煮三四沸逼人，即入渍损处，从旦至暮。初咬未肿，速嚼蒜封之，六七易。又蒜一升，去皮，以乳二升，煮使烂，空腹顿服之，随后饭压之，明日依前进服。

青蒜

【气味】味甘甜，性温。《滇南本草》卷下。

【主治】醒脾气，消肉积，消谷食，动气胀。《滇南本草》卷下。

【发明】《滇南本草》卷下：青蒜不宜多吃，多吃令人胃中生痰，动心嘈杂，伤肝昏目。咳嗽忌用。

山蒜《本草拾遗》

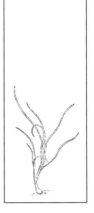

【集解】《植物名实图考》卷三：《本草拾遗》始著录，《救荒本草》泽蒜，又曰小蒜。黄帝登蒿山得蒜，其说近创，然京口之山，以蒜得名，则轩辕所历，无妨以蒿名矣。在山曰山，在泽曰泽，今原隰极繁，颗大如指，甘脆多浆，洵非圃中物可伍。自来医者以此为小蒜，宜为李时珍所斥。

【气味】性温。《本草省常·菜性类》。

【主治】下气，滑水源。多食伤神，令人头痛目昏。《本草省常·菜性类》。

图 23-10-1　山蒜
《图考》

芥《别录》

【释名】《本草品汇精要》卷三八：名：青芥、南芥、花芥、紫芥、旋芥、石芥。

【集解】《神农本经会通》卷五：芥似菘而有毛，味极辛辣，是青芥也。叶大粗者堪食，子入药用。叶小子细者不堪食。芥之种亦多，有紫芥，茎叶纯紫，多作蓐者，食之最美。有白芥，子粗大，色白如粱米，入药最佳。余芥皆菜茹之美者，非药品所须。又细叶有毛者，杀人。《太乙仙制本草药性大全·本草精义》卷五：相传此芥有三种：叶大子粗者，叶堪食，子入药用，熨恶注至良；叶小子细者，叶不堪食，其子但堪为蓐尔；又一种叶大子白且粗，名白芥，啖之及药用最佳，而人闻未多用之。《本草乘雅半偈》帙八：南地多芥。相传岭南无芜菁，土人移种种之，尽变为芥，地土使然耳。今北地亦多芥，南地亦有芜菁矣。八月布种，冬茂者曰冬芥，春茂者曰春芥，夏尤可食者曰夏芥，春末抽台，谓之芥蓝，瀹食脆美。顷则作花。正黄四出，荚长一二寸，子粒如苏子，色紫褐，味极辛，研调作浆，以侑蔬品，香辣爽人。白芥子稍肥大，色黄白，入药充啖，臭味转胜也。种类亦多，有青芥，似菘而毛，色青绿，一名刺芥，味极辛；有大芥，叶大而皱，色深绿，味更辣，俱为药用。有马芥，叶如青芥而无毛；有花芥，叶多缺刻而如菘；有紫芥，茎叶俱紫而如苏；有石芥，茎繁细碎而低小；有旋芥，叶纹旋绕如大芥；有南芥，高五六尺，子大如鸡卵。刘恂《异物志》云出岭南，多此芥，此又芥之持异者。白芥，一名胡芥，原从太原河东来，今近道亦有。但种莳者少。六八月布种，冬月可食。春末起蓬，高三四尺，叶花有叉如花芥，色青白。茎中虚，质极脆，疾风大雪，须谨获之，否则易于损折。三月黄花，香郁可爱，角子亦如芥，但少肥壮，色黄白耳。又有一种，茎大而中实，子粒更大，虽属芥类，形色迥别，入药则胜于诸芥也。《植物名实图考》卷三：《别录》上品。有青芥、紫芥、白芥，又有南芥、旋芥、花芥、石芥。南土多芥，种类殊伙。宋《开宝本草》别出白芥，今入药多用之。又《上海县

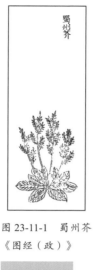

图 23-11-1 蜀州芥
《图经（政）》

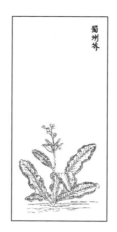

图 23-11-2 蜀州芥
《图经（绍）》

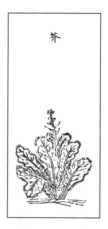

图 23-11-3 芥
《饮膳》

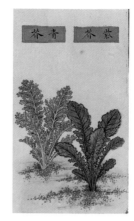

图 23-11-4 紫芥青芥
《品汇》

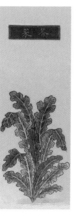

图 23-11-5 芥
菜《食物》

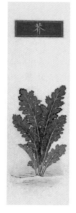

图 23-11-6 芥
《雷公》

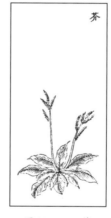

图 23-11-7 芥
《三才》

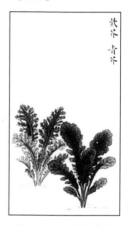

图 23-11-8 紫芥青芥
《草木状》

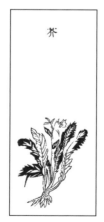

图 23-11-9 芥
《备要》

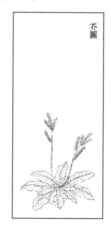

图 23-11-10 芥
《草木典》

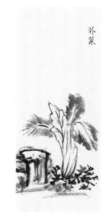

图 23-11-11 芥菜
《滇南图》

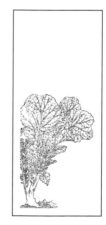

图 23-11-12 芥
《图考》

志》：矮小者曰黄农芥，更有细茎扁心名银丝芥，亦名佛手芥。《长洲县志》有鸡脚芥，湖南有排菜，盖即银丝芥。然老圃所常艺者两种耳：其科大根小曰辣菜，根大叶瘦曰芥圪答，亦曰大头菜。南方芥为常膳，而王世懋乃以燕京春不老为最，盖南芥辛多甘少，北芥甘多辛少；南菘色青，北菘色白；南芥色淡绿，北芥色深碧。此其异也。江西芥尤肥大，煮以为羹，味清滑，不似晦翁《南芥》诗辍餐时拥鼻也。宁都州冬时生薹如莴苣，笋甚腴，土人珍之，曰菜脑。南昌则二月中有之，寒暖气迟早耳。滇中一岁数食之。东坡诗：芥蓝如菌蕈，脆美牙齿响。余谓其味美于回，胜于良蕈，一爽无余。石芥、紫芥，皆未得入馔。钱起《石芥》诗：山芥绿初尝。吴宽《紫芥》诗：此种乃野生。又云：气味既不辛，却与芥同行，盖非圃畦，亦芥之别宗耳。

茎叶

【气味】味辛、辣，温，无毒。《宝庆本草折衷》卷一九。

【主治】主宽中利气，通肠开胃，或下行而直除肾邪，或上行而速开鼻窍。《本草》云：利气之药，辛归于鼻。故尝食芥之辛，掩鼻而待气过也。《本草纂要》卷七。

【发明】《药性全备食物本草》卷一：紫芥作薹食之甚美，入药不及白者力大。○青芥极辣归鼻，温中，除肾寒邪气，心痛腰痛风痹，利九窍。○芥台同五味煮食顺适口，多食助火生痰，发疮动血，酒后食多缓人筋骨。《本草经疏》卷二七：芥所禀与白芥同。今人以醋、椒同芥心作辣薹食之，则脑额酸楚，泪涕俱出，即归鼻利窍，明耳目之验也。辛温能利气消痰，开胃辟寒，故主安中及久食温中也。其主除肾邪气者，辛能润肾，温能暖水脏故也。子功用与白芥子相同，力稍不逮。《分部本草妙用》卷九：久食积湿成痰，辛散真元，肝木受病，昏目发疮，可暂而不可久食也。《折肱漫录》卷七：崇正戊寅之冬，武塘钱仲驭进士患肺痈，诸药不效。有人教服陈年腌芥菜卤，一服辄效，甚以为奇。后晤友人沈圣思言，其母氏当年曾患斯症，亦赖斯物以救濒危。又一仆人母亦然。此卤颇有藏之者，天宁寺某僧房惯贮之，询知用腌芥菜卤贮于磁坛埋地中，其地须有人往来践踏者方有效，埋数年乃用之，愈久愈妙，但饮一二瓯即效。缪慕台《本草疏经》亦载此方，则云用百年芥菜卤久窨地中者，饮数匙立效，其义以芥辛温，得盐水久窨之气，变为辛寒，辛寒能散痰热；芥菜主通肺气，所以治肺痈有神效也。然不须百年，窨数年即可用矣。《本草经疏》中鱼腥草下又注，单用捣汁，入年久芥菜卤饮之，治肺痈有神。《本草求真》卷九：芥菜专入肺胃，兼入肾。一食品耳。何书载能通肺开胃，和气豁痰。又载久食则人真气有亏，眼目昏暗，并或发人疮痔。是明指其于目有害。而书又有言能明目，其故何居，盖缘芥性辛热。凡因阴湿内壅，而见痰气闭塞者，服此痰无不除，气无不通，故能使耳益聪，而目益明也！若使脏素不寒，止因一时偶受寒湿，而气不得宣通，初服得此稍快，久则积温成热，其目愈觉不明，而诸痔疮疡，靡不因是而至矣。《素问》云：辛走气，气病无多食辛，食则肉脈而唇褰寒，此之谓欤！如其平素热盛，竟无湿闭寒闭等症，其菜不必多服，但此一入人口，而凡燥热等症，无不因是即形，又奚止便血发痔害目而已哉？《随息居饮食谱·蔬食类》：芥辛、甘而温。御风湿。根味尤美。补元阳，利肺豁痰，和中通窍。腌食更胜，开胃，性平。以冬收细叶无毛，青翠而嫩者良。一名雪里蕻。晴日刈之，晾至干瘪，洗净，每百斤以燥盐五斤，压实，腌之，数日后松缸一伏时，俾卤得浸渍，如卤少，泡盐汤候冷加入，仍压实，一月后开缸，分装坛瓮，逐坛均以卤灌满浸为法，设卤不敷，仍以冷盐汤加之，紧封坛口，久食不坏，生熟皆宜，可为常馔。若将腌透之菜，于晴燥时一日晒极干，蜜装干洁坛内，陈久愈佳。香能开胃，最益病人，用时切食，荤素皆宜。以之烧肉，虽盛暑不坏，或切碎腌装小坛，毋庸卤浸，但须筑实密封，尤堪藏久。

【附方】《古今治验食物单方》：牙龈肿痛臭烂。芥菜梗烧存性，研末，敷之。漆疮。芥菜煎汤浴之。痔疮痛。芥菜捣饼坐之。

《得配本草》卷五：怪症。手足指甲，忽生倒肉刺，痛不可忍，此湿气结于脾土也。煮芥菜常食之。

子

【气味】味辛、辣，温，无毒。《宝庆本草折衷》卷一九。

【主治】主发汗除寒，胸中冷气；或麻痹不仁，痰涎壅滞。《本草纂要》卷七。主傅射工及痋气、疝气，发汗，胸膈痰冷，面黄。《本草医旨》卷二。

【发明】《本草纂要》卷七：丹溪云，痰在皮里膜外，非此不能达，痰在四肢两胁，非此不能通。大抵芥为利气之药，芥因开痰之用。故世尝以芥辣而充豆粉食之，亦此意也。《本草经疏》卷二七：其主利九窍，明耳目者，盖言辛散走窜，豁痰引涎，暂用一时，使邪去而正自复，非谓其真能利窍明耳目也。用者详之。《分部本草妙用》卷九：入药须用白芥子，能去皮里膜外之痰。青芥子止堪作酱，入醋为爽口之物。《本草乘雅半偈》帙八：盖人身一皮，二肤，三肌，四胁，五胸，六腹，七胃，各有定界，邪气入经，漫然难以分裂者，芥义可以界矣。顾食芥堕泪，望梅生津，此五液之自外至也。愧而汗发，慕而涎垂，此五液之自内至也。是以芥气归鼻，涕泪交注。《饮食须知·菜类》：多食昏目，动风发气。同鲫鱼食，患水肿。同兔肉、鳖肉食，成恶疮病。有疮疡痔疾便血者，忌之。生食发丹石药毒。细叶有毛者，害人。芥薹，多食助火生痰，发疮动血。酒后食多，缓人筋骨。芥子，味辛，性热，多食动火昏目，泄气伤精。勿同鸡肉食。

【附方】《本草通玄》卷下：虚火痰嗽。白芥子同苏子、卜子煎好，入蜜与姜汁各一匙，殊妙。

陈芥菜卤汁

【修治】《本草纲目拾遗》卷八：作法：以芥卤贮瓮中，埋行人处，三五年取用。

【气味】味咸，性凉。《本草纲目拾遗》卷八。

【主治】治肺痈喘胀。用陈久色如泉水，缓呷之，下痰清热定嗽，真能起死回生。《本草纲目拾遗》卷八。

【发明】《本草经疏》卷二七：芥菜辛温，得盐水久窨之气，变为辛寒。辛寒能散痰热，芥菜主通肺气，所以治肺痈，真良法也。《随息居饮食谱·蔬食类》：腌芥卤，煮食物味甚鲜美。若坛盛埋土中，久则清澈如水，为肺痈喉证神药。《本经逢原》卷三：昔有胁痛，诸治不效，因食芥薤而愈者，偶中散结开痰之效。○陈年咸芥卤治肺痈，吐尽臭痰秽毒即愈，然惟初起未溃宜之。

【附方】《本草经疏》卷二七：治肺痈。用百年芥菜卤，久窨地中者，饮数匙立效。

《调疾饮食辨》卷三：治喉痹肿痛。辣芥子末醋调取汁，点入喉内，待喉内鸣，却用陈麻骨烧烟吸入，立愈。《圣惠方》。○治痈肿热毒。芥子末同柏叶捣涂。《千金翼》。○治腰脊胀痛。气滞在经络，故胀。芥子末酒调敷。外用新麻布酒喷湿，火上烘热，紧束之，立愈。《摘元方》。○治身体麻木。方同上。《济生方》。

陈干菜

【气味】味苦、咸，性平，无毒。入肺、肾二经。《本草再新》卷一二。

【主治】治肺火咳嗽，化痰理气，治喉疼失音，益阴滋水。《本草再新》卷一二。

【发明】《本草再新》卷一二：味咸，故能益阴滋水。

排菜《植物名实图考》

【集解】《植物名实图考》卷六：排菜产长沙，芥属也。花叶细长，细茎丛苗，数十茎为族，春抽葶如扁鸡冠，阔几二寸，葶上细茎与花杂放，花如芥菜花，头重茎弯如屈钩，生不中啖，土人瀹以为菹，酸颇醒脾，卖菜者皆焯以入市，黄色如金，羹臛油灼，盖每食必设也。《上海县志》：芥有细茎扁心，名银丝芥，或即是此菜。

【气味】味以酸辛为上。《植物名实图考》卷六。

【主治】出涕发汗。《植物名实图考》卷六。

【发明】《植物名实图考》卷六：芥之品盛于南，嗜辛者多也。不辛则郁积而使之酸，乃津津有味。沈石田戏为《疏介夫传》有曰：平生口刺刺，抉人是非，不少假借，被其中者，或至流泪、出涕、发汗。每食芥辄忆其语，为之喷饭。夫出涕发汗，而人犹嗜之。毋亦肺腑中有所甚乐，欲已而不能者？

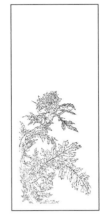

图 23-12-1　排菜
《图考》

芥蓝《养生食鉴》

【释名】隔蓝《岭南杂记》。

【集解】《养生食鉴》卷上：东坡云：芥蓝如菌蕈，脆美牙颊响。是中国久食矣。其根如芋大。今西土携种来植者，其根大如斗。初生叶纷披四布，取而啖之。及后生短叶，包裹其心。心雪白，尤脆美，并根食之。五六月栽，七月食起，至次年三月，可供八月之需，然匪仅赡蔬菜而已，其利益多端焉。《植物名实图考》卷六：岭南及宁都多种之。一作芥兰。《南越笔记》谓其叶有铅，不宜多食。按此是烹食其叶，亦擘取之，肥厚冬生，土人嗜之，其根细小，与北地撇蓝迥别。自来纪述家多并为一种。盖北人知撇蓝不见芥蓝，闽、广知芥蓝不见撇蓝，但取呼名相类耳。《岭南杂记》：芥兰甘辛如芥，叶蓝色，炼之能出铅。又名隔蓝。○僧云六祖未出家时为猎户，不茹荤血，以此菜与野味同锅隔开，煮熟食之，故名。《闽书》：芥蓝菜叶如

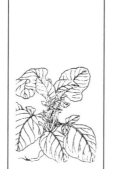

图 23-13-1　芥蓝
《图考》

蓝而厚，青碧色。蜀中万年青极相类，但此一年一种，万年青累岁不易，味稍苦耳。则蜀中亦产，不止闽粤。《广东志》谚曰：多食马蓝，少食芥蓝。则不惟形状与撇蓝异，性亦迥异。

【气味】味甘、辛，性冷，无毒。《养生食鉴》卷上。

【主治】宽胸解酒。《养生食鉴》卷上。

【发明】《养生食鉴》卷上：多食耗气损血。病人勿食。患疮者忌之。

【附方】《养生食鉴》卷上：泄泻。用芥蓝煮以清水，去水再煮，去水食之。大便不通。煮熟芥蓝，取汁饮之。同此一物，去水则止泄，饮水则开利，物理节宣之妙如此。眼视不甚分明，与手常颤动。久服芥蓝，自然渐轻。膝骨、胫骨肿痛，或生疮。以芥蓝同油与白面，大麦者良，捣烂敷患处，以布包之。头痛。捣烂芥蓝，取自然汁吸入鼻内。膀胱痛。以芥蓝蘸醋生食。说话无声。捣取自然汁服之。背痛。取芥蓝抽心作茎者，连根用之。惟不用叶。锅内炙干，同生猪膏留久者为妙。捣烂擦之。或背有疮，亦可治。嗜酒无厌，烧熟芥蓝，捣烂置酒内服之，即不嗜矣。

撇蓝《滇南本草》

【释名】掰蓝《滇南本草图说》、茄连《本草纲目拾遗》、甘蓝《植物名实图考》。

【集解】《本草纲目拾遗》卷四：《延绥镇志》：叶如蓝草而肥厚，种之畦塍，根圆大类葵，露出土外，开黄花，京师谓之撇蓝。《植物名实图考》卷四：《本草拾遗》始著录，云是西土蓝。《农

政全书》：北人谓之擘蓝，按：此即今北地撇蓝，根大有十数斤者，生食、酱食，不宜烹饪也。《山西志》谓之玉蔓菁，缕以为丝，皓若烂银，浸之井华，剂以酰醢，脆美爽喉。一入沸汤，辛软不任咀嚼矣。叶以为菹，曰酸黄菜，尤美。

【气味】味甘、辛，性冷。《滇南本草图说》卷八。

【主治】宽中利膈，解酒。多损气，患恶疮者忌食。《滇南本草图说》卷八。能解煤毒。《本草纲目拾遗》卷四。

【发明】《植物名实图考》卷四：《滇本草》沿作苤蓝，治脾虚火盛，中膈存痰，腹内冷痛，夜多小便。又治大麻疯癫等症，服之立效。生食止渴；煨食治大肠下血；烧灰为末，治脑漏、鼻疳；吹鼻治中风不语。叶贴疮，皮治淋症最效。

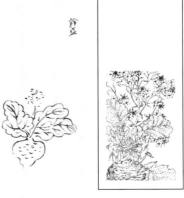

图 23-14-1　掰蓝
《滇南图》

图 23-14-2　甘蓝
《图考》

苤兰《滇南本草》

【气味】味辛，涩。《校补滇南本草》卷上。

【主治】治脾虚火盛，中隔存痰，腹内冷疼。《校补滇南本草》卷上。

【发明】《校补滇南本草》卷上：又治小便淋浊。又治大麻风，疥癞之疾。生食止渴化痰，煎服治大肠下血。烧灰为末，能治脑漏鼻疳；吹鼻，治中风不语。叶，可敷恶疮。皮，能止渴淋。

白芥《开宝本草》

【集解】《宝庆本草折衷》卷二〇：其子粗大，白如粱米。《药性粗评》卷三：八月下种，叶似芜菁，冬后发薹，开黄花，高可四五尺，其实结角。河北园圃处处有之，世说其种来自西戎，然今则柔延矣，江南间亦有之。

【修治】《药性粗评》卷三：春后叶落采实，待干挼之，入药微炒。《药性全备食物本草》卷一：其子微炒研碎入药。《本草汇》卷一三：微焙，击碎，用生绢袋盛入煮，勿煎太过，则味苦辣。若大便素实者，入蜜与姜汁各一匙，尤妙。

茎叶

【气味】味辛、辣，有刚介之性。《药性全备食物本草》卷一。

【主治】主治中风冷气，翻胃吐食，喘逆痰结，胸膈胀满，懊憹不快，面黄莝气，

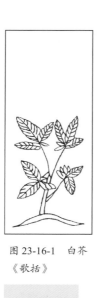

图 23-16-1 白芥
《歌括》

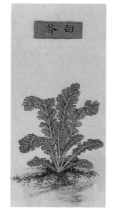

图 23-16-2 白芥
《品汇》

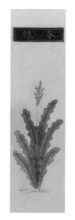

图 23-16-3 白芥
《食物》

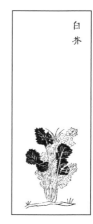

图 23-16-4 白芥
《蒙筌》

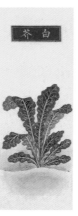

图 23-16-5 白芥
《雷公》

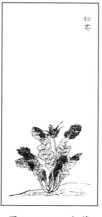

图 23-16-6 白芥
《原始》

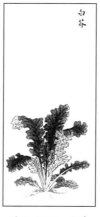

图 23-16-7 白芥
《草木状》

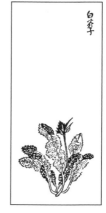

图 23-16-8 白芥
子《汇言》

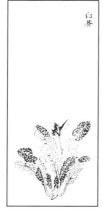

图 23-16-9 白芥
《类纂》

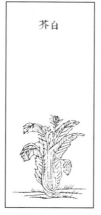

图 23-16-10 白芥
《备要》

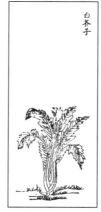

图 23-16-11 白芥
子《备要》

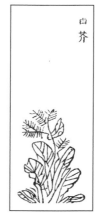

图 23-16-12 白芥
《草木典》

游肿诸痛，宽中下气，发汗祛风，通经络，安五脏，辟射工毒。《药性粗评》卷三。归鼻，除肾经邪气，利九窍，明耳目，安中，久食温中。○止咳嗽上气，除冷气。○主咳逆下气，去头面风。○通肺豁痰，利膈开胃。《本草原始》卷六。

【发明】《本草从新》卷四：辛热而散，能通肺开胃，利气豁痰。久食则积温成热。辛散太甚，耗人真元，昏目发疮。《本草求真》卷四：芥菜豁痰利气，主治略同，但较北芥子力微有别。

子

【气味】味辛，性温，无毒。其气下行。《药性粗评》卷三。入肺胃二经。《药性解》卷六。辛，热，入手太阴与足阳明经。《本草汇》卷一三。

【主治】射工及痒气，上气，发汗，胸膈痰冷，面黄。《宝庆本草折衷》卷二〇。安五脏，发汗，消胸膈痰冷，去面目黄赤。除扑损瘀血。《本草元命苞》卷九。主治中风冷气，翻胃吐食，喘逆痰结，胸膈胀满，懊憹不快，面黄痒气，游肿诸痛，宽中下气，发汗祛风，通经络，安五脏，辟射工毒。《药性粗评》卷三。利胸膈痰，止翻胃吐食，痰嗽上气，中风不语，面目色黄，安五脏，止夜多小便。《药性全备食物本草》卷一。

【发明】《本草元命苞》卷九：游肿诸疮。猪胆和之涂上。中风失语。苦酒煮之傅。《神农本经会通》卷五：更攻上气，除翻胃，胸膈多痰及面黄。白芥子，宽胸膈痰拘。《本草原始》卷六：熨恶气，遁尸飞尸，及暴风毒痹流四肢疼痛。○烧烟及服，辟邪魅。咳嗽，胸胁支满，上气多唾者，每用温酒吞下七粒。○利气豁痰，除寒暖中，散肿止痛。治喘嗽反胃，痹木脚气，筋骨腰节诸痛。《药性解》卷六：白芥子辛宜于肺，温宜于胃，故俱入之。气虚及肺胃中有火者，咸禁食之。《本草经疏》卷二七：白芥子，味极辛，气温，能搜剔内外痰结，及胸膈寒痰，冷涎壅塞者殊效。然而肺经有热，与夫阴火虚炎，咳嗽生痰者，法在所忌。《景岳全书》卷四九：白芥子味大辛，气温。善开滞消痰，疗咳嗽喘急，反胃呕吐，风毒流注，四肢疼痛。尤能祛辟冷气，解肌发汗，消痰癖疟痞，除胀满极速。因其味厚气轻，故开导虽速而不甚耗气。既能除胁肋皮膜之痰，则他近处者不言可知。善调五藏，亦熨散恶气，若肿毒乳癖痰核初起，研末用醋或水调傅甚效。《医宗必读·本草征要》：解肌发汗，利气疏痰。温中而冷滞冰消，辟邪而祟魔远遁。酒服而反胃宜痊，醋涂而痈毒可散。痰在胁下及皮里膜外者，非白芥子不能达。煎汤不可太热，便减力量。《仁寿堂药镜》卷四：白芥子大辛大散，中病即已。久用散真气，令人眩运损目。久疟蒸成癖块，须此敷。《药镜》卷一：白芥子除皮里膜外之寒痰，疏胸前胁下之冷气。脾醒酒解，妙似葛花。嗽止湿行，效同姜汁。下走则直郄肾邪，上行则速开鼻窍。《颐生微论》卷三：煎汤不可太熟，熟则力减。《药品化义》卷八：白芥子属阳，体细而锐，色白。气，研碎雄，味大辛辣，性温，能降横行，力散结痰，性气与味俱锐，入肺经。白芥子味辣横行甚捷，体细通利甚锐，专开结痰，痰属热者能解，属寒者能散。痰在皮里膜外，非此不达；在四肢两胁，非此不通。若结胸证，痰涎邪热固结胸中，及咳嗽失音，以此同苏子枳实瓜蒌杏仁芩连，为解热下痰汤，诚利气宽胸神剂。拣净沙土。略炒性缓，生则力猛，酌用。**《本草汇笺》卷七**：芥禀火金之气，而白芥则又得金气之胜，故辛烈为甚。盖味辣能横行，体细能锐利，专开结痰。○凡用，略炒性缓，生则力猛，随症酌之。**《本草述》卷一五**：白芥以秋深下种，是禀受金气也。乃生于冬而长于春，若以归藏之时为苗出，以萌芽之候为长养，岂非禀金气之凉而反得温者乎？是已具金媾于木之体矣。故结实于季春，而味更辛，乃金效木之用，至斯时以为成功也。虽与他芥同其生长华实之时，然其子较大，色且黄白，是固金效木用而有迥异者也。所以一切主治，当思其于凝结之患而得开发，于逆上之穷而得降折，二者可以分任，亦可以合奏，如求其所因，使主辅得宜，谓此味者讵止以豁痰利气求之哉？濒湖所列主治诸疾，或不妄也。**《本草备要》卷四**：通行经络，温中开胃，发汗散寒，利气豁痰，消肿止痛。痰行则肿消，气行则痛止。为末醋调敷，消痈肿。治咳嗽反胃，痹木脚气，筋骨诸病。痰阻气滞。久嗽肺虚人禁用。丹溪曰：痰在胁下及皮里膜外，非此不能达行。古方控涎丹用之，正此义。韩三子养亲汤，白芥子主痰，下气宽中；紫苏子主气，定喘止嗽；莱菔子主食，开痞降气。各微炒研，看病所主为君。治老人痰嗽、喘满、懒食。**《药性纂要》卷三**：东垣曰，白芥子，辛辣破气，非实痰勿服。熬膏，外贴有余之症，其效殊速。**《本草新编》卷四**：白芥子味辛，气温，无毒。入肝、脾、肺、胃、心与包络之经。能祛冷气，安五脏，逐膜膈之痰，辟鬼祟之气，消癖化疟，降息定喘，利窍明目，逐瘀止疼，俱能奏效。能消能降，能补能升，助诸补药，尤善收功。近人不知用白芥以化痰，而频用半夏、南星以耗气，所不解也。白芥子善化痰涎，皮里膜外之痰，无不消去，实胜于半夏、南星。半夏性燥而烁阴，南星味重而损胃。独白芥子消化痰涎，又不耗损肺、胃、肝、心之气，入于气分而实宜，即用于血分而亦当者也。或疑白芥子止能消膜膈之痰，而不能消胃肺之痰，似乎消肺之痰必须贝母，消胃之痰必须半夏也。而谁知不然。夫膜膈之痰，统胃、肺而言之也。胃、肺中之膜膈，尤善藏痰者也。白芥子消膜膈之痰，是有痰之处，无不尽消，况肺、胃浅近之间，岂有反不能消之理。试看疟疾，正痰藏于膜膈之中也。用白芥子一两，炒为末，米饮为丸，一日服尽，而久疟顿止，非消痰之明验乎，疟止之后，神气不倦，非消痰而不耗气之明验乎。故白芥子消痰，实胜于贝母、半夏，谁谓肺、胃之痰不能消也。或谓白芥子虽消膜膈之痰，未必气之不耗，天下安有消痰之药而不耗气者乎？曰：白芥子实不耗气，能安五脏。耗气则五脏不安矣，岂有五脏安而耗气者乎？其余消痰之药，或安肺而不安胃，或安胃而不安脾，总不如白芥子之能安五脏也。此所以实胜于各消痰之药耳。或疑白芥子消痰而不耗气，然用之而痰仍未消，是消膜膈之痰，未可全信也。曰：白芥子止可消膜膈之痰，而肾中之痰，不能消也。服白芥子而仍有痰者，宜补其肾，肾足而痰自化，何疑白芥子非消膜膈之痰乎。或疑白芥子消阴分之痰，不消阳分之痰，然乎？曰：非也。白芥子阴分、阳分之痰无不尽消，不必分阴阳也。但肾经水泛火沸之痰不能化，余则尽消而无疑。或问：白芥子即芥菜之子，人食芥菜，觉消食之甚多，是白芥子大能消食，似未可多食也。谁知芥菜消食，而芥子消痰，各不相同，不可疑其叶，而戒其子也。或疑白芥子消膜膈之痰而不耗气，发明几无遗议，但不知膜膈之痰在于何处？曰：在胃脘之上下之中，而不在胃脘上下之外。虽痰分五脏六腑，要皆存于胃脘膜膈之中。白芥子善消膜膈之痰，亦于胃脘中消之，岂各入于五脏六腑而后消之乎。《顾氏医镜》卷八：善豁寒痰，能除冷饮。若痰在胁下及皮里膜外，非此不能达。去胸膈之痰，是其剩技耳。阴虚痰嗽者，甚戒。《本草经解要》卷四：芥子气温，禀天春升之木气，入足厥阴肝经。味辛无毒，得地西方之金味，入手太阴肺经。气味俱升，阳也。味辛入肺，肺合皮毛，辛温发散，所以发汗。胸者，肺之分也。膈者，肝之分也。白芥子辛温疏散，所以入肝肺之分，而消痰冷也。肺主气，气温则下行，所以主上气也。面目黄赤，肝乘脾也。气温达肝，肝不乘脾，黄赤自退也。醋研，主射工毒，亦辛温条达之功效也。制方：白芥子同白术、枣肉丸，治胸膈痰饮。同甘遂、大戟、蝎尾、巴霜、辰砂丸，名控涎丹，治痰迷心窍。《医林纂要探源》卷二：芥酱：辛，温。用青芥子炒略热，研碎，汤泡和匀，纸封之，覆土地半日即成，辛美。开胃，豁痰，利气，杀鱼腥毒。《伤寒温疫条辨》卷六：调五藏，消痰癖，除胀满，平喘急，宽中利膈，开结散滞，辟除冷气。然味厚气轻，故开导虽速，而不甚耗气。《调疾饮食辨》卷一：性热而散，耗气助火，食不可多，不可久。素有内热、血疾、目疾、咽喉疮疡、痘后、孕妇俱禁食。〇又利气散结，凡结核在项下、耳前后、胸胁者，药中均不可无此，体虚者炒用。《本经续疏》卷三：芥子布种于秋尽，采实于夏初，以生以长咸在冬春，而于夏秋反若无所与者。殊不知发生于冬，长养于春，皆其胚胎之际，而夏秋则其原始要终之会也。味之辛得于秋尽，气之温得于夏初，是辛感于水而生，温孕于寒而育。温不能离辛，辛不能离温，则辛温之用，皆萃于水矣。辛者所以通，温者所以发，痰冷阻中，则气难横达而一于上行为上气，气难横达，则痰冷益无所泄，而留于胸膈，于是碍脾之磨荡，而黄发于面。一温而胸膈痰冷，无不发越；一辛而气机上逆，无不宣通。皆由横达之功，并非泄降之力。故后世称其能除皮里膜外之痰。四支骨节之痛亦为此耳。然得谓凡痰凡痛，皆可治以是欤？盖亦有界限矣。夫大则空虚，小则坚实，他物之恒情。惟白芥之茎，小者反中空，大者反中实，仍系一类二种，可同为用。中空者，象痰之逼窄气道。中实者象痰之壅肿径隧。是故用以治内，其证必兼上气。用以治外，其证必兼肿痛。则凡痰在骨节及皮里膜外之候，必里有痰，而外为肿痛已久，而按之不空者，方与此宜。以是为其畛域可也。《本草求原》卷一五：为末酒下，治反胃上气。同白芷末、姜汁调，涂脚气。同白术、枣肉丸，治胸胁痰饮。为末水调，涂足心，治痘疹入目，能引毒下行。同苏子，定喘，莱菔子，消食；各微炒研，煮饮，名三子养亲汤，治老人痰喘、胸满、便秘。加蜜研用，又治喉痹。陈年咸芥菜卤，治肺痈初起未溃，饮之，吐臭痰而愈。芥本动风动气，疮痔便血当忌。得盐水久窨，变为辛寒，能降散痰热，真良法也。《存存斋医话稿》卷二：观治冷哮，用白芥子末涂肺俞、膏肓、百劳等穴，涂后麻瞀疼痛。防痘入目，用白芥子末涂足心，引毒归下。外用功效如是，其性烈从可知矣。其末水发，搀入食品，食些少，辄令人目泪鼻涕交出，其性开发走液，亦从可知矣。

【附方】《宝庆本草折衷》卷二〇：主治游肿，诸痈。为末，以猪胆和傅。治中风不语。以苦酒煮，傅颈一周，帛包二日夕乃差。主腹冷，夜起。炒熟细研，汤浸蒸饼，丸如赤豆，姜汤吞七丸，效。

《本草品汇精要》卷三八：三种射工毒。杵令熟，合苦酒，厚傅，半日痛即止。游肿诸痈。为末，合猪胆和如泥，傅，日三易，效。治中风卒不语。合苦酒煮，傅颈一周，以帛包之，一日夕，差。治肚腹冷，夜起甚效。炒熟，勿令焦，细研，以汤浸，蒸饼丸如赤小豆大，合生姜汤吞七丸。

《药性粗评》卷三：胸膈冷气。凡患冷气上攻，翻胃吐食，胸膈不利者，芥子一升，捣碎，绢袋盛，入好酒二升，浸七日，每空心温服三合，日再，当差。走注游风。凡身体暗生风毒，走注疼痛者，芥子捣末，以鸡子清调和，随痛处傅之。

《本草汇言》卷一六：治风湿涎痰结成痞块。外用白芥子为末，醋调敷患上。内用白芥子为末，神曲打糊丸梧子大，每服三钱，清晨参、枣汤下。《方脉正宗》。治气膈臌胀名五子散。用白芥子、山查子、香附子、紫苏子、白萝卜子各五钱微炒，共研为细末。每早晚各食前服三钱。白汤调下。治肺痈吐脓血，咳嗽面肿。用陈年芥菜卤久埋地中者，每日取十数匙，温汤顿热饮之立愈。真仙方也。

《本草述》卷一五：防痘入目。白芥子末水调，涂足心，引毒归下，令疮疹不入目。

芜菁《别录》

【释名】九英、须、蘋芜、葑苁《尔雅》、葑、蔓、荛、大芥、鸡毛菜《宝庆本草折衷》、风苁《本草品汇精要》、马王菜、诸葛菜《植物名实图考》。

【集解】《南方草木状》卷上：芜菁岭峤以南俱无之，偶有士人因官携种，就彼种之，出地则变为芥。亦橘种江北为枳之义也。至曲江方有菘，彼人谓之秦菘。《宝庆本草折衷》卷一九：生西川、太原即并州。及北土，及关西、河朔、河东、江陵及汾州，蔬圃种之。《医林纂要探源》卷二：今曰大头菜，又曰狗头芥。茎叶似菘，亦似芥，根魁如萝卜。江北多，南方少，南人多不识。或以为即萝卜，误甚矣。《每日食物却病考》卷上：北方多种之。南方地不同，所种形类自变。北人以瓶腌藏，谓之闭瓮菜。

根叶

【气味】辛、甘、苦，温，无毒。《寿世秘典》卷三。

【主治】宜常啖食，易至健肥。益气通中，下气消谷。《太乙仙制本草药性大全·仙制药性》卷五。根，治热毒风肿，女人妬乳肿痛寒热，除消渴。《本草发明》卷

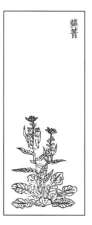

图 23-17-1 芜菁
《图经》（政）

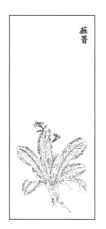

图 23-17-2 芜
菁《图经》（绍）

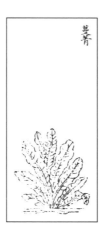

图 23-17-3 蔓菁
《饮膳》

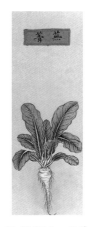

图 23-17-4 芜菁
《品汇》

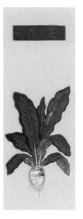

图 23-17-5 蔓菁
《食物》

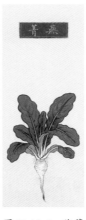

图 23-17-6 芜菁
《雷公》

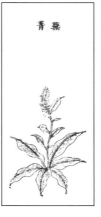

图 23-17-7 芜菁
《三才》

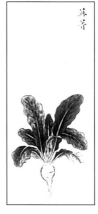

图 23-17-8 芜菁
《草木状》

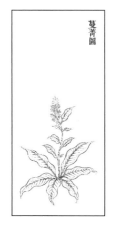

图 23-17-9 蔓菁
《草木典》

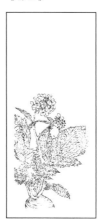

图 23-17-10 蔓菁
《图考》

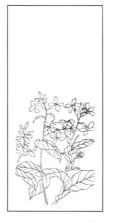

图 23-17-11 诸葛
菜《图考》

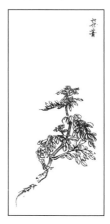

图 23-17-12 蔓菁
《图说》

五。利五脏，轻身益气，消食下气，治嗽，止消渴，去心腹冷痛及热毒风肿。《上医本草》卷三。

【发明】《宝庆本草折衷》卷一九：《杨邦光奇方》治溺血，以诸葛菜煮羹，食之效甚捷也。然此菜微物，易地而莳，则性状因地而变，故知用药，必须择州土所宜。所以古人谓诸药所生，皆的有境界。如上党人参、川蜀当归、齐州半夏、华阴细辛，其力具足。出他处者，虽着于书，其力亦亏矣。今居北人而种南药，居南人而种北药。本真互失，岂宜用哉。《夕庵读本草快编》卷三：根叶苦温，南北皆有，利五脏而轻身，益气而健中，治嗽止渴，久服亦不发疾者也。《调疾饮食辩》卷三：《食物本草》曰：性能止渴，消食下气，去心腹冷痛，热毒风肿，乳痈寒热，止嗽。其性当冷。或云温者，恐误也。予意此菜性必微温，观所主之病可知矣。温而又能止渴者，津汁多，如莱菔亦有止渴之效也。治热毒者，辛能散，如大蒜亦能消痈肿也。苦以为冷，则世间岂有味辛而性冷者乎？《植物名实图考》卷三：袁滋《云南记》：巂州界缘山野间有菜，大叶而粗茎，其根若大萝卜。土人蒸煮其根叶而食之，可以疗饥，名之为诸葛菜。云武侯南征，用此菜莳于山中，以济军食。亦犹广都县山枥木谓之诸葛木也。袁氏殆未知其为蔓菁耶？《周礼》菁菹，郑司农以为韭菹，康成破谓菁菹，二说皆通。若包瓯菁茅，蛮方贡菜，则荔支龙眼，不为疲尉堠矣。恐亦非物土之宜。先主在曹，闭门种芜菁；陆逊闻韩扁为敌所获，方催人种葑豆，军行赍种，盖亦兵家之常。孟信为赵平守，素木盘盛芜菁菹，清德可风，亦西土之美。放翁诗：往日芜菁不到吴，如今幽圃手亲锄。杨诚斋诗：早觉蔓菁扑鼻香。南方旧已有种者。芜菁、萝卜，《别录》同条。陶隐居亦有分晓，后人乃以叶根强别，兼明书不知其误，而博引以实之，何未一询老圃？《随息居饮食谱·蔬食类》：一种根如芦菔者，名大头菜。向产北地，今嘉兴亦种之。腌食咸甘。下气开胃，析酲消食。荤素皆宜，肥嫩者胜，诸病无忌。《本草省常·菜性类》：行远路者，煮粗豆腐食之，免生不服水土之病。

【附方】《本草品汇精要》卷三八：蜘蛛咬，恐毒入肉。芜菁和油，傅，亦捣末合酒服。乳痈痛寒热者。根叶净择去土，不用水洗，以盐捣，傅上，热即换，不过三五易之，差。冬月无叶即用根，宜避风。卒起肿毒急痛。根大者削去皮，熟捣，合苦酒和如泥，煮三沸，急搅之，出，傅，以帛裹上，日三易之。

《太乙仙制本草药性大全·本草精义》卷五：理时疾。《神仙教子法》立春后有庚子日，温芜菁汁，合家大小并服，不拘多少。

子

【气味】味：苦。性：温，泄。气：味厚于气，阴中之阳。臭：腥。《本草品汇精要》卷三八。

【主治】主黄疸，利水。又治霍乱，除膨，去目暗青盲，消癥瘕积聚。《太乙仙制本草药性大全·仙制药性》卷五。

【发明】《宝庆本草折衷》卷一九：疗黄疸，利小便，水煮，取浓汁服。主瘕积，少饮汁。治风入腹，身强，舌燥硬，用为末，温酒下一钱。治头秃，为末，酢和傅之，日三。压油涂头，能变蒜发。又极去皱，研入面脂用。其子如菘子，紫赤而细，其菘子则黑。《本草备要》卷四：泻热解毒，利水明目。古方治目，用之最多。治黄疸，捣服。腹胀，捣研滤汁饮，或吐或利，腹中自宽，得汗愈。癥瘕积聚，小儿血痢，蜜和汁服。一切疮疽，凡痈疽捣敷皆良。醋调敷秃疮，盐捣敷乳痈。《夕庵读本草快编》卷三：其子味则辛平，可升可降，能汗能吐，能下能利小便，又能明目解毒。如炒过榨油能变蒜发而去面黑皱，兼涂蜘蛛咬伤，功俱伟矣。《医林纂要探源》卷二：子益肝行气，去郁热，攻积聚，杀虫毒，皆辛寒之效也。益肝故明目，去郁热，故治疽。

【附方】《本草品汇精要》卷三八：明目洞视，肠肥。芜菁子三升，以苦酒三升煮令熟，日干为末，以井花水服方寸匕，加至三匕，常服。

花

【气味】辛，平，无毒。《上医本草》卷三。

【附方】《本草品汇精要》卷三八：虚劳眼暗。三月采蔓菁花，阴干为末，以井花水每空心调下二钱匕，久服长生，可夜读书。

莱菔《唐本草》

【释名】芦菔《方言》、葵子《癸辛杂识》、芦卜、萝葍《宝庆本草折衷》。

【集解】《本草品汇精要》卷三八：莱菔，即萝卜也。六月初伏内布子于熟地，苗叶渐长尺余，似白菘菜，茎半圆而微赤，茎叶俱有细毛，至秋深，其根坚实。小者如拳，大者如碗，圃人欲留其作种，故不采其根也。北地九月则采之，藏于窖中，至春复种于地，仍生苗叶，三月开紫白花，四月作荚。其实如马蔺子，圆扁而赤，洪州、信阳亦有甚大者，重五六斤，或近一秤。又有一种小者，初春播种之即生苗叶，根白，脆长，甘而少辛，随可生食。夏末开花时，不中食之，俗呼为水萝卜是也。《本草述》卷一五：莱菔有两种，一种八月布种，秋冬之交即或采根食之，次年春三月开花结子，此种子到秋还布于圃。又一种正月布种，即前子留至春初布于地耳，其根于春末夏半皆可食，但较前种之差小，而其味亦少逊也。此在楚中为然。后种不结子。《植物名实图考》卷四：《唐本草》始著录。种类甚伙，汁子皆入药。《滇海虞衡志》滇产红萝卜颇奇，通体玲珑如胭脂，最可爱玩，至其内外通红，片开如红玉板，以水浸之水即深红。粤东市上亦卖此片，然犹以苏木水发之，兹则本汁自然之红水也。罗次人刨而干之以为丝，拌糟不用红麯，而其红过之。《宁州志》萝卜红者名透心红，移去他郡则变，亦即此。

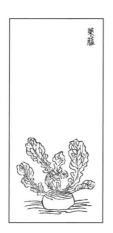

图 23-18-1 莱菔
《图经》

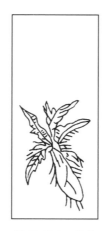

图 23-18-2 莱菔
《歌括》

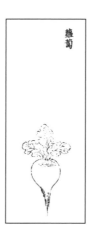

图 23-18-3 萝卜
《饮膳》

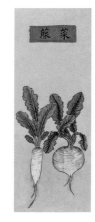

图 23-18-4 莱菔
《品汇》

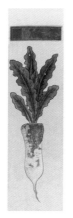

图 23-18-5 莱
菔《食物》

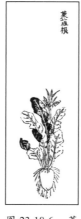

图 23-18-6 莱
菔根《蒙筌》

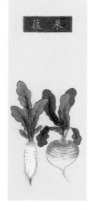

图 23-18-7 莱菔
《雷公》

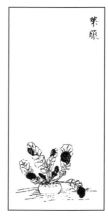

图 23-18-8 莱菔
《原始》

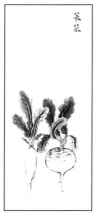

图 23-18-9 莱菔
《草木状》

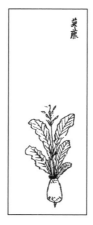

图 23-18-10 莱
菔《汇言》

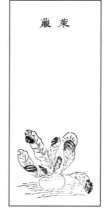

图 23-18-11 莱
菔《类纂》

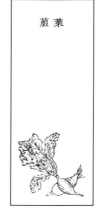

图 23-18-12 莱
菔《备要》

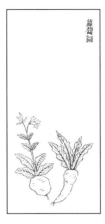 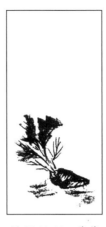 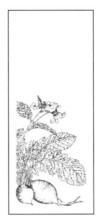 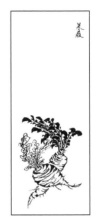

图 23-18-13　萝
卜《草木典》

图 23-18-14　莱菔
《滇南图》

图 23-18-15　莱
菔《图考》

图 23-18-16　莱
菔《图说》

根叶

【气味】根：味辛、甘，温，无毒。《图经本草药性总论》卷下。味辛、甘，平，冷，无毒。《宝庆本草折衷》卷一九。生味辛，熟味甘，性温。入脾肺二经。《滇南本草》卷下。

【主治】主肺痿吐血，消痰止嗽，去痰癖。肥健，下气温中，补不足，利五脏。治劳瘦，消宿食，利关节，理颜色。疗消渴，制面毒。水研服，可吐风痰。炒糖丸，能医咳嗽。《本草元命苞》卷九。宽中下气，消宿食，解香油毒。治麦面积热。吃之醒脾气，化痰涎。生吃破血。动逆气上升，咳嗽忌用。《滇南本草》卷下。

【发明】《续夷坚志》卷二：救熏死。辛未冬，德兴西南磨石窑，居民避兵其中，兵人来攻，窑中五百人，悉为烟火熏死。内一李帅者，迷闷中，摸索得一冻芦菔，嚼之，汁才咽而苏，因与其兄，兄亦活。五百人者，因此皆得命。芦菔细物，活人之功乃如此。○又言炭烟熏人，往往致死，临卧削芦菔一片，着火中，即烟气不能毒人。《滇南本草》卷下：白萝卜干，治酸水，赤白痢疾，妇人乳结，吹乳经闭。昔一刘姓，一老人年六十余，因吃饭着气后，得哽食病，胸膈膨胀，肚腹嘈饿，及食饭则痛，呕吐打呃，胸膈不消，饮食不下，口吐痰涎，服药不效。后得此方奇效，白萝卜干、五钱，微炒。吴神曲三钱、白蔻仁，三钱，去净壳研碎。共为细末，每服三钱，淡姜汤送下。若红白痢，加枳壳、炒山查，煨汤送下。○红萝卜干，入阳明经，行血破血，治乳汁不通，奶硬肿痛，妇人经闭，血痢，里急腹胀，红萝卜干五钱、神曲二钱、山查三钱、沙糖二钱，水煎服，不用引。单方：治妇人奶汁不通，或小儿咬着吹着。红萝卜干不拘多少，捣汁一钟，点水酒、烧酒，皆可服之。《药性粗评》卷三：主治痰嗽消渴，下气化食，养胃，补五脏。以熟食为宜。○根叶欲生啖者，不可贪，多便至败血，令发早白，此又不可不知。《药性要略大全》卷四：根脑及叶，人作蔬食之。熟啖，消食和中，去气去痰，肥肌，健人精神。七潭云：遇吐血症，捣自然汁一二碗，服之立止。《本草纂要》卷七：莱菔根，一名萝卜是也。味辛、甘，气温、平，无毒。主大下中气，痰涎结气，胸膈胀气，谷食壅气。又治肺痿痰澼，消血止血甚速之药。《衍义》云：散气用生姜，下气用莱菔，去之易而复之难也。施治之士，要必揣其有余可用，而不足宜禁。独不观衣污血，莱菔可以去血，胸有食，莱菔可以消食，若山谷之应响也，可不显乎？○莱菔菜又下气宽中，清痰健胃，亦同莱菔根，生泻熟补之用也。若捣烂盦疮肿，散湿热，洗浮胀，除汤火，又辛散理血之谓也。《太乙仙制本草药性大全·仙制药性》卷五：《衍义》云：莱菔根即芦菔，今人正谓之萝卜。河北甚多，登莱亦好。服地黄、何首乌人食之，则令人髭发白。世皆言草木中惟此下气速者，为其辛也。不然如生姜、芥子又辛也，何止能散而已。莱菔辛而又甘，故能散缓而又下气速也。散气用生姜，下气用莱菔。《本草发明》卷五：莱覆辛温，大略耗血消导，故主大下气，消食，去痰癖，肥壮人。生捣汁，主消渴有效。又云：止咳嗽，治肺痿吐血，温中补不足，治劳瘦咳嗽，和羊肉、鲫鱼煮食之。捣汁，生磨墨，止吐血衄血瘀血，去血甚捷。能制白面、豆腐二毒。《药性解》卷六：莱菔辛宣肺部，甘走脾家，故两入之。生者下气，多食耗血，以辛多于甘也。熟者补脾，多食滞气，以甘多于辛也。其子力倍，虚者戒之。《本草经疏》卷二七：莱菔根叶皆可食，生熟皆宜，乃蔬中之至贱，而能止渴充饥者。歉岁，农人种之最有利益。但性专下气，复能耗血，故多食则髭发早白。服地黄、何首乌者，不可食。《养生要括·菜部》：萝卜属土，有金与水，生食升气，熟食降气。入太阴、阳明、少阳气分，故所主解肺、脾、肠胃之病，凡人饮食过度，生食咽之便消。多食动气，惟生姜能解其毒。《折肱漫录》卷二：予中年患痔，点洗都不效，惟白萝卜煎汤频洗差佳。近读《琅嬛集》中载经霜冬瓜皮，同朴硝煎洗翻花痔立愈。又法，以白萝卜代冬瓜亦效。冬瓜未之试，萝卜已验矣。《药镜》卷一：莱菔辛冷在生，捣汁磨墨，吐血堪医。甘温在熟，下气利膈，消痰化谷。生用则升，升则发疮疹。熟用则降，降则松后重。衣裳污血，揉洗亡痕。杵烂醋调，盦疮灭毒。研匀频换，抹汤火而生凉。《本草述》卷一五：莱菔布种于夏，而归根于冬，抽苗于春，而结子于夏。今日用之所须者，根也。禀火土之气，历金而宿于水，是丹溪所谓属土而有金与水也，是由火之水以顺于下，故言其下气最速。但其味始甘次辛，生则全乎辛，而致顺下之气。熟则去其辛，而独存归根之水，丹溪谓煮食反滞是也。如子为叶饵所须，根于水之气，历木而聚精于火，是所谓火大种子，以禽聚致发越之用者也。乃其味初微甘，而后纯辛，生用则金益火之势，丹溪谓有推墙倒壁之功者此也。生升熟降，在时珍岂臆说乎？故治痰证喘促诸方必用炒，而宣吐风痰则用生，此非其确证欤？是则凡用之以降者，无不以炒，俾杀金燥之势，以和火大之力，谓善其用而乃奏绩者。其在兹味欤，抑兹味利气有功，乃于痰证较着，得勿以气行则痰化乎？曰：是固然矣。第金火相合，则之颐血中之气一语最为破的。痰固液不能化血而凝也，至于液不能化血而凝痰，则上气喘促诸证蜂起矣。用此味者，须识此义。《本草备要》卷四：夏月食其菜数斤，秋不患痢。冬月以菜叶摊屋瓦上，任霜雪打压，至春收之，煎汤饮，治痢。《本经逢原》卷三：丹方取苗叶阴干治痢，随色之红白用，赤者砂糖调服，白者糖霜调服，然惟初痢为宜。若久痢胃虚畏食者，不可用也。《夕庵读本草快编》卷三：萝卜根叶辛辣，子带微甘，入太阳、阳明、少阳，为痰气之要剂。且生升熟降，更多开导之功，如升则吐风痰，散风寒，发疮，消瘕积；降则定哮喘，止咳嗽，调痢重，除腹痛，皆其功也。更能救鼻衄之危殆，疗面腐之毒积，别有神矣。《药性切用》卷六：莱菔菜，辛苦性温，功端消化积滞。痢疾初起，宜腌熟，拌醋食之。

《校补滇南本草》卷下：白萝卜，杆叶红、白二种。经霜阴干。性温，味甘。入脾胃二经。治脾胃不和，宿食不消，胸膈膨胀，醒脾气，开胃宽中，噎膈打呃，硬食膨胀，呕吐酸水，赤白痢疾。妇人乳结乳肿，经闭。○红萝卜杆叶：性温，味甘平。入阳明胃经。行血破血，乳汁不通，奶硬红肿疼痛，妇人经闭，血痢里急后重。《罗氏会约医镜》卷一七：味辛甘，入脾肺经。辛甘属土。生者升气，止消渴，制面毒，化豆腐积，治肺热咳嗽、下痢。止偏头风痛。捣莱菔汁，仰卧注鼻。冬月以菜叶摊屋瓦上，任霜雪冬压，春收煎汤，治痢最效。熟者降气，宽中化痰，散瘀消食，利大小便，肥健人，温中补不足。但性下气耗血，多食则须发早白。《重庆堂随笔》卷下：种类甚多，厥功甚大。生用能解风火、温燥、湿热之邪，故烟毒、煤毒、酒毒、火毒，失音、痰闭、中风、咽喉诸病，无不立奏神效。熟用补脾肺，和肠胃，耐风寒，肥健人，可以代粮救荒，乡人广种以充粮食，终身啖之而康强寿考，且有垂老而发不白者。此人所共睹之事，何以修本草者，独贸贸也。《调疾饮食辩》卷一：性能温中利气，快膈宽肠。生辛而升，食则嗳气；熟甘而降，食则泄气。大抵此物熟食甘多辛少，故同猪肉煮最宜。又解小麦毒，消豆腐积。《延寿书》云解豆腐毒，非也。《本草会编》云消豆腐积，则是。豆腐腌熏干硬，及肆中所售腐干，皆难消化。但煮莱菔，随意食，生者亦可。然味虽甘，而纹形如车毂，老则中空似木通、防己，故性主行而不主补。药中原有用形之理。木通、防己，惟中空，故能行上下、走经络。《唐本草》谓其肥健人，日华子谓其治劳嗽，皆非也。而朱震亨谬云"属土有金与水"，此六字，实实费解。煮食过多，往往停滞成溢饮。夫消耗过甚，成中虚则有之，岂反停滞乎。古语云：上床萝卜下床姜。正取其消食也。在震亨，开口必欲扯入痰字，故捏造溢饮等字，乃医家之邪魔外道，切勿信之。其奈后世愚夫，惑于其说，名之曰土人参。而凡一切气滞胀满之病，畏不敢食，可咲可怪。杨文公《谈苑》云：种芋三十亩，可省米三十斛；种萝卜三十亩，计益米三十斛。可知此物果能消也。生食止消渴，除痰癖，开胸利膈，治噤口痢。杏云治痢数十年，不论噤口与否，必用生莱菔捣汁和药，无则以干莱菔丝煎汁代茶。其噤口者，生莱菔汁、生苦荬汁和热水服，往往得效。热甚者加梨汁，胃口不纳者略加熟薤汁。外用大蒜敷足心，或田螺敷脐下。无则以干莱菔丝煮汁多饮，获救者不止十人之九。又《普济方》治痢疾里急后重，及诸滞胀痛，痢后肠痛，并用生莱菔汁和炼熟蜜饮。又治喉痹肿痛，和皂角末少许服，吐之。《濒湖方》治食物作酸，生食莱菔或梗、叶俱可。又治满口烂疮，生莱菔汁频漱，取涎吐之。《普济方》治喉痹胀痛，生莱菔汁同牙皂末服，取吐。《摘元方》治大肠脱肛，肠中有滞气重坠，服升补收涩药不效者，生莱菔每日捣敷脐中。《折肱漫录》治翻花诸痔，莱菔煎汤，每日洗。《急救方》解中煤炭烟毒，捣汁灌，移向风吹即活。《如圣方》治偏正头痛，仰卧凳上，以鼻孔向天，生莱菔汁滴鼻中。凡中气虚弱人勿生食，熟者亦不宜多。其酱藏、糟藏，及来年萝卜丝，性味平和，百病不忌。惟服地黄人忌食。子治肺喘咳嗽，行气消肿，生研末，温水调服二三钱。能涌吐，凡伤寒热在膈上，反复颠倒，心中懊憹即栀子症。及卒中风痰，不省人事，搅肠沙痛，上下不通诸危急症，并宜用之。若服后如人行半里不吐，宜再服，或用鸡翅毛探之。张景岳曰：此物能涌吐，又能行气。凡停痰滞饮，吐之不尽者，必下行肠胃而去，其功殆胜于瓜蒂、藜芦。诚确论也。又凡诸般食物不消，莫如以此吐之，较消导方更捷、更稳。又栀子症用此，莫如即以栀子豉汤调之。又《折肱漫录》云：有仆妇患小便不通，诸药无效，一医以白萝卜子炒香，白汤服数钱，立通。此亦理之可信者也。以上用莱菔子诸方，治痰气宜炒，涌吐宜生。

《本草再新》卷六：白萝卜皮，能走皮肤，除寒凉，消积聚，行湿宽肠。萝卜缨：味淡而苦，性微凉，无毒。入脾、肺二经。化痰止咳，消食理气。**《植物名实图考》卷四**：食法生熟皆宜。东坡诗中有芦菔根尚含晓露清，以蔓菁同为羹，固可斗胜酥酪，至捶根烂煮，研米为糁，宽胸助胃，不必以味胜矣。寇莱公同地黄并饵，髭须早白，物性相制，验之不爽。近人服何首乌者，食之亦能白发。盖引消散之品入血分也。消食醒酒，纪载备述。小说谓一老医病嗽，饮村民煮萝卜干水稍止，即以此治一官，久嗽寻愈，亦萝卜子治喘嗽之效。而味甘平于久嗽气虚尤宜。《缃素杂记》以莱菔为菘，《瓮牖闲评》斥之是矣，然讥东坡山丹如玛瑙盘、沈括铃铃草为兰为非，亦不自知其误也。零娄农曰：萝卜，天下皆有佳品，而独宜于燕蓟。冬飙撼壁，围炉永夜，煤焰烛窗，口鼻炱黑，忽闻门外有卖水萝卜赛如梨者，无论贫富耄稚，奔走购之，唯恐其过街越巷也。琼瑶一片，嚼如冰雪，齿鸣未已，众热俱平。当此时曷异醍醐灌顶？都门市谚有冷官热做、热官冷做之语。余谓畏寒而火，火盛思寒，一时之间，气候不同。而调剂适宜，则冷而热、热而冷，如环无端，亦唯自解其妙而已。**《归砚录》卷二**：芦菔之功，先曾祖《随笔》中已发明之矣。冬时采其叶，悬挂树上，或摊屋瓦上，至立春前一日收入瓮中，藏固；如不干燥，收挂屋内，候极燥入瓮。凡一切喉证，洗净浓煎，覆杯立已。并治时行、客感、斑疹、疟痢，及饮食停滞，胀泻痞疸痞满诸证，无不神效。价廉功敏，极宜备之。又《瀛寰志略》云：佛郎西芦菔造糖，味同蔗。惜未传其法也。

《随息居饮食谱·蔬食类》：生者辛、甘，凉。有去皮即不辛者，有皮味亦不辛，生啖胜于梨者，特少耳。润肺化痰，祛风涤热，治肺痿吐衄，咳嗽失音，涂打扑、汤火伤，救烟熏欲死，噤口毒痢，二便不通，痰中类风，咽喉诸病，解酒毒、煤毒并捣汁饮、面毒。一名来服。言来牟之所服也。俗作莱菔。茄子毒、消豆腐积，杀鱼腥气。熟者甘温。下气和中，补脾运食，生津液，御风寒，肥健人，已带浊，泽胎养血，百病皆宜。四季有之，可充粮食，故《馔夫经》云：贫窭之家，与盐饭偕行，号为三白，不仅为蔬中圣品已。种类甚多，以坚实无筋，皮光肉脆者胜。荤肴素馔无不宜之，亦可腌晒，作腊酱，制为脯。守山粮，用坚实芦菔不拘白赤，洗净，蒸熟，俟半干，捣烂，再以糯米舂白浸透蒸饭，捣如糊，二物等分，合杵匀，泥竹壁上，待其自干，愈久愈坚，不蛀不烂，如遇兵荒，凿下掌大一块，可煮成稀粥一大锅，食之耐饥。或做成土坯式砌墙亦可，有心有力者，不可不知之。反胃噎食，沙石诸淋，噤口痢疾，肠风下血，蜜炙芦菔，细嚼，任意食之。肺痿咳血，芦菔和羊肉或鱼，频煮食。消渴，芦菔煮猪肉频食，或捣汁和米煮粥食亦可。《草木便方》卷二：老萝葡头甘气悦，气滞肿胀除水隔。叶涂热毒汤火疮，子端下气治痰咳。

【附方】《医说》卷四：偏头疼。裕陵传王荆公偏头疼方，云是禁中秘方。用生莱菔汁一蚬壳，仰卧，注鼻中，左痛注右，右痛注左，或两鼻皆注亦可，数十年患，皆二注而愈。荆公与仆言已愈数人矣《良方》。○鼻衄。饶州市民李七常苦鼻衄，垂至危困。医授以方，取萝卜自然汁，和无灰酒，饮之则止。医云：血随气运转，气有滞逆，所以妄行。萝卜最下气，而酒导之，是以一服效。

《太乙仙制本草药性大全·仙制药性》卷五：消渴口干。绞汁一升饮之则定。○下气消谷，去痰癖，肥健。作羹食之。

《寿世保元》卷一○：酒疾大便下血，旬日不止。用生萝卜，拣稍大圆实者二十枚，青叶寸余及下根，用磁瓶取井水煮，令十分熟烂，姜、米、淡醋，空心任意食之，立止。用银器重汤煮尤佳。腹内初有积聚。服此利下如鹅卵大，即愈。用萝卜切如面条半盏，熟香油半盏，一处同炒黄色，入水二盏，煎至一盏，连萝卜空心温服。通后，以米饮调养二三日。吐血并衄血。用萝卜捣汁一钟，入盐少许，服之即止。或以萝卜汁、藕汁同饮，及滴入鼻中亦妙。牙宣出血。用白萝卜一碗，加盐一钱，不时漱口，即止。疥疮搔痒不止。用萝卜一个，内剜取一孔，纳硫黄，不拘多少，仍塞口，灰火中烧成汁，取出捣烂，再加猪油同捣，外加硫黄、银朱各少许，搽疥效。声音不出。用萝卜三个切片，入皂角二挺，去皮、子，水一碗，煎至半碗以下，服之。不过三服，能语声出。

《本草经疏》卷二七：治年远脾泄，百药不效。单煮白莱菔，终日啖之不辍，必差。

《伤寒温疫条辨》卷六：古方滋补丸。莱菔汁、藕汁、梨汁、人乳各一碗，熬成膏，入炼蜜一斤，用小黑药豆炒焦为末，同蜜膏和令得所，每丸重一钱五分，丹砂为衣，细嚼，滚水送，日三服。

《校补滇南本草》卷下：噎食病。昔一刘姓老人，年六十余岁，因吃饭着气，得噎食病，胸膈膨胀，肚腹嘈饱，吃饭胀疼，打呃，食积在胸膈不消，或噎或硬，张口吐痰涎。用药不效，服此方全愈。白萝卜杆，五钱，锅内微炒。吴神曲三钱，白蔻仁三钱，共为细末，每服三钱，淡姜汤送下。此方并治红白痢疾，加枳壳炒，山查，各等分，煎服。○治红痢血痢，腹疼，里急后重。红萝卜杆三钱，神曲二钱，山查三钱，沙糖二钱，水煎服。○治妇人奶结，红肿疼痛，乳汁不通。或被压着，或小儿吹着。红萝卜杆叶，不拘多少，捣汁一杯，新鲜更好，煨热，点水酒，或烧酒服亦可。

《本草纲目拾遗》卷一：鸡神水。《太元玉格新书》有造鸡神水法，《眼科要览》选其方。制法：择大萝卜一个，开一大孔，须近茎边一头开，勿伤其根，方可活。孔内入鸡蛋一枚，仍种地上，俟其发叶长成，取鸡蛋内水点眼，其明如童。明目去障。

《本草纲目拾遗》卷八：三生萝卜。此乃人工制造者。唐正声传此法，云得自秘授：取水萝卜一枚，周围钻七孔，入巴豆七粒，入土种之，待其结子，取子又种，待萝卜成，仍钻七孔，入巴豆七粒再种，如此三次，至第四次，将开花时，连根拔起，阴干，收贮罐内。遇臌胀者，取一枚捶碎煎汤服之，极重者二枚立愈。

子

【气味】味辛，微寒，无毒。《宝庆本草折衷》卷一九。

【主治】治喘嗽膨胀，下气消食，有推墙倒壁之功。《医学统旨》卷八。下气定喘，治痰，消食，除胀，利大小便，止气痛，下痢后重，发疮疹。《养生要括·菜部》。

【发明】《宝庆本草折衷》卷一九：张松谓萝卜子治气结成块，心腹胀满，小肠气痛，及下水滞，消宿食，今多炒用。而《录验方》以萝卜子一两，巴豆肉半两，不去油，剉破，同炒焦，弃巴豆而取此子，入散积泄气诸药中，使略利过。老人、虚人宜量酌用。《折肱漫录》卷三：予家有仆妇患小便不通之症，时师药以九节汤，腹渐满而终不通，几殆矣。有草泽医人，以白萝卜子炒香，白汤吞下数钱，小便立通。此予亲见之者。《颐生微论》卷三：丹溪曰，莱菔子治痰，有推墙倒壁之功，虚弱人服之，气浅难以布息。《药品化义》卷一：萝卜子属阳，体细而内润，色肉白皮黄，气炒香，味甘辛，性温而锐，能降，力下气，性气与味俱厚，入脾胃二经。萝卜子体细性锐，味辛能降，用之宽中满，解郁痞，除喘嗽，祛风痰。且气香，和脾助胃化食，治老幼之佳珍也。略炒香，研碎用，不宜久宿。《本草汇》卷一三：莱菔子其性甚烈，治ցⅠ涩有推墙倒壁之功。生能升，熟能降，手足太阴之药也。升则吐风痰，散风寒，发疮疹。降则定痰喘咳嗽，调下利后重，止内痛，皆是利气之效。凡虚弱人忌之。《本草新编》卷四：萝卜子味辛、辣，气温，无毒。入胃、脾二经。却喘咳下气甚神，解面食至效。治风痰，消恶疮，善止久痢，除胀满亦奇，但宜少少用。补气之药，得之而无大过之忧。利湿之剂，入之而有善全之妙。多服则损气，久服则伤阴也。或疑萝卜子能治喘胀，然古人用于人参之中，反奏功如神。人参原是除喘消胀之药。莱菔子最解人参，何以同用而奏功乎？夫人参之除喘消胀，乃治虚喘虚胀也。虚症反现假实之象，人参遽然投之，直至其喘胀之所，未能骤受，往往服之而愈喘愈胀者有之。虽所增之喘胀，乃一时之假象，少顷自然平复，然终非治之之善。少加萝卜子以制人参，则喘胀不敢增，而反得消喘消胀之益，此所谓相制而相成也。或问：萝卜子专解人参，用人参而一用萝卜子，则人参无益矣。此不知萝卜子，而并不知人参者也。人参得萝卜子，其功更神。盖人参补气，骤服气必难受，非止喘胀之症为然，得萝卜子，以行其补中之利气，则气平而易受。是萝卜子平气之有余，非损气之不足，实制人参以平其气，非制人参以伤其气也。世人动谓萝卜子解人参，误也。《药性切用》卷六：莱菔子生用辛平，化痰破气。炒熟辛温，消食行痰。服参作胀，非此不消。《罗氏会约医镜》卷一七：莱菔子味辛甘，入肺脾二经。辛入肺，甘走脾，长于利气。生能升，研末调服，善吐风痰，散风寒，宽胸膈。炒熟能降，定痰喘、咳嗽，调下痢后重，止内痛，皆利气之功。消宿食，解肿毒。

研醋调服。其性辛甚，治痰猛烈，虚弱人勿多用。

【附方】《本草元命苞》卷九：治肺疾咳嗽。以子半升，焙干，炒为末，以砂糖丸如弹，绵裹噙。《胜金方》。

《滇南本草》卷下：治男子单腹胀如锅大，肿硬胀满，小儿肚大筋青神效。莱菔子三钱、白蔻仁五钱、巴豆壳五钱、猪牙皂二钱半、过江龙五钱（酒炒用）、草血竭一两五钱、广槟榔五钱、广木香三钱、吴神曲五钱、沉香面三钱、郁金三钱。面目脚浮肿，加土狗一两（去足）。共为末，水煤为丸，或为末亦可，每服二钱，滚水下，二十一日全愈。此方功效甚速，治效数十人。单腹胀用此方不效者死。此方治诸风不调，郁结不升，上焦闭塞，脾胃不和，饮食不化，气逆不舒，胸膈饱胀，呕吐恶心，吞吐酸水，饱闷打呃，心脾气疼，酒积食积，每服二钱，滚水下。治九种胃气疼。此症因伤七情六欲，客寒犯胃，内外相搏，气道闭塞，郁于中焦，遂成胃寒气疼之症。每服二钱，用荔枝核三个，烧，同茴香子一钱，煨汤。忌鱼、羊、蒜、蛋、生冷、面食。孕妇忌服，千万不可误用，慎之！慎之！

《本草品汇精要》卷三八：治肺痿咳嗽。子半斤，淘洗，焙干，于铫子内炒令黄熟，为末，以沙糖丸如弹，绵裹含之。

《药性粗评》卷三：凡患积年上气，咳嗽吐痰者。每用莱菔子一合，研，煎汤，食后服之，一二次当愈。○风痰。以子为末，温水调一匙，良久吐出涎沫。如是摊缓风，以此吐后用紧疏药服，疏后服和气散差。

《太乙仙制本草药性大全·仙制药性》卷五：积年上气咳嗽多痰，喘促唾脓血。以子一合，研煎汤食上服之。

《本草汇言》卷一六：治风痰壅闭，胀满昏塞。用莱菔子二两生研末，白汤调和，绞汁饮，一切痰结立时涌出。治大小二便不通。用莱菔子二两煎汤，立通。治痢疾有积，后重不通。用莱菔子五钱，白芍药三钱，大黄一钱，木香五分，水煎服。治肿毒疼痛不消。用莱菔子一两，生研烂，和米醋调敷，消肿减毒气。治痰蛊食膨。用莱菔子一两，生研烂，和米醋调敷脐腹上，渐消。治跌打损伤，瘀血胀痛。用莱菔子二两，生研烂，热酒调敷，渐消。○治痢疾久不止。用莱菔子二两，白酒一钟浸一宿，取起捣汁，和酒滤出，加蜜一钟同煎滚，调匀温服立止。○六圣膏。治一切痞块积气，癖痰，肚大青筋，气喘上壅，或发热咳嗽，吐血衄血。用莱菔子、大黄、肥皂肉、生姜、生葱、大蒜头去衣各八两，右共捣烂，用水百碗，煎将干，滤去渣，再熬汁成膏，黑色为度，乘热摊绢帛上，贴患上。已上六方出《方脉正宗》。○治小儿脐风撮口。用莱菔子、生姜、葱白、田螺肉各等分，共捣烂，搭脐四旁一指厚，抱住，一时有屁下泄而愈。

《校补滇南本草》卷下：莱菔丹。专治男妇单腹胀，形如锣锅，肿硬胀满，小儿肚大筋青，神效。莱菔子五钱、白豆蔻仁，去壳，五钱、牙皂二钱五分、吴神曲五钱、巴豆壳五钱、过山龙，五钱，酒炒、草血结一两五钱、川郁金五钱、槟榔五钱、木香二钱、沉香三钱。面目浮肿，足肿，加土狗一两，去足翅。共为细末，水为丸，或为末亦可，滚水服二钱，服至二十一日后，全愈。此丹专治诸气不调，停滞不化，气逆不舒，胸膈胀满，呕吐恶心，心腹膨胀，吞酸吐酸，饱闷打呃，心脾气疼，酒积食积，每服二钱，滚水送下。

地骷髅

【主治】能大通肺气，解煤炭熏人毒。《本草纲目拾遗》卷八。

【发明】《本草纲目拾遗》卷八：地骷髅，乃刈莱菔时偶遗未尽者，根入地，瘦而无肉，老而多筋，如骷髅然，故名。○非干莱菔也。王禹中所言，尚未明晰。

【附方】《随息居饮食谱·蔬食类》：浑身浮肿及湿热腹胀。出了子芦菔名地骷髅煎浓饮。

《本草纲目拾遗》卷八：痞块。陈年木瓜一个，地骷髅，即萝卜种枯根四两。煎汁，时常服一小盏，数日除根。气痞、食痞俱治。《医宗汇编》。万应丹。治黄疸变为臌胀，气喘翻胃，胸膈饱闷，中脘疼痛，并小儿疳疾结热，噤口痢疾，结胸伤寒，伤力黄肿，并脱力黄各症。用人中白（以露天不见粪者方佳，火煅醋淬七次）一两，神曲、白卜子、地骷髅（即土中萝卜）各五钱，砂仁二钱，以上俱炒，陈香橼一个，共为末，蜜丸桐子大，每服三、五、七丸，或灯草汤下，或酒下。海昌方。

薜菜《食物本草》　　【校正】时珍云出"《纲目》"，今据《食物本草》改。

【释名】辣辣菜《上医本草》。

【集解】《食物本草》卷一：生山谷泉石间，根、叶皆可食，根尤佳。《植物名实图考》卷六：田野多有，人无种者，盖野菜也。《江西志》以朱子供蔬，遂矜为奇品。云生源头至洁之地，不常有。亦耳食之论。吾乡人摘而腌之为菹，殊清辛耐嚼。伶仃小草，其与荠殆辛甘，各据其胜，然荠不择地而生，此草惟生旷野，喜清而恶浊，盖有之矣。《新编六书》卷六：出广西萍乡，大安里亦有之。

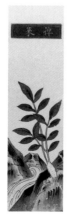 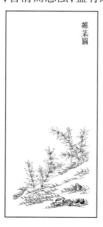 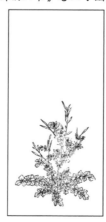 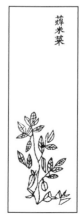

图 23-19-1　薜　菜《食物》　　图 23-19-2　薜菜《草木典》　　图 23-19-3　薜菜《图考》　　图 23-19-4　薜米菜《便方》

【正误】《**本草纲目拾遗·正误**》：好生高山泉源石上，与石菖一类，其味辛辣。山谷言孙嵋以沙卧煤食其苗。李东璧谓为田园小草，则误。

【气味】辛，温，无毒。《**上医本草**》卷三。

【主治】去冷气，利胸膈，豁冷痰，治心腹痛，令人能食。多食生热，发痼疾。《**养生食鉴**》卷上。

【发明】《**调疾饮食辩**》卷三：野人连根、叶食，味极辛辣。林洪《**山家清供**》曰：朱文公每酒后喜食此。考亭食性如此，格物之儒乃不知物理乎？寄语谈道学人，他事效之，此事切勿效之，况在酒后乎？稍有内热者，是自速其死也。《**拾遗**》又曰：主久寒冷气，饮食不消。李鹏飞曰：煤菜拌生蜜汋食，爽口。然发痼疾，生热病。好食辛辣人爱其爽口，与服春方人喜其纵欲，事不同而理则一。发疾，异日之忧，何暇计哉。此物性味若此，设使内无寒冷食积，长食、多食何处着落。劫阴助火，理势必然。《**素问**》曰：人年四十，阴气自半。阴气者，精与血也。一身之中，百年之内，本自无多，加以辛热，日日劫之，岂长有生命之理哉？司空表圣曰"六龙飞辔长相窘，更忍乘危自着鞭"，言之可为寒心也。《**本草省常·菜性类**》：辣菜一名煤菜。性热。去腹中冷气，豁寒痰，发痼疾。多食生邪火，齿痛目昏，或大便燥疼。疮痔者忌之。

野萝卜 《茹草编》

【释名】紫金皮、巴壁虎《**本草纲目拾遗**》。

《**茹草编**》卷二：叶似萝菔，故名。

【集解】《**本草纲目拾遗**》卷八：《**百草镜**》云：野莱菔苗、叶、根形与家种者无二。肉虽白，而皮色带黄为异。《**雁山志**》：山萝卜性寒，状如圃种者。○庚戌，予来临安，署内有废圃，多商陆，土人呼为山萝卜，与此名同物异。

【气味】性寒。《**本草纲目拾遗**》卷八。

【主治】土人用治痈疽，捣汁服之，渣涂亦可。《**本草纲目拾遗**》卷八。

【发明】《**茹草编**》卷二：开山种黄独，黄独冻不生。田中野萝菔，味澹意颇真。瓦铛石鼎幽事足，土膏雨润生芳馨。道人肌骨已如许，闲来但注《**黄庭经**》。姚氏《**食物本草**》卷首〔《**救荒野谱**》〕：野萝卜食叶。叶似芦菔，故名。熟食。野萝卜，生平陆。匪蔓菁，若芦菔。求之不难烹易熟，饥来获之胜粱肉。

【附方】《**本草纲目拾遗**》卷八：治肺痈。以七枚捣汁服。《**百草镜**》。

水芥菜《救荒本草》

【集解】《救荒本草》卷下之后：水芥菜水边多生。苗高尺许，叶似家芥菜叶极小，色微淡绿，叶多花叉，茎叉亦细，开小黄花，结细短小角儿。叶味微辛。救饥：采苗叶煤熟，水浸去辣气，淘洗过，油盐调食。《植物名实图考》卷一三：水芥菜，江西濒湖多有之。初生叶如菠菜叶，微带紫色，抽茎开小黄花如穗。按《救荒本草》水芥叶多花叉，与此微异。或开花后叶老多叉耳。

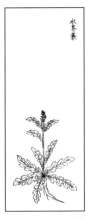

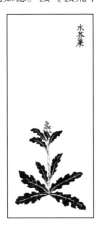

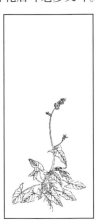

图 23-21-1　水芥菜《救荒》　　图 23-21-2　水芥菜《博录》　　图 23-21-3　水芥菜《草木典》　　图 23-21-4　水芥菜《图考》

【气味】味苦，性寒。《生草药性备要》卷上。

【主治】治小肠气发，消热毒，洗癣癞。《生草药性备要》卷上。

水薸仔《医方药性》

【气味】性温。《医方药性·草药便览》。

【主治】通水路，解蛇毒，封疔背。《医方药性·草药便览》。

生姜《别录》

【集解】《养生食鉴》卷下：生姜嫩者，名子姜；老者，名母姜。入药用老者，子姜只可作菜，不宜多食。

【修治】《本草品汇精要》卷三九：洗去土，去皮即热，留皮则冷。入药切片或捣汁用。《药性蒙求·菜部》：煨法，以老姜洗净，用湿粗纸包，炭火内煨，粗纸纯焦，姜外皮亦微焦，中心

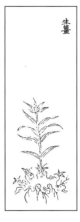

图 23-23-1 生姜
《图经》（政）

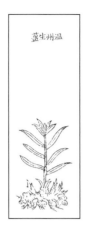

图 23-23-2 温州生
姜《图经》（政）

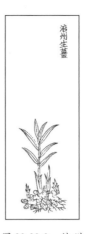

图 23-23-3 涪州
生姜《图经》（政）

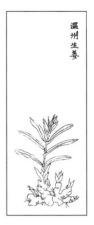

图 23-23-4 温州
生姜《图经》（绍）

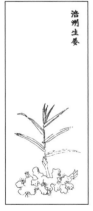

图 23-23-5 涪州生
姜《图经》（绍）

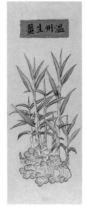

图 23-23-6 温州生
姜《品汇》

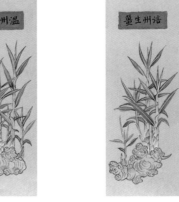

图 23-23-7 涪州生
姜《品汇》

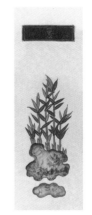

图 23-23-8 姜
《食物》

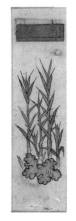

图 23-23-9 生
姜《雷公》

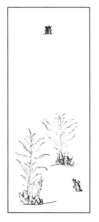

图 23-23-10 姜
《三才》

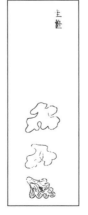

图 23-23-11 生
姜《原始》

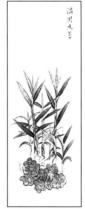

图 23-23-12 温
州生姜《草木状》

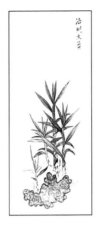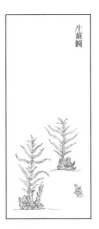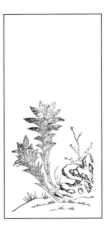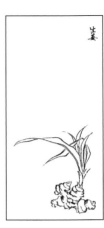

图 23-23-13 涪　　图 23-23-14　　　图 23-23-15 紫　　图 23-23-16 生姜
州生姜《草木状》　生姜《草木典》　　姜《图考》　　　　《图说》

深黄色，则透矣。切片用。

【气味】气温，味辛、甘，无毒。浮而升，阳也。《医学统旨》卷八。

【主治】制半夏，有解毒之功。佐大枣，有厚肠之力。温经，散表邪之风。益气，止番胃之哕。《神农本经会通》卷一。治伤寒头痛鼻塞，寒热咳，上气，入肺。开胃，益脾胃，散风寒，消痰嗽，下气去食，止呕吐，为呕家之圣药。久服去臭气，通神明。《医学统旨》卷八。

干生姜

【气味】《本草述》卷一五：干生姜乃留皮自干者，与生姜之用不殊，但不润，可入丸散，较之干姜则不热也。

【主治】生发散寒邪，炮和胃守中。《全幼心鉴》卷一。

【发明】《太平御览》卷九七七：煞姜法。先洒扫，别粗细为三辈，盛着笼中，作沸汤没笼，着汤中须臾，取一块横截断视其熟否，既熟讫，便内着罂中，细捣米末以覆上，令姜不见，讫，以向汤令复沸，便相掩，消息令罂中当自沸，沸便阴干之。○又曰：以盐藏曝干，煎汤服之，极能治冷气。《夷坚志》卷八：杨立之喉痈杨立之自广府通判归楚州，喉间生痈，既肿溃而脓血流注，晓夕不止，寝食俱废，医者为之束手。适杨吉老来赴郡守招，立之两子走往邀之。至，熟视良久曰：不须看脉，已得之矣。此疾甚异，须先啖生姜片一斤，乃可投药，否则无法治也。语毕即去。子有难色曰：喉中溃脓痛楚，岂宜食姜？立之曰：吉老医术通神，其言必不妄。试以一二片啖我，如不能进，则屏去无害。遂食之。初时殊为甘香，稍复加益；至半斤许，痛处已宽；满一斤，始觉味辛辣，脓血顿尽，粥饵入口无滞碍。明日，招吉老谢而问之。对曰：君官南方，必多食鹧鸪。此禽好啖半夏，久而毒发，故以姜制之。今病源已清，无用服他药也。予记唐小说载崔魏公暴亡，医梁新诊之曰：中食毒。仆曰：常好食竹鸡。梁曰：竹鸡多食半夏苗，盖其毒也。命掀生姜汁折齿而灌之，遂复活。甚与此相类。《医说》卷三：晋之侄事观音甚谨，适苦嗽，踰月夜梦老僧呼谓之曰：汝嗽只是感寒，吾有方授汝，但用生姜一物，切作薄片，焙干为末，糯米糊元芥子大，空心米饮下三十元。觉如其言，数服而愈《癸志》。《药性粗评》卷一：东垣云，与大枣同用，则调和脾胃；与芍药同用，则温经散寒。大抵二药调理脾胃，发散风寒所必须者也。《医经大旨》卷一：生姜性温，味辛微带甘。辛本属肺，心之柔也，心惟得其所胜，则气通而宣畅，故能通神明，神明通，是心气胜，而一身之气皆为吾所使，而亦胜矣。一身之气胜，则邪气不能容矣，故能去秽恶。抑且辛甘发散，则能散在表在上之邪也。故生姜能治咳嗽痰涎，止呕吐，开胃口，主伤风伤寒头痛发热，鼻塞咳逆等证。《补遗》谓夜间勿食生姜，恐令人闭气者也。夜本收敛，姜性发散，食之反开发其气，则违天道，是以不宜。《药性会元》卷中：或谓夜不宜食，以其辛温发散之故。夜本气静宜收敛，食之反发散其气，是违天道，若有病则不拘。主制半夏有解毒之功。佐大枣有厚肠之妙。温散表邪之风，益气，止胃翻之哕，大能发散，止痰嗽，呕吐恶心，有痰、有热、有虚皆可用之。为主治伤寒头痛，鼻塞咳逆，上气，去臭气，止咳嗽，化痰涎，用之以其能行阳而散气也。若破血调中，去冷除痰开胃，须去皮则性热，若留皮其性冷也。《伤寒证治准绳》卷八：孙真人云，姜为呕家圣药。盖辛以散之，呕乃气逆不散，此药行阳而散气也。或问：生姜辛温，入肺，何以云入胃口？曰：俗以心下为胃口者，非也。咽门之下，受有形之物及胃之系，便是胃口，与肺系同行，故能入肺而开胃口也。曰：人云夜间勿食生姜，令人闭气，何也？曰：生姜辛温，主开发，夜则气本收敛，反开发之，违天道矣。若有病人，则不然也。生姜屑比之干姜则不热，比之生姜则不湿。以干生姜代干姜者，以其不僭故也。俗言上床萝卜下床姜，姜能开胃，萝卜消食也。《本草汇言》卷一六：姜能通神明，朱文公去秽恶，散风寒、张元素和脾胃之药也。邵起寰稿盖生用发散，干则温中。凡中风、中暑、中气、中毒、干呕霍乱，一切卒暴之证，用姜汁与童便和服，立可解散。然姜能开痰下气，童便能降火也。又生姜性散，能驱肌表之风寒；干姜性守，能攻肠胃之寒湿。生姜止呕而治泄泻自利，干姜止痛而治脐腹攻疼。生姜佐大枣而厚肠胃，干姜君黄连而泻阴火。生姜配二陈而治痰尤捷，干姜配归、茱而治疝最良。然而血证不可用热药，以其血热则行也。又于吐血下血及崩漏迫血妄行，反用炒黑干姜以佐之，可以止血，其故何也？盖物极则反，血去多而阴不复，使阳无所附，得炒姜之温，助阳之生，则阴复而归于阳矣，岂血有不止之理乎？又生姜为治寒之药，而治火尤佳。若芩、连之剂以姜拌炒，使苦寒之剂因其从而治其热也，何姜之不可用乎？大抵姜之一剂，从其性而用之可也。设使血证而遂用炒姜，必有误投；热证而妄用生姜，必有误治。而且病痔之人，兼酒立发痛疡之证，多食即生恶肉，岂曰姜能通神明、去秽恶而概用之乎？〇倪朱谟曰：生姜、干姜，统治百病，不拘寒热虚实，并外感内伤及不内外因诸证。寒则为桂、附使，热则为芩、连使，虚则为参、耆、归、芍使，实则为枳、朴、槟、陈使。从芒硝、大黄则攻下而行，从熟地、石斛则凝敛而止。从燥药则燥，从润药则润。应外用者，或捣汁涂，或捣渣熨。治病万种，应变无方，顾人用之何如耳。惟痈疡痔血之证，宜禁用之。《**本草经疏**》**卷八**：生姜所禀与干姜性气无殊。第消痰止呕，出汗散风，祛寒止泄，疏肝导滞，则功优于干者。《**药镜**》**卷一**：止呕吐不分乎冷热，定喘嗽独效乎风痰。通鼻塞于发热发寒，疗头疼于中寒中暑。制半夏而解毒，佐大枣以厚肠。去皮则守中而热存，留皮则行表而热散。然姜本治寒，而又能治火，何也？盖制炒芩、连，每拌姜汁，以姜性辛热，使热从而受之，所以苦寒之剂，因其从而杀其热也。《**颐生微论**》**卷三**：生姜辛温之品，而张鼎谓其除壮热，何也？夫壮热之原，非外感风邪，即内伤饮食，姜能发散，又能消导故也。东垣曰：生姜为呕家圣药。盖辛以散之，呕乃气逆不散也。或问辛温入肺，何云入胃？曰咽门之下，受有形之物及胃之系，便是胃口，与肺系同行，故能开胃。夜勿食姜者，夜则主敛，反开发之，违天道矣。秋勿食姜，亦同此义。有病则不论也。夫辛能入肺，肺旺则一身之气皆为吾用，中焦之元气定，而脾胃出纳之令行，邪气不能容矣。凡中风中暑，中气中毒，中恶中酒，食厥痰厥，尸厥冷厥，霍乱昏晕，一切卒暴之病，得之立救，且开郁回阳，鬼魅不敢近，药中之神圣也。《**药品化义**》**卷八**：属纯阳，体滑，色黄，气雄，味辛辣，气热而窜，能横行而降，力行痰，性气与味俱烈，入肺脾二经。姜汁味辛，辛可行滞，大能横行散气开痰。故竹沥荆沥梨汁，皆能滑利之品，然非姜汁佐之不能行痰，以此监制诸味，豁痰利窍，相须而用。其味浓性窜，只宜他汁十分之一，量用加之。《**本草汇笺**》**卷七**：虚症用煨生姜者，生姜解表，煨生姜解里之表。若浮肿，腹胀痞满之症，则专用姜皮。姜汁辛以散滞，大能横行。凡竹沥、荆沥、梨汁等物，虽皆滑利之品，非姜汁佐之，不能散气开结，其味浓，性窜，只宜他汁十分之一二加用之。生姜屑比之干姜则不热，比之生姜则不湿。又或以干生姜代干姜者，以其不僭上也。乃若干姜干久，体质收束，气则走泄，味则含蓄，比生姜辛热过之，所以止而不行，专散里寒。配以甘草，亦取辛甘合化为阳之义。炮之变为苦温，用入肝经血分。盖肝本温，虚则凉，以此温养肝经，退虚热，加二三片，助逍遥散，疗血虚发热。故产后大热者，亦用以温肝，则表热自解。又能去恶养新，有阳生阴长之意。若唾血痢血，俱用炒黑干姜，盖微炒则温中和胃，炒黑则止泄温肾，故吐血之用炒黑，非黑能止血之谓也。中气得温，而血自各归于经耳。孕妇食干姜，令儿内消，不可不知。《**本草述**》**卷一五**：凡物皆有表里，与人身无二。生姜味辛，留皮者本入肺而开胃，肺胃合而阳气乃行，故能开五脏六腑，通四肢关节，是其由表入里，本为行阳达气之味，不止治风寒一证。然风寒乃伤乎表者，固其的对耳。若干姜之两去皮，则有里而无表，又似自里而徐达之经也。朱丹溪先生之论极确。《**本草汇**》**卷一三**：生姜行阳而散气之药也。所禀与干姜性气无殊，第消痰止呕，出汗散风祛寒，止泄疏肝导滞，则功优于干姜耳。《**饮食须知·味类**》：多食损心气，发目疾、五痔、失血。凡患疮疖人食之，长恶肉。妊妇多食生姜，助胎热，令子生疮疥，或生多指。多食辛辣，皆能损胎。夜不食姜，免耗真气。忌同猪肉、牛肉、马肉、兔肉食。秋姜宜少食，能泻气夭年。干姜久食，令人目暗。妊妇食之，令胎内消，盖其性大热而辛散也。糟老姜入蝉蜕，则无筋。《**本草备要**》**卷四**：散寒发表，止呕开痰。辛，温。行阳分而祛寒发表，宣肺气而解郁调中，畅胃口而开痰下食。治伤寒头痛，伤风鼻塞，辛能入肺，通气散寒。咳逆呕哕，有声有物为呕，有声无物为哕，有物无声为吐。其症或因寒、因热、因食、因痰，气逆上冲而然。生姜能散逆气，呕家圣药。东垣曰：辛药生姜之类治呕吐，但治上焦气壅表实之病。若胃虚谷气不行、胸中闭塞而呕者，惟宜益胃、推扬谷气而已，勿作表实用辛药泻之。丹溪曰：阴分咳嗽者，多属阴虚，宜用贝母，勿用生姜，以其辛散也。昂按：人特知陈皮、生姜能止呕，不知亦有发呕之时。以其性上升，如胃热者非所宜也。藿香亦然。胸壅痰膈，寒痛湿泻。消水气，行血痹，产后血上冲心，及污秽不尽，煎服亦良。通神明，去秽恶，救暴卒，凡中风、中气、中暑、中恶暴卒等症，姜汁和童便饮效。姜汁开痰，童便降火也。疗狐臭，姜汁频涂。搽冻耳。熬膏涂。杀半夏、南星、菌蕈、野禽毒，野禽多食半夏，故有毒，生姜能解之。辟雾露山岚瘴气。早行含之。捣汁和黄明胶熬，贴风湿痹痛。久食兼酒，则患目发痔积热使然。《本草新编》卷四：或问：生姜发汗，不宜常服，有之乎？曰：生姜四时皆可服，但不宜多服，多服散气，岂特发汗哉。○或问：生姜辛散，既能散气，似不宜常服，然而多服则正气受伤，少服则正气无害，又不可过于避忌，坐视而不收其功也。至于偶受阴寒，如手足厥逆，腹痛绕腹而不可止，不妨多用生姜，捣碎炒热，熨于心腹之外，以祛其内寒也。《冯氏锦囊秘录·杂症痘疹药性主治合参》卷七：炮姜能温脾理中，内虚吐利，脏腑沉寒，脾胃虚冷，中气不足，身凉痘白者，宜用。内实壮热者，忌之。煨姜，治痘吐泻，痘疮灰白不起者用之，以止呕和中，助阳发表，佐参芪之力。生姜来年老者佳，去寒邪头痛，鼻塞，主咳呕吐痰。解郁开胃，消食散寒，胀满冷痢，腹痛转筋。生用发散，熟用温中。要热去皮，要凉留皮。治痘惟宜于初起，重冒风寒者暂用。○凡血虚发热，产后大热，吐血痢血，须炒黑用，则辛窜上行之势全无，苦咸下走之捷乃见，能引血药入血，气药入气，去恶生新，有阳生阴长之意。且黑为水色，血不妄行，从治之法也。况干姜苦辛，炮制则苦，守而不移，非若附子，行而不止。若至炒黑，则辛辣变为苦咸，味既下走，黑又止血，辛热之性虽无，辛凉之性尚在，故能去血中之郁热而不寒，止吐血之妄行而不滞。较之别药，徒以黑为能，止血为事者，功胜十倍。血寒者可多用，血热者不过三四分，为向导而已。《长沙药解》卷一：降逆止呕，泄满开郁，入肺胃而驱浊，走肝脾而行滞，荡胸中之瘀满，排胃里之壅遏，善通鼻塞，最止腹痛，调和脏府，宣达营卫，行经之要品，发表之良药。《伤寒》生姜泻心汤，生姜四两、人参三两、甘草三两、大枣十二枚、干姜一两、半夏半升、黄芩三两、黄连一两。治太阳伤寒，汗出表解，胃中不和，干噫食臭，心下痞硬，胁下有水气，腹中雷鸣下利者。以汗后中气虚寒，水谷不消，胃逆脾陷，土木皆郁。脾陷而贼于乙木，则腹中雷鸣而下利。胃逆而迫于甲木，则心下痞硬而噫臭。甲木化气于相火，君相皆升，必生上热。参、甘、姜、枣，温补中气之虚寒，黄连、黄芩清泄上焦之郁热，半夏、生姜降浊气之冲逆，消痞硬而止哕噫也。黄芩加半夏生姜汤方在半夏治太阳少阳合病，下利而作呕者。黄芩汤方在黄芩治太少之下利，加半夏、生姜，降胃逆而止呕也。《神农本草经读》卷三：凡药气温属厥阴风木，大温为热属少阴君火，微温禀春初之木气则专入足少阳胆经也。味辛属阳明燥金，大辛属手太阴肺、手阳明大肠，微辛为土中之金则专入足阳明胃经也。仲景桂枝汤等，生姜与大枣同用者，取其辛以和肺卫，得枣之甘以养心营，合之能兼调营卫也。真武汤、茯苓桂枝汤用之者，以辛能利肺气，气行则水利汗止，肺为水之上源也。大小柴胡汤用之者，以其为少阳本经之药也。吴茱萸汤用之者，以其安阳明之气，阳明之气以下行为顺，而呕自止矣。少阴之气上交于阳明中土，而利亦止矣。凡此之类，《本经》虽未明言，而仲景于气味中独悟其神妙也。久服去臭气通神明者，以臭气为浊阴之气，神明为阳气之灵，言其有扶阳抑阴之效也。今人只知其散邪发汗，而不知其有匡正止汗之功，每于真武汤《近效》白术汤，辄疑生姜而妄去之，皆读书死于句下过也。又病家每遇方中有生姜，则曰素有血疾，或曰曾患眼赤及喉痹等症，不敢轻服。是亦自置死地也，又何怨哉？**《调疾饮食辩》卷三**：此物性极刚猛，亦极偏僻。散寒发表者其功，助热劫阴者其害。入食料，在平人为佳品，在病人为忌物。平人胃气总宜温暖，不宜寒凉，故为佳品胃中非温暖之气不能蒸腐食物。且又能杀腥膻，添滋味。《吕氏春秋》曰：和之美者杨朴地名之姜。人多爱之而遂狎之，不知其偏于辛而无回味，即偏于热而无回性也。食之断不宜多，断不宜久。夫性稍偏于温，久食犹有积温成热之害，故《内经》曰：气增而久，夭之由也。况极辛大热乎。孙氏曰：多食姜，患眼损寿，减筋力。《纲目》曰：食姜久，积热害目。蒜性热而散热，故不积热。食蒜昏目，不食则愈。食姜害目，必生努肉，起红筋，无药可解。此皆为平人言。若其于病，则惟感冒寒邪，藉其辛热而解表；胃寒呕吐，藉其温中而散逆；虫症，藉其辛辣以制虫。其他万千病症属内伤者，并无用表散之法，亦无不重阴血之理，其为大禁，不待言矣。若属外感，似乎宜散，而姜性偏热，止能散寒，不能散风、暑、湿、燥、火。外感原有此六症，《素问》名曰六淫之邪，非仅一寒气能伤人也。多服生姜、炮姜，营血受伤，津液被劫，外感变为内伤，虽有良医，无从解救。至《论语》记圣人饮食，不曰必以姜食，亦不曰无姜不食，而曰不撤姜食。撤字从手，捡而去之也。盖指圣人作客而言。凡作客者，于主人所设，各随其便，不宜当食讲究烹调。《曲礼》曰：毋絮羹，毋歠醢。絮羹、歠醢，是临食时加入调和，撤姜是临食时捡去调和，皆非作客之礼。姜虽有害，少食亦自不妨。调和之内业已有姜，圣人必不于食时令其捡去，但不多食而已。然则此句当连下句成文，始为通贯，今竟解作无姜不食。其误亦不始于《朱子集注》，汉、晋人注疏，已有通神明、去秽恶之说。而汉人则又出于《神农本草经》，秽恶作臭恶，言能调和滋味也。而通神明殊不可解，神明指人身何物。盖此书传自上古，其中为后人附益处甚多，须善读也。而陶隐居曰久食少志伤心气，辛辣物惟此最常，故《论语》云不撤姜食，言可常食，但不可多。既云久食有害，又云可常食；既云可常食，又云不可多，曲为汉人文过，遂不自觉其言之矛盾也。若《朱子语录》，则亦曰秋姜夭人夭年，是亦明知其非佳物也。不知《大学》可增可改，《易》之象数可亡，《诗》之小序可削，《春秋》之三传可背，此不过汉人误注，何必不可正之也。又有善啖此物不见其害者，往年一佣工，每日可食生姜二三斤。此乃藏气极偏，不可以常理论。如夏竦之日服钟乳不热，周维岳之饮酒数瓮不醉，举以借口者，皆自伐其生机也。然力既刚猛，用之得当，治病未尝无功。凡寒嗽，痰澼卒倒，心痞呕哕，胸胁胀满，冷痢冷泻，及诸虚寒无火之症，均必需之。○又方广云能治干霍乱，尤为谬极。干霍乱即搅肠沙，但一滴姜汤入口，即必死无救。凡腹中急痛，不吐不泻者切戒之。吐泻者即非此症，生姜、沙糖、陈皮同煎服最佳。**《归砚录》卷一**：章氏云，《论语》记圣人饮食，不曰必以姜食，亦不曰无姜不食，而曰"不撤姜食"。"撤"字从手，检而去之也。盖指圣人作客而言。凡作客者，于主人所设，各随其便，不宜当食讲究烹调。《曲礼》曰：毋絮羹，毋歠醢。絮羹、歠醢，是临食时加入调和，撤姜是临食时检出调和，皆非作客之礼。姜虽有害，少食亦自不妨。调和之内，业已有姜，圣人必不于食时令其检去，但不多食而已。然则此句当连下句成文，始为通贯，乃竟讲作无姜不食。其误不始于宋儒，汉晋人已有通神明、去秽恶之说。汉人则本于《神农本草经》秽恶作臭恶言，能去食物中腥恶之臭也；而通神明殊不可解，神明指人身何物？盖此书虽传自上古，其中为后人附益处甚多，须善读也。《朱子语录》亦云：秋姜夭人天年。是亦明知其非佳物矣。夫偏于辛而无回味，即偏于热而无回性也。食之断不宜多，断不可久。入药亦止能散寒，苟无寒邪而误用之，则营血受伤，津液被劫，外感变而为内伤矣。虽有良药，无从解救，慎之！愚谓神明似指心脏而言，以心藏神，或为阴邪所侵，寒痰所蔽，则神为之蒙，而君主不明矣。并可灌以姜汁者，阴寒之病藉辛以通之，而神明自复也。因《论语集注》而误信，以致大病者，余有治吴永言、徐乐亭两案可参。《檀弓》有云：丧有疾，食肉饮酒，必有草木之滋焉，以为姜、桂之谓也。姜非古人日用之品，此说足以为证。二郊附注。**《本草思辨录》卷三**：姜是老姜所生之子姜，干姜则老姜造成者。故干姜得秋气多，功兼收敛。生姜得夏气多，功主横散。干姜温太阴之阴，生姜宣阳明之阳。一藏一府，亦治分母子。○生姜气薄发泄，能由胃通肺以散邪。凡外感鼻塞，与噫气呕吐，胸痹，喉间凝痰结气皆主之。惟不能治咳。小柴胡汤咳去生姜，痰饮门凡言咳者，亦皆无生姜。以生姜纯乎辛散，适以伤肺，不能止咳。太阳病表不解而有咳，如小青龙汤尚不用生姜，何论他经。乃肺痿门之咳有用之者，肺家邪实，非太阳之表病比，正不妨与麻黄同泄肺邪。厚朴麻黄汤有麻黄而不用生姜者，以脉浮则外达自易，已有麻黄散表，石膏清热，便当以干姜温而敛之。泽漆汤无麻黄而即用生姜者，脉沉则有伏饮在里，泽漆、紫参辈之苦寒，所以驱之于下，生姜、桂枝等之辛甘，所以和之于上，用麻黄则失之上散，用干姜则嫌于中守也。○或曰：小青龙汤、射干麻黄汤、真武汤，皆有水饮而咳，而一用干姜，一用生姜，一生姜、干姜并用，何治之不侔若是耶？曰：此正方义之当寻究者矣。小青龙汤外寒与内饮相搏，麻黄、桂枝所以散外寒，细辛、半夏所以蠲内饮，以芍药辅辛、夏，则水气必由小便而去，此内外分解之法，不宜重扰其肺，使内外连横，故温肺之干姜，敛肺之五味则进之，而劫肺之生姜则退之也。射干麻黄汤喉中水鸡声，乃火吸其痰，痰不得下而作声，其始必有风寒外邪，袭入于肺，故咳而上气，与小青龙相似而实有不同。彼用麻黄为发太阳之表邪，必得加桂；此用麻黄但搜肺家之伏邪，不必有桂。彼以辛、夏蠲饮，法当温肺，温肺故用干姜；此以辛、夏蠲饮，法当清肺，清肺故用射干。彼导心下之水走小便，故加芍药；此散上逆之痰在喉中，故加生姜。盖干姜不独增肺热，而亦非肺家散剂也。真武汤因发汗太过，引动肾水上泛，为悸、为眩、为身瞤，非真阳本虚，不至于是。方名真武，是表热不足虑，而寒水必当亟镇。附子补阳，白术崇土，所以镇寒水者至矣。驱已泛之水以归于壑，则苓、芍不可无。散逆气、逐阴邪，以旋转其病机，则生姜尤不可缺。若寒水射肺而有咳，亦即治以肺咳之药，加细辛、干姜、五味，咳非主病，与小青龙有间，故小青龙细辛、干姜各三两，而此止各一两。生姜乃证中要药，不以有干姜而去之也。

【附方】《医说》卷六：姜茶治痢。宪宗赐马揔治泻痢腹痛方，以生姜和皮切碎如粟米，用一大盏并草茶相等，煎服之。元佑二年，文潞公得此疾，百药不效，而予传此方而愈。

《本草品汇精要》卷三九：产后秽污下不尽，腹满。生姜二斤，以水煮取汁服，即下。患霍乱，心腹胀痛，烦满短气，未得吐下。生姜一斤切，以水七升煮取二升，分作三服。治狐臭。生姜涂腋下，绝根。○治心下痞坚不能食，胸中呕哕。以八两细切，用水三升煮取一升，半夏五合，洗去滑，以水五升煮取一升，二味合煮取一升半，稍稍服之。○治痢。以生姜切如麻粒大，合好茶一两碗，呷，任意，若热痢姜留皮，冷痢去皮用。○疗霍乱，注痢不止，转筋入腹欲死者。以三两捣破，合酒一升煮三四沸，顿服。○疗久患咳噫，连咳四五十年者。汁半合，合蜜一匙头，煎令熟，温服，如此三服。

《药性粗评》卷一：水泻。干姜捣末，米饮调下一钱。疟痨。干姜炒黑存性，为末，临发时以温酒调下二钱，若已发，次日照此再服。咳噫连声。生姜捣取汁半合，蜜一匙，调合煎熟，服之一二次，自效。男女阴症。凡男女相交而得阴阳易病，其症危急者，干姜四两，捣末，熟水调下，盖覆取汗即解。转筋入腹。凡患霍乱吐泻，转筋入腹欲死者，生姜三两，捣破，酒一升，煮三四沸，频服之。咳嗽头旋。凡患内冷气结，伤风咳嗽，头旋眼花者，并以干姜捣末，热酒调下半钱。腹胀心烦。生姜半斤，切碎，水三升，煮取升半，分二服服之。以治霍乱吐泻亦可。

《食鉴本草》卷下：治一切咳呃欲死者。用生姜三两，半夏一两，水二升，煎三四沸，作三四次服。《活人书》。

《寿世保元》卷一〇：呕吐不止。用生姜一大块，薄切，勿令折断，层层掺盐在内，用水湿苎麻布裹之，外用纸裹，水湿火煨，令纸干，取出麻布并纸，将姜捣烂，和稀米汤呷服即止。北方无苎麻，用夏布亦可。咳嗽，连嗽四五十声者。用连皮生姜自然汁一合，加白蜜二茶匙，同放茶钟内，炖滚，温服，三四次即愈。感冒风寒，发热头疼腹痛。用连皮生姜一大块，连根葱白七根，连壳核桃三枚打碎，细茶一撮，水三碗，煎热服，盖被出汗。痔疮突出，疼痛不止，坐立不便。先用韭菜洗净，以沸汤煎，于瓦木器内熏之，用手沃洗即愈。如未消，用生姜切薄片，放在痔上痛甚处，以熟艾作炷，于上灸三壮，黄水即出，自消。若肛门上有三两个痔，三五日后，如前法逐一灸之，屡效。老人咳嗽喘息，烦热不下食，食即吐逆，腹胀满。生姜汁十五合，白砂糖四两，二味相和，微火温之，一二十漱即止。每度含半匙，渐渐下汁。**伤寒胸膈不宽，一切寒结、热结、水结、食结、痞结、血结、痰结、大小便结、痞气结者。**俱用生姜捣烂如泥，去汁取渣，炒热绢包，渐渐揉熨心胸胁下，其满痛豁然自愈。如姜渣冷，再入姜汁，再炒再熨。热结不用炒。

《本草汇言》卷一六：治中风痰迷，人事不清。用生姜一两，半夏、人参、白术各五钱，水煎服。○**治中暑热极烦渴。**用生姜三片，黄连一钱，知母、石膏各五钱，甘草五分，水煎，临服时加童便一盏。○**治中气昏厥，亦有痰闭者。**用生姜五钱，半夏、陈皮、木香各一钱五分，甘草八分，水煎，临服时加童便一盏。○**治中一切禽兽、虫鱼、草木诸毒。**用生姜汁半盏，和粪清半盏，微温服。○**治霍乱转筋，不吐不泻。**用生姜汁半盏，和童便半盏，食盐五分，调匀，冷服。○**治感冒风寒。**用生姜五片，紫苏叶一两，水煎服。○**治泄泻自利。**用生姜一两，乌梅五个，煎汤调沙糖五钱，饮之。○**治脐腹冷疼。**用干姜一两，吴萸、砂仁各三钱，水煎服。○**治吐血逆涌盈盆。**用炒姜炭一两，怀熟地、白芍药各五钱，茯苓、羚羊角屑各二钱，甘草一钱，水煎服。如四肢厥冷，脉细欲脱者，加制附子、人参各五钱。○**治呕吐久不止。**用炒姜炭、白术各一两，水煎服。○**治时行寒疟。**用生姜四两，白术二两，草果一两，水五大碗，煎二碗，于未发时早饮。○**治冷痰嗽。**用生姜二两，饧糖一两，水三碗，煎至碗半，温和徐徐饮。已上十二方出《方脉正宗》。○**治肿毒初起。**用老姜一块磨汁，时时涂之，渐消。《海上方》。○**治一切禽兽百虫，咬人中毒。**用生姜捣汁，外敷内服，自解。《千金方》。○**治中一切草药食毒。**用生姜捣汁半盏，徐徐饮之，即解。《方脉正宗》。○**治血痢不止。**用干姜炒成炭末五钱，真阿胶、麦面拌炒成珠六钱，甘草、川黄连各三钱，共为末，和匀，每服一钱，米汤调服。同上。○**治阴毒伤寒。**恶寒无热，呕吐泄泻，呃逆吐蛔，口鼻冷气，水浆不入，甚至大小便不禁，语言无声，目睛凝定，四肢厥逆，身冷如冰，先用葱捣烂炒，乘热熨脐上，如冷再炒，换熨。内服加味理中汤：干姜、大附子炮、人参、白术、肉桂各一两，甘草五钱，水煎，温和徐徐灌之。

《本草新编》卷四：伤风。生姜性散，能散风邪，伤风小恙，何必用桂枝。用生姜三钱，捣碎，加薄荷二钱，滚水冲服，邪实时解散，真神妙方法。

《古今治验食物单方》：治疟来四五发后，不令人知。以姜一块，研如泥，团作饼如指大，置于寻常膏药中心，以火烙热，贴于颈项后，从上数至第三节中合缝间，须于未发前先贴，其疟如失。

《调疾饮食辩》卷三：治冻死救活及尚未死者。生姜二两，陈皮五钱，煎汤频服。《急救方》。○**治寒呕不止。**橘皮四钱，甘草、生姜各二钱，半夏三钱，煎汤分三次服。《元和纪用经》。○**治寒眼肿痛，鼻塞流泪。**古铜钱刮姜汁点之。若畏点姜汁，宜内服羌、独、荆、防、菊花、白芷、蔓荆子、蝉蜕、当归、蒺藜散之，连服数剂，无不愈者。《衍义》。

《随息居饮食谱·蔬食类》：女佩姜。初伏日以生姜穿线，令女子贴身佩之，年久愈佳，治虚阳欲脱之证甚妙。

姜皮

【气味】辛凉。《药品化义》卷一一。性平。《轩岐救正论》卷三。味辛,性温,无毒。入脾、肺二经。《本草再新》卷六。

【主治】勿大发散,有退虚热之功。《药品化义》卷一一。能引药达表。《轩岐救正论》卷三。和脾行水。《本草备要》卷四。和脾降肺,行水消肿,治膈噎胀满。《本草再新》卷六。

【发明】《医经大旨》卷一:欲热即去皮,去皮则守中而热存也;要冷即留皮,留皮则行表而热散也,非皮之性本冷也。《本草汇笺》卷七:若浮肿,腹胀痞满之症,则专用姜皮。《本草备要》卷四:治浮肿胀满。以皮行皮,五皮散用之。《医林纂要探源》卷二:凡皮多反本性,故寒。达于皮毛,行水驱风。以皮达皮,辛则能行,故治水浮肿,去皮肤之风热。止汗。姜发汗,则姜皮止汗,且微寒也。《本草衍句》:皮辛以和脾寒,能止汗外达皮毛,驱风行水。故治水肿风热,同五味利肺气而治寒嗽。

干姜《本经》

【集解】《本草求真》卷四:母姜晒干为干姜,炒炮为炮姜,炒黑为黑姜。《植物名实图考》卷三:又有干生姜,性畏日喜阴,亦有花,与山姜同,而抽茎长尺余。余于赣南姜区见之。《吕氏春秋》:和之美者,杨朴之姜,姜桂之滋。古以为味而已。《齐民要术》有蜜姜法,梅都官糟姜诗:腌芽费糟邱。此法吴中尚之。又有梅姜,《遵生八笺》所谓五美姜也。李义山诗:蜀姜供煮陆玑莼。今人以水蔬为茹,必加姜以制其性,其来旧矣。《增订伪药条辨》卷三:土北姜,温州所产,质松不结,味淡不辛。又有一种洋北姜,气味尤劣,更不可用。按北干姜气味辛温,其色黄白兼见,乃手足太阴之温药也。凡制干姜、炮姜,当以三衢、开化产者为佳。用母姜水浸,晒干,以肉厚而白净,结实明亮如天麻者良,故又名白姜。近今药肆,且有以伤水变味之生姜,晒干炮用,未免有名无实,误人匪浅。炳章按:干姜,湖南均州出,小双头,内白色,为均姜,最佳。浙江台州出者为台姜,个小肉黄黑色者次。其他江南、江西、宁国、四川皆出,总要个大坚实,内肉色白为佳。

【修治】《本草品汇精要》卷三九:洗净,以湿纸裹,入灰火中炮之令热透,取出,剉碎用。《药性要略大全》卷四:或炒,或炮紫黑色,或生,随症施治。

【气味】味辛,温、大热,无毒。《图经本草药性总论》卷上。

【主治】治风下气,止血,宣诸络脉,微汗。《图经本草药性总论》卷上。

【发明】《神农本经会通》卷一:或云:干姜味辛热,人言补脾,今言泄而不言补者,何也?东垣谓泄之一字,非泄脾之正气也,是泄脾中寒湿之邪,故以姜辛热之剂燥之,故曰泄脾也。《医

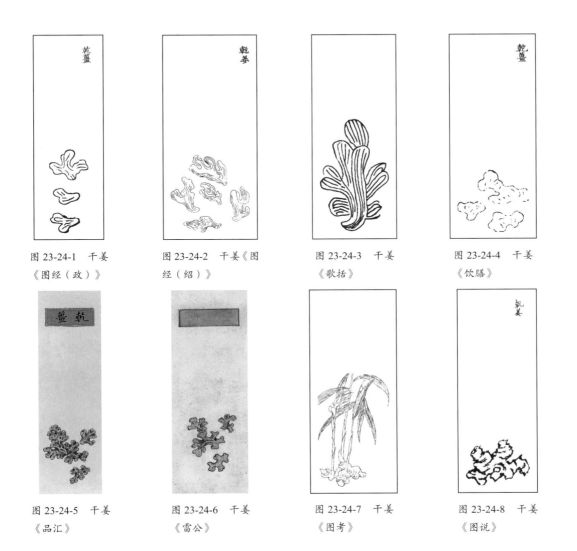

图 23-24-1　干姜
《图经（政）》

图 23-24-2　干姜《图
经（绍）》

图 23-24-3　干姜
《歌括》

图 23-24-4　干姜
《饮膳》

图 23-24-5　干姜
《品汇》

图 23-24-6　干姜
《雷公》

图 23-24-7　干姜
《图考》

图 23-24-8　干姜
《图说》

学统旨》卷八：治胸满咳逆上气，腹痛；温中出汗，逐风湿痹，发散寒邪，肠癖下痢；利肺气，止寒嗽。若炮之则微苦，故止而不移，能温脾理中，里寒泄痢，霍乱胀满，腹中冷痛，中下焦寒湿。沉寒痼冷，肾中无阳，脉气欲绝，黑附子为引用；与补阴药同用，能引血药入气分生血。《医经大旨》卷一：生用味辛，能发散寒邪，行表，与生姜同功。熟用带苦，能除胃冷，守中，与生姜异同。生用入发散药，能利肺气而治嗽。熟用入补中药，能和脾家虚寒。入补阴药，能治血虚发热，故产后发热当用之。盖以热用则性温，能守能助，性补故也。又入肾中燥下湿，此又湿同寒治也。又治沉寒痼冷，肾中无阳，脉气欲绝者，黑附子为引用。又曰多用能耗散元气，是壮火食气故也。《药鉴》卷二：散肺气，与五味子同用，能治咳嗽。与实阴药同用，能治血虚发热。入肺药中，能利肺气。入肾药中，能燥下湿。引气药入气分，引血药入血分。主治沉寒痼冷，肾中无阳，脉气欲绝者，黑附子为使。又云：发散寒邪，不可多用，多用则耗散元气，辛以散之，是壮火食气故也。

见火候，故止而不移，所以能治里寒。《药性解》卷六：干姜之辛，本职肺家，以其性热，故又入脾胃大肠。至于少阴之入，黑附为之引耳。夫血遇热则走，生者行之，固其宜也。而吐衄下血崩漏淋产症，熟者反能止之，何也？盖物极则反，血去多而阴不复，则阳无所附，得此以助阳之生，而阴复矣。且见火则味苦色黑，守而不走，血安得不止耶？然必病久气虚，亡阳而多盗汗及手足冷者宜用，若初病火炽，遽尔投之，是抱薪救火，危亡立至矣！可不谨乎？丹溪曰：干姜散肺气，同五味能止嗽，治血虚发热。该与补阴药同用。入肺中利肺气，入肾中燥下湿，入气分引血药入血也。东垣云：多用能耗元气，壮火食气故也。干姜辛热，皆言补脾，海藏独言泄脾，何也？泄之一字，非泄脾之正气，是泄脾中寒湿之邪。盖以辛热之剂燥之，故曰泄脾也。生者能堕胎。《景岳全书》卷四九：干姜味辛、微苦，性温热。生者能散寒发汗，熟者能温中调脾。善通神明，去秽恶，通四肢关窍，开五藏六府，消痰下气。除转筋霍乱，逐风湿冷痹，阴寒诸毒，寒痞胀满，腰腹疼痛，扑损瘀血，夜多小便。孙真人曰：呕家圣药是生姜。故凡脾寒呕吐宜兼温散者，当以生姜煨熟用之。若下元虚冷而为腹疼泻痢，专宜温补者，当以干姜炒黄用之。若产后虚热虚火盛而唾血痢血者，炒焦用之。若炒至黑炭，已失姜性矣，其亦有用以止血者，用其黑涩之性已耳。若阴盛隔阳，火不归元，及阳虚不能摄血而为吐血衄血下血者，但宜炒熟留性用之，最为止血之要药。若阴虚内热多汗者，皆忌用姜。《本草经疏》卷八：干姜禀天地之阳气，故味辛而气温，虽热而无毒。辛可散邪理结，温可除寒通气，故主胸满咳逆上气，温中出汗，逐风湿痹，下痢因于寒冷，止腹痛。其言止血者，盖血虚则发热，热则血妄行，干姜炒黑，能引诸补血药入阴分，血得补则阴生而热退，血不妄行矣。治肠澼亦其义也。生姜能通神明，辟恶气，故主中恶霍乱胀满，风邪诸毒，皮肤间结气。惟唾血定非寒证，《别录》载之误矣！○干姜生用，同橘皮、乌药、白豆蔻，除胸满咳逆上气。同紫苏、桂枝，能温中出汗。加术则能逐风湿痹。同术、茯苓、人参、甘草，治下利寒冷腹痛。炒黑，同生地黄、白芍药、当归、牛膝，治产后恶露不尽，血虚发热。同生地黄、白芍药、麦门冬、人参、黄耆、甘草、升麻，治肠澼下血。同藿香、缩砂、橘皮、紫苏、木香，治中恶。去木香，加木瓜，则治霍乱胀满。加桂枝，并治风邪诸毒，皮肤间结气。同橘皮、人参，止胃虚呕逆。同橘皮、术、贝母、茯苓，治痰疟久不愈。同人参、术、桂枝、橘皮，治寒疟。同人参、术、甘草，治虚寒泄泻，中寒作泄。○干姜大辛，辛能散气走血。久服损阴伤目。阴虚内热，阴虚咳嗽吐血，表虚有热汗出，自汗盗汗，脏毒下血，因热呕恶，火热腹痛，法并忌之。《医宗必读·本草征要》下：其止血者，盖血虚则热，热则妄行，炒黑则能引补血药入阴分，血得补则阴生热退，且黑为水色，故血不妄行也。然血寒者可多用，血热者不过用三四分，为向导而已。《药品化义》卷一三：炮姜煨黑，味本辛热，变为苦温，发散之性已去，所以守而不移，用入肝经血分。盖肝本温，虚则凉，以此温养肝经。退虚热加二三片，助逍遥散疗血虚发热有汗，神妙。又能温脾经，治泄泻日久阴虚，便血于下，以此佐补阴药，领血上行，使血自止。因肝藏血，产后败血过多，致肝虚发热骤盛，用二三分以温肝脏，表热自解。《本草述》卷一五：姜之味辛，辛者，金也。然四月种种，五月生苗，至秋社前后，新芽顿长，秋分采芽，柔嫩可口，霜后则老而多筋。即此观之，岂非金以火始，火以金终者欤？火为金之始，故当盛夏而叶即辛香可爱，金为火之终，故秋热则无姜。卢氏云点火成金，金复归火，尽金之性，所以全火之用之数语者可参，此《本经》所以谓其久服通神明，《别录》所以谓其归五脏也。若犹是泛泛辛温之物，何以通神明，归五脏乎。《经》所云毛脉合精，行气于府，府精神明，留于四藏者，非此味能事之一证乎。虽然，此生姜之能事也，乃炮而用之，其效殊多，不与秋热则无姜之义戾耶？曰：姜虽以辛而属金，然生则尽火之用，炒则存火之体，如诸本草有言其散标寒。而生用者，如治寒嗽胸满，咳逆上气，出汗，逐风湿痹，有言其治里寒。而炮用者，如因寒泄痢，霍乱胀满，脾寒疟疾，又腹中并腰肾冷痛，一切病人虚冷，是固然矣。第未深悉于生用者，尽金之性所以全火之用也。炒用者存火之体，所以全金之性也。先哲曰：生用味辛，炮用味苦，苦者，火也。又曰：炮者善守，以守为行，其义又不徒言除里寒已也。盖气者，火之灵，生于火而统于金。生者，金之气畅，而火之用乃畅。炒者，火之体守，而金之气乃存。人知其为治里寒，不知病本乎中气者，久则虚寒，无论纯乎寒之证，即中气虚而化热，须此守中而后可酌用治热之剂。气虚化热，热化痰，治用炒干姜。《**本草新编**》卷四：或问：干姜炒熟入于健脾药中，谓能补脾以生气，然乎？曰：干姜温热，原有益于脾气，何在炒熟始能补土以生气。但干姜性走，脾气不独受其惠。一经炮制，则干姜守而不走，独留于脾中，诸经不得而夺之，自然较生用更效也。《长沙药解》卷一：干姜味辛，性温，入足阳明胃、足太阴脾、足厥阴肝、手太阴肺经。燥湿温中，行郁降浊，补益火土，消纳饮食，暖脾胃而温手足，调阴阳而定呕吐，下冲逆而平咳嗽，提脱陷而止滑泄。真武汤加减：下利者，去芍药，加干姜。《伤寒》干姜附子汤，干姜一两，生附子一枚。治太阳伤寒，下后复汗，昼日烦躁不得眠，夜而安静，不呕不渴，脉沉，无表证，身无大热者，以火土俱败，寒水下旺，微阳拔根，不得宁宇。干姜温中以回脾胃之阳，附子暖下以复肝肾之阳也。柴胡桂姜汤，柴胡半斤，黄芩三两，甘草二两，桂枝三两，栝蒌根四两，干姜三两。治少阳伤寒，汗后复下，胸胁满结，小便不利，渴而不呕，但头汗出，心烦，往来寒热。以汗下伤其中气，土败木郁，不能行水，故小便不利。胆胃上逆，经气缠迫，故胸胁满结。相火升炎，发为烦渴。而表病未解，故往来寒热。柴胡疏甲木之滞，桂枝达乙木之郁，牡蛎消胸胁之满结，栝蒌润心肺之烦躁，姜、甘温中而补土也。干姜芩连人参汤，干姜、人参、黄芩、黄连各三两。治厥阴病，本自寒下，医复吐下之，寒格，更逆吐下。以中气虚寒，脾陷为利，相火升炎，而生上热。芩、连清泄君相以除烦热，参、姜温补脾胃以止吐利也。《金匮》姜甘苓术汤，干姜、甘草各二两，茯苓、白术各二两。治肾着，身重腹重，腰中冷痛，如坐水中，小便自利，饮食如故。以身劳汗出，衣里冷湿，浸淫经络，以犯肾脏。肾位于腰，故腰中冷痛。苓、术利水而泄湿，姜、甘温中而培土也。《伤寒》甘草干姜汤方在甘草治伤寒汗后，烦躁吐逆。《金匮》桂枝人参汤方在人参治胸痹心痞，胁下抢心。理中丸方在人参治霍乱吐利。《伤寒》甘草泻心汤治伤寒下后，心下痞硬，干呕心烦，雷鸣下利。半夏泻心汤方在半夏治少阳下后，心下痞满。黄连汤方在黄连治太阴腹痛，欲作呕吐，桃花汤方在粳米治少阴腹痛，下利脓血。《金匮》大建中汤方在阿胶治心胸寒痛，呕不能食。胶姜汤方在阿胶治妇人陷经，漏下黑色。温经汤方在茱萸治妇人带下，下利不止。皆用之以温脾胃而止呕吐也。桂苓五味甘草去桂加干姜细辛汤，茯苓四两，五味半升，甘草、干姜、细辛各三两。治痰饮，咳逆胸满。以中虚胃逆，肺气郁阻，是以咳满，姜、辛破壅而降逆也。《伤寒》小柴胡汤方在柴胡治少阳伤寒，咳者，去人参、大枣、生姜，加五味、干姜。四逆汤方在甘草治少阴病，四逆腹痛，咳者，加五味、干姜。真武汤方在茯苓治少阴病，腹痛下利，咳者，加五味、辛、姜，姜、辛、五味，善下气逆，而治咳满。小青龙汤方在麻黄治伤寒，心下有水气，干呕，发热而咳。厚朴麻黄汤方在厚朴治咳而脉浮者，皆用之，以其下冲而降逆也。火性炎上，有戊土以降之，则离阴下达而不上炎，水性润下，有己土以升之，则坎阳上达而不下润。戊己旋转，坎离交互，故上非亢阳而不至病热，下非孤阴而不至病寒。中气既衰，升降失职，于是水自润下而病寒，火自炎而病热。戊土不降，逆于火位，遂化火而为热，己土不升，陷于水位，遂化水而为寒，则水火分离，戊土燥热而己土湿寒者，其常也。而戊土之燥热，究不胜己土之湿寒。盖水能胜火，则寒能胜热，是以十人之病，九患寒湿而不止也。干姜燥热之性，甚与湿寒相宜，而健运之力，又能助其推迁，复其旋转之旧。盖寒则凝而温则转，是以降逆升陷之功，两尽其妙。仲景理中用之，回旋上下之机，全在于此，故善医泄利而调霍乱。凡咳逆齁喘、食宿饮停、气膨水胀、反胃噎膈之伦，非重用姜苓，无能为功，诸升降清浊、转移寒热、调养脾胃、消纳水谷之药，无以易此也。**《药性切用》卷六：**二姜具战守不同，干姜辛热，逐里寒而（毒）表寒自解。炮姜辛苦，除内寒而虚阳自回。但姜性辛热，孕妇均宜忌之。**《许氏幼科七种》卷下：**药之炮炙有二：脾胃药，谷芽、神曲、芪、术、甘草之类，宜炙者，脾喜燥，火生土，借火力而为用也。芩、连、知、柏，有宜酒炒者，制其苦寒之过，借酒力而达表也。干姜之性，秉天地之阳业已温矣，何待于炮？或谓止血之药多炒黑，用如荆芥、蒲黄之类皆是。予曰：荆芥本血分药，炒黑故能去血分之风而止血。蒲黄性涩，炒黑亦能止血。血之为病，热则妄行，炮姜岂容轻试？或曰：荆芥、蒲黄，轻浮之性，炮姜力猛，直达下焦，去恶生新，能引血药至气分而生血，子何訾之深也？予曰：大剂四物，少加熟附佐之，未常不可，若必藉炮姜止血，吾恐其逼血妄行，血海为之竭矣。**《植物名实图考》卷三：**《东坡杂记》有僧服姜四十年，其法取汁贮器中，澄去其上黄而清者，取其下白而浓者，干刮取如面，谓之姜乳饭，溲为丸或末，置酒食茶饮中食之。无力治此，和皮嚼烂，温水咽之。初固稍辣，久则甘美云。五味皆有偏胜，习惯则甘。今江湖人茹之、饮之、咀嚼之，非此不能胜湿。食蓼不知辛，殆有斯须不能去者。东坡诗：先社姜芽肥胜肉。蜀固多姜，乃甘于肉。东坡又云：食姜粥甚美，一瓯梦足，得不汗出如浆耶？**《本草思辨录》卷三：**仲圣方干姜、黄连并用之证，必兼有呕。呕属少阳，故方中必有黄芩、人参少阳专门之药。盖少阳为三阳之枢，以黄连降胃阳，干姜升脾阴，脾升胃降，少阳乃得转枢，此少阳无往来寒热之治法，治在此而效见于彼者也。

【附方】《本草品汇精要》卷三九：○治伤寒，沉寒痼冷，肾中无阳，脉气欲绝者，合黑附子为引，用名姜附汤，效。○辟蛇。合雄黄等分同研，用小绢袋盛，男左女右，系臂上，毒蛇闻药气逆避之。及治蛇毒螫人欲死者，捣傅螫毒处。○治寒嗽，冷气结胀。作末合酒调服一钱。又治头旋眼眩。○疗脾胃虚冷，不下食，羸弱成瘵者。白干姜，以浆水煮令透湿，焙干，捣为末，合陈廪米粥饮，为丸如梧子大，一服三五十枚，汤使任用。○疗水泻无度及止卒心痛。为末，合粥饮，调服一钱。

《太乙仙制本草药性大全·仙制药性》卷二：血痢。炮过，不令成炭，为末，每服一钱，米饮调下。○伤寒后阴阳易病。取四两为末，每用白汤调服，覆衣被汗出即愈。

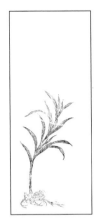

图 23-25-1　土风姜《图考》

土风姜《植物名实图考》

【集解】《植物名实图考》卷九：生南安。根似姜而有须，叶茎似姜而细瘦，微似初生细芦。

【气味】气味辛温。《植物名实图考》卷九。

【主治】治风损，行周身。《植物名实图考》卷九。

美人蕉《生草药性备要》

【释名】虎头蕉《本草纲目拾遗》。

【集解】《本草纲目拾遗》卷五：虎头蕉出福建、台湾，五虎山者佳。一茎独上，叶抱茎生，不相对，形类蕉而小，苗高五六寸，秋时起茎，开花似兰，色红，结实有刺，类蓖麻子外面苞状。若高三四尺者，名美人蕉，系一类二种也。今闽沙县亦出。

《植物名实图考》卷二六：《枫牕小牍》：广中美人蕉大都不能过霜节，惟郑皇后宅中鲜茂倍常，盆盎溢坐，不独过冬，更能作花。○《群芳谱》：美人蕉产福建福州府者，其花四时皆开，深红照眼，经月不谢，中心一朵晓生甘露。又有一种叶与他蕉同，中出红叶一片者；一种叶瘦类芦箬，花正红如榴花，日坼一两叶，其端一点鲜绿可爱者。俱亦有美人蕉之名。按闽广红蕉，并非北地所生美人蕉，但同名耳。余在广东见之。北地生者结黑子，如豆极坚，种之即生。

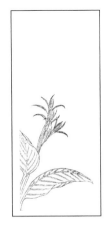

图 23-26-1　美人蕉《图考》

【气味】性温力猛，有毒。能治风痹。凡服者不得过二钱，服后须避风，倘不谨慎，必发风疹。《本草纲目拾遗》卷五。

【主治】美人蕉用心捶烂敷疮、消红肿。《生草药性备要》卷下。治风痹，性热去风。《本草纲目拾遗》卷五。

【附方】《本草纲目拾遗》卷五：治血淋白带，一切吐血。《舟车经验方》用芭蕉一大片，入锅内炒干存性，为末，黄酒调服。立效。此方亦治一切吐血，若用美人蕉，更妙。

弯姜《本草纲目拾遗》

【集解】《本草纲目拾遗》卷八：《滇南记》：产云南百夷中。

【主治】饵一刀圭，终其世断绝人道。《本草纲目拾遗》卷八。

【发明】《本草纲目拾遗》卷八：土人以饲牡马，不之宦也。

茼蒿《嘉祐本草》

【释名】菊花菜《医林纂要探源》。

【集解】《救荒本草》卷下之后：处处有之。人家园圃中多种。苗高一二尺，叶类葫萝卜叶而肥大，开黄花，似菊花。《本草品汇精要》卷三八：不限时月播子于畦，至旬日而苗叶渐生，及月遂繁茂，开碎黄花，作荚而生细子。其叶似蓬，又谓蓬蒿。人取其嫩者，以作菜茹，或入菜食之更香美，然治疗之功则未可据。《植物名实图考》卷四：汪机不识茼蒿，殆未窥园。李时珍斥之固当，但茼蒿究无蓬蒿之名，蓬、茼音近，义不能通。《千金方》以茼蒿入菜类。蓬蒿野生，细如水藻，可茹而非园蔬。若大蓬蒿则即白蒿，与此别种。此菜叶如青蒿辈，气亦相近，而黄花散金，自春徂暑，老圃容华，增其缛丽，可为晚节先导。

【气味】味辛、苦，性微寒。《滇南本草》卷下。

【主治】行肝气，止疝气，利小便。《滇南本草》卷下。利肠胃，通血脉，除膈中臭气。泄泻者禁用。《得配本草》卷五。消痰和胃，清心利肠。《药性切用》卷六。

【发明】《本经逢原》卷三：蒿甘，温，无毒。发明：茼蒿气浊，能助相火。禹锡言多食动风气，熏人心，令人气满。《千金》言安心气，养脾胃，消痰饮，利肠胃者，是指素禀火衰而言，若肾气本旺，不无助火之患。《本草求真》卷九：凡相火内炽，症见诸般燥候者，服之令人气满头昏，目眩心烦舌强，是即气温助火之一验也。若使素禀火衰，则食又能消痰利水，安脾和胃养心，是即《千金》所言能安心气之说也。总之，凡物辛温，施于阴脏无火则宜，施于阳脏有火，为大忌耳！《调疾饮食辩》卷三：盖此物煮极熟，能温中下气。气滞胀满者食之，气从下泄而解。有升必有降也。虚人食之反作胀。掌氏指气虚者言，孙氏指气滞者言也。而僭上之物动风动气，亦理所有也。又性善升者必发，患疮毒人忌之。《新编六书》卷六：阴脏火衰者服之，消痰利水，和胃养心。

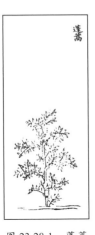

图 23-28-1　蓬蒿
《饮膳》

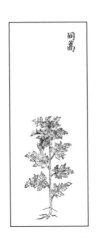

图 23-28-2　同蒿
《救荒》

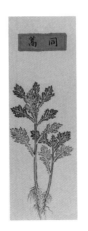

图 23-28-3　同蒿
《品汇》

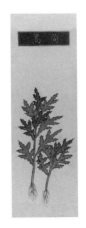

图 23-28-4　茼蒿
《食物》

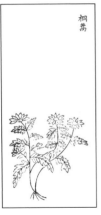

图 23-28-5　桐蒿
《茹草》

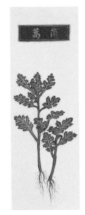

图 23-28-6　茼蒿
《雷公》

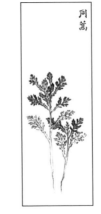

图 23-28-7　同蒿
《草木状》

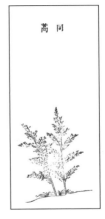

图 23-28-8　同蒿
《图谱》

图 23-28-9　茼蒿
《草木典》

图 23-28-10　同蒿
《滇南图》

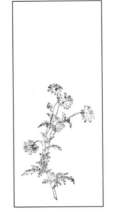

图 23-28-11　同蒿
《图考》

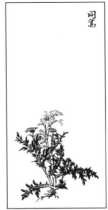

图 23-28-12　同蒿
《图说》

相火内炽者服之，气满头昏，目眩心烦，舌强。

石苋 《医林纂要探源》

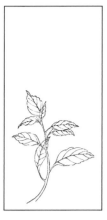 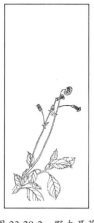

图 23-29-1　木耳菜
《图考》

图 23-29-2　野木耳菜
《图考》

【释名】观音苋、血皮菜《医林纂要探源》、木耳菜《植物名实图考》。

【集解】《医林纂要探源》卷二：产南安。一名血皮菜。色赤，茎叶似苋而厚，俗名观音苋。摘莳土中即生，味作松香气。《植物名实图考》卷六：紫茎，叶面绿，背亦紫，长叶如苋而多疏齿。土人嗜之，味滑如落葵。

【气味】酸、咸，寒。《医林纂要探源》卷二。

【主治】治火毒。接断伤。《医林纂要探源》卷二。亦治妇科血病，酒煎服有效云。《植物名实图考》卷六。

【发明】《植物名实图考》卷六：十八滩篙工皆赣人，既喜茹其土之所产，又以价贱，买而菹之、曝之，箸篷余绿，菜把堆红，树零山瘦，霜陨滩清，满如载丹叶而出秋林也。余戏谓赣人赤米、血菜、红萝卜、紫甘薯，葵叶贡灰，醉潮登颊，一饭之间，何止二红?

紫背砂 《本草求原》

【集解】《本草求原》卷三：叶似猪姆葱，梗叶红。

【主治】专治血沙，遍身血点，瘙痒非常，煎洗。并治血热毒，血斑。《本草求原》卷三。

【发明】《本草求原》卷三：白沙叶同白榄煎洗，功亦同。

胡荽 《嘉祐本草》

【释名】胡菜《通志》、香熏菜《宝庆本草折衷》、芫荽《本草品汇精要》、鹅不食草、熏菜《药性粗评》。

【集解】《本草品汇精要》卷三八：胡荽，即今芫荽也。布子熟地。生苗、叶似芹而圆小，嫩时食之，其味香美。至春暮开白花，结实如防风子。其茎经冬不萎，焚之亦可以辟秽也。《药

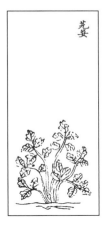

图 23-31-1　芫荽
《图经（政）》

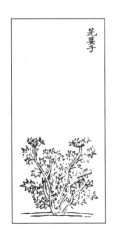

图 23-31-2　芫荽子
《图经（政）》

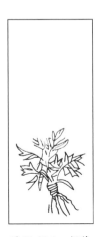

图 23-31-3　胡荽
《歌括》

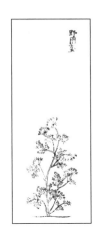

图 23-31-4　野园
荽《救荒》

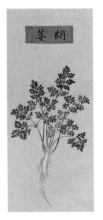

图 23-31-5　胡荽
《品汇》

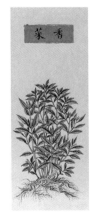

图 23-31-6　香菜
《品汇》

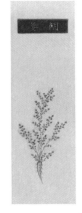

图 23-31-7　胡荽
《食物》

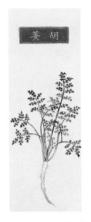

图 23-31-8　胡荽
《雷公》

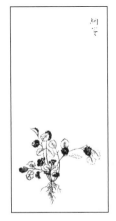

图 23-31-9　胡荽
《原始》

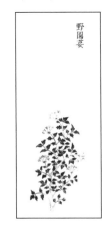

图 23-31-10　野园
荽《博录》

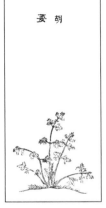

图 23-31-11　胡荽
《图谱》

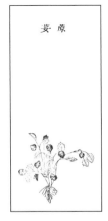

图 23-31-12　蒝荽
《类纂》

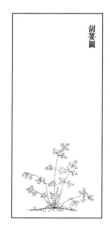

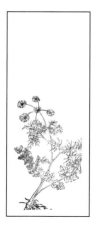

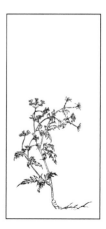

图 23-31-13 胡荽《草木典》　　图 23-31-14 胡荽《图考》　　图 23-31-15 野园荽《图考》　　图 23-31-16 胡荽《图说》

性粗评》卷三：冬春下种，叶圆而碎，茎紫，高七八寸，夏后发薹，高可一二〔尺〕，尽开白碎花，结实粟米大。江南园圃处处有之，夏初采子，阴干，入药炒用。寻常以其叶烹茶，有香味。

根叶

【气味】辛，温。一曰微寒。《本草元命苞》卷九。味辛、甘，气温、平，无毒。《本草纂要》卷七。味温，辛，平、微凉。《食鉴本草》卷下。味清苦，性凉，无毒。入肝、脾、肺三经。《本草再新》卷六。

【主治】酒煎喷痘，自然红润。《神农本经会通》卷五。补益筋脉，消谷能食。《本草品汇精要》卷三八。主治伤寒头疼，沙豌豆，蛊毒，痔漏，胃冷翻食，齿痛痞黄，小儿秃疮、赤丹，温中消谷，通心窍，利大小肠，拔四肢热，补五脏不足。《药性粗评》卷三。主消谷食，解诸肉中毒，与茶同食，则能利气通肠；与酒同食，则能行血通心。《本草纂要》卷七。专发斑疹痧痘毒气，能清热，能除烦。《本草再新》卷六。

【发明】《本草纂要》卷七：胡荽固为日用之物，而有在人伤损之论，亦不可轻易而多用，若有消谷解毒之美，尤不可禁绝而不用，但知者各因其所宜，而用之可也。《药性解》卷六：胡荽味辛，肺所乐也。性温，脾所快也，故皆入之。肺主皮毛，脾主肌肉，所以理沙痘等症。《本草汇言》卷一六：将根茎数枝，卧床上下左右悬挂。闻此香气，即百邪可祛，百病可出，和胃散风，开郁导闭。设有胡臭汗气，天癸秽血之气，用此大能辟除。《本草经疏》卷二七：胡荽禀金气多，火气少，故味辛香，气温微毒。入足太阴、阳明经。辛香走窜而入脾，故主消谷，利大小肠，通少腹气。脾胃为邪热所干，则头痛四肢热。辛温发散二经之邪，则头痛四肢热自拔。沙、痘疮出不快者，外为风寒所侵，或秽气所触也。《药镜》卷一：胡荽味辛悦肺，故使少腹气通。温性快脾，故能散齐痘。止头疼而除肢热，消谷食而利二便。泡食同茶，则窍通毒解。渍吞配酒，则血散神伤。《本草汇》卷一三：胡荽禀金气多，火气少，其辛香内通心脾，外达四肢，除一切不正之气，故痘疹不出及出不快者，同酒煎沸，盖候冷微微含喷令遍，勿喂头面，即皆出矣。盖诸疮皆属心火，心脾之气得芳香则运行，得臭恶则壅滞故也。《本草详节》卷七：胡荽辛温香窜，内通心脾，外达四肢，辟一切不正之气。其发痘疮者，以诸疮皆属心火，营血内摄于脾，心脾之气得芳香则运行，得臭恶则壅滞故尔。惟儿虚弱，天时阴寒，用此最妙。否则，反助热毒，变成黑陷，又不可不慎。《冯氏锦囊秘录》卷七：胡荽禀金气多火气少，故味辛香，气温，微毒。以辛香气温走窜之功，故内通心脾达少腹，除一切不正之气。外行腠理，达四肢，散风寒及秽气之侵。所以发热头痛能除，谷食停滞俱消，痧痘疮皆出矣。但辛香发散，气虚人不宜食之，久食多食损人精神，令人多忘。《夕庵读本草快编》卷三：蔺荽气味辛温而有微毒，生熟俱可，蔬中之有益者。且其香窜，内通心脾，外达四肢，凡痘疮出不爽快者，用胡荽酒喷之。床帐上下皆宜悬挂，亦避一切秽恶淫泆不正之气，兼能祛飞尸鬼疰。盖谓诸疮皆属心火，营血内含于脾，此物芳香，为心脾所喜，自能运行臭恶壅滞而转泰耳。倘若天时温暖，儿体壮实，胃中热炽，忌用此法，恐以火益火，反成黑陷矣。《医林纂要探源》卷二：补肝泻肺，升散无所不达，发表如葱，但专行气分。《药性切用》卷六：胡荽辛温香窜，发痘疹，辟恶气。服食损人，煎汤熏洗。

【附方】《药性粗评》卷三：**脱肛**。凡小儿肠热脱肛，胡荽叶暴干，切一升，烧烟熏之，须臾自入。**种豆**。凡小儿时疫，种豆发，欲令速出者，胡荽菜一把，切，以新酒二三碗，煎沸取出，以物盖之，勿令泄气，待温去荽，从项以下遍身喷之，用被微微盖之，须臾痘出，惟面不可喷。

《本草汇言》卷一六：治小儿盘肠气痛。则腰曲干啼，头上出汗者是也。此是感受风冷所致。急用蔺荽一把，葱白二十茎，煎汤熨洗其腹，良久尿自涌出，其痛自止。

子

【主治】主齿疼，水煮含之。《宝庆本草折衷》卷一九。能发痘，杀鱼腥。《本草经疏》卷二七。

胡萝卜 《绍兴本草》　　【校正】时珍云出《纲目》，今据《绍兴本草》改。

【释名】黄萝卜《养生食鉴》、红芦菔《随息居饮食谱》。

【集解】《绍兴本草》卷一二：乃世之常食菜品矣。然与芜菁相类，固非一种。处处产之。以《本经》不载，今当收附菜部。《本草品汇精要》卷三九：胡萝卜，乃世之常食菜品也，然与莱菔相类，固非一种。今圃人五月布种，生苗高尺许，叶似胡荽叶而大，其根色黄，头大尾锐，至霜后采之，味甘美。值冬覆养，至春末茎端作丛，开淡白花，结实如小茴香也。《医林纂要探

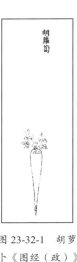

图 23-32-1 胡萝卜《图经（政）》

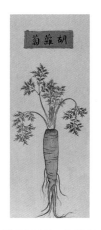

图 23-32-2 胡萝卜《品汇》

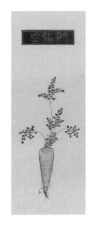

图 23-32-3 胡萝卜《食物》

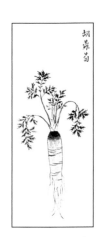

图 23-32-4 胡萝卜《草木状》

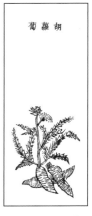

图 23-32-5 胡萝卜《备要》

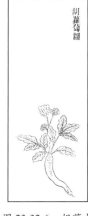

图 23-32-6 胡萝卜《草木典》

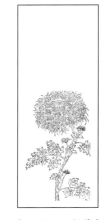

图 23-32-7 胡萝卜《图考》

图 23-32-8 胡萝卜《图说》

源》卷二：茎叶如川芎，花实似蛇床，又似茴香，根苗皆可食，而根为香美，生微辛苦，熟则纯甘。

《植物名实图考》卷六：南方秋冬方食，北地则终年供茹。或云元时始入中国，元之东也，先得滇，故滇之此蔬尤富而巨，色有红、黄二种，然其味与邪蒿为近，嗜大尾羊者必合而烹之，其亦元之食宪章欤？

【修治】《本草撮要》卷四：子似莳萝。可和食料，以锅底灰煨之，去外皮。

根

【气味】甘，平，无毒。《绍兴本草》卷一二。甘、淡，性微温，无毒。《食物辑要》卷三。生，性寒；熟，性平。《本草省常·菜性类》。

【主治】主下气，调利肠胃。《绍兴本草》卷一二。安五脏，利胸膈肠胃，令人强食。

《食物辑要》卷三。宽中下气，散肠胃邪滞。《本草医旨》卷二。润肾命，壮元阳，暖下部，除寒湿。《医林纂要探源》卷二。

【发明】《医林纂要探源》卷二：甘补辛润，故壮阳暖下，功用似蛇床。根实皆可用，而今人不知。蕃舶葫芦巴实，亦此物耳。《本草求真》卷九：按书所列主治，止是宽中下气，及散肠胃邪气数种，他则无有论及。盖因味辛则散，味甘则和，质重则降。萝卜甘辛微温，其质又重，故能宽中下气，而使肠胃之邪与之俱去也。第书有言补中健食，非是中虚得此则补，中虚不食得此则健，实因邪去而中受其补益之谓耳！《调疾饮食辩》卷三：煮熟能下气补中，利胸膈。今惟用盐腌，生食质硬难化，病人不宜。

子

【主治】治痰喘并治时痢。《本草撮要》卷四。

邪蒿《嘉祐本草》

【释名】山花、群蒿《本草品汇精要》。

【集解】《本草品汇精要》卷三八：邪蒿，春生苗叶，其茎微方，高一二尺，节间敷叶，叶似青蒿而细软，至夏繁茂，开黄白细花，作穗，秋末茎叶凋残。嫩时人亦采作羹食之。《植物名实图考》卷四：叶纹即邪，味亦非正，人鲜食之。纹斜遂以邪名。味辛亦多艾气。北齐邢峙授经东宫，命厨宰去邪蒿，曰：此菜有不正之名，非殿下所宜食。养正之功，固在慎微。

【正误】《调疾饮食辩》卷三：《食医心鉴》曰：煮食治五藏恶邪气。大约辛香能宽中理气耳。又治热中大渴，肠澼，暴疾。辛温之物，安能有此功用。虚病及热病忌之，勿为所误。

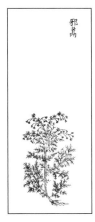

图 23-33-1 邪蒿
《救荒》

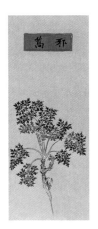

图 23-33-2 邪蒿
《品汇》

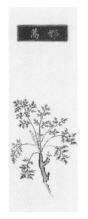

图 23-33-3 邪蒿
《食物》

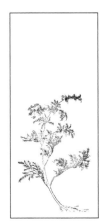

图 23-33-4 邪蒿
《图考》

【发明】《本草发明》卷五：邪蒿辛温，散利中有补益，故主胸膈中臭恶邪气，利肠，通血脉，续不足气。生食微动风气，作羹食良。

水芹《本经》

【释名】强盗草《医林纂要探源》。

《宝庆本草折衷》卷二〇：白者名萩芹，一名白芹。赤者名赤芹。

【集解】《救荒本草》卷下之后：出南海池泽，今水边多有之。根茎离地二三寸，分生茎叉，其茎方，窊面四楞，对生叶，似痢见菜叶而阔短，边有大锯齿，又似薄荷叶而短。开白花似蛇床子花。○芹有两种：秋芹取根，白色；赤芹取茎叶，并堪食。又有渣芹，可为生菜食之。《调疾饮食辨》卷三：水芹，《纲目》曰：古作蕲，后省文作芹，性冷滑如葵，故《尔雅》谓之楚葵。此误也，芹不冷滑。《吕氏春秋》曰：菜之美者，云梦之芹。云梦，楚地。楚有蕲州、蕲水县。《尔雅翼》曰：因其地多产蕲，故名。据此，则芹字不从芹，亦不从蕲，当作蕲矣。然芹音勤，蕲音淇，二字原不相涉。且《晋书·地理志》：豫州所属，谯郡有蕲县，弋阳郡有蕲春县。岂亦因其产芹乎？诸书皆附会《吕览》之言而误也。又徐锴注《说文》曰：蕲字从艸，从斩。考诸书无斳字，惟《说文》别出芹字。据此，则蕲州当作芹州，或作芹州矣。亦误也。此菜有赤、白二种。《延寿书》曰：赤者害人。白者，《本经》言能保血、养精、益气。语不可信。《纲目》引《诗》觱沸槛泉，言采其芹，及杜工部香芹碧涧羹，谓皆美芹之功，亦不可从。盖其形状气味，皆似芎藭，性能僭上，上盛下虚人食〔之〕，多走泄真气。若夙有头痛、头眩，及上焦火重，常患咽喉、口齿疮痛人，尤不宜食。

【气味】味辛，有毒，性大热。《履巉岩本草》卷上。味甘，平，寒，无毒。《宝庆本草折衷》卷二〇。

【主治】治小儿霍乱，吐痢，以芹叶细切，煮汁饮之。《本草品汇精要》卷四〇。解酒热丹石药毒、烟火煤火之毒之药也。《本草汇言》卷一六。补中益气，兼治黄疸。亦治妇人崩中带下，止烦燥最良。《滇南本草图说》卷八。去热除烦，养精保血。退急黄，利二便，女子赤白带下，男子尿血淋痛。《得配本草》卷五。化痰下气，治血分，消瘰疬结核。《本草再新》卷六。清胃，涤热祛风，利口齿、咽喉、头目。《随息居饮食谱·蔬食类》。

【发明】《滇南本草》卷下：主治发汗，与麻黄同功。一小儿发热，月余不凉，得此方良效。水芹菜、大麦芽、车前子，水煎服效。《太乙仙制本草药性大全·仙制药性》卷五：补注：三月、八月勿食芹菜，恐病蛟龙瘕，发则似癫，面色青黄，小腹胀，状如怀妊也。○春秋一时龙带精入芹菜中，人遇食之为病，发时手青，肚满痛不可忍，作蛟龙病。服硬饧三二升，日二度，

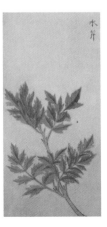

图 23-34-1 水芹
《履巉岩》

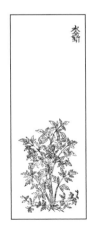

图 23-34-2 水芹
《救荒》

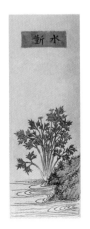

图 23-34-3 水靳
《品汇》

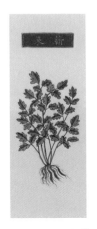

图 23-34-4 水芹
《食物》

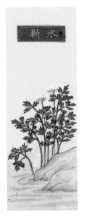

图 23-34-5 水靳
《雷公》

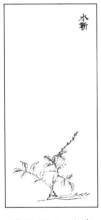

图 23-34-6 水靳
《三才》

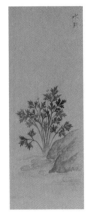

图 23-34-7 水靳
《草木状》

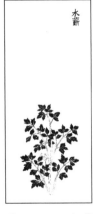

图 23-34-8 水芹
《博录》

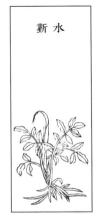

图 23-34-9 水芹
《备要》

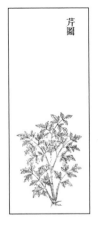

图 23-34-10 芹
《草木典》

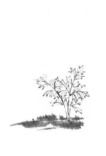

图 23-34-11 芹菜
《滇南图》

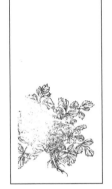

图 23-34-12 水芹
《图考》

吐出如蜥蜴三二便差。《本草汇言》卷一六：黄正昉曰：《日华子》治五种热疸黄病，妇人血热暴崩，天行时火烦渴诸证。盖凉而清利之物也。调盐醋食可充蔬菜。如脾胃虚弱，中气寒乏者禁食之。二八月宜少食，恐蜥蜴虺蛇之精，常伏其中，误食多有病瘕者。○如治五种疸黄病，仅用米醋一味调食，盐味咸，又不可加入也。《寿世秘典》卷三：一种马芹与芹同类而异种，处处卑湿地有之，一本丛出如蒿，白毛蒙茸，嫩时可茹，益脾胃，利胸膈，去冷气。其根白色，长者尺许，气亦香而坚硬不可食，俗称胡芹即此。别有芹菜野生，非人所种，叶似蕺菜，花紫色，亦旱芹也，其性滑利。一种黄花者，有毒杀人，即毛芹也。《本经逢原》卷三：蕲有两种，一种生平田者，曰旱蕲，禀青阳之气而生，气味辛窜。能清理胃中浊湿，故《本经》主女子赤沃，浊湿去则胃气清纯，而精血有赖，令人肥健嗜食。一种生陂泽者，曰水蕲，得湿淫之气而生，气味辛浊。《古今治验食物单方》：下淋，取芹根捣汁，井水下，小便出血亦然。《医林纂要探源》卷二：白根而夏初即花，曰水芹。人谓三月后不可食此，亦不然。但拣择宜净耳。补心，咸能护心，生水中，能交心肾。去瘀，咸渗血。续伤，根断复生。○可为夹棍药，赤紫芹尤效。又名强盗草。多食亦发疮。

《本草求真》卷九：芹菜辛多于苦则能以治寒湿苦，多于辛则能以治热毒。○芹菜专入肺、胃、肝。地出，有水有旱，其味有苦有甘，有辛有酸之类。考之张璐有言，旱芹得青阳之气而生，气味辛窜，能理胃中湿浊，水芹得湿淫之气而生，气味辛浊。考之纲目有言，旱芹气味甘寒，能除心下烦热，水芹气味甘平，能治女子赤沃，两说绝不相类。讵知旱芹种类，或有得于阳气之厚，故味多辛而燥，得于阳气之微，故味苦而多湿。水芹种类，得于阳气之最，则气虽浊而仍清，得于阴气之胜，则味既苦而且浊。不得谓水芹尽属阴类，旱芹尽属阳类也。惟察辛多于苦，则芹多燥而不凉，苦胜于辛，则芹多寒而不温，辛胜于苦，则治当如《本经》所云，能治女子赤沃，俾浊湿去，胃气清，而精血有赖，令人肥健嗜食。苦胜于辛，及质粘滑，则治当如《唐本》所云，能治痈肿马毒，又安能入脾以助食，入阴以助精，入肝以保血乎！《调疾饮食辩》卷三：《金匮》言春、秋二时，蛟龙带精入芹菜，《纲目》曰：非蛟龙，乃蜥蜴、蛇虺之属，极是。人食之，面手青色，腹满如孕，名蛟龙病，当服硬饧三二升，吐出蛟龙乃愈。大抵此物香窜辛烈，温中、理气、开胃、引清气上行则有之，其性必不平和。故《列子》曰蜇口惨腹，凡病属虚者忌之。《植物名实图考》卷三：水蕲，《本经》下品。陶隐居以为合在上品，未解何意乃在下品？《别录》谓生南海池泽。此是常蔬，不识何以云生南海？殆非人所种者耶？芹菹加豆之实，而《列子》云：人有美戎菽，甘枲茎芹萍子者，对乡豪称之，乡豪取而尝之，蜇于口，惨于腹。其所谓芹子，必非园圃中物矣。按《诗》：觱沸槛泉，言采其芹。盖古时以为野蔬。青州有芹泉，榆林有芹叶水。老杜诗多言芹，青泥、乌觜，亦自生之蕨耳。《二老堂诗话》：蜀人缕鸠为脍，配以芹菜。或为诗云：本欲将勤补，那知弄巧成。言虽谑而可讽。○零娄农曰：羊鼻公嗜醋芹，此常馔耳。《龙城录》三杯食尽之说，近狎侮矣。太宗敬文贞甚至，不应有此。臣执作从事，独僻此收敛物。文贞岂以口腹之故，而为啬夫喋喋者？昌歇羊枣，圣贤不以为病，若于饮食之间而觇朝臣所短，则汉景赐食而不设箸，孙歆燕饮，浇灌取足，岂盛德事哉？昔人谓《龙城录》为伪书，其言犹信。**《神农本草经赞》卷三：**洁清是尚，菜美芹荬。琼田玉本，碧涧青泥。豆加芬实，盘馈春齐。至尊思献，德偏氓黎。

【附录】渣芹。《宝庆本草折衷》卷二○：平。主女子赤白沃，保血脉，去头中热风，和醋食之。患鳖症，不可食。

旱芹《唐本草》

【释名】董菜《通志》、理芎、芹菜、川芎《滇南本草》、本地当归《生草药性备要》。

【集解】**《通志》卷七五：**野出，味虽苦而甘，黄花者杀人。唐武后寘诸食中，以毒贺兰氏暴死者，盖此种也。

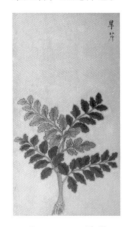 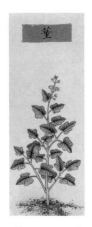 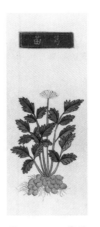 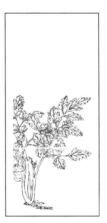

图 23-35-1　旱芹　　　图 23-35-2　董　　　图 23-35-3　芎苗　　　图 23-35-4　旱董
　《履巉岩》　　　　　　《品汇》　　　　　　《食物》　　　　　　　《图考》

【辨疑】**《调疾饮食辩》卷三：**《纲目》云：芹菜花紫色，黄者有毒杀人。今旱芹花皆黄，未闻有毒。不知古人误乎，抑传写之讹乎？存考。

【气味】性温，无毒。《履巉岩本草》卷中。

【主治】发散痈疽，攻疮毒，治湿热，止头痛。《滇南本草》卷中。补血，祛风，去湿，敷洗诸风之症。《生草药性备要》卷下。

【发明】**《植物名实图考》卷三：**靳，同芹；董，音谨。《尔雅》：芹，楚葵。注：今水中芹菜。而《唐本草》别出董菜，云野生，非人所种。叶似蕺菜，花紫色。李时珍以为即旱芹。按《尔雅》：啮，苦堇。注：今堇葵也。叶似柳，子如米，汋食之滑，与靳菜殊不类。近时亦无蒸芹而食之者，唯疏引《唐本草》董菜释之。余疑本草董别一种，惟诸家皆以为水靳，当有所据。又按《诗》：堇荼如饴。传：堇菜也。疏以为乌头。乌头毒草，岂可释菜？《内则》堇、萱同列，未必异物。《士虞礼》：冬用萱，夏用葵。然则堇其葵之类耶？《尔雅》：芹与苦堇两释，究不可定为一种，乌头之蓳，音觐，与蓳葵亦异读。《草木便方》卷二：旱芹菜甘解热毒，痈肿瘰疬鼠痈涂。蛇蝎马疮除烦热，霍乱气下瘀血服。

【附方】《履巉岩本草》卷中：治湿气。不以多少，干为细末，面糊为元，如梧桐子大，每服三十元至四十元。杀百虫。空心食前温酒盐汤服之。

《滇南本草》卷中：治妇人白带。头晕耳鸣，脑疼，恶寒怕冷。芹菜、螺蛳蛋，螺蛳尾亦可，煮食，名酱胡椒。

马芹《唐本草》

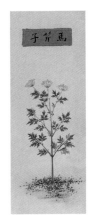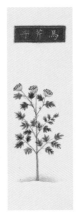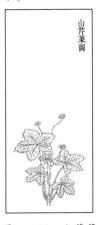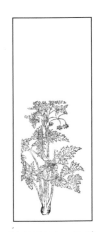

图 23-36-1 马芹子《品汇》　图 23-36-2 马芹子《雷公》　图 23-36-3 山芹菜《草木典》　图 23-36-4 马芹《图考》

【释名】葵《尔雅》。

【集解】《通志》卷七五：其根叶不可食，惟子香美，可调饮食。《太乙仙制本草药性大全·本草精义》卷五：旧本不著所出州土，今处处有之，生水泽傍。苗似鬼针荬菜等，开花青白色，若芹，结子黄黑色，似防风子而扁大，子入药用。

【附方】《太乙仙制本草药性大全·仙制药性》卷五：蛇咬。生杵傅之，其毒即出矣。

琉璃草《本草纲目拾遗》

【集解】《本草纲目拾遗》卷四：出始兴玲珑岩，茎如芹梗，与肇庆风药相类。

【主治】食之治风。《本草纲目拾遗》卷四。

茴香《开宝本草》

【释名】香丝菜《植物名实图考》。

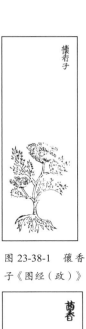

图 23-38-1 懷香
子《图经（政）》

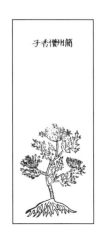

图 23-38-2 简州懷
香子《图经（政）》

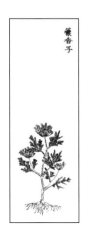

图 23-38-3 懷香
子《图经（绍）》

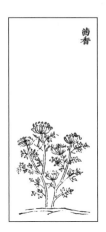

图 23-38-4 茴香
《饮膳》

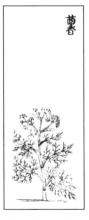

图 23-38-5 茴香
《救荒》

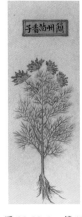

图 23-38-6 简州
茴香子《品汇》

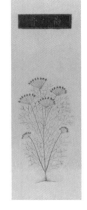

图 23-38-7 茴香
《食物》

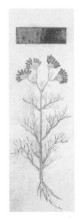

图 23-38-8 懷香子
《雷公》

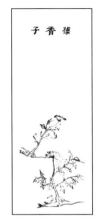

图 23-38-9 懷香
子《三才》

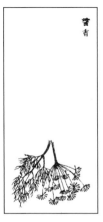

图 23-38-10 懷香
《原始》

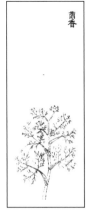

图 23-38-11 茴
香《博录》

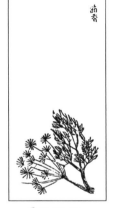

图 23-38-12
茴香《汇言》

图 23-38-13
蘹香《类纂》

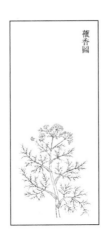

图 23-38-14
蘹香《草木典》

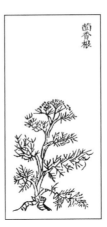

图 23-38-15 茴
香根《草木典》

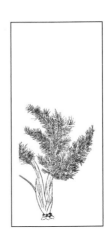

图 23-38-16 蘹
香《图考》

子

【修治】《神农本经会通》卷一：入药炒用，阴干。《局》云：酒浸一宿，焙干。

【气味】味辛、甘，性平、微寒，无毒。入手、足少阴心、肾、大肠、小肠、膀胱经。《药性粗评》卷二。味辛、甘，性微温，无毒。○有实火人勿食。《药性全备食物本草》卷四。

【主治】治疝气肾痛，及一切风及肾气冷痛，膀胱阴痛，脚气，育肠气，调中，止腹痛霍乱呕吐，开胃进食，破一切臭气，疗蛇伤。《药性要略大全》卷六。主小儿气胀，霍乱呕逆，腹冷，不下食，两肋痞满。《本草经解要》卷一。

【发明】《本草纂要》卷六：主治心腹冷气，阴疝气，寒湿脚气，小肠弦气，膀胱水气，腰肾虚气，暴疼心气，呕逆胃气，肿满恶气，阴汗湿气，阴子冷气，阴肿木气，阴痿滞气，盖此药能温中散寒，故善行诸气，乃小腹少腹至阴之分之要药也。《太乙仙制本草药性大全·仙制药性》卷二：治疝气肾痛大效。理膀胱冷痛尤奇。止腹痛而调中，止霍乱与呕吐。《本草发明》卷二：茴香，辛能散邪。《本草》止云主诸瘘，霍乱及蛇伤，并不及肾、膀症候。然本膀胱药也。盖壬与丙交，又能润丙燥，而理小肠。又云：手足少阴二经药者，盖丙壬属心肾之腑，故本注亦主肾劳癫疝，止膀胱、肾间冷气及肿痛，除小肠吊气挛痛，甚牵小腹。故云命门不足要药。并脚气病，又开胃止呕，下食调中，亦以辛香能逐散邪气耳。《药鉴》卷二：治一切臭气，调中止呕下食温剂，为诸瘘霍乱之捷方，补命门不足之要药也。男子疝气，妇人带白者，用之俱验。大都甘能补正，辛能散邪，有补以为之先，有散以为之后，此疝气带白之症，所以去也。《药性解》卷三：茴香气厚，为阳中之阳，故入少阴、太阴、太阳，以理虚寒诸症。虽辛温快脾，亦能耗气，今内相都入煎煿油腻之物，与火无异，久则致疾，深宜戒之。《本草经疏》卷九：蘹香得土金之冲气，而兼禀乎天之阳，故其味辛平，亦应兼甘无毒。辛香发散，甘平和胃，入足太阴、阳明、太阳、少阴经，故主霍乱。香气先入脾，脾主肌肉，故主诸瘘。脾主四肢，故主脚气。通肾气，膀胱为肾之腑，故主膀胱肾间冷气及治疝气。胃和则热解，热解则口臭自除。○蘹香酒炒，得川楝子、荔枝核、橘核、肉桂、苍术、木瓜、牛膝，治寒湿成疝。得炒砂仁、食盐，则主中恶腹痛，霍乱腹痛吐逆。

《景岳全书》卷四九：味辛，气温。入心肾二藏。气味香甜，能升能降，最暖命门。故善逐膀胱寒滞，疝气腰疼，亦能温胃止吐，调中止痛，除霍乱反胃，齿牙口疾，下气解毒，兼理寒湿脚气。调和诸馔，逐臭生香。**《分部本草妙用》卷六**：小茴香性平，理气开胃。大茴香性热，多食伤目发疮，能治脾胃虚弱，得盐引入肾经，发出邪气，并治小肠疝气如神。**《仁寿堂药镜》卷一〇下**：盐、酒浸透炒，开胃止呕下食，调馔止臭生香。助阳气之虚，补命门不足。**《药镜》卷一**：开胃口寒痰之噎膈，散膀胱冷疝之冲心。调中而霍乱以平，止呕而诸瘘立起。破臭气，入两少阴，利小便，止诸腹痛。盖辛温而快脾，宜多防其耗气。**《药品化义》卷一三**：小茴香属阳，体轻而细，色青，气香，味辛，性温，能沉，力温散，性气厚而味薄，入肾肝膀胱三经。茴香辛香能散邪，性温能去寒，气厚能沉下，专入肾膀胱下部。主治阴囊冷痛，湿气成疝，肾虚腰痛不能转侧，血虚腿痛不能行动。制用盐酒炒香，盖盐以入肾，酒引阳道，香能通气，助滋阴药温肝肾间元气，奏效甚捷。**《本草述》卷一五**：茴香本宿根，而于深冬生苗，正之颐所谓回阳于剥之时。李东垣先生所云补命门不足者，不妄也。然用之以治寒水膀胱，以膀胱为肾之腑，膀胱藉肾气以施化，膀胱寒水之为病，皆肾中阳气虚之所致。肾中阳气，即命门之元阳也。然既治膀胱，何以又治小肠，一水一火，而皆宜耶？王海藏先生言之矣，以其先戊，故从丙至壬，盖寒水收引，必藉火土以达其气，故入肾者先入阳明胃，其味始辛而嗣有大甘，甘入中土，甘后又有微苦，是所谓胃气通于肾也。然胃脘之阳固根于肾中之元阳，而此味本阴中之阳，达于辛甘以归中土，中土先受其元阳孕育者，得致其回寒布暖之气，而宣于火腑手太阳，遂由甘而苦，以至下并归于水腑足太阳，乃反其始以竟其用，是非具有胜复妙理哉？达火土之气，即以治其气于寒水，无渐次无等待也。其治疝者，即是此义。盖在下之寒水收引，如东垣所云太阳膀胱之气逆上迎，手太阳小肠之脉下行，致足厥阴之脉不得伸，其任脉并厥阴之脉逆，则如巨川之水，使阳气下坠，致两睪肿大，谓之曰疝，大甚则为。又在中之冷气，致阳气不纾而下坠，亦为疝痛。手太阳火腑，主上焦之阳气，其曰下行者，为寒水收引，致阳气不舒，随之下陷也。阳郁于阴，致风木所以透寒水之化，为足厥阴，其脉不得伸矣，故任脉即因之并逆而成疝也。皆不越胃阳之合于肾者以达之，俾火丽于土，以胜寒水而复之，且睪丸所络之筋，非尽由厥阴，而太阴阳明之筋亦入络也。况疗诸病必本于胃气，谓散冷回阳能外乎哉？然又入手足少阴者，盖心肾为水火之原，既于水火之腑有专功，宁能外心肾乎？此所谓上下经之通道，固在坎离相见也。又按：茴香之主治，在疝证，由手太阳以至足太阳，俾寒水生化之气畅，而后厥阴风木乃得布其出地之用，是即坎中有离，用此味者似同于由火降而致水升，以神其功者也。然皆由腑而达脏，海藏所谓入手足少阴、太阳者是矣。第世医漫谓疝，有湿热不宜用，殊不知疝之初起，皆由于寒水之郁，而气化不宣乃有湿，由湿郁不化乃有热，是初起之疝，固即宜用之矣。至湿郁不化而为热，虽曰宜酌，然热之成者，因于湿也，湿之为病者，由于阳虚也，就外淫而论，固未有不因于寒以郁热者，即不因于外受，亦必由肾中之阳虚，乃致阴不得化而邪盛，令阴中之阳转郁，遂病于肝，以为疝也。试参撄宁生滑寿伯仁氏及杜名医之治案，俱用楝实、茴香，盖别有利湿热之味，以助其奏功，断不能舍此温散之剂，能致火于水者，俾正入膀胱寒水之经以责效也。至于专属小腹或膀胱，非病于疝者，则此二腑若因热以为患，又能不切切致慎乎哉？或曰：此味所疗，如腰痛，泄泻积聚，虚劳腹痛种种诸证，亦藉其致火于水，以益肾中之元阳乎？曰：诸证投此味，或辅或使，种种不离前义，然不如治疝之专，而且多者，以其为功于寒水之经有最切耳。第与附子补阳除湿之义，各有攸当也，须细审之。○附案：滑伯仁云一人病气在脐下，筑筑渐至心下，呕涌痛满，手足皆青，喉中淫淫而痒瘖，本酸疼，目不欲视，头不欲举，神昏欲睡而不寐，恶食气，睾丸控引，小便数而欠，年未三十，尫瘵尤甚，脉沉弦而涩。曰是得忧郁愤怒，寒湿风雨乘之，为肝疝也。肝欲急，以辛散之。遂以吴茱萸佐以姜、桂，及治气引药，兼以茴、楝等丸，每日一温利之，三月安。此证可以丹溪内热外寒之类推之。○杜名医云：三十七太尉患小肠气痛，众医用药皆不效，每一发几死。上召杜至，进药数服亦不验。太尉自以为数当尽也，上召杜问其所以。杜对曰：臣依古方书用药，皆不获愈，今日别撰一方，且未敢进上，先合药以进如言，太尉一服十愈八九，再服全愈。然后进方名曰救命通心散，川乌头一两，用青盐一钱，酒一盏，浸一宿，去皮尖，焙干，川楝子一两，用巴豆二十一粒同炒，候黑色，去巴豆，茴香半两，石燕一对，土狗五枚，芥子一钱六分，合众味为末，每服三钱，入羊石子内，湿纸煨香熟，夜半时用好酒半升，入盐细嚼石子，以酒咽下，不得作声，小便大利，其病遂去。此方用川乌、川楝、茴香，破其外寒，用石燕、土狗辈利其郁热，可以用五苓之义推之。《本草经解要》卷一：小茴气温，禀天春升之木气，入足厥阴肝经。味辛无毒，得地西方之金味，入手太阴肺经。气味俱升，阳也。小儿皆肝气有余，肝滞则气胀。小茴辛温益肝，兼通三焦之真气，所以主胀也。肺为百脉之宗，司清浊之运化，肺寒则清浊乱于胸中，挥霍变乱而呕逆矣。小茴辛入肺，温散寒，故主霍乱呕逆也。腹属太阴脾经，冷则火不生土，不能化腐水谷，而食不下矣。小茴辛温益肺，肺亦太阴，芳香温暖而脾亦暖，食自下也。肋属厥阴肝经，痞满者，肝寒而气滞也。小茴辛可散痞，温可祛寒，所以主两肋痞满也。制方：小茴同生地、北味、白芍、甘草、归身、山药，治膈症。同山药、白芍、甘草、白茯、焦米，治食不下。同磁石、白芍、木瓜，治气胀。同荔枝核治疝。《得宜本草·中品药》：蘹香味辛，入奇经。主治膀胱冷气，干湿脚气。得生姜、盐治睾丸肿大，得川楝子治肾消饮水，得杏仁、葱白治膀胱疝痛。《医林纂要探源》卷二：出宁夏者大如麦粒，有细棱，轻虚芬烈，谓之大茴。润肾补肾甘补，补命门，暖丹田，开胃调中，上达膻中，舒肝木，达阴郁，舒筋，下除脚气。气味厚重，形质轻浮，故大补命门，而升达于膻中之上。命门相火固，则脾胃能化水谷而气血生，诸寒皆散矣。肝胆亦行命门之火，肝木气行，则水湿不留，虚风不作，故其功亚于附子，但力稍缓耳。《得配本草》卷五：运脾开胃，理气消食。治霍乱呕逆，腹冷气胀，闪挫腰疼。炒研用。肺胃有热及热毒盛者禁用。《本草求真》卷四：小茴香功逊大茴。小茴专入肝胃，兼入肾、膀胱、小肠。形如粟米，辛香气温，与宁夏大茴功同，入肝燥肾温胃，但其性力稍缓，不似大茴性热，仍看症候缓急，分别用之耳！《本经续疏》卷四：蘹香子之主诸瘘，非以其叶至茎杪转即下垂耶。诸瘘之在颈腋，原以痰气不得上下故耳。蘹香子之主霍乱，非以其叶上出不尽过茎端，下垂不重引茎屈耶。霍乱之为吐利，原以中宫不支，遂致崩溃故耳。古人曲体物情，深谙病本，征理按旨，帖切求合者盖如此。学者所宜三致意也。然是物也，唐人始笔之书，而《千金方》于霍乱仅一二用，于诸瘘则不用。《外台秘要》于诸瘘尝一二用，于霍乱则不用。自日华子着其有治干湿脚气，肾劳，疝阴痛，开胃下气之功，后之人遂一以为治疝之剂，非特忘其能主诸瘘、霍乱，并所谓干湿脚气，肾劳阴痛，胥弁髦置之矣。用蘹香子者，世宗日华，则当究日华所以用之之故。凡物感深冬之气，区萌达蘖，其属阳者，定非天之阳。凡药物能生发地中之阳者甚多，然其为用不过驱阴霾，助蒸腾，强阳气，行脾着，有一端已耳。惟蘹香则自生长至成实，经历四时，蔚然长青，生气葱郁，而枝枝挺直，叶叶倒垂，如丝如缕，极清析而不乱。是其伸于上者，皆行于下之先机。比之肾中有阳，乃萎顿而不伸，遂致下部阴气盘旋屈伏，比连壅肿者，适相反对。而其味辛气平，不刚不燥，伸其固有之阳，开其障蔽之气，行于下而不冒于上。试思脚气、疝阴疼，有一病在肾之上否？曰肾劳者，明肾因劳而阳不伸，因阳不伸而浊气遏之，遂使清气不能周于下也。疝病非一，有寒疝，有疝。寒疝者寒胜，疝者气胜。寒疝病于少腹，疝病于睾丸。兹曰肾劳疝，亦可知其疝之非因寒，而为腹中痛者矣。开胃下气者，缘其气之平而芳，味之辛后有甘也。于此更可见诸瘘之升不能升，降不能降，与霍乱之过于升，并过于降为一体，其用蘹香可愈，均以其能开胃下气，而诸气自条达升降合度耳。《增订伪药条辨》卷二：小茴香伪名洋小茴。颗粒甚小，毫无香味。按茴香一名蘹香，有大小之别。小茴性平，大茴性热。以宁夏产者第一，功能理气开胃，调中止呕，匪特为治疝圣药。若此种不香之小茴，既失茴香命名之义，又安能治病乎？炳章按：小茴，陕西宁夏出者，其气香，粒粗短，黄绿色者，地道。去灰屑及梗用。山东出，粒细色绿者次。

【附方】《上医本草》卷一：去铃丸。用茴香二两，连皮生姜四两，同入坩器内淹一伏时，慢火炒之，入盐一两，为末，糊丸梧子大。每服三五十丸，空心盐酒下。此方本治脾胃虚弱病，茴香得盐则引入肾经，发出邪气。肾不受邪，病自不生也。亦治小肠疝气有效。

《本草汇言》卷一六：治一切诸气为病。用小茴香一两，炒研为末。每服三钱不拘时，随证用药汤导引。○治心腹冷气。用木香、吴茱萸。○治暴疼心气。用玄胡索、香附。○治呕逆胃气。用砂仁、白术、干姜。○治腰肾虚气。用杜仲、补骨脂。○治寒湿脚气。用苍术、独活。○治小腹弦气。用荔枝核、橘核、川椒。○治膀胱水气。用猪苓、泽泻、木通、干姜。○治阴疝气。用荔枝核、橘核、吴茱萸。○治阴汗湿气。用苍术、蕲艾、木香。○治阴子冷气。用肉桂、吴茱萸、制附子。○治阴肿木气。用红花、桃仁、肉桂、玄胡索。○治阴胀滞气。用牛膝、木香、肉桂、龙胆草。○治卵核大痛欲死，厥阴冷寒之气。用肉桂、干姜、木香、制附子，已上俱用小茴香为主，随证配药一二钱，煎汤调服。出《方脉正宗》。治痔疮痔漏方。痔者成未破也，宜服开郁火、清大肠药。漏者，溃出脓血也，宜服解毒清火，调理气血药。痔有五种，曰牡、曰牝、曰脉、曰肠、曰气也。牡痔者，肛门边发露肉珠，状如鼠奶，时时滴溃脓血也；牝痔者，肛门边生疮肿突，一见脓溃即散也；脉痔者，肠口颗颗发，且痛且痒，血出淋漓也；肠痔者，肛门内结核，有血，寒热往来，登厕脱肛也；气痔者，遇七情怒气即发，肛门肿痛，气散即消也。又有酒痔，每遇醉酒即发，即肿痛流血；血痔者，遇大便则血出不止。诸痔若久不愈，必至穿穴为漏矣。许玄胆口传治痔煎药方：用小茴香一钱，槐角子、玄参、黄柏、荆芥、苦参、白芍药、当归、生地、甘草、地榆、连翘各三钱，金银花五钱，水二碗，煎一碗，食前服。○治痔疮脓血内溃者。用小茴香末一钱，黑白牵牛子取头末三钱，用獖猪腰子一个剖开，入药末在内，线扎纸裹、水湿，灰火内煨熟，去纸，空心嚼吃。忌饮食半日，至巳时，腹中打下先脓后血，毒气出尽，永不再发。○内托丸。用小茴香五钱，黄耆、白术、当归、白芍、茯苓、熟地黄、川芎各一两，人参、肉桂各五钱，炼蜜丸，空心服。○治痔漏只有一孔者。用此药不过十日全愈。用小茴香一两，白芷三两，白矾一两，三味共为细末，铁杓内熔成饼，再炭火煅令烟尽，取出去火毒，为细末，用面糊和为锭，成条插入漏内。直透里痛处为止，每日用三次，七日为止，二十余日结痂而愈。

《调疾饮食辨》卷三：治便数。茴香入盐少许，同炒为末，糯米和山药作糕，蘸食。

茎叶根

【主治】根：疗肿红痈毒，恶肿疽疮背发，善疗阴癀。茎叶：急挛小腹急痛，捣汁服之，用渣贴肿。《太乙仙制本草药性大全·仙制药性》卷二。

【附方】《药性粗评》卷二：恶心不宁。取茎叶煮如菜法，食之。○肾气冲痛。不拘疝气、小肠气，冲胁作痛，其至不能喘息者，取茎叶生捣，取汁一合，投热酒一合，服之自定，累试有效。肿毒牵挛。不拘恶毒痈肿，或连阴癀挛痛，牵入小腹，不可忍者，生捣茎叶，取汁服之，以楂贴其肿上，愈。

《太乙仙制本草药性大全·仙制药性》卷二：○卒肾气冲胁如刀刺痛，喘息不得。生捣茎叶汁一合，投热酒一合服之。亦治小肠气。○治脾胃进食。以二两，同生姜四两，捣令匀，磁器内湿纸盖一宿，次以银石器中，文武火炒令黄焦，为末，酒丸如梧子大，每服十丸至十五丸，茶酒下。○霍乱，辟热除口气臭。煮作羹，及生食亦得。

野茴香《履巉岩本草》

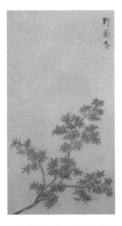

图 23-39-1　野茴香
《履巉岩》

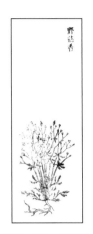

图 23-39-2　野茴香
《救荒》

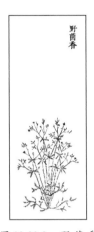

图 23-39-3　野茴香
《博录》

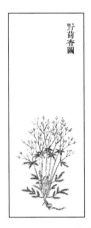

图 23-39-4　野茴香
《草木典》

【集解】《救荒本草》卷上之前：野茴香生田野中。其苗初揾地生，叶似拸音布娘蒿叶，微细小，后于叶间揾七官切葶分生茎叉，梢头开黄花，结细角，有小黑子。叶味苦。

【气味】其味辛，平，无毒。《履巉岩本草》卷上。

【主治】主诸瘘，霍乱及蛇伤。辟邪，除口气，治脾胃，进食。治干湿脚气，并腹中不安，取茎叶煮食之即差。《履巉岩本草》卷上。

【附方】《履巉岩本草》卷上：治瘴疟浑身热，背项拘急。用生茴香子捣取汁服。

扫天晴明草《校补滇南本草》

【集解】《校补滇南本草》卷上：形似茴香，其叶细小。

【气味】味甘、酸、苦，无毒，性热。《校补滇南本草》卷上。

【主治】主治一切跌打损伤，筋骨打断，敷之即愈，其效如神。受刑不疼。做刀伤药，敷大毒疮，痢疾，血淋，服之神效。服治妇人血鼠，治五淋白浊，治大肠下血，治血淋疼痛，治妇人血崩。《校补滇南本草》卷上。

莳萝《开宝本草》

【集解】《太乙仙制本草药性大全·本草精义》卷二：又云出自闽广，颗粒似蔓椒开口，俗呼莳萝椒，内有黑子，但皮薄色褐不红耳，气味比茴香更辛。《**本草原始**》卷六：莳萝类蛇床子而圆小，有棱，气香。今人每呼土茴香为莳萝。

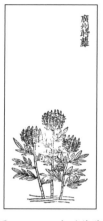

图 23-41-1　广州莳萝
《图经》（政）

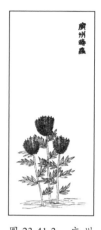

图 23-41-2　广州
莳萝《图经》（绍）

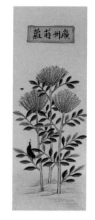

图 23-41-3　广州
莳萝《品汇》

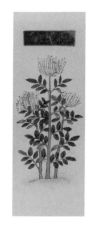

图 23-41-4　莳萝
《食物》

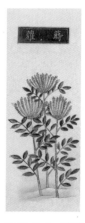

图 23-41-5　莳萝
《雷公》

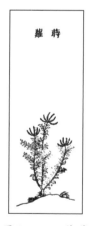

图 23-41-6　莳萝
《图谱》

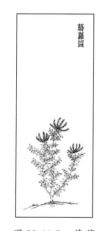

图 23-41-7　莳萝
《草木典》

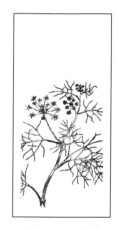

图 23-41-8　莳萝
《图考》

【气味】辛、甘，温。《随息居饮食谱·水饮类》。

《**药性全备食物本草**》卷四：根有大毒，误食杀人。

【主治】开胃健脾，散寒止痛，杀虫，消食，调气，止呕，定腰齿之疼，解鱼肉之毒。《随息居饮食谱·水饮类》。理气和脾，暖腰膝，壮筋骨，解鱼肉腥气。治寒疝小腹疼。《本草省常·气味类》。

【附方】《**上医本草**》卷一：胁下刺痛。小茴香一两炒，枳壳五钱麸炒，为末，每服二钱，盐酒调服，神效。

紫堇《图经本草》

【释名】山黄连《医方药性》。

【集解】《本草品汇精要》卷四一：生：春初生苗。采：二三月取花。收：暴干。用：花。

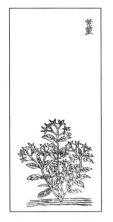

图 23-42-1　紫堇
《图经》

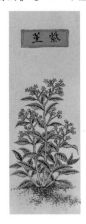

图 23-42-2　紫堇
《品汇》

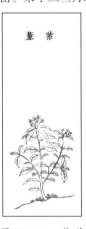

图 23-42-3　紫堇
《三才》

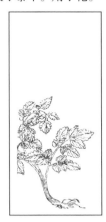

图 23-42-4　紫堇
《图考》

【气味】味酸。性微温。《本草品汇精要》卷四一。

【主治】能解肠热，去热毒。《医方药性·草药便览》。

【附方】《本草品汇精要》卷四一：主大小人脱肛。每天冷及吃冷食即暴痢不止，肛则下脱，久疗不瘥者。取花二斤，暴干，捣为散，加磁毛末七两，相和，研令细，涂肛上肉，既入内了，即使人噀冷水于面上，即吸入肠中。每日一涂药噀面，不过六七度即瘥。又以热酒半升，和散一方寸匕，空腹服之，日再，渐加至二方寸匕，以瘥为度。若五岁已下小儿，即以半杏子许散，和酒令服，亦佳。出《图经》。

八角茴香《本草品汇精要》　【校正】《本草纲目》附"蘹香"条下，今分出。

【释名】大茴香《本草原始》。

《本草原始》卷三：大有回阳散冷之功，故名大茴香。

【集解】《本草品汇精要》卷一三：《大明一统志》所载：土产占城国，今四川、湖广永州府祁阳等县所贡，多由舶上来者。苗叶传闻，未谙其的。据其形，大如钱，有八角，如车辐而锐，赤黑色，每角中有子一枚，如皂荚子小，扁而光明可爱，今药中多用之。又四川雅州出一种木蟹，其形与此无异，但六角，味酸无香为别，然不闻入药，而市人多以此乱真用者，当细辨耳。《本

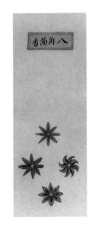 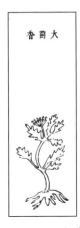 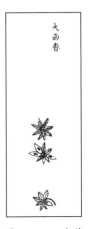 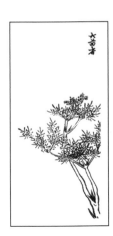

图 23-43-1　八角　茴香《品汇》　　图 23-43-2　大茴香《蒙筌》　　图 23-43-3　大茴香《原始》　　图 23-43-4　大茴香《图说》

草原始》卷三：大茴香出闽、广。壳赤色，大如钱，有八角，子藏壳中。秋月收采。嚼甚香甜。

【修治】《本草品汇精要》卷一三：细剉，火炒用。《本草原始》卷三：盐、酒炒。入心、肾二脏及小肠、膀胱。亦有微炒为末用者。

【气味】味：辛，甘。性：温，散。气：气之厚者，阳也。《本草品汇精要》卷一三。

《药性全备食物本草》卷四：多食昏目发疮，有实火人忌食。《罗氏会约医镜》卷一六：大茴辛温，若阳旺及得热则吐者均戒。

【主治】主一切冷气及诸疝痛。《本草品汇精要》卷一三。治膀胱肾间冷气，大有回阳散冷之功。《本草原始》卷三。

【发明】《医钞类编》卷二三：茴香形类不一。据书所载，有言大如麦粒，轻而细棱者名大茴。出宁夏。市中鲜有。他处小者名小茴。自番舶来，实八瓣者名八角香。今市所用大茴皆属八角。其香虽有，其味甚甘，其性温而不烈。若以八角大茴，甘多之味，甘多则滞。而谓能除沉寒痼冷，似于理有碍。似应用宁夏茴为胜。

【附方】《本草品汇精要》卷一三：治男子小肠气，肚疼，一切气积，及补下元虚冷，脾胃不和，并宜服之，有效。合木香、乳香、川楝子、丁香、破故纸、香附子、葫芦巴、京三棱、甘草各一两，杜仲五钱，共为末，酒糊为丸如桐子大，每服三十丸加至五十丸，空心用温酒或盐汤送下，日进三服。○治疝气，阴核肿大，痛不可忍。合沉香、木香、青盐、食盐各一钱，川楝肉、小茴香各二钱，新荔枝核十四个烧存性，为末，每服三钱，空心用热酒调下。○治冷气凝滞，小便淋涩作痛，身体冷。合木香、木通、槟榔、当归、赤芍药、青皮、泽泻、橘皮、甘草，入桂少许，姜三片，每服三钱，煎服。

罗勒《嘉祐本草》

【释名】西王母菜《通志》、山薄荷、千捶草、十一层《生草药性备要》。

【集解】《饮膳正要》卷三：与诸菜同食，气味香，辟腥。

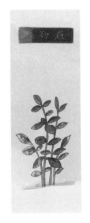

图 23-44-1 罗勒
《食物》

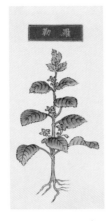

图 23-44-2 罗勒
《雷公》

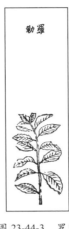

图 23-44-3 罗勒
《汇言》

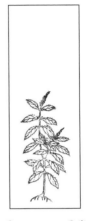

图 23-44-4 罗勒
《图考》

【主治】祛风湿，壮筋骨，浸酒；亦用其叶。《生草药性备要》卷下。

【发明】《本草汇言》卷一六：罗勒调中和胃，刘禹锡消食去恶气之药也。按《吴瑞本草》云：能辟飞尸鬼疰，蛊毒。而李东垣治牙疼口臭，神功丸用此，但取其去恶气而已。故《饮膳正要》云：与诸菜同食味辛香，能辟腥气，皆此意也。○此物辛香性热，多食则伤阴血，非雍涩也。《纲目》谓其和血，亦非辛热之物所能，与《嘉祐》两失之矣。子大如蚤，褐色，能治瞖，可安三五枚入目中，少顷湿胀，与瞖俱出。目中不可着一尘，独此可安三五颗。然但能取去热泪，去瞖则不能。

《植物名实图考》卷四：《瓮牖闲评》不识罗勒，乃斥《事物纪原》因石勒讳改名兰香为非，且援郑穆梦兰为证，是直以兰香为兰矣！金银白及，泚笔便误。多识下问，固当不妄雌黄。

【附方】《宝庆本草折衷》卷一九：患踠。取汁服半合，定。冬用干者煮之。

《本草品汇精要》卷三八：傅面灭瘢。合木兰香一斤，以三岁米醋浸令没，百日出，暴干为末，合醋、酱渍，百日出，日干，末服方寸匕。

《本草汇言》卷一六：治汗出染衣，黄如柏汁，此名黄汗。其证发热汗出而渴，身体浮肿，此因出汗时，受风冷水寒之气，入于汗孔得之。宜服四仙散，用罗勒二钱，桂枝三钱，黄耆、白芍药各五钱，水酒各一碗，煎服。

香菜《饮膳正要》

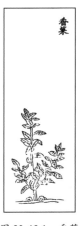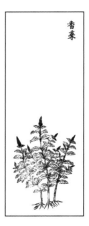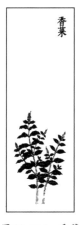

图 23-45-1 香菜 图 23-45-2 香菜 图 23-45-3 香菜
《饮膳》 《救荒》 《博录》

【集解】《饮膳正要》卷三：与诸菜同食，气味香，辟腥。《日用本草》卷七：乃世之菜品，饮食所需，使人口爽。《救荒本草》卷下之后：香菜生伊洛间，人家园圃种之。苗高一尺许，茎方窊五化切面，四棱，茎色紫，稺叶似薄荷叶微小，边有细锯齿，亦有细毛，稍头开花作穗，花淡藕褐色。《本草品汇精要》卷三九：今人采叶入诸羹中，由其味香以辟腥气，但不闻入药用之。

【气味】味辛，平，无毒。与诸菜同食，气味香，辟腥。《饮膳正要》卷三。味辛、香，性温。《救荒本草》卷下之后。

【主治】主辟飞尸、鬼疰，蛊毒，发脚气。《日用本草》卷七。

白花菜《食物本草》

【释名】廖折草《生草药性备要》。

《本草原始》卷六：因花色白，故名。

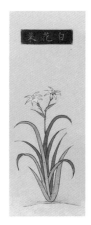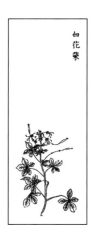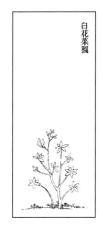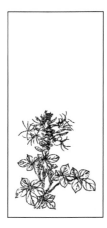

图 23-46-1 白花菜 图 23-46-2 白花菜 图 23-46-3 白花菜 图 23-46-4 白花菜
《食物》 《原始》 《草木典》 《图考》

【集解】《本草原始》卷六：其荚六七月采，略晒，以盐、椒揉熟，少晾，安置罐中发过，油醋调食，香美。《植物名实图考》卷四：圃中亦有种者，味近臭，惟宜腌食。亦有黄花者，白瓣黄须，袅袅有致，而气味乃不得相近。圃人种而自食，不知其味若何，久而不闻其臭，彼固日在鲍鱼之肆也。存此以见穷民恶食，未必即以臭为香。

【气味】味苦、辛，性凉，无毒。《养生食鉴》卷上。

《饮食须知·菜类》：不可与猪心肺同食。

【主治】治跌打，罨蛇咬。《生草药性备要》卷下。

子

【主治】今人治癣疾药多用。《本草原始》卷六。

辣椒 姚氏《食物本草》

【释名】辣虎《脉药联珠食物考》、辣茄、腊茄《本草纲目拾遗》、海疯藤《花镜》、辣枚《调疾饮食辩》、椒、樱、越椒、辣子《随息居饮食谱》、薄米菜、海薄《草木便方》。

《医林纂要探源》卷二：一名辣椒。非椒也，以味得名。《本草纲目拾遗》卷八：《药检》云：辣茄，一名腊茄，腊月熟，故名。

【集解】姚氏《食物本草》卷一六：番椒出蜀中，今处处有之。木本低小，人植盆中，以作玩好。结实如铃，内子极细，研入食品极辛辣。《医林纂要探源》卷二：茎叶扶疏，叶圆有尖，开白花，结实短者如鸡心，长者如指，嫩青老赤，鲜红可爱。子色白，形扁如茄子，可充食料，辛美而烈。海外番人当果食。《本草纲目拾遗》卷八：人家园圃多种之，深秋山人挑入市货卖，取以熬辣酱及洗冻疮用之，所用甚广，而《纲目》不载其功用。陈炅尧《食物宜忌》云：食茱萸即辣茄，陈者良。其种类大小方圆黄红不一，惟一种尖长名象牙辣茄，入药用。又一种木本者，名番姜。范咸《台湾府志》：番姜木本，种自荷兰，开花白瓣，绿实尖长，熟时朱红夺目，中有子辛辣，番人带壳啖之，内地名番椒。更有一种结实圆而微尖，似柰种，出咬吧，内地所无也。《药检》云：辣茄，一名腊茄，腊月熟，故名，亦入食料。苗叶似茄叶而小，茎高尺许，至夏乃花，白色五出，倒垂如茄花，结实青色，其实有如柿形，如秤锤形，有小如豆者，有大如橘者，有仰生如顶者，有倒垂叶下者，种种不一。入药惟取细长如象牙，又如人指者，作食料皆可用。《调疾饮食辩》卷三：近数十年，群嗜一物，名辣枚，又名辣椒，亦薄菜之类也。叶如蕾卜而薄，枝干高尺余，四五月开小白花。结子前后相续，初青后赤。

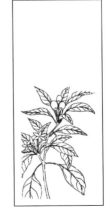

图 23-47-1　辣椒
《图考》

味辛辣如火，食之令人唇舌作肿，而嗜者众。或盐腌，或生食，或拌盐豉煠食，不少间断。至秋时最后生者，色青不赤，日干碾粉，犹作酱食。其形状不一，有本大末小者，有本小末大者，有大如拇指长一二寸者，有小如筋头短仅一二分者，有四棱如柿实形者，有圆如红琅玕、火齐珠者，植盆中为玩可也。《植物名实图考》卷六：处处有之，江西、湖南、黔、蜀种以为蔬。其种尖、圆、大、小不一，有柿子、笔管、朝天诸名。《蔬谱》《本草》皆未晰，惟《花镜》有番椒，即此。《遵义府志》：番椒通呼海椒，一名辣角，每味不离。长者曰牛角，仰者曰纂椒，味尤辣。柿椒或红或黄，中盆玩，味之辣至此极矣，或研为末，每味必偕；或以盐醋浸为蔬，甚至熬为油煿诸火而啗之者，其胸膈寒滞，乃至是哉。古人之食，必得其酱。所以调其偏而使之平。故有食医掌之。后世但取其味，膏腴炰炙，既为富贵膏肓，贫者茹生菜，山居者或淡食。而产蔗之区乃以饴为咸。虽所积不同，而其留着胸中格格不能下则一也。姜桂之性，尚可治其小患，至脾胃抑塞，攻之不可，则必以烈山焚泽，去其顽梗而求通焉，番椒之谓矣。

【正误】《脉药联珠食物考·蔬菜部》：《纲目》诸注误为秦地花椒，此乃草本辣椒也，又名辣虎。

【气味】味辛，温，无毒。姚氏《食物本草》卷一六。生甘、辛，温、大热；熟甘、辛，平、温，无毒。《食物小录》卷下。

【主治】主消宿食，解结气，开胃口，辟邪恶，杀腥气、诸毒。姚氏《食物本草》卷一六。开胃，除寒热，润肠，疗痔瘘。《医林纂要探源》卷二。去湿利窍，通关节，杀腥气。《食物小录》卷下。温中散寒，除风发汗，冷癖能蠲，行痰去湿。《医林纂要探源》卷二。温中燥湿，御风寒，杀腥，消食，开血闭，快大肠。《随息居饮食谱·调和类》。

【发明】《医林纂要探源》卷二：大辛温，而能疗肠风痔瘘者，以其实下垂，性下行，色赤入血分，味辛泻肺，导火以下行，故虽热而能去热。《本草纲目拾遗》卷八：《食物宜忌》云：性辛、苦，大热，温中下气，散寒除湿，开郁去痰消食，杀虫解毒。治呕逆，疗噎膈，止泻痢，祛脚气，食之走风动火，病目发疮痔，凡血虚有火者忌服。《药检》云：味辛，性大热，入口即辣舌，能祛风行血，散寒解郁，导滞止澼泻，擦癣。《百草镜》：熏壁虱，洗冻瘃，浴冷疥，泻大肠，经寒澼。《调疾饮食辩》卷三：今食者十之七八，而痔疮、便血、吐血，及小儿痘殇亦多十之七八。父母嗜食辛辣，其精血必热，故遗害于儿女。夫先师所慎者三疾居其一。《乡党》一章，所载不食之物多端，虽未尝作疾，犹当谨之，况明明有害而反嗜之哉。明理之人，饮食以冲淡和平为正。醲厚之味，久必伤生；毒劣之物，嗜之损寿。乃食此而不尽夭者，以体无内热也。若有内热，死安能不速耶。读吾书者，幸毋倔强也。《草木便方》卷二：海薽辛温性大热，胸腹冷气陈寒绝。饮食不消令人食，豁痰止呕利胸膈。

【附方】《本草纲目拾遗》卷八：外痔。以象牙辣茄红熟者，剉细，甜酱拌食。《百草镜》。

毒蛇伤。用辣茄生嚼十一二枚即消肿定痛，伤处起小泡出黄水而愈，食此味反甘而不辣。或嚼烂敷伤口，亦消肿定痛。《百草镜》。祛臭虫方。用羊骨头一个，秦椒半斤，共入火盆内，同锯木屑烧之，门窗闭紧，勿令出烟，其虫自死。《经验广集》。敏按：木屑用樟木者佳。冻瘃。剥辣茄皮贴上，即愈。蔡云白方。痢积水泻。辣茄一个为丸，清晨热豆腐皮裹吞下，即愈。《医宗汇编》。

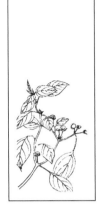

图 23-48-1　红丝
线《图考》

红丝线《植物名实图考》

【释名】血见愁《植物名实图考》。

【集解】《植物名实图考》卷九：产南安。绿茎有毛，叶如山茶叶而薄，长柄下垂，结实如珠，生青熟红，绿蒂托之。

【主治】捣敷红肿。《植物名实图考》卷九。

草豉《本草拾遗》

【集解】姚氏《食物本草》卷六：生巴西诸国。草似韭状，豉出花中，彼人食之。

【气味】味辛，平，无毒。姚氏《食物本草》卷六。

【主治】主恶气，调中，益五藏，开胃，令人能食。姚氏《食物本草》卷六。

【发明】《调疾饮食辩》卷三：此菜南方绝无，观其所主，性必辛温，热病忌之。

菜部第二十四卷

菜之二　柔滑类81种

芸薹《唐本草》

【释名】云台《通志》、春不老《本草省常》。

【集解】《救荒本草》卷下之後：叶似菠菜叶，比菠菜叶下两傍多两叉，开黄花，结角似蔓菁角，有子如小芥子大。《本草品汇精要》卷四〇：《埤雅》云：芸薹，香草也，仲冬之日始生，类豌豆而作丛，又似苜蓿，叶似雅蒿极芬香，可食。秋后叶间微白如粉，经冬根亦不死，故《淮南子》云：芸草，死而复生是也，采之着于衣、书，可以辟蠹。在汉时种于兰台藏书之府，今南人采置席下，亦可以去蚤虱，又谓七里香也。《调疾饮食辩》卷三：菜中贱品也。菘菜之佳者收子稍老，或地土不宜，皆变为油菜。而油菜不能变菘，亦犹籼白米之渐变为红，红米不能变白。盖不能葆其本真，则必流于污下，人与物同也。苗、叶味短且伤血，惟春初嫩茎味鲜腴。近人因子可榨油，种之甚广。春时花放阡陌间，如给孤祇园，现黄金世界，足供玩赏。《闲情偶寄》云：香风导酒客寻帘，锦蝶与游人争路。《植物名实图考》卷四：然有油辣菜、油青菜二种，辣菜味浊而肥，茎有紫皮，多涎，微苦，武昌尤喜种之。每食易厌。油青菜同菘菜，冬种生薹，味清而腴，逾于莴笋。佐菌茸羹，滑美无伦，以厕葱韭，可谓蒙垢。李时珍以为羌陇氐胡，其地苦寒，冬月种此，故谓之寒菜。今北地冻圃如涤，有此素蔬，老伧不膻酪矣。近时沿淮南北，水旱之祲，冬辄耧种于田，民虽菜色，道免饥馑，稆生亦时有之。若其积雪初消，和风潜扇，万顷黄金，动连山泽，觉桃花净尽菜花开，语为倒置。古人诗如范石湖菘心青嫩芥薹肥，杨诚斋菘薹正自有风味，皆指芥菜。得非以其荤而不置齿牙间乎？

茎叶

【气味】味辛，凉，无毒。《宝庆本草折衷》卷二〇。

【主治】主滑胃，通结气，利大小便。姚氏《食物本草》卷七。通结利便。《食鉴

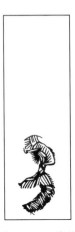

图 24-1-1 芸苔
《歌括》

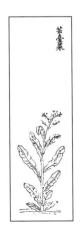

图 24-1-2 芸
台菜《饮膳》

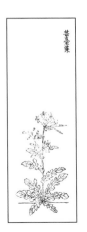

图 24-1-3 芸
台菜《救荒》

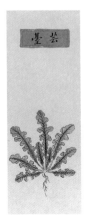

图 24-1-4 芸
台《品汇》

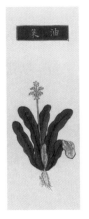

图 24-1-5 油菜
《食物》

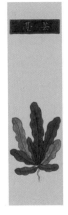

图 24-1-6 芸
台《食物》

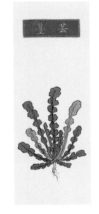

图 24-1-7 芸苔
《雷公》

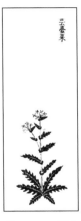

图 24-1-8 芸台
《博录》

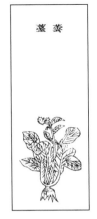

图 24-1-9 芸
苔《备要》

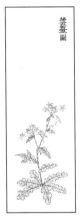

图 24-1-10 芸苔
《草木典》

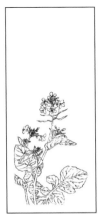

图 24-1-11 芸苔
《图考》

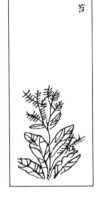

图 24-1-12 芸苔
《便方》

本草·菜类》。

【发明】《神农本经会通》卷五：《局》云：芸苔最不宜多食，发病生虫极损阳。主破癥瘕通结血，更除丹肿乳痈疮。《本草述》卷一五：芸苔之用，医类以为行滞血，散结气耳。殊不知其种于冬月，能历霜雪，由冬而春，采其薹心为茹，至三月遂老，则其气味辛温，已知畅气宣血，虽微物亦有精专者，能由阴育阳，从阳畅阴以为用，不只以疏决为功也。即其三月遂老，盖因专精于血脏，以毕其用，乃如此尔。血脏即指肝，属水，过三月即非水司令之时也。《准绳》行痹证三方用之。《本草》首主游风丹肿，及产后血风，并□腹诸疾为最切者，因风脏原是血脏，能鼓阳而化阴，惟在斯脏，是则风化行而乃得血化，然血不化，即还致风淫，是固相因以为生化，相因以为变害也。则兹味功能，固不得以其微而忽之矣。《本经逢原》卷三：腊肉蛀孔中滴入，其虫即灭，治虫之功可知。《夕庵读本草快编》卷三：芸苔子叶同功，其味辛，其气温，能行能散，化滞血，破结气之味也。故古方消肿散结，治产后心腹气血作痛，并诸游风丹毒及热瘴疮痔，皆亦用之。又治小儿惊风，贴其顶颢则引气上出，若欲断产，加子于四物汤服，永不再生。《本草求真》卷九：据书皆载气味辛温，而大明独指其性曰凉，其义何居？缘五味五气，于人气血不甚伤损，则或投以辛散，而真气不失，自不得以凉名，如其用辛破血，审于真气有碍，则辛气既投，凉气自至，又曷能使辛为温，而其气不得以凉名乎？

子

【主治】其子打油涂痈疽、痔漏中生虫即尽。《医经允中》卷二二。凉血解毒，明目利水。《本草省常·气味类》。

【发明】《饮食须知·菜类》：服补骨脂者，忌食之。《本草纲目拾遗》卷八：凡油白菜收子作种者，其中心老根内，必有一子。枯时摇之有声，剖出，名粪金子。以其得粪力，而花实干中子，又得菜之生气，大能益人。曰金子，重之也。田种者，其子更佳。王圣俞云：粪金子在收菜种子时，其中干内剖出，形如鼠粪而黑色，如麦粒大小，千百干中不过数十粒。盖有生不生之别，不能每干皆产也。治血症，取三钱炒研，白汤调服，立愈。《调疾饮食辩》卷一：芸苔油即菜子油，为诸油中之第一劣物，能败阳发病，损精神又损腰脚，生寸白虫，见《食物本草》。又能使女人不孕，见《纲目》。凡生产不顺，欲断产者，及师尼寡妇虑受私胎者，诸古方皆用油菜子，则不孕之说，岂虚语哉。吾乡反贵之，呼真香油，而以挼和脂麻者为假香油，香油载在医书、本草不知几千百，见皆谓脂麻油，无道及芸苔者。市侩不知，以此为价之低昂，无足深责，医人岂皆无目，何竟愦愦也。认贼作子，认子作贼，可发轩渠。独其外用消肿解毒，与脂麻油同，亦愈陈愈妙，过陈者尤不可食。《随息居饮食谱·蔬食类》：凡患腰脚、口齿诸病，及产后、痧痘、疮家锢疾，目证、时感，皆忌之。《随息居饮食谱·调和类》：凡时感痧胀，目疾喉证，咳血，疮疡，痧痘，疟疾，产后，并忌之，以有微毒而能发风动疾也。世俗以其气香而尚之，罔知其弊，以致疾病缠绵而不察。惟外用涂汤火伤，刮痧，调疮药皆妙。

【附方】《本草洞诠》卷七：治小儿惊风。贴其顶囟，则引气上出也。

菘《别录》

【释名】水白菜姚氏《食物本草》。

【集解】《宝庆本草折衷》卷一九：菘，音嵩。一名菘菜，吴人名楚菘，南人名秦菘。叶大而厚者，名牛肚菘；叶薄而细者，名紫菘。一名紫花菘，似蔓菁者名白菘，一名苞葵菜。○南土种之。河西出者名九英菘。《本草发明》卷五：菘菜乃常食，性和利人，无余逆忤。南北皆有，与芜菁相近。蔓菁梗短，叶大连地生，阔叶红色，叶不光。菘比蔓菁梗短，叶阔厚而肥，为菘。《本草从新》卷四：茎圆厚者，名白菜；茎扁而白，黄嫩脆美者，名黄芽菜，尤美而益人。《医林纂要探源》卷二：种不一，有箭干白，白菘也。有黄芽白，黄菘也，又名牛肚菘。有三月青，黑菘也，又名瓢儿菜。有雪里红，紫菘也，与芥菜相似。《食物小录》卷上：茎圆小者，名蔓菜。《本草纲目拾遗》卷八：黄矮菜，一名黄芽菜。咸淳《临安志》：冬间取巨菜覆以草，积久而去其腐，叶黄白鲜莹，故名黄芽。万历《杭州府志》：杭人讹为黄雅菜。《戒庵漫笔》：黄矮菜，杭州呼为花交菜。《群芳谱》：燕京圃人以马粪入窖，壅培菘菜，令不见风日，长生苗叶，皆嫩黄色，脆美无滓，谓之黄芽菜，乃白菜别种，茎叶皆扁。

【正误】《植物名实图考》卷三：北地产者肥大，昔人谓北地种菘，变为蔓菁。殊不然。考《岭表录异》：岭南种蔓菁，即变为芥。今北地种芥多肥大，亦似变为蔓菁也。按菘菜种类有莲花白、箭干铃、杵杓白各种，惟黄芽白则肥美无敌。王世懋谓为蔬中神品，不虚也。北无菘菜，前人已为洗谤。南方之种多从燕蓟携归。《闽书》谓张燕公自函京携种，归曲江种之，闽中呼为张相公菘。以余所至，如湖广之襄阳、施南、辰州、沅州，皆产之。可与黄芽为斯舆。湖南之长沙县有数区地宜种，则燕蓟之云初也。闻广东雷州亦佳，然羊城初筵，皆海舶冬致，东吴、两浙、江右，粮艘归帆，不胫而走。味胜于肉，亦非无食肉相者所能顿顿扪腹也。滇南四时不绝，亦少渣滓。似此菜根，良有滋味。惟怪古人歌咏不及，范石湖《田园杂兴》诗：拨雪挑来揭地菘，味如蜜藕更肥浓。此尚是黑叶白菜之类。若北地大雪，菜皆僵冻，琼浆玉液，顿成枯柄矣。又菘以心实为贵，其覆地者北人谓之穷汉菜，亦曰帽缨子，诚贱之也。《清异录》江右多菘菜，粥笋者恶之，詈曰心子菜。盖笋虚中而菘实中也。《雒南县志》：有圆根者，疗饥济荒，与蔓菁同功。今北地连根煮食，味亦甘，微作辛气。李时珍谓根坚小，不可食，亦少所见。

【气味】味甘、小苦，平，凉，微毒。○服药中有甘草者忌食之。○畏生姜。《宝庆本草折衷》卷一九。

【主治】主通利肠胃之圣药，除胸中烦热之捷方。消食下气为最，治瘴止热

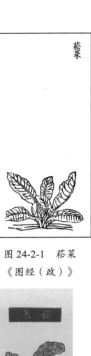

图 24-2-1 菘菜
《图经（政）》

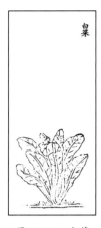

图 24-2-2 白菜
《图经（政）》

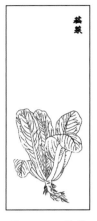

图 24-2-3 菘菜
《图经（绍）》

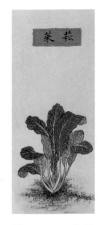

图 24-2-4 菘菜
《品汇》

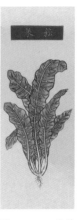

图 24-2-5 菘菜
《食物》

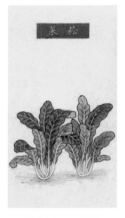

图 24-2-6 菘菜
《雷公》

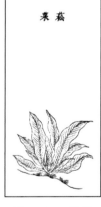

图 24-2-7 菘菜
《三才》

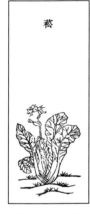

图 24-2-8 菘
《备要》

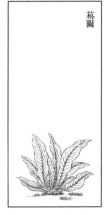

图 24-2-9 菘《草
木典》

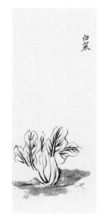

图 24-2-10 白菜
《滇南图》

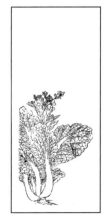

图 24-2-11 菘
菜《图考》

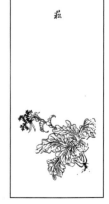

图 24-2-12 菘
《图说》

尤良。《太乙仙制本草药性大全·仙制药性》卷五。紫花菘：行风气，去邪热。《本草医旨》卷二。利二便，止热嗽，敷丹肿。《得配本草》卷五。

【发明】《药性全备食物本草》卷一：多食发肤痒；胃寒人食，多令恶心吐沫作泻，生姜可制。○又叶晒令半干，次早取入坛内，以热饭饮浸之，三日后则酸如醋，谓之薹水，入药可吐痰涎。和五味作汤食，益脾胃，解面毒、酒毒。《医林纂要探源》卷二：作淡薹则酸。煮汁，除烦热，醒酒。以有辛寒之性存焉。盐干之，为黑盐薹。泡汤，能治伤寒轻者，开声音。亦以辛能表，能泻肺邪也。《本草医旨》卷二：北人居南方，不胜地土之宜遂病，忌菘菜。《饮食须知·菜类》：胃寒人食多，令恶心，吐沫，作泻……其性当作凉，生姜可解。《本草纲目拾遗》卷八：冬菜乃白菜。杭俗小雪前后，居人率市白菜，以盐腌之作薹，藏为御冬及春时所食，名曰冬菜。颇利膈下气，其卤汁煮豆及豆腐食，能清火益肺，诚食中佳品也。至春分后，天渐暖，菜亦渐变黑色，味苦不堪食，以之晒作干，饭锅上蒸黑，再晒再蒸，如此数次，乃曝之极燥，贮缶器中，可久藏不坏，名曰霉干菜，即干冬菜也。年久者，出之颇香烈开胃，噤口痢及产蓐，以之下粥，大有补益。盖白菜本能和中下气，利三焦，通二便，含土德之精，有生金之用。干之则苦，返其初，而从母化也。久蒸久晒，则味反甘，全其德，故有中和之运，功与参蓍等。惜乎世多忽而不知，余故特为表之。濒湖《纲目》菘下无干菜之用，殊为缺略。近日笕桥人所市者，乃萝卜英所干，与芥菜干蒸晒成者，皆不入药。须人家冬白菜腌作，蒸晒年久者为佳。《群芳谱》：有造黑腌薹法：用白菜如法腌透，取出，挂于桁上，晒极干，上甑蒸熟，再晒干收之，极耐久藏，夏月以此薹和肉炒，可以久留不臭，即今干冬菜也。开胃下气，益血生津，补虚劳，已痰嗽。年久者泡汤饮，治声音不出。和酒捣烂，涂汤火伤。

【附方】《本草品汇精要》卷三八：治发背。杵地菘汁一升，日再服，差。○辟瘟病。菘菜和粟米，酒服方寸匕。

《太乙仙制本草药性大全·仙制药性》卷五：通利肠胃，除胸中烦热，解酒渴。用叶二斤，煮作羹啜之。止渴。作薹菹食亦得。

《本草纲目拾遗》卷八：白火丹。此症形如水胀，肢体俱肿，皮肤色白，饱胀不食，畏见灯火，用冬菜勿落水，阴干，陈三年者可用，愈陈愈妙，煎汤洗浴，并煎服之，立消如神。黄氏传方。

【附录】樗菜。姚氏《食物本草》卷七：樗，音痴。非人所莳者。每种白菜变成此种，形类略同。茎带青色，不扁，叶边虽有刻缺而不细，易起薹，味下劣，不堪啖。樗菜，味甘，平，无毒。主利二便。无他长，蔬中下贱之物。

刘隐菜 姚氏《食物本草》

【释名】姚氏《食物本草》卷七：世传刘曳修隐于此，食玉菜仙去。故后人呼为刘隐菜。

【集解】姚氏《食物本草》卷七：产直隶绩溪县北六十里大鳌山。其菜如玉。

【气味】味甘，无毒。姚氏《食物本草》卷七。

【主治】主补精神，生津液。久食神仙。姚氏《食物本草》卷七。

黄芽白菜《滇南本草》

【释名】黄矮菜、黄芽菜《随息居饮食谱》。

【集解】姚氏《食物本草》卷七：黄芽菜产燕地。根似莱菔。和荤素诸物煮食，极佳。移种别处，则形味俱变矣。

【气味】味甘、酸，性寒。《滇南本草》卷下。味甘，平，无毒。姚氏《食物本草》卷七。

【主治】走经络，动痰，利小便。《滇南本草》卷下。主益元，补胃，悦颜色。姚氏《食物本草》卷七。和中，利肠胃。《食物小录》卷上。养胃。《随息居饮食谱·蔬食类》。

【发明】《随息居饮食谱·蔬食类》：荤素皆宜。雪后更佳。但宜鲜食。北产更美，味胜珍羞。亦可为菹，诸病不忌。

甘蓝《本草拾遗》 【校正】《本草纲目》原入草部，今移此。

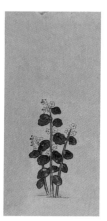 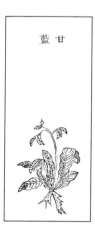 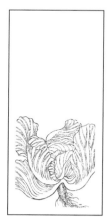

图 24-5-1 甘蓝《食物》　图 24-5-2 甘蓝《备要》　图 24-5-3 葵花白菜《图考》

【释名】葵花白菜《植物名实图考》。

【集解】《千金要方·食治》卷二六：胡居士云，河东陇西羌胡多种食之，汉地鲜有。其叶长大厚，煮食甘美，经冬不死，春亦有英。其花黄，生角结子。《植物名实图考》卷三：生山西。大叶青蓝如擘蓝，四面披离，中心叶白如黄芽白菜，层层紧抱如覆碗，肥脆可爱，汾、沁之间，菜之美者，为菹、为羹，无不宜之。《山西志》无纪者，日食菜根，乃缺蔬谱，俗讹为回子白菜。

【气味】甘，平，无毒。《千金要方·食治》卷二六。

【主治】久食大益肾，填髓脑，利五藏，调六腑。《千金要方·食治》卷二六。

【附方】《神农本经会通》卷五：治黄毒。煮作菹。去心下结伏气。经宿渍色黄，和盐食之。

子

【主治】甚治人多睡。《千金要方·食治》卷二六。

荠菜《别录》

【释名】苦菜《本草发明》、芊菜、鸡心菜《医林纂要探源》、净肠草《植物名实图考》、田荠、甜荠《新编六书》。

《本草汇言》卷一六：花叶对生，整齐如一，故名荠。

【集解】《通志》卷七五：荠之菜甚小，自生园圃，其实曰蒫。《救荒本草》卷下之后：荠菜生平泽中，今处处有之。苗揭地生，作锯齿叶，三四月出葶，分生茎叉，梢上开小白花，结实小似蒡蒉子。《本草品汇精要》卷三八：荠，春生最先以诸菜，似菠菜，小而着地，散生，叶有锯齿而青绿有毛。其根色白，二月抽薹，高尺许，茎有小叶，三月开细白花，结三尖荚子，四月成实。其叶霜后则微赤，而经冬不凋也。《医林纂要探源》卷二：冬至后布地生叶，似萝卜菜而甚小，根直下如线，抽茎直上，三月初开小白花，结荚，扁而三角如扇，清香，交夏则死。

【气味】味辛，凉，甘，平。《食鉴本草》卷下。

【主治】治赤眼，疼痛碜涩，以根汁点目中。《宝庆本草折衷》卷二○。根：益胃，清目。《食物辑要》卷三。能开胃，行肺气。《食物小录》卷上。

【发明】《食物小录》卷上：有长叶、圆叶、花叶、线叶、紫叶、青叶、高矮大小数十种，其功用性味皆同。《植物名实图考》卷三：春初即结实，其花能消小儿乳积，投之乳中，旋化为水；肉食者可以荡涤肠胃。俗亦谓之净肠草。故烧灰治红白痢有效。陆放翁诗目有食荠糁甚美，盖蜀人所谓东坡羹也。今燕京岁首亦作之，呼为翡翠羹。牛乳抨酥，淘无此色味。

【附方】《药性全备食物本草》卷一：煮荠法。取荠一二升许，净洗入淘了米三合，冷水三升，生姜二指大，生油一蚬壳，不用盐醋，又不须搅动，俟羹熟取食，能引血归肝，明目，治疮，与夜读熊胆之意同，此幽人山居之禄，不可忽也。

实

【主治】疏利五脏，凉肝明目。

【发明】《调疾饮食辩》卷三：子名蒫。《诗》曰：谁谓荼苦，其甘如荠。性能补肝，利五藏，功专明目，眼生翳膜者，宜长久食之。子为末，每夜点大眦，涩痛忍之，能退云翳，消努肉。出《圣济总录》。

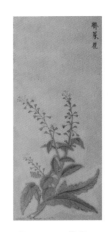

图 24-6-1 荠菜
花《履巉岩》

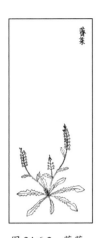

图 24-6-2 荠菜
《救荒》

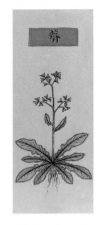

图 24-6-3 荠
《品汇》

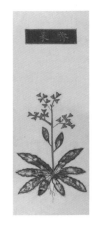

图 24-6-4 荠菜
《食物》

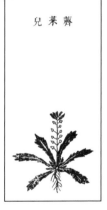

图 24-6-5 荠菜儿《野谱》

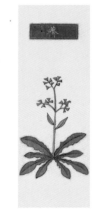

图 24-6-6 荠《雷公》

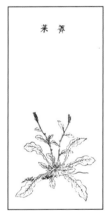

图 24-6-7 荠菜《三才》

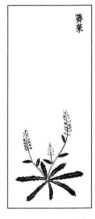

图 24-6-8 荠菜《博录》

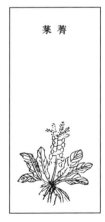

图 24-6-9 荠菜
《备要》

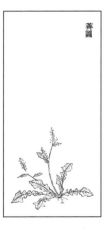

图 24-6-10 荠
《草木典》

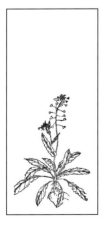

图 24-6-11 荠菜
《图考》

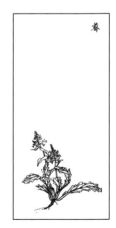

图 24-6-12 荠
《图说》

花

【气味】性暖，无毒。《履巉岩本草》卷中。

【主治】治泻痢日久不止，不以多少，干为细末，每服三大钱，空心枣汤调服。《履巉岩本草》卷中。

【发明】《医林纂要探源》卷二：上巳戴其花，又煎水沐浴，以辟蚤虱，除不祥。亦采蘭意也。

季菜 《滇南本草》

【气味】味辛、苦，性平。《滇南本草》卷下。

【主治】清肺热，消痰，止咳嗽，除小肠经邪热，利小便。《滇南本草》卷下。

【附方】《滇南本草》卷下：治肺热咳嗽。用鸡蛋煮吃。

菥蓂 《本经》

【释名】蔑菥《通志》、遏蓝菜《救荒本草》。

【集解】《救荒本草》卷下之后：生田野中下湿地。苗初撮地生，叶似初生菠菜叶而小，其头颇团，叶间撺葶分叉，上结荚儿似榆钱状而小。《植物名实图考》卷三：俗呼花荠，味不如荠。

苗

【主治】有为虰啮者，嚼叶敷之，止痒。《植物名实图考》卷五。

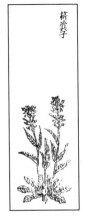 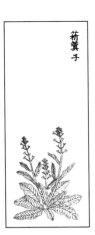 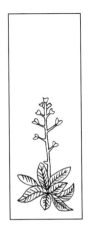 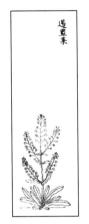

图 24-8-1 菥蓂子《图经（政）》　　图 24-8-2 菥蓂子《图经（绍）》　　图 24-8-3 菥蓂子《歌括》　　图 24-8-4 遏蓝菜《救荒》

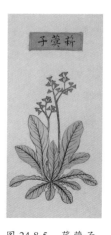
图 24-8-5 菥蓂子《品汇》

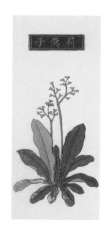
图 24-8-6 菥蓂子《雷公》

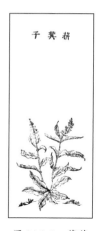
图 24-8-7 菥蓂子《三才》

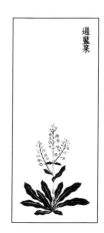
图 24-8-8 遏蓝菜《博录》

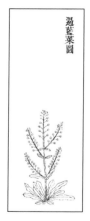
图 24-8-9 遏蓝菜《草木典》

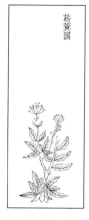
图 24-8-10 菥蓂子《草木典》

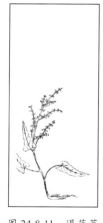
图 24-8-11 遏蓝菜《图考》

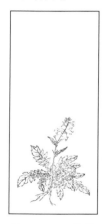
图 24-8-12 菥蓂《图考》

菥蓂子

【气味】微温，味气辛。《神农本经会通》卷一。

【主治】末之点眼令光明，能安五脏轻身体，心腹腰疼益妇人。《神农本经会通》卷一。

【发明】《神农本草经赞》卷一：川潦道周，萋然美盛。七叶乖和，五轮瞖病。积泻倾杯，明回借镜。续寿标灵，乐含腹咏。○《诗笺》：葛覃叶，萋然，喻其容色美盛也。甄权曰：治肝家积聚。《史记·传》：肝左三叶，右四叶。苏轼诗：吾于五轮间。《庄子》：适有瞖病。《黄帝内经》曰：肝脉微急为肥，气在胁下若覆杯。《新论》：人目短于自见，故借镜以观形。欧阳修帖子：宝曲标灵日，万寿续天长。《吴志·传》：胡综心歌腹咏，乐于归附。吴普曰：五月五日采。治腹胀。

黄瓜菜《食物本草》

【集解】《食物辑要》卷三：其形似蘘。《植物名实图考》卷四：《食物本草》始著录，似苦荬而花甚细。《救荒本草》黄鹌菜即此，此草与荠苣齐生，而味肥俱不如，彼为膏粱，此为草芥矣。《本草省常·菜性类》：此田泽中小菜，非金针也。

【气味】《调疾饮食辩》卷三：热病后宜食，热结者尤宜多食。

【主治】又煮汁饮，治虎咬伤。渣敷伤处，立止疼痛。或以饲豕，可辟瘟。饲鹅儿易长大。《调疾饮食辩》卷三。

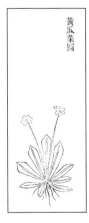

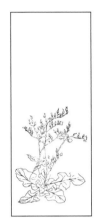

图 24-9-1　黄瓜菜
《草木典》

图 24-9-2　黄瓜菜
《图考》

青菜《滇南本草》

【释名】苦菜《滇南本草》、青菘、蛮白菜《本草省常》。

【集解】《食鉴本草》卷下：四季所有者。

【气味】味苦，性大寒。《滇南本草》卷下。味甘，平。《食鉴本草》卷下。

【主治】凉血热，寒脾，发肚中诸积，利小便。《滇南本草》卷下。疏通肠胃结滞，利大小便，和中下气。《食鉴本草》卷下。

【附方】《滇南本草》卷下：治妇人乳结红肿。捣汁，临服点水酒为引。

蹋菜姚氏《食物本草》

【释名】乌金白《植物名实图考》。

【集解】姚氏《食物本草》卷六：南土有之。生于岁暮。其叶蹋地不起，味极肥美。交春气热则老而无味矣。○此菜生于冬，冬季阳气藏腹，故食之虽寒不妨。《植物名实图考》卷三：即菘菜之黑叶者。湖南产者叶圆少皱，色青黑有光，味稍逊，其箭杆白与他处同。

【气味】味甘，平，无毒。姚氏《食物本草》卷六。

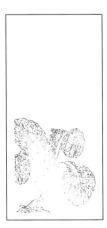

图 24-11-1　乌金白
《图考》

【主治】滑肠疏肝，利五脏。姚氏《食物本草》卷六。

芝麻菜《校补滇南本草》

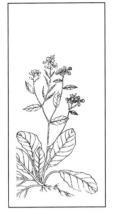

图 24-12-1　芝麻菜
《图考》

【集解】《植物名实图考》卷六：生云南。如初生菘菜，抽茎开四瓣黄花，有黑缕，高尺许，生食味如白苣而微埴气。

【气味】味微寒。《校补滇南本草》卷上。

【主治】治中风中寒，并暑热之症。《校补滇南本草》卷上。

菠菜《嘉祐本草》

【释名】红根菜《滇南本草图说》、红菜、洋菜、波斯菜《本草纲目拾遗》。

【集解】《本草品汇精要》卷四○：今据圃人播于于畦，其叶渐长，繁茂而有三尖者，名为火焰菠棱。根、叶柔嫩，作茹食之甘美。至六七月，茎高二三尺，作荚生子，颇类蒺藜子，其根色赤，故北人呼为赤根菜也。《医林纂要探源》卷二：叶似酸模而色深绿，根大如指而色赤，丛生地上如盘，抽茎结实似蒺藜。《植物名实图考》卷四：菠棱，《嘉佑本草》始著录。《嘉话录》种自颇陵国移来，讹为菠棱。味滑，利五脏，此菜色味皆佳，广舶珊瑚，以色如菠菜茎者为贵，则亦可名珊瑚菜矣。南中四时不绝，以早春初冬时嫩美。东坡诗：北方苦寒今未已，雪底菠棱如铁甲。岂知吾蜀富冬蔬，霜叶露芽寒更苗。大抵江以南皆富冬蔬，而北地之窖生者色尤碧，味尤脆也。惟此菜忽有涩者，乃不能下咽。岂瘠土不材耶？北地三四月间，菜把高如人，肥壮无筋，焯而腊之入汤，鲜绿可爱，目之曰万年青，闻黑龙江菠棱厚劲如箭镞，则洵如铁甲矣。《调疾饮食辩》卷三：《唐会要》曰：太宗时，尼波罗国献波棱菜，类红蓝花。《纲目》曰：有雌雄，就茎间开碎红花，攒簇不显，实似蒺藜。亦误也。菠棱花全绿，与叶同色。类红蓝花者，谓其茎、叶之形，非谓花色也。但有雌雄，雄者开花无子，雌者结子无花，异物也。种之难出，有云必过月朔乃生者，试之不然。

菜及根

【气味】甘，温。古本草皆言其冷，今人历试之，但见其热，不觉其冷。滑，微毒。《本草从新》卷四。甘、酸，寒，滑。《医林纂要探源》卷二。

【主治】敛阴和血。《医林纂要探源》卷二。止血。《本草纲目拾遗》卷八。

【发明】《履巉岩本草》卷下：多食滑肠，动痼冷，○北人食肉面即平，南人食鱼鳖水米即冷。不可多食，冷大小肠，令人脚弱，大率性冷尔。《食治广要》卷三：老人、血枯便难者，常

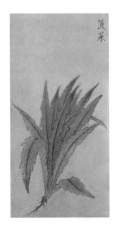

图 24-13-1 菠菜
《履巉岩》

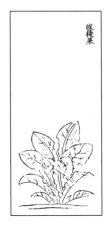

图 24-13-2 菠薐菜
《饮膳》

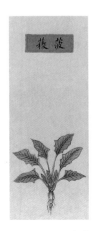

图 24-13-3 菠薐
《品汇》

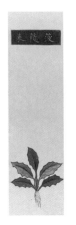

图 24-13-4 菠薐菜
《食物》

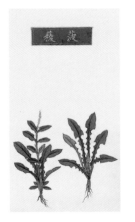

图 24-13-5 菠薐
《雷公》

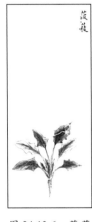

图 24-13-6 菠薐
《草木状》

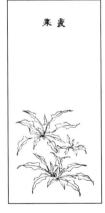

图 24-13-7 菠菜
《三才》

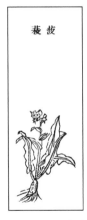

图 24-13-8 菠薐
《备要》

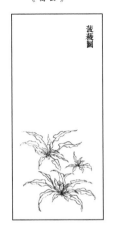

图 24-13-9 菠薐
《草木典》

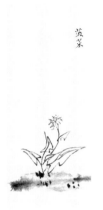

图 24-13-10 菠菜
《滇南图》

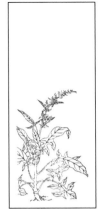

图 24-13-11 菠薐
《图考》

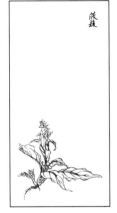

图 24-13-12 菠薐
《图说》

作羹食之佳。《本经逢原》卷三：凡蔬菜皆能疏利肠胃，而菠薐冷滑尤甚，多食令人脚弱，发腰痛，动冷气。《古今治验食物单方》：菠薐，寒润之物，宜于大肠血燥、脾约之人。《医林纂要探源》卷二：然多食发疮。肺过敛则皮肤反燥。《校补滇南本草》卷下：波菜伤肠胃。伤风忌食，引风邪入脏腑经络，令人咳嗽。《本草求真》卷九：何书皆言能利肠胃，盖因滑则通窍，菠薐质滑而利。凡人久病大便不通及痔漏闭塞之人，宜咸用之。又言能解热毒、酒毒。盖因寒则疗热，菠薐气味既冷。凡因痈肿毒发，并因酒湿成毒者，须宜用此以服。且毒与热，未有不先由胃而始及肠，故药多从甘入，菠薐既滑且冷，而味又甘，故能入胃清解，而使其热与毒尽从肠胃而出矣。然此服之过多，为害不浅。《药笼小品》：取老菠菜直下根，治老人大便难下最妙。须佐补气养血之药。

【附方】《本草纲目拾遗》卷八：治刑杖瘀血攻心。捣汁冲酒服，即散，可理跌打。

子

【气味】性微温，味微辛、甜。入脾肺二经。《校补滇南本草》卷下。

【主治】祛风明目，开通关窍，利肠胃。《校补滇南本草》卷下。

莙荙《别录》

【释名】甜菜《植物名实图考》、石菜《本草求原》、白甜菜《随息居饮食谱》。

【集解】《救荒本草》卷下之后：所在有之。人家园圃中多种。苗叶揭地生，叶类白菜而短，叶茎亦窄，叶头稍团，形状似糜匙样。《本草品汇精要》卷四〇：圃人春间以子水浸数日，俟其萌动，播种于畦，苗叶渐高尺许。至夏繁茂，抽茎着碎黄花，于其端作荚生子。刈其茎烧灰，淋汁浣衣，大能去油垢也。

【气味】味咸，性平、寒，微毒。《救荒本草》卷下之后。

《滇南本草》卷下：味甘，性平。入阳明经。发胃动痰，走经络。按：甜菜吃之有损无益，动肝气，发胃气，面背寒，发痰火、筋骨疼痛。肚有疾者，吃之发病。

【主治】治天行疫疠，解风热毒，解暑热，攻毒痢。夏月作粥最良。《食鉴本草》卷下。主时行壮热，止热毒泄痢。解风热如神，破热毒尤胜。开胃通心膈而有准，折伤生肌肉而极灵。《太乙仙制本草药性大全·仙制药性》卷五。清火祛风，杀虫解毒，涤垢浊，稀痘疮，止带调经，通淋，治痢。妇人小儿尤宜食之。老者良。《随息居饮食谱·蔬食类》。

【发明】《医林纂要探源》卷二：今人或以为菠棱，反谓菠棱为莙荙。两易其名，误也。益脾，利肠胃。以甘而有土气也。多食尤发疮。土固无不发，且过缓生湿，腠理反涩而生燥，血凝不行也。《本草求真》卷九：考书言此捣汁以饮，能治时行壮热，及解风热诸毒。夏月以菜作粥，

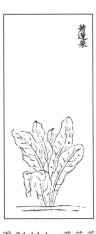

图 24-14-1　莙荙菜
《饮膳》

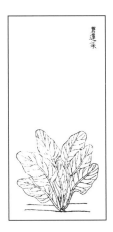

图 24-14-2　莙荙菜
《救荒》

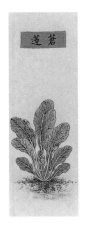

图 24-14-3　莙荙
《品汇》

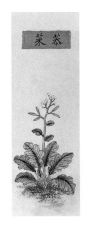

图 24-14-4　忝菜
《品汇》

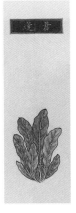

图 24-14-5　莙荙
《食物》

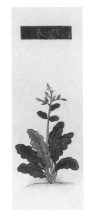

图 24-14-6　忝菜
《食物》

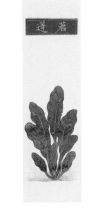

图 24-14-7　莙荙
《雷公》

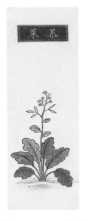

图 24-14-8　忝菜
《雷公》

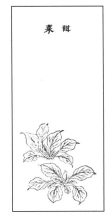

图 24-14-9　甜菜
《三才》

图 24-14-10　莙荙菜
《博录》

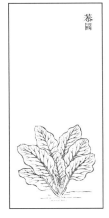

图 24-14-11　忝
《草木典》

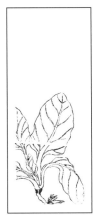

图 24-14-12　忝菜
《图考》

及或捣汁，亦能解热治毒，止痢止血生肌，捣叶以敷禽兽诸伤灸疮，此皆以寒疗热之法耳！若使脾虚人服之，则有腹痛之患，气虚人服之，则有动气之忧，与肠滑人服之，则有泄泻之虞。至云治能补中理脾，皆是书中语欠分辟，徒以启人妄用之阶，非实义也。《植物名实图考》卷四：有红茎者不中啖，人种以为玩。按莙荙，《嘉祐本草》始著录，李时珍以莙、甜声近，遂并为一物。然与诸说叶似升麻及蒴藋皆不类，姑仍其说。菜味甜而不正，品最劣，易种易肥，老圃之惰嬾者植之。与《唐本》注蒸焦食之大香美殊异。又夏月与菜作粥食，解热，近时亦无以为粥者。《滇本草》治中膈冷，痰存于胸中。不可多食，滇多珍蔬，固宜见摈。○零娄农曰：人之嗜甘同也，甘而苦者隽，甘而酸者爽，甘而辛者疏，甘而咸者津，一于甘，若琴瑟之专一，谁能听之？然甘而清、甘而腴，犹有嗜者。嗜之久则齿虫与胃蛔生焉。谷之飞，亦为蛊甘而无所制也。至甘而浊且邪，则士大夫、农圃皆贱之，莙菜是也。人之以甘悦人者多矣，而有悦有不悦，岂独非同嗜乎？毋亦如莙之浊且邪，为人所贱耶？谀人者、好谀者必能辨之。

【附方】《太乙仙制本草药性大全·仙制药性》卷五：时行热病。用捣汁饮差。○冷热痢。捣绞汁服效。○止血生肌。人及禽兽有伤折，捣敷立愈。○开胃膈。炙作熟水饮。

灰藋《嘉祐本草》

【释名】金琐天《通志》、灰菜《救荒本草》、金锁匙《太乙仙制本草药性大全》、灰苋、灰条《茹草编》、灰汞草、灰桃叶《滇南本草图说》、灰挑银粉菜《校补滇南本草》、灰小米《草木便方》、灰蓨《本草纲目易知录》。

【集解】《通志》卷七五：叶心有粉如盐而不咸。《救荒本草》卷下之后：生田野中，处处有之。苗高二三尺，茎有紫红线楞，叶有灰音勃，结青子，成穗者甘，散穗者微苦，性暖。生墙下、树下者不可用。《茹草编》卷一：农家蚤耕作，野火烧枯萁。生意久未断，春来已凄凄。灰紫荡欲散，条翠森相齐。斗酒自可饮，何必操豚蹄。《校补滇南本草》卷上：灰挑银粉菜味辛。生有水处。绿叶细子，叶上有银霜。《植物名实图考》卷四：按《尔雅》郭注：王蔧似藜。《说文系传》：今落帚或谓落藜。初生可食，藜之类也。二物皆生秽地，科茂如树，叶俱可茹。故曰同类。其实枝叶自迥别。《救荒本草》有水落藜，亦是灰藋，非落帚也。又《系传》藋，厘草也。徐锴谓即灰藋。《尔雅》：拜，蔏藋。郭注亦似藜。《说文》举其一类，郭注别其二种，本自明显。徐氏不以厘释藜，《尔雅正义》以莱、厘、藜为一物，而释蔏藋，仍以有红线者为灰藋，不采《嘉祐本草》白藋入药、红藜堪杖之说。皆偏举而未融贯也。《本草省常·菜性类》：本名灰藋，有赤、白二种。赤者名藜，又名鹤顶草。性平，微毒。杀虫损胃。

【主治】一切五痔漏疮，煎水洗之，其效如神。即治癞亦佳。《滇南本草图说》卷一一。作菜食，令人无噎食反胃。煎汤食，治赤眼肿疼。洗眼，去风热。《校补

图 24-15-1　灰藋草
《履巉岩》

图 24-15-2　灰菜
《救荒》

图 24-15-3　灰藋
《品汇》

图 24-15-4　灰条
《野谱》

图 24-15-5　灰条
《茹草》

图 24-15-6　灰
藋《雷公》

图 24-15-7　炮制
灰藋《雷公》

图 24-15-8　灰菜
《博录》

图 24-15-9　灰
菜《草木典》

图 24-15-10　灰汞
草《滇南图》

图 24-15-11　灰藋
《图考》

图 24-15-12　灰藋
《图说》

滇南本草》卷上。

【发明】《植物名实图考》卷四：余乡居时，摘而焯为疏，味微咸，特未蒸以为羹耳。其茎秋时伐为杖，轻而有致，髹以漆则坚耐久，杖乡者曳扶至便，比户奉之，非难识也。北地采其子以备荒。烟中有所谓兰花子者，皆是物充之。《草木便方》卷二：灰苋菜甘平恶疮，疥癣风瘙虫蚕伤。牙面疮蚀瘜肉，子甘服杀三虫方。

三仙菜《滇南本草》

【集解】《校补滇南本草》卷上：此草生有水处。形似灰挑菜，有子，子大如天茄大，青色。

【气味】味甘美，无毒。○忌大蒜、儿茶。《校补滇南本草》卷上。

【主治】治一切瞖目能明，不拘远年近年，瘫痪痿软，其效如神。作菜食之，令人肥胖。《校补滇南本草》卷上。

【附方】《校补滇南本草》卷上：延年益寿，百病不生。连根叶同熬成膏，每日服一二钱。

藜《本草纲目》

【释名】舜芒谷、红落藜《救荒本草》。

【集解】《救荒本草》卷下之后：生田野及人家田莊寨音科上多有之。科苗高五尺余，叶似灰菜叶而大，微带红色，茎亦高粗，可为拄杖，其中心叶甚红，叶间出穗，结子如粟米，颗灰青色，味甜。

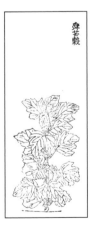 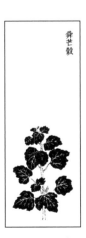 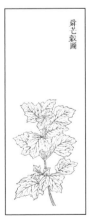 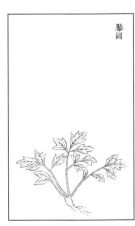

图 24-17-1　舜芒谷《救荒》　　图 24-17-2　舜芒谷《博录》　　图 24-17-3　舜芒谷《草木典》　　图 24-17-4　藜《草木典》

叶

【气味】甘，平，微毒。《上医本草》卷三。

【主治】杀虫，煎汤洗虫疮，漱齿，捣烂涂诸虫伤，去癞风。《上医本草》卷三。

茎

【主治】烧灰，和荻灰、蒿灰等分，水和，蒸取汁，煎膏，点疣赘、黑子，蚀恶肉。《上医本草》卷三。

【发明】《医林纂要探源》卷二：藜甘，寒。今灰藋也。又名灰蓤，又名灰苋。杂生苋菜中，茎叶似苋，而叶糙有刻缺，近本处有灰，有红灰、白灰二种，赤灰者有小毒。去湿热。拌苋蒸茹，能使经宿不馊败。

秦荻藜《唐本草》

【气味】《药性全备食物本草》卷一：热病后不可食之，食则损目。

【主治】温中，去恶气，消食，下气。《本草品汇精要》卷三九。

土荆芥《生草药性备要》

【释名】牛蚊子草、大野荆芥《草木便方》。

【气味】味辛，性温。《生草药性备要》卷上。咸，性寒。《草木便方》卷一。

【主治】祛风止痛，宜煎水洗。小儿麻痘脱靥后洗此，胜过蚬水。《生草药性备要》卷上。腰脊疼痛不得眠，热毒血胀下气浴，杖打损伤涂安然。《草木便方》卷一。

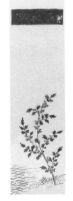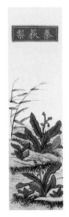

图 24-18-1　秦荻藜《食物》　图 24-18-2　秦荻藜《雷公》

碱蓬《救荒本草》

【释名】盐蓬《救荒本草》。

【集解】《救荒本草》卷上之前：生水傍下湿地。茎似落藜，亦有线楞，叶似蓬而肥壮，比蓬叶亦稀疏，茎叶间结青子，极细小。《本草纲目拾遗》卷三：盐蓬、碱蓬，《药性考》：二种皆产北直咸地，土人割之，烧灰淋汤，煎熬得盐，其叶似蒿圆长。至秋时，茎叶俱红，烧灰煎盐，胜海水煮者。

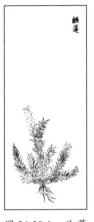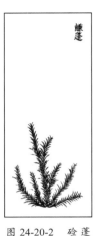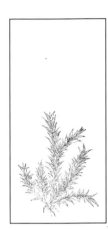

图 24-20-1 碱蓬　　图 24-20-2 碱蓬　　图 24-20-3 碱蓬　　图 24-20-4 碱蓬
《救荒》　　　　　《博录》　　　　　《草木典》　　　　　《图考》

【气味】味微咸,性微寒。《救荒本草》卷上之前。味咸性凉。《本草纲目拾遗》卷三。

【主治】清热消积。《本草纲目拾遗》卷三。

蕹菜《嘉祐本草》

【释名】贡菜《野菜博录》、瓮菜《食治广要》、无心菜《医林纂要探源》。

【集解】《野菜博录》卷二:延地如藤,丛生,茎梗皆空心,叶似菠菜叶颇小。独南京人多种此菜。《医林纂要探源》卷二:叶如犁尖,茎中空,蔓地节节生根,有水蕹,尤脆美,无花实。有蛇蕹,花实皆似牵牛,而花色淡红。此二种,近水乃生。

【气味】味甘苦,性燥,有毒。《野菜博录》卷二。甘、咸,寒,滑。《医林纂要探源》卷二。

【主治】快气调中,难产妇人宜食。《药性全备食物本草》卷一。解蛊毒及砒石毒,补心血,行水。咸以软之之功也。捣汁,解虫毒最效。《医林纂要探源》卷二。

【发明】《养生食鉴》卷上:患疮疥者,勿食。《本草求真》卷九:按书别无所论,惟言气味甘平,干柔如蔓,中空如葱,以之横地,节节生根,号为南方奇蔬。又言专解野葛毒,生捣服之尤良。取汁滴野葛苗,当时即死。捣汁和酒服,能治难产,则其性气通滑可知,是以脾胃虚寒,大便滑脱,服最深忌。但此其气稍平,较之波薐、苋菜、蒫菜为更胜耳。凡平脏服之最宜。绣按:蕹菜形状似肠,故入肠胃,中空不实,故利肠胃。《调疾饮食辩》卷三:性滑利,能和中解热,大便不快及闭结者宜多食。叶妙于梗,又能解野葛毒。《植物名实图考》卷四:详《南方草木状》,《嘉佑本草》始著录。花叶与旋花无异,惟根不甚长,解治葛毒。湖南误食水莽草,

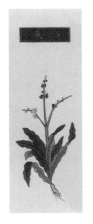

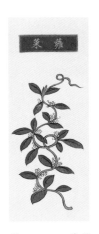

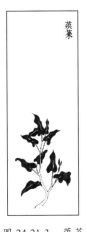

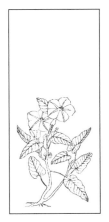

图 24-21-1　蕹菜　　　　图 24-21-2　蕹菜　　　　图 24-21-3　蕹菜　　　　图 24-21-4　蕹菜
《食物》　　　　　　　　　《雷公》　　　　　　　　　《博录》　　　　　　　　　《图考》

亦以此解之。江右、湖南种之，不减闽粤。余疑与葍萾苗为一物。南方种为蔬，北地则野生麦田中，徒供脂豕耳。其心空中，岭南夏秋间疑有蛭藏于内，多不敢食。种法如番薯，掐蔓插之即活，一畦足供八口之食，味滑如葵。在岭南则为嘉蔬。王世懋云：南京有之，移植不生，易生物亦有不迁地者，何异匹夫不可夺志？○零娄农曰：余壮时以盛夏使岭南，瘴暑如焚，日啜冷齑；抵赣骤茹蕹菜，未细咀而已下咽矣。每食必设，乃与五谷日益亲。盖其性滑能养窍，中空能疏滞，寒能抑热。近时阿芙蓉毒天下，有倡为蕹菜膏者，云可以已瘾。余疑鸦片膏中必杂以冶葛，故生吞者毒烈立毙；吸其烟则灼熏，积于肺腑，毒发稍缓。如服硫黄然。蕹者，冶葛之所畏也，因其畏而治之，如人面疮之畏贝母，心腹虫之畏蓝与地黄欤？否则藉其寒滑以为利导，而熄无根之火耳。然必受害浅者或可以已，不然者吾以为杯水车薪之喻。**《本草省常·菜性类》**：蕹菜性平。解一切野菜毒。

甘薯《本草纲目》

【释名】甘储、甘薯、朱薯、金薯、番茹《本草纲目拾遗》、甘藷、山藷《药性切用》、翻薯《调疾饮食辩》、土瓜、地瓜《医钞类编》、番薯《新编六书》、红薯《新编六书》、山薯《随息居饮食谱》、白苕《草木便方》、红芋、红鼠《本草省常》。

《本草纲目拾遗》卷八：○范咸《台湾府志》：长而色白者是旧种，圆而黄赤者出自文来国，金姓者携回，故名金薯。《调疾饮食辩》卷三：又名翻薯，其蔓宜数翻动，否则节节生薯。力分而薯小矣。《本草省常·果性类》：红芋，一名红薯，俗名红鼠，因形似鼠故名。

【集解】《医林纂要探源》卷二：根似薯而蔓生着地。出广、闽。《本草纲目拾遗》卷八：有红皮、白皮二色。红皮者，心黄而味甜；白皮者，心白而味淡。南方各省俱植之，沿海及岛中

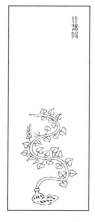
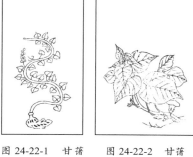

图 24-22-1　甘薯　　　图 24-22-2　甘薯
　　《草木典》　　　　　《图考》

居民以此代谷。其入药之功用亦广，而诸家本草皆未载，李濒湖特补列《纲目》中。惜其所言者，惟补虚乏、益气力、健脾胃、强肾阴而已，他皆未之及焉。乾隆五十一年冬，今上特允阁学侍郎张若淳之请，勅直省广劝栽植甘薯，以为救荒之备。陆中丞耀有《甘薯录》之辑，所载卫生一门，实足补李氏所未及，因择录之，以补其遗。○陆公原序云：甘薯，即薯蓣之属，见于陈祈畅《异物志》、嵇含《南方草木状》。中土之有此物，其来旧矣。第不甚贵重，栽植者少。明季有闽人陈经纶，复自吕宋移其种归。巡抚金公学曾劝民树艺，闽人德之，号为金薯。然自是长乐谢肇淛、黄州李时珍、新城王象晋，各有论述，皆不及经纶事。而其裔孙世元父子，复为《金薯传习录》，盛侈其先世传自吕宋之功，一似中国素非所产者，此考证之疏也。夫以一物之微，足以备荒疗疾，而又不费功力，其为功于民食，实不浅尠。前任布政使李公渭，尝举以教山东之民。其性又喜沙土高地，于山海之区，尤属相宜。○《五杂俎》：百谷之外，有可以当谷者，芋也，薯蓣也。而闽中有番薯，似山药，而肥白过之，种沙地易生而极蕃衍，饥馑之民，多赖全活，此物北方亦可种也。○《群芳谱》：朱薯，一名番薯，大者名玉枕薯。形圆而长，本末皆锐，皮紫肉白，质理腻润，与芋及薯蓣自有各种气香，生时似桂花，熟者似蔷薇露。扑地缠生，一茎蔓延数十百茎，节节生根，一亩种数十石，胜种谷二十倍。闽广人以当米谷，有谓性冷者，非。二三月及七八月俱可种，但卵有大小耳。卵八九月始生，冬至乃止，生便可食。若未大者，勿顿掘，令居土中，日渐大，到冬至须尽掘出，不则败烂。金氏学曾曰：薯传外番，因名番薯。形如王瓜、藕臂，如拳如指，如卵如枣，大小不一，实同种别，皮有紫有白，有深浅红，有浓淡黄，肉亦如之。蒸熟匀腻如脂，甘平益胃，性同薯蓣，海隅人以供饔飧。蔓延极速，节节有根，入地即结。每亩可得数千斤，胜种五谷几倍。徐氏元扈曰：昔人谓蔓菁有六利、柿有七绝，予谓甘薯有十二胜：收入多，一也；白色味甘，诸土种中特为复绝，二也；益人与薯蓣同功，三也；偏地传生，剪茎作种，今岁一茎，次年便可种数十亩，四也；枝叶附地，随节生根，风雨不能侵损，五也；可当米，凶岁不能灾，六也；可充笾实，七也；可酿酒，八也；干久收藏，屑之旋作饼饵，胜用饧蜜，九也；生熟皆可食，十也；用地少，易于灌溉，十一也；春夏下种，初冬收入，枝叶极盛，草秽不容，但须壅培，不用锄耘，不妨农，十二也。陆公《薯录》有溉、种、藏、制诸法，虽无关于药病，而有济于备荒，故并之。种薯宜高地、沙地，起脊尺余，种在脊上，遇旱可汲井浇灌。即遇涝年，若水退在七月中，气候既不及艺五谷，即可薥藤种薯。至于蝗蝻为害，草禾荡尽，惟薯根在地，荐食不及，纵令茎叶皆尽，尚能发生。若蝗信到时，急令人发土偏壅，蝗去之后，滋生更易，是天灾物害皆不能为之损。人家凡有隙地，但只数尺，仰见天日，便可种得石许，此救荒第一义也。岁前深耕，以大粪壅之，春分后下种。若地非沙土，先用柴灰或牛马粪和土中，使土脉散缓与沙土同，可行根，重耕起要极深。将薯根每段截三四寸长，覆土深半寸许，每株相去纵七八尺，横二三尺。俟蔓生既盛，苗长一丈，留二尺作老根，余蔓三叶为一段，插入土中，每栽苗相去一尺，大约二分入土，一分在外，即又生薯，随长随蔓，随种随生，蔓延与原种者不异。凡栽薯须顺栽，若倒栽则不生。节在土上则生枝，在土下则生卵。约各节生根，即从其连缀处断之，令各成根苗，每节可得卵三五枚。凡藤蔓已偏地不能容者，即为游藤，宜蔓去之，及掘根时卷去藤蔓，俱可饲牛羊豕，或晒干冬月喂，皆能令肥脂。二三月种者，每株用地方二步有半，而卵偏焉，每官亩约用薯三十六株；四五月种者，地方二步，而卵偏焉，亩约六十株；六月种者，地方一步有半，而卵偏焉，约一百六株有奇；七月种者，地方三尺以内，得卵细小矣，亩约九百六十株。种种疏密，略以此准之；九月畦种，生卵如箸如枣，拟作种，此松江法也。○金氏曰：薯苗入地即活，东西南北，无地不宜，得沙土高地，结尤多；天时旱涝，俱能有秋。养苗地宜松，耕过须起町，高四五寸。春分后，取薯种科置町内，发土薄盖，纵横相去尺许。半月即发芽，日渐蔓延，长一丈或五六尺，割七八寸为一茎，勿割尽，留半寸许，当割处复发，生生不息。若养蔓作苗，须用稍长尺许，密密栽竖，如养葱蒜法。栽茎使牛耕町，宽二尺许，高五六寸，将茎斜插町心，约以七分在町内，三分在町外，町内者结实，町外者滋蔓，每茎相去一尺余。十余日，町两旁使牛耕开令晒。又七八日，以粪壅之，仍使牛培土，每町可得薯三四斤。若雨多，须将蔓掇町上，毋令浮根匝地。然实结地内，虫不能灾，叶如食尽，亦能复发。早栽宜稀，晚栽宜密。三四月栽者，实粗大；七八月栽者，实细小。秋末实始加大，冬至前当掘尽，不掘尽，亦不能大。熟时须先割蔓置町下，俟干卷起，冬月到喂牲畜。若北地早寒，则迟一个月栽，早一个月掘，宜迟宜早，亦看天气寒暖耳。○《甘薯疏》云：江南田污下者不宜薯，若高仰之地，平时种蓝、种豆者，易以种薯，有数倍之获。大江以北，土更高，地更广，即其利百倍不啻矣。倘虑天旱，则此种亩收十石，数口之家，止种一亩，纵旱甚而汲井灌溉，一至成熟，终岁足食，又何不可。○取种之法，《群芳谱》云：九月、十月间掘薯卵近根先生者，勿令损伤，用软草包裹，挂通风处阴干；一法，于八月中拣近根老藤，蔓七八寸长，每七八根作一小束，耕地作畦，将藤束栽如栽韭法。过月余，每条下生小卵如蒜头状，冬月畏寒，稍用草盖覆，至来春分种；一法，霜降前取近根卵稍坚实者，阴干，以软草作衬，另以软草裹之，置无风和暖、不近霜雪、不受冰冻处；一法，霜降前收取根藤，晒令干，于灶下掘窖，约深一尺五六寸，先用稻糠三四寸，次置种其上，更加稻糠三四寸，以土盖之；一法，七八月取老藤，种入木桶或磁瓦器中，至霜降前，置草篱中，以稻糠衬置向阳近火处，至春分后，依前法种。○金氏曰：存薯之法不一，在人变通，或存木斛、草囤、瓷瓮、竹笼中俱可，但性畏寒又畏热，置避风和暖处，用草浮盖，俾通气。若封固，则发热坏烂。○敏：前在东瓯玉环，见其岛民少谷食，多以茹为粮。彼土有地，率多种茹，土人云，其利十倍于谷，以茹粮多者为富。其收茹之法，多曝干切条，以竹席围如囤储之，久亦不蛀，用则以水煮代饭。云食之多力鲜病，盖其味甘，能补脾土故也。○金氏曰：薯初结即可食，味淡多汁，及时则甜，煨食、煮食、煿食、蒸食，亦可生食，切片晒干，碾作饘粥，磨作粉饵，滚水灼，可作丸。拌面，可作酒。舂细，水滤去渣，澄晒成粉，其叶可作蔬。○《诸罗县志》：他物下种，必用子、用仁，或原物根芽，独薯不然，取一条片片切之，只留皮一面，种之发根生苗，亦一异也。《调疾饮食辩》卷三：《南方草木状》《本草纲目》《说铃》皆极言其功，为天下第一利济无穷之物。较芋尤美，芋须培壅，此得培壅更佳，无培壅所收亦倍于芋，且十倍于禾稻。芋耐旱，须沃壤沙土，倘硬黄土地，亦不能耐。此不论地土，均能耐旱，均可多收。但不能耐水，此可择地而种，淹处少，不淹处多也。芋长食未能胜于米麦，此物长食使人多寿，此薯原出吕宋国，其地专食甘薯，不食五谷，人多寿考。或谓其人多寿，乃水土所生，未必由甘薯之力。不知食物为后天生命之源，甘薯设非佳物，水土生之，甘薯亦必害之，今食甘薯而得此，水土之功即甘薯之功也。且不劳而得。乃种薯者仅一闽省，近数十年，江西吉、赣南、宁南、瑞、袁、临、抚、建诸郡，亦稍稍种之。自吾饶以西以北，甘受水旱凶灾之苦，无一人肯试种之，岂不怪哉，岂不怪哉！忆乾隆四五十年间，因河南旱灾，普行蠲赈，旋发帑金收买闽中薯种，择老农若干人，至豫省教民种薯。嗣命天下有司，每春出示，普劝各直省农民广种。迄今二三十年，竟无一人遵而行之。使果遵而行之，何水旱之足忧哉。又其最小行鞭之薯，可以捣澄为粉。苗、叶煮食甚佳，糁蒸尤美，取以饲豕，可代米麦，余用犹有如此。诚哉，其利济无穷也。《植物名实图考》卷六：近时种植极繁。山人以为粮，偶有以为蔬者。南安十月中有开花者，形如旋花。又《遵义府志》有一种野生者，俗名茅狗薯。有制以乱山药者。饥年人掘取作饟。○按甘薯，《南方草物状》谓出武平、交址、兴古、九真，其为中华产也久矣。《闽书》乃谓出西洋吕宋，中国人截取其蔓入闽，何耶？《海澄县志》载余应桂为令，嗜番薯，或啖不去皮，因有番薯之称。今红白二种，味俱甘美。湖南洞庭湖壖尤盛，流民掘其遗种，冬无饥馑。徐光启《甘薯疏》谆谆仁人之言，惜未及见是物之踊汶踊淮也。○零娄农曰：南北刚柔燥湿，民生其间者异宜。然数百年必迁移杂糅，而后有杰者出焉。汉焚老上之庭，而金日磾奕叶珥貂于长安；晋之东迁，而王谢盛于江左，岂以非是不能燮其刚柔，而蕃其族类乎？中华之谷蔬草木，不可胜食，不可胜用矣。苜蓿、葡萄，天马偕来；胡麻、胡瓜，相传携于凿空之使。近时木棉、番薯，航海逾岭而江、而淮、而河、而齐、秦、燕、赵；冬日之阳、夏日之阴，不召自来，何其速也？夫食人、衣人，造物何不自生于中土，必待越鲲壑、探虎穴而后以生、以息，岂从来者艰，而人始知宝贵耶？抑中土实有之，而培植取用不如四裔之精详耶？《易》之为书，八卦相错，然则东西南朔之气，必参伍错综，通变极数，而后大生、广生，无方、无体欤！

薯

【气味】甘，平。《医林纂要探源》卷二。味甘，气寒，无毒。《医钞类编》卷二四。

【主治】止渴醒酒，益肺宁心，生用之效。益气充饥，佐谷食，熟用之效。《医林纂要探源》卷二。补中活血，暖胃肥五脏。白皮白肉者，益肺气生津，中满者不宜多食，能壅气。煮时加生姜一片，调中，与姜枣同功。红花煮食，可理脾血，使不外泄。《本草纲目拾遗》卷八。味甘美，性能健脾胃，补虚乏，强肾阴。长食代粮，可以辟谷。《调疾饮食辩》卷三。治消渴内痹，瘀血月闭，寒热酸痛，益气愈聋。疗诸邪气热结鼠瘘，散痈肿留血，止小便数遗不禁，除黄疸，行乳汁，通经水。《医钞类编》卷二四。凉血活血，宽肠胃，通便秘，去宿瘀脏毒，舒筋络，热痿以片糖煎食最妙。止血热渴，产妇最宜。和鲫鱼、鳢鱼食，调中补虚。《本草求原》卷一五。

【发明】《本草纲目拾遗》卷八：甘储俗传能发诸病，患痔漏者，愈后食之复发，亦以性能下行而滞气故也。《药性切用》卷六：甘薯即山薯。生食甘凉伐气，熟则甘平充饥。晒干磨粉，尤能滞气，多食损人。《新编六书》卷六：熟食味美。然颇动风气，发疮疥。多食或成痫症，小儿尤忌。《随息居饮食谱·谷食类》：煮食补脾胃，益气力，御风寒，益颜色。种类不一，以皮赤无筋，味纯甘者良。亦可生啖。凡渡海注船者，不论生熟，食少许即安。硗瘠之地，种亦蕃滋，不劳培壅，大可救饥。切而蒸晒，久藏不坏。切碎同米煮粥食，味美益人。惟性大补，凡时疫、疟痢、肿胀、便秘等证，皆忌之。《草木便方》卷二：白苕甘平补虚灵，滋肾助胃强脾经。虚损劳伤清痰嗽，泻痢崩带除遗精。野白苕、山药同性。《本草纲目易知录》卷三：山民取鲜生者，蒸煮食。未经风干，味厚性粘，脾胃虚及小儿多食，壅胃碍脾，多成疟痢胀满。

【附方】《本草纲目拾遗》卷八：痢疾下血。《传习录》云：痢疾之起，多因脾胃先虚，而后积滞成痢。其有脾气虚甚，欲健中焦者，必宜甘温之药；其有命门不暖，欲实下焦者，必宜纯热之药；至若湿热所致，烦热口燥，腹痛纯红，小水黄赤以及下血者，用此薯蒸熟，以芍药汤频频嚼服，或薯粉调冬蜜服，亦愈。○酒积热泻。《传习录》云：泄泻之症不一，或水土相乱，并归大肠而泻；或土不制水，清浊不分而泻；或小肠受伤，气化无权而泻；或真阴亏损，元阳枯涸而泻者，此皆各从其类治之。若酒湿入脾，因而飧泄者，用此薯煨热食。○湿热黄疸。黄疸之症有四：一曰阴黄，由气血败也；一曰表邪发黄，即伤寒症也；一曰胆黄，惊恐所致也；更有阳黄一症，或风湿外感，或酒食内伤，因湿成热，因热成黄者，用此薯煮食，其黄自退。○遗精淋浊。遗精之与淋浊，症有不同，故治亦不同。然大要责在心、脾、肾，故凡遇此症，无论有梦无梦，有火无火，或气淋、血淋、膏淋、劳淋，总宜调养心脾，每早晚用此粉调服，大有奇功。○血虚经乱。妇人血虚，或迟或早，经多不定，故阳虚补其阳，阴虚补其阴，气滞顺其气。其有不宜辛燥寒凉而宜于清和者，用此薯饔飧频服，调养其脾，使脾健生化，经期自定。○小儿疳积。疳者，干也。在小儿为五疳，在大人为五劳。其病由于哺食干燥之品，嗜啖肥厚之物，妄服峻利之药以致津液干涸，延而成疳。此薯最能润燥生津，安神养胃，使常服之，则旧积化而疳愈矣。

【主治】敷虫蛇伤，并痈肿毒痛，毒箭。同盐捣。汁涂蜂螫。《本草求原》卷一五。醋蒸，贴烂囊痈并烂脚毒。《本草求原》卷三。

【附录】《本草纲目拾遗》卷八：甘薯粳。《群芳谱》云：造粳，将糯米水浸五七日，以米酸为度，淘净晒干，捣成细粉。看晴天，将糯米粉入生水，和作团子如杯口大。即将薯根拭去皮，洗净沙石土，徐徐磨作浆，要极细，勿挽水。将糯团煮熟，捞入瓶中，用木杖尽力搅作糜，候热得所，大约以可入手为度。将薯浆倾入，每糯粉三斗，入薯浆一斤，搅极匀。先将干小粉筛平板上，次将糜置粉上，又着干粉捍薄，晒半干，切如骰子样，晒极干，收藏。用时慢火烧锅令热，下二合许，慢火炒，少刻渐软，渐发成圆球子，次下白糖、芝麻，或更加香料炒匀，候冷极浮脆。每粳二升，可炒一斗，芋浆、山药浆俱可作。按此物食之，厚肠胃，健脚力，缩痰涎，解毒活血，甚妙。〇甘薯粉。功同甘薯。造法：用薯根，粗布拭去皮，水洗净，和水磨细，入水中，淘去浮渣，取澄下细粉晒干，同豆粉用。此粉水作丸，与珍珠沙谷米无异。按：此粉，余前在闽中及玉环俱有，土人造以售客，贩行远方。近日宁波及乍浦多有贩客市粉，价贱于面粉。近日饼饵铺中，率多买此挽和麦面中，作果饵以售。其粉亦高低不同，有曰净粉，则依前法所造者，滚水冲之，俨如藕粉，故藕粉店中亦多买此挽和，非有识者莫辨。有曰行粉，则连浮渣一切皆磨细和入，只可作饼饵用，其色亦黄而不白。然其又有甜苦二种，沙土细洁者，则其茹作粉甜。倘先一年种烟，其地次年种茹，则苦涩，人不售之，惟堪作粉，味亦苦矣。但以味甘有清香，化开色如玉者佳。〇甘薯酒。和脾暖胃，止泻益精。造法：用薯根不拘多少，寸截断，晒干，甑炊熟，取出揉烂，入瓶中，用酒药研细搜和按实，中作小坎，候浆到看老，如法下水，用绢袋滤过，或生或煮熟任用。其入甑寒暖，酒药分两，下水升斗，或用曲蘖，或加药物，悉与米酒同法。若造烧酒，即用薯酒入锅，如法滴糟成。头子烧酒即用薯糟造，当用烧酒，亦与酒糟造烧酒同。此酒福建最多，土人名土瓜酒，烧酒曰土瓜烧，其酒味微带苦，峻烈不醇，不善饮者，食之头目微有昏眩，亦无大害，闽中绍酒价贵，此酒值廉，土人相率饮此，亦以饷客。

2854

玉瓜《本草纲目拾遗》

【释名】广昌土瓜《本草纲目拾遗》。

【集解】《本草纲目拾遗》卷八：出江西。常中丞《宦游笔记》：广昌土瓜，本草不载，形甚拙，圆者如瓠，或磊砢如赘疣，无瓣无瓤。长沙土中，外污内洁，细肌密理，剖之白如冰玉，入口清甘无滓，消烦释滞，或熟食之，亦佳。殆瓜中异品也。其性蔓生，春种而秋成，冬初始入市。无种，春深后，切瓜连皮成小块，用沙土覆于室内，久之芽生，于是就沙地为窖，令深而宽，藉以茅，欲其中通而根可旁达。既长，密叶蔓生累累，插竹引之上行，培以鸡粪，乃繁硕，土人又名玉瓜。《抱朴子》云：五原蔡诞入山而还，语家人曰：予至昆仑得玉瓜。以玉瓜井水洗之，乃软可食，是岂其遗种耶。江西他县亦有产者，然小而渣多，惟广昌附郭五里内为佳。予食于元宵后，喜其味美，至郡觅之，东风送暖，瓜即不可留矣。

【气味】味甘，性平。《本草纲目拾遗》卷八。

【主治】调中益气，舒郁化滞，消食，清大小肠火，生津滋血，和营卫，熟食补脾健胃。《本草纲目拾遗》卷八。

东风菜《开宝本草》

【释名】紫背菜《本草求原》。

【集解】《植物名实图考》卷四：《开宝本草》始著录。岭南多有之，与菘菜相类。

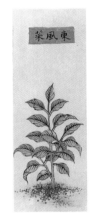 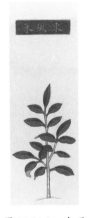 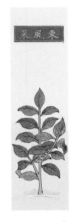 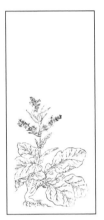

图 24-24-1　东风菜《品汇》　　图 24-24-2　东风菜《食物》　　图 24-24-3　东风菜《雷公》　　图 24-24-4　东风菜《图考》

【气味】甘、淡，平。《本草求原》卷三。

【主治】调气、消黄。治红痢，敷疮，止痛散毒。《本草求原》卷三。清热明目。《本草省常·菜性类》。

根

【主治】消热毒，理痰火。同猪肉食。《本草求原》卷三。

叶

【主治】能装伤，敷之即黑；亦消热毒。《本草求原》卷三。

【发明】《食物辑要》卷三：有冷积人勿食。

蒲公英《唐本草》

【释名】地丁草《履巉岩本草》、孛孛丁菜、黄花苗《救荒本草》、苦板《药性要略大全》、白鼓钉《茹草编》、黄花绿叶草《滇南本草图说》、婆婆丁《校补滇南本草》、黄花郎、黄狗头《植物名实图考》、鬼灯笼《草木便方》、奶汁草《本草省常》。

【集解】《救荒本草》卷下之后：生田野中。苗初撅地生，叶似苦苣叶，微短小，叶丛中间撺葶，梢头开黄花，茎叶折之皆有白汁，味微苦。《茹草编》卷一：春山明，春水平，黏天茭草夹岸青。蒲公英，蒲公英，春日易阴晴，江乡社鼓鸣，黄蜂粉蝶时轻盈。《本草纲目拾遗》卷八：《宦游笔记》：口外白鼓钉，即内地蒲公英，叶有锯齿，婆娑铺地，与内地生者迥殊。内地者，花早开单瓣。生沙漠者，花开于夏至前，宛似黄菊，一望灿然满地，其蕊瓣重迭，颜色娇媚，暮春草甫萌芽。口外啖此味，用之不竭，不啻春韭秋菘也。采食之，清火，亦为通淋妙品。其茎中折断有白汁，诸虫盛夏孕育，人手触之成疾，百药难效，取汁厚涂，即愈。○郑方升云：一茎两花，高尺余者，掘下数尺，根大如拳，旁有人形拱抱。捣汁酒服，治噎膈如神。○按上所载，皆《纲目》未及言者。且口外所产，又与内地异，《纲目》蒲公英入柔滑类，归草部。今沙漠所产，人以作菜茹，故入菜部，亦各从其类也。

【气味】性暖，有毒。《履巉岩本草》卷下。味苦，性寒，无毒。手足阳明、太阴，并足少阴肾经。《药性粗评》卷三。性微温，味苦平。《校补滇南本草》卷下。

【主治】多入疮疖等药。亦入炉火药用，大能服水银、硫黄毒。《履巉岩本草》卷下。主治诸色恶疮肿毒，妇人乳痈，消热散血，解食毒，散滞气，颇与忍冬藤同功。《药性粗评》卷三。小儿痘疹后，感疔毒痈疽，锁喉偏肿，或杨梅等症，服之立效。《滇南本草图说》卷九。消胃热，凉肝血，疗乳痈、乳岩。《本草求真》卷七。治妇人乳结乳痈，红肿疼痛，乳筋梗硬作胀，服之立效。敷诸疮肿毒，疥癞癣疮。利小便，祛风，消诸疮毒，散瘰疬结核。止小便血，治五淋浓闭，利膀胱。《校补滇南本草》卷下。清火毒郁热，通乳通淋，消肿，治膈噎，疗一切毒虫蛇伤。《本草纲目拾遗》卷八。

【发明】《药性要略大全》卷七：蒲公草消热毒疗肿，散滞气有奇功。治妇人乳痈及诸疮，皆立效。《本草发明》卷三：蒲公英攻坚散滞，故《本草》主妇人乳痈肿，煮汁饮及封之立消。煎汁，同忍冬加醇酒服，溃坚肿结核，解食毒，散滞气。捣汁敷疮，又治恶刺、狐尿刺，并手触木肿痛，疮色恶者，取根茎白汁，多涂之，立差。《药性会元》卷上：同忍冬藤煎，入酒引之，治妇人乳痈，服之即睡，睡觉，其病可安。捣烂封之，亦消痈及疗肿效。《药性解》卷四：丹溪云，蒲公英花黄属土，宜入太阴阳明经。有一种花叶茎相类而高大者，非也。其真者短小塌地，质轻脆，断之

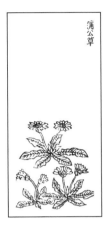

图 24-25-1 蒲公草
《图经（政）》

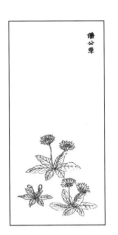

图 24-25-2 蒲公草
《图经（绍）》

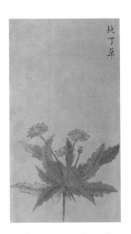

图 24-25-3 地丁草
《履巉岩》

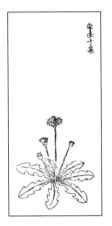

图 24-25-4 孛孛丁
菜《救荒》

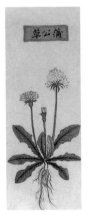

图 24-25-5 蒲公
英《品汇》

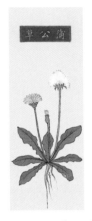

图 24-25-6 蒲公英
《雷公》

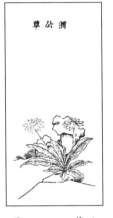

图 24-25-7 蒲公
英《三才》

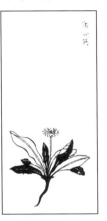

图 24-25-8 蒲公英
《原始》

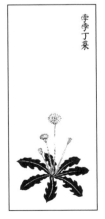

图 24-25-9 孛孛
丁菜《博录》

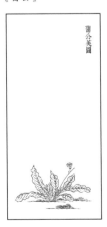

图 24-25-10 蒲公英
《草木典》

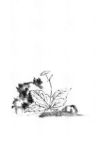

图 24-25-11 蒲公英
《滇南图》

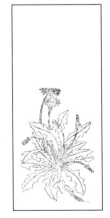

图 24-25-12 蒲公英
《图考》

有白汁，其花干如葱管空者是也。四时常花，花罢结实，絮中有子，落处则生，则其禀天地中和之性可见矣，故治诸毒。又为黄花地丁者，以治疗毒者名也。《本草经疏》卷一一：薄公英得水之冲气，故其味甘平，其性无毒，当是入肝、入胃，解热凉血之要药。乳痈属肝经，妇人经行后，肝经主事，故主妇人乳痈肿，乳毒，并宜生啖之良。○得夏枯草、贝母、连翘、白芷、栝楼根、橘叶、甘草、头垢、牡鼠粪、山豆根、山慈菇，治一切乳痈毒肿痛及治乳岩为上药。《本草述》卷九下：蒲公英，即所谓黄花地丁也。《本草》甘平，故丹溪言其可入阳明、太阴，东垣言其苦寒，为足少阴君药，而希雍又谓其入胃入肝。然细味之甘而微余苦，是甘平而兼有微寒者也。希雍有曰：甘平之剂，能补肝肾。味此一语，则知其入胃而兼入肝肾矣。不然，安能凉血乌须发，以合于冲任之血脏乎？即是思之，则东垣所谓肾经必用者，尤当推而广之，不当止以前所主治尽之也。《本草备要》卷二：泻热，解毒。甘，平。花黄属土，入太阴、阳明。脾、胃。化热毒，解食毒，消肿核。专治乳痈乳头属厥阴，乳房属阳明。同忍冬煎，少入酒服，捣敷亦良。疗毒，亦为通淋妙品。诸家不言治淋，试之甚验。擦牙，乌髭发。《瑞竹堂》有还少丹方，取其通肾。东垣曰：苦寒，肾经君药。白汁涂恶刺。凡螳螂诸虫，盛夏孕育，游诸物上，必遗精汁，干久则有毒。人手触之成疾，名狐尿刺，燥痛不眠，百疗难效，取汁厚涂即愈，《千金方》极言其功。叶如莴苣，花如单瓣菊花。四时有花，花罢飞絮。断之茎中有白汁。郑方升曰：一茎两花，高尺许者，掘下数尺，根大如拳，旁有人形拱抱。捣汁酒服，治噎膈神。《本草新编》卷四：至贱而有大功，惜世人不知用之。阳明之火每至燎原，用白虎汤以泻火，未免大伤胃气。盖胃中之火盛，由于胃中之土衰也，泻火而土愈衰矣。故用白虎汤以泻胃火，乃一时之权宜，而不可恃之为经久也。蒲公英，亦泻胃火之药，但其气甚平，既能泻火，又不损土，可以长服、久服而无碍。凡系阳明之火起者，俱可大剂服之，火退而胃气自生。试看北地妇女，当饥馑之时，三五成群，采蒲公草以充食，而人不伤者，正因其泻火以生土也。夫饥饿之人，未有不胃火沸腾者，用之实有相宜。不可以悟蒲公英之有益而无损乎。但其泻火之力甚微，必须多用一两，少亦五六钱，始可散邪辅正耳。○或问：蒲公英既有大功，自宜多用，以败毒去火，但其体甚轻，不识可煎膏以入于药笼之中乎？夫蒲公英煎膏，实可出奇，尤胜于生用也。而煎膏之法若何？每次必须百斤，石臼内捣烂，铁锅内用水煎之，一锅水煎至七分，将渣沥起不用，止用汁，盛于布袋之内沥取清汁。每大锅可煮十斤，十次煮完，俱取清汁，入于大锅内，再煎至浓汁。然后取入砂瓶内盛之，再用重汤煮之，俟其汁如蜜，将汁倾在盆内，牛皮膏化开入之，搅均匀为膏，晒之自干矣。大约浓汁一斤，入牛皮膏一两，便可成膏而切片矣。一百斤蒲公英，可取膏七斤，存之药笼中，以治疮毒、火毒，最妙，凡前药内该用草一两者，止消用二钱，最简妙法也。无鲜草，可用干草，干则不必百斤，三十斤便可熬膏取七斤也。○或问：蒲公英止可治疮毒，而先生谓可泻火，岂泻火即所以治疮毒乎？此又不尽然也。夫疮毒虽多成于火，而火症不尽生疮痈。蒲公英妙在善能消疮毒，而又善于消火，故可两用之也。○或问：蒲公英泻火，止泻阳明之火，不识各经之火，亦可尽消之乎？曰：火之最烈者，无过阳明之焰。阳明之火降，而各经余火无不尽消。蒲公英虽非各经之药，而各经之火，见蒲公英而尽伏，即谓蒲公英能泻各经之火，亦无不可也。○或问：蒲公英与金银花，同是消痈化疡之物，二味毕竟孰胜？夫蒲公英止入阳明、太阴之二经，而金银花则无经不入，蒲公英不可与金银花同论功用也。然金银花得蒲公英，而其功更大。盖蒲公英攻多于补，非若金银花补多于攻也。或问：《图经》载治恶刺及狐尿刺，摘取蒲公英根茎白汁，涂之立瘥，果有之乎？曰：此思邈孙真人自言其效，不出十日全愈，此则可信者也。但愚见取蒲公英之汁，以涂疮口之上，更须用其根叶一两煎汤，内外合治，更易收功也。狐尿刺乃狐所伤，亦用茎汁涂之，而更服汤为妙耳。○或问：蒲公英北地甚多，野人取以作菜，未见不生疮毒也。嗟乎！疮毒之成，成于旦夕。野人作羹，能日日用之哉？野人采取之时，半在春间，而疮毒之成，又在夏秋之际，安知春间之毒，不因食此而消乎。《医林纂要探源》卷二：花黄汁白，叶亦淡黄。宜归脾胃，能化热毒，解食毒，消肿核，疗疔毒乳痈，皆泻火安土之功。通乳汁，以形用也。固齿牙，去阳明热也。染须发，汁久则黑，血之类也。可解虫螫，人言一茎两花，高尺许，根下大如拳，旁有人形拱抱，捣汁酒和，治噎隔神效。吾所见者，皆一茎一花，亦鲜高及尺者。然以治噎隔，则有可得效之理也。《本草求真》卷七：蒲公英专入胃肝。即黄花地丁草也。味甘性平，能入阳明胃、厥阴肝，凉血解热，故乳痈、乳岩为首重焉！且能通淋，淋症多属热结，用此可以通解。○及解食毒疔毒，缘乳头属肝，乳房属胃，乳痈乳岩，多因热盛血滞，用此直入二经，外敷散肿臻效。同忍冬煎入少酒服，捣敷亦良。内消须同夏枯、贝母、连翘、白芷等药同治，况此属土。花黄，故于食滞可解，毒气可散，又能入肾凉阴，故于须发可染，独茎一花者是。有桠者非。《伤寒温疫条辨》卷六：蒲公英花黄属土，质脆，断之有白津。涂狐尿刺。茎如葱管而细，四时常花，花罢飞絮，絮中有子，落处即生。禀天地中和之性，故善解毒。又名地丁者，以其消疔毒也。白汁点之。《本草求原》卷三：甘而微苦，平而微寒，补肝、肾、心、胃之血，以合于冲任。化热毒，消恶肿、结核、疔肿、乳痈，同银花服。乳岩、同夏枯、川贝、连翘、白芷、花粉、橘叶、甘草、头垢、两头尖、山豆根、山慈菇，兼治一切疮。乳属肝。擦牙、乌须发、壮筋骨。阴干，用盐、香附末腌焙为末擦之，吐咽任便，皆通肾之功，为肾经所必用，不以前证主治尽也。甘寒解毒，苦泻滞气，犹浅视之矣，疝气圣药。

【附方】《滇南本草》卷下：治瘰疬结核，痰核绕顶而生者效。大蓟二钱、公英三钱、羊蹄根钱半、香附一钱、山慈菇一钱、小一支箭二钱，引水酒服。虎掌草一钱、小九牯牛一钱。○治乳汁不通。蒲公英三钱，不效用五钱。水酒煎服。

《药性粗评》卷三：乳痈。蒲公英洗净，剉，同忍冬藤煎汤，入酒少许，一碗服罢，垂手欲睡，是其功也，最验。肿毒。蒲公英捣烂，和醋傅之，须臾自消。

《药性要略大全》卷七：女人乳痈。水煮汁，少佐以酒服之，及捣敷患处。

《太乙仙制本草药性大全·仙制药性》卷二：治产后不自乳儿，畜积乳汁结作痈。

取捣傅肿上，日三四度易之。

《本草汇言》卷一六：治乳痈并一切恶毒未成，一服即消。用蒲公英一两，金银花八钱，当归三钱，瓜蒌一个连皮捣烂，乳香、没药各一钱五分，甘草二钱，酒水各二大碗，煎碗半，徐徐服。薛氏方。○治牙齿不坚固。取蒲公英晒干，烧灰擦牙妙。《方脉正宗》。

《伤寒温疫条辨》卷六：治乳痈。蒲公英五两，同金银花或藤，取汁入酒，日三服尽。

地缨子《滇南本草图说》

【释名】土细辛《滇南本草图说》。

【集解】《滇南本草图说》卷四：形似蒲公英，根细如丝，月白青色，亦名土细辛。

【气味】气味辛温，无毒。《滇南本草图说》卷四。

【主治】咳逆上气，头痛，百结拘挛，风湿痹痛，久服明目，轻身延年，亦利九窍。《滇南本草图说》卷四。

【附方】《滇南本草图说》卷四：治远年近日诸般眼疾，或内障外障，白翳遮睛。同青羊肝，为末服，即愈。

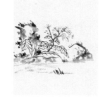

图 24-26-1　地缨子《滇南图》

羊奶地丁《校补滇南本草》

【气味】性微寒，味苦。入肝经。《校补滇南本草》卷中。

【主治】退热，治寒热往来，子午潮热，散风寒，解汗。《校补滇南本草》卷中。

【附方】《校补滇南本草》卷中：治男妇虚痨发热，忽寒忽热。羊奶地丁五钱，水煨，点水酒、童便服。

苦菜《本经》

【释名】天苦荬《履巉岩本草》、茶苦《宝庆本草折衷》。

【集解】《救荒本草》卷下之后：所在有之。生田野中。人家园圃种者为家苦荬。脚叶似白菜小叶，抪茎而生，梢叶似鸦嘴形，每叶间分叉，撺葶如穿叶状，梢间开黄花。《本草品汇精要》卷三八：又有一种苦蘵，味苦，寒，有小毒，捣叶傅小儿闪癖。煮汁服，去暴热，目黄，秘塞。然其叶极似龙葵，但龙葵子无壳，苦子有壳，如皮弁子，圆如珠，人亦呼为小苦耽也。《医林纂要探源》卷二：苦荬苦，寒。古曰苣，又曰荼，盖一物而二种。肥者苦而甘，瘠者尤苦。如今野

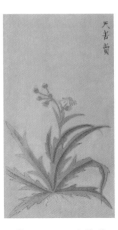

图 24-28-1 天苦荬
《履巉岩》

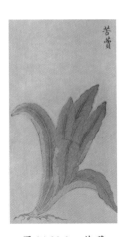

图 24-28-2 苦荬
《履巉岩》

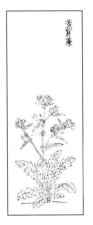

图 24-28-3 苦荬菜
《救荒》

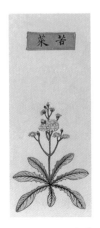

图 24-28-4 苦菜
《品汇》

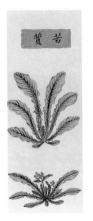

图 24-28-5 苦荬
《品汇》

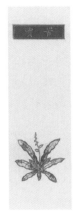

图 24-28-6 苦荬
《食物》

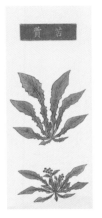

图 24-28-7 苦荬
《雷公》

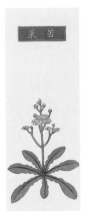

图 24-28-8 苦菜
《雷公》

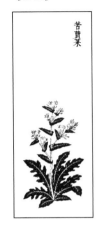

图 24-28-9 苦荬
菜《博录》

图 24-28-10 苦菜
《滇南图》

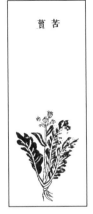

图 24-28-11 苦荬
《备要》

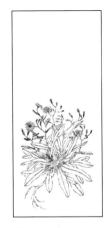

图 24-28-12 光叶
苦荬《图考》

生者，有所谓老鸦苦荬，即荼也。叶色青白，亦有红筋者，其茎断之有白汁，抽茎作花如单瓣小菊，结实甚秕，上有白翁飞絮。己土之气，苣字，从己，火退而土任事。

菜

【气味】味苦，冷，无毒。《履巉岩本草》卷下。

【主治】治面目黄，强力，止困，傅蛇虫咬即差。又汁傅丁肿，即根出。《履巉岩本草》卷下。面目热黄，丁疮痛肿，骨蒸白痢，蛇虫诸毒，利五脏，调十二经，久服轻身少睡。生捣汁饮之，虽冷亦甚益人。《药性粗评》卷三。安心益气，治胃虚烦逆热渴，及肠澼血淋疔肿。《食物辑要》卷三。吐血呕血咯血，大肠下血，一切血症，服之神效。《滇南本草图说》卷四。清热明目，补心，凉血除黄，杀虫。解暑，疗淋痔，愈疔痈。《随息居饮食谱·蔬食类》。

【发明】《太乙仙制本草药性大全·仙制药性》卷五：除面目及舌下黄，治骨蒸并赤白痢。煮食强力不睡，服治胃气逆烦。调诸经而利五脏，正霍乱而治酒痈。折茎汁点疔肿之有准，碎茎叶敷蛇咬之神功。若生食之，令人轻身。《本草经疏》卷二七：苦菜与苦苣、苦荬一物，而形稍异，功用则相同也。禀天地之阴气，故其味苦气寒，无毒。入心、脾、胃三经。其主五藏邪气者，邪热客于心也。胃痹、渴热中疾者，热在胃也。肠澼者，热在大肠也。恶疮者，热瘀伤血肉也。苦寒总除诸热，故主之也。热去则神自清，故久服安心益气，聪察少卧也。轻身耐老，耐饥寒，高气不老者，总言其热退阴生，安心益气之极功也。《冯氏锦囊秘录·杂症痘疹药性主治合参》卷七：苦菜与苦苣一物而形稍异，功用则相同也。禀天地之阴气，故味苦，气寒，无毒。入心、脾、肾三经。其主五脏邪气者，邪热容于心也。胃痹渴热中疾者，热在胃也。肠澼者，热在大肠也。恶疮者，热瘀伤血肉也。苦寒总除诸热，故主之也。热去则神自清，故久服安心益气，聪察少卧也。耐饥耐寒，轻身不老者，总言其热退阴生，安心益气之极功也。《医林纂要探源》卷二：泻心解暑，去热除烦。苦泻心，盛夏生食之，甚养心气。大热烦渴，饮汁即安。解一切煎煿火毒。通乳。茎中空而有白汁故也。心有热邪，则血沸腾而就涸，心热去则水安流就道，而乳汁通矣。《罗氏会约医镜》卷一七：苦寒，能退诸热，则阴自生，故肠澼热渴、恶疮、五脏邪热悉瘥。《调疾饮食辩》卷三：味苦平，性凉，能凉血解毒，平素血热好生疮毒人宜长久食。主肠澼，热痢，热淋，热渴，霍乱后胃气烦逆，天行热病。凡有以上诸病人，尤宜多食。或生食，或生饮其汁，可以起死。

【附方】《履巉岩本草》卷上：治风毒赤眼。用少许捣烂贴眼，不过三两次，其眼疾肿毒自散。或贴两太阳上亦得。

《药性粗评》卷三：丁肿。取苦苣折茎，取汁傅之，根出。骨蒸。常以苦苣煮食之，良。

《太乙仙制本草药性大全·仙制药性》卷五：小儿闪癖。捣叶傅之良。○去暴热目黄，秘结。用之煮汁服良。○疔肿。折取茎中白汁，点之良。○酒痈。用根取汁立溃效。○蛇咬。碎茎叶傅之妙。○赤白痢及骨蒸。取根煮服之佳。○霍乱后胃气逆烦。生捣汁饮之。

《校补滇南本草》卷下：治妇人乳结，红肿疼痛。紫苦菜捣汁，水煎，点水酒服。

子

【气味】子性寒。《食物辑要》卷三。

【主治】治黄疸。《食物辑要》卷三。

苦苣菜《救荒本草》

【释名】野苣、天精菜《救荒本草》。

【集解】《救荒本草》卷下之后：旧不着所出州土，今处处有之。苗揭地生，其叶光者似黄花苗叶，叶花者似山苦荬菜，茎叶中皆有白汁。

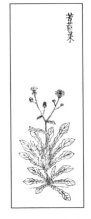 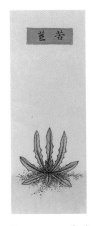 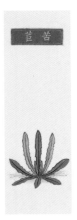 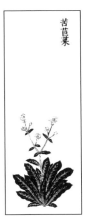

图 24-29-1　苦苣菜　　　图 24-29-2　苦苣　　　图 24-29-3　苦苣　　　图 24-29-4　苦苣菜
《救荒》　　　　　　　《品汇》　　　　　　　《雷公》　　　　　　　《博录》

【气味】味苦，性平。一云性寒。○不可与血同食，作痔疾。一云不可与蜜同食。《救荒本草》卷下之后。

【主治】虽性冷，甚益人，久食轻身少睡，调十二经脉，利五脏。《救荒本草》卷下之后。

【发明】《救荒本草》卷下之后：救饥，采苗叶煠熟，用水浸去苦味，淘洗净，油盐调食。生亦可食。

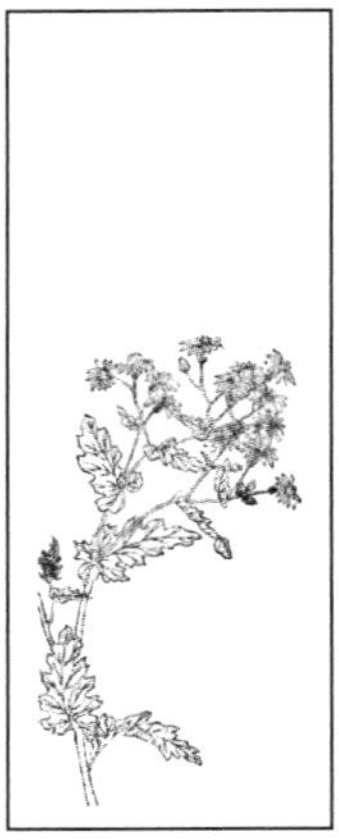

野山菊《植物名实图考》

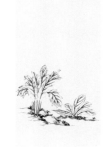

【集解】《植物名实图考》卷九：南赣山中多有之。丛生，花叶抱茎如苦荬而歧，齿不尖，茎瘦无汁；梢端发杈，秋开花如寒菊。

【主治】根叶捣敷疮毒。《植物名实图考》卷九。

图 24-30-1　野山菊《图考》

山苦菜《滇南本草》

【释名】紫贝草《滇南本草》、紫背鹿含草《滇南本草图说》。

【气味】味苦，性寒。《滇南本草》卷中。

【主治】解表发汗，退诸经客热，劳烧发热，攻疮疔，凉血，解热毒。《滇南本草》卷中。治伤寒太阳头痛，身热脊强，脉浮紧，发汗可解。《滇南本草图说》卷五。

【发明】《滇南本草图说》卷五：虚人无病忌服。俗误作痰症治之，反乱言发迷。

【附方】《校补滇南本草》卷下：子午发热。面黄，形体消瘦，午刻后怕冷作寒，手足冷麻，头疼，饮食无味，不思饮食，申刻五心烦热，烦渴饮茶水，遍身热如火烁，咳嗽吐痰，三更以后微汗方凉，头晕耳鸣，心慌怔忡。先吃此药，身有大汗，热止后吃健脾滋阴之药，全愈。紫贝草三钱，点水酒、童便服。○攻毒疮脓窠疥癞。紫贝草，点酒服。

图 24-31-1　山苦菜《滇南图》

滇苦菜《植物名实图考》

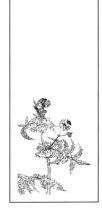

【释名】苦马菜、苦益菜《植物名实图考》。

【集解】《植物名实图考》卷三：即李时珍所谓胼叶似花萝卜菜叶，上叶抱茎，似老鹳嘴，每叶分叉撺挺如穿叶状。而《别录》以为生益州，凌冬不死者也。滇人亦呼苦马菜，贫人摘食之，四季皆有，江湖间亦多。故李时珍以为即苦菜，与北地苦荬迥异。中州或谓为蒲公英，用治毒亦效，盖性皆苦寒，所主固可同耳。《畿辅通志》：苦益菜生沟堑中，可生食，亦可霉干。即此。

图 24-32-1　滇苦菜《图考》

【气味】性皆苦寒。《植物名实图考》卷三。

【主治】治毒。《植物名实图考》卷三。

白苣《嘉祐本草》

【释名】家苣荬《植物名实图考》。

《植物名实图考》卷四：白苣，《嘉祐本草》始著录。与莴苣同而色白，剥其叶生食之，故俗呼生菜，亦曰千层剥。

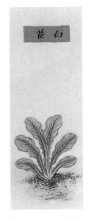

图 24-33-1　白苣

《品汇》

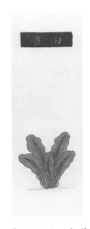

图 24-33-2　白苣

《食物》

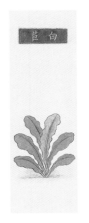

图 24-33-3　白苣

《雷公》

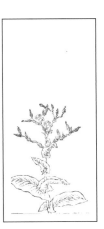

图 24-33-4　白苣

《图考》

【集解】《本草品汇精要》卷四〇：白苣，初春布种，叶似蔓菁，有锯齿而柔软，但可生食，至夏抽薹，嫩时去皮叶腌食之脆美，今谓之莴笋也。《寿世秘典》卷三：白苣似莴苣而叶色白，折之亦有汁，其味稍美，故独得专称也。《植物名实图考》卷三：江西种之成畦。高至五六尺，披其叶茹之。《齐民要术》所谓畦种足水繁茂，甜脆，胜野生者也。《嘉祐本草》谓江外、岭南、吴人无白苣，尝植野苣以供厨馔。然则此本野生，特移植肥壮耳，非别一种。但谓为苦苣味苦，不知其回甘也。近时江右亦有白苣，惟叶瘦不如北地生菜脆肥，莴苣亦然。江右有一种柳荬，与苣荬无异，而叶白有紫缕，抽茎长四五尺，茎叶细长如柳，故名。

【气味】味苦，平，冷，微毒。《宝庆本草折衷》卷二〇。

【主治】治虫入耳，以汁滴耳中，虫自出，蛇亦畏之。《宝庆本草折衷》卷二〇。通经宣壅，解热利肠。《药性切用》卷六。

【发明】《寿世秘典》卷三：李鹏飞曰，久食昏人目。患冷气人食之，即腹冷。产后不可食，令人寒中，小肠痛。彭乘《墨客挥犀》云：莴苣有毒，百虫不敢近，蛇虺触之则目瞑不见物。人中其毒，以姜汁解之。

【附方】《本草品汇精要》卷四〇：治沙虱毒。以莴苣菜汁傅之，差。〇治肾黄。用莴苣子一合，细研，水一大盏，煎至五分，去滓，不拘时服。

莴苣《食疗本草》

【释名】《本草省常·菜性类》：莴苣，一名莴笋，一名千金菜，俗名薹子菜，又名笋薹子。

【集解】《植物名实图考》卷四：莴苣，《食疗本草》始著录。《墨客挥犀》谓自呙国来，故名。有紫花、黄花两种，腌其薹食之，谓之莴笋，亦呼为薹干。李时珍谓苦苣、莴苣、白苣，俱不可煮食，通可曰生菜。然苦苣生食固已，莴苣叶薹，爓之、羞之，五味皆宜，唯白苣则北人以叶包饭食之，脆甘无侪。且耐大嚼，故以生菜属之。而莴苣之美，则在薹，盐脯御冬，响牙斋也。〇老杜《种莴苣诗序》：堂下理小畦，种一两席许莴苣，向二旬矣，而苣不拆甲，独野苋青青，伤时君子，或晚得微禄，轗轲不进，野苋滋蔓，是诚然矣。苣不拆甲，毋乃种不以法？浅根孤露，栽培未至，虽易生之物，植者希矣。菠薐过朔乃生，园蓤经雨乃苗。凡物有用于人，皆有本性用之而拂之。其轗轲又谁咎耶？莴苣一名千金菜。《清波杂志》云：绍兴中，车驾巡建康新丰镇，顿物皆备，忽索生菜两篮，前顿传报，生菜遂为珍品。物有时而贵千金，其适然矣。

【气味】味苦，平，无毒。〇世之常食菜品，多食令人昏目。有云：若要远顾，勿食莴苣。《履巉岩本草》卷下。味甘、微苦，性寒，无毒。《药性全备食物本草》卷一。

【主治】冷积虫积，痰火凝结，气滞不通。常食目痛，素有目疾者，切忌。《校补滇南本草》卷上。

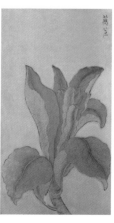

图 24-34-1 莴苣
《履巉岩》

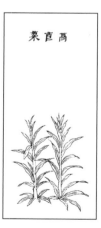

图 24-34-2 莴苣
《三才》

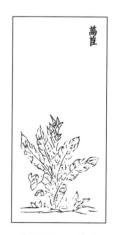

图 24-34-3 莴苣
《汇言》

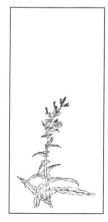

图 24-34-4 莴苣
《图考》

【发明】《医说》卷六：中莴菜毒。王舜求云：莴菜出呙国，有毒，百虫不敢近，蛇虺过其下，误触之则目瞑不见物。人有中其毒者，唯生姜汁解之《邃斋闲览》。《医林纂要探源》卷二：莴苣苦、甘、寒。泻心，去热，解煏炙火毒。有白苣、紫苣、生菜数种。白苣茎肥，可腌食，又名莴笋。茎叶略似苦荬，叶较柔滑，异其糙涩，花实亦同，最宜生食。北人多炙煿，故解以生菜，其除烦祛暑通乳之功，不及苦荬。而味之脆美较胜。或云多食昏目，未必然也。《本草求真》卷九：治专通经达络，利水通道，解毒杀虫。凡人病因热湿，而见胸膈填胀，眼目昏暗，乳汁不通，小便闭塞等症，用此治无不效。如乳汁不通，则用莴苣菜煎酒以服。小便不解及或尿血，则用莴苣菜捣敷脐上。沙虫水毒，则用莴苣菜捣汁以涂。蚰蜒与虫入耳，则用莴苣菜捣汁以滴，及或和雄黄等分为丸，蘸油入耳以引之类。凡此因其味苦，苦则能以降气，因其气寒，寒则能以解热故耳。至书既言治能明目，而又言其多食则使人目昏，无非因其热极伤目，则目得此以明。过服生寒，而目不明，则目又得因此而暗，无他义也。子能下乳利水，并治阴肿、痔漏下血、伤损作痛，功与莴苣菜略同。《新编六书》卷六：通经络，利水道，解毒杀虫。凡病因湿热，而见胸膈填胀，眼目昏暗者，皆治。若乳汁不通，煎酒以服；小便闭，或溺血，捣敷脐上；沙虱水毒，捣汁以涂；诸虫入耳，捣汁以滴。皆效。

【附方】《履巉岩本草》卷下：治鱼脐疮，其白肿痛不可忍者。先以针刺疮上及四畔，作孔，以白苣取汁滴入孔中，其痛即止。

赤荬仔《医方药性》

【气味】其性温。《医方药性·草药便览》。

【主治】治飞疡，散血。《医方药性·草药便览》。

水苦荬《本草图经》

【释名】半边山、谢婆菜《本草图经》、野苦麻《植物名实图考》。

【集解】《植物名实图考》卷一三：麻处处有之，多生麦田陂泽中。茎叶俱似苦荬花，如小蓟而针细软，花罢成絮。固始呼为秃女头。江西田中多蓄之以为肥，俭岁亦摘食。

【气味】味微苦，辛。性寒。气，气薄味厚，阴中之阳。《本草品汇精要》卷四一。

【主治】主治风热上窜，咽喉肿痛，瘰疬恶疮。俱以酒磨服。《药性粗评》卷三。

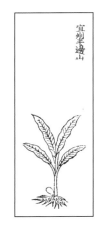

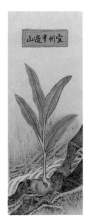

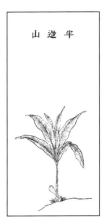

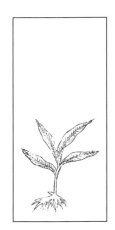

图 24-36-1　宜州半边　　图 24-36-2　宜州半边　　图 24-36-3　半边山　　图 24-36-4　半边山
山《图经（政）》　　　　山《品汇》　　　　　　　《三才》　　　　　　　《图考》

百合《本经》

【集解】《通志》卷七五：根如葫蒜，根美食，花美观，旧云蚯蚓化成。有二种，白花者良；其红花者，一名山丹，一名连珠，俗呼川强瞿。茎上抽花，叶间结子。《救荒本草》卷上之后：苗高数尺，粗如箭，四面有叶如鸡距，又似大柳叶而宽，青色稀疏，叶近茎微紫，茎端碧白。开淡黄白花如石榴觜而大，四垂向下覆长蕊，花心有檀色，每一颠须五六花，子色圆如梧桐子，生于枝叶间，每叶一子，不在花中，此又异也。根色白，形如松子，壳四向攒生，中间出苗，又如葫蒜，重迭生二三十瓣。《本草品汇精要》卷一〇：《图经》曰：生荆州川谷。吴氏云：冤句荆山及近道处处皆有之。地道：滁州、成州。《本草乘雅半偈》帙五：近道虽有，唯荆州山谷者良。二月生苗，一干特起，百叶环列，无旁枝，至杪作花，有二种。一丹黄色，间紫黑点，初开内拱如掬，次早外列如球，而不结子，别着叶蒂间，赤碧如贝，根微苦，顷亦转甜。一纯白如卮，连茎倾侧，花瓣六出，夜分作香，叶蒂间不着子，根肥而甘。此非异类，宜别雌雄，有子者雌，无子者雄。《重庆堂随笔》卷下：全州西延六洞诸山中，土人皆以种百合为业，大者每枚重五六十斤，最小者亦六七斤，其形与吾乡白花百合等，惟庞然特异耳。土人澄为粉，每斤售银五六分，物多价贱，皆不以奇物视之也。按观此益见神仙服食之说为虚诞不足信。《植物名实图考》卷三：百合《本经》中品。生山石上者，根嫩，多汁，瓣小；种生沙地者，根大，开大白花。《南都赋》：藷、蔗、姜、䨢。䨢，百合蒜也。近以嵩山产者为良。江西广饶，悬崖倒垂，玉绽莲馨，根谢土膏，味含云液，疗嗽润肺。洵推此种。夷门植此为业，以肥甘不苦者为佳。滇南土沃，乃至蒉采如薪，供瓶经夏。《本草纲目》引王维诗：冥搜到百合，真使当重肉。按全诗云：少陵晚崎岖，天随自寂寞。《辋川集》岂应有此？盖宋王右丞，非摩诘也。又云：果堪止泪无。用本草止涕泪之说，肺气固则五液敛也。

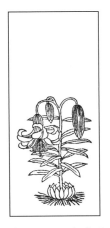

图 24-37-1 滁州百合《图经（政）》

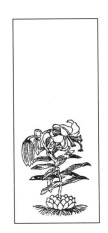

图 24-37-2 成州百合《图经（政）》

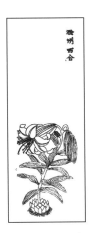

图 24-37-3 滁州百合《图经（绍）》

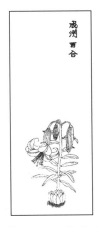

图 24-37-4 成州百合《图经（绍）》

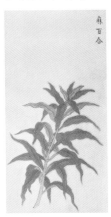

图 24-37-5 麻百合《履巉岩》

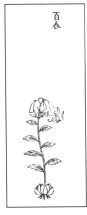

图 24-37-6 百合《救荒》

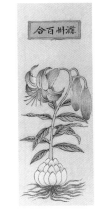

图 24-37-7 滁州百合《品汇》

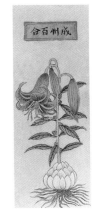

图 24-37-8 成州百合《品汇》

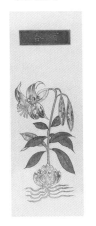

图 24-37-9 百合《食物》

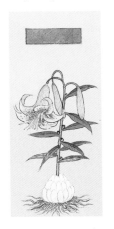

图 24-37-10 百合《雷公》

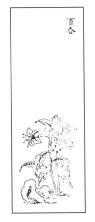

图 24-37-11 百合《三才》

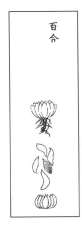

图 24-37-12 百合《原始》

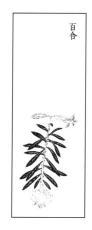

图 24-37-13　百
合《博录》

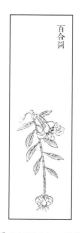

图 24-37-14　百合
《草木典》

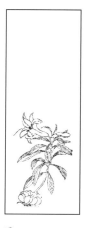

图 24-37-15　百
合《图考》

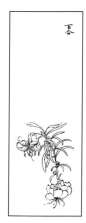

图 24-37-16　百
合《图说》

根

【气味】性温，无毒。《履巉岩本草》卷中。味甘，微寒，无毒。入心、肺二经。《医宗必读·本草征要》。味甘，微苦，微寒。入手太阴肺经。《长沙药解》卷三。甘，苦，涩，平。《医林纂要探源》卷二。

【主治】治脾胃不和，大能消食快气。不以多少，干为细末，米饮汤调服，姜汤亦得，只服一钱至二钱。《履巉岩本草》卷中。寒热，遍身疼痛浮肿，胪服痞满，咳逆吐血，喉痹，脚气，惊悸颠狂，乳痈发背，诸疮肿毒，安心定胆，补中益气，清肺养血，通乳汁，利大小便。《药性粗评》卷三。泻火，解利，平补之剂。《本草发明》卷三。安神益智，润肺止嗽，养五脏，消浮肿，利二便，产后病者亦宜食，和肉尤良，治伤寒坏症，百合病及阴毒，伤寒心下急痛胁满，肺痈肺痿肺热，喉痹烦闷，寒热遍身疼痛，治癫邪涕泣狂叫及惊悸，心胆不宁，兼治乳痈发背，诸疮肿，杀蛊毒，补中气，通耳窍，亦渗利中之美药。《药性全备食物本草》卷二。温肺止嗽，补中益气，利大小便，安和心胆，止涕泪，主百合病，辟邪鬼魅。《本草通玄》卷下。

【发明】《神农本经会通》卷一：《隶》云：辟鬼邪，安心定胆。疗咳痹心疼，治痈疮乳痈，及蛊毒，浮肿。○《局》云：百合甘平除热咳，安心定胆治邪癫。更攻发背痈疮疾，消胀仍通大小便。百合，宁心，可补咳痰有病。《太乙仙制本草药性大全·仙制药性》卷二：白花者养脏益志，定胆安心。逐惊悸狂叫之邪，消浮肿痞满之气。止遍身痛，利大小便。辟鬼氛，除时疫咳逆；杀蛊毒，治外科痈疽。乳肿、喉痹殊功，发背、搭肩立效。又张仲景治伤寒坏后已成百合病证，用此治之，固取名同，然未识有何义也？蒸食能补中益气，作面可代粮过荒。赤花者仅治外科，不理他病。凡采用务必分留。《本草约言》卷一：治伤寒百合之奇邪，疗神昏狂乱之鬼击，除心腹不利之胀满，下肺脏热壅之气逆。《食物辑要》卷六：主百合病，安神益智，润肺止嗽，养五脏，消浮肿，利二便。产后病者亦宜食，和肉尤良。《药性解》卷三：百合味甘，性平，无毒，入心、肺、大小肠四经。主鬼魅邪气，热咳吐血，润肺宁心，定惊益志。攻发背，消痈肿，除胀满，利二便。按：百合性润，故入心肺诸经，虽能补益，亦伤肺气，不宜多服。《本草汇言》卷一六：养肺气，润脾燥之药也。张仰垣曰：此药根色纯白属金，根形叠瓣似肺，故《元素方》治肺热咳嗽，吐脓血，骨蒸寒热。《别录》方治脾火燥结，大肠干涩，四肢浮肿，胸腹胪胀。《仲景方》治五藏神气内乱，惊骇颠狂，伤寒热邪百合，行住坐卧不宁。《大氏方》治心下急胀，脚气痈肿，相火暴发诸疾。已上众病，悉属气虚而火邪病藏之证，百合力能安定。倘如中虚胃寒，泄泻不食，为胀为咳，为阴躁阳溃，神散颠乱诸证，此药无与力也。《食治广要》卷三：邪气腹胀心痛，利大小便，补中益气。除浮肿痞满，喉痹涕泣。《本草经疏》卷八：百合得土金之气，而兼天之清和，故味甘平，亦应微寒无毒。入手太阴、阳明，亦入手少阴。故主邪气腹胀，所谓邪气者，即邪热也。邪热在腹故腹胀，清其邪热则胀消矣。解利心家之邪热，则心痛自瘳。肾主二便，肾与大肠二经有热邪，则不通利，清二经之邪热，则大小便自利。甘能补中，热清则气生，故补中益气。清热利小便，故除浮肿胪胀，痞满寒热，通身疼痛。乳难，足阳明热也。喉痹者，手少阳三焦，手少阴心家热也。涕泪，肺肝热也。清阳明、三焦、心部之热，则上来诸病自除。○主治参互：仲景治伤寒病百合证，有柴胡百合汤。同知母、贝母、天门冬、麦门冬、百部、桑根白皮、薏苡仁、枇杷叶，治肺热咳嗽及吐脓血。同麦门冬、白芍药、甘草、通脱木，利大小便。同知母、柴胡、竹叶，治寒热邪气，通身疼痛。同白芍药、炙甘草、麦门冬、五味子，补中益气。同白芍药、白茯苓、车前子、桑根白皮，治浮肿。○简误：中寒者勿服。《景岳全书》卷四九：百合味微甘、淡，气平功缓。以其甘缓，故能补益气血，润肺除嗽，定魄安心，逐惊止悸，缓时疫咳逆，解乳痈喉痹，兼治痈疽，亦解蛊毒，润大小便，消气逆浮肿。仲景用之以治百合证者，盖欲藉其平缓不峻，以收失散之缓功耳。虚劳之嗽，用之颇宜。《分部本草妙用》卷四：补中益气，止涕泪，除心下急满，脚气，热咳，肺脏壅热，肺病吐血。温肺止嗽，治伤寒百合病。产后血运，安心定胆。百合象肺，为肺虚咳嗽要品。仲景治百合病，伤寒后如有鬼神状，不得坐卧者，服百合知母汤。已吐后者，用百合鸡子汤。已经汗吐下者，用百合地黄汤，以物合病，从治之义也。《医宗必读·本草征要》上：保肺止咳，驱邪定惊，止涕泪多，利大小便。君主镇定，邪不能侵；相傅清肃，咳嗽可疗。涕泪，肺肝热也；二便不通，肾经热也。清火之后，复何患乎？仲景云：行、住、坐、卧不定，如有神灵，谓之百合病，以百合治之，是亦清心安肾之效欤！按：百合通二便，中寒下陷者忌之。《仁寿堂药镜》卷一〇：《野圃数》云：久服使人心志欢和，不忧不惧。命名之义，或因乎此！《药镜》卷三：百合润肺，咳血以停。散痈，诸热得解。退腹内之热则胀消，苏心内之烦则痛歇。肾主二便，热去则便水津淫。甘能补中，热清则气海充溢。产后血狂可镇，颠邪胆惑能澄。香隆子夜，夜服之而功多，昼茹之效或浅也。《**药品化义**》卷六：百合属阳，体干，色白，气清香，味甘带苦者次，性平，能升，力补肺，性气与味俱清，入肺心胆三经。百合体瓣象肺，色白性平，专入肺部，主治肺热咳嗽，痰中带血，必不可缺。若肺劳嗽瘘，咳久痰火，同薏米补肺收功，击其惰归之神药也。取其味甘而不甜，气香而不窜，又能补中益气，和合百脉。盖肺为百脉之宗也，服之令心气欢和，安神益胆，调养五脏，皆在其中。仲景定百合汤治伤寒坏证，东垣制和中饮治百病，用之为君，良有意也。取色白大科，名麝香百合为佳。别名夜合，用治肺虚，须夜服之，顺其性也。《**本草乘雅半偈**》帙五：百合，百瓣合成也。雌雄二种，雄主藏用，雌主藏体。俱入心主包络，心主百脉故也。腹满心痛，便不利，此夏气病藏之邪，百合力能益气，以补中虚，则邪无所容，从内以出，即夏大张布于外者，亦无内顾之虞矣。用以气言，天道也；体以形言，地道也。《金匮》云：百合病者，百脉一宗悉致其病也。即假药象，以着病形尔。盖心主为病，则时间时甚，故无尝证可拟，象形从治法也。客曰：《别录》主入肺藏，悦皮毛，安藏府，定权衡，此亦象形乎。颐曰：《经》云肺朝百脉，输精皮毛，毛脉合精，行气于府，府精神明，留于四藏，气归权衡，权衡以平，气口成寸，一线穿成，不烦造作，此正象形也。《**本草述**》卷九下：百合之功，在益气而兼之利气，在养正而更能去邪。故李氏谓其为渗利和中之美药也。如伤寒百合病，《要略》言其行住坐卧皆不能定，如有神灵。此可想见，其邪正相干，乱于胸中之故。而此味用之以为主治者，其义可思也。第此味似专主于气分，当为手太阴之剂。然谓其兼入手少阴心者，盖上焦营诸阳，心肺固上焦气分，必金火合德，乃可以言营诸阳而为气也。《经》云：毛脉合精，行气于府，府精神明，留于四藏，即百合证有欲食不能食等语，非志不能帅气，气不能为志用，而毛脉不能合精以行气于腑之一证乎？又百合主治，在《本经》以邪气腹胀，心痛连说，适可与前义相参也。《本经》随言其补中益气，岂非能使毛脉合精行气于腑之义乎？以此思其功，则所谓益气而兼之利气养正，而更能去邪者，良不谬。但因证奏效，贵于主辅之适宜耳。第如世医安神一语，殊为梦梦。《**药性纂要**》卷三：东圃曰：余治吐血症，以鲜者多用煮汁。入药煎服，往往有效。《**本草新编**》卷三：百合味甘，气平，无毒。入肺、脾、心三经。安心益志，定惊悸狂叫之邪，消浮肿痞满之气，止遍身疼痛，利大小便，辟鬼气时疫，除咳逆，杀虫毒，治痈疽、乳肿、喉痹，又治伤寒坏症，兼能补中益气。此物和平，有解纷之功，扶弱锄强，祛邪助正。但气味甚薄，必须重用，其功必倍，是百合可为君主，而又可为佐使者也，用之可至一二两。若止用数钱，安能定狂止痛，逐鬼消痈。倘用之安心益志，益气补中，当与参、术同施，又不必多用也。〇或问：百合能止喘。百合非止喘之药也，但能消痞满耳。喘生于痞满，痞满消而喘胀除，故言痞满，而治喘在其中矣。〇或问：伤寒症中有百合病，特用百合为汤治之，而子何以不言耶？曰：伤寒门中之百合病，即将成之坏症也。言坏症，而百合在其内矣。夫坏症何以用百合。正取其气味之和平，解各经之纷纭，即定各经之变乱也。《**本经逢原**》卷三：百合能补土清金，止咳利小便，仲景百合病兼地黄用之，取其能消瘀血也。《本经》主邪气腹胀心痛，亦是散积蓄之邪，今世所昧也。其曰利大小便者，性专降泄耳。其曰补中益气者，邪热去而脾胃安矣。然性专降泄，中气虚寒、二便滑泄者忌之。《**本草崇原**》卷中：百合色白属金，味甘属土，昼开夜合，应天道之昼行于阳，夜行于阴，四向六合，应土气之达于四旁。主治邪气腹胀心痛者，邪气下乘于脾，则地气不升而腹胀。邪气上乘于肺，则天气不降而心痛。盖腹者脾之部，肺者心之盖也。利大小便者，脾气上升，肺气下降，则水津四布，糟粕运行矣。补中者，补脾。益气者，益肺也。《**神农本草经百种录·中品**》：百合味甘，平。主邪气，腹胀心痛，肺气不舒之疾。利大小便，肺为水源。补中，甘能补脾。益气。肺主气，补肺则气益矣。此以形为治也，百合色白而多瓣，其形似肺，始秋而花，又得金气之全者，故为清补肺金之药。《**长沙药解**》卷三：凉金泄热，清肺除烦。《金匮》知母百合汤，百合七枚，知母二两。治百合病发汗后者。伤寒之后，邪气传变，百脉皆病，是为百合。其证眠食俱废，吐利皆作，寒热难分，坐卧不安，口苦便赤，心烦意乱，不能指其为何经何脏之病也。然百脉之气，受之于肺，肺者，百脉之宗也，是宜清肺。其在发汗之后者，津枯而金燔，百合清肺而生津，知母凉金而泄热也。滑石代赭汤，百合七枚，滑石三两，碎，代赭石鸡子大。治百合病，下之后者。下败中脘之阳，土湿胃逆，肺热郁蒸。百合清肺而泄热，滑石、代赭渗湿而降逆也。百合鸡子汤，百合七枚，煎汤，入鸡子黄一枚，调匀煎。治百合病吐之后者。吐伤肺胃之津，金土俱燥，百合清肺热而生津，鸡子黄补脾精而润燥也。百合地黄汤，百合七枚，生地黄汁一斤，入百合汤煎服，大便当如漆。治百合病，不经发汗吐下，病形如初者。不经发汗吐下，而瘀热淫蒸，败浊未泄。百合清金而泄热，生地黄汁凉泄肠胃而下垢浊也。百合洗方，百合一斤，水一斗，渍一宿，洗身。洗后食煮饼，勿以盐。治百合病一月不解，变成渴者。火炎金燥，则肺热不解，变而为渴。肺主皮毛，百合洗皮毛以清肺热也。百合滑石散，百合一两，滑石二两，为散，饮方寸匕，日三服，微利止服，热则除。治百合病，变发热者。湿动胃逆，肺郁生热。百合清金而泄热，滑石利水而除湿也。百合凉金润燥，泄热消郁，清肃气分之上品。其诸主治，收涕泪，止悲伤，开喉痹，通肺痈，清肺热，疗吐血，利小便，滑大肠，调耳聋耳痛，理胁痈、乳痈、发背、诸疮。水渍一宿，白沫出，去其水，更以泉水，煎汤用。《**医林纂要探源**》卷二：凡涩与酸同用。补肺降逆。收散肺金之药也。甘补肺，苦降逆，涩敛肺，兼能收心，故清肺宁心，去热止嗽，而治百病不安之证。敛下而上直达于肺，以收为用。色白入肺，独茎直达，亦能利二便，消浮水，开痞满，疗乳痈。然要知此以敛为用，内不足而虚热、虚嗽、虚肿者宜之，与姜之用正相反也。《**本草求真**》卷七：百合清心肺余热。百合专入心肺。甘淡微寒，功有利于肺心，而能敛气养心，安神定魄。朱二允曰：百合之甘敛，胜于五味之酸收。然究止属清邪除热利湿之品，因其气味稍缓，且于甘中有收，故于心肺最宜，而不致与血有碍耳。是以余热未靖，坐卧不安，咳嗽不已。朱二允曰：久嗽之人，肺气必虚，虚则宜敛。涕泪不收。涕泪系肝肺之邪，有寒有热，当察其因，不可概作热治，但此专就余热言。《经》曰：肺为涕，肝为泪，心为汗，脾为涎，肾为唾。胸浮气胀，状有鬼神，用此治其余孽，收其残房，赡养抚恤，恩威不骤，故能安享无事，岂非宁神益气之谓乎？仲景用此以治百合病症，义亦由此。

但初嗽不宜遽用。花白者入药。《药笼小品》：百合象肺，保肺之药，百合固金汤是也。若肺家有邪，疏之不暇，固之岂无害乎？《本草纂要稿·草部》：敛肺劳之嗽瘘，养脏安心。消浮肿之痞满，利大小便。治百合之坏证，辟鬼祟之交侵。除时疫咳逆，止偏身疼痛。逐惊悸狂叫之邪，疗痈疽喉痹之疾。《本草求原》卷三：能清心养肺和胃，以生气而兼利气，火不刑金则不致食气。主邪气、腹胀、心痛、寒热，心肺和合，乃能行阳而为气。《经》曰：毛脉合情，行气于府，府精神明，留于四脏。若毛脉不合，邪热相干，乱于胸中，而生诸病。或者志气不相为用，而百脉俱病，坐卧不安，欲食不食，如有神灵，小便不利，病名百合是也。遍身痛，二便不利，浮肿，皆邪热壅闭正气故。补中，阴者中之守，热去则胃阴生。益气，毛脉合则气行，行即生。止咳嗽，疗脚气、产后血病、肺痿、肺痈、乳痈、乳难、喉痹、颅胀痞满，皆热壅病。安神。即府精神明之义。中寒勿服。同绿豆敷痘后遗毒，能移能消。《研经言》卷三：百合病用百合解仲景以百合治百合病专方也，诸家注从未有能道其故者。案《本草经》百合除邪气，利大小便。百合病症状虽变幻不一，要之小便赤黄一症则有定。仲景于至无定中求其有定者，以立诊治之准，此百合病所以必用百合也。百合病重在小便，故于头痛、头渐渐、头眩诸足以卜愈期者，皆于小便时诊之。凡辨疑难症，皆当准此。夫古人至奇之法，实有至常之理。浅人泥于百合补肺之说，因以肺朝百脉为之解，浅也。又百合病者，由于余邪逗留，血气不润所致。如意欲食而或美，及欲卧欲行云云，状其无大邪之抑，正气有时得伸也；复不能食至不用、闻臭、不能卧、不能行云云，状其气血少润也。如寒如热，肌中不润而滞濡也；无寒无热，余邪不能作势也；口苦，胃液被余邪所吸，不能消净食物也；得药剧吐利，胃液不充，反为药所胜也；脉微数，微为血气少，数为邪气止也；溺时痛见于头者，溺为去液之事，故病液少者，卜之于此，下虚则上实也。此证之于症而合者也。其治法，专以滋润为主，故本于于百合外，加生地汁，津血并润也。汗下吐皆伤液，故随上下之所伤而救之。知母、鸡黄皆滋润之品。滑石为润下之品。惟赭则逐邪，欲乘其方下而逐之也。变渴，则栝蒌、牡蛎；变发热，则滑石。无非取乎其润。此证之于方而合者也。然后知《本经》百合除邪气、利大小便云云，皆润之之效也。大抵病至邪留正虚之时，攻则害正，补则碍邪，惟有润之使正纾邪浮，始可设法逐邪。其逐邪之法，总不出伤寒差已后更发热者，小柴胡汤主之，脉浮者以汗解之，脉沉实者以下解之数语，决不以百合数方了事也。惟至此时，则病之局势已移，不得仍以百合称，故百合病止此耳！读仲景书，如读《春秋左传》，当取他传续此传后，而后纪事之本末始全。

【附方】《本草汇言》卷一六：治肺热咳嗽吐脓血，兼骨蒸寒热者，用新鲜百合八两，配知母、川贝母、天门冬、麦门冬、怀生地、薏苡仁、北沙参各四两，熬膏炼蜜收。每早晚各服十余匙，人参汤调服。缪氏《家珍》。○治脾热便闭，火燥干结，大小俱不利者。用新鲜百合水煮烂，频食妙。《方脉正宗》。○治脾热气滞。四肢浮肿，胸腹胪胀，大小不通利者，方同上法。○治相火暴发，心下急胀，或脚气肿痛，或痈疽肿痛。用新鲜百合四两捣汁，和生白酒少许，温和服，取渣，可傅肿痛处。《方脉正宗》。○治疡毒肿胀不穿。用百合捣烂，和食盐少许傅之，良。《外科方》。○治天泡湿疮。用新鲜百合捣烂涂之，一二日即安。李氏《集简方》。**治诸燥结，大便不通。**用百合一两、当归、生地黄、火麻仁去壳各五钱，桃仁、杏仁俱去皮各三钱，枳壳、厚朴、黄芩各二钱，甘草八分，水煎，早晨服。身热烦渴，大便不通者，是热闭也，本方酒煮大黄一钱。久病元虚，大便不通者，是虚闭也，加熟地黄、人参各二钱，羊肉二两。因汗出过多，大便不通者，是津液枯竭而闭也，加麦门冬一两，人参二钱。风证大便不通者，是风闭也，加防风二钱，葳蕤、天麻、枸杞子、蒌仁各五钱。老人大便不通者，是血气枯燥而闭也，加熟地、枸杞子各五钱，临服和人乳或牛乳一钟。虚弱人并产妇及失血，大便不通者，是血虚而闭也，加熟地黄一两。多食醇酒炙煿辛热之物，大便不通者，是实热火闭也，加黄连、天花粉各二钱，绿豆二合。

《伤寒温疫条辨》卷六：**蕺庵百合固金汤。**百合、生地二钱，熟地三钱，麦冬钱半，元参、当归、白芍、贝母、桔梗、甘草一钱。此以甘寒培本，不以苦寒伤生发之气也。

《调疾饮食辨》卷三：**治水肿。**用桑白皮三两，汉防己两半，茯苓、郁李仁、百合各一两，每日一服，忌食盐。《元和纪用经》。

《本草崇原集说》卷中：**治气郁心口痛。**修园以百合一两，乌药三钱，名百合汤，多验。**治胸痹而痛。**又以百合汤半剂，加蒌皮、贝母各三钱，薤白八钱，白蔻一钱五分，亦验。

花

【附方】《滇南本草》卷下：**治老弱虚晕，痰火头目眩昏。**有风邪忌用。百合花三朵、皂角子，七个，焙炒。蜜糖煎服。

山丹 《日华子》

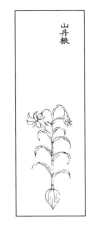 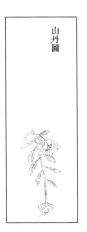 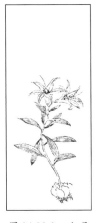 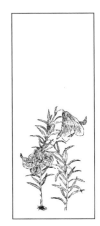

图 24-38-1　山丹根　　　图 24-38-2　山丹　　　图 24-38-3　山丹　　　图 24-38-4　红百合
《饮膳》　　　　　　　　《草木典》　　　　　　　《图考》　　　　　　　《图考》

【正误】《调疾饮食辩》卷三：山丹、卷丹此百合同类异种也。《本草纲目》曰：叶短而阔，白花者，百合也；叶长而狭，红花者，山丹也；叶似山丹而茎高，四月结子在枝间，七八月乃开黄花，带红色有黑点者，卷丹也。三物功用相近。入药用百合，充食可不必拘。《纲目》谓山丹与百合迥别，卷丹似百合，不堪食，未为确论。至陶隐居云蚯蚓所化，更属幻谈。

【气味】味甘，平，无毒。○妊娠勿食。《药性全备食物本草》卷一。甘、苦，凉。《随息居饮食谱·果食类》。

【主治】益人，和中气，散瘀血。《药性全备食物本草》卷一。清营涤暑，润燥通肠。《随息居饮食谱·果食类》。

【发明】《随息居饮食谱·果食类》：山丹，俗呼红花百合。种类不一，亦有黄花者。○剥去外一层，水浸去苦味，或蒸或煮，加白洋糖食之，耐饥。亦可煮粥、澄粉，补力虽逊，似亦益人。忌同上。按：藕粉、百合粉之外，尚有嘉定澄造之天花粉，阴虚内热及便燥者，服之甚宜，余者止可充平人之食，不可调养病人。最不堪者，徽州之葛根粉，非风寒未解者，皆不可食。

山百合《本草纲目拾遗》

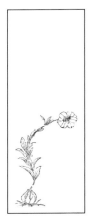 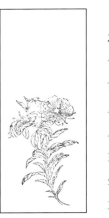

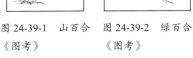

图 24-39-1　山百合　图 24-39-2　绿百合
《图考》　　　　　《图考》

【集解】《本草纲目拾遗》卷八：山百合，此百合之野生者，瓣狭长而味甘，山人采货之。《藻异》云：百合有三种：一名山百合，花迟不香；二名檀香百合，可食；三名虎皮百合，食之杀人。《百草镜》：百合白花者入药，红花者名山丹，黄花者名夜合，今惟作盆玩，不入药。百合以野生者良，有甜、苦二种，甜者可用，取如荷花瓣无蒂无根者佳。《植物名实图考》卷六：山百合生云南山中。根叶俱如百合，花黄绿有黑缕，又有深绿者，尤可爱。

【主治】能利二便，气虚下陷者忌之。○甘入肺，清痰火，补虚损，治肺痈。《本草纲目拾遗》卷八。

【发明】《本草纲目拾遗》卷八：《逢原》云：余亲见包山土罅中，蚓化百合，有变化未全者，大略野生百合，蚓化有之，其清热解毒、散积消瘀，乃蚓之本性耳。

【附方】《本草纲目拾遗》卷八：痈疽无头。野百合同盐捣烂敷。《应验方》。○治肺痈。取白花者三两捣烂，白酒和绞，取汁一碗，不拘时服，七服全愈。《救生苦海》。

佛手草《本草纲目拾遗》

【释名】百合草《本草纲目拾遗》。

【集解】《本草纲目拾遗》卷五：朱烺斋《任城日钞》：杭州秦亭山圣帝殿厨房后石台基上有草，状如百合，名百合草，一名佛手草。寺僧藉以货售香客以入药。

【主治】治疮，不论何种恶疮，以此草煎汤洗之，即愈。《本草纲目拾遗》卷五。

【发明】《本草纲目拾遗》卷五：敏按：王安《采药方》，射干一名佛手草，不治疮，与此别。

虎须草《滇南本草图说》

【集解】《滇南本草图说》卷三：虎须草形似剑尖，绿叶。

【气味】入手太阴、足阳明。气味辛苦。《滇南本草图说》卷三。性温，味辛、微苦。入肺脾二经。○但肺有痰火者，食之令人作喘。肺虚寒者良，肺热者忌。《校补滇南本草》卷下。

【主治】诸虚百损，妇人劳。久服延年，五经虚热最良。《滇南本草图说》卷三。虚痨发热，服之悦人颜色，身体健胖。服用羊蹄同煨食。《校补滇南本草》卷下。

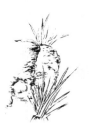

图 24-41-1　虎须草《滇南图》

粉条儿菜《救荒本草》

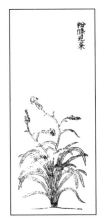 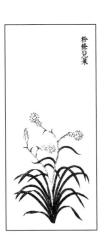 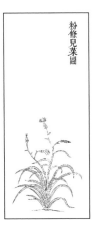 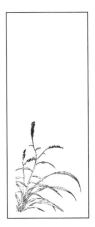

图 24-42-1　粉条儿菜《救荒》　　图 24-42-2　粉条儿菜《博录》　　图 24-42-3　粉条儿菜《草木典》　　图 24-42-4　粉条儿菜《图考》

【释名】肺筋草《植物名实图考》、肺金草《草木便方》。

【集解】《救荒本草》卷上：粉条儿菜生田野中。其叶初生就地丛生，长则四散分垂，叶似萱草叶而瘦细微短，叶间撺葶，开淡黄花。叶味甜。救饥：采叶煤熟，淘洗净，油盐调食。《植物名实图考》卷九：肺筋草江西山坡有之。叶如茅芽，长四五寸，光润有直纹，春抽细葶，开白花，圆而有叉，如石榴花；蒂大如米粒，细根亦短。

【气味】甘。《草木便方》卷一。

【主治】清肺经，久嗽化痰郁热清。酒色劳伤气喘满，虚火克金能清心。《草木便方》卷一。

菰《别录》　　【校正】《本草纲目》原入"草部"，今移此。

【释名】蒋苽《尔雅》、菰蒋《通志》。

《通志》卷七五：苽首，苽草之首。有一种可食，一名苽白，一名菰首，一名须。《尔雅》云：须，蒋苽。蒋菰根也，亦名须。故《尔雅》曰：须，蒋苽。又名苽焉。菰曰蓬。今人谓之苽。《尔雅》曰：啮，雕蓬。荐，黍蓬。雕蓬者，米苽也，其米谓之雕胡，可作饭，故曰啮。黍蓬者，野苽也，不能结实，惟堪荐藉，故曰荐。雕胡，菰蒋米也。《本草品汇精要》卷一四：《西京杂记》云：汉太液池边皆是雕胡，紫箨绿节，蒲丛之类。菰之有米者，长安人谓为雕胡。葭芦之米，解叶者紫，箨菰之有首，谓之绿节也。

【集解】《宝庆本草折衷》卷一〇：乃蒲类也。生江湖陂泽中，及二浙、河朔水中及岸际。〇四时取。《救荒本草》卷上之后：苽笋，本草有菰根，又名菰蒋草，江南人呼为苽葑，俗又呼为苽白。生江东池泽水中及岸际，今在处水泽边皆有之。苗高二三尺，叶似蔗荻，又似茅叶而长大阔厚，叶间撺葶，开花如苇，结实青子，根肥，剥取嫩白笋可啖。久根盘厚生菌音窘细嫩，亦可啖，名菰菜。三年已上心中生葶如藕白软，中有黑脉，甚堪啖，名苽首。《太乙仙制本草药性大全·本草精义》卷一：菰根，陶隐居云：菰根亦如芦根，又云菰蒋草也。旧不载所出州土，今江湖陂泽中皆有之，即江南人呼为苽草者。生水中，叶如蒲苇辈，刈以秣马甚肥。春亦生笋，甜美堪啖，即菰菜也。又谓之苽白，其藏久者中心生白薹如小儿臂，谓之菰手，今人作菰首，非是。《尔雅》所谓蓬蔬，注云似土菌，生苽草中，正谓此也。故南方人至今谓菌为菰，亦缘此义也。其薹中有黑者谓之苽郁，其根亦如芦根，冷利更甚。三浙下泽处菰草最多，其根相结而生，久则并上浮于水上，彼人谓之菰葑，刈去其叶，便可耕莳。其苗有根梗者谓之菰蒋草。至秋结实，乃雕胡米也。《本草汇言》卷七：韩氏曰，苽白，生湖田陂泽中。二月生白茅，叶如蔗，中抽心，洁白如小儿臂，久则根盘而厚。生熟皆可啖，甘滑而利。岁有二刈，惟秋中结臂，内有黑灰色，人食之，终不如春月白嫩甘美也。《寿世秘典》卷三：菰生江湖陂泽中，叶如蒲苇，春末生白薹如笋，

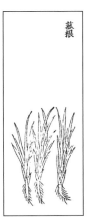

图 24-43-1　菰根
《图经（政）》

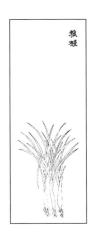

图 24-43-2　菰根
《图经（绍）》

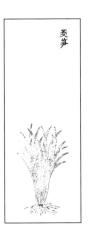

图 24-43-3　菰
笋《救荒》

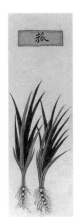

图 24-43-4　菰
《品汇》

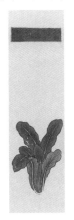

图 24-43-5　白苣
《食物》

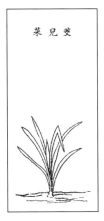

图 24-43-6　苣儿
菜《野谱》

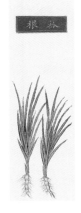

图 24-43-7　菰根
《雷公》

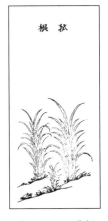

图 24-43-8　菰根
《三才》

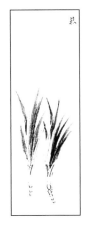

图 24-43-9　菰
《草木状》

图 24-43-10　菰
《草木典》

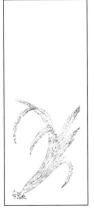

图 24-43-11　菰
《图考》

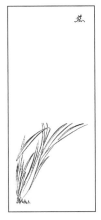

图 24-43-12　菰
《图说》

谓之茭笋，又名茭白，即菰菜也，生熟皆可啖。其中心似小儿臂而白软，中有黑脉堪啖者，名菰手。作菰首者，非矣。至秋，开花如苇，结实乃雕胡米也，可为粥食，济饥。杜甫诗波漂菰米沉云黑是也。其根亦如芦根，冷利更甚。**《植物名实图考》卷一八**：菰，《别录》下品。或谓之蒋，亦谓之蒋。中心薹谓之菰首，俗呼茭白，亦曰茭瓜。宋《图经》谓：《尔雅》：出隧，蘧疏。即此。秋时结实，谓之雕胡米。《救荒本草》：菰根谓之茭笋，今京师所谓茭耳菜也。《湘阴志》：茭草吐穗，开小黄花，实结茎端，细子相胶，大如指，色黑。小儿剥出，煨熟食之。味亦香美，谓之茭杷，即菰米也。

茭笋

【气味】味甘淡，性冷，无毒。○多食令下焦冷。同生菜、蜂蜜食发痼疾，损阳道。宜用糟食。《药性全备食物本草》卷一。

【主治】煮食治心腹卒痛，去烦热，除目黄，止渴，利大小便，治热痢。○能止上部消渴。《本草发明》卷三。解消渴，除五脏邪气，心胸浮热，肠胃积热。《药性全备食物本草》卷一。开胃下气。《食物小录》卷上。治百癞疮疡。《本草再新》卷六。治酒皶面赤、白癞沥疡、风热目赤。《本草撮要》卷四。

【发明】**《茹草编》卷一**：夏木阴森，暑簟凄清。芳樽时御，茭菜荐新。叶分江翠，鸥队凫群。香浮羹胰，诗肴酒珍。竹萌蒲蒻，足配清芬。**《本草汇言》卷七**：润大肠，时珍疏结热之药也。马少川稿甘滑冷利。《孟氏方》主五藏热结，止消渴，除疸黄，解酒毒，藏器化丹石毒发，诚为专剂。如脾胃虚冷作泻之人，勿食。**《调疾饮食辨》卷三**：菰手之小者，臂内有黑灰，名乌郁，俗名茭杷。味甘而涩。煨熟或和面作饼食，止水泄绝佳。○茭笋一名菰笋，即茭草之嫩苗。味极甘淡，性亦和平，而《食物本草》及《图经》皆极言其冷。《拾遗》曰：作蔬食去烦热，止渴，除目黄，利大小便，止热淋。均生捣汁，和热水频饮。夫功效如此，性非不凉，而甘淡和平，与苦寒伤胃者，迥不侔也。

【附方】**《本草品汇精要》卷一四**：疗热毒，风气，卒心痛。菰菜合盐、醋煮食之。开胃口，解酒毒。菰菜合鲫鱼为羹食之。

菰根

【主治】主肠胃痼热，解渴，止小便。《本草发明》卷三。解渴而利小便，除烦而清胃热。○四时采根，捣烂绞汁。**《冯氏锦囊秘录·杂症痘疹药性主治合参》卷三**。

【发明】**《夕庵读本草快编》卷三**：茭白、菰根气味俱甘，冷滑之物也。能利五藏邪气而治酒面赤，祛肠胃热痛而止消渴目黄。凡服丹石之人及善饮之辈，固宜常食者也。若下焦虚寒，阳事痿顿者宜戒。犹不可饯蜜，恐发痼疾。

【附方】《本草品汇精要》卷一四：汤火疮。菰蒋根，烧灰合鸡子黄，封。

苗叶

【释名】菰草、茭草《宝庆本草折衷》。

菰米

【释名】菰实《宝庆本草折衷》、菰蒋草米《上医本草》、茭白子《本草医旨》。

【发明】《宝庆本草折衷》卷一〇：菰实，冷，止渴，可为饭，及合粟作粥食。其结子细长几寸。其实如细米。大抵菰之种类皆冷，不可过食，惟服金石人相宜。

【附方】《太乙仙制本草药性大全·仙制药性》卷一：丹石热发。和鲫鱼煮作羹，食之三两顿，即便差耳。

繁缕《别录》

【释名】《宝庆本草折衷》卷二〇：一名烦蒌，一名蘩，一名数，一名薂。《医林纂要探源》卷二：一名田眼。

【集解】《通志》卷七五：《尔雅》云：薂，蘩蒌。生于园圃，蔓细弱，田野人食之，可作牙药。《本草品汇精要》卷四〇：《本经》作两条，而苏恭以为一物二名，《尔雅》释曰：薂，一名，一名鸡肠草，实一物也。今南北所生或肥瘠不同，又其名多，人不尽见，故往往疑为二物也。《唐本》注云：鸡肠草，即蘩蒌是也，原在草部下品，剩出此条，详其主疗相似，其实一物，今宜并之。《调疾饮食辩》卷三：蘩缕，《纲目》曰：《尔雅》云：薂，蔜蒌。郭注：鸡肠草，误。《千金方》曰滋草，言其易长也。俗呼鹅肠菜。古乐府曰：为乐当及时，何能待来滋。滋即此草也。此解牵强。今兹、来兹，诗文常用字面，若加点作滋，则不可解。《唐本》《图经》皆误以为鸡肠草，不知《别录》列蘩缕于菜，列鸡肠于草，明是二物，形相似耳。蘩缕蔓方，折之中空，内有一缕，故名。花黄、白二色。鸡肠蔓圆不空，花紫，内无缕。

【气味】味酸、苦，平，温，无毒。《宝庆本草折衷》卷二〇。

【主治】治肿毒，小便自利。疗恶疮，逾年不效。主产后恶血，医小儿泻痢。《本草元命苞》卷九。补中益气，消痰，止头疼，头目眩晕，利小便，治肺积肥气，止玉茎疼，治劳淋便浊，妇人赤白带下。《滇南本草》卷下。赤白痢疾，下淋散血，止痛消肿。《药性粗评》卷二。

【发明】《滇南本草》卷下：昔一妇人患发眩晕，眼见黑花，呕吐恶心，饮食不下，得此方效。鹅肠菜不拘多少，猪肚一个，洗净，煎服，二次效。或煮鸡蛋食，亦效。《植物名实图考》卷四：雺娄农曰：余初至滇，见有粥鹅肠菜于市者，甚怪之，以为此江湘间盈砌弥坑，结缕纠蔓，薙夷

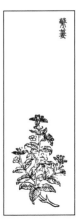

图 24-44-1 蘩蒌
《图经（政）》

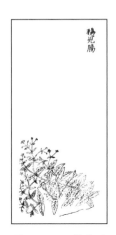

图 24-44-2 鹅儿肠
《救荒》

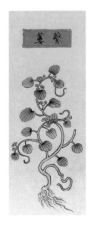

图 24-44-3 蘩蒌
《品汇》

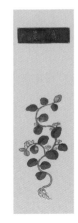

图 24-44-4 蘩蒌
《食物》

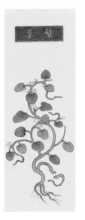

图 24-44-5 蘩蒌
《雷公》

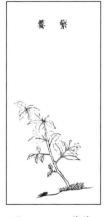

图 24-44-6 蘩蒌
《三才》

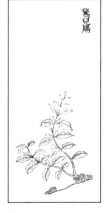

图 24-44-7 鹅儿肠
《三才》

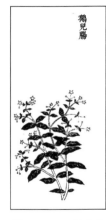

图 24-44-8 鹅儿肠
《博录》

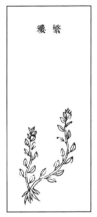

图 24-44-9 蘩蒌
《备要》

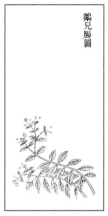

图 24-44-10 鹅
儿肠《草木典》

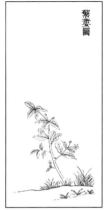

图 24-44-11 蘩蒌
《草木典》

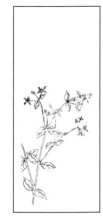

图 24-44-12 蘩蒌
《图考》

不能尽者。及屡行园不获一见，命园丁莳之畦中，亦不甚蕃，始知滇以旿而售也。李时珍以为易于滋长，故曰滋草，殆不然矣。滇城郭外皆田畴，无杂草木。而山花之可簪、可瓶，野草之可药、可浴，根核果蓏之可茹、可玩者，猡猡皆持以入市。故不出户庭，而四时之物陈于几案。《草木便方》卷一：鹅耳肠酸破血烈，恶疮痔瘘功效捷。产后瘀血痞块痛，酒煎空服下恶血。

【附方】《宝庆本草折衷》卷二〇：治蟆蝼尿疮。生揉傅三四度。疗小儿赤白痢。取汁和蜜服之。治淋。取满手握，水煮服之。治产后血块。炒热，和童子小便服，恶血尽出。

《本草品汇精要》卷四〇：止小便利。以一斤合豉汁中煮，作羹食之，作粥亦佳。

《药性粗评》卷二：发背欲死。取茎叶生捣傅之最良，如无生者，干为末，醋调傅之亦可。产后腹疼。以酒炒，绞取汁服之。丹风。煮汤洗之，或生捣封上五六日，可。牙病。烧灰，以煅过盐少许为末，相和，擦牙有功。

《本草医旨》卷二：食治乌髭。繁缕为齑，久久食之，能乌髭发。小便卒淋。繁缕草满两手，水煮，常常饮之。丈夫阴疮，茎及头溃烂，痛不可忍，久不瘥者。以五月五日繁缕烧焦五分，入新出蚯蚓屎二分，入少水，和研作饼贴之，干即易。禁酒、面、五辛及热食等物，甚效。

《得配本草》卷五：阴疮溃烂，痛不可忍。烧焦，捣和蚯蚓粪，敷。

筋骨草《滇南本草图说》

【释名】暖骨草《校补滇南本草》。

【集解】《滇南本草图说》卷五：筋骨草生大川石上，亦有绿叶，无花。○筋骨草有二种，当细辨之。《校补滇南本草》卷上：入药苗花并用。形与马鞭草大不相同。马鞭草，花叶如菊，紫花。暖骨草，尖叶黄花。治疗亦异，用者宜审。

【气味】气味甘酸，无毒。《滇南本草图说》卷五。味甘、辛，无毒。《校补滇南本草》卷上。

【主治】筋骨疼痛，湿气流痰，手战脚软，以烧酒为使，立瘥。《滇南本草图说》卷五。接骨，敷伤止血，治一切风湿筋骨疼痛拘挛，寒湿脚气，遍身癣疮疥癫。泡酒治一切痿软痰气，五痨七伤，服之如神。《校补滇南本草》卷上。

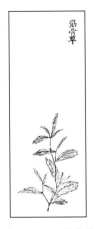
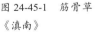
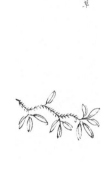
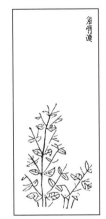

图 24-45-1 筋骨草《滇南》　图 24-45-2 筋骨草《滇南图》　图 24-45-3 筋骨连《便方》

【发明】《校补滇南本草》卷上：夷人经验,治一切肿毒初起,敷之即消。《草木便方》卷一：筋骨草辛温筋骨,腰膝风湿疼痛除。损伤筋骨消瘀血,胁肋胀闷酸软服。

【附方】《校补滇南本草》卷上：接骨。用酒服末五钱,三剂即愈。忌蛋、蒜。

天蓬草《植物名实图考》

【释名】凉帽草《植物名实图考》。

【集解】《植物名实图考》卷一五：生建昌河壖。铺地,细茎如乱发,百余茎为族,茎端有叶三两片,如初生小柳叶,黑根,粗如指。○天蓬草又一种比前一种茎赤而韧,附茎对叶,梢开小白花如菊,根细短。

【主治】洗肿毒。《植物名实图考》卷一五。

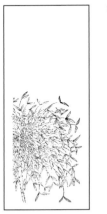
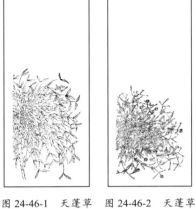

图 24-46-1　天蓬草《图考》-1　　图 24-46-2　天蓬草《图考》-2

千针万线草《滇南本草》

【集解】《滇南本草图说》卷三：千针万线草形软枝碎叶,根似菊花参之根,一撮,肥而白,又似百部,一条一条。

【气味】味甘,性微温。《滇南本草》卷中。气味甘平,无毒。《滇南本草图说》卷三。

【主治】补脾肾阴血虚弱,神气短少,头晕耳鸣,心慌。目中起翳生花,五心烦热,午后怕冷,夜间发热,小肚胀坠,腰疼脚酸,步行艰难。妇人白带,漏下淋沥等症。调养精神,补养肾肝,任督二脉亏损,妇人虚弱要药。《滇南本草》卷中。补肝健脾养肾,生血合血,退五热,降火,止耳鸣,心神不宁。能升能降,妇人最良。采服止咳血良效。《滇南本草图说》卷三。补肝脾肾阴血虚弱,精神短少,头晕,心慌耳鸣,眼中起坐生黑花。《校补滇南本草》卷下。

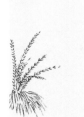

图 24-47-1　千针万线草《滇南图》

【附方】《滇南本草》卷中：妇人白带日久,头晕耳鸣,腰疼,夜间发热,精神短少,饮食无味。千针万线草三钱、水牛肉三五两,煨吃好,治效。

鸡肠草《别录》

【释名】《医林纂要探源》卷二：一名嫂缕草，作蔓，叶圆尖对节，茎空而中含一筋，故有嫂缕名。

【集解】《通志》卷七五：鸡肠似蓼而小，不辛。《本草》以合于繁缕共条，故苏恭误谓即繁缕也。《植物名实图考》卷一三：鸡肠菜生阴湿处。初生铺地，叶柄长半寸许，深齿疏纹，如初生车前，叶大抽葶发小叶，开五瓣小粉红花，花瓣不甚分破，四瓣平翘，一瓣下垂；又似云头样，微有黄心。乡人茹之。与《救荒本草》两种皆异，此以其葶细长而名。

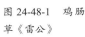
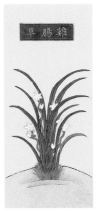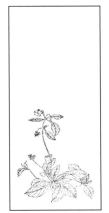

图 24-48-1　鸡肠草《雷公》　　图 24-48-2　鸡肠草《图考》

【气味】味苦，气平。又云气温，无毒。《太乙仙制本草药性大全·仙制药性》卷五。味酸，气平，无毒。《本草便》卷二。

【主治】治发背疮疡，丹风初起，杵烂涂之。《药性要略大全》卷七。

【发明】《太乙仙制本草药性大全·仙制药性》卷五：治肿毒发背如神，利小便遗溺甚良。疗小儿赤白痢症，傅蠼螋虫溺作疮。

【附方】《履巉岩本草》卷上：治发背欲死。用鸡肠草捣敷之。治小儿牙疳。烂捣贴患处。

《太乙仙制本草药性大全·仙制药性》卷五：疳。烧灰傅之良。○一切恶疮。捣汁傅之。○蠼螋虫溺人影迹挨著作疮。以汁傅之效。○一切疮及风丹遍身如枣大，痒痛。作灰和盐捣傅，日五六易之。

《本草纲目易知录》卷三：指头破伤，或因下水作腐烂。鸡肠草，捣傅，极效。

鹅不食草《履巉岩本草》

【气味】性温，无毒。《履巉岩本草》卷下。

【主治】通关窍，多入鼻药。《履巉岩本草》卷下。

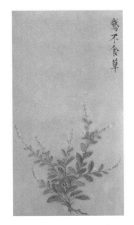

图 24-49-1　鹅不食草《履巉岩》

蓝布裙《本草纲目拾遗》

【集解】《本草纲目拾遗》卷四：《四川通志》：草本，出松潘卫。

【主治】治脚气，壮筋骨。《本草纲目拾遗》卷四。

苜蓿《别录》

【集解】《宝庆本草折衷》卷二○：生长安中园，及江南、陕西。《救荒本草》卷下之后：苜蓿出陕西，今处处有之。苗高尺余，细茎分叉而生，叶似锦鸡儿花叶，微长，又似豌豆叶颇小，

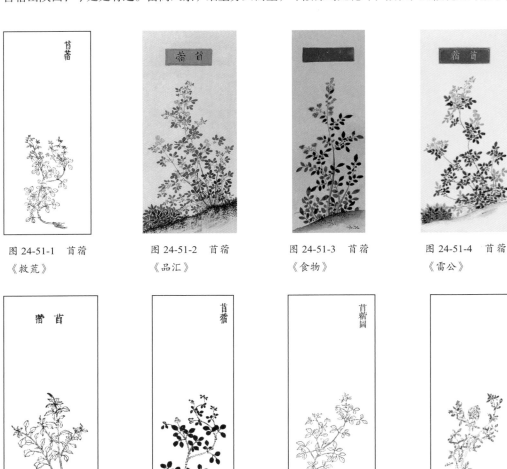

图 24-51-1　苜蓿　　　　图 24-51-2　苜蓿　　　　图 24-51-3　苜蓿　　　　图 24-51-4　苜蓿
　　《救荒》　　　　　　　　《品汇》　　　　　　　　《食物》　　　　　　　　《雷公》

图 24-51-5　苜蓿　　　　图 24-51-6　苜蓿　　　　图 24-51-7　苜蓿　　　　图 24-51-8　苜蓿
　　《三才》　　　　　　　　《博录》　　　　　　　　《草木典》　　　　　　　　《图考》

每三叶攒生一处，梢间开紫花，结弯角儿，中有子如黍米大，腰子样。《植物名实图考》卷三：苜蓿，《别录》上品。西北种之畦中，宿根肥雪，绿叶早春，与麦齐浪，被陇如云，怀风之名，信非虚矣。夏时紫萼颖竖，映日争辉。《西京杂记》谓花有光采，不经目验，殆未能作斯语。《释草小记》：艺根审实，叙述无遗，斥李说之误，褒群芳之核，可谓的矣。但李说黄花者，亦自是南方一种野苜蓿，未必即水木樨耳。亦别图之。滇南苜蓿，稆生圃园，亦以供蔬，味如豆藿，讹其名为龙须。

【气味】味苦、微甘，淡，平，凉，无毒。《宝庆本草折衷》卷二〇。

【主治】疗腹脏邪气，治脾胃热气，祛诸恶。解热毒而大效，退酒疸而神灵。利通小肠，安中益气。《太乙仙制本草药性大全·仙制药性》卷五。

【发明】《本草经疏》卷二七：苜蓿，草也，嫩时可食，处处田野中有之，陕陇人亦有种者。本经云苦平无毒。主安中利人。可久食。然性颇凉，多食动冷气，不益人。根苦寒，主热病烦满，目黄赤，小便黄，酒疸。捣汁一升服，令人吐利，即愈。其性苦寒，大能泄湿热故耳。以其叶煎汁多服，专治酒疸大效。《调疾饮食辨》卷三：苜蓿贱而易得如此。又苦而无味，故贫士之家曰苜蓿斋头。唐薛令之为东宫侍读，官署闲冷，作诗曰：盘中何所有，苜蓿长阑干。阑干，横斜也。言物既微贱，烹饪割切又失宜，极形贫家况味也。或加木旁作栏杆，尤大谬。又广文署亦曰苜蓿斋。明沈自然，赠以教职而参戎幕府者，曰：苜蓿阶庭春渐肥，榆关滇海雁书稀。管城亦有封侯骨，磨盾看君试短衣。足令读书人增气。其性，《别录》曰：安中利人，可久食。《食疗本草》曰：补五藏，轻身健人。又曰：少食好，多则冷气入筋中，令人瘦。以理揆之，苦寒之物必不中和，惟热病及素有内热人宜之。《植物名实图考》卷三：雩娄农曰：按《史记·大宛列传》只云马嗜苜蓿，《述异记》始谓张骞使西域，得苜蓿菜。晋华廙苜蓿园，阡陌甚整，其亦以媚盘飧耶？山西农家，摘茹其稚，亦非常馔，大利在肥牧耳。土人谓刍秣壮于栈豆，谷量牛马者，其牧必有道矣。《元史》世祖初，令冬社防饥年，种苜蓿，未审其为骒牝、为黔黎也。陶隐居云：南人不甚食之，以其无味。唐薛令之《苜蓿阑干诗》清况宛然。《山家清供》谓羹茹皆可，风味不恶，膏粱刍豢，济以野蔌，正如败鼓、靴底，皆可烹饪，岂其本味哉？阶前新绿，雨后繁葩，忽诵宛马总肥秦苜蓿句，令人有挞伐之志。

【附方】《太乙仙制本草药性大全·仙制药性》卷五：患疸黄。取根生捣绞汁服之良。○安中利五脏。煮和酱食之，或以作羹食之亦妙。

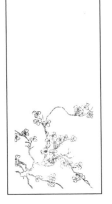

老蜗生《植物名实图考》

【集解】《植物名实图考》卷一六：老蜗生生长沙田塍。铺地细蔓，似三叶酸浆而蔓赭叶小；根大如指，微硬。

【主治】治损伤。《植物名实图考》卷一六。

图 24-52-1　老蜗生《图考》

鹿藿《本经》

【集解】《通志》卷七五：《尔雅》曰：蔨，鹿藿，其实莥。田野呼为鹿豆。**《植物名实图考》**卷三：《尔雅》：蔨，鹿藿。其实莥。注：今鹿豆。叶似大豆，根黄而香，蔓延生。又曰豆。《救荒本草》图说详晰，湖南山坡多有之。俗呼饿马黄，以根黄而马喜龀也。俚医用以杀虫。李时珍以《野菜谱》野绿豆为豆，殊不类。

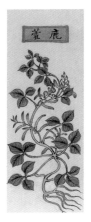

图 24-53-1　鹿藿
《品汇》

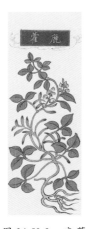

图 24-53-2　鹿藿
《雷公》

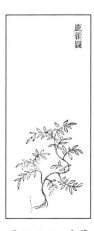

图 24-53-3　鹿藿
《草木典》

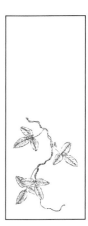

图 24-53-4　鹿藿
《图考》

【主治】主蛊毒胀痛瘰疬疡气神效，治女子腰腹疼痛不乐殊功。《太乙仙制本草药性大全·仙制药性》卷二。性平，止头痛。《本草省常·菜性类》。

【发明】《茹草编》卷二：杨生种豆南山前，落而为萁真可怜。吾家不种自然获，青藤紫荇相纠缠。剥来颗颗竞轻圆，珫琅的历落翠盘。诗翁自有珠玑腹，一唾须倾十万钱。**《本草经疏》**卷一一：鹿藿禀地中之阴气以生，故其味苦、气平、无毒。入足阳明、太阴、厥阴经。解毒凉血之药也。惟其解毒，故主蛊毒。惟其凉血，故主肠痈，瘰疬，疡气。女人以血为主，血虚有热则腰腹痛、不乐。得苦凉之气，则热退而血得所养，故主女人腰腹痛不乐也。方药不复用，人亦罕识。故不着参互及简误。**《调疾饮食辩》**卷三：此与薇、翘摇三物，所在皆有，形略相似，但翘摇蔓细而短，此稍长大。《本经》收为下品，后世本草皆失载，至《纲目》始着其形状，云治蛊毒，女子腰腹疼，肠痈，瘰疬，疡疡风。主治如此，其性必不平和，病人不宜轻食。**《神农本草经赞》**卷三：涸生麦陇，名共葛苗。蔓纷淮豌，荚缬蜀椒。黄香气润，粉紫风飘。喜招鹿饲，漫具烹调。

翘摇《本草拾遗》

【释名】田蚕豆《滇南本草图说》。

《**本草纲目易知录**》卷三：我婺俗名草红花。农人耕壅田甚肥，妊妇忌。

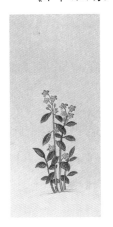

图 24-54-1　翘摇
《食物》

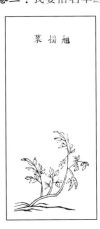

图 24-54-2　翘摇菜
《备要》

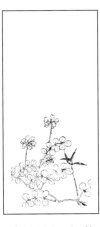

图 24-54-3　翘摇
《图考》

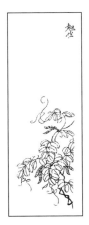

图 24-54-4　翘摇
《图说》

【集解】《**寿世秘典**》卷三：翘摇言其茎叶柔婉，有翘然飘摇之状，故名。蔓生，细叶似初生槐叶及蒺藜，而色青黄，开小花紫白色，一名野蚕豆。欲花未萼之际，采而蒸食，或以油煠之，缀以米糁食之佳。生食，令人吐水。《**调疾饮食辨**》卷三：《尔雅》曰：柱夫，摇车。郭注曰：俗呼翘摇车。《拾遗》曰：幽州谓之苕摇。《纲目》曰：苏子瞻云：菜之美者，蜀乡之巢。盖《诗疏》有大巢，小巢二种。小巢即此，大巢乃薇也。生稻田中。一名漂摇草，一名野蚕豆。作羹甚美。《**植物名实图考**》卷四：《尔雅》：柱夫，摇车。注：蔓生，细叶紫华，可食，今俗呼翘摇车。《本草拾遗》始著录。吴中谓之野蚕豆；江西种以肥田，谓之红花菜，卖其子以升计；湖北亦呼曰翘翘花；淮南北吴下乡人尚以为蔬，士大夫盖不知。东坡欲致其子于黄，殆未见田陇间春风翘摇者耶？然其诗曰：豆荚圆且小，槐芽细而丰。又曰：此物独妩媚。枝叶花态，诗中画矣。放翁诗：此行忽似蟆津路，自候风炉煮小巢。亦以蜀中嗜之，非吴中无是物也。湘南节署，隙地偏生，紫萼绿茎，天然锦罽。滇中田野有之，俗呼铁马豆。《滇本草》治寒热来往肝劳，与古法治热疟、活血明目同症。又有黄花者，名黄花山马豆。滇中草花，多非一色，唯形状不差耳。《诗》曰：邛有旨苕。苕，一名苕饶，即翘摇之本音，苕而曰旨，则古人嗜之矣。《野菜谱》有板荞荞，亦当作翘翘。

【主治】主利五脏，明耳目，止热疟，活血平胃。《寿世秘典》卷三。利藏明目，去热除风。《药性切用》卷六。

【发明】《**本草撮要**》卷四：翘摇味辛，平，入手足太阴、阳明经，功专利五脏，明耳目，去风热，止热疟。即巢菜，俗名花草。其子活血明目。药店以此子伪充沙苑蒺藜，性殊。

子

【主治】治活血，明目。《药性切用》卷六。

薇《本草拾遗》

【释名】飘摇豆《履巉岩本草》、薇菜《本草品汇精要》、丝荞荞《茹草编》、马豆草《滇南本草图说》。

【集解】《救荒本草》卷下之前：野豌豆生田野中。苗初就地拖秧而生，后分生茎叉，苗长二尺余，叶似胡豆叶稍大，又似苜蓿叶，亦大，开淡粉紫花，结角似家豌豆角，但秕音比小，味苦。救饥：采角煮食，或收取豆煮食，或磨面，制造食用与家豆同。《本草品汇精要》卷三九：薇乃菜之微者，即今之野豌豆也。其苗蔓生，茎叶皆似小豆，而味亦相似，蜀人谓之巢菜。昔官园种之，以供宗庙祭祀也。《植物名实图考》卷四"薇"：陆玑《诗疏》蔓生似豌豆。项安世以为即野豌豆之不实者。《本草拾遗》始著录。《礼》：铏芼羊苌豕薇。汉时官园种之，以供宗庙祭祀。而《字说》以为微者之食，何其谬耶？古今南北，饮食不同。地黄叶唯怀庆人得食之，亦将谓在下者之食耶？薇，垂水。注云：生于水边。考据家以登山采薇，薇自名垂水，不可云水草。今河畔弃墙，蔓生尤肥，茎弱不能自立，在山而附，在泽而垂，奚有异也？杜诗今日南湖采蕨薇。蕨有山、水二种，薇亦然矣。《说文》薇似藿菜之微者，形义俱足。陈藏器以为叶似萍，亦与豌豆叶相类。而释者或曰迷蕨，或曰金樱芽，或曰白薇。宜为前人所诘。此菜亦有结实、不结实二种，结实者豆可充饥，不结实者茎叶可茹，余得之牧竖云。《植物名实图考》卷四"野豌豆"：野豌豆生园圃中，田陇陂泽尤肥，结角长半寸许，豆可为粉，与薇一类而分大小。《野菜谱》谓之野绿豆。

【气味】性凉，无毒。《履巉岩本草》卷中。甘、淡、平，无毒。《滇南本草图说》卷一二。

【主治】大能活血，明眼。不以多少，干为细末，每服一钱至二钱，浓煎甘草汤调服。《履巉岩本草》卷中。益气，润肌，清神强志。《本草品汇精要》卷三九。外科痈疽发背，疔疮锁喉，杨梅结毒，便毒等症，敷之即愈。熬水，洗五痔神效。《滇南本草图说》卷一二。

【发明】《茹草编》卷一：丝荞荞，丝荞荞，千缕万缕随风飘。一朝彤云下密雪，窗前白发同萧萧。不如酌酒对君子，愁肠百结如云消。天孙有机杼，霞锦明清宵。促织露下冷，天高月白声嘤嘤。秋来何物堪牵绾，惟有床头旧药瓢。

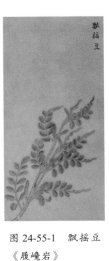

图 24-55-1　飘摇豆

《履巉岩》

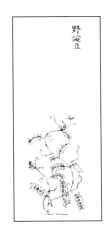

图 24-55-2　野豌豆

《救荒》

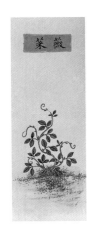

图 24-55-3　薇菜

《品汇》

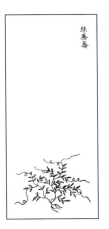

图 24-55-4　丝荠荠

《茹草》

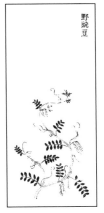

图 24-55-5　野豌豆

《博录》

图 24-55-6　薇

《草木典》

图 24-55-7　丝荠荠

《草木典》

图 24-55-8　野豌豆

《草木典》

图 24-55-9　马豆草

《滇南图》

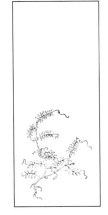

图 24-55-10　薇

《图考》

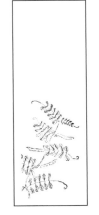

图 24-55-11　野豌豆

《图考》

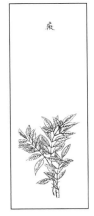

图 24-55-12　薇

《图说》

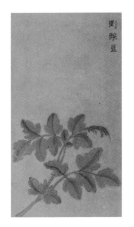

图 24-56-1 野豌豆
《履巉岩》

野豌豆《履巉岩本草》

【气味】性大热，有大毒。○多入炉火药，能服水银、硫黄毒。《履巉岩本草》卷上。味苦。《救荒本草》卷下之前。

【主治】治阴证疮疖。《履巉岩本草》卷上。

编者按：李时珍认为："薇生麦田中，原泽亦有，故诗云'山有蕨薇'，非水草也。即今野豌豆，蜀人谓之巢菜。蔓生，茎、叶气味皆似豌豆，其藿作蔬、入羹皆宜。"将"野豌豆"列为"薇"的别名。其他如《救荒本草》等各书，所云之"野豌豆"大多如此，无毒，可食。而《履巉岩本草》之"野豌豆"乃"性大热，有大毒"，当指另一种植物。从各书的插图看，《履巉岩本草》所绘之"野豌豆"是很特殊的一种植物，与各书所绘之"野豌豆"均不同。而《履巉岩本草》之"飘摇豆"，则与各书之"野豌豆"高度相似。

瓜耳草《植物名实图考》

【集解】《植物名实图考》卷二一：瓜耳草江西山坡有之。赭茎，长条挺立，不附茎；傍发枝，排生圆叶，微似豆叶，厚绿茸茸，中有白纹一线。

【主治】治跌打，酒煎服。《植物名实图考》卷二一。

【发明】《植物名实图考》卷二一：但未数见，不得确名。

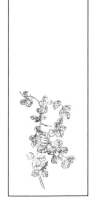

图 24-57-1 瓜耳草《图考》

苋《本经》

【释名】《宝庆本草折衷》卷一九：小者名人苋，大者名白苋。《图经》及蜀注云：惟此二苋之实入药。○一名莫实，一名糠苋，一名胡苋，一名细苋，一名野苋，一名猪苋。○其赤苋，一名花苋，一名蒉。其马苋，一名马齿草，即下品之马齿苋也。○其叶如蓝，有茎，高而叶红黄者，谓之红人苋。○外有一种水苋，其性尤冷，可烂捣以医热风，但不堪食，其叶绿而稍锐，其茎蔓浮于河水及田地水面，与诸苋之状全不相似也。《救荒本草》卷下之后：一名马苋，一名莫实，细苋亦同，一名人苋。幽蓟间讹呼为人杏菜。《本草品汇精要》卷三八：按苋有六种：有人苋、白苋、紫苋、马苋、五色苋。马苋即马齿苋也，自见后条。入药者惟人、白二苋，亦谓之糠苋、胡苋、细苋，其实一也。有细苋，俗谓之野苋，猪好食之，又名猪苋。但人苋小而白苋大耳，

2892

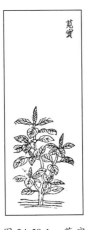

图 24-58-1 苋实
《图经（政）》

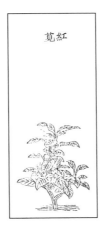

图 24-58-2 红苋
《图经（政）》

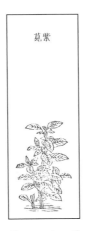

图 24-58-3 紫
苋《图经（政）》

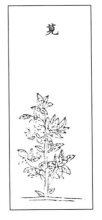

图 24-58-4 苋
《饮膳》

图 24-58-5 苋菜
《救荒》

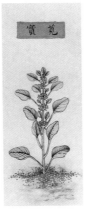

图 24-58-6 苋实
《品汇》

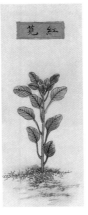

图 24-58-7 红苋
《品汇》

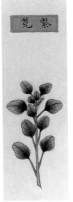

图 24-58-8 紫苋
《品汇》

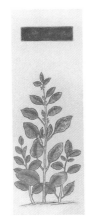

图 24-58-9 苋菜
《食物》

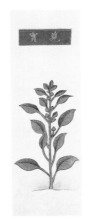

图 24-58-10 苋实
《雷公》

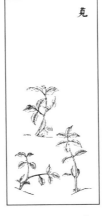

图 24-58-11 苋
《三才》

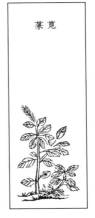

图 24-58-12 苋
菜《备要》

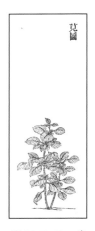
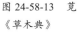

图 24-58-13 苋
《草木典》

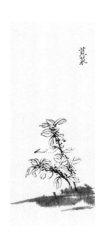

图 24-58-14 苋
菜《滇南图》

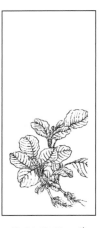

图 24-58-15 苋
《图考》

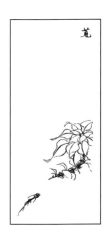

图 24-58-16 苋
《图说》

其子霜后方熟，实细而黑紫。苋茎叶通紫。赤苋亦谓之花苋，茎叶深赤，《尔雅》所谓，赤苋也。根茎亦可糟藏，食之甘美。五色苋今亦稀用。《药性全备食物本草》卷一：本草云：苋者，见也，言其茎叶皆高大可见，故字从见，指事也。或云其子去翳膜，眼有所见也。《食鉴本草·菜类》：又一种灰条苋，野生者亦可食。

【集解】《宝庆本草折衷》卷一九：外有一种水苋，其性尤冷，可烂捣以医热风，但不堪食，其叶绿而稍锐，其茎蔓浮于河水及田地水面，与诸苋之状全不相似也。《救荒本草》卷下之后：生淮阳川泽及田中，今处处有之。苗高一二尺，茎有线楞，叶如小蓝叶而大，有赤白二色。家者茂盛而大，野者细小叶薄。《滇南本草》卷下：苋菜家园内赤白二种。《植物名实图考》卷三：《蜀本草》苋凡六种：赤苋、白苋、人苋、紫苋、五色苋、马苋。《图经》云：五色苋今亦稀有，疑即雁来红之属。人苋，北地通呼，亦谓之铁苋。白苋紫茄，以为常饵，盖苋以白为美。《尔雅》：蒉，赤苋。《说文》：蓲，赤蓲也。今江西土医书野苋为野蓲。蒉、蓲同部，当可通。《说文》不以蒉为苋名，而厕蓲于茜，殆以其汁赤如茜也。或谓野苋炒食，比家苋更美，南方雨多，菜科速长味薄，野苋但含土膏，无灌溉催促，固当隽永。《列子》：程生马，马生人。马者，马苋之类；人者，人苋之类。宋方岳《羹苋》诗：见说能医射工毒，人间此物正骚骚。可谓诗中本草。

菜

【气味】味酸、咸，性微温。《滇南本草》卷下。味甘，气寒、大寒，无毒。《神农本经会通》卷五。甘，酸，温。《医林纂要探源》卷二。味甘，冷，利。《药性切用》卷六。味辛，平，有小毒。《校补滇南本草》卷上。

【主治】白者祛痰积，赤者破伤胃积血。赤白同吃，打腹中毛发之积，杀寸白虫，下气消胀。胃中有痰有虫，吃之令人泄，成白痢。有血有毛，吃之令人泄，成红痢。

2894

有积滞者，勿吃为妙。无积者食，平。可洗皮肤之风。《滇南本草》卷下。赤苋，主血痢，及射工毒中人，令寒热发疮，偏在一处，有异于常者，连茎叶捣汁，饮一升差。○猪苋，主众蛇螫人。《本草品汇精要》卷三八。青色分气，除热利窍。赤者治痢，产妇食之易产。紫苋解毒。诸苋利大小肠之热结。《滇南本草图说》卷八。通窍滑胎，除热治痢。《药性切用》卷六。

【发明】《本草发明》卷五：治疗与马齿苋略同，不及马齿苋治风热疮肿更优也。《药性会元》卷中：本草分六种，皆下血而入血分善走。红苋与马齿苋同服，下胎效速。临产煮食，易产，其性寒滑故也。《本草汇言》卷一六：苋菜，滑肠利结之药也。陆平林曰：《云林方》善治老人血枯气结，大便不行，取金华腌猪肉和苋菜煮食，即润泽可通。又妇人胎前食此，可令易产。产后大便闭涩不通，食此亦可润肠胃。如胃肠不实、大便溏泄者勿食。有蛊积胀满病者勿食。《养生食鉴》卷上：青者，入气分，除热，通九窍。赤者，入血分，治赤痢，临产食，易产。紫苋，杀蛊毒，治气痢。诸苋并利大小肠，滑胎。多食发风，冷中。凡脾弱泄泻者，勿食。《医林纂要探源》卷二：赤白花绿，高下种类不一。赤者味厚，白者味薄。和中，散血活血，色赤入血，微酸散血，性温活血。离火之气，形高大而外见色赤。中含溽暑，苋含湿热蒸郁之气。宜肠胃。而多食作热烂疮，疮家忌。忌鳖。鳖，介虫，而亦有离象，语云青泥杀鳖，得苋复生。盖未必然，然同食或转生虫耳。《得配本草》卷五：甘，冷，利。入手太阳、阳明经。除热通窍，滑胎逐瘀。配粳米，治产后痢。紫者利气，更好。煎汤，洗漆疮。红者入血分，紫者入气分。《本草求真》卷九：苋菜通阳利便。苋菜专入肠胃。味甘气寒，质滑。按据诸书，无不皆言其性冷利，能治热结血痢、蛊毒之症。恭曰：赤苋辛寒。弘景曰：大苋、细苋并冷利，赤苋疗赤下而不堪食。震亨曰：红苋入血分善走，故与马苋同〔服〕能下胎，或煮食之，令人易产。即人服之者，亦无不谓其通肠利便，是亦菜中最冷最滑之味也。且又戒其多食，则令人动气烦闷。又曰：不可与鳖同食，生鳖症。试取鳖肉切如豆大，以苋菜封裹，置土坑内，用土掩盖一宿，尽变成鳖。按此事即未有，而其气味之寒，气味之冷，与于龟、鳖同为一类，故有如此箴规之词矣。岂止寻常冷利之味哉？然果脏阳不阴，及于暑时，挟有真正热候，亦又何忌？惟在食之者之能审其所用可耳。《校补滇南本草》卷下：苋菜家园种，有赤、白两种。性微温，味咸。白者入气，赤者入血。白动疼，赤破血。《调疾饮食辨》卷三：白苋稍耐老，赤苋、紫苋不堪久食。味虽甘平，性则冷利，能滑肠破血，脾胃虚弱，下元不固，胎前及男、妇血分素虚者，均忌之。又不可同鳖食，生鳖之说或未必然，有毒则确也。凡病人，惟血痢初起，产后瘀血不行宜之。《随息居饮食谱·蔬食类》：徐灵胎云：尝见一人头风痛甚，两目皆盲，偏救良医不效，有乡人教用十字路口及人家屋脚边野苋菜煎汤，注壶内，塞住壶嘴，以双目就壶熏之，日渐见光，竟得复明。愚按《本草》苋通九窍，其实主青盲，明目。而苋字从见，益叹古圣取义之精。

【附方】《食鉴本草》卷下：催生方。治妊妇临月，煮二三次食之，滑胎易产。

实

【主治】主目盲少见，白翳浮胀，除邪辟恶，通利大小便，止赤白下痢，去寒热往来，杀诸虫积聚，破癥结痈疽。《本草纂要》卷七。治肝经风热上攻，眼目赤痛，生翳遮障不明，青盲赤瞎，并宜服之。为末，每夜茶服方寸匕。《食鉴本草》卷下。

【发明】《调疾饮食辩》卷三：其子，一名莫。能明目去瞖，取其形色如目珠之光黑，与青葙子、鸡冠子之明目同一理。然莵实，《本经》谓久服益气力，轻身。《日华本草》谓益精血，则实能补肝肾矣。肝虚目暗者，宜多用之。

【附方】《本草纲目易知录》卷三：居乡无药，疹出不快。莵实一杯酒煮，以麻蘸拭。

生瓜菜《本草图经》

【集解】《本草品汇精要》卷四一：苗：《图经》曰：苗长三四寸，作丛，春生茎叶。其叶青圆，似白苋菜。夏开紫白花，结黑细实，其味作生瓜气，故以为名。地：《图经》曰：生资州平田阴畦间。时：生：春生苗。采：春夏取茎叶。

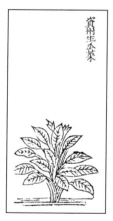

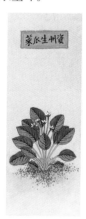

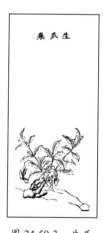

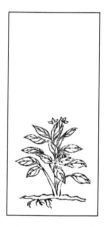

图 24-59-1　资州生
瓜菜《图经（政）》

图 24-59-2　资州生
瓜菜《品汇》

图 24-59-3　生瓜
菜《三才》

图 24-59-4　资州
生瓜菜《图考》

【气味】味甘，性微寒。○气之薄者，阳中之阴。《本草品汇精要》卷四一。

【主治】治走疰攻头面、四肢及阳毒伤寒，壮热头痛，心神烦躁，利胸膈。俗用捣自然汁饮之及生捣，贴肿毒。《本草品汇精要》卷四一。

【附方】《食物本草》卷六：治女人赤白带下，孕妇亦可服。生瓜菜，捣绞汁三合，和鸡子白二枚，先温令热，乃下苋汁，微温顿饮之，不过二次愈。阴肿痛。以生瓜菜捣傅之，良。治风齿肿痛。生瓜菜一把，嚼汁渍之，立效。治缠腰火丹。两边相凑即损人。用生瓜菜汁涂之。

野苋菜《如草编》

【集解】《茹草编》卷一：类家苋。夏月采取，香油、盐、椒炒食。《食物本草》卷首：王西楼《救荒野谱》野苋菜食叶。类家苋，夏采，熟食。○家苋叶大，野苋叶细。一云家白、野赤。

【气味】性微温，味咸。《校补滇南本草》卷下。

【主治】菜白者祛肺中痰积，赤者破肠胃中血积。赤、白同用，打肚腹毛发之积，消虫积，杀寸白虫。《校补滇南本草》卷下。

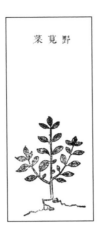  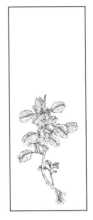

图 24-60-1　野苋菜《茹草》　图 24-60-2　野苋菜《草木典》　图 24-60-3　野苋菜《图考》

【发明】《茹草编》卷一：野苋菜《易》云苋，生彼道周。彼其之子，挟我以游。清阴夏木，山路鞠辀。野苋可掇，其乐油油。杯羹麦饭，一饭奚求。《食物本草》卷首：野苋菜，生何少，尽日采来充一饱。城中赤苋美且肥，一钱一束贱如草。《校补滇南本草》卷下：胃中痰积食之，令人泻，成白痢。肚腹中有血积、毛发积，食之令人泻，成红痢。洗皮肤瘙痒，皮肤游走之风。

【附方】《格物粗谈》卷上：蜂叮。以野苋菜捣敷之。

假苋菜《生草药性备要》

【释名】迷魂草《生草药性备要》。

【气味】不入服。迷魂，塞寝。《生草药性备要》卷上。

【主治】专擦血癣，最妙。《生草药性备要》卷上。

马齿苋《蜀本草》

【释名】马齿草《宝庆本草折衷》、五行草、饭锹头《茹草编》、酱瓣草《本草医旨》、瓜仁苋《本草补》、酸苋《医林纂要探源》。

【集解】《宝庆本草折衷》卷二〇：《本草图经》曰：虽名苋，而苗、叶与人苋辈不相似。

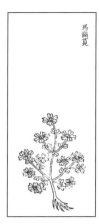

图 24-62-1 马齿苋
《图经（政）》

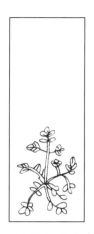

图 24-62-2 马齿苋
《歌括》

图 24-62-3 马齿菜
《饮膳》

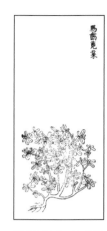

图 24-62-4 马齿苋
菜《救荒》

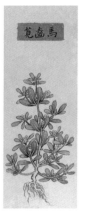

图 24-62-5 马齿苋
《品汇》

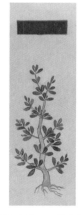

图 24-62-6 马齿苋
《食物》

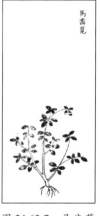

图 24-62-7 马齿苋
《茹草》

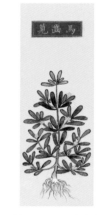

图 24-62-8 马齿苋
《雷公》

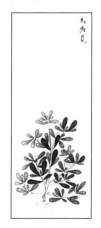

图 24-62-9 马齿苋
《草木状》

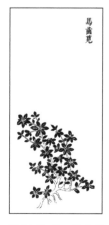

图 24-62-10 马齿苋
《博录》

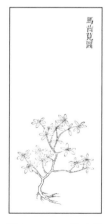

图 24-62-11 马齿苋
《草木典》

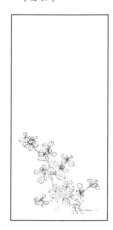

图 24-62-12 马齿苋
《图考》

有二种叶，大者不堪，叶小者胜。入药去茎节。大抵能肥肠。《茹草编》卷二：入夏采，沸汤瀹过，晒干冬用。旋食亦可。楚俗元旦食。

菜

【气味】性微温，味酸、咸。入胃。《校补滇南本草》卷上。味酸、甘，寒，无毒。《食鉴本草》卷下。

【主治】主目盲，白瞖，利大小便，去寒热，杀虫，止渴，破癥结，痈疮。和梳垢封丁肿，又烧灰和醋滓先灸丁肿以封之，即根出。生捣汁服，下恶物，去白虫。煎为膏涂百秃。白主风结疮。《宝庆本草折衷》卷二〇。益气，清暑热，宽中下气，润肠，消积滞，杀虫。疗疮红肿疼痛。《校补滇南本草》卷上。凉肝退瞖，去寒热，止烦渴，利大小便，杀诸虫。《食鉴本草》卷下。诸肿瘘疣，破痃癖，止消渴，散血消肿，治淋。《食治广要》卷三。散血消肿，利肠解毒，疗破伤风。《本草述》卷一五。泻脾火，清肝热。散血补脾，解毒追风。《本草再新》卷六。

【发明】《药性粗评》卷三：其气下行，善走。主治头面浮肿，寒热烦渴，癥结痢疾，疮肿丁毒，白秃五淋，三十六种风，杀虫散血，消热，宽中下气，通经肥肠，下胎，利大小便。《图经》云：马齿苋能肥肠，不思饮食。《药性要略大全》卷六：马齿苋止渴，攻痢、摩眼瞖、利便难、敷疮、散血，治火丹，杀虫。东垣云：主诸肿瘘疣目，尸脚阴肿，反胃，诸淋，金疮内流，破血癖癥瘕。汁洗去唇面疱，解射工、马汗毒。易老云：主治目盲、白瞖，利大小便，去寒热，杀诸虫，止消渴，破癥瘕痈疮。服之发不白。《太乙仙制本草药性大全·本草精义》卷五：名虽相类，而苗叶与苋全不相似，苗生布地，叶青如龙牙草形，茎赤花黄，根白子黑。有二种，大叶者不堪用，小叶者汁尤水银，实重微细，呼为马齿苋，亦可食，小酸，恐非今苋实也。主诸肿瘘疣目，捣搨之。饮汁主反胃，诸淋金疮血流，破血癥癖，小儿尤良。《茹草编》卷二：红缠络马鬣，白马骄不行。鞭稍落马齿，忽度春风津。春风离离吹血肉，遥青远翠江头生。江头有人提竹筥，盈盈马首随黄云。《药性全备食物本草》卷一：能凉肝血，治目瞖昏暗，退寒热，止消渴，破癥瘕，杀虫，利大小便，治大人血痢，小儿疳痢，产后血痢；又治诸淋，脚气，心腹胀满，头面浮肿，反胃；治三十六种风结疮，七十二等痈肿毒，生捣汁服一碗即下所积恶物细虫，外又煎膏涂之。此药虽寒滑，能行血调气肥肠，亦美剂也。《本草经疏》卷二九：马齿苋禀天之阴寒，兼得地中之金气以生。故叶节间有水银，以其得金气多也。味应辛苦，气寒，无毒。《经》云：荣气不从，逆于肉里，乃生痈肿。《原病式》云：诸痛痒疮疡，皆属心火。辛寒能凉血散热，故主癥结，痈疮疗肿，白秃及三十六种风结疮。捣敷则肿散疗根拔，绞汁服则恶物当下，内外施之皆得也。辛寒通利，故寒热去，大小便利也。苦能杀虫，寒能除热，故主杀诸虫，去寸白，止渴。辛寒能散肺家之热，故主目盲白瞖也。长年不白，总言其凉血、益血，病去身轻之功耳。方士多采取用，以其亦有代砂结汞之能也。《药镜》卷四：马齿苋具代砂结汞之能，拘杀虫利便之力。饮汁则癥结恶物俱下，捣捣则火丹疔瘴咸消。脾血凉，故赤白下痢迪吉。肺热散，故目盲目翳生光。洗肿胀之下痔，驱脚气诸湿热。与苋实主治相同，而功力逊之。《本草述》卷一五：马齿苋本金中含水，却味有酸，是以金媾木也。入血脏而散血消肿，理亦宜然。然简疡科方书用之鲜者，何哉？内科破伤风之证，属半表半里者，同地榆、防风、地丁香而治之，则其入肝散血可知矣。抑何以验其为金中含水，即其有水银，更难得燥者，足征也。《本经逢原》卷三：马齿苋功专散血消肿，故能治血瘤及多年恶疮，捣敷不过两三遍即愈。解马汗射工毒，涂之瘥。烧灰和梳垢封丁肿，先炙后封之，其根即出。《本草补》：人亦知其解毒去热，未审其功效甚广与夫疗治之法也。以至贱之物，而获至切之用，所谓鸡痈豕零，是时为帝者，其是之谓欤？头痛，同灰面大麦更良。捣烂，置头顶上。腹内作热，捣烂敷之。吐血、泻血，并腹有蛔虫，煮烂马齿苋食之。刀伤等，以马齿苋同灰面捣烂敷。烈日晒头，因而头痛。以马齿苋同油与月季华玫瑰华尤妙。捣烂敷头上。暑气，以马齿苋同酒食，即能辟除。取马齿苋生嚼，不必吞下。常如此法，能固齿而去内热。潮热，生嚼马齿苋，如前法，其热渐减。《医林纂要探源》卷二：叶排如马齿，盘生苋菜地及阴湿处，节节着土，则复生根。有大小数种，金陵人曰安乐菜。去瘀，酸泻肝散血。杀虫，虫见酸伏。治痢，以酸补肺、大肠而去瘀，又寒胜热也。治淋，酸收心火之散，即去小肠之热。杀疳，以杀虫去热也。滑胎，治游丹。其汁含水银之气，最去毒热，而性下沉滑。《调疾饮食辨》卷三：痘后余毒生手足者，可废人肢体；生头项、腹背、胸胁者，可杀人。稚时每见先君朴庵公，以杀猪蹄煮烂一两，和马齿苋四两，捣如泥封之，皆愈。自后遇此，如法治之，无不愈者。《植物名实图考》卷三：雩娄农曰，《易》曰：苋陆夬夬。苋，马齿苋；陆，商陆。陆有毒，能致鬼神。苋感一阴之气而生，拔而暴诸日不萎，本草以为难死之草。九五与上六，比为诸阳之宗，而牵于柔，犹商陆与苋，毒而难去，故重言夬夬，欲其决而又决，勿宴安鸩毒，而使阴类伏而不死也。然阴之类终不能绝，上六孤乘，一变为姤，而其势炽矣。唐之五王，不除三思；宋之司马，不去蔡京。小人之难死，人事耶？抑天道耶？老杜于人苋浸淫，马齿掩蔬，皆以伤君子不遇为比，盖有本于《易》，非为触物而泛及之。《草木便方》卷一：马齿苋酸寒散血，祛风杀虫痔疮灭。湿毒疳痢通五淋，利肠滑产功最捷。

【附方】《校补滇南本草》卷上：治赤白痢。用马齿苋捣汁，合鸡白服。○治多年恶疮。用马齿苋捣敷，两三遍即瘥。○治秃疮湿癣。用马齿苋烧灰，煎膏涂之。○治小儿丹毒。用马齿苋捣汁饮，渣涂之。

《本草品汇精要》卷四〇：疗赤白下。鸡子白一枚，先温令热，乃合苋汁三大合，微温，取顿服，不过，再作则愈，不问老稚孕妇，悉可服。○痢疮。阴干烧灰，合腊月猪脂，傅先以暖泔清洗疮，拭干后傅之，日三次。○疗小儿血痢。生绞汁一合，合蜜一匙，空心饮之。

《药性粗评》卷三：白秃。马齿苋烧灰，细研，以猪脂膏调，涂之，或但以灰傅之亦可。○恶疮。凡患诸色恶疮，不拘新旧，百方难愈者，并将马齿苋烂捣封之，干即再易，不过三四遍，成痂而愈。**浮肿**。凡患脚气，及头面风气浮肿，肚腹胀满，小便短涩者，但以马齿苋和粳米、酱汁，如作羹法煮食，不过数日，自消。**妇人带下**。妇女凡患赤白带下，以马齿苋捣绞汁三大合，和鸡子清一二枚，相搅温热，服之。**小儿痘疮**。小儿种痘之时，欲其易出，且无虞者，以马齿苋烧灰，研细，傅疮上，须臾，根随药出，如不出，再傅之良。

《太乙仙制本草药性大全·仙制药性》卷五：**妊娠**。五月五日采苋菜和马齿苋为末，等分调服，立产无忧。○**马咬人，毒入心**。煮汤食之差。○**豌豆疮**。烧灰傅疮上，根须臾逐药出，若不出，更傅之良。○**小儿火丹**。热如火，绕腰即损，杵傅之，日二易。○**五毒虫毛螫**。赤痛不止，熟杵傅之。

《本草汇言》卷一六：治**三十六种风毒结疮**。用马齿苋百斤，水二百斤，煮烂取汁熬膏，不时涂之。《海上方》。○治**小便肿痛**。用马齿苋捣烂傅之。○杨氏方治**痔疮初起**。用马齿苋水煮，和油酱食之，以汤熏洗，一月即愈。《永类方》。○治**老人、虚人、产后妇人大便闭涩不通**。用马齿苋煮熟，和油酱味食之。○治**小便热淋**。用马齿苋捣汁一碗，空心温和服。《圣惠方》。○治**中蛊欲死**。用马齿苋捣汁一升饮。《寿域方》。○治**腹中有虫**。用马齿苋一斤水煮熟，调醋酱味食之，少顷白虫尽出也。孟氏方。○治**小儿脐烂不瘥**。用马齿苋烧灰，研细傅之。并治牙疳臭烂。○**洗痔漏神方**。用马齿苋、茄根、葱头各十余茎，艾叶、五倍子、皮硝各三钱，花椒五十粒，右剉水煎，先熏后洗，当时痛止。○治**痔疮溃烂**。敷药可止烂收湿。用马齿苋晒干烧灰一两，轻粉二钱，寒水石煅、海螵蛸水煮过，各五钱，共为极细末，敷掺患处，外用单油粉膏药贴盖，可收口。

《本草述》卷一五：**地榆防风散**。治半表半里头微汗，身无汗，地榆、防风、地丁香、马齿苋各一两，右为细末，每服三钱，温米饮调下。《准绳》。

子

【气味】性寒。《食物辑要》卷三。

【主治】明目延年，通大小肠。《食物辑要》卷三。清利肝肺，治青盲翳目，白翳黑花，疏木杀虫，滑肠利水，通利大小二便。《玉楸药解》卷八。

【附方】《药性粗评》卷三：**青盲**。凡患青盲白翳，马齿苋子一升，捣为末，每一匙，煮葱豉粥搅和，食之不拘。煮羹入内亦可。

土人参 《滇南本草图说》

【集解】《滇南本草图说》卷三：土人参生山谷同辽东，其根形状如玉竹而润实，春生苗，产于深山背阴湿润处。初生小者三四寸许，一桠五叶，四五年后生两桠五叶，未有花，至十年后三桠五叶，年深者四桠，各有五叶，中心生一茎，俗名百尺杵。三月、四月有细花如粟，蕊如丝，紫白色，秋后结子，或七八枚，如豆大，〔生〕青熟〔红〕，自落。根如人形者神。乃年深浸渐长成者。滇中山吴王时，人得此参，敬之王前者多矣。故《说文》曰"人参"。参字，从参，亦浸渐之义。参即浸字，后世因参字繁，遂以参之字代之，从简便尔。然承误日久，亦不能变矣。惟仲景《伤寒论》尚作参字，其或有阶级，故《本经》名人参。其草背阳向阴，故《本经》名鬼盖。其在五参，色黄属土，补脾胃而生阴血，故吴普名黄参，《别录》名血参。得地之精灵，故《别录》名上参，《广雅》名地精。《五行记》云：隋文帝时，上党有人宅后每夜闻人呼声，求之而不得，去宅一里许，见人枝叶异常，掘之入地五尺，得人参，一如人体，四肢毕满，呼声遂绝。观此，则土精、地精之名，尤可证也。后改参字曰参，参也。

图 24-63-1　土人参
《滇南图》

久服补元气有参赞之功，故名参。

【气味】气味甘，微温，无毒。君药也。《滇南本草图说》卷三。味甘，寒。《校补滇南本草》卷上。

【主治】补五脏，安精神，定魂魄，止惊悸邪气。明目，开心益智。久服轻身延年。○疗肠胃中冷，心腹鼓痛，胸胁逆满，霍乱吐逆，调中，止消渴。通血脉，补坚积，令人不忘。○主五劳七伤，虚损痰弱，止呕哕，补中守神。消胸中痰，治肺痿及痫疾，冷气逆上，伤寒不下食。凡虚而多梦纷纭者，加之。○止烦燥，变酸水。○消食开胃，调中治气。杀金石药毒。○治肺脾阳气不足，肺气虚促，短气少气，补中缓中。泻心肺脾胃中火邪，止渴生津液。○治男妇一切虚劳，发热自汗，眩晕头痛，反胃吐食，痰疟，滑泻久痢，小便频数淋沥。中风中暑，痿痹，吐血下血，血淋，嗽血，血崩，胎前产后诸病。《滇南本草图说》卷三。补虚损痨疾，妇人服之补血。《校补滇南本草》卷上。

落葵《别录》

【释名】胡燕脂、滑藤、承露、西洋菜《本草品汇精要》、藤苔苹《药性全备食物本草》。

【集解】《本草品汇精要》卷四〇：《图经》曰：蔓生，叶如杏叶，圆厚而柔嫩。人家多种之，延引于篱落及树上，嫩时采藤叶作羹，食之甚滑，故名滑藤。其实似五味子，生青熟黑，碎之则紫，女人以渍粉傅面为假色，俗呼为胡胭脂也，少入药用。《调疾饮食辩》卷三：《别录》名天葵，《食鉴本草》名藤葵，释家呼御菜，俗呼胭脂菜。有二种：一种味酸如马齿苋者，吾乡呼木耳菜。○一种味甘平不酸者，叶薄而长，不似木耳菜之圆厚，性较优。亦能解热利肠。不助脾冷。《植物

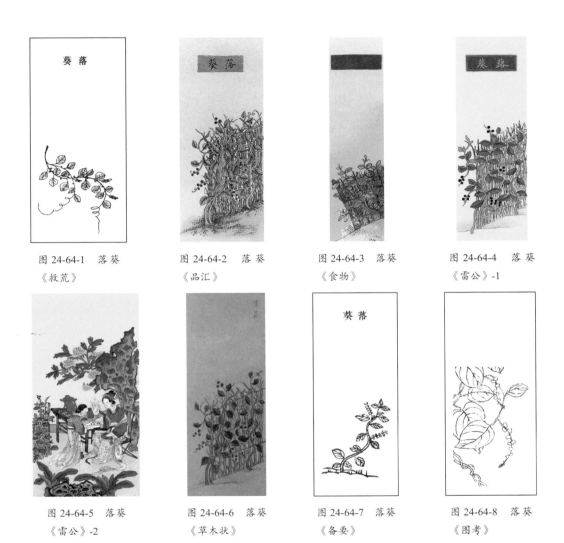

图 24-64-1　落葵　　　　图 24-64-2　落葵　　　　图 24-64-3　落葵　　　　图 24-64-4　落葵
　《救荒》　　　　　　　　《品汇》　　　　　　　　《食物》　　　　　　　《雷公》-1

图 24-64-5　落葵　　　　图 24-64-6　落葵　　　　图 24-64-7　落葵　　　　图 24-64-8　落葵
　《雷公》-2　　　　　　　《草木状》　　　　　　　《备要》　　　　　　　《图考》

名实图考》卷四：大茎小叶，华紫黄色，即胭脂豆也。湖南有白茎绿叶者，谓之木耳菜，尤滑。

【主治】落葵：主滑中，散热。○实，主悦泽人面。《本草品汇精要》卷四○。

蕺《别录》

【释名】蕺《通志》、臭猪巢《医林纂要探源》、臭草根《草药图经》、侧耳根《草木便方》。

【集解】《通志》卷七五：《尔雅》云：蔨，黄蒢。叶似蒟酱，蔓生田野阴湿处。关中曰菹菜，以其生可为菹也。《植物名实图考》卷四：开花如海棠，色白，中有长绿心突出，以其叶覆鱼，可不速馁。湖南夏时，煎水为饮以解暑。《尔雅》：蔨，黄蒢。注：草似酸浆，华小而白，中心黄，江东以作菹。《通志》以为即蕺，蕺、蔨音近，其状亦相类。《吴越春秋》越王尝粪恶之，遂病口

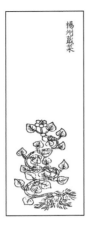

图 24-65-1 扬州蕺
菜《图经（政）》

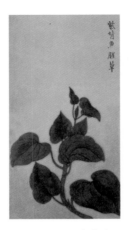

图 24-65-2 紫背鱼
腥草《履巉岩》

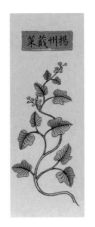

图 24-65-3 扬州
蕺菜《品汇》

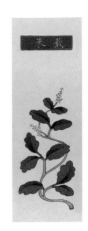

图 24-65-4 蕺菜
《食物》

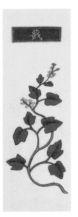

图 24-65-5 蕺
《雷公》

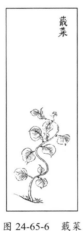

图 24-65-6 蕺菜
《三才》

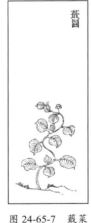

图 24-65-7 蕺菜
《草木典》

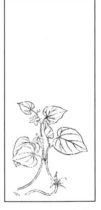

图 24-65-8 蕺菜
《图考》

臭。范蠡令左右食岑草以乱其气。注：岑草，蕺也。凶年饥民劚其根食之。《齐民要术》有蕺菹法。今无食者，医方亦鲜用。唯江湘土医莳为外科要药。《遵义府志》侧耳根即蕺菜，荒年民掘食其根，《本草》味辛，《山阴县志》味苦，损阳消髓，聊缓沟壑瘠耳。

【气味】性凉，无毒。《履巉岩本草》卷中。味辛、苦，性寒。《滇南本草》卷上。甘，辛，咸。《医林纂要探源》卷二。

【主治】大治中暑伏热，闷乱不省人事。每用少许，捣烂取汁，以凉水浸服。《履巉岩本草》卷中。治肺痈咳嗽，吐脓血痰腥臭。解大便热毒，疗痔疮。《滇南本草》卷上。散热毒痈肿，痔疮脱肛，断痁疾，解硇毒，敷恶疮白秃。《本草从新》卷四。行水攻坚，去瘴解暑。疗蛇虫毒，治脚气，溃痈疽。气重而力猛。去瘀血，补心血。《医林纂要探源》卷二。专治囊痈及鱼肚疮。《本草求原》卷一。

【发明】《太乙仙制本草药性大全·仙制药性》卷五：主蠼螋溺疮而有准，祛发背热肿之殊功。《本草经疏》卷二九：蕺，生于下湿之地，得阴中之阳，故其味辛，气温。入手太阴经。能治痰热壅肺，发为肺痈吐脓血之要药。辛温主散，故能治蠼螋溺疮。肺主气，辛温能散气，故多食令人气喘。肺与大肠为表里，大肠湿热盛则为痔疮。得辛温之气，则大肠清宁，故又为痔疮必须之药。○蕺止能消肺痈，治痔疮，余非所长。况多食令人气喘，发虚弱，损阳气，发脚气等害。慎之！慎之！《药镜》卷一：蕺善理热痰于肺内，故与陈年芥菜卤，同奏肺痈之功。兼清湿热于大肠，故煎新茎叶洗熏，立止痔疮之痛。《本经逢原》卷三：合上诸治，总不出辟诸虫毒、疮毒。即治痔疮，亦是湿热生虫之患，专取秽恶之气，以治秽恶之疾，同气相感之力也。《草木便方》卷一：侧耳根苦辛寒平，解暑清热逐水停。利水消胀除痞膨，热毒肿涂沙石淋。

【附方】《滇南本草》卷上：治痔疮不拘内外。单剂水煎，微点水酒服三次，熏洗，有脓者溃，无脓者散。

《太乙仙制本草药性大全·仙制药性》卷五：恶疮白秃。以入淡竹筒内煨过傅之。

《本草经疏》卷二九：治肺痈。单用捣汁，入年久芥菜卤饮之，有神。

《本经逢原》卷三：治咽喉乳鹅。捣取自然汁灌，吐顽痰，殊效。

《校补滇南本草》卷中：治肺痈，吐脓吐血。鱼腥草、天花粉、侧柏叶，煎汤服之，即愈。

水苋仔 《医方药性》

【气味】性凉。《医方药性·草药便览》。

【主治】治飞疡。《医方药性·草药便览》。水苋菜凉解热毒，一切火毒止痛速。利湿清热消痈肿，荡火淋痢痔肿涂。《草木便方》卷一。

芋 《别录》

【释名】毛鱼《医方药性》、香芋《食物辑要》、芋艿《得配本草》。

《通志》卷七六：芋曰土芝。其母曰芋魁。《史记》蜀卓氏云：汶山之下，沃野有蹲鸱，至死不饥。正谓芋魁，盖其形似也。

【集解】《通志》卷七六：芋曰土芝。其母曰芋魁。《史记》蜀卓氏云：汶山之下，沃野有蹲鸱，至死不饥。正谓芋魁，盖其形似也。《救荒本草》卷下之后：芋苗，本草一名土芝，俗名芋头。生田野中，今处处有之。人家多栽种。叶似小荷叶而偏长，不圆，近蒂边皆有一劙音霍儿，根状如鸡弹大，皮色茶褐，其中白色，味辛，性平，有小毒。《本草品汇精要》卷三三：《衍义》曰：江、浙二川者最大而长，京洛者差，圆而小，惟东西京者佳，他处味不及也。当心出苗者为芋头，四

2905

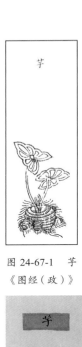

图 24-67-1　芋
《图经（政）》

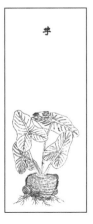

图 24-67-2　芋
《图经（绍）》

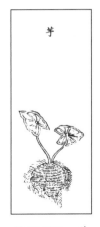

图 24-67-3　芋
《饮膳》

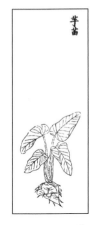

图 24-67-4　芋
苗《救荒》

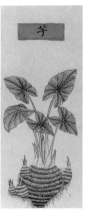

图 24-67-5　芋
《品汇》

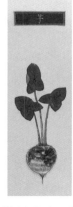

图 24-67-6　芋
《食物》

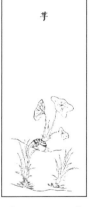

图 24-67-7　芋
《三才》

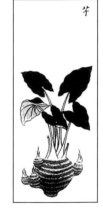

图 24-67-8　芋
《草木状》

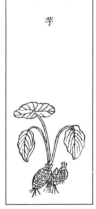

图 24-67-9　芋
《备要》

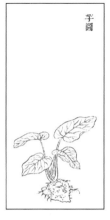

图 24-67-10　芋
《草木典》

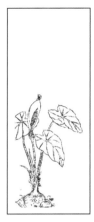

图 24-67-11　芋
《图考》

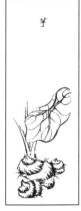

图 24-67-12　芋
《图说》

边附芋头而生者为芋子。八九月已后可食，至时掘出，置十数日，却以好土勾埋，至春犹好。生则味辛而涩多，过食亦能滞气困脾也。《植物名实图考》卷四：芋《别录》中品。芋种甚伙，大小殊形。湖南有开花者一瓣一蕊，长三四寸，色黄。野芋毒人，山间亦多。岭南滇蜀，芋名尤众。《南宁府志》：宜燥地者曰大芋，宜湿地者曰面芋，有旱芋、狗爪芋、水芋、璞芋、韶芋。《蒙自县志》有棕芋、白芋、麻芋。《会同县志》有冬芋、水黎红、口弹子、姜芋、大头风芋。《琼山县志》有鸡母芋、东芋。《石城县志》有青竹芋、黄芋、番芋。《瑞安县志》有儿芋、面芋。盖未可悉数。〇《滇海虞衡志》以为滇芋巨甲天下，殆未确。札璞谓滇芋熟早味美，可作羹。苏玉局《玉糁羹》诗有"香如龙涎，味如牛乳"之夸，而山谷《咏薯蓣》有"略无风味笑蹲鸱"之贬。放翁则曰：莫笑蹲鸱少风味，赖渠撑拄过凶年。枵肠转雷，玉延黄独，托以为命，亦安所择？然只是咏蹲鸱耳。若三吴芋奶，滑嫩如乳，调以蔗饴，入喉自下，亦何甘让居玉延下耶？又《农政全书》谓芋汁洗腻衣，洁白如玉。《东坡杂记》云：蜀人接花果，皆用芋胶。其余波尚供民用如此，枯叶煨芋，自是山人辟谷宿粮，若《云仙杂记》烧绝品炭，以龙脑裹煨芋魁；《山家清供》大耐糕以大芋去皮心，焯以白梅、甘草，填以松子、榄仁，岂复有霜晚风味？唐冯光进校《文选》解蹲鸱云：即是着毛萝卜，肉食之人何由识农圃中物？奚唯面墙！

芋子

【气味】味甘，麻。《校补滇南本草》卷上。

【主治】治中气不足，久服补肝肾，漆精益髓。又能横气。《校补滇南本草》卷上。治诸风，止痛，飞疡之毒，去血。《医方药性·草药便览》。实胃健脾。《食物辑要》卷六。宽肠胃，充肌肤，破宿血，去死肌。《得配本草》卷五。生捣泻热解毒，熟食甘美充饥。《药性切用》卷六。

【发明】《夕庵读本草快编》卷四：服饵家虽忌之，然充饥则有余也。故卓氏远徙，种于临邛；薛包家莳，以供卒岁；萧寺僧杵烂筑墙，得以免饥；梁郡丞率民栽种，赖以救死。杜甫诗云园收芋栗未全贫是也。说者曰：大乱不乱，大饥不饥，则为章刺史成都之誓。香似龙涎，味似牛乳，则为苏学士玉糁之羹。以此观之，盖沃地而无凶年，全赖其力。土芝之号，信不诬矣。《医林纂要探源》卷二：芋，甘，辛，平，有荙味，用同辛。益气充饥，行水。多食壅气。味如粉者，必壅。《调疾饮食辩》卷一：和鱼羹食，鳜鱼、鳢鱼最佳。甚下气，调中补虚。凡脾虚不能摄气，因而作肿，服行气导滞药，则更虚更肿。遽补其脾，又壅而更肿。惟芋性能益脾而质滑，食之即消，乃治虚肿之妙品。《衍义》曰：多食难克化，滞气困脾。此因过食致害，凡物皆有，不可不知。《植物名实图考》卷四：零娄农曰：滇之芋有根红而花者，其状与海芋、南星同类也。断其花之，剥而煤之，烹以五味，比芥蓝焉。根螫不可食。夫蹲鸱济世，厥功实伟，章贡之间，潇湘之曲，其为芋田多矣。不睹其蒂间有之诧为异，怯者或惧其为鸩。滇人饱其魁而羹之，而煨之，而屑之，又独得有花者而餐之，俪于萱与藿。草木之在滇者，抑何阜耶？万物生于东，成于西，滇居西南，岁多闤阓风物。在秋而遗，精华聚而升，故木者易华，草者易荣；昼煦以和，夜挚以肃，发之收之，勿俾其泄；早花而迟实，物劳而不怠。然滇之地有伏而黄，有腊而苞，景朝多阴，景夕多风，直其偏也，惟大理以东北，致役乎坤。《随息居饮食谱·蔬食类》：芋煮熟甘滑利胎，补虚，涤垢。可荤可素，亦可充粮。消渴宜餐，胀满勿食。生嚼治绞肠痧，捣涂痈疡初起，丸服散瘰疬，并奏奇功。煮汁洗腻衣，色白如玉。捣叶，罨毒箭及蛇虫伤。

茎叶

【气味】味甘，性温。《生草药性备要》卷上。甘，平。《医林纂要探源》卷二。

【主治】治伤寒，退油腻。《生草药性备要》卷上。敛自汗盗汗。《医林纂要探源》卷二。

【发明】《宋朝事实类苑》卷五一八：人有为蜂螫者，按芋梗敷之则愈。《医林纂要探源》卷二：芋荷，甘，平。敛自汗盗汗。茎叶也，辛之反，则能敛能固。野生者尤良。

【附方】《宝庆本草折衷》卷一八：治蛇虫咬并痈肿毒及毒箭。并以盐研傅署。

野芋《别录》　　【校正】《本草纲目》原附芋条下，今分出。

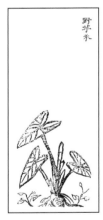

图 24-68-1　野芋
禾《草木典》

【集解】《本草纲目拾遗》卷八：野芋芀：青芋、土芋藤、野芋头、鬼芋。《泛胜之农书》：芋有六种，五野芋、六青芋。野芋有大毒，杀人。凡芋三年不收，即成野芋，性滑，下石毒，服食皆忌之。青芋亦有毒，必须灰汁易水煮之，堪食，只宜蒸晞之。中野芋毒者，令人戟喉音哑、烦闷垂死，以大豆浆或粪汁解之，姜汁亦可。《新编六书》卷六：野芋自生溪涧间，形差小，有毒，杀人。以地浆或大豆汁解之。梠芋：芋种三年不采名梠芋。有大毒，解法同野芋。

【气味】辛，冷，大毒。《本草纲目易知录》卷三。

【主治】合麻药，治跌打损伤，痔漏麻风，敷肿毒，止痛，治疮癣，捣敷肿伤。《本草纲目拾遗》卷八。

【发明】《食鉴本草·菜类》：野芋有毒。中其毒，土浆、粪汁可解。

【附方】《本草纲目拾遗》卷八：乳痈。野芋头和香糟捣敷。

茎叶

【主治】同盐捣，敷蛇虫咬，并痈肿毒及虫毒箭。汁，涂蜂螫良。《新编六书》卷六。叶罨毒箭擦蜂蛇，根疗恶癣肿毒涂。《草木便方》卷一。

【附录】青芋。《本草纲目拾遗》卷八：青芋亦有毒，必须灰汁易水煮之，堪食，只宜蒸啖之。○青芋疗冷热，止渴。

薯蓣《本经》

【释名】诸薯、儿草、修脆吴普、云药、姜药《本草省常》。

《本草医旨》卷二：皮褐肉白名山药，皮黄黑而扁名薯蓣，郑越所生者名诸。

【集解】《救荒本草》卷下之后：春生苗蔓，延篱援，茎紫色，叶青有三尖角，似千叶狗儿秧叶而光泽。开白花，结实如皂荚子大。其根皮色黔黄，中则白色。人家园圃种者肥大如手臂，味美。怀孟间产者入药最佳。《本草原始》卷一：山药始生嵩高山谷，今处处有之。春生苗，延蔓，紫茎，青叶，有三尖，光泽。夏开细白花，亦有淡红花者。秋结实于叶间，状如铃。有一种根如姜、芋之类而皮紫，极有大者；有一种生山中，根细如指，极紧实者，刮磨入汤煮食，味咸甘美。因根皮外黄如芋，山谷生者入药为胜，故《吴普本草》名山芋，《图经》名山薯。《植物名实图考》卷三：薯蓣《本经》上品。即今山药，生怀庆山中者白细坚实，入药用之。种生者根粗。江西、湖南有一种扁阔者，俗呼脚板薯，味淡，其子谓之零余子，野生者结荚作三棱，形如风车。云南有一种，根长尺余，色白而扁，叶圆。《滇本草》谓之牛尾参，盖肖其形。按《物类相感志》谓诸手植如手，锄锹等物植随本物形状，似未可信，然种类实繁。《南宁府志》有人薯、牛脚、篱峒、鹅卵各薯；《琼山县志》有鹿肝薯、铃蔓薯；《石城县志》有公薯、木头薯；《高要县志》有鸡步薯、胭脂薯；《番禺县志》有扫帚薯；《漳浦县志》有熊掌薯、姜薯、竹根薯。大要皆因形色赋名也。文与可有谢寄希夷陈先生服唐福山药方诗，唐福在蜀江之东，其诗曰：壮士臂曰仙人掌。则亦牛尾、脚板之类，盖野生者耳。《文昌杂录》载干山药法，风挂、笼烘皆佳。《山家清供》谓以玉延磨筛为汤饼、索饼，取色香味为三绝。《宋史》：王文正公旦病甚，帝手和药并薯蓣粥赐之，今仕宦家不复入食单矣。唯《云仙杂记》载李辅国大畏薯药，或示之，必眼中火出，毛发沥血，其禽兽之肠与人异耶？

【修治】《药性粗评》卷二：凡作丸散，以竹刀刮去粗皮，剉，于檐下当风阴干，不得见日，候干为末。《药性要略大全》卷二：日干生用，刮去黑皮。《本草原始》卷一：择山产条直坚白者，生干之，故古方皆用干山药。盖生则性滑，熟则滞气。只宜用竹刀刮去皮，竹筛盛，置檐风处，或置焙笼中微火烘干亦佳。若晒干，凡药晒干极多，则古人何必加干字于山药之上？○忌铁器。《颐生微论》卷三：饭上蒸透，切片炒黄用。《冯氏锦囊秘录·杂症痘疹药性主治合参》卷一：滋阴药中宜生用入剂，健脾药中宜炒黄入剂，如合入养胃培元药中，宜囫囵大者饭内蒸透，切片晒干炒黄。

【气味】味甘、苦，气温、平，无毒。入手太阴肺经。《药性要略大全》卷二。味甘，气平、微凉，无毒。阳中微阴，可升可降。入手太阴经。《本草约言》卷一。味甘，

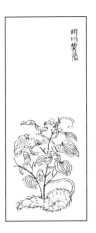

图 24-69-1　明州
薯蓣《图经（政）》

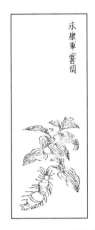

图 24-69-2　永康军薯
蓣《图经（政）》

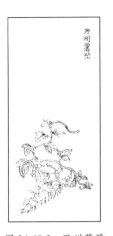

图 24-69-3　滁州薯蓣
《图经（政）》

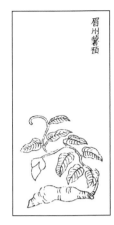

图 24-69-4　眉州薯蓣
《图经（政）》

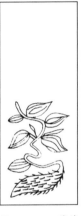

图 24-69-5　薯蓣
《歌括》

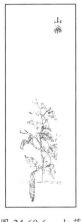

图 24-69-6　山药
《饮膳》

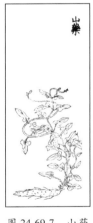

图 24-69-7　山药
《救荒》

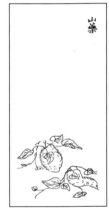

图 24-69-8　山药
《滇南》

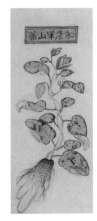

图 24-69-9　永康军
薯蓣《品汇》

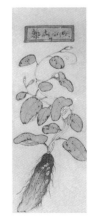

图 24-69-10　明州
薯蓣《品汇》

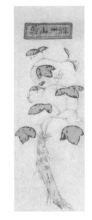

图 24-69-11　滁州
薯蓣《品汇》

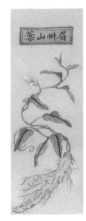

图 24-69-12　眉州
薯蓣《品汇》

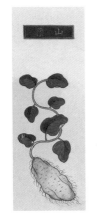

图 24-69-13　山药
《食物》

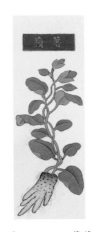

图 24-69-14　薯蓣
《雷公》

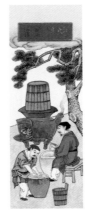

图 24-69-15　炮制
薯蓣《雷公》

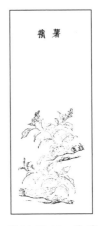

图 24-69-16　薯蓣
《三才》

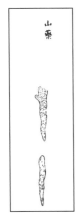

图 24-69-17　山药
《原始》

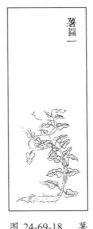

图 24-69-18　薯
《草木典》

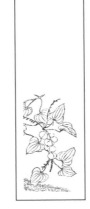

图 24-69-19　薯蓣
《图考》

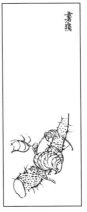

图 24-69-20　薯蓣
《图说》

性凉，无毒。《药性全备食物本草》卷一。甘，涩，平。《医林纂要探源》卷二。

【主治】补中下气，仍止腰疼。《神农本经会通》卷一。治泄精，镇心安魂，补虚羸，益气力，长肌肉，强阴，补五劳七伤，心气不足，脾胃虚弱，久泄，止腰痛，强阴，补心肺，除烦热，润皮肤，开达心孔。《医学统旨》卷八。又能安胎。《药性会元》卷上。补中益气，长肌强阴，安神退热，止泻固精。《颐生微论》卷三。补脾肺，涩精气。《本草备要》卷四。补脾阴，调肺气。治虚热干咳，遗精泄泻，游风眼眩，惊悸健忘。《得配本草》卷五。

【发明】《神农本经会通》卷一：丹溪云：属土而有金与水火，补阳气。生者能消肿硬。《经》曰：虚之所在，邪必凑之。而不去其病为实，非肿硬之谓乎。故补其气，则留滞自不容不行。又干之意，盖生湿则滑，不可入药，熟则只堪啖，亦滞气也。《局》云：薯蓣俗名山药是，能安魂魄镇心神。补虚下气强筋骨，又治腰疼又益身。**《本草纂要》卷一**：山药味甘，气温，无毒。入足太阴、阳明，并手足少阴，复入太阴肺经，益肺之不足，入少阴肾经，涩精之滑泄；上治心肺，下治腰膝，中能补中益气，开达心孔，润泽皮毛；或伤中羸弱，寒热交作；或阴虚咳嗽，有声无痰；或泄泻痢久不止；或惊悸、恍惚不宁；或遗精、浊带淋沥，如用此药，凉而能补。是以吾家秘法，治脾之症同参术以用之；治心之症同参苓以用之；治肺之症同参麦以用之；治肾之症同参柏以用之。此乃臣使之药，当用于平补之际，无毒可以常服，使能以乳制尤妙。**《太乙仙制本草药性大全·仙制药性》卷一**：却头面游风，风眩总却。羸瘦堪补，肿硬能消。开心孔聪明，涩精管泄滑。理脾伤止咳，参苓白术散频加；逐腰痛强阴，六味地黄丸常用。捣筛为粉，作糊甚粘。久服不饥，延年耐老。**《本草发明》卷二**：山药甘温，能补，入肺经而补心肺，滋肾养脾，三焦之润剂也。然补肺为多，盖肺主诸气。今益气以滋肾化源，故《本草》主补虚羸，补中益气，强阴益气力，强筋骨，长肌肉，充五藏，长志健忘，除腰痛，泄精劳伤等候也。肺居上部，主皮毛，故上而头面游风，头风目眩，外而除寒热邪气烦热，又润皮毛。肺肾恶燥，此润剂主之。若润肺养心，用天麦门冬、紫芝为使。又云消肿硬者何？盖寒热邪气，乘虚而凑着不去，结为肿硬，此益养正气，邪气自除矣。生者性滑，能消肿硬。干者滋补虚弱，煮熟者补而堪啖，多食亦滞气。恶甘遂。**《本草约言》卷一**：山药味甘，气平、微凉，无毒。阳中微阴，可升可降。入手太阴经。上气不足之头眩，中气不足之虚羸，下气不足之泄精，凉而能补之药也。江云：山药专能补胃。○《赋》云：益气补中，去头面游风眩运，强阴清热，疗皮肤肌肉虚羸。○山药甘温能补，入肺经而补心肺，滋肾养脾，三焦之润剂也，然补肺为多。盖肺主诸气，今益气以滋肾化源，故主补虚羸，除泄精等候。补肺为多，肺居上部，主皮毛，故主头面皮肤等疾。山药属土而有金与水，大补阴气，能消虚肿硬。《经》曰：虚之所在，邪必凑之，着而不去，其病为实。非肿硬之谓乎？故补则留滞自不容不行。**《本草汇言》卷一六**：养脾胃，益心肺，滋肾阴之药也。邵起寰抄方龙潭言：甘能和脾，甘能补肝，甘能除大热，甘能益阴气，如六味丸所以用此以滋阴也。如脾弱泄泻，久痢肠滑，养脾胃。如惊悸怔忡，健忘恍惚，益心气。如皮肤憔悴，干咳无痰，益肺气。如梦泄遗精，腰膝痿弱，滋肾阴。必须此药治之。甘凉而补，为中正和平之用。如东垣老人，君参、术以补脾，君参、麦以补肺，君参、归以补心，君参、地以补肝，君参、杞以补肾。无毒，可以常服，使之乳制尤妙。楼全善曰：肺为肾之上源，源既有滋，流岂无益？如八味丸所以用此以强阴而养阳也。**《本草经疏》卷六**：薯蓣得土之冲气，兼禀春之和气以生，故味甘，温平，无毒。观其生捣傅痈疮，能消热肿，是微寒之验也。甘能补脾，脾统血而主肌肉；甘温能益血，脾治中焦，故主伤中，补虚羸，补中，益气力，长肌肉，充五藏，除烦热，强阴也。其主寒热邪气，及头面游风，头风眼眩，下气，止腰痛者，正以其甘能除大热，甘能益肺气，甘能缓中，甘温平能补肝肾。○主治参互：同地黄、枸杞、牛膝、甘菊花、白蒺藜、五味子，则补肝肾，益阴气，治一切虚羸，强阴，长肌，增力，明目。同莲肉、白扁豆、人参、白芍药、茯苓、炙甘草、橘皮，则补脾健胃止泄泻。加木瓜、藿香，安吐逆。同羊肉、肉苁蓉作羹，可扶衰补虚羸。《景岳全书》卷四九：山药味微甘而淡，性微涩。所以能健脾补虚，涩精固肾。治诸虚百损，疗五劳七伤。第其气轻性缓，非堪专任，故补脾、肺必主参、术，补肾水必君茱、地，涩带浊须破故同研，固遗泄仗菟丝相济。诸凡固本丸药，亦宜捣末为糊。总之，性味柔弱，但可用为佐使。《分部本草妙用》卷三：山药，为健脾之药。而八味丸用之，以其滋肺，则能益肾也。土生金，金生水，遡源而下，所以为助阴不可少之药耳。《药镜》卷三：山药补脾与胃，心气之烦渴以凉。填肾于腰，精髓之热流并治。清头风目眩之热，则邪去脾健，而肿硬消。调肠枯便滑之虚，则土盛金生，而干咳止。《颐生微论》卷三：山药得土之冲气，禀春之和气，比之金玉君子，无往不宜。但性缓，非多用不效。《药品化义》卷六：山药属阳有土与金水，体轻，色白，气微香，味甘，性温，能浮能沉，力补肺脾，性气与味俱薄，入肺脾肾三经。山药生者凉，熟则化凉为温，所以古方特加一干字。其色纯白，专入肺部，温补而不骤，微香而不燥，循循有调肺之功，治肺虚久嗽，何其稳当。因其味甘气香，用之助脾，治脾虚腹泻，怠惰嗜卧，四肢困倦，又取其甘则补阳，以能补中益气，温养肌肉，为肺脾二脏要药。土旺生金，金盛生水，功效相仍，故六味丸中用之，治肾虚腰痛，滑精梦遗，虚怯阳痿。但性缓力微，剂宜倍用。产怀庆，气香色白者佳。西产者次之。生捣烂，敷伤寒发颐，及冻疮甚妙。同生蜜捣罨，便毒立消。《本草乘雅半偈》帙一：效所杵之窍以赋形，如预备署所，故称薯蓣。假微薄之种，充气沦结，建立中央，故治伤中。以致虚羸，而为寒热邪气者，乃若益气力，长肌肉，即治伤中虚羸之验也。而伤中之因，皆因阴气萎蘼。肥遯则无不利。薯蓣入土便生，阴森肥遯，宁不强阴，且其赋形效窍，则有窍处，宁不周到，虽假故物为胎，亦属气化所钟，是与六芝交相为使。《本草通玄》卷下：山药甘，平，脾肺药也。补脾肺，益肾阴，养心神，除烦热，止遗泄，固肠胃。生捣，贴肿毒，能消散。山药色白归肺，味甘归脾。其言益肾者，金为水母，金旺则生水也。土为水仇，土安则水不受侮也。炒黄用。《侣山堂类辩》卷下：种植之法，切作薄片，随所杵之窍而长之。卢子由先生治一血利久久不愈，曰此肠内有血管矣。山药随所杵之窍而长满，性能塞管，用山药为君，配血药而愈。此乃意度之妙用。又百合之白花者，摘碎埋于土中，一瓣即生百瓣，而成一蒲。夫凡物切碎，皆成腐秽，二品所生之异，盖得本体之精，感气化而生长。山药肉内多涎，仲景用百合汤，以水浸一宿，出其白沫。涎沫，乃其精也。气生于精，二品得精气之盛，故主补中益气，长肉强阴。○元如曰：凡物多精汁者，皆主养精补血，益气生肌。《本草述》卷一五：薯蓣之味甘，甘味固益中土也。其所取者根，根之质白，是味之归形者。金在人身，肺也。且气之温而又有平，是形之归气者，亦金气也。第其温者何取？盖足三阴固起于下，而脾阴实藉风木春温之气，以上达于天之阳而至肺，即至阴之肾，亦同脾而至之，则脾所藉于温者，岂其微哉？第脾阴易亏，胃火易亢，唯温而兼于平，则脾阴于胃阳，和合以行其化而寒热邪气自除，中气自益，虚羸自补，是《本经》胪列其功，较他《本草》良足据也。但东垣谓其入手太阴，就味之归形，形之归气者言。而洁古于肺更指此味为补母，亦谓由脾而肺，未有若此味之亲切也。由脾而肺者，由于阴不惨而阳不亢，乃能由胃以至于肺耳。洁古更有深诣乎？虽然，脾能致其气于肺，岂第除寒热邪气，而中气益，虚羸补，唯脾还受其益哉？但此种清和之气味，不任遗大投艰耳。抑为肾气丸之用者何居？曰：脾脉注心中，而接乎手少阴经，乃肾肝亦由肺而注心中，则脾阴之至于肺，而注乎心者，固与肾同和水火之宗气，以为胥益矣，是《本经》所谓强阴者，虽该指五脏之阴，然至阴之所归，先于肾也，又何疑于肾气丸之投此味乎？至于除烦热，止虚泻，散游风，润皮毛，消肿硬，无非由脾肺达至阴之气，彻于中外以为益也，但其力薄而功绥耳。《本草备要》卷四：补脾肺，涩精气。色白入肺，味甘归脾。入脾肺二经，补其不足，清其虚热。阴不足则内热，补阴故能清热。固肠胃，润皮毛，化痰涎，止泻痢。渗湿，故化痰止泻。《百一方》：山药半生半炒，米饮下，治噤口痢。肺为肾母，故又益肾强阴，治虚损劳伤。王履云：八味丸用之以强阴。脾为心子，故又益心气，子能令母实。治健忘遗精。昂按：山药性涩，故治遗精泄泻，而诸家俱未言涩。《本草新编》卷二：山药可君可臣，用之无不宜者也，多用受益，少用亦受益，古今颇无异议。而余独有微辞者，以其过于健脾也。夫人苦脾之不健，健脾则大肠必坚牢，胃气必强旺而善饭，何故独取而贬之？不知脾胃之气太弱，必须用山药以健之，脾胃之气太旺，而亦用山药，则过于强旺，反能动火。世人往往有胸腹饱闷，服山药而更甚者，正助脾胃之旺也。人不知是山药之过，而归咎于他药，此皆不明药性之理也。盖山药入心，引脾胃之邪，亦易入心。山药补虚，而亦能补实，所以能添饱闷也。因世人皆信山药有功而无过，特为指出，非贬山药也。山药舍此之外，别无可议矣。〇或问：山药乃补阴精之物，而吾子谓是健脾胃之品，何子之好异也？曰：山药益人无穷，损人绝少。余谈《本草》，欲使其功过各不掩也。山药有功而无过。言其能助脾胃之火者，是求过于功之中也。然而天下之人脾胃太旺者，千人中一二，不可执动火之说，概疑于脾胃之未旺者，而亦慎用之也。脾胃未旺，则肾气必衰，健脾胃正所以补阴精也。予道其常，何好异之有。〇或问：山药补肾，仲景张公所以用之于六味地黄丸中也，然而山药实能健脾开胃，意者六味丸非独补肾之药乎？曰：六味丸实直补肾水之药也，山药亦补肾水之药，同群共济何疑。然而，六味丸中之用山药，意义全不在此。山药，乃心、肝、脾、肺、肾无经不入之药也。六味丸虽直补肾中之水，而肾水必分资于五脏，而五脏无相引之使，又何由分布其水，而使之无不润乎。倘别用五脏佐使之品，方必杂而不纯，故不若用山药以补肾中之水，而又可遍通于五脏。此仲景张夫子补一顾五，实有鬼神难测之机也。〇或问：山药入于六味丸中之义，予既已闻之，不识入于八味丸中，亦有说乎？曰：八味丸，由六味而加增者也，似乎知六味，即可知八味之义矣。谁知八味丸中之用山药，又别有妙义乎。六味，补肾中之水。而八味，则补肾中之火也。补肾中之火者，补命门之相火也。夫身之相火有二：一在肾之中，一在心之外。补肾中之相火，则心外之相火，必来相争，相争则必相乱，宜豫有以安之，势必下补肾中之火，即当上补心下之火矣。然而既因肾寒而补其下，又顾心热以补其上，毋论下不能温其寒，而上且变为热矣。用药之杂，可胜叹哉。妙在用山药于八味丸中，山药入肾者十之七，入心者十之三，引桂、附之热，多温于肾中，少温于心外，使心肾二火各有相得，而不致相争，使肾之气通于心，而心之气通于肾，使脾胃之气安然健运于不息，皆山药接引之功也。仲景公岂漫然用之哉。○或疑山药不宜多用。何以六味地黄丸终年久服而无害也，得毋入于地黄丸可以多用，而入于他药之中即宜少用耶？不知山药可以多用而无忌。吾前言脾健之人宜忌者，虑助火以动燥，而非言其不可以多用也。○或疑山药津滑，何能动燥？曰：山药生精，自然非助燥之物。吾言其助燥者，助有火之人，非助无火之人也。○或问：山药色白，何能乌须，何吾子用之为乌须圣药？曰：山药何能乌须哉。山药入肾，而尤通任督。任督之脉，上行于唇颊，故借山药用之于乌芝麻、黑豆、地黄、南烛、何首乌之内，导引以黑须鬓，非山药之能自乌也。或又问山药既为引导之药，则不宜重用之为君矣。不知山药虽不变白，而性功实大补肾水者也。肾水不足者，须鬓断不能黑，我所以重用山药而奏功也。《**本草经解要**》**卷一**：山药气温平，禀天春升秋降之和气，入足厥阴肝经、手太阴肺经。味甘无毒，禀地中正之土味，入足太阴脾经。气升味和，阳也。脾为中州而统血。血者，阴也，中之守也。甘平益血，故主伤中。脾主肌肉，甘温益脾，则肌肉丰满，故补虚羸。肺主气，气虚则寒邪生。脾统血，血虚则热邪生。气温益气，味甘益血。血气充，而寒热邪气除矣。脾为中州，血为中守。甘平而益脾血，所以补中。脾主四肢，脾血足，则四肢健；肺气充，则气力倍也。阴者，宗筋也。宗筋属肝，气温禀春升之阳，所以益肝而强阴也。久服，气温益肝。肝开窍于目，目得血则明。气平益肺而生肾，肾开窍于耳，耳得血则聪。味甘益脾，脾气充则身轻，脾血旺则不饥，气血调和，故延年也。制方：山药同生地、杞子、牛膝、甘菊、白蒺藜、五味，治肝肾虚怯。同莲肉、扁豆、人参、白芍、白茯、甘草、陈皮，治脾虚泄泻。同羊肉、肉苁蓉作羹，治虚羸。《**长沙药解**》**卷三**：薯蓣味甘，气平。入足阳明胃、手太阴肺经。养戊土而行降摄，补辛金而司收敛。善息风燥，专止疏泄。《金匮》薯蓣丸，薯蓣三十分，麦冬六分，桔梗五分，杏仁六分，当归十分，阿胶七分，干地黄十分，芍药六分，芎䓖六分，桂枝十分，大枣百枚，为膏，人参七分，茯苓五分，白术六分，甘草二十分，神曲十分，干姜三分，柴胡五分，白敛二分，豆黄卷十分，防风六分，蜜丸弹子大，空腹酒服一丸。治虚劳诸不足，风气百疾。以虚劳之病，率在厥阴风木一经，厥阴风木，泄而不敛，百病皆生。肺主降敛，薯蓣敛肺而保精，麦冬清金而宁肺，桔梗、杏仁破壅而降逆，此所以助辛金之收敛也。肝主升发，归、胶滋肝而养血，地、芍润木而清风，芎䓖、桂枝疏郁而升陷，此所以辅乙木之生发也。升降金木，职在中气，大枣补己土之精，人参补戊土之气，苓、术、甘草培土而泄湿，神曲、干姜消满而驱寒，此所以理中而运升降之枢也。贼伤中气，是惟木邪，柴胡、白敛泄火而疏甲木，黄卷、防风燥湿而达乙木，木静而风息，则虚劳百病瘳矣。阴阳之要，阳密乃固，阴平阳秘，精神乃治。阴阳离决，精神乃绝《素问》语。四时之气，木火司乎生长，金水司乎收藏，入于秋冬之时，而行收藏之政，实啬精神，以秘阳根，是谓圣人。下此于蛰藏之期，偏多损失，坎阳不密，木郁风生，木火行疏泄之令，金水无封闭之权，于是惊悸、吐衄、崩带淋遗之病，种种皆起，是以虚劳之证非一，无不成于乙木之不谧，始于辛金之失敛，究之总缘于土败。盖坎中之阳，诸阳之根，坎阳走泄，久而癸水寒增，己土湿旺，脾不能升，而胃不能降，此木陷金逆所由来也。法当温燥中脘，左达乙木，而右敛辛金。薯蓣之性，善入肺胃而敛精，辅以调养土木之品，实虚劳百病之良药也。《医林纂要探源》卷二：山药甘，涩，平。有涩味，人不觉。和中，可上可下，而以清虚热收散气为用。诸蓣之紧小，色微赤，生于山而可入药，故名山药。怀庆产为良。色白微红，上行则清肺热，宁心神，治健忘，中守则固肠胃，化痰止泻治痢，下行则敛胃气，防溢水，固命火，涩遗精。生捣外敷则消痈肿。根长而下引，蔓延而上行，味甘淡而兼补五脏，故可上可下，视他药所向导而行。《得配本草》卷五：生者捣敷疮毒，能消肿硬。合蓖麻子更效。得菟丝子，止遗泄。配人参，补肺气。佐羊肉，补脾阴。佐熟地，固肾水。合米仁，治泄泻。入补脾药，微炒。入补肺药，乳拌蒸。治阴火，生用。恐气滞，佐以陈皮。力薄须倍用。阴虚火动者，久必脾气衰败，泄泻不止，用白术、米仁以燥土，肾水益致干涸，惟此同芡实、莲子以实之，则补土不妨于水，乃为善治。《伤寒温疫条辨》卷六：山药味甘淡，性涩。健脾补肺，坚骨益心。治诸虚百损，疗五劳七伤，健忘，滑精，泻痢，痈肿。但其气味轻缓，难胜专任，故补心肺必主参、术；滋肾水必主地、萸；涩滞浊，须故纸同煎；固精滑，伏苓、菟相济；止泻痢，必借萹豆、莲子与芡实。生捣敷毒，能消肿硬耳。诸凡固本丸药，并可煮捣为糊。《神农本草经读》卷一：山药气平入肺，味甘无毒入脾。脾为中州而统血，血者阴也，中之守也，唯能益血，故主伤中。伤中愈，则肌肉丰，故补虚羸。肺主气，气虚则寒邪生；脾统血，血虚则热邪生，血气充而寒热邪气除矣。脾主四肢，脾血足则四肢健；肺主气，肺气充则气力倍也。且此物生捣，最多津液而稠粘，又能补肾而填精，精足则阴强。目明、耳聪、不饥，是脾血之旺；轻身，是肺气之充；延年，是夸其补益之效也。《调疾饮食辨》卷三：此与芋皆补气补血上品。而主治不同者，芋甘而滑，故能利肠胃；此甘而涩，故能固肾脾也。《本草纂要稿·草部》：健脾止渴，补羸瘦而润泽肌肤；补虚强阴，益气力而坚强筋骨。消硬肿，烦热兼除；逐腰疼，精滑并治。驱头面风眩，开心孔聪明。《医学求是》二集：戒食生薯蓣。古称薯蓣，乃今之山药，因唐代宗名蓣，改称山药，至今呼之。山药乃药物中上品，颇能益人。今之山薯乃食物，不堪入药者也。产处甚多，吾常多产于宜兴山中，谓之山芋。如泰等邑，谓之番芋。至北直等处，有谓为白薯者。两湖有谓为红薯者，闽广人谓之地瓜，随处皆植，农人畜以御冬，等于粟菽。并有沿街支灶煮熟以售诸途人，值贱易饱，故人多喜之。而中虚人多食，往往滞气而易病，然尚无大害也。至春时有析生薯为片者，浸以清水，颇解饥渴，人愈甘之。不知春气发生，万物萌动，生薯正当回青之时，食之最易发病，倘食而停滞，施治较难。小儿多食停积，则更难救药矣。尝有一友，行路口渴，饱啖生薯，立见腹满胀痛。予为处方，内有麝香、肉桂，服之唇裂出血，易方仍不去桂、麝，三剂后痛定积消，改用调理而安。生生子云：瓜果生冷之积，非桂、麝不除。故遵用之，以其人气体尚盛也。若小儿柔嫩之体，火又易升，非可妄投麝、桂。乃春季之卖生薯者，到处皆有，小儿之买食者尤多。予目见食之停积，硬如铁石，骤见腹胀呕吐，亦有泄泻，肢冷气塞，不及救治者数人矣。人每习焉不察，用特志之，以告喜食斯物者，并欲为保赤之一助云。《药性诗解》：田春芳：山药甘平淡，其功岂在腰。强阴烦可解，益脾湿能消。按：山药本属脾肾甘补之品，益气强阴，清烦解热。性归平缓，非多用弗能奏效。〇李庆霖：甘淡怀山药，能医脾肾调。清阴堪却热，利湿且强腰。山药治腰，缘属补益脾肾之力。脾属土，肾主腰，脾肾强壮，自能胜湿而腰壮矣。《本草崇原集说》卷一：五运在中，主神机之出入；六气在外，应天气之升降。伤中者，五运有伤，不相交会也。又曰：卢子由治一血痢，日久不痊。曰：肠内有血管矣，山药随所杵之窍而长满，性能塞管，用山药为君，配血药而愈。

【附方】《履巉岩本草》卷中：补虚益颜色。于砂盆中细研，然后下铫中，入酥一大匙，熬，次入酒一盏，煎，搅令匀，空心食前饮之。

《药性粗评》卷二：补养。凡下焦虚冷，瘦损无力，小便动数，面色憔悴者，以生薯半斤，竹刀刮去粗皮，切碎研烂，先以酒一瓯，入铛中待沸，下薯煮之，不得搅动，待熟更下少盐、葱白，又添酒再煮，空腹任意服之，妙。

《本草汇言》卷一六：治脾弱泄泻及久痢肠滑不禁。用山药四两，人参、白术各二两，三味用净土一钱，研细，拌炒，北五味子一两，诃子肉二两，俱炒燥研末。每服五钱，空心米汤调下。〇治惊悸怔忡，健忘恍惚。用山药四两，人参一两，当归身三两，酸枣仁五两，俱炒燥研末，炼蜜丸梧子大。每服五钱，白汤送下。〇治皮肤憔悴，干咳无痰。用山药四两，人参一两，麦门冬八两去心，知母三两，鳖甲二两，汤泡洗净，火烧醋淬，莲子百粒不去心，分作十剂，水煎服。〇治梦泄遗精，腰膝痿弱。用山药四两，人参一两，枸杞六两，怀生地、牛膝、木瓜、杜仲、葳蕤各三两，俱炒燥，牡蛎二两火烧，共研末，炼蜜丸梧子大。每服四钱，白汤下。以上方俱出《方脉正宗》。〇治胯眼臀疡。用山药、沙糖各等分同捣，涂上即消，先以干面水调，涂四围，乃上此药。《简便单方》。〇治项后结核或赤肿硬痛。用山药二两，蓖麻子肉十个同研，傅贴即消。《急救良方》。〇治手足冻疮。用山药一两研末，以猪肉汤调涂。《儒门事亲》。〇治肺痈脓血频唾，咽干口渴，面皮虚浮。用山药、百合、薏苡仁、杏仁、川贝母、桑白皮、地骨皮、黄耆各三钱，枳壳、瓜蒌仁、当归、桔梗、甘草各一钱，水煎服。喘急加苏子。《方脉正宗》。

《本草纲目易知录》卷三：贴肿硬。葆验方：野山药二挺，活鲫鱼一尾，白糖一两，同捣烂，敷肿处，屡效。

零余子《本草拾遗》

【集解】姚氏《食物本草》卷七：零余子大者如鸡子，小者如弹丸，在叶下生。《寿世秘典》卷三：零余子，别结于一旁，大小长圆不一。《植物名实图考》卷三：其子谓之零余子，野生者

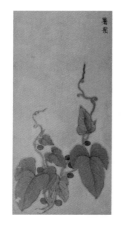

结荚作三棱，形如风车。

【气味】甘，平。入足少阴经。《得配本草》卷五。

【主治】补虚益肾。《食鉴本草·菜类》。补虚更胜。《夕庵读本草快编》卷四。久食令人不饥，轻身耐老。《本草省常·果性类》。益肾固精。《本草纲目易知录》卷三。

【发明】《寿世秘典》卷三：煮食甘滑，与其根同。《药性切用》卷六：零余子，性稍温和，功用不下山药，救荒可以充饥。《随息居饮食谱·水饮类》：子名零余子，功用相同。肿胀、气滞诸病均忌。

图 24-70-1　薯蓣（余零子）《履巉岩》

土芋《本草拾遗》

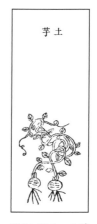

【释名】《分部本草妙用》卷九：南人名香芋，北人名土豆。《本草纲目拾遗》卷八：《群芳谱》：土芋，其根惟一颗而色黄，故名黄独。

【集解】《本草纲目拾遗》卷八：土芋藤土芋即黄独，俗名香芋，肉白皮黄，形如小芋，一名土卵，与野芋不同。《纲目》野芋附家芋内，土芋另立一条，可知。

【气味】甘，平，有小毒。《寿世秘典》卷三。

【主治】主治厚肠胃，去热嗽，解诸药毒。《医经允中》卷二二。小儿熟食能稀痘，解痘毒、疮毒。其藤烧灰傅痘烂成疮，可无瘢痕。《本经逢原》卷三。

图 24-71-1　土芋《备要》

【发明】《本草纲目拾遗》卷八：然所引仅据陈藏器一说，不知其功能稀痘，小儿熟食，大解痘毒。其藤烧灰傅痘烂成疮，可无瘢痕。《每日食物却病考》卷上：以灰汁煮蒸，热食香美。生汁作吐，不甚益人。

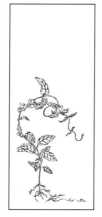

金线吊壶卢《植物名实图考》

【集解】《植物名实图考》卷二三：金线吊壶卢生滇南山中。蔓生细茎，叶似何首乌而瘦；根相连缀，大者如拳，小者如雀卵，皮黄肉白；以煮鸡肉，味甘而清，美于山蓣。滇中秋时粥于市，不知者或以为芋。

【气味】味甘而清。《植物名实图考》卷二三。

【主治】俗云性能滋补，故嗜之。《植物名实图考》卷二三。

图 24-72-1　金线吊壶卢《图考》

莼《别录》　【校正】《本草纲目》原入草部，今移此。

【释名】《宝庆本草折衷》卷二〇：一名莼菜，自春至秋名丝莼，入冬名瑰莼。

【集解】《通志》卷七五：莼滑而美，所以张翰思莼羹而归也。二月至八月采者，名丝莼，味甘而体软。霜降以后名瑰莼，味苦而体涩。

【气味】《宝庆本草折衷》卷二〇：陈藏器云：温病起，食者多死，为滑脾不能磨。常食发气，令关节急。○又不宜和醋食，令人骨痿。《本草品汇精要》卷四〇：禁：疫病起不宜食，食之多死。亦不宜常食，能发气，令关节急，嗜睡及壅气不下，甚损人胃与齿。不可多食，令人颜色恶。久食，损毛发。《食物辑要》卷三：七月间多着蜡虫，误食令霍乱。

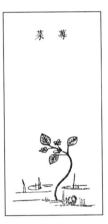

图 24-73-1　莼菜
《救荒》

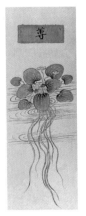

图 24-73-2　莼
《品汇》

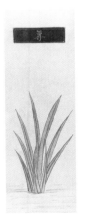

图 24-73-3　莼
《食物》

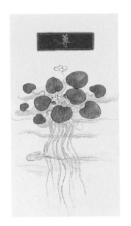

图 24-73-4　莼
《雷公》

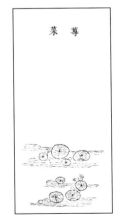

图 24-73-5　莼菜
《三才》

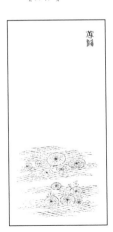

图 24-73-6　莼
《草木典》

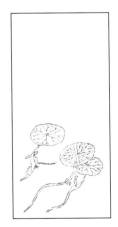

图 24-73-7　莼菜
《图考》

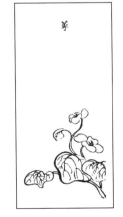

图 24-73-8　莼
《图说》

【主治】解百药蛊虫之毒，消渴，利小便，热痹。《食鉴本草》卷下。大清胃火，消酒积，止暑热成痢。《本草汇言》卷七。除烦，解热消痰。《医林纂要探源》卷二。泻热解毒，消肿治疮，为外科毒盛宜常用食物。《药性切用》卷六。

【发明】《神农本经会通》卷五：若称上品，主脚气，《脚气论》中令人食之，此误极深也。尝所居近湖，湖中有莼及藕，年中大疫，既饥，人取莼食之，疫病差者亦死。至秋大旱，人多血痢，湖中水竭，掘藕食之，阖境无他。莼藕之功，于斯见矣。《太乙仙制本草药性大全·仙制药性》卷五：丝莼：补大小肠之虚气，解百药毒并蛊邪。治热疸而厚肠胃之有效，主消渴而安下焦以何难。石莼：味甘，气平，无毒。下水气如影响，利小便若神灵。瑰莼：体苦涩，人惟取汁味。补注：莼菜久食大宜人，合鲋鱼煎为羹食之，主胃气弱不下食者。补热，食之亦拥气不下，甚损人胃及齿，不可多食，令人颜色恶。又不宜和醋食之，令人骨痿。少食补人小肠虚气，久食损毛发。《本草汇言》卷七：凉胃疗疸，日华散热痹，孟诜解丹石药毒之药也。马少川稿此草性冷而滑，和姜醋作羹食，大清胃火，消酒积，止暑热成痢。但不宜多食久食，恐发冷气，困脾胃，亦能损人。《本经逢原》卷二：莼性味滑。常食发气，令关节急。患痔漏、脚气、积聚，皆不可食，为其寒滑伤津也。《千金方》治热泻呕逆漏气，泽泻汤、麦门冬汤并用之。取其清胃脘之热逆也。《夕庵读本草快编》卷三：苏恭云：最宜久食，为老人之上品。又引张翰为证。斯言也，误之甚矣！夫季鹰千里应辟，欲归不得，见秋风而思故土之莼、鲈，非取其养生也。孟诜谓其多食损胃拥气，发痔足痿，老弱尤忌，微矣。《调疾饮食辩》卷三：莼味甘而生于水，性近寒凉。《日华本草》谓其治热痹，厚肠胃，逐水解毒。《唐本草》亦云久食宜人，主胃虚不能下食。而陈藏器、孟诜皆言不堪食，陈说至云食之多死，未免过情。且张翰因秋风起而思莼鲈，则必以为吴中常食之物，岂遂害人至死乎？亦岂有性味甘平反杀人乎？当以《日华》《唐本》之言为正。《植物名实图考》卷一八：今吴中自春及秋皆可食，湖南春夏间有之，夏末已不中啖。昔人有谓张季鹰秋风莼鲈及杜子美《祭房太尉诗》，为非莼菜时者，盖因湘中之莼而致疑也。

【附方】《本草品汇精要》卷四〇：治胃气弱不下食。莼合鲋鱼为羹，食之。

《随息居饮食谱·蔬食类》：一切痈疽。莼菜捣傅，未成即消，已成即毒散。

马蹄草《校补滇南本草》

【气味】性寒，味苦。《校补滇南本草》卷下。

【主治】治子午潮热，头晕眩晕，怕冷作寒，肢体酸困，饮食无味，男妇童疳虚劳，发热不退。热者用之，利小便，水牛肉为引。《校补滇南本草》卷下。

【附方】《校补滇南本草》卷下：治虚痨发热。午后怕冷作寒，夜间发热，天明自汗身凉，神气短少，头晕，心慌耳鸣。马蹄草、羊蹄根、山薄荷，水煎，点水酒、童便服。

醍醐菜《证类本草》

【集解】《本草品汇精要》卷三九：醍醐菜蔓生。○雷公曰：形似牛皮，其蔓掐之有乳汁出，香甜入顶者是也。

【修治】《本草品汇精要》卷三九：采得去根，以苦竹刀细切，入砂盆中研如膏，用生稀绢裹，挼取汁出，暖饮。

【主治】治伤中崩绝及月水不利，并捣汁，和酒空心服。《本草品汇精要》卷三九。

【附方】《本草品汇精要》卷三九：治伤中崩绝。醍醐杵汁，合酒煎沸，空心服一盏。○治月水不利。叶绞汁，合酒煎服一盏。

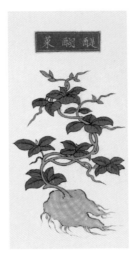

图 24-75-1　醍醐菜《雷公》

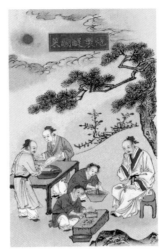

图 24-75-2　炮制醍醐菜《雷公》

仙人杖草《本草拾遗》

【集解】姚氏《食物本草》卷六：有三物同名：一种是菜类，一种是枯死竹笋之色黑者，枸杞一名仙人杖是也。此仙人杖乃作菜茹者。

【气味】味甘，小温，无毒。姚氏《食物本草》卷六。

【主治】去痰癖，除风冷。久服长生，坚筋骨，令人不老。姚氏《食物本草》卷六。

回回青《饮膳正要》

【释名】茵《分部本草妙用》。

【气味】味甘，寒，无毒。《饮膳正要》卷三。甘，温，无毒。《分部本草妙用》卷九。

【主治】解诸药毒。可傅热毒疮肿。《饮膳正要》卷三。开胃止泻，益神魂。《分部本草妙用》卷九。

草石蚕《本草拾遗》

【释名】玉环菜《茹草编》、老姆虫、地笋子《草木便方》。

【集解】《救荒本草》卷下之后：甘露儿人家园圃中多栽。叶似地瓜儿叶，甚阔，多有毛涩，其叶对节生，色微淡绿，又似薄荷叶，亦宽而皱。开红紫花，其根呼为甘露儿，形如小指，而纹节甚稠，皮色黢白，味甘。救饥：采根洗净，煠熟，油盐调食。生腌食亦可。《本草品汇精要》卷三九：甘露子，茎高尺余而方枝，叶两两相对如薄苕，有毛，七八月茎端作穗如水苏，开紫花，其根即甘露子也。世人作菜食之，稀入药用。其形如蚕，故又呼为地蚕也。《本草经疏》卷一一：生高山石上，根如箸，上有毛，节如蚕，叶似卷柏。《植物名实图考》卷四：按《拾遗》虽有草石蚕之名，而谓根有毛节，叶如卷柏，生山石上，此即俗呼返魂草。已入石草，非甘露也。惟《本草会编》所述地蚕形状，正是《救荒本草》甘露儿，只可供茹。若除风破血，恐无此功用，姑仍《纲目》旧标而辨正之。

【气味】其性甘。《医方药性·草药便览》。甘，寒，无毒。《医经允中》卷二二。

【主治】去吐衄血。《医方药性·草药便览》。凉血、破瘀血、消积滞。○无别用，故不着简误。《本草经疏》卷一一。主利五脏，下气通补。《医经允中》卷二二。

【发明】《茹草编》卷二：曾同汉主慕长生，仙掌承来沆瀣清。想是金茎余妙液，千年化作露华精。其色如脂，其粲若粲。山中隐者，薄言茹之，颐颐四皓，何劳采之。灿灿玉环，莹莹如瑜。江妃解佩，神女遗珠。清霜白露，薄言采之。野夫为馔，可以忘饥。《本草经疏》卷一一：按草石蚕，本经无气味。予见明州好事者，以水渍羊肚石种之，盘生石上俨类蚕形。得水石之气，性必清寒，故能解毒。予少时见一老医，治毒痢下血久不愈，方中有之。后予按其法试用，良验。《植物名实图考》卷四：雩娄农曰：地蚕味腴，处处食之。而本草不载，其无当于君臣佐使耶？杨升庵以芭蕉之甘露为蘘荷，后人复因甘露之名，以地蚕为蘘荷。但古今不闻以芭蕉为蔬者，或者附会以为其根可茹，而无人试之，可信否耶？甘露儿未必即蘘荷，然以补蘘荷之缺，奚不可者？屠本畯《玉环菜》诗云：甘露草生何阑珊，堪缀步摇照玉环。则玉环即此菜矣。明人不识蘘荷，而屠本畯云：白者白里，赤者赤穰。此何物耶？其味辛，盖姜类。《草木便方》卷二：地蚕子甘性微平，调和五脏安心神。走注流风活血痛，酒浸除风溪毒灵。《本草纲目易知录》卷三：《本草从新》载冬虫夏草形似，而主治异。俟考。

【附方】《本草经疏》卷一一：治久痢不止。草石蚕，同川黄连、白芍药，各酒浸炒，肉豆蔻，糯粉裹煨，莲肉、白扁豆俱炒，橘皮、炙甘草、升麻、山查，和为末，蜜汤调服，往往获效。

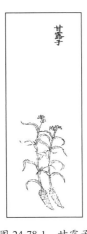

图 24-78-1 甘露子
《饮膳》

图 24-78-2 甘露儿
《救荒》

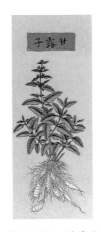

图 24-78-3 甘露子
《品汇》

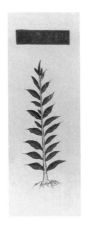

图 24-78-4 地蚕
《食物》

图 24-78-5 甘露子
《茹草》

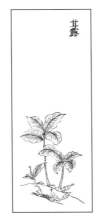

图 24-78-6 甘露
《三才》

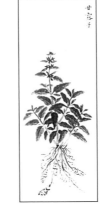

图 24-78-7 甘露
子《草木状》

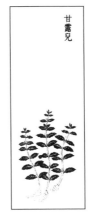

图 24-78-8 甘露
儿《博录》

图 24-78-9 甘露
儿《草木典》

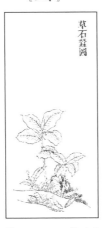

图 24-78-10 草石蚕
《草木典》

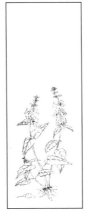

图 24-78-11 草石
蚕《图考》-1

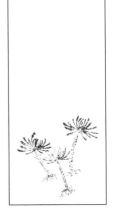

图 24-78-12 草石蚕
《图考》-2

蕨《本草拾遗》

【释名】莽牙《通志》、铁脚凤尾草《履巉岩本草》、鹿蕨菜《救荒本草》、鳖脚《医林纂要探源》。

【集解】《救荒本草》卷上之后：生辉县山野中。苗高一尺许，其叶之茎背圆而面窊五化切，叶似紫香蒿脚叶，而肥阔颇硬，又似胡萝卜叶，亦肥硬。《本草蒙筌》卷六：深谷多生，在处俱有。如足之蹶，故以蕨名。《野菜博录》卷一：鹿蕨菜生山野中。苗高一尺许。叶茎背圆而窊，叶似胡萝苣，亦肥硬。《植物名实图考》卷四：蕨《本草拾遗》始著录。《尔雅》：蕨，虌；又：綦，月尔。注：即紫綦也。似蕨，可食。盖紫绿二种。又水蕨生水中，北〔地〕谓之龙须菜。《山堂肆考》范文正公奉使安抚江淮还，进贫民所食乌昧草，呈乞宣示六宫戚里，用抑奢侈。《安徽志》以为即蕨。今江湖滇黔山民，皆研其根为饵。《遵义府志》一种甜蕨，根如竹节，掘洗捣烂，曰蕨凝；和水搦汁，以棕皮滤滓，隔宿成膏，曰蕨粉；抟粉为饼，曰蕨巴；洒粉釜中，微火起之，曰蕨线；煮之如水，引一种苦蕨，亦可食。又有猫蕨，初生有白膜裹之，不可食。水边生者曰蕨。余舟行潕水，有大声出于硖中，就视之，则居人以木桶就溪杵蕨，如所谓舂堂者。明罗永恭诗：南村北村日卓午，万户喧器不停杵，初疑五丁驱金牛，又似催花挝羯鼓。非目睹者，不解其所谓。又云：堆盘炊熟紫玛瑙，入口嚼碎明琉璃。则为沟壑之瘠增气色矣。陈藏器云：多食弱人脚。朱子《次惠蕨》诗枯笻有余力，意亦谓此。而或者释蕨为蹶，且云负荷者不肯食。以余所见，黔中之攀附任重、顶踵相接者，无不甘之如饴。宋方岳诗：偃王妙处原无骨，钩弋生来已作拳。刻画至矣。杨诚斋诗则曰：食蕨食臂莫食拳。滇蜀山民腊而鬻之，长几有咫。而孤竹之墟所产尤肥，以蕨、绝音同，更曰吉祥。伏腊燕享，转以佳名。登翠釜，不复忆夷齐食之而夭矣。至其灰可以烧瓷粉，可以浆丝，民间习用而纪载阙如。

茸及根

【修治】《宝庆本草折衷》卷二〇：作茹食之，不可生食也。《日用本草》卷七：捣洗澄清堙成粉，可以充饥。《救荒本草》卷上之后：采苗叶煠熟，水浸淘净，油盐调食。姚氏《食物本草》卷七：其茎嫩时采取，以灰汤煮去涎滑，晒干作蔬，味甘滑，亦可醋食。其根紫色，皮内有白粉，捣烂再三洗澄，取粉作粗粄，荡皮作线食之，色淡紫，而甚滑美。

【气味】性温，无毒。《履巉岩本草》卷中。味苦，寒，有毒。《饮膳正要》卷三。味甘，寒滑，有毒。《日用本草》卷七。

【主治】休粮药。每用同黑豆蒸熟，拣去凤尾草，每食五七粒后，终日自然忘食。《履巉岩本草》卷中。滑肠，利水道。与胃无益，消阳事，弱人筋骨，生痰不化，必变蛇虫。《药性粗评》卷三。根烧灰油调，傅蛇、蝚伤。蝚，音萧，虫名。姚氏《食

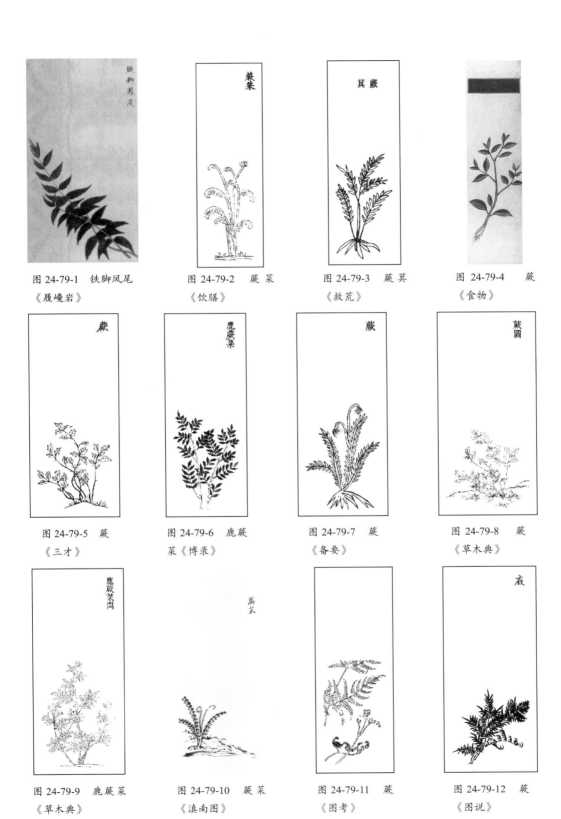

图 24-79-1　铁脚凤尾
《履巉岩》

图 24-79-2　蕨菜
《饮膳》

图 24-79-3　蕨萁
《救荒》

图 24-79-4　蕨
《食物》

图 24-79-5　蕨
《三才》

图 24-79-6　鹿蕨
菜《博录》

图 24-79-7　蕨
《备要》

图 24-79-8　蕨
《草木典》

图 24-79-9　鹿蕨菜
《草木典》

图 24-79-10　蕨菜
《滇南图》

图 24-79-11　蕨
《图考》

图 24-79-12　蕨
《图说》

【发明】《药性粗评》卷三：采蕨首阳，难救伯夷之饿。○一说蕨根今人采以作糍充饥，伯夷所为，岂以是与？《本草蒙筌》卷六：寒能去暴热，甘以利小便。气壅经络者旋驱，毒延筋骨者易去。但衰阳事落发，仍痿脚膝昏眸。切勿过餐，甚非良物。根挖造粉，堪以代粮，虽免啼饥，不能生肉。《夕庵读本草快编》卷四：蕨萁及根，味甘气寒，滑而能利，降而不升之物也。惟胸腹暴热，水道不利，气壅经络，毒凝骨节者宜之。陈藏器谓其多食消阳气，泄真元，故令人睡，弱人脚，良有以也。若因夷齐而进绝之，则迂矣。夫四皓采芝而心逸，夷齐食蕨而心忧。其寿其夭，与蕨何与乎？况凶年野人掘取充腹，亦未尝无补于世也。《诗》云：言采其蕨。陆玑谓其可供祭祀，则知蕨不见弃于人明矣。《草木便方》卷一：蕨萁根甘寒滑真，清便除烦利骨筋。补安五脏令人卧，蛇虫伤涂毒轻。

花

【主治】留年久，能治脱肛，研细敷之，实时收涩。《本草蒙筌》卷六。

蕨菜《医方药性》

【气味】性苦。《医方药性·草药便览》。

【主治】治吐泻之呕。《医方药性·草药便览》。

【发明】《浪迹三谈》卷五：《随园食单》谓，用蕨菜不可爱惜，须尽去其枝叶，单取直根洗净煨烂，再用鸡肉汤，或煨或炒，自别有风味。按《食物本草》云：此味甘滑，令人消阳道，眼昏腹胀，非良物也。

水蕨《本草纲目》

【集解】姚氏《食物本草》卷七：《吕氏春秋》云"菜之美者，有云梦之芹"，即此菜也。

【气味】味甘、苦，寒，无毒。姚氏《食物本草》卷七。

【主治】治腹中痞块，淡煮食，一二日即下。忌杂食一月余。《调疾饮食辩》卷三。

【发明】《调疾饮食辩》卷三：攻痞之物，必不和平，病人无痞，不必食之。

菜部第二十五卷

菜之三　蓏菜类14种

茄《开宝本草》

【释名】《宝庆本草折衷》卷二〇：其老者名黄茄，一名大黄老茄。〇段成式云：一名昆仑瓜，谓紫茄也。出新罗国。《养生食鉴》卷上：茄有青、白、紫数种，粤名娾瓜。

【集解】《药性粗评》卷三：有数种，大小圆长紫白不一。三月下种，茎高一二尺，叶大，五六月开紫白花，结实至冬始衰，实老则皮黄，子细如米大□而圆，亦有留宿根以物盖之，经冬明年复生，其实早而更大。南北处处有之。茎、叶、根、蒂、肉并皆入药。作蔬不可多食。余说《本草》不载。《本草原始》卷六：茄处处有之。二月下种，生秧移栽。株高二三尺，叶大如掌。自夏至秋开紫花，五瓣相连，五棱如缕，黄蕊绿蒂，蒂包其茄。茄中有瓤，瓤中有子。子待九月黄熟时收取。按段成式云：茄，音加，乃莲茎之名。今呼茄，其音若伽，未知所自也。陈藏器《本草》云：茄，一名落苏。按五代《贻子录》作酪酥，盖以其味如酪酥也。杜宝《拾遗录》云：隋炀帝改茄为昆仑瓜。又王隐君《养生主论》，治疟方用干茄，讳名草鳖甲，盖以鳖甲能治寒热，茄亦能治寒热故尔。

茄子

【气味】味甘、咸，性平、寒。《药性要略大全》卷六。味甘、淡，性寒，无毒。《食物辑要》卷三。

【主治】其气下行，降火甚速。主治内热，肠风下血，心窍不利，神思昏沉者宜之。《药性粗评》卷三。活血止痛，消痈杀虫，已疟，消肿宽肠，治传尸劳、瘕疝诸病。《随息居饮食谱·蔬食类》。

【发明】《本草元命苞》卷九：蔬菜中最低，《本经》无治法。《神农本经会通》卷五：丹溪

图 25-1-1 茄子
《图经（政）》

图 25-1-2 茄子
《履巉岩》

图 25-1-3 茄子
《饮膳》

图 25-1-4 茄子
《品汇》

图 25-1-5 茄
《食物》

图 25-1-6 茄子
《雷公》

图 25-1-7 茄
《三才》

图 25-1-8 茄
《原始》

图 25-1-9 茄子
《草木状》

图 25-1-10 茄
《草木典》

图 25-1-11 茄
《图考》

图 25-1-12 茄
《图说》

云，属土，故甘而喜降火府也。易种者，忌食之。折蒂收灰，治乳。又折茄蒂烧灰，以治口疮。皆甘以缓火之急。《药性粗评》卷三：寻常多食亦不利人，主发疮长痈，损元阳，动脏腑气，久冷人，尤宜忌之。《本草经疏》卷二九：茄，内禀地中一阴之气，外受南方热火之阳，故其花实皆紫。本经虽云甘寒，必是湿中有火，使非湿热，则不能动气，发疮及痼疾也。湿胜则久冷人多食有损，热胜故能主冻脚疮也。《本草述》卷一五：茄之气味甘寒，丹溪谓其属土。但黄熟在于九月，业已禀金气之深，故丹溪又谓其喜降也。夫人之胃土，乃血生化之地。然必胃中清气上至于肺，而肺清中之浊者复降入胃，乃能使液化血焉。兹物适合，故谓其能散血也。然如中风、疠风、鹤膝风，藉其用何哉？曰：血不化则风病，风脏即血脏也。抑血之不化，多由于寒湿，如兹物即谓其寒利，是何能散血而用之？曰：用此治大风热痰及热毒疮肿等证，诚为的剂。至于治寒湿风证，则有为主为辅者，达阳以行血之化，俾兹物入血分，而大能奏其功。况土主四气，虽禀乎金气之深，适以尽土之化耳，是岂偏于寒者，即中风类，如史国公浸酒方，及鹤膝风之换骨丹，与此味同队者为何等药，然皆以此味为主也，则其用固有不可舍者矣。《本草详节》卷七：茄类易繁，南北均莳为蔬。《开宝本草》言其损人，后贤亦言蔬圃中惟此无益，独王隐君用之治疟，有草鳖甲之称。夫疟久伤脾，痰血结而成癖，古方鳖甲煎丸主之。茄能散血，故与同功。史国公治中风瘫痪，用茄根为君，数倍他药，亦以瘫痪之病，热则筋急，筋以阳明为长，茄味甘入阳明，气寒能散热，所以治也。有云甘以缓火，有云去风湿，有云散血消肿，皆约略言之，而未大有发明何也。若中冷者，避其寒利，又不必言。《医林纂要探源》卷二：落苏甘，咸，辛，寒。俗名茄子。本以味似奶酪，故曰酪酥。然有荙麻之味，荙与辛同性，故以辛言之。宽中，白者佳，纯甘。散血，咸，故散。紫者，入血分。止渴。白者可生食。多食动风，发痼疾。《调疾饮食辩》卷三：茄，《纲目》曰：《拾遗》名落苏，未详其义。《五代贻子录》云酪酥，言其味甘也，穿凿之至。《太平御览》名昆仑瓜。《开宝本草》曰：多食动气，发疮及痼疾。李鹏飞曰：秋后食多损目。《生生编》曰：女子食多伤子宫妇人不孕及数堕胎者切戒。《西阳杂俎》言其厚肠胃，大非，茄性滑败肠胃也。今人或切碎曝干腌食，或摘下即拌盐生食，未经蒸煮，辣味全在，伤人更甚。《植物名实图考》卷四：茄，《开宝本草》始著录。《本草拾遗》一名落苏，有紫、白、黄、青各种，长、圆、大、小亦异。《岭表录异》：茄树其实如瓜。余亲见之，茄蒂根烧灰治䩇瘃；茎灰入火药用。茄种既繁，鼎俎惟宜。《遵生八笺》有糖蒸、醋糟、淡干、鹌鹑各法，然未尽也。水茄甘者，可以果。山谷有《谢银茄》诗云：君家水茄白银色，绝胜埧里紫彭亨。白固胜于紫。然唐以前但云昆仑瓜，白茄曰渤海、曰西红柿，盖后出也。段成式云：茄乃莲茎之名，今呼茄菜，其音若伽，未知所自。小说有草下作佳、作召、作音之谑，《白獭髓》：赵希仓倅绍兴，令庖人造燥子茄，欲书判食单，问厅吏茄字。吏曰草头下着加，遂援笔书草下家字，都人目曰燥子蒙。

【附方】《药性粗评》卷三：消青肿。凡磕扑伤损，青肿难消者，老茄子在树黄熟者，取一枚，切片，新瓦上焙干，研为末，临卧时温酒调下二三钱，一夜消尽无痕。

《食鉴本草》卷下：治磕打损伤，肌肤青肿。用枝上老黄大茄子一个，切一指厚片，瓦上焙干为末，临睡酒调二钱服，一夜消尽。《鬼遗方》。

《本草经疏》卷二九：治乳头裂。用茄子老黄者，烧灰傅之。丹溪方。

《校补滇南本草》卷上：乌须。京墨、文蛤，入茄内三旬，取墨乌须。

酱茄糟茄

【集解】《本草纲目拾遗》卷八：此即人家酱中食茄，入药宜陈年者佳。

【附方】《古今治验食物单方》：天蛇毒生于指端。以酱茄套之。

《得配本草》卷五：疗喉痹肿痛。糟茄或酱茄，细嚼咽汁。

《本草纲目拾遗》卷八：治耳痒出脓。酱茄挤汁滴之。《妙药方》。治牙疼。酱茄烧灰存性为末，掩患处。《周氏家宝方》。腹内鳖瘕。陈年酱茄烧存性，入麝香、轻粉少许，脂调贴之。《寿域方》。治鹅口疮。糟茄烧灰存性。《山海草函》。

蒂

【主治】干茄蒂，入风药用。《本草发明》卷五。蒂烧灰治口疮甚效。《食鉴本草·菜类》。治发背及一切毒痈初起。《本草纲目拾遗》卷八。

【发明】《本草纲目拾遗》卷八：白茄叶、蒂。汪连仕方：一名玉盘茄，有大、小二种，大者如鸡卵，小者如指头，初生色白，老则皮黄。能入骨追风，治一切瘫痪。《本草求原》卷一五：治肠风下血、血痔、烧灰，米饮下。口齿疮。烧灰擦。擦紫、白癜疯，紫癜用紫蒂，白癜用白蒂，俱生切，点硫黄末擦，取其散风毒瘀血也。治对口疮、脑疽。生茄蒂、生首乌等分煎饮。初起，以蒂烧灰，酒下即消。

【附方】《履巉岩本草》卷下：治肠风下血久不止。茄蒂烧存性，为末，每服三钱，米饮调，食前服。

《本经逢原》卷三：治脑疽初起。用茄蒂烧灰存性，酒服，未溃即消。又方用茄蒂中骨七枚，生何首乌一两煎服，连进三服即愈。丹方。

《本草纲目拾遗》卷八：治发背及一切毒痈初起。用白茄蒂七个、生首乌等分，酒煎服，即消。《味水轩杂记》。

根及枯茎叶

【释名】东风草《滇南本草》、白风藤《本草纲目拾遗》。

【气味】味甘，性寒。《滇南本草》卷下。黄茄根味腥，性温。《生草药性备要》卷上。根：辛，咸，寒。《医林纂要探源》卷二。

【主治】主行肝气。洗皮肤瘙痒之风，洗游面走诸风，祛妇人下阴湿痒，阴蝎疮。《滇南本草》卷下。根，饭上蒸过，治瘫痪。《本草原始》卷六。消痰、去肿、治跌打。黄肿，宜煲鸡肉食。《生草药性备要》卷上。散热消肿，治风痹，渍酒饮。疗冻疮，煮汁渍之。《医林纂要探源》卷二。叶治肠红大便下血。《本草纲目拾遗》卷八。

【发明】《仁寿堂药镜》卷四：干茄根，饭上蒸过，治诸毒气风温在骨节中，不能屈伸。《本草备要》卷四：茄根泻，散血，消肿。散血消肿。煮汁渍冻疮。史国公药酒，用白茄根为君。《本草再新》卷一二：茄根上蛀虫味辛，性温，有小毒。入肝、脾二经。杀虫败毒，治杨梅恶疮。《校补滇南本草》卷下：茄子根名东风草。性寒，味甘平。阴也。主发风积，动寒痰，吃之令人作呕吐，面皮作痒。动肝积，食之令人左胁气胀，损阴，不宜多吃。《本草求原》卷一五：治中风、寒湿诸症、鹤漆风、疬风。用白根为君，同风湿药浸酒。散血消肿。宜赤根。治血淋，同叶干为末，盐、酒任下。下血，血痢，阴挺。烧灰，纸卷插入内。齿，连根树烧灰敷之，先以蜂房煎汤漱过。口中生蕈，或根、或子烧灰，盐等分，醋调擦，先用醋漱口。诸痈肿疔疮。烧灰淋汁，调各疮药。煮汤，渍冻疮皱裂。

【附方】《药性粗评》卷三：洗冻疮。冬时采茄茎叶枯者，煎汤洗之，二三次愈。

《本草纲目拾遗》卷八：治肠红大便下血。用白茄子叶，经霜方采，刷净毛，去焦黄叶，阴干，取三四叶，煎浓汤，如此吃三四次，其血即止，永不复发。此方，曾经邪犬咬过之人勿服。刘羽仪验方。

苦茄 《本草拾遗》

【集解】《宝庆本草折衷》卷二〇：苦茄，株小而多莉。《本草品汇精要》卷四〇：又有一种苦茄，生岭南，小株有刺，亦入药用。

【主治】其子疗痈肿，醋摩傅之。又主瘴，其根亦可作浴汤。《宝庆本草折衷》卷二〇。主瘴。孟诜云：疗寒热，五脏劳。又醋摩，傅肿毒。《本草品汇精要》卷四〇。

天茄 《本草纲目拾遗》

【集解】《本草纲目拾遗》卷八：诸蔬部天茄出广中。如大拇指，其形如茄而有棱，黑色，坚如石，击之不得碎。其蒂黄黑如酱色。一种牵牛花嫩子，苏人采为蜜饯入食品者，亦名天茄，大能破气，与此迥别。

【主治】胃脘痛，水磨服之，每服一枚见效。《救生苦海》。可治蝎毒。《五杂俎》。《本草纲目拾遗》卷八。

缅茄《本草纲目拾遗》

【集解】《本草纲目拾遗》卷八：高濂《珍异药品》云：缅茄，一作沔茄，形如大栗，上有罩帽，如画皮样，出滇南缅甸地方，坚如石。《滇略》：缅茄枝叶皆类家茄，结实似荔枝核而有蒂，土人雕刻其上而系之，拭眼去翳，亦解疮毒。《滇南杂记》：缅茄出缅甸，大而色紫，蒂圆整，蜡色者佳。《粤志》：广东高州府出木茄，上有方蒂，拭眼去昏障，即缅茄也。

实

【主治】疔疮走黄，毒攻入内。《本草纲目拾遗》卷八。

【附方】《本草纲目拾遗》卷八：治疔疮走黄。此方出宝坻张相公，百发百中，真神效方。凡疔疮走黄，毒攻入内，不知人事，但有气者可救。用缅茄一枚，以磁碗盛黄酒，将茄放碗内，磨得下磨不下，只管于酒内磨一钟，约熟茶时，将酒装入长颈锡壶内。再入连须葱二根，牙咬不令断，白豇豆七粒，如荞麦开花时，加荞麦七粒，别时不用。又用小麦，令众人口嚼成面筋，封固壶口，放水锅内，煮一炷香取出，热服，出汗即愈。《良朋汇集》。

蒂

【主治】水磨涂，治牙疼，抹眼眶，去火毒，又能解百药毒。《本草纲目拾遗》卷八。

葫芦《日华子》

【释名】龙蜜瓜、天瓜《校补滇南本草》。

【集解】《本草品汇精要》卷三九：葫芦，三月生苗，蔓延篱垣及屋上，其叶似瓠叶，五六月开白花，结实如瓜而大。嫩时甘者作茹，苦者不堪啖。经霜则枯，取以为器。又有一种小者，名瓢，即瓠瓜也。亦有甘、苦二种。然苗、叶相似，但实形有异尔。《太乙仙制本草药性大全·本草精义》卷五：瓠匏旧本不载所出州土，今在处有之。类同辈而有上下之殊，人家田野、园圃俱种植之。其苗叶与白冬瓜相类，苗茎蔓生，状类冬瓜而叶细毛小而薄，开花色白，而结实有大小，故彼此而金名。长大类冬瓜者曰瓠，圆矮似西瓜者曰匏。葫芦腰细头锐，瓢子柄直，底圆先后不一。收采无时。苦瓠，《唐本》注云：瓠与冬瓜、瓠，全非类例。今此论性，都是苦瓠尔。陶谓瓠中苦者，大误矣！瓠中苦者不入药用。冬瓜自依前说。瓠与瓠又须辨之，此有三物，苗叶相似，而形实有异。瓠水皆甜，时有苦者，而似越瓜，长者尺余，头尾相似；其瓠形状大小非一，上夏便熟，秋末并枯。瓠夏末始实，秋中方熟，取其为器，经霜乃堪啖，无所主疗，不入方用。而甘瓠与瓠子啖之俱胜冬瓜。陶言不及，乃是未悉此等原种各别，非甘变而为苦也。

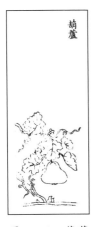

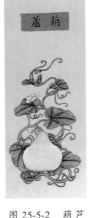

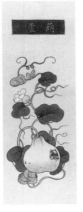

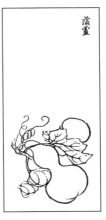

图 25-5-1　葫芦　　　图 25-5-2　葫芦　　　图 25-5-3　葫芦　　　图 25-5-4　蒲卢
《饮膳》　　　　　　　《品汇》　　　　　　　《食物》　　　　　　　《图说》

葫芦

【气味】味甘、淡，性寒，阴也。冷胃，动寒痰，有痰食之腹痛，发风热风湿。痰积者吃之，令人肚疼，发出风疹瘙痒，不宜多吃。《滇南本草》卷下。味甘、微苦，无毒。葫芦匏有毒，令人吐逆烦闷。《食鉴本草》卷下。味苦者气寒，有毒。味甜者性冷，无毒。○甜瓠，患腰脚肿气，及虚肿者食之永不差。《太乙仙制本草药性大全·仙制药性》卷五。

【主治】治病分甜苦两用。苦能下水令吐，消面目四肢肿浮；甜可利水通淋，除心肺烦热。消渴滴汁鼻内，尤退急黄。水煎滴入，即来黄水。皮煮热，解开熨小儿闪癖。瓢煮渍阴起，疗小便闭难。《太乙仙制本草药性大全·仙制药性》卷五。主面目浮肿，下水，令人吐，除烦止渴，治心热，利小肠，润心肺，下石淋，吐蛔虫，疗蛊毒吐血。《药性全备食物本草》卷一。清金润燥，利水泄湿。《玉楸药解》卷四。烧灰存性研末，以擦腋下瘰疬之症。长柄葫芦最佳。《本草求真》卷九。清热，行水，通肠，治五淋，消肿胀。《随息居饮食谱·蔬食类》。

【发明】《本草医旨》卷二：浙人食匏瓜，多吐泻，谓之发暴，盖此物以暑月壅成故也。惟与香菜同食，则可免。《冯氏锦囊秘录·杂症痘疹药性主治合参》卷七：为菜惟取甜者，入药甜苦两用，苦能下水令吐，消面目四肢浮肿。甜可利水，通淋，除心肺烦热，消渴。滴汁鼻内，即来黄水，尤退急黄。《玉楸药解》卷四：瓠芦清金利水，治心烦热、溲溺淋涩、胀满黄肿之证。鲜者作羹，甘滑清利。亚腰者连子烧研饮送，每服一枚，水胀腹满，十余日消。亦作葫芦。瓠芦甘寒泄水，排停痰宿饮，消水肿黄疸。煮汁渍阴，能通小便。煎汤滴鼻，即出黄水。疗鼻塞牙疼，去努肉老瞖。治痈疽痔瘘，疥癣癫痫。点鼻肉，吹耳脓，吐蛊毒，下死胎。炙下部悬痈，能吐能泄。《医林纂要探源》卷二：有甘、苦二种。苦者不可食，甘者一名瓠，又名壶。形长，或圆而上锐，细腰者，曰葫芦。有斑驳及白者，老则壳皆坚，可剖为杓。利二便。略同冬瓜。苦匏：涌吐。同甜瓜蒂。《药性切用》卷六：葫芦一名苦瓢。苦寒微甘，利水宽胀，散热消肿。烧灰，治水臌尤良。《本草求真》卷九：盖天生此一物，以为暑时应用之需也，其言有害之处，亦复不少。扁鹊云：患虚胀者不得食之，食则患永不瘳。苦者尤伤胃气，不可轻试。凡苦寒药皆能伐胃，不独此也。《本经》治大小浮肿。又云下水令人吐，大伤中气。今人治黄疸水气，大小便不通，或浸火酒饭上蒸，或实糖霜煅存性。必暴病实病，庶可劫之。若久病胃虚误服，必致吐利不止，往往致毙，可不慎欤？《调疾饮食辩》卷三：壶与瓠一类多种，性味诚不相远。蔡虚斋据《埤雅》匏短瓠长，匏苦瓠甘，谓为二物。且引《论语》系而不食以证之。不思瓠亦可称苦，《国语》苦瓠不材，于人共济而已。盖匏有甘、苦，瓠亦有甘、苦，故可互称。其一种生成味苦绝无甘者，乃别为一物，形似瓠，《本经》谓之瓠。不以匏名，安得云匏苦瓠甘乎？又匏可为樽，古人之祭天地及婚礼合卺用之。然《公刘篇》酌之用匏，则燕饮亦用之矣。又《风俗通》曰：烧穰可以杀瓠。注曰：黍穰也。故云：畜瓠之家不烧穰，种瓜之家不焚漆。物性相制也。《本草求原》卷一五：葫芦瓜有二种：甘甜者虽无毒，亦不益人。惟解丹石毒，通石淋，治大水浮肿及水气黄瘅，二便不通。火酒浸饭上蒸食。或实糖霜，煅存性用。亦必暴病实症方宜，若久病、胃虚脾弱及脚气虚胀犯之，必致吐利不止而死。平人多食，亦伤胃，发疮疥，苦者尤甚。《草木便方》卷二：瓠瓜壳平除烦热，消渴利肠恶疮灭。石淋丹毒润心肺，口鼻肉烂疼痛歇。

【附方】《太乙仙制本草药性大全·仙制药性》卷五：眼暗。七月七日取瓠瓤白绞取汁一合，和酢、古钱七文，微火煎之减半，以沫内眼目中神验。

《校补滇南本草》卷上：治小儿初生周身无皮。用瓠烧灰，调油搽之，神效。○治左瘫右痪。烧灰酒下。○治痰火腿脚疼痛。烤热包之，即愈。○治诸疮脓血流溃，杨梅结毒，横胆鱼口。用荞面包患处，以火烧焦，去面为末，服之。

叶根

【主治】叶，治风癫作狂。根，治疮倒靥。《校补滇南本草》卷上。

【附方】《校补滇南本草》卷上：不中水毒。叶晒干捣碎，为末，盛于磁器内，随身边或走路口渴，用末一钱，入水饮。或蛇虫、蛤蟆扒过，此末亦可解。加雄黄，能解哑瘴山岚之毒。加松笔，解一切大毒。夷人毒药，但可一二钱，开水送下。

花

【主治】鼠瘘，用瓠花曝干，为末傅。《太乙仙制本草药性大全·仙制药性》卷五。

子

【主治】能入肾，以治诸般齿病，及或目翳鼻塞。《本草求真》卷九。煎汤，治哑瘴。

夷人治棒疮跌打，搽之神效。与生姜同服，治咽喉肿疼。《校补滇南本草》卷上。

【附方】《太乙仙制本草药性大全·仙制药性》卷五：黄疸。以瓠子白瓢子熬令黄，捣为末，每服半钱匕，日一服，十日愈。用瓠存吐者，当详之。

《本草求真》卷九：鼻塞血瘜肉。用子煎汁以治。

瓠子 《食疗本草》

【释名】江葫《养生食鉴》、扁蒲姚氏《食物本草》、瓠瓜《本草省常》。

【集解】《日用本草》卷七：瓠子似越瓜，长尺余，苗叶相似，实形有异。○今瓠忽有如胆苦者，不可食。姚氏《食物本草》卷七：扁蒲南北俱有。春月下种，就地牵藤。四月间夜开白花，结实蒂小末大，长一二尺，嫩时青色，老则色白无味，不堪生啖，止可油酱烹食。《养生食鉴》卷上：其形长尺余，两头相似者是也。性治宜忌，与壶芦同，脾虚泄泻尤忌食之。《植物名实图考》卷四：瓠子，《唐本草》注：瓠瓣皆甘，时有苦者，面似越瓜。长者尺余，头尾相似，与甜瓠体性相类，但味甘冷，通利水道，止渴消热，无毒。多食令人吐。按瓠子，方书多不载，而《唐本草》所谓似越瓜，头尾相似，则即今瓠子，非匏瓠也。《滇本草》瓠子又名龙蛋瓜，又名天瓜。

【气味】瓠子冷。《食疗本草》卷子本。味甘，寒，有毒。《日用本草》卷七。味甘，平，滑，有小毒。姚氏《食物本草》卷七。味甘，平，无毒。《食鉴本草》卷下。

【主治】主治消渴。《食疗本草》卷子本。主大水，面目四肢浮肿，食之令人吐利。《日用本草》卷七。除烦止渴，治心热，利水道，调心肺，治石淋，吐蛔虫，压丹石。《食物本草》卷一。利水道，止消渴，下热气。《食鉴本草》卷下。主利大肠，润泽肌体。姚氏《食物本草》卷七。泻烦热，消水肿，止渴通淋。《本草省常·瓜性类》。

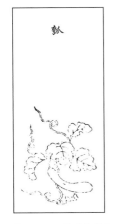

图 25-6-1　瓠《饮膳》

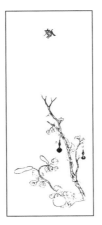

图 25-6-2　瓠《三才》

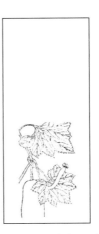

图 25-6-3　瓠《草木典》

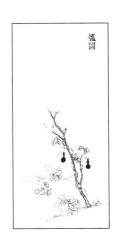

图 25-6-4　瓠《图考》

【发明】《食疗本草》卷子本：患恶疮，患脚气虚肿者，不得食之，加甚。案：经治热风及服丹石人始可食之。除此，一切人不可食也。患冷气人食之加甚，又发痼疾。《食鉴本草·菜类》：匏子滑肠，不宜人。《每日食物却病考》卷上：瓠子苦者，性寒，有毒。甜者，性冷，无毒，又云微毒。除烦渴，治心热，利水道。若患脚气虚胀、冷气人食之，病增。此物夏熟，形长尺余，两头相似者是也。《植物名实图考》卷四：作药服之不宜多，恐腹痛心寒呕吐。叶治疯癫发狂，根治痘疮倒靥，子煨汤服治哑瘴。夷人治棒疮、跌打损伤，擦之甚效。用生姜同服，治咽喉肿痛甚效。按所治症甚伙，而自来《本草》遗之，足以补阙。

【处方】《植物名实图考》卷四：治小儿初生周身无皮。用瓠子烧灰，调菜油擦之甚效。又治左瘫右痪。烧灰用酒服之。亦治痰火腿足疼痛。烤热包之即愈。又治诸疮脓血流溃、杨梅结毒、横胆、鱼口。用荞面包好，入火烧焦，去面为末，服之最效。

苦瓠《本经》

【集解】《本草品汇精要》卷四〇：苦瓠，二月布种，三月生苗，蔓延于地。茎叶都似葫芦，青绿色而有毛，四月开白花，结实初大如指，五月方熟，长者尺余，头尾相似。人采其苦者入药，甜者作菜食之。考之《唐本》注云：瓠与冬瓜、瓠、此三物苗、叶相似而实形有异，瓠味皆甜，其有苦者是也。《握灵本草》卷六：苦瓠，亚颈者是。《本经逢原》卷三：苦瓠，即细颈葫芦。《植物名实图考》卷三：苦瓠《本经》下品。即壶卢。有苦甜二种，甜者为蔬，苦者为器。《诗经》匏有苦叶，味苦者也；幡幡瓠叶，味甘者也。《滇南本草》：苦瓠采叶为末，盛瓶内。出行渴时，取一分服之，不中水毒。加雄黄能解哑瘴、山岚之毒。凡中夷人之毒，服此方二三分俱可，不可多用。按苦瓠能吐人，凡瘴毒多以吐解。其甘者，河以北皆茹之。唐柳玭、郑余庆皆以常食瓠为清德，而陶谷《清异录》乃谓之净街槌，真不知菜根味者。但北地种多风燥，烹之、暴之，无不宜之。南方种植既稀，久雨，或就篱干瘪，佳者制为玩具，颇得善价。《山家清供》以岳柯勋阀有诗曰：去毛切莫拗蒸壶。叹其知野人风味。余以为岳诗亦只隶事耳，若责南人以食壶为俭，则当与盛筵中之黄芽白菜、莒盘磨姑并驶而争雄矣。元范梈诗序：或言种瓠蔓长，必蕲其标乃实。斋前因树为架，蔓缘不已，果多虚花云。凡蔬皆然，不独瓠也。高季迪诗：自笑诗人骨，何由似尔肥。肥白如瓠，诚为食肉相。然如益州张裔，如瓠壶外泽内粗，其与无窍而坚者何异？瓜花多黄，瓠花色白。杜诗幸结白花了，自是瓠架。

瓠及子

【主治】主大水，面目四肢浮肿。疗蛊毒，下血烂若豚肝。止消渴除烦，润心肺彻热。《本草元命苞》卷九。除烦止渴，解热开郁。治石淋而吐蛔虫，利小肠

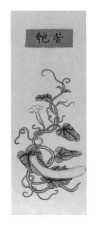
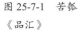

图 25-7-1　苦瓟
《品汇》

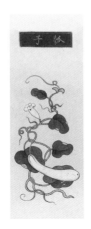

图 25-7-2　瓟子
《食物》

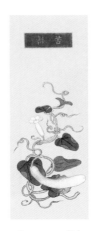

图 25-7-3　苦瓟
《雷公》

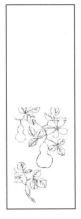

图 25-7-4　苦瓟
《图考》

而润心肝。主水气面目四肢，消气痰脚气虚胀。《太乙仙制本草药性大全·仙制药性》卷五。

【发明】《本草汇言》卷一六：寇宗奭行水之劫剂也。张龙泉曰：前古治大水渍肌肉中，面目四肢浮肿，以此煎水饮立消。故时贤诸方书，用治黄疸脚气及水胀不行之证，捷如桴鼓，如胃家实而能食者，投之却当。倘胃虚不能食，脾元亏损而成水胀者，久病脾阳不运而成肿满者，误服立见危败。《本草述》卷一五：苦瓟即苦壶卢。壶卢有甘、苦二种，甘者大，苦者小。壶卢之质白色而花亦白，但甘平与苦寒，其味不同耳。俱以二月下种，五六月开花结实，是则苦瓟之性质全禀于金水，却乘于大火之气化以华而实也。夫苦寒者，本于足太阳，太阳寒水之化，即为阳气之所自出，自下而上，以至于手太阴肺，如金不乘于正阳大火之气，是毛脉不能合精而气化不宣，气化不宣则太阳寒水之气化郁矣。何以通调水道，下输膀胱乎？是则苦瓟全以气化之用为主，而能致其水化之气血者也。故《本经》专主治水，而仲景治皮水用之，苏恭谓利石淋及小便不通，是皆能主宣太阳寒水之化者也。然方书又以治偏头风并鼻塞者，所云唯苦至地，何以更能上行也？曰：此正肺金之气化，能与足太阳合化之玄机也。夫阳本自下而上，然天气之自上而下者，则心与肺主之，即如治黄疸肿满，以之纳鼻中而吸其气，则黄水出而愈。又如风痰头痛，取此汁灌入鼻中，其气上冲脑门，须臾恶涎流下而愈，是非从上气化而合于下之木化者乎。其所谓化血化痰饮等治，即皆水中之气化，得火金之合，而无留碍者也。就散弩肉血瞖，足征其一节矣。夫足太阳之脉，直者入络脑，而肺气通于鼻，乃足阳明之起于鼻者，交頞中，旁纳太阳之脉，是手太阴与足太阳由上而合下以化者，固足征也。《经》曰：肺和则鼻能知香臭。夫心主五臭，何以属之肺？又曰：五气入鼻，藏于心肺，心肺有病，而鼻为之不利。夫五气又何以不专藏于肺，皆以金不得离火也。东垣谓金生于己亦是此义，但言之未大畅耳。悉此义，即一物之微，而具有妙理，其可不细研乎哉？《本经逢原》卷三：瓟有甜苦二种。甜者虽言无毒，亦不利人。扁鹊云，患脚虚胀者不得食之，患永不瘥。苦者尤伤胃气，不可轻试。凡苦寒药皆能伐胃，不独瓠也。《本经》治大水浮肿，又云下水，令人吐，大伤中气。今人治黄瘅水气，大小便不通。或浸火酒饭上蒸，或实糖霜煅存性，必暴病实证，庶可劫之。若久病胃虚误服，必致吐利不止，往往致毙，可不慎欤。《调疾饮食辨》卷三：性滑而降，故能下水通淋，治四肢面目浮肿，石水腹大。味甘而平，故能和中退热，治胃虚饮食不进。煮汁淡饮，除注夏热渴，解热烦。凡有以上诸病人，宜多食。《本草思辨录》卷三：大水面目四肢浮肿，因在内而证在外也，以苦瓠之瓢与子治之，则弃其外而取其内也。瓢与子为一瓠之津液所储，迨其渐干渐敛，气遒力厚，炼津液为精华，以此驭人身梗化之水，自无归命投诚，一遵约束。然则瓠其何以处之，其气味则苦寒也，性则就下也，瓠既就下，而他有不就下者乎，此《本经》所由殿之以下水也。

【附方】《本草元命苞》卷九：黄疸证。炒瓢子，末，服两字。

《本草品汇精要》卷四〇：除卒患肿满者。曾有人忽脚跌，肿渐上至膝，足不可践地，渐加大水，头面偏身大肿胀满者，用苦瓠白瓢实捻如大豆粒，以面裹，煮一二沸，空心服七枚，至午当出水一斗，三日水自出不止，大瘦乃差，三年内忌口味。用苦瓠须无腐翳，细理，妍净，不尔有毒。○黄疸。以瓠子白瓢子熬令黄，捣为末，每服半钱匕，日一服，十日愈。用瓠数有吐者，当先详之。○中蛊毒。吐血或下血，皆如烂肝者，苦瓠一枚，水二升，煮取一升服，立吐即愈。

《本草汇言》卷一六：治大水胀满，头面四肢肿大。用莹净好苦匏白瓢，捻如豆粒，以面裹，汤煮数沸，空心服七枚，至午即出水一斗，二日水出尽，大瘦乃瘥。须忌咸味二年。《圣惠方》。○治通身水肿。用苦匏膜二两，苦葶苈一两，俱炒燥，研为末，枣肉丸如小豆大。每服五丸，白汤下，日二次。水下止后服。《千金方》。○治努肉血翳遮睛。用小苦壶卢阴干，于紧小处锯断，内挖一小孔如眼孔大，遇有此病，将眼皮上下用手挣开，将壶卢孔合定，初虽甚痛苦，然瘀肉血翳皆渐下，亦不伤睛。刘松石方。

《本草述》卷一五：风痰头痛。苦瓠膜取汁，以苇管灌入鼻中，其气上冲脑门，须臾恶涎流下，其病立愈除根。勿以昏晕为疑。干者浸汁亦效，其子为末吹入亦效，年久头风皆愈。

蔓叶

【主治】龋齿痛，煮茎叶含漱，吐之。《本草元命苞》卷九。

败瓢《本草纲目》

【气味】味苦，气寒平，无毒。《本草汇言》卷一六。

【发明】《医经允中》卷二二：苦败瓢令人吐，伤中气。

【附方】《本草汇言》卷一六：治中满臌胀。用三五年旧陈壶卢瓢一个，盛酒于炭火上炙热，浸之，如此炙、浸半日，倾出酒，将瓢烧存性研末，每服二钱，仍将瓢内原酒调下。《方脉正宗》。

冬瓜《本经》

【集解】《药性粗评》卷三：白冬瓜，冬瓜经霜后皮如粉涂，故名。瓜有数种，蔓叶相似，而大小不同。此种结实独大，有数尺围，重有二三十斤者，必经霜后至冬方可食，故名。江南园圃处处有之。此物内冷人及瘦人不可食，食之转剧，盖以性冷故也。余说《本草》不载。《本草洞诠》卷七：冬瓜经霜始美，以其时名之也。其肉可煮为茹，可蜜为果，盖兼蔬果之用。《养生食鉴》卷上：冬瓜一种白皮者良，粤有一种小者，名节瓜，其功颇同。《植物名实图考》卷三：冬瓜《本经》上品。一名白瓜。○又有象腿瓜，长圆有沟，皮白，肉与冬瓜无异，子如南瓜子，味在二瓜之间，有南瓜之甘，而无其浊；有冬瓜之嫩，而胜其淡。亦佳蔬也。

白冬瓜

【气味】味酸、甘，微寒。入手太阴肺、足太阳膀胱经。《玉楸药解》卷四。

【主治】胸膈烦热，消渴五淋，痈肿掀疼，疮疥风热，凉血散火，利小肠，消水胀，压丹毒。《药性粗评》卷三。醒脾，进饮食，益气除烦。可作面脂，悦泽颜色。《药性要略大全》卷六。主胸前烦闷作渴，脐下水胀成淋，通二便，解热毒，可贴痈疽，又解丹石鱼毒。《本草通玄》卷下。主解烦渴，除心胸满，去头面热，治小腹水胀，利大小肠，压丹石毒。《寿世秘典》卷三。治痰吼气喘，姜汤下。又解远方瘴气。又治小儿惊风。《校补滇南本草》卷上。止烦渴，利二便，消胀满，治暑湿、霍乱、泻痢有殊功。《重庆堂随笔》卷下。清热，养胃生津，涤秽，除烦，消痈行水，治胀满、泻痢、霍乱，解鱼、酒等。《随息居饮食谱·蔬食类》。

【发明】《药性粗评》卷三：其气下行，性急而走。主散壅滞，消痈肿。丹溪云：久病阴虚者忌之。恐其渗淡无补益，致血虚也。《药性解》卷六：冬瓜味甘，宜入脾胃，性走而急，宜入大小肠。烦渴诸症，皆热也，其性寒，故能解之。《滇南本草图说》卷八：冬瓜味甘淡，性寒，有小毒。交小暑后无毒。主治：清热利水，其性善走。下气，消水肿。胖人食化痰，瘦人食生痰。《本草述》卷一五：苦瓠与冬瓜皆行水，然一属宣阳，一为达阴。如冬瓜以三月生苗，直至六七月乃开花结实，而花色黄，则其气之所结者，是在三阴进气之土也，故味有甘，已结实矣。又直待金气尽而水气盛，合于阴之将凝，而天气下降为霜者，以成其甘之味，并得寒之微焉，是岂非水得土以为主，土得水以为用，而致其阴气之通利者乎？是则除水胀，利小便者在此，谓其下气

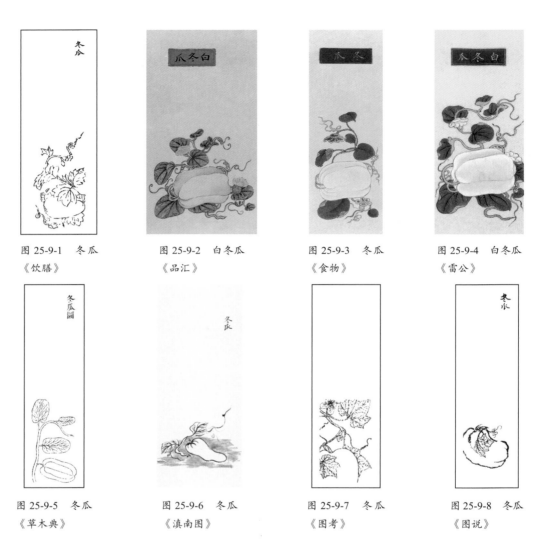

图 25-9-1　冬瓜　　　　图 25-9-2　白冬瓜　　　　图 25-9-3　冬瓜　　　　图 25-9-4　白冬瓜
　《饮膳》　　　　　　　　《品汇》　　　　　　　　《食物》　　　　　　　　《雷公》

图 25-9-5　冬瓜　　　　图 25-9-6　冬瓜　　　　图 25-9-7　冬瓜　　　　图 25-9-8　冬瓜
　《草木典》　　　　　　　《滇南图》　　　　　　　《图考》　　　　　　　　《图说》

者亦在此，其止渴消热毒者在此，谓其冷利者亦在此矣。至于仁，是此瓜真种子，缪氏所云，能逐诸剂以治胃虚呕吐，及小儿慢脾，是亦有合于水土合德之微义。更方书淋痛，并鼻面酒之治，又何能外于前义，而别有所取乎哉？《本草备要》卷四：冬瓜，一名白瓜。泻热，补脾。寒泻热，甘益脾。利二便，消水肿，冬瓜任吃，效。止消渴，苗叶皆治消渴。散热毒痈肿。切片敷之。丹溪曰：冬瓜性急而走，久病阴虚者忌之。昂按：冬瓜日食常物，于诸瓜中尤觉宜人，且味甘而不辛，何以见其性急而走乎？《冯氏锦囊秘录·杂症痘疹药性主治合参》卷七：白冬瓜内禀阴土之气，外受霜露之侵，故味甘，气微寒而性冷利，无毒。水属阴，瓜性亦属阴，气类相从，故能利小便，除小腹水胀。甘寒解胃中之热，故能止消渴，及热毒痈肿，压丹热毒。然性冷利，脏腑有热者宜之。若虚寒肾冷，久病滑泄者忌食。《玉楸药解》卷四：清金止渴，利水消胀。冬瓜清金利水，治消渴水胀，泄痢淋涩，痈疽痔瘘皆医。解食中毒。《医林纂要探源》卷二：冬瓜甘，酸，寒。

秋晚乃熟，藏待冬食，故名。又曰白瓜。利便行水，散热止渴。可傅痈毒，疗火疮。酸补肺而泻肝，甘和中，行秋冬之令。疗火疮，陈者佳。癞者忌食。善溃也。子：甘，寒。润心，明目，毓神。瓜泻肝，而子则补肝。《本草求真》卷九：冬瓜利水消肿解热。冬瓜专入肠胃。味虽甘淡，性甚冷利，故书所述治效，多是消肿定喘。○然惟脏腑有热者最宜，若虚寒肾冷。久病滑泄，及水衰气弱体瘦，服之则水气益泄，而有厥逆滑脱燥渴之虞矣！汪昂既言生能止渴消肿，而又谓性不走，服甚宜人。是何自相予盾耶？《重庆堂随笔》卷下：冬瓜以杭州搭棚而种，使其悬生棚内，既遮日晒，又不着地。味纯甘而不带酸者良。凉而润肺，甘能养胃，极清暑湿。《调疾饮食辩》卷一下：冬瓜汁《本经》曰白瓜，又名水芝。《广雅》曰地芝。《纲目》曰：冬瓜者，以其冬熟也。《齐民要术》曰：十月种者，结瓜肥好。二说皆误。此物夏时天气稍凉，瓜即黄落不成，可以冬种冬熟乎。蓏属有南瓜，有西瓜。南瓜之形扁者，或呼北瓜。则冬者，东之讹也，必曰冬种，附会，无理。其味甘性凉，能除烦止渴，退热解暑，和中益气，利小便，消肿胀。生捣汁饮，治大热大渴。○《肘后方》治发背热肿：冬瓜截去头，合之。予意不如捣烂敷之。《本草求原》卷一五：冬瓜皮如霜粉，又名白瓜。寒泻热，甘益脾。利二便，止渴，消水肿，水土合德，则土为水主，水为土用，自不氾滥。《随息居饮食谱·蔬食类》：诸病不忌，荤素咸宜，惟冷食则滑肠耳。以搭棚所种，瓜不着地，皮色纯青多毛，味纯甘而酸者良。诸般渴痢，煮冬瓜食之，并饮其汁。亦治水肿、消暑湿。若孕妇常食，泽胎化毒，令儿无病。与芦菔同功。《本草纲目易知录》卷三：千金苇茎汤用瓜瓣，有说是丝瓜子、丝瓜花、冬瓜花，讹传。今附注以正之。

【附方】《蓼花洲闲录》：治恶疮。取冬瓜一枚，中截，先以一头合疮，候瓜热削去再合，热减则已。

《药性粗评》卷三：发背掀疼。凡患发背，口闭掀疼，其势日剧者，取冬瓜截去头，合疮口上，须臾瓜当烂，复截去，更合之，瓜未尽而热已去，口当敛小矣，此法甚妙，凡患痈肿热毒，皆可用之。水肿危急。凡患水气，四肢、腰腹、头面浮肿者，但取冬瓜煮熟，不限多少食之，其效无比。止痱。凡遍身起痱并疥痒者，切冬瓜皮摩之甚佳。如夏月无瓜，可以藤煎汤洗之，亦效。

《太乙仙制本草药性大全·仙制药性》卷五：伤寒后痢日久。津液枯竭，四肢浮肿，口干，取一枚，黄土泥厚裹五寸，煨令烂熟，去土绞汁服。○水病初得危急。不拘多少任吃神效。○渴不止。烧冬瓜绞汁细饮之。

《寿世秘典》卷三：被虎伤者。切，塞伤处，解毒。此世俗之所未闻，不可不知。

《本草述》卷一五：水肿食治方。白冬瓜不限多少，任食之。又鲤鱼一头，重一斤已上，煮熟取汁，和冬瓜、葱白作羹，食之。

《调疾饮食辩》卷一：治食鱼中毒。煮冬瓜汁饮。《小品方》。○治热痢噤口。生冬瓜汁、生莱菔汁和合饮，甚者加苦荬汁、梨汁。

《本草纲目易知录》卷三：治黄疸病外症除黄未退。每日冬瓜同豆豉油盐煮，作菜食，渐退。

瓜瓢

【主治】白虚如絮，可以浣练衣服，洗面澡身，去皯黯，令人悦泽白皙。《寿世秘典》卷三。

【附方】《调疾饮食辩》卷一：水肿烦渴，小便少者。冬瓜内白瓢煮汁淡饮，以多为妙。如嫌味淡，可略加醋，不得加盐、加糖。《圣济总录》。

白瓜子

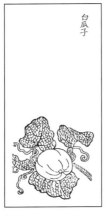

图 25-9-9　白瓜子
《图经（政）》

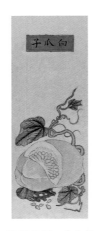

图 25-9-10　白瓜子
《品汇》

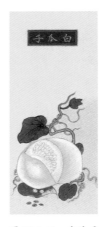

图 25-9-11　白瓜子
《雷公》

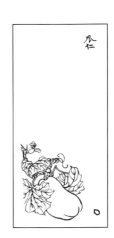

图 25-9-12　瓜仁
《图说》

【气味】味甘，平，寒，无毒。《宝庆本草折衷》卷一九。

【主治】○主悦泽颜色，益气，除烦满。久服寒中，可作面脂。○《日华子》云：去皮肤风，剥黑，润肌肤。○《外台秘要》：补肝，明目。《宝庆本草折衷》卷一九。心经蕴热，小水淋痛，并鼻面酒齄如麻豆，疼痛，黄水出。《本草述》卷一五。补肝明目。《本草备要》卷四。清肺润肠，排脓决瘀。《长沙药解》卷三。润肺，化浊痰。《重庆堂随笔》卷下。肺胀喘急，非此不疗。《药笼小品》。开胃醒脾。《本草求原》卷一五。

【发明】《游宦纪闻》卷六：董季兴昔尝为世南言，沙随先生绍兴丙午苦淋血之疾，两年不愈。○偶董阅《本草》，因见白冬瓜治五淋，于是日食三大瓯，七日而愈，前此百药皆无效。董，沙随先生之婿也。先生尝书此事于家庙之壁。《本草述》卷一五：希雍曰，冬瓜仁味甘寒，能开胃醒脾，同橘红、石斛、竹茹、枇杷叶、白芍药、芦根汁、人参、白茯苓，治胃虚呕吐。同人参、茯神、竹沥、白茯苓、黄耆、甘草、白芍药、酸枣仁，治小儿慢脾风。《长沙药解》卷三：瓜子味甘，性寒。入手太阴肺、手阳明大肠经。清肺润肠，排脓决瘀。《金匮》大黄牡丹皮汤方在大黄用之以其破瘀而排脓也。瓜子仁甘寒疏利，善开壅滞而决脓血，故能治肠痈。《本草省常·果性类》：

瓜子生，性平，清肺生津。炒，性温，润肠和中。

【附方】《宝庆本草折衷》卷一九：治损伤。熬末温酒服。孙真人方。

《本草品汇精要》卷三八：治男子五劳七伤，明目，延年不老。瓜子七升，绢袋盛，绞沸汤中三遍，以酢五升渍一宿，暴干，捣筛，合酒服方寸匕，日三服。

《得宜本草分类》下部：男子白浊，女子白带。取冬瓜子炒，为末，米饮下。

《本草纲目拾遗》卷八：治肠红，不论新久。三服全愈。用地榆炒黑一钱，白薇一钱五分，蒲黄炒黑一钱，桑白皮一钱五分，瓜子壳二两，煎汤代水。《传信方》。○治肠风下血。单用瓜子壳一味煎服。《不药良方》。吐血。瓜子壳一茶钟，煎汤一碗，吃下，血即止。《不药良方》。

《本草求原》卷一五：胃虚呕吐。同参、苓、橘、斛、竹茹、枇杷、白芍、芦根汁。主腹内结聚，滞下脓血，以瓜子壳煎水饮，为肠胃内壅之要药。

瓜皮

【气味】味淡，性寒、平。〔入〕胃脾肺三经。《滇南本草》卷中。味甘，性凉，无毒。入脾经。《本草再新》卷六。

【主治】止咳嗽消痰，利小便。《滇南本草》卷中。皮熬水，洗痔良。《滇南本草图说》卷八。皮治中风。《校补滇南本草》卷上。皮解风热，消浮肿。《重庆堂随笔》卷下。走皮肤，去湿追风，补脾泻火。《本草再新》卷六。去皮肤风湿热，洗外痔，解砒毒、热斑、疿疹。煎饮。《本草求原》卷一五。

【附方】《校补滇南本草》卷中：止咳嗽。经霜冬瓜皮五钱，蜂蜜少许，煨吃。○冻疮。冬瓜皮、干茄子根，洗，效。

《本草纲目易知录》卷三：治脚气浮肿。冬瓜皮、茯苓皮、茄根，等分，甘松减半，煎洗。○手足冻疮溃。冬瓜皮炭，麻油调搽。

叶

【主治】清暑，治疟痢、泄泻、止渴，疗蜂螫、恶疮。《随息居饮食谱·蔬食类》。

藤

【气味】味苦，性寒，无毒。入肝、脾、肺三经。《本草再新》卷六。

【主治】活络通经，利关节，和血气，去湿追风。《本草再新》卷六。清肝、肺、脾，活经络，利关节，和血气，去风湿。《本草求原》卷一五。

【附方】《药性粗评》卷三：除瘢。凡面有绣瘢，及点者，以冬瓜藤烧灰，以针挑破，点入，其迹自灭。

《随息居饮食谱·蔬食类》：治肺热，痰火内痈诸证。藤，秋后齐根截断，插瓶中，取汁服，良。

【附录】节瓜。**《本草纲目拾遗》卷八**：**《粤草志》**：节瓜乃冬瓜中一种小者，白皮，蔓地生，一节生一瓜，得水气最多，故解暑毒。止渴生津，驱暑健脾，利大小肠。**《本草求原》卷一五**：节瓜功同冬瓜，而无冷利之患。甘，淡，益胃，长于下气消水。

南瓜《本草纲目》

【释名】麦瓜**《滇南本草》**、番瓜**《寿世秘典》**、金瓜**《养生食鉴》**、女瓜、饭瓜**《药性切用》**。

【集解】**《寿世秘典》卷三**：南瓜一呼番瓜，因种出南番，故名。今处处有之，肉厚色黄，不可生食。惟去皮瓤瀹食，同猪肉煮食更良。亦可蜜煎。**《重庆堂随笔》卷下**：南瓜种类不一，性味亦殊，**《纲目》**之说是也。早实者其形扁圆，与黄瓜同时，杭人呼为霉瓜。嫩时充馔颇鲜，亦堪果腹，而性助湿热。雄尝与羊肉同食者两次，皆患疟，嗣后不敢下箸。晚实而形长者良，杭人呼为枕头瓜，老而黄者耐久藏。味甚甘，蒸食极类番薯，亦可和粉作饼饵。功能补中益气。饥岁可以代粮，先慈劝人广种以救荒。种愈佳者子愈稀，近蒂处半身皆实，不能开窍取瓤，近脐处始有子，若此种者，宜就脐开取矣。**《植物名实图考》卷六**：南瓜，**《本草纲目》**始收入菜部。疑即**《农书》**阴瓜，处处种之。能发百病。北省志书列东西南北四瓜。东盖冬瓜之讹，北瓜有水、面二种，形色各异；南产始无是也。又有番瓜，类南瓜，皮黑无棱，**《曹县志》**云：近多种此，宜禁之。瓜何至有禁？番物入中国多矣，有益于民则植之，毋亦白兔御史，求旁舍瓜不得而腾言乎？**《本草求原》卷一五**：南瓜有二种：一种小而色红润，一处长大而皮白，皆甘温。入心解毒，补中益气，与番瓜大而皮糙者不同。

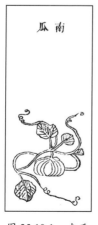

图 25-10-1 南瓜《备要》

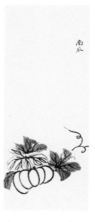

图 25-10-2 南瓜《滇南图》

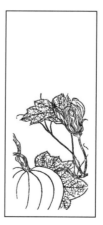

图 25-10-3 南瓜《图考》

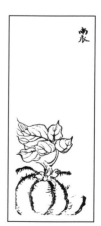

图 25-10-4 南瓜《图说》

南瓜

【气味】味甘，平，性微寒。入脾胃二经。○胃中有积，吃之令人气胀，作呃逆，发肝气疼。有动气者，不宜多吃。《滇南本草》卷下。甘，酸，温。《医林纂要探源》卷二。

《药性全备食物本草》卷一：忌与猪肝、赤豆、荞麦面同食。《本草从新》卷四：甘，寒。伤脾败胃。《药性切用》卷六：味甘温平，充饥甜美。

【主治】横行络，分利小便。《滇南本草》卷下。补中气而宽利。《滇南本草图说》卷八。

【发明】《本经逢原》卷三：南瓜种出南蕃，故名。甘，温，有毒。发明：至贱之品，食类之所不屑，时珍既云多食发脚气黄瘅，不可同羊肉食，令人气壅，其性滞气助湿可知，何又言补中益气耶？前后不相应如此。《医林纂要探源》卷二：又曰蕃瓜，或讹北瓜。补中益气，冬瓜善溃，此不溃。冬瓜酸多，此甘多，故功效不同。益心，酸以收散，色赤入心。敛肺，酸亦补肺，瓜形如肺。多食滞气。甘过缓，而南瓜肌肉如粉，故滞气，且有小毒。《本草求真》卷九：南瓜，助湿胀脾滞气。南瓜专入脾、胃、肠。味甘气温，体润质滑，食则令人气胀湿生。故书载此品类之贱，食物之所不屑。凡人素患脚气，于此最属不宜，服则湿生气壅，黄胆湿痹，用此与羊肉同食，则病尤见剧迫。惟有太阴湿土口渴舌干服，差，见其有益耳。至《经》有言补中益气，或是津枯燥涸，得此津回气复，以为补益之自乎！否则于理其有不合矣。《调疾饮食辨》卷三：南瓜味甘色黄。凡脾虚、久疟、久利宜食。俗医谓其有毒，非也。味过于甘，故性偏于壅。痈疽、痘疹、痢疾初起诸症忌之者，壅则生脓，壅则滞气。与忌白术同理，非毒也。凡嗜食此者，加细切，葱叶或花椒末为调和，则无弊矣。气滞中满，及素患脚气、黄瘅者忌食。此二症虽已愈多年，犹当忌之。又不可同羊肉食。其内穰治铳子入肉，厚封之即出。《随息居饮食谱·蔬食类》：南瓜早收者嫩，可充馔，甘，温。耐饥。同羊肉食则壅气。晚收者甘凉。补中益气。蒸食味同番蒻，既可代粮救荒，亦可和粉作饼饵、蜜渍充果食。凡时病、疳疟、疽、痢、胀满、脚气痞闷、产后、痧痘，皆忌之。《本草纲目拾遗·正误》：张石顽云：南瓜至贱之品。时珍《纲目》既云多食发脚气黄瘅，不可同羊肉食，令人气壅，其性滞气助湿可知，何又言补中益气耶？前后不相应如此。吴遵程云：南瓜本益气，惟不可与羊肉同食，则令壅滞。此则吴氏为两袒之说，不知南瓜本补气，即与羊肉同食，脾健者何碍？惟不宜于脾虚之人，如今人服人参亦有虚不受补者。大凡味之能补人者独甘，色之能补人者多黄。南瓜色黄味甘，得中央土气厚，能峻补元气，不得以贱而忽之。昔在闽中，有素火腿者，云食之补土生金，滋津益血。初以为浙江处州笋片，盖处片亦有素火腿之名也。及索阅之，乃大南瓜一枚，蒸食之，切开成片，俨与金华猪腿无二，而味尤鲜美，疑其壅气，不敢多食，然食后反觉腹中易馁，少顷又尽啖之，其开胃健脾如此。因急叩其法，乃于九十月间收绝大南瓜，须极老经霜者，摘下，就蒂开一孔，去瓤及子，以陈年好酱油灌入令满，将原蒂盖上，封好平放，以草索悬户檐下，次年四五月取出蒸食，即素火腿也。则其补益之力，又可知矣，何壅之有？

【附方】《重庆堂随笔》卷下：陈东竹醛尹云：火药伤人。生南瓜捣敷立愈。

《随息居饮食谱·蔬食类》：解亚片毒。生南瓜捣汁，频灌。戒亚片瘾。宜用南瓜蒸熟，多食，永无后患。治汤火伤。生南瓜捣傅。

蒂

【主治】生肝气，益肝血，故保胎有效。《本草纲目拾遗》卷八。

【发明】《本草纲目拾遗》卷八：吴秀峰言，凡瓜熟皆蒂落，惟南瓜其蒂坚牢不可脱；昔人曾用以入保胎药中，大妙。盖东方甲乙木属肝，生气也，其味酸，胎必藉肝血滋养，胎欲堕则腹酸，肝气离也。南瓜色黄味甘，中央脾土之精，能生肝气，益肝血，故保胎有效。

【附方】《本草纲目拾遗》卷八：保胎神妙汤。用黄牛鼻一条煅灰存性，南瓜蒂一两，煎汤服，永不堕。疗疮。用老南瓜蒂数个，焙研为末，麻油调涂，立效。《行箧检秘》。

《随息居饮食谱·蔬食类》：胎气不固。南瓜蒂煅存性，研，糯米汤下。

《本草撮要》卷四：治胎滑。瓜蒂一个烧存性，研末，拌炒米粉食，每日一个，食数次，奇效。

瓤

【主治】治汤火伤。《本草纲目拾遗》卷八。

【发明】《本草纲目拾遗》卷八：《纲目》南瓜主治止言补中益气而已，至其子食之脱发，今人以为蔬，多食反壅气滞膈，昔人皆未知也。

【附方】《本草纲目拾遗》卷八：南瓜瓤治汤火伤。伏月收老南瓜，瓤连子装入瓶内，愈久愈佳，凡遇汤火伤者，以此敷之，即定疼如神。《慈航活人书》。

《重庆堂随笔》卷下：枪子入肉。南瓜瓤傅之即出。

藤

【气味】味甘、苦，性微寒，无毒。入肝、脾二经。《本草再新》卷六。

【主治】平肝和胃，通经络，利血脉。《本草再新》卷六。

【附方】《随息居饮食谱·蔬食类》：虚劳内热。秋后将南瓜藤齐根剪断，插瓶内，取汁服。

【附录】番瓜藤。《本草再新》卷六：味苦、辛，性凉，无毒。入肝、脾、肾三经。走经络，治肝风，滋肾水，和脾胃，和血养血，调经理气，兼去诸风。○按：番瓜大而皮糙，各省均以作蔬，为番瓜。

越瓜《开宝本草》

【释名】羊角瓜《寿世秘典》、白瓜《养生食鉴》、女瓜、酥瓜、脆瓜《本草省常》。

【集解】《本草品汇精要》卷三八：越瓜二月布种，三月生苗，蔓延于地，五月开淡黄花，叶青大，有微刺，叶下结实，如甜瓜，正圆而色白。因生于越地，故名越瓜也。《太乙仙制本草药性大全·本草精义》卷五：越瓜即梢瓜另名。色白，味甘寒，无毒。头尾相似，大者尺余，越人当果食之。姚氏《食物本草》卷七：酱瓜处处有之。宜于沙壤山坡。二月下种，就地延蔓而生，六七月结瓜如枕，熟则内练倒烂，皮色青绿。《植物名实图考》卷四：越瓜，《开宝本草》始著录。即菜瓜，形长有直纹，惟汴中产者圆。《诗》：是剥是菹。注：瓜成剥削，淹渍为菹，而献皇祖。《齐民要术》瓜菹法详矣。汴梁作包瓜，以姜及杏仁、核桃等包而酱渍之，亦有丰歉。士大夫家习制之，则剥菹献祖之遗风也。《倦游杂录》：韩龙图赟，山东人，乡里食味，好以酱渍瓜啖，谓之瓜菹。韩为河北都漕，廨宇在大名府，诸军营多鬻此物，韩尝曰：某营佳，某次之，有人曰欧阳永叔撰《花谱》、蔡君谟着《荔支谱》，今须请韩龙图撰《瓜菹谱》矣。余谓韩诚不敢与欧、蔡伍，若作《瓜菹谱》则逾二公甚远。

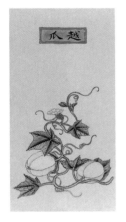

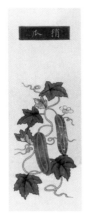

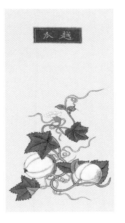

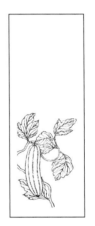

图 25-11-1　越瓜　　　　图 25-11-2　梢瓜　　　　图 25-11-3　越瓜　　　　图 25-11-4　越瓜
　　《品汇》　　　　　　　　《食物》　　　　　　　　《雷公》　　　　　　　　《图考》

生瓜

【气味】味甘，微寒，无毒。姚氏《食物本草》卷七。

【主治】利肠胃，止烦渴，利小便，去烦热，解酒毒，宣泄热气。《食治广要》卷三。主涤胃消渴，清暑益气。姚氏《食物本草》卷七。

【发明】《药性全备食物本草》卷一：陆玑云：菜瓜能暗人耳目，观驴马食之眼烂，可知。《食鉴本草·菜类》：凡瓜苦者及两鼻两蒂者害人。《调疾饮食辩》卷三：味虽甘淡，而质硬难化，能败脾伤胃。《开宝本草》曰：利肠胃，止烦渴。盖指病热者言。然清凉退热之物甚多，何需乎此。故《食物本草》谓其冷中，令人心痛。又令人脚弱不能行。总一败阳伤胃之害也。霍乱人犯之则难救。萧了真曰：久食烂人眼，观驴马食之眼烂，可知。盐腌、酱藏皆不为美。百病忌之。平人食多，秋来亦不免疟、痢。俗医乃令病人专食酱瓜，大误。患疮毒人食之，令难收口。至劣物也。

酱瓜

【修治】姚氏《食物本草》卷七：用宜带生剖开，腌晒酱藏，以供蔬茹。

【气味】味甘，微寒，无毒。姚氏《食物本草》卷七。性为温平。《养生食鉴》卷上。咸、甘，性寒，微毒。〇不可多食，以致病生。《新编六书》卷六。

【主治】开胃益脾，和中下气。姚氏《食物本草》卷七。解肾热，消肠胃燥。《本草求真》卷九。利肠胃，止消渴，解肾热。《新编六书》卷六。

【发明】《养生食鉴》卷上：酱腌明透，名为酱瓜，性为温平，养病宜食，和各品味食，开胃益脾。《本草求真》卷九：酱瓜本寒物即菜瓜别种，其形如枕，生时剖开腌晒，藏以供蔬，熟则肉松不肥，故不可作蔬食。经酱腌晒。专入肠胃，兼入肾。气不甚温，按书有言味咸而甘，性寒有毒，治利肠胃，止消渴，不可多食，其说非谬。盖以酱经蒸罨，湿热内积，毒自克有。瓜性甘寒，加以酱入，则寒反得下达，是以渴热之症，得此则消。肠胃之燥，得此则润。且其长于利口，而致日服不厌，则湿又得内积而成，而寒又得因是而生，故又戒其宜节，而不可以多食，以致病生于不测中也。

胡瓜《嘉祐本草》

【集解】《本草品汇精要》卷三八：胡瓜，即今之黄瓜也。圃人二月布子于地，三月生苗，移植渐茂，蔓延垣篱而开黄花。叶青黄色，皆有微刺，其叶稍大于甜瓜叶。结实，圆径一二寸，长尺许，北人呼为黄瓜，为石勒讳，因而不改。然有青皮者，亦有白皮者，人以为蔬而生啖之，别无功用，食之亦不益人。一种秋间生者，质颇相同，俗呼为秋黄瓜也。《植物名实图考》卷四：胡瓜《嘉祐本草》始著录。即黄瓜。杜宝《拾遗录》云隋避讳改黄瓜也。陈藏器谓石勒讳胡改名，说少异。瓜可食时色正绿，至老结实则色黄，如金鼎俎中不复见矣。有刺者曰刺瓜。《齐民要术》无藏胡瓜法，盖不任糟酱。《遵生八笺》蒜瓜法，腌瓜以大蒜瓣捣烂，与瓜拌匀，酒醋浸。北地多如此。近则与辣子同浸，无蒜气而耐藏。其秋时结者，曝干，与莴笋薹同法作蔬，极甘脆。

黄瓜

【气味】味辛、苦，性大寒。动寒痰，胃冷者吃之，腹痛吐泻。《滇南本草》卷下。

【主治】攻疮痈热毒，解烦渴。《滇南本草》卷下。除胸中热，解烦渴，利水道。《食鉴本草》卷下。

【发明】《涌幢小品》卷一五：六月六日，日未出时，汲井水，用磁罂盛之，入黄瓜一条于中，黄蜡封口，四十九日瓜已化尽，水清如故，可解热毒。《养生食鉴》卷上：凡食，勿多用醋宜。

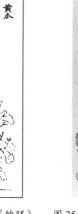 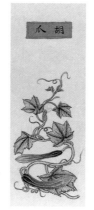 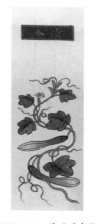 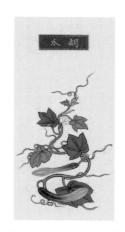

图 25-12-1　黄瓜《饮膳》　　图 25-12-2　胡瓜《品汇》　　图 25-12-3　黄瓜《食物》　　图 25-12-4　胡瓜《雷公》

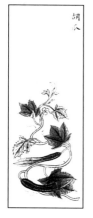 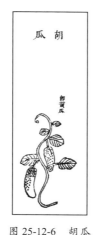 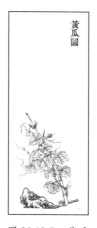 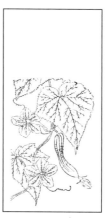

图 25-12-5　胡瓜　　　图 25-12-6　胡瓜　　　图 25-12-7　黄瓜　　　图 25-12-8　胡瓜
　　　《草木状》　　　　　　《备要》　　　　　　《草木典》　　　　　　《图考》

少和生姜，制其水气良。**《本经逢原》卷三**：黄瓜甘寒，故能清热利水，善解火毒。北人坐卧炕床，以此为珍品。南人以之供蔬，甚不益人，多食动气，发寒热，发疮疥，发脚气，令人虚热上逆。**《调疾饮食辩》卷三**：此物虽入药用，然舍此数方而外，不宜滥试。又不可同落花生食。

【附方】**《本草品汇精要》卷三八**：蛇咬。取胡瓜傅之，数易，良。孙真人。治水病肚胀至四肢肿。胡瓜一个，破作两片，不出子，以醋煮一半，水煮一半，俱烂，空心顿服，服后须臾下水。

《调疾饮食辩》卷三：用治热水浮肿，服温暖药转甚者。胡瓜一枚，连穰与子醋煮至烂，空心尽食之。《千金方》。

藤叶

【附方】**《滇南本草》卷下**：攻疮痈热毒，用黄瓜藤阴干，火煅存性，共为细末，搽疮上，

菜部第二十五卷

2949

有黄水即干，内服解毒汤。

　　《**校补滇南本草**》**卷下**：治黄水疮。黄瓜藤阴干,火焙存性,枯矾为细末,搽疮上,黄水即干。

丝瓜《本草纲目》

　　【释名】纺线《医林纂要探源》、纯阳瓜、天吊瓜《校补滇南本草》。

　　《**本草纲目拾遗**》**卷八**：天骷髅,此乃乡野村中桑树及屋篱上所挂霜打丝瓜也。

　　【集解】《**救荒本草**》**卷上之后**：丝瓜苗人家园篱边多种之。延蔓而生,叶似栝楼叶,而花
又大,每叶间出一丝藤缠附草木上,茎叶间开五瓣大黄花,结瓜形如黄瓜而大,色青,嫩时可食,
老则去皮,内有丝缕,可以擦洗油腻器皿。《**上医本草**》**卷三**：丝瓜入药用老者。《**植物名实图考**》

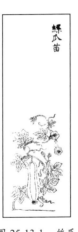

图 25-13-1　丝瓜
苗《救荒》

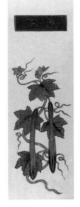

图 25-13-2　丝瓜
《食物》

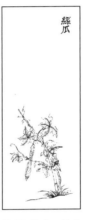

图 25-13-3　丝瓜
《三才》

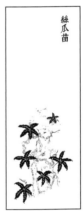

图 25-13-4　丝瓜苗
《博录》

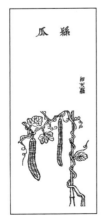

图 25-13-5　丝瓜
《备要》

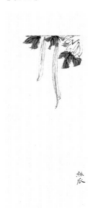

图 25-13-6　丝瓜
《滇南图》

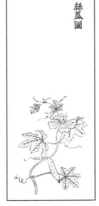

图 25-13-7　丝瓜
《草木典》

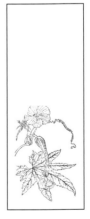

图 25-13-8　丝瓜
《图考》

卷六：丝瓜，《本草纲目》始收入菜部，处处种之。其瓤有络，俗呼为，以代拭巾。《纲目》备载诸方颇验。此瓜无甚味而不宜人，乡人易种而耐久，以隙地种之。江湖间有长至五六尺者。宋·杜北山诗：数日雨晴秋草长，丝瓜延上瓦墙生。老圃秋藤，宛然在目。赵梅隐诗云：黄花褪束绿身长，百结丝包困晓霜，虚瘦得来成一捻，刚偎人面染脂香。玩末句，殆以其可为拭巾耶？《老学庵笔记》：丝瓜涤研磨洗，余渍皆尽，而不损研。则营蒯之余，乃登大雅之席。

瓜

【气味】味甘，性凉，无毒。《药性全备食物本草》卷一。甘，咸，寒。《医林纂要探源》卷二。

【主治】凉血，通经络，下乳汁，利肠胃。治痰火痈肿齿。《药性全备食物本草》卷一。煮食，除热利肠。老者烧存性服，去风化痰，凉血解毒，杀虫，通经络，行血脉，下乳汁，治大小便下血，痔漏崩中，黄积，疝痛卵肿，血气作痛，痈疽疮肿，齿，痘疹胎毒。《上医本草》卷三。治五脏虚冷，补肾补精，或阴虚火动，又能滋阴降火。久服能乌须黑发，延年益寿。《校补滇南本草》卷上。

【发明】《药性全备食物本草》卷一：俗云多食痿阳，诸书无考。《本草汇言》卷一六：丝瓜凉血解热，李时珍利大小便之药也。陈羽陵曰：色绿象木，味甘入脾，质柔入肾，性滑入大肠。故《本草》诸方，善止血痢，出痘疹，消热痰，通利二便，亦取其质性冷滑而下气降火耳。如脾胃寒弱之人，中年肾阳衰怯，命门无火之证，须禁食之。《寿世秘典》卷三：汪颖曰，丝瓜《本草》诸书无考，惟痘疮及脚痈方中，烧灰用之，亦取其性冷解毒耳。患脚气虚胀、冷气人不宜食。《资暇录》云：丝瓜北种为佳，以细长而嫩者为美，煮熟，姜、醋拌食，同鸡、鸭、猪肉炒食佳。有云：多食能痿阳，北人时啖之，殊不尔然。用其蒂可治小儿痘疮，捣取汁能消痰火，其凉可知，痿阳之说有自来矣。按：诸说皆主性冷，其功长于清热凉血、化痰解毒。《生生编》云暖胃补阳，固气和胎，则与诸说不符，恐未可尽信也。《群芳谱》云：旧传丝瓜能败阳，不可多食。万历乙卯，余邑大饥，乡人某家贫甚，止有钱二文。时九月后，见卖霜败丝瓜者甚贱，以二文钱买一，抱归，煮熟，饱食之，即其妻欲分尝，不与也，从此阳事不举，终身无复人道。《饮食须知·菜类》：丝瓜味甘，性冷。多食令痿阳事，滑精气。《本经逢原》卷三：瓜嫩者寒滑，多食泻人，蔬菜中最不足取。其老者，经络贯串，房隔联属，故能通人经脉支络，而解热消肿祛毒杀虫及治诸血病。故痘疮不快，用老丝瓜近蒂三寸，连皮烧灰存性，为末，砂糖水服甚效，以其甘寒解毒，而无滑泻之虞也。《得配本草》卷五：凉血解毒，化痰消肿。治肠风，疗崩漏，通脏腑脉络，利大小肠闭。得灯心、葱白，治小儿浮肿。得槐花烧研，治下血危笃。配棕榈炭，治血崩不止。配五倍子，搽玉茎疮痛。入凉血药，治吐衄不止。经霜雪者，煅炭存性，治痘后毒气，能治吐血不止。《药性切用》卷六：老丝瓜筋络贯串，力能通经活络，热痹宜之。酒炒用。《本草求真》卷九：解风寒，泻热蛊毒，留滞经络。丝瓜专入经络，兼入肠胃。性属寒物，味甘体滑，其瓜经络贯串，房隔连属。凡人风痰湿热，蛊毒血积，留滞经络，发为痈疽，疮疡崩漏，肠风水肿等症者，服之立能有效。以其通经达络，无处不至。小儿痘出不快，用此近蒂三寸，连皮烧灰存性为末，沙糖水调服。并可以敷脚肿。鼻渊时流浊水，用此瓜藤近根三寸，烧灰存性为末，酒服方寸匙亦效。小儿预防出痘，于立冬后，用小丝瓜，煅入朱砂服之，亦应皆以借其寒滑通达之性耳，但过服亦能滑肠作泄。故书有言，此属菜中不足，食之当视脏气以为可否也。《校补滇南本草》卷上：皮，晒干为末，治金疮疼。但阴素太虚者，多食又能滑精，故有名倒阳菜者。《调疾饮食辩》卷三：《食物本草》曰：痘疹及脚痛方中用之。性能解毒退热，利肠胃，和胎气。味甘平，百病不忌，热病及痘疹、肿毒尤宜。或多饮其汁，能解大毒。《生生编》谓其暖肾助阳，俗医谓其化痰，均大误。此物捻之绵软，形如已痿之阳，故善能痿阳。《直指方》治痈疽疮口大深不能敛合，捣汁频抹。丹溪治玉茎疮溃：捣汁，和五倍子末频搽。《普济方》治喉闭肿痛，捣汁饮。又稀痘诸方用其藤上须，不验，不足录也。

《本草再新》卷六：丝瓜味甘，性凉，无毒。入肝、肾二经。凉血解毒，除风化痰。通经络，行血脉，消浮肿，发痘疮。治肠风崩漏，疝痔痈疽，滑肠下乳。○络，亦能通经络，和血脉，化痰顺气。**《对山医话》卷四**：丝瓜，本蔬中佳品，世俗相传，其性至寒，食之败阳。按《本草》言甘平能除热，利肠解毒通络，而《生生编》又谓暖胃助阳。余尝考其性味，不过甘凉之品。因其凉血，故治肠风崩漏；其络贯串如人脉络，故能通络；其质软滑，故曰败阳。暖胃之说，抑何反也。

【附方】《太乙仙制本草药性大全·仙制药性》卷二：主溪毒。按碎，傅之疮上效。治痘疮脚痛。多取烧灰敷上即效。

《本草汇言》卷一六：治肠风血痢，并一切下血，危笃不可救者。用霜后丝瓜，烧存性，为细末，槐花一钱炒，人参八分，煎汤调服。许叔微方。○治酒痢下血腹痛如鱼脑，或五色者。用丝瓜一个烧存性，研末，空心白汤调服。《经验良方》。○治痘疮出不快。或初出，或未出，多者令少，少者令稀。用老丝瓜，近蒂三寸，连皮烧存性，研细末，淡砂糖汤调服。《直指方》。○治风热痰嗽。用老丝瓜一个煎汤，频频饮之。《方脉正宗》。○治大小二便热结不通。用老丝瓜一个，甘草二钱，木通三钱，煎汤频频饮之。《方脉正宗》。○治坐板疮。用老丝瓜捣为末，烧酒调搽。《摄生方》。○治天泡湿疮。用丝瓜捣汁，调真铅粉搽之。同上。○治手足冻疮。用老丝瓜捣末，腊猪油调搽。○治乳汁不通。用丝瓜连子烧存性，研末，热酒调服三钱，被覆取汗，即通。《简便方》。○治小肠气痛，绕脐冲心者。用老丝瓜连蒂烧存性，研末。每服三钱，热酒调下。甚者不过三服即消。刘松石方。

《本草纲目拾遗》卷一：天萝水。霜降后，择粗大丝瓜藤掘起根三四寸，薃断，插瓶中一夜，其根中汁滴入瓶内，名曰天萝水。封固埋土中，年久愈佳。治双单蛾，饮一杯即愈。又可消痰火，化痰成水，解毒如神。兼清内热，治肺痈肺痿更效。萧山有一老妪家，市肺痈药水，三服立愈。门如市，已数世矣，王圣俞曾得其方述之，即此水也。于立秋日取，存瓮用。愈陈愈佳。《救生苦海》。

《本草纲目易知录》卷三：稀麻疹方。取丝瓜经霜后，收取藤上末落者一条，阴干至除日，瓦煅，末，临睡开水送，可保不出麻，纵出亦稀。

花

【气味】味甘、苦，性寒。《滇南本草》卷下。

【主治】清肺热，消痰下气，止咳嗽，止咽喉疼，解烦渴，泻命门相火。《滇南本草》卷下。

【发明】《滇南本草》卷下：丝瓜花不宜多吃，损命门相火，倒阳不举，冷精。

【附方】《滇南本草》卷下：治肺热咳嗽，喘急气促。用丝瓜花，煨蜂蜜吃效。○治小儿痘后余毒未尽。以发痘毒，硬节红肿，或乍腮乳蛾，吃之有脓即溃，无脓即消。丝瓜花九月间浸霜，阴干，每服三钱，点水酒服。

子（一名乌牛子）

【气味】味苦。《得宜本草·下品药》。

【主治】功专通经络，解热毒。得槐花治肠风下血，得芦根、桃仁治痈。《得宜本草·下品药》。治肠风痔瘘，崩漏，下乳。《医林纂要探源》卷二。

【发明】《得配本草》卷五：子通经络，解热毒。捣汁，入谷道，导大便不通，捷如响应。佐芦根、桃仁，治痈肿肺痈。脾虚者禁用。恐致泄泻。

叶

【主治】捣汁生服，可解一切蛇伤之毒。滓盦患处亦佳。《本草求真》卷九。晒干为末，治绞肠痧。《校补滇南本草》卷上。

【发明】《随息居饮食谱·蔬食类》：叶嫩时可茹。绞汁服治痧秽腹痛，性能消暑解毒，揉贴疔肿甚妙。

【附方】《本草汇言》卷一六：○治癣疮。用丝瓜叶毛面擦之。李氏方。

藤根

【气味】味苦，性微寒，有微毒。入心、脾、肾三经。《本草再新》卷六。

【主治】解热毒，止久痢，治脑漏，杀三虫。《得配本草》卷五。和血脉，活经络，滋肾水，止阴痛。补中健脾，消水肿。妇人经水不调，血枯血少，腰膝四肢麻木，产后惊风亦兼用之。《本草再新》卷六。

【发明】《得配本草》卷五：配川椒、灯心，煎汤漱口，治牙宣露痛。经霜雪者更良。

【附方】《滇南本草》卷下：治肠风下血，痔漏脱肛。丝瓜根浸霜，阴干，每服三钱，真菜油一滴为引，点入罐底，煨服。

《本草汇言》卷一六：○治牙宣露痛。用丝瓜藤一把，川椒五十粒，灯心百根，水煎浓汁泔漱，其痛立止。《惠生堂方》。○治腰痛不止。用丝瓜根捣烂五钱，酒煎服，立止。邓氏方。

《罗氏会约医镜》卷一七：治肠风、崩漏凉血、诸疮、脑漏。用近根藤三尺，焙开，酒调服妙。

苦瓜《救荒本草》

【释名】《养生食鉴》卷上：苦瓜一名癞葡萄，粤名苦苲。

【集解】《救荒本草》卷上之后：人家园篱边多种之。苗引藤蔓延附草木生，茎长七八尺，茎有毛涩，叶似野葡萄叶，而花叉多，叶间生细丝蔓，开五瓣黄碗子花，结实如鸡子大，尖纹皱，状似荔枝而大，生青熟黄，内有红瓤。味甜。

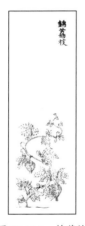

图 25-14-1　锦荔枝《救荒》

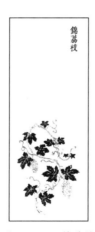

图 25-14-2　锦荔枝《博录》

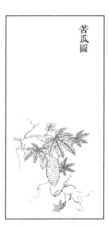

图 25-14-3　苦瓜《草木典》

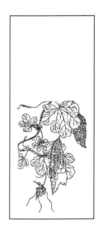

图 25-14-4　苦瓜《图考》

瓜

【气味】性寒，味苦。《滇南本草图说》卷八。生则性寒，熟则性温。《本经逢原》卷三。

【主治】生用苦寒，解心肺烦热。《本草求真》卷九。青则苦寒。涤热，明目清心。○熟则色赤，味甘，性平，养血滋肝，润脾补肾。《随息居饮食谱·蔬食类》。

【发明】《养生食鉴》卷上：有胀翳及火盛者忌之。噎嗝病愈，食之即复，不治。《本经逢原》卷三：锦荔枝有长短二种。生青，熟赤。生则性寒，熟则性温。闽粤人以长者去子，但取青皮煮肉充蔬，为除热解烦、清心明目之品。《医林纂要探源》卷二：苦瓜苦，寒。体多块磊，色白而长者，味苦而美。圆短者，曰红瓤，熟则色赤，瓤味甜，可食。泻心火，解暑渴，疗热毒。六七月食之最宜。《本草求真》卷九：其种有长有短，何书载言用长，宜取青皮去子。煮肉充蔬，盖谓生则性寒，熟则性温，用此生青性寒，以为除热解烦，清心明目之品。《校补滇南本草》卷下：性寒，味苦。入心、脾、胃三经。○苦瓜性寒，脾胃强盛食之无事，脾胃虚寒者食之，令人吐泻腹痛。《调疾饮食辩》卷三：按：此瓜嫩时色青，味极苦，能除邪热，解劳乏，清心明目。老则色红，味极甘，能益肝肾，壮阳明目。一物前后补泻二用，皆有奇功，异品也。暑月不拘有热无热，宜多食。目疾人更宜多食。《本草求原》卷一五：但苦能助火，火盛翳胀及噎隔病愈后，均忌。《随息居饮食谱·蔬食类》：鲜时烧肉先瀹去苦味，虽盛夏而肉汁能凝，中寒者勿食。《本草省常·瓜性类》：凡瓜双顶、双蒂者，有毒，不可食。凡瓜沉水者，有毒，不可食。

【附方】《校补滇南本草》卷下：治胃气疼。此瓜煅为末，开水下。治眼疼。灯草汤下。

子

【气味】短者性温，其子苦甘。《本经逢原》卷三。

【主治】泻心火，解暑暍，疗热毒。《医林纂要探源》卷二。治一切丹火毒气，疗恶疮结毒，或遍身已成芝麻疔疮，疼难忍者，服之神效。《校补滇南本草》卷下。

【发明】《养生食鉴》卷上：有胀翳及火盛者忌之。噎嗝病愈，食之即复，不治。《本经逢原》卷三：短者性温，其子苦甘，内藏真火，故能壮阳益气。然须熟赤，方有殊功。《本草求真》卷九：何书又言用短，宜待熟赤取子为食。盖谓其子苦甘，内藏真火，用此性热，以为壮阳益气之功。共此一味，而生熟不同，寒热迥异。故其所用，其亦各有别如此。《植物名实图考》卷五：南方有长数尺者，瓢红如血，味甜，食之多衄血。徐元扈云：闽粤嗜之。余所至江右、两湖、云南，皆为圃架时蔬，京师亦卖于肆。岂南烹北徙耶？肥甘之中，撍以苦薏，俗呼解暑之羞，苦口药石，固当友谏果，而兄破睡侯矣。贫者藜藿不糁，五味失和，非有茹檗之操，何以堪此？

【附方】《本草求原》卷一五：解误食疗牛中毒。擂水灌。

叶

【附方】《校补滇南本草》卷下：治杨梅疮。叶，为末，无灰酒下。

《植物名实图考》卷五：治一切丹火毒气，金疮结毒。遍身芝麻疔、大疔疼不可忍者，取叶晒干为末，每服三钱，无灰酒下，神效。又治杨梅疮。《滇本草》。

花

【附方】《植物名实图考》卷五：治胃气疼。取瓜花煅为末，治胃气疼，滚汤下。治目痛。灯草汤下。皆昔人所未及。

【附录】假苦瓜。《生草药性备要》卷上：味苦，性寒。凉血，消疮。叶、藤俱似苦瓜，一胎三子，去黄气，理蛇伤最良。

菜之四　芝栭类33种

芝《本经》

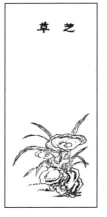 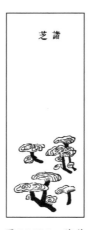 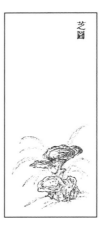 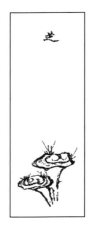

图 25-15-1　芝草　　　图 25-15-2　诸芝　　　图 25-15-3　芝　　　图 25-15-4　芝
《三才》　　　　　　　《备要》　　　　　　　《草木典》　　　　　　《图说》

【释名】《通志·昆虫草木略》卷七五：芝曰菌，其类有五色，加以紫，是为六芝。青曰龙芝，赤曰丹芝，黄曰金芝，白曰玉芝，黑曰玄芝，紫曰木芝。瑞草也，生则有云气，及禽兽之异。

【集解】《太平御览》卷第九八五：《淮南子》曰：芝生于山，而不能生于盘石之上。姚氏《食物本草》卷七：昔四皓采芝，群仙服食，则芝亦菌属可食者，故采入菜部。

赤芝

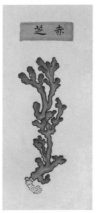 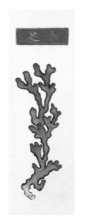 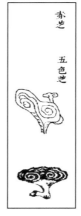 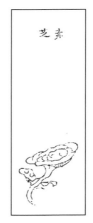

图 25-15-5　赤芝　　　图 25-15-6　赤芝　　　图 25-15-7　赤芝　　　图 25-15-8　赤芝
《品汇》　　　　　　　《雷公》　　　　　　　《类纂》　　　　　　　《滇南图》

【气味】味苦，气平，无毒。《太乙仙制本草药性大全·仙制药性》卷二。

【主治】主胸结奇效，益心气妙方。补五脏温中，增智慧不忘。久服轻身，延年不老。《太乙仙制本草药性大全·仙制药性》卷二。治胸中有积，补中，强智慧。《校补滇南本草》卷上。

黑芝

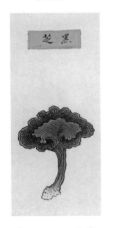 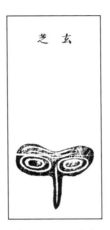 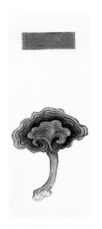 

图 25-15-9　黑芝　　　图 25-15-10　玄芝　　　图 25-15-11　黑芝　　　图 25-15-12　黑
《品汇》　　　　　　　《蒙筌》　　　　　　　《雷公》　　　　　　　芝《滇南图》

【气味】味咸，气平，无毒。《太乙仙制本草药性大全·仙制药性》卷二。

【主治】主癃而利水道，益肾而通九窍。会使耳聪，亦能明目。久服益寿，不老轻身。《太乙仙制本草药性大全·仙制药性》卷二。补肾，通窍，利水，黑发。治百病，人服成仙。《校补滇南本草》卷上。

青芝

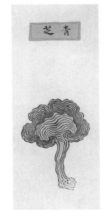 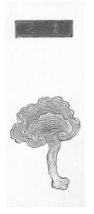 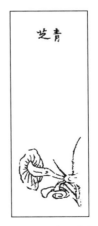

图 25-15-13　青芝《品汇》　　　图 25-15-14　青芝《雷公》　　　图 25-15-15　青芝《滇南》

【气味】味酸，气平，无毒。《太乙仙制本草药性大全·仙制药性》卷二。味咸，无毒。《校补滇南本草》卷上。

【主治】主肝气而能明目，安精魂而又仁慈。强志不忘，轻身神仙。《太乙仙制本草药性大全·仙制药性》卷二。治一切眼目不明，服之目视千里。《校补滇南本草》卷上。

白芝

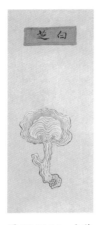 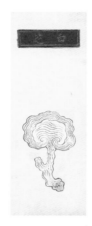 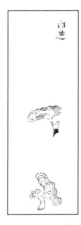 

图 25-15-16 白芝 《品汇》　　图 25-15-17 白芝 《雷公》　　图 25-15-18 白芝 《类纂》　　图 25-15-19 白芝 《滇南》

【气味】味辛，气平，无毒。《太乙仙制本草药性大全·仙制药性》卷二。味辣，无毒。《校补滇南本草》卷上。

【主治】主咳逆如神，治喘息甚验。益肺气而通利口鼻，强志意而男妇安魄。久服轻身益寿，不老神仙。《太乙仙制本草药性大全·仙制药性》卷二。治一切肺痿痨咳，力能安魂延年。《校补滇南本草》卷上。

黄芝

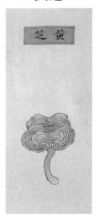 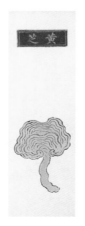 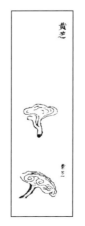 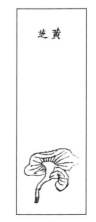

图 25-15-20 黄芝 《品汇》　　图 25-15-21 黄芝 《雷公》　　图 25-15-22 黄芝 《类纂》　　图 25-15-23 黄芝 《滇南图》

【气味】味甘，气平，无毒。《太乙仙制本草药性大全·仙制药性》卷二。味甘辛，性平，无毒。《校补滇南本草》卷上。

【主治】主心腹五邪神验，益肝气安神尤良。能全忠信，和畅心欢。久食轻身，神仙不老。《太乙仙制本草药性大全·仙制药性》卷二。治一切百病如神，熬膏，久服轻身延年。《校补滇南本草》卷上。

紫芝

【气味】味甘，气温，无毒。《太乙仙制本草药性大全·仙制药性》卷二。

【主治】主耳聋而利关节，益精气而坚筋骨。益寿保神，悦泽颜色。《太乙仙制本草药性大全·仙制药性》卷二。

图 25-15-24　紫芝
《蒙荃》

木芝

【主治】烧之不焦，带之辟兵。《太乙仙制本草药性大全·仙制药性》卷二。

【发明】《本草发明》卷三：灵芝，仙品也。久服轻身延年，不老神仙。世所罕有，纵有色未能备，如紫、黄、白者间有，未必真灵。若黑、青色者绝无。姑录之以备名物云。《本草乘雅半偈》帙一：阴阳合和，地气上为云，天气下为雨，雨霁云彻则芝生。气味凉润，体相旋绕，不假种识，以无成有，故益五藏。有中之无，藏形为有，藏神为无也。如神芝具五色味，则五藏咸入。紫芝赤黑相间，则交通心肾，偏得一色一味，则各从其类矣。与滋培有形者别异。澄彻性灵，久而得仙，设非烟霞静隐之流，外息诸缘，内心无喘，不堪僭服耳。雨霁云彻，阴阳必清必净矣。不与阴阳蒸郁，而作楠菌者反乎。《夕庵读本草快编》卷四：其谱所载，乃希世之物，凡俗岂能易过，但博识之士不可不知也。《酉阳杂俎》云：柱庭无故生芝，惟黄者主喜，余俱不祥。濒湖亦曰：芝为腐朽余气所生，正如人之赘瘤，而古人皆以为瑞，服食可仙，诚迂诞矣。予心又以为不然，如汉甘泉之宫，九茎着异；唐延英之殿，三秀吐奇。邵君协多善政，丛生于便座之间；崔希乔以孝称，有盈尺挺于居堂之内。岂得不为休征之兆耶？若修炼之辈果有宿根，弃世离俗，辟谷茹芝，自然仙去，前贤之旨原不诬尔。家居宅第，忽尔生芝，倘其人德不厌祥，反为变异，如新相之第，芝生梁上，后为祸败。盖人自阶之，岂得归咎于芝耶？

木耳《本经》

【释名】云耳《药性切用》。

【集解】《日用本草》卷七：木耳此有五耳：槐耳疗痔，楮、榆、桑、柳并以软者堪食。余木生者发痼疾、动风，不可多食。《食物本草》卷二：凡木上所生者，曰木耳。《本草纲目易知录》

卷三：今市中木耳，产自汉中府，山民栽树碗大，斫倒，上泼米饮，草覆，候生耳采晒。又发又采，照法可取数次。

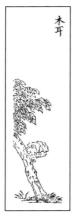

图 25-16-1 木耳
《饮膳》

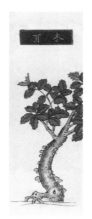

图 25-16-2 木耳
《食物》

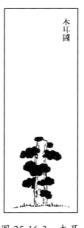

图 25-16-3 木耳
《草木典》

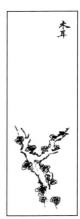

图 25-16-4 木耳
《图说》

【气味】味苦，寒，有毒。《饮膳正要》卷三。味甘，寒，无毒。《日用本草》卷七。咸，寒。《医林纂要探源》卷二。味甘、淡，性平，无毒。入肝、脾、肾三经。《本草再新》卷六。

【主治】利五藏，宣肠胃拥毒气，不可多食。《饮膳正要》卷三。服丹石人发热，和葱、豉煮作羹，食之即止。主利五脏，益肠胃，热壅毒气。《日用本草》卷七。主益气，轻身，强志。〇利五脏，宣肠胃气，排毒气，压丹石热，又主血衄。《食物本草》卷二。压丹石，利五脏，宜肠胃，散瘀血。治肠风便血病，煮羹食之良。《养生食鉴》卷上。润燥利肠。烧灰，治五痔。《药性切用》卷六。清凉化血，理肠分，开胃，治痔。《本草再新》卷六。

【发明】《夕庵读本草快编》卷四：木耳，《本经》、木蛾生于朽木，乃湿热所成，曰耳，曰蛾，象其形也。木耳随木寄生，良毒亦随木性，惟桑、槐、柳、柘四种为佳。气味甘平，虽有小毒，可食可服者也。姑以桑耳言之，能治妇人漏下，赤白血结，癥瘕阴痛无子；男人澼饮积聚，衄血肠风，取其利五藏而宜胃气，排热毒而压丹石。槐耳则兼苦辛，能益人力，而治风破血止心痛，并五痔脱肛者宜之。柘耳又名柘黄，善治肺痈，咳唾脓血腥臭，不问脓成未成，丸服甚效。柳耳能补胃理气，而反胃吐痰者当服。其他木诸耳，多动风发痼，损经络，令人胁下急，背膊闷。更有毒蛇恶虫，从下栖止，其毒更甚。如枫上者令人咲不休，兼之采归色变者、夜视有光者、欲烂不生虫者、赤色仰生者，并不可食。若欲解之，须投冬瓜蔓汁。虽然诸耳皆充食馔之珍，然朽腐所生，钟一阴之气，未免有衰精冷肾之害，并失血肠痔者，不宜多食。故《生生编》云：柳蛾补胃，木耳衰精，信夫！《医林纂要探源》卷二：萃水木之余气而生，非若蕈之郁湿热也，故性味不同。在处有之。

郧阳者佳。槐树所生勿食。补心，有刑罪者，预食白木耳以护心，盖刑重则瘀血攻心而死，咸能散血，故可护心，是补心之明验也。且木耳，木之余，而心即木所生也。清肺，心火虚炎则铄肺，心火四布则肺安。治肠风痔瘘。小肠，心之表。大肠，肺之表。《调疾饮食辩》卷三：性之良毒，视所生之木。而山中人不知，往往杂采而食，其或贪一时之口腹，损百年之身命。谨依诸本草考订如左。所不能尽知者，惟自爱之人谨之可也。至若市肆所售，从无一人中毒，岂不由业此者择木而伐，非零星哈希者比哉。观此，木耳可食不可食之理，较然矣。

桑耳

【主治】治妇人漏下赤白，血病，癥瘕，阴痛。凡女人血病，及肠风、痔瘘不拘男女宜之。《调疾饮食辩》卷三。

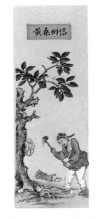 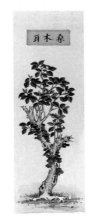 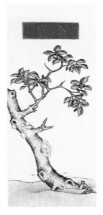 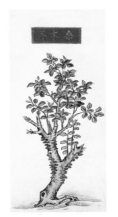

图 25-16-5 信州桑黄《品汇》　　图 25-16-6 桑木耳《品汇》　　图 25-16-7 桑耳《雷公》　　图 25-16-8 桑木耳《雷公》

【发明】《本经逢原》卷三：桑耳凉润，善祛子藏中风热，不但主漏下血病，并可以治寒热积聚，积聚去不难成孕。《本经》专取黑者达肾，赤者走肝，补中寓泻，泻中寓补之机，具见言外矣。其黄熟陈白者，止久泄，益气，金色者治癖饮积聚，及肠风泻血、衄血、五痔下血、血痹虚劳，咽喉痹痛，一切血证，咸宜用之。《本经续疏》卷五：桑耳，朽木之气上结为诸菌，其液上结为木耳，犹栝松之气下沦为茯苓，其脂下沦为琥珀也。琥珀利水消瘀，其性下通。则木耳止漏除症，其性上出。夫血生于气，气生于谷，而血注于经。凡多血之经，皆主下行。惟冲任起于下流极而主上行。血至于是，赖冲以容之，任以妊之，挹引而入，储蓄经月，二脉既满，乃得下出，故曰血海，言为众流所归，应期以生潮汐也。然肺以朝诸脉，心以摄诸脉。朝之而不能布政令，归之而不能定约束，则冲失其容，任失其妊，遂不上朝不归往矣。于是不由政令之气，不遵约束之血，如卮无当而系系延延，不竭不爽，名曰漏下，赤白汁以见与整月乃行之经，稠粘不断之带，均有异也。桑耳者，取其肃降绸缪之气化以入肺而布政令，更取其挹液变色之形质以入心而定约束。政令既均，约束不怠，则诸脉谐畅和调，非特不上禀而下渗漏者可已。即不渗漏而结成癥瘕，酿成积聚者亦可通。以女子带下、症聚，固并属任脉为病也。阴痛阴伤而成寒热，亦由气火挟血下注而不上承，致气血争道，阴阳交战耳。要而言之，结为耳者，木之液也。致液为耳者，木之气也。不结于别时，而独生于盛夏多雨时者，天地间生气收藏发越，由微至着，无一息暂停，即使枯木朽株，偶剩精英，不致徒归泯没，乃复随气赋形，因色达用。其入于人身，在感斯通。故虽枯槁之余，气不盛不能致液，液不灵不能变色，皆以时令之发越，雨露之濡润，媾合以成形，溯源以成色。黄者入脾以止泄，金者入肺以除饮，且并有益气不饥之功焉。非气之盛液即随之以布耶。特市肆所售，恐非采自桑者，即不皆采自桑，亦终有益气不饥之功矣。《本草思辨录》卷三：桑耳，木耳之生于桑者，虽有五色，今但论黑。桑为箕星之精，迨其朽也，经盛夏湿热之蒸腾，结而为耳。犹肾液之上朝，故色黑。具好风之本性，故入肝。是以于血分之湿热，最能效力。血分之湿热，惟女子为易成病。漏下赤白汁者，阴为阳迫而下泄也。血病癥瘕积聚者，阴为阳遏而致壅也。阴通阴伤寒热者，阴为阳负而思竞也。此阴之不足，非阳之有余。但当化阴以升阴，不必抑阳以损阳。桑耳性凉润而蒸腾上出，所以能化阴以升阴也。

柘耳

【主治】主五痔心痛，女子阴中疮痛，又治风破血，益力。《食物本草》卷二。

柳耳

【主治】益脾，止反胃，散瘀血。《食物辑要》卷三。

【发明】《调疾饮食辩》卷三：柳耳，《生生编》曰补胃理气，恐未必然。又《活人心镜》治反胃吐涎，用柳耳或柳菰五七枚，煎服。《草木便方》卷

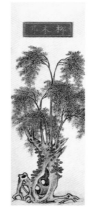
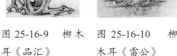

图 25-16-9　柳木耳《品汇》　图 25-16-10　柳木耳《雷公》

二：柳菌耳辛寒无毒，补土生金理气速。止血破血除风湿，月蚀虫疮煅油涂。

榆耳

【主治】八月采食，益气。《食物辑要》卷三。榆耳亦主血病。《淮南万毕术》云可辟谷不饥，幻谈也。《调疾饮食辩》卷三。

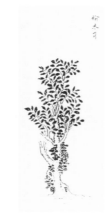

图 25-16-11　榆木耳《品汇》　图 25-16-12　榆木耳《草木状》

槐耳

【气味】味苦、辛，无毒。《养生食鉴》卷上。苦、甘，平，无毒。《每日食物却病考》卷上。

【主治】祛风，破血，治五痔下血，女人阴疮。久食强力。《养生食鉴》卷上。能益人力，而治风破血止心痛，并五痔脱肛者宜之。《夕庵读本草快编》卷四。治五痔，脱肛下血。一人患痔，诸药不效，用槐耳同物煮羹食而愈。《每日食物却病考》卷上。

【发明】《调疾饮食辩》卷三。槐耳亦主血病，而槐性本清大肠之热，故于肠风、五痔为更宜。○赤石脂难得，以海螵蛸代之更佳。如无槐耳，用他木耳加醋炒槐米一两，亦可。

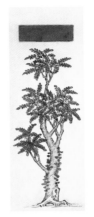 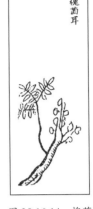

图 25-16-13　槐耳《雷公》　　图 25-16-14　槐菌耳《便方》

《草木便方》卷二：槐菌耳：槐菌耳辛苦微平，祛风破血痔痢淋。月闭血凝阴痒痛，肠风崩漏产后疼。

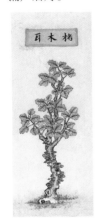 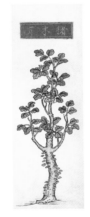

楮耳

【主治】血注脚疮，用桑耳、楮耳、牛屎菰各五钱，胎发灰男用女，女用男三钱，研末，油和涂之，或干涂。《本草求真》卷九。

枫耳

【主治】枫耳，有毒。误食令人笑不休，饮地浆可解。《食物辑要》卷三。

【发明】《养生食鉴》卷上：枫耳有毒，误食令人笑不休，饮地浆调黑片糖，解之，生捣冬瓜蔓汁，亦可。

图 25-16-15　楮耳《品汇》　　图 25-16-16　楮木耳《雷公》

天花蕈《日用本草》

【释名】天花菌《滇南本草图说》、天花、天蕈《本草省常》。

【集解】《日用本草》卷七：天花蕈形如松花，大而香气足，如蕈，出五台山。味甘，无毒。食之甚美，不入方用，时人珍重之。《本草品汇精要》卷三九：此种如蕈，生于山谷。其苗高五六寸，大小不等，上有碎瓣如木耳而黄色，数十瓣攒生一本。采之以形似松花、大而气足者佳，亦谓之天花菜。世人惟作菜品食之，未闻入药用也。

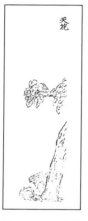

图 25-17-1　天花
《饮膳》

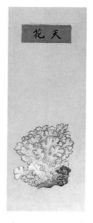

图 25-17-2　天花
《品汇》

图 25-17-3　天花
《草木状》

图 25-17-4　天花菌
《滇南图》

【气味】味甘，平，有毒。《饮膳正要》卷三。

【主治】补中益气，健脾宽中。亦治小儿五疳虫疾，食之可化。〇此菌晒干，研末，敷恶疮可消，溃烂出头者，敷其疮边，自可痊愈。《滇南本草图说》卷一一。

【发明】《食物辑要》卷三：多生五台山。防有蛇毒，煮时以金银器试之，不变黑者可用。

《养生食鉴》卷上：凡菌，冬春无毒，夏秋有毒，防虫蛇从下过也。夜中有光者、欲烂无虫者、煮之不熟者、煮讫照人无影者、上有毛下无纹者、仰卷赤色者，并有毒，误食杀人。煮时投以姜屑、饭粒，若色黑者，勿食。各菌凡有痔病、牙痛者，食之必发。中菌毒及菰毒，急掘地浆饮，可解，粪汁亦可一用。苦茗、明矾末，水调下，亦解。

松橄榄《滇南本草》

【气味】味苦、甘，性寒。《滇南本草》卷中。

【主治】治大肠下血，热毒，内外九种痔疮。一方：松橄榄治牙齿疼，咬住即止。《滇南本草》卷中。

杉菌《图经本草》

【释名】杉蕈《养生食鉴》。

【气味】味甘、辛，无毒。姚氏《食物本草》卷七。味辛，性温，无毒。《养生食鉴》

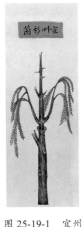

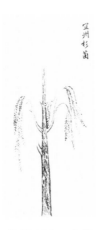

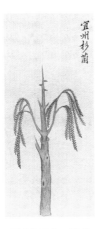

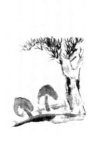

图 25-19-1 宜州　　　图 25-19-2 宜州　　　图 25-19-3 宜州　　　图 25-19-4 杉菌
杉菌《品汇》　　　　杉菌《草木状》　　　　杉菌《图谱》　　　　《滇南图》

卷上。**气味辛平，性温，无毒。**《滇南本草图说》卷一一。

【主治】治心脾暴痛。《养生食鉴》卷上。

【发明】**《养生食鉴》卷上**：竺暄云，蕈乃感阴湿生化者，善发冷气，多和生姜食良。**《草木便方》卷二**：杉木菌甘辛微温，心脾气痛忽暴疼。崩中带下血热逆，风热漆疮汤火平。

皂荚蕈《本草纲目》

【释名】皂菌耳《草木便方》。

【主治】治积垢痛，泡汤饮，未效，再服愈。
《食鉴本草·菜类》。

【发明】**《滇南本草图说》卷一一**：皂荚菌有大毒，不宜食之。治有积垢作痛，泡汤饮之，令微泻。若犹未已，再饮。多食此菌，令人恍惚。

《草木便方》卷二：皂菌耳辛苦微毒，祛风除湿消肿速。肠风泻血反胃妙，热积胸膈泻痢服。

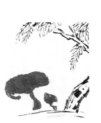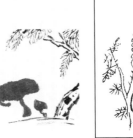

图 25-20-1 皂荚　　图 25-20-2 皂菌
菌《滇南图》　　　　耳《便方》

菌《本草拾遗》　　【校正】《本草纲目》收入土菌条中，今分出。

【集解】**《滇南本草图说》卷一一**：五色诸菌，人多不识，往往不细为分别，误将毒菌视为无伤，致令毒杀，深为可悯。今特一一分别详明，使人知所采择。凡有未识者，宜加姜米或金银

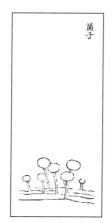

图 25-21-1 菌子
《饮膳》

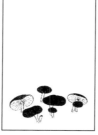

图 25-21-2 菌
《草木典》

器同煮，倘有黑色，断不可食。外有一种番肠菌，其形与见手青无异，采来撅开，亦系见手即为青黑，但其味苦麻，若误食之，肚腹定为疼痛，解亦当以姜米及金银器预为辨之，方无舛错。盖菌之种类甚多，不能尽述。五色诸菌，外复有反黄、反青、反白、反黑、反赤诸菌，不可食。又云：所谓反者，若青面白背者是也，余可类推。及二十三种，性各不同，亦并分别言之，以便临时有所考察者也。筐菌，形矮有毒。困木菌，微甘，性恶。栗菌，苦，寒。人食多生瘿，滞气。桑花菌，味甘美，人难得食。食者强壮延年。柏木菌，苦，寒，有小毒。苦竹菌，有大毒。枫菌，寒涩，有毒。麻菌，苦，寒。人食发疮。

柳菌，散血。人面菌，似鸡，有大毒，食之即死。番肠菌，有大毒。腐草菌，有毒。马蹄菌，形似马蹄，味苦涩。胭脂菌，可为外科仙药。癞头菌，味辛。食之令发苍。番花菌，背黑面赤，误食损齿落发。总之，青、黄、赤、白、黑，五色菌可食，五菌之外，其色必杂色，必须种种审明，方可采用。倘毫厘有差，误伤性命，切宜慎之。然诸菌之内，名隐仙方，非师指不能即知也。又诸菌之内，实有仙芝，其形似菌，宜按前部灵芝图式，细为考察，方无错误。

【气味】味甘，温，有毒。《食鉴本草》卷下。

【主治】主治发冷气，壅经络。痔疮食之，不甚益人者。《医经允中》卷二二。

【发明】《食鉴本草》卷下：黑豆解菌毒，煮汁饮之。菌有五色，种则一类。夏月间土壤灰粪中或竹林虚杯处，得雨后尽生，此乃湿热相感而成，多食发湿热。《茅亭客话》：唐贞元年间，田家于墙隅得菌百十，制而食之。二人多食死。三人少食胀乱，得甘草汤解，复得生。后掘墙隅视之，见土虺蛇子母六七条，热气与毒感化如此。《食鉴本草·菜类》：菌皆因湿气熏蒸所成，生山僻处，有毒，杀人。在木生者为木耳。菌有多种，惟楮、榆、柳、桑、槐、枣六木之耳可食。生野田者有毒者杀人。冬春无毒，夏秋有毒。夜有光、欲烂无虫者，上有毛、下无纹者，仰卷赤色及煮之不熟者，煮讫照人无影者，并有毒。中其毒者，地浆及粪汁可解。煮菌投以姜屑饭粒，如黑色者杀人。凡中其毒者必笑不止，解以矾末，新汲水吞之，或苦茗并吞，无不立愈。《医经允中》卷二二：菌生于朽木，或生于地，地生者多毒，往往杀人。凡夜有光者，煮不熟者，煮讫其汤照人无影，欲烂无虫者俱有毒。夏秋者多毒，以蛇虫行故也。此物皆湿热化生之物，煮之宜加以姜，及投饭粒试之，如黑则有毒，否则食之无害。中其毒者，急以苦茗、地浆、生白矾研水解之。《本经逢原》卷三：处处山中有之，以其得岚瘴郁蒸之气而生，助长湿热最甚。过食令人腹痛、颇胀，或发痰气呕逆，其在初春蛰虫未起之时，为毒尚浅，夏秋湿热盛行之时，毒邪尤甚。以其多有蛇虺之毒也。即生朽株上者，除槐、榆、松、柳、杉、桑及芦根者，食之无虞。然日久虫生味苦，亦不宜食。他如皂荚、苦竹、茅根生者，不无小毒，食之多发疮疥。而生于枫树上者，食之毒攻心包，令人笑不止，急以苦茗、地浆，或生白矾研，新汲水解之。诸菌之可食者，首推雷惊菌，次则糖菌、松花菌，味极鲜美。若味苦或辣，皆为有毒，切不可食。至如光白如银，中夜有光，上有毛下无纹，底无赠裥，仰卷色赤，欲烂无虫，洗之水黑，煮之不熟者，并有大毒伤人。中其毒者，非地浆、清粪不能救之。昔闻有人得一大菌，光润可爱，置之瓶中，蝇蚋扑上即死，究其所得之处，乃在古冢穴中，洇为秒枋之毒无疑。今人煮菌，每以银饰并灯心草置锅中，但验其银色黑者，即为有毒，近见食蕈而死者，与河豚无异，特表而出之。《新编六书》卷六：凡菌冬春无毒，夏秋有毒，防蛇从下过也。夜中有光者，欲烂无虫者，煮不熟者，上有毛下无纹者，仰卷赤色，并有毒，杀人。煮时投以姜屑饭粒，若色黑者，勿食。○中菌毒及菰毒，急掘地浆，饮可解。粪清亦可。苦茗、明矾调服，亦解。《对山医话》卷四：菌之种类甚多，闽粤间人所植楠木，沃以米汁而生者，名曰香菌，乃可充馔。若生墟落秽湿之地，则本郁蒸之气所化，其性多毒，食之杀人。我邑新桥镇，昔有农人于竹园中得鲜菌数枚，甚肥白，煮而食之，竟以腹泻死。忆道光己酉春，淫雨经月，偏地生菌。友人谢月屏家于庭角忽生一菌，大如盆，色浅红，其纹隐有鸟兽形。谢以为瑞芝，邀余往观。余曰：此毒菌也，不久当萎。越夕果渐小，未几而萎。谢以人咸为芝，而余独曰菌，且知其败之速，谓必有所见。余曰：尝阅《珍珠船》所载，李凉公镇朔方时，耕甿于园，树下产菌一本，大数尺，上有楼台，中间二叟对博，并成三字，曰朝荣观。公闻而疑之，乃令甿掘其地。仅三四尺，即有巨蟒穴。其下目光如镜，口吐沫成菌。今观君家所生，疑即此类。见背有蒉纹，故知非芝，以气化必易萎也。

香蕈《日用本草》

【释名】肉蕈《日用本草》、香芯《食物小录》、香菇、香菌、树鸡、木坳《调疾饮食辩》、香信《本草求原》。

【集解】《养生要括·菜部》：香蕈生桐、柳、枳椇木上，紫色者名香蕈，白色者名白蕈，皆因湿气熏成。《本草洞诠》卷七：《尔雅》云：生于刚处曰菌，生于柔处曰芝。木耳一名木菌。蕈亦菌属，则芝、菌、蕈、木耳，亦类也。宋人陈仁玉着《菌谱》，分别蕈有十种，品之高下甚详。《本草求真》卷九：盖此本于桑楮诸木所出，得受桑楮余泽而成也。有种出于深山烂枫木上，小于菌而薄，黄黑色，味甚香美。然此性极滞濡，中虚服之有益，中寒与滞食之不无滋害，取冬产肉厚细约如钱大者良。《调疾饮食辩》卷三：香菇一名香蕈，一名香菌，一名树鸡，一名木坳。本无种类，感湿热之气而生，形色气味亦无一定。大率有毒。宋人陈仁玉作《菌谱》，云有九种：一曰合蕈，二曰稠膏蕈，三曰松蕈，

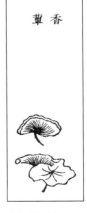

图 25-22-1
香蕈《备要》

四曰麦蕈，五曰玉蕈，六曰黄蕈，七曰紫蕈，八曰四季蕈，九曰鹅膏蕈。生孟溪、五台、天台、括苍诸名山。芳香气味，莫与伦比。然此不过山家之清供，富室之珍肴已耳，于养生治病无关也，概置不录。所辩者，肆中处处皆有，常食之菇也。此菇系伐木罨造，木本无毒，加以糯米汁引之，糯米之性速朽，故诸果见之即烂，古方有猪、羊血拌糯米饭，干笋包之埋土中种灵芝之法，与此理同。食之无害。

【气味】味甘、辛，无毒。《食物辑要》卷三。甘，平，有小毒。《食物小录》卷上。

【主治】和胃益气，祛风破血。《食物辑要》卷三。

【发明】《日用本草》卷七：香蕈即肉蕈。味甘，平，无毒。动风气、脚气，发痼疾、痔疾，令两肋下急痛，损经络，背膊痛。《饮食须知·菜类》：感阴湿之气而成，善发冷气，多和生姜食良。生山僻处者，有毒杀人。皂荚蕈有毒，不可食。《本经逢原》卷三：诸蕈禀土之热毒浮长，所以有毒伤人。惟香蕈楠木上糯米种出，大益胃气，与蘑菇、鸡性味不殊，蘑菇亦埋桑楮诸木于土中，浇以米泔而生，其长大色白，柔软中空如鸡腿者，名鸡腿蘑菇。状如羊肚有蜂窠眼者名羊肚菜。其出云南生沙地间，高脚伞头者曰鸡菜。皆能益胃清神。蘑菇兼能化痰，鸡兼能治痔。一得桑楮余泽，一钟山川灵气，故其性各有不同耳。《本草求原》卷一五：大益胃气，亦祛风行血，香能散故也。其治湿热肿胀，亦香能运胃之功。若各土菌，因湿郁而生，必不能治矣。

葛花菜《本草纲目》

【集解】《本草纲目拾遗》卷八：名山皆有，亦产高州。《粤志》：高州多种葛，雷州人市之为绤纻。秋霜时，有葛乳涌生地上，如芝如菌，赤色，味甘脆、微苦，乃葛之精华也，亦曰葛蕈。

【气味】味苦、甘，性凉，无毒。《食物辑要》卷三。

【主治】性凉，解肌热，散风火及阳明风热瘾疹。《本草纲目拾遗》卷八。

【发明】《本草纲目拾遗》卷八：濒湖仅据《太和山志》载其醒酒，与酒积成疾，他皆未及，故特补之。

蘑菰蕈《本草纲目》

【集解】《本草品汇精要》卷三九：蘑菇乃蕈之属也。苗高二三寸，中空而轻脆，其色黄白，五六月多生湿处，今入诸汤中食之，味甚鲜美。但不可多食，由其动气而发病故也。《食物本草》卷二：蕈，地生者为菌，木生者为檽，江南人呼为蕈。《本草求真》卷九：蘑菇专入肠胃肺。本于桑楮诸木，埋于土中，浇以米泔而生，味甘气寒。《正要》曰：有毒。李时珍曰：无毒。色白，柔软中空，状如未开玉簪花品。又有形如羊肚蜂窠眼，故又有别其名曰羊肚菜。味甘如鸡，故又

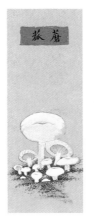

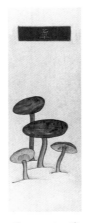

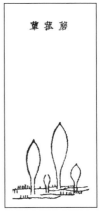

图 25-24-1　蘑菰　　　　图 25-24-2　蘑菰　　　　图 25-24-3　蕈　　　　图 25-24-4　蘑菰
《饮膳》　　　　　　　　　《品汇》　　　　　　　　　《食物》　　　　　　　　蕈《备要》

有别其名曰鸡腿菇，皆与香蕈诸菇同为一类。但香蕈色白而平，蘑菇则色白而寒也。香蕈能益胃气不饥，及治小便不禁，蘑菇则能理气化痰，而于肠胃亦有功也。然皆体润性滞，多食均于内气有阻，而病多发，不独蘑菇然也。《调疾饮食辩》卷三：蘑菇长二三寸，本小末大，中空如玉簪花，气味香美，价亦极昂。寻常之菇，有木处皆有。此惟生于山东、淮北，然湿热之毒及善发善升之性，无异地菇。

【气味】味苦，寒，无毒。《千金要方》卷二六。平，寒，有毒。《宝庆本草折衷》卷一三。味甘，寒，有毒。《饮膳正要》卷三。味咸、甘，平、微温，小毒。《食物本草》卷二。

【主治】主小儿火丹诸毒肿，去暴热。《千金要方》卷二六。治风，破血，益力。其余树上多动风气，发痼疾。《宝庆本草折衷》卷一三。主心痛，温中，去蛇螫毒，蛔虫、寸白虫诸虫。《食物本草》卷二。清膈化痰。《本草求真》卷九。

【发明】《医说》卷六：中蕈毒。崇宁间苏州天平山白云寺五僧行山间，得蕈一丛，甚大，摘而煮食之。至夜发吐，三人急采鸳鸯草，生啖遂愈，二人不甚肯啖，吐至死。此草藤蔓而生，对开黄白花，傍水依山处皆有之。治痈疽肿毒尤妙，或服或傅皆可。今人谓之金银花。《医林纂要探源》卷二：《内则》燕食所谓芝栭，疑即此。或生于木，或生于地。赤曰红菰，白曰鸡肉菰，竹林中曰竹菰，松林中曰黄菰，稻秆堆上曰草菰。浙闽山中伐杜木、枫木，横置之斧劈成痕，日沃以粥，冬月生蕈，鲜香甘美，曰香蕈。又有麻菰、羊肚菰，出淮南北及汉上，皆珍品。又天花出五台山，尤美。然性皆寒而有毒，鲜者勿轻食。中其毒，善笑而死，笑由神散。蕈亦木之余气所生而就散者也。蕈初生似心，渐就腐散，干则不至杀人，亦有毒。甘草、绿豆、泥浆、鸡子、鸭子皆可解之。可托痘毒。《调疾饮食辩》卷三：《生生编》曰：益肠胃，化痰理气。误说也。《饮膳正要》曰：动气发病，不可多食。则正论也。《新编六书·药性摘录》卷六：益脾胃，消热痰。

多食动气，发病。各菌：凡有痔疮牙痛者，食之必发。《本草省常·菜性类》：性寒，有毒。发病，滞膈，令人痞闷，必同姜煮方可食之。益脾胃，理气化痰。孕妇忌之。赤色者、仰卷者、上有毛下无纹者及煮之不熟，或无虫自烂者，俱毒大，不可食。中毒者，黑豆、甘草煎浓汁饮之，或金银花煎汤饮之，或用地浆水饮之，或用吐泻药亦可。

鸡坝《本草纲目》

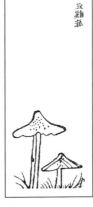

图 25-25-1 豆鸡菇《便方》

【释名】豆鸡菇《草木便方》。

《寿世秘典》卷三：杨升庵云：云南名佳菌，曰鸡㙡，鸟飞而敛足，菌形如之，故以鸡名。

【集解】《食治广要》卷三：出云南沙土地上，亦蕈属也。《寿世秘典》卷三：边上有榆，肉为最，榆之瘿也。

【气味】味甘，平，入手足太阴经。《本草撮要》卷四。

【主治】味美益人，和脾胃，清神气。治五痔下血。《食物辑要》卷三。

【发明】《草木便方》卷二：豆鸡菇甘平无毒，补益胃气清神服。五种痔漏除风热，崩中带下清利速。

舵菜《本草纲目》

【释名】洋船璞《本草纲目拾遗》。

【集解】《本草纲目拾遗》卷九：此乃海船底中间有樟木，舟人名曰龙骨，药生其间，形如菌蕈，干之入药。

【主治】治胃脘疼痛。《本草纲目拾遗》卷九。

【发明】《本草纲目拾遗》卷九：按潘子恒《广菌谱》，舵菜即海船舵上所生菌也，不可多得。果尔，则宜入蔬部，留以俟考。

土菌《本草拾遗》

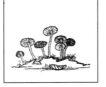

图 25-27-1 雷声菌《茹草》

【释名】雷声菌《救荒野谱》、鲜蕈《随息居饮食谱》。

【集解】《食物本草》卷首：雷声菌，如卷耳，想是蚕龙儿，雷声呼辄起。休夸瑞草生，莫叹灵芝死。如此凶年谷不登，纵有祯祥安足倚？《茹草编》卷一：雷声菌，惊雷动群蛰，草木亦得长。茂草气郁蒸，土菌大如掌。昔闻商山翁，紫芝入清赏。余亦山中人，高歌彻云响。菌味美可殰，古道敦宿想。更搜雷破木，刻作鸠形杖。夏秋雷雨后，忽生茂草中，如蘑菇，味亦相似。汤泡，盐酰拌食。

【气味】甘，寒，有大毒。《食物小录》卷上。甘温，或甘寒，有毒。《本草求原》卷一五。

【主治】能长湿热寒湿，令人腹痛颊胀，发痰呕逆，或发冷气。《本草求原》卷一五。开胃。《随息居饮食谱·蔬食类》。

【发明】姚氏《食物本草》卷七：《茆亭客话》云：唐贞观元年，田家子于墙隅得菌百十，烹食之。二人食多立死，三人食少胀乱，得甘草汤解之。后掘墙隅，见土虺蛇，子母六七条。热气与毒气相感如此。《寿世秘典》卷三：菌乃湿热化生之物，中其毒者往往杀人，《本草》皆不言其性效，则不甚益人可知。○《广嗣全诀》云：妊妇食诸般菌，令子惊风而夭，盖湿热之气与胎气相感，是以子多不育，求嗣者慎之。《饮食须知·菜类》：勿同雉肉、鹌鹑食，中其毒者，地浆及粪汁解之。○妊妇食之，令子风疾。《调疾饮食辩》卷三：《食物本草》曰：菇子，其生与地耳同理，而湿热之毒过之，味虽鲜美，性则恶极，自爱之人断不肯食。而愚俗嗜之，岁有死者。推原其故，每云死者不能辨识，误食恶菇。彼则别择精详，无何而善辨者亦死矣。其辨之之法，云色红黄者、背无鸡丝坼纹者不可食而已。讵知此物本无种类，湿热之气倏长倏消，受气轻者，食之或不尽死，遂侈为善辨。一遇气重，则身命殉之，安能偏告天下愚夫愚妇。阴司菇子鬼，尽是阳间善辨菇子之人。其不善辨者，不敢食也。至诸本草皆云：蛇虫从下过则有毒，是菇本无毒，杀人者乃蛇毒矣。无理不通，相沿千百载，无不随声附和，极为可笑。夫百谷百果百菜皆生于原野，蛇虫无地不有，独不过其下乎。何以千万年来，从未闻何年何地，有何人食某谷某果某菜而中蛇毒者？谷菜犹可，果中樱桃、杨梅、蒲桃，蛇最喜食，盖无一树一架不经蛇过者。夫天下有毒之物多矣，岂必蛇虫？而蛇之毒在口，被螫者轻则肿溃，重则立死，中其涎毒也。自涎而外，一身首尾尽可抚摩。乞儿终日弄之且食之，药剂亦多用之，岂一过即毒人至死乎？蛇有不可食、不可入药者，无不可弄。盖菇之毒在湿热，全不关乎蛇虫。菇之难辨在无种，亦难拘以形状。《本草拾遗》虽载辨法，亦不能尽。附录于左：夜中有光者，烂不生虫者，煮不熟者，煮汤照人无影者，上有毛者，下无纹者，仰卷者，色赤者，并杀人。《食物本草》曰：煮菇以姜屑、饭粒投入，色变黑者有毒。中其毒，以地浆及粪汁解之地浆最妙。张景岳曰：解菇毒以大剂补中燥湿之药，如理中之类，加姜、附服之。此言极有理。予意略加黄连，寒温并行，湿热两解，似为更妥。清明前菇毒乃寒湿，勿用黄连。即饮地浆得吐后，亦宜多服此药，乃善后之良策也。

鬼笔《本草拾遗》　　【校正】《本草纲目》附于土菌条下，今分出。

【释名】朝生暮落花、狗溺台《本草拾遗》。

【主治】主恶疮疽，疥痈蚁瘘等。并日干，末，和生油涂之。〔陈藏器〕《证类本草》卷一〇。

【发明】《履巉岩本草》卷下：生粪秽处，头如笔，紫色，朝生暮死。小儿呼为狗溺台，又名鬼笔。菌从地出者，皆主疮疥。牛粪上黑菌尤佳。更有烧作灰地，经秋雨生菌重台，名仙人帽，大主血。

羊肚菜《食物小录》

【释名】羊蕈《饮食须知》。

【气味】味甘，性寒。《饮食须知·菜类》。甘，平，无毒。《食物小录》卷上。

【主治】和肠胃，养肝肾。《食物小录》卷上。

【发明】《饮食须知·菜类》：患冷积腹痛泄泻者，勿食。《调疾饮食辨》卷三：此菇状如羊肚，有蜂窠眼，味极鲜腴，食之终日不饥，然不恒有。明季岁饥，各处皆生此菜，至秋谷熟则无矣。此上苍救济灾黎，不可以常理论也。见朱竹垞《静志居诗话》。

图 25-30-1　帚菌
《滇南图》

帚菌《滇南本草图说》

【释名】筶帚菌《滇南本草图说》。

【气味】味甘，性平，无毒。《滇南本草图说》卷一一。

【主治】和胃气，祛风破血，缓中。多食令人气凝，少者舒气。《滇南本草图说》卷一一。

茅草蛾《本草省常》

【释名】茅蕈《本草省常》。

【气味】性寒。《本草省常·菜性类》。

【主治】清热破瘀。《本草省常·菜性类》。

松蕈《养生要括》

【释名】松菌《滇南本草图说》、地肾、松黄《本草纲目拾遗》。

【集解】**《滇南本草图说》卷一一**：《粤志》：罗浮多地肾，一名松黄。但松黄未落为松实，已落而英华未散为地肾。其状若弹丸，大者如鸡卵，红黄相错，一一晶莹，熟之可入馔。其生无根蒂，散布松下。土松石润处有之，或亦松蕈之类也。《乍浦九山补志》：松花蕈，山之有松者皆产，惟陈山东麓为多。三月间松花入土，至四五月经雨后即生，至八九月又生，鲜肥滑嫩，素品之上味也。

图 25-32-1　松菌
《滇南图》

【气味】味甘，性平。《滇南本草图说》卷一一。

【主治】治溲浊不禁，食之有效。《养生要括·菜部》。治泄浊不禁，食之有效。《食鉴本草·菜类》。治小便不禁。《养生食鉴》卷上。生津消痰，治溲浊不禁。《滇南本草图说》卷一一。

牛肝菌《滇南本草图说》

【气味】气味微酸、辛，平。《滇南本草图说》卷一一。

【主治】清热解烦，养血和中。《滇南本草图说》卷一一。

【发明】**《滇南本草图说》卷一一**：凡菌，冬春生者无毒，夏秋生者有毒。或带赤色，自下卷上者，有大毒。或上无毛，下无纹者，均勿食，恐有蛇过其下，食之令人毒杀，不可不慎也。未食须以姜米验之于先，若姜米色黑，必有大毒。既中其毒，须掘地浆水，或粪汁、苦茶，同明矾调水，解之。

图 25-33-1　牛肝菌
《滇南图》

黄菌《滇南本草图说》

图 25-34-1　黄菌
《滇南图》

【气味】味甘，性温平。《滇南本草图说》卷一一。

【主治】温中健胃。《滇南本草图说》卷一一。

【发明】**《滇南本草图说》卷一一**：黄菌得天地土湿之气而生，虽能温中健胃，但湿气居多，食之往往令人气胀。欲食者，须以姜同炙之，方能解其湿气。世人多以大蒜同煮，以为有毒蒜黑，不知蒜见毒未必即黑，姜见毒则必黑，何若以姜验之为愈也。

羊脂菌《食物辑要》

【气味】味甘，性寒，无毒。《食物辑要》卷三。

【主治】清肺胃，去内热。患冷积，腹痛泄泻者，勿食。《食物辑要》卷三。

大毒菌《滇南本草图说》

【集解】《滇南本草图说》卷一一：大毒菌其形似柳菌，亦生柳树下，然柳菌其边不朝上仰，此菌边向上番，食之即亡。

【发明】《滇南本草图说》卷一一：解此菌毒，宜用苦茗、白矾为末，水调服，可解。采此毒菌，煮铜器变色。

七星菌《滇南本草图说》

【集解】《滇南本草图说》卷一一：七星菌生山中阴湿处，形似牛肝，背后有七点黄斑。

【气味】味甘美，性辛平，无毒。《滇南本草图说》卷一一。

【主治】五劳七伤，诸虚百损。妇人尸劳瘵症，能杀劳虫，人多忽其功效。《滇南本草图说》卷一一。

酒蕈《本草纲目拾遗》

【集解】《本草纲目拾遗》卷八：酒蕈生酒坛中，不恒有。凡藏酒之家，千百坛酒，间有一坛，启之中空无酒，下有蕈结于中。其蕈初结之时，酒上薄凝如衣膜，久则渐厚一二寸，便能渗酒，将酒中精华醇酽之气尽摄于膜内，膜乃渐厚，酒亦渐少，久久则酒干，所存十不余一。启视之，其膜如鲜海蜇，濡润而软，嗅之作酒香，微带霉蒸气。识者取之焙干，干者如瓜皮，面青黑，背作肉红色，湿软如棉，可入药。盖酒能生蕈，必坛系新出窑，未脱火气而置酒之地，又为湿热所蒸，致中变而成此，故造酿家用坛贵旧而不贵新也。金御乘自慈溪归，带有酒薲，出以相示，云彼土亦罕得，间有之，然不多见也。

【主治】治一切酒伤、酒劳、酒疸，因酒成病诸症，服之立效。《本草纲目拾遗》卷八。

鞄蕈 姚氏《食物本草》

【集解】姚氏《食物本草》卷七：鞄，音怛。产自北房，马市贸入中原。大如盘，色白，伞头有柄，味极肥鲜。和鸡、鱼诸肉烹煮，无不相宜。虽微带膻气，而他种终不能及。〇产沃野之地，得牛羊余气所生。茹素之人，不宜入口。

【气味】味甘，平，无毒。姚氏《食物本草》卷七。

【主治】主益脾胃，润五脏，利大小肠。姚氏《食物本草》卷七。

青头菌 《滇南本草图说》

【气味】味甘、淡、微酸，无毒。《滇南本草图说》卷一一。

图 25-40-1　青头菌《滇南图》

【主治】眼目不明，能泻肝经之火，散热舒气，妇人气郁，服之最良。第不可多食，食之宜以姜为使。《滇南本草图说》卷一一。

竹蕈 《食疗本草》

【释名】竹菌《滇南本草图说》、竹上菌《草木便方》、竹耳《本草省常》。

【集解】《证类本草》卷一四〔《本草拾遗》〕：生苦竹枝上如鸡子，似肉脔，应别有功，人未尽识之。一名竹实也。

【气味】味咸，温，有大毒。〔《本草拾遗》〕《证类本草》卷一四。味咸，性寒，无毒。《食物辑要》卷三。甘、咸，寒，无毒。《食治广要》卷三。

【主治】杀三虫诸毒秘方，破老血邪气妙剂。《太乙仙制本草药性大全·仙制药性》卷三。去肺热，治赤白痢。同猪鸡肉食，益脾。《食物辑要》卷三。

【发明】《滇南本草图说》卷一一：竹菌，家园生者。气味咸，性寒，无毒。和姜、醋食最良。主治：能解五藏六腑热结，亦治赤白痢疾。同猪肉食，益脾补中。外有一种苦竹菌，有大毒，不可用，味苦麻。《调疾饮食辩》卷三：竹蕈《拾遗》作竹肉，云生苦竹枝上，如鸡子，似肉脔，

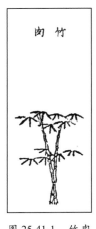

图 25-41-1　竹肉
《太乙》

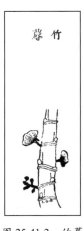

图 25-41-2　竹蓐
《备要》

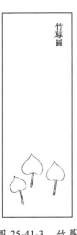

图 25-41-3　竹蓐
《草木典》

图 25-41-4　竹菌
《滇南图》

有大毒，须灰汁煮二三度，然后可食。否则戟人喉出血，手爪尽脱，是其害过于砒、鸩。《本草》犹云能治痢，好奇无理。《草木便方》卷二：竹上菌甘咸微寒，赤白泻痢姜酱啖。破血止血消瘀血，肠胃热毒解不难。

苦竹肉

【主治】灰汁炼过食，杀三虫毒邪气，破老血。《本草医旨·食物类》卷二。

蘑菌《本经》

【释名】鹳菌《太乙仙制本草药性大全》。

《通志·昆虫草木略》卷七五：蘑菌，曰蘑芦，生于芦苇中，云鹳矢所化，故曰鹳菌。

【气味】味咸、甘，平、微温，有小毒。〔《本经·别录·药对》〕。《证类本草》卷一〇。味咸、甘，气平、微寒，有小毒。《太乙仙制本草药性大全·仙制药性》卷二。

【主治】主腹冷痛，心痛，温中。去蛇螫毒、长虫、白，杀蛲虫、蛇虫、诸虫、寸白大效。治癥瘕、疳蜗、恶疮、白秃如神。《太乙仙制本草药性大全·仙制药性》卷二。

【发明】《太乙仙制本草药性大全·仙制药性》卷二：蘑菌子，发五脏风，壅经络，动痔病，昏多睡，背膊四肢无力。又菌子有数般，槐树上生者良。野田恐有毒，杀人，又多发冷气。《调疾饮食辨》卷三：此物《本经》所收，不着形状。陶隐居曰：生鹳屎中。附会之谈，何处有许多鹳屎。为末和猪肉食，可杀蛔虫。《唐本草》曰：渤海芦苇中咸卤所化，非鹳屎也。观其所主之病，知性之劣矣。《神农本草经赞》卷三：深秋丛苇，过雨繁钉。轻虚酥脆，表里光荧。攻蛔羹臛，御魅尘腥。桑菰竹蓐，和美同馨。

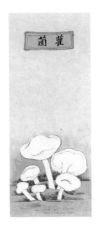
图 25-42-1 蘿菌
《品汇》

图 25-42-2 蘿菌
《食物》

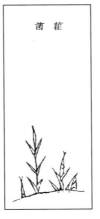
图 25-42-3 蘿菌
《太乙》

图 25-42-4 蘿菌
《雷公》

【附方】《太乙仙制本草药性大全·仙制药性》卷二：治蛔虫攻心如刺，吐清汁。藋芦一两，杵末，以羊肉䐃和之，日一顿服佳。○又方。用鹳菌草末和猪肉䐃和食效。

地耳《别录》

【释名】地踏菜《救荒野谱》、皮滑蹋《茹草编》、纱罗、鼻涕肉《野菜博录》、地碰皮《草木便方》。

图 25-43-1 地踏菜
《茹草》

图 25-43-2 地踏菰
《博录》

图 25-43-3 地耳
《草木典》

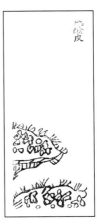
图 25-43-4 地碰皮
《便方》

【气味】味甘，性寒，有毒。《野菜博录》卷二。

【主治】明目益气，久服令人有子。《得配本草》卷五。地耳甘平热毒清，胃热淋痢止血崩。益精明目令生子，泻血脱肛服自轻。《草木便方》卷一。

【发明】《救荒野谱》：地踏菜，一名地耳，状如木耳。春夏生雨中，雨后采，熟食。见日即枯没。地踏菜，生雨中，晴日一照郊原空。庄前阿婆呼阿翁，相携儿女去匆匆。须臾采得青满笼，还家饱食忘岁凶。东家懒妇睡正浓。《茹草编》卷二：闭门十日山中雨，地上湿云飞不起。放歌郊外有蜡屐，泥滑苔花印双齿。归来掇拾乌云堆，菌蠢簇簇入冰盘里。邻家老翁踏地来，沙青竹翠鸥凫喜。芳鲜及此雨纷纷，莫待红轮照腮纸。一名地耳。状如木耳，春夏生雨中，雨后采，滚汤焯过，花椒、酱、酰食。见日即枯。《调疾饮食辩》卷三：地耳生卑湿地，不假木气，状如木耳，春夏时雨过即生，俗名地踏菰。亦土菌之类。中其毒亦杀人，《别录》乃云明目益气，令人有子，无理之极。但食之有死有不死，亦似土菌，可竟以为佳物乎。

石耳 《日用本草》

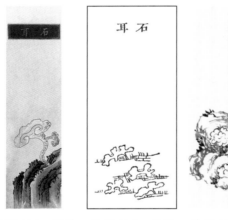

图 25-44-1　石耳　图 25-44-2　石耳　图 25-44-3　石癣
《食物》　　　《备要》　　　《滇南图》

【释名】石衣《本草纲目拾遗》。

【集解】《本草纲目拾遗》卷八：台州仙居有之，生峻岭绝壁海崖高处，乃受阴阳雨露之气，渐渍石上，年久则生衣，鲜者翠碧可爱，干者面黝黑，背白如雪，土人以作羹饷客，最为珍品。煮法：用滚水一碗，投盐少许，泡石衣于中，用手细细摆揉，去其细砂，待软如绵，其细砂去净，色即变紫如玫瑰，必得盐水，则所衔细砂，始能吐尽，再过清水二三次，以鸡汤下食，滑脆鲜美，味最香甘，为山蔬第一。台州六属，惟仙居有之。或云，各处深山皆有，非仙居人不能取，故仙居人有专业此为生者。近则一二百里，远则数百里外，向深岩危壑人迹莫能跻攀者，壁上始有此物。其取之法：人则藤兜飞架，衣鸡氅，蹑鞋趫，捷如猿猱，取之则铦钩锋铲轮组，入山有祭，买路有楮，非仙土人莫能尽其术也。然结侣虽多，其采取止许一人往，不得两人并采，亦奇也。每年必损人，故其值昂，而贪利者且竞趋之。

【气味】味甘，平，无毒。《食物本草》卷一。甘，寒，无毒。《本草医旨·食物类》卷二。咸、苦，寒。《医林纂要探源》卷二。味甘气清，性寒无毒。《本草纲目拾遗》卷八。

【主治】益精明目。久食，令人不饥，大小便少，肌润童颜。《食物辑要》卷三。明目，益气，令人有子。《本草医旨·食物类》卷二。补心清肺，治肠风痔瘘。尤良于木耳。行水，解热毒。《医林纂要探源》卷二。清膈热，利小水，化痰，消瘿结滞气，有补血明目之功。妇人食之，能洁子宫，易于受胎。男子食，益精增髓。《本草纲目拾遗》卷八。

【发明】《本草纲目拾遗》卷八：《群芳谱》：石耳，一名灵芝，生天台、四明、河南宣州、黄山、巴西边徽诸山石岩上，远望如烟，庐山亦有之。状如地耳，山僧采曝馈远，洗去沙土，作茹，胜于木耳。○《粤志》：韶阳诸洞多石耳，其生必于青石。当大雪后，石滋润，微见日色，则石生耳。大者成片如苔藓碧色，望之如烟，亦微有蒂，大小朵朵如花，烹之面青紫如芙蓉，底黑而皱，每当昧爽撷取则肥厚，见日渐薄，亦微化为水。凡香蕈感阴湿之气而成，善发冷气，多和生姜食乃良。惟石耳味甘腴，性平无毒，多食饫人，能润肌童颜，在木耳、地耳之上。○《南粤琐记》：凡青石，以烈日辄出汗，汗凝结则成石耳。青为木气，故生耳，若白石则否。或曰，此亦蕈之类，厚者蕈，薄者耳。或曰，凡乳床必因石脉而出，不自顽石出，其在阴洞者为乳床，在阳岩者为石耳。石耳之美，见称于伊尹，其言曰汉上石耳，盖上古已珍之矣。性寒，或曰平，味甘腴，无毒。○《药性考》：石耳寒平，石崖悬珥，气并灵芝。久食色美，益精悦神，至老不毁。泻血脱肛，灰服愈矣。○《名胜志》安吉州梅溪石门中产石耳，食之止热。《调疾饮食辩》卷三：木将枯朽，受天地湿蒸之气，精华外泄，而为木耳。木在脏为肝，在体为血，故性专走血分。肆中所售杂耳，既不害人，入药无不可用。而桑耳、柘耳之补血，槐耳之凉血，非他耳所及。临病觅之，万不能得，幸肠风、崩漏均可缓治。三十年前，曾令患肠风者隔冬觅得槐树一株，去皮，任春雨淋洒，久晴则覆以草，不使过干。至初夏，天气倏晴倏雨，隔数日以清糯米粥洒之，遂生多耳，用之神验。病深者盍仿而行之，所费无多，且次年复生，可以待用，不仅愈一疾也。

石苔花《草木便方》

【气味】甘温。《草木便方》卷一。

【主治】能明目，益精化痰解热毒。生津止渴润咽喉，冻疮水口汤火涂。《草木便方》卷一。

头发菜《食物小录》

【集解】《调疾饮食辩》卷三：此菜惟甘、陕最多，南方绝无。蔓细如发，故名头发。予曾食其干者，味鲜腴莫比。《闲情偶寄》亦称为蔬菜之首。

【气味】甘，寒，无毒。《食物小录》卷上。

【主治】平肝，清肾热，宜姜、醋拌食之佳。《食物小录》卷上。

【发明】《调疾饮食辩》卷三：吾老友有官关中者，询之彼处医人，云：熟食能清肝肾之热，生用盐、醋腌拌，下气和中。此菜味甘而滑，定能清热。色深绿近黑，定入肝肾。虽陈者犹带芳香，定能调气。此医盖明于物理者也。

岩菰《医方药性》

【气味】性温、甘。《医方药性·草药便览》。

【主治】去诸风，补肾。《医方药性·草药便览》。

菜之五　水菜类10种

紫菜《食疗本草》

【释名】紫英《本草从新》。

【集解】《寿世秘典》卷三：紫菜附石生海边，色本青，干则紫。彼人揉成饼状，晒干货之，其色正紫。《植物名实图考》卷一八：《本草拾遗》始著录。诸家皆以附石。正青色，干之即紫。然自有一种青者。滇南谓之石花菜，深山石上多有之。或生海中者色紫，生山中色青耳。

【气味】味甘、咸，性寒，无毒。《食物辑要》卷三。甘，凉。《随息居饮食谱·蔬食类》。

【主治】下热解烦。《日用本草》卷七。主治瘿瘤结滞，宜常食之。《医经允中》卷二二。主热气烦满，咽喉不利，瘿瘤脚气，热痰。《新编六书·药性摘录》卷六。和血养心，清烦涤热，治不寐，利咽喉，除脚气、瘿瘤，主时行泻痢，析醒开胃。淡干者良。《随息居饮食谱·蔬食类》。

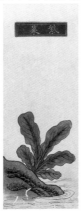

图 25-48-1　紫菜
《食物》

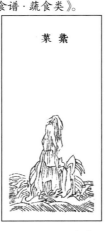

图 25-48-2　紫菜
《备要》

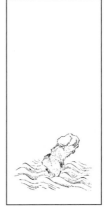

图 25-48-3　紫菜
《图考》

图 25-48-4　紫菜
《图说》

【发明】《夕庵读本草快编》卷四：紫菜（《食疗》）、紫菜（音软）闽越海边悉有之，叶大而薄，彼人搓作饼状，晒干货之。其色正紫而软，故有二名，亦石衣之属也。紫菜附海石而生，气味甘寒，生时青色，曝干则紫，肝之肾药也。故热气烦塞，咽喉胀痛，瘿瘤九瘘，以及脚气不利，腹中积块者宜之。盖取其咸能软坚，寒能清火也。若过食之，令人腹痛发气，口吐白沫，少饮热醋则旋消矣。

葛仙米《本草纲目拾遗》

【释名】天仙菜、天仙米《本草纲目拾遗》。

【集解】《本草纲目拾遗》卷八：生湖广沿溪山穴中石上，遇大雨冲开穴口，此米随流而出，土人捞取，初取时如小鲜木耳，紫绿色，以醋拌之，肥脆可食，土名天仙菜，干则名天仙米，亦名葛仙米。以水浸之，与肉同煮，作木耳味。大约山洞内石髓滴石所成。性寒，不宜多食。四川亦有之，必遇水冲乃得，岁不常有。他如深山背阴处，大雨后石上亦间生，然形质甚薄，见日即化。或干如纸，不可食矣。《梧州府志》：葛仙米出北流县勾漏洞石上，为水所渍而成，石耳类也。采得曝干，仍渍以水，如米状，以酒泛之，清爽袭人。此原非谷属，而名为米，传云：晋葛洪隐此乏粮，采以为食，故名。《岭南杂记》：韶州仁化县丹霞山产仙米，偏地所生，粒如粟而色绿，煮熟，大如米，其味清腴，大抵南方深山中皆有之。《宦游笔记》：出粤东葛仙洞外，有流泉喷薄石上，遂生苔菌之类，其状如米粒，青色，芼以为羹，味极鲜美，土人呼为葛仙米。有未识者，疑是青螺。按《韶州府志》：丹霞出仙米，颇与此相类，但一生沙土，一生水石，为异耳。陆祚蕃《粤西偶记》：道书宝圭洞天，即今北流县勾漏山。洞口前后产葛仙米，采而干之，粒圆如黍，揉面酿酒，极芳香，性寒，味甘爽，解热清膈，利肠胃。

【气味】极芳香，性寒，味甘爽。《粤西偶记》。《本草纲目拾遗》卷八。

【主治】解热清膈，利肠胃。《粤西偶记》。《本草纲目拾遗》卷八。

【发明】《本草纲目拾遗》卷八：葛仙米本属石耳之类。忆庚子岁曾于刘明府席间食之，时以为羹，俨如青螺状，翠碧可爱，味极甘鲜，滑脆适口，入蔬为宜。《药性考》云：清神解热，痰火能疗；或云，久服延年，盖亦能清脏热者。

《冷庐医话》卷五：葛仙米乃山穴中石上为水所渍而成，楚蜀越深山中皆有之。龙青霹《食物考》谓清神解热疗痰火，久服延年。《本草纲目拾遗》则谓性寒，不宜多食。按：此物不入药用，祗宜作羹，味殊鲜美。凡煮食者，先入醋少许，方以滚水发之，则大而和软。

真珠菜《得宜本草》

【集解】《本草纲目拾遗》卷八：六安有真珠菜，如真珠。《益部方物略记》：真珠菜，戎、泸等州有之，生水中石上，翠缕纤蔓，首贯珠。蜀人以蜜熬食之，或以酰煮，可致千里不坏。《黄山志》：真珠菜，藤本蔓生，暮春发芽，每芽端缀一二蕊，圆白如珠，叶翠绿如茶，连蕊叶腊之，香甘鲜滑，他蔬让美。

【气味】味甘，温。《得宜本草·下品药》。

【主治】治虚劳伤惫，吐血下利。《得宜本草·下品药》。利水，通淋结，消腹胀，下气癃闭。《本草纲目拾遗》卷八。

石莼《本草拾遗》

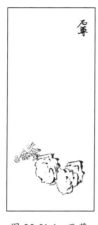

图 25-51-1　石莼
《图说》

【集解】《食物本草》卷七：石莼出南海，附石而生。茎长二三寸，色青而涎滑如脂，又光莹如水晶。茎间有桠，桠中生花，形圆如豆。叶大于钱，卷而不舒，如慈菇叶。姜、豉烹之甚美。张翰莼鲈之思，即此是矣。

【气味】味甘，平，无毒。〔《本草拾遗》〕《证类本草》卷七。味咸，至滑，滑然大冷，无毒。《医心方》卷三〇。

【主治】食之止口烂，治消渴，进食。《医心方》卷三〇。能下水，利小便，去脐下结气，治噎膈便秘，小儿五疳。《食物辑要》卷三。

海白菜《本草省常》

【释名】海菘《本草省常》。

【气味】性寒。《本草省常·菜性类》。

【主治】利水催生。服甘草者忌之。《本草省常·菜性类》。

鹿角菜《食性本草》

【释名】猴葵《调疾饮食辩》。

【集解】《本草品汇精要》卷四〇：鹿角菜，茎长二三寸，红紫色，生海中石上，其茎中空而多歧，形类鹿角，故以名之。海人采鬻以作蔬茹，今笔家煮以制笔，盖取其黏滑而不散乱也。《太乙仙制本草药性大全·本草精义》卷五：鹿角菜一名紫菜。出登州、莱州，沂密州并有之。生海中，如海菜样，能解面热，服丹石人食下石沥也。《植物名实图考》卷一八：鹿角菜，《食性本草》始著录。《通志》以为即纶。李时珍所述即今鹿角菜，与原图不甚符，存以俟考。

【气味】大寒，无毒、微毒。〔《嘉佑本草》〕《证类本草》卷二九。味甘、酸，大寒，

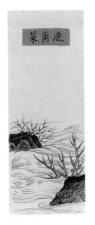

图 25-53-1　鹿角菜
《品汇》

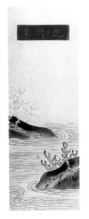

图 25-53-2　鹿角菜
《食物》

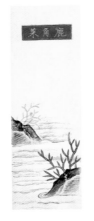

图 25-53-3　鹿角菜
《雷公》

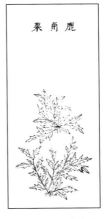

图 25-53-4　鹿角菜
《三才》

图 25-53-5　鹿角菜
《草木状》

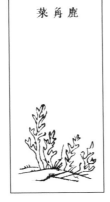

图 25-53-6　鹿角菜
《备要》

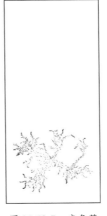

图 25-53-7　鹿角菜
《图考》

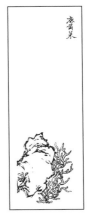

图 25-53-8　鹿角菜
《图说》

微毒。《日用本草》卷七。味咸。性大寒。《本草品汇精要》卷四〇。

【主治】下热风气，疗小儿骨蒸劳热，下丹石力，解面热毒。《分部本草妙用》卷九。

【发明】《养生食鉴》卷上：土人晒干为货，以水洗，醋拌，则胀起如新，味滑美，久则成胶，女人煮烂以梳头，发粘而不乱。《调疾饮食辩》卷三：此与石花、鸡脚一类三种，养阴退热，可以通用。虚寒人均宜戒也。

石花菜《食鉴本草》

【集解】《本草从新》卷四：《广东新语》云，石花出崖州海港中，三月采取，过期则成石矣。

《植物名实图考》卷一八：石花菜，《本草纲目》始著录。生海礁上，有红白二花，形如珊瑚。粗者为鸡脚菜。今海菜中有凤尾菜，如珊瑚而扁，亦其类也。

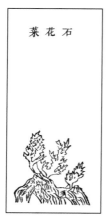

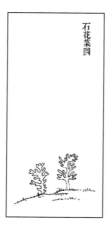

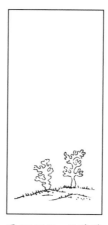

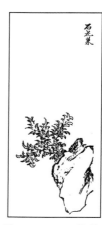

图 25-54-1　石花菜　《备要》　　图 25-54-2　石花菜　《草木典》　　图 25-54-3　石花菜　《图考》　　图 25-54-4　石花菜　《图说》

【气味】大寒，无毒。《食鉴本草》卷下。味甘、咸，性大寒、滑，无毒。《食物辑要》卷三。

【主治】去上焦浮热，发下部虚寒。有冷积人食之，令腹痛。多食弱阳。《食物辑要》卷三。

【发明】姚氏《食物本草》卷七：今人以石花菜洗去沙，入锅中，和以少水，煮数沸，带热擂数十转，便烊如膏糊，加以砂仁、椒、姜等末，取出贮盆内，稍冷凝结，如琥珀，如玛瑙，谓之琼脂。或酱或糟，冰姿可爱。○孕妇不宜多食。《本经逢原》卷三：石花煮肉，夏月必冻。下部虚寒及脾气不充者勿食。《夕庵读本草快编》卷四：虽甘咸无毒，乃大寒大滑之物也。能去上焦浮热，发下部虚寒。凡人腰肾气虚，脾胃怯弱者，断不可食。《调疾饮食辩》卷三：《食鉴本草》曰，甘咸大寒滑，去上焦浮热，发下部虚寒，确论也。今人暑月用以煮鱼，其胶如冬天鱼冻。鱼性热，石花寒，两物相和，想当两无弊也。

麒麟菜《本草纲目拾遗》

【集解】《本草纲目拾遗》卷八：出海滨石上，亦如璚枝菜之类，琼州府海滨亦产。周海山煌《琉璃国志》载：鸡脚菜、麒麟菜，皆生海边沙地上，又名鹿角菜。今人蔬食中多用之，煮食亦酥脆，又可煮化为膏，切片食。○《盛京志》，龙须菜生于东南海滨石上，丛生，状如柳根，长者至尺余，白色，以醋浸食，亦佳蔬也，土人呼为麒麟菜，出金州海边。鹿角菜生东南海中，大如铁线，分丫如鹿角，紫黄色，干之为海错，水洗醋拌，则如新味，今金州海边有之，据志则似一类二种也。

【气味】味咸，性平。《本草纲目拾遗》卷八。

【主治】消痰如神，能化一切痰结痞积痔毒。《本草纲目拾遗》卷八。

【发明】《本草纲目拾遗》卷八：《纲目》鹿角菜云：甘，大寒，滑。陈芝山《食物宜忌》云：微咸性平，大有消痰功用。濒湖反引孟诜一说，以为有微毒，不可久食，能发痼疾。且其主治，止载下食风气，小儿骨蒸，治丹石热结，解面毒，何昧其功用乃尔耶，兹特表之。○朱排山《柑园小识》：石花菜生海中沙石间，高二三寸，状如珊瑚，有红、白二种，洗去沙土，煮化凝成膏，糟酱俱佳。又有细如牛毛者，呼牛毛石花，味稍劣。郭璞《海赋》所谓土肉石华是也。《随息居饮食谱·蔬食类》：石华甘，咸，寒，滑。专清上焦客热，久食愈痔，而能发下部虚寒。盛夏煎之化成胶冻，寒凝已甚，中虚无火者忌食。粗者名麒麟菜，性味略同。《本草省常·菜性类》：麒麟菜，一名石花菜，一名琼枝。性寒。清胸膈邪热，发冷疾。多食伤血脉。服甘草者忌之。

【处方】《本草纲目拾遗》卷八：石花膏。治辛苦劳碌之人，或嗜酒多欲，忽生外痔，发作疼痛，步履难移。服此，或大便泻一遍，或不泻，亦即止痛，可以行走。再用搽洗等药，自能断根。用麒麟菜洗去灰一两，用天泉水煮烊，和白糖五钱食之。此方乃李治运臬司传灵隐寺僧。杭人萧成子患此症，僧往候，授以此方，服之随愈。予记之，后治数人多效。毛世洪《养生集》。

龙须菜 《本草纲目》

【释名】石须姚氏《食物本草》、发菜《随息居饮食谱》、洋菜、洋粉《本草省常》。

【气味】味甘，性寒，无毒。《食物辑要》卷三。甘寒，微咸。《本草从新》卷四。

【主治】利小水，去内热，治瘿结气。患冷气人勿食。《食物辑要》卷三。散结热，利二便。服甘草者忌之。《本草省常·菜性类》。

【发明】《药性切用》卷六：龙须菜甘寒微咸，清热散结，利水消瘿。较石花菜功力稍缓。

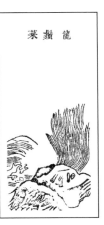

图 25-56-1 龙须菜 图 25-56-2 龙须菜
《备要》 《图说》

睡菜 《本草纲目》

【释名】绰菜《上医本草》。

《南方草木状》卷上：南海人食之，云令人思睡，呼为瞑菜。

【集解】《南方草木状》卷上：绰菜夏生于池沼间，叶类茨菰，根如藕条。

【气味】味甘，寒，无毒。姚氏《食物本草》卷七。

【主治】主心膈邪热，不得眠。姚氏《食物本草》卷七。

果部第二十六卷

《礼记·曲礼上》：《玉藻》曰：果实未熟，不鬻于市。凡食，果实者后君子，火熟者先君子。

《灵枢经·五味第五十六》：五果：枣甘，李酸，栗咸，杏苦，桃辛。《太平御览》卷九六四：《周礼·天官上》甸师职曰：甸师，供野果之属。《食物本草》卷二：果类诸果皆地产阴物，虽各有阴阳寒热之分，大率言之，阴物所以养阴，人病多属阴虚，宜食之。然果食则生冷或成湿热，干则硬燥难化而成积聚，小儿尤忌。故火熟先君子，果熟后君子之说，古人致谨，良有以也。但四方果类甚多，土产各有所宜，名色各有所异，气味各有所投，不复悉云。《本草医旨·食物类》卷三：施子曰，木实曰果，草实曰蓏。丰凶可以济饥，疾病可以备药。《素问》云：五果为助，以五味五色应五脏李、杏、桃、栗、枣。欲知五谷之丰歉，但看五果之盛衰。李主小豆，杏主大麦，桃主小麦，栗主稻，枣主禾。《周官》辨五地之物，山林宜皂物柞栗之属，川泽宜膏物菱芡之属，丘陵宜核物桃李之属。甸师掌野果蓏，场人树果蓏珍异之物，以时藏之。可见果蓏之土产既异，良毒辣性殊，可不慎欤？故集草木之实，列为果部。《调疾饮食辨》卷四：谷、菜皆以养生，诚不可缺。若夫果仅用之交际，供妇人之贽而已，其轻重相较悬绝也。然《周官·太宰》以九职任万民，其二曰园圃树草木。职方氏辨五地所宜之果。场人掌场圃果蓏珍异之物。笾人掌笾实，馈实之笾，复有加笾。《内则》楂、梨、枣、栗、瓜、桃诸果，皆列庶羞，是养与宾祭所必需，宜圣王之注意也。至其品类甚繁，补泻温凉不一，为利不少，为害亦多，可真焉弗讲欤。独不知《素问》五果为助，何取乎桃、李、杏也。意者轩农之世，九州岛犹未尽入版图，故殊方所产，圣人亦未必悉知耶。读《内经》者，师其意而勿泥其物，斯为善学古人矣。

编者按：果部凡3卷，分为五果、南果、味果、蓏果、水果5类，将原《本草纲目》山果类并入五果类，载药195种。收入《本草纲目》原有药物121种，包括原草部2种，木部1种。新增74种，其中10种从《本草纲目》附录药中独立出来，66种来自宋、元、明、清中本草书。《本草纲目·果部》原载125种，现收入本部凡118种，吴茱萸与食茱萸合并1种，2种（山枣、隈支）移木部，2种（沙糖、石蜜）移造酿部，2种（系弥子、灵床上果子）放弃不用。文末有"诸果有毒""解诸果毒"2条，前者来自《纲目》，后者新增。故本部凡197条，原有122条，新增75条。

《本经》10种

《别录》22种

《唐本草》13种　唐·苏敬

《本草拾遗》20种　唐·陈藏器

《食疗本草》1种　唐·孟诜

《食性本草》1种　五代·陈士良

《海药本草》1种　五代·李珣

《日华子》2种　宋·大明

《开宝本草》20种　宋·刘翰、马志

《图经本草》4种　宋·苏颂

《嘉祐本草》2种　宋·掌禹锡

《履巉岩本草》1种　宋·王介

《饮膳正要》2种　元·忽思慧

《日用本草》3种　元·吴瑞

《救荒本草》4种　明·朱橚

《滇南本草》2种　明·兰茂

《食物本草》2种　明·卢和

《本草会编》1种　明·汪机

《本草纲目》27种　明·李时珍

《医方药性》4种　明·佚名氏

《食物辑要》1种　明·穆世锡

《本草汇言》1种　明·倪朱谟

姚氏《食物本草》5种　明·姚可成

《养生食鉴》1种　清·何其言

《生草药性备要》1种　清·何谏

《本草从新》1种　清·吴仪洛

果之一　五果类85种

李《别录》

【释名】《通志·昆虫草木略》卷七六：李之类多。《尔雅》曰：休，无实李。一名赵李。又曰：痤，接虑李。今之麦李，即青李也。又曰：驳，赤李。此赤李着粉者也。陶隐居云：李以姑熟所出南居李，解核如杏子者为佳。《宝庆本草折衷》卷一八：李核人，俗号李人，一作仁。出姑熟，及京口、蜀州，今处处有之。○然李之类甚多，有青李、绿李、黄李、紫李、朱李、水李、御李、休李、驳赤李、房陵李、朱仲李、马肝李、痤接虑李，皆不入药用。

【集解】《救荒本草》卷下之后：《本草》有李核人。旧不载所出州土，今处处有之。其树大，高丈余，叶似郁李子叶，微尖而润泽光俊，开白花，结实种类甚多。○今有穿条红、御黄子，其李实味甘、微苦。一云味酸。《上医本草》卷二：按王祯《农书》云：北方一种御黄李，形大而

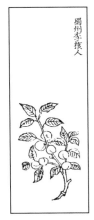

图 26-1-1　蜀州李核人《图经（政）》

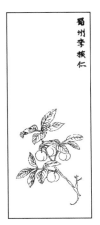

图 26-1-2　蜀州李核仁《图经（绍）》

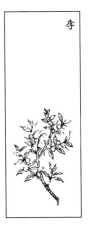

图 26-1-3　李《饮膳》

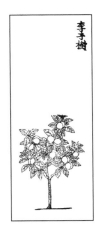

图 26-1-4　李子树《救荒》

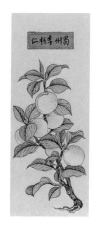

图 26-1-5 蜀州
李核仁《品汇》

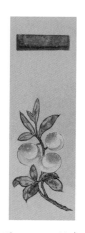

图 26-1-6 绿李
《食物》

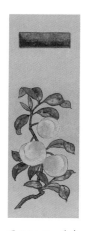

图 26-1-7 黄李
《食物》

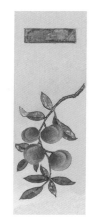

图 26-1-8 紫李
《食物》

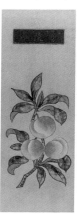

图 26-1-9 房陵李
《食物》

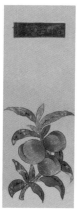

图 26-1-10 胭脂李
《食物》

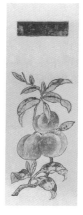

图 26-1-11 马肝李
《食物》

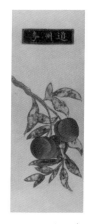

图 26-1-12 道州李
《食物》

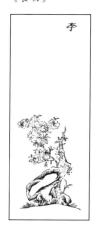

图 26-1-13 李
《三才》

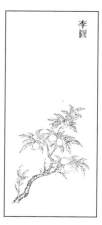

图 26-1-14 李
《草木典》

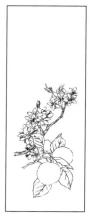

图 26-1-15 李
《图考》

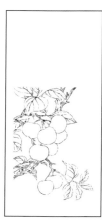

图 26-1-16 南华李
《图考》

肉厚，核小，甘香而美。江南建宁一种均亭李，紫而肥大，味甘如蜜。有擘李，熟则自裂；有糕李，肥粘如糕。皆李之嘉美者也。《**本草乘雅半偈**》帙一一：李，处处有之。树高丈许，绿叶白花，果极繁茂，与麦同候，麦秋至，李熟矣。种类近百，子大者如杯如卵，小者如弹如樱。味有甘、酸、苦、涩之别，色有青、绿、紫、赤、黄赤、缥绮、胭脂、青皮、灰紫之殊，形有牛心、马肝、柰李、杏李、水李、离核、合核、无核、扁缝之异。生有武陵、房陵诸李。早则麦李、御李，四月熟。迟则晚李、冬李，十月、十一月熟。又有季春李，冬花春实也。王祯《农书》云：北方一种御黄李，大如碗，肉厚核小，甘津香美；江南建宁一种均亭李，色紫肥大，香如兰蕙，味若醍醐；一种擘李，熟则拆裂糕液，如乳如酪，香甜可口；一种御李，花色红黄，实状樱桃，先诸李熟；一种夫人李，表绿里赤，肉好肥满，干之，嘉庆子也。《**植物名实图考**》卷三二：种类极多，《别录》有名未用有徐李，李时珍以为即无核李云。南华李产广东南华寺。古有绿李，今北地所产多紫黄色。此李色青绿，绘以备一种。

实

【气味】味苦、酸，温，无毒。《宝庆本草折衷》卷一八。味甘、酸、苦、涩，性微寒，无毒。《药性全备食物本草》卷二。甘、酸，凉。《随息居饮食谱·果食类》。

【主治】属木，养肝泻肝，泻其邪，破瘀。《医林纂要探源》卷二。敛骨节间痨热不治。《本草求真》卷九。

【发明】《神农本经会通》卷三：生子亦去骨节间劳热。不可多食，临水食之，令人发痰疟。又牛李，有毒。煮汁使浓，含之，治齿，脊骨有疳虫，可后灌此汁，更空腹服一盏。其子中人，主腹胀，研和面作饼子，空腹食之，少顷当泻。《**太乙仙制本草药性大全·仙制药性**》卷四：除瘤热而调中，去骨间之劳热。《**夕庵读本草快编**》卷四：《别录》嘉庆子李于五果属木，故字从木，产东京嘉庆坊佳。李实酸温，肝之果也。其花虽列为九，其品标为第一。生啖可以去骨节之劳热，曝食可以去瘤热而调中。但其种类亦多，见于编简者不一，如丹山玄云之李，餐之而得仙道；钟山如瓶之李，食之而生奇光；韩终之李玉华；杜陵之李金色。所谓清角奏而微酸，大宫动而甘美，乃誉其得木气之全也。其核可以化瘀悦颜，消肿利水；其根可以除渴解热，赤白下痢。又仲景奔豚汤用之，谓其咸能达肾，乙癸同原也。《**本草求真**》卷九：《素问》言李味属肝，故治多在于肝，正思邈所谓肝病宜食李之意。中有瘤热不调，骨节间有痨热不治，得此酸苦性入，则热得酸则敛，得苦则降，而能使热悉去也。且书既言除热，而书又言多食令人胪胀，及发虚热。盖因凡物生则难化，熟则易消，李属生硬之物，多食则物在胃不克，故又转为胪胀发热之病矣！推之书言温暑食李则能以发痰疟，合雀肉与蜜食则能以损五脏，合浆水以食则能以化霍乱，并服术人不可与食，无非李属湿物，少食则宜，多食则痰与热俱聚，单食而不杂以湿热之物，犹可多食，而更合以湿热之物，则食乌见其有可乎？故但指其勿食，正以使人自思可耳。《**调疾饮食辩**》卷四：

李味既不佳，性又难化，困脾生虫，作胀损人，较桃尤甚。《素问》列为五果，因味酸，故以配肝，切不可泥。《食物本草》曰：和蜜食，损人五脏。究之其性本劣，即不合蜜食，亦何尝无损。果中极劣之物。与桃、杏、糠头梨，均妇人、小儿之灾星厄鬼也。

核仁

【炮制】《本草品汇精要》卷三四：去壳取仁。《药性全备食物本草》卷二：入药泡去皮尖。

【气味】味苦。性，泄。气，味厚于气，阴中之阳。《本草品汇精要》卷三四。味苦，气平，降也，阴中阳也，无毒。《太乙仙制本草药性大全·仙制药性》卷四。

【主治】下水气，除肿满。《本草品汇精要》卷三四。散浮肿，利小肠，下水气，治僵仆蹉折，瘀血骨痛，及女人小腹胀。《食物辑要》卷六。

【发明】《太乙仙制本草药性大全·仙制药性》卷四：主女子小腹肿满，治蹉折骨疼肉伤。利小肠于顷刻，下水气于逡巡。《本经逢原》卷三：李核仁苦平入肝，疗僵仆瘀血骨痛，又能清血海中风气，令人有子，故承泽丸用之。其性散结，故能解硫黄、白石英、附子毒。为末和鸡子白敷面，一宿即落，《千金方》也。《黄帝》云，李子不可和白蜜食，蚀人五内。

【附方】《本草品汇精要》卷三四：疗面黑子。李核仁去皮细研，合鸡子白，和如稀饧，涂面上，至晓以淡浆水洗之，后涂胡粉。疗鼓胀。核仁和面作饼子，空腹食之，少顷当泻。

《上医本草》卷二：蝎虿螫痛。苦李仁嚼涂之，良。

根白皮

【炮制】《本草乘雅半偈》帙一一：取东行者，刮去皱皮，炙黄用。

【气味】味咸，大寒，无毒。《宝庆本草折衷》卷一八。味苦、咸，性大寒，无毒。《药性要略大全》卷六。

【主治】主消渴，止心烦逆奔气，治脚下气，主热毒烦躁，及赤白痢，浓煎服之。以苦李者入药，《活人书》乃用甘李根白皮。《宝庆本草折衷》卷一八。止消渴心烦，解暴热丹毒，治奔豚气，疗赤白痢。《得配本草》卷六。

【发明】《太乙仙制本草药性大全·仙制药性》卷四：主消渴而止心烦气逆，祛奔豚而理脚下气疼。治赤白痢疾而有准，解热毒烦燥而立瘥。《本草乘雅半偈》帙一一：李，木之多子，老至犹繁，累不易落。若荔实专力在系也，与麦同候，继绝续乏，承顺天施，养生之道也。仲景先生用治水逆犯上，病名奔豚，横滑难制者，用甘李根白皮，甘禀土味，秉制为用，转承水下，且木实得酸，根白金色，环承制化，在本则子令母实，在金则虚则补母，在土则承乃制之。溯流而上者，顺流而下矣。乃克治平，斯无不顺，何逆之有。子名嘉庆，良有以也。隐居《别录》广推奔豚者，肾之积，气从少腹上冲心，心烦逆，又若厥状，撞心消渴也。《本经逢原》卷三：《药性论》云，入药用苦李根皮。而仲景治奔豚气，奔豚丸用甘李根白皮。时珍疑为二种，不知仲景言甘，是言李之甘，《药性》言苦是言根之苦。但宜用紫李根，则入厥阴血分。若黄李根则入阳明气分矣。《别录》治消渴奔豚，大明治赤白痢下，《千金》烧存性，敷小儿丹毒，甄权治消渴脚气，孟诜治妇人赤白带下，皆取苦咸降逆气也。《长沙药解》卷二：甘李根白皮味涩，性寒。入足厥阴肝经。下肝气之奔冲，清风木之郁热。《金匮》奔豚汤，甘草二两，生葛五两，黄芩三两，芎劳二两，当归二两，芍药二两，甘李根白皮一斤。治奔豚气上冲，胸腹痛，往来寒热。以阳亡脾败，陷遏乙木，木气郁发，冲于脐腹胸膈，则生疼痛，而兼寒热。缘乙木上冲，胃胆俱逆，少阳郁迫，内与阴争，胜负迭见，故寒热往来。厥阴风木之气，风动血耗，温郁为热。甘草补土缓中，生姜、半夏降甲戊之上逆，黄芩、生葛清胆胃之郁热，芎劳、芍药疏木而润风燥，甘李根白皮清肝而下冲气也。甘李根白皮甘寒敛涩，善下厥阴冲气，故治奔豚。其诸主治，止消渴，除烦逆，断痢疾，收带下。《本草求原》卷一二：赤痢宜紫李根，入肝血；白痢宜紫李根，入胃气。赤白带下，脚气，敷小儿丹毒，存性，炙黄用。《草木便方》卷二：李根皮苦寒清热，崩带淋痢脚气灭。小儿风热丹毒服，奔豚牙痛骨病捷。

【附方】《太乙仙制本草药性大全·仙制药性》卷四：女人赤白带下。取李树东面皮，去黑皮，炙令黄香，以水煮汁，去滓服之，日再验。

《校补滇南本草》卷中：治膏淋，脓闭马口疼痛。秧草为使。用根点水酒服，但服后脓止，管中痒方好。治管中痒，如虫行之状。木贼二钱，车前子二钱，地肤子一钱，水煎，点水酒服。

花

【气味】平。《药性全备食物本草》卷二。

【主治】主小儿壮热痞疾，惊痫，煎汤浴之。《药性全备食物本草》卷二。

叶

【主治】治金疮水肿。《校补滇南本草》卷上。

徐李《别录》　【校正】《本草纲目》原附"李"条下，今分出。

【集解】《证类本草》卷三〇：生太山阴。如李小形，实青色，无核，熟采食之。《植物名实图考》卷三二：《别录》有名未用有徐李，李时珍以为即无核李云。

【主治】主益气，轻身长年。《证类本草》卷三〇。

杏《别录》

【集解】《太平御览》卷九六八：《神仙传》曰：董奉，字君异，居庐山。为人治病，重病得愈者，令种杏五株；轻病得愈者，为栽一株。数年之中，杏有十数万株，郁然成林。杏子熟，奉于林中所在，作箪食一器，宣语买杏者，不复须来报，但自取之，一器谷，便得一器杏。有人少谷，往而取杏多，即有三四头虎逐之。奉悉以杏所得谷赈救贫穷。《寻阳记》曰：杏在北岭上，有树百株，今犹称董先生杏株。《宝庆本草折衷》卷一八：一名杏子。生晋山川谷，及济南。○又云：生魏郡，今处处园种有之。《救荒本草》卷下之后：其实有数种：黄而圆者名金杏，熟最早；扁而青者名木杏，其子皆入药；又小者名山杏，不堪入药。其树高丈余，叶颇圆，淡绿，颇带红色，叶似木葛叶而光嫩，微尖。开花色红，结实金黄色。

实

【气味】味甘、酸、涩，性热，有微毒。《滇南本草图说》卷九。

【主治】治心中冷热，止渴定喘，解瘟疫。但人多食损目劳筋。《校补滇南本草》卷上。

【发明】《本草衍义》卷一八：《本经》别无治疗，《日华子》言多食伤神。有数种皆热，小儿尤不可食，多致疮痈及上鬲热。蓄为干果，其深赭色，核大而褊者为金杏。此等须接，其他皆不逮也。如山杏辈，只可收仁。又有白杏，至熟色青白或微黄，其味甘淡而不酸。《上医本草》卷二：按王祯《农书》云：北方肉杏甚佳，赤大而扁，谓之金刚拳。凡杏熟时榨浓汁，涂盘中晒干，以手摩刮收之，可和水调料食，亦五果为助之义也。《滇南本草图说》卷九：有损无益，多食昏神，冷膈热，生痰动脾，发疮疖，落须发，伤筋骨。素有目疾，忌食。小儿及产妇尤忌之。

核仁

【炮制】《药性粗评》卷三：采时须待黄熟，取自落者，其性全有力，破核取仁。双仁者有毒不用。热汤泡去皮尖，若作丸散，更和麦麸炒过。

【气味】味甘、苦，温，有毒。《宝庆本草折衷》卷一八。性微寒，味苦、微辛。入脾肺二经。《校补滇南本草》卷中。

【主治】可解锡毒。利胸中气逆喘急，润大肠气秘便难。发汗，治腹痹不通。解肌，止时行头痛。疗心下烦热风气去来，主咳逆上气雷鸣喉痹。润五脏，止痰嗽利咽膈。发声音，医产乳金疮，消心下急满。《本草元命苞》卷八。解锡毒，杀虫，消犬肉、索面粉积，解肌，散风邪，消痰定喘，利膈润燥。能散能降，润喉发音。治颠犬咬伤，敷之即愈。百虫入耳，滴杏仁水，即出。《滇南本草图说》卷九。止咳嗽，消痰，润肺，润肠胃，消面粉积，下气。《校补滇南本草》卷中。烧令烟未尽，研如泥，裹纳女子阴中，治虫蛆。《医学统旨》卷八。

【发明】《绍兴本草》卷一三：杏核仁，性味、主治已载《本经》，然但宁肺理气方中多用。大率杏性微热，其核仁当作味苦、温是矣。以食之戟人喉咽，当云有小毒也。《宝庆本草折衷》

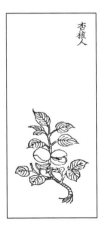

图 26-3-1　杏核人
《图经（政）》

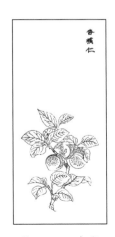

图 26-3-2　杏核
仁《图经（绍）》

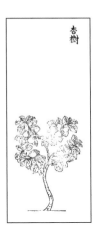

图 26-3-3　杏
树《救荒》

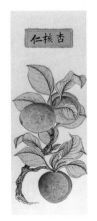

图 26-3-4　杏核
仁《品汇》

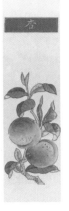

图 26-3-5　杏
《食物》

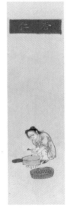

图 26-3-6　杏仁
《食物》

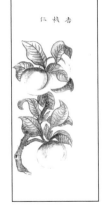

图 26-3-7　杏核
仁《精绘》

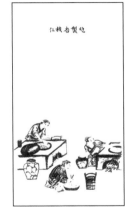

图 26-3-8　炮制杏核
仁《精绘》

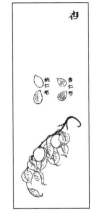

图 26-3-9　杏
《原始》

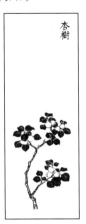

图 26-3-10　杏树
《博录》

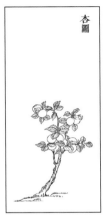

图 26-3-11　杏
《草木典》

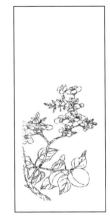

图 26-3-12　杏
《图考》

卷一八：艾原甫以厚壮者为杏人，尖扁者为桃人。然方土各异，恐互有尖厚。大抵桃人淡红，而杏人则浅褐，尤当精审也。旧称杏核之双人者杀人。坡仙因援李惟熙言：桃、杏双生人者，失常故也。凡物反其常，则气非其正，特不宜入药，岂当直谓其杀人乎？《本草衍义补遗》：杏仁属土而有水与火。能坠。亦须细研用之。其性热，因寒者可用。《本草纂要》卷五：入手太阴肺经，清肺之药也；复入阳明大肠，润大肠之燥。盖肺主气，肺气不利而咳逆喘急，肺受风寒而咳嗽有痰，肺气郁闭而大肠燥结，是皆气滞于肺之症也。若能用此，非惟有理气润肺之效，抑且有润肠治燥之功。何也？盖肺与大肠相为表里，脏通则腑通，腑顺则脏顺也。观此则杏仁之剂，其能治气润燥亦可见矣。吾闻施治之法，又与桃仁不同，杏仁下喘治气，桃仁疗狂治血；杏仁治大肠气分之燥，桃仁治大肠血分之燥；杏仁则入太阴，桃仁则入厥阴，故也。《药鉴》卷二：杏仁气温，味甘、苦，气薄味厚，可升可降，阴中之阳也，有小毒。入手太阴之剂也。解肌毒，散结滞。入麻黄利胸中急逆而喘促，同乌梅润大肠气闭而便难。单仁开腠理甚捷，双仁治狗咬极验。《伤寒证治准绳》卷八：杏仁气温，味甘苦，冷利，有小毒。洁：气薄味厚，浊而沉坠，降也，阴。入手太阴经。其用有三：润肺也，消食积也，散滞气也。垣：杏仁，散结润燥，除肺中风热咳嗽。杏仁，下喘治气也。桃仁，疗狂治血也。俱治大便秘，当分气血。昼则便难，行阳气也。夜则便难，行阴血也。故虚人便秘，不可过泄。脉浮者属气，用杏仁、陈皮。脉沉者属血，用桃仁、陈皮。手阳明与手太阴为表里，贲门主往来，魄门主收闭，为气之通道，故并用陈皮佐之。海：仲景麻黄汤及王朝奉治伤寒气上喘逆，并用杏仁者，为其利气，泻肺解肌也。《药性解》卷一：杏仁入肺者，《经》所谓肺苦气上逆，急食苦以泻之是也。大肠则共肺为传送者也，宜并入之。考《左慈秘诀》，称杏仁为草金丹，久服成仙。方书又云：服杏仁者，往往至二三年或泻，或脐中出物，皆不可治，两说相背，然杏仁主散，痰从腠理中发散而去，且有小毒。则方书之说，最为近理，《秘诀》所言，意者功在法制，亦未可知，然终属虚渺，勿宜尽信。《本草经疏》卷二三：杏核仁禀春温之气，而兼火土之化以生。故《本经》味甘，气温。《别录》加苦，有毒。其言冷利者，以其性润利下行之故，非真冷也。气薄味厚，阴中微阳，降也。入手太阴经。太阴为清肃之脏，邪客之则咳逆上气。火炎乘金，则为喉痹。杏仁润利而下行，苦温而散滞，则咳逆上气、喉痹俱除矣。其主心下烦热者，邪热客于心肺之分也。风气去来，时行头痛者，肺主皮毛，风邪自外而入也。温能解肌，苦能泄热，故仲景麻黄汤中用之，亦取其有发散之功也。主产乳、金疮者，亦指为风寒所乘者言之。消心下急者，以其润利而下气也。心寒贲豚者，心虚而肾邪凌之也。惊痫者，痰热盛也。雷鸣者，大肠不和也。总之取其下气消痰，温散甘和，苦泄润利之功也。○杏仁性温，散肺经风寒滞气殊效。第阴虚咳嗽，肺家有虚热，热痰者忌之。风寒外邪，非壅逆肺分，喘急息促者，不得用。产乳、金疮无风寒击袭者，不得用。惊痫，喉痹，亦非必须之药。《本草汇言》卷一五：张氏侍峰稿曰：杏为心果，仁为肺之用药也。气温而润，散寒结壅闭成痰。盖肺主气，若肺气不利，而咳逆喘急，肺受风寒而咳嗽有痰，肺气郁逆而大肠燥结，是皆气滞于肺之证也。用此有理气顺肺，开结润燥之功焉。然甘苦而温，又善能解肌，开达腠理，故仲景麻黄汤用之，亦取其通皮毛，有发散之效也。《景岳全书·本草正》卷四九：杏仁味苦、辛、微甘，味厚于气，降中有升。有毒。入肺、胃、大肠经。其味辛，故能入肺润肺，散风寒，止头痛，退寒热咳嗽，上气喘急，发表解邪，疗温病脚气。其味苦，降性最疾，观其澄水极速可知，故能定气逆上冲，消胸腹急满胀痛，解喉痹，消痰下气。除惊痫烦热，通大肠气闭干结。亦杀狗毒。佐半夏、生姜，散风邪咳嗽。佐麻黄发汗，逐伤寒表邪。同门冬、乳酥煎膏，润肺治咳嗽极妙。同轻粉研匀油调，敷广疮肿毒最佳。尤杀诸虫牙虫，及头面班疱。元气虚陷者勿用，恐其沉降太泄也。《本草洞诠》卷六：其用有三，润肺也，消食积也，散滞气也。又能治疮杀虫，用其毒也。《本草述》卷一六：《经》云杏为心果，而先哲于仁则谓其治气。《经》云桃为肺果，而先哲于仁则谓其治血。盖火之用〔在金〕，故心果之仁治气，金之用在木，故肺果之仁治血。何以明之？盖气者，火之灵，心固火主也。即谷气并真气于膻中，乃至于肺，肺又贯心脉以行呼吸，而气乃行。则由心以致其气之用者，可以思矣。又气者，血之帅，肺固司气也。即肺阴下降入心，而离中之坎胃仍受之，变化精微而为血，《经》所云清中之浊者下归于胃是也。则由肺以致其血之用者，又可以思矣。肺阴由于肾脉至肺也，《经》曰二阴至肺，盖肾为二阴。虽然或致气之用，或致血之用在诸果岂尽无之？乃先圣所谓五果为助，止以心果属杏，肺果属桃者，岂不为其于心肺有交，相为用之功哉？抑由肺气而致血之用者，类能知之，唯由心而致气之用，有如杏仁，习言治风寒逆气，似谓其能散耳，孰知心为阳中之太阳，气为火之灵乎？又治风热燥气，不过于其润耳，孰知其离中之坎，上合于阳中之少阴乎？试即后诸方以参之于效用之义，则亦思过半矣。○如以杏仁能散风寒，其同天冬以润心肺也，何居？如谓能治热燥，其同生姜、甘草以润大肠也，何居？如谓止治在气，其浸以童便而治肺喘也，何居？如谓无与于血，其同青黛、柿饼以治咯血也，何居？况治瞖遮、弩肉，犹可谓与血无与耶，至疗风虚头痛，更可以破粗工散外风之浪说矣。《本草汇》卷一四：散肺经之风寒，下喘嗽之气逆。消心下之急满，润大肠之气秘。杏仁专入肺经，乃利下之剂。解锡毒，消狗肉。烂索粉积，揩癥斑疥。《本经》治咳逆上气者，太阴为清肃之脏，邪客之而然也。杏仁润下，咳自除矣。《本草新编》卷五：惟真阳真阴虚者，二物俱不能通。所谓真阳真阴者，乃肾中之真火真水，非气血之谓也。真火衰，则大肠冰冻，非桂、附不能温。真水竭，则大肠枯槁，非熟地、山萸不能生。桃、杏之仁，又何能润泽而下降，况加陈皮以耗散其气血乎？或问：杏仁利气而不下血，而子以为未尝不下血，古人亦曾见之乎？嗟乎！杏仁下血，仲景夫子用杏子仁汤非乎？盖消血于利气之中，实有神功耳。《本经逢原》卷三：杏仁入手太阴经，辛能横行而散，苦能直行而降。遂为散邪降气，定喘泄滞，散结润燥，除肺中风热咳嗽，总不出《本经》主治也。《千金》以童便浸七日研如泥，治咳嗽寒热。仲景麻黄汤用杏仁者，为其利气泻肺解肌也，至于陷胸、麻仁等圆，皆熬黑，研腻如油，则知此物之性，愈熬黑愈润下矣。入肺寒喘逆发散药，连皮用之。又能治疮杀虫，用其毒也。《本经》治金疮寒心者，伤处风藉内入胞络，而心下恶寒，用以涂封疮口，拨散风热之邪也。言治奔豚者，辛能散结，温能下气也。元素言润大肠气秘，之才言解邪毒，《别录》言杀狗毒，炒香消狗肉及索粉积，故六神麹用之。扁鹊云，杏仁不宜久服，令人面目须发落，耗气之验也。今人以之混治阴虚喘嗽，转耗胸中大气，为患不浅。亡血家尤为切禁，以其味辛、性温，大能破血也。双仁者捣烂，以车脂调涂针断入肉，及箭镝在咽隔诸隐处，敷之即出。《本草经解要》卷三：杏仁气温，禀天春和之木气，入足厥阴肝经。味甘，得地中正之土味，入足太阴脾经。杏果本苦，且属核仁而有小毒，则禀火性，入手少阴心经。气味俱升，阳也。肺为金藏，气上逆乘肺则咳，肺若气逆，急食苦以泄之。杏仁苦而下泄，所以止咳也。火结于喉，闭而不通，则为喉痹。雷鸣者，火结痰雍，声如吼也。杏仁温能散结，苦能下泄，甘可缓急，所以主之也。杏仁味苦制肺，制则生化，则肺金下行，所以下气。肝藏血，血温则流行，故主产乳。血既流行，疮口亦合，故又主金疮也。心阳虚，则寒水之邪自下，如豚上奔，冲犯心君矣，故为寒水奔豚。其主之者，杏仁禀火土之气味，能益心阳，而伐水邪也。杏本有小毒，若双仁则失其常，所以能杀人也。制方：杏仁同白芍、甘草、北〔五〕味、苏梗、百合、款冬，治火逆气喘。专一味消狗肉积。《本草经解要附余·考证》：凡用汤浸去皮尖，麸炒黄。然治风寒肺病，有连皮尖用者，取其发散也。桃仁行血，宜连皮尖生用。若润燥活血，则宜汤浸去皮尖，炒黄用也。《得宜本草·下品药》：功专散结润燥。得天门冬能润心肺，得柿饼治肺病咯血，得童便能补肺劫劳。《长沙药解》卷三：杏仁味甘苦，入手太阴肺经。降冲逆而开痹塞，泄壅阻而平喘嗽。消皮肤之浮肿，润肺肠之枯燥。最利胸膈，兼通经络。《金匮》茯苓杏仁甘草汤，茯苓三两，杏仁五十个，甘草一两。治胸中痹塞短气，以土湿胃逆，浊气冲塞而无降路，是以短气。茯苓泄湿而消满，杏仁破壅而降逆，甘草补中而培土也。薯蓣丸方在薯蓣，文蛤汤方在文蛤，厚朴麻黄汤方在厚朴，皆用之以降逆也。《本草求真》卷七：杏仁散肺气分风寒，下气除喘。杏仁专入肺。既有发散风寒之能，复有下气除喘之力。缘辛则散邪，苦则下气，润则通秘，温则宣滞行痰。杏仁气味俱备，故凡肺经感受风寒，而见喘嗽咳逆，胸满便秘，烦热头痛，与夫蛊毒疮疡、狗毒、面毒、锡毒、金疮，无不可以调治。《神农本草经读》卷三：仁气味甘苦，其实苦重于甘，其性带湿，其质冷利。冷利者，滋润之意也。下气二字，亦足以尽其功用。肺实而胀，则为咳逆上气。雷鸣喉痹者，火结于喉为痹痛，痰声之响如雷鸣也，杏仁下气，所以主之。气有余便是火，气下即火下，故乳汁可通，疮口可合也。心阳虚，则寒水之邪自下上奔，犯于心位，杏仁有下气之功，伐寒水于下，即所以保心阳于上也。凡此皆治有余之症，若劳伤咳嗽之人，服之必死。时医谓产于叭哒者，味纯甘可用，而不知纯甘非杏仁之正味。既无苦降之功，徒存其湿以生痰，甘以壅气，阴受其害，至死不悟，惜哉！《药笼小品》：杏仁有甜苦二种，甜者，去皮炒研，润肺降气，消痰止嗽，有湿痰者不宜；苦者泻肺解肌，降气利胸膈，同橘皮通大肠气秘。

《调疾饮食辩》卷四：其性一无可取，《别录》曰：多食伤筋骨。扁鹊曰：动宿疾，令人目盲，须眉脱落。《食鉴本草》曰：孕妇、产妇尤忌。《衍义》曰：诸杏皆热，小儿食之生痈疖，成膈热。《素问》以皮赤味苦，于五行宜配火，故以为心之果。万不可泥。杏仁入药，性专泄肺。《药性本草》曰：治咳嗽上气、喘促。又有油，故能润肺燥，开声音。《千金方》治咳逆。《圣济总录》治喘急。《食医心鉴》治喘促浮肿，皆独用之。而伤寒无汗而喘，麻黄汤亦用之。皮毛肺之合，表邪闭于肺，故喘，麻黄、杏仁皆泄肺也。不喘者去之，其理较然矣。《本草正义》卷下：润肺而散风寒，除咳嗽上气，喘急气逆上冲，消痰下气，疗喉痹，润大便，杀狗毒。佐半夏、生姜散风寒咳嗽，佐麻黄、桂枝发汗解肌，同门冬、乳酥可润肺止嗽，同轻粉研调敷广疮最妙。《本草求原》卷一二：冷利，滋润下行也。有小毒，下气，主咳逆上气、痰声有如雷鸣，肺贯心脉以行呼吸，必肺阴入心以致其火之用，而气乃行。喉痹，火结于喉而为痹，苦降则气下，而火亦下。产乳金疮，肺阴入心而归于胃，则血化气行，血活则乳汁通，而疮口亦合。寒心奔豚，破伤风入于胞络，心下恶寒，用以涂封伤口，可拔风邪。又寒水自下上犯心位，则为奔豚，杏降肺气，气下水亦下，而心阳自可保也。按杏仁，人皆以其辛散，故治风寒咳逆；湿润，故治风热燥气。不知气为火之灵，肺必合心而后致其气之也；心肺气降，以致其血之用，而后燥可除也。消积，索面、豆粉近之则烂。通润大肠气秘，肺燥热移于大肠也。陷胸、麻仁等丸皆用之，皆水研细，熬黑成膏用；或同生姜、甘草熬膏用。可知此物愈熬黑愈润下。时行风虚头痛，上焦风燥也，研取汁，和羹粥食。久喘，童便久浸，焙为末，薄荷鸡子汤下。治疮，杀虫，制狗毒，可毒狗。炒香，消狗肉及索粉积，故神曲用之。解锡毒、肺病咯血、以黄蜡同炒黄，和青黛入柿饼内煨熟食。目翳，去皮，面包煨；去油，与铜绿等分点之。目生弩肉痒痛。每二钱半，入腻粉钱半，研匀，绵裹筋头点之。中双仁毒，杏根可解。观上所治，皆有余之症，若劳伤肺虚、阴虚咳嗽而混用之，则转耗胸中大气，亡血家尤忌，以其辛温破血也，久服令人须发易落，耗气故也。今人每爱甜杏，不知非苦则无降下之功，徒存其湿以生痰，甘以壅气，为害不小。《冷庐医话》卷五：杏仁润肺利气，宜汤浸去皮尖，麸炒黄，若治风寒病，则宜连皮尖生用，取其发散也。今人概去皮尖，殆未达此意耳。《本草汇纂》卷二：散肺气分风寒，下气除喘，解肌润燥，宣滞行痰。治时行头痛，去头面诸风气疱，喘嗽上气，喘促雷鸣，喉痹，惊痫，心下烦热，急满痛，上焦风燥，胸膈气逆，腹痹不通，大肠气秘。温病脚气，蛊毒疮疥。狗毒、面毒、锡毒、金疮，杀虫消肿。入天门冬煎润心肺，和酪作汤润声气。东垣论杏仁与紫菀均属宣肺除郁开溺，但紫菀主泄肺中之血，杏仁主下肺中之气。与桃仁俱治便秘，而杏仁治其脉浮，气喘便秘于昼而见；桃仁治其脉沉，狂发便秘于夜而见。冯楚瞻论杏仁、栝蒌，均属除痰，而杏仁从腠理中发散以祛，故表虚者最忌；栝蒌从肠胃中清利以除，故里虚者切忌。用杏仁以治便秘，须用陈皮以佐，则气始通。脉浮者属气，用杏仁、陈皮。脉沉者属血，用桃仁、陈皮。肺与大肠为表里，贲门在胃口之上，主往来；魄门，即肛门，主收纳，为气之通道，故并用陈皮佐之。至久服令人须眉发落，亦是耗气之故。阴虚喘嗽及亡血与表虚者，均未可妄投。《本草崇原集说》卷中：杏仁主治之病，皆起于肺气不利，病属有余，设与肺气无关，便非杏仁的候。○仲氏曰：其质冷利，故下气，肺主气，故治咳逆，咳逆上气，由肺气不得下行，未至实而胀也，肺与大肠相表里，水气相搏，则大肠雷鸣，非痰声之切响也，所以杏仁可治，如果肺实而胀，痰作雷鸣，又当于《论》《略》中求治法，《经读》特未明言。**《本草思辨录》卷三**：杏仁杏有脉络，为心果，仁则主通脉络之气而为肺果。其性直降而兼横扩，横扩与直降，互相牵制而不得逞，故非加他药不能横扩不能直降。然用杏仁于横扩，有兼取其直降者。用杏仁于直降，有兼取其横扩者。证若两有所需，杏仁亦两呈其技也。麻黄汤者，伤寒之汗剂也。既用麻黄何以又加杏仁，则以杏仁兼能下气止喘也。表实而邪不得解固喘，邪解而气不得下亦喘，杏仁既走表而复入里，则外散之气，亦相与由中道而下，是故麻杏甘石汤有麻黄又有杏仁，则为治喘，葛根汤有麻黄无杏仁，则证本无喘。然而麻黄非不治喘，小青龙汤云，喘去麻黄加杏仁，又何以有宜不宜之别耶？盖麻黄者，上发心液，亦下通肾气，小青龙心下之水，已与肾藏之水相吸引，若再以麻黄动其肾气，喘将愈不能止。杏仁肺药非肾药，故去彼加此，所谓用杏仁于横扩，兼取其直降者此也。

【附方】《本草衍义》卷一八：犬伤人。量所伤大小，烂嚼沃破处，以帛系定，至差，无苦。治肺燥喘热，大肠秘，润泽五藏。汤去皮，研一升，以水一升半，翻复绞取稠汁，入生蜜四两，甘草一茎约一钱，银、石器中，爁火熬成稀膏，瓷器盛。食后、夜卧，入少酥，沸汤点一匙匕服。

《食鉴本草》卷上：治患肺气喘急，至效。杏仁去皮尖一两，童子小便浸，一日三换，夏月一日五换，浸半月取出，焙干，研令细末，每服一枣大，用水一小盏，入蜜一螺壳许，薄荷一叶，同煎八分，临睡服。甚者不过二三服，永不再发。忌鱼腥热物。《胜金方》。治妇人阴内作痒成疮，久而不差。用杏仁一两，烧存性，雄黄五钱，白矾五钱，麝香一分。同为末，傅阴内，神效。《肘后方》。

《太乙仙制本草药性大全·仙制药性》卷四：下气止嗽，除风去野鸡病。以仁一两，去皮、尖、双仁，捶碎，水三升，研滤取汁，于铛中煎，以杓搅勿住手，候三分减二，冷呷之。小儿脐赤肿。以仁杵如脂，入钵中，和傅脐肿处。○金疮中风，角弓反张。以仁碎之，蒸令润，绞取脂服，兼以疮上摩效。

《药鉴》卷二：治哮神效。予尝用杏仁三钱，马兜铃三钱，蝉蜕二钱，白矾五钱，白砒五分，乳细红枣肉为丸如梧子大，食后冷水送下，男七女六。大都中病即已，不可多服，过则令人伤筋骨。

《本草经疏》卷二三：治风寒入肺，咳嗽生痰。同桑根白皮、前胡、薄荷、桔梗、苏子、贝母、甘草、五味子、橘红、紫菀。食狗肉不消，心下坚胀，口干，发热妄语。杏仁一升去皮尖，水三升，煎减半，取汁分三服，效。《梅师方》。

《本草汇言》卷一五：治肺气不利，或受风寒，或有痰滞，郁逆不通，以致咳嗽喘急。用杏仁汤泡去皮一两，桑皮一两，陈皮五钱，甘草二钱五分，分作五剂，每剂加生姜一片，煎服。《方脉正宗》。○治冬月伤寒。太阳经分头痛发热，身疼腰痛，骨节疼痛，恶风无汗而喘者，宜麻黄汤。用杏仁三十粒去皮，麻黄一两去节，桂枝八钱，甘草三钱，以水三升，先煮麻黄减半，去浮沫，纳诸药，煮取半升，温和服。覆卧取汗。仲景方。○治久病大肠燥结不利。用杏仁八两，桃仁六两，俱用汤泡去皮，蒌仁十两去壳净，三味总捣如泥，川贝母八两，陈胆星四两，经三制者，同贝母研极细，拌入杏、桃、蒌三仁，内神曲四两研末，打糊为丸梧子大。每早服三钱，淡姜汤下。《方脉正宗》。

《古今治验食物单方》：乌须。用杏仁三钱，蚯蚓粪五钱，瓜蒌一个，青盐三钱，同入瓜蒌内，煅过，为末擦之。

《檐曝杂记》卷六：人被火烧，皮肉焦烂，出虫如蛆者。用杏仁为末敷之，即愈。

叶

【主治】能敷大恶疮。《校补滇南本草》卷上。洗眼止泪。端午日采叶，煎汤。《本草发明》卷四。

根

【主治】堕胎。《本草发明》卷四。

巴旦杏 《本草纲目》

【释名】八担仁《饮膳正要》。

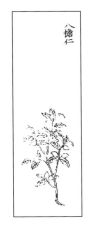

图 26-4-1　八担仁
《饮膳》

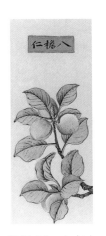

图 26-4-2　八担仁
《品汇》

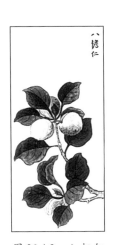

图 26-4-3　八担仁
《草木状》

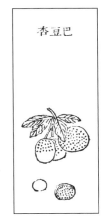

图 26-4-4　巴豆杏
《备要》

【集解】《本草品汇精要》卷三四：树高丈许，枝、叶、花、实与杏无异，但实差小，亦可啖之。核中仁，食之味甘美，与榛子仁相似，非若杏仁苦而有毒也。《香祖笔记·异物汇苑》卷一：巴旦杏出哈烈国，今北方皆有之。京师者实大而甘，山东者实小肉薄，少津液，土人贱之不食，独其仁甘，可以佐菹。

【炮制】《本草品汇精要》卷三四：敲去壳，汤泡，去皮用。

【气味】味甘，无毒。《饮膳正要》卷三。

【主治】止咳下气，消心腹逆闷。《饮膳正要》卷三。止咳下气，润燥豁痰，为劳嗽无热之专药。《药性切用》卷六。

【发明】《本草从新》卷四：有湿痰者勿服。以其性润也。凡仁皆润。形扁皮白，尖弯如鹦哥嘴者真。形圆皮黄尖直者，名甜舌仁，出山东、河南，不入药。《本草纲目易知录》卷三：今北地产者，有甜、苦两种，俱入药。但南杏仁味苦气燥，发汗解肌，故治风寒咳嗽。北杏，味甘气平，润肺化痰而治虚咳喘促。去皮用。

梅《本经》

【释名】《通志·昆虫草木略》卷七六：《尔雅》曰：梅，枏。又曰：时，英梅。梅类而实小，谓之雀梅。《宝庆本草折衷》卷一八：一名梅，一名梅子。○古诗云：一名青梅，其熟者名黄梅。

【集解】《本草乘雅半偈》帙五：梅叶皆似杏，叶端有尖，先春而花，凌霜傲雪，清芬袭人。其子青赤者，其材坚；其子青白者，其材脆。品类极繁，江梅遗核野生，不经栽接者，名直脚梅，凡山谷水滨，及荒凉迥绝之处，皆此本也。花小而疏瘦有韵、香烈实小而硬。早梅冬至前开，故得早名，要非风土之正。消梅其实圆小多液，惟堪青啖。古梅枝干樛曲，苍藓鳞封，苔须缀枝，几长数寸，绿丝风扬，飘飘拂人。重叶梅，花瓣数层，如小白莲，花房独出，结实多双，尤为瑰异。又绿萼梅、朱梅、百叶缃梅、鸳鸯梅、檀香、玉蝶诸品，皆堪清玩。若大庾岭梅，南枝已落，北枝方开，寒燠异土，迟早顿殊。入药以野生，及未经就接者为贵。

实

【主治】解酒，开胃生津。《食物辑要》卷六。开胃通胆，生津止渴。《本草求真》卷九。

【发明】《本草衍义》卷一八：食梅则津液泄，水生木也。津液泄，故伤齿。肾属水，外为齿故也。王叔和曰：膀胱、肾合为津府，此语虽鄙，然理存焉。熏之为乌梅，曝干藏密器中，为白梅。《本草纂要》卷五：梅实即乌梅也。味酸，气平，阳也，无毒。主温中暖胃，下气除烦，敛汗涩精，止血治痢之圣药也。大抵此剂心气虚而可实，肺气耗而可敛，脾气散而可收，肾气亏而可补，肠胃膀胱亦然，乃中和至美之药也。但风寒初起不可用，恐滞寒邪也；气实喘咳不可用，恐助气上盛也；胸闷郁痞不可用，恐滞气不散也。是则酸收之剂，治气血之虚最美。《食物辑要》卷六：多食，损齿伤筋，蚀脾胃，令人膈上痰热。服黄精人忌食。吃梅齿齼者，嚼胡桃肉解之。又云：梅子同

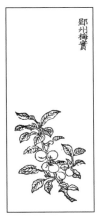

图 26-5-1　鄞州梅实
《图经（政）》

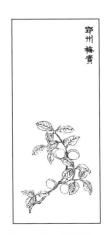

图 26-5-2　鄞州梅实
《图经（绍）》

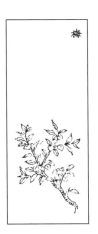

图 26-5-3　梅
《饮膳》

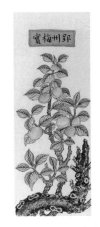

图 26-5-4　鄞州梅实
《品汇》

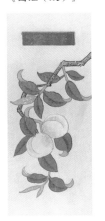

图 26-5-5　梅子
《食物》

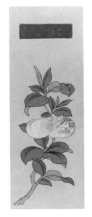

图 26-5-6　白梅
《食物》

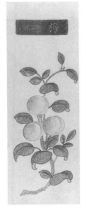

图 26-5-7　梅仁
《食物》

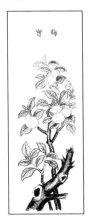

图 26-5-8　梅实
《精绘》

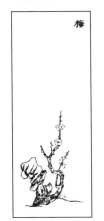

图 26-5-9　梅
《三才》

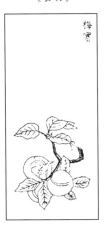

图 26-5-10　梅实
《原始》

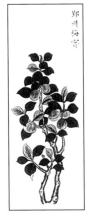

图 26-5-11　鄞州梅实
《草木状》

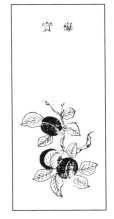

图 26-5-12　梅实
《类纂》

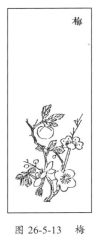

图 26-5-13 梅
《备要》

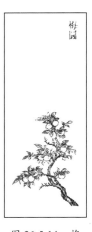

图 26-5-14 梅
《草木典》

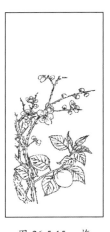

图 26-5-15 梅
《图考》

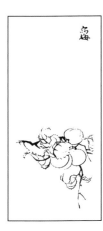

图 26-5-16 乌梅
《图说》

韶粉食，不酸，不软牙。

【附方】《尤氏喉科秘书》：制梅矾法。取大青梅，圆嫩而脆者，先切下壳盖，好好去核，再研细白矾末，捺入在内，仍用盖覆之，以竹针竿好，过一宿，明早用炭火煅之。不用其矾，轻白如腻粉，味至半酸，收贮听用。

《本草纲目拾遗》卷一：治诸毒恶疮。造梅子水法：用大梅子三五十个，捣碎，入有嘴瓶内，加盐三两，入河水浸过二指，日取蜒蚰投入，多多益善，经年更佳，凡毒将水搽之即消。《秋泉秘录》。

乌梅

【释名】《宝庆本草折衷》卷一八：一名黑梅。

【炮制】《绍兴本草》卷一三：一种黄大梅，以火熏之令干，今乌梅是也。《医宗粹言》卷四：造乌梅法，四月间取青梅或一石，或五斗，微拌烟煤，盒一二日，稍软，砖炕上用柴或草烧熏二昼夜，干湿得所，收起铺折，上冷，向日中曝干，即成乌梅。其物怕水怕湿，即发热如火而焚焦枯，惟光核而已。如有一篓，若着半杯水，则一篓俱焚而无用矣。《药性全备食物本草》卷二：五月采黄色梅子，用早稻秆烧灰和米饮拌之，火熏干为乌梅。

【主治】手指踵痛，杵梅仁，苦酒渍之。消渴烦闷，炒梅肉，入豉煎服。痰嗽药中为引，瘴疟方内宜加。生食伤齿骨，又令发虚热。《本草元命苞》卷八。乌梅气平，味酸。无毒。阳也。治久痢、久嗽、吐蛔，生津止渴，下气除热烦满，收肺气，消痰涩肠，止泄祛疟，虚劳骨蒸，安心，消酒毒；偏枯皮肤麻痹，去黑；烧灰杵末，傅一切恶疮，出恶肉立尽。《医学统旨》卷八。有生津止渴、止嗽、收汗、止泻、止痢之功。《医宗粹言》卷四。

白梅

【释名】咸梅《食鉴本草》。

【炮制】《宝庆本草折衷》卷一八：采梅实盐杀，曝干，藏密器中。

【气味】酸，咸，温。《医林纂要探源》卷二。

【主治】主伤寒，痰厥，头疼，折伤，下痢，肠垢。今呕逆者，服之尤验。《宝庆本草折衷》卷一八。

【发明】《伤寒证治准绳》卷八：海：乌梅，脾肺二经血分药也。能收肺气，治燥嗽。肺欲收，急食酸以收之。珍：乌梅、白梅，所主诸病，皆取其酸收之义。惟仲景治蛔厥，乌梅丸及虫中用者，取虫得酸即止之义，稍有不同耳。梅花开于冬，而实熟于夏，得木之全气，故其味最酸，所谓曲直作酸也。肝为乙木，胆为甲木，人之舌下有四窍，两窍通胆液，故食梅则津生者，类相感应也。故《素问》云：味过于酸，肝气以津。又云：酸走筋，筋病无多食酸。不然，物之味酸者多矣，何独梅能生津耶？《本草经疏》卷二三：梅得木气之全，故其味最酸，所谓曲直作酸是也。《经》曰：热伤气。邪客于胸中，则气上逆而烦满，心为之不安。乌梅味酸，能敛浮热，能吸气归元，故主下气，除热烦满及安心也。下痢者，大肠虚脱也。好唾口干者，虚火上炎，津液不足也。酸能敛虚火，化津液，固肠脱，所以主之也。其主肢体痛，偏枯不仁者，盖因湿气侵于经络，则筋脉弛纵，或疼痛不仁。肝主筋，酸入肝而养筋，肝得所养，则骨正筋柔，机关通利，而前证除矣。其主去死肌、青黑痣、恶肉者，白梅之功也。白梅味咸，咸能软坚故也。又能消痰、醒睡、止霍乱，解酒毒。《医宗必读·本草征要》下：乌梅味酸，平，无毒。入肺、脾二经。定嗽定渴，皆由敛肺之勋；止血止利，尽是固肠之力。清音去痰涎，安蛔理烦热，蚀恶肉而至速，消酒毒以清神。白梅即霜梅也。牙关紧闭，擦龈涎出便能开；刀箭伤肤，研烂傅之血即止。乌梅、白梅，皆以酸收为功，疽愈后有肉突起，乌梅烧傅，一日减半，两日而平，真奇方也。夫梅生于春，曲直作酸，病有当发散者，大忌酸收，误食必为害。《药镜》卷一：乌梅暖胃调中，安蛔敛肺。收摄浮热，故生津液而解心躁心烦。吸气归元，故止吐逆而除久疟久痢。煎汤代茶，火炎头上之疼立效。烧灰去核，黑痣之与死肌渐消。白梅味咸，功力少次，消痰霍乱兼止，醒睡酒毒亦消。《药品化义》卷六：乌梅属阴，体润，色制黑，气和，味酸，性寒，能升能降，力收肺涩肠，性气与味俱重而浊，入肺胃大肠三经。乌梅味酸主敛，肺性所喜，用入肺经，治久嗽热呕，夜间烦渴，口无津液，皆能敛之功也。其大肠为肺之外腑，以此同补脾药，止久泻，固结元气，其壮神之力也。又能安蛔虫腹痛，盖虫遇酸则静耳。若咳嗽初起，气实喘促，胸膈痞闷，恐酸以束邪气，戒之。《本草汇笺》卷六：梅花开于冬，实熟于夏，得木气之全，故味酸为最。肝为乙木，胆为甲木，人舌下有四窍，两窍通胆，故食梅则津生，类相感应。《经》云，味过于酸，肝气以津是也。然又云：酸走筋，筋病无多食酸。盖木喜升发，酸味收敛，违其性也。至若用入肺经，治久嗽热呕，夜间烦渴等症，肺性喜敛故耳。初嗽不宜，恐束邪气。其大肠为肺之外府，以此合补脾药同用，能止久泄，而固虚脱。白梅治症功同乌梅。而白梅则又兼盐软之义，故凡去死肌，青黑痣恶肉者，宜用白梅。乌梅采半黄者，筐盛于突上熏黑。白梅取青者，盐涂曝干。凡食梅齿齼，嚼胡桃肉解之。缪仲淳滞下方，以乌梅同川连、白芍、滑石、甘草、莲肉、白扁豆、葛根、升麻、红曲、橘红，加减作汤丸，为治痢之准。古方治痢血不止，以乌梅、黄连、伏龙肝等分，为末，茶清调服。盖酸能收，寒能止，苦能涩也。**《本草洞诠》卷六**：梅者，媒也。媒合众味，故书以盐梅为和羹也。梅花开于冬，而实熟于夏，得木之全气，故其味最酸。肝为乙木，胆为甲木，人之舌下有四窍，两窍通胆液，故食梅则津生者，气相感应也。《素问》云：味过于酸，肝气以津，而肾属水，外为齿，津液泄则肾气伤矣。梅实，气味酸平，无毒。多食损齿，伤筋，蚀脾胃，令人发膈上痰热。取半黄梅以烟熏之为乌梅，取青梅盐渍曝干为白梅。乌梅酸温平涩，敛肺涩肠，下气，除烦热，利筋脉，止久嗽、泻痢、反胃、蛔厥，消肿涌痰，杀虫解毒。白梅酸咸平，治中风惊痫，喉痹痰厥，牙关紧闭者，擦牙龈，涎出即开。止血，治刀箭伤，蚀恶肉。乌梅、白梅所主诸病，皆取酸收之义。惟仲景治蛔厥乌梅丸，取虫得酸则止之义耳。昔曾鲁公痢血百余日，陈应之用盐水梅肉一枚，研烂，合腊茶，入醋服之，一啜而安。盖血得酸则敛，得寒则止，得苦则涩故也。用乌梅肉烧存性，研傅恶肉上，一夜立尽。杨起云：起臂生一疽，愈后恶肉突起，如蚕豆大，月余不消，因阅《本草》得此方，试之，越日而平。乃知世有奇方，如此遂留心搜刻诸方也。**《本草述》卷一六**：乌梅之用，类以为酸收已耳。后学下一注脚，以为得木气之全。二说非不似也。第以《本经》所主治，首言下气，及止肢体痛偏枯不仁，死肌等证，而《别录》去痹，利筋脉，可谓酸收之功。如是乎即木气之全一语，为酸收注脚，亦大牵合矣。盖木气之全，则乐于宣泻，如梅实之熟于夏者，赋木气之全，而得宜于大火之流津，故告成功于实。应夏乃熟，是以梅实生津，独异于他味之酸者。由其木气全而起宣泻，母盛乐趋于子也。况直大火以为子，而淖溢之气夏有异乎？即以人身之津而言，《本经》谓其腠理发泄，汗出溱溱，是谓津不可举，似以推其义欤。**《本草汇》卷一四**：乌梅得木气之全，故其味最酸，脾肺二经血分药也。敛肺扶脾，调虚止痢，取其和胃之功。仲景云：生姜，呕家圣药。热燥者，乌梅代之。多见其有和胃止呕，治躁渴之功。脉缓虚者，必神气散脱，取其收敛，以酸收之法也。若病未久，有当发者，又未可便以此收也，误食必为害。同川连、白芍、滑石、甘草、莲肉、扁豆、葛根、升麻、橘红作丸，治下痢如神。血痢不愈，用乌梅、胡黄连、灶下土，等分为末，茶调服，甚验。盖血得酸则敛，得寒则止，得苦则涩故也。诸疮胬肉，用梅肉烧存性，研傅恶肉上，一夜立尽。久嗽不已，乌梅肉微炒，罂粟去筋膜炒，等分为末，每服二钱，睡时蜜汤下。去核，微炒。若过食而齿齼，齿病。齼者，嚼胡桃肉解之。忌猪肉。**《本草备要》卷三**：乌梅涩肠，敛肺。酸涩而温。脾肺血分之果，敛肺肺欲收，急食酸以收之。涩肠，涌痰消肿，清热解毒，生津止渴，醒酒杀虫。治久咳泻痢，梁庄肃公血痢，陈应之用乌梅、胡黄连、灶下土，等分为末，茶调服而愈。曾鲁公血痢百余日，国医不能疗，应之用盐梅肉研烂，合腊茶入醋服，一啜而安。瘴疟诸症初起者，皆忌用。**《本草新编》卷五**：乌梅止痢断疟，每有速效。然效速者，取快于一时，往往有变成久病而不能愈，不可不慎也。世有夏日将乌梅作汤以止渴者，腹中无暑邪者，可以敛肺而止渴。倘有暑邪未散，而结闭于肠胃之中，及至秋天，不变为痢，必变为疟矣。《医经允中》卷一八：清热安蛔，生津解渴，敛肺涩肠，止久嗽久痢。收敛太过之剂，即前诸症，非久而欲脱者不可用也，如遽用太早，变症愈凶矣。《本经逢原》卷三：《本经》下气除热烦满安心，止肢体痛，皆指陈藏者而言。若青梅则凝涩滞气，决非偏枯不仁者所宜。凡谷食菜果皆尔，不独青梅为然。《夕庵读本草快编》卷四：入药之功有白梅、乌梅之别。乌者专走脾肺二经血分，故能敛肺止嗽，安胃涩肠，除热治疟，蚀恶去努。仲景治蛔厥有乌梅丸，陈应之治血痢有腊茶煎是也。若中风惊涎，喉痹痰厥，僵仆牙关噤急者，用白反胜，皆取其能收敛而不耗越耳。《长沙药解》卷二：乌梅味酸，性涩。入足厥阴肝经。下冲气而止呕，敛风木而杀蛔。伤寒乌梅丸，乌梅三百个，干姜十两，细辛六两，人参六两，桂枝六两，当归四两，川椒四两，附子六两，黄连一斤，黄柏六两。治厥阴病，气上冲心，心中疼热，消渴，食即烦生，而吐蛔者。以水寒土湿，木气郁遏，则生蛔虫。木郁风动，肺津伤耗，则病消渴。木郁为热，冲击心君，则生疼热。脏腑下寒，蛔移膈上，则生烦呕，呕而气逆，冲动蛔虫，则病吐蛔。乌梅、姜、辛杀蛔，止呕而降冲气。人参、桂、归补中，疏木而润风燥。椒、附暖水而温下寒，连、柏泄火而清上热也。乌梅酸涩收敛，泄风木而降冲击，止呕吐而杀蛔虫，善医蛔厥之证。其诸主治，止咳嗽，住泄利，消肿痛，涌痰涎，泄烦满，润燥渴，散乳痛，通喉痹，点黑痣，蚀瘀肉，收便尿，下血，止刀箭流血，松霍乱转筋，开痰厥牙闭。醋浸一宿，去核，米蒸。《神农本草经读》卷三：乌梅气平，禀金气而入肺。气温，禀木气而入肝。味酸无毒，得木味而入肝；味涩即酸之变味也。味胜于气，以味为主。梅得东方之味，放花于冬，成熟于夏，是禀冬令之水精，而得春生之气而上达也。主下气者，生气上达，则逆气自下矣。热烦躁，心不安，《伤寒论》厥阴症，以气上撞心，心疼热等字（该）〔概〕之，能下其气，而诸病皆愈矣。脾主四肢，木气克土，则肢体痛；肝主藏血，血不灌溉，则偏枯不仁而为死肌，乌梅能和肝气，养肝血，所以主之。去青黑痣及蚀恶肉者，酸收之味，外治能消痣与肉也。《本草求原》卷一二：乌梅治在下部。如大便下血及酒痢血多、久血痢，或烧灰醋煮，米糊丸，米饮下；或合盐研，以腊茶、醋和服；或合胡连、灶心土为末，茶调下，立效。又烧为末，醋糊丸，酒下，止尿血；米饮下，治血崩。盖血本于阴而化于阳，此味由水而趋木火，能收阴达阳，是以收为化，以敛为行，是即下气以为固脱，非徒收涩已也。如止能收涩，何以大便不通，气奔欲死，用乌梅肉纳入下部即通；又中风牙关紧闭，用乌梅擦牙龈即开乎？今人但知其酸收，而不知其有春生上达之性，徒谓酸走筋，筋病无多食酸，而不知其有利筋脉之用，惜哉！《每日食物却病考》卷下：乌梅，暖，无毒。下气，除烦热，收肺气，安心，止痢涩肠，消酒毒，去痰治疟。白梅，盐腌晒干者，只用研傅刀箭伤，止血。刺在肉中，嚼封之即出。功用不及乌梅。《增订伪药条辨》卷三：造乌梅法：系取青梅篮盛于灶突上熏黑，若以稻灰淋润湿，蒸过，则肥泽不蠹。近有以小李伪造充售，则无益而有害矣。炳章按：乌梅，杭州出者，肉厚核小，色黑，性潮润者佳。

绍兴枫桥出者，性燥，核大肉薄，色黑微黄者，略次。别处亦出，总要肉厚色黑，性糯为佳。

【附方】《宝庆本草折衷》卷一八：主伤寒，下部疮。用乌梅肉炒燥杵末，蜜丸如梧子大，以石榴根皮煎汤，食前下拾丸。《圣惠方》。

《药性粗评》卷三：积痰。凡患伤寒四五日，头痛壮热，胸中烦痛，知有痰积，或但患痰厥者，乌梅十个，去核，盐二钱，酒一钟盏，煎至七分，去滓，非时温服，得吐即佳。○疮肉弩出。凡患恶疮烂肉弩出者，取乌梅肉和蜜，杵作饼子，如钱许大，厚封其口，再易，而大愈。或取乌梅肉烧灰杵末，傅上，一二次恶肉立尽，累试有验。

《太乙仙制本草药性大全·仙制药性》卷四：○治消渴，止烦闷。以肉二两，微炒为末，每服二钱，水煎去滓，入豉二百粒。○手指忽肿痛，名为代指。以乌梅仁，杵，苦酒和，以指溃之，须臾差。治心腹俱胀痛，短气欲死或已绝。乌梅二七枚，水五升，煮一沸，内大钱二七枚，煮取二升半，强人可顿服，羸人可分之再服。治马汗入肉。用乌梅和核烂杵为末，以头醋和为膏，先将疮口以针刺破，但出紫血，有红血出，用帛拭干，以膏傅上，以帛系定。治痔漏肠风下血极效。以净肉四两，枳子仁四两，新瓦盛盐同封固，铁钉三个承上，下火，打三炷香，存性为末，黄蜡二两溶化，为丸麻仁大，每三十丸，好酒送下。

《本草经疏》卷二三：治滞下如神。乌梅同川黄连、白芍药、滑石、甘草、莲肉、白扁豆、葛根、升麻、红曲、橘红作丸。治火炎头痛。一味作汤，代茶饮。仲景乌梅丸。治蛔厥，蛔上入膈，故烦，须臾复止，得食而呕，又烦者，蛔闻食即出故耳。用乌梅三百个，细辛、附子、人参、桔梗、黄檗各六两，当归、蜀椒各四两，黄连一斤，干姜十两，捣乌梅肉和丸桐子大。先食饮服十丸，日三服。治暑气霍乱。白梅一个，和仁捣碎，入丝瓜叶一叶，或扁豆叶，再捣烂，用新汲水调，灌下即解。

《本草汇笺》卷六：发背走散秘方。用白梅、皂角同烧存性，为末，不发热者，米醋调围，数换即不走散，加姜汁同醋尤妙。若发热，以茶清调。

《本草述》卷一六：喉痹乳蛾。冰梅丸用青梅二十枚，盐十二两，淹五日，取梅汁，入明矾三两，桔梗、白芷、防风各二两，猪牙皂角三十条，俱为细末，拌汁，和梅入瓶收之，每用一枚，噙咽津液。凡中风痰厥，牙关不开，用此擦之尤佳。梅核膈气。取半青半黄梅子，每个用盐一两，淹一日夜，晒干，又浸又晒，至水尽乃止。用青钱三个，夹二梅，麻线缚定，通装磁罐内，封埋地下百日，取出，每用一枚，含之咽汁，入喉即消。收一年者治一人，二年者治二人，其妙绝伦。暑气霍乱。白梅一个，和仁捣碎，入丝瓜叶一片，或扁豆叶，再捣烂，用新汲水调，灌下即解。

《本经逢原》卷三：治女人脚上鸡眼。乌梅肉饭上蒸烂，和米醋研如糊，涂上一宿即去。丹方。

《本草求原》卷一二：治痰厥、喉痛、喉闭、乳蛾。仙梅方：用盐一斤、梅一百腌五日，入明矾六两，牙皂三十条，芒硝、半夏、防风、桔梗、白芷、羌活各二两为末，拌匀收之，每用一枚含咽。亦治中风牙闭，以此擦之。

核仁

【主治】能治妇人子藏中风气积滞。《千金》承泽丸用之。《本经逢原》卷三。

花

【气味】味微酸，涩，气清凉而芳香。《药性纂要》卷三。味甘、微酸，气平，无毒。《冯氏锦囊秘录》卷八。

【主治】能助胃中生发之气，清肝经郁结之热。《药性纂要》卷三。能发痘解毒，以其先得万物生发气也。《冯氏锦囊秘录》卷八。舒肝解郁，清火稀痘。《随息居饮食谱·果食类》。

【发明】《药性纂要》卷三：罗周彦《医宗粹言》：至宝丹用梅花，主小儿诸症皆宜。先慎安征君治男妇诸疾，宽胸散郁，行气消食，应手获效，大能开通关窍，比之苏合丸功用相符，而不燥不热。久为家秘，予不忍私，愿与世共之。○李氏未载治病方法，余故补之。《夕庵读本草快编》卷四：若收花，可以蜜浸，亦可煮粥。故杨诚斋诗蜜点梅花带露餐及脱蕊收将熬粥吃之句，不但助雅致，清神思，亦可悦颜驻色也。故摽梅咏自风人，落梅歌成乐府。冯涓啖梅，四座流涎；苏轼莳梅，沉疴顿愈。自花而实，自咏而玩，皆有益于人尔。

【附方】《饮食须知·果类》：暗香汤。取半开梅花，溶蜡封花口，投蜜罐中，每取一二朵，同蜜一匙，点滚水服。

《药性纂要》卷三：至宝丹。白滑石，研飞，丹皮水煮六两。甘草，一两，熬成膏。香附米，一两，童便浸煮。梅花一两，砂仁五钱，甘松五钱，莪术，五钱，醋煮。益智三钱，山药三钱，茯神二钱五分，远志，二钱五分，甘草汤泡去骨。茯苓二钱，黄耆二钱，人参一钱，木香五分，麝香三分，俱为末，甘草膏同炼，蜜和丸龙眼大，朱砂为衣，滚汤化下。

叶

【主治】解水毒。《随息居饮食谱·果食类》。

蒲利强 《生草药性备要》

【集解】《生草药性备要》卷上：叶似梅叶，根梗皮俱黑。心黄者正。

【气味】味苦，性平，无毒。《生草药性备要》卷上。

【主治】治疥癞，洗之即愈，煲肉食亦可。治癣，为末猪油搽。《生草药性备要》卷上。

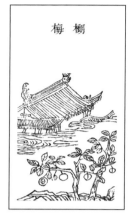

图 26-7-1 榔梅《备要》

榔梅《本草纲目》

【集解】《本经逢原》卷三：梅之种类最多，惟榔梅最胜。相传是真武折梅枝插榔树株而誓曰：吾道若成，花开果实。其种从均州太和山来，榔即榆树中之一种，其梅如杏而松脆异常，故近世谓之消梅。

【气味】甘、酸，平，无毒。《本草医旨》卷三。

【主治】开胃生津，清神安睡。《本经逢原》卷三。

梅花《本草纲目拾遗》

【集解】《本草纲目拾遗》卷七：《粤志》：惟岭南梅花最早，冬至雷动地中，则梅开地上，盖其时火之气不足于地，而发其最初之精华，故梅开。水之气上足于天，而施其最初之滋润，故雪落、雪泄也，从肃杀之中，泄其一阳之精，以为来春之生生者也。雪深则水气足，梅早则火气足，火气足而为天地阳生之始、阴杀之终，使万物皆复其元。梅之德所以为大，天地一阳之复不可见，见之于梅，又其得气之先也。韶州梅，长至已花，腊月复开尤盛，有于旧蒂而作新花者，其地属岭北，故梅以腊以正月开，气盛则开而又开。琼州梅有六出者，予谓梅五出也。五，阳数也，冬至一阳始复，梅吐花得阳之先者，今六出，乃得阴数矣。盖以地气而变，苦于严寒，故不用五而用六，同于雪花也，以梅为体，以雪花为用，人见其六而不见其五，藏五在于六之中，犹河图之五在十中也。河图之一生水，梅得水气之先，故花于冬至，与雪同时。雪者，水气所凝；梅者，水形所结，卦皆属坎，水在天而凝雪，水在地而发梅，水之数六，寒极则雪花与梅皆六出，应其数也。

图 26-8-1 梅花草《滇南图》

【气味】味酸涩，性平。《本草纲目拾遗》卷七。味甘、苦，性凉，无毒。入肝、肺二经。《本草再新》卷四。

【主治】清头目，利肺气，去痰壅滞上热。○安神定魂，解先天痘毒，凡中一切毒。《本草纲目拾遗》卷七。治痈瘘疮痘，败毒发斑，生津凉血。《本草再新》卷四。

【发明】《本草纲目拾遗》卷七：梅花梅梗，《纲目》载梅花无治方，止言点汤煮粥助雅致而已。《食物宜忌》云：梅花味酸涩，性平，并无主治。殆亦不知梅花之用，入药最广，而功效亦最大。《百草镜》：梅花冬蕊春开，其花不畏霜雪，花后发叶，得先天气最足，故能解先天胎毒，有红、白、绿萼、千叶、单叶之分，惟单叶绿萼入药尤良。采能不犯人手更佳。含苞者力胜。

性寒，或曰平，味酸涩清香，开胃散郁，煮粥食，助清阳之气上升；蒸露点茶，止渴生津，解暑涤烦。《谈撰》：卉木皆感春气而生，独梅开以冬，盖东方动以风，风生木，故曲直作酸，则酸者木之性，惟梅之味最酸，乃得气之正。北方水为之母，以生之则易感，故梅先众木而华。

【附方】《本草纲目拾遗》卷七：治瘰疬。鸡蛋开一孔，入绿萼梅花将开者七朵，封口，饭上蒸熟，去梅花，食蛋，每日一枚，七日全愈。唇上生疮。白梅瓣贴之，神效，如开裂出血者，即止。《赤水玄珠》。紫金锭。宜端午日制，合飞朱砂、红芽大戟、处州山慈菇、千金霜、川文蛤、净粉草、河车，以上六味各二两，珍珠、琥珀、明雄黄、冰片、陈金墨各五钱，梅花蕊、西牛黄各一两，川麝香四钱。右各药为末，乳筛极细，以糯米粉糊杵为丸，研用。稀痘神方。白梅花蕊三钱，采饱绽者，须预备晒干，生地黄三钱，当归三钱，生甘草一钱，脐带，小儿自己落下时，去灰或矾，用新瓦炙存性，研末极细，同煎浓汁，滤清熬膏，作一日吃完，小儿永不出痘。尹蓬头混元丹。治小儿诸虚百损，用梅花合混元衣，注梅花解痘先天之毒。《万病回春》。九仙夺命丹。又名十圣丹，治七十二般无名肿毒恶疮，流注火痹等症，朱砂三钱，雄黄、乳香、没药、冰片、血竭各二钱，石胆矾、铜青、麝香、枯矾、熊胆、飞过黄丹各一钱五分，蜈蚣、蚯蚓、僵蚕各二条，微炒黄色，去嘴，梅花一升，寒水石、牛黄、蟾酥、白官粉、硼砂各一钱，全蝎九个，蜗牛七条，以上廿三味为末，研极细，以朱砂一钱五分为衣。其修合之法：先将蟾酥用乳汁化开，共为丸，如丸不起，略加面糊，如桐子大，每服一丸，令病人口嚼生葱一根咽下，又嚼一根极烂，吐在手心上，裹药，用滚热老酒吞下，量冷暖时候，盖被出汗。如病人不能嚼，人代嚼之亦可，如无汗，再服一丸自愈。凡诸毒医迟，毒走攻心，必不可救。若汗来迟，以热酒催之。不可以手摸摩患处，如痒，以旧木梳梳之自止。《集听》。稀痘。用绿萼梅花七朵，须预养于花瓶内，春分日摘花半开者，只用净瓣捣烂，白糖三匙，滚水服之，毒即全消，免出痘矣。小儿满月后即可服《集听》。梅花点舌丹。治一切疗毒及恶疮初起，天行瘟毒，咽喉肿痛等症，轻者二粒，重者四粒，先用无根水送下，次取一粒噙于舌下化之。乳香去油二两，珍珠豆腐煮过、麝香水飞、熊胆各六分，没药去油，京牛黄、苦葶苈、朱砂、硼砂、蟾酥人乳泡、血竭、雄黄水飞各二钱，片脑一钱，另研沉香一钱，白梅花阴干一钱二分，共为细末，用人乳汁化蟾酥，丸黍米大，金箔为衣。《集验》。预稀痘疹。每年腊月清晨摘带露绿萼梅蕊一百，加上白糖，捣成小饼，令食之。《不药良方》。三花丹。将出痘之时，用此能稀痘，梅花、桃花、梨花，取已开、未开、盛开者，阴干为末，等分，兔脑为丸，雄黄为衣，用赤小豆、绿豆、黑大豆汤送下。《赤水玄珠》。梅桃丹。治痘已出未出，不起不发，隐在皮肤，并治麻症斑症。用梅花一两、桃仁、辰砂、甘草各二钱，丝瓜五钱，为末，每服五分，参苏汤下。《赤水玄珠》。痘不问前后，凡黑陷咬牙寒战。用梅花六钱，穿山甲一两，仙灵脾五分，麝香一钱，为末，每服三五分；咬牙寒战，加人牙二三厘，内托散送下。青梅散。用生青果核七个，打碎去仁，晒干，研极细末，不宜火焙，又不宜沾生水，再用玉蝶梅花二十一朵，去蒂，共白蜜两茶匙，捣浓，恰交春分时，与小儿服，永不出痘，即出亦不过三粒。此方传自江宁王培德家，已九世，无痘殇之儿，真异方也。锡山衣德堂《稀痘良方》。**二气丸**。凡小儿服此丸，永不出痘。其方即前稀痘神方，脐带曰坎气，梅花先天之气，故名二气丸。新安汪卫公先生传其家亲友。**七仙丹**。治痘气血两虚，灰白水泡痒塌等症。黄芪二两，人参一两，甘草五钱，紫河车一两，梅花一两五钱，鹿茸一两，天灵盖一个，共为末，每服八九分，用内托散煎汤送下；气实者加山查、陈皮各五钱。应昌按：天灵盖即或有益，亦不可用，况二方功效全不在此乎。张琰《种痘新书》。**二花散**。能起五陷，黄蜡梅花，素心者尤良，阴干，不拘多少，去毛壳罐盛听用；桃花阴干，山查去核，炒为末，小丝瓜阴干为末，陈皮去白，人参，黄芪炙，甘草炙，朱砂，紫河车酒洗去筋蒸焙干，鹿茸酒酥炙，穿山甲取首尾四足者炒，仙灵脾去四弦刺酒焙，人牙火煅、韭汁淬七次，天灵盖洗净去酥，各为末用。按：《纲目》梅花条下，并无主治，而于蜡梅花下亦仅言解暑生津而已，不知蜡梅亦并非梅种，其主治亦广，不仅治痘也。《种痘新书》。**龙脑骨**。治痘出未透、心狂见鬼、陷伏等症，用梅花不拘多少，晒干为末，加冰片少许，共研为末，以猪心血和匀为丸，狂谵者灯心汤引，紫陷者以紫草煎汤调之，加酒数茶匙化下。**绝痘**。杨春涯《验方》：用南方绿萼梅蕊未放，采藏风干，逢四时八节，节前一日，用鸡蛋一个，打孔入蕊，纸糊好，饭上蒸熟，吃数次，永不出痘。即出，亦不过数粒。《种痘新书》。**解痘毒**。立春前后三日，采红梅蕊半含半开者一钟，去蒂，仍安钟内，磁盘盖住，一周时足，气汁升上，用新擂盆未经五辛者，捣研如泥，捏成饼样，加明朱砂水飞一钱，匀掺于上，缓缓研匀，再加白蜜少许，丸如弹子，晒半干，金箔为衣，遇四绝日，每服一丸，甘草汤下。忌铁器荤腥。服过一丸后，当日晚间微微发热，次日遍身发出细瘰，是其验也。《刘氏得效方》。**治痘疹**。《种福堂方》梅花丸，有起死回生之功。又换痘丹中，梅蕊、犀角、麻黄膏并用。又朱禹功《仙传稀痘方》：赤豆、黑豆、绿豆各一两，研末，入新竹筒中，削皮留节，凿孔入药，杉木塞紧，用蜡封固，腊月浸厕中一月，取出风干，每药配梅花片三钱。每服一钱，以经霜丝瓜藤筋煎汤下，神效。**千里梅花丸**。途中备用：用枇杷叶、干葛末、百药煎、乌梅肉、腊梅花、甘草各等分为末，用蜡化开，投蜜，每蜡一两，加白蜜二钱，和药末，捣二三百下，丸如鸡头实大。夏月长途含化一丸，津液顿生，寒香满腹，妙不可言。《医学指南》。**保产神效方**。凡妇人三月久惯小产，百药不效者，以梅梗三五条煎浓汤饮之，复饮龙眼汤，无有不保者。《道德集》。

【附录】**梅梗**。《本草纲目拾遗》卷七：梅梗，诸梅树皆可用，以绿萼者佳。凡梅有气，条青翠色，此条无叶，止光梗出枝罅，薛征君生白曾言用以通上下隔气有效，此气条而非梗也，用梗以带叶成枝者入药。《纲目》梅部载梅实及核仁根叶，独不及梗。

石梅《校补滇南本草》

【集解】《校补滇南本草》卷上：此草非山梅，家梅也。山梅树大，石梅树小，仅高尺余，叶黄色，梗硬黑色，子甚小。

【气味】味酸，无毒。《校补滇南本草》卷上。

叶

【主治】采叶为末，每服三钱，用苦连翘汤下，治一切大麻疯瘕癞疾，神效。《校补滇南本草》卷上。

子

【主治】采子食之，治九种气疼。《校补滇南本草》卷上。

花

【主治】采花止血，敷伤处皆效。《校补滇南本草》卷上。

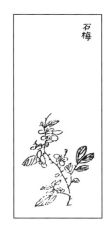

图 26-9-1　石梅
《滇南》

桃《本经》

【集解】《通志·昆虫草木略》卷七六：桃之类多。《尔雅》曰：旄，冬桃。今谓之旄桃，藤生，出山谷。或言即寒桃也。十月熟，故谓之冬桃。又曰：榹桃，山桃。今野出之桃也，味酸苦，不解核。桃之实干而不落，其中实者，曰桃枭，曰枭景。《本草》云：主杀百鬼精物。上古有神荼与郁垒兄弟二人，桃树之下，阅百鬼无理者，缚以苇索饲虎。今人本此而作桃符。**《本草乘雅半偈》帙四**：桃品甚多，华艳称最，不培而蕃，且早结实，世遂以凡品目之。然有黄者、绛色垂丝者、龙鳞者、饼子者、牡丹者，亦凡中之异矣。若汉上林苑之细桃、紫纹桃、金城桃、霜桃，尝山所献巨核桃，凌霜花灼，后暑实賷，是又仙凡迥别，不可得也。惟山中毛桃，即《尔雅》所谓褫桃者，小而多毛，其仁充满多脂，可入药用。

实

【气味】性温，无毒。《履巉岩本草》卷中。

【附方】治咯血吐血疾，不以多少，为末，每服一钱至二钱，冷水调服。《履巉岩本草》卷中。

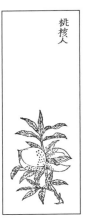

图 26-10-1 桃核
人《图经（政）》

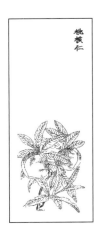

图 26-10-2 桃核仁
《图经（绍）》

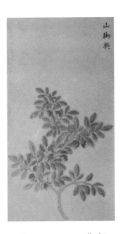

图 26-10-3 山御桃
《履巉岩》

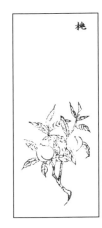

图 26-10-4 桃
《饮膳》

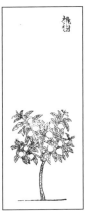

图 26-10-5 桃树
《救荒》

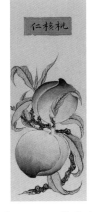

图 26-10-6 桃核仁
《品汇》

图 26-10-7 桃
《食物》

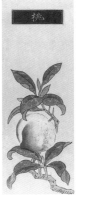

图 26-10-8 桃核仁
《精绘》

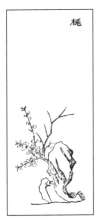

图 26-10-9 桃
《三才》

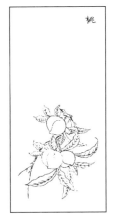

图 26-10-10 桃
《原始》

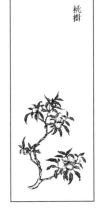

图 26-10-11 桃树
《博录》

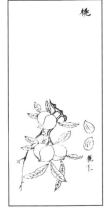

图 26-10-12 桃
《类纂》

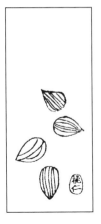

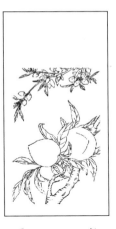

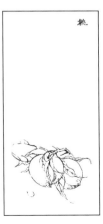

图 26-10-13　桃仁　　　　图 26-10-14　桃　　　　图 26-10-15　桃　　　　图 26-10-16　桃
　　《求真》　　　　　　　　《草木典》　　　　　　　　《图考》　　　　　　　　《图说》

核仁

【气味】味苦、甘，平，温，无毒。《宝庆本草折衷》卷一八。

【主治】通月水瘀血血闭，破癥瘕蓄血血结。润大肠便难，消心下坚积。除卒暴击血，止咳逆上气。行手足厥阴经，定心腹卒急痛。《本草元命苞》卷八。

【发明】《绍兴本草》卷一三：桃核仁，《本经》已具主治，及古今诸方时亦用之，但佐他药破血为用。当从《本经》味苦甘、平、无毒是矣。又桃花、桃枭、桃毛、桃蠹及茎白皮、叶胶等，并各分主治。虽诸方间亦用之，皆未闻独取效之验，及有相违治者亦众。且如引《外台》治霍乱吐利，以桃叶为疗；又云虚热渴，将桃胶如弹含之，如此等用，显非所宜多矣。唯桃实一种，世之果品，多食粘滑肠胃颇验，当云味甘酸、平、无毒是也。处处产之，唯北地者佳。《宝庆本草折衷》卷一八：张松谓桃人又治膀胱小肠气疾，故《局方》取之合安肾元也，并于杏人后续辨形色矣。然桃为五木之精，艾原甫称其方春而生，未秋而熟，全备正阳之气。今折条以作杖，解板以书符，及摘枝以煎膏者，皆借正阳而斥阴邪也。又有桃，至秋杪而实熟者，其时阳气已亏，则核人之类功效差劣，亦宜知焉。《本草衍义补遗·新增补》：桃仁苦重于甘。阴中阳也。治大便血结、血秘、血燥，通润大便，破血不可无。《心》云：苦以泄滞血，甘以生新血，故凝血须用。《医经大旨·本草要略》卷一：桃仁《衍义补遗》详矣。但血闭血结，不分虚实何也？又云治血燥，此又大不宜。彼既言其破血，血燥者又可用哉？血闭血结实者，固可虚者亦不可也。但用滋血补血之剂，自是其濡润而无闭结之患矣。《本草篡要》卷五：桃仁味苦、甘，气平，苦厚于甘，阴中之阳也，无毒。入手足厥阴经，血分之药也。血之闭者可以开之，血之聚者可以散之，血之实者可以破之，血之瘀者可以行之，血之积者可以除之，血之燥者可以润之，血之结者可以通之，血之损者可以和之，以为治血有余之药也。又曰：桃仁能治燥，因性润而可以治燥也；桃仁能润肠，因味厚而可以润肠也；桃仁能杀虫，因破血而有以杀虫也。大抵桃之一物，仁性润，故入血；花性美，驻颜色；叶性烈，破恶气；胶性流，通淋沥。《药鉴》卷二：桃仁气寒，味苦带甘。气薄味厚，降也，阴也。入手厥阴胞络及足厥阴肝经药也。润大肠血燥难便，去小腹血凝成块。多用逐瘀血而止痛，少用生新血而通经。盖多则苦胜，破滞气也。少则甘夺，生新血也。然惟实症可用，若遇血枯之症，必须以滋血补血之药为主，再以此剂佐之，自是其濡润而无闭结之患矣。孕妇所禁。《本草经疏》卷二三：桃核仁禀地二之气，兼得天五之气以生，故其味苦重、甘微，气平，无毒。思邈言辛，孟诜言温，皆有之矣。气薄味厚，阳中之阴，降也。入手、足厥阴经。夫血者，阴也，有形者也。周流乎一身者也。一有凝滞，则为癥瘕，瘀血血闭，或妇人月水不通，或击扑伤损积血，及心下宿血坚痛，皆从足厥阴受病，以其为藏血之脏也。苦能泄滞，辛能散结，甘温通行而缓肝，故主如上等证。心下宿血去则气自下，咳逆自止。桃为五木之精，能镇辟不祥，故主邪气。味苦而辛，故又能杀小虫也。《本草汇言》卷一五：桃仁，《日华子》行血活血之药也。李氏濒湖曰：桃性早花，易植而子繁，长于发生，善行善逐，其仁多油而直行血分。故前古主瘀血血闭，血结血聚，积滞不行；或产妇恶露留难，心腹胀痛，或跌扑伤损，心腹瘀滞；或伤寒太阳随经瘀热在里，血蓄成狂；或风暑不调，饮食停结，寒热为疟；或妇人经行未尽，偶感寒热邪气，热入血室，谵语见鬼，皆从足厥阴肝经受病。肝为藏血之藏，此药苦能泄滞血，辛能散结血，甘温能行一身血络，凡一切血败血阻为病，专主之也。又桃为金木之精，故又能镇辟不祥，祛除邪魅恶气。缪氏仲淳曰：此剂性善破血，凡血结血秘，血瘀血燥，留血畜血，血痛血瘕等证，用此立通。第散而不收，利而无补，如过用之及用之不得其当，能使血行不止，损坏真阴，为害非细。故凡经闭不通，由于血枯而不由于血滞者，产后腹痛由于血虚而不由于留血结块者；大便不通由于津液不足，而不由于血燥血闭结者，并忌用之。《分部本草妙用》卷一：桃仁苦，甘，温，无毒。香附为使。主治：癥瘕邪气，杀虫，心下坚硬，通月水，治血结、血秘、血燥，通大便，去畜血，产后诸血症，肝疟寒热。东垣曰：苦以泄滞血，甘以生新血。故破凝血者，用桃仁。其功有四：治热入血室，腹中滞血，皮肤血热燥痒，行皮肤凝聚之血。大抵破血之物，血émphasis则肝燥。肝苦急，急食甘以缓之。缓肝散血，功莫大焉。伤寒畜血，发热如狂，小腹满痛，小便自利者，用抵当汤。又有当汗失汗，吐血血结，烦燥谵语者，亦以主之。《药镜》卷三：桃仁治血热之皮肤燥痒，调血滞之月水后先。至于大肠血秘便难，捣加辄宁。小腹血凝作痛，剂此顿平。多用则苦胜，破所滞也。少加则甘夺，缓肝急也。若夫桃枭之为物，疗中恶腹疼，杀精魅五毒，盖其通滞散血，功有同于桃仁者矣。惟叶主客忤，阴户虫痒。花性美，驻颜色。胶性流，通淋沥。《颐生微论》卷三：桃仁苦重于甘，气薄味厚，沉而下降，苦以行滞，甘以生新。成氏曰：肝者，血之源，血聚则肝燥，肝苦急，急食甘以缓之，桃仁之甘，缓肝散血，故抵当汤用之。伤寒八九日，内有畜血，发热如狂，少腹满痛，小便自利；又有当汗失汗，热毒深入，吐血，血结烦躁谵语，俱用此汤。《本草汇笺》卷六：桃仁苦能泄滞，辛能散结，甘以生新，故破瘀血者用之。盖血者，有形之物，周流一身，一有凝滞，则为血结、血秘、血燥、瘀血、畜血、血痛、血瘕诸症，用之立通。然使不得其当，使血下不止，大损真阴。如经闭不通，由于血枯，而不由于瘀滞。产后腹痛，由于血虚，而不由于留血结块。大便不通，由于津液不足，而不由于血燥闭结。粗工不辨，端以破血杀人，可胜道哉？《本草洞诠》卷六：桃仁，味苦甘，气平，无毒。桃品甚多，惟毛桃小而多毛，其仁充满多脂，盖外不足者内有余也。入手足厥阴经血分药。苦以泄滞血，甘以生新血。其功有三，治热入血室，一也；泄腹中滞血，二也；除皮肤血热燥痒，三也。肝者，血之源，血聚则肝气燥。肝苦急，急食甘以缓之。桃仁之甘，以缓肝散血，故抵当汤用之，以治伤寒畜血，发热如狂，小腹满痛，小便自利者。凡用桃仁，连皮尖生用则行血，或汤浸去皮尖，炒黄用，或烧存性用，则活血润燥也。《本草述》卷一六：昔哲曰，血滞所宜者，桃仁、红花、丹皮、苏木、血竭之属是也。第红花、苏木、血竭色红，丹皮色紫，唯桃仁属血药而色乃白，固的知其为肺果，是即肺以致血之用者也。之颐曰：桃为肺果，精专在仁，故司肺气为营血之师帅。凡血之不行不濡，即气之不决不运，气如橐钥，血如波澜故也。所说可谓中肯，所以红花、丹皮、苏木、血竭，本赤紫色而入血分，各有所入，唯桃仁本白色，而能和血，故上下中无不行也。《本草汇》卷一四：桃仁禀地二之气，兼得天五之气以生，苦重于甘，故破凝血用之。其功有四：一治热入血室，一泄腹中滞血，一除皮肤血热燥痒，一行皮肤凝滞之血。成无己曰：肝者血之原，血聚则肝气燥。肝苦急，急食甘以缓之。桃仁虽专治结，亦须分虚实。实者宜之，虚者亦不可也。但用滋补血之剂，则自濡润，而无闭结之患矣。若经闭由于血枯，腹痛由于血虚，便塞由于津液不足者，并不可服。如用之不当，能使下血不止，损伤阴真，为害非浅。同归、芍、泽兰、延胡、苏子、五灵脂、红花、牛膝、生地、益母，治产后瘀血作痛，亦治经闭。同归、地、麦冬、芍、芩、甘草、肉苁、麻仁，治大肠血燥不通。妇人难产者，桃仁一个，劈开，一片书可字，一片书出字，吞之即生。《宝命真诠》卷三：破诸经血瘀，润大肠血燥。肌有血凝而燥痒堪除，热入血室而谵言可止。苦重于甘，气薄味厚，厥阴血分之药。苦以推陈，甘以生新，故血疾恒需之。《本草新编》卷五：桃仁，即桃花所结之子，而攻补实殊，其故何也？盖桃花，仙种也。仙者阳之极，鬼乃阴象，阳能辟阴，故能却鬼。桃花得仙人之气而生，随风飘堕，其气发扬，故利益之功多。桃仁则不然，花瓣已谢，其气已尽，树中津液全注精于桃肉，所存之仁，无非阴气。即少有微阳，仅可自守以传种，又何能变攻为补乎，故一本而彼此不同。从来《本草》不言，而余独发异议者，实本之岐天师之教我也。《医经允中》卷一七：桃仁苦重于甘，故破滞血之功居多。若经闭由于血枯，腹痛由于血虚者，服之即下血不止，伤损真阴矣。《冯氏锦囊秘录》卷八：桃仁禀地二之气，兼得天五之气以生。故其味苦重甘微，气平，无毒。思邈言辛，孟诜言温，亦皆有之。入手足厥阴经。夫血者，阴也，有形者也，周流乎一身，一有凝滞则为癥瘕，瘀血血闭，或妇人月水不通，或击扑伤损积血，及心下宿血坚痛，皆从足厥阴受病，以其为藏血之脏也。苦能泄滞，辛能散结，甘温通行而缓肝，故并主之，所以为蓄血症必需之药。且桃为五木之精，能镇辟不祥，故主邪气，味苦而辛，故能杀小虫。虽云苦能去滞，甘能生新，但苦重甘微，气薄味厚，沉而下降，故泻多补少，散而不收，用之不当，及过用多用，使血下不止，损伤真阴，不可不慎。桃枭，一名桃奴，是桃实着树经冬不落者，得气尤全。正月采用。盖桃为仙木，五木之精也，最能辟邪，故用杀诸精鬼，中恶腹痛，五毒不祥。其苦温之性，又能通滞散邪，故治血之功，与桃仁同，鬼击吐血，以为必需。**《本草崇原》卷中**：桃味酸甘，其色生青熟紫，并无金体，窃疑《素问》之桃，乃胡桃也，俗名核桃，外壳内白，庶几似之。若谓桃，则唯毛桃仁之桃，皮色白有毛，余俱无矣。生时肉青白，熟则紫矣。若以外核内仁当之，则杏梅未始不如是，献疑于此，俟后贤正之。**《本草经解要》卷三**：心主血，脾统血。血者，阴也，有形者也，周流乎一身，灌溉乎五藏者也。一有凝滞，非瘀即闭矣。至有形可征即成癥，假物成形则成瘕。盖皆心脾不运故也。桃仁甘以和血，苦以散结，则瘀者化，闭者通，而积者消矣。**《本草求真》卷八**：桃仁入心胞、肝，破血通瘀。桃仁专入心胞、肝。辛苦甘温，为厥阴心胞、肝血分主药。夫血者阴也，有形者也。周流乎一身，一有凝滞，则癥瘕瘀血血闭，或妇人月水不通，或跌扑损伤积血，及心下宿血坚痛，皆从足厥阴受病。以其为藏血之脏也。苦能泄滞，辛能散结，甘温通行而缓肝，故并主之。所以为蓄血必需之药。**《本经疏证》卷一二**：《素问·五常政》等论论运气太过不及，而约以谷食所宜，当有彼此取舍之殊。盖气有偏旺偏衰。谷食所主，亦有彼此肥瘠耳。要而言之，则藏气法时论所谓五谷为养，五果为助，原为平人察藏气之偏，而衰多益寡，称物平施，以底于无过不及，非为治病立论也。是故杏有脉络，则以之助心。桃有肤毛，则以之助肺。然果是一物造就之功能，仁是一物所钟之生气，凡物惟不偏不倚，相制相援，生理乃具。使杏有脉络，仁遂助脉络，桃有肤毛，仁亦助肤毛，偏倚极矣，无相制相援之妙，又何得为生理所钟哉？夫血无气不流，气无血不泽，血不流则脉络阻而气先涌逆，气不泽则腠理塞而血遂壅淤。故杏主助脉络，仁即主通脉络之气。桃主助肤腠，仁即主疏肤腠之血。是杏之生气钟于金，成于火。桃之生气钟于木，就于金。金必锻冶乃能为物，木必斫削始克成材。实理如是，非附会也。是故论治病者，但取其杏有脉络，仁则主降气。桃有肤毛，仁则主疏瘀。斯降气为降何等之气，疏瘀为疏何等之瘀，皆可了然。**《冷庐医话》卷五**：桃仁最易发胀，震泽某氏子甫十余岁，食之过多胀死，棺殡即殡之郊，逾年启棺焚葬，其尸覆卧棺中，手足皆作撑抵势，盖桃仁之性既过而苏，棺甚脆薄，得不闷死，转侧其身以求出，力微，卒不能破棺而死耳。**《本草衍句》**：桃仁苦泄滞血，兼入厥阴。心胞、肝血分药。甘生新血，能缓肝气。炒用则甘多而缓，能润；生则苦辛，而行善攻。除皮肤血热燥痒，通大肠凝滞血秘。能润血燥。心下坚痛，瘀秘癥瘕。血瘀、血秘。畜血如狂，损伤赤痢。月经不通，热入血室。杀败血所生之虫，能畅达郁结之疾。血郁血结者宜。得茱黄治冷劳减食，得元胡索、川楝子治肝厥胃脘痛。**《本草崇原集说》卷中**：仲氏曰：《素问》以敷和、升明、备化、审平、静顺为五纪，李、杏、枣、桃、栗为五果。胡桃古亦名桃，小者野生，大者家种。若《素问》之桃，隐庵集注以毛桃作解，兹复疑于胡桃似甚有理。惟《本经》桃仁及经方桃核承气之类，所用皆毛桃仁，非胡桃也。胡核经方所无，时方始有。又曰：《经读》桃仁在下品。《本经》与杏仁同列中品,杏仁利气,桃仁去瘀。皆为《论》《略》方中所常用。且杏仁冷利,有小毒,桃仁并无小毒,故位置仍仿《本经》。

【附方】《本草衍义补遗·新增补》:老人虚秘,〔桃仁〕与柏子仁、火麻仁、松子仁等分,同研,镕白蜡和丸如桐子大,以黄丹汤下。

《药性粗评》卷三:黄疸尸瘵。凡患黄疸,身眼如金,及尸疰瘵病,传染不一者,如不急治,祸不可言,桃仁五十枚,去皮研烂,水三升,煮取二,待温顿服,须臾当吐,吐病不尽,次日再服。

《食鉴本草》卷上:治女人阴户内生疮,如虫咬痛痒者。用桃仁、桃叶相等捣烂,丝绵裹,纳阴户内,日三四次易之,差。《孟诜方》。治卒心疼不止。取桃仁七个,去皮尖,炒熟研细,用水一合相和,顿服,效。亦可治三十年患。《千金方》。

《本草汇言》卷一五:治产后恶露留难,心腹胀痛。或呕逆发热者。用桃仁二钱捣如泥,当归、干姜、川芎、玄胡索醋炒各一钱五分,麻黄、细辛各一钱,水煎服。《方脉正宗》。○治跌扑伤损,心腹瘀滞。用桃仁二钱捣如泥,当归尾、红花、苏木、大黄各一钱五分,白附子一钱,水煎服。杨氏《保命集》。○治伤寒太阳随经瘀热在里,血畜成狂。以抵当汤。用桃核仁去皮三十个,水蛭炒、䗪虫去翅足炒各二十个,大黄一两酒洗,水二升,煮取一升,去渣温服。仲景方。○治太阳外邪已解,热结膀胱,其人如狂,血自下。下者愈,以桃仁承气汤。用桃核仁十四个捣如泥,桂枝、芒硝各五钱,甘草三钱,大黄六钱,水二升,煮取一升,去渣热服。得利下,止后服。仲景方。○治风暑不调,饮食停结,寒热如疟,日久不愈,内有畜血。以桃术汤。用桃仁三钱捣如泥,柴胡、半夏、槟榔、鳖甲、干姜各二钱,白术四钱,水煎服。○治妇人经行未尽,或经将行而偶感寒热邪气,热入血室,谵语见鬼。以柴胡汤。用桃仁五钱捣如泥,柴胡三钱,半夏、黄芩各二钱,牡丹皮、红花、当归各一钱八分,水煎服。

桃毛

【主治】下血瘕,疗崩中带下。《本草元命苞》卷八。

桃枭

【释名】鬼髑髅《调疾饮食辩》。

【主治】正月采桃名枭,辟邪祟。桃干,在树名僵桃,缩邪汗。《药性切用》卷六。

【发明】《本草经疏》卷二三:桃枭是桃实着树经冬不落者,正月采之。桃为五木之精,仙木也,最能辟邪。今道家禁咒镇魇之术,犹有用桃木者。《本经》以桃枭主杀诸精鬼不详,此亦此意耳。况着于树上最久,得气尤全,苦温之性,又能通滞散邪者乎?治血之功,与桃仁同。主治参互:桃枭煅存性,同棕皮灰、蒲黄、朱砂、京墨,为末,临卧以童便调服三钱,小便解,色渐淡为度。治内伤吐血神效。同番降香、辰砂,治鬼击吐血。《圣惠方》伏梁结气在心下不散,桃奴三两为末,空心温酒下，每服二钱。《调疾饮食辩》卷四：其实着树干枯，经冬不落者，名桃枭，悬挂为枭，故罪人悬首示众曰枭首。又名桃奴，又名桃景，又名神桃，又名鬼髑髅。《本经》谓能杀百鬼精魅，《圣济总录》用治鬼疟，均不验。盖此物小时不成则坠，大时不成则反不坠，性本如此。非有异也。

花

【炮制】《本草新编》卷五：三月三日采，阴干者佳，然亦不必拘泥。总以布单盛之，自落者俱可用，花摘者，转无功效也。○桃花瓣自落者佳，然制之不得法，亦徒然也。布单盛贮，须于日下晒干。然而一日不能干，必须夜间用扇煽干为佳。盖花瓣得风则香，得火则死，故不可火焙。若夜间天自有风，不必扇煽，第二日再晒，无不干者。干则用砂瓶盛贮，俟泡酒时入之佳绝。

【主治】消肿通淋下，大利大小便，杀鬼恶气，悦泽人面，美好颜色。《本草元命苞》卷八。

【发明】《太平御览》卷九六七：《太清诸卉木方》曰，酒渍桃花而饮之，除百病，好容色。《本草洞诠》卷六：桃花，苦平，无毒。除水气，破石淋，利大小便，杀三虫。《肘后方》言服三树桃花尽，则面色红润如桃也。北齐崔氏以桃花、白雪与儿醮面，盖得《本经》令人好颜色之义。陶苏二氏有服桃花法，则误矣。桃花性走泄下降，利大肠，用以治气，实人水肿积滞则有功，若久服则耗阴血，损元气，岂能悦泽颜色耶？一女丧夫发狂，闭之室中，夜断窗棂，登桃树上，食桃花几尽，及旦遂愈。此亦惊怒伤肝，痰夹败血，遂致发狂，偶得桃花，利痰饮，散滞血之功耳。《本草汇》卷一四：桃花，性走泄下降，利大肠甚快，用以治实气闭塞者有功。若久服即耗人阴血，损元气。干粪塞肠，胀痛不通，用毛桃花湿者一两，和面三两，作馄饨，煮熟，空心食之，午，腹鸣如雷，当下恶物也。《调疾饮食辩》卷四：惟桃花《本经》谓能杀疰鬼，《杜阳杂编》谓能治肝伤血闭之风狂，极可信。有此病者，宜广收用之，或为末，或和米面作饼，或辅以他药为丸。缘花乃精华所发，不比桃奴，为未成之实。

【附方】《本草汇》卷一四：干粪塞肠，胀痛不通。用毛桃花湿者一两，和面三两，作馄饨，煮熟，空心食之，午，腹鸣如雷，当下恶物也。

【附录】露桃花。《冯氏锦囊秘录》卷八：味苦辟邪，除百毒，并痘毒气斑疮，宜清晨带露摘取，饭上蒸熟，焙干用。不宜多用，用多则泻。古方用治痘，一二日焦紫及丹，盖以其性阴而和阳也。

叶

【气味】味苦，平、暖，无毒。《宝庆本草折衷》卷一八。

【主治】治伤寒无汗，疗风袭项强。不得顾视。《本草汇》卷一四。

【发明】《太乙仙制本草药性大全·本草精义》卷四：叶，多用作汤导药。标嫩者名桃心尤胜。张文仲治天行，有支太医桃叶汤熏身法：用水二石，煮桃叶，取七斗，以为铺席，自围衣被盖上，安桃汤于床箦下，乘热自熏，停少时当雨汗，汗遍去汤待歇，速粉之，并灸大椎则愈。陈廪丘《蒸法经》云：连发汗，汗不出者死，可蒸之，如中风法。以问张苗言：曾有疲极汗出，卧单箦中冷，但苦寒倦，四日凡八过发汗，汗不出，烧地桃叶之，则得大汗，被中傅粉极燥便差。后用此发汗得出蒸发者，烧地良久，扫除去火，可以水小洒取蚕沙，若桃叶、柏叶、糠及麦麸皆可取用。易得者牛马粪亦可用，但臭耳。取桃叶欲落时，可益收干之，以此等物着火处，令厚二三寸，布席上坐，温覆，用此出汗。若过热，当审细消息。大热者重席汗出周身便止，温粉粉之，勿令过，此法旧云出阮河南也。《轩岐救正论》卷三：桃叶，许学士《本事方》云：伤寒病，医者须顾表里，循次第。昔范云为梁武帝属官，得时疫热疾。召徐文伯诊之。是时武帝有九锡之命，期在旦夕。云恐不预求速愈。文伯曰：此甚易，但恐二年后不起。云曰：朝闻道夕死可矣，况二年乎？文伯乃以火煅地，布桃柏叶于上，令云卧之。少顷汗出，粉之，翌日遂愈。后二年云果卒。取汗先期，尚能促寿，况不顾表里时日，便欲速愈乎？夫桃叶发汗，亦良法也，尚有此戒，可不慎欤。愚按：《伤寒论》汗吐下三法未始不善，虽曰西北形气病气俱实者，用之相宜，但今亦须斟酌耳。设若东南风气巽弱，禀赋不实者，虽有可汗可吐可下之症，宜从清解，超绳墨规矩之外，而获不汗不吐不下之妙。且以完其氤氲清纯之元气，不至浪剂潜促天年，保全綦大矣。而人多不知也。《调疾饮食辩》卷四：其叶可蒸汗，凡天行热病，暨伤寒连发汗而汗不出者，死症也，《备急方》用水二石，煎桃叶取汁，置床箦下，厚被覆盖，蒸之，少时汗出遍身至两足，渐去其覆。《小品方》用炭数十斤，烧地令热，以少水洒之，布干桃叶于上，厚三四寸，安席叶上，温覆卧之。此二法蒸得汗，皆就被中粉之，汗收尽始可去覆。后法更佳。无桃叶，柏叶、麦麸皆可代。而《纲目》引《梁书》徐文伯蒸范云，谓其二年后当不起，至期果死之事，谓不俟汗出时日，先期劫病，贻害无穷，似不可信。盖伤寒得汗，惟恐不早，有何时日可俟。且此法原治屡发汗而汗不出之危症，非可以服药发汗而求速效也。桃枝、桃根、桃胶，古方并用均不验，不录。

【附方】《日用本草》卷六：主头风强，不得顾视。穿地作坑，烧令通赤，以水洒之令冷，内生桃叶，铺其席下，以患人卧之，令项在药上，以衣着项边，令气上蒸，病人汗出良。

《医经允中》卷二二：治传尸。以桃叶一斗，艾叶、厚朴各二两，分二囊盛贮，火酒数斤，煮沸，更迭煮药，熨患人背脊，酒尽为度，如此七次，痨虫可绝。

根茎及白皮

【主治】除邪鬼中恶腹痛，解蛊毒疫疬疮虫。《本草汇》卷一四。

【发明】《罗氏会约医镜》卷一七：枝煎汤浴，不染时疫。凡中邪癫狂，最畏桃条鞭打。

【附方】《本草述》卷一六：水肿尿短。桃皮三斤，去外粗皮，秫米一斗，女曲二升，以水一升，煮桃皮取汁一斗，以一半渍曲，一半渍秫，饭如常酿成酒，每服一合，日三次，以体中有热为候，小便多，是病去。忌生冷，一切毒物。妇人经闭。数年不通，面赤萎黄，唇口青白，

图 26-11-1 气桃
《便方》

腹内成块，肚上筋起，腿胫或肿，桃根煎煮之，用桃树根、牛蒡根、马鞭草根、牛膝、蓬藁各一斤，到，以水三斗，煎一斗，去滓，更以慢火煎如饧状，收之，每以热酒调服一匙。

桃胶

【发明】《本草汇言》卷一五：桃胶《产宝》破妇人血闭血瘕，时珍产后下痢赤白，苏氏疗男子石淋溺涩之药也。

气桃《草木便方》

【气味】苦，温。《草木便方》卷二。

【主治】气桃气桃熏痔疮，腰腹心痛磨酒汤。妊娠下血止吐血，肥疮软疖油涂光。花治心腹三虫痛，白秃肥疮风痰方。《草木便方》卷二。

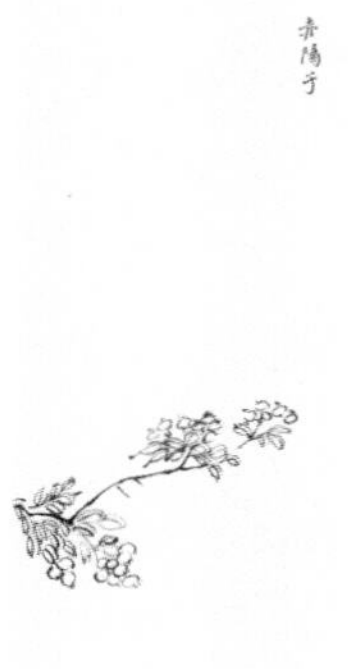

赤阳子《滇南本草图说》

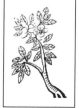

图 26-12-1 赤阳子
《滇南图》

【释名】救军粮、火把果《滇南本草图说》、赤果、纯阳子《校补滇南本草》。

【集解】《滇南本草图说》卷九：生大川平野间，坟园多以为墙，今处处有之。枝大有刺，结细子，色赤甚繁。

【气味】味甘、酸。《校补滇南本草》卷上。

【主治】妇人产后百病淹缠，或瘀血成块，血崩等症，服之如神。《滇南本草图说》卷九。治胸中痞块食积，消虫，明目，泻肝经之火，止妇人崩漏，皆效。《校补滇南本草》卷上。

杨梅《开宝本草》

【释名】圣生梅、白蒂梅《品汇》。

【集解】《南方草木状》卷下：果类杨梅其子如弹丸，正赤五月中熟，熟时似梅，其味甜酸。陆贾《南越行纪》曰：罗浮山顶有胡杨梅、山桃绕其际，海人时登采拾，止得于上饱啖，不得持下。东方朔《林邑记》曰：林邑山杨梅，其大如杯碗，青时极酸，既红味如崖蜜，以酝酒，号梅香酎，非贵人重客，不得饮之。《宝庆本草折衷》卷一八：软甜者，俗号糯米杨梅；硬酸者，俗号籼米杨梅。

生江南山谷及岭南。

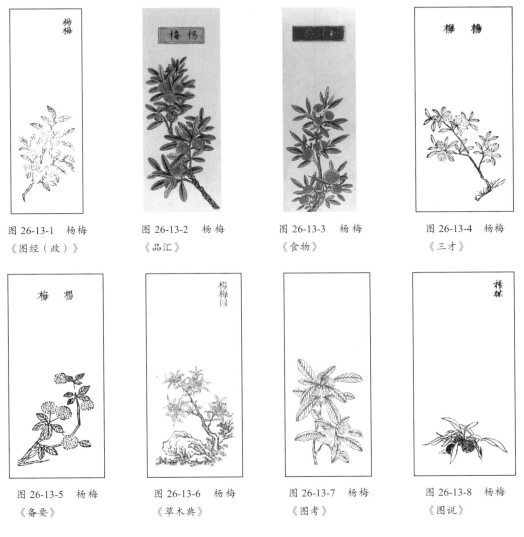

图 26-13-1 杨梅　　　图 26-13-2 杨梅　　　图 26-13-3 杨梅　　　图 26-13-4 杨梅
　《图经（政）》　　　　《品汇》　　　　　《食物》　　　　　《三才》

图 26-13-5 杨梅　　　图 26-13-6 杨梅　　　图 26-13-7 杨梅　　　图 26-13-8 杨梅
　　《备要》　　　　　《草木典》　　　　　《图考》　　　　　《图说》

实

【气味】味酸，热，微毒。《宝庆本草折衷》卷一八。

【主治】暴干。烧灰，止下痢赤白。《本草元命苞》卷八。止渴生津，涩肠治痢。火酒浸良。《药性切用》卷六。化痰止呕，消湿下气，利脏腑，除烦止渴。《本草再新》卷五。

【发明】《绍兴本草》卷一三：杨梅，《本经》云去痰，止呕哕，显非所宜。然食之发热致痰及喜生疮疡者固有之，即非疗疾之物。江南产之。《本经》云味酸、温、无毒是矣。《宝庆本草折衷》卷一八：杨梅有生有干，若去痰呕而治痢疾，此干者益也；若发热病而损齿筋，此生者之患也。又《挥麈余话》云：或言杨梅核仁可以疗脚气，然脚气诸方未尝用此以入药，必脚气人宜食耳。《本经逢原》卷三：杨梅为心家血分之果，兼入肝脾心包，能止渴除烦，烧灰则断痢，盐藏则止哕呕消酒。但血热火旺人不宜多食，恐动经络之血而致衄也。其性虽热，而能从治热郁解毒。《医林纂要探源》卷二：杨梅酸，热。多得湿热蒸郁之气。《本草求真》卷九：杨梅专入心，兼入肝、脾、心胞。体赤入心，味酸入肝，及甘入脾。故书载为心家血分之果。兼入肝、脾、心胞。又载性温而热。张璐曰温，铣曰热。能治心烦口渴，消热解毒，且于盐藏，则能止呕除吐，烧灰则能断痢。若或多食，则有损伤动血致衄之虞，缘人阴虚热浮，气血不归。清之固属不能，表之更属不得，惟借此为酸收，则于浮热可除，烦渴可解，并或因其过食而致，见有损伤动血之变矣。设使热从实致，则食此味必不能效，热气出于清凉可解，则食此味必不见燥。又曷为而有燥热损伤之戒乎？性热之说，于此可征。《调疾饮食辨》卷四：性虽较樱桃稍平，能止胃寒呕哕，消食解渴出《开宝本草》。然助热伤筋、发疮、损齿之害，亦不能无。《博物志》云瘴地多产，岂佳物乎。而钱鹤滩诗曰：西州一瓯蒲桃酿，南国千头荔子香。又曰：华清妃子如相见，添得红尘一倍忙。比之蒲桃、荔枝，文人游戏之笔也。《随息居饮食谱·果食类》：盐藏、蜜渍、酒浸、糖收，为脯为干，消食止痢。大而纯甜者胜。多食动血，酸者尤甚。诸病挟热者忌之。

核仁

【主治】核仁疗脚气，然须多食。《本经逢原》卷三。

树皮及根

【气味】其性苦。《医方药性·草药便览》。

【主治】治恶疮疥癞，煎汤洗。《宝庆本草折衷》卷一八。止血，去风。《医方药性·草药便览》。煎汤洗恶疮、疥癣，漱牙痛；澄冷服，解砒毒；研末，烧酒调傅，治远近挛筋。《随息居饮食谱·果食类》。

【发明】《本经逢原》卷三：其根皮煎汤能解砒毒，烧灰油调涂汤火伤。

栗《别录》

【释名】栗子、板栗《宝庆本草折衷》。

【集解】《太平御览》卷九六四：《华山记》曰：西山麓中有栗林，艺植以来，萧森繁茂。《太乙仙制本草药性大全·本草精义》卷四：又有板栗、茅栗，二树皆大。又有茅栗似板栗而细，其树虽小，然叶与诸栗不殊，今所在有之。《太乙仙制本草药性大全·仙制药性》卷四：数种小者亦附其名：莫栗，江湖多，子圆似豌豆粒；莘栗，桂阳出，实大如杏子仁；茅栗，遍生江南，似栗圆细；旋栗，惟生产江北，顶圆末尖；钩栗，俗以甜槠呼，厚肠胃肥体；槠栗，人每苦槠唤，

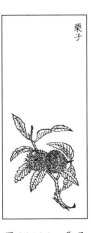

图 26-14-1 栗子
《图经（政）》

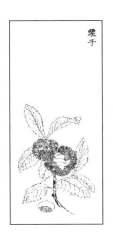

图 26-14-2 栗子
《图经（绍）》

图 26-14-3 栗
《饮膳》

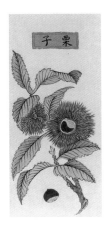

图 26-14-4 栗子
《品汇》

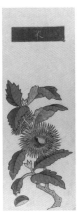

图 26-14-5 栗
《食物》

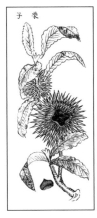

图 26-14-6 栗子
《精绘》

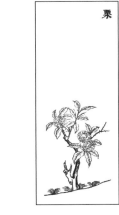

图 26-14-7 栗
《三才》

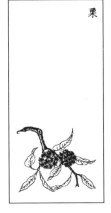

图 26-14-8 栗
《原始》

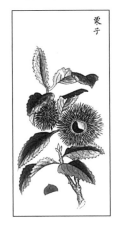

图 26-14-9 栗子
《草木状》

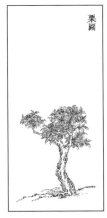

图 26-14-10 栗
《草木典》

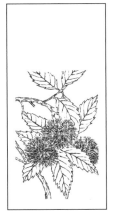

图 26-14-11 栗
《图考》

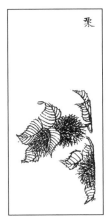

图 26-14-12 栗
《图说》

止泻痢健行，造粉亦佳，凉心益胃。

实

【气味】味甘、平、无毒。《绍兴本草》卷一。味咸、甜，温，无毒。《宝庆本草折衷》卷一八。性温，味甜。《滇南本草》卷中。味甘、咸，气寒，无毒。《本草纂要》卷五。

【主治】生吃止吐血、血衄、便血，一切血症。《滇南本草》卷中。治山岚嶂气，疟疾，或水泻不止，或红白痢疾，用火煅为末，每服三钱，姜汤下。《校补滇南本草》卷上。

【发明】《绍兴本草》卷一三：栗，性味、主治已载《本经》，乃世之常食果品。若恃此起疾者，即未闻验据。然多食涩气有之。《本草纂要》卷五：主益气，力专肠胃，健脾和中，令人耐饥之药也。大抵栗之为物，生用入肾而补肾，熟则入脾而助脾。若袋悬微干，可以补心；火煨出汗，可以健胃。但勿多食，使人滞气噎膈之症生矣。《本草医旨·食物类》卷三：有人内寒暴泄如注，令食煨栗二三十枚，顿愈。肾主大便，栗能通肾，于此可验。《冯氏锦囊秘录》卷八：痘中，煮熟，少食则补益乃可，多食则窒滞不宜，且宜于灌浆时食之。《玉楸药解》卷四：栗子味甘、咸，气平。入足太阴脾、足少阴肾经。补中培土，养胃益脾。《素问·藏气法时论》：脾色黄，食盐、大豆、豕肉、栗藿皆咸，戊土降于丁火，得离中之阴精；己土升于癸水，得坎水之阳气，故苦则入胃，咸则归脾。栗子咸甘入脾，补中助气，充虚益馁，培土实脾，诸物莫逮。但多食则气滞难消，少啖则气达易克耳。生食治腰腿不遂，生嚼涂筋骨碎断。又消肿痛，行瘀血，破疢癖，去恶刺，出箭头，止鼻衄，敛泄利。风干者佳。《调疾饮食辩》卷四：栗诚佳果，而生食难化困脾，熟食壅气，亦不免困脾，食之总不宜过多。若脾虚不运饮食难化人忌生，气滞中满人忌熟。惟心悬善饥，及脾肾两虚常病滑泄，乃为宜食之物。其木至数十年将老，勿俟其枯，锯之，留本一二尺，则复发新枝，不数年，居然大树，又可结子数十年。复锯复生。故古者宗庙神主，以栗木为之名栗主者，取其一本相传，生生不已也。树既可久，结实又多，故《国策》苏秦说燕王曰：燕北有枣、栗，民虽不田作而足食。《史记》曰：燕、秦千树栗，其人与千户侯等。栗楔、栗莩壳内薄皮及球壳、根皮悉入药用，均不甚验，方概不录。《随息居饮食谱·果食类》：栗甘，平。补肾，益气，厚肠止泻，耐饥，最利腰脚，解羊肉毒，辟谷济荒。生熟皆佳，点肴并用。嫩时嚼之作桂花香，老者风干，则甜而嫩。同橄榄食，风味尤美。以钱塘产者良。凡食均须细嚼，连液吞咽则有益，若顿食至饱，反壅气伤脾。其外感未去，痞满疳积、疟痢、瘰疬、产后、小儿、病人不饥、便秘者，并忌之，以生极难化，熟最滞气也。《草木便方》卷二：板栗根皮味甘温，丹毒疮毒肾气平。煎熬服洗须斟酌，花消瘰疬效如神。

【附方】《神农本经会通》卷三：治肾虚腰脚无力。生栗袋盛，悬干，每日平明吃十余颗。《经验方》。

栗壳

【主治】解参之力，胜于莱菔。《本草纲目拾遗》卷八。

【附方】《神农本经会通》卷三：丹者恶毒之疮，五色无常。治之，煮栗皮有刺者，洗之佳。《肘后方》。

《本草纲目拾遗》卷八：解人参。栗子壳煎汤服之，良。杨春崖《验方》。

毛球

【主治】烧灰，吹鼻中，治中风不语，吹之即醒；或中痰邪，亦吹即应。《校补滇南本草》卷上。

花

【气味】味苦，涩，性微温。《滇南本草》卷中。

【主治】止日久赤白带，下痢疾休息，止大肠下血。《滇南本草》卷中。

叶

【主治】治喉疔火毒，煎服神效。《校补滇南本草》卷上。

【附录】椆。《宝庆本草折衷》卷一八：理筋骨风痛。生食破冷痃癖。又生嚼罯，可出箭头、恶刺，并傅瘰疬肿毒，治血尤效，衡山活血丹用之。

茅栗《植物名实图考》

【释名】栭栗《尔雅》。

【集解】《证类本草》卷二十三：又有茅栗，似板栗而细。其树虽小，然叶与诸栗不殊，惟春生、夏花、秋实、冬枯。今所在有之。《药性全备食物本草》卷二：生江南，似栗圆细。《植物名实图考》卷三二：茅栗野生山中。《尔雅》：栵，栭。注：树似槲楸而卑小，子如细栗可食。今江东亦呼为栭栗。《诗》：其灌其栵。陆玑《疏》木理坚韧而赤，可为车辕，即此。

【气味】味甘，平。《药性全备食物本草》卷二。

【主治】功同〔栗〕。《本草纲目易知录》卷三。

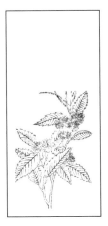 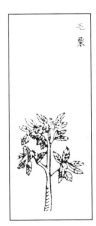

图 26-15-1　茅栗　　图 26-15-2　毛栗
《图考》　　　　　　《便方》

锥栗《植物名实图考》

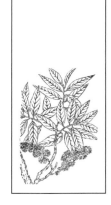

图 26-16-1 锥栗
《图考》

【集解】《植物名实图考》卷三二：锥栗长沙山冈多有之。大树，叶细而厚，面绿有光，背黄白而涩；结实作梂，数十梂攒聚一枝，一梂一实，似栗而圆，大如芡实，内仁两瓣，味淡微涩。按《本草拾遗》，钩栗生江南山谷，大木数围，冬月不凋；其子似栗而圆小。又有雀子相似而圆黑，久食不饥，盖即此种。与栗相类，非槠类也。叶捣汁可成胶，油雨伞者用之。又一种栗，大如橡栗，味甘，煨食尤美，盖即钩栗。其小如芡实者，当即雀子。湖南通呼锥栗，一类有大小耳。

【气味】味甘。《植物名实图考》卷三二。

【主治】久食不饥。《植物名实图考》卷三二。

榛《开宝本草》

【释名】莘、奥栗《宝庆本草折衷》。

《宝庆本草折衷》卷一八：榛子，又云一名莘，一名奥栗，乃栗类也。○莘，与榛音同。生辽东山谷，及关中、新罗及鄜坊州。

【集解】《通志·昆虫草木略》卷七六：榛有三四种，栗类也。似栗而小，正圆。《寿世秘典》卷三：榛子壳厚而坚，仁白而圆，大如杏仁，亦有皮尖然多空者，故谚云，十榛九空。《植物名实图考》卷三一：榛，《开宝本草》始著录。《礼记》：女贽榛栗。《说文》作，《诗义疏》谓

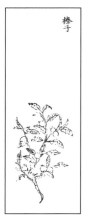

图 26-17-1 榛子
《图经（政）》

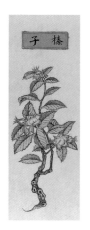

图 26-17-2 榛子
《品汇》

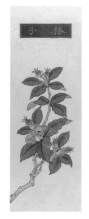

图 26-17-3 榛子
《食物》

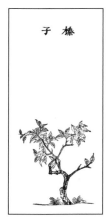

图 26-17-4 榛子
《三才》

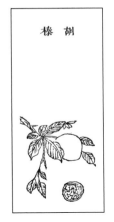

图 26-17-5 胡榛
《备要》

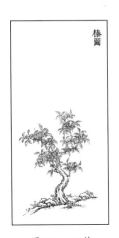

图 26-17-6 榛
《草木典》

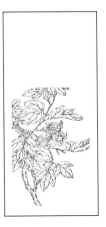

图 26-17-7 榛子
《图考》

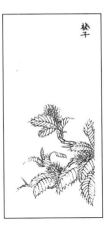

图 26-17-8 榛子
《图说》

有二种，辽东、上党皆饶。郑注《礼》云：关中鄜坊甚多。今直隶东北所产极多，贩市天下。《山西志》：出长治、壶关、潞城，而大同属之。广灵与宣化界产尤美。太原山阜间丛生，树高丈余，俱如李时珍所述。其实周匝有圆叶，似画家作云托日状，壳甚坚，多不实，十榛九空，非虚语也。《尔雅翼》以鄜坊多产，遂谓其字从秦以此，不知《说文》本作，假借作榛，而燕、晋皆饶，何独秦也。北人谓有鼠如鼦，聚榛为粮，贮之穴中，山氓多掘取之，其即鼠果之类欤？

仁

【气味】甘，咸，平。《医林纂要探源》卷二。

【主治】新罗榛子，肥白人，止饥调中开胃，甚验。《神农本经会通》卷三。补心散血。《医林纂要探源》卷二。

【发明】《饮食须知·果类》：凡收藏榛、松、瓜仁类，以灯心剪碎，和入罐内，放燥处不油。《调疾饮食辩》卷四：《开宝本草》曰：益气力，实肠胃，耐饥健行。《日华本草》曰：调中补胃。皆言熟食之功也。而同破故纸、山茱萸、杜仲、怀牛膝等为丸久服，实能益肾，脚弱人最宜。其功胜于大栗。《随息居饮食谱·果食类》：榛甘平。补气开胃，耐饥长力，厚肠，虚人宜食。仁粗大而不油者佳。亦可磨点成腐，与杏仁腐皆为素馔所珍。

钩栗《本草拾遗》

【释名】槲子《医林纂要探源》、甜槠、巢钩子《食物须知》。

【集解】《食物小录》卷上：钩栗即茅栗。《太乙仙制本草药性大全·本草精义》卷四：八九月采之，收藏为用。

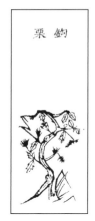

图 26-18-1 钩栗《太乙》　图 26-18-2 钩栗《备要》

【气味】苦，甘，咸，平。《医林纂要探源》卷二。

【主治】主不饥，厚肠胃，令人肥健。《药性全备食物本草》卷二。

【发明】《调疾饮食辩》卷四：甜槠子壳光黑而硬，大如小豌豆，有尖。一名铁槠。味较橡、槲、槠稍甘，亦不免涩性。亦仅涩肠止泄，故《拾遗》云食之不饥，厚肠胃，涩故也。木条直易长，数十年可长三四丈，围五六尺，松杉虽一二百年不及也。又子落地自生。一种不烦再种，取大者为梁栋，小者转盼又复成林。材木之利，莫过于此。吾乡惟兵田彭姓戚家有之，高楼大厦，绵亘数百间，胥此木所造。他处则弥望荒山，绝无种者，不可解也。而彭姓亦仅原有之三处，此外绝不补种一山，尤不可解也。

槠子《宝庆本草折衷》　【校正】时珍云出《纲目》，今据《宝庆本草折衷》改。

【释名】株子《饮膳正要》、苦槠子《调疾饮食辩》。

【集解】《本草品汇精要》卷三四：株子：不可多食。出《饮膳正要》。〇株子树，高三五尺，枝、叶类橘而小，冬月不凋，春复繁茂，四月开小白花。其实有三种，小而圆者谓之金豆；大如弹丸者谓之金橘；锐而长者谓之牛奶金柑，即株子也。生青熟黄，人家庭院多植而翫之。九月采食，其清香经日不歇，或蜜渍作汤果寄远，人贵重之，稀入药用。〇生南山川谷，及江浙、荆襄、湖岭皆有之。

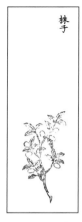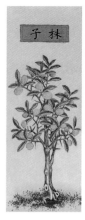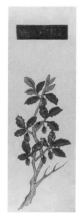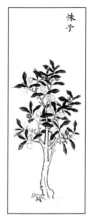

图 26-19-1　株子《饮膳》　　图 26-19-2　株子《品汇》　　图 26-19-3　槠子《食物》　　图 26-19-4　株子《草木状》

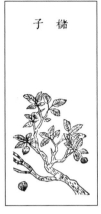

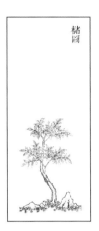

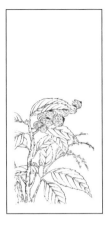

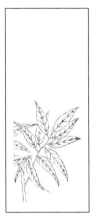

图 26-19-5　栎子 　　图 26-19-6　栎 　　图 26-19-7　栎子 　　图 26-19-8　面栎
《备要》 　　　　　　　《草木典》 　　　　　　　《图考》 　　　　　　　　《图考》

仁

【炮制】《宝庆本草折衷》卷一八：栎粉，以栎子烈日晒拆，挞去壳，取肉捣细，水浸，拔去苦涩而味转甘，就新水中揉摆，澄凝脂液，曝干作粉。

【气味】味苦、涩。《宝庆本草折衷》卷一八。

【主治】止泄痢，除恶血，止渴。《宝庆本草折衷》卷一八。患酒膈者，苦栎煮熟，细嚼频食，自愈。《随息居饮食谱·果食类》。

【发明】《食治广要》卷四：生食苦涩，换水浸，煮炒，乃带甜尔。亦可磨粉作腐。外形如菩提子，内仁如杏仁者是矣。《调疾饮食辩》卷四：性亦涩肠止泄，虚滑者宜，有邪者切忌。《植物名实图考》卷三二：苦栎子，《本草拾遗》始著录。苦者实圆叶宽。雩娄农曰：栎之名见《山海经》。余过章贡间，闻舆人之诵曰：苦栎豆腐，配盐幽菽豆豉也。皆俗所嗜尚者。得其腐而烹之，至舌而涩，至咽而餍，津津焉有味回于齿颊。盖不肉食之氓，得苦甘者而咀吮之，不似淡食同嚼蜡矣。《郭注》谓：栎似柞。夫柞一物而数名：栩也，杼也，栎也，枥也，橡也，样也，其实曰梂，曰斗。栎之叶丑栗，实丑橡，固橡属也，与橡实同而长者，别名槲，又曰朴樕。其不结实而中茧丝者为青槲；青槲亦有数种，饲蚕者能辨之。《陆疏》：徐州人谓栎为杼，秦人谓柞栎为栎，《说文》：以样为栩实。小学家展转训诂，但指其类耳。《上林赋》沙棠栎楮。沙棠为一物，栎楮亦应为一物，楮、杼声音轻重，鸹羽所集，其此实耶？长沙秋时倾筐入市，浸浸以腐供宾筵。北地不闻此制也，汝南有一种黄栗树，与栎颇类而中栋梁，非不材之木。栎木为柱不腐，亦有红、白二种，白者理疏，红者理密，中什器，诚非橡槲伍，其亦如檽、樗之别乎？

树皮

【气味】性热。《医方药性·草药便览》

【主治】宽气，去恶，止吐。《医方药性·草药便览》。

橡实《唐本草》

【释名】栎木子《图经》、杼斗、酱豆子《本草发明》、麻栎果《本草纲目拾遗》、野栗子《冷庐医话》。

《通志·昆虫草木略》卷七六：栎曰橡，亦曰槲。其实作棣，曰皂斗，曰橡斗。然有二种，南土多槲，北土多栎。《尔雅·释木》云：栎，其实棣。《诗·秦风》云：山有苞栎。并此也。其《释木》云栩杼与《唐风》云集于苞栩，并是柞木，而陆玑误谓是此耳。《宝庆本草折衷》卷一四：橡实，一名橡斗子，一名杼斗，一名皂斗，乃栎木之子也。○其木名柞栎，一名栩。

【集解】《通志·昆虫草木略》卷七六：橡实之类极多，大体皆栗属也，可食。有似栗而圆者，大小有三四种。《周礼》笾人所谓榛实是也。二三实作一棣，正似栗而小者。大小有三四种。《尔雅》所谓栵，栭是也。注云：子如细栗。江东人亦呼为栭栗，今俗谓之为芋栗，猴栗、柯栗皆其类也。或曰，槲之实，似栎而小，不可食。《植物名实图考》卷三二：橡实，《唐本草》始著录。即橡栗也。曰柞、曰栎、曰芋、曰栩，皆异名同物，其实曰皂斗，以染皂。《说文》：栩，柔也，其实皂，一曰样。又样，栩实。《系传》云：今俗书作橡。狙公赋之，鸲雏集之，山人饥岁拾以为粮。或云：叶之柔可代茗饮，然则染之、食之、饮之、薪之，橡之为用大矣。

实

【炮制】《野菜博录》卷三：取子，换水浸煮数次，淘去涩味，蒸极熟食之。《本草医旨·食物类》卷三：霜后收采，去壳蒸之，从巳至未，刬作五片，日干，取子换水浸十五次，淘去涩味，蒸极熟食之。

【气味】味苦涩，性微温，无毒。《野菜博录》卷三。

【主治】主治泻痢肠风，崩中，瘰疬恶疮，厚肠胃，令人肥健。荒岁可以充饥，其壳可染髭发。《药性粗评》卷二。主下痢厚肠胃有前准，散瘰疬除恶疮尤灵。涩肠止泻，治带疗崩。煮食可御饥荒，炒焦可染发鬓。其斗壳熬汁染皂尤良。《太乙仙制本草药性大全·仙制药性》卷三。固精颇效，止痢称奇。《医宗必读·本草征要》下。能治痔漏脱肛。《本经逢原》卷三。

【发明】《太乙仙制本草药性大全·仙制药性》卷三：孙真人《枕中记》云：橡子非果非谷，而最益人，服食未能断谷，啖之尤佳。无气而受气，无味而受味，消食止痢，令人强健不极。《本草经疏》卷一四：橡实感天地微阳之气，兼得秋时收敛之性，故其味苦，气微温，性无毒，气薄味厚，阳中阴也。入手、足阳明，足太阴、少阴经。夫脾胃为五脏根本，一身之最要，喜温暖而恶寒湿，

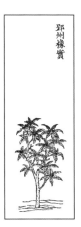

图 26-20-1　郓州橡实
《图经（政）》

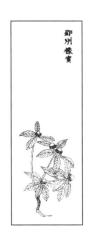

图 26-20-2　郓州橡实
《图经（绍）》

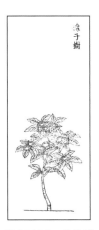

图 26-20-3　橡子树
《救荒》

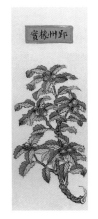

图 26-20-4　郓州橡实
《品汇》

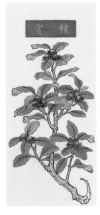

图 26-20-5　橡实
《雷公》

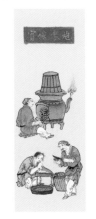

图 26-20-6　炮制橡实
《雷公》

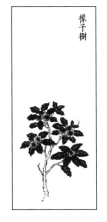

图 26-20-7　橡子树
《博录》

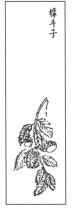

图 26-20-8　橡斗子
《汇言》

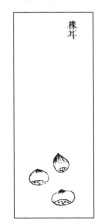

图 26-20-9　橡耳
《本草汇》

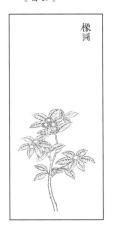

图 26-20-10　橡
《草木典》

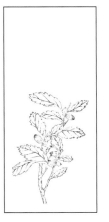

图 26-20-11　橡实
《图考》

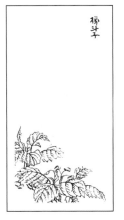

图 26-20-12　橡斗子
《图说》

寒湿则违其性，故宜急食苦以燥之。此药味苦能除其所恶，气温能遂其所喜，故主厚肠胃，肥健人也。得收敛之性，故又主下痢，及《日华子》涩肠止泻诸治，兼能涩精。煮食复能止饥御歉岁。壳气味与实相同，而涩则过于实。故亦主下痢。《本草汇言》卷一五：厚肠胃，苏恭止下痢之药也。邢元璧曰：此药味涩而苦，能泄能收。大氏方煮熟食，能禁久痢久泻。歉岁又可代粮充饥。故孙思邈亦云：非果非谷而最益人服食也。《调疾饮食辩》卷四：橡实性微温，味苦而极涩，凡内有食滞或气滞，大便不快者忌食。其入药用，必实实脾虚滑脱，如水谷下利，日夜数十行，或久痢、脱肛者始可。非此则塞住邪气，为害不小。《千金方》治石痈坚硬如石，用橡子蘸醋，青石上磨汁涂，勿计次数，不内消即成脓溃，妙方也。同醋捣烂厚敷亦可。

【附方】《本草汇言》卷一五：治肠风崩中带下。用橡斗实生捣为末，炒焦黑。每早服二钱，乌梅汤调服。《方脉正宗》。

《本草纲目拾遗》卷六：治胎疝。凡小儿初生发疝，止见啼哭，不见病形，延至一周两岁，始知是疝，诸医不效，用麻栎树上之鸳鸯果一对，其果连树枝取下，可辨真假，一对果可治三人，荔枝核七枚杵碎，平地木三钱，同煎饮即瘥，亦不复发。毛世洪《经验集》。

斗壳

【附方】《本草汇言》卷一五：治风狗咬方。先用苎麻，扎住患处两头，以众人小便洗，捻去恶血水并齿垢，患上用橡斗壳半个，以热人粪填满壳内，盖患处，壳上用艾火炙八九壮。

木皮根皮

【主治】主恶疮，诸疮中风。治痢疾犯毒露者。《太乙仙制本草药性大全·仙制药性》卷三。

【附方】《太乙仙制本草药性大全·仙制药性》卷三：诸疮因风致肿。取根皮三十斤，剉，以水三斛浓煮，入盐一匙，渍疮，当出脓血立差。○恶疮中风犯毒露者。取煎汁洗疮，当尽脓血愈。

槲若《唐本草》

【释名】槲木、斗树《野菜博录》。

【集解】《寿世秘典》卷三：槲实，《尔雅》谓之朴樕。朴樕者，婆娑蓬然之貌。其树偃蹇，其叶蓬蓬故也，俗称衣物不整者为朴樕，本此。其实似橡子而稍短小，其蒂亦有斗，其实僵涩味恶，荒岁人亦食之。其木虽坚而不堪充材，止宜作柴为炭，不及栎木，所谓樗栎之材者，指此。《调疾饮食辩》卷四：槲子，《纲目》曰：槲亦有二种，一种小者丛生，名枹；吾郡鄱阳、乐平、浮梁、遍山皆是。此种因其与柞栎同类，名曰柞柴。隔岁斫伐，售于景德镇，故瓷器有柴窑、柞窑之别。

丝颇硬。贵州土绸即此树蚕茧也，其利溥矣。桑有葚，橡有栗，皆不宜蚕，一理耳。今以《橡谱》附于后。湖南俚医呼为白栗球；又呼矮脚栗，以其丝球至秋圆白，如去壳之栗。

叶

【气味】味苦，性平，无毒。《救荒本草》卷下之前。

【主治】用治红痢白浊。《植物名实图考》卷三七。

【附方】《救荒本草》卷下之前：救饥。采嫩叶煠熟，以水浸渍音自，作成黄色，换水淘洗净，油盐调食。

甘剑子《本草纲目》

【释名】石栗《南方草木状》、海胡桃姚氏《食物本草》。

【集解】《南方草木状》卷下：石栗树与栗同。但生于山石罅间，花开三年方结实，其壳厚而肉少，其味似胡桃仁，熟时，或为群鹦鹉至啄食略尽，故彼人多珍贵之。出日南。姚氏《食物本草》卷九：甘剑子，范成大《桂海志》云：状似巴榄子，仁附肉，有白膈，不可食，发人病。

【气味】味甘，气烈。姚氏《食物本草》卷九。

【主治】治脾胃虚寒，食少泄利。不可多食，发宿病。姚氏《食物本草》卷九。

【附方】姚氏《食物本草》卷九：治痢疾久不止。形体尪羸，泄下虚脱，百方不效。用甘剑子七个连壳煅为末，空心酒下，主服即止。再用调理药。

天师栗《本草纲目》

【释名】娑罗子《本草纲目拾遗》、娑罗果《植物名实图考》、仙栗《本草省常》。

【集解】《本草纲目拾遗》卷七：天师栗即娑罗子。一名娑罗子，治胃痛最验。《纲目》于主治下失载。《通雅》：娑罗，外国之交让木也。叶似柟，皮似玉兰，色葱白，最洁。鸟不栖，虫不生，子能下气。《益部方物记》：生峨嵋山中，类枇杷。数苞合房，春开，叶在表，花在中，或言根不可徙。《吴船录》：木叶如海桐，又似杨梅，花红白色，春夏间开。《长安客话》：卧佛寺内娑罗树二株，子如橡栗，可疗心疾。《宸垣识略》：娑罗花苞大如拳，叶如枇杷，凡二十余叶相沓捧。苞类桐花，一簇三十余朵，经月方谢。《留青日札》：娑罗树出西番海中，予在浔州时，官圃一株甚巨，每枝生叶七片，

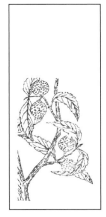

图 26-24-1　天师栗
《图考》

有花穗甚长，而黄如栗花，秋后结实如栗，可食，正所谓七叶树也。《药性考》：娑罗子，一枝七叶九叶，苞如人面，花似牡丹，香白。《植物名实图考》卷三一：天师栗，《益部方物记》载之。李时珍以为武当山所产娑罗子即此。《通志》从之。湖北园圃有种植者，亦呼娑罗果。

【炮制】《本草纲目拾遗》卷七：用阴阳瓦炙灰，或酒煨食俱效。

【气味】味苦，微凉。《本草纲目拾遗》卷七。味辛、苦，性平，无毒。入脾、肺二经。《本草再新》卷二。性温。《本草省常·果性类》。

【主治】宽中下气，治胃脘肝膈膨胀，疳积疟痢，吐血劳伤，平胃通络。《本草纲目拾遗》卷七。滑肠利湿，通小便，治痰痈。《本草再新》卷二。补肾益气，久食令人不饥。《本草省常·果性类》。

【发明】《本草纲目拾遗》卷七：《葛祖遗方》：味甘，温，无毒，治心胃寒痛虫痛，性温杀虫。《读医随笔》卷五：近有以娑罗果治心胃痛甚效。其形如栗，外有粗皮，故俗或名天师栗。此物来自西域，古方少用，本草不载，惟近人赵恕轩《本草纲目拾遗》载之，亦仅言治胃痛心疾而已。嗣读《肘后方》药子一物方，所言形象、制法、主治，一一皆与娑罗果合，且言婆罗门，胡名那疏树子，是字音正相近矣。其主治于心腹痛外，更治宿食不消，痈疽丁肿，毒箭蛇螫、射工诸毒入腹，难产及恶露不止、不下，带下，龋齿各证，外敷内服，均无不效。中国谓之药子，去外粗皮，取中仁，研细末用。《千金方》第九卷，治瘟疫，以药子二枚，研末，水服。是皆前人之所未考也。娑罗树，今京都西山卧佛寺有之。

【附方】《本草纲目拾遗》卷七：胃痛。用娑婆子，即娑罗子也。以一枚去壳，捣碎煎服，能令虫从大便出，三服除根。《百草镜》。九种心痛。娑罗子即武吉，烧灰冲酒服。杨春涯验方。

枣 《本经》

【释名】干赤枣《宝庆本草折衷》。

《通志·昆虫草木略》卷七六：枣之类多。《尔雅》曰：枣，壶枣。郭曰：枣大而锐上者为壶。又曰：边，要枣。郭云：细腰者，今谓鹿卢枣。又曰：櫅，白枣。郭云：即今枣子，白熟。又曰：樲，酸枣。今药家所用酸枣仁，孟子所谓养其樲棘是也。又曰：杨彻，齐枣。未详。又曰：遵，羊枣。郭云：实小而圆，紫黑色，俗呼为羊矢枣，孟子所谓曾皙嗜羊枣是也。又曰：洗，大枣。郭云：今河东猗氏县出大枣，如鸡卵。本草云：一名良枣，一名美枣，一名干枣。谓大枣也。《尔雅》又曰：煮，填枣。未详。又曰：蹶泄，苦枣。其子味苦。皙，无实枣。不着子者。还味，棯枣。郭云：还味，短味。

【集解】《宝庆本草折衷》卷一八：其去皮核者，名枣圈。生河东平泽，及江南、江东、临沂、金城、信都、安平、近北州郡，及青、晋、绛、郁、蒲州园圃种之。《本草纲目拾遗》卷七：

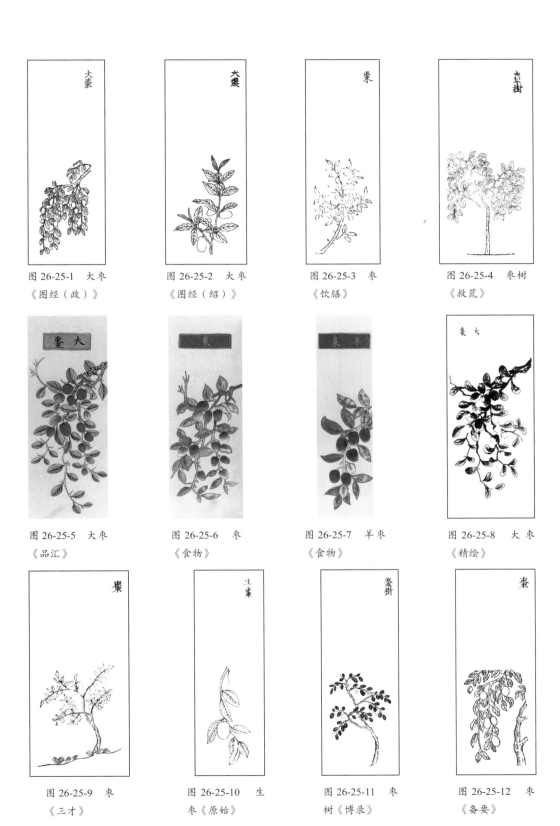

图 26-25-1　大枣　　　图 26-25-2　大枣　　　图 26-25-3　枣　　　图 26-25-4　枣树

《图经（政）》　　　　《图经（绍）》　　　　《饮膳》　　　　　《救荒》

图 26-25-5　大枣　　　图 26-25-6　枣　　　图 26-25-7　羊枣　　　图 26-25-8　大枣

《品汇》　　　　　　《食物》　　　　　　《食物》　　　　　《精绘》

图 26-25-9　枣　　　图 26-25-10　生　　　图 26-25-11　枣　　　图 26-25-12　枣

《三才》　　　　枣《原始》　　　　树《博录》　　　　《备要》

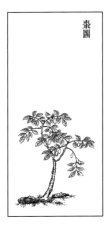
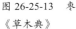

图 26-25-13 枣
《草木典》

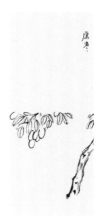

图 26-25-14 康枣
《滇南图》

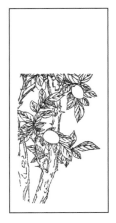

图 26-25-15 枣
《图考》

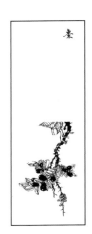

图 26-25-16 枣
《图说》

《宦游笔记》：金华东阳县茶场出枣，其大如拳，核尖细如黍，决之即脱，清甘香脆，以此名闻天下。明中叶尚存数柯，今此种已绝矣。惟东南诸乡于高阜地种之。虽不及茶场，亦美甲于他处。其制法不一，未熟辄击，以汤沃之使变色，谓之汤红，干则其色紫。已熟者，名树头红，干则其色丹。过熟者，以所煮余汁煮之，色味似庶糖，谓之糖枣，此则以时食为美，不作干也。又有一种棘，差小而圆，味殊胜枣。《物理小识》：南枣出兰溪，摇而知之，其肉离核。

生枣

【气味】味甘、辛。《宝庆本草折衷》卷一八。甘、辛，热，无毒。《食物小录》卷上。

【主治】补肠胃，肥中，益气。《宝庆本草折衷》卷一八。

大枣

【气味】味甘、微苦、微辛、微酸、微咸，气香，入足太阴脾、足阳明胃经。《长沙药解》卷一。味甘微酸，性温补，赤入心，酸敛肝。《本草纲目拾遗》卷七。

【主治】助脉，强神，大和脾胃。《药性要略大全》卷六。疗心腹中邪气，补精气少津液。通九窍略亚菖蒲，和百药不让甘草。养脾胃益气，润心肺生津。助诸经补五脏，强筋力除烦闷。治身中不足大惊，疗心下悬闷肠癖。久服轻身长年，不饥神仙。中满及热疾忌食，齿痛并风疾禁尝。《太乙仙制本草药性大全·仙制药性》卷四。

【发明】《本草衍义》卷一八：今人将干枣去核，于铛锅中微火缓逼，干为末，量多少，入生姜末为汤，点服，调和胃气。又将煮枣肉，和治脾胃丸药尤佳。又青州枣去皮核，焙干为枣圈，达都下，为奇果。《全幼心鉴》卷一：去核入药同煎，不去令人烦闷。《本草篡要》卷五：大枣味甘，气平、大温，气味俱厚，阳也，无毒。入太阴脾经，助脾健胃；入少阴心经，壮心定志。故凡惊悸恐怖，精神不守，志意昏乱，此皆心家之症，非大枣不能养其心；脾胃虚败，中气不和，天真失守，此皆脾家之症，非大枣不能健其脾。又如温补之剂佐宜辛甘，必用大枣可也。厚肠之药，如用生姜，亦须大枣佐也。吾观此剂安中养脾，助十二经之药，建达天真，利九窍之□。但甘主缓，如中满之症，气之缓者不可用之。又若惊悸之症，气之虚者，多用之可也。**《伤寒证治准绳》**卷八：温以补不足，甘以缓阴血。成：邪在荣卫者，辛甘以解之，故用姜、枣以和荣卫，生发脾胃升腾之气。张仲景治奔豚，用大枣滋脾土，以平肾气也。治水饮胁痛，有十枣汤，益土而胜水也。**《药性解》**卷一：枣之入脾者，《经》所谓五味入口，甘先归脾是也。心则生脾者也，宜并入之。多服能壅脾作胀，而中满及齿痛风疾者，咸非所宜。**《本草经疏》**卷二三：大枣纯得土之冲气，兼感天之微阳以生。《本经》味甘，气平，无毒。东垣、孟诜言温。气味俱厚，阳也。入足太阴、阳明经。《经》曰：里不足者，以甘补之。又曰：形不足者，温之以气。甘能补中，温能益气，甘温能补脾胃而生津液，则十二经脉自通，九窍利，四肢和也。正气足则神自安，故主心腹邪气及大惊。中得缓则烦闷除，故疗心下悬急及少气。脾得补则气力强，肠胃清，故主身中不足及肠澼。甘能解毒，故主和百药。脾胃足，气血充，后天生气借此而盈溢，故久服轻身长年，不饥神仙也。然亦指辟谷修炼者言之，非恒人所能耳。**《本草汇言》**卷一五：大枣补中益气，壮心神，助脾胃，养肝血，保肺气，调营卫，东垣生津液之药也。沈氏孔庭曰：此药得天地冲和之气，甘润膏凝，善补阴阳、气血、津液、脉络、筋俞、骨髓，一切虚损，无不宜之。如龙潭方治惊悸怔忡，健忘恍惚，志意昏迷，精神不守；或中气不和，饮食无味，四体懒重，肌肉羸瘦，此属心脾二藏元神亏损之证，必用大枣治之。如仲景治奔豚有奔豚汤，水饮胁痛有十枣汤。伤寒卫受风邪，自汗恶风，有桂枝汤，俱用大枣为君，益土气而制水，和营卫而去风邪也。配合生姜，主发脾胃升达之气，佐用陈皮，调畅中脘虚滞之痰。虽能补脾益气，然而味过于甘，如中满者，齿痛者，痰火者，胃疼气闭者，小儿热疳腹大者，蛔结腹痛及一切诸虫为病者，咸忌之。王绍隆先生曰：味甘、气温而性平，中不足者，以温充之；形不足者，以甘辅之。后天生气，藉此盈溢于内外矣。**《颐生微论》**卷三：《素问》言枣为脾之果，又言脾病毋多食甘。仲景建中汤心下痞者，减饴枣。然则脾不足者可用，而有余者不可复增其气以致偏胜耳。《素问》所谓脾病，非不足，盖有余也。田氏曰：齿病、虫病、疳病，不宜啖枣。《补遗》曰：妇人脏燥，悲伤欲哭，状若神灵。东垣曰：温以补不足，甘以缓阴血。仲景治奔豚，用大枣扶土以平肾也。水饮胁痛，有十枣汤益土而胜水也。**《药品化义》**卷三：大黑枣属阳中有阴，体粘润，色肉紫皮黑，气微香，味甘甜，性温，能沉，力养肝补血，性气与味俱厚，入肝脾肾三经。大黑枣味甘甜体粘润，故助阴补血，气味厚色紫黑，故入肝走肾。主治虚劳，善滋二便。凡补肝肾药中如滋阴降火汤、茯苓补心汤、产后芎归调血饮、保胎丸、养荣丸、四神丸，俱宜为佐使，因性味甘温，尤能快脾养胃耳。且大枣之甘，与生姜之辛，二味配合，《经》云辛甘发散为阳也，故发表疏散剂中必用之。若中满、气喘、呕吐、牙痛、疳积、虫病皆忌用。取肉厚而长大者佳。去核入药。小枣味酸，不可用。**《本草乘雅半偈》**

帙二：甘平多肉，为脾之果，从两束，以束脾与胃之阳气，腐化水谷，设散漫不羁，便无酝酿宣布之力。唯其束束，方能数数腐化耳。其心赤，故主邪气之在心腹，以致中宫不安。中安，则养脾和胃矣。十二经络，莫不资始于脾，脾属太阴，太阴开，故开通九窍，而助十二经脉也。补少气者，补中气之少，补津液者，津液咸从脾运，脾强则津液足，身中有余，若中气上逆，成大惊者，亦得仗庇，旋归本位，脾主四肢，虚则四肢重，强则四肢轻。和百药者，甘平无毒，赤心之投也。脾资后天，故轻身延年，脾虚当服，实则不任用之。《寿世秘典》卷三：凡枣切而晒干者为枣脯，煮熟榨出者为枣膏，蒸熟者为胶枣，捣枣胶晒干者为枣油。其法：取红软干枣入釜，以水仅淹平，煮沸，漉出，沙盆研细，生布绞取汁，涂盘上晒干，其形如油，以手摩刮为末，收之。每以一匙投汤碗中，酸甜味足，即成美浆。用和米䴬能止饥渴，益脾胃也。《侣山堂类辨》卷下：枣色黄，味甘，脾家果也。夫木末之实，而为心家果者，生化之道。木末之实，而为脾家果者，制化之道也。盖天地所生之万物，咸感五运六气之生化，明乎阴阳生克之理，则凡物之性可用之，而生化于五藏六府矣。○元如曰：桃为肺之果，核主利肝血；杏为心之果，核主利肺气。亦制化之理然与。《本草述》卷一六：朱丹溪先生云，补脾者不常用甘，诚精诣语。盖脾土合四气，岂得常执一甘以补之？且甘为五味之主，诸药味但兼有甘者，便有随甘引入各经之妙。盖胃行气于三阴三阳，而脾更有胃行之者也，又得执甘以胃止于益脾哉？《饮食须知·果类》：枣子味甘，生性热，熟性平。生食多令人热渴膨胀，动脏腑，损脾元，助湿热。患寒热、胃弱羸瘦人不可食。同蜜食，损五脏。熟枣多食，令人齿黄生。同葱食，令五脏不和。同诸鱼食，令腰腹痛。勿与鳖、蟹同食。久食最损脾，助湿热。患齿病、疳病、虫及中满者，勿食。小儿食多生疳。《本草新编》卷五：大枣，乃仙人遗种，故其味独异于凡枣，善能调和五脏之气也。虽非补益，要亦无损。吾浙诸暨，往往枣实有大如鸡蛋者，真仙种也。得其鲜者食之，实能益算，惜不可多得耳。《本经逢原》卷三：古方中用大枣皆是红枣，取生能散表也。入补脾药，宜用南枣，取甘能益津也。其黑枣助湿中火，损齿生虫，入药非宜。生枣多食，令人热渴气胀，瘦人多火者，弥不可食。《夕庵读本草快编》卷四：夫甘以缓阴血，温以补不足，故能润心肺而通九窍，除烦闷而和阴阳。成无己曰：邪在荣卫者，辛甘以解之，用姜枣以和荣卫而生发脾胃升腾之气，盖此义也。又仲景治奔豚，用大枣以温脾土而平肾气；治水饮胁痛有十枣汤，亦益土而胜水。虽然枣属足太阴血分之药，若过食多食，则脾反受戕，兼能龋齿生，且中满者尤忌，即古人补脾未尝用甘之意也。更有沧州之枣，其大如瓜；玉门之枣，其巨如瓶。安期生食一枚而不饥，王德内啖一囊而起创。又如袁仲阳敬事陈孜，令其服陈枣核而却大病。《后汉书》载孟节含枣核以生津液，遂十年不饥。以此观之，不独枣为仙家所重，其核亦可达黄宫，媾坎离也。《本草崇原》卷上：大枣气味甘平，脾之果也。开小白花，生青熟黄，熟极则赤，烘曝则黑，禀土气之专精，具五行之色性。《经》云：脾为孤脏，中央土，以灌四旁。主治心腹邪气，安中者，谓大枣安中，凡邪气上干于心，下干于腹，皆可治也。养脾气，平胃气，通九窍，助十二经者，谓大枣养脾则胃气自平，从脾胃而行于上下，则通九窍。

从脾胃而行于内外,则助十二经。补少气、少津液、身中不足者,谓大枣补身中之不足,故补少气而助无形,补少津液而资有形。大惊、四肢重、和百药者,谓大枣味甘多脂,调和百药,故大惊而心主之神气虚于内,四肢重而心主之神气虚于外,皆可治也。四肢者,两手两足,皆机关之室,神气之所畅达者也。久服则五脏调和,血气充足,故轻身延年。《本草经解要》卷三:大枣气平,禀天秋收之金气,入手太阴肺经。味甘无毒,得地中正之土味,入足太阴脾经。气味升多于降,阳也。心腹者,太阴经行之地也。邪之所凑,其气必虚。阴阳形气不足者,宜调以甘药。大枣味甘,可以调不足,故主心腹邪气,外为阳,内为阴,阴和则中安。甘平益阴,所以安中。脾者,阴气之原也。胃者,阳气之原也。甘平益阴,故养脾气。阴和则阳平,故平胃气。中气不足,则九窍不通。甘能满中,中气足,九窍通也。十二经者,三阴三阳也。脾胃者,阴阳之原也。大枣养脾气,平胃气,则十二经无不助矣。肺主气而生津液,气平益肺,所以主少气少津液也。肺主一身之气,脾统一身之血。甘平益脾肺,身中气血和,自无不足之症矣。血气足,则神安,所以定大惊。脾主四肢,味甘益脾,脾气充,四肢自轻。甘平解毒,故和百药。肺气充,脾血足,所以轻身延年也。《神农本草经百种录》上品:大枣味甘,平。主心腹邪气,安中养脾,建立中气,则邪气自除。助十二经,平胃气,十二经皆受津液于脾胃,脾胃盛则十二经皆充也。通九窍,补而不滞。补少气、少津液,身中不足,周身气血无不补也。大惊,甘能缓急。四肢重,脾虚则重,旺则轻也。和百药。百药气味不齐而甘能调之。久服轻身长年。皆补益后天之功。枣味甘,而肉厚色赤,得火之色,土之味,故能建立中焦,温养脾胃,为后天之本。万物生于土,土气充盈,诸经自皆受益矣。《长沙药解》卷一:大枣味甘、微苦、微辛、微酸、微咸,气香,入足太阴脾、足阳明胃经。补太阴己土之精,化阳明戊土之气,生津润肺而除燥,养血滋肝而息风,疗脾胃衰损,调经脉虚芤。《金匮》十枣汤,甘遂、芫花、大戟等分为散,大枣十枚。煎服一钱匕。治中风表解,内有水气,下利呕逆,头痛,心下痞硬满,引胁下痛,汗出不恶寒者。以土败不能制水,水邪泛滥,中气郁阻,肝脾下陷而为泄利,胆胃上逆而作呕吐。戊土迫于甲木,是以心痞胁痛。相火升而卫泄,是以汗出。表证既解,故不恶寒。芫、遂、大戟,决其积水,大枣补其脾精也。《医林纂要探源》卷二:枣甘,温。种不一。大而黑者佳。蒸熟干之,乃益人。功专脾土,以纯甘肉厚也。补脾则能兼补五脏,通和十二经脉,故补表药中皆加入。惟中满及湿证忌,以甘味缓脾,过缓则反生湿也。○入上焦血分,或用红枣。入中、下必用黑枣。《药性切用》卷六:大枣性味甘温,补益中气,滋养心脾。佐以生姜,为调和营卫端药。中满忌之。红枣,甘而不滞,专入心脾。佐以浮麦,为止自汗盗汗端药。《食物小录》卷上:生枣即木枣,甘、辛、热,无毒。多食令人寒热,羸瘦人不可食。多食令人热渴,膨胀,动脏腑,损脾元,助湿热。大枣即晒干红枣甘、平、温,无毒。治心腹邪气,安中,养脾气,平胃气,补中益气,坚志强力,润肺,补五脏虚损。久服轻身,延年不饥。脾病人宜服。胶枣即黑枣甘、平、微苦而酸,无毒。补脾阴,养心肾,安神志。多食填中。蜜枣甘、平、温、微酸,无毒。助脾胃,润肺气。多食滞膈。《许氏幼科七种·怡堂散记》卷下:姜枣所以和营卫,姜能宣通阳气,枣能致津液。二味并行,无汗能发,有汗能止,古方多用之。大枣,北枣也,沉重味厚,长于补脾。和营卫之功,小枣为上。小枣入水,轻浮,合之生姜,辛甘升阳,能至病所。予迩来所用,皆小红枣也。**《重庆堂随笔》卷下**:黑枣肉腻味厚,红枣色赤气香,均以大而坚者为良。入药各有所宜,随证分别而用可也。南枣香味皆逊于北枣,徒以形貌取悦于人者。宜供食品,入药力薄。《备要》之言,不可从也。**《调疾饮食辨》卷一**:枣产处既多,种又各异,收藏之法又复不同,其性必不能画一。而其安中养脾胃之大致,则不甚相悬。诸本草谓入药必须青州所出,未免拘泥。大抵肉厚味长者力厚,肉虚味短者力薄,随症随方损益之,以适其宜可矣。其养脾胃,补气,生津液,主大惊,凡卒遇大惊,令人神气萧缩,气血分离,用数十枚煎汤饮。或干食,或和龙眼煎更佳,得睡即安。四肢重。脾主四肢,枣能健脾。**《本经疏证》卷五**:大枣木红生刺,实熟必丹。讵非全禀火德,而味甘性缓臭香。又纯乎属土,以是确为以火生土之物。夫火之生土,岂以凡火遇物辄令灰烬成土类哉!亦良以气相嬗耳。盖枣本联木火之德成,合火土之用者也。夫以味甘性缓臭香之物,苟无火气运用其间,则能滞物,而不能动物。惟有火气运用,则以补中遂能托心腹之邪,以安中遂能行十二经之气,以平胃遂能通九窍之出纳矣。是何也?寒邪着人,中气不足以逐之,缘少气也。桂枝汤、小柴胡汤之类。热邪着人,中气不足以逐之,缘少津液也。黄芩汤、越婢汤之类。脉结代,心动悸,十二经之气不足也。火逆上气,咽喉不利,津液不足,而胃气不平,九窍不和也。炙甘草汤、麦门冬汤。推安中之极功,能使气之乱者收,则除大惊矣。推助十二经之极功,能使经气嬗代者无留滞,则除四肢重矣。入散剂以安中养脾平胃,入补剂以助经气际邪气,则谓之和百药也。实与甘草之解百药毒殊,又与石蜜之和百药异矣。**《本草求原》卷一二**:红枣土中有火,入脾血以和营卫。南枣,专于生津。散剂宜大红枣,补脾宜南枣。其黑枣助湿火,损齿生虫,不堪入药。生枣,多食令人热渴气胀,齿痛痰热人尤忌。**《冷庐医话》卷五**:张叔承《本草选》谓方书所用大枣,不分黑白,细详之,乃是红枣之大者,若黑枣则加蜜蒸过者。又谓今人蒸枣多用糖蜜拌过,久食最损脾胃,助湿热也。窃意红枣力薄,和胃则宜,黑枣味厚,补中当用,似不得混同施治。至助湿热之说,理不可易,是以多食则齿生虫而致损也。**《随息居饮食谱·果食类》**:枣鲜者甘凉。利肠胃,助湿热。多食患胀泻热渴,最不益人,小儿尤忌。干者甘温。补脾养胃,滋营充液,润肺安神,食之耐饥。亦可浸酒,取瓤作馅,荤素皆宜。杀乌头、附子、天雄、川椒毒。卧时口含一枚,可解闷香。以北产大而坚实肉厚者,补力最胜,名胶枣,亦曰黑大枣。色赤者名红枣,气香味较清醋,开胃养心,醒脾补血,亦以大而坚实者胜。可取瓤和粉作糕饵,焚之辟邪秽。歉岁均可充粮。义乌所产为南枣,功力远逊,仅供食品。徽人所制蜜枣,尤为腻滞。多食皆能生虫助热,损齿生痰。凡小儿、产后,及温热、暑湿诸病前后,黄疸肿胀、疳积痰滞,并忌之。**《存存斋医话稿》卷一**:大枣气温味甘,滋脾土而益气强力,润肺金而生津止咳,调荣卫,治泄泻。近世医家,多用红枣。惟鞠通吴氏独持异议,谓大枣色赤黑,味甘微酸,取其以补脾经血分之阴,去核使不走下焦,配以生姜,补胃中气分之阳,一阴一阳之谓道，为中焦调和荣卫之要品。而今人多用红枣，《本草纲目》谓红枣理疏不入药，岂未之见耶？
圭按：黑枣味厚，补脾专长，红枣力薄，和胃最宜。佐参、芪以建中州，宜投黑枣；合生姜以和荣卫，当用红枣。且久饵黑枣，有助湿热之弊，而红枣则否。细核二者功用，大同之中，不无小异，爰为分析如此。《本草思辨录》卷三：大枣色赤味甘，为火土合德，甘中带辛，其木多刺，则微兼乎金，故能安中润液而通九窍。通九窍之效，非如细辛、木通速而易见，以火金之用为土德所掩也。生姜味辛色黄，由阳明入卫。大枣味甘色赤，由太阴入营。其能入营，由于甘中有辛，惟甘守之用多，得生姜乃不至过守。生姜辛通之用多，得大枣乃不至过通。二物并用，所以为和营卫之主剂。太阴湿土贵乎湿润，湿润太过则宜白术，湿润不及则宜大枣。

【附方】《药性粗评》卷二：生津养气。不时以一二枚咀嚼，留核含之，咽其津液。
○安胎。妊娠四五月后，忽腹绞痛者，以枣十四枚，烧令焦，为末，童子便调下。

《本草汇言》卷一五：治心神虚怯。用大枣三十枚，带核槌碎，远志、酸枣仁、茯神、白术、人参各二钱，水四碗，煎二碗服。《方脉正宗》。○治脾胃虚弱。用大枣二十枚，带核槌碎，生姜十片，人参、白术、茯苓、陈皮、半夏各一钱五分，甘草六分，水三碗，煎一碗服。○治肝虚血少。用大枣三十枚，带核槌碎，当归、白芍药、怀熟地各二钱，川芎一钱，枸杞子五钱，麦门冬三钱，石斛一钱五分，鳖甲三片，汤泡，净水四碗，煎二碗，温和服。○治肺气虚耗。用大枣二十枚，带核槌碎，人参、黄耆、麦门冬各二钱，北五味子五分。○《济生》归脾汤。治惊悸怔忡，健忘恍惚，志意昏迷，精神不守。用大枣十枚，带核槌碎，人参、茯苓、白术、当归身、远志肉、黄耆、酸枣仁炒各二钱五分，木香、甘草各五分，龙眼肉七个去壳核，水煎服。一方，加制半夏一钱二分。○《局方》调中汤。治中气不和，食饮无味，四体懒重，肌肉羸瘦。用大枣二十枚，带核槌碎，白术三钱土拌炒，当归、茯苓、半夏各二钱，陈皮、麦芽、谷芽、人参、白芍药各一钱五分，厚朴、陈皮各八分，水煎服。○治小腹奔豚气上冲胸腹痛，往来寒热。用大枣十二枚，带核槌碎，甘草、当归、川芎、葛根、黄芩、白芍药、吴茱萸各二钱，半夏、生姜各五钱，甘李根白皮一合，共十一味，以水二升，煮取五合，温和服，渣再煎。《金匮要略》。○治伤寒表解里未和。心下痞硬而满，两胁下痛，干呕短气。用大枣十二枚，带核槌碎，芫花炒、甘遂、大戟三味各二钱，俱捣细，以水一升二合，先煮大枣取八合，取出枣，入三味末子，煮百余沸。强实人全服，羸弱人半服，得快下后，宜稀米汤饮之。仲景方。○治太阳病，头痛发热，汗出恶风，鼻鸣干呕者。宜桂枝汤。用大枣十二枚，带核槌碎，桂枝、白芍药各一两，甘草二钱五分，生姜一两，右五味以水三升，微火煮至一升，徐徐服。仲景方。治小肠气痛。用大枣一枚去核，以斑蝥一个，纳入枣内，湿纸包煨熟，去斑蝥，以枣食之，以肉桂、荜澄茄各二钱煎汤下。《直指方》。○治妊娠腹痛。用大红枣十四枚，烧焦为细末，白汤调下。《千金方》。○治风沿烂眼。用大黑枣二十个去核，明矾末五分，和枣肉捣成膏，湿纸包，火内煨二刻，取出去纸，水二碗，将枣膏煎汤去渣，将汤洗眼。《眼科方》。○治卒急心胃痛。用大枣二个，乌梅一个，俱去核，杏仁七粒去皮，共捣如泥，白汤调服。《直指方》。

《本草纲目拾遗》卷七：眼疾中有一种名红线锁目。干治法，取南枣核二十一粒，将核截两断，去仁净，以铜绿塞孔中，仍将枣核合上，以纸贴封一起，放炉中烧红，取出，以碗盖存性。每日只用七个，研极细末，调生男母乳水抹，三日立效。《博记单方》。肠红下血。南枣五枚，同黄芪二钱，煎汤，五更服，神效。又方，南枣十枚，槐米一两，同煎，去米食枣，日三次即愈。《不药良方》。痔疮。南枣一枚去核，鳖头骨一个捣碎，铜青装满枣肉，扎紧，火煅烟尽，伏土存性，研细。用秋海棠煎洗，然后用药和水敷之，三日消。《救生苦海》。除壁虱。大南枣去核，入水银，火煨熏。《集听》。走马牙疳。陈年南枣核，烧灰，研末掺之。《不药良方》。枣参丸。用大南枣十枚，蒸软去皮核，配人参一钱，布包，藏饭锅内蒸烂，捣匀为丸，如弹子大，收贮用之，补气最捷。《醒园录》。仙果不饥方。大南枣一斤，好柿饼十块，芝麻半斤，去皮炒，糯米粉半斤炒，将芝麻研成细末，枣、柿同入饭中，蒸熟取出，去皮核子蒂，捣极烂，和麻、米二粉，再捣匀为丸，晒干收贮，加参更妙。《醒园录》。

三岁陈枣核中仁

【主治】小儿患秋痢与虫枣食之良。《药性全备食物本草》卷二。

叶

【主治】采刺叶煎服，可治呃症。《滇南本草图说》卷九。枝叶，敷打伤神效。《校补滇南本草》卷上。

木心

【主治】枣子木心甘涩温，中蛊腹痛服满平。面目金黄通经脉，皮同桑皮洗眼清。《草木便方》卷二。

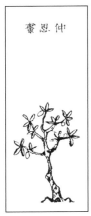

图 26-26-1 仲思枣《太乙》

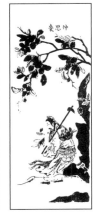

图 26-26-2 仲思枣《精绘》

仲思枣《开宝本草》

【释名】《本草省常·果性类》：南枣，一名仙枣，一名仲思枣。

【集解】《本草品汇精要》卷三二：《图经》曰：形如大枣，长一二寸，正紫色，细文，小核，味甘重。北齐时有仙人仲思得此枣，因以为名。隋大业中，信都郡尝献数颗，近世稀复有之。

【气味】味甘，气温，无毒。《药性全备食物本草》

卷二。

【主治】补虚益气，润五脏，去痰止咳嗽，治冷气，久服令人肥健，好颜色，神仙不饥。《药性全备食物本草》卷二。

【附方】《药性全备食物本草》卷二：久服香身，并衣亦香。《食疗》云：枣和桂心、白瓜仁、松树皮为丸。

【附录】千年枣。《本草品汇精要》卷三二：生波斯国，亦稍温补。

苦枣《食性本草》

【气味】大寒，系枣中味苦者便是。《太乙仙制本草药性大全·仙制药性》卷四。

【主治】寒邪外感致热伏脏腑者能医，通大小二便，去狂荡烦满，煮研代蜜丸药弥佳。《太乙仙制本草药性大全·仙制药性》卷四。

四味果《本草纲目》

【集解】《本草纲目拾遗》卷八：东方朔《神异经》云：南方大荒，有树名如何，结子味如饴，有核形如枣子，长五尺，围如长，金刀剖之则酸，芦刀剖之则辛。食之者地仙，不畏水火白刃。又《启蒙记》：如何随刀而改味。或曰：此即仙经所谓大枣。据此二说，即今四味果也。

【气味】味甘、苦、酸、辛，无毒。姚氏《食物本草》卷九。

【主治】主明目养肝，宁神定志，和胃进食，下气止咳。姚氏《食物本草》卷九。

【附方】姚氏《食物本草》卷九：治肾虚腰痛，不能反侧。用四味果同狗腰子煮熟同食，每日一次。一月愈。

都念子《本草拾遗》

【释名】海漆《本草纲目拾遗》、胭脂子《植物名实图考》。

【集解】《本草纲目拾遗》卷八：产罗浮者，高丈许，子尤美。岭南酒有以花为酿而杂诸果者，花则以槟榔花为最，果则以倒捻子为最。倒捻子，又名黏子，花于暮春，

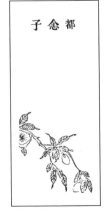 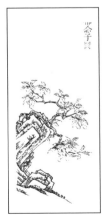 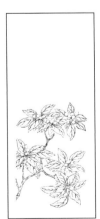

图 26-29-1　都念子《备要》　图 26-29-2　都念子《草木典》　图 26-29-3　都念子《图考》

实于盛夏，谚曰：六月六，黏子熟。熟以为酒，色红味甘，人与猿猴争食之，所在皆然。《东坡杂记》：吾谪居南海，以五月出陆至滕州，自滕至儋，野花夹道，如芍药而小，红鲜可爱，朴樕丛生，土人云，倒黏子花也，至儋则已结子，烂紫可食，殊甘美，中有细核，嚼之瑟瑟有声，亦颇苦沁。儿童食之，使大便难。野人夏秋下痢，食叶辄已。

【正误】《本草纲目拾遗》卷八：《纲目》：都念子，即倒捻子，仅言其治痰嗽哕气，暖腹脏，益肌肉而已。时珍曰：食之必倒捻其蒂，故谓之倒捻子，讹为都念子也。味甚甘软。《粤语》：都念子，朴樕丛生，花如芍药而小，春时开有红、白二种。子如软柿，外紫内赤，亦小，有四叶承之。子汁可染，若胭脂。花可为酒，叶可曲，皮渍之得胶以代柿。苏子瞻名为海漆，非漆而曰漆，以其得乙木之液，凝而为血，可补人之血，与漆同功，功逾青黏，故名。以其为用甚众，食治皆需，故名都念。

【主治】活血、补血，研滤为膏饵之，又止肠滑。《本草纲目拾遗》卷八。

梨《别录》

【集解】《救荒本草》卷下之后：梨树出郑州及宣城，今处处有。其树叶似棠叶而大，色青，开花白色，结实形样甚多。鹅梨出郑州，极大，味香美而浆多；乳梨出宣城，皮厚而肉实，味极长；水梨出北都，皮薄而浆多，味差短。又有消梨、紫煤梨、赤梨、甘棠〔梨〕、御儿梨、紫花梨、青梨、茅梨、桑梨之类，不能尽具其名。《本草汇言》卷一五：梨有青、黄、红三色，有悉尼、绵梨，消梨三种为上品，可以治病。第一悉尼，出苏州并嘉兴。其他青皮、早谷、半斤、沙糜诸梨，皆粗涩不堪，止可蒸煮及切烘为脯。一种醋梨，极酸，换水煮熟则甜美可食。昔人言梨皆以常山真定、山阳巨野、梁国睢阳、齐国临淄、巨鹿、弘农、京兆、邺都、洛阳诸处，然好梨多产北土，南方惟宣城者为胜。凡存梨，北人于树上包裹，过冬乃摘尤妙。

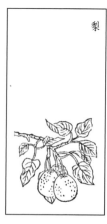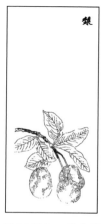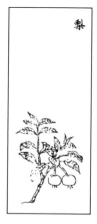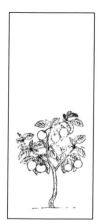

图 26-30-1 梨《图经（政）》 图 26-30-2 梨《图经（绍）》 图 26-30-3 梨《饮膳》 图 26-30-4 梨树《救荒》

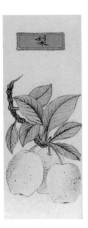
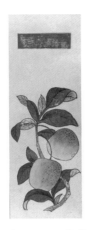
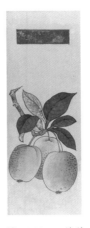
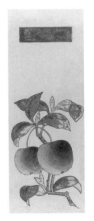

图 26-30-5　梨　　　　图 26-30-6　乳梨　　　　图 26-30-7　鹅梨　　　　图 26-30-8　消梨
　《品汇》　　　　　　　《食物》　　　　　　　　《食物》　　　　　　　　《食物》

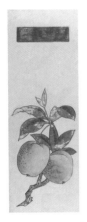
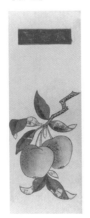
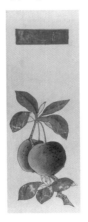
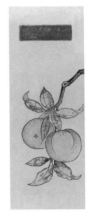

图 26-30-9　水梨　　　　图 26-30-10　紫糜　　　图 26-30-11　赤梨　　　图 26-30-12　青梨
　《食物》　　　　　　　梨《食物》　　　　　　　《食物》　　　　　　　　《食物》

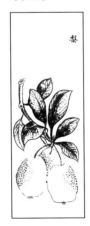
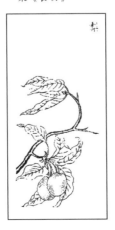
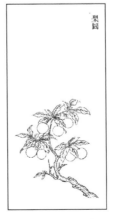
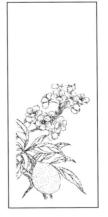

图 26-30-13　梨　　　　图 26-30-14　梨　　　　图 26-30-15　梨　　　　图 26-30-16　梨
　《精绘》　　　　　　　《原始》　　　　　　　　《草木典》　　　　　　　《图考》

实

【气味】味甘、微酸，寒，涩，有毒。《千金要方》卷二六。味酸、寒、无毒。《绍兴本草》卷一三。味甘、微酸，寒，无毒。《宝庆本草折衷》卷一八。

【主治】梨皮，擦疥癣。梨汁，吐风痰。《本草元命苞》卷八。治心烦肺热，咳嗽消渴，降痰，除客热。《医学统旨》卷八。润肺凉心，消痰降火，止嗽除渴。生者清六腑之热，熟者滋五脏之阴。《本草通玄》卷下。老梨主治疟疾暑症。《滇南本草图说》卷九。解疮毒、酒毒。《食物小录》卷上。

【发明】《绍兴本草》卷一三：梨随土地所产，形色种类不同，性寒一矣。《本经》不云主治，但称寒中，及云金疮、乳妇不可食之，此极验矣。其乳妇未满百日，切不可食，若食之生疾，而必使不起，当宜谨畏之也。其疗病之验未闻。《西塘集耆旧续闻》卷七：湖南一士人过泗州，有解太素脉者，诊之云：公来年有官，然有病也。士子竦然曰：当得何病？曰：有痈疽病。士留五日，求为处一方，脉者竟不能为之，乃指京师某人者，俾访之。士子到京，来年，果登第。求诊脉于医。医问君所嗜何物，答曰：物物皆吃。医曰：吃果子否？梨正熟。有某梨者，买二百许，每日食毕，恣啖之。一两旬，复谒医。医问啖多少梨，答云：二百许。医曰：可喜，今君无事矣，然须生疮。既而三四日间，遍身患大疮，以药调和其内，寻愈。出京过泗州，见向诊脉者。问君得官又安乐，医以何药疗君病。答云：某不病，但生疮尔。医者诘之，乃以食梨事对。脉者呼其子设香案，望京师拜曰：不可谓世间无人，乃志其方。盖以梨发散其痈疽之气，变作浑身疮尔。士子及太素脉者，忘其姓名，唯记京师医者，是大马刘家。《药性粗评》卷三：流利下行，降火除热，去而不反。主治风痰烦热，咳嗽消渴，霍乱吐痢，惊邪酒毒，利大小便。多食令人寒中，金疮产妇尤宜戒之，性冷恐停血致他疾。《本草纂要》卷五：梨味甘、微酸，气寒，无毒。除客热心烦，肺热咳嗽，肾热消渴，脾热生痰，是皆蕴热之症，惟此剂清凉润燥之治可也。设若脾虚者勿用，用之反生痰湿也。胃虚勿用，用之反生呕逆也。伤寒表症未解不可用，用之反表不解也。内寒气郁之症不可用，用之反寒郁盛也。余症皆然，亦可仿此而例推乎。大抵梨者，利也，流利下行之谓也，又居生冷之中，非蕴热之至不可食也。然而外科、产科、正骨科俱宜忌。《本草发明》卷四：鹅梨，出东郡。皮薄浆多而香，味差短。〇乳梨，名雪梨，南直出。皮厚肉实，香不及而味长。二梨俱胜，咳嗽热风痰多用之。〇消梨，出山东。味酸、甘，寒。主客热，中风失音，伤寒发热，解石热惊邪，咳嗽，消渴，利二便。〇鹿梨，出信州，取皮，治疮癣疥癞。〇紫花梨，除胸膈热结。其他青皮梨者、香水梨、棠梨并不入药。《药性全备食物本草》卷二：海棠梨味酸、甘，平，无毒，止泻痢。花似紫绵色者为正，余皆棠梨。《药性解》卷一：梨味甘，性寒，无毒，入心、肺二经，主心经客热，肺脏烦热，止嗽消痰，清喉降火，解渴除烦，消风润燥。按：梨之入心经，所谓以甘泻之是也。火清而金不受烁，故亦入肺经。性冷而利，多食损脾。《本草经疏》卷二三：梨成于秋，花实皆白，其得西方之阴气者乎！味甘微酸，气寒无毒。入手太阴，兼入足阳明经。《别录》著梨，止言其害，不叙其功。陶隐居言梨不入药。盖古人论病，多主于风寒外邪，以温热为补，药多桂、附。凡冷利之物，辄而不用也。不知时运迭降，禀受递殊。今时之人，火病、热病、痰病，往往皆是。梨能润肺消痰，降火除热，故苏恭主热嗽，止渴，贴汤火伤，治客热，中风不语，伤寒寒热，解丹石热气，惊邪，利大小便。大明主贼风，心烦，气喘，热狂。孟诜主胸中痞塞热结等，诚不可阙者也。本经言多食令人寒中者，以其过于冷利也。乳妇、金疮不可食者，以血得寒则凝而成瘀为病也。凡人有痛处，脉数无力，或发渴，此痈疽将成之候，惟昼夜食梨，可转重为轻。膏粱之家，厚味醺酒，纵恣无节，必多痰火卒中。痈疽之病，数食梨，可变危为安。功难尽述。**《本草汇言》**卷一五：李氏曰：《别录》着梨，止言其害，不言其功。医书有执法偏拗者，大都如此。盖古人论病，多主风寒，用药皆是桂附故尔。今人痰病、火病十居六七，梨能润肺凉心，消痰降火，大有解热毒之功，滋益于人，岂浅小哉？陶隐居弃之，竟不入药，此贤哲之一失也。朱氏东生曰：梨者，利也，其性下行流利也。如产妇、金疮、痢疾人，切不可食，食之多致危殆。如胃寒肠滑不实者，肺冷寒痰作嗽者，腹中有久病冷积气块者，小儿痘后患吐泻者，法咸忌之。**《医宗必读·本草征要》**下：外宣风气，内涤狂烦。消痰有灵，醒酒最验。人知其清火消痰，不知其散风之妙。生之可清六腑之热，熟之可滋五脏之阴。**《本草汇笺》**卷六：梨成于秋，花实皆白，其得西方之阴气者乎？花后上巳无风，则结实必佳。古语云：上巳有风梨者蠹，中秋无月蚌无胎。血液衰少，渐成噎膈者，以梨汁同人乳、蔗浆、芦根汁、童便、竹沥治之。**《本草述》**卷一七：梨之佳者，多产于北土。而实又结于秋，其华色白而如雪之六出，谓其气寒也。岂曰不然？第以二月吐华，其色白而片六出，是固禀金气以吐至阴之秀，即在风木司令之时，而已岿然矣。乃历夏而秋，复归金气以结实，则所以孕育至阴者更厚也。乃前哲不能明其功，而后学颇诵言之。然未有若暗风不语之一证，足以阐其功而广其用也。○孟诜云卒暗风不语，生捣汁顿服之，又《开宝本草》亦云治客热中风不语，孟诜云治胸中痞塞热结，而《日华子》亦曰除贼风，止心烦，气喘热狂，即《开宝》亦云解热气惊邪，合观之，则何非阳邪之搏阴，而肝风之为患也哉？故即此一证以思其功，则可以推而尽其用矣。如《琐言》之云治风，《类编》之言治热结，不有明征也乎，是入手太阴及手少阴经？而时珍所谓润肺凉心，消痰解热毒，诚不妄也。**《顾氏医镜》**卷八：梨甘寒，入心脾肝三经。生用清热，熟用滋阴。不酸者良。润肺凉心，降火消痰。定咳嗽而止气喘，润肺降火，消痰之功。除心烦而疗热狂，凉心降火之力。去胸热痞塞，去胸中之热结而痞塞除。治胃火呕吐。降胃家之火，而呕吐遂安。止消渴而利大肠，其性流利下行，故能利大便。解酒毒而贴火伤。亦能解疮毒，金石热气，切片贴汤火之伤，止痛不烂。治大人暗风失音不语，内热生风，所谓内虚暗风是也。痰火壅塞上窍，故失音。疗小儿风热昏蒙躁闷。由风热生痰，热痰壅塞，故昏迷躁闷。若因惊热生痰，亦用之。预食而防痈疽之将发，凡人有痛处，口渴脉数，此痈疽将成之候，惟昼夜食梨，可转重为轻。膏粱之家，厚味酿酒，纵恣无节，必多痰火，卒中痈疽之病，常食梨可免。频食而救噎膈之垂成。血液衰少，渐成噎膈者，同人乳、蔗浆、芦根汁、竹沥、童便饮之。时珍云：古人论病，多主风寒，用药皆是桂、附，故不着其功。令人痰病十居六七，梨之能润肺凉心，降火消痰，解毒治风热，诚为今时之要品，不可阙者也。脾虚泄泻者，勿用。《本经逢原》卷三：《别录》着梨，止言其害，不录其功。盖古人论病，多主伤寒客邪，若消痰降火，除客热，止心烦，梨之有益，盖亦不少。近有一人患消中善饥，诸治罔效，因烦渴不已，恣啖梨不辍，不药而瘳。一妇郁抑成劳，咳嗽吐血，右侧不得贴席者半年，或令以梨汁顿热服盏许，实时吐稠痰结块半盂，是夜便能向右而卧，明日复饮半盏，吐痰如前，已后饮食渐增。虽寻常食品，单刀直入可以立破沉疴。而梨之种类最多，惟乳梨、鹅梨、消梨可以疗病。然须审大便实者方可与食。元气虚者，不慎而误啖之，往往成寒中之患，岂可概谓食之有益乎？《得宜本草·下品药》：主治热嗽止渴，润肺凉心。得黑穞豆治痰喘气急，得丁香治反胃转食。《重庆堂随笔》卷下：梨亦以北产者良，南产以义乌之插花梨为最。徽州悉尼，皮色甚佳而味带酸，不可入药。盖梨不论形色，总以心小肉细，嚼之无渣而味纯甘者为佳。凡丹石、烟火、煤火、酒毒，一切热药为患者，啖之立解；湿热燥病及阴虚火炽津液燔涸者，捣汁饮之立效。此果中之甘露子，药中之圣醍醐也。濒湖发明，详言其功矣。《药笼小品》：梨汁凉心润肺，除烦解渴，熬膏代蜜丸。一切治肺之药最妙。《调疾饮食辩》卷一下：梨性清肃下行而降肺火。凡秋后热痢口干，生梨汁同莱菔汁频饮。时行热病，噤口热痢，痈疽热渴，生梨汁和生蔗汁饮。热嗽心烦，喉腥带血，咽喉热痛，生饮梨汁，或和炼熟蜜少许，或切片同炼熟蜜蒸半熟食。皆有起死之功，较一切苦寒败胃之药验而且稳。观《类编》所载宋时有病恹恹无聊者，杨吉老断其三年当以疽死。后遇高僧教其多食消梨，梨尽则预储干者泡汤饮汁食渣，期年颜貌腴泽，脉息和平。益阴退热，夫岂小补云乎哉？《食疗本草》曰：热结胸中滞涩者最宜。《普济方》曰：消渴饮水梨汁和熟蜜熬。热甚者不必熬，热水或冷水不时调服。《图经》谓其不入药用，《衍义》谓其不能却疾，非确论也。惟《开宝本草》云：多食令人寒中萎困，金疮、乳妇、血虚者，尤不宜食。则持平之论。肺虚寒嗽痰清，小便白色，大便溏滑，背心畏寒，及脾虚饮食不化，腹痛呕泄诸症，更不宜食。《本草纲目易知录》卷三：先严年登八旬，每至季冬，痰喘气壅，卧不安枕。以开水送米糕数块，稍寐，片时又作，又进糕。待至春后方平。葆以梨汁熬膏，进半匙，和参耆膏一匙，冲水食糕，渐安枕而寐。按：梨性润肺，清痰凉心降火。凡人寐则肺气归肾，藉水而养。水枯肺失所养则受火刑，是致气喘难卧。梨性寒，经火熬去其寒，又和参耆扶其气，是以奏效。后以是法，年老服之俱验。

【附方】《宝庆本草折衷》卷一八：治赤目痛。取好梨捣绞汁，黄连碎之，以绵裹渍，令色变，仰卧，注目中。

《本草品汇精要》卷三四：蠼螋尿疮。嚼梨汁，傅，黄水出，干即易之。

《药性粗评》卷三：眼疼。凡患赤眼弩肉疮不可忍者，取好梨一枚，切碎，捣绞汁，将黄连二三条，到，绵裹浸于汁内，候汁黄，仰卧，以钱点目中，神效。客热潜生。凡五内久觉客热潜生，尚未见病者，可将好梨日啖数枚，其火自退。

《上医本草》卷二：虚损风疾。接命丹，治男妇气血衰弱，痰火上升，虚损之证。又治中风不语，左瘫右缓，手足疼痛，动履不便，饮食少进。诸证用人乳二杯，香甜白者为佳，以好梨汁一杯，和匀，银石器内顿滚滚，每日五更一服，能消痰补虚，生血延寿。此乃以人补人，其妙无加。

《本草汇言》卷一五：治心肺郁热，消渴饮水。用悉尼五十枚捣汁，慢火熬成膏，以炼白蜜减半收之，贮瓶中，不时以热汤调服十余茶匙。《普济方》。○治内热卒中不语。以悉尼汁半盏，和姜汁半盏调灌。《方脉正宗》。○治火郁咳嗽。用悉尼生啖，一二个即止。又不可多食。《食性本草》。○治反胃吐食，药物不下。用大悉尼，以匎圄丁香七粒，刺入梨内，湿纸包四五重，火内煨熟，去丁香，只食梨。《圣济总录》○治小儿内热，痰壅喉间吐不出，或因惊热生痰，或因风热生痰，取悉尼汁时时与之，或加牛黄数厘更妙。《方脉正宗》。玄霜悉尼膏。治咯血吐血，咳血嗽血，及劳心动火，劳嗽吐痰久不愈者。此膏生津止渴，化痰止嗽，清血润燥。用甜悉尼六十个去心，味酸者勿用，白萝卜五斤，百合、茅根、嫩藕、鲜生地黄各二斤，鲜枇杷叶二百片刷去毛，白果肉一百个，共八味，俱入石臼内捣烂取汁，重滤去渣，将清汁入锅内，慢火煎炼将稠，十减去七，再入砂锅，慢火熬，十减去九，入炼过白蜜十二两，饴糖四两，再慢熬如稀糊，则成膏矣。每日不拘，挑数茶匙，米汤调服。

叶

【主治】治食梨过伤，以梨叶煎汁饮即解。《本草汇言》卷一五。

木皮

【炮制】《药性要略大全》卷六：采取阴干为末，入敷药，不入汤丸。

【主治】治疮癣疥癞，取一束煎汤浴之甚效。《药性全备食物本草》卷二。

【发明】《本草品汇精要》卷三四：江宁府信州出一种小梨，名鹿梨，叶如茶，根如小拇指，彼处人取其皮治疮癣及疥癞，甚效。近处亦有，但采其实作干，不闻入药也。

刺梨《草木便方》

【气味】甘、酸、涩。《草木便方》卷二。

【主治】刺梨甘酸涩止痢，根治牙痛崩带易。红花甘平泄痢止，叶疗疥痈金疮利。《草木便方》卷二。

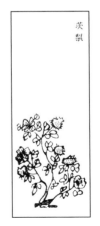

茨梨

图 26-31-1　茨梨
《便方》

3053

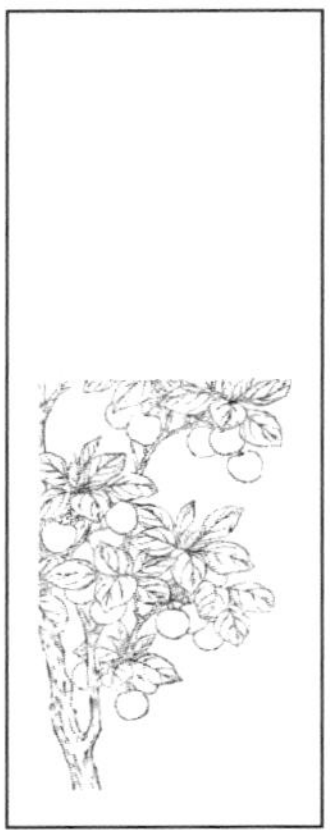

樑子《本草拾遗》

图 26-32-1 樑子
《图考》

【集解】《本草医旨·食物类》：实如梨，七八月熟，色黄味甘酢而核甚坚。

《植物名实图考》卷三二：樑子，《本草拾遗》始著录。《瓮牖闲评》以为梨类。

【气味】甘，涩，无毒。《本草医旨·食物类》。

【主治】生食之，止水痢。熟和蜜食之，去嗽。《本草医旨·食物类》。

樱额《本草纲目拾遗》

【释名】稠梨子《本草纲目拾遗》。

【集解】《本草纲目拾遗》卷七：樱额，果属也。产关东乌喇口外，其树丛生，果形如野黑蒲萄而稍小，鲜实甚美，晒干为末，可以致远。《盛京志》：一名稠梨子，实黑而涩，土人珍之，间以作面，暑月调水服之，可止泻。按《宦游笔记》：郁李即棠棣，结子如樱桃，南产者酸涩不堪食，盛京出者又名樱额，味甘鲜，晒干为末，更佳。

【气味】味甘涩，性温暖。《本草纲目拾遗》卷七。

【主治】补脾止泄泻。《本草纲目拾遗》卷七。

鹿梨《图经本草》

【释名】楂罗《本草省常》。

【集解】《食治广要》卷四：鹿梨即野梨。

根皮

【主治】治疮疥，煎汁洗之。《本草医旨·食物类》卷三。

倒吊果《本草纲目拾遗》

【释名】吊搭果《本草纲目拾遗》。

【集解】《本草纲目拾遗》卷七：倒吊果，《御制几暇格物编》：俗名吊搭果，形似山梨而小，体微长，味酢，肉多沙，长蒂。诸果始生时皆向上，此果花实皆下垂，故名。生时坚涩，熟乃沙。树枝叶俱如梨，为秦中物产，今遵化沿边有之。而考之书籍草木诸谱，皆不载倒吊之名，惟《上林赋》云：答沓离支。答沓音近打拉。张揖注云：答沓果名。按梅尧臣《牡丹诗》，用打拉二字，北人方言以欹垂为打拉，是答沓名果，或因其下垂也。《说文》、《海篇》俱作果，今名吊搭，或是答沓音之转耳。

【气味】味酢。○性暖。《本草纲目拾遗》卷七。

【主治】利胸膈，健脾消食。《本草纲目拾遗》卷七。

棠梨《救荒本草》　　【校正】时珍云出《纲目》，今据《救荒本草》改。

【集解】《救荒本草》卷下之前：棠梨树今处处有之，生荒野中。叶似苍术叶，亦有团叶者，有三叉叶者，叶边皆有锯齿，又似女儿茶叶，其叶色颇黔白，开白花，结棠梨如小楝子大，味甘、酸。花、叶味微苦。救饥：采花煤熟食，或晒干磨面，作烧饼食亦可。及采嫩叶煤熟，水浸淘净，油盐调食；或蒸晒作茶亦可。其棠梨经霜熟时，摘食甚美。《植物名实图考》卷三一：棠梨《尔雅》：杜，赤棠。白者棠。《本草纲目》始收入果部。《救荒本草》：叶花皆可食。

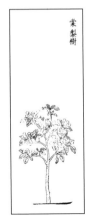 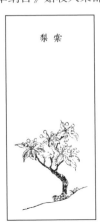 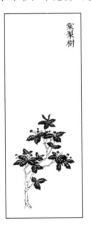 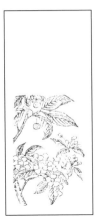

图 26-36-1　棠梨树《救荒》　　　图 26-36-2　棠梨《三才》　　　图 26-36-3　棠梨树《博录》　　　图 26-36-4　棠梨《图考》

实

【气味】味甘、酸。《救荒本草》卷下之前。酸，涩。《玉楸药解》卷四。性平。《本草省常·果性类》。

【主治】功同木瓜，治霍乱吐泻，腹痛转筋。烧食止泄痢。《玉楸药解》卷四。生食止呕，熟食止泻。《本草省常·果性类》。

花

【气味】味微苦。《救荒本草》卷下之前。味苦，性凉，无毒。入肺经。《本草再新》

卷四。

【主治】清肺热，润肺气，止咳嗽吐血，疗痈痿。《本草再新》卷四。

枝叶

【气味】酸、甘、涩，寒。《玉楸药解》卷四。

【主治】收肠敛肺，止泄除呕。《玉楸药解》卷四。

麂目《本草拾遗》

【释名】姚氏《食物本草》卷九：麂目出交趾、九真、武平、兴古诸处。树高大似棠梨，叶似楮而皮白，二月生花，仍连着子，大者如木瓜，小者如梅李。七八月熟，色黄味酸，以蜜浸食之佳。

【气味】味酸、甘，寒，无毒。多食生痰。姚氏《食物本草》卷九。

【主治】食之发冷痰，余别无功。〔《本草拾遗》〕。《证类本草》卷一一。

海红《饮膳正要》　【校正】时珍云出《纲目》，今据《饮膳正要》改。

【释名】海棠梨、棠蒸梨姚氏《食物本草》、西府海棠《调疾饮食辩》。

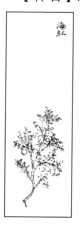

图 26-38-1　海红
《图经（政）》

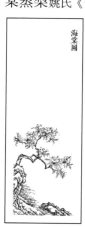

图 26-38-2　海棠
《草木典》

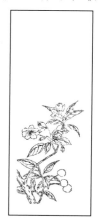

图 26-38-3　海红
《图考》

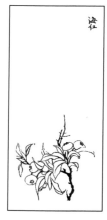

图 26-38-4　海红
《图说》

【集解】《食物本草》卷八：海红，一名海棠梨，今通称棠蒸梨。状如木瓜而小，二月开红花，实至八月乃熟。盛于蜀中。其出江南者名南海棠，大抵相类，而花差小。棠性多类梨。《调疾饮食辩》卷四：海红一名海棠梨，一名西府海棠。《纲目》曰：郑樵《通志》云：海棠之子名海红，即《尔雅》赤棠也。沈立《海棠谱》云：蜀中最盛，江南者花差小。木类梨，坚而多节。二月开花五出，初若胭脂点点，大放则渐成缬晕。有紫须，三萼、五萼成簇。落则有若宿妆淡粉，不香。惟蜀之嘉州者有香。一种垂丝海棠，树小，枝干柔弱，花皆向下。一种贴梗海棠，附干作花，花皆无蒂。此二种因花相似，故名海棠，实非同类。其甘棠、沙棠二种，虽同类而各种。海棠木通身是节，不堪锯版作器。沙棠则为美材，作舟尤美。李青莲诗曰：木兰之楫沙棠舟，玉箫金管坐两头。《**植物名实图考**》**卷三一**：海红即海棠花实。《本草纲目》始收入果部。京师以糖裹食之。

【气味】味酸、甘，平，无毒。《饮膳正要》卷三。味酸、涩。《调疾饮食辩》卷四。

【主治】治泄痢。《饮膳正要》卷三。

【发明】《**调疾饮食辩**》**卷四**：子大如樱桃，味酸涩不宜食。《饮膳正要》云能止泄痢，涩故也。

沙棠果《本草纲目》

【集解】《**本草品汇精要续集**》**卷九**：沙棠果无毒。○李时珍曰：按《吕氏春秋》云：果之美者，沙棠之实。今岭外宁乡泷水罗浮山中皆有之，木状如棠，黄花赤实。其味如李而无核。

【气味】味甘，性平。《本草品汇精要续集》卷九。

【主治】主食之却水病，出《山海经》。《本草纲目》。《本草品汇精要续集》卷九。

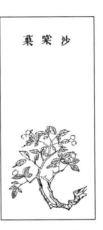
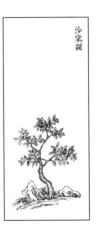

图 26-39-1 沙棠果《备要》　　图 26-39-2 沙棠《草木典》

木瓜《别录》

【释名】铁脚梨《焦氏笔乘》、贴梗海棠《植物名实图考》。

【集解】《**救荒本草**》**卷下之后**：木瓜生蜀中并山阴兰亭，而宣州者佳，今处处有之。其树枝状似柰，花深红色，叶又似柿叶，微小而厚。《尔雅》谓之楙音茂，其实形如小瓜，又似栝楼而小，两头尖长，淡黄色。《**植物名实图考**》**卷二七**：贴梗海棠丛生单叶，缀枝作花，磬口，深红无香。新正即开，田塍间最宜种之。《花镜》云：有四季花者。滇南结实与木瓜同，俗呼木瓜花。其瓜入药用，春间渍以糖或盐，以充果实，盖取其酸涩，以资收敛也。《**植物名实图考**》**卷三二**：木瓜《别录》中品。《尔雅》谓之楙。味不木者为木瓜，圆小味涩为木桃，一曰和圆子，大于木桃为木李，一曰榠楂，今皆蜜煎方可食，花入糖为酱尤美，归德以上供。《**增订伪药条辨**》**卷三**：木瓜伪名洋木瓜。大粒长式，光皮黑色，不知何种果实伪充，万不可用。○木瓜为落叶灌木之植物，

3057

图 26-40-1　蜀州木
瓜《图经（政）》

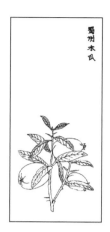

图 26-40-2　蜀州木瓜
《图经（绍）》

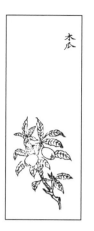

图 26-40-3　木瓜
《饮膳》

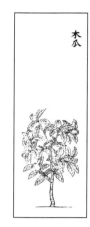

图 26-40-4　木瓜
《救荒》

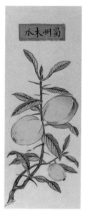

图 26-40-5　蜀州
木瓜《品汇》

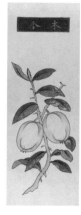

图 26-40-6　木瓜
《食物》

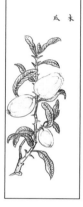

图 26-40-7　木瓜
《精绘》

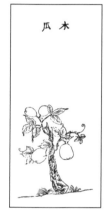

图 26-40-8　木瓜
《三才》

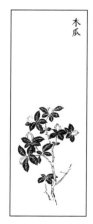

图 26-40-9　木瓜
《博录》

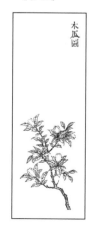

图 26-40-10　木瓜
《草木典》

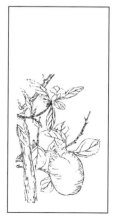

图 26-40-11　木瓜
《图考》

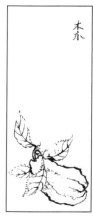

图 26-40-12　木瓜
《图说》

干高五六尺，叶长椭圆形，至春先叶后花，其花分红白两种，颇美艳，秋季结实长圆形。产地首推浙江淳安县，名淳木瓜，最佳。外皮似绉纱纹，色紫红，体坚实，肉厚心小个匀。湖北宣城产者，名宣木瓜，体结色紫纹绉亦佳。其余紫秋巴东、济南等处所产，虽亦有佳种，然不及上两处之美。四川綦江县产者，名川木瓜，质松色黄，皮粗糙，无细纹，个大而肉薄，亦次。福建产者，色黄而大，味香，不入药用。又一种红梨，皮光肉结实者，亦伪充木瓜，不堪入药。如郑君所云，木桃、木李，或即此类，宜慎辨之。

实

【炮制】《宝庆本草折衷》卷一八：今并以秋后实熟摘之，亦有待其自落而收者，并用铜刀及竹刀薄割片子，摊晒，亦可穿挂晾干，或成颗并油麻藏密器中。○忌铁。

【气味】香，甘、酸，不涩。《神农本经会通》卷三。味酸，气寒，无毒。入少阴肾经。《本草纂要》卷五。味酸，性涩，微寒。入手太阴肺、足厥阴肝经。玉楸药解》卷四。

【主治】此物入肝，故益筋与血，病腰肾脚膝无力，此物不可阙也。《本草衍义》卷一八。益肺停湿，和胃滋脾。气脱则收，气滞能利。《本草元命苞》卷八。主养筋脉，益肝血，理脚气，止足膝痛。姚氏《食物本草》卷七。

【发明】《绍兴本草》卷一三：木瓜实，性味、主治已载《本经》，然理脚膝诸方多用。盖佐他药，亦非专恃此而起疾，唯收涩之性多矣。世作果品，《本经》云味酸、温、无毒是也。枝叶虽亦具主治，俱未闻方家用据。所在皆产之，宣州者佳。《宝庆本草折衷》卷一八：雷公云，木瓜黄香，甘酸不涩，调荣卫，助谷气。《神农本经会通》卷三：《局》云，木瓜消肿强筋骨，止渴仍攻湿痹侵。又治转筋成霍乱，更除脚气上冲心。宣木瓜，治霍乱转筋，理脚气湿痹，伸舒。《药性粗评》卷三：入手太阴肺、足太阴脾、厥阴肝经。主治浮肿湿痹，筋力痿弱，脚膝不利，霍乱呕逆转筋，贲豚，痰唾消渴，化食止痢，益气养血，和脾胃，暖腰膝，壮筋骨。海藏云：木瓜得人之正，故入筋，腰肾脚膝无力，不可缺也。《本草纂要》卷五：虽酸能敛水，而有生津之妙，酸能固气，而有壮神之功。是以腰肾之虚，非此不补；足胫之酸，非此不去。吾见香薷饮加人参、木瓜，因其元虚津液不足，或热烦作渴，足膝酸疼，治无不验。又有元虚之人，自汗乍来而精神失守，或步履艰难而烦渴引饮，用补中益气汤加木瓜，治验如神。亦有脚气之症，腿足红肿，小便少而大便涩，用槟苏散加牛膝、木瓜，妙亦难穷。此用木瓜之大法也。《太乙仙制本草药性大全·仙制药性》卷四：气脱能固，气滞能和。平胃以滋脾，益肺而去湿。助谷气，调荣卫。除霍乱，止转筋。凡转筋时但呼其名及书木瓜字于病处皆愈，莫晓其义。脚气能驱，水痢可禁。○凡使勿误用和圆子、蔓子、土伏子，其色样外形真似木瓜，只气味效并向里子各不同。若木瓜皮薄，微赤黄，香甘酸不涩，调荣卫，助谷气，向里子头尖一面，方是真木瓜。若和圆子色微黄，蒂核粗，子小圆，味涩微咸，伤人气。蔓子颗小，亦似木瓜，味绝涩，不堪用。土伏子似木瓜，味绝涩，子如大样油麻，又苦涩，不堪用，若饵之令人目涩目赤，多筋〔骨〕痛。凡使木瓜勿令犯铁，用铜刀削去硬皮并子，薄切于日中晒，却用黄牛乳汁拌蒸，从巳至未，其木瓜如膏煎，却于日中薄摊，晒干用也。《本草发明》卷四：入手足太阴经。愚谓又入足厥阴经。发明曰：木瓜，味得木之正，故行肝益筋与血。又风木能胜湿，故《本草》主湿痹邪气，霍乱吐泻转筋，皆湿之为病也。湿邪伤筋，又湿热伤肺，脾又恶湿，此能胜湿，则荣筋，和胃滋脾，而肺气亦益，又何荣卫不调，谷气不助哉？故云：入手足太阴经，腰肾脚膝无力，多因于湿，须此治脚气要药也。又气脱则能收，气滞则能和，良有以哉。《药性会元》卷中：入手太阴肺，足太阴脾，足厥阴肝经。皮薄微赤黄，香、甘、酸、不涩者佳。主治脚气之水肿，治霍乱之转筋；疗大吐之不止，利湿痹之难伸；止冷热之痢，定心腹之疼。最能消肿止渴，亦可壮骨强筋助血，且降痰唾，专理脚气攻心。入肝经，又补肾腰、膝足之无力。调荣卫，助谷气，导湿除邪。气脱能收，气滞能和，治腰脚不可缺也。《药性解》卷五：木瓜之入三经，何也？经所谓以酸补肺，以酸泻肝，脾则受制于木，而孕育夫金者也，何弗入焉？东垣云：气脱则能收，气滞则能和，腰肾脚膝之要药也。香薷饮用之，取其端和脾胃，培植肺气，除夏间之湿，以生至微之金尔。《本草经疏》卷二三：木瓜实得春生之气，禀曲直之化，故其味酸，气温，性无毒。气薄味厚，降多于升，阳中阴也。入足太阴、阳明，兼入足厥阴经。其主湿痹脚气者，以脾主四肢，又主肌肉，性恶湿而喜燥，湿侵肌肉，则为湿痹，伤足络则成脚气。木瓜温能通肌肉之滞，酸能敛濡满之湿，则脚气、湿痹自除也。霍乱大吐下，转筋不止者，脾胃病也。夏月暑湿饮食之邪伤于脾胃，则挥霍撩乱，上吐下泻，甚则肝木乘脾而筋为之转也。酸温能和脾胃，固虚脱，兼之入肝而养筋，所以能疗肝脾所生之病也。藏器治脚气冲心，强筋骨，下冷气，止呕逆。大明主吐泻，水肿，心腹痛。好古治腹胀善噫，心下烦痞。无非取其去湿和胃，滋脾益肺，利筋骨，调荣卫，通行收敛，有并行不悖之功也。《本草汇言》卷一五：木瓜柔筋脉，《别录》健腰膝，敛肾气，日华止滑泄之药也。寇氏宗奭曰：木瓜味虽酸涩，得木气之正，故酸能平木，而有柔养筋脉、健腰膝也。又酸能敛气，而有收摄津液、除消渴而止滑泄也。所以滑氏伯仁方：治霍乱转筋及湿痹脚气，此木郁而筋为病也。腰肾虚弱，羸怯无力，此精衰而筋脉失所养也。观乎济阴汤用之以敛肾，羌活散用之以逐痹，香薷饮用之以解暑而止渴止泻，槟苏散用之以治脚气攻冲而散肿结、活步履也。○脚病多属筋也，推而论之，如筋病若头项、若臂膊、若腰膝遍体之病，属筋者咸需之。又不专主脚气也。故前古本草药性俱称统治筋骨痿痹，挛掣作痛，可知不专主在脚也。《景岳全书·本草正》卷四九：木瓜味酸，气温。用此者，用其酸敛，酸能走筋，敛能固脱。入脾、肺、肝、肾四经，亦善和胃。得木味之正，故尤专入肝，益筋走血。疗腰膝无力，脚气引经所不可缺。气滞能和，气脱能固。以能平肝，故除呕逆霍乱转筋，降痰去湿行水。以其酸收，故可敛肺禁痢，止烦满，止渴。《分部本草妙用》卷六：木瓜，专理霍乱吐泻，转筋脚气，皆脾胃病，非肝病也。肝虽主筋，而转筋则由湿热寒湿之邪袭伤脾胃所致，故转筋必起于足腓，腓与宗筋，皆属阳明。木瓜治转筋，非益筋也，理脾而伐肝也。土病则金衰而木盛，故用酸温以收脾肺之耗散，而藉其走筋以平肝邪，乃土中泻水以助金也。木平，土得令，而金受荫矣。《经》云：酸走筋，筋病无多食酸。多食木瓜损齿及骨，兼成癃涩，皆伐肝之明验。而木瓜为脾肺药，非肝经药明矣。**《药镜》卷一**：宣木瓜行肝气，主霍乱转筋；和胃气，止吐泻腹痛。腰肾酸软，脚膝无力宜施；消风水肿，清暑湿痹须用。从胃渗入膀胱，日久成淋，故曰气脱能收；扶土以泻肝木，脾胃肺健，故云气滞能调。**《药品化义》卷三**：木瓜属阴中有阳，体干实，色紫，气和鲜香，味酸，性凉，能升能降，力泻肝收气，性气与味俱厚，入肝脾肺三经。木瓜味酸，得肝木之本气，入肝为血分之涩药。盖筋之不舒，气之不固，皆因于湿热，酸涩能敛热收湿，主舒筋固气良品。肝藏血，若湿热伤肝，血为热所迫，则筋转而痛，多见于霍乱及脚气红肿，一切湿痹之症，以此酸敛其血热而筋自舒，因能舒筋，故能益血脉也。肺主气，若湿热伤肺，气为湿所滞，则筋缓而软，多见于暑热，四肢困倦神昏，腰背脚膝无力，以此酸收其脱散之气而气自固，因能固气，故能生精液也。但肝喜疏散，此味酸重，多用泻肝；体质干实而不濡润，非若山茱萸可养肝耳。方书云：醒筋骨之湿，莫如木瓜；合筋骨之离，莫如杜仲。古人以此二味酒煎，治久痢，为滑则气脱，涩能收之，所谓气脱能收，气滞能和也。**《本草乘雅半偈》帙九**：木瓜，果蓏也。缀本之瓜曰蓏。蓏，小瓜也。《释木》云：叶似柰，实似蓏，其枝可数，一尺百二十节，味酢，善疗筋转。陶隐居云：如转筋时，但呼木瓜名，或指画作木瓜字，病辄愈。《尔雅翼》云：枝坚可作杖策，颇利筋膝，根茎煎汤淋足胫，可以已蹷。盖望说酢梅而蠲渴，呼濯木瓜而缓筋，理固有相感，则心之所向，气即交通矣。如磁运铁，珀拾芥，虽凌空物障，犹互为嘘，况无情及诸有情者乎。《经》云：东方生风，风生木，木生酸，酸生肝，肝生筋也。木瓜枝节比筋，酸津肝木，达春升之自下而上。行痹闭，下脚气，定霍乱，止筋转，为象形从治法也。**《本草通玄》卷下**：木瓜酸温，脾肝药也。强筋舒筋，主脚气，霍乱，转筋。收摄脾土，去湿热，止吐泻，化痰食，理水胀。木瓜专主筋病，然皆脾病，非肝病也。肝虽主筋，而转筋则由湿热或寒湿之邪袭伤脾，故转筋必起于足腓，腓及宗筋皆属阳明。木瓜治转筋，非益筋也，理脾以伐肝也。孟诜云：多食木瓜，损齿及骨。皆伐肝之明验。陶弘景云：转筋时，但呼木瓜名及书土作木瓜字皆愈，此理亦不可解。**《本草汇笺》卷六**：木瓜得东方之气，禀曲直之化，能入厥阴治筋，非他药所能侔匹。气脱能收，气滞能和，故于筋缓筋急，皆所必需。筋急者，湿热伤肝，血为热所迫，则筋转而痛，多见于霍乱，及脚气红肿足痹之证。以木瓜之酸凉，敛其血热，而筋自舒。筋缓者，湿热侵肺，气为湿所滞，则筋缓而软。多见于暑热，四肢困倦，神昏，腰背脚膝无力。以木瓜之酸敛，收其脱散，而气自固。然其性主伐肝，有泻无补。假使下部腰膝无力，由于精虚血虚，真阴不足者，则木瓜岂宜误用乎？盖其体质干实而不濡润，非若山茱萸可养肝耳。**《本草洞诠》卷六**：一人患脚气，筋急腿肿，因附舟，以足阁一袋上，渐觉不痛。乃问舟子袋中何物，曰：宣州木瓜也。及归，制木瓜袋用之，顿愈。夫木瓜之验如此。然其所主霍乱吐利，转筋脚气，皆脾胃病，非肝病也。肝虽主筋，而转筋则由湿热、寒湿之邪袭伤脾胃所致，故筋转必起于足腓，腓及宗筋皆属阳明，木瓜治转筋非益筋也，理脾而伐肝也。土病则金衰而水盛，故用酸温以收脾肺之耗散，而藉其走筋以平肝邪，乃土中泻木以助金也。木平则土得令，而金取荫矣。《本草述》卷一七：木瓜之味酸而气温，缪氏所谓得春生之气，禀曲直之化者是也。但酸温之剂不少，何此独疗筋病乎？缘其味酸合有甘，是兼乎稼穑之气化以和血，更津润而味不木，合乎淳溢之温气以养筋。夫经脉与经筋是二是一，所以疗筋病有专功也。《养生食鉴》卷上：治湿痹脚气，霍乱吐下，转筋不止。禀得木之正气，故入肝，利筋骨及血病腰腿无力，调荣卫，助谷气，去湿和胃，滋脾益肺。《本草择要纲目·温性药品》：主治湿痹脚气，霍乱大吐下，转筋不止。调荣卫，助谷气。去湿和胃，滋脾益肺。气脱能收，气滞能和。寇氏云：木瓜得木之正气，酸以入肝，故益筋与血，腰肾脚膝为病无力，皆不可缺也。或曰：木瓜所主霍乱吐利，转筋脚气，皆脾胃病，而云肝病何也？盖寒湿之气，袭伤脾胃而筋转，必起于足腓，腓及宗筋皆属阳明，用木瓜之酸温，以收脾肺之耗散，而藉其走筋以平肝邪，乃土中泻木以助金也，木平则土得令，而金受其荫，得非因治肝以及脾胃乎。《顾氏医镜》卷八：最疗转筋，以其入肝而养筋故也。善治脚气。疝病亦宜，有去湿之能。呕逆可止，和胃制肝之力。伤食而呕吐者，不宜用。《本草经解要》卷三：主湿痹，脚气，霍乱大吐下，转筋不止。木瓜气温，禀天春和之木气。味酸无毒，得地东方之木味。气温升达，味酸收敛，一直一曲，曲直为木，入足厥阴肝经。气味降多于升，阴也。肝主筋，湿伤筋，筋挛则痹。木瓜温能散湿，酸能舒筋，故主湿痹。脚气者，湿侵肝络也。酸能滋肝，温能散湿，故亦主之。霍乱大吐下，转筋不止者，肝属木，木邪乘土，上吐下泄。肝主筋，筋热短缩，而为之转也。木瓜入土以泻木，木平筋自舒，所以主之也。《玉楸药解》卷四：敛肠止泄，逐湿舒筋。木瓜酸敛收涩，能敛肺固肠，燥土泄肝。治霍乱吐利，腹痛转筋。疗脚气，治中风，筋挛骨痛。其主治诸病，总皆寒湿之邪。但用木瓜，终难成效。本草谓其性温，止泄而搏积。瓜汁寒脾冷饮，立生泄利。虽能泄肝止痛，而土虚木贼，最忌酸收，功止治标，未能无弊，何如苓桂姜甘温燥之品，效大而力捷也。鲜者糖饯，敛肺止渴。《得配本草》卷六：和胃理脾，伐肝敛肺。专治筋病，能疗暑湿。血为热迫，筋转而痛。气为湿滞，筋缓而软。木瓜凉血收脱，故可并治。得桑叶，治霍乱腹痛。配槟榔，治脚气冲心。配杜仲酒，治久痢。木瓜醒筋骨之湿，杜仲合筋骨之离，用以收之，痢疾自止。佐生地，加乳、没，治项强筋急。肝肾受邪也。和青盐、甘菊、艾茸，治肾脏虚冷，气攻腹胁，胀满疼痛。调鳝鱼涎，贴反花痔疮。《本草求原》卷一二：得春生之气化，而结实于夏，是合乎大火淳溢之用，以畅肝气、和肝血而养筋。先哲谓其达肺脾以行湿者，肝为独使之义也。主湿痹脚气，利骨节，霍乱大吐下、转筋不止。肝主筋，阳明养宗筋，肝乘脾胃则霍乱，津液顿亡，则筋失养而转。此物温通以利暴气，酸津以润耗散之脱气，则肝和，而中土之升降不息，自无风郁成湿、湿郁化风之虞，故诸症悉除，非理脾伐肝之说。血和则阴降，阴降则阳随，而卫气亦畅，故湿因以行，如建中汤加柴、瓜治转筋是也。下冷气，止呕逆、心痛、痰唾，止水利后渴不止、奔豚水肿、冷热痢、心腹痛、腹胀善噫、心下烦痞。皆肝郁而胃阳不降之病，木瓜去湿以和肝血之滞，故悉治之。止渴，酸能生津。患头风人以鲜者放枕边，可引肝风外出。血郁化湿亦化风，故血虚血热，其生湿生风，皆病于血。若以风药胜湿，则血益燥，惟此和血以行湿，而风自平。《随息居饮食谱·果食类》：木瓜酸，平。调气和胃，养肝消胀，舒筋息风，去湿。蜜渍酒浸。多食患淋，以酸收太过也。专治转筋，能健腰脚，故老人宜佩也。《本草思辨录》卷三：木瓜味酸气温而质津润，皮始青而终黄，肉先白而后赤，为肺胃肝脾血分之药。津润之物，似湿证非宜。然风以胜之，土以制之，温其气以行之，湿之挟寒者，讵不能疗。肝主风木，木得湿则盛。既却湿而平木，故风亦自息。其味酸，能收而不能散，能下抑不能上升，故所主为筋转筋弛之证。在下焦者多，在上中焦者少。用是物者，能于仲圣风湿寒湿诸方之所以不用，而转求其可用，则思过半矣。转筋由于霍乱。霍乱而不转筋者，非木瓜所司。其证有寒有热，治法天渊，不得稍存偏见。至于转筋，愚则谓纵属热证，亦必微兼冷气。盖筋属肝，肝就湿而拒冷，亦就亦拒，斯足筋为转。足腓属阳明，木瓜入阳明筋转之所以温之润之，两适其性。若非溺秘，邪无出路，必无不愈之理。且木瓜温而非热，润而非燥，虽热证何至有害，要在制剂配合之有道耳。考古方用木瓜之证，如脚气、脚痿、腹胁胀满，多与辛温药为伍。不外驱寒湿之邪，辑浮散之气。虽功在降抑而终不离乎敛。故其治筋病于转戾为宜，拘挛则非其所长。独许叔微以木瓜治项强筋急，谓少阴之筋从足至项，为肝肾受邪所致。是病虽在上而因仍在下。其以乳香、没药为佐使，则其以伸筋任乳、没，不以责木瓜，亦可见矣。

【附方】《药性粗评》卷三：两脚转筋。凡两脚冷动转筋急痛者，煮木瓜令烂，捞出，和酒少许搅溶，封痛处，干即易之，三四度差。〇脐下绞痛。凡干霍乱，脐下绞痛难忍者，木瓜两片，桑叶七片，大枣三枚，到，水二升，煮取一升，顿服之差。

《本草汇言》卷一五：治血气两虚，筋脉不柔转动，以致腰膝坚强作痛。用木瓜五两，当归、白术各三两，川芎二两，红花一两，甘草五钱，大枣三十个，带核槌碎，分作十剂，水煎服。〇治肾气虚散，不时溏泄。用木瓜十两，杜仲八两，茯苓五两，补骨脂三两，吴茱萸二两汤泡过，北五味子一两，分作十剂，水煎服。〇治肾气虚乏，精元不固。用木瓜五两，大怀熟地六两酒煮，北五味子一两二钱，酸枣仁二两炒，菟丝子二两四钱，白芍药醋炒、杜仲盐水炒各三两，黄柏酒炒一两，分作十剂，水煎服，名济阴汤。〇治风寒湿三气合而为痹，筋骨疼痛，四肢不举。用木瓜三两，羌活、防风、汉防己、酸枣仁、川芎各二两，附子童便制过一两，天麻、牛膝、茯苓、白术、薏仁各三两，共为细末。每服三钱，早晚白汤调服，名羌活散。〇治感冒时行暑热，口干作泻，四肢无力。用木瓜三两，扁豆、陈皮、厚朴各一两五钱，甘草一两，香薷四两，加生姜、黑枣各一两，水三十大碗，煎减半，取出井中顿冷服，名香薷饮。〇治脚气攻冲，头痛发热，呕逆，遍身筋骨作痛。用木瓜十两，槟榔四两，真紫苏叶三两，牛膝二两，木通一两，小茴香八钱，分作四剂，水煎服，名槟苏散。〇治暑月寒热不调，霍乱转筋吐泻。用木瓜五钱，砂仁一钱，杏仁、半夏、茯苓、白扁豆、厚朴、藿香各一钱五分，香薷四钱，甘草五分，生姜二片，水煎冷服，名六和汤。治伤暑霍乱之兼有寒食者。○香薷芩连汤。治伤暑霍乱之有中热者。用木瓜六钱，香薷五钱，甘草四钱，黄芩三钱，黄连二钱，滑石一钱五分，白水煎，冷服。○八方俱出《方脉正宗》。○治阴寒吐泻转筋。用木瓜一两，白术土炒五钱，干姜四钱，人参三钱，附子童便制二钱，肉桂一钱，水煎冷服。○治绞肠痧瘴，腹痛传筋。用木瓜五钱，荞麦二两，滑石四钱，生明矾一钱，葱头十根，水煎冷服。以铁针刺足三里出血，或手十指甲边刺血出，愈。○治血虚转筋。用木瓜一两，当归、葳蕤、牛膝、白芍药、牡丹皮各四钱，川芎二钱，甘草一钱，水煎服。○治湿热转筋。用木瓜一两，薏苡仁、白术、茯苓、五加皮、石斛、草薢、黄柏、苍术各五钱，水煎服。○四方俱出王三阳《得心集》。

《本草述》卷一七：肾脏虚冷，气攻腹胁，胀满疼痛。用大木瓜三十枚，去皮核，剜空，以甘菊花末、青盐末各一斤，填满，置笼内蒸熟，捣成膏，入新艾茸二斤，搜和丸如梧子大，每米饮下三十丸。

《伤寒温疫条辨》卷六：木瓜酒方。治肩臂腰疼，并风湿痰气，手足腿膝麻木疼。木瓜、川续断、威灵仙、钩藤钩、防风三钱，钻地风、金银花、归身五钱，红花、桂枝、升麻一钱，煮黑红谷酒四斤，早晚服。若腰以下疼木，去升麻，加杜仲、牛膝三钱，此和荣卫、利筋骨之要药也。

《重庆堂随笔》卷下：治霉疮结毒。木瓜一味为末。《解要》。

《本草求原》卷一二：治杨梅结毒。川瓜为末，白汤日下三钱。治风寒暑湿袭入经络，顽痹或肿满寒热呕吐、自汗、霍乱吐利。木瓜剜空，以北芪、续断、苍术、橘皮、台乌、茯神、心中木、灵仙、苦葶苈等分末，入内扎好，用酒浸透，蒸三度为末，以榆皮末、水为丸，酒、盐汤任下。治先从足起、上至于项筋强急，此肝肾受风也。木瓜去瓤，入乳、没于内，饭上蒸三四次，捣为膏，加生地汁，酒下三钱，少阴之筋，自足至项。冲脉者，经脉之海，肝肾司之，经脉和则上焦之气亦理，或再以白芷一味为丸继服便愈。不知者乃谓其补肺，谬甚。

《药性蒙求·果部》：头风。用鲜者，放枕边久效。

《随息居饮食谱·果食类》：脚气筋挛。以木瓜切片，囊盛，日践踏之。○辟臭虫。木瓜片铺席下。○霉疮结毒。木瓜一味，研末，水法九日，以土茯苓汤下三钱。

根

【气味】涩酸。《医方药性·草药便览》。

【主治】舒筋，去风。止渴，止脚根风。《医方药性·草药便览》。

秋木瓜《校补滇南本草》

【气味】微温，味苦、辛、甘。《校补滇南本草》卷下。

【主治】主治筋骨疼痛，痰火脚软。《校补滇南本草》卷下。

楂子《食疗本草》

【集解】《救荒本草》卷下之后：旧不着所出州土，今巩县赵峰山野中多有之。树高丈许，叶似冬青树叶，稍阔厚，背色微黄，叶形又类棠梨叶，但厚，结果似木瓜稍团。

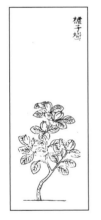 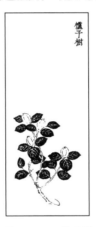 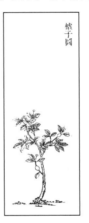 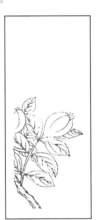

图 26-42-1　楂子树　　　图 26-42-2　楂子树　　　图 26-42-3　楂子　　　图 26-42-4　楂子树
《救荒》　　　　　　　　《博录》　　　　　　　《草木典》　　　　　　　《图考》

【气味】味酸、甜、微涩，性平。《救荒本草》卷下之后。

【主治】开胃解醒，去恶心酸水。多食伤气，损齿及筋。《本草省常·果性类》。

鸦鹊梨《医方药性》

【气味】其性涩、温。《医方药性·草药便览》。

【主治】治利后泻住。《医方药性·草药便览》。

楔櫨《图经本草》

【释名】楂梨《礼记》、瘙楂《本草省常》。

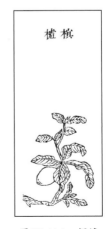

图 26-44-1　楔櫨
《备要》

《通志·昆虫草木略》卷七六：木瓜，短小者谓之榠樝，亦曰蛮樝，俗呼为木梨。《礼记》谓之樝梨，郑氏误谓梨之不臧者。《宝庆本草折衷》卷一八：榠，音冥；樝，音查。一名樝子，一名樝梨，一名蛮樝。○缙云云：一名木梨。

【集解】《宝庆本草折衷》卷一八：樝，《左氏传》作柤，同音。生江外。又云：生孟州。今处处有之。

【气味】味酸、涩，平，无毒。《宝庆本草折衷》卷一八。

【主治】主去恶心，杀虫鱼，止心中酸水，水痢，酸咽。《宝庆本草折衷》卷一八。止湿渴，化酒痰，煨食止痢。多食损齿。《本草省常·果性类》。

榅桲《开宝本草》

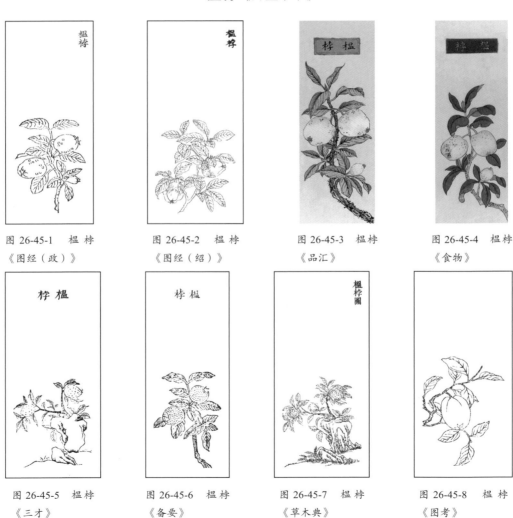

图 26-45-1　榅桲　　　　图 26-45-2　榅桲　　　　图 26-45-3　榅桲　　　　图 26-45-4　榅桲
《图经（政）》　　　　　《图经（绍）》　　　　　　《品汇》　　　　　　　　《食物》

图 26-45-5　榅桲　　　　图 26-45-6　榅桲　　　　图 26-45-7　榅桲　　　　图 26-45-8　榅桲
《三才》　　　　　　　　《备要》　　　　　　　　《草木典》　　　　　　　　《图考》

【集解】《植物名实图考》卷三一：榠楂，《开宝本草》始著录。今惟产陕西。形似木瓜，又似梨，多以钉盘，有携至京师者，取其香气置盘笥中，以熏鼻烟，不复供食。

【炮制】《本草品汇精要》卷三四：拭去上浮毛用。

【气味】味酸甘、微温、无毒。《绍兴本草》卷一三。

【主治】主温中下气，能消食除烦。发热毒而秘大小二肠，涩血脉而聚胸中痰壅。除心间醋水，去臭辟衣鱼。《太乙仙制本草药性大全·仙制药性》卷四。下气消食，止渴解酒，去恶心酸水，除水泻烦热。多食聚痰，涩血脉，秘大小肠。《本草省常·果性类》。

【发明】《绍兴本草》卷一三：榠楂多食涩气，聚胸中疼固有之，然疗病即未闻矣。西北地产之。《太乙仙制本草药性大全·仙制药性》卷四：主温中下气，能消食除烦。发热毒而秘大小二肠，涩血脉而聚胸中痰壅。除心间醋水，去臭辟衣鱼。按：《衍义》云：榠楂食之须净去上浮毛，不尔损人肺。花亦香白色，诸果中惟此多生虫，少有不蛀者。《图经》言欲卧啖一两枚而寝，如此恐太多，痞塞胃脘。《药性全备食物本草》卷二：温中下气，消食，散酒气，止渴，除心间酸水，治肠虚水泻，并宜生用。多食涩血脉，聚胸膈痰。

山楂《唐本草》

【释名】棠球《履巉岩本草》、山果子、柿楂子《宝庆本草折衷》、山里红、山里果、映山红果《救荒本草》、糖球子《神农本经会通》、赤爪木、海红《本草品汇精要》、红果《随息居饮食谱》、鼻涕圆《本草省常》。

《调疾饮食辩》卷四：山楂《纲目》曰：《尔雅》名杬子，又曰鼠梅。《图经》误为棠梂子梂乃栎子。《唐本草》误为赤瓜子，乃赤枣之讹，《桂海虞衡志》有赤枣子。又曰鼠楂、羊梂。《得效方》曰猴楂。盖此物野生，猴、鼠、羊喜食之也。《日用本草》曰茅楂。《食鉴本草》曰山里果。《百一选方》曰山里红。俗作山查。查乃水中浮木，省文别字也。

【集解】《救荒本草》卷下之前：山里果儿一名山里红，又名映山红果。生新郑县山野中。枝茎似初生桑条，上多小刺，叶似菊花，叶稍团，又似花桑叶，亦团，开白花，结红果，大如樱桃。《太乙仙制本草药性大全·本草精义》卷四：生深山野坞，岩崖山谷。其树高二三尺，其叶似蓬蒌而大多皱纹，开花，其实似花，红而小甚，七八月子红，味甚美，深秋摘取蒸熟，去核晒干收藏。《植物名实图考》卷三二：山楂，《唐本草》始著录。即赤爪子。李时珍以为《尔雅》杬，鼠梅即此。北地大者味佳，制为糕；小者唯入药用。《齐民要术》引《广志》云：杬木易种，多种之为薪。又以肥田。郭注《山海经》亦云：杬可烧粪田。盖此木与槲、栩同生山莱，落实取材，薪樵是赖。郭注《尔雅》但云可食，尚未标以为果而入药，则盛于近世也。

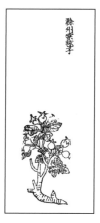

图 26-46-1　滁州棠球子《图经（政）》

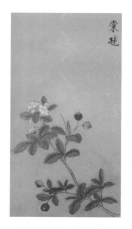

图 26-46-2　棠球《履巉岩》

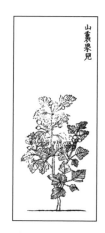

图 26-46-3　山里果儿《救荒》

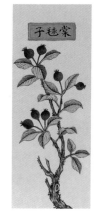

图 26-46-4　棠球子《品汇》

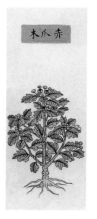

图 26-46-5　赤爪木《品汇》

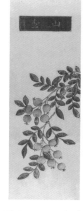

图 26-46-6　山查《食物》

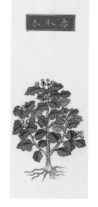

图 26-46-7　赤爪木《雷公》

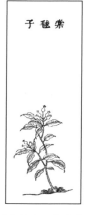

图 26-46-8　棠球子《三才》

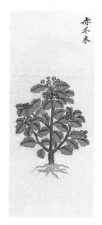

图 26-46-9　赤爪木《图谱》

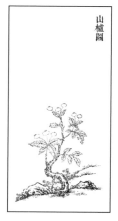

图 26-46-10　山楂《草木典》

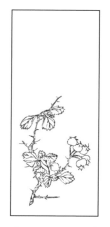

图 26-46-11　山楂《图考》

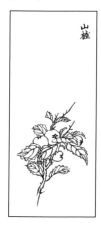

图 26-46-12　山楂《图说》

实

【气味】味酢、涩、甘，平，无毒。《宝庆本草折衷》卷二〇。味甜。《救荒本草》卷下之前。甘、辛、咸，平，无毒。《神农本经会通》卷三。味甘，气平，温，无毒。《本草约言·药性本草》卷二。气平，味酸涩带甘辛，无毒。《药鉴》卷二。味酸、甘、微苦，气温，无毒。《本草汇言》卷一五。

【主治】治痢疾及腰疼，食之皆效。○能消食。《履巉岩本草》卷上。消食，行结气，健胃，消食积痰，益小儿。又催疮痛，消滞血。《神农本经会通》卷三。

【发明】《本草纂要》卷六：山查、神曲、麦蘖三种其理虽一，而用则各别。入太阴脾经，行气健脾；入阳明胃经，通肠健胃。吾尝推此三种，分条用治。且如山查一剂，世尝为腐肉用以牝猪、牝鹅老而难食，用〔山〕查同煮，则易腐而易烂也。岂不谓消肉食之物乎？《太乙仙制本草药性大全·本草精义》卷四：益小儿，磨宿食积；扶产妇，除儿枕疼。消滞血，理疮疡，行结气，疗疝。脾胃可健，膨胀堪驱。煮肉少加，须臾即烂。《本草发明》卷四：山查，虽云疏胃健脾，然从木性。味酸，亦疏肝气。故主食，行结气，去食积痰，小儿宿食积，主脾胃也。消滞血，疗癫疝及产妇儿枕疼，疏理肝气也。《药鉴》卷二：理脾用之，膨胀立消。予尝用平胃散，同山查煎汁浸晒乌药，治诸般气痛腹痛。痘家用之，行气化痰，起胀解毒，又能破人参之滞气，痘家不得已用参，多以此监之。《本草原始》卷七：山樝出山南、申、安、随诸州。树高数尺，叶似香薷。二月开白花，实有赤、黄二色。肥者如小林檎，小者如指顶。九月乃熟，味似樝子，故名樝。此物生于山原茅林中，猴鼠喜食之，故一名茅樝、猴樝、鼠樝，俗呼山查。《药性解》卷一：山楂之甘，宜归脾脏，消食积而不伤于刻，行气血而不伤于荡。产科用之，疗儿枕疼，小儿尤为要药。《本草经疏》卷二三：山查禀木气而生。本经云：味酸气冷，然观其能消食积，行瘀血，则其气非冷矣。入足阳明、太阴经。二经有积滞，则成下痢。产后恶露不尽，畜于太阴经部分，则为儿枕痛。山查能入脾胃，消积滞，散宿血，故治水痢及产妇腹中块痛也。大抵其功长于化饮食，健脾胃，行结气，消瘀血，故小儿、产妇宜多食之。本经误认为冷，故有洗疮痒之用。《本草汇言》卷一五：疏脾气，消瘀血，化食积之药也。方氏龙潭曰：此药味酸甘而体质松利，气温平而性专宣达，故《唐本草》主化宿滞，一切食积为痞满、为癥瘕、为下痢，加平胃散中，奏效甚捷。而廖氏方又能消瘀血结血，妇人产后一切聚血，如儿枕作块，固结不行，惑恶露已行，旋止未尽，腹胀痛者，煎汁和沙糖服，实时化结行瘀，立见安定。然性虽化坚逐滞，而味兼甘酸，又能健运胃气，去陈生新，非若槟、青、枳、朴，苦利剥削，专一破气消克，有倒脾胃生发之气也。如蔡氏心吾方用山樝去核取肉，大麦肉、白秫米各一斤，微炒研为粉，每早用一两，入白糖少许，滚汤调食，大能开胃健脾，化痰进食，通利二便，于老人小儿更有益焉。《景岳全书·本草正》卷四九：山查味甘、微酸，气平。其性善于消滞。用此者，用其气轻，故不甚耗真气。善消宿食痰饮吞酸，去瘀血疼痛，行结滞，驱膨胀，润肠胃，去积块，亦祛疝。仍可健脾，小儿最宜。亦发疮疹。《分部本草妙用》卷三：山查酸能胜腐，故专消油腻肉食积，与谷食不相干也。脾虚者服之，反伐生气。小儿乳滞不化，尤为要药。《折肱漫录》卷三：山查消肉食，亦疏肝气，亦去食积痰。然有积滞者宜用，无滞不可用。棠球大于山查，其消食亦同，每见人造查膏及查丁以为食用之供。脾弱人不宜混食，伤脾。予中气素弱，每伤肉食，用六君子汤加山查煎服，不觉其消，有时而畅，或胸中无食滞而误服前剂，即觉中气顿虚，乃知此药亦非和缓之剂，故参术不能胜其消克也。《药镜》卷三：至若神曲消谷食，麦芽化面停。生冷伤脾，法宜温中，须以二陈、吴茱萸配。油腻伤脾，法宜燥湿，须以干姜、半夏、平胃散囊。《颐生微论》卷三：山查善去腥膻油腻之积，与麦芽消谷积者不同。核主催生、疝气。仲景治伤寒一百一十三方，未尝用麦芽、山查，何也？为其性缓，如治世之良吏，非乱世之能臣，故但用大小承气，不用山查、麦芽。近世不问有食无食，一概用之，以为稳当，真堪捧腹。《药品化义》卷五：脾药山查属阴中有微阳，体干，色赤，气和，味酸带甘，性平，能升能降，力消肉食，性气薄而味厚，入脾肝二经。山查古方罕用，自朱丹溪始着其功，后遂为要药。取其味酸属甲，带甘属己，酸甘相合，甲己化土，以此入脾，助其运化，主消牲肉食积，油腻腥膻，果实痰饮，痞满膨胀，饱闷吞酸，小儿乳滞，又因酸走肝，肝藏血，能化血块，用治崩漏肠红，产后恶露不尽，儿枕作痛，更善行痘疮血滞，使血活起发止痛解毒，始末俱用。同蓬术、三棱，攻一切积块，自能化散。抑且色类于血，诸失血后气血两亏，以此佐人参，疏理肝脾最为良品。伤生凉瓜果，用干姜、青皮合二陈汤去寒。《本草通玄》卷下：山楂酸，温。消油腻肉食之积，化血瘀癥癖之疴，祛小儿乳食停留，疗女人儿枕作痛，理偏坠疝气，发痘疹不快。按：山楂味中和，消油垢之积，故幼科用之最多。若伤寒为重症，仲景于宿滞不化者，但用大、小承气，一百一十三方中并不用山楂，为其性缓，不可以肩弘任巨耳。煮老鸡硬肉，入山楂数枚即易烂，则消肉积之功，可推矣。核有功力，不可去。《本草汇笺》卷六：凡伤于生冷瓜果，用干姜、青皮，合二陈汤以去寒。伤于素食、豆腐、油腻，用干姜、半夏，合平胃散以燥湿。胃有邪热，不杀谷，用芩、连，合神曲、麦芽以除热。伤于索粉食积，用杏仁。伤鱼蟹，用紫苏。唯肉积，乃用山查。

《本草述》卷一七：山楂之味酸有甘，气又微温，甘味归于气之微温，而本于酸以行之，是《经》所谓甘伤脾，酸胜甘。○此味在先哲一曰健胃，一曰补脾，岂可止以消食一节尽其功哉？抑木瓜亦曰甘酸也，何以入肝入胃之不同？盖木瓜酸胜而兼乎甘者也，故入肝而效用于脾，山楂虽甘，不居其全，而犹胜乎酸者也，故入胃而藉用于肝。况一则气温结实于夏也，木得子气而益宣，即酸有润，如所谓材木流津者，以养筋脉而效阳明之功用；一则气虽非冷，而亦非甚温，其实熟于深秋也。土得子气而益畅，甘不离酸，一似土藉木用者，又归从革以宣中土之结滞。此二物主不同，有如斯矣。《本草汇》卷一四：山查味酸，微温，入足阳明、太阴经。消肉食之积，治痞满滞胀。疝气为殃，茴香佐之而取效。儿枕作痛，沙糖调服以成功。发小儿痘疹，化血块痰积。《唐本》治水痢，震亨治产后恶露不尽者，盖积滞不行，则成下痢，恶露畜于太阴部分，则为儿枕痛。山查能入脾胃，消积滞，散宿血，故治水痢及产妇腹中病也。按：山查，善去腥膻油腻肉食之积，与麦芽之消谷积者不同，故幼科用之最多。老鸡硬肉，入山查数枚，即易烂，可以推其消肉之功矣。若伤寒为重症，仲景于宿滞不化者，但用大小承气，一百一十三方中，并不用山查，为其性缓，不可以肩弘任巨耳。若胃家无食积，及脾虚不能运化者，食之反致克伐脾胃生气。如脾虚兼有积滞者，当与补药同施。同红曲、麦芽、橘皮、白术、肉豆蔻、厚朴、砂仁，能消食健脾。同牛膝、生地、当归、续断、益母、泽兰、丹皮、蒲黄、芍药，治儿枕作痛。**《本草新编》卷五**：消宿食，除儿枕痛，去滞血，理疮疡，行结气，疗疝，健脾胃，祛膨胀。煮肉少加，须臾即烂，故尤化肉食。此伤诸肉者，必用之药也，佐使实良。或问：山查止消肉食，并治儿枕作痛者神效，未闻他有功绩也。曰：山查功用，实不止此。大约消食理滞，是其所长，祛膨胀、疗疝，是其所短。或疑山查有功有过，未可见是伤肉食而概用之也。**《本草求真》卷七**：山楂消食磨肉，伐胃戕脾。山楂专入脾胃。甘酸咸平，何书既言健脾，又曰能伐脾胃生化之气，得非自相矛盾乎？使明其理以推，则知所谓健脾者，因其脾有食积，用此酸咸之味，以为消磨。俾食行而痰消，气破而泄化，谓之为健，止属消导之健矣。如系冒昧之辈，便以补益为名，以为用药进步，讵知实而用此轻平消导，得此则健，虚而用此。保无书云伐生之说乎？按楂味酸与咸，最能消化肉食。与麦芽消谷食者，绝不相同。凡煮老鸡硬肉，但投楂肉数枚，则易烂。其消肉积之功可推。且人多食，则嘈烦易饥，服参太过，但用山楂即解，岂非戕脾伐生之验欤？**《调疾饮食辩》卷四**：古方未见，惟陶隐居用以煎汁洗漆疮。性善消肉积，煮诸肉，入数枚则易烂。然其汁如清水，全无滋味。攻坚破积，败人津液，耗人腹内脂膏。病人虽有食积、血积，但脾胃虚弱者即禁用。今医视为泛常，肆用无忌，儿科尤甚，且助之麦芽，虽曰杀人，而不知其致死之由。**《日用本草》**曰消食补脾。**《本草补遗》**曰健胃行气，忽而又曰妇人产后儿枕痛，煎汁和沙糖服下，则其为克伐攻下之药明矣。

《本草求原》卷一二：《经》曰，甘伤脾，酸胜甘。言土得木用而消化也。行结气，化血滞，童便浸姜汁拌炒黑，去积血甚捷，木气至金而气化，金至于木而血化。然总不越中土之升降。治结聚痰饮，痞满吞酸，皆气血疏越之功。小肠疝气，小肠为心、肺、胃行其气化，即在气中而行其血化，肝气行则疝已，脾之湿热运则疮亦消。腰痛，腰为肾腑，为胃经所过，胃经气结，血滞亦痛。快痘症，酒煎服则易出，干黑者加紫草煎。产妇儿枕痛，血郁于脾，则少腹痛，砂糖调服。疝郁。多食令人嘈烦饥易，反伤脾胃生发之气。以其破气太甚也，故食参者忌之。兼损齿。**《本草撮要》卷三**：山查味酸甘，微温，入足太阴、厥阴经，功专消食起痘。得茴香治偏坠疝气，得紫草治痘疹干黑，得沙糖去恶露，治少腹痛。脾虚恶食者忌服。凡用人参不宜者，服山查即解。化肉积甚速。冻疮涂之即愈。治疝催生用核良。

【附方】《滇南本草》卷中：治胃腕有坚久积滞。或寒腻胃，或饮食结滞，呕吐酸水，胸膈饱闷，饮食不思，到饱懵杂，吞吐酸水，两胁间有积作痛，此药有消积进食之功。山查核（五钱，炒黄色）、沙苑蒺藜（五钱，微炒）、鸡肫皮（五钱，火焙黄色）。共细末，每服一钱，滚水送下。忌生冷。加建曲五钱焙。

《神农本经会通》卷三：治妇人儿枕痛。浓煎汁，入沙糖服，立效。

《本草纂要》卷六：治产妇恶露不尽。腹中疼痛或儿枕作痛。以山查百十个，打碎，用水一升，煎八合，入沙糖一栗大，空心温服。《丹溪方》。

《医宗粹言》卷四：造查糕法。用大山查蒸熟，杵去子，加白糖、米粉、沙糖，量加捣和成剂作饼子，不拘时任意当果子食之，能去积消食，消痰饮。

《本草汇言》卷一五：治产后儿枕块痛及恶露不行。用山楂五钱，益母草三钱，当归、泽兰叶、三棱、川芎各一钱五分，炮姜、玄胡索、五灵脂、牛膝、陈皮各一钱，水煎服。《方脉正宗》。

《伤寒温疫条辨》卷六：保和丸。山查三两，神曲、麦芽、半夏、茯苓一两，陈皮、莱菔子、连翘五钱，蜜丸。此内伤气未病者，但以平和之味，消而化之，不必攻补也。加白术二两，名大安丸，则兼补矣。

《校补滇南本草》卷中：治胃积坚久。饱胀倒饱，嘈杂，吞酸，胁间积块作痛，此方能消导进食。山查核（五钱，炒黄色，研）、沙蒺藜（五钱，焙）、鸡内金（五钱，焙黄），共为细末，每服一钱，白滚水送下。忌生冷。

赤爪木

【气味】味苦，气寒，无毒。《太乙仙制本草药性大全·仙制药性》卷三。

【主治】水痢及沐头甚验，洗身上疮痒堪除。《太乙仙制本草药性大全·仙制药性》卷三。

【附方】《太乙仙制本草药性大全·仙制药性》卷三：漆疮。取之煮汁洗之大效。

樱桃《别录》

【释名】朱茱、麦甘酣、李桃、奈桃《通志》、朱樱、山茱樱《宝庆本草折衷》。

《通志·昆虫草木略》卷七六：樱桃，曰朱茱，曰麦甘酣，曰楔，曰含桃，曰荆桃，曰李桃，曰奈桃。《尔雅》云：楔，荆桃。《礼》，含桃先荐寝庙。《宝庆本草折衷》卷一八：樱桃，诸樱在内。一名朱樱，一名山茱樱，一名朱茱，一名李桃，一名奈桃，一名含桃，一名荆桃，一名麦甘酣。○俗号樱珠。○茱，音如。生洛中及南都。今处处有之。

【集解】《绍兴本草》卷一三：樱桃，《本经》但云味甘，不云性有无毒。虽具主治而未闻起疾之据。然是果实，多食喜生客热之疾，乃发暗风者有之。当云味甘酸、温、无毒为定。处处产之。《救荒本草》卷下之后：樱桃树处处有之。古谓之含桃。叶似桑叶而狭窄，微软，开粉红花，结桃似郁李子而小，红色鲜明。

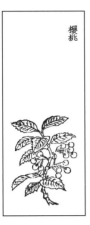

图 26-47-1　樱桃
《图经（政）》

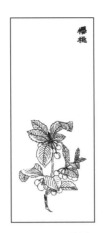

图 26-47-2　樱桃
《图经（绍）》

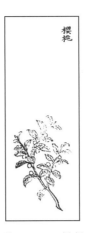

图 26-47-3　樱桃
《饮膳》

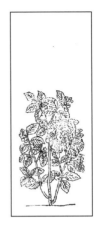

图 26-47-4　樱桃
《救荒》

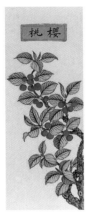

图 26-47-5　樱桃
《品汇》

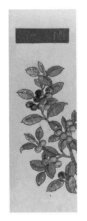

图 26-47-6　樱桃
《食物》

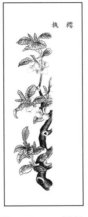

图 26-47-7　樱桃
《精绘》

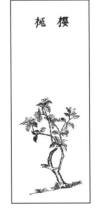

图 26-47-8　樱桃
《三才》

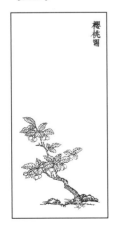

图 26-47-9　樱桃
《草木典》

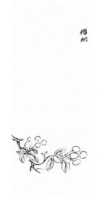

图 26-47-10　樱桃
《滇南图》

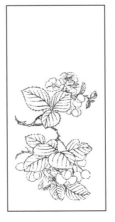

图 26-47-11　樱桃
《图考》

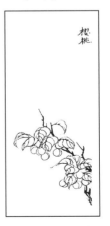

图 26-47-12　樱桃
《图说》

实

【气味】味甘、酸，温，无毒。《绍兴本草》卷一三。味甘、酸，平，热，微毒。《宝庆本草折衷》卷一八。

【主治】主调中而益脾气，治泻痢而止泄精。又能悦颜色，亦且美心志。杀蛔虫有准，疗蛇毒尤良。多食而无损，但发虚热耳。《太乙仙制本草药性大全·仙制药性》卷四。

【发明】《本草约言·药性本草》卷二：樱桃属火而有土。性大热而发湿，有热病与嗽喘者，得之立死。又能致小儿之病。予友因血虚内热，多食此物，先发渴，后发肿，遂致不救。《本经逢原》卷三：樱桃一名含桃。甘，热，小毒。发明：樱桃属火而发湿热，旧有热病及喘嗽者得之立发。一种小者名山樱桃，性味甘平而不发热，能止肠澼滑精，岂以形之不材，而反食之无害耶？其核今人用以升发麻斑，力能助火，大非所宜，在春夏尤为切忌。

【附方】《本草纲目拾遗》卷一：治冻瘃疮神验。春日鲜樱桃收数斤，盛在磁瓶内，封口，放在凉处，发过成水，滤出渣，听用。将水搽在疮上即愈。若预搽面，则不生冻瘃。梁侯瀛《集验良方》。疹发不出，名曰闷疹。用樱桃水一杯，略温灌下，垂死者皆生。《不药良方》。

核

【主治】痘症色白陷顶不升浆者，以核为末，敷之，可以升浆起长。《滇南本草图说》卷九。发麻疹瘄痘，灭斑痕冻瘃。《本草纲目拾遗》卷八。可败毒疽瘤。《本草再新》卷五。治一切虚症，能大补元气，滋润皮肤，久服延年益寿。浸酒服之，治左瘫右痪，四肢不仁，风湿腰腿疼痛。《校补滇南本草》卷上。

【发明】《滇南本草图说》卷九：若阳症，忌服。又云：核利于痘，以根能升阳散火也。《本草纲目拾遗》卷八：樱桃核今人常用以洗瘄痘，服之亦发透瘄痘，以其得春气早，而性热善达表也。《纲目》不载，岂以发风热故耶。《逢原》云：樱桃核今人用以升发麻斑，力能助火，大非所宜，春夏时尤忌。入药用山樱桃核磨佳。《本草纲目易知录》卷三：核煎服，治麻疹闭标不出及出复没者，佐解表松肌药服之，亦立出。葆按：《本草》失载。原予弟芝田用此治麻疹，活人无算。而予试用亦验。考究其果性，得正阳之气。小儿多食，无不发热。而疹出自心肺，以其核直达所出之处，鼓舞阳邪外解，内标不闭，疹自外出，可救治矣。

【附方】《本草纲目拾遗》卷八：出痘喉哑。用甜樱桃核二十枚，砂锅内焙黄色，煎汤服。眼皮生瘤：《医学指南》：樱桃核磨水搽之，其瘤渐渐自消。王永光方。

叶

【主治】采叶敷疮最效。《滇南本草图说》卷九。煎服，治吐血。《校补滇南本草》卷上。

【附方】《药性粗评》卷三：蛇毒。凡被蛇所伤，毒未入腹者，速取樱桃叶，捣烂，傅其口，毒自消散。

《医经允中》卷二二：毒蛇伤人，眼必昏花。急用樱桃叶捣汁，配热酒饮之，以叶渣敷伤处即愈。

枝

【主治】烧灰为末，治寒疼，胃气疼，九种气疼，用烧酒下。《校补滇南本草》卷上。

花

【主治】浸酒，美颜色。《本草求原》卷一二。

山樱桃《别录》

【释名】野樱桃《救荒本草》、英豆《本草省常》。

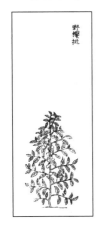 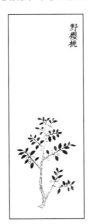 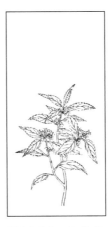 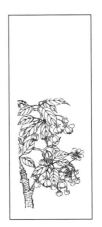

图 26-48-1　野樱桃　　　图 26-48-2　野樱桃　　　图 26-48-3　野樱桃　　　图 26-48-4　山樱桃
《救荒》　　　　　　　　《博录》　　　　　　　　《图考》　　　　　　　　《图考》

【集解】《救荒本草》卷下之后：野樱桃生钧州山谷中。树高五六尺，叶似李叶更尖，开白花似李子花，结实比樱桃又小，熟则色鲜红。《本草纲目拾遗》卷八：山樱桃有毛，与樱桃别是一种。

《植物名实图考》卷三六：野樱桃生云南。树纹如桃，叶类朱樱。春开长柄粉红花，似垂丝海棠，瓣微长，多少无定，内淡外深，附干攒开，朵朵下垂。田塍篱落，绛霞弥望。园丁种以接樱桃。《滇志》云：红花者谓之苦樱，或云此即山海棠。阮相国所谓富民县多有者，俗以接樱桃树，故名。其苦樱以小雪节开，谚云：樱桃花开治年酒。盖滇樱以春初熟也。

【气味】味甘、微酸。《救荒本草》卷下之后。

【主治】调中益气，美志悦色，涩精止泻。《本草省常·果性类》。

枇杷《别录》

【释名】卢橘《太平广记》。

【集解】《调疾饮食辩》卷四：枇杷，《衍义》云：叶形似琵琶，故名。昔有误书枇杷作琵琶者，或诮之曰：枇杷不是此琵琶，只为当年识字差。若使琵琶能结果，满城箫管尽开花。然如《衍义》所云，则枇杷作琵琶不为别字。而《六书正讹》以为枇杷本即乐器，不可别作琵琶。《尔雅》释名则曰：批把，胡琴也。推手前曰批，却手后曰把。字从手不从木。批字同批写之批，把字同把持之把。则书枇杷作琵琶，误；书批把作枇杷，亦误矣。

实

【气味】味甘、酸，性微寒，无毒。○多食动脾，发痰助湿。同面食、同炙肉食，发黄病，壅湿热气。《食物辑要》卷六。

【主治】滋润五脏，少食止吐止渴，多食发热发疼。《太乙仙制本草药性大全·仙制药性》卷四。润五脏，清肺气，止烦渴。《食物辑要》卷六。润肺定咳，止渴除烦。《药性切用》卷六。治肺痿痨伤，吐血咳嗽，吐痰哮吼。又治小儿惊风发热，神效。《校补滇南本草》卷上。

【发明】《本草乘雅半偈》帙八：收麦之器曰枇杷，仓廪之官曰胃府。象其能入能出也。麦冬茂夏实，枇杷亦冬花夏果，与玑衡冬入夏出反，谓其能阖能辟也。故入胃府，主卒㿉呕哕不止。兼走肺，疗咳唾气窒者，此即㿉呕哕浊之饮，从肺脉上至于肺，则肺嗔肺胀，上下合邪，相击成咳，而为唾为窒矣。固受盛属胃，其腐化敷布，必藉肺气之吸呼，互为关键终始故也。力主脚气，即饮浊下流；疮疡，即饮浊外溢。种种因证，咸从胃生。至若肃肺金，资肾水，益脾土，清心，镇肝，此即转出为入。解暑喝，消热烦，止消渴，除温、辟疫，此即转入为出。总不出者使之出，不入者使之入，不开阖者使之开阖，形气咸调之良品也。《经》云：阴之五宫，生在五味，阴之五宫，伤在五味。然则枇杷不独入胃与肺，并入心肝脾肾五府矣。以胃为五藏六府经气之始，复为五藏六府经气之终故尔。《玉楸药解》卷四：枇杷味酸、甘，气平。入手太阴肺经。润肠解渴，止呕降逆。枇杷酸收降利，治肺胃冲逆，呕哕烦渴。《本草求真》卷九：枇杷润肺下气和脾。枇杷专入脾，兼入肝。脾家果也，味甘而酸，色黄。据书载其极熟，则有止渴下气润五脏之功。生食则有助肝伐脾之力，食之令人中满泄泻，且指其性曰平曰温，又指其性曰寒，皆属有意。缘此禀受虽温，而质多挟水湿，于熟时取食，则内水气渐消，热气渐平，而有下气润脏之功。若使未至熟取而即用此为食，则物水气未化而有寒中胀满泄泻之虞，与酸气未收而有扶肝抑脾之害，此书之

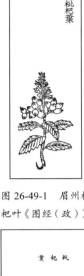

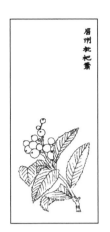

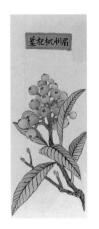

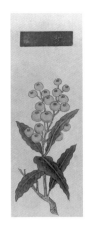

图 26-49-1　眉州枇
杷叶《图经（政）》

图 26-49-2　眉州枇
杷叶《图经（绍）》

图 26-49-3　眉州枇
杷叶《品汇》

图 26-49-4　枇杷
《食物》

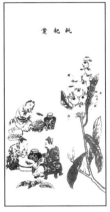

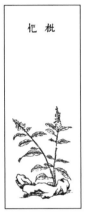

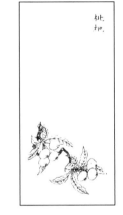

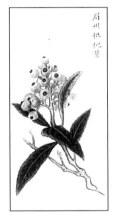

图 26-49-5　枇杷叶
《精绘》

图 26-49-6　枇杷
《三才》

图 26-49-7　枇杷
《原始》

图 26-49-8　眉州枇杷叶
《草木状》

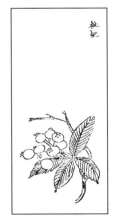

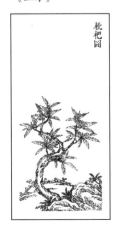

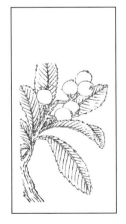

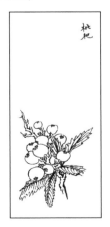

图 26-49-9　枇杷
《备要》

图 26-49-10　枇杷
《草木典》

图 26-49-11　枇杷
《图考》

图 26-49-12　枇杷
《图说》

所谓既温，而又谓其性平性寒者是也。但于席品之中，用其极熟，佐此以解酒热，最为得宜。若使中寒气壅，虽曰佐以解酒，则又当知所忌耳！

核

【气味】核大寒。伐肝脾。《本草求原》卷一二。

【主治】治肝有余诸症，气实者可用。《本草纲目拾遗》卷八。专入肾经，治疝气，消水肿，利骨节，治瘰疬。《本草再新》卷五。

【发明】《本草纲目拾遗》卷八：枇杷核，《本经逢原》云：枇杷其核大寒，伐肝脾，以之同落苏入麸酱，则色青翠；同蟹入锅，则至熟不赤，性寒走肝可知。敏按：石顽所说，以其核能驻色不变，断为性寒，不知枇杷独有先天四时之气，其性温平，其核能化一切毛羽，观花圃人贮鸡、鹅毛水以灌花者，患其难化，辄捣枇杷核数枚，投入缸水中，不三日，则鸡、鹅毛皆烂化，知其直走厥阴，更捷利也。○敏按：祝士校游戏方，枇杷核煮蛤蜊能脱丁，则其性又善离。盖枇杷具四时全气，其实能令分者合，故肺嗽能敛。核能令合者离，故肝实可疏。一合一离，正见互为乘除之妙。《物理小识》：枇杷核能去霉垢，故能化痰。

叶

【炮制】《太乙仙制本草药性大全·本草精义》卷四：用时须火炙，布拭去上黄毛，去之难尽，当用粟捍作刷刷之乃尽，人以作饮则小冷。《本草汇言》卷一五：四月采叶，刷去毛净。治胃病，以姜汁涂炙。治肺病，以蜜水涂炙。

【气味】味苦、辛，性寒。入肺。《滇南本草》卷中。

【主治】主咳逆，不下食。《图经本草药性总论》卷下。止咳嗽，止喘促，消痰久咳，喉中如拽锯之声。《滇南本草》卷中。下气，止哕呕久嗽，疗肺风热，和胃止渴。《药性要略大全》卷六。和胃清肺，下气消痰，止嗽呕哕。《食物辑要》卷六。

【发明】《绍兴本草》卷一三：枇杷叶，性味、主治已具《本经》。然调顺中气诸方，但佐他药为用，亦非专恃起疾之药。当从《本经》味苦、平、无毒是也。其枇杷子乃果品，未闻疗病，但多食发痰热固有之。江南多产之。《滇南本草》卷中：肺有顽痰，结在肺中，痰丝随风气升降，故有吼喘之声。枇杷叶入肺，能斩断顽痰丝，消散吼喘，气促定止。《神农本经会通》卷三：《局》云：枇杷叶主能和胃，止呕元来是本功。煮汁饮之仍疗渴，治疮更理肺家风。《本草经疏》卷二三：枇杷叶禀天地清寒之气，四时不凋，其味苦，气平，平即凉也，无毒。入手太阴、足阳明经。气薄味厚，阳中之阴，降也。《经》曰：诸逆冲上，皆属于火。火气上炎，则为卒哕不止。哕者，哕也，其声浊恶而长。经曰：树枯者叶落，病深者声哕。病者见此，是为危证。枇杷叶性凉，善下气，气下则火不上升，而胃自安，故卒哕止也。其治呕吐不止，妇人产后口干，男子消渴，肺热咳嗽，喘息气急，脚气上冲，皆取其下气之功。气下则火降痰顺，而呕者不呕，渴者不渴，咳者不咳，冲逆者不冲逆矣。又治妇人发热咳嗽，经事先期，佐补阴清热之药，服之可使经期正而受孕。**《本草汇言》卷一五**：枇杷叶安胃气，润心肺，养肝肾之药也。沈孔庭曰：主呕哕反胃而《别录》"吐食不止"，安胃气也；或气逆痰滞而甄权"咳嗽靡宁"，润肺气也。或虚火烦灼而《日华子》"舌干口燥"，养肾气也；或瘟疫暑暍而孟诜"热渴不解"，凉心气也。此果秋英冬花，春实夏熟，倍历四气，能使五藏咸调，六府清畅。他如《圣惠方》之治衄血不止，《本事方》之治酒赤鼻诸证，总不外润养气道，清解热血之疾也。李时珍又言：此药下气之功特异，气下则火降，痰顺而逆者不逆、呕者不呕、渴者不渴、咳者不咳矣，于劳嗽诸方，可称专剂。但性禀清肃而凉，如胃寒呕哕及肺感风寒而咳嗽者，两皆忌用。**《医宗必读·本草征要》下**：走阳明则止呕下气，入太阴则定咳消痰。长于降气，气降则火清痰顺。**《药镜》卷三**：枇杷叶，暑呕能和，大消燥渴，兼清肺热，喘嗽立宁。痰火与麦冬并施，反胃与芦根同用。偕以凉血保肺之剂，定哕声恶浊而长。佐以补阴清火之汤，调经事先期发热。**《本草通玄》卷下**：枇杷叶苦、辛、平，肺胃药也。清肺则降火而除痰嗽，和胃则宽中而止呕哕。**《本草汇笺》卷六**：枇杷叶味苦气凉，职司清降。《经》云：诸逆冲上，皆属于火。火气上炎，则为卒哕不止。哕者，哕也，其声浊恶而长，病者见此，乃为危症。枇杷叶性主下气，气下则火不上升，而胃自安，故卒哕止。其治呕吐不止，及妇人产后口干，男子消渴，咳嗽喘息，脚气上冲等症，皆取其下气之功耳。然但宜于火热为患，若呕吐属胃寒，咳嗽由肺冷者，岂其所宜？**《本草洞诠》卷六**：实味甘酸，叶味苦，并气平，无毒。实与叶并有下气之功，而实不及叶，气下则火降痰顺，而逆者不逆，呕者不呕，渴者不渴，咳者不咳矣。**《侣山堂类辩》卷下**：枇杷四季长青，叶上多毛。凡草木之生毛者，皆主治肺；多刺者，花开于秋者，皆得坚金之气，而能制风。枇杷初秋结蕊，深秋放花，夏时果熟，又得冬令之气，能引寒水以上滋，利肺气以下降，故主治咳嗽卒哕，并下气消痰。**《本草述》卷一七**：冬气闭藏，夏气蕃秀，草木之气，各应其时。乃枇杷于盛冬作花白色，仲夏缀实如弹，是阳藏于阴之候，反阳出之阴而吐华，阳出于阴之候，反阳投之阴而成实。盖草木结实，乃阳气含于阴质中，为生意之孕育也。卢氏所谓转入为出，转出为入者，亦近似之。虽然他果亦有熟于夏者矣，独此于阴盛时能使阳舒，而阴微时能使阳蓄，即此以思其下气，乃得乎气之平，以平其亢阳之气，不类于苦寒之直折，亦不与破耗之味例论也。夫有升有降，故《经》曰：平气，阳之亢者，升而不下，则病乎胃与肺矣。盖气生于胃，统于肺也。或由胃而上为卒哕，或上至于肺而不下为热嗽，甚者在胃为噎膈，在肺为劳嗽，其为患也，岂其微哉？卢氏曰：肺胃互为关键终始，此语大合《经》义。此味初微辛而后苦，苦多而后有微甘，从肺而下气，以至于胃，直治其生化之原也。如用之主辅得宜，其何不益？盖值阴微阳盛之候，使能阳藏阴中，此何异炎歊犹炽，而顿转商飙之清凉乎？缪仲淳所云平即凉者亦不妄，故治劳嗽概用之，以其患于阴微而阳亢也。**《本经逢原》卷三**：枇杷叶辛、苦、平，无毒，刷去毛，蜜炙用。发明：枇杷味甘色黄，为脾家果。然必极熟，乃有止渴下气、润五藏之功。若带生味酸，力能助肝伐脾，食之令人中满泄泻。○其叶气味俱薄，故入肺胃二经，治夏月伤暑气逆最良。近世治劳嗽无不用之，盖取其和胃下气，气下则火降痰消，胃和则呕定哕止。然胃寒呕吐及风寒咳嗽忌之。《药性通考》卷三：但止可用以治阴虚之咳，他嗽不可用也。其叶凌冬不凋，自是益阴妙品。但制之不得其法，反动其嗽。盖叶上最多毛，必须以水洗去，不可少带一毫，否则毛入喉中，无益，转有害矣。《本草经解要》卷三：枇杷叶气平，禀天秋收之金气，入手太阴肺经。味苦无毒，得地南方之火味，入手少阴心经。气味俱降，阴也。暴病属火，火炎上逆，哕而不止。哕者，哕也。味苦清心火，所以主之。肺主气，气热则上逆，气平降肺气，所以下气也。制方：枇杷叶同麦冬、五味、白芍、甘草，治卒哕不止。同苏梗、前胡、丹皮、花粉、五味、木瓜，治气逆不下。《得宜本草·中品药》：枇杷叶味苦。功专下气，止呕。得香茅根治瘟病发呕，得山栀子治赤鼻面疮，得丁香、人参治反胃呕哕。《重庆堂随笔》卷下：枇杷叶毛多质劲，味苦气凉，隆冬不凋，盛夏不萎，禀激浊扬清之性，抱忘炎耐冷之姿。静而能宣，凡风温、温热、暑燥诸邪在肺者，皆可用以保柔金而肃治节；香而不燥，凡湿温、温疫、秽毒之邪在胃者，皆可用以澄浊气而廓中州。本草但云其下气治嗽哕，则伟绩未彰，故发明之。《随息居饮食谱·果食类》：叶，毛多质韧，味苦，气平。隆冬不凋，盛夏不萎，禀激浊扬清之性，抱忘炎耐冷之姿，静而能宣，比风温、温热、暑燥诸邪在肺者，皆可藉以保，柔金而肃治节，香而不燥，凡湿温、疫疠、秽毒之邪在胃者，皆可用以澄浊气，而廓中州。《本草》但言其下气止渴，专治呕嗽哕噎，何其疏耶？宜以夏前采叶，刷毛洗净，切碎，净锅炒燥，入瓶密收。用以代茶常饮，可免时气沾染，真妙法也。亦可蒸露。《草木便方》卷二：枇杷叶苦平清肺，散郁降气能和胃。热咳呕逆口渴服，久嗽肺痿痰又退。花治头风鼻流涕，皮治火逆不食对。《本草思辨录》卷三：枇杷叶背有黄毛，黄入胃而毛属肺。其味苦平，故能和肺胃而降气。《别录》主卒哕不止。邹氏不言哕为何病，而但以阴和阳，阳入阴释之，似精而实泛矣。夫卒哕者呃逆之谓，不止者连续之谓，呃逆多卒发而连续。其所以主之者，何故？盖胃为肝干则逆，胃逆而肺欲降则呃。枇杷叶青翠不雕，煮汁则冷，有抑肝阳之能，且使肺胃咸循其降纳之职。陶隐居云：若不暇煮，但嚼汁咽亦瘥。其效之速如是。然则柿蒂所以治冷呃，枇杷叶所以治热呃。非天然对待之剂耶？用枇杷叶者，于热嗽热呕多有之，热呃少见。但能认定枇杷叶为降气治热之物，则之治嗽治呃，皆发无不中。

【附方】《宝庆本草折衷》卷一八：咳嗽。以叶去毛，煎汤服之。孙真人。

《滇南本草》卷中：治吼喘咳嗽，喉中有痰声。枇杷叶（五钱，去毛）、川贝母（钱半，去心）、巴旦杏仁（三个，去皮）、陈皮（一钱），共为末，每服一钱，滚水送下。

《药性粗评》卷三：呕哕。凡患呕哕不止，不下食者，以枇杷叶去毛，煮汁饮之。咳嗽。治法同上。

《太乙仙制本草药性大全·仙制药性》卷四：妇人患肺热久嗽。身如炙，肌瘦，将成肺痨。以枇杷叶、木通、款冬花、紫菀、杏仁、桑白皮各等分，大黄减半，各如常制，治讫同为末，蜜丸如樱桃大，食后、夜卧各含化一丸，未终一剂而愈。

《本草汇言》卷一五：治杂病呕哕，吐食不止。用枇杷叶十片刷去皮，姜汁涂炙，半夏、陈皮、茯苓各一钱五分，甘草五分，水煎服。○治时病卒发呕哕因热者。用枇杷叶十片，刷去毛，制法如前。黄芩、竹茹、半夏、陈皮各一钱五分，甘草五分，水煎服。○治肺气抑逆，痰滞成咳。咳声连发，努气不转，痰逆不出，俗名顿呛。用枇杷叶十片，刷去毛，制法如前。前胡、防风、薄荷、杏仁、桑皮、蒌仁、桔梗各一钱五分，甘草、升麻各七分，水煎服。○治阴虚内热，舌干口燥。用枇杷叶十片，刷去毛，蜜水炙，怀熟地、知母、白芍药、黄柏、花粉、玄参、白术、沙参各二钱，水煎服。○治时行热疫，烦渴躁乱。并中暑中暍，一切火证。用枇杷叶十片，刷去毛，制法如前。川黄连、麦门冬、天花粉、玄参、黑山栀、黄芩、柴胡、干葛、连翘、薄荷各二钱，甘草七分，水煎服。五方出《方脉正宗》。○治痰饮，五更咳嗽，喉中有物，咽之不下。用枇杷叶、火上炙去毛，白茯苓、川贝母、半夏曲、广陈皮各三两，天花粉、苏子泥、山查肉、连翘、麦芽、麦门冬去心、薄荷叶各二两，白豆仁八钱，硼砂七钱研如飞面，共为极细末，以山药粉糊为丸，如麻子大。每早晚白汤吞服三四钱。《广笔记》。

山枇杷 《医方药性》

根皮叶

【炮制】《草木便方》卷二：蜜傅汤火形如新。

【气味】其性温。《医方药性·草药便览》。辛。《草木便方》卷二。

【主治】能箍疗背。其心止血。《医方药性·草药便览》。清热解毒消肿用，刀斧杖伤一齐生。《草木便方》卷二。

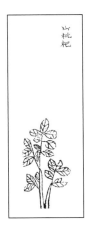

图 26-50-1　山枇杷《便方》

林檎 《开宝本草》

【释名】黑禽《宝庆本草折衷》、沙果、花红《救荒本草》、五色柰《医林纂要探源》。

《宝庆本草折衷》卷一八：林檎一名来禽，小者名梣。

【集解】《救荒本草》卷下之后：沙果子树一名花红。南北皆有，今中牟岗野中亦有之。人家园圃中亦多栽种。树高丈余，叶似樱桃叶而色深绿，又似急音梅子叶而大。开粉红花，似桃花，瓣微长不尖，结实似李而甚大，味甘、微酸。

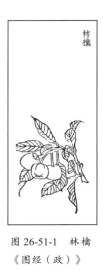
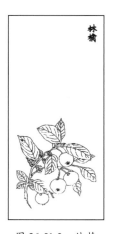
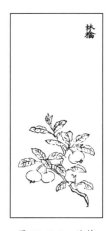
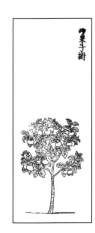

图 26-51-1　林檎
《图经（政）》　　图 26-51-2　林檎
《图经（绍）》　　图 26-51-3　林檎
《饮膳》　　图 26-51-4　沙果
子树《救荒》

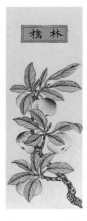
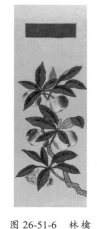
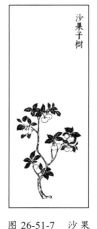
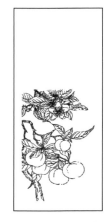

图 26-51-5　林檎
《品汇》　　图 26-51-6　林檎
《食物》　　图 26-51-7　沙果
子树《博录》　　图 26-51-8　林檎
《图考》

实

【气味】味酸、甘、苦、涩、平，温，无毒。《宝庆本草折衷》卷一八。味咸、甘，温。《本草发明》卷四。味甘、涩，性凉，无毒。入心、肝、肺三经。《本草再新》卷五。

【主治】烂者止消渴，干者治伤寒。《本草元命苞》卷八。止渴除烦，解暑去瘀。《医林纂要探源》卷二。生津止渴，治泄精久痢。《药性切用》卷六。治妇人肝郁，脾虚作胀。《滇南本草图说》卷九。平肝火，润肺气，凉血化热，消暑除烦，生津止渴。《本草再新》卷五。美颜色。《本草省常·果性类》。

【发明】《绍兴本草》卷一三：林檎有甘、有酸二种，但食之过多，喜作痰热及发疮疡，若疗疾即未闻。当云性温、无毒是也。处处产之。《本经逢原》卷三：林檎俗名花红。涩，温，无毒。发明：林檎虽不伤脾，多食令人发热，以其味涩性温也。病人每好食此，多致复发，或生痰涎而为咳逆，壅闭气道使然。其核食之烦心助火可知。《玉楸药解》卷四：林檎味酸、涩，气平。入手太阴肺经。生津解渴，下气消痰。林檎酸涩收敛，治肺热消渴，疗滑肠泄利。《调疾饮食辨》卷四：林檎一名来禽，一名文林郎果。《拾遗》曰：其树从河中浮来，有文林郎拾得种之，故名。洪玉父曰：唐高宗时，诚王李谨得五色林檎以贡，帝悦，赐谨为文林郎。河中浮树已属荒唐，既为亲王，又赐郎署，尤不可信。物名不可解者甚多，何必强为之说。○然性既不佳，恐害多利少，他药甚多，何必此也。《草木便方》卷二：林檎子酸甘性温，下气消痰治泄精，霍乱吐痢痛消渴，东根止饮杀蛔嗔。

叶

【主治】采叶煎服，治一切眼目青盲，或火眼膜翳最效。《滇南本草图说》卷九。治小儿疮疥。《校补滇南本草》卷上。

【附方】《滇南本草图说》卷九：治足软。用烧酒泡食。○轻身。过三十岁加苹果同食。○筋骨疼痛。泡酒煮，每日饮三杯佳。忌同鱼腥食。

枝

【气味】甘性微温。《草木便方》卷二。

【主治】忽然心腹卒痛疼，癥瘕坚满，消疢癖，煅磨酒浸饮汁灵。《草木便方》卷二。烧灰，小儿服之，止夜啼。《校补滇南本草》卷上。

楸子 《本草纲目拾遗》

【释名】酸林《草木便方》。

【集解】《本草纲目拾遗》卷八：《食物考》：甘、酸，小于沙果，色黄红黑如樱桃颗，产于代北，味颇清香，作脯点茶俱可。此与林檎同名异类，本草未分，故正之。

实

【气味】甘、酸。○多食涩气，令人好睡。子宜去尽，食之烦心。《本草纲目拾遗》卷八。酸，温。《草木便方》卷二。

【主治】酸林酸温久痢瘥，痔漏下血杀虫家，蛔疳心痛腹胀满，黄瘦末酒服甚佳。《草木便方》卷二。

柰《别录》

【释名】平波《本草品汇精要》、苹果《饮食须知》、超凡子、天然子《校补滇南本草》。

【集解】《宝庆本草折衷》卷一八：《闲居赋》云：赤者名丹柰，白者名白柰。生江东，及北国。《本草品汇精要》卷三四：树高一二丈，叶如林檎叶而微圆，三月开淡红花，六七月成实，亦似林檎而大，生青白，熟淡红色，食之甚甘美。及置箧笥中，香气可爱。《寿世秘典》卷三：《通雅》云：时珍以频婆为柰，频花红于柰花，非一物也。

图 26-53-1　柰《图经（政）》

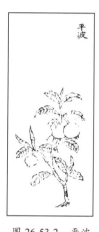

图 26-53-2　平波《图经（政）》

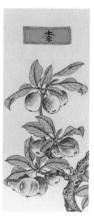

图 26-53-3　柰《品汇》

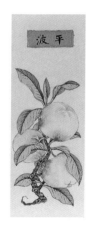

图 26-53-4　平波《品汇》

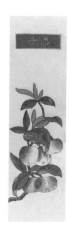

图 26-53-5　柰子《食物》

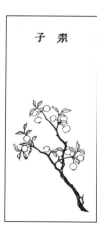

图 26-53-6　柰子《三才》

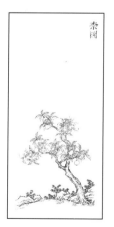

图 26-53-7　柰《草木典》

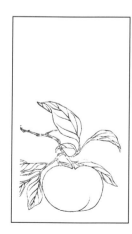

图 26-53-8　柰《图考》

实

【气味】味苦、涩，寒，有小毒。《宝庆本草折衷》卷一八。苦、甘、酸、涩，性寒，微毒。《食物辑要》卷六。味甘，性平。《饮食须知·果类》。甘，温，无毒。《本经逢原》卷三。甘，酸，咸，温。《医林纂要探源》卷二。

【主治】益心和脾，生津止渴。治卒食饱胀，气壅不通者，捣汁服良。《食物辑要》卷六。止渴除烦，解暑去瘀。《医林纂要探源》卷二。主治脾虚火盛，补中益气。同酒食，治筋骨疼痛。用蜜酿，久服，延年之品也。○搽疮，红晕可散。烧灰存性，治水中之毒，亦能醒脾清神，人多爽怀。亦种子结嗣，神验。《滇南本草图说》卷九。止渴，和中，醒酒。蒸食止痢。《食物小录》卷上。

【发明】《食治广要》卷四：今关西人以赤柰、楸子取汁涂器中，曝干，名果单。其味甘酸，可以馈远。《本经逢原》卷三：柰生北地，与南方林檎同类异种，虽有和脾之能，多食令人肺壅胪胀，病人尤当忌食。《调疾饮食辩》卷四：柰虽较林檎稍甘，亦未能全不酸涩。《别录》谓食多令人肺壅胪胀，病人尤忌，极是。而《食疗》云补中和脾，《千金方》云益心气，耐饥，治食饱气壅不通，则为大误。盖味涩者必难化，故耐饥，非益心也。酸涩之物，必不醇正，病人概不宜食，矧可入药乎？《随息居饮食谱·果食类》：柰南产实小，名林檎。一名来禽，一名花红。其青时体松不涩者，一名柴果。甘、酸，温。下气，生津，和中止泻。瀹汤代茗，味极清芬。均以大者胜。多食涩脉滞气，发热生痰。北产实大，名频婆，俗呼苹果，甘凉轻软，别有色香。润肺悦心，生津开胃，耐饥，醒酒，辟谷救荒，洵果中仙品也。《校补滇南本草》卷上：苹果一名超凡子，又名天然子。味甘香。正品仙果，上古神仙采以熬膏，甘美，食之生津，久服轻身延年，黑发，名玉容丹。通五脏六腑，走十二经络，调营卫而通神明，解瘟疫而止寒热。《校补滇南本草》卷上：味甘香，正品仙果，上古神仙采以熬膏。甘美，食之生津，久服轻身延年，黑发，名玉容丹。通五脏六腑，走十二经络，调营卫而通神明，解瘟疫而止寒热。

叶

【主治】贴火毒疮。或汤火，烧灰调油擦之最良。《滇南本草图说》卷九。叶敷脐上，治阴症。又治产后血迷，经水不调，蒸热发烧，服之神效。《校补滇南本草》卷上。

树皮

【主治】能治反胃吐痰。《滇南本草图说》卷九。

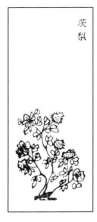

图 26-54-1　茨梨
《便方》

刺梨《本草纲目拾遗》

【集解】《本草纲目拾遗》卷八：《宦游笔记》：刺梨形如棠梨，多芒刺不可触，味甘而酸涩，渍其汁同蜜煎之，可作膏，正不减于樝梨也。花于夏，实于秋，花有单瓣、重台之别，名为送春归。蜜萼繁英，红紫相间，植之园林，可供玩赏。独黔中有之，移于他境则不生，殆亦类优昙花之独见于南滇耶？

【气味】味甘而酸涩。《本草纲目拾遗》卷八。

【主治】已闷，消积滞。《本草纲目拾遗》卷八。

都咸子《本草拾遗》

【集解】《食物本草》卷九：都咸子生广南山谷。其树如李，子大如指。取子及皮、叶曝干，作饮极香美也。《南方草木状》云：都咸树出日南。三月生花，仍连着实，大如指，长三寸，七八月熟，其色正黑。

子及皮叶

【气味】甘，平，无毒。姚氏《食物本草》卷九。

【主治】止渴润肺，去烦除痰。煎服之，去伤寒清涕，咳逆上气。姚氏《食物本草》卷九。

人面子《本草纲目》

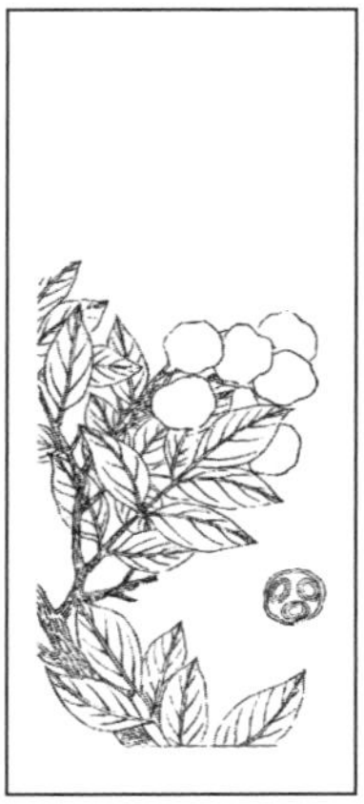

【集解】《南方草木状》卷下：人面子树似含桃，结子如桃实，无味。其核正如人面，故以为名。以蜜渍之，稍可食。以其核可玩，于席间钉饾御客。出南海。《本草纲目拾遗》卷八：人面子出海南，又出广中，树似含桃，子如桃实，春花夏实，至春方熟，蜜煎甘酸可食。其核两边俱似人面，耳目口鼻，无不毕具。《广志》：人面子大如梅李，其核类人面，两目口鼻皆具。肉甘酸，宜为蜜煎。仁绝美，以点茶如梅花片，光泽可爱，茶之色香亦不变。以增城水东所产为佳，其核中仁摇之即脱去，他产则否。此树最宜沙土，沙土松易发，数岁即婆娑偃盖，山民植之以为利。《植物名实图考》卷三一：人面子见《南方草木状》，纪载亦多及之。叶浓，果出枝头，

图 26-56-1　人面子
《图考》

形如李大，凸凹不正，生青熟黄，味酸。一瓜五六枚、七八枚不等，核如人面，故名。内有仁三粒，必经盐醋浸过，其仁方甘可食；又其核生则白，熟则色微黑，点茶如梅花片，光泽可爱。此树最宜沙土，数岁即婆娑偃地。

实

【气味】味甘，平，无毒。姚氏《食物本草》卷九。味酸，性寒，无毒。《养生食鉴》卷上。咳嗽、疮疡人忌。《本草求原》卷一二。

【主治】主醒酒解毒，治风毒着人，遍身疙瘩成疮，或痛或痒，食之即愈。患咳嗽疮疡者，忌之。姚氏《食物本草》卷九。和羹解酒，醒脾生津。《养生食鉴》卷上。孕妇腹痛宜食。《本草求原》卷一二。

【发明】《本草纲目拾遗》卷八：《岭南杂记》：人面子煮肉及鸭，必用捶烂熬膏，甘酸益津。

【附方】姚氏《食物本草》卷九：治难产不下。产母手握人面子一枚，单日右手握，双日左手握，即下。治小儿惊痫邪气。目上视，手足搐搦，角弓反张。用人面子核烧灰，服之，大效。

庵罗果《开宝本草》

【释名】蜜望、莽果《本草纲目拾遗》、沙果梨《植物名实图考》。

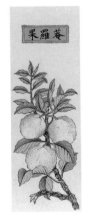 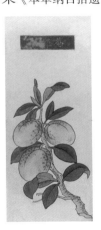 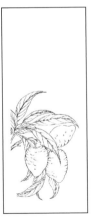 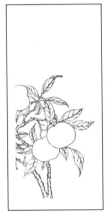

图 26-57-1　庵罗果　　图 26-57-2　庵罗果　　图 26-57-3　莽果　　图 26-57-4　庵罗果
《品汇》　　　　　　《食物》　　　　　　《图考》　　　　　　《图考》

【集解】《通志·昆虫草木略》卷七六：庵罗果若林檎而极大，佛书多言之。《本草纲目拾遗》卷八：蜜望，《粤志》：其子五月色黄，味甜酸，飘洋者兼金购之，有天桃与相类，六七月熟，大如木瓜，味甜，酢以羹鱼尤善。凡渡海者，食之不呕浪。《肇庆志》：蜜望子一名莽果，树高数丈，花开极繁，蜜蜂望之而喜，故名。《交广录》：蜜望二月开花，五月子熟，色黄，一名望果。其类有夭桃。五月开花，六七月子熟。年岁荒则结实愈多，粤谣云：米价高，食夭桃。故广人贵望果而贱夭桃。贵之，故望之，蜂望其花，人望其果也。止船晕：按：船晕，北人谓之苦船。苦音库。此症多呕吐不食，登岸则已，胃弱人多有之。《植物名实图考》卷三一：庵罗果《开宝本草》始著录。盖即今之沙果梨，色黄如梨，味如频果而酥，为果中佳品。亦不能久留，殆以沙果与梨树相接而成。零娄农曰：庵罗果，昔人皆谓产西洛，而李时珍独引梵语为证，夫西方当天地之遒敛，少雨多风，故果硕而味隽。汉都长安，距玉门近，多致异域种。今则北达幽蓟，南抵宛洛，数千里移植几遍。盖江淮以北，地脉同也。橘不踰淮，着于《考工记》，《禹贡》独以橘柚为荆州厥包，一果实之微，前后圣人皆致意焉，此岂以奉口腹哉？盖熟观于天时地利，明着其土物之不宜，而杜后世侈心之萌也。夫麻麦荏菽，奏庶艰食，瓜瓞之属，园圃所亟，惟橘柚有不可迁之性而能致远。《书》曰厥包，明乎非黍、稷、蓻、枣可以徙移种艺；而江南佳实，橘柚外殆皆未可包致矣。汉之上林、晋之华林，务求奇诡。道君艮岳，乃儗南海荔支而花实之。蔡绦夸载于《丛谈》，盖深谓前人拙耳。呜呼！一箪食，一千乘，虽愚者亦知其轻重，独奈何置安盂于不顾，珍朵颐而营民力，致使高台广陛，芜没荆棘，岂不大可喟哉？昔人有射猿麛而投弓者，谓违物性必有大咎。草木无知，亦禀自然，彼陈唐之桧，一碎于雷，一泊于海，岂有感于盛衰之机，甘为枯槎泛梗，而不愿与艮岳之石相随北去耶？噫，其违物性也亦甚矣。

实

【气味】甘酸。《本草纲目拾遗》卷八。

【主治】主妇人经脉不通，疗丈夫血脉不行。理渴疾大效，动风气神方。《太乙仙制本草药性大全•仙制药性》卷四。能益胃气，故能止呕晕。《本草纲目拾遗》卷八。

柿《别录》

【释名】《通志•昆虫草木略》卷七六：柿乌者谓之椑。

【集解】《宝庆本草折衷》卷一八：出华山。即华州。○及荆襄、闽广，宣、歙、越州及近京州郡。今南北通有之。《救荒本草》卷下之后：柿树旧不载所出州土。今南北皆有。然华山者皮薄而味甘珍，宣、歙、荆、襄、闽、广诸州但生啖，不堪为干椑。柿压丹石毒，乌柿宣越者性温。诸柿食之皆善而益人。其树高一二丈，叶似软枣叶，颇小而头微团，结实种数甚多，有牛心柿、蒸饼柿。盖柿、塔柿、蒲柿、红柿、黄柿、朱柿、椑柿，其干柿火干者谓之乌柿。诸柿味甘，性寒，无毒。救饥：摘取软熟柿食之。其柿未软者，摘取以温水酺音揽熟食之。粗心柿不可多食，令人腹痛。生柿弥冷，尤不可多食。《本草汇言》卷一五：苏氏曰：柿子，南北皆有之。李氏曰：树极高大，亦有小株者。接则易茂，本生者果稀、味涩，唯堪造漆。叶圆光泽，花小，黄白色。

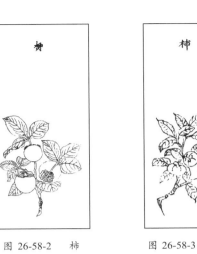

图 26-58-1　柿
《图经（政）》

图 26-58-2　柿
《图经（绍）》

图 26-58-3　柿
《饮膳》

图 26-58-4　柿
树《救荒》

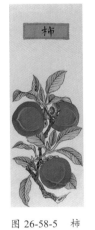

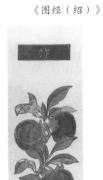

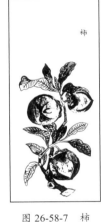

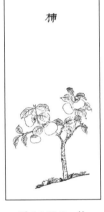

图 26-58-5　柿
《品汇》

图 26-58-6　柿
《食物》

图 26-58-7　柿
《精绘》

图 26-58-8　柿
《三才》

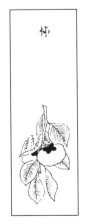

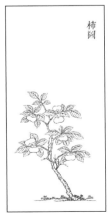

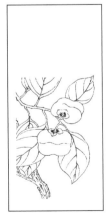

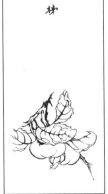

图 26-58-9　柿
《原始》

图 26-58-10　柿
《草木典》

图 26-58-11　柿
《图考》

图 26-58-12　柿
《图说》

五月缀实，八月果熟，生时青绿，熟则丹红。种类亦多，唯红柿所在皆有。黄柿出汴雒，朱柿出华山，珍椑柿色青可生啖，着盖柿，蒂下别有一重，如覆瓶之盖。卢氏曰：更有鹿心、牛奶、鸡卵、猴枣、蒸饼、镜面、丁香、福孙、多宝、团花及白柿、乌柿、球柿、庄柿、碧柿、火柿、水柿之别。其蒂有方有圆，有薄有厚，有覆有仰。其核有正有侧，有圆有扁，有长有短，有软有坚；有本尖，有末锐；有有棱，有无棱；有有核，有无核。核少者佳，无核者食之至美而益人者也。

生柿（乃新摘者）

【气味】味涩，寒，无毒。《宝庆本草折衷》卷一八。

【主治】治小儿秋痢，和米粉作饼糕及糗，蒸食之。《宝庆本草折衷》卷一八。

软熟柿（不醂自红熟者）

【气味】味甘，寒，无毒。《宝庆本草折衷》卷一八。

【主治】止口干，压胃间热，饮酒而食，令人心痛。《宝庆本草折衷》卷一八。能补虚劳不足，润心肺止渴，通耳鼻气窒，健脾虚胃弱，疗心热肺痿。《本草元命苞》卷八。

白柿（曝干者，或名干柿、柿饼。）

【气味】平。《宝庆本草折衷》卷一八。温、平。《本草元命苞》卷八。味甘，平。《食鉴本草》卷下。

【主治】主肠澼不足。《宝庆本草折衷》卷一八。消痰开胃，厚肠涩中，杀虫去奸，除腹中宿血，止咳逆心烦。《本草元命苞》卷八。健脾胃，消宿血，涩肠止泻，杀小虫，润喉音。治小儿痢，秋深不愈。《食鉴本草》卷下。

乌柿（火干者，或名火柿、�柿。）

【气味】暖，无毒。《宝庆本草折衷》卷一八。

【主治】解酒毒，除烦涤热。《本草元命苞》卷八。

醂柿

【炮制】**《宝庆本草折衷》卷一八**：秋采，以温水浸醂，拔去涩浆，其味乃甘也。

【主治】主通鼻耳气。《宝庆本草折衷》卷一八。涩下焦，健脾胃气，消宿血。作饼及糕，与小儿食，治秋痢。《神农本经会通》卷三。

柿霜（干柿上花如盐者）

【气味】甘凉滋润。《宝庆本草折衷》卷一八。味甘，气寒，无毒。《药性要略大全》

卷六。味甘，性凉。《药性全备食物本草》卷二。味甘、微涩，气平，无毒。入手少阴、太阴经。《本草汇言》卷一五。

【主治】生津止渴。《宝庆本草折衷》卷一八。医客噫不止。《本草元命苞》卷八。清肺消痰。《药性要略大全》卷六。治劳嗽效。《太乙仙制本草药性大全·仙制药性》卷四。生津清热，消痰止嗽。《药性全备食物本草》卷二。消痰止嗽止渴，润心肺咽喉。疗肺痿吐血咯血，血淋症。《医经允中》卷一八。

柿蒂

【气味】味苦、涩，气微寒，无毒。《药性要略大全》卷六。味苦涩，气温，无毒。入手太阴肺经。《本草汇言》卷一五。

【主治】下气止哕。《药性要略大全》卷六。

木皮

【主治】主下血不止，暴干更焙筛末，米饮和二钱匕服之，不以上冲下脱，两服可止。《太乙仙制本草药性大全·本草精义》卷四。

叶

【气味】味清苦，性寒，无毒。专入肺经。《本草再新》卷五。

【主治】治咳嗽吐血，止渴生津。《本草再新》卷五。清心肺，止渴、生津、止血。《本草求原》卷一二。

【发明】《绍兴本草》卷一三：柿蒂疗气逆，亦未闻诸方验据。《神农本经会通》卷三：柿有七绝，一寿，二多阴，三无鸟巢，四无虫蠹，五霜叶可翫，六嘉实，七落叶肥大。丹溪云：属金而有土，为阴，有收之义。止血治嗽，亦可为助。此物能除腹中宿血。又干饼，治小儿痢尤佳。《局》云：柿冷润喉通耳鼻，火干止痢涩人肠。消痰解酒仍除渴，止哕须知用蒂良。《药性粗评》卷三：味甘生涩熟甘，性寒，无毒。主治虚痨不足，肠澼泻痢，呕哕消渴，肺痿心热，耳聋鼻塞，健脾开胃，消痰化食，解酒毒，凉大肠，去风血，去面上瘢。丹溪云：柿有收敛之义，止血止嗽，亦可为助。熟时生食，性寒损胃。《药性解》卷一：柿味甘、涩，性寒，无毒，入心、肺、大肠三经，主润心肺，通耳鼻，消痰嗽，清火热，除渴解酒，祛肠内宿血，止口中吐血。忌同蟹食。柿干润喉降火，补虚杀虫，厚肠止痢。柿蒂，主呃逆。按：柿之色赤，宜归心脏，性润宜归肺家。大肠则共肺为传送者也，故亦入之。性冷伤脾，不宜多用。若同蟹食，令人腹痛大泻，柿干及蒂，总属寒凉，都能清火。《本草经疏》卷二三：柿禀地中之阴气以生，故味甘，气寒，无毒。入手、足太阴经。鼻者，肺之窍也。耳者，肾之窍也。金水二脏最忌火热，二脏有火上炎，则外窍闭而不通。得甘寒之气，俾火热下行，窍自清利矣。肺与大肠为表里，湿热伤血分，则为肠澼不足。

甘能益血，寒能除热，脏气清而腑病亦除也。干柿：寒气稍减，能厚肠胃，补不足，润肺止渴，功同于前。柿霜：清心肺间热，生津止渴，化痰宁嗽，治喉舌口疮。总之其功长于清肃上焦火邪，兼能益脾开胃，故二者所主虽不同，而其源皆归于一义也。《本草汇言》卷一五：柿味甘涩，气寒，无毒。沉也，降也。入手太阴、阳明经。○柿饼：润心肺，养血藏之药也。陈氏羽陵曰：此果味甘如蜜，质润如酥，肉凝如膏，裂之有脂膜脉络，味本酸涩而化甘，乃脾肺之用药也。故孟氏诜方：和胃健脾，治火炎土燥，血涩便难，产妇无乳，蒸熟和饭嚼，喂儿能充乳食，且善长养。又《日华》方：润肺补心，治吐血咯血，嗽血咳血及小便淋血，肠风泻血，痔热流血等证，大能益气凉血，化痰宁嗽，止渴生津。大人虚劳，宜煎膏食之。入儿科方，可代乳、术。入虚劳方，可代天麦二门冬、生熟两地黄也。但味甘性润而多滞气，如胃冷有寒痰者，脾冷常溏泄者，肺寒多冷嗽者，俱忌用之。同蟹食令人腹痛泄泻，同酒食令人易醉。卢不远先生曰：厚肉多络，具经脉之形；味甘性滑，有养窍之利。晚熟禀秋金之化。又云：蒂有主义、吸义、降义、转输义、顺行义，故可对待逆上之气，呼出不能自主，亦非专主于降，力能专主于不逆也。○柿蒂：味苦涩，气温，无毒。入手太阴肺经。卢子由先生曰：柿本涩而熟则甘，蒂则仍含本有之涩而不迁。涩者，酸收之甚耳，宜入太阴经。如肺所生病，为烦心胸满，上气咳逆，其不足则病宛哕诸气，寒则为丁香使，热则为黄连使，两得其用矣。沈则施先生曰：按丹溪翁谓：人之阴气，依胃为养，土伤则木挟相火，直冲清道而作咳逆，宜竹茹黄连柿蒂汤主之。此言热呃也。《济生论》谓：阳竭于下，孤阴独存，阴气亦将旋脱，故逆上而作呃，宜丁附人参柿蒂汤主之。此言寒呃也。又按：《准绳》论呃逆之证，有伤寒吐下后，久病产后，阴血大亏，阳气暴逆，自下逆上而作呃者，非大温中补中之剂不能治。又有平人，饮食痰气抑遏而气自脐下，冲脉直上咽膈而作呃忒塞逆之声，用平胃二陈汤加柿蒂数枚煎服，亦可止也。观于柿蒂之苦涩，但可以散逆气，而因寒、因热、因虚、因滞者，则佐以丁、姜、茹、连、参、术、平胃、二陈辈，在司业者当仔细斟酌，毋轻视也。○柿霜：清上焦虚火之药也。朱寰宇抄李氏方：主心肺郁热燥热，肺痈肺痿，吐血咳血诸证。盖寒平滋润，于虚劳方止嗽生津，化痰凉血。如病久畏药味者，用此可作药中果珍。每日蚤晚白汤调服数钱甚妙。《分部本草妙用》卷九：柿为脾肺血分之果也，其味甘而气平，性涩而能收，故有健脾涩肠，治嗽止血之功。其霜为柿之津液，入肺病上焦药尤佳，最能清痰降火，熬膏精。《分部本草妙用》卷四：柿霜，甘，涩、微寒，无毒。主治：虚劳不足，消宿血，厚肠胃，开胃涩肠，消痰，止渴吐血。润心肺，肺痿心热，咳嗽，润声喉。杀虫，反胃咯血，血淋，诸血症。柿属金而有土，属阴而有收意，故有健脾治嗽止血之功。润肺，清上焦火，亦为有助。《折肱漫录》卷七：乙酉岁六月间予避乱，小船奔走冒暑而不觉，处暑前即患血痢。予年老不敢服下药，但调之而已，凡七日而愈。然痢虽愈，而血未止，兼以大便燥结艰难为苦，治之半月无效。读《玉机微义》，有柿干烧灰末之，米饮调服一方。考之《本草纲目》亦载此方之效验甚详，因觅此药服之，不及一两即愈，可谓神方矣便血。《医宗必读·本草征要》下：柿味甘，寒，无毒。入肺、脾二经。润肺止咳嗽，清胃理焦烦。干柿能厚肠而止泄，主反胃与下血。柿霜清心而退热生津，润肺而化痰止嗽。三者主用大同小异，总之肃清上焦火邪，兼有益脾之功也。有人三世死于反胃，至孙得一方，用柿饼同干饭食之，绝不用水，亦勿以他药杂之，旬日而愈。按：柿性颇寒，肺经无火及风寒作嗽者，冷痢滑泄者忌之。与蟹同食，令人腹痛作泻。《药镜》卷四：柿导火热下行，则关窍利而鼻耳通。祛血分湿热，则肺脏清而腑病却。润喉燥者干柿，降呃逆者蒂钱。噙花柿霜，利肺经，消痰火，止咳嗽。若乃干柿，煅灰饮服二钱，肠红之神剂也。干柿干饭，日日干餐，反胃之仙方也。《本草汇笺》卷六：柿合柿蒂、柿霜。味甘气寒，故入肺、脾二经。其能通耳鼻气者，鼻为肺窍，耳为肾窍。金水二脏，最忌火热，二脏有火上炎，则外窍闭而不通。得甘寒之气，俾火热下行，窍自清利。大肠者，柿之合，胃之子也。凡湿热伤于血分，而为肠澼不足，甘以益血，寒以除热，脏气清，而府病亦除也。柿干寒气稍减，润肺止渴，功同于前。柿霜清肃上焦，生津解渴，化痰宁嗽，尤为上品。柿蒂煮汁服，治咳逆哕气。夫咳逆者，气自脐下冲脉，直上至咽膈，作呃忒蹇逆之声也。哕者，干呕有声也。咳逆有伤寒吐下后，及久病、产后、老人、虚人，阴气太亏，阳气暴逆，自下焦逆至上焦，而不能出者；有伤寒未平，及平人痰气抑遏而然者；当视其虚实阴阳，或温，或补，或泄热，或降气，或吐，或下可也。古方单用柿蒂煮汁饮之，取其苦温能降逆气。济生柿蒂散，加以丁香、生姜之辛热，以开痰散郁，盖从治之法。洁古又益以人参，治病后虚人咳逆。丹溪但执以寒治热之理，而不及从治之法。陈氏《三因》又加以良姜之类，是真以为胃寒，而不免助火之弊矣。人之阴气依胃为养，土伤则木挟相火，直冲清道而上，此咳逆之所由作也。古人以为胃寒，既用丁香、柿蒂，不知其孰为补虚，孰为降火，不能清气利痰，唯有助火而已。《本草洞诠》卷六：盖柿乃脾肺二经血分之药，属金而有土，性涩而能收，故有健脾润肺，清热止血之功。一人病脏毒，下血十年，以干柿烧灰，饮服二钱，遂愈。《经验方》云：有人三世死于反胃病，至孙得一方，用干柿饼同干饭日日食之，绝不用水饮，如法食之，遂愈。柿蒂涩平，无毒。主治咳嗽哕气。丹溪谓人之阴气，依胃为养，土伤则木挟相火，直冲清道而作咳逆，古人以为胃寒，用丁香、柿蒂，不能清气利痰，惟助火耳。此论是矣。按咳逆之证，有伤寒吐下后，久病产后阴血大亏，阳气暴逆，自下逆上而不能出者，有伤寒失下，及平人痰气抑遏者，故气自脐下冲脉，直上咽膈而作呃忒蹇逆之声，当视虚实阴阳，或温，或补，或泄热，或降气，可也。古方单用柿蒂煮汁饮之，取其苦温降逆气也。《济生方》加丁香、生姜以开痰散郁，盖从治之法。而洁古又加人参治虚人咳逆，用之往往有效。丹溪但执以寒治热之理，而遗从治之法，矫枉过中矣。若《三因方》又加良姜之类，是真以为胃寒而助邪火者也。《本草汇》卷一四：柿禀地中之阴气，属金有土，属阴有收，为脾肺血分之果。故有健脾涩肠，治嗽止血之功。酒后食之，令人易醉，或心痛欲死。《别录》言解酒毒者，非也。凡血淋涩痛，脏毒下血，以干柿烧灰，或散或丸，服之。不可与蟹同食，二物俱寒，令人腹痛作泻。惟木香可解，磨汁灌之，即渐苏醒。干者，寒气稍减。肺经无火，因客风寒作嗽，及感寒呕吐者，有痰者，皆忌服。中桐油毒，可解。又柿霜，即柿上白霜也。真者甘平冷涩，入上焦药。能清心肺之火，生津止渴，化痰宁嗽。又治咽喉口舌疮痛。同桑白皮、百部、天麦冬、沙参、贝母、苏子、枇杷叶、橘红、栝楼根，作丸，治肺火咳嗽生痰，妙。《本经逢原》卷三：柿之生青，熟赤。生涩，熟甘。浑是阴内阳外之象。独蒂之涩始终不改，故取以治阴内阳外之病。《济生方》治呃逆，专取柿蒂之涩，以敛内蕴之热。丁香、生姜之辛以散外郁之寒，深得寒热兼济之妙用。尝考古方中单用柿蒂以降逆气者，是以丹溪但热以寒治热之理，而不及从治之法，矫枉过矣。至《三因方》又于《济生方》中加良姜之类，是真为寒而反助其热乎。○其干柿白霜，专清肺胃之热，在元气未漓，可胜寒润者，用之固宜。但虚劳烦嗽喘乏，得此郁闭虚阳，病根日固，与埋薪灰烬何异。《医林纂要探源》卷二：柿甘，涩，寒。有大小、圆长、尖扁、黄赤、青黑数种。最小者曰丁香柿，黑者曰椑，可榨汁作柣。肺家果也。涩用同酸。敛肺清金。多食腹寒痛。忌酒，忌蟹。柿干：润肺去热。能止热嗽，治肺痈，疗肠风痔瘘。大肠，肺之表也。和胃涩肠。治反胃，以寒润可去火，而通三阳之结也。亦能止泻。柿霜：甘，寒。轻虚，尤清肺。精液所凝，色白轻浮，专入肺，并治口疮。柿蒂：苦，寒。止呃逆。胃火陵肺，而气上逆也。蒂，象肺，故专入，而苦以泄之。或加丁香者，以胃火抑于寒，因之不和，故又用辛热之以散之，而呃治矣。今专以呃为寒，又以蒂为苦温，皆失之矣。《本草求真》卷六：柿蒂敛内郁热起。柿蒂专入肺胃。味苦气平。时珍谓其苦温，似非。虽与丁香同为止呃之味，然一辛热而一苦平，合用深得寒热兼济之妙。《医通本草》谓《济生方》治呃逆，专取柿蒂之涩以敛内蕴之热，丁香、生姜之辛以散外郁之寒。如系有寒无热，则丁香在所必用，不得固执从治，必当佐以柿蒂。有热无寒，则柿蒂在所必需。不得泥以兼济之必杂以丁香，是以古人用药，有合数味而见效者，有单用一味而见效者。要使药与病对，不致悖谬而枉施耳。竹茹、芦根，则较柿蒂性凉。柿霜端清肺胃之热，能治咽喉口舌疮痛，肠风痔漏，然必元气未离，始可投服。若虚烦喘嗽切忌，柿干同于柿霜，但力少缓，俱忌蟹。《重庆堂随笔》卷下：鲜柿以熟透不生核者良。味甘性寒，养肺胃之阴。宜于火燥津枯之体，脾气虚寒者，啖之即泻。干柿以北产无核者良。本草已载其功，而滋补脾胃，最宜于小儿。凡小儿忌食香燥干硬诸物，以疳者干也，又疳字从甘，弗食甘酸果品杂物。惟柿树不生蠹，故小儿初进谷食，宜用干柿，饭上蒸熟，嚼饭喂之，自无疳虫胀泻诸病。此古人所未言也。《新编六书·药性摘录》卷六：柿蒂味苦，气平。入肺胃。内敛郁热起，治呃逆。如有热无寒，只须用柿蒂。如有寒无热，须用丁香。○寒热并济，则丁香、柿蒂、生姜并用为妙。○柿霜，清肺胃之热，治咽喉口疮舌疮痛，肠风痔漏，元气实者可服。○或虚烦喘咳，切忌。○柿饼，同于柿霜，但力少缓。俱忌蟹。

【附方】《宝庆本草折衷》卷一八：治肠澼。用干柿烧灰，米饮调下，最效。方勺。○治产后咳逆，气乱心烦。干柿碎之，水煮热呷。《产宝》。疗咽喉肿痛。以柿霜入药，含之最妙。枯燥者无霜。或以粉面涂饰，味淡无效，不足任矣。《杨氏方》。

《神农本经会通》卷三：疗男子女人脾腹肚薄，食不消化，面上黑点。干柿二斤，酥一斤，蜜半升，先和酥、蜜，铛中消之，下柿煎十数沸，不津器贮之，每日空腹服三五枚。久服甚良。

《太乙仙制本草药性大全·仙制药性》卷四：治秋痢。又用柿，先煮粥，欲熟即下柿三两沸，与小儿饱食，并奶母吃亦良。

《本草汇言》卷一五：治吐血咯血，嗽血咳血及小便淋血，肠风泻血，痔热流血等证。用柿饼一斤，青州出者。去蒂核，枇杷叶刷去毛、白果肉去衣、怀熟地各四两，生姜皮一两炒焦黑，百部五两，天门冬、麦门冬俱去心各六两，用水五十碗，熬至十碗，滤出渣，再如法煎共三次，取汁共三十碗，总和一处，入砂锅内，慢火熬至五碗，加炼蜜六两，收贮净磁瓶内。每早午晚各服十余茶匙，白汤调服，陈子开方。○治肠风泻血。用柿饼一斤切碎，生姜切片六两，同炒焦黑，研为末，饴糖为丸梧子大。每早服五钱，米汤下。同上。○治伤酒内热人，多痰、多嗽、多喘，及老人痰火为患。用柿霜、黄芩（酒炒）、天门冬（去心，酒煮，捣膏）、橘红、瓜蒌霜（各一两），海石（煅）、桔梗、真青黛（各五钱），风化硝（三钱）。除天门冬捣膏外，余药俱为细末，和入天门冬膏，炼蜜丸弹子大。食后噙化一丸，化痰定喘如神。

《古今治验食物单方》：肠风脏毒，下血不止。柿饼一斤切片，以猪苦胆一个拌晒，或烘干，槐米四两，共为末，蜜丸服，不论男、妇、大、小，俱得愈也。痰嗽带血。大柿饼饭上蒸熟，批开，每用一饼，掺真青黛一钱，卧时食之，薄荷汤下。臁疮。柿霜、柿蒂等分，烧研敷之。

小油柿《草木便方》

【释名】黑丁香《草木便方》。

【气味】柿甘，皮涩寒。《草木便方》卷二。

【主治】水气湿肿喘满痊，痪瘰内伤解酒毒，脏热消肿治不难。《草木便方》卷二。

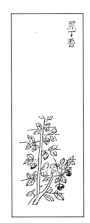

图 26-59-1　黑丁香《便方》

椑柿《开宝本草》

【集解】《本草品汇精要》卷三三：《图经》曰：似柿而青黑。《闲居赋》云：梁侯乌椑之柿是也。但可生啖，不堪干用。诸柿食之，皆美而益人，惟椑柿更压丹石毒尔。然其性冷，复甚于柿，故散石家热啖之，亦无嫌，不入药用，惟可作漆，甚妙。《太乙仙制本草药性大全·本草精义》卷四：椑柿旧本不载所出州土。出宣、歙、荆、襄、闽、广、江、淮南等诸州。其叶似柿而更大更厚，实有毛，开花黄白，结实似柿而青黑，而长大，状似牛心。《植物名实图考》卷三一：椑柿，《开宝本草》始著录。色青，以作漆。

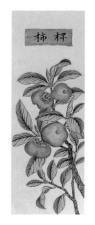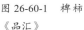

图 26-60-1 椑柿
《品汇》

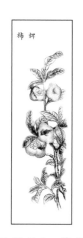

图 26-60-2 椑柿
《精绘》

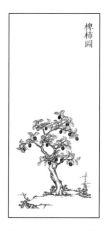

图 26-60-3 椑柿
《草木典》

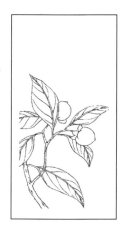

图 26-60-4 椑柿
《图考》

【气味】味甘，气寒，无毒。《太乙仙制本草药性大全·仙制药性》卷四。

【主治】润心肺止渴，除腹脏冷热。压石药发热大效，解酒热利水为先，能去胃中热。良久食令人寒，不宜与蟹同食。《太乙仙制本草药性大全·仙制药性》卷四。除烦热，润心肺，止渴解酒。《本草省常·果性类》。

【发明】《绍兴本草》卷一三：椑柿乃柿之别一种矣，但形色颇异，其性一也。《本经》虽具主治，然多食致中寒之疾有之，其疗病未闻。当从《本经》味甘、寒、无毒是矣。江南多产之。

猴闼子《本草纲目拾遗》

【集解】《本草纲目拾遗》卷八：猴闼子，《宦游笔记》：出临海深山茅草中，土名仙茅果，秋生冬实，樵人采食，并可磨粉，其性温补，然城市亦无食之者。《纲目》有猴骚子，形与此别。又临海出猴总子，一名土柿，每年九十月间生，形与红柿同，皆非一物。《临海异物志》：猴闼子如指头大，味苦可食，他处所无。

【气味】味苦，○性温。《本草纲目拾遗》卷八。

【主治】暖丹田，益五脏，健脾，增气力。《本草纲目拾遗》卷八。

君迁子《本草拾遗》

【释名】《调疾饮食辩》卷四：君迁子，《纲目》曰：即枣。《千金方》作软枣。《齐民要术》名红蓝枣。《广志》名樗枣。司马温公《名苑》名牛柿。木类柿，叶稍长，结实小而长，形似牛奶，熟则紫黑，味甘美。一种小如指头者尤美。《日用本草》名丁香柿。

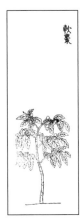

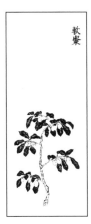

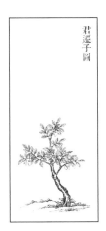

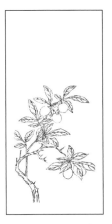

图 26-62-1　软枣
《救荒》

图 26-62-2　软枣
《博录》

图 26-62-3　君迁子
《草木典》

图 26-62-4　软枣
《图考》

【集解】《救荒本草》卷下之后：软枣，一名丁香柿，又名牛乳柿，又呼羊矢枣。《尔雅》谓之梬音影。旧不载所出州土。今北土多有之。其树、枝、叶、条、皆类柿，而结实甚小。干熟则紫黑色。味甘，性温。一云微寒，无毒。多食动风，发冷风咳嗽。救饥：采取软枣成熟者食之。其未熟结硬时摘取，以温水渍养，酏（卢感切）去涩味，另以水煮熟食之。《调疾饮食辨》卷四：《救荒本草》以为即羊屎枣，误矣。羊屎乃枣类，此因其形圆长似枣，故名枣，实柿类也。《植物名实图考》卷三二：软枣即牛奶柿。《救荒本草》以为即羊矢枣。段玉裁《说文解》从之。《名苑》云：即君迁子。《本草纲目》从之。引《本草拾遗》云：生海南。今岭南有羊矢枣。《南越笔记》述之甚详，盖同名异物也。《礼记·内则》：芝栭蓤椇，疏引贺氏说，以栭为软枣。《尔雅》注以栭为栭栗。释经者多以郭说为长，郭注遵羊枣，云实小而圆，紫黑色，俗呼羊矢枣，状与软枣符。

【气味】性平。《本草省常·果性类》。

【主治】除烦止渴，润肺镇心。久食令人轻健，悦颜色。《本草省常·果性类》。

安石榴《别录》

【释名】《通志·昆虫草木略》卷七六：石榴本草谓之安石榴。《尔雅》云：刘，刘杙。刘与榴通用故也。一名丹若，一名若榴。其甜者，又名天浆。入药多用酸榴。

【集解】《宝庆本草折衷》卷一八：俗号金罂。生西域及涂林，及安石国。元稹诗云：何年安石国，万里贡榴花。故名安石榴也。今处处种有之。《救荒本草》卷下之后：石榴，《本草》名安石榴。一名丹若。《广雅》谓之若榴。旧云：汉张骞使西域得其种还，今处处有之。木不甚高大，枝柯附干，自地便生，作丛。种极易成，折其枝条，盘土中便生。其叶似枸杞叶而长，微尖，叶绿带红色，花有黄、赤二色，实亦有甘、酸二种。甘者可食，酸者入药。《调疾饮食辨》卷四：

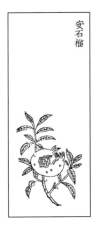

图 26-63-1 安石榴
《图经（政）》

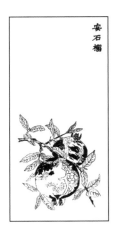

图 26-63-2 安石榴
《图经（绍）》

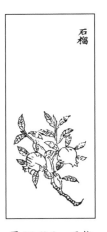

图 26-63-3 石榴
《饮膳》

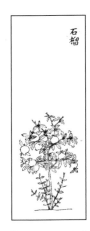

图 26-63-4 石榴
《救荒》

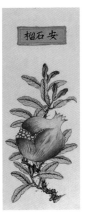

图 26-63-5 安石
榴《品汇》

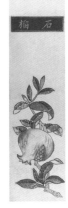

图 26-63-6 石榴
《食物》

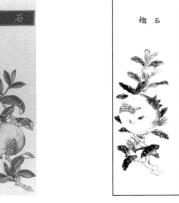

图 26-63-7 石榴
《精绘》

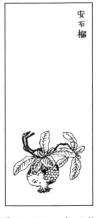

图 26-63-8 安石榴
《原始》

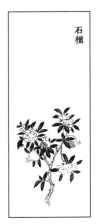

图 26-63-9 石榴
《博录》

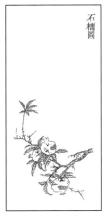

图 26-63-10 石榴
《草木典》

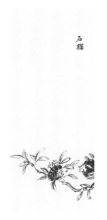

图 26-63-11 石榴
《滇南图》

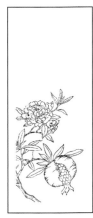

图 26-63-12 石榴《图
考》

安石榴名义不可晓。《博物志》谓出涂林安石国，汉张骞使西域得来。《齐民要术》谓种榴必须安石块枯骨于根下，则结实多，故名安石，皆附会之言。考张骞使西域事，出《史记·大宛列传》，只有安息国，无安石国，云安息在大月氏西，其俗土著耕田，以银为钱，钱如其王面，王死则更铸，效王面焉。汉使至安息，其王发使随汉使来献大鸟卵如瓮，未及安石榴。至使者得诸种于外国，亦只云自乌孙以西，俗嗜蒲陶酒，马嗜苜蓿，汉使取其实来，于是天子始种蒲陶、苜蓿，此事亦在张骞卒后数年。亦未及安石榴。乃今草木谷果之来自外夷者，悉云张骞出使得种，恐西域不通舟楫，万里驰驱，马烦车殆，不能携带许多对象也。《纲目》曰：《广雅》名苦榴。《古今注》名丹若。吴越王钱镠改名金罂。《酉阳杂俎》名天浆。树低小丛生。一种海石榴，仅长尺许即结实，可盆植为玩。花有红、黄、白三色，千瓣、单瓣二种。千瓣者不结实。实有甜、酸、苦三种，子有红、白二类。白者名水晶石榴，味最甘，性亦稍平不热。每颗分数房，有膜隔之，子满其中。秋后皮裂子见，乃可食。

甘石榴

【气味】味甘、酸，气温，无毒。《本草纂要》卷五。

【主治】主清咽润燥，止痢涩肠，实脾补漏，益肾生精之药也。《本草纂要》卷五。

【发明】《本草纂要》卷五：盖榴者，留也。性滞而不行。有所留滞于脏腑，则生痰结气滞之症。故不可多食，恐伤心肺者也。《本草发明》卷四：榴者，留也。味酸性滞，能恋膈成痰。虽云子能生津解渴，过食损齿变黑，又损肺。无病人多食有害，况病者乎？《调疾饮食辩》卷四：榴性大热，极伤人肺，损人齿，发咽喉热痛。《别录》谓解咽喉燥渴，大误。朱震亨谓恋滞成痰，更为谬极，震亨无痰字不开口。

酸石榴

【主治】赤白下痢、脱肛、腹痛、崩中带下。《养生要括·果部》。

【发明】《本草洞诠》卷六：安石榴，潘岳赋云：榴者，天下之奇树，九州岛之名果。千房同膜，千子如一。御饥疗渴，解酲止醉。道书谓榴为三尸酒，言尸虫得此果则醉也。气味甘酸涩温，无毒。甘者治咽喉燥渴，制尸虫。酸者治赤白痢，连子捣汁，顿服一枚。夫榴受少阳之气，荣于四月，盛于五月，实于盛夏，熟于深秋，丹花赤实，纯具木火之象，故多食损肺齿，而生痰涎。酸者兼收敛之气，故入滞下崩中之药也。

【附方】《太乙仙制本草药性大全·仙制药性》卷四：○肠滑久痢。用一个，劈破，炭火簇烧令烟尽急出存性，用瓷碗盖一宿出火毒，为末，用石榴一瓣水煎汤，服一钱。治耳聋。于八九月〔取石榴〕一个，开上作孔如球子大，留厣子，入米醋满榴中，却以厣子盖之，然后搜面裹，却无令醋出，煻灰火中以面熟药成，入少黑李子、仙沼子末，取水滴点耳内，不得辄转。脑中痛勿惊，如此三夜，又点别耳，依前法，佳。治冷热不调，或带下赤白青黄者。醋石榴子五枚，合壳舂绞汁二升，每服五合，至二升尽即断。小儿以意服之。

酸榴皮

【气味】味酸涩，无毒。《药性要略大全》卷六。味酸，涩，性温，无毒。入肝、脾、肾三经。《冯氏锦囊秘录》卷八。

【主治】止漏精，涩肠，攻痢，治筋挛脚痛。《药性要略大全》卷六。中金蚕蛊毒，浓煎石榴皮汁饮之，即吐出。《医经允中》卷二二。

【发明】《绍兴本草》卷一三：安石榴采皮为用，惟酸实壳以醋熬之，断泄痢颇验。盖取收涩之性多矣。当云温、无毒是也。其实味有甘有酸者，乃世之果品。《本经》云多食损人肺，盖为味酸及多食过其节矣。其主咽喉燥渴，显非所宜。但根疗虫方亦间用。处处产之，唯西北地者佳。《本草发明》卷四：榴子明润味甘，人之所好者多，食反致疾。榴壳粗恶苦涩，人之所恶者，而益人居多。人但知好其子而弃其壳，信哉，好而知其恶，恶而知其美者，天下鲜矣。《药性解》卷一：肠滑则患血痢，肾滑则患遗泄。榴者留也，故入兹二经。然痢积未尽者，不可先以此涩之。多服能恋膈成痰，其子不宜过食，能损肺坏齿，其花色赤属火，宜入心家而主血。《医宗必读·本草征要》下：石榴皮味酸、涩，温，无毒。入肝、脾、肾三经。泻痢久而肠虚，崩带多而欲脱。水煎服而下蛔，汁点目而止泪。按：榴味酸涩，故入断下崩中之剂，若服之太早，反为害也。《药性通考》卷六：一人患腹胀，饮食如常，非水肿蛊胀，乃湿生虫之象也。以石榴皮、椿树东引根皮、槟榔各五钱，空心服，腹大痛，泻虫尺长余，遂愈。

【附方】《药性会元》卷中：若中蛊毒。以石榴皮煎汁饮之，吐出活物立愈。

《本草汇言》卷一五：治赤白下痢久不止。用石榴皮一两切碎，炒焦为末。每服一钱，人参汤下。此方兼治血崩并带下疾。《肘后方》。○治小儿蛔虫不时下，或十数百数。急以石榴皮一两，煎汤饮之，五日即止。同上。○治脚肚生疮作痒。初起如粟，搔之黄水浸淫，痒痛溃烂，遂致绕胫而成痼疾。用酸石榴皮煎汤，日日洗之，一月自愈。○治痔疮肿痛出水。以石榴皮一两，黄柏五钱，煎汤洗过，以冰片一二厘，纤入痔疮破烂处，立效。○治冻疮久烂不愈。用石榴皮、冬瓜皮、甘蔗皮三味，烧灰存性研末，敷上即愈。

《本草备要》卷三：泻痢至于脱肛者。以石榴皮、陈壁土加明矾少许，浓煎熏洗。再用五倍子炒研，敷托而止之。

酸榴东行根

【气味】性温。《医方药性·草药便览》。

【主治】治冷泻腹痛。《医方药性·草药便览》。

【附方】《医说》卷五：苦寸白虫。掘石榴东引根皮，洗曝捣细，不兼他味，隔宿虚其腹，凌晨温酒调服妙。

《药性粗评》卷一：寸白虫。以酸石榴东引根一握，洗净，到，水三升，煎取一升，去滓，入少米煮作稀粥，空腹食之，其虫一团自下。

《太乙仙制本草药性大全·仙制药性》卷四：治女子血脉不通及赤白带下。用根东生者，以一握，炙干，浓煎服之差。

榴花

【气味】味酸，性寒。《滇南本草》卷中。

【主治】治日久水泻，煨砂糖吃。治久痢脓血，大肠下血。《滇南本草》卷中。凉心止衄。千叶者良。《药性切用》卷六。采白花浸酒，延寿。《本草求原》卷一二。

【附方】《滇南本草》卷中：妇人产后痢症。吃糖吃药不效日久，后用柘榴皮，醋炒香附，等分，煎服即愈。

叶

【主治】煎洗痒风疮，及一切风癫最良。《滇南本草图说》卷九。治跌打伤，敷患处。《校补滇南本草》卷上。

地石榴《滇南本草图说》

图 26-64-1　地石榴《滇南图》

【气味】涩、苦，平。《滇南本草图说》卷三。性温、凉，味苦，涩。《校补滇南本草》卷下。

【主治】妇人白带，男子白浊管痛，小腹疼痛，煎服。《滇南本草图说》卷三。治遗精滑精，用根，水煨，点水酒服。《校补滇南本草》卷下。

必思答《饮膳正要》

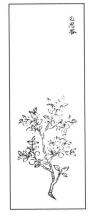

图 26-65-1　必思答《饮膳》

【集解】《本草品汇精要》卷三四：必思答，即必思忒也，出回回田中。树高一二丈，叶如杏，其实如桃、李，去肉取核仁，作果食之，今亦入贡焉。

【气味】味甘，性缓。○无毒。《本草品汇精要》卷三四。

【主治】调中顺气，滋肺金，定喘急。久食利人。姚氏《食物本草》卷九。

【附方】姚氏《食物本草》卷九：治三日疟，百药不效。用必思答三枚，酒一盏，煎去半。饮之，即止。治难产不下及子死腹中，或胞衣不出。必思答七枚，酒煎，服之即下。

橘《本经》

【集解】《南方草木状》卷下：橘，白华赤实，皮馨香，有美味。自汉武帝，交趾有橘官长一人，秩二百石，主贡御橘。吴黄武中，交趾太守士燮献橘十七实同一蒂，以为瑞异，群臣毕贺。《绍兴本草》卷一三：柚、橘总大小而名之也，柚大而不堪入药，当取橘，采皮为用。性味、主治已载《本经》，大率除痰下气功力多矣。当作味苦、辛，温，无毒是也。其瓤肉唯作果实食之，而复能致痰饮，故所以用皮而须净去其白也。又有青皮一种，与此橘全别，乃臭橘之类，亦取其皮用，其下气功力尤倍于此也。二物江南多产之。唯橘皮以陈久者佳。《橘录》卷中：牛僧孺《幽怪录》有生于橘者，摘剖之有四老人焉。其一曰，橘中之乐，不减商山，恨不能深根固蒂耳。由是有橘隐名。楚屈原作《离骚》，其《橘颂》一章有曰：后皇嘉树，橘来服。受命不迁，生南国。宋谢惠连《橘赋》亦曰：园有嘉树，橘柚煌煌。以是知橘实佳物，昔人所爱慕若此。孔安国曰：小曰橘，大曰柚。郭璞亦云：柚似橙而大于橘。温无柚，而种橙者少，非土所宜也。《本草》载，橘、柚味辛，温，无毒。主去胸中瘕热，利水谷，止呕咳，久服通神轻身长年。陶隐居云：此言橘皮之功效若此，其实之味甘酸，食之多痰，无益。其说为是。隐居不敢轻注《本草》，盖此类也。陈藏器补《本草》，谓橘之类有朱橘、乳橘、塌橘、山橘、黄淡子，今类见之。○黄橘：黄橘状比之柑差褊小，而香雾多于柑。岁雨旸以时，则肌充而味甘，其围四寸，色方青黄时，风味尤胜，过是则香气少减。惟遇黄柑则避舍。置之海红、生枝柑间，未知其孰后先。名之曰千奴，真屈称也。○塌橘：塌橘状大而褊，其南枝之向阳者，外绿而心甚红，经春味极甘美，瓣大而多液。其种不常有，特橘之次也。○包橘：包橘取其累累然若包聚之义。是橘外薄内盈，隔皮脉瓣可数，有一枝而生五六颗者，悬之极可爱。然土膏而树壮者多有之，不称奇也。○绵橘：绵橘微小，极软美可爱，故以名。圃中间见一二树，结子复稀，物以罕见为奇，此橘是也。○沙橘：沙橘取细而甘美之称，或曰种之沙洲之上，地虚而宜于橘，故其味特珍。然邦人称物之小而甘美者必曰沙，如沙瓜、沙蜜、沙糖之类，特方言耳。○荔枝橘：荔枝橘多出于横阳，肤理皱密，类荔子，故以取名。横阳与闽接轸，荔子称奇于闽，黄橘擅美于温，故慕而名之。有言橘踰淮为枳，植物岂能变哉？疑似之乱名多此类。○软条穿橘：软条穿橘其干弱而条远，结实颇大，皮色光泽，滋味有余。其心虚，有瓣如莲子穿其中。盖接橘之始，以枝之杪者为之，其体性终弱，不可以犯霜，不可以耐久，又名为女儿橘。○油橘：油橘皮似以油饰之，中坚而外黑，盖橘之若柤若柚者，擘之而不闻其香，食之而不可于口。是又橘之仆奴也。○绿橘：绿橘比他柑微小，色绀碧可爱，不待霜食之味已珍，留之枝间色不尽变，隆冬采之，生意如新。横阳人家时有之，不常见也。○乳橘：乳

橘状似乳柑，且极甘芳得名。又名漳橘，其种自漳浦来，皮坚瓤多，味绝酸，不与常橘齿。乡人
以其颇魁梧，时置之客间，堪与钉座梨相值耳。他日有以乳橘为真柑者，特砥砆之似玉也。金橘：
金橘生山径间，比金柑更小，形色颇类。木高不及尺许，结实繁多，取者多至数升，肉瓣不可分，
止一核，味不可食，惟宜植之栏槛中。园丁种之，以鬻于市，亦名山金柑。周美成词有：露叶烟
梢寒色重，攒星低映小珠帘。为是橘作。○自然橘：自然橘谓以橘子下种，待其长历十年始作花
结实，味甚美，由其本性自然，不杂之人为，故其味全。盖他柑与橘，必以柑淡子着土，俟其婆
娑作树，以枝接之，为柑为橘，为多种，俱非天也，故是橘以自然名之。然十年之计，种之以木，
今之辟圃者，多不年岁间，爬其肤以验其枯荣，粪其本以计其久近，谁能迟十年之久以收效耶？
是橘名之曰自然当矣。接木之详见于下篇。○早黄橘：早黄橘着花结子，比其类独早，秋始半其
心已丹，千头方酸而早黄橘之微甘已回齿颊矣。王右军帖有曰：奉橘三百枚，霜未降未可多得。
岂是类耶？○冻橘：冻橘其颗如常橘之半，岁八月人目为小春，枝头时作细白花，既而橘已黄，
千林已尽，乃始傲然冰雪中，着子甚繁，春二三月始采之，亦可爱。前辈诗有曰：梅柳搀先桃李晚，
东风元是一般春。此诗不独咏桃李，物理皆然。○朱栾：朱栾颗圆实，皮粗瓣坚，味酸恶，不可食。
其大有至尺三四寸围者。摘之置几案间，久则其臭如兰。是品虽不足珍，然作花绝香。乡人拾其
英炁香，取其核为种，析其皮入药，最有补于时。其详具见下篇。○香栾：香栾大于朱栾，形圆
色红，芳馨可翫。○香圆：香圆木似朱栾，叶尖长，枝间有刺，植之近水乃生。其长如瓜，有及
一尺四五寸者，清香袭人。横阳多有之，土人置之明窗净几间，颇可赏翫。酒阑并刀破之，盖不
减新橙也。叶可以药病。药疑作疗。○枸橘：枸橘，色青气烈，小者似枳实，大者似枳壳，能治
逆气，心胸痹痛，中风便血，医家多用之。

橘实（连皮腌制为橘饼）

【气味】 橘饼，以其连皮造成，故甘辛而温。《随息居饮食谱·果食类》。

【主治】 甘者润肺止渴，和中快膈；酸者恋膈，生痰滞气。《药性全备食物本草》
卷二。橘饼，汁其性顺气和中快膈，凡喘嗽、胀满、痰气等症之属实者，汤泡代
茶最宜。《调疾饮食辩》卷一。可糖腌作脯，名曰橘饼，以其连皮造成，故甘辛而温，
和中开膈，温肺散寒，治嗽化痰，醒酒消食。《随息居饮食谱·果食类》。

【发明】《分部本草妙用》卷九：橘甘、酸，温，无毒。甘者润肺，酸者聚痰，多食滞气生
痰。主治：消渴，开胃，除胸中膈气。橘皮下气消痰。肉生痰聚饮。表里之异如此。今人以蜜煎
橘，充果食甚佳。《玉楸药解》卷四：黄橘味甘、酸，微寒。入手太阴肺经。清金止渴，凉膈除烦。
黄橘酸甘清利，治心肺烦渴。但生冷之性，滋湿败土，聚敛生痰。阳虚湿旺者忌之。《本草求真》
卷九：橘瓤生痰助气解热。橘瓤专入肺胃。与皮，共属一物，而性悬殊。橘皮味辛而苦，而橘瓤
则变味甘而酸也，皮有散痰开痰理气之功，而瓤则更助痰作饮，及有滞气之害也。进贤县胥简章

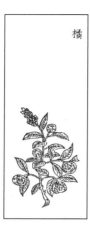

图 26-66-1　橘
《图经（政）》

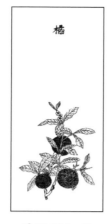

图 26-66-2　橘
《图经（绍）》

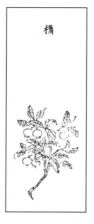

图 26-66-3　橘
《饮膳》

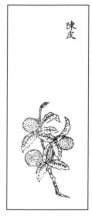

图 26-66-4　陈皮
《饮膳》

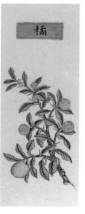

图 26-66-5　橘
《品汇》

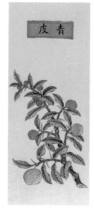

图 26-66-6　青皮
《品汇》

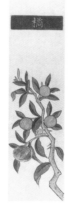

图 26-66-7　橘
《食物》

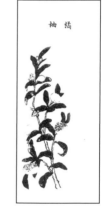

图 26-66-8　橘柚
《精绘》

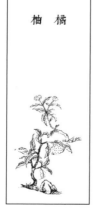

图 26-66-9　橘柚
《三才》

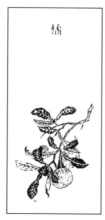

图 26-66-10　橘
《原始》

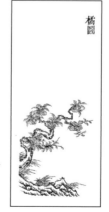

图 26-66-11　橘
《草木典》

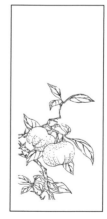

图 26-66-12　橘
《图考》

之女秀英，忽气喘促至极，眼翻手握，已有莫主之势。绣诊其脉，右关浮滑而弦，知有痰气与寒内结，姑以老姜取汁先投，不踰时而胸即开，气即平，后询其故，知食橘穰起也。至书有言能治消渴开胃，并除胸中膈气，此为内热亢极，胃气不寒者而言。若使水亏脾弱，发为咳嗽，而日用此恣啖，保无生痰助气之弊乎？今之虚痨好食此物，类多受害，人特习而不察耳。但用蜜煎作果佳。

《本草纲目拾遗》卷七：橘饼闽中漳泉者佳，名麦芽橘饼，圆径四五寸，乃选大福橘蜜糖酿制而成，干之，面上有白霜，故名。肉厚味重，为天下第一。浙制者乃衢橘所作，圆径不及三寸，且皮色黯黑而肉薄，味亦苦劣。出塘栖者为蜜橘饼，味差胜，然亦不及闽中者。又兴化出金钱橘饼，乃取金橘制成，小如钱，明如琥珀，消食下气，开膈，捷于砂仁、豆蔻，又可醒酒，醉后点茶，允为妙供。味甘、性温，下气宽中，消痰运食《食物宜忌》。黄疸臌胀，除膈止消《经验广集》。**《调疾饮食辩》卷一**：代茶之物，虽有多种，而因病制宜，见诸家本草者尚多，不能枚举，明物理者临症自有变通。一可助药成功；其功实大于药饵。一可缘此少饮茶汁，免其消伐。至若不论有病无病，可以长饮代茶者，性味皆极醇良，功能实非小补。安得举世尽废茶叶，而代以诸物，则却病长年之益，可坐而致矣。又古不专以茶作饮，故《尔雅》注疏但云可作羹饮，并代茶二字无之。由是以观《茶经》、《茶录》，明理人不屑挂诸齿颊矣。

【附方】**《本草纲目拾遗》卷七**：治诸色痢。橘饼一两，圆眼肉五钱，冰糖五钱，水二碗，煎一碗，露一宿，温服，不露亦可，至重者不过二三服，无不神验。《行箧检秘》。〇治泻。夏月吃瓜果太多，以致泄泻不休，用漳州好橘饼一枚，细切薄片，作二次放茶钟内冲服《梁氏集验》。〇橘饼汤。治伤食生冷瓜果，泄泻不休。橘饼一个，切薄片，放碗内，以沸汤泼盖住，泡汁出，即饮汤，连饼食，一饼可作数次服。《经验广集》。〇百果酒。香橼、佛手各二个，核桃肉、圆眼肉、莲肉、橘饼各半斤，柏子仁四两，松子三两，红枣二十两，黑糖三斤，干烧酒五十斤浸，此酒补虚益肾，乃河中李太守秘方。〇药制柑橘饼。用元明粉、半夏、青盐、百药草、天花粉、白茯苓各五钱，诃子、甘草、乌梅去核各二钱，硼砂、桔梗各三钱。以上俱用雪水煎半干，去渣澄清取汤，煮柑橘，炭墼微火烘，日翻二次，每次轻轻细捻，使药味尽入皮内，如捻破则不妙。能清火化痰，宽中降气。《北砚食规》。

黄橘皮

【气味】味甘、酸，冷。《宝庆本草折衷》卷一八。味甘、辛、酸、苦，气温，无毒。味薄气厚，降多升少，阳中阴也。入手足太阴，足阳明经。《本草汇言》卷一五。

【主治】止酒渴。《宝庆本草折衷》卷一八。行气消痰，降肝气，治咳嗽，治疝气。《滇南本草》卷下。主下气消食，化痰破结，止呕咳，定霍乱，疗吐泻，利小便，通五淋，逐膀胱留热，杀寸白诸虫。〇去白者兼能除寒发表，留白者兼能补胃和中。《药性解》卷一。

【发明】《泊宅编》卷八：橘皮宽膈降气，消痰逐冷有殊功。他药多贵新，唯此种贵陈，须洞庭者最佳。外舅莫强中知丰城县，得疾，凡食已，辄胸满不下，百方治之不效。偶家人辈合橘红汤，取尝之，似有味，因连日饮之。一日，坐厅事，正操笔，觉胸中有物坠于腹，大惊目瞪，汗如雨，急扶归。须臾，腹疼利下数块，如铁弹子，臭不可闻，自此胸次廓然。盖脾之冷积也。抱病半年，所服药饵凡几种，不知功乃在一橘皮，世人之所忽，岂可不察哉！其方：橘皮去穰，取红一斤，甘草、盐各四两，水五碗，慢火煮干，焙捣为末点服。又古方，以橘红四两、炙甘草一两，为末点汤，名曰二贤散，以治痰特有验。盖痰久为害，有不可胜言者。世医惟知用半夏、南星、枳实、茯苓之属，何足以语此。《宝庆本草折衷》卷一八：昔吴均谓好橘曰洞庭负霜之橘，则橘皮亦当以洞庭者为正。今皆以他处者通用。张松以橘皮一两，甘草减半，末之，沸汤点二钱服，治中暑妙甚。夫暑喜中心，次传入脾，令人昏热吐泻而退食，宜先施此，以调其脾，次饵消暑之剂。《医学统旨》卷八：橘皮气温，味辛、苦，无毒。浮而升，阳也。陈久者良。治胸中痰热逆气，利水谷，下气止呕，咳逆、霍乱泄泻；导滞气，和脾胃，利膈化食，去寒邪。少用同白术则益脾胃；多用、独用则损脾胃；有甘草补脾，无则泻脾；去白消痰泄肺，理气止嗽。《医经大旨·本草要略》卷一：陈皮来年者方可用。去白者曰橘红，性热，能除寒发表。带白者性温，能理脾胃而和中；与白术、半夏同用，则渗湿而健脾胃；与甘草、白术同用则补脾胃；无甘草、白术而多用独用，则有损脾胃；与苍术、厚朴同用，能去中脘以上至胸膈之邪；再加葱白、麻黄之类，则能散肉分至皮表有余之邪。《本草纂要》卷五：陈橘皮性辛、苦，气温，味厚，阴也，无毒。入太阴经，理气之药也。可以开郁行痰，消癖宽中，健运肠胃，畅丽脏腑，为脾经之圣药。盖霍乱呕吐，气之逆也，陈皮可以顺之；泄泻下痢，气之寒也，陈皮可以温之；关格积聚，气之闭也，陈皮可以开之；风寒暑湿，气之搏也，陈皮可以散之；七情六欲，气之结也，陈皮可以舒之。又曰：去白开痰，留白和脾。殊不知性辛固能开气行痰，气温亦可和脾健胃。夫人以脾胃为主，而治病以调气为先。调气健脾，陈皮之功也；辛不能守位，陈皮之质也。吾见亡液之症不可用，因其辛以散之也；自汗之症不可用，因其辛不能敛也；元虚之人不可用，因其辛不能守也；吐血之症不可用，因其错经妄行也。大抵血症不可用气药，恐迫血妄行；气病不可用血药，恐滞气不行也。治者详之。《食鉴本草》卷上：橘皮惟广东出者最佳，余皆次之，多年者尤好。治胸中瘕热，下气，止吐逆、呕吐、霍乱，消痰饮，逐水化谷，克除膀胱停流热水，顺气和中，快膈通神。刘禹锡论：橘皮之功，当列诸药之上。味辛苦甘平，能散，能泻，能温，能补，能和；益能消膈气，化痰涩，和脾，止咳嗽，通五淋。及中酒呕吐恶心，煎饮之，奇效。《本草发明》卷四：陈皮，辛散苦泄而气温兼补，顾监用之药何如。《本草》主除胸中痰热，通气冲胸，消谷，止呕吐咳逆，霍乱，解酒毒，是其辛而能散也。利水谷，除膀胱留热，停水五淋，利小便，下气，去寸白，是其苦而能泄也。不去白，则补胃和中，兼白术、甘草则补脾，佐甘草则补肺，与白术、半夏同用则渗湿健胃，是皆温而能补也。若去白，则消痰泄滞。又云：去白性热，能除寒发表；与苍术、厚朴同用，去中脘以上至胸膈之邪，而平胃气；加葱白、麻黄之类，能散肉分皮表有余之邪。若无白术、甘草而多用独用，则泄肺损脾。加青皮减半去滞气，推陈致新。大略能散能滞之用居多，同竹茹治呃逆因热，同干姜治呃逆因寒。《**药性解**》卷一：陈皮辛苦之性，能泄肺部。金能制木，故入肝家，土不受侮，故入脾胃，采时性已极热，如人至老成，则酷性渐减，收藏又复陈久，则多历梅夏，而烈气全消，温中而无燥热之患，行气而无峻削之虞，中州之胜剂也。乃大全以为多用独用，有损脾胃，师心之过耳。《**本草经疏**》卷二三：橘皮，花开于夏，实成于秋，得火气少，金气多，故味辛苦，气温，无毒。味薄气厚，降多升少，阳中之阴也。入手足太阴、足阳明经。其主胸中瘕热逆气，气冲胸中呕咳者，以肺主气，气常则顺，气变则逆，逆则热聚于胸中而成瘕。瘕者，假也。如痞满郁闷之类也。辛能散，苦能泄，温能通行，则逆气下，呕咳止，胸中瘕热消矣。脾为运动磨物之脏，气滞则不能消化水谷，为吐逆霍乱，泄泻等证，苦温能燥脾家之湿，使滞气运行，诸证自瘳矣。肺为水之上源，源竭则下流不利，热结膀胱。肺得所养而津液贯输，气化运动，故膀胱留热停水，五淋皆通也。去臭及寸白者，辛能散邪，苦能杀虫也。通神轻身长年者，利脾肺之极功也。《**本草汇言**》卷一五：橘皮理气散寒，宽中行滞，健运肠胃，畅利藏府，《日华子》为脾胃之圣药也。方龙潭抄顾朽匏曰：此药总属理气之珍，若霍乱呕吐，气之逆也；泄泻下利，气之寒也；关格中满，气之闭也；食积痰涎，气之滞也；风寒暑湿，气之抟也；七情六郁，气之结也。橘皮统能治之。其去白开痰，留白和脾，盖味辛善散，故能开气；味苦善泄，故能行痰。其气温平，善于通达，故能止呕止咳，健胃和脾者也。东垣曰：夫人以脾胃为主，而治病以调气为先。如欲调气健脾者，橘皮之功居其首焉。然君白术则益脾，单则利脾；佐甘草则和气，否则损气；同竹茹、芩、连，治呃逆因热也；同干姜、桂、附，治呃逆因寒也。补中用之以益气，二陈用之以除痰，干葛用之以清胃解酲，平胃用之以消食去湿。同补剂则补，同泻药则泻，同升药则升，同降药则降。脾乃元气之母，肺乃摄气之钥，故橘皮为二经气分之需，各随所配而建功也。翁文献而于他证有不宜用者，如亡液之证不可用，因其辛以散之也；自汗之证不可用，因其辛不能敛也；元虚之人不可用，因其辛不能守也；吐血之证不可用，因其辛散微燥，恐有错经妄行也。沈则施先生曰：橘皮下气消痰，橘肉滞气生痰，一物之性，表里各异如此。《**医宗必读·本草征要**》下：橘皮味辛，温，无毒。入肺、脾二经。广中者最佳，福建者力薄，浙产便恶劣矣。陈久愈佳，去蒂及浮膜，晒干。止嗽定呕，颇有中和之妙；清痰理气，却无峻烈之嫌。留白者补胃遍宜，去白者疏通专掌。苦能泄气，又能燥湿，辛能散气，温能和气；同补剂则补，同泻药则泻，同升药则升，同降药则降。夫脾乃元气之母，肺乃摄气之钥，故独入二经。气虽中和，然单服久服，亦损真元。橘皮下气消痰，橘肉生痰聚气，一物也，而相反如此。《**药品化义**》卷八：橘红属阳中有微阴，体干，色黄，气雄微香，味辛带苦，性温，能升能降，力散结利气，性气重而味清，入肺脾二经。橘红味辛带苦，辛能横行散结，苦能直行下降，为利气要药。盖治痰须理气，气利痰自愈。故用入肺脾，主一切痰病，功居诸痰药之上。佐竹茹以疗热呃，助青皮以导滞气，同苍术、厚朴平胃中之实，合葱白、麻黄表寒湿之邪，消谷气，解酒毒，止呕吐，开胸膈痞塞，能推陈致新，皆辛散苦降之力也。橘红即广陈皮去白，功用各别，取其力胜故也。

《本草述》卷一七：橘皮味苦而辛，辛苦适均而气温，据其苦泄辛散温行，以为行滞气之剂，几与他散气药同矣，不知殊有不然者。《本经》于兹味独谓其能利水谷，夫后天之气，即水谷气合于真气以充身者也。水谷利，则水谷之气畅，以并于真气。卢氏曰：《经》云上焦开发，宣五谷味，熏肤，充身，泽毛，若雾露之溉，橘皮有焉，斯言近之矣。想象此义，则所列治效，似偏从气滞着脚。而尚不能善用之者也，唯是昔哲所谓橘皮能散能泻，能温能补，能和，又谓其同于群药，以为补泄升降，并合寒热以奏功者，大有理会也。夫气生化于脾，肺本以流行为无病。然气之寒者热者，升者降者，补者泄者，一有不宜，皆能着滞以为病。若谓橘皮专以泄滞气为能，是求其行而反得滞也，唯能合诸治以为治，则可以思其所长也。即如伤寒，治哕有橘皮竹茹汤以治热，又有橘皮干姜汤以治寒，不可概见哉？但东垣谓不宜单用，所宜三复，并致戒于多用久用者，诚慎之也。《本草崇原》卷上：上古诸方，只曰橘皮个用不切，并无去白之说。李东垣不参经义，不礼物性，承《雷敩炮制》谓：留白则理脾健胃，去白则消痰止嗽。后人习以为法，每用橘红治虚劳咳嗽。夫咳嗽非只肺病，有肝气上逆而咳嗽者，有胃气壅滞而咳嗽者，有肾气奔迫而咳嗽者，有心火上炎而咳嗽者，有皮毛闭拒而咳嗽者，有脾肺不和而咳嗽者。《经》云：五脏六腑皆令人咳，非独肺也。橘皮里有筋膜，外黄内白，其味先甘后辛，其性从络脉而外达于肌肉、毛孔，以之治咳，有从内达外之义。若去其白，其味但辛，只行皮毛，风寒咳嗽似乎相宜，虚劳不足，益辛散矣。后人袭方书糟粕，不穷物性本原，无怪以讹传讹，而莫之止。须知雷敩乃宋人，非黄帝时雷公也。业医者当以上古方制为准绳，如《金匮要略》用橘皮汤治干呕哕，义可知矣。《得宜本草·上品药》：广橘皮味苦辛。入足阳明、太阴经。功专利气止呕。得白术则补脾，得甘草则补肺，得杏仁治大肠气闭，亦治脚气冲心，得桃仁治大肠血闭，得生姜治呕哕厥冷，得神曲、生姜治经年气嗽，得麝香治妇人乳痈。《长沙药解》卷三：橘皮味辛苦，入手太阴肺经。降浊阴而止呕哕，行滞气而泄郁满。善开胸膈，最扫痰涎。《金匮》橘皮汤，橘皮四两，生姜八两。用以治干呕哕而手足厥者。以胃土上逆，浊气熏冲，故生呕哕，中气埋郁，不能四达，故手足厥冷。橘皮破壅塞而扫瘀浊，生姜降冲逆而行凝滞也。橘皮竹茹汤，橘皮二斤，竹茹二斤，生姜半斤，甘草五两，人参一两，大枣三十枚。治哕逆者。以土衰胃逆，浊阴不降，甘、枣、人参补中气以培土，橘、姜、竹茹降浊阴而行滞也。橘枳生姜汤，橘皮一斤，生姜一斤，枳实三两。治胸中痹塞，短气。以胃土逆升，浊气痞塞，肺无降路，是以短气。橘、姜破壅塞而降浊阴，枳实泻痞满而扫瘀腐也。《药性切用》卷六：新会皮即新会县橘皮。性味辛温，微苦微燥，入脾胃而理气化痰，和平快膈。久服亦能耗气。橘白，即新会白，功专和胃进食。橘红，即新会红，又名杜橘红，力能利气化痰，陈久者良。化州者胜，勿伪榴皮。会皮，古名陈皮，一种广皮，单取外面薄皮，即名广橘红，功专入肺理嗽散寒，连白功同陈皮，而性稍烈。阴虚，肺胃燥热者，均忌。《神农本草经读》卷二：橘皮气温，禀春气而入肝。味苦入心，味辛入肺。胸中为肺之部位，唯其入肺，所以主胸中之瘕热逆气。疏泄为肝之专长，唯其入肝，所以能利水谷。心为君主之官，唯其入心，则君火明而浊阴之臭气自去。又推其所以得效之神者，皆其下气之功也。总结上三句，古人多误解。《本草求原》

卷一二：法制陈皮以水煮烂，嚼之无辛苦味，晒干，外用甘草、麦冬、青盐、乌梅、元明粉、硼砂熬浓汁，浸晒至汁尽；又用人参、贝母末拌匀收用，以为化痰、止嗽、止渴、顺气，不知全失陈皮之功用。陈皮治嗽在辛散，顺气在苦降，去痰宽胀在温燥。若以酸制辛，则甘壅制苦，以咸寒制温燥，试问陈皮之本性安在乎？虽甘酸入口，似乎生津；咸寒入口，坚痰亦暂化，然总非陈皮之正治也。法制半夏，亦用此等药浸造，罨发黄衣贮用，其谬妄一也。或曰盐水浸入下焦，童便浸治肺燥，亦谬。总之，新则主散，旧则行而不泄，故二陈汤以陈者为佳。按枳壳、陈皮皆利气行痰，但枳壳寒，水气也，金得水而泄也；陈皮温，少火之元气也，金得少火，而真气宣扬也。

【附方】《食鉴本草》卷上：治男子妇人伤寒，并一切杂病，呕哕，手足逆冷。用橘红一两，生姜一两，水二盏，煎至一盏，徐徐咽下，即效。《活人方》。治妇人吹乳，结核肿痛不可忍者。用广陈皮浸去白，晒干，面炒微黄，为末，入麝香少许再研，每服二钱，热酒调下，揉散。《张氏方》。

《太乙仙制本草药性大全·仙制药性》卷四：卒失声，声咽不出。以皮五两，水三升，煮取一升，去滓温服。治食鱼中毒。浓煮汁饮。○下腹脐间虚冷气，脚气冲心，心下结硬。以干皮一斤，捣为末，蜜为丸，每食前酒下三十丸。○下焦冷气。以陈皮一斤，和杏仁五两，去皮尖，熬加少蜜为丸，每日食前饮下三十丸。○妇人产后气逆。以青皮为末，葱白、童便煎服之。○胸中大热。下气消痰化食，以皮半两，微熬作末如茶法，煎呷之。○卒食噎。以陈皮一两，汤浸去穰，焙干为末，以水一盏，煎取半盏，热服。○诸吃噎。以橘皮一两，汤浸去瓤，到，水一升煎至半升，通热顿服，更加枳壳一两，去瓤炒，同煎服效。

《药鉴》卷二：治久嗽痰白。用陈皮一斤，滚水泡去白，令极净，乌梅、大草、青盐各四两，浓煎取汁，浸透晒半干，再入白糖六两，拌匀，用紫苏叶、薄荷叶上盖，蒸一炷香，每用少许，不拘时常服。长服健胃和中，解酒毒。

《本草汇言》卷一五：治胃寒气滞。胸腹满胀，饮食少进者。用陈皮、干姜各二钱，半夏、茯苓各一钱五分，砂仁、厚朴、于白术各一钱，甘草五分，水煎服。○治霍乱呕吐。用陈皮三钱，藿香二钱，因寒者配干姜、砂仁各一钱五分，因热者配黄连、黄芩、滑石各一钱五分，水煎服。○治泄泻下痢。用陈皮三钱，藿香二钱，因虚者加白术土炒三钱，茯苓二钱，甘草一钱，因实者加枳实麸炒三钱，厚朴二钱，木香一钱，水煎服。○治关隔中满。病有寒、热、虚、实四端。治法与前二方加减同，有兼气证者加参、术。有兼血证者，加归、芎。○治食积痰涎。用陈皮三钱，配枳实、厚朴、麦芽、谷芽、红曲、半夏、胆星各一钱，此实证用也。配白术、人参、茯苓、当归、厚朴、麦芽、谷芽各一钱，甘草五分，此虚证用也。○治风寒外感表证，头痛发热。用陈皮二钱，配紫苏叶、干葛、防风、杏仁、白芷各一钱，葱头三个，生姜三片，水煎服。冬月感寒无汗，谅加桂枝、麻黄数分。○治七情六郁，中膈不和。用陈皮二钱，配半夏、胆星痰、黑山栀、黄芩火、香附、枳壳气、山楂、红曲食、当归、川芎血、苍术、厚朴湿各一钱，黑枣三个，生姜三片脾，水煎服。各随见证加入。已上七方出越医顾朽匏《畅心集》。○治冷气客于中脘，壅遏不通，是为胀满。用陈橘皮四两，于白术二两，木香一两，共为末，酒糊丸梧子大。每食前吞二钱，白汤下，日三。《指迷方》。

《本草新编》卷五：**法制陈皮**。陈皮制之得法，实可消痰，兼生津液，更能顺气以化饮食。市上贸易者非佳，惟姑苏最胜。然又过于多制，惟取生津，而不能顺气。余有方更妙，用陈皮一斤，切，不可去白，清水净洗，去其陈秽即取起。用生姜一两，煎汤一碗，拌陈皮晒干。又用白芥子一两，煮汤一碗，拌陈皮晒干，饭锅蒸熟，又晒干。又用甘草、薄荷一两三钱，煎汤，拌陈皮，又晒干，又蒸熟，晒干。又用青盐五钱、白矾二钱，滚水半碗拌匀，又蒸熟，晒干。又用五味子三钱、百合一两，煎汤一碗，拌匀又蒸晒。又用人参三钱，煎汤一碗，拌匀蒸〔熟〕晒干。又用麦门冬、橄榄各一两煎汤，照前蒸晒干，收藏于磁器内。此方含在口中，津液自生，饮食自化，气自平而痰自消，嗽咳顿除矣。

《本草纲目拾遗》卷七：**青盐陈皮**。制青盐陈皮，即苏州宋公祠遗法也。陈皮二斤，河水浸一日，竹刀轻刮去浮白，贮竹筐内，沸汤淋三四次，用冷河水洗净，不苦为度。晒至半干，可得净皮一斤，初次用甘草、乌梅肉各四两，煎浓汁拌晒，夜露，俟酥捻碎如豆大，再用川贝母去心四两，青盐三两，研为细末，拌匀，晒露干，收贮。消痰降气，生津开郁，运脾调胃，解毒安神。《百草镜》。

《本草纲目易知录》卷三：**乌梅丸**。一少年体弱，由病后患腹疼，在膈下脐上，诸药不效。有教食建龙眼肉，痛稍缓，教吸烟数口，即痛止，渐要多吸方可。彼爱体面，恳予拟方，名乌梅丸。云红二两，九香虫八钱，乌梅、雷丸各四钱，蜜丸，每服四十丸。常服可保不痛。但积冷虫固，难以除根。

青橘皮

【气味】味苦，平，无毒。《宝庆本草折衷》卷一八。味苦，性寒，无毒。《本草元命苞》卷八。

【主治】治一切冷热气滞，胸膈满闷，面目腹胀，四肢无力，酒积不食，干呕痰逆，食积骨瘦，噎癖吞酸，妇人脾血积气。《宝庆本草折衷》卷一八。破滞气不行，削坚积不散。引诸药至厥阴之令，下饮食入太阴之仓。《本草元命苞》卷八。

【发明】《格物粗谈》卷下：青皮最能发汗，有汗者不可用，人罕知之。《宝庆本草折衷》卷一八：橘本一也。以秋初绿时收皮暴者，为青橘皮；以霜后黄时收皮停久者，为陈橘皮。然性用亦稍异，青者力烈而锐于消积；其陈者力醇而更有消痰之效。故《局方》来复丹、红元子之类，皆兼二皮而用之。青橘之肉，尤动脾而发疟疾也。《神农本经会通》卷三：或云，与陈皮一种，青皮小而未成熟，成熟而大者橘也，色红，故名红皮，日久者佳，故名陈皮。如枳实、枳壳一种，实小而青未穰，壳大而黄紫色已穰，故壳高而治胸膈，实低而治心下，与陈皮治高，青皮治低同意。又云，陈皮、青皮二种，枳实、枳壳亦有二种。丹溪云：苦、辛、咸，阴中之阳。主气滞，破积结，少阳经下药。又消食也。陈皮治高，青皮治低。气虚弱者少用。治胁痛须醋炒为佳。治小腹痛须用之泻肝气，勿多服，损人真气。云：青皮苦寒攻滞气，削坚积治下宜良。厥阴经药斯能引，下食安脾得此强。**《本草品汇精要》卷三二**：青橘、黄橘，青者味苦而小，六七月未成熟时采之，以刀划开，暴干者，谓之莲花青皮。至十月霜降后已成熟者，味辛而黄大，谓之橘皮。医家所用陈皮，即经久者是也。盖二药功用虽殊，实出一种。旧本橘、柚同条，然橘与柚自是二种，功用既殊，性味亦异，其柚故析条于左。**《医学统旨》卷八**：青皮气寒，味苦。无毒。沉而降，阴也。入手少阳经、厥阴引经药。消积定痛用醋炒。治胁痛、小腹痛、气滞，消食，破积结膈气，消疝伐肝气。多服损人真气。**《药性要略大全》卷三**：青皮一名狗橘。破滞气，愈低而愈效；削坚积，愈下而愈良。引诸药至厥阴之分，下饮食入太阴之仓。赋曰：快膈除膨，利脾之剂。《汤液》云：有滞气则破滞气，无滞气则损真气。东垣云：足厥阴肝经引经药也。治气滞，消食，破积滞及膈气。味苦、辛，性温。又云：寒，无毒。沉也，阴也。入手少阳三焦。凡用去穰。麸炒用。出河州。**《本草纂要》卷三**：青皮味苦、酸，气微寒。入厥阴肝经，伐肝平木，入太阴脾经，安脾助胃。主胁痛，呕吐，腹痛急疾，疝痛弦气，或肝火盛而目痛眼赤，或怒气郁而胸胁胀满，或痰涎不利而七情内结。得此症者，皆由肝木之邪盛，皆土之气衰，土被木克，木来侮土之意。必须药用青皮之苦酸，以酸入肝，以苦治邪，又有微寒之气止痛开结，而引入厥阴，以伐肝平木，又安有脾土之气衰，肝木之邪盛，土被木克之患乎？**《太乙仙制本草药性大全·仙制药性》卷四**：青皮味苦、辛，气温，又云寒，无毒。沉也，入手少阳三焦经。主治：破滞气愈低而愈效，削坚积愈下而愈良。引诸药至厥阴之分，下饮入太阴之仓，削癖小腹中，温疟热甚者莫缺。患疟热盛，缠久不愈，必结癖块，俗云疟母，宜清脾汤多服。内有青皮疏利肝邪，则癖自不结也。破滞气左胁下，郁怒痛甚者须投。劫疝疏肝，消食宽胃。病已切勿过服，恐损真气；先防老弱虚羸，尤当全戒。**《本草发明》卷四**：青皮，破滞气而消癖积，故主气滞，下食，破积结及膈气，温疟热盛而结癖尤宜。厥阴肝经引经药，故除小腹痛及疝气痛，醋炒。治胁下痛，疏肝气。又入少阳三焦胆腑，故伏胆家大惊症药，用二三分可也。陈皮治高气，青皮治低气，有滞气用之，中病即止。无滞气及过服，损真气也。气虚弱者忌用。此与橘皮同种，此未成熟落之，皮紧厚，色青，去穰用也。**《本草经疏》卷二三**：青皮古方无用者，至宋时医家始用之。其色青，其味极苦而辛，其气温而无毒。气味俱厚，沉而降，阴也。入足厥阴、少阳。苦泄、辛散，性复刻削，所以主气滞，下食，破结积及膈气也。元素：破坚癖，散滞气，治左胁肝经积气。亦此意耳。○青皮同人参、鳖甲，能消疟母。同枳壳、肉桂、川芎，治左胁痛。同人参、白术、三棱、蓬莪、阿魏、矾红、山查、红曲、木香，消痃癖气块及一切肉食坚积。○青皮性最酷烈，削坚破滞是其所长。然误服之，立损人真气，为害不浅。

凡欲使用，必与人参、术、芍药等补脾药同用，庶免遗患，必不可单行也。肝脾气虚者，概勿施用。

《仁寿堂药镜》卷五：青皮气温，味辛。苦而辛，性寒，气厚，阴也。入手少阳经。《象》云：主气滞，消食，破积结膈气，去穰。《心》云：足厥阴经引经药也。有滞气则破滞气，无滞气则损真气。《主治秘诀》云：性寒，味苦。气味俱厚，沉而降，阴也。其用有五：足厥阴、少阳之分有病则用之，一也；破坚癖，二也；散滞气，三也；去下焦湿，四也；治左肾有积气，五也。破滞、削坚积，皆治在下者效。○青皮猛锐，不宜多用久用。最能发汗，人罕知之。橘皮采时色已红熟，如人至老成，则烈性渐减。收藏又复陈久，则多历梅夏，而燥气全消。温中而不燥，行气而不峻，中州胜剂也。禹锡云：青皮醋妙，消积定痛。气短者全禁。《本草备要》卷三：陈皮升浮，入脾肺治高；青皮沉降，入肝胆治低。炒之以醋，所谓肝欲散，急食辛以散之，以酸泄之，以苦降之也。橘之青而未黄者。醋炒用。古方无用者，宋以后始与陈皮分用。《冯氏锦囊秘录》卷八：皮其色青，其味极苦而辛，其气温而无毒。气味俱厚，沉而阴，降也。入足厥阴、少阳。苦泄辛散，性复克克，所以主破坚癖结积，治左胁肝经积气及膈气也。同人参、鳖甲，能消痎母；同人参、白术、三棱、蓬莪、阿魏、矾红、山查、红曲、木香，消痃癖气块及肉食坚积；同枳壳、肉桂、川芎，治左胁痛。然性最酷烈，过服误服立损真气，为害不浅。青皮，治气至低，肝脏引经，破滞气左胁下，平郁怒，消痎母。劫诸疝瘕胀疼，消积食之停滞，泻肝气之有余。柴胡疏上焦肝气，青皮理下焦肝气。然峻削酷烈，甚非气血所宜。即肝为东方生气，岂可轻行克伐，用者慎之。

【附方】《太乙仙制本草药性大全·仙制药性》卷四：膈下冷气及酒食饱满。用青皮四两，盐一两，分作四分，二分无盐，汤浸青皮一两，漉出去穰，又用盐三分，一处拌和匀，候良久，铫内炒微焦，为末。每服一钱半，茶末半钱，水一盏，煎至七分，放温常服。○吹奶不痒不痛，肿硬如石。以青皮二两，汤浸去穰，焙为末，非时温酒下。

《本草述》卷一七：法制青皮。用青皮一斤，浸去苦味，去瓤炼净，白盐花五两，炙甘草六两，舶茴香六两，甜水一斗，煮之，不住搅，勿令着底，候水尽，慢火焙干，勿令焦，去甘草、茴香，只取青皮，密收用。常服安神，调气消食，解酒益胃，不拘老人小儿。宋仁宗每食后咀数片，乃邢和璞所献，仁宗以赐吕丞相。愚按：青皮下气最速，为不可舍之药，得此数味制服，可以收其下气之效，而不致破气。信乎！可服也。

《类经证治本草·足厥阴肝脏药类》：乳岩。初起如棋子大，便以青皮、人参等分末之，每日以食后酒调服方寸匕，俟消止药。或用加味逍遥散，入青皮末之，酒煮丸如小麦大，每夜卧时，温水服七十丸，或百丸，皆验。诚斋方。

橘穰上筋膜（又名橘丝、橘络。）

【气味】味辛，性温，无毒。入肝、脾二经。《本草再新》卷五。

【主治】橘囊上筋膜微炒，醉呕吐发渴急煎。《太乙仙制本草药性大全·仙制药性》卷四。通经络滞气脉胀，驱皮里膜外积痰，活血。《本草纲目拾遗》卷七。舒气化痰，燥胃去秽，和血脉，通经络。《本草再新》卷五。

【发明】《本草纲目拾遗》卷七：橘丝专能宣通经络滞气，予屡用以治卫气逆于肺之脉胀，甚有效。《纲目》橘瓤上筋膜，只引大明治口渴吐酒，而没其专功，何耶？因仍其说以补之。《增订伪药条辨》卷三：橘络即橘瓤上筋膜。《日华子》谓口渴吐酒，煎汤饮之甚效。张隐庵云：能行胸中之饮，而行于皮肤，故又能疏达络气。货缺之时，闻价值甚昂，射利之徒，用白莱菔细切如丝晒干，以橘皮煎浓汁浸润，再晒伪充，橘络色香，几无以辨。巧则巧矣，如斫丧天良何？炳章按：金御乘云：橘络能宣通经络滞气。予屡用治冲气逆于肺之脉胀，甚有效。赵恕轩云通经络气滞脉胀，驱皮里膜外积痰，活血，此其效用之实验也。其产地亦有多种，如出广东者，名广橘络，色白条细蒂少。出浙江衢州，名衢橘络，色白络细长，皆佳。出四川者，色白黄，络粗，略次。出台州者，名台橘络，络细，少带蒂，为最次。

橘核

【气味】味辛、苦，气温，无毒。《药性要略大全》卷六。苦，微凉。《本草正义》卷上。

【主治】治腰疼，疝气，乳痈。《药性要略大全》卷六。核研仁调醇酒饮，驱腰痛疝痛神丹。《太乙仙制本草药性大全·仙制药性》卷四。理气疏肝，治膀胱、小肠诸疝。《本草正义》卷上。

【发明】《药性要略大全》卷六：橘子仁一名车下李。《本草经疏》卷二三：橘核出《日华子》，其味苦温而下气，所以能入肾与膀胱，除因寒所生之病也。疝气方中多用。《本草述》卷一七：橘核取其成熟之实乃有核，青橘入药，取其极小者，不得有核，以其禀金令初之气耳。若实已成熟，则其核之性味亦不可谓其止入肝经，故《日华子》有肾疰腰痛，膀胱气痛之治。后人治疝用之有效者，缘疝固肝病，亦因肾与膀胱之气化郁以病乎肝也。所谓肝肾同一治，于此亦可参矣。

【附方】《太乙仙制本草药性大全·仙制药性》卷四：腰痛不可忍。以子仁炒，研为末，每服一钱，酒一盏，煎至七分，和滓空心服。

叶

【主治】叶引经以肝气行，散乳痈胁痛圣药。《太乙仙制本草药性大全·仙制药性》卷四。捣烂和面，熨伤寒胸膈痞满。《本经逢原》卷三。

【发明】《本草经疏》卷二三：橘叶古今方书不载，能散阳明、厥阴经滞气。妇人妒乳、内外吹乳、乳岩、乳痈用之皆效。以诸证皆二经所生之病也。《本草汇笺》卷六：橘叶能散阳明、厥阴二经滞气，其治妇人妒乳，内外吹乳，乳痈乳岩之症。盖乳房属阳明，乳头属厥阴故耳。

【附方】《食物小录》卷上：橘叶散。乳痈。橘叶七片，青皮二钱，石膏八钱，甘草节一钱八分，栝蒌实一枚，酒煎服。一方加蒲公英三钱，金银花三钱，连翘二钱，川芎钱半，并治吹乳寒热交错者。

《校补滇南本草》卷中：治咳嗽。橘子叶着蜜于背上，火焙干，水煎服。〇治疝气。橘子叶十个，荔枝核五个焙，水煎服。

山金桔《医方药性》

【释名】金豆《寿世秘典》、山金柑姚氏《食物本草》。

【集解】《寿世秘典》卷三：山金橘，俗名金豆，实如樱桃，内止一核，俱可蜜渍，香清味美。王岐公诗，黄欺晚菊垂金砌，圆并明珠落翠盘。

【气味】性辛。《医方药性·草药便览》。酸、甘，温，无毒。《寿世秘典》卷三。

【主治】止嗽，化痰，宽气。《医方药性·草药便览》。主下气快膈，止渴，解酲，辟臭。《寿世秘典》卷三。

乳柑《开宝本草》

【集解】《南方草木状》卷下：果类柑乃橘之属，滋味甘美特异者也。有黄者，有赪者，赪者谓之壶柑，交趾人以席囊贮蚁鬻于市者，其窠如薄絮，囊皆连枝叶，蚁在其中，并窠而卖。蚁，赤黄色，大于常蚁。南方柑树若无此蚁，则其实皆为群蠹所伤，无复一完者矣。今华林园有柑二株，遇结实，上命群臣宴饮于旁，摘而分赐焉。《橘录》卷上：按《开宝》中陈藏器补《神农本草》书，柑类则有朱柑、乳柑、黄柑、石柑、沙柑。今永嘉所产，实具数品，且增多其目，但名少异耳。凡圃之所植，柑比之橘才十之一二。大抵柑之植立甚难，灌溉锄治少失时，或岁寒霜雪频作，柑之枝头殆无生意，橘则犹故也，得非琼杯玉斝自昔易阙邪。永嘉宰勾君熹有诗声，其诗曰：只须霜一颗，压尽橘千奴。则黄柑位在陆橘上，不待辨而知。〇真柑：真柑在品类中最贵可珍，其柯木与花实皆异凡木。木多婆娑，叶则纤长茂密，浓阴满地，花时韵特清远。逮结实，颗皆圆正，肤理如泽蜡，始霜之旦，园丁采以献，风味照座，擘之则香雾噀人，北人未之识者，一见而知其为真柑矣。一名乳柑，谓其味之似奶酪。温四邑之柑，推泥山为最。泥山地不弥一里，所产柑其大不七寸围，皮薄而味珍，脉不黏瓣，食不留滓，一颗之核才一二，间有全无者。南塘之柑，比年尤盛，太守燕赏为秋日盛事。前太守参政李公赏柑之诗曰：忘机白鸟冲船过，堆案黄柑噀手香。侍郎曾公之词曰：满树叶繁枝重，缀青黄千百。皆佳句也。生枝柑：生枝柑似真柑，色青而肤粗，形不圆，味似石榴，微酸。崔豹《古今注》曰：甘，实形如石榴者，为壶柑。疑此类是。乡人以其耐久，留之枝间，俟其味变甘，带叶而折，堆之盘俎，新美可爱，故命名生枝。《随息居饮食谱·果食类》：柑，甘，寒。清热，止渴析醒。以永嘉所产者，名瓯柑，核少无滓，最胜。京师呼为春橘。多食滑肠，停饮伤肺，寒中。凡气虚脾弱，风寒为病，产妇、小儿及诸病后忌之。种类甚多，大小不一，海红柑树小，而结实甚大，皮厚肉红，可久藏，俗呼文旦，生枝柑形不圆，色青肤粗，味微酸，留之枝间，大可耐久，俟味变甘，乃带叶折，故名。俗呼蜜罗。

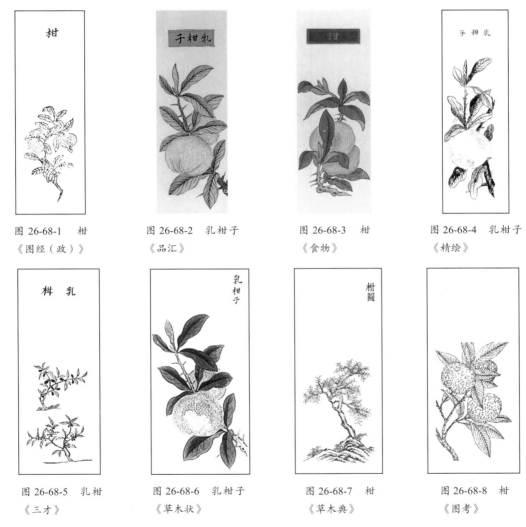

图 26-68-1　柑　　　　图 26-68-2　乳柑子　　　图 26-68-3　柑　　　　图 26-68-4　乳柑子
　《图经（政）》　　　　　《品汇》　　　　　　　《食物》　　　　　　　《精绘》

图 26-68-5　乳柑　　　　图 26-68-6　乳柑子　　　图 26-68-7　柑　　　　图 26-68-8　柑
　《三才》　　　　　　　《草木状》　　　　　　　《草木典》　　　　　　《图考》

实

【气味】味甘、微寒、无毒。《绍兴本草》卷一三。

【主治】主利肠胃中热毒，解丹石，止暴渴，利小便。多食令人脾冷，发固癖，大肠泄。《宝庆本草折衷》卷一八。

【发明】《绍兴本草》卷一三：乳柑子种类不一，其性无异。《本经》虽具主治，亦非起疾之物，唯作果品。其未经霜者味颇酸，善作痰涎；已经霜冬临者味甜。当云味甘、微寒、无毒是矣，即非大寒之物。江南多产之。《食物辑要》卷六：多食，令脾寒成癖及肺寒咳嗽。发阴汗泻痢，即用柑皮煎汤饮，或饮盐汤亦可解。《调疾饮食辩》卷四：韩《谱》名橘，而柑亦载其中，其无大分别可知。瓤性与橘同，而不能如橘之醇正。《开宝本草》曰：解肠胃热毒，止渴，利小便。又云：多食令人肺冷生痰，发癖疾，泄大肠，发阴汗。今食者并无此害，盖柑、橘、橙、柚，不拘味甘、酸、苦，皆带微辛，故总皆理气，无助冷生痰之理。《集效方》曰：柑橘瓣阴干烧存性，研末，温酒服二钱，可催生。恐此物浆多滓少，既阴干又烧之，失其性矣。素患难产人，不如预先食之，盖能利气，又利小便。

皮

【气味】味甘、辛，性寒，无毒。《食物辑要》卷六。

【主治】解酒毒及酒渴，炙作汤服。治产后肌浮，为末酒下。多食发阴汗。又山柑皮，惟疗咽喉痛，余者皮不堪。《宝庆本草折衷》卷一八。

【发明】《宝庆本草折衷》卷一八：今人以柑皮作橘皮售于人，柑皮不甚苦，橘皮极苦，若以皮紧慢分别橘与柑，缘方宜不同，亦互有紧慢者。《本经逢原》卷三：柑皮产广东化州者最胜。与橘皮虽同为下气之品，然性之温寒各异。故《开宝》取利肠中热毒，解丹石、止暴渴、利小便，皆取辛寒以散热滞也。世罕知用，惟《千金方》中用之，云柑皮者即此。《草木便方》卷二：柑皮辛平和补中，升降痰气百药宗。叶治痰咳乳痈肿，核消疝气腹痛功。

【附方】《太乙仙制本草药性大全·仙制药性》卷四：治酒毒或醉，昏闷烦渴。取柑皮二两，焙干为末，以三钱，水一盏，煎三五沸，入盐如茶法，服妙。○独醒汤。以柑子皮，去瓤，不计多少，焙干为末，入盐点半钱。

核

【主治】治疝气，则其性专走前阴，催生之言可信。《调疾饮食辩》卷四。

叶

【主治】叶不拘柑、橘。和酒捣饮，治肺痈脓血。出《经验良方》。其刺和叶煮豆腐食，治风热牙疼，呼吸畏风。热甚加石膏末煮。煎酒服，治乳痈初起，浓煎，尽量饮，未消再作。出《必效方》。《调疾饮食辩》卷四。

橙《开宝本草》

【释名】卢橘《海录碎事》、穰橙、邓橙《蜀都赋》。

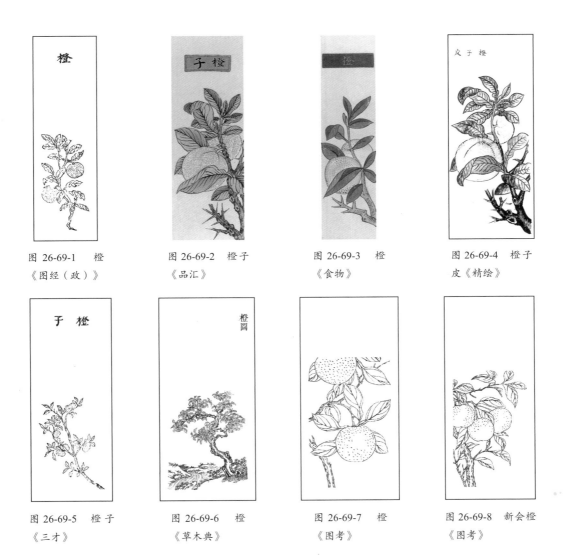

图 26-69-1　橙　　　　　图 26-69-2　橙子　　　　　图 26-69-3　橙　　　　　图 26-69-4　橙子
《图经（政）》　　　　　《品汇》　　　　　　　《食物》　　　　　　　皮《精绘》

图 26-69-5　橙子　　　　　图 26-69-6　橙　　　　　图 26-69-7　橙　　　　　图 26-69-8　新会橙
《三才》　　　　　　　《草木典》　　　　　　　《图考》　　　　　　　《图考》

【集解】《植物名实图考》卷三一：橙，《开宝本草》始著录。今以产广东新会者为天下冠。湖南有数种，味甘酸不同。

实

【气味】其瓢味酸。《神农本经会通》卷三。

【主治】去恶心。《神农本经会通》卷三。善降逆气，止恶心，消瘰疬瘿瘤。《玉楸药解》卷四。

【发明】《本经逢原》卷三：橙性酸寒，方药少用。其鲜者惟杀鱼蟹毒。和盐贮食，止恶心，解酒病。痁疟寒热禁食，以其酸寒能滞邪气也。《调疾饮食辨》卷四：橙味酢而苦，惟广南者味甘。一种金钱橙，绕脐起圆晕如钱，气清芬，肉酸苦。此物性猛烈，走泄真气，不比柑、橘之和平。

凡气虚人不宜食，气虚有火人尤不宜食也。

【附方】《本草纲目拾遗》卷八：制橙饼法方。择半黄无伤损橙子，太青者性硬难酥，将小刀划成棱，入净水浸去酸涩水一二天，每日须换水，待软取起，挤去核，再浸一二天取起，将簪脚插入每缝，触碎内瓤，然后入锅用清水煮之，勿令焦，约有七八分烂，取出，拌上洁白洋糖，须乘热即拌，即日晒之，待糖吃进，再掺再晒，令糖吃足，将干糖再塞入橙肚内，略压扁，入瓶贮用，亦可点汤服。消顽痰，降气，和中开胃，宽膈健脾，解鱼蟹毒，醒酒。若气虚瘰疬者勿服。《同寿录》。

皮

【气味】味苦、辛、酸，温，无毒。《绍兴本草》卷一三。味辛、苦，性温。入厥阴肝经，阴也。《滇南本草》卷下。味甘、辛，性温，无毒。《药性全备食物本草》卷二。

【主治】行厥阴滞塞之气，止肝气左肋疼痛，下气消膨胀，行阳明乳汁不通。《滇南本草》卷下。下气，消痰宽中。多食反动气。《药性全备食物本草》卷二。利膈辟恶，化痰消食，析酲止呕，醒胃，杀鱼蟹毒。《随息居饮食谱·果食类》。

【发明】《绍兴本草》卷一三：橙皮，性味主治虽具《本经》，然与皮、与瓤性亦无异。但世之多取其气香新为果品，盖作痰饮甚验，而起疾未闻。《调疾饮食辨》卷四：橙味酸苦，其皮糖饯为果，颇可食，名香圆条。邻邑都昌所出，味美无渣。然气味最厚，气滞者则宜，虚人则忌。盐腌力稍平，虚病人总不宜食也。《随息居饮食谱·果食类》：橙皮甘，辛。○可以为菹，可以伴薑，可以为酱、糖制，宜馅蜜制成膏，嗅之则香，咀之则美，洵佳果也。肉不堪食，惟广东产者，可与福橘争胜。

【附方】《本草纲目易知录》卷三：治年老痰喘。橙皮、陈皮、甘草、干姜、等分，同捣，布包，揉洗去汁，用渣研细末，每早晚用末和白糖各一匙，开水服。

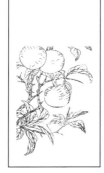

图 26-70-1 山橙《图考》

核

【主治】治疝气、诸淋、血淋。《本草求原》卷一二。

山橙《植物名实图考》

【集解】《植物名实图考》卷三一：山橙生广东山野间。实坚如铁，不可食。

【主治】土医治膈证，煎其皮作饮服之，良效。贩药者多蓄之。《植物名实图考》卷三一。

药果《本草纲目拾遗》

【集解】《本草纲目拾遗》卷八：关涵《岭南随笔》，药果似橙而味酸，可染红。

【主治】治哕。《本草纲目拾遗》卷八。

柚《日华子》

【释名】香栾《寿世秘典》、臭柚《桂海志》。

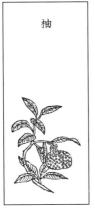

图 26-72-1 柚
《图经（政）》

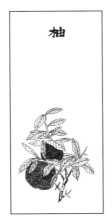

图 26-72-2 柚
《图经（绍）》

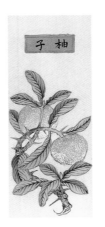

图 26-72-3 柚子
《品汇》

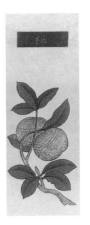

图 26-72-4 柚
《食物》

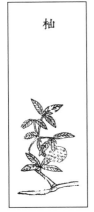

图 26-72-5 柚
《蒙筌》

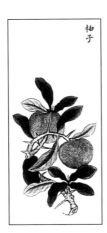

图 26-72-6 柚子
《草木状》

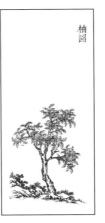

图 26-72-7 柚
《草木典》

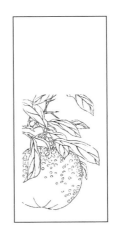

图 26-72-8 柚
《图考》

【集解】《通志·昆虫草木略》卷七六：橘柚之类多。《尔雅》曰：櫠，椵。即大柚也，其大如斗，皮瓤极厚。又曰：柚，条。今谓之柚，似橘而大，皮瓤稍厚。然皆不可口。或言櫠即枳。盖江北无橘，所以《尔雅》只载枳柚。江南所产，有柑，有橘，有橙，人所常食。三者之间，而有数品。又有枸橼，生于南方，土人谓之香橼，如瓜，以瓤厚者为美。《调疾饮食辩》卷四：其大有围一二尺者，形之圆长，皮之光皱，亦有多种。橙属皮皱而香，瓤味辛苦。柚属皮粗而臭，瓤味甘。《植物名实图考》卷三二：《日华子》始著其功用。主治消食，解酒毒，治饮酒人口气，去肠胃中恶气，疗妊妇不思食、口淡。南方极多，以红囊者为佳。李时珍以朱栾、蜜筒并为一种，殊未的。又《尔雅》：櫠，椵。注：柚属，大如盂。《正义》谓范成大所谓广南臭柚大如瓜，其皮甚厚者。按此即闽中所谓泡子，味极酢，亦有可食者，多以为盘供，与红囊柚一类二种。《随息居饮食谱·果食类》：柚，一名朱栾，一名香栾。俗作香橼者，非。酸，寒。辟臭，消食解酲。多食之，弊更甚于柑。种类甚繁，大小不一，俗呼大者为香脬，小者为香圆。

实

【气味】味甘、苦，无毒。《宝庆本草折衷》卷一八。气味咸、寒，无毒。《本草洞诠》卷六。难化之物，小儿忌食。《养生食鉴》卷上。

【主治】治妊孕人食少口淡，去胃中恶气，消食，解酒毒，治饮酒人口气。分前条《日华》说。《宝庆本草折衷》卷一八。

皮

【气味】味苦、辛，平，无毒。《食物辑要》卷六。

【主治】消食化痰，散胸膈愤懑之气。《食物辑要》卷六。化气消食，快膈化痰，白者良。烧灰调粥食，治气鼓腹胀。煮水，洗肿脚可消。《养生食鉴》卷上。

【发明】《梦溪笔谈·药议》卷二六：《本草》注橘皮味苦，柚皮味甘，此误也。柚皮极苦，不可向口。皮甘者，乃橙耳。《调疾饮食辩》卷四：古人之分橙、柚如此。然《禹贡》：扬州厥包橘、柚。孔安国注云：小者橘，大者柚，皆柑属也。是则诸物本可互称，其性柑、橘和平，橙、柚猛烈，故《本草衍义》辩其皮谓不可混用。后世以柚皮为橘皮，贻无穷之害。盖病有虚实，体有强弱，一猛一平，诚不可混用。彼矜尚化红者，可废然反矣，化红皆柚皮、橙皮所造。

叶

【气味】味辛，性温，无毒。《生草药性备要》卷上。

【主治】消风肿，除秽气不和。《生草药性备要》卷上。

花

【主治】柚花蒸麻油，搽发长黑，作香泽面脂润燥。《养生食鉴》卷上。

香栾《本草从新》

【集解】《本草从新》卷四：此柚之属也，其黄而小者为蜜筒，其大者谓之朱栾，最大者谓之香栾。今人误称为香圆，不知香圆即佛手柑也。香栾夏初生白花，六月成实，至冬黄熟。今人于六七月间采其小实晒干，至十月伪枳实、枳壳而售。

【气味】苦、甘、酸、辛，而平。《本草从新》卷四。

【主治】下气消食，快膈化痰，解酒毒。治饮酒人口气，去肠胃中恶气，散愤懑之气，疗妊妇不思食、口淡，愈痰气咳嗽。《本草从新》卷四。

【附方】《本草从新》卷四：去浊恶之气。用香栾去核切，砂瓶内浸酒，封固一夜，煮烂，蜜拌匀，时时含咽。无滞而虚者禁之，孕妇气虚者勿与。

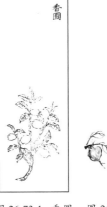

图 26-73-1　香圆　　图 26-73-2　香橼
《图经（政）》　　　　《滇南图》

橘红《本草汇言》

【集解】《本草纲目拾遗》卷七：化州橘红橘瓤上丝、糖橘红、橘饼、药制柑橘饼、青盐陈皮、橘苓《岭南杂记》：化州仙橘，相传仙人罗辨种橘于石龙之腹，至今犹存，惟此一株，在苏泽堂者为最，清风楼次之，红树又次之。其实非橘，皮厚肉酸，不中食。其皮厘为五片七片，不可成双，每片真者可值一金。每年所结，循例具文，报明上台，届期督抚差亲随跟同采摘批制，官斯土者，亦不多得。彼土人云，凡近州始闻谁楼更鼓者，其皮亦佳，故化皮赝者多，真者甚难得。○关涵《岭南随笔》：化州署橘树，一月生一子，以其皮入药，痰立解。后为风折，即其地补种，气味便殊。今称化州橘红者，皆以增城香柚皮伪代之，能化物而不能自化。《粤语》：化州有橘一株，在署中，月生一子，以其皮为橘红，瀹汤饮之，痰立消。曩亦进御。今为大风所拔，新种一株，味不及。化州故多橘红，售于岭内，而产署中者独异。《本草乘雅》云：橘柚专精者实，实复专精者皮。皮布细窍，宛如人肤，即脉络、肉

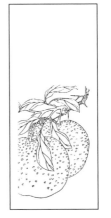

图 26-74-1　橘红
《图考》

理、筋膜、子核，各有属焉，故力能转入为升，转升为合，即转合为开也。种种形证，悉从入从合，故胸中瘕热，水谷失宣，神明不通，气逆及气臭耳下气者出已而降，玉衡机转之妙用也。《识药辨微》云：化橘红近日广中来者，皆单片成束，作象眼块，或三五十片，两头以红绳扎之，成一把，外皮淡红色，内腹皮白色，周身亦有猪鬃皮，此种皆柚皮，亦能消痰。又有一种为世所重，每个

五片如爪，中用化州印，名五爪橘红，亦柚皮所制，较掌片为佳。究之真者远甚也。真化州橘红煎之作甜香，取其汁一点入痰盂内，痰皆变为水，此为上品。○《百草镜》：广东高州府化州出陈皮，去白者名橘红，今亦罕得。土人以柚皮代之，出售外方，价亦不贵。辨别之法，须先看皮色筋味，如皮皱粗色黄而厚，内多白膜，味反甜带辛者，乃乳柑皮也，只堪点茶，不堪入药；皮极厚而泡松，纹极细而色黄，内多膜无筋，味甜多辛少者，乃柚子皮也，性忌冷服；纹细，色红润而皮薄，多有筋脉，味苦辛，入口芳香者，乃真化州橘红也，入药以此种为贵，然其性酸削，能伐生气，消痰虽捷，破气损人，不宜轻用。近日有一种产仁和塘栖镇，蜜橘皮所制，曰甜橘红，清香入肺醒脾，消痰之功，不下化产，而性不峻削，名为香金板，南人体弱者宜之。**《植物名实图考》卷三二**：橘红产广东化州。大如柚，肉甜，刮制其皮为橘红。以城内产者为佳。然真者极难得。俗谓化州出滑石，树生石间，故化痰有殊功。赝者皆以柚皮就化州作之。昔人谓陈皮必须橘皮，橙尚可用，柚则性味皆异，而化州所产则形状殊非橘也。○附：《罨经堂·化州橘记》，按志，橘红出化州者佳。化州四乡多橘，以城内者为佳；城内多橘矣，以及闻州衙谯鼓者为致佳；及闻鼓之橘多矣，以衙内苏泽堂前者为致佳。苏泽堂，堂祇两树矣，尤推赖氏园中老树一株为致佳。老树久枯，其根下生新树，今数十年，高丈许，故复称老树。赖氏守此世为业，买者就树摘之，以示其真。花多实少之年，一枚享千钱。虽官不能攫之。园中近老树者数十株，亦佳，然惟老树皮红，有白毛戟手，香烈而味辛，识者入手能辩之。夫苏泽堂橘，官物也。征之者多则州牧不暇给。长官若买之，则官不受价，否则攫而已。予于庚辰十一月过州，知赖园之橘可买也，命仆人入园访老树。赖叟曰：老橘卖已尽，惟零丁数枚矣，即以数千钱摘之。赖叟其古橘中人欤？或云化城多蒙石，苏泽堂当石上，而赖园老树根下，蒙石之力或更巨，物性所秉，或亦然欤。**《增订伪药条辨》卷三**：化橘红，按《岭南杂记》：化州仙桥，相传仙人罗辨种橘于石龙之腹，惟此一株，在苏泽堂，为最。故梁氏家藏苏泽堂化州橘皮，着有《橘红歌》，歌长不录。产清风楼者次之，红树者又次之。其实非橘，皮厚肉酸不可食。其皮厘为五片，或七片，不可成双，每片真者可值一金。前朝每年所产，循例具文报明上台，届期督抚差亲随跟同采摘批制，官斯土者，亦不多得。彼土人云凡近化州得闻谯楼更鼓者，其皮亦佳。故化皮赝者多，真者难得。关涵《岭南随笔》有云：化州署橘树，一月生一子，以其皮入药，痰立解。后为大风所折，即其地补种，气味更殊。今称化州橘红者，率以增城各处所出香柚皮伪代之，气味辛温而烈，气虚及有火者，万不可服，服之即有害。昔丰顺丁中丞抚闽时，赠化州橘皮一个计五片，皮薄色黯黄，微有毛孔，气香味甘。且语先君云：此予官化州学时，署中槛前一株，每年只产数枚，朝夕调护，宝而藏之。且云近化州得闻署中更鼓者，尚可用，舍此皆赝物也。今肆中办有一种皮厚色绿者，皆柚皮伪充，医者处方，幸勿轻率频疏绿毛化及化州皮等名，徒服伪药，于病鲜济，不如只用陈久橘皮，较为稳当，愿与同志商之。炳章按：梁绍壬云：化州橘树，乃仙人罗辨，种于石龙腹上，共九株，各相去数武，以近龙井略偏一株为最。并在署大堂左廊下，龙口相近者次之。城以外，则臭味迥殊矣。广西孝廉江树玉着《橘红辨》，谓橘小皮薄，柚大皮厚，橘熟由青转黄，柚熟透绿转黄，间常坐卧树下，细验枝叶香味，明明柚也，而混呼之曰橘，且饰其皮曰红，实好奇之过云。或有云近龙井下有礞石，礞石能化痰，橘树得礞石之气，故化痰力更胜。《识药辨微》云：化橘红近日广中来者，皆单片成束，作象眼块，或三十、五十斤，两头以红绳扎成一把，外皮绿黄色，内腹皮白色，周身有猪鬃皮。此种皆柚皮，亦能消痰，此近今名白毛红。又一种为世所重，每扎十片如爪，用化州印，名五爪橘红，亦柚皮所制，较掌片略佳，究之较真者远甚也。

【炮制】《本草纲目拾遗》**卷七**：梁氏家藏苏泽堂化州橘红，每一个七破，反折作七歧，晒干，气甚香烈。

【气味】味苦、辛，气温，无毒。入手足太阳、太阴、阳明十二经。《本草汇言》卷一五。

【主治】下气化痰。《本草汇言》卷一五。治痰症如神，消油腻谷食积，醒酒宽中。气虚者忌服。解蟹毒。《慈惠编》：食蟹中毒，橘红煎汤服。《本草纲目拾遗》**卷七**。

【发明】《本草汇言》**卷一五**：济南医黑天霞抄李东垣曰：橘皮留白，调胃和中。橘红去白，消痰降气，较之橘皮，性稍烈耳。《本草纲目拾遗》**卷七**：有《橘红歌》云：石龙灵异不可测，首向青霄尾潜泽，有时声吼洪如鹅，有时喷沙白似雪，鸣或宰相应期生，鸣或科甲蝉联翼。由来州牧履其常，惟恐怪奇骇愚俗，亭碑鼓吹镇其头，重镬累石填其穴，天生灵异无可凭，离奇屈曲化为橘。橘之为性温且平，能愈伤寒兼积食，消痰止嗽功更奇，谁先辨此真龙脉，价值黄金不易求，寄语人间休浪掷。《增订伪药条辨》**卷三**：真化州橘红，煎之作甜香，取其汁一点入痰盂内，痰变为水，此为上品。如梁氏家藏苏泽堂橘红，每一个七破，反折作七歧，晒干，气甚香烈，此亦上品也。近今通行有黄色、绿色两种，均七歧对折，质薄有毛，黄色较绿色尤贵。虽非真品，皆属柚皮之类，然用于寒痰湿痰病尚效。凡属阴火热痰，及肝火烁肺涎痰，皆忌，误用之反增剧，甚则咳血，不可不知也。

【附方】《本草纲目拾遗》**卷七**：辰砂五香丸。治翻胃、噎膈、呕吐。用血竭、乳香、没药、辰砂各一钱五分，元胡一钱，化州橘红一钱，共为末，每三分酒服。张氏《秘效方》。羊痫风。雄黄、天竺黄、川贝母各五钱，真琥珀一钱，麝香一钱，陈胆星一两，以上各另研；全蝎十四个去足酒洗，远志肉甘草汁制，钩藤、防风、化州橘红、姜衣、羌活、茯苓、天麻、石菖蒲各五钱，以上不可见火，晒干；蝉蜕三十个，白附子六钱，共为末，炼蜜为丸，如龙眼大，每服一丸，开水下。《良方集要》。

枸橼《图经本草》

【释名】钩缘子《南方草木状》、香元《滇南本草》、柑橼《本经逢原》、佛手柑、佛桃《植物名实图考》。

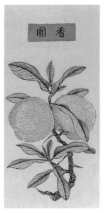 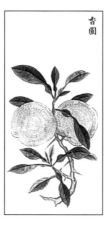  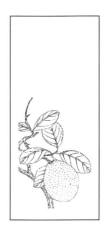

图 26-75-1　香圆　　　　图 26-75-2　香圆　　　　图 26-75-3　佛手　　　　图 26-75-4　佛桃
《品汇》　　　　　　　　　《草木状》　　　　　　　　《草木典》　　　　　　　　《图考》

【集解】《南方草木状》卷下：形如瓜，皮似橙而金色，胡人重之。极芬香，肉甚厚白，如
芦菔。女工竞雕镂花鸟，渍以蜂蜜，点燕檀，巧丽妙绝，无与为比。泰康五年，大秦贡十缶，帝
以三缶赐王恺，助其珍味，夸示于石崇。《食治广要》卷四：按香橼形圆，佛手如人手，二物迥别，
诸书皆归于一，何哉？姑识之，以俟博物者考焉。《滇南本草图说》卷九：香橼，河南、湖、广、
浙、闽咸有之，其实如橘柚而大，至滇中则形锐益大，有尺许长者。主治较佛手柑稍逊了。《本草》
但有佛手柑名香橼，本名枸橼，无此香橼也。岂此与佛手柑气味相类，而置此不论耶？

实

【炮制】《医宗必读·本草征要》下：年久者良，去白炒。

【气味】味甘、微辛，性温。入肝胃二经。《滇南本草》卷中。味苦，温，无毒。
入肺、脾二经。《医宗必读·本草征要》下。辛、苦、甘，温，无毒。《医经允中》卷
二二。味苦、酸，微凉。入手太阴肺经。《玉楸药解》卷四。味苦、辛，性温，无毒。
入肝、脾、肺三经。《本草再新》卷五。

【主治】补肝暖胃，止呕吐，消胃家寒痰，治胃气疼，止面寒疼，和中行气。《滇
南本草》卷中。理上焦之气，止呕宜求；进中州之食，健脾宜简。《医宗必读·本草征要》
下。治下痢后重，破滞气，利痰。取陈者去穰核用，庶无酸收之患。《医经允中》
卷二二。清金下气，止嗽除痰。香橼长于行气。《玉楸药解》卷四。治一切年久老痰，
结于胸中不散，煎此久服，可化痰清火，延年。《滇南本草图说》卷九。平肝舒郁，
理肺气，健脾开胃，止吐化痰，通经利水，治腰脚气。《本草再新》卷五。

【发明】《医宗必读·本草征要》下：性虽中和，单用多用亦损正气，脾虚者须与参术同行，乃有相成之益耳。《本经逢原》卷三：柑橼旧作枸橼，字形相似之误。○柑橼乃佛手、香橼两种，性味相类，故《纲目》混论不分。盖柑者，佛手也，专破滞气。今人治痢下后重，取陈年者用之。但痢久气虚，非其所宜。橼者，香橼也，兼破痰水。近世治咳嗽气壅，亦取陈者，除去瓤核用之，庶无酸收之患。

【附方】《滇南本草》卷中：治面寒疼，胃气疼。佛手柑，新瓦焙，为末，黄色，烧酒服。

《医经允中》卷二二：治鼓胀。用陈香橼一枚连穰，胡桃二枚连皮，砂仁一钱去壳，各煅存性，为末，空心，砂糖调服，水从脐出愈。

根叶

【炮制】《滇南本草》卷中：叶刮上蜜，火上治。

【气味】味辛、苦，性寒。《滇南本草》卷中。

【主治】治咳嗽消痰，肺寒咳嗽良效。《滇南本草》卷中。

金橘《本草纲目》

【释名】金枣《玉楸药解》、金豆、枕头柑《医林纂要探源》。

《寿世秘典》卷三：金橘生则深绿色，熟乃黄如金，故有金橘之名。《调疾饮食辨》卷四：金柑，《纲目》曰：《橘谱》名金橘，《汉书》名卢橘，《广州志》名夏橘，《北户录》名山橘，《魏王花木志》名给客橙。《文选》注以枇杷为卢橘，司马相如《上林赋》卢橘、枇杷并列，则非一物明矣。

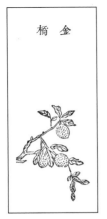
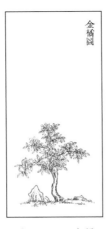
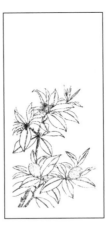
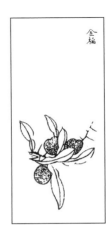

图 26-76-1　金橘　《备要》　　图 26-76-2　金橘　《草木典》　　图 26-76-3　金橘　《图考》　　图 26-76-4　金橘　《图说》

【集解】《养生食鉴》卷上：金橘，粤中有四季茎者，花实相继。皮甜，核苦，味酸，性温，无毒。《玉楸药解》卷四：金枣亦名橘，似橘小而皮光，大如胡桃，夏青冬黄，在树至三五年。树高数尺，霜雪不凋，实随年长，形如鸡卵，岁青黄如初年也。《调疾饮食辨》卷四：其树不甚高大。结实大者径寸，小者如指头，形圆长不一。味酸甘而气芳馥，生食不佳，蜜饯糖藏则美。一种山金柑，小如豆，俗名金豆，一枚只有一核。亦可糖蜜渍为果，性与柑、橘仿佛。一种形圆长如牛乳，过冬不摘，至春复青，次秋则又与新生者同时黄熟。岁岁如此，可历数年不坠，愈久则味愈佳，名长生果。返老还童，真草木中之仙品矣。《植物名实图考》卷三一：《归田录》云：产于江西，今江南亦多有之。唯宁都产者瓤甜如柑，冬时色黄，经春复青，或即以为卢橘；又一种小者为金豆，味烈，赣南糖煎之。《本草纲目》收入果部。《辰溪志》：橘小而长者为牛奶橘，四季可花，随花随实，皮甘可食，即此。

实

【气味】味甘、咸，性温，无毒。《食物辑要》卷六。酸、甘，温，无毒。《食治广要》卷四。味酸、甘，微凉。入手太阴肺经。《玉楸药解》卷四。味酸、辛，性平，无毒。入肝、肺二经。《本草再新》卷五。

【主治】下气宽胸，解醒止渴。○酸凉清肺，降胸膈逆气，治上热烦渴。《玉楸药解》卷四。开郁顺气，和脾醒酒。《医林纂要探源》卷二。治目疾喉痹，消瘰疬，结核。《本草再新》卷五。

【发明】《本经逢原》卷三：金橘形如弹丸，金柑形如牛奶，一皆酸甘香窜，并能下气，快膈止渴、解醒，而圆者尤佳。《调疾饮食辨》卷四：橘饼闽之福、漳、汀、泉等州，以全橘压扁，糖霜饯之为橘饼，漳州者为最，甘香可口，数十年前，惟有大者。近乃群尚小者，名金钱橘饼，其气味远逊大者。盖此乃黄落不成之橘，巧立金钱之号以欺人，而人遂受其欺，亦可见俗情之愚矣。大者行气和中快膈之功，较佛手金柑稍猛。《本草求原》卷一二：金橘一名金柑。金橘，形如弹丸；金柑，形如牛奶。一皆酸、甘、香、窜。下气，快膈，止渴，解醒。《随息居饮食谱·果食类》：其美在皮，以黄岩所产，形大而圆，皮肉皆甘，而少核者胜。一名金蛋，亦可糖腌压饼。《草木便方》卷二：香阳果甘酸微温，利气快膈行逆停。止渴解醒辟臭气，根皮叶浸酒益人。《本草纲目易知录》卷三：俗名金枣，皮香美，肉酸涩，人多食皮去肉。其皮漂净，糖淹藏，晒干作茶点，名橘饼。福建造者为最。我婺又有山橘，俗名金豆，如樱桃大，肉厚，只一核。水漂净，微煮，少加铜绿作色，晒微干，糖溃曝干，食美，性同。

叶

【气味】味辛、苦，性微寒，无毒。入肝、脾、肺三经。《本草再新》卷五。

【主治】舒肝郁肝气，开胃气散肺气。治膈噎，瘰疬。多用散气。《本草再新》卷五。

公孙桔《植物名实图考》

【集解】《植物名实图考》卷三一：公孙桔产粤东。树高丈余，枝叶繁茂，花果层次骈缀，自下熟上，由红至青；尖顶尚花，下已红熟。○经冬不凋。辰州诸属橘类有公引孙，即此。附金橘后，以备一种。

【气味】香甜适口，味带微酸。《植物名实图考》卷三一。

【主治】皮可化痰。《植物名实图考》卷三一。

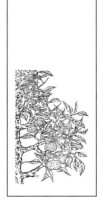

图 26-77-1 公孙橘
《图考》

柠檬《养生食鉴》

【释名】林檎《养生食鉴》。

【集解】《养生食鉴》卷上：林檎子其形如橙，有大、小两种，一名檎，以其味酸，鸡食，只可檎儿。

实

【气味】味酸，性寒，无毒。《养生食鉴》卷上。

【主治】能开胃气者。嗳哕滞痰，不宜多食。《养生食鉴》卷上。

【发明】《养生食鉴》卷上：汁堪代醋，能解诸鱼馁败之毒，用盐、醋蒸熟，可以久藏至二三年者。

叶

【气味】味辛，性温。《生草药性备要》卷下。

【主治】退热、止咳、化痰、开胃。切鱼生用些，辟腥甚佳。《生草药性备要》卷下。

黎蒙子《本草纲目拾遗》

【释名】宜蒙子《岭南杂记》、宜母果《本草纲目拾遗》。

【集解】《本草纲目拾遗》卷七：宜母果，《岭南杂记》：似橘而酸，又名宜蒙子。○元吴莱有宜蒙（热）〔渴〕水歌。《粤语》：宜男子似橙而小，二三月熟，黄色，味极酸，孕妇肝虚嗜之，故曰宜母。元时于广州荔支湾作御果园，栽种里木树，大小八百株，以作渴水。里木即宜母子也，

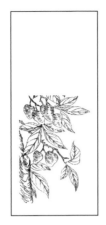

图 26-79-1 黎檬子
《图考》

一名黎蒙子。吴莱诗：广州园官进渴水，天风夏热宜蒙子。百花酝作甘露浆，南园烹成赤龙髓。盖以里木子榨水煎糖也。蒙古以为舍里别，即渴水也，一名药果。当熟时，人家竞买，以多藏而经岁久为尚。汁可代醋，染大红，以其汁调乃上。《药性考》：黎朦子大如梅，形似橘，孕妇宜食，能辟暑，即宜蒙子。孕妇食之能安胎，故又名宜母。腌食，下气和胃，怀孕不安食之良。制为浆，辟酷暑，又能解渴。《植物名实图考》卷三一：黎檬子详《岭外代答》，一名宜母子，味酸，妇子怀妊食之良，故名。又名宜蒙子。广州下茅香檬，盖元时栽种者，尤香馥云。

【气味】味酸。《岭南杂记》。

【主治】腌食甚下气和胃，妇人怀妊不安，食之良。○制以为浆，甘酸辟暑，名解渴水。《岭南杂记》。

【附录】番柠檬。《生草药性备要》卷下：番柠檬味酸香。与柠檬相同。敷疮散毒，理跌打。无子。《本草求原》卷二：香芙蓉即假白薇。又名番柠檬。

佛手柑《食物辑要》

【释名】枸橼《本草纲目》。

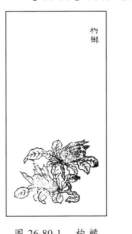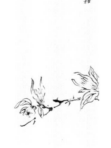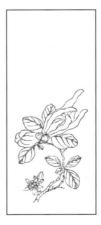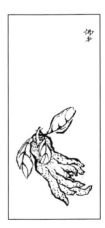

图 26-80-1　枸橼　　　　图 26-80-2　佛手柑　　　　图 26-80-3　枸橼　　　　图 26-80-4　佛手
　　《原始》　　　　　　　　《滇南图》　　　　　　　　《图考》　　　　　　　　《图说》

【集解】《调疾饮食辩》卷四：佛手柑，《图经》曰枸橼，一名香橼，今俗误以橙为香橼。闽、广、江南皆有之。性最畏寒，惟闽、广及虔、吉、宁、赣诸州可种，他处仅盆植，冬月移置暖室，亦不能耐久。叶如橙，结实皮肉相连，味短而香芬绝胜。《纲目》曰：其树必近水乃生，实如人手有指，故名佛手。亦有仅分数棱，无指如人手之握者，俗呼佛拳。置之几案，清香袭人。若以蒂插芋上，可经久不瘪。捣蒜罨其蒂，则香更充溢。切作薄片，或雕镂花鸟，糖蜜藏之，香味颇胜。其性行气和中快膈，与橙、橘无异耳。

【正误】《本草求原》卷一二：佛手、香橼是两种。俱辛、苦、甘，温，无毒。佛手形如指掌，专破滞气，治痢下后重。功专于下，痢久气虚勿用。香橼无指，甘香尤胜，兼破痰水。○俱以陈久为良，《纲目》混为一物，人罕能分。

【炮制】《本草求原》卷一二：凡用，去瓤核之酸收。鼓胀，连瓤用。兼取其收也。

【气味】味甘、辛，平，无毒。《食物辑要》卷六。味辛、酸，无毒。《养生要括·果部》。性温，味甘、微辛。入肝胃二经。《校补滇南本草》卷下。味甘、辛，性温，无毒。入肝、脾、胃三经。《本草再新》卷五。

【主治】和中下气，醒脾。和白沙糖作丁，尤佳。《食物辑要》卷六。下气，除心头痰水。煮酒饮，治痰气咳嗽。煎汤，治心下气痛。《养生要括·果部》。补肝暖胃，止呕吐，消胃寒痰。《校补滇南本草》卷下。入肺而理气止嗽，化滞定痛。《药性切用》卷六。治气，舒肝和胃，化痰破积，治噎膈反胃，消癥瘕瘰疬。《本草再新》卷五。

【发明】《药性蒙求·果部》：佛手柑辛，平肝理气，进食健脾，除痰可议。○香橼，辛、苦、酸，温，入肺、脾二经，除心头痰水，心下气痛。性虽中和，多用单用，亦损正气。须同参、术用为有益。○陈久者良。○张路玉云：佛手香橼两种，性味相类，《纲目》混论不分。盖佛手专破滞气，香橼兼破痰水，俱用陈者。

【附方】《校补滇南本草》卷下：治胃气疼痛。止面寒疼，和中行气。佛手柑，新瓦焙干，黄色，为末，烧酒送下三钱。

《本草求原》卷一二：治咳嗽气壅，除鼓胀，诸药不效。用橼一枚，胡桃肉二枚，连皮砂仁二钱，各煅存性，砂糖调服，水从脐出，屡验。久哮。同白砒入鸡内，煅制用，功兼上下。

黄皮果《本草纲目》

【释名】黄果《滇南本草》、金弹子《养生食鉴》、黄弹子《广东通志》。

【集解】《生草药性备要》卷上：黄枇树，高七八尺，夏结子，状似鸡蛋，而大如金橘，至六七月熟，其味酸、甘。福州人好食之，人家园圃内间植之。《本草纲目拾遗》卷八：黄皮果，《广志》：黄皮果状如金弹，六月熟，其浆酸甘，似葡萄。与荔支并进，荔支餍饫，以黄皮果解之。谚曰：饥食荔支，饱食黄皮。《纲目》于果部附诸果条下，仅引《海槎录》云：出广西横州，状如楝子及小枣，味酸。至其功用并未之及焉，今依《广志》补之。

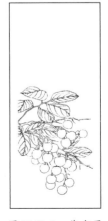

图 26-81-1 黄皮果
《图考》

实

【气味】味酸、甘，性寒，无毒。《养生食鉴》卷上。

【主治】多食动肺火，生疮疖。嫩者盐腌，晒干，醒酒开胃。《养生食鉴》卷上。

【发明】《本草纲目拾遗》卷八：《广东琐语》载果中有白蜡子，与黄皮果绝相似，而味尤胜。谚有云：黄皮白蜡，甜酸相杂，想功效亦不甚远也。《广东通志》：黄皮果大如龙眼，又名黄弹子，皮黄白，有微毛，瓤白如肪，有青核数枚，甚酸涩。食荔支太多，用黄皮果解之。《植物名实图考》卷三一：黄皮果详《岭外代答》。能消食。桂林以为酱，其浆酸甘似葡萄，食荔支餍饫，以此解之。谚曰：饥食荔支，饱食黄皮。又有白蜡与相似，谚曰：黄皮白蜡，酸甘相杂。

核

【主治】核治小儿头上疮疖，磨井花水涂上，即消。《养生食鉴》卷上。治疝气。《生草药性备要》卷上。

皮（又名理皮）

【气味】味辛、苦，性温。入脾、肺、肝三经。《滇南本草》卷下。味酸，平，无毒。姚氏《食物本草》卷九。

【主治】主降气宽中，破老痰，结痰如胶者效。化痰定喘，止咳下气，功甚于广皮。补胃和中，力不及广皮。《滇南本草》卷下。主呕逆痰水，胸膈满痛，蛔虫上攻，心下痛。姚氏《食物本草》卷九。消风肿，去疳癫，散热积。煲酒服，通小便，解污秽。《生草药性备要》卷上。消食顺气，除暑热《广志》。《本草纲目拾遗》卷八。

【发明】《滇南本草》卷下：昔李姓男子，患积痰结核于咽喉中，与梅核相似，喉中有碍，吐咯不出，咽之不下，似有似无，有时阻滞。注补：此因肝气不舒，忧思气欲结成梅核，着气动怒即发。李姓患此十余年，用药不效。后得此方治好。理皮、土白芍、苏子、桔梗、竹叶二十个，水煎服效。

叶

【主治】叶煮水洗浴，能解污秽。《养生食鉴》卷上。

银杏《绍兴本草》　　【校正】时珍云出《日用》，今据《绍兴本草》改。

【释名】鸭脚子《绍兴本草》。

《绍兴本草》卷一三：以其色如银，形似小杏，故以名之。乃叶如鸭脚而又谓之鸭脚子。

【集解】《本草品汇精要》卷三四：树高五六丈，径三四尺，叶似鸭脚，五六月结实如李，八九月熟则青黄色。采之，浸烂去皮，取核为果，亦名鸭脚。梅圣俞《诗》云"鸭脚类绿李，其名因叶高"，是也。**《本草蒙筌》卷七**：树大而高。二更开花，三更结实。秋熟击落，壳白肉青。

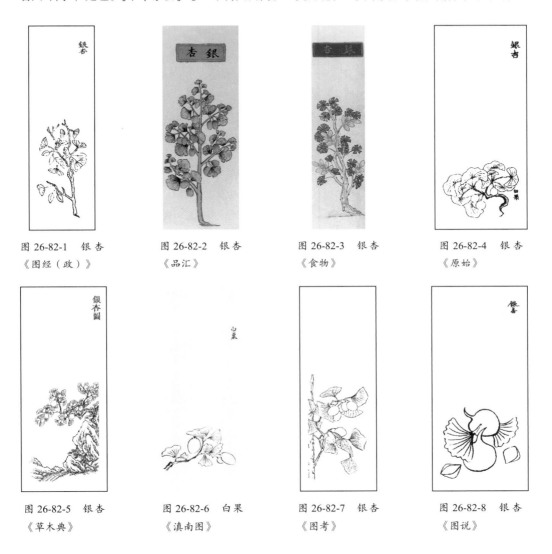

图 26-82-1　银杏　　　图 26-82-2　银杏　　　图 26-82-3　银杏　　　图 26-82-4　银杏
《图经（政）》　　　　《品汇》　　　　　　《食物》　　　　　　《原始》

图 26-82-5　银杏　　　图 26-82-6　白果　　　图 26-82-7　银杏　　　图 26-82-8　银杏
《草木典》　　　　　　《滇南图》　　　　　《图考》　　　　　　《图说》

核仁

【气味】味甘、微苦涩，气寒平，有毒。气薄味厚，性涩而收。入手太阴、太阳经。《本草汇言》卷一五。其心有毒，用须去心。《类经证治本草·手太阳小肠腑药类》。

《绍兴本草》卷一三：唯炒或煮食之，生食戟人。**《三元参赞延寿书》卷一**：熟食益人，然不可多食，腹满。有云：满一千个者，死。此物二更开花，三更结子，当是阴毒之物。**《饮膳正要》卷三**：炒食煮食皆可，生食发病。**《本草蒙筌》卷七**：少食堪点茶醒酒，多食则动风作痰。食满一千，令人少死。阴毒之果，不可不防。古方取其所能，仅治白浊获效。小儿勿食，极易发惊。

编者按：《本草纲目》沿袭明·吴瑞《日用本草》云：银杏"无毒。"时珍自注"性温有小毒。"实际上，元·李鹏飞《三元参赞延寿书》就指此乃"阴毒之物"，可能致死。元·忽思慧《饮膳正要》也指出"生食发病"。《本草纲目》仍载有"生食降痰，消毒，杀虫。"银杏生食的确毒性很大，必须引起注意。

【主治】煨熟食之，止小便频数。《本草品汇精要》卷三四。

【发明】《本草汇言》卷一五：润肺消痰，利小便，《日华子》解淋浊之药也。倪九阳曰：色白属金，肉柔而多汁液，寒滑而润，故李氏方治肺热燥咳，喘闷无痰者；或小便淋涩，塞闭带浊者；或好饮过多，昏醉如死者。又生捣烂，能浣油腻，则其去痰利浊之功可类推矣。《折肱漫录》卷三：人阴毛中生虱，名八角子。贴伏毛根，最痒恼人。相传此虱不医，延及头发眉毛，其人当死。治法以生银杏捣烂，敷合毛上隔宿，其虱尽死。予少年曾患此，用此法神效。有友为予言生此虱者，运会将否之兆。予患此之后，抱病十余年，备尝苦楚，其言果验。《本草述》卷一七：银杏在方书用之以疗喘证，盖治其哮者也。是证先哲所说极明，谓缘胸中之痰随气上升，粘结于喉咙，及于会厌悬雍，故气出入不得快利，与痰引逆相击而作声也。是痰得之食味咸酸太过，因积成热，由来远矣。第再绎丹溪云：哮主于痰，宜吐法。治哮必用薄滋味，不可纯作凉药，必带表散。此说甚有意味。及阅治哮三方，未有不用表散者，即三方不必尽同，然皆未能舍麻黄者也。斯果必经霜乃熟，是其禀收降之气最专，故气血之凝滞而为痰为浊者，以是摧之，而能陷坚也。然必合于诸表散之味，使其气能疏越，血能宣畅，而后摧之陷之者，乃得收其全功焉。此先哲处方之微义也。《本草新编》卷五：白果味甘、少涩，气微寒。入心经，通任、督之脉，至于唇口。有毒，多食至千者死。治白浊，清心，性不能乌须发，然乌须发必须用之，引乌黑之汁至于唇口之间以变白也。此从来《本经》之所未言。〇白果不可多用，然小儿又最宜食之。盖小儿过餐水果，必伤任督之脉，五日内，与十枚熟食，永无饱伤之苦，并不生口疮之病。《医林纂要探源》卷二：炒食补肺，泄逆气，固肾，除邪湿。润肺，治寒热哮喘，色白入肺也。缩便，止白浊白带，仁性入肾也。生食消痰，杀虫毒，以涩。多食壅气，小儿食之发惊。花夜放即收，罕见，禀阴性多。仁熟色绿，入肝，是以金伐木，不利于胆，故魂不安而发惊。生捣浆，泽手面，浣油腻。亦苦涩收敛之故。《得配本草》卷六：熟用益肺气，定喘嗽，缩小便，止带浊。生用降痰，消毒杀虫。配百药煎，治肠风。配麻黄、甘草，治哮喘。多食壅气动风，发惊暴厥。白鲞汤可解。《药性切用》卷六：生则豁痰，清肺可止带浊。熟则温肺定哮，能缩小便。《随息居饮食谱·果食类》：生苦，平涩。消毒，杀虫涤垢，化痰，擦面去皶疱、皱皱，及疥癣疳、阴虱。熟甘苦温。暖肺益气，定喘嗽，止带浊，缩小便。多食壅气动风，小儿发惊动疳。中其毒者，昏晕如醉，白果壳或白鲞头煎汤解之。食或太多，甚至不救，慎生者不可不知也。小便频数，肠风下血，赤白带下，并以白果煨熟，去火气，细嚼，米饭下。手足皴裂，下疳阴虱，头面癣疮，并用生白果，杵烂，涂擦。针刺入肉，瓷锋嵌脚，水疗暗疗，并将白果肉浸菜油中，年久愈佳，捣傅患处。

【附方】《本草汇言》卷一五：治肺热燥咳，喘闷无痰。用银杏五十个去壳并衣捣汁，天麦二冬、款冬花各三钱，水煎，临服时和银杏汁。○治小便淋涩，白带白浊，欲通不通者。用银杏五十个去壳，并衣捣汁，瞿麦、木通、滑石、车前、金沸草各三钱，茯苓三钱，水煎，临服时和银杏汁。○治酒醉昏闭不醒。用银杏肉百个捣汁，和童便少许，灌之立苏。○治手足皲裂。用银杏肉捣烂，夜夜裹之。○治下部疳疮。用银杏肉捣烂裹之。○治狗咬成疮。用银杏肉捣烂裹之。已上六方详见《方脉正宗》。

《校补滇南本草》卷上：皮面上风血，或大疮不出头者。治噎食反胃，又治白浊冷淋。以菜油调搽白果肉同糯米蒸，合蜜丸，与核桃捣烂为膏，服之。止头风眼疼。又白果肉捣烂，敷太阳穴。治咽喉十八症。用汁点喉内。敷无名肿毒。采果捣烂。

叶

【主治】叶为末，和面作饼，煨熟食之，止泻痢。《本草品汇精要》卷三四。叶辟诸虫。《玉楸药解》卷四。采叶捣烂，搽雀斑甚妙。《滇南本草图说》卷九。

树皮

【主治】采树皮烧灰，调油，擦牛皮铜钱癣，最效。《滇南本草图说》卷九。

胡桃《开宝本草》

【集解】《绍兴本草》卷一三：胡桃取实中仁为用。性味、主治已载《本经》。然诸方各分所宜，服饵外用，亦作果品。多食喜作风热疾。当云味甘、温、无毒是矣。所产不一，惟北地者佳。《宝庆本草折衷》卷一八：核中穰为胡桃肉，须以汤剥去肉上薄皮，过夏至则不堪食。《救荒本草》卷下之后：旧云张骞从西域将来，陕洛间多有之。今钧郑间亦有。其树大株，叶厚而多阴，开花成穗，花色苍黄，结实外有青皮包之，状似梨，大熟时沤去青皮，取其核是胡桃。

【炮制】《食物辑要》卷六：取衣法。凡用胡桃一斤，以甘蔗节五六段，和汤煮透，经一宿，次早略煮，取去壳，衣随脱。

核仁

【气味】味甘，平，热，无毒。《宝庆本草折衷》卷一八。甘，平，无毒。《本草元命苞》卷八。味甘，气热，性滞，无毒。《本草汇言》卷一五。

【主治】饵之令人肥健，润肌肤，黑发，和血脉，通经。《本草元命苞》卷八。主治五痔瘰疬恶疮，折伤扑损，通经润肺，利血脉，长肌肉，黑髭发，利小便，久食令人肥健。《药性粗评》卷三。补气养血，润燥化痰，益命门，利三焦，温肺润肠，

3133

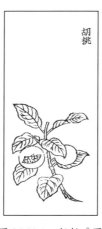

图 26-83-1 胡桃《图经（政）》

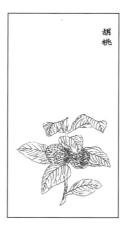

图 26-83-2 胡桃《图经（绍）》

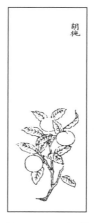

图 26-83-3 胡桃《饮膳》

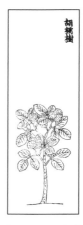

图 26-83-4 胡桃树《救荒》

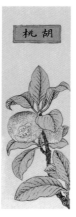

图 26-83-5 胡桃《品汇》

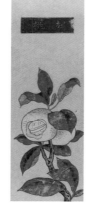

图 26-83-6 胡桃《食物》

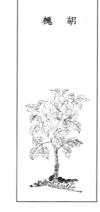

图 26-83-7 胡桃《三才》

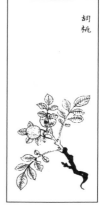

图 26-83-8 胡桃《原始》

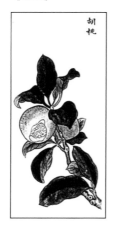

图 26-83-9 胡桃《草木状》

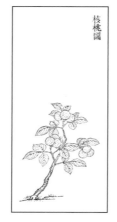

图 26-83-10 核桃《草木典》

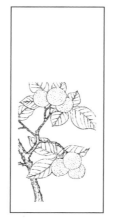

图 26-83-11 胡桃《图考》

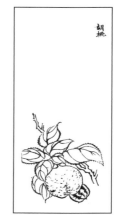

图 26-83-12 胡桃《图说》

治虚寒喘嗽，腰脚重痛。《食治广要》卷四。同补骨，治痿强阴。《颐生微论》卷三。

【发明】《宝庆本草折衷》卷一八：胡桃肉虽当去皮，惟《夷坚志》疗小儿痰喘疾，乃以带皮膜胡桃肉一枚，新罗人参一寸，同剉煎浓汤，量灌一呷，喘即定，再进得睡而瘳。然人参定喘，而胡桃肉带皮膜者能敛肺，全在皮膜收功，揭去则无效矣。《志雅堂杂钞》卷上：汪龙溪一帖云，去年得下血疾，年半有余，今春误食胡桃，复呕血升余。若然，则胡桃不可食。《本草衍义补遗》：胡桃属土而有火。性热。《本草》言其平，是无热也。下文云能脱人眉，动风，非热何伤肺乎？

《本草发挥》卷三：丹溪云，胡桃，属土而有火，性热。《本草》言甘，平，是无热也。能脱人眉，动风也，非热大肠、肺也。《上医本草》卷二：时珍曰，胡桃仁味甘气热，皮涩肉润。孙真人言其冷滑，误矣。近世医方用治痰气喘嗽、醋心及疠风诸病，而酒家往往醉后嗜之。则食多吐水吐食、脱眉及酒同食咯血之说，亦未必尽然也。但胡桃性热，能入肾肺，惟虚寒者宜之。而痰火积热者，不宜多食耳。《药性解》卷一：胡桃入肺，故主肌肤，入肝故主血脉。其性属火，能补相火，故亦入肾经。火能克金，多食则伤肺，故能动风生痰。泻痢及感冒风寒者忌用。《本草经疏》卷二三：胡桃禀火土之气以生。本经虽云甘平，然其气多热而性润，益血脉，补命门之药也。血不充，则消瘦、肌肤不泽及须发易白，益血故令人肥健，润肌，黑须发也。多食利小便者，以其能入肾固精，令水窍常通也。傅瘰疬者，甘热能解毒散结。去五痔，取其润肠除湿之功也。能脱人眉者，热极则生风，风甚则万物摇落之象也。青皮性涩，故能染髭。○一味勿去黄皮，空腹食之，最能固精。同补骨脂、蒺藜、莲须、鹿茸、麦门冬、巴戟天、覆盆子、山茱萸、五味子、鱼胶，益命门，种子，最效。入青娥丸，能黑须发，补右肾。○胡桃，前人多言其有害不可食。孙思邈云：多食动痰饮，令人恶心吐水。苏颂云：性热不可多食。马志云：多食动风，脱人眉。同酒食，多令人咯血。汪颖曰：多食生痰动肾火。然而近世医方用治痰气喘嗽、和伤，补命门，润血脉、大肠及疠风诸病，而酒家往往以之佐酒，则多食吐水、咯血、脱眉、动火之说，亦未尽然也。但性本热，惟虚寒者宜之。如肺家有痰热，命门火炽，阴虚吐衄等证，皆不得施。《本草汇言》卷一五：胡桃肉润肺活血，李时珍暖肾壮精之药也。邢公甫曰：此药质润多油，性味甘涩，滞而多热。李氏方称其补命门，益三焦，壮精髓，润肺消痰，发痘攻疮，凡一切虚寒为病，内藏寒结者，服之大有奇功。如肺家有痰热，命门有相火，一切阴虚吐衄，火燥诸证，误服取咎匪浅。今据缪氏仲淳云：前人多言其有害不可食，孙思邈云：多食动痰饮，令人恶心吐水。苏颂云：性热不可多食。马志云：多食动风，脱人眉。同酒食，令人咯血。汪颖曰：多食生痰动肾火。然而近世酒家往往以之佐酒，则多食吐水、咯血、脱眉、动火，屡见其蒙祸也。但性本热，惟虚寒者宜之，故李氏有补命门、益三焦、壮精髓等句云。姚氏《食物本草》卷八：食之令人能食，通润血脉，骨肉细腻。补气养血，润燥化痰，益命门，利三焦，温肺润肠，治虚寒喘嗽，腰脚重痛，心腹疝痛，血痢肠风，散肿毒，发痘疮，制铜毒。同破故纸蜜丸服，补下焦。治损伤、石淋。食酸齿䶆者，细嚼胡桃解之。小儿痧疹后不可食，须忌半年。犯之刮肠，痢不止。《分部本草妙用》卷五：胡桃皮能敛肺，故虚寒嗽者宜之。同破故纸则有水火相生之妙，而有养血生精之功。青蛾用之，滋肺以生肾也，妙哉。《医宗必读·本草征要下》：胡桃味甘，平。无毒。入肺、肾二经。佐补骨而治痿强阴，兼胡粉而拔白变黑。久服润肠胃，恒用悦肌肤。○。一幼儿痰喘，五日不乳，其母梦观音，令服人参、胡桃汤数口，喘即定。明日去胡桃衣，喘复作，仍连皮服，遂愈。盖皮有敛肺之功也。但用一味，空腹时连皮食之，最能固精。按：肺有痰热，命门火炽者勿服。《药镜》卷一：胡桃通血脉，润肌肤，食积开，命门补。同胡粉，可纳发孔而黑重。同松脂，可敷瘰疬以散结。生蜜捣，与破故纸同，能益精延寿。带青采，而全煅酒服，治鱼口便疮。须知胡桃、故纸，合帮肾命，盖十二经之根本，全在命门，两肾育精血而恶燥。若肾命不燥，精气内充，则饮食自健，肌肤光泽，脏腑润而血脉畅矣。夫命门既通，则三焦利，故上达于肺，而虚寒喘嗽宁。下洽乎肾，而腰脚虚痛平，内而心腹诸痛，外而疮肿诸毒俱安耳。《本草述》卷一七：胡桃仁之性，昔人言其冷者误，后人言其热者亦误。总不如《本草》所言甘平温之为确也。如以为或冷或热，而服之致疾，岂其然乎？昔人不察而言此味有损，乃时珍谓其状有类命门，遂矜异其功能，则亦过矣。但所云外皮水汁皆青黑，能入北方通命门，殊有意义。夫命门上通于肺者，本阴中之阳，而肺气下归于命门者，本阳中之阴，固上下相召也。此仁熟于秋，的主肺，宜于阳中有阴之藏，正由肺而通命门者也，故能通润血脉，益肾，此所以上能止虚寒喘嗽，下能利小便，又能止小便频数，及治石淋证也。《本草备要》卷三：胡桃补命门。肉润，皮涩。味甘，气热。皮涩，皮敛肺定喘，固肾涩精。今药中罕用，昂谓若用之，当胜金樱、莲须也。肉润。皮汁青黑，属水入肾。通命门，利三焦，温肺润肠，补气养血。佐补骨脂，一木一火，大补下焦。胡桃属木，破故纸属火，有木火相生之妙。○夫肾、命相通，藏精而恶燥，胡桃颇类其状。汁青黑，故入北方，佐破故纸润燥而调血，使精气内充，血脉通利，诸疾自除矣。男女交媾，皆禀此命火而结胎。人之穷通寿夭，皆根于此。三焦通利，故上而虚寒喘嗽，能温肺化痰。《本草新编》卷五：胡桃肉味甘，气温，无毒。入肾经。润能生精，涩能止精，更益肾火，兼乌须发，愈石淋，实温补命门之药，不必佐之破故纸始愈腰疼。尤善安气逆，佐人参、熟地、山药、麦冬、牛膝之类，定喘实神。世人但知为食物，而不知用入于补剂其成功更奇也。胡桃补肾，尽人知之，但多食亦能生虫，世人不识也。或谓胡桃杀虫，子反谓生虫，得毋误耶？夫胡桃杀虫，乃胡桃之油者也。凡虫得油即死，故油胡桃杀虫。未油者，乌能杀虫。古人取胡桃加硼砂，以治瘕痰者，非取其杀虫也，乃取其引入于下焦至阴之处耳。若与补药同施，则不能生虫，而反得其大益矣。《医林纂要探源》卷二：昔人云：留皮则入肾命，去皮则入肺。愚按：凡仁皆润，而多入心。所谓仁入心也，下行则入命门。仁为生生之本也。核桃仁，有肾命之形，色黑肉白，则补润肾命，其固然也。肾命得补，精气坚固，则阳气自行于三焦，以上达膻中，肺自得其温润，而寒嗽除矣。不必以留皮去皮分上下。但连皮则能固能补，去皮则止于能行能润耳。曰仁皆两片，何独此曰此却似四片，分两片，中又连属之，极似两肾命门，又似坎卦。古人合补骨脂用，然此自能温固下焦根本，非必藉补骨脂力也。《伤寒温疫条辨》卷六：肉润皮涩，其汁青黑。

入肺、肝、肾、命门、三焦。温肺润肠，固精秘气，养血滋阴。佐故纸减半，治肾虚腰疼，有木火相生之妙。上而虚荣喘嗽，中而遗精滑泄，下而腰脚痿躄，内而心腹之痛，外而痈疡之毒，皆可除也。《本草纲目拾遗》卷七：核桃油，好者补火。若坏核桃榨取者，有毒，味劣，不宜食。《调疾饮食辩》卷四：胡桃性热，其壳外皮肉，可染帛作缃，又能黑发，故入肾而治虚寒。外皮并壳内薄皮，味俱极涩，故能上收久嗽痰喘之肺气，下收精寒滑泄之肾气。又有油，故能润肺而治无痰之干咳。古有黄柏无知母，破故纸无胡桃，犹水母无虾之说，盖破故纸温补肾阳，胡桃亦补肾阳，相须为用，治肾气虚寒，不为大谬。乃自明以来，劈空造出命门之说，云居两肾之中，为人身生命之源，相火之主。《难经》而后，已有左为肾，右为命门之说，至明又变为此说。立青娥丸、胡桃丸等方，皆用胡桃。《纲目》备着其说，谓命门非脂非肉，形如胡桃仁，故用胡桃，全然杜撰。其流弊遂有薛己、张景岳、赵养葵诸子，妄立真阴、真阳、先天、太极名色。甚且谓孔门一贯儒、释、道三教之传，皆在此命门之内。如讲学家一味空谈，全无实际。国朝自吕留良焚骨后，禁绝其书，不独儒者知务真修，即医者亦觇实学。赵养葵医书，即吕留良评点，名天盖楼《医贯》。未奉严禁时，曾及见之，全部盲辞瞎辩，高谈性命。人胸中一无知识，于此可以概见。今例禁其书，既不许行世。又有喻嘉言，周禹载、徐灵胎、汪苓友、叶天士诸先生，出而阐明轩岐之学，故元、明一切浮泛无根之谈，至本朝而熄。不知命门二字，本出《内经·灵枢·根结篇》，曰：太阳根于至阴，穴名，在足小指甲后。结于命门。命门者，目也。经文明白如此，造作空言者，岂未之见乎？抑欺后人之必不见乎？至胡桃之充果食，肺燥、肾寒者宜之，润肺宜去衣，温肾宜留衣。肺肾有热者忌之。《食物本草》谓多食动肾火，则是。《开宝本草》谓多食动风，脱人眉，同酒食多，令人吐血，亦理之所有。孙氏则谓其性冷滑，大误。盖有油故滑大肠，非冷也。《浪迹丛谈》卷八：服核桃。核桃补下焦之火，亦能扶上焦之脾，但服之各有其法。旧闻曾宾谷先生每晨起必啖核桃一枚，配以高粱烧酒一小杯，酒须分作百口呷尽，核桃亦须分作百口嚼尽，盖取其细咀缓嚼，以渐收滋润之功，然性急之人往往不能耐此。余在广西，有人教以服核桃法，自冬至日起。每夜嚼核桃一枚，数至第七夜止；又于次夜如前嚼，亦数至第七夜止，如是周流，直至立春日止。余服此已五阅年所，颇能益气健脾，有同余服此者，其效正同。闻此方初传自西域，今中土亦渐多试服者，不甚费钱，又不甚费力，是可取也。《医方丛话》卷二：服核桃核桃补下焦之火，亦能扶上焦之脾。但服之各有其法。旧闻曾宾谷先生每晨起必啖核桃一枚，配以高粱烧酒一小杯，须分作百口呷尽，核桃亦须分作百口嚼尽。盖取其细咀缓嚼，以渐收滋润之功。然性急之人，往往不能耐此。

【附方】《宝庆本草折衷》卷一八：患酒渣风鼻赤。将橘核微炒为末，每用一钱匕，研胡桃肉一个，同以温酒调服。

《本草汇言》卷一五：治血寒瘀滞不行，筋骨酸痛。以胡桃肉三十枚，浸酒饮之。如不饮酒者，以胡桃肉蚤晚各食二枚，白汤过下，七日愈。《简便方》。○治老人痰嗽不止。每卧时嚼胡桃肉二枚，呷白汤过下，七日愈。同前。○治小儿痰喘。用胡桃肉一个去壳，不去皮捣碎煎汤，徐徐以匙挑入口内，半日即止。同前。○治感寒发热，头痛无汗。用胡桃肉三个，葱白五条，生姜五片，细茶二钱，共捣烂，水二大钟，煎八分，热服，覆衣取汗。谈氏方。○治食酸齿齼。用胡桃肉三个，细嚼即解。《日华子本草》。○治血崩不止。用胡桃肉十五个，灯上烧存性，研作一处，空心白汤调服。《赵氏经验方》。○治急心痛。用胡桃肉一个，黑枣一枚去核，湿纸裹，火煨熟，细嚼，以生姜三片泡汤下，永久不发。同前。○治便毒鱼口毒。端午日取树上青胡桃阴干，烧存性为末。每服三钱，白酒调下。少行一二次，未成脓即消，有脓自大便出也，三四服即平。《杨氏经验方》。

《伤寒温疫条辨》卷六：加味青蛾丸。治肾虚腰疼，并外邪所侵腰腿筋骨疼。胡桃仁八两，破故纸盐水炒、杜仲姜汁炒、牛膝酒炒、黄柏盐水炒四两，知母盐水炒三两，萆薢四两，分四分，盐、酒、童便、米泔各浸炒一分，晒干为末，春夏米粥为丸，秋冬炼蜜为丸，任下。

《类经证治本草·手少阳三焦药类》：治阴痿不起。胡桃肉二两，破故纸一两，捣末，青盐汤丸梧子大，每日空心盐汤送下五六十丸。诚斋。○下部阳虚，茎痿不起而无嗣者。胡桃肉三两，不去衣，烧酒捣为丸，小豆大，空心盐汤下二三十丸，便以美饍压之，能助阳气，入房久战不泄。○若常人用为房室取淫，鲜有不丧其身者矣。润燥养血，去皮用。敛涩，连皮用。

《本草纲目易知录》卷三：伤耳成疮出汁。胡桃杵取油，纳入。葆按：取油法。胡桃杵碎，绸片裹，以手指捻之，其油自出，器盛，加片脑末少许，尤效。

胡桃衣

【气味】味苦，涩，性平，无毒。入脾、肾二经。《本草再新》卷五。

【主治】健脾固肾。取其涩也。《本草再新》卷五。

胡桃青皮

【气味】味苦涩，气温，无毒。《本草汇言》卷一五。

【主治】止水痢之药也。《本草汇言》卷一五。

【发明】《本草汇言》卷一五：陈氏化雨曰，此药色青易黑，味涩性收，《圣济录》染须发而止水痢，其义一耳。

【附方】染须发即黑。用胡桃皮、蝌蚪各等分，共捣如泥，加白糖十分之一，再捣匀，涂须发即黑如漆。《圣济总录》。○治水痢不止。用青胡桃皮一两捣碎，铁锅内微炒，再捣细。每早服三钱，白汤下立止。《方脉正宗》。

壳

【主治】烧灰存性治乳痈。《本经逢原》卷三。

【附方】《本经逢原》卷三：治乳痈。取灰末二钱，酒调服之，未肿即消，已溃渐敛。

酒杯藤子《本草纲目》

【气味】味甘、辛，平，无毒。姚氏《食物本草》卷九。

【主治】消食下气，消酒止渴，辟邪疟，消痈肿，杀蛔虫。治尸蛀劳瘵，虫蛊瘰疬，瘿瘤结核，痈疽溃烂。姚氏《食物本草》卷九。

【附方】姚氏《食物本草》卷九：治食伤诸果成积。用酒杯藤子烧灰糖拌，服下五七钱，大效。治饮酒过量，沉醉不醒，或积久成病。用酒杯藤子煎服，极验。

阿月浑子《本草拾遗》

【气味】味辛，温，无毒。姚氏《食物本草》卷八。

【主治】能止痢、暖肾、开胃、除肠秽积，得木香、山萸，能兴阳。《本草纲目拾遗》卷七。

【发明】《本草纲目拾遗》卷七：阿月浑子与榛子同类，性更温良。

果部第二十七卷

果之二 南果类50种

枳椇《本草拾遗》

【释名】树蜜《古今注》、枸《通志》、枝枸、白石木子《宝庆本草折衷》、拐枣《救荒本草》、金钩、棘枸、鸡橘子、结留子《本草汇言》、癞汉指头、烂瓜、密屈立、密六曲《折肱漫录》、天藤、还阳藤《校补滇南本草》。

《寿世秘典》卷三：《诗话》云：子生枝端，横折歧出状如鸡距，故俗谓之鸡距子，或谓之懒汉指头。○《月令广义》云：树果构结，状如珊瑚，其味甜，即鸡距子，一名木珊瑚。

【集解】《救荒本草》卷下之前：生密县梁家冲山谷中。叶似楮叶而无花叉，却更尖，面多纹脉，边有细锯齿，开淡黄花，结实状似生姜拐叉而细短，深茶褐色，故名拐枣。味甜。《折肱漫录》卷二：树形似白杨，其子着枝端，如小指，长数寸，屈曲相连，春生秋熟，经霜后取食如饴美。以此木作屋柱，令一室之酒味皆淡薄。○此物苏州亦有，呼为密六曲，徽州最多，呼为金钩子，九月有之。予留意遍访，尚未得见也。《植物名实图考》卷三二：枳椇，《唐本草》始著录。即枸也。详《诗疏》。能败酒。俗呼鸡距，亦名拐枣。山中皆有之。

实

【气味】味甘，平，无毒。《续医说》卷一〇。反乌头。甘，平。《得配本草》卷六。甘，微温，无毒。《校补滇南本草》卷上。

【主治】解酒毒，疗消渴之圣药。古人单方治酒积甚良。《续医说》卷一〇。补中益气，痰火闭结于胸中，或酒毒结痛，用此可解。治远年近日痰火，湿气流痰，泡酒常服，自可痊愈。小儿名疳疾者，可常常食之。《滇南本草图说》卷九。治一切左瘫右痪，风湿麻木，能解酒毒。或泡酒服之，亦能舒筋络。久服轻身延年。

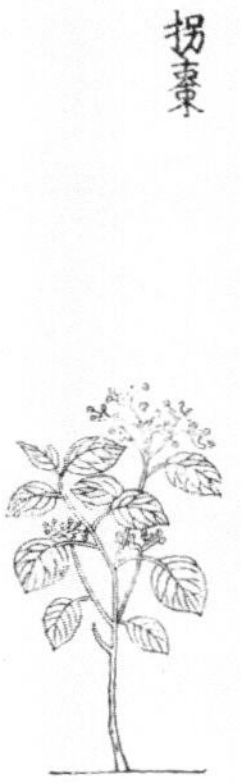

图 27-1-1　拐枣
《救荒》

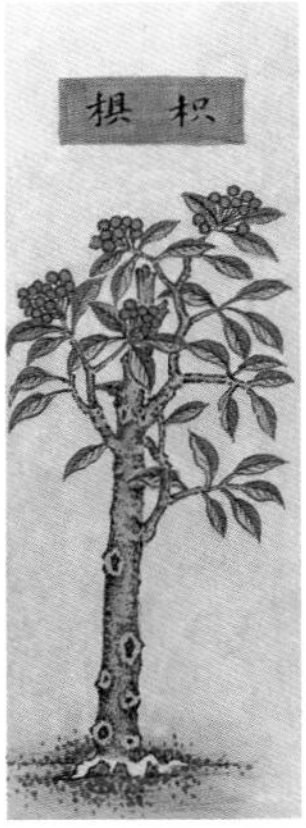

图 27-1-2　枳椇
《品汇》

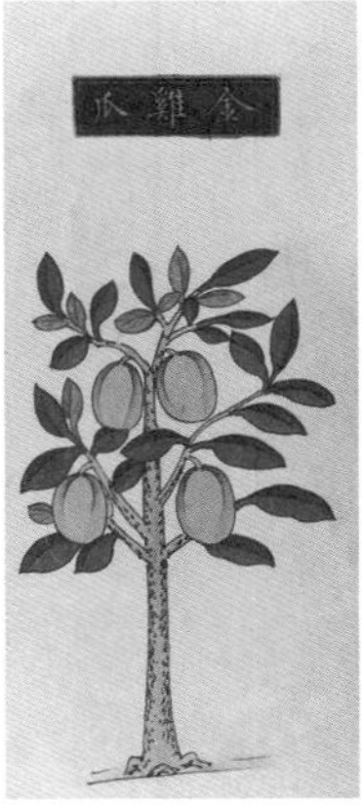

图 27-1-3　金鸡爪
《食物》

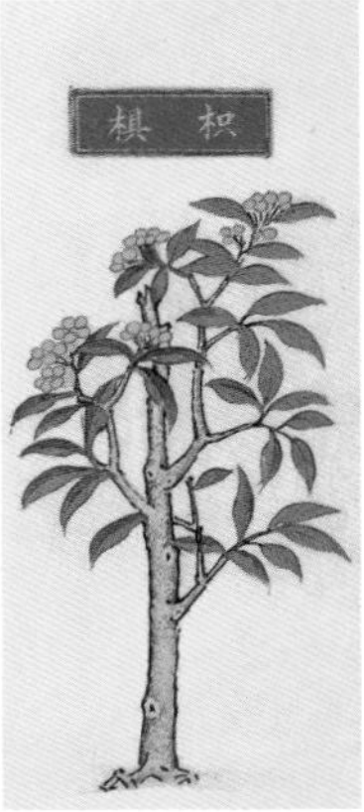

图 27-1-4　枳椇
《雷公》

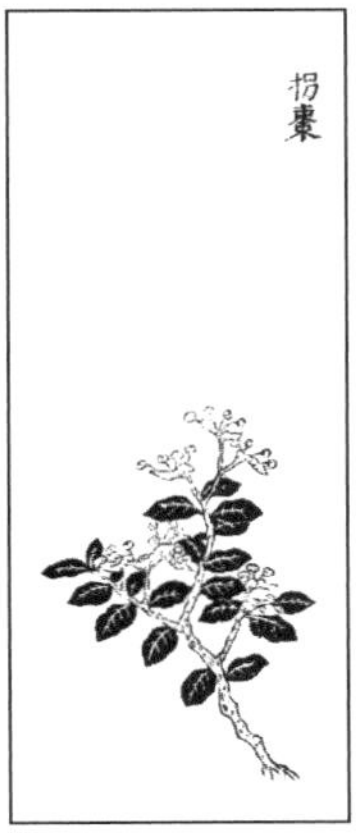

图 27-1-5　拐枣
《博录》

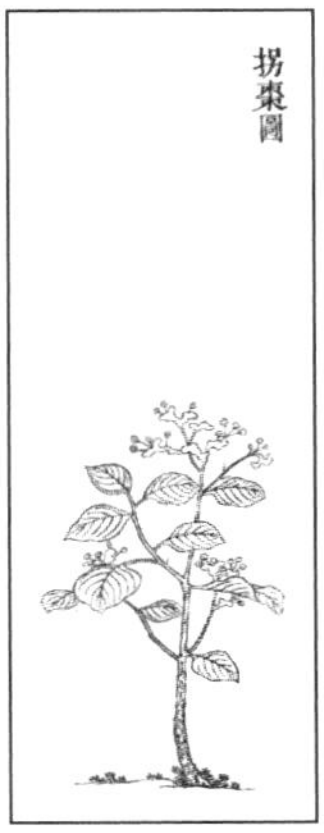

图 27-1-6　拐枣
《草木典》

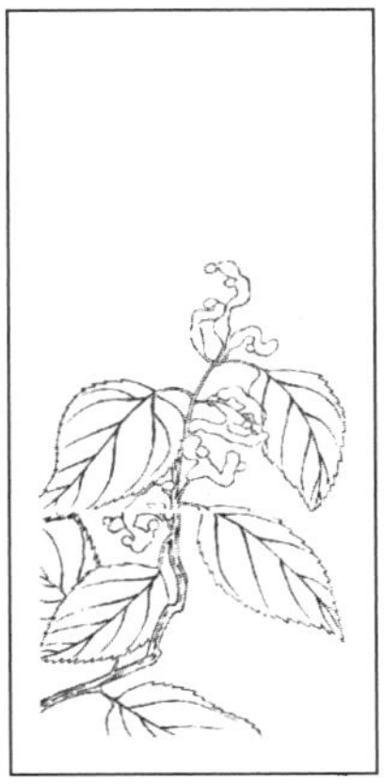

图 27-1-7　枳椇
《图考》

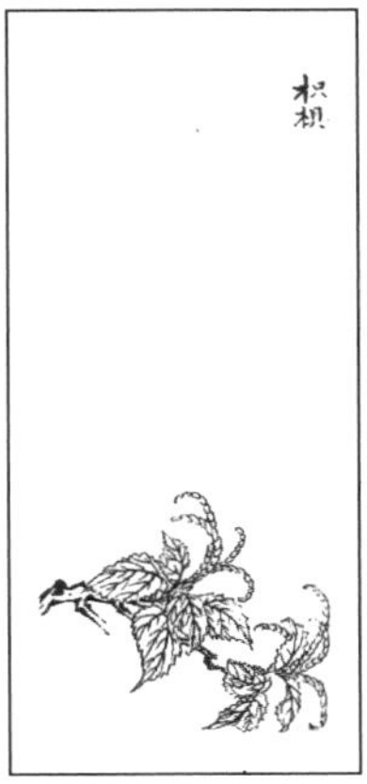

图 27-1-8　枳椇
《图说》

小儿服之化虫养脾，其效如神。《校补滇南本草》卷上。

【发明】《本草汇言》卷一五：李时珍解酒毒，辟虫积之药也。张侍峰曰：按《东坡集》云：眉山揭颖臣病消渴，日饮水数斗，饭亦倍常，小便频数，服消渴药逾年，疾日甚，自度必死。予延蜀医张肱诊之，肱取麝香当门子，以酒濡湿，作十许丸，用棘枸子煎汤吞之，遂愈。问其故，肱曰：消渴消中，属脾弱肾败，土不制水而成，今诊得颖臣脾脉热极，肾脉不衰，当由果实酒物过度，积热在脾，所以倍食而多饮水也。水饮既多，溺不得不多也，非消非渴也。麝香能杀酒果花木，棘枸能散酒气，故以此二物专去酒果之毒也。吁！古人重格物，肱殆庶几矣。医云乎哉！《折肱漫录》卷二：立斋治好饮酒而致脾虚湿热者，用六君子加葛根、神曲、山栀。盖葛根、葛花能解散酒，神曲能消酒积，山栀能泻火。然葛根、葛花解肌疏腠理，神曲伐脾败血，山栀性寒，体弱人亦宜审用。王宇泰先生《准绳》中载有饮酒发热人，治以补剂加干葛，犹不禁其散，而极言治酒病者，无如枳椇子之妙。○赵以德治酒人发热，用枳椇子而愈即此也。《本草述》卷一八：鸡距子之用，在方书消瘅一方，即论中枳椇子二钱，麝香一钱，是也。又黄疸一方，乃戴原礼治酒毒熏肺，肺更移病于脾，脾肺合治，而藿枇饮是也。藿香、枇杷叶、桑白皮、陈皮、干葛、白茯苓、鸡距子各等分，是也。以上味水煎，下酒煮黄连丸，合上二证之治，大都能疗酒毒湿热，较之他味有专功。如张肱积热在脾四字，可寻绎也。似非兹味不能中病以除所患耳。

枝叶（煎膏）

【主治】止呕逆，解酒毒，辟虫毒。《本草医旨·食物类》卷三。

花

【气味】味甘，性平。《生草药性备要》卷上。

【主治】治伤病，煲肉食。《生草药性备要》卷上。

根

【主治】撞红，取根捶打擂食。牛生疗亦可用之。《生草药性备要》卷上。

木皮

【气味】涩，温，甘。《草木便方》卷二。

【主治】调和五疮五脏安，爪甘消渴除烦热，能解酒果毒热迁。《草木便方》卷二。

荔枝《开宝本草》

【释名】离支《通志》、旁挺、龙目、侧生、甘液、含滋《宝庆本草折衷》。

【集解】《南方草木状》卷下：荔枝树高五六丈余，如桂树，绿叶蓬蓬，冬夏荣茂，青华朱实。实大如鸡子，核黄黑似熟莲，实白如肪，甘而多汁，似安石榴。有甜酢者，至日将中，翕然俱赤，则可食也，一树下子百斛。《三辅黄图》曰：汉武帝元鼎六年，破南越，建扶荔宫。扶荔者，以荔枝得名也。自交趾移植百株于庭，无一生者，连年移植不息，后数岁，偶一株稍茂，然终无华实，帝亦珍惜之。一旦，忽萎死，守吏坐诛，死者数十，遂不复茂矣。其实则岁贡焉，邮传者疲毙于道，极为生民之患。《宝庆本草折衷》卷一八：生闽中，及岭南、巴中、二广、川蜀、关陕、河外、波斯，及泉、福、漳、嘉、泸、渝、涪州、兴化军。《本草元命苞》卷八：生岭南巴郡，今福建漳、泉。树高一二丈，叶青阴，凌冬不凋，形如松子大，罗纹壳，初青渐红，味甘美如饴蜜，肉青白若水精，五六月盛热采之。《本草纲目拾遗》卷八：陈定九《荔枝谱》：有奇荔，能治病，经兵燹后，亦仅有存者，今录之于左以备用。《粤语》：南方离火之所出，荔支得离火多，故一名离枝，亦曰

图 27-2-1　荔枝
《图经（政）》

图 27-2-2　荔枝
《图经（绍）》

图 27-2-3　荔枝
《饮膳》

图 27-2-4　荔枝
《品汇》

图 27-2-5　荔枝
《食物》

图 27-2-6　荔枝
子《精绘》

图 27-2-7　荔枝
《三才》

图 27-2-8　荔枝
《原始》

图 27-2-9　荔枝
《草木典》

图 27-2-10　荔枝
《滇南图》

图 27-2-11　荔枝
《图考》

图 27-2-12　荔枝
《图说》

丽枝。丽，离也。文从两日，天地之数，水一而火二，故丽从两日。日为五行之华，月为六气之精，日丽乎支，犹之乎日出于扶桑也。丽枝乃震木之大者，震木以扶桑为宗子，而丽支其支子，故曰丽支。日出于离，离尽午中，故丽支以夏至熟。离为坤之中，其色黄，故曰黄离。丽支之核，外赤内黄，则黄离之美也。坤之中其味甘，故曰甘节。丽支之肉少酸多甘，则甘节之吉也。荔枝以腊而尊，以春而华，夏至而翕然，子赤，生于木而成于火也。皮红肉白，而核复纯丹，火包其外，复孕其中也。肉白为金，金为内外火所炼，故味醇和而甘。其液乃金水之精，甘又属土，备五行之粹美，而以火为主者也。粤以火德王，凡花多朱色，皆火花；实多朱实，皆火实，太阳烈气之所结。火实之属凡百种，而荔支为长，火为母，荔枝则火之长子也。荔枝多食，未尝伤人，饮蜜一杯即解。或以青盐调白火酒饮，或饮荔支酒过醉，则以荔支壳浸水饮之。又荔支多露，有过食者味爽，就树间先吸其露，次咽其香，使氤氲若醉，五内清凉，则可以消肺气，滋真阴，却老还童。荔支岁初而蕾，二月而花发，发时多电则花落实小，多雨则花腐，少雨则花液相胶而不实。估计者，视其花以知其实多少而判之。藏荔支法：就树摘完好者，留蒂寸许蜡封之，乃翦去蒂，以蜡封翦口，以蜜水满浸，经数月，味色不变。《植物名实图考》卷三一：雩娄农曰，吾至滇，阅《元江志》，有荔支。适粤中门生权牧其地，访之，则曰：邑旧产此果，以诛求为吏民累，并其树刈之，今无矣。余谓之曰：粤人闻人言荔支，辄津津作大嚼状。今元江物土既宜，足下何不致南海嘉种，令民以法种之，俟其实而尝焉？其日曝火烘者，走黔、湘以博利，浸假而为安邑枣、武陵橘，非劝民树艺之一端乎？则应曰：元江地热瘴甚，牧以三年代，率不及期而请病。其仆傔以热往，以椟归者相继也，亦何暇作十年计乎？且滇亦大矣，他郡皆无，此郡独有，园成而赋什一，民即不病，而筐篚之费，驮负之费，供亿馈问无虚日，不厉民将焉取之，余怳然曰：一骑红尘，诗人刺焉，为民上者，乃以一味之甘，致令草木不得遂其生乎！噫！

实

【气味】味甘、温、无毒。《绍兴本草》卷一三。味甘、酸，平，微温，无毒。《宝庆本草折衷》卷一八。

【主治】止渴，益人颜色。通神，健气和脾。《本草元命苞》卷八。主治虚羸消渴，散滞气，祛妖迷，辟鬼祟。《药性粗评》卷三。安魂定魄，益智和中。《药性要略大全》卷六。

【发明】《绍兴本草》卷一三：荔枝子，《本经》已载性味，然云止渴显非所宜。但世之唯作果品，生食或干食之。过多喜作热疾，当云味甘、温、无毒是矣。《药性全备食物本草》卷二：主散无形质之滞气，故治背膊劳闷，瘿瘤赤肿者亦用之；更止心燥烦渴，头重，健气生津，通神益智，和悦颜色。多食亦能发虚热热疮，亦以其属阳而近火故也，饮蜜浆一杯即解。《相感志》云：食鲜荔多能醉人，以壳浸水饮可解。《本草述》卷一八：荔枝生于炎方，熟于夏月，朱丹溪先生谓属阳者是。第南方之果，以夏熟者，宁止是物，而可概论乎？之颐所云体阴用阳，其说亦有意味。盖其冬青春荣夏熟也固为阳，但其夏至将中，则翕然丹赤，夫丹赤者阳气之所化，翕然丹赤，乃在夏至将中者，阳气之用遇将进而圆成，有如时雨化之者，若然，则谓兹物为纯阳而离于阴也，其可乎？夫得阴以成其阳之化，即入阴而达其阳之用，《本草》所谓健气驱寒者，正入阴而达阳之一的证也。得阴二语，精义入神。因其得阴而阳乃化，故谓其能入阴以达阳。此处正宜理会，不识此义，则漫同于散滞气诸味耳，用之不得一当也。丹溪所云主散无形质之滞气，即就气分而言，然亦非泛言散滞气也，盖就其入阴而散之之受滞于阴者。如所谓治瘰疬瘤赘，赤肿疔肿等证，固皆阴之围阳，以为此等证也。之颐又言其宣风木，辅心火者，即入阴而达阳之义。厥阴风木，乃心火之母，脾土之用，是所谓通神益智健气者也。然方书之用核以治疝，实时珍亦止言核入厥阴行散滞气者，岂实与核之性味大殊？但述类象形，其义取之核耳，彼入肝肾治肿，又非入阴而达阳之用者乎？况核之治心痛及小肠痛，亦治阳虚而阴乘之以为痛，非能治阳盛而阴微之痛。○予于癸巳春，因老人气虚，而春每有暴寒，时或冒之，欲疏散而气益虚，遽投参、芪，而微寒更不去，将补益与疏散酌用，又未能恰中，用荔枝肉肥厚者五枚，煮酒一钟，屡服之，颇效。壬寅年冬，癸卯初春，予时因微寒，胸膈稍滞，或鼻塞不畅，用此味浸酒，每饮一杯，入苏叶、陈皮汤十分之二，服之及数杯，无不捷效。是则丹溪所谓能散无形质之滞气，诚不妄也。盖其益阳者，似与辛热之味同。其入阴以散气分之寒，大不与纯补阳者类，是兹味之所独擅也。若然，《本草》既言止渴，而有云生者多食发热烦渴，是不有相庚欤？盖所谓止渴者，亦阳虚而不能化阴，则津液不生，故能止之。犹止泄渴以白术健胃生津也。若阳盛而渴者用之，则为倒施矣。大抵入阴而达阳之用，缪希雍谓其甘温益血，助营气，已为不及精察，如时珍遂指为纯阳者，将无与辛热之味例视乎，则亦卤莽矣。《本经逢原》卷三：荔枝实气味纯阳，能散无形之滞气，瘤赘赤肿宜之。多食发热烦渴口干衄血。而核入厥阴经，行散滞气。其实双结，而核似睾丸，故治疝囊肿，有连类象形之义。时珍治疝气刺痛，妇人血气刺痛。小而肉似龙眼，其核尖小，仅堪醋磨疗癣，治疝无效。《玉楸药解》卷四：荔枝味甘，性温。入足太阴脾、足厥阴肝经。暖补脾精，温滋肝血。荔枝甘温滋润，最益脾肝，精血之中，温气化火生神，人身之至宝。温气亏损，阳败血寒，最宜此味，功与龙眼相同。但血热宜龙眼，血寒宜荔枝。木郁血热，火泄金燔者，食之则龈肿鼻衄，非所当服。干者味减，不如鲜者。而气质和平，补益无损，不至助火生热，则大胜鲜者。其功生津止渴，悦色益颜，发痘消疮，治肿疔瘰疬、赘瘤之类。核治疝囊肿。《滇南本草图说》卷九：食荔枝过度，用蜜浆解之，此苏颂之说也。《本草纲目》载之，至鱼汤尤良。余未敢信，或传写之误。即余按：闽中食荔枝过度，有用其壳浸水饮者，有以壳烧存性浸水饮者，有酱油一杯饮者。《本草纲目拾遗》卷八：保和枝产泉郡北陈岩山莲花峰，实大色黄，可消胸膈烦闷，调逆气，导营卫。其核烧灰酒下，可已痢，止腹痛。○回春果产漳郡康仙祠，叶大如掌，色翠，与众荔殊。其实味苦涩酸辣，不可口，采以浸酒，能已风去疬，治癫如神，叶亦然。以上闽产。○紫玉环产四川泸州，曝干，啖一枚，可去瘴疠，即早行大雾中，岚气不得侵也。以上川产。○玉露霜产广东新会崖门山，白壳丹肉，不摘，经冬不落，其味甘酸，啖之止嗽，降肺火，疗怯症。○妃子笑产佛山。色如琥珀，大如鹅卵，核小如豆，浆滑如乳，啖之能除口气，使齿牙经宿犹香。○牟尼光产潮州大浦山中，味如乳，饮之功同参苓。以上广东产。○墨荔产广西平乐万山中，皮肉俱黑如墨，味臭而苦辣，不可啖；或曰，出贺县山中；或曰，荔浦、修仁二邑山中多有之，味臭，有大毒。误食之，必心腐肠烂而死。○按：荔支名品最多，有绿皮者、绿核者，有黄皮者、白皮者，三月、四月、七月熟者，然其性大约相同，惟此数品，治疗各异，故类及之。《调疾饮食辨》卷四：今广南荔枝绝佳，而诸书皆云闽为上，蜀次之，广为下。或者闽中得蔡君谟之《谱》，蜀中得白香山之《图》，一经品题，便作佳士，物以人重，未可知也。惟其色、香、味易变，故唐时以马递上供。杜牧之诗曰：一骑红尘妃子笑，无人知是荔枝来。其性少食则止烦渴，多则令人醺然如醉，且反发烦渴口干、鼻血、出《延寿书》。龈肿口痛。凡病齿及肺热人，皆不可食。出《纲目》。干者虽稍平，然助热生虫，损齿伤肺亦同。入药治病痘疮出不快，或颜色灰白，或浆汁不满，或为秽气所触，出而复收：连壳剥开，酒煎温饮，并食其肉。出闻人规《痘疹论》。呃逆不止：用七枚，连皮、核，烧存性，研末，白汤下，立止。出《医方摘要》。或同硫黄、乳香，烧烟吸之。疗疮恶肿：和白盐梅各三枚，捣贴疗上，根即出。出《济生方》。风热牙疼：擘开壳，入盐少许，煨，研，擦之。出《集效方》。或不用盐，单用荔枝煨、研，亦可。出《普济方》。荔枝性热本伤齿，反用以治齿，火郁发之之义，乃服寒凉药不效之妙方。俗医谓其酸敛，盖不明物理之言也。其核醋炒为末，治心脾气痛，每热酒服二钱。出《易简方》。同香附子等分醋炒为末，治妇人血滞作痛。出《妇人良方》。又治疝肿痛：同茴香各醋炒，加木香勿炒，研末，每服二钱，日三服。寒甚者加桂、附，虚者加破故纸。出《必效方》。盖荔枝每结必双，皮红皱，似人之肾囊，核圆长似肾子，而煨炒则气香，故入气分治疝也。

核

【气味】味甘，气平，无毒。《药性会元》卷中。甘，涩，温，微咸。《医林纂要探源》卷二。

【主治】主治心痛，小肠气，阴囊湿，疝气，能散无形质之滞气，故消瘤赤肿。《药性会元》卷中。通行肝肾，散滞辟邪。《本草汇》卷一四。散滞气，辟寒邪。《本草从新》卷四。

【发明】《本草经疏》卷二三：荔枝核同牛膝、补骨脂、延胡索、合欢子、茴香、木瓜、杜仲、橘核、萆薢，治疝气。虚热者加黄檗，虚寒加桂。孙氏方：治疝气肿，荔枝核炒黑色，大茴香炒，等分为末。每服一钱，温酒下。又方，肾肿如斗，荔枝核、青橘皮、茴香等分，各炒研。酒服二钱，日三。除疝气外无他用，故不着简误。《分部本草妙用》卷九：核入厥阴，行散滞气。其实双结，而核消睪丸，其治疝卵肿，有述类象形之义。方以核煨存性，为末，酒调服。《医林纂要探源》卷二：

抑肝之过散，固肾之闭藏，而能破积寒，和气血。产南方。色赤，夏至熟，得火之正，生必双，壳如阴囊，核实黑如睾丸。甘能补，涩能收，咸能泻，是能入命门，而保其阳气以生物也，故治疝，散滞气，破沉寒，敛精固本，亦治胃脘寒痛，气血滞痛。《饮食须知·果类》：荔枝味甘，性热。多食发热、烦渴、口干、衄血，鲜者尤甚，令即龈肿口痛。患火病及齿人，尤忌之。

【附方】《食鉴本草》卷上：治诸疝举作疼痛不可忍者。服之速效。荔核炒，青皮子炒，山栀子炒，山栀子炒，各一钱，茱萸十四粒，炒。各为细末，每服二钱，长流水煎一滚，空心服，效。《朱丹溪方》。

《本草汇言》卷一五：治疝气一切坚痛。用荔枝核、牛膝、补骨脂、玄胡索、茴香、木瓜、杜仲、橘核、草薢、黄柏、肉桂各一两，俱酒炒研末。每服二钱，空心白汤调服。《方脉正宗》。

壳

【主治】〔疗〕痘疹，解秽气。《本草发明》卷四。

【附方】《宝庆本草折衷》卷一八：治小儿下痢赤白，腹痛退食。以荔枝壳炒为末，名轻红散，三岁以米饮调半钱服。《全婴方》。

茎叶

【主治】贴烂脚，叶浸水数日。○治牙痛，梗、壳共加胆矾，存性。《生草药性备要》卷下。

龙眼《别录》

【释名】龙眸《宝庆本草折衷》。

【集解】《南方草木状》卷下：树如荔枝，但枝叶稍小，壳青黄色，形圆如弹丸，核如木梡子而不坚，肉白而带浆，其甘如蜜。一朵五六十颗，作穗如葡萄。然荔枝过，即龙眼熟，故谓之荔枝奴，言常随其后也。《东观汉记》曰：单于来朝，赐橙、橘、龙眼、荔枝。魏文帝诏群臣曰：南方果之珍异者，有龙眼、荔枝，令岁贡焉。出九真、交趾。《太平御览》卷九七三：《广志》曰：龙眼树，叶似荔支，蔓延缘木生，子大如酸枣，色异，纯甜无酸。《吴氏本草》曰：龙眼，一名比目。《岭表录异》曰：龙眼子树如荔枝，叶小，壳青黄色，形圆如弹丸大，核如木槵子而不坚，肉白带浆，其甘如蜜。一朵恒三二十颗。荔枝方过，龙眼即熟，南人谓之荔支奴。以其常随后也。《本草纲目拾遗》卷八：《泉州府志》：龙眼最小者呼鬼眼，龙眼是其中者，今不复识别。《调疾饮食辨》卷一下：《闽小纪》曰，树似荔枝，枝叶略小，凌冬不凋。然性极畏寒，惟岭外无霜雪之地可种，岭以北则绝无。结子甚繁。惟畏一种小虫，生枝叶间，尖喙硬壳，钻破其壳则坠落不成，彼人名曰石背虫。周栎园先生初至闽，厅事前龙眼一株，实离离满树。问书吏曰：今年龙眼必熟？

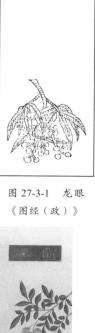

图 27-3-1　龙眼
《图经（政）》

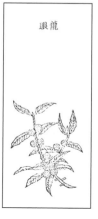

图 27-3-2　龙眼
《图经（绍）》

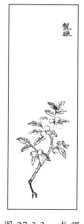

图 27-3-3　龙眼
《饮膳》

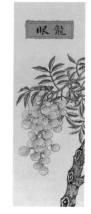

图 27-3-4　龙眼
《品汇》

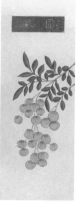

图 27-3-5　圆眼
《食物》

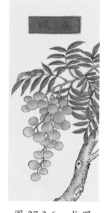

图 27-3-6　龙眼
《雷公》

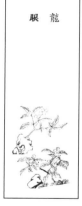

图 27-3-7　龙眼
《三才》

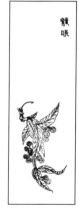

图 27-3-8　龙眼
《原始》

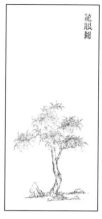

图 27-3-9　龙眼
《草木典》

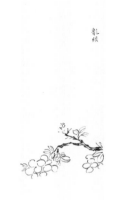

图 27-3-10　龙眼
《滇南图》

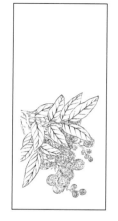

图 27-3-11　龙眼
《图考》

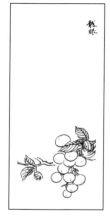

图 27-3-12　龙眼
《图说》

吏云：石背多，恐不熟。曰：十倍多，反不熟乎？吏曰：石背多。曰：十倍多，犹不满尔意，欲百倍、千倍乎？吏顿足，以手书空曰：石背，非十倍。细询之，始为捧腹。

实

【气味】味甘，性温，无毒。入心、肾二经。《本草再新》卷五。

【主治】养心益智，开胃益脾，润肺止咳。《本草通玄》卷下。安神熟寐，除健忘怔忡。《宝命真诠》卷三。补中养气，益智安神，治虚痨，寒冷水少血枯。《本草再新》卷五。

【发明】《本草发明》卷四：龙眼肉补益心脾，故归脾汤用之，功与人参。并主五藏邪气，安志，除健忘怔忡、厌食，解毒去虫，养肌肉。多服强魂聪明，美颜色，久服轻身。一名益智，以益脾藏故耳。《药性解》卷一：龙眼甘温之品，脾家所悦。心者脾之母也，母无顾子之忧，则心血可葆，故入兹二经，然甘能作胀，凡中满气隔之症，均宜远之。《本草经疏》卷二三：龙眼禀稼穑之化，故其味甘，气平，无毒。入足太阴、手少阴经。少阴为君主之官，藏神而主血，甘能益血补心，则君主强，神明通，五藏邪气俱除矣。甘味补脾，脾得补则食自寡而饫。心得补则火下降而坎离交，故能安志。肝藏魄，主纳血，心家血满，则肝有所受而魂强。甘能解毒，故主去毒。久服聪明耳目，轻身不老，总之补益心脾之验也。至于除虫，非其所能，略之可也。《折肱漫录》卷三：能补心脾，功与人参。并若患心血少，以龙眼煎膏收贮，任意酒饮之。予少时思虑伤神，后来每遇劳心辄觉心中枯燥，几有心火自焚之象，服此膏屡效。《医宗必读·本草征要》下：龙眼味甘，平，无毒。入心、脾二经。补心虚而长智，悦胃气以培脾。除健忘与怔忡。能安神而熟寐。不热不寒，和平可贵，别名益智者，为其助心生智也。归脾汤用为向导者，五味入口，甘先归脾也。道家用龙眼肉细嚼千余，待满口津生，和津汩汩而咽，此即服玉泉之法也。《药品化义》卷五：桂圆味甘而鲜，气香而和，用入脾经，功胜于枣。色紫类血，体润味厚，大补阴血。凡上部失血之后，入归脾汤，同莲肉芡实以补脾阴，使脾旺统血归经。如神思劳倦，心经血少，以此助生地麦冬补养心血；又筋骨过劳，肝脏空虚，以此佐熟地当归，滋补肝血。但甘甜助火，亦能作痛，若心肺火盛，中满呕吐，及气膈郁结，皆宜忌用。圆果多种，独桂圆味甘而鲜，余者不堪用。痘后产后老年及脾虚不可多啖，以体韧故也。《本草述》卷一八：龙眼与荔枝，其味皆甘，而气有温平之殊。气为味之主，故即温平，而味亦如其气以致用也。昔哲云荔枝才过，龙眼即熟。南人呼为荔枝奴，虽其木性畏寒，然白露后方可采摘，是味至白露后其气未圆成也。则视荔枝之翕然熟于夏至中者，为何如哉？况其色青黄，与丹赤之实殊乎？故甘之入脾者不少，而归脾汤独取之以为脾益者，盖取其归脾之血也。取其归脾之血者，取其思虑伤心，心为血之主，受伤，心为脾母，母伤，自不能不取救于子，以致脾亦伤也。兹味采摘于白露后，得由金趋水之气居多，是为血之化原者，强居其半矣。既为血之化原，而又甘先入脾，统血者得其益，自能由子以益母。

况脾脉偕肾脉以入心，更有捷得之效乎？所以谓其开胃益脾，而又藉其宁心安志云云也。其又谓志属肾，而更能安之者，缪氏所谓心得血而补，则火下降，坎离自交，故志得安也。然则远志原为益志，而入肾即上以补心者，抑亦可交济矣。《本草备要》卷三：龙眼肉补心脾。甘，温，归脾。益脾长智，一名益智。养心葆血，心为脾母。故归脾汤用之。治思虑劳伤心脾，及肠风下血。心生血，脾统血。思虑过多，则心脾伤而血耗，致有健忘、怔忡、惊悸诸病。归脾汤能引血归脾而生补之。肠风亦由血不归脾而妄行。《本草新编》卷五：或问：龙眼〔肉〕煎汤服之宜，食其肉，恐有滑肠之损？不知龙眼非滑肠也。但戒多食，多食未免大肠欠实耳。○或问：龙眼肉何以用之于归脾汤内，岂以其补脾也？夫归脾汤何物，非健脾之药，而必藉龙眼肉哉。龙眼肉实能调和诸药，使之分送于心、肝、脾、胃之中，不但专入心、肝也。《本经逢原》卷三：龙眼补血益肝，同枸杞熬膏，专补心脾之血。归脾汤用之，治思虑伤心脾，皆取甘味归脾，能益人智之义。然中满家、呕家勿食，为其气壅也。师尼寡妇勿用，以其能助心包之火，与三焦之火相煽也。《本草经解要》卷三：圆肉气平，禀天秋平之金气，入手太阴肺经。味甘无毒，得地中正之土味，入足太阴脾经。气味降中有升，阴也。脾者，五藏之原也。邪之所凑，其气必虚。圆肉味甘益脾，脾健运则五藏皆充，而邪气不能容矣。肾藏志，肾者，水藏也。圆肉气平益肺，肺金生肾水，水滋而志安。味甘益脾，脾补则食自进。甘能解毒，故除蛊。三虫，湿热所化也。气平益肺，肺金藏也，肺益则清肃之令行，水道通，湿热下逐，而虫去矣。久服气平益肺，味甘益脾，脾主一身之血，肺主一身之气，气足生精，则阴气独强，心肝肾俱滋矣。肝藏魂，肝滋血藏，故魂强而目明。肾滋水旺，则身轻而耳聪。心滋血润，血色华面，所以不老，心灵通达，所以神明也。《玉楸药解》卷四：补脾养血，滋肝生精。龙眼甘能益脾，润可生精。滋肝木而清风燥，降心火而消热烦。补阴生血而不至滋湿伐阳，伤中败土，至佳之品，胜存地诸药远矣。以有益智之名，本草谓其宁神益智。神归于血，智生于神，此亦固有之理也。至于惊悸不寐，根因湿旺胃逆，阳泄不藏。严氏归脾，以为血虚而用龙眼，则难效矣。《本草求真》卷一：龙眼补心脾气血。龙眼专入心脾。气味甘温，多有似于大枣，但此甘味更重，润气尤多。于补气之中，温则补气。又更存有补血之力。润则补血。故书载能益脾长智，脾益则智长。养心葆血，血葆则心养。为心脾要药。是以心思劳伤而见健忘怔忡惊悸，暨肠风下血，便血症不一端，然大要血清而色鲜，另作一派，溅出远射，四散如筛，其腹不痛，是为肠风无疑。便血而见腹痛，则为热毒下注，不痛则为湿毒下注，痛而喜手谨按，则为寒毒下注，并血而见鲜红为热，瘀淡为寒，瘀晦为积，鲜紫为燥为结，血如鸡肝烂肉绞痛为蛊。与夫症见面色痿黄，大便不实，声短气息，恶心呕吐，六脉沉迟，浮大无力为虚。神气不爽，脉数能食，肠红下泄，腹痛便秘为实。而究不越气失所统，阴不随阳，而血自不归附耳。俱可用此为治。盖血虽属心生，而亦赖脾以统，思虑而气既耗，则非甘者不能以补，思虑而神更损，则非润者不能以济。龙眼甘润兼有，既能补脾固气，复能保血不耗，则神气自尔长养，而无惊悸健忘之病矣！按古归脾汤有用龙眼肉以治心脾伤损，义实基此。非若大枣力专补脾，气味虽甘，其性稍燥，而无甘润和柔，以至于极之妙也。至书有言久服令人轻身不老，百邪俱辟，止是神智长养之谓。蛊毒可除，三虫可杀，止是气血充足而蛊不食之谓。但此味甘体润，凡中满气壅，肠滑泄利，为大忌耳。桂产者佳，粤东者性热，不堪入药。**《本草求真》卷一**：龙眼专入心脾。气味甘温，多有似于大枣，但此甘味更重，润气尤多。于补气之中，温则补气。又更存有补血之力。润则补血。故书载能益脾长智，脾益则智长。养心葆血，血葆则心养。为心脾要药。是以心思劳伤而见健忘怔忡惊悸，暨肠风下血，便血症不一端，然大要血清而色鲜，另作一派，溅出远射，四散如筛，其腹不痛，是为肠风无疑。便血而见腹痛，则为热毒下注，不痛则为湿毒下注，痛而喜手谨按，则为寒毒下注，并血而见鲜红为热，瘀淡为寒，瘀晦为积，鲜紫为燥为结，血如鸡肝烂肉绞痛为蛊。与夫症见面色痿黄，大便不实，声短气息，恶心呕吐，六脉沉迟，浮大无力为虚。神气不爽，脉数能食，肠红下泄，腹痛便秘为实。而究不越气失所统，阴不随阳，而血自不归附耳。俱可用此为治。盖血虽属心生，而亦赖脾以统，思虑而气既耗，则非甘者不能以补，思虑而神更损，则非润者不能以济。龙眼甘润兼有，既能补脾固气，复能保血不耗，则神气自尔长养，而无惊悸健忘之病矣！按古归脾汤有用龙眼肉以治心脾伤损，义实基此。非若大枣力专补脾，气味虽甘，其性稍燥，而无甘润和柔，以至于极之妙也。至书有言久服令人轻身不老，百邪俱辟，止是神智长养之谓。蛊毒可除，三虫可杀，止是气血充足而蛊不食之谓。但此味甘体润，凡中满气壅，肠滑泄利，为大忌耳。桂产者佳，粤东者性热，不堪入药。**《罗氏会约医镜》卷一七**：龙眼不寒不热，养肌肉，美容颜，久服轻身不老。人能用肉细嚼，待满口津生，和津汩汩咽下，此即服龙泉法也。劳症者于五更时、辰巳时、未甲时、临卧时，每日四次，每次用九枚作九口服，服时则气和心静，且漱津纳咽，是取坎制离之法。勤行一月，无有不愈，可胜服药千千矣。勿轻视之！**《重庆堂随笔》卷下**：龙眼肉味纯甘而温，大补血液，蒸透者良。然湿盛者能生痰，脾弱者滑大便，不可不知也。**《调疾饮食辨》卷一下**：龙眼虽较荔枝稍为性平，然生于炎陬，秉亢阳之气，毕竟性热。若上文所列诸症，稍有火者，服之反能加剧。惟心脾血分虚而火不足者，宜服归脾汤，宜食龙眼，宜煎汁代茶。若妇人忧郁，小儿偶被大惊，致令神气失守，尤亟宜煎汤饮，或食之也。**《本草求原》卷一二**：熟于白露后，气平，味甘，是由金趋水以生血而归脾。金水为血之化原，而甘又能入统血之脾。宁心，脾子血足，则心母受益。安志，志属肾，心血足，则火下降以交肾，况脾偕肾脉入心，心肾之交，全赖脾为黄媒。治血枯虚劳，除健忘怔忡、惊悸，故归脾汤用之，以治思虑太过而伤心脾之血者，取其归脾之血，救子以益母之法也。及肠风下血，血不归脾而妄行。同杞子熬膏，大补心脾之血。但中满呕家勿食，为其气壅也。师尼、寡妇勿用，为其助心包相火也。**《本草撮要》卷三**：功专补心长智，悦胃培脾，疗健忘与怔忡，能安神而熟寐，一切思虑过度，劳伤心脾，血不归脾诸症。凡受风寒者忌。

【附方】**《颐生微论》卷三**：方外服龙眼法。五更将不见水干龙眼，以舌在齿上取肉去核，即是舌搅华池之法，细细嚼至查细膏，连口中津汩汩然咽下，如咽甚硬物毕。又如前法，食第二枚，共服九枚，约一时许，服毕方起。辰巳二时又服九枚，未申二时又服九枚，临卧服九枚，一日四次，却有半日之工。服龙眼则气和心静，且漱津纳咽，是取坎填离之法。劳症者，勤行一月，无不愈者。方士大秘，余表之以公同人。

《随息居饮食谱·果食类》：玉灵膏。一名代参膏。自剥好龙眼肉，盛竹筒式瓷碗内，每肉一两，入白洋糖一钱，素体多火者，再入西洋参片如糖之数，碗口羃以丝绵一层，日日于饭锅上蒸之，蒸至百次，凡衰羸老弱，别无痰火、便滑之病者，每以开水瀹服一匙，大补气血，力胜参耆，产妇临盆服之尤妙。

核

【主治】烧烟熏鼻，治流涕不止。《药性全备食物本草》卷二。核研末，敷金疮出血。《医林纂要探源》卷二。核为末，治瘰疾可散。《滇南本草图说》卷九。能治瘰疬，消肿，排脓拔毒，并治目疾。《本草再新》卷五。

【发明】《本草纲目拾遗》卷八：《纲目》龙眼核主治，多言其肉，至其核之功用最广，止载其能治胡臭，他皆未之及，又不及其壳，今悉采他本补之。○陈杰《回生集》：大兴李振祖西平云，龙眼核末敷金刃伤，昔在西秦及巴里坤军营，救愈多人，查《本草纲目》及《别集本草》，俱未纪载，可知世间有用之材，自古迄今淹没者，不可胜计矣。

【附方】脑漏。用广东圆眼核，入铜炉内烧烟起，将筒熏入患鼻孔内，数次即愈。《黄氏医抄》。一切疮疥。用龙眼核煅存性，麻油调敷即愈。高只元《传世方》。治癣。圆眼核两个，去外黑皮捶碎，雄黄、硫黄、陀僧、枯矾、川椒末，各三分，共为细末，以生姜蘸擦患处即愈。《祝氏效方》。患癣。用龙眼核去外黑壳，用内核，米醋磨搽。《集听》方。灭斑生发。桂圆核仁，凡人家有小子女者，不可不备，遇面上或磕伤及金刃伤，以此敷之，定疼、止血、生肌，愈后无瘢；若伤鬓发际，愈后更能生发，不比他药，愈后不长发也。张觐斋。小肠疝气。荔支核、龙眼核各七枚，俱烧灰，大茴二粒炒，共为末，好酒调下。外用生姜捣烂敷肾，即消。《不药良方》。治疝气偏坠小肠气痛，神效。荔支核炒，龙眼核炒，小茴香炒，各等分，为细末。空心服一钱，以升麻一钱，水酒煮送下。《经验广集》。念珠丸。治阴疝偏肿，囊中疼痛难忍。乳香去油净二钱，圆眼核三钱，黄蜡二两，和药末，成丸弹子大，分为一百零八丸，蛤粉为衣，用线穿起，露一宿收贮。遇症每服三丸，乳香汤下。张氏《必效方》。小便不通。用龙眼核去外黑壳，打碎，水煎服。如通后欲脱者，以圆肉汤饮之。足指痒烂。用桂圆核烧灰掺之，立效。《药镜》。无名肿毒。桂圆核以水调涂，俱效，能止折伤出血，疗金疮灭斑。《黄氏医抄》。烟筒伤喉。凡烟管误戳伤喉，出血不止者，用桂圆核去外黑皮，惟取内核仁，焙捣为极细末，看喉中伤处，用笔管安末吹之，即定疼止血而愈，屡试果验。万近蓬。治刀伤出血。以龙眼核炒捣，磨细敷之。《殷仁趾传方》。刀斧伤。桂圆核不拘多少，用火烧枯存性，研末掺患处，即愈。黄贩翁《医抄》。

《重庆堂随笔》卷下：骊珠散。其核研敷金疮磕跌诸伤，立即止血止痛，愈后无瘢。

壳

【气味】味甘，性温，无毒。入肺经。《本草再新》卷五。

【主治】壳为末，作刀伤药，收口最速。《滇南本草图说》卷九。其壳研细治汤火伤亦佳，若焚之可辟蛇。《重庆堂随笔》卷下。治心虚头晕，散邪去风，补虚则无风矣。聪耳明目。《本草再新》卷五。

【发明】《本草纲目拾遗》卷八：龙眼壳乃龙眼外裹肉之壳，本鬓黄色，闽人恐其易蛀，辄用姜黄末拌之令黄，且易悦目也。广中桂圆多不用姜黄拌，故今广圆犹存本色。入药用壳，须洗去外色黄者。

【附方】《本草纲目拾遗》卷八：敷汤泡伤。用圆眼壳煅存性为末，桐油调涂患处，即止痛，愈后又无斑痕，真良方也。《行箧检秘》。

叶

【主治】采叶，晒干为末，敷搽小儿七星处，出痘疮时只出数点，而又解胎毒。又与小儿服叶八枚，最良。《滇南本草图说》卷九。杀虫，洗疗痔、痹疮、烂脚。《颐生微论》卷三。

龙荔《本草纲目》

【集解】《本草医旨·食物类》卷三：龙荔出岭南，状如小荔枝，而肉味如龙眼，不可生啖，但可蒸食。

实

【气味】甘，热，有小毒。《本草医旨·食物类》卷三。

【主治】生食令人发痫，或见鬼物。《本草医旨·食物类》卷三。

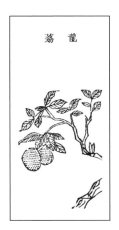

图 27-4-1　龙荔
《备要》

文光果《本草纲目》

【释名】文冠花、崖木瓜《救荒本草》。

【集解】《救荒本草》卷下之前：生郑州南荒野间，陕西人呼为崖木瓜。树高丈许，叶似榆树叶而狭小，又似山茱萸叶，亦细短。开花仿佛似藤花而色白，穗长四五寸，结实状似枳壳而三瓣，中有子二十余颗，如肥皂角子，子中瓤如栗子，味微淡，又似米面，味甘，可食。其花味甜，其叶味苦。

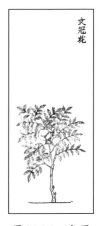

图 27-5-1　文冠花《救荒》

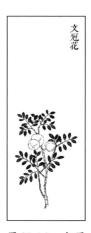

图 27-5-2　文冠花《博录》

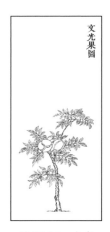

图 27-5-3　文光果《草木典》

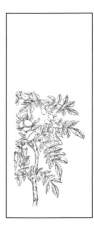

图 27-5-4　文冠果《图考》

实

【气味】味微淡，或甘。《救荒本草》卷下之前。性平。《本草省常·果性类》。

【主治】开胃止泻，治五痔、咽喉疼。《本草省常·果性类》。

韶子《本草拾遗》

【释名】毛荔支《植物名实图考》。

【集解】《本草医旨·食物类》卷三：韶子生岭南，子大如栗，有棘刺。

实

【气味】甘，温，无毒。《本草医旨·食物类》卷三。味酸。《植物名实图考》卷三二》。

【主治】暴痢，心腹冷气。《本草医旨·食物类》卷三。

【发明】《植物名实图考》卷三二：韶子，《本草拾遗》始著录。《虞衡志》谓之山韶子，俗呼毛荔支。谓荔支子变种，味酸。

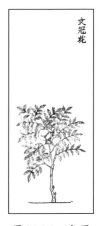

图 27-6-1　韶子《图考》

皮哨子《滇南本草》

子壳

【气味】味苦，性微寒。《滇南本草》卷中。

【主治】杀虫。《滇南本草》卷中。七疝肝症，气狐疝，用茴香为使。水疝，用陈皮为使。余者，引用橘核为使。烧灰，吹鼻，治诸虫入脑立愈。《滇南本草图说》卷五。

【发明】《滇南本草图说》卷五：圆者属阳，治气。尖者属阴，治血。《校补滇南本草》卷下：子壳杀虫。昔一人饮水，将蚂蝗一条吸入鼻中，头长眩疼，鼻中长流血水，面黄形瘦。后得一人，以水一钟，于鼻上闻，蚂蝗见水，从鼻孔中伸出，动则缩入鼻中，将皮哨子壳为末，吹入鼻中，蚂蝗自落下。

【附方】《滇南本草》卷中：一方。将皮哨子壳为末，吹鼻中，有蚂蝗自落出。

皮

【主治】治膀胱疝气。《滇南本草》卷中。

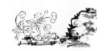

图 27-7-1　皮哨子
《滇南图》

橄榄《开宝本草》

【集解】《南方草木状》卷下：橄榄树身耸，枝皆高数丈。其子深秋方熟，味虽苦涩，咀之芬馥，胜含鸡骨香。吴时岁贡，以赐近侍。本朝自泰康后亦如之。《植物名实图考》卷三一：橄榄，《开宝本草》始著录。湖南及江西建昌府亦间有之，有尖圆各种。《本草求原》卷一二：橄榄生者名青榄、白榄，熟者名黄榄。锡器藏置地上，五六月不坏。盐腌，名咸榄。

实

【气味】味酸、苦、甘、温，无毒。《绍兴本草》卷一三。味酸、回甘。《药性粗评》卷三。味甘、涩，性温，无毒，入脾、胃二经。《药性解》卷一。味酸、涩、甘，平，无毒。入胃经。《医宗必读·本草征要》下。

【主治】最疗鲦鲐毒。《通志·昆虫草木略》卷七六。治膨胀泄泻，病酒中毒，宽中下气，助脾胃以解化诸物。《药性粗评》卷三。清咽喉而止渴，厚肠胃而止泻。消酒称奇，解毒更异。迹其主用，约与诃黎勒同。误中河豚毒，惟橄榄煮汁可解；诸鱼骨鲠，嚼橄榄汁咽之，如无，以核研末，急流水调服亦效。《医宗必读·本草征要》下。生津止渴，清咽止咳，开胃下气，止泻固精，解一切鱼毒及酒毒。《本草通玄》卷下。治一切喉火上炎，大头瘟症。能解湿热春温，生津止渴，利痰。解鱼毒，酒积滞，神效。《校补滇南本草》卷上。

【发明】《神农本经会通》卷三：泉州橄榄能消酒，止渴生津味可尝。若是口唇干燥痛，核仁研烂傅之良。《药性解》卷一：橄榄甘温之性，宜职脾胃，然性热能致上壅，亦不可多食。《本

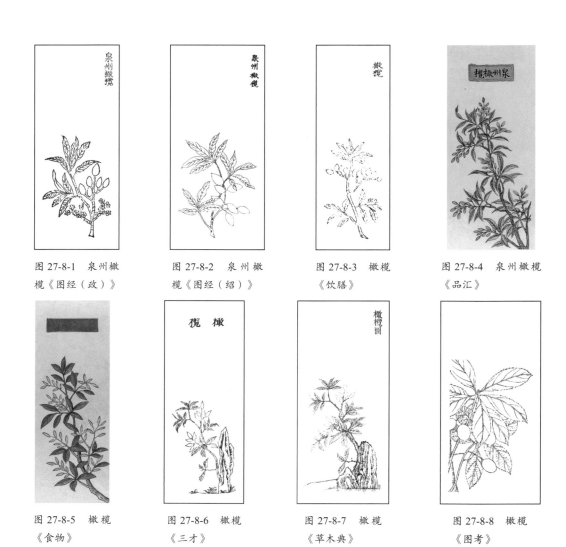

图 27-8-1 泉州橄榄《图经（政）》　　图 27-8-2 泉州橄榄《图经（绍）》　　图 27-8-3 橄榄《饮膳》　　图 27-8-4 泉州橄榄《品汇》

图 27-8-5 橄榄《食物》　　图 27-8-6 橄榄《三才》　　图 27-8-7 橄榄《草木典》　　图 27-8-8 橄榄《图考》

草经疏》卷二三：橄榄，本经味酸、甘。今尝之先涩而后甘。得土中之阳气，气温无毒，肺胃家果也。能生津液，酒后嚼之不渴，故主消酒。甘能解毒，故疗鲦鲇毒也。《本草备要》卷三：榄宜，清肺。甘涩而温。肺胃之果，清咽生津，除烦醒酒，解河豚毒，投入煮佳。《本草新编》卷五：肺、胃、脾三经。生津开胃，消酒，解鱼毒，化鱼鲠，亦备急之需，药笼中不可无也。连肉敲碎核，煎汤用之。《本经逢原》卷三：橄榄先涩后甘，生津止渴，开胃消痰，醉饱后及寒痰结嗽宜之。热嗽不可误食。病人多食，令气上壅，以其性温而涩，聚火气于胃也。又能消酒、解鲦鲇、河豚诸鱼鳖毒，观朱鱼食橄榄查即毙，能解鱼毒可知。故嚼汁咽之，能治鱼骨鲠，有效。患痘疮者宜多食，以其解毒而助胃中温和之气，令痘起发也。又核烧灰蜜丸，同黄独服能稀痘。但性专搜涤胎毒，过服令人呕泻。《食物须知·诸果》：成晚秋，如生柯子状，瓣棱绝少。采之咀嚼，满口生香。开胃，消酒食甚佳；止泻，解鱼毒益妙。喉中鱼鲠，汁咽亦除。若煮饮之，并解诸毒。《调疾饮食辩》

卷一下：橄榄能解鱼毒，而诸书皆云其木作椑，拨着鱼背即浮出，则是江边渔子，可无须罾钓矣。恐无此理。又《延寿书》云：食橄榄，必过白露，始不发痁疟也。是此物能发疟，患疟人不食为是。《本草求原》卷一二：气平，味甘涩，无毒。皆生津、止渴、开胃、止嗽、止血、消痰、解醒。热嗽忌，恐敛火也。杀河豚、诸鱼鳖、洋烟毒。能止引。治鱼骨鲠，嚼汁咽之。咽喉痛，牙痛，煅灰常擦之。患痘疮者宜多食。解毒，兼收胃中温和之气也。痘后勿食。非痘多食，防其太敛，反聚火而伤胃。《随息居饮食谱·果食类》：开胃生津，化痰涤浊，除烦止渴，凉胆息惊，清利咽喉，解鱼、酒、野蕈毒。盐藏、药制功用良多，点茶亦佳，以香嫩多汁者胜。

【附方】《神农本经会通》卷三：治痔疮。一个全用，烧灰，油调搽。《青囊》。

《本草经疏》卷二三：食诸鱼被鲠。用橄榄嚼汁咽之。无橄榄时，即觅核研末，急流水调服，亦效。手抓碎成疮。用橄榄磨浓汁涂之，能灭瘢痕。

《本草汇言》卷一五：治酒伤昏闷。用橄榄肉十个，煎汤饮。

《类经证治本草·手阳明大肠腑药类》：解初生小儿胎毒。青果汁，以软棉醮，时时揸其唇口。下部痔疮。捣汁擦之。

《本草求原》卷一二：立止心、胃脘痛。榄去核，以鲜明人中黄入满，用湿纸及泥包好煅透，滚水调下，立止心、胃脘痛，屡验。

榄仁

【气味】味甘，平，无毒。《食物辑要》卷六。

【主治】益人。《食物辑要》卷六。润肺，解毒杀虫，稀痘，制鱼腥，涂唇吻燥痛。小儿及病后宜以为果饵。《随息居饮食谱·果食类》。

核

【气味】味酸涩。《医林纂要探源》卷二。

【主治】核医冻瘃之疮，煅灰油傅。《药镜》卷一。面上生疮，或损破后，以橄榄核研水，涂之，可去斑霼。《本草汇笺》卷六。核治疝。《玉楸药解》卷四。

【发明】《本草撮要》卷三：每日以核两个，磨汁拌沙糖吃，两年之后，永不出痘，奇验。

【附方】《本草汇笺》卷六：患阴肾肿者。以橄榄核烧灰，研末，汤调服之，竟愈。而旧方亦有用橄榄核、荔枝核、山查核，等分烧研，每服二钱，空心茴香汤调服。

《本经逢原》卷三：婴儿初生。胡桃肉连皮三枚，橄榄核烧灰一枚，朱砂、雄黄各一分，研细，和甘草汁、生白蜜，绞去滓，于乳前顿热服之，可代化毒丹。但化毒丹治胎热面赤，此治胎寒面白，不可混也。又灰末敷金疮无瘢。生核磨水搽瘢渐灭。

《随息居饮食谱·果食类》：稀痘。橄榄核常磨，浓如糊，频与小儿服之。

《古今治验食物单方》：稀豆丹。核，择水闭日，瓦上焙为末，每岁一枚，黑糖调服。

【附录】余甘子。《本草汇言》卷一五：味苦涩，回味转甘，气寒无毒。苏氏曰：余甘子，古名庵摩勒，与橄榄一物二种也。生岭南交、广、爱等州。今泉州山中亦有之。状如川楝子，味类橄榄，亦可蜜渍盐藏。其木可制器物，树叶如夜合及槐叶，其枝如柘，其花黄。其子圆大如弹丸，色微黄，有文理，初入口，味甚苦涩，良久转甘。其形较橄榄稍圆。其主治功用与橄榄同。如解金石毒，合铁粉捣熟，染白须发转黑。又特异于橄榄也。出寇氏、陈氏方。

木威子《本草拾遗》

【释名】乌榄《生草药性备要》。

【集解】《本草纲目拾遗》卷八：乌榄仁出广东。今果肆皆有市者，皮黄黑色，肉白，有文层迭如海螵蛸状，酒筵中以为豆笾食品。○《粤志·木语》：橄榄有青、乌二种，闽人以白者名青果，粤中止名白榄，不曰青果也。白榄利微，人少种焉。乌榄，下番禺诸乡皆种之，种至二年，其秧长八九尺，必之乃结实，至三年而子小收，十年而大收矣。其树本高而端直，多独干，至顶乃布枝柯，有雌有雄，雄为主，雌为客，犹妇之归于夫也。予如枣大，长寸许，光无棱瓣，先生者下同，后生者上向，八九月熟，梯子击以长竿。或刻其干东寸许，纳以红盐，则其干东子落，刻其干西或南北亦然，古诗所云纷纷青子落红盐也。乌榄子大肉厚，其性温，故味涩甘。以温水泡软，俟紫脂浮起溢出，乃可食，水冷则生胶，热则肌肤反实，故必温水之和，乃醒其性，亦有婉谏之道焉。总二榄论之，白榄雄而乌榄雌，白属阳而乌属阴，阳故色白而行气，阴故色红而补血。惟乌者阴，故有仁可食；白者阳，故仁小而不成，此其别也。《植物名实图考》卷三一：乌榄岭南种之。其核中仁长寸许，味如松子，亦多油。过岭以盐糖炒食，甚香。《岭南杂记》以为即木威子，从之。《广东志》：粤中多种乌榄，其利多；白榄种者少，号曰青子。番禺妇女，多以斲乌榄核为务，核以炊，仁以油，及为礼果。

【正误】《本草纲目拾遗》卷八：《纲目》集解下云：乌榄青黑，肉烂而甘，取肉捶碎放干，自有霜如白盐，谓之榄酱。其子仁肥大，名榄仁。而主治所载，悉言白榄，即今常食之青果。又所载榄仁治吻燥者，亦指青果核中仁而言，非指乌榄仁也，今采《岭南果录》中补其遗。

【气味】仁味甘淡。《本草纲目拾遗》卷八。子涩，平。《本草求原》卷一二。

【主治】其子存性，能止血。《生草药性备要》卷上。润肺下气补血，杀诸鱼毒。《本草纲目拾遗》卷八。

叶

【主治】叶专洗癞毒如神。《生草药性备要》卷上。

甘蕉《别录》　　【校正】《本草纲目》原入草部，今移此。

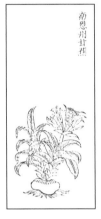

图 27-10-1　南恩州
甘蕉《图经（政）》

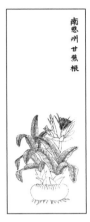

图 27-10-2　南恩州
甘蕉根《图经（绍）》

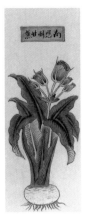

图 27-10-3　南恩州
甘蕉《品汇》

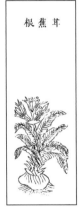

图 27-10-4　甘蕉根
《蒙筌》

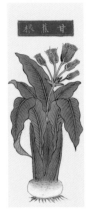

图 27-10-5　甘蕉根
《雷公》

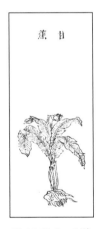

图 27-10-6　甘蕉
《类纂》

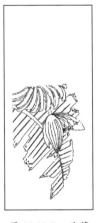

图 27-10-7　甘蕉
《图考》

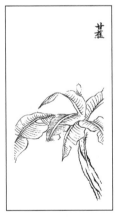

图 27-10-8　甘蕉
《图说》

【集解】《南方草木状》卷上：甘蕉望之如树，株大者一围余。叶长一丈，或七八尺，广尺余二尺许。花大如酒杯，形色如芙蓉。着茎末百余。子大，名为房，相连累，甜美，亦可蜜藏。根如芋魁，大者如车毂。实随华，每华一阖，各有六子，先后相次，子不俱生，花不俱落。一名芭蕉，或曰巴苴。剥其子上皮，色黄白，味似葡萄甜而脆，亦疗饥。此有三种：子大如拇指，长而锐，有类羊角，名羊角蕉。味最甘好。一种子大如鸡卵，有类牛乳，名牛乳蕉。微减羊角。一种大如莲子，长六七寸，形正方，少甘，最下也。其茎解散如丝，以灰练之，可纺绩为絺绤，谓之蕉葛，虽脆而好，黄白不如葛赤色也。交、广俱有之。《三辅黄图》曰：汉武帝元鼎六年，破南越建扶荔宫，以植所得奇草异木，有甘蕉二本。《太平御览》卷九七五：《广志》曰：芭蕉葅，或曰甘蕉。茎如荷芋，重皮相裹，大如盂升，叶广二尺，长一丈，子有角，子长六七寸，或三四寸，生为行列，两两共对，若相抱形，剥其上皮，色黄白，味似葡萄，甜而饱人。其根大如芋魁，大一石，青色，其茎解散如丝，织以为葛，谓之蕉葛，虽脆而好，色黄白，不如葛色。出交址建安。○《异物志》曰：芭蕉，叶大如筵席，其茎如芋，取镬煮之，为丝可纺绩，女工以为绤绤。今交址葛也。其内心如蒜鹄头生，大如合桦，因为实房，一房有数十枚，其实皮赤如火，剖之中黑，剥其皮，食其肉，如蜜甚美，食之四五枚可饱，而余滋味犹在齿牙间。一名甘蕉。《医林纂要探源》卷二：花谢后，附茎结实，排列如牙，色青，剥去青皮，中肉黄白。两广乃有之，可当果，中原罕结实者。《本草纲目拾遗》卷五：《皇华纪闻》：粤地湿热，人多染麻疯，所居室人不敢处，必种香蕉木本结实者于院中，一二年后，其毒尽入树中，乃敢居。两广杂志：蕉种甚多，子皆甘美，以香牙蕉为第一，名龙奶奶者，乳也。言若龙之乳，不可多得，然食之寒气沁心，颇有邪甜之目。其叶有朱砂斑点，植必以木夹之，否则结实时风必吹折，故又名折腰娘。凡蕉叶必三，三开则三落，落不至地，但悬挂茎间，干之可以作书。花出于心，每一心辄抽一茎作花，闻雷而坼，坼者如倒垂菡萏，层层作卷瓣，瓣中无蕊，悉是瓣。渐大则花出瓣中，每一花开，必三四月乃阖，一花阖成十余子，十花阖成百余子，小大各为房，随花而长，长至五六寸许，先后相次，两两相抱，其子不俱生，花不俱落，终年花实相代谢，虽历岁寒不雕。子经三四月始熟，粤人婴儿乳少，辄熟蕉子饲之。又以浸酒，味甚美，其蕉心嫩白，可为葅。《纲目》芭蕉条下所载各类，于香蕉独未明晰，今依《粤志》补之。收麻疯毒。《五杂俎》：凤尾蕉其本粗巨，叶长四五尺，密比如鱼刺，然高者亦丈余。又有番蕉，似凤尾而小，相传从琉球来者，云种之能辟火患，是水精也。枯时以铁屑粪之，或以铁钉钉其根上，则复活。盖金能生水也，植盆中不甚长，一年才落下一叶，计长不能以寸，亦不甚作花，予种之三十年，仅见两度花，其花亦似芭蕉。而色黄不实。

【正误】《植物名实图考》卷一四：甘蕉，《别录》下品。生岭北者开花，花苞有露极甘，通呼甘露。生岭南者有实，通呼蕉子，种类不一，具详《桂海虞衡志》诸书。李时珍以甘露为襄荷，说本杨慎，殊不确。

实

【气味】禀至阴之气，味甘，入足阳明，而气大寒。《本草汇笺》卷三。甘，寒，微涩。《医林纂要探源》卷二。

【主治】润心肺，生津，通血脉，填髓。《太乙仙制本草药性大全·仙制药性》卷一。治天行狂热，解消渴烦闷，利小便。治湿热黄瘅，和酒服疗痈肿，并以滓涂肿处良。《本经逢原》卷二。止渴清热，去瘀解毒。《医林纂要探源》卷二。

【发明】《重庆堂随笔》卷下：甘露子，蕉实也。生津解渴，润燥除烦，更胜于梨。乃果中之仙品，惜不易结耳。《本草求原》卷一二：蕉果有青蕉、香蕉、牙蕉之殊，而甘、寒则同。止渴、润肺、解酒、清脾、滑肠。脾火盛者食之，反能止泻止痢。

根

【主治】发背欲死，以根捣烂涂上。《太乙仙制本草药性大全·仙制药性》卷一。

【发明】《宝庆本草折衷》卷一一：《究原方》治巴豆毒人，用芭蕉根煎汤服以解之。夫芭蕉、甘蕉，其种虽殊，要之性用亦无甚异也。此缙云及艾原甫所以统二蕉与油、汁为说焉。《本草经疏》卷一一：甘蕉禀地中至阴之气以生，其味应甘，气大寒，性无毒。入足阳明经。膏粱之变，发为痈肿。甘寒解阳明之结热，则痈肿自除。苏恭捣傅痈肿，去热毒，捣汁服，治产后血胀闷。大明治天行热狂、烦闷消渴，患痈毒，并金石发动，燥热口干，并绞汁服之。又治头风游风等证，皆取其甘寒凉血除热之功也。○蕉性大寒，痈肿阴证，不焮肿，不发热者，忌之。天行病非阳明热甚者，忌之。产后血胀闷，当以行血补血为主，蕉虽味甘，然性大寒，尤非所宜。《顾氏医镜》卷七：甘蕉根甘，大寒。入胃经。宜捣汁入药用。治时疾热狂烦闷，甘寒清解阳明邪热之功。疗小便血淋涩痛。凉血除热之效。止消渴而除黄疸，亦取其甘寒清胃也。消肿毒而涂赤游。同硝、黄涂一切痈肿，小儿赤游，其效如神。痈肿阴症，不焮肿，不发热者，忌用。《冯氏锦囊秘录》卷三：甘蕉根禀地中至阴之气以生，故味甘，气大寒，无毒。入足阳明经。凡膏粱之变，发为痈肿，令甘寒解阳明之结热，所以赤丹背疽狂热有余之症，皆能奏功。若邪实正虚，或胃强脾弱，及阴分肿毒，则大寒之性亦宜慎之。甘蕉根，出川蜀、闽广，结子者是，非近处芭蕉也。绞汁服，主天行狂热闷烦。误服金石燥渴，产后胀闷，奇效悉臻。捣烂敷，去小儿赤游丹毒，大人发背痈疽，风头疮，神功立应。《本经逢原》卷二：《别录》治痈疽结热。《肘后》治发背肿毒。《圣惠》治血淋涩痛，苏颂治风痫欲倒，饮之取吐效，惟阴疽不赤肿者禁用。

蕉油

【主治】风邪热毒，头面项肿，芭蕉汁涂。《本草纲目易知录》卷一。

叶

【主治】小儿游风，卧蕉叶上即愈。《本经逢原》卷二。

花及花中露（每清晨开瓣，瓣中盛露，其甘如饴。）

【气味】甘，寒。《医林纂要探源》卷二。

【主治】清心而养肺，以火谢而土生金也。《医林纂要探源》卷二。

芭蕉《滇南本草》

【释名】芭苴、天苴《野菜博录》。

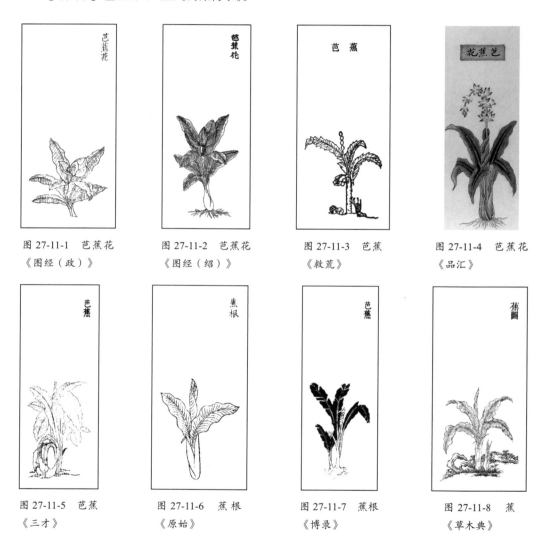

图 27-11-1　芭蕉花　　　图 27-11-2　芭蕉花　　　图 27-11-3　芭蕉　　　图 27-11-4　芭蕉花
《图经（政）》　　　　　《图经（绍）》　　　　　《救荒》　　　　　　《品汇》

图 27-11-5　芭蕉　　　图 27-11-6　蕉根　　　图 27-11-7　蕉根　　　图 27-11-8　蕉
《三才》　　　　　　《原始》　　　　　　《博录》　　　　　　《草木典》

【集解】《药性要略大全》卷七：芭蕉多生江南。叶长丈许，阔二尺余。茎软，根可生用，不入群方。○此物有数种，花极大，类象牙色者，实大甘美可食，名曰牙蕉，即甘蕉也。其卷心中抽干作花，生大萼，如倒垂菡萏，十数层瓣，渐大则花开。瓣中繁盛、红如火者，为之红蕉；白如蜡色，为之水蕉。《野菜博录》卷二：有二种，取根粘者可食，叶长大，重皮包裹，根如芋头，开花起茎稍间，结蓬累累如连瓣形，每开一瓣中，有水味如蜜。性甘，大寒，无毒。食法：取根肉切片，灰汁煮熟，去汁再煮，油盐调食。

实

【主治】其子初出，连包取汁，治难产及胎衣不下。花红者良。《本草求原》卷一二。

根

【气味】味苦、甘，性寒，无毒。《药性粗评》卷三。味甘，大寒。《本草备要》卷二。

【主治】治天行热症，发狂烦闷。治消渴痈毒，并服金石发热闷乱口干，并绞汁服，及梳头长发，消肿，游风风疹头痛，并研罯傅之。《药性要略大全》卷七。泻热。治天行热狂，烦闷消渴，产后血胀，并捣汁服。涂痈肿结热。为末，油调敷。霜后者佳。《本草备要》卷二。泻热解毒，宽胀消痈。《药性切用》卷三。热病发秃，取汁搽之即生。牙痛，含汁。浸疳妙。《本草求原》卷三。

【发明】《冷庐医话》卷五：芭蕉根汁治疗走黄甚效。震泽钮某患疗，食猪肉走黄肿甚，其妻向余室人求方，令取芭蕉根捣汁一宫碗灌之，即肿消而痊，次日入市逍遥矣。且不独可治疗，凡热毒甚者，亦能疗之。妹婿周心泉家之妪唐姓，夏患热疖，至秋未已，自头至足，连生不断，令饮汁一茶钟，热毒渐消而愈。

【附方】《药性粗评》卷三：暗风痫病。以竹筒插入芭蕉皮中，如取漆法，沥去其油，服之，吐出风涎即愈，不吐再服。小儿赤游。捣芭蕉根取汁，煎涂之，如赤游到心即死，便不可医。

《本草撮要》卷一：产后血胀。捣汁温服二三合。渴热发狂。生捣汁，时饮一二合。

芭蕉油

【炮制】《药性要略大全》卷七：芭蕉油取油法。用竹筒削尖，刺入皮中，如取漆法。

【气味】性冷，无毒。《药性要略大全》卷七。

【主治】治头风热，并女人发落。止烦渴及汤火疮。治暗风痫疾。《药性要略大全》卷七。

叶

【气味】味苦、甘，性寒，无毒。《药性粗评》卷三。味甘、苦，性大寒，无毒。入心、肝二经。《本草再新》卷二。

【主治】主痈肿结热，诸疮恶毒。《药性粗评》卷三。治心火作烧，肝热生风，除烦解暑。《本草再新》卷二。消肿毒游风。《草木便方》卷一。

花

【气味】味微咸，性温。《滇南本草》卷上。其性凉。《医方药性·草药便览》。

【主治】主治寒痰停胃，呕吐恶心，吞酸吐酸，饮食饱胀，呕吐酸痰，胸膈胀满，胃口饱闷，腹痛，暖胃散痰。咸能软坚。《滇南本草》卷上。治痞气痛。《医方药性·草药便览》。治心痹痛。《草木便方》卷一。

【附方】《滇南本草》卷上：治翻胃呕吐，饮食酸痰，胃口肚腹疼痛，胸隔饮饱。用芭蕉花二钱，煨汤，点烧酒服。忌鱼、羊、生冷。

《校补滇南本草》卷下：治反胃吐呃，饮食酸痰，胃口肚腹疼痛，胸膈饱胀。芭蕉花二钱，水煎，点水酒服。忌鱼、羊、生冷、蛋、蒜。

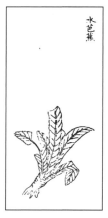

图 27-12-1　水芭蕉《滇南》

水芭蕉《校补滇南本草》

【集解】《校补滇南本草》卷上：生水内，短小无花，形似山芭蕉。此蕉祗高尺余，所以不同。

【气味】有大毒。《校补滇南本草》卷上。

【主治】采为末，若逢刀剐疮，或遇蛇毒，或着夷人之毒，或中见血封喉之毒箭，剐患处，先用此药搽上，用刀剐之不疼，此乃麻药之神也。《校补滇南本草》卷上。

山芭蕉《滇南本草图说》

【集解】《滇南本草图说》卷一○：山芭蕉高尺许。

【气味】气味辛苦，有毒。不可妄服。《滇南本草图说》卷一○。

【主治】可作外科敷疮散毒，脱管生肌。或未出头者，围边，留心中，以备出头。若脓血流出，用此为末，围未破之处，可托内疮毒之管。其根最良。《滇南本草图说》卷一○。

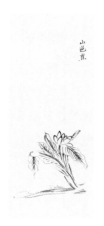

图 27-13-1　山芭蕉《滇南图》

庵摩勒《唐本草》

【释名】香盖《本草省常》。

《通志·昆虫草木略》卷七六：庵摩勒即余甘也，梵名之异耳。

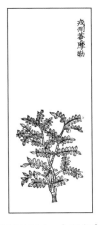

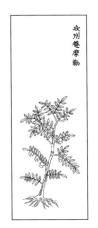

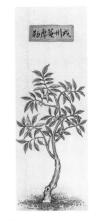

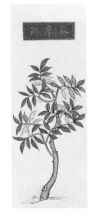

图 27-14-1　戎州庵摩　　　图 27-14-2　戎州庵摩　　　图 27-14-3　戎州庵　　　图 27-14-4　庵摩勒
勒《图经（政）》　　　　　勒《图经（绍）》　　　　摩勒《品汇》　　　　《雷公》

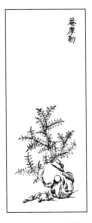

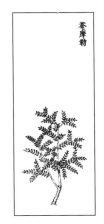

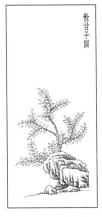

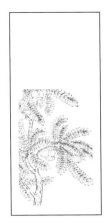

图 27-14-5　庵摩勒　　　　图 27-14-6　庵摩勒　　　图 27-14-7　余甘子　　　图 27-14-8　庵摩勒
《三才》　　　　　　　　《博录》　　　　　　　　《草木典》　　　　　　《图考》

【集解】《南方草木状》卷下：庵摩勒树叶细，似合昏，花黄，实似李，青黄色，核圆，作六七棱。食之先苦后甘。术士以变白须发有验。出九真。《太平御览》卷九七三：《云南记》曰：泸水南岸有余甘子树，子如弹丸许，色微黄，味酸苦，核有五棱。其树枝如柘枝，叶如小夜合叶。陈祈畅《异物志》曰：余甘大小如弹丸大，视之理如定陶瓜片，初入口如苦，忽咽口中，乃更甜美，盐而蒸之尤美，可多食之。《宝庆本草折衷》卷一三：生岭南及西川、西川蛮界，交、广、爱、戎州山谷。

实

【气味】味苦、甘，寒，无毒。《绍兴本草》卷一三。性温。《本草省常·果性类》。

【主治】作果实食之，以解酒毒。《绍兴本草》卷一三。益气，强力。《本草品汇精要》

【发明】《**本草省常·果性类**》：动风疾。同一切辣物食，令人患黄病。

【附方】《**太乙仙制本草药性大全·仙制药性**》卷三：发白变黑，不老长生，且生发去风痒。用子压汁，合铁粉一斤，和油搽头，○解金石毒。为末，作汤，点服，乳石之人常宜服也。

毗梨勒《唐本草》

【集解】《**本草品汇精要**》卷一九：《唐本》注云：树似胡桃，子形亦似胡桃，核似诃梨勒而圆短无棱。戎人谓之三果。《药性论》云：番中人以此作浆，甚热，能染须发变黑色。《海药》云：树不与诃梨勒同，子相似，但圆乃毗尔。

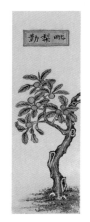
图 27-15-1 毗梨勒《品汇》

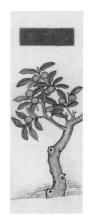
图 27-15-2 毗梨勒《雷公》

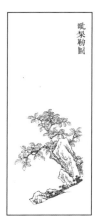
图 27-15-3 毗梨勒《草木典》

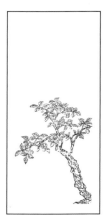
图 27-15-4 毗梨勒《图考》

【炮制】《**本草品汇精要**》卷一九：到碎用。

【气味】味苦、涩，性寒。《**本草品汇精要**》卷一九。味苦，气寒，无毒。《**太乙仙制本草药性大全·仙制药性**》卷三。

【主治】能温暖肠腹，去一切冷气。下气最灵，泻痢即止。烧灰熬汁，能染须发。《**太乙仙制本草药性大全·仙制药性**》卷三。

【发明】《**植物名实图考**》卷三五：毗黎勒《唐本草》始著录。生岭南交、爱诸州，核似诃黎勒而圆短无棱。苦，寒，主治风虚热气，功用同庵摩勒。李时珍以为余甘之类。按滇南有松橄榄，与余甘同而圆无棱，以治喉痛，与《唐本》合《海药》云，同诃黎勒，性温，疑又一种。

没离梨 《本草拾遗》

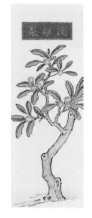

【校正】《本草纲目》有目无文，今据《证类本草》补。

【集解】《证类本草》卷一四：生西南诸国，似毗梨勒，上有毛少许也。

【气味】味辛，平，无毒。○《海药》云：微温。《证类本草》卷一四。

【主治】主上气，下食。陈藏器。主消食，涩肠，下气及上气咳嗽，并宜入面药。《海药》。《证类本草》卷一四。

【发明】《太乙仙制本草药性大全·仙制药性》卷三：主上气消食甚良，治咳嗽涩肠殊功。

图 27-16-1　没离梨《雷公》

柤 《别录》

【集解】《太乙仙制本草药性大全·本草精义》卷四：旧本不著所出州土。生永昌山谷，今出东阳诸郡，一名彼杉也。其树大连抱，高数仞，叶如杉，其木如柏，作松理，肌细嫩，堪为器皿也。实生与橄榄同形，秋熟，色紫褐而脆。摘以文火烘燥，嚼甚甘美馨香。丹溪云：此肺家果也。《植物名实图考》卷三二：柤实，《别录》下品。树似杉，实青时如橄榄，老则黑。玉山与浙江交界处多种之。

柤实 《别录》

【气味】味甘，平，无毒。《绍兴本草》卷一三。味甘、涩，性热，无毒。肺之果。《食物辑要》卷六。味甘，涩，兼苦，微寒，无毒。《冯氏锦囊秘录》卷八。味甘、苦，性寒，平，无毒。入脾、肺二经。《本草再新》卷五。

【主治】但疗痔颇验。《绍兴本草》卷一三。主消谷，令人能食，行荣卫，助筋骨，明目轻身，五痔人常如果食之愈。《药性全备食物本草》卷二。消谷进食，杀虫化积，止嗽助阳，疗痔止浊。《本草通玄》卷下。治肺火，健脾土，补气化痰，止咳嗽，定呵喘，去瘀生新。《本草再新》卷五。肺燥而见咳嗽不宁，腹中不和，五痔腹胀，恶毒，并小儿黄瘦，便秘不解等症，服之皆效。《新编六书·药性摘录》卷六。

【发明】《宝庆本草折衷》卷一四：柤实细者益佳。欲以疗寸白诸虫者，惟新摘生柤则可收效，经火即无力，止堪供果筵耳。艾原甫言观其皮子甚涩，不知又曰滑肠，何也？《食鉴本草》卷上：杀腹间大小虫。小儿瘦黄有虫积者可食之。苏东坡诗：呕除三彭虫，已我腹中疾。《太乙仙制本草药性大全·仙制药性》卷四：非火不可啖，经火则熟；生食不宜多，引火入肺。大肠受损，滑泻难当。疗五痔能使去根，杀三虫旋化为水。助筋骨健，调荣卫行。《本草经疏》卷

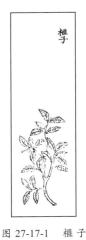

图 27-17-1　榧子
《图经（政）》

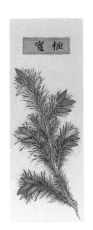

图 27-17-2　榧实
《品汇》

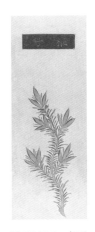

图 27-17-3　榧子
《食物》

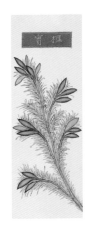

图 27-17-4　榧实
《雷公》

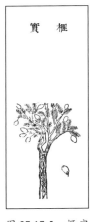

图 27-17-5　榧实
《备要》

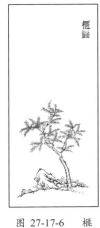

图 27-17-6　榧
《草木典》

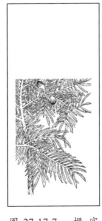

图 27-17-7　榧实
《图考》

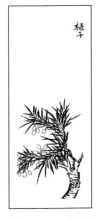

图 27-17-8　榧子
《图说》

二三：榧实禀土气以生。本经味甘无毒。然尝其味多带微涩，详其用应是有苦，气应微寒。气薄味厚，阴也，降也。入手太阴、阳明经。五痔、三虫皆大肠湿热所致，苦寒能泻湿热，则大肠清宁，而二证愈矣。其主蛊毒鬼疰者，以其甘能解毒，而苦寒能涤除肠胃邪恶气耳。《**医宗必读·本草征要**》下：入肺经。反绿豆。杀百种之虫，手到而瘥；疗五般之痔，频尝则愈。消谷食而治咳；助筋骨而壮阳。东坡诗云：驱除三彭虫，已我心腹疾。指其杀虫也。不问何虫，但空腹食榧子二十一枚，七日而虫下，轻者两日即下矣。《**本草备要**》卷三：榧实润肺。甘涩。润肺，《本草》未尝言润，然润剂也。故寇氏云：多食润肠。杀虫。有虫积者，宜上旬日日食之。食一斤，虫乃绝。《**本草新编**》卷五：榧子味甘、少涩，气温。入胃、脾、大肠之经，又入肺。主五痔，杀三虫，坚筋骨，调营卫。药笼中断不可缺之品。杀蛔虫，而又不损气血，用之实能奏功。惟有火病肠滑者不宜，然暂服一二次，亦复何害。〇榧子杀虫最胜，但从未有用入汤药者，切片用之至妙。此物吴越最多。余用入汤剂，虫痛者立时安定。亲试屡验，故敢告人共享也。○或疑榧子过于杀虫，未有杀虫之品而不耗气血者。吾谓凡杀虫之物，多伤气血，惟榧子不然。以榧子杀虫于无形也。无形之味，杀寓于生之中，虫不知其杀，而贪食丧生，虫自死耳，于脏腑正无伤也。脏腑既无所伤，气血又何伤之有。**《本经逢原》卷三**：榧实，肺家果也。性温散气，故能去腹中邪气。三虫诸疾，火炒食之。引火入肺，多食则大肠受伤。小儿黄瘦有虫积者宜食，与使君子同功。**《医林纂要探源》卷二**：涩用同酸，而温属火。润肺宁心，属火而能润肺，何也？曰：金须得火以温之，方不一味清燥。治寒嗽，杀尸虫。甘而能杀，气严正也。**《本草求真》卷八**：榧实专入肺。甘涩微苦，体润而滑，性平无毒。按据诸书有言，气味苦寒，能泻湿热，为肺家之果。又云性温散气，能去腹中邪气，及杀诸虫，皆无定论。余按榧实甘润，是其本质。凡肺不润而燥者，得此则宜，故有解燥除热之功。非书所云能除湿热之意乎？又其燥热内扰，则虫自尔见蚀，而五痔腹胀等症自尔悉形，服此燥气悉除，肠胃顿清，其气自尔不结。非书所谓温能散气之意乎？又书有载有毒无毒，在人食既无病，又能以此疗病，毒何由见。非书所云无毒之说乎？又其苦涩兼备，既能清燥润肺，复于虫蚀性味不合，令其即化为水，非书所云有毒之说乎？究之止属润肺解热杀虫之品，其言有毒，止是毒虫之毒，而非毒人之毒也。其言无毒，因非毒人之毒，而为毒虫之毒也。故凡一切肺燥而见咳嗽不宁，腹中不和，五痔恶毒，并小儿黄瘦便秘不解等症，服之无不奏效。好食茶叶面黄，每日食榧子七枚，以愈为度。治寸白虫，日食榧子七枚，满七日，虫皆化为水。昔东坡诗云：驱除三彭虫，愈我心腹疾，义正是矣。但多食则有滑肠之虞，炒食味即香酥甘美，更有引火入肺、大肠受伤之虑，不可不细察耳。

【附方】**《太乙仙制本草药性大全·仙制药性》卷四**：治白虫。榧子一百枚，去皮，火燃啖之，能食尽佳。不然，啖五十枚亦得，经宿虫消下。

柀子《本经》

【集解】**《食物本草》卷二**：盖柀子即粗榧也。丹溪云：榧，肺家果也。火炒食之，香酥甘美，但引火入肺，大肠受伤。

【气味】甘温。**《分部本草妙用》卷九**。味温，有毒。**《每日食物却病考》卷下**。

【主治】治腹中邪气，去虫、蛇螫、蛊毒、鬼疰伏尸。**《分部本草妙用》卷九**。即粗榧也，此种不益人。**《每日食物却病考》卷下**。

【发明】**《寿世秘典》卷三**：有一种粗榧，其木与榧相似，但理粗色赤耳，其子稍肥大，仅圆不尖。**《神农本草》**柀子即粗榧也。陶氏不识柀子，惟苏恭能辨为一物也。**《调疾饮食辨》卷四**：《尔雅翼》曰：柀似杉木，有文采，绝难长。有牝牡，牡者华，牝者实。大如枣核，有尖者，有不尖者，无棱，壳薄，黄白色仁可生啖，炒食更香美。性能杀虫，又有油能润肺，凡虫病及干咳无痰者可食。然性甚热，脾肺有热者忌之。

五敛子《本草纲目》

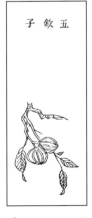

图 27-18-1　五
敛子《备要》

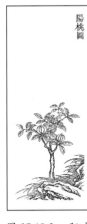

图 27-18-2　阳桃
《草木典》

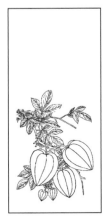

图 27-18-3　五敛
子《图考》

【释名】三敛《养生食鉴》、三蕊《生草药性备要》、羊桃、洋桃、山敛《本草纲目拾遗》。

《本草纲目拾遗》卷八：《粤语》其种来自大洋，一曰洋桃。

【集解】《南方草木状》卷下：五敛子大如木瓜，黄色，皮肉脆软，味极酸，上有五棱，如刻出。南人呼棱为敛，故以为名。以蜜渍之，甘酢而美。出南海《本草纲目拾遗》卷八：高五六丈，大者数围，花红色，一蒂数子，七八月间熟，色如蜡，一名三敛子，亦曰山敛。敛，棱也。俗语误棱为敛也，亦以其味酸能敛颜色也。有五棱者，名五敛。以糯米水浇则甜，名糯羊桃，广人以为蔬。《纲目》：五敛子，即羊桃。惟言其主治风热，生津止渴，他功效皆未及，今依《粤语》补之。《尔雅》：长楚铫芅，注：今羊桃也。或曰，鬼桃叶似桃花，白子如小麦，亦似桃。陆玑疏云：叶长而狭，花紫赤色，其枝茎弱，过一尺引蔓于草上。郑氏曰：藤生子赤，状如鼠粪，故亦名鼠矢。儿童食之，一名羊肠，一名御弋。蜀本《图经》：子细如枣核，苗长弱蔓生，不能为树，今呼为细子，根似牡丹。《群芳谱》：羊桃，福州产，其花五瓣，色青黄。《诗·桧风》：隰有苌楚，猗傩其枝。即指此也。

实

【气味】酸、甘、涩、平、无毒。《本草纲目拾遗》卷八。其味酸淡，或谓以糯米浇之则甜。《植物名实图考》卷三一。

【主治】能辟岚瘴之气。《养生食鉴》卷上。久食能辟岚瘴之毒。中蛊者，捣自然汁饮，毒即吐出。脯之或白蜜渍之，持至北方，不服水土与疟者，皆可治。《本草纲目拾遗》卷八。能消猪肉毒。《植物名实图考》卷三一。

【发明】《本草纲目拾遗》卷八：《岭南杂记》：有食猪肉咽喉肿痛，食羊桃即解。《药性考》：羊桃生时极酸，不可食。熟则带甘。过食寒中，内热者宜之。多食冷脾胃、动泄澼，可晒干。歌曰：狝猴桃寒，酸甘止渴。调中下气，解烦除热。骨节风痛，能压丹石。通淋疗痔，瓤可煎食。

【附方】《养生食鉴》卷上：中蛊毒，大渴不止。捣取自然汁，多饮则毒随吐出而解。

因食水土不宜，作发冷病者。取牛肉同炒食之，即愈。

叶

【气味】味劫，性寒。《生草药性备要》卷下。

【主治】利小水，治撞红，用大头鱼头，勿放油、盐煮汤食，候小便太急大放，其毒随小便而出，即效。《生草药性备要》卷下。

花

【主治】解鸦片毒。《本草求原》卷一二。

海松子《开宝本草》

【集解】《南方草木状》卷下：海松子树与中国松同，但结实绝大，形如小栗，三角，肥甘香美，亦樽俎间佳果也。出林邑。《植物名实图考》卷三一：海松子，《开宝本草》始著录。生关东及永平等府。树碧实大，凌冬不凋。

【正误】《调疾饮食辩》卷四：《列仙传》谓偓佺、赤松子皆服此得仙，幻谈也。

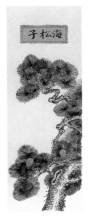 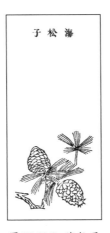 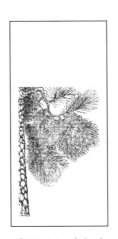 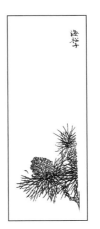

图 27-19-1　海松子　　　图 27-19-2　海松子　　　图 27-19-3　海松子　　　图 27-19-4　海松子
《品汇》　　　　　　　　《备要》　　　　　　　　《图考》　　　　　　　　《图说》

仁

【气味】味甘，气小温，无毒。一云：味甘美，大温，无毒。《神农本经会通》卷三。

【主治】去诸风，逐邪气，滑肌肤，实肠胃，长食延人年。《食鉴本草》卷上。主骨节风头眩，逐风湿痹寒气。去死肌而变白发；润皮肤而调五脏。散水气妙剂，补虚赢秘旨。温肠胃不饥神效，补不足少气尤良。《太乙仙制本草药性大全·仙制药性》

卷四。逐风痹，温肠胃。治燥结，润皮肤。《本草汇》卷一四。醒脾开胃，解郁润肠，为芳香解郁润燥良药。其油可通津枯肠结，无火最宜。《药性切用》卷六。

【发明】《本草经疏》卷二三：海松子气味香美，甘温。甘温助阳气而通经，则骨节中风水气，及因风头眩、死肌自除矣。气温属阳，味甘补血，血气充足，则五脏自润，发白，不饥所由来矣。仙方服食，多饵此物，故能延年轻身不老也。《食治广要》卷四：按《列仙传》云，偓佺好食松实，体毛数寸，走及奔马。又，犊子少在黑山食松子、茯苓，寿数百岁。又，赤松子好食松子、天门冬、石脂，齿落更生，发落更出。皆是物也。《分部本草妙用》卷九：主治骨节风，头眩，去死肌，散水气，润五脏，逐风痹，主诸风，温肠胃，久服轻身延年。润肺治燥结咳嗽。同柏子仁治虚秘。中国松子力薄，只可入药。惟海松子为服食妙品。《本草汇》卷一四：松子，甘美大温，中和之品也。善理肺燥咳嗽，故风髓汤中用松子仁一两，胡桃仁二两，研膏，和熟蜜半两，食后沸汤点服。又大便虚秘者，用松子仁、柏子仁、麻子仁，等分研泥，溶白蜡和丸，黄芪汤下。阴虚多燥者，珍为神丹。《本草汇》卷一四：松子，甘美大温，中和之品也。善理肺燥咳嗽，故风髓汤中用松子仁一两，胡桃仁二两，研膏，和熟蜜半两，食后沸汤点服。又大便虚秘者，用松子仁、柏子仁、麻子仁，等分研泥，溶白蜡和丸，黄芪汤下。阴虚多燥者，珍为神丹。《饮食须知·果类》：凡松子细果将油者，摊竹纸焙之，还好。《本经逢原》卷三：海松子甘润，益肺清心，止嗽润肠，兼柏仁、麻仁之功，温中益阴之效。心肺燥痰干咳之良药也。《医林纂要探源》卷二：松子既为果，故松节等亦自木部移入。润心肺，泻肺行水。去清燥之邪，治寒嗽干咳。润肠通闭。润心肺，即润二肠矣。松节苦，辛，温。治骨节风湿。苦收湿，辛补肝，行水祛风。性又坚悍，能通骨节，须浸酒用之。松脂苦，甘，辛，温。熬膏，傅疗毒。除风湿，化毒，杀虫，生肌止痛。松叶煎汤浴身。治脚气，疗虫疮。《随息居饮食谱·果食类》：润燥补气，充饥，养液息风，耐饥温胃，通肠辟浊，下气香身。最益老人，果中仙品，宜肴宜餂，服食所珍。

【附方】《调疾饮食辩》卷四：治肺寒久嗽。松子仁五十个，百部炒三钱，麻黄二钱，杏仁去衣四十个，同白糖杵为丸，每含化数丸。如果肺寒，宜略加干姜。《钱乙小儿方》。

槟榔 《别录》

【释名】宾门药饯《南方草木状》、山槟榔、蒳子《宝庆本草折衷》。

《宝庆本草折衷》卷一三：一名白槟榔，大者名猪槟榔，小者名槟榔孙，一名山槟榔，一名蒳子。《本草元命苞》卷六：向阳曰槟榔，向阴曰大腹。《神农本经会通》卷二：尖长而有紫文者，名槟；圆而矮者，名榔。今医家不复细分，但取鸡心状，存坐正稳，心不虚，破之作锦文者为佳。

【集解】《南方草木状》卷下：槟榔树高十余丈，皮似青桐，节如桂竹，下本不大，上枝不小，

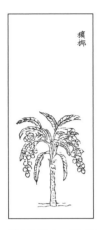

图 27-20-1 槟榔
《图经（政）》

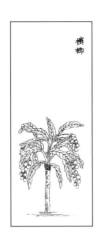

图 27-20-2 槟榔
《图经（绍）》

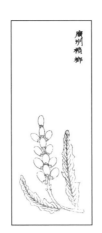

图 27-20-3 广州槟
榔《图经（绍）》

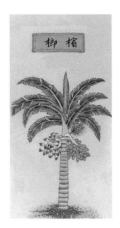

图 27-20-4 槟榔
《品汇》

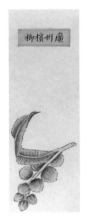

图 27-20-5 广州
槟榔《品汇》

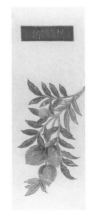

图 27-20-6 槟榔
《食物》

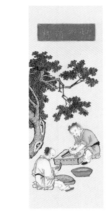

图 27-20-7 炮制
槟榔《雷公》

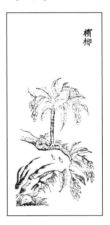

图 27-20-8 槟榔
《三才》

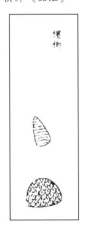

图 27-20-9 槟榔
《原始》

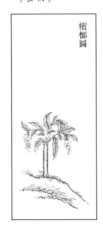

图 27-20-10 槟榔
《草木典》

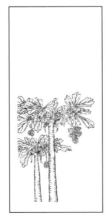

图 27-20-11 槟榔
《图考》

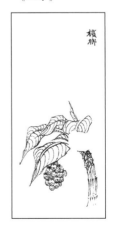

图 27-20-12 槟榔
《图说》

调直亭亭，千万若一，森秀无柯，端顶有叶，叶似甘蕉，条派开破。仰望眇眇，如插丛蕉于竹杪，风至独动，似举羽扇之扫天。叶下系数房，房缀数十实，实大如桃李，天生棘重累其下，所以御卫其室也。味苦涩，剖其皮，鬻其肤，熟如贯之，坚如干枣，以扶留藤、古贲灰并食则滑美，下气消谷。出林邑。彼人以为贵，婚族客必先进。《宝庆本草折衷》卷一三：生南海即广地。及东海、昆仑、岭外，交、爱州。《药性粗评》卷二：槟榔，此与大腹子同类。树高五七丈，如柱，无枝，柱梢抽叶似芭蕉，春结实作房，从叶中出，傍有刺，房数百实如鸡子状，皆有皮壳，肉满壳中，白色，至夏而熟。此有三四种，尖长而有紫文者为槟圆，而矮者名榔，又向阳生者为槟榔，向阴生者为大腹子，平坐如馒头，其衣为大腹皮，功力皆劣于槟榔。俱生南海交州，今岭南州郡亦皆有之。彼处及两广以槟榔不啻美果，朝夕啖之不置，谓能辟瘴，每同扶留藤，与瓦屋子灰同嚼之，谓柔滑而不涩。《本草纲目拾遗》卷七：《百草镜》：槟榔今药肆所市者，形扁而圆大，乃大腹子，俗名雌槟榔。广东文昌县出者，名文昌子，尖小者，名主赐槟榔，又名吃子。其形长尖，状如鸡心，内有锦纹，又名鸡心槟榔，即雄槟榔也。另有一种鸡心槟榔，来自洋舶，从白豆蔻内拣出，极罕有，形亦长尖，极小，外有壳，俨如枣核，故又呼枣核槟榔，入药最胜。

槟榔子

【炮制】《宝庆本草折衷》卷一三：夏取灰煮，熏干。○《图经》及寇氏论形色已明，惟麻逸国出者，功力倍胜。其状肥伟尖锐，其色紫赤油泽，世称为麻逸槟榔。必陶隐居所谓猪槟榔者是也。大抵生则有力，采人既曾煮焙，其力已微，今用者更不可见火，亦不宜久煎，则力愈耗，故雷公云熟使不如不用。凡和诸汤剂，当煎众药，临熟澄药汁磨槟榔，如分两投之，同煎，小沸，然后服饵。或欲烧者，却从本方。其外皮功用与大腹之皮，亦不相远。《药性粗评》卷二：六七月采实，即以灰淋水煮熟，仍用火焙干收之，庶不浥烂。《本草汇言》卷一五：用白槟榔，其形正稳如鸡心，其中心坚，其色如锦文者佳。刮去底，细切之，经火则无力。雷公云：生用为良，熟使绝无用矣。《本草述》卷一八：槟榔白者味辛，多散气。赤者味苦涩，杀虫。生时其大易烂，用灰汁煮熟，焙干，始堪停久。尖长有紫纹者名槟，力小；圆而矮者名榔，力大。今不复分，但取鸡心正稳中实如锦纹者佳。刀刮去底，细切，急治生用，经火则无力，缓。治略炒，或醋煮过。愚按：此味经火则无力，是为得金味之厚者，更的矣。《养生食鉴》卷上：槟榔老者以盐水拌叔，为咸槟榔。去壳，焙干，为干槟榔。嫩者，连青皮生食，为槟榔青。焙干，为大腹子。

【气味】味辛，温，无毒。《图经本草药性总论》卷下。味辛、甘、苦、涩，温，无毒。《宝庆本草折衷》卷一三。辛，温，无毒。一云味酸、甘，寒。《本草元命苞》卷六。

【主治】胸中痞滞。《宋朝事实类苑》卷六○。痰癖积聚，风气水肿，岚瘴膨胀，心痛胸满，宽中下气，杀三虫，消导饮食，宣通脏腑。《药性粗评》卷二。亦治疥疮。《药性要略大全》卷五。煎汤，洗毛发生虱。《得配本草》卷六。舒肝散气，破积辟邪，化痰消食，利水通经，治膈噎气蛊。《本草再新》卷五。

【发明】《宋朝事实类苑》卷六〇：南海地气暑湿，人多患胸中痞滞，故常啖槟榔，日数十口。《图经本草药性总论》卷下：《南海药谱》云：赤者味苦，杀虫兼补。生海南。《神农本经会通》卷二：岭南人啖之以当果实，其俗云：南方地湿，不食此无以祛瘴疠。其大腹所出，与槟榔相似，但茎叶根干小异。并皮收之，谓之大腹槟榔。《医学统旨》卷八：治痰癖，下气消谷，逐水破滞气；杀三虫伏尸、寸白；疗心痛，除后重如神；坠诸药至于极下，祛瘴疟脚气冲心，泄胸中至高之气。《药性粗评》卷二：洁古云，性如铁石沉重，治后重如神，能坠诸药至于下部。《主治秘诀》云，破滞气下行，泄胸中至高之气。愚谓此亦不可无故常啖。《本草纂要》卷四：主治诸气，逐水气，破滞气，祛瘴气，解恶气，除毒气，开郁气，坠痰气，去积气，消谷气，散瘿气，治脚气，杀虫气，通上气，宽中气，泄下气；又如巅顶至高之气不清，下焦后重之气不利，槟榔并皆治之。虽然此剂治气甚妙，而亦多伤元气。是以有余之气可用，而不足之气禁止，必须临治之际，斟酌用之可也。《本草发明》卷四：槟榔性沈，能坠气下行，尽其用矣。故《本草》主逐水消谷，除痰癖，下三虫寸白，去伏尸，治心痛风，血积聚，破滞气下行，里急后重。坠诸药于下极，亦取其坠也，非取其破气也。兼木香用之，然后可耳。又云：通关节，利九窍，除烦，破癥结，下五膈气。要之苦以破降，辛以散邪。久服损真气，多服泻至高之气，较之青皮、枳实尤甚。闽广人多服之，以其压瘴耳。苟非其地，若效而多服，冲和胃气竟为耗折，可不戒哉。《药性会元》卷中：槟榔味苦，辛，气温，沉而降，纯阳，无毒。主坠诸药，性如铁石。治后重，验如奔马。豁痰逐水，更且杀虫，攻脚气冲心，宣通脏腑，下气除风，宣利破结，散滞气，消水谷，泄胃中至高之气，祛瘴气，止疟疾，坠诸药至下部。丹溪云：尝见闽广人，以此治瘴〔气〕，终世食之。夫此固有破滞之功，无瘴病而食之者，宁不损元气乎？乃有开门延寇之患，人所不知。《药鉴》卷二：坠诸药下行，故治里急后重如神，取其坠也。必兼木香用之。《补遗》谓破滞气，泄胸中至高之气，由其性沉重，坠气下行，则拂郁之气散，至高之气下矣。又曰能杀寸白虫者，非能杀虫也，以其性下坠，故能逐虫下行也。《药性解》卷五：槟榔甘温之品，宜于胃家，沉阴之性，宜于大肠。考诸功验，取其下坠，非取其破气，广闽多服之者，盖以地暖湿蒸，居民感之，气亦上盛，故服此以降之尔。尖长者，快锐速效。《本草经疏》卷一三：槟榔得天之阳气，地之金味，故味辛气温无毒。大明言涩，元素言苦，以其感盛夏之火气耳。气薄味厚，阳中微阴，降也。入手、足阳明经。夫足阳明为水谷之海，手阳明为传道之官，二经相为贯输，以运化精微者也。二经病则水谷不能以时消化，羁留而成痰癖，或湿热停久则变生诸虫。此药辛能散结破滞，苦能下泄杀虫，故主如上诸证也。《本草汇言》卷一五：槟榔主治诸气，祛瘴气，破滞气，开郁气，苏恭下痰气，去积气，解蛊气，甄权消谷气，逐水气，散脚气，杀蛊气，通上气，宽中气，李珣泄下气之药也。方龙潭曰：如巅顶至高之气不清而为头痛寒热，下焦后重之气不利而为积痢肠澼；或胸痛引背，两胁肢满而喘逆不通；或气痞痰结，水谷不运而关格填胀；或水壅皮浮，肢体肿胀而行动即喘。如奔豚脚气之下而上升，如五膈五噎之上而不下，或伏尸寸白，虫结于肠胃之中；或疮痍癣癞，流延于肌膜之外。种种病因，因于水谷不能以时消化，羁留而致疾者，此药宣行通达，使气可散，血可行，食可消，痰可流，水可化，积可解矣。如《日华子》谓：槟榔能散膜膈无形之气，能下肠胃有形之物。二句尽其用矣。然治气甚效，而多用大伤元气。缪氏曰：此药性能坠诸气，至于下病属气虚者，腹中有积滞而脾胃素虚者，下痢积滞而不后重者，心腹痛内无留结及非虫攻咬者，疟疾非山岚瘴气，或久病气血两虚者，凡胀满非肠胃宿食积滞，而关阴阳两虚、中气不足者，俱宜忌用。《食治广要》卷四：按《鹤林玉露》云，岭南人以槟榔代茶御瘴，其功有四。一曰醒能使之醉。盖食之久，则熏然颊赤，若饮酒然。苏东坡所谓红潮登颊醉槟榔也。二曰醉能使之醒。盖酒后嚼之，则宽气下痰，余醒顿解，朱文公所谓槟榔收得为祛痰也。三曰饥能使之饱。四曰饱能使之饥。盖空腹食之，则充然气盛如饱；饱后食之，则饮食快然易消。又且赋性疏通而不泄气，禀味严正而更有余甘，有是德故有是功也。《景岳全书·本草正》卷四九：槟榔味辛、涩，微苦、微甘，气微温。味厚气薄，降中有升，阴中阳也。能消宿食，解酒毒，除痰癖，宣壅滞，温中快气。治腹胀积聚，心腹疼痛喘急，通关节，利九窍，逐五膈奔豚，膀胱诸气。杀三虫，除脚气，疗诸疟瘴疠湿邪。《本草》言其治后重如马奔，此亦因其性温行滞而然。若气虚下陷者，乃非所宜。又言其破气极速，较枳壳、青皮尤甚。若然，则广南之人，朝夕笑噬而无伤，又岂破气极速者？总之，此物性温而辛，故能醒脾利气，味甘兼涩，故能固脾壮气，是诚行中有留之剂。观《鹤林玉露》云：饥能使之饱，饱能使之饥，醉能使之醒，醒能使之醉。于此四句详之，可得其性矣。○其服食之法，小者气烈，俱以入药。广中人惟用其大而扁者，以米泔水浸而待用，每一枚切四片，每服一片。外用细石灰以水调如稀糊，亦预制待用。用时以蒌叶一片，抹石灰一二分，入槟榔一片，裹而嚼服。盖槟榔得石灰则滑而不涩，石灰、蒌叶得槟榔则甘而不辣。服后必身面俱暖，微汗微醉，而胸腹豁然。善解吞酸，消宿食，辟岚瘴，化痰醒酒下气，健脾开胃润肠，杀虫消胀，固大便，止泻痢。○又，服法：如无蒌叶，即以肉桂，或大茴香，或陈皮俱可代用，少抹石灰，夹而食之。然此三味之功，多在石灰、蒌叶，以其能燥脾温胃也，然必得槟榔为助，其功始见。此物理相成之妙，若有不可意测者。○一大约此物与烟性略同，但烟性峻勇，用以散表逐寒，则烟胜于此；槟榔稍缓，用以和中暖胃，则此胜于烟。二者皆壮气辟邪之要药，故滇广中人一日不可少也。○又习俗之异，在广西用老槟榔，滇中人用清嫩槟榔，广东人多在连壳腌槟榔，亦各得其宜耳。《分部本草妙用》卷六：槟榔苦能破滞，辛能散邪，泄至高之气下行。性如铁石，能坠诸药，故治诸气后重如神。时珍以其治气喘，诸疟瘴疠，醒酒解毒。又曰其功有四：醒能使之醉，多食则颊红；醉能使之醒，酒后能解毒；饥能使之饱，空腹食之，气反充满；饱能使之饥，食后用之，饮食即下。然而疏泄太真，不无多食成祸也。元虚者，量用之。《医宗必读·本草征要》下：降至高之气，似石投水；疏后重之急，如骥追风。疟疾与痰癖偕收，脚气与杀虫并选。足阳明为水谷之海，手阳明为传道之官，二经相为贯输，以运化精微者也，二经病则痰癖虫积生焉。辛能破滞，苦能杀虫，故主治如上。按：槟榔坠诸气至于下极，气虚下陷者，忌。《颐生微论》卷三：岭表多食槟榔，瘴疠之作，率因食积，此能消食下气故也。南方地温，腠府不密，久食槟榔，脏腑疏泄，一旦病瘴，至不可救，岂非伐气之祸欤？气虚下陷者，所当远避。《本草述》卷一八：槟榔泻气，世谓其视枳实、青皮尤甚。第枳实味苦兼酸，亦有辛，固与槟榔之辛温者不同。至于青皮本与之同一辛温也，何以兹种泻气更甚乎？盖槟榔子入口便涩，次苦，又次辛，最后微微有甘，唯涩者不敌苦，而苦者又不敌辛，是物以涩始之，辛终之，是全乎金者也，固禀降令之厚矣。然木产于南土，而实熟于仲夏，则金之用全。盖五脏以胜己者为主，《经》言甚明也。夫厚禀降令，更乘乎火土之用，固宜专于气分以下行矣。虽然，火为金用者，在他药亦不少，何以兹味之下行极也？曰：槟榔木亭亭直上，旁无枝柯，此降气至极者，即《经》所谓上行极而下也，是唯兹物所独擅耳。若夫升者降之本，万物莫不皆然矣。抑金为气之主，火为气之灵，虽曰以胜己者为主，而金之本乃在火，所谓有升而后行降，火升金降。气化固如斯也，故用兹味。如泄痢之后重，小便之淋痛，下而不达，如奔豚之逆行，脚气之冲心，上而不下，他如水谷之不消化，痰癖之为久稽，心痛之有积聚，膈气之为壅滞，二便之为气闭，诸虫之为粉聚，必审其病于升者大过，降者不及，则用兹味之金以和火可也。倘病于升之不及，降之大过，又须益火以培金之元，借金以全火之用，乃为巧心，盖此固虚实之分，未可紊也。所云补火，即阳者其精奉于上，不外于补中土，益中气，所谓借金以全火之用，即借槟榔辈于补中行其壅滞也。然卢复谓其于脾土最切，希雍定其所入在手足阳明二经，亦以为气化之所本，更金气之所司也。盖肺与大肠属金，胃土本金气之升降以为施化，所以亦曰阳明燥金耳。良工致慎于此，勿为厉阶可也。

《本草新编》卷四：或问，槟榔乃消瘴之物，似宜止治瘴气，何以治痢必须？曰：槟榔虽可治痢，亦止宜于初起，而不宜于久痢也。痢无止法，用槟榔，所以下其积秽也，故初起之痢断须用之。痢久则肠中无积秽之存，若仍如初痢之治法，则虚者益虚，而痢者益痢矣，是久痢断不可用槟榔也。然吾以为初痢亦不可纯用槟榔，用当归、白芍为君，而佐之槟榔，则痢疾易痊，而正气又复不损，实可为治痢之权衡也。○或疑槟榔去积滞，即宜独用之，何以反佐之以当归？当归虽补犹滑，以助其攻也。何以更用白芍之酸收，偏能奏效哉。不知槟榔必得补以行其攻也。夫积滞之不行也。由于气血之干枯。倘徒用槟榔以攻其积滞，则气血愈伤，而瘀秽愈阻而不通，故必须当归以生气血，则大肠自润，有可通之机。然而，肝木克脾，木旺则火旺，火旺必烁干气血。当归所生，不足以济其所克，故必须益之芍药以平肝，则肝不克脾，而芍药酸中又能生血，以助当归之润，故同群共济，以成槟榔之功，然则收之，正所以善其攻也。《本经逢原》卷三：槟榔泄胸中至高之气，使之下行。性如铁石之沉重，能坠诸药至于下极。故治冲脉为病，逆气里急，及治诸气壅腹胀后重如神。胸腹虫食积滞作痛，同木香为必用之药。其功专于下气消胀，逐水除痰，杀虫治痢，攻食破积，止疟疗疝，脚气瘴疠。若气虚下陷人及膈上有稠痰结气者得之，其痞满昏塞愈甚。又凡泻后、疟后、虚痢切不可用也。闽广瘴毒之乡人常食此，必以蒌叶裹嚼之。所云饱能使之饥，醉能使之醒者，以其能下气也。云饥能使之饱，醒能使之醉者，以蒌叶辛温能开发中外之气，以散瘴疬之邪也。《玉楸药解》卷二：槟榔味苦、辛、涩，气温。入足太阴脾、足阳明胃经。降浊下气，破郁消满。化水谷之陈宿，行痰饮之停留。治心腹痛楚，疗山水瘴疬。槟榔辛温下气破滞，磨坚行瘀，败陈宿之气，亦有用之良材。若气虚作满，则损正益邪，不能奏效矣。《医林纂要探源》卷三：槟榔苦，涩，温。〇全无辛味，惟合浮留藤叶及蜃灰嚼之，则有辛味。《本草》言味辛，误矣。又入口甚涩，涩与酸同，实有补肺敛气之功。人第知其下气破气，而不知其顺气敛气，逐邪乃以安正也。又回味甚甘，则亦能和能补矣。《得配本草》卷六：泄胃中至高之气，坠诸药至于下极，达膜原而散疫邪。治泻痢，破滞气，攻坚积，止诸痛，消痰癖，杀三虫，除水胀，疗瘴疟。得童便，治脚气上冲。或入姜汁。得橘皮，治金疮呕恶。配良姜，治心脾作痛。配麦冬，治大便秘及血淋。配枳实、黄连，治伤寒痞满。鸡心状正稳心不虚，破之作锦纹者为佳，勿见火。煎汤，洗毛发生虱。疟非瘴气、气虚下陷、似痢非痢者，禁用。《本草求真》卷四：槟榔专入肠胃，辛苦而温。书何言其至高之气，彼独能泻，使之下行以至于极。以其味苦主降，性如铁石之重，故尔有坠下之力耳。是以无坚不破，无胀不消，无食不化，无痰不行，无水不下，无气不除，无虫不杀。如阴毛住虱，用此煎水以洗。无便不开，凡开二便药内，多有用此。故凡里急后重，同木香用。岚瘴疬疟，如达原饮治疫用此。并水肿脚气，酒醉不醒，无不因其苦温辛涩之性，以为开泄行气破滞之地耳！至书所云饱能使之饥，醉能使之醒者，以其能下气也。饥能使之饱，醒能使之醉者，以槟榔必用蒌叶裹嚼，蒌叶气味辛温，得此能除中外之气，以散瘴疬之邪也。岭南瘴地，多以槟榔代茶。然非瘴之地，不可常服，恐其能泄真气耳！鸡心尖长，劈之作锦纹者良。时珍曰：峤南地热，四时出汗，人多黄瘠，食之则脏气疏泄，一旦病瘴，不敢发散攻下，岂尽气候所致？槟榔盖亦为患，殆未思耳。又朱晦庵《槟榔诗》云：忆昔游南日，初尝面发红。药囊知有用，茗碗讵能同，蠲疾收殊效，修真录异功。三彭如不避，糜烂七非中。亦以其治疾杀虫之功，而不满其代茶之俗也。《伤寒温疫条辨》卷六：《本草》言治后重如奔马。夫后重，乃毒聚大肠而气陷所致。此物性降，气必愈降，味涩，毒必不散，恐非后重所宜。《本草》又言泄气极速，较枳壳、青皮尤甚。而广南之人终年朝夕啖噬，似非泄气极速者。两说极言其效，皆未尽其妙。盖此物辛温而燥，故能解毒利气，逐胀导滞。然其味涩，故行中有留，气薄，故降中有升，虽泄气散毒而不伤气，故治后重，长啖噬皆无妨也。《林玉露》曰：饱能使之饥，饥能使之饱，醉能使之醒，醒能使之醉。详味斯言，可得其性味矣。《调疾饮食辨》卷一下：槟榔，闽粤人用以当茶，非当果也。凡客至，可不设茶，先出此为敬。而世俗女子受聘，谓之吃茶，以盘盒中有茶叶也。闽粤则概用槟榔，不用茶叶，非当茶乎？蛮烟瘴雨之地，诚不可少也。又《岭表录》云：槟榔出自舶上，难得真者。交、广所生，皆大腹子也。然食者不甚分别，并有益无损，是其品类虽多，功用等耳。

【附方】《宝庆本草折衷》卷一三：治胎动腰痛抢心、血下。用口末，水煮葱白浓汁，调下一钱匕。《圣惠方》。

《神农本经会通》卷二：治脚壅毒，水肿浮气。以沙牛尿一盏，磨一枚，空心暖服。《脚气论》。

《本草品汇精要》卷一八：疗胎动，腰痛或下血不止。用一两为末，合水煮葱白浓汁调下一钱匕。○治诸虫在脏腑久不瘥者。以半两炮，捣为末，合葱、蜜煎汤，每服二钱，空心调服。

《药性粗评》卷二：口吻生白疮。以一枚烧灰，研末，傅之妙。胎动抢心痛。不拘腰痛及或血下者，以一两，剉为细末，浓煮葱白汤，调下一钱匕。脚气。不拘老弱，非冷非热，而脚胫肿满者，不拘多少，为细末，或茶饮，或豉汁调下方寸匕，甚利。醋心。以四两同陈皮一两，研为细末，空心生蜜汤调下方寸匕。

《太乙仙制本草药性大全·仙制药性》卷三：治金疮及醋心。并用白槟榔四两，橘皮一两，细捣为散，空心生蜜汤下。

《本草经疏》卷一三：寸白虫病。槟榔二七枚，为末。先以水二升半煮槟榔片，取一升，空心调末方寸匕服之，经日虫尽出。未尽再服，以尽为度。《千金方》。

《本草汇言》卷一五：治疟疾寒热头痛，从山谷中受岚瘴，为一切病腹胀呕吐、不欲食等证。用槟榔如鸡心者切片五钱，苍术三钱，厚朴二钱，甘草一钱，俱姜汁炒，葱头三个，生姜五片，水煎服。○治心腹结滞，气逆不顺，饮食不进。用槟榔三钱，枳壳二钱，茯苓一钱，甘草五分，生姜三片，水煎服。○治五郁六结，气脉不舒。用槟榔三钱，枳壳二钱，川芎、黑山栀、广陈皮各一钱，甘草五分，俱用酒炒，水煎服。○治食积满闷，成痰涎呕吐者。用槟榔、半夏、砂仁、萝卜子、麦芽、干姜、白术各二钱，水煎服。○治脾虚中气不足，强食生冷、油腻、面食，成诸积聚，腹中或胀或痛或泻。用槟榔、砂仁、枳实、白术各五钱，俱用麸皮拌炒，山查肉、白牵牛、厚朴、干姜各四钱，甘草三钱，俱用姜汁拌炒，共为末，红曲为末，烧酒打糊为丸绿豆大。每空心服二钱，生姜泡汤吞下。○治蛊毒内攻。用槟榔一两，明雄黄五钱，共为极细末，菖蒲八两捣汁，打生半夏末五钱，作糊为丸如绿豆大。每早服三钱，生姜泡汤吞下。○治脾胃两虚，水谷不能以时消化，腹中为胀满痛者。用槟榔二两，白术三两，麦芽二两，砂仁一两，俱炒燥为末。每早服三钱，白汤调服。○治脾肺肾三藏受伤，水气不化，积为肿满，渐成喘急，不能偃卧者。用槟榔三钱，白芍药炒、茯苓、猪苓、泽泻、车前子各二钱，肉桂一钱，水煎服，十剂愈。○治脚气肿痛，或寒热头痛，呕逆胸胀，甚至冲心闷乱，不知人事。用槟榔一两，真紫苏叶、橘核、小茴香、吴茱萸各五钱，肉桂八钱，共为极细末。每服五钱，干姜泡汤调下。○治伏尸寸白诸虫，攻心咬痛；或呕吐涎水，汤药不入者。用槟榔五钱，花椒二钱，乌梅三个，葱头五茎，水煎服。已上诸方俱出《方脉正宗》。○治伤寒阴病，下早成痞，按之虚软而不痛。用槟榔、枳实各三钱，川黄连一钱，共为末。每服二钱，白汤下。《宣明方》。〇治心脾作痛。用槟榔、高良姜各三钱，水煎服。《直指方》。〇治膀胱诸气及㿗疝奔豚诸病。用槟榔十二枚切片，胡椒十二粒，共为末。每服二钱，白汤调服。《海药本草》。〇治遍身癣疮。用槟榔一个，硫黄一钱，米醋磨搽，三四次愈。同上。〇治男妇脚气累发，渐成木肿不消。用大腹子滚汤磨汁半盏，食前服，日二次，服二月竟消。防痘伤目方。用雌雄槟榔各一枚，用清水以粗碗上磨一百转，随将痘儿目闭者，以软绢温汤润开，用鸡毛蘸槟榔水拖两眼稍三四次，其痂即落，永不伤目。并《广笔记》。

《本草纲目拾遗》卷七：耳聋灸法。用鸡心槟榔一个，将脐内挖一窝如钱眼大，实以麝香，坐于患耳内，以艾炷灸之，不过三四次，即效。《经验广集》。小儿疳积。史君子五个生、五个熟，豆蔻内槟榔用姜汤磨汁，空心蘸史君子肉，食一二次即愈。胡开甫方。

大腹 《开宝本草》

【集解】《宝庆本草折衷》卷一三：艾原甫论大腹与槟榔有毫厘之辨，但槟榔尖长而力劲，大腹混平而力缓尔。然大腹之皮，其毛如白毡。张松谓此皮去肿利水气，今疏导汤剂多须之。槟榔皮亦可通用，恐为毒物沾渍，故孙真人以酒及大豆汁洗之也。《太乙仙制本草药性大全·本草精义》卷三：大腹皮生南海诸国，今岭外州郡皆有之。树高五七丈，正直无枝，皮似青桐，节如桂枝，叶生木颠，大如楯头，又如芭蕉叶。其实作房从叶下出，傍有棘刺，重选其下，一房数百实，如鸡子状，皆有皮壳，肉满壳中。传曰向阴生者曰大腹，向阳生者曰槟榔，槟榔尖长，大腹圆矮。一说槟榔难得真者，今市所货，并此代之。

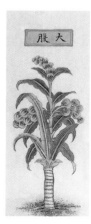

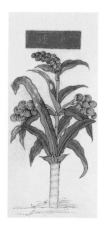

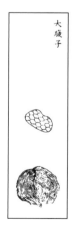

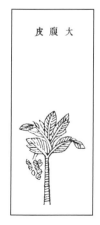

图 27-21-1　大腹《品汇》　　图 27-21-2　大腹《雷公》　　图 27-21-3　大腹子《原始》　　图 27-21-4　大腹皮《备要》

【正误】《本草纲目拾遗》正误：大腹子乃大腹槟榔，与槟榔形似而性异。《逢原》云：大腹子偏入气分，体丰湿盛者宜之。槟榔偏主血分，腹满多火者宜之。《纲目》大腹子主治云与槟榔同功，何昧于分别乃尔。至今日药肆中所用槟榔，半多以大腹子代用，率由濒湖一言之误也。

大腹子

【炮制】《本经逢原》卷三：此味与槟榔皆性坚难切，须用滚水泡渍切之。若以水浸浊满，不但失其性味，反有伤于胃气也。

【气味】味辛、甘、苦、涩，微温，无毒。《宝庆本草折衷》卷一三。

【主治】主冷热气攻心腹，大肠壅毒，痰膈醋心。并以姜、盐同煎，入疏气药良。《本草品汇精要》卷一九。

【发明】《本草发明》卷四：大腹子入疏气药，下一切气。故《本草》主冷热气攻心腹，此能下之。通大小肠及大肠壅毒，此能宣之。痰膈醋心，此能导之。又止霍乱吐逆，下气故也。并以姜、盐同煎。此疏泄气之药，虚者禁用。又云：能健脾开胃调中者，得非邪气散壅滞去，则胸中气调，胃气开，而脾气亦健欤。要之，非真补剂也。《本经逢原》卷三：大腹子偏入气分，体丰湿盛者宜之。夫槟榔偏主血分，腹满多火者宜之。时珍谓大腹与槟榔同功，似未体此。

大腹皮

【炮制】《神农本经会通》卷二：鸩鸟多栖此树上，宜先酒洗，仍以大豉汁洗，方可用。

【气味】气微温，无毒。一云：味辛。《神农本经会通》卷二。味苦、辛，性微温，无毒，入肺、脾二经。《药性解》卷五。辛、苦，性寒，平，无毒。《本草再新》卷五。

【主治】大腹皮功专下气，健脾开胃更通肠。气因冷热攻心腹，煎用姜盐入药良。《神农本经会通》卷二。主治冷气攻痛，大肠壅毒，痰膈醋心，一身水气浮肿，止霍乱，健脾开胃，通肠下气。《药性粗评》卷二。冷热邪气，下一切逆气滞气攻冲心腹大肠，消痰气吞酸痞满，止霍乱，逐水气浮肿，脚气瘴疟及妇人胎气恶阻胀闷，并宜加姜盐同煎。《景岳全书·本草正》卷四九。泻肺火，和胃气，利湿追风，宽肠消肿，理腰脚气，治疟疾痢泻。《本草再新》卷五。

【发明】《本草纂要》卷四：大腹皮味辛，气微温，无毒。宽中利气之药也。主一切冷热之气上攻心腹，或大肠壅滞之气，大便不利，或关格痰饮之气，阻塞不通，夫惟此药能疏通下泄，为畅丽肠胃之剂也。又曰有安胎之说。然腹皮既为畅丽之药，而有损气之论，又何以能安其胎乎？殊不知气胜则胎不安，腹皮有下气之功，气下则胎自宽，所以能安胎也。又谓腹皮有健脾开胃之理，夫腹皮既为下气之药，又何有益于脾胃也？抑不知有余之气，下则中气自宽，饮食可用，乃谓下气之药，而有健脾开胃之效也。若夫损气之论，为腹皮之常道也，元虚之人还宜忌之。《本草发明》卷四：大腹皮，性温，乃裹于外粗壳皮。下气，疏脾胃有余之气，消腹胀满及浮肿气。虚者不可用。《药性解》卷五：主冷热气攻心腹，疏通关格，除胀满，祛壅滞，消浮肿，酒洗去沙，复以大豆汁洗用。按：大腹辛宜泻肺，温宜健脾，然宣泄太过，气虚者勿用，树上栖鸠鸟，污染粪毒，最能为害，故必多洗，方堪用尔。《本草经疏》卷一三：大腹皮，即槟榔皮也。其气味所主，与槟榔大略相同。第槟榔性烈，破气最捷，腹皮性缓，下气稍迟。入足阳明、太阴经。二经虚则寒热不调，逆气攻走，或痰滞中焦，结成膈证，或湿热郁积，酸味醋心。辛温暖胃，豁痰通行下气，则诸证除矣。大肠壅毒，以其辛散破气而走阳明。故亦主之也。〇同白术、茯苓、车前子、木瓜、桑白皮、五加皮、猪苓、泽泻、薏苡仁、鱼鱼，治水肿有效，虚者加人参。《本草汇言》卷一五：大腹皮，《开宝》宽中利气之捷药也。方龙潭曰：主一切冷热之气，上攻心腹；消上下水肿之气，四体虚浮；下大肠壅滞之气，二便不利；开关格痰饮之气，阻塞不通。能疏通下泄，为畅达藏府之剂。按：宋人又有安胎之说，然此药既为利气之药，又何以安其胎乎？如气胜而胎不安者，使之气下则胎自宽矣。又谓此药有健胃之理，夫既为下气之药，又何以益其胃乎？如有余之气壅塞不通，使之气下则中气自宽、食饮可进矣。若损气，为大腹皮之常性也，元虚气少者，概勿施用。朱正泉曰：大腹皮疏气之功，大略与槟榔、大腹子相同，第槟榔、大腹子性烈而下气最速，大腹皮性稍缓而下气稍迟，故《斗门方》配六君子汤，治中气虚滞而成腹胀者，服之即通。则安胎健胃之理，不外是矣。《药镜》卷一：大腹皮疏胎气之有余，定霍乱之吐泻。能下气，气下则胀自宽。善行水，水行则肿自退。致中土舒畅，故云开胃健脾。消痰饮喘嗽，不让葶苈、苏子。然其品性非属循良，涉虚者亦忌用也。《药品化义》卷一：大腹皮属阴，体轻枯，色苍，气和，味微咸云苦辛非，性凉云温云寒皆非，能升能降，力消胀肿，性气与味俱淡而薄，入肺脾胃大小肠五经。腹皮皮主走表，故能宽胀；味咸软物，故能消肿；体质轻枯，轻可去实，用此疏通脾肺之郁；气味淡薄，淡主渗泄，用此畅利肠胃之滞气。若皮肤浮肿，若脚气胀痛，胎气肿满，若鼓胀之阴阳不能升降，独此为良剂，丹溪常用之。或疑为有毒，或轻为贱物，皆非其意矣。《本草述》卷一八：刘珣《岭表录》云：交广生者，非舶上槟榔，皆大腹子也。彼中悉呼为槟榔，自嫩及老，采实啖之以祛瘴。收其皮入药，皮外黑色，皮内皆筋丝如椰子皮。若然，则希雍所谓大腹皮即槟榔皮者，固本此也。槟榔子既得金味之厚，而其皮何独不然？但在实气味凝厚，而皮则轻扬，故其疏壅气之性同，而下坠迅速则不侔也，气虚弱者固不宜矣。然见治虚肿者，用大补气之味，而亦少入腹皮，又见有治痰火者，常以此味少少入健脾之剂，或皆取其能导壅顺气而不甚酷烈乎？用者审之。《本草汇》卷一五：大腹皮味辛，微温，阳也，可升可降，入足太阴、阳明经。疏脏气之壅，逐皮肤之水。痰滞结膈，姜盐煎饮。湿郁醋心，辛温可通。按：大腹皮，即槟榔外皮也。其气味所主，与槟榔大约相同。第槟榔性烈，破气最捷。腹皮性缓，下气稍迟。乃疏泄之药也。凡病涉虚者，勿用。《本草新编》卷四：主冷热诸气，通大、小二肠，止霍乱痰隔醋心，攻心腹大肠拥毒，消浮肿。亦佐使之药。若望其一味以攻邪，则单寒力薄，必至覆亡矣。〇或问：大腹皮，即槟榔之外皮也，缪仲醇谓气味所主与槟榔同。而实不同也，大腹皮之功，尤专消肿，然亦必与白术、薏仁、茯苓、车前、桑白皮、人参同用，始有功耳。《冯氏锦囊秘录》卷四：消腹胀，除浮肿，散毒气。体轻而浮，味咸而敛，故以走表消肿，导水疏气为用。然脾虚水泛者，禁之。《本经逢原》卷三：槟榔性沉重，泄有形之积滞。腹皮性轻浮，散无形之滞气，故痞满膨胀，水气浮肿，脚气壅逆者宜之。惟虚胀禁用，以其能泄真气也。《玉楸药解》卷二：大腹皮专治皮肤，肿胀亦甚。不宜虚家。肿胀有根本，皮肤是肿胀之处所，非肿胀之根本也，庸工不知根本，但于皮肤求之，非徒无益，而又害之。

【附方】《药性粗评》卷二：冷气攻心。以大腹皮入姜盐同煎，服之。

《本草汇言》卷一五：治逆气上攻心腹。大腹皮同人参、白术、茯苓各一钱，甘草五分，半夏、陈皮各八分，加木香七分；治水肿气浮，加车前子一钱；治大肠气滞，二便不利，加玄胡索一钱；治痰饮关格、阻塞不通，加白芥子、胆星各二钱；治胎胀痛不安，加砂仁壳一钱；治胃口饮食不思，加白豆仁一钱，俱用水煎服。

桄榔《开宝本草》

【释名】《调疾饮食辨》卷四：《纲目》曰桄榔木，《临海异物志》名姑郎，《洛阳伽蓝记》名面木，杨升庵《卮言》名董棕，又名铁木。

【集解】《南方草木状》卷中：桄榔树似栟榈实，其皮可作綆，得水则柔韧，胡人以此联木为舟。皮中有屑如面，多者至数斛，食之与常面无异。木性如竹，紫黑色，有文理，工人解之，以制弈枰。出九真、交趾。《寿世秘典》卷三：一种木，生岭南山谷，大者皮内有白面石许，色黄白，捣筛作饼或磨屑作饭食之，补益虚冷，消食。彼人呼为面，轻滑美好，胜于桄榔面也。《养生食鉴》卷上：生取红熟者，连瓤食之，颇甜。但见风，则棘喉，饮醋即解。煮熟可食。主破宿血。○琉球·吴继志《质问本草》附录：桄榔，山谷遍生，高丈余，无枝茎，最长大，四布，其状夹茎，叶排列如鸟翼，质似棕叶而坚韧，干有黑毛，较棕毛颇刚劲，可以为索，得咸水更愈韧矣，是以巨舶皆用之。春树头生穗着花，色淡黄，团团类鱼子，后结子，大如川楝子，黯褐色，每穗不下数百颗。材坚硬而有文理。《植物名实图考》卷三一：桄榔子《开宝本草》始著录。一名面木。广中有之，木为车辕不易折；以为箭镞，中人则血沸。

子

【气味】味苦，平，无毒。《药性会元》卷中。

【主治】主治宿血。《药性会元》卷中。破宿食积血之药也。○磨汁，治妇人产后儿枕血瘕诸疼及心胃寒疼有验。《本草汇言》卷一五。

面

【主治】作饼炙之，甘美可食，令人不饥。不惟可代谷食，更有补虚羸损乏，

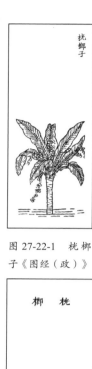

图 27-22-1　梹榔子《图经（政）》

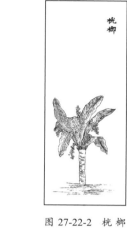

图 27-22-2　梹榔《图经（绍）》

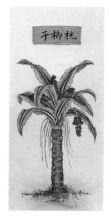

图 27-22-3　梹榔子《品汇》

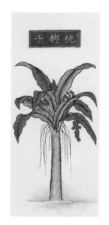

图 27-22-4　梹榔子《雷公》

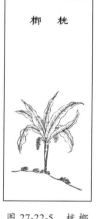

图 27-22-5　梹榔《三才》

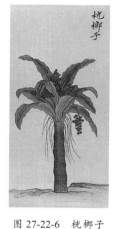

图 27-22-6　梹榔子《图谱》

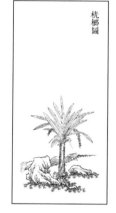

图 27-22-7　梹榔《草木典》

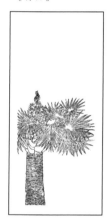

图 27-22-8　梹榔子《图考》

最健补腰脚无力者。《本草汇言》卷一五。

莎木面《海药本草》

【集解】《调疾饮食辩》卷四：莎木面。《纲目》曰：《海药本草》作莎木，此字韵书不载，惟孙愐《唐韵》莎字注云树似梹榔，则莎当作莎，以其叶离披如莎衣也。又名桫木。张勃《吴录·地理志》云：皮中有白粉，可作饵食。《卮言》云桫木即梹榔，误矣。左思《吴都赋》云：面有梹榔。又有文、桫、桢、櫃。既是一物，不应两出。《海药本草》曰：莎木生南中八郡，树高十许丈，大四五围，叶生其杪，两边行列如鸟翼。皮中有面石许，滑美胜于梹榔。面性温，能补虚冷。又刘欣期《交州记》，云都勾树亦有面可食，《纲目》以为即桫木，未知果否，存考。**《植物名实**

图考》卷三五：莎木，《本草拾遗》始著录。木皮内出黄色面，生岭南。具详《海药》，字本作莎，李时珍据《唐韵》作莎，以为即㮏木。又以《交州记》都句树出屑如桄榔面，可作饼饵，恐即此。㮏木，今琼州谓之南椰。

【气味】味甘，平、温，无毒。姚氏《食物本草》卷九。

【主治】主补益虚冷，消食、久食不饥，长生。姚氏《食物本草》卷九。

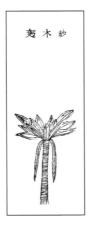
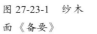

图 27-23-1 纱木面 《备要》

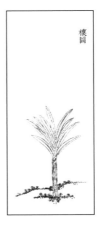

图 27-23-2 㮏 《草木典》

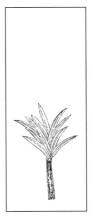

图 27-23-3 莎木 《图考》

西国米 《本草纲目拾遗》

【释名】珠儿粉、竹米 《本草纲目拾遗》。

【集解】《本草纲目拾遗》卷八：《岭南杂记》：出西洋西国，煮不化，而色紫柔滑者真，伪者以葛粉为之。《通雅》：今南楚两粤专采葛根作粉食，其粉可作丸，曰葛粉丸，广人以假西国米，能醒酒。朱排山《柑园小识》：西国米来自闽广洋艘，大如绿豆，以色紫煮不化者真。○珠儿粉洋舶带来，粤澳门、杭宁波、乍浦通舶市者皆有。形绝细，如苏子，匀圆而白，云系外洋人采葛根及薇箕根或茹粉所造，煮之须滚水冲泡，粒粒分明如鱼子样，极柔滑，以糖霜和食，或淡食。

【气味】气清香，味甘滑。《本草纲目拾遗》卷八。

【主治】健脾运胃功最捷。久病虚乏者，煮粥食最宜。○益胃和脾，病起宜食。○明目，运脾开胃，解酒生津，久服尤能强肾。《本草纲目拾遗》卷八。

【发明】《本草纲目拾遗》卷八：《东西洋考》：大泥，即古浡泥，今隶暹逻，土产有西国米，亦名沙孤米。其树名沙孤，身如蕉空心，取其里皮削之，以水捣过，舂以为粉，细者为王米，最精，粗者民家食之，以此代谷。今贾舶虑为波涛所湿，只携其粉归，自和为丸。○庚申十月，予在陈爰友家，见有胡西菽，盛以玻璃小笔管瓶内，菽白而细，与珠儿粉无别，云得自王抚军署，可入药，大能消痰。其甥女一夕患肺风痰喘，危极，儿医多言不救，用此一钱调姜汁灌下，其效如神。

椰子 《开宝本草》

【释名】吴椰 《文选》、胥耶 《上林赋》。

《南方草木状》卷下：俗谓之越王头。云昔林邑王与越王有故怨，遣侠客刺，得其首，悬之于树，俄化为椰子。林邑王愤之，命剖以为饮器。南人至今效之。当刺时，越王大醉，故其浆犹如酒云。

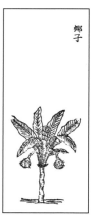
图 27-25-1 椰子
《图经（政）》

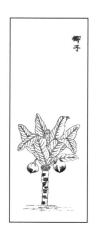
图 27-25-2 椰子
《图经（绍）》

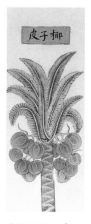
图 27-25-3 椰子
皮《品汇》-1

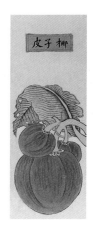
图 27-25-4 椰子
皮《品汇》-2

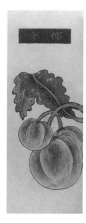
图 27-25-5 椰子
《食物》

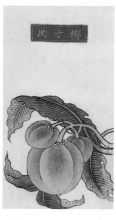
图 27-25-6 椰子皮
《雷公》

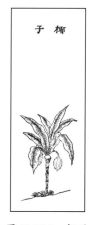
图 27-25-7 椰子
《三才》

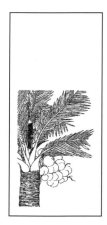
图 27-25-8 椰子
《图考》

【集解】《南方草木状》卷下：椰树叶如栟榈，高六七丈，无枝条。其实大如寒瓜，外有粗皮，次有壳，圆而且坚，剖之有白肤，厚半寸，味似胡桃而极肥美，有浆，饮之得醉。《太平御览》卷九七二：椰，《云南记》曰：南诏遣使致南国，诸果有椰子，状如大牛心，破一重粗皮，刮尽，又有一重硬壳，有小孔，以筋穿之，内有浆二合余，味甘色白。○《岭表录异》曰：椰子树亦类海棕，号椰子，大如瓯盂，外有粗皮如火，腹次有硬壳，圆而且坚，厚二三分。有圆如卵者，即截开一头，砂石摩之，去其皴皮，其烂班锦文，以白金装之，以为水罐子，珍奇可爱。壳中有液数合，如乳，亦可饮之，冷而动气。《神农本经会通》卷二：丹溪云：属土而有水。生南海极热之地，土人赖此解夏月喝渴，天之生物，盖可见矣。《太乙仙制本草药性大全·本草精义》卷三：出安南，今岭南州郡皆有之。木似桃榔无枝条，高数丈，叶在木末如束蒲，实大如瓠，垂于枝间如挂物。实外有粗皮如棕包，次有壳，圆而且坚，里有肤至白如猪肪，厚半寸许，味亦〔似〕胡桃，肤里有浆四五合，如乳，饮之冷而气醺人，多取壳为器甚佳。不拘时月采其根皮用。南人取其肉，糖饴渍之，寄至北中作果，味甚佳也。《本草纲目拾遗》卷七：《台湾使槎录》云：可佐膏火，或云用火炙椰，其油自出。凡拣椰子以手摇之，听水声清亮，则心大而甜；其肉厚，水声浊则否。《渑水燕谈录》：椰子生安南及海外诸国，木如棕榈，大者高百余尺，花白如千叶芙蓉，一本花不过三五颗，其大如斗至差小，外有黄毛，软皮，中有壳，正类槟榔，壳上有二穴，牙出穴中，壳内类萝蔔，皮味苦，肉极甘脆，蛮人甚珍。刘恂《岭表录异》：椰壳中有液数合如乳，亦可饮之，冷而动气。《广果录》：椰树高六七丈，直竦无枝，至木末乃有叶如束蒲，长二三尺，花如千叶芙蓉，白色，终岁不绝，叶间生实如瓠系，房房连累，一房二十七八实，或三十实，大者如斗，有皮厚苞之，曰椰衣，皮中有核甚坚，与肤肉皆紧着，皮厚可半寸，白如雪，味脆而甘，肤中空虚，又有清浆升许，味美于蜜，微有酒气曰椰酒。苏轼诗：美酒生林不待仪。言椰中有自然之酒，不待仪狄而作也。《广东名胜志》：文昌县玉阳山椰子最多，大三四围，高二三丈，通身无枝，至百余年才有叶，三月花，连着实，房房三十或二十七八子，至六月熟，七月收。《植物名实图考》卷三一：椰子，《开宝本草》始著录。琼州有之。羊城夏饮其汁，云能解暑，度岭则汁渐干，味变矣。

椰子瓤

【气味】味甘，性平，无毒。《养生食鉴》卷上。

【主治】益气去风。《渑水燕谈录》卷八。食之不饥，令人面泽。《食治广要》卷四。消疳积白虫。小儿青瘦者，合蜜食之，最宜。但不可多，患疮疥、喘咳者，忌食。《养生食鉴》卷上。益中气虚弱，却瘫痪偏风。《冯氏锦囊秘录》卷八。

【发明】《宝庆本草折衷》卷一四：味似胡桃，白如猪肪。音方，脂也。益气去风，其瓤白虚。肉与瓤皆可糖煎为果，多食动气。

椰子浆

【气味】味甘、冷。白如乳，清如水，美如蜜。《宝庆本草折衷》卷一四。

【主治】治消渴，涂髭发立黑。《渑水燕谈录》卷八。主消渴，吐血，水肿，去风热，涂发令黑。《宝庆本草折衷》卷一四。去风热，祛暑气。《寿世秘典》卷三。疗齿疾、冻疮《粤志》。《本草纲目拾遗》卷七。

【发明】《饮食须知·果类》：椰子浆味甘，性温。食之昏昏如醉。食其肉，则不饥。饮其浆，则增渴。《调疾饮食辩》卷四：椰子大如人头，有两眼。《南方草木状》云：昔林邑邑王与越王有怨，使刺客乘醉取其首，悬树间，化为此果，故呼越王头，其浆犹带酒气。幻谈也。《旧唐书》云番人取其花，造酒饮之亦醉。后人缘此，误以为椰杯注水成酒，不知椰杯但能试毒，其变水为酒者，青田核也。《纲目》曰：《古今注》云：乌孙国有青田核，状如桃核，大容数斗，注水则变为酒，味醇美，随注随成，但不可留久。此乃必无之理，但其说已久，诗赋中至用为典故，不足信也。《寰宇志》云：缅甸有树，高五六丈，结实如椰子，土人以罐盛曲悬实下，划其汁，流罐中即成酒，名树头酒。或不用曲。取其汁可熬白糖。其树即贝树，叶可写书。《一统志》云：琼州有严树，捣其皮叶，和米，或入石榴花叶，数日成酒。《梁书》云：顿逊国有酒树，取花汁注杯中，数日成酒。此皆椰浆、椰花之类也。

椰子皮

【主治】皮煮汁止血，疗吐逆。《渑水燕谈录》卷八。

【发明】《绍兴本草》卷一三：椰子皮，谓实上皮也。并壳中肉乃浆，《本经》各分主疗。详壳中肉即果类，并皮稀见入方而疗疾。又云浆主消渴，亦非的验。当云皮苦，肉与浆甘，俱性平、无毒是也。岭南多产之。《本草医旨·食物类》卷三：椰子皮不拘时月采其根皮，入药，炙用。一云，其实皮亦可用。

壳

【主治】治杨梅疮筋骨痛。烧存性，临时炒热，以滚酒泡服二三钱，暖覆取汗，其痛即止。《食治广要》卷四。壳存性，治杨梅疮，筋骨痛，及夹阴风寒、寒热。临用炒热，滚酒泡服二三钱，取汗。《本草求原》卷一二。

【发明】《香祖笔记》卷八：椰杯见毒则裂，岭南人多制为食器以辟蛊。

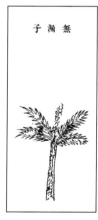

图 27-26-1 无漏子《备要》

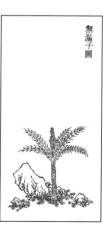

图 27-26-2 无漏子《草木典》

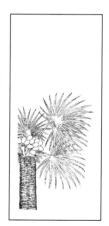

图 27-26-3 无漏子《图考》

无漏子《本草拾遗》

【释名】藏枣《柑园小识》。

【集解】《南方草木状》卷下：海枣树身无闲枝，直耸三四十丈，树顶四面共生十余枝，叶如栟榈，五年一实。实甚大，如杯碗，核两头不尖，双卷而圆，其味极甘美。安邑御枣无以加也。泰康五年，林邑献百枚。昔李少君谓汉武帝曰：臣尝游海上，见安期生，食臣枣，大如瓜，非诞说也。《**本草纲目拾遗**》卷七：此即海棕，乃凤尾蕉之子，或称为枣，实非枣也。以刀剥去青皮，石灰汤瀹之，蜜浸瓶封，可久藏寄远不坏。○朱排山《柑园小识》：藏枣来自西藏，实产于天竺，大者长二寸许，形味绝似南枣，能补气，功同人参，藏中亦不易得，其核似蚕蛹形，而无仁。《**植物名实图考**》卷三二：无漏子，《本草拾遗》始著录。即海枣也。广中有之。

实

【气味】味甘美，性温。《**本草纲目拾遗**》卷七。

【主治】消食宽中，除痰止嗽，益气润颜，久食令人肥美。○补虚劳，定神志，治怯如神。《**本草纲目拾遗**》卷七。

波罗蜜《**本草纲目**》

【集解】《**养生食鉴**》卷上：波罗蜜树高五六丈，不花而实出于枝间，有软刺磊砢，大有十余斤者。《**植物名实图考**》卷三一：波罗蜜详《桂海虞衡志》。《本草纲目》始收入果部。不花而实，两广皆有之。核中仁如栗，亦可炒食。滇南元江州产之，三五日即腐，昆明仅得食其仁，其余多同名异物。《粤志》谓无花结果，或生一花，花甚难得，即优钵昙花。可备一说。

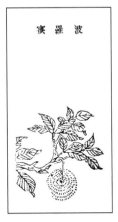

图 27-27-1　波罗蜜《备要》

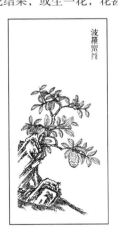

图 27-27-2　波罗蜜《草木典》

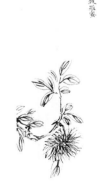

图 27-27-3　波罗蜜《滇南图》

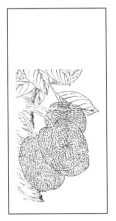

图 27-27-4　波罗蜜《图考》

瓤

【气味】味甘香，性平，无毒。《**滇南本草图说**》卷五。

【主治】止渴，解酒不醉，益气，令人悦泽。《**滇南本草图说**》卷五。

【发明】《**新编六书·药性摘录**》卷六：波罗树常有蛇蟠其中，恐遗有毒涎。中其毒者，叫喊若狂，腹肚收削，须用沙纸烧灰，冲冷水一碗，服下即吐泻交作，须臾毒解，头面周身俱见浮肿，再用盐蒲包浸水，洗浴方效。

核中仁

【主治】补中益气，轻健不饥，久服乌须黑发，延年固齿，老人服之步履如少，妇人服之生血和血。退骨蒸之烧，百病不生。《滇南本草图说》卷五。

无花果《救荒本草》 【校正】时珍云出《食物》，今据《救荒本草》改。

【释名】天生子《校补滇南本草》。

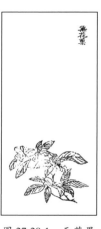

图 27-28-1 无花果
《滇南》

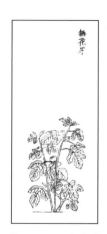

图 27-28-2 无花果
《救荒》

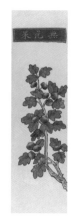

图 27-28-3 无花果
《食物》

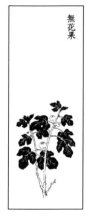

图 27-28-4 无花果
《博录》

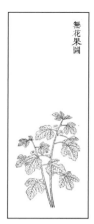

图 27-28-5 无花果
《草木典》

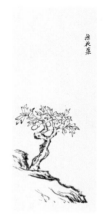

图 27-28-6 无花果
《滇南图》

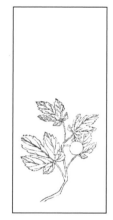

图 27-28-7 无花果
《图考》

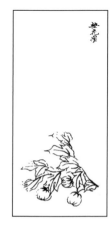

图 27-28-8 无花果
《图说》

【集解】《救荒本草》卷下之前：无花果生山野中。今人家园圃中亦栽。叶形如葡萄叶，颇长硬而厚，梢作三叉，枝叶间生果，初则青小，熟大状如李子，色似紫茄色。《植物名实图考》卷三一：无花果，《救荒本草》录之。《本草纲目》引据颇晰。

实

【气味】味甘，气平，无毒。入手足太阴，手阳明经。《本草汇言》卷一五。甘寒。〇中寒忌食。《随息居饮食谱·果食类》。

【主治】开胃止泄之药也。《本草汇言》卷一五。益肺，通乳。蒂摘有白汁，故通乳。《医林纂要探源》卷二。开胃、止泄、下乳，治咽喉痛、痔疮。煎肉食，解百毒。《本草求原》卷一二。清热，疗痔润肠，上利咽喉。《随息居饮食谱·果食类》。

【发明】《本草汇·补遗》：无花果，即广中所谓优昙钵是也。不花而实，实出枝间，状如木馒头，其内虚软，熟则紫色软烂，甘如柿而无核。善治痔疮肿痛，煎汤频洗，极有效验。余患此症，谷道胀塞，百药不应，用之贴然，外此无足取者。

叶

【气味】味甘、微辛，平，有小毒。《本草医旨·食物类》卷三。味苦，有小毒。〇切不可食。《校补滇南本草》卷上。

【主治】治心痛，用叶煎汤服甚效。《救荒本草》卷下之前。朱丹溪去湿热，解疮毒之药也。《本草汇言》卷一五。采叶，敷疮神效。《滇南本草图说》卷五。敷一切无名肿毒，痈疽疥癞，癣疮，黄水疮，鱼口便毒，乳结痘疮破烂，调芝麻油搽之，神效。切不可食，此外科之圣药也。《校补滇南本草》卷上。

根

【主治】治火病。《生草药性备要》卷下。清火热。《本草求原》卷一二。

子

【主治】煲肉食，解百毒。《生草药性备要》卷下。

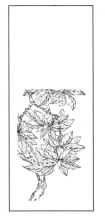

3191

都角子《本草拾遗》

【释名】都桷子《本草纲目》。

【集解】姚氏《食物本草》卷九：一名构子。按《魏王花木志》云：

图 27-29-1　都角子《图考》

都桷树出九真、交趾，野〔生〕。二三月开花，赤色。子似木瓜，八九月熟，里民取食之，味酢，以盐、酸沤食，或蜜藏皆可。**《本草医旨·食物类》卷三**：都桷子味甜酢，果而无核，里面如素。**《植物名实图考》卷三二**：都角子，《本草拾遗》始著录。似木瓜味酢。

【气味】味酸、涩，平，无毒。姚氏《食物本草》卷九。

【主治】益气止泄，安神温肠，治痔。解酒，止烦渴。久服无损。姚氏《食物本草》卷九。

阿勒勃《本草拾遗》

【释名】阿勃勒《本草纲目》。

《太乙仙制本草药性大全·仙制药性》卷三：阿勒勃一名婆罗门皂荚也。

子

【气味】味苦，气大寒，无毒。《太乙仙制本草药性大全·仙制药性》卷三。味甘，寒，无毒。姚氏《食物本草》卷九。

【主治】通经络，治心膈热风，疗心黄，退骨蒸寒热。杀三虫而下痰，理小儿之疳气。《太乙仙制本草药性大全·仙制药性》卷三。

落花生《食物本草》

【释名】长生果《饮食须知》、番豆、及地果《南城县志》。

《本草备要》卷三：藤生，花落地而结实，故名。

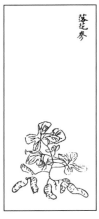
图 27-31-1　落花参《滇南》

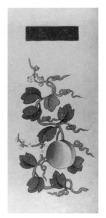
图 27-31-2　落花《食物》

图 27-31-3　落花生《滇南图》

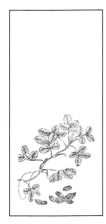
图 27-31-4　落花生《图考》

【集解】《食物本草》卷二：落花生，藤蔓、茎叶似扁豆，开花落地，一花就地结一果，大如桃。深秋取食之，味甘美异常，人所珍贵。《食治广要》卷三：藤蔓茎叶一似扁豆，花开落地，一花就地结一果，大如桃，深秋取食，味甘美异常，人所珍贵。近时义兴人家多莳之。《饮食须知·果类》：形似豆荚，子如莲肉。《医林纂要探源》卷二：细蔓，着沙地，开小花，长蒂垂沙上，结荚则钻入沙中，故名。荚如萝卜子状，中实如豆，皮红肉黄白，可榨油。《本草纲目拾遗》卷七：《福清县志》：出外国，昔年无之，蔓生园中，花谢时，其中心有丝垂入地结实，故名。一房可二三粒，炒食味甚香美。康熙初年，僧应元往扶桑觅种寄回，亦可压油。今闽省产者出兴化为第一，名黄土，味甜而粒满；出台湾，名白土，味涩而粒细，其油煎之不熟，食之令人泻，一名土豆。《汇书》：近时有一种名落生花者，茎叶俱类豆，其花亦似豆花而色黄，枝上不结实，其花落地即结实于泥土中，亦奇物也。实亦似豆荚而稍坚硬，炒熟食之，作松子之味，此种皆自闽中来。《物理小识》：番豆名落花生、土露子，二三月种之，一畦不过数子。行枝如蕹菜虎耳藤，横枝取土压之，藤上开花，丝落土成实，冬后掘土取之。壳有纹豆，黄白色，炒熟甘香似松子味。又云，番豆花透空入土豆，当通润脏腑。《酉阳杂俎》：又有一种形如香芋，蔓生，艺者架小棚使蔓之，花开亦落土，结子如香芋，亦名花生。《花镜》：落花生一名香芋。引藤蔓而生，叶桠开小白花，花落于地，根即生实，连丝牵引，土中累累不断，冬尽掘取煮食，香甜可口，南浙多产之。万历《仙居县志》：落花生原出福建，近得其种植之。《岭南随笔》：花与叶不相见，为换锦花；荚与蒂不相见，为落花生。种法：以沙压横枝则蔓生，花不生荚，其荚别在根茎间，亦称落花生。《调疾饮食辩》卷四：种法：二月下种，自四月至八九月，叶间接续开细黄花，跗长寸许，柔弱如丝。花落后，节间另出一小茎如棘刺，钻入土中生子。有一节二节者，有三四节者。或离土远，或遇天旱土干，其刺不能入土，即不能结子。非花已落地，犹能不假母气而生子也。然则落花生之名，盖误呼矣。

子

【气味】味甘、苦，平，无毒。《食物辑要》卷六。味辛、苦、甘，性冷。同生黄瓜及鸭蛋食，往往杀人。多食，令精寒阳痿。《饮食须知·果类》。甘，辛，温。○或云有利无害，不然也。忌黄瓜。《医林纂要探源》卷二。甘，寒，无毒。炒食动火，小儿多食则生疳疾。《滇南本草图说》卷六。

【主治】和脾胃。小儿多食，滞气难消。《食物辑要》卷六。补脾，润肺。辛能润肺，香能舒脾。《本草备要》卷三。健脾开胃。《医经允中》卷二二。和脾醒酒，托痘毒。生食润肺，炒食则惹咳。《医林纂要探源》卷二。补中益气。多则滞气。盐水煮食养肺。《滇南本草图说》卷六。煮食甘平，润肺，解毒化痰。炒食甘温，养胃调气，耐饥。《随息居饮食谱·果食类》。

【发明】《本草备要》卷三：落花生，《本草》未收，本无当医药之用，然能益脾润肺，实佳果也。因世人谤之者多，附见于此，明其有益无害也。炒食。同绿豆食，能杀人。《医经允中》卷二二：长生果甘，温，无毒。花落土中即出，从古无此，近始有之。味甘，气香，能健脾开胃。《本经逢原》卷三：长生果产闽地。○味甘气香，能健脾胃，饮食难消运者宜之。或云与黄瓜相反，予曾二者并食，未蒙其害，因表出之。《药性切用》卷六：炒熟用。肠滑者非宜。《本草求真》卷九：花生舒脾润肺。花生专入脾肺。味甘而辛，体润气香，性平无毒。按书言此香可舒脾，辛可润肺，果中佳品，诚佳品也。然云炒食无害，论亦未周，盖此气味虽纯，既不等于胡桃肉之热，复不类乌芋菱角之凉。食则清香可爱，适口助茗，最为得宜。第此体润质滑，施于体燥坚实则可，施于体寒湿滞，中气不运，恣啖不休，保无害脾滑肠之弊乎？仍当从其体气以为辨别，则得之矣。《本草纲目拾遗》卷七：落花生，乃花谢落土，感土气而成实，故有入脾和胃之功，又能通肺气。曾见兴化令王翁一子，酷嗜此物，后患软瘫，岂非动火生痰之明验欤。近见人以花生入糖汤煮，浸酱油入素供，更为生痰，老人尤不宜多食。○俞友梁有乌须简便方，止用落花生净肉，炒极焦黑，研极细，捻须，一二日后，色黑如漆。四日两头疟，即三阴疟。安定臣云：昔曾患此，诸方莫疗，有人教服炒熟花生，每日食一二两，不半月而愈。玉神庵尼清慧言：花生，人云服之生痰，有一大家妇咳嗽痰多，医束手不治，庵尼云上劝服花生，每日食二三两，渐觉稀少，不半年，服花生二十余斤，咳嗽与痰喘皆除，想亦从治之法也。童鹿莽言，花生本有涤痰之功，予家凡患咳嗽，止用生花生去壳膜，取净肉冲汤服，咳嗽自安，岂非化痰之功，善于瓜蒌、贝母。世俗以火炒食，反能生痰。又凡被马踢伤者，忌服花生，服之疮愈增痛。《调疾饮食辩》卷四：此物不知始出何地，自古本草皆不载，近种者甚多，炒食甘香可口，又可榨油。惟其多油，故能润燥，治干咳无痰，与松子相近。而炒食则发痛脓，其害与炒豆亦相去不远。凡疮疡、麻、痘，虽已全愈，未满百日犹不宜食。又不宜与胡瓜同食。汪讱庵收入《本草备要》，甚言其功，未免过誉。又云开胃进食，更属非是。有油之物皆败脾胃也，所以食多令人口不知味。《医钞类编》卷二四：味甘而辛，体润气香。书言香可舒脾，辛可润肺。食则清香可爱，适口助茗，最为得宜。但体润质滑，施于燥实之人则可，若体寒湿滞，中气不运，多食亦有滑肠之弊。《随息居饮食谱·果食类》：入馔颇佳，榨油甚劣。以肥白香甘者良。有火者但宜煮食。

叶

【主治】治毒疮，其效如神。《滇南本草图说》卷六。枝叶治跌打损伤，敷伤处。《校补滇南本草》卷上。

壳

【主治】焙研极细末，着人身体，沾肉即生奇痒。《本草纲目拾遗》卷七。

阿勃参《本草纲目拾遗》 　　【校正】《本草纲目》原附摩厨子条下，今分出。

【释名】齐墩果《本草纲目》。

【集解】**《酉阳杂俎·前集》卷一八**：阿勃参出拂林国，长一丈余，皮青白色，叶细，两两相对，花似蔓菁，正黄，子似胡椒，赤色。**《本草纲目拾遗》卷四**：阿勃参，《程赋统会》云：产拂秣国。《华夷花木考》：阿勃参出拂秣国，长一丈余，皮色青白，叶细，两两相对，花似蔓菁，正黄。子似胡椒，赤色。

【主治】斫其枝，汁如油，以涂疥癣，无不瘥者。其油极贵，价重于金。《酉阳杂俎·前集》卷一八。油涂疥癣即愈。《本草纲目拾遗》卷四。

摩厨子《本草拾遗》

【集解】**《本草医旨·食物类》卷三**：摩厨子生西域及南海。

实

【气味】味甘、香，平，无毒。《本草医旨·食物类》卷三。

【主治】益气，润五脏，久服令人肥健，安神养血，生肌，久服轻健。《本草医旨·食物类》卷三。

橹罟子《本草纲目》

【气味】味甘。姚氏《食物本草》卷九。

【主治】主补脾胃，固元气，制伏亢阳，扶持衰土，清神益血，宽痞消痰，能消酒毒，止酒后发渴，利头目，开心益智。姚氏《食物本草》卷九。

【附方】姚氏《食物本草》卷九：治妇人不孕。用橹罟子入好酒内浸三日，日日饮之。百日后当怀胎。治目生障翳，渐渐昏暗，视物不明。用橹罟子浸白蜜内，每日连蜜啖一颗，一月即退。

海梧子《本草纲目》

【集解】**《南方草木状》卷下**：海梧子，树似梧桐，色白，叶似青桐，有子如大栗，肥甘可食。出林邑。**《本草纲目拾遗》卷八**：《南方草木状》：占城即林邑，产海梧子，与中国松子同，但结实肥大，形如小栗，三角肥甘，樽俎间佳果也。

【气味】味甘，平，无毒。肥美适口。姚氏《食物本草》卷九。

【主治】利大、小肠，益志慧，开心，明耳目。姚氏《食物本草》卷九。

【附方】姚氏《食物本草》卷九：治心下怔忡，夜多恶梦，易于忘失。每日空心食海梧子十数枚，月余自愈。治疝气，囊大如斗。用海梧子七个烧灰，服之效。

罗晃子《本草纲目》

【气味】味甘，温。《食物本草》卷九。

【主治】治脏腑生虫及小儿食泥土腹痛，癖块结硬。养肝胆，明目去翳，止咳退热，解利风邪，消烦降火。《食物本草》卷九。

【附方】《食物本草》卷九：治翻胃吐食，食下即出，或朝食暮吐，暮食朝吐。用罗晃子七枚煅存性，每日酒调下方寸匕，服完为度。治腹中蛔虫上攻，心下大痛欲死，面有白斑。用罗晃子、牵牛子各七枚，水煎服，虫自下。治疝痛极凶者。用罗晃子七个，酒煎服，大效。

苹婆《植物名实图考》

【释名】九层皮果姚氏《食物本草》、潘安果、凤眼果《生草药性备要》、贫婆果《本草求原》、频婆子《新编六书》。

【集解】姚氏《食物本草》卷九：九层皮果出横州。其味如栗，〔夏〕月熟，人啖之，剥皮九层，方见肉也。《植物名实图考》卷三一：苹婆详《岭外代答》，如皂荚子皮黑肉白，味如栗，俗呼凤眼果。

【气味】味甘。姚氏《食物本草》卷九。味甘，性平。《生草药性备要》卷下。甘，温。泄泻者忌。《本草求原》卷一二。

【主治】治小儿初生无皮，烧灰傅之。姚氏《食物本草》卷九。消热气，煲肉食。《生草药性备要》卷下。治小儿颠婆疢。煎肉食，并存性，开油搽。解热毒。○益心和脾，煮食。生食止渴、生津。《本草求原》卷一二。

马槟榔《本草会编》

【集解】《本草品汇精要》卷三四：树高一二丈，叶似楝叶，两两相对，三月蕊生枝端，开淡红白花，五出。随结实，如连皮核桃，而有三五棱瓣，至秋渐大如梨，熟则皮黑。析之每瓣有子三四枚，如龙眼核，其仁甘美，故北人当果食之。《续医说》卷一〇：马槟榔出自云南元江军民府。形如松子，一名马金囊，又名马金南。味如白豆蔻，嚼之多饮冷水则无伤，盖热物也。

核仁

【气味】味涩、甘，性微寒，无毒。产后忌食，冷子宫也。《食物辑要》卷六。

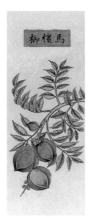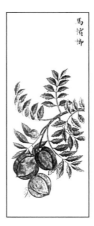

图 27-38-1　马槟榔《品汇》　　图 27-38-2　马槟榔《草木状》　　图 27-38-3　马槟榔《备要》

【主治】下宿水，得解诸毒。细嚼，可以涂恶疮。但油者不堪用，肥白者为佳。《续医说》卷一〇。生津止渴，下气消痰。细嚼，以冷水咽下，甘如蜜。《食物辑要》卷六。夏月嚼化过凉水，味甘如蜜，解暑渴，不伤元气。《本草汇言》卷一五。

【发明】《本草汇言》卷一五：汪机凉血热，降火郁之药也。钟春吾曰：按汪氏方治产难，临时以马槟榔数枚，细嚼化，白汤送下，须臾立产。产后再嚼数枚，温酒送下，恶水瘀秽亦自行也。《本经逢原》卷三：马槟榔生滇南夷地，不入汤药。热病食数枚，冷水下之。肿毒恶疮，嚼一枚并涂肿处。产难临时细嚼数枚，并花水送下，须臾立产。再以四枚去壳，两手各握二枚，恶水自下。欲断产，常嚼二枚，久则子宫冷，自不孕矣。

千岁子《本草纲目》

【集解】《南方草木状》卷下：千岁子有藤蔓出土，子在根下，须绿色，交加如织。其子一苞恒二百余颗，皮壳青黄色，壳中有肉如栗，味亦如之。干者壳肉相离，撼之有声，似肉豆蔻。

【气味】味甘，平。姚氏《食物本草》卷九。

【主治】主和中益胃，利肺除热，止渴解酒，凉暑气。姚氏《食物本草》卷九。

【附方】姚氏《食物本草》卷九：治小便秘塞不通。用千岁子十数枚，打碎，水煎汁饮下，即通。○治发背恶疮。用千岁子不拘多少，春烂如泥，以醋调涂之，三次见效。

蜜杂杂《滇南本草》

【释名】密离离《滇南本草》、蜜咂咂、醉仙草、救疾草《滇南本草图说》。

【集解】《滇南本草图说》卷四：产滇中。

【气味】味甘甜，性温。《滇南本草》卷中。

【主治】入胃厚肠，止日久水泻，治日久赤白痢，煨糖吃。《滇南本草》卷中。

【发明】《滇南本草图说》卷四：昔滇中传染肠瘟，个个痢疾。后有医士范文公，用此草同糖炒服，救万民。

蒲桃《本草纲目拾遗》

【集解】《本草纲目拾遗》卷八：蒲桃树《罗浮志》：蒲桃树高二三丈，其叶如桂，四时有花，丛须无瓣，如翦出丝球，长寸许，色兼黄绿。结实如苹果，壳厚半指，绝香甜。核与壳不相连属，摇之作响。罗浮涧中多有之，猿鸟合啄之，余随流而出，山人阻水取之，动盈数斛。以之酿酒，曰蒲桃春，经岁香不减，作膏尤美。

壳

【主治】止呃忒如神。《本草纲目拾遗》卷八。

甘蔗《别录》

【释名】都蔗《宝庆本草折衷》。

《宝庆本草折衷》卷一八：汁在内。一名都蔗。其赤者，名昆仑蔗；白而节疏细短者，名荻蔗；粗长者，名竹蔗。出江东，及庐陵、浙中、闽广、蜀川、湖岭。

【集解】《南方草木状》卷上：交趾所生者，围数寸，长丈余，颇似竹。断而食之，甚甘。笮取其汁，曝数日成饴，入口消释，彼人谓之石蜜。《太平御览》卷九七四：《广志》曰：甘蔗，其饧为石蜜。《异物志》曰：甘蔗远近皆有，交址所产特醇好，本末无薄厚，其味甘，围数寸，长丈余，颇似竹。断而食之既甘，生取汁为饴饧益珍，煎而暴之，凝如冰。《通志·昆虫草木略》卷七六：甘蔗有三种：赤色者，曰昆仑蔗；白色者，亦曰竹蔗，亦曰蜡蔗；小而燥者，曰荻蔗。《宝庆本草折衷》卷一八：出江东，及庐陵、浙中、闽广、蜀川、湖岭。《神农本经会通》卷三：甘蔗有赤白二种，竹、荻二蔗。煎沙糖，皆用竹蔗。炼沙糖，和牛乳为石蜜。《太乙仙制本草药性大全·本草精义》卷四：甘蔗旧不着所出州土。陶隐居云：今江东者为胜。庐陵亦有好者。广州一种数年生，皆如大竹，长丈余。今江浙、闽广蜀川所生，大者亦高丈许。叶有二种，一种似荻，节疏而细短，谓之荻柘；一种似竹粗长，笮其汁以为沙糖，皆用竹蔗。《本草原始》卷七：甘蔗今川、广、湖南北、二浙、江东西皆有。畦种丛生，茎似竹而内实，大者围数寸，长六七尺，根节密，以渐而疏。抽叶如芦叶而大，长三四尺，扶疏四垂。八九月收茎，可留过春，充果食。《植物名

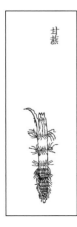

图 27-42-1　甘蔗
《图经（政）》

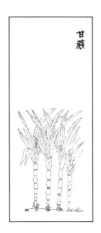

图 27-42-2　甘蔗
《图经（绍）》

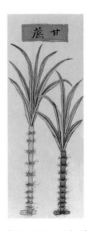

图 27-42-3　甘蔗
《品汇》

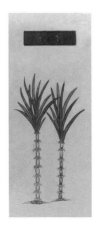

图 27-42-4　甘蔗
《食物》

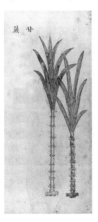

图 27-42-5　甘蔗
《精绘》

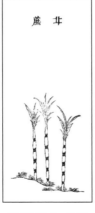

图 27-42-6　甘蔗
《三才》

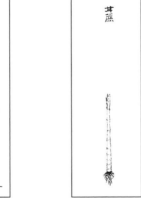

图 27-42-7　甘蔗
《原始》

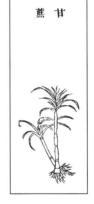

图 27-42-8　甘蔗
《备要》

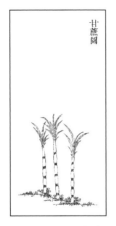

图 27-42-9　甘蔗
《草木典》

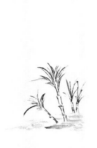

图 27-42-10　甘蔗
《滇南图》

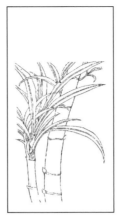

图 27-42-11　甘蔗
《图考》

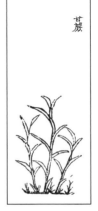

图 27-42-12　甘蔗
《便方》

甘蔗《别录》中品。《糖霜谱》博核，录以资考。○零娄农曰：甘蔗，南产也。闽、粤河畔，沙砾不谷，种之弥望，行者拔以疗渴，不较也。章贡间闽人侨居者业之，就其地置灶与磨，以煎糖，必主人先艿刈，而后里邻得取其遗，秉滞穗焉，否则罚，利重故稍吝之矣。而邑人亦以擅其邑利为嫉。余尝以讯其邑子，皆以不善植为词，颇诧之。顷过汝南郾、许，时见薄冰，而原野有青葱林立如丛篁密筱，满畦被陇者，就视之乃蔗也。衣稍赤，味甘而多汁，不似橘枳，画淮为限也。魏太武至鼓城，遣人求蔗于武陵王；唐代宗赐郭汾阳王甘蔗二十条。昔时异物见重，今则与楂、梨、枣、栗同为河洛华实之毛，岂地气渐移，抑趋利多致其种与法，而人力独至耶？但闽、粤植于弃地，中原植于良田。红蓝遍畦，昔贤所唏；弃本逐末，开其源尤当节其流也。

蔗

【气味】味甘、微寒、无毒。《绍兴本草》卷一四。

【主治】下气和中，助脾气，利大小肠。○利小肠下气痢，补脾，消痰止渴，除心烦热。《图经本草药性总论》卷下。除心烦热及天行热，定狂。绞汁服，甚凉。腊月窖诸粪坑，夏取汁服尤妙。《本草发明》卷四。解河豚毒，治呕哕反胃，利大小肠。多食发虚热，动衄血。同酒过食发痰。同榧子食则渣软。凡烧蔗渣烟最昏目，避之。《药性全备食物本草》卷二。润燥生津，和中助脾。除热止渴，解酒消痰，止呕哕，利二便。《得配本草》卷六。治吐泻疟痢，解疮火诸毒。《本草再新》卷五。治一切百毒，诸疮，痈疽发背，捣烂敷之。○汁，治心中恍惚，神魂不定，中风失音，头发黑晕，目见鬼神，冲开水下。《校补滇南本草》卷上。

【发明】《绍兴本草》卷一四：甘蔗，《本经》虽具主治，然利大肠固有之，其和中助脾，即未闻验据，显非起疾之物。但于果品，味甘美，解烦可矣。今当作味甘、微寒、无毒是也。江南闽蜀皆产。《本草元命苞》卷八：利大肠下气，助脾胃和中。止渴消痰，除烦涤热。以江东为胜，今庐陵次之。形似竹，粗大。笮其汁为糖，味甘寒，性冷利，润心肺，杀虫，解酒毒，止渴。多食消肌肉，损齿，发疳。竹笋同食成癥瘕，鲫鱼共饵作疳虫。《本草汇笺》卷六：甘蔗合沙糖、石蜜。蔗浆甘寒，能泻火热。煎炼成糖，则甘温而助湿热，所谓积温成热也。世人以蔗浆为性热，则安得有消渴解酒之功？《汉书·郊祀歌》云：百味旨酒布兰生，泰尊杯浆析朝醒。王维《樱桃诗》云：饱食不须愁内热，大官还有蔗浆寒。则性热之说，误矣。至谓沙糖能解酒毒，则又谬。既经煎炼，便能助酒为热，与生浆之性殊矣。石蜜、糖霜、冰糖，比之紫沙糖性稍平，功用利害大约相似。○凡草皆正生嫡出，惟蔗侧种，根上庶出，故字从庶。沙糖者，笮其浆，煎成紫色。石蜜，即白沙糖凝结作饼块如石者，为石蜜。轻白如霜者，为糖霜。坚白如冰者，为冰糖。皆一物而有精粗之异也。《本草洞诠》卷六：甘蔗蔗浆、沙糖凡草皆正生嫡出，惟蔗侧种，根上庶出，故字从庶。气味甘平，无毒。脾之果也。主下气和中，除心胸烦热，利大小肠，解酒毒。一人病痁疾疲瘵，忽梦白衣人云：食蔗可愈。后果验。此亦清热和中之效矣。沙糖乃蔗汁煎成者，法出西域，唐太宗遣人传其法入中国。清者为蔗饧，凝者如沙者为沙糖，造成如石、如霜、如冰者，为石蜜、为糖霜、为冰糖也。沙糖甘温，无毒。主和中助脾，缓肝气，治产后恶露不尽，解烟毒。西北地高多燥，得之有益。东南地下多湿，食之助热。小儿多食则损齿生虫者，土制水，倮虫属土，得甘即生也。夫蔗浆甘寒，能泻火热，消渴解酒，自古称之。而孟诜乃谓其酒食发痰，似不然也。煎炼成糖，则甘温而助湿热。《日华子》又谓沙糖解酒毒，亦不然也。甘草遇火则热，麻油遇火则冷，甘蔗煎饧则热，此物理之常，医者可不知乎？**《本草经疏》卷二三**：甘蔗禀地中之冲气，故味甘气平无毒。《日华子》云：冷。气薄味厚，阳中之阴，降也。入手足太阴、足阳明经。甘为稼穑之化，其味先入脾，故能助脾气。脾主中州，故主和中。甘寒除热润燥，故主下气，利大肠也。大明为其消痰止渴，除心胸烦热，解酒。今人用以治噎膈反胃呕吐，大便燥结。皆取其除热生津润燥之功耳。○甘蔗，世人皆以其性热，不敢多食，不知乃是甘寒之物，能泻火热，润枯燥。唐王摩诘《樱桃诗》云"饱食不须愁内热，大官还有蔗浆寒"，可为证矣。惟胃寒呕吐，中满滑泄者，忌之。

《本草汇言》卷一五：和中养胃，生津止渴之药也。陈一斋曰：按李氏发明云，"蔗，脾之果也，其浆甘寒，能降火热，知其气寒明矣。"《日华子》言："能消痰止渴，安烦解酒"，此言一时烦热少安，多食未有不发湿中之火，为病痰胀、呕嗽之疾。诗言"饱食不须愁内热，大官还有蔗浆寒"者，此文人乐其甘寒爽口，为酒后一时止渴之需，作兴赋此。时人执此二句，信为寒凉之品。不知多食久食，善发湿火，为病痰胀、呕嗽之疾。司医者，可不深察乎？**《本草述》卷二○**：大抵此味助脾气、润枯燥之益为多。其治呕哕反食，盖治阴中之阳不足者，如此等证，原不专属有热也。若然，谓其甘温则可，若言其甘寒，如时珍、希雍引王摩诘之诗为证，恐文人之笔未可据以疗病也。且先辈有谓共酒食发痰者，又有谓多食发虚热动衄血者，余在闽中亦不喜食之，而小子女使辈多食，果动衄血，是则以甘寒目之可乎？既发虚热，则共酒食发痰，岂不然哉？时珍乃哓哓辟前二说者，其亦未免鲁莽欤。**《本草备要》卷三**：蔗汁熬之，名石蜜，即白霜糖。唐大历间，有邹和尚始传造法。性味甘温，补脾缓肝，润肺和中，消痰治嗽，多食助热，损齿生虫。紫砂糖功用略同。**《本草新编》卷五**：蔗浆止渴，亦权宜之法，多饮又不相宜，恐过多生痰耳。**《顾氏医镜》卷八**：入肺脾胃三经。入药捣烂绞汁。止干呕而治吐治噎，以其有和中助脾，下逆气，泻火热之能。消热痰而止咳止渴。亦下气除热，生津润燥之功。除烦热而宽胸膈，胸膈烦热既除，则自宽舒，甘寒泻火之力也。解酒毒而利大肠。故润大便，下燥结如神。胃寒呕吐，中满滑泄者，忌之。

《玉楸药解》卷四：蔗浆甘寒，解酒清肺，故《汉书》有蔗浆折朝酲，王维有大官还有蔗浆寒之语。土燥者最宜，阳衰湿旺者服之，亦能寒中下利。本草谓其下气止呕，则虽属甘缓，亦颇疏利不壅。与白沙糖性平，功用相仿。**《得配本草》卷六**：润燥生津，和中助脾。除热止渴，解酒消痰，止呕哕，利二便。配生地、麦冬，治春温液涸。和生姜汁，治反胃干呕。和芦根汁、藕汁、人乳、童便、竹沥，治胃脘干枯。**《药性切用》卷六**：生嚼可以发越热邪，捣汁能止火逆呕哕。若阴虚火炎，气分无热者，非宜。青皮蔗，性更清烈，功力不甚相远，而有入肝之用。**《滇南本草图说》**

卷九：同姜汁服之，可解河豚毒；同酒食之，生痰。不可多食，多食发虚热之症。《调疾饮食辩》卷四：其性，秋时新出者热，至冬稍平，春时更平，不寒不热。《日华本草》曰：性冷除烦热。《纲目》引王右丞大官还有蔗浆寒之句，以为性寒能泻火，皆误也。《别录》曰：甘和中，助脾气。《日用本草》曰：多食发虚热，动衄血。新蔗实然，可知性必不寒矣。梢头数节，味极淡，近中则汁多味厚，至根汁虽少，而味愈厚，故凡喻后胜于前者，谓之倒啖蔗，渐入佳境。《梅师方》治胃寒吐食：蔗汁七升，姜汁二合，细呷之。胃热者不宜用。《肘后方》治干呕不息，即上方。此皆《别录》和中之理，不然甘者呕家所忌也。《外台方》治伤寒发热口干，甘蔗任啖不禁，此盖藉其冷汁以折热。不能去热能折热，不必用开水泡。且缘此少饮茶水，可免伤脾，惜乎暑热病发时，此物即红腐无汁，故其救病之功绝少。《本草再新》卷五：吐泻疟痢不一种，有肝火作吐，有寒凉作吐，有暑作泻，有寒凉作泻，久泻则为痢。疟有虚寒，又有痰食，更有寒热夹邪而成疟症。大凡寒凉、湿痰皆忌用。《随息居饮食谱·果食类》：甘蔗甘，凉。清热，和胃润肠，解酒节蛔，化痰充液，治瘴疟暑痢，止热嗽虚呕，利咽喉，强筋骨，息风养血，大补脾阴。榨浆名天生复脉汤。以皮青、围大、节稀、而形如竹竿者胜，故一名竹蔗，亦作竿蔗。○皮紫者性温，功逊。

【附方】《本草汇笺》卷六：润大便，下燥结。蔗浆，一味单服。治胃脘干枯，噎食呕吐。以蔗浆同芦根汁、梨汁、藕汁、人乳、童便、竹沥，和匀，时时饮之。治反胃吐食。以蔗浆七升，姜汁半升，和匀，日日细呷。

《食鉴本草》卷下：治中酒毒，干呕。削去皮，捣汁饮。《食医心镜》。

《太乙仙制本草药性大全·仙制药性》卷四：发热口干，小便涩。取甘蔗去皮尽，令吃之咽汁。若口痛，捣取汁服之。○卒干呕不息。甘蔗汁温令热服半升，日三。又以生姜汁一升服并差。○理正气，止烦渴，和中补脾，利人肠，解酒毒。削甘蔗去皮，食后吃之。

《本草纲目拾遗》卷八：凡痘疹不出，及闷痘不发，毒盛胀满者，此痘属急症。宜青皮甘蔗榨汁与食，不时频进，则痘立起。其寒散解毒之功，过于蚯蚓白鸽，惜人不知其功用。入药如滓，亦宜以青皮蔗滓为上。

蔗皮

【主治】干者垫卧，可去郁热。《本草纲目拾遗》卷八。皮晒干生研，麻油调涂秃疮良。《本草撮要》卷三。

【附方】《本草汇》卷十七：秘传接气沐龙汤。专治阳衰久痿滑精，不用内服，惟主外治。大约患此者，或由禀弱，或由纵欲，或忧所致，或心肾不交，种种不一，如概服辛温燥热之剂，不惟销烁真元，祸不旋踵。此方用外接之法，所以为妙。先史鸣吉患此二载，百药无济，获此顿起。紫梢花、甘草、甘遂、良姜、文蛤、母丁香、巴戟天、川乌、附子、吴茱萸、川椒、细辛、淫羊藿、蛇床子、楝树子、甘松各一两，锁阳、苏蓉、官桂、羊皮、红蔗皮、满山红、罂粟壳水泡去筋各二两，红豆七十粒，酒药内用辣者，白颈蚯蚓七条，炙，倭铅八两，切薄片，匀七剂，每日一剂，瓦锅内煎汤，先熏后洗，以冷为度，晚重温药汤再洗，如此七日内禁房事。

《本草纲目拾遗》卷八：腊梨初起。紫甘蔗皮煅存性，香油调搽。《百草镜》。坐板疮。甘蔗皮烧存性，香油调涂。《家宝方》。治竹衣乖，并无皮肤，脓血淋漓，赤剥杨梅，一切胎毒。用炉甘石煅淬入黄连汁三次，童便四次。一两，黄蘗、猪胆涂炙七次。紫甘蔗皮烧存性、孩儿茶、赤石脂各五钱，绿豆粉炒七分，冰片五分，为末，先用麻油将鸡蛋黄煎黑，去黄候冷，调涂即愈。《经验广集》。

《本草纲目易知录》卷三：酒病腹疼，大便闭。甘蔗取干者，煎汤，频饮便通痛止。发热口干，小便赤涩。甘蔗去皮，嚼汁嚬咽。饮浆亦可。○痁疟疲瘵。蔗汁频饮，自愈。

滓

【附方】《本草纲目拾遗》卷八：收口长肉，背疽恶疮，用之屡效。收甘蔗滓晒燥，煅存性，研极细，以小竹管如疮口大者一个，以细夏布扎紧于上，筛药填满疮孔内，膏药盖住，自能收口。《救生苦海》。○对口，一名朵疽。用甘蔗滓焙燥为末，白色狗屎焙末，和匀，将竹管一个，稀绢包竹管头，入药筛膏药上贴之，垂死者亦生。《医键》。○痘疔。用甘蔗滓晒干，真香油点灯烧成灰，以津液调匀，银簪挑破点上，立效。一方加珍珠油胭脂调涂，更效。《经验单方》。

《本草纲目易知录》卷三：治奔走远路，足背肿，足板心痛。甘蔗滓烧烟，频熏，效。○草鞋走路押破。蔗滓烧炭末，油调傅。

五子实《本草纲目》

【释名】《本草医旨·食物类》卷三：五子实大如梨而内有五核，故名。

实

【气味】味甘，温，无毒。《本草医旨·食物类》卷三。性平。《本草省常·果性类》

【主治】止霍乱，愈金疮。《本草省常·果性类》。

津符子《千金要方》

【集解】《食物本草》卷九：津符子产缅甸州。

实

【气味】味苦，平，滑。《食物本草》卷九。

【主治】主益心血，养肺金，止渴生津液。多食口爽，失滋味。又治泄痢不止，安和五脏。久食轻身，明目。《食物本草》卷九。治泻痢不止，男女虚劳。《本草纲目拾遗》卷八。

【附方】《食物本草》卷九：治男子妇人虚劳咳嗽，吐唾脓血，肺痈肺痿，声哑欲死之症。每日唻津符子十枚，一月勿间断即愈。极验。

杨摇子《本草纲目》

【集解】《食物本草》卷九：杨摇子，沈莹《异物志》云：生闽越。其子生树皮中，身体有脊，形甚异而味甘无奇，色青，长五寸。《本草纲目拾遗》卷八：《花镜》：此果长五寸，色青无核。《临海异物志》：扬摇有七脊，子生树皮中，其体虽异，味则无奇，长四五寸，色青黄，味甘。

实

【气味】味甘，温，无毒。《食物本草》卷九。

【主治】主和中益气，润肌肤，好颜色，通百脉，强筋骨。《食物本草》卷九。

柊子《本草纲目》

【集解】《食物本草》卷九：《南州记》云：出九真、交趾。树生子如桃实，长寸余。二月开花，连着子，五月熟，色黄。盐藏食之，味酸似梅。

实

【气味】酸，平、凉。《食物本草》卷九。

【主治】主清心润肺，止渴生津，制亢极之阳、炎蒸之暑气，又降三焦实火，治鼻中出血及牙宣。《食物本草》卷九。制亢极之阳光，消炎蒸之暑气。《本草纲目拾遗》卷八。

【附方】《食物本草》卷九：牙龈出血不止。用子核连仁烧存性，〔为末掺之〕，大效。《本草纲目拾遗》卷八：牙宣、牙龈出血。用子核连仁，烧存性，调水含咽即止。

夫编子《本草纲目》

【集解】《本草纲目拾遗》卷八：《南方草木状》：出交趾武平山谷中，三月开花，连着子，五六月熟。入鸡、鱼、猪、鸭羹中，味最美，亦可盐食。

实

【气味】味甘，性平。《本草纲目拾遗》卷八。

【主治】主宁心志，养血脉，解暑渴，利水津，气喘急，止渴除烦，清热润肺，滋命门。《食物本草》卷九。利水道，生津液，止逆气喘急，除烦清热，润肺，滋命门，益元气。《本草纲目拾遗》卷八。

【附方】《食物本草》卷九：蒸劳热，四肢瘦削如枯柴。用夫编子同白鸭，不用盐、酱。日日啖之，吃鸭三头见效。

《本草纲目拾遗》卷八：骨蒸劳热、四肢瘦削如枯柴。用夫编子同白鸭烂煮，不用盐、酱，日日啖之，吃鸭三头见效。

白缘子《本草纲目》

【集解】姚氏《食物本草》卷九：刘欣期《交州记》云：出交趾。树高丈余，其味甘美如胡桃。

实

【气味】味甘，平。姚氏《食物本草》卷九。

【主治】主润肺，止渴，清热。祛风暑湿气，治疮痈。治山岚瘴气所侵，变成痎疟，寒热往来，头痛痰逆。姚氏《食物本草》卷九。消食，祛风暑湿气，治疥癣。《本草纲目拾遗》卷八。

【附方】姚氏《食物本草》卷九：治寒湿邪气，足膝屈弱，不能步履。用白缘子一斤，舂烂浸酒。日饮一次，月余即愈。

茼子《本草纲目》

【气味】味甘，平，无毒。姚氏《食物本草》卷九。

【主治】主中恶气，飞尸邪蛊，心腹卒痛，狂邪鬼神，鬼疫温疟，梦寐邪恶气，心神颠倒不宁，昏冒如痴。姚氏《食物本草》卷九。

【附方】姚氏《食物本草》卷九：治惊痫恍忽，语言不伦，歌笑不彻。用茼子核七枚烧末，入朱砂少许，姜汤下方寸匕。

黑食子《校补滇南本草》

【释名】嘘嘘果《校补滇南本草》。

【集解】《校补滇南本草》卷上：滇南甚多，秋季风吹子落，夷人呼为嘘嘘果。

实

【气味】味甘、酸。《校补滇南本草》卷上。

【主治】食之元气不散，多睡，能调心肾交接，久服令人目清延年，其功不可详述。《校补滇南本草》卷上。

果部第二十八卷

果之三　味果类33种

秦椒《本经》

【释名】榝子《通志》、竹叶椒《宝庆本草折衷》。

【集解】《宝庆本草折衷》卷一三：生太山川谷及秦岭、蓝田、天水、陇西、琅邪、成皋山，秦、凤、明、越、金、商、归州。○八、九、十月采实。**《本草品汇精要》卷一八：**《图经》曰：初秋生花，秋末结实，叶及茎、子都似蜀椒，但实细味短，形似茱萸，有针刺，茎、叶坚而滑。又云：南北所生一种，其实大于蜀椒，当以实大者为秦椒。观此二说不同，恐用者狐疑不决，不可不辩考之。《衍义》曰：秦椒，此秦地所产者，故言秦椒。大率椒株皆相似，秦椒但叶差大，椒粒亦大，而纹低，不若蜀椒皱纹高为异也。**《药性粗评》卷三：**秦椒出秦岭。似茱萸，有针刺者真。**《寿世秘典》卷四：**花椒秦地所产者，名秦椒。树似茱萸而小，有针刺，叶坚而滑泽，味亦辛香。四月生细花，五月结实，颗如小豆而圆，生青熟红，大于蜀椒，味短，其目亦不及蜀椒目光黑也。生蜀中者名川椒，生汉中者名汉椒。点椒茎叶都相类，但蜀椒肉厚皮皱，腹里白，气味浓，其子光黑如人之瞳人，故谓之椒目，他椒子虽光黑亦不似之，若土椒则子无光彩矣。

【炮制】**《药性要略大全》卷四：**去闭口及目不用。**《寿世秘典》卷四：**凡用秦椒、蜀椒，须去目及闭口者，炒热隔纸铺地上，以碗覆，待冷，碾取红用。

椒红

【气味】味辛，温，生温熟寒，有毒。《图经本草药性总论》卷下。味苦、辛，性温、热，有小毒。黄色，似川椒而大，赤者良。恶栝蒌、防葵，畏雄黄。《药性要略大全》卷四。

【主治】主风邪气，温中除寒痹，坚齿发，明目，疗喉痹，吐逆，疝瘕，去老血，产后余疾，腹痛，出汗，利五藏。《图经本草药性总论》卷下。逐脏腑寒气，出痹，

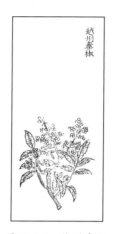

图 28-1-1 越州秦椒
《图经（政）》

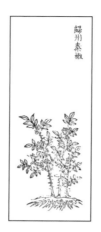

图 28-1-2 归州秦椒
《图经（政）》

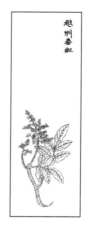

图 28-1-3 越州秦椒
《图经（绍）》

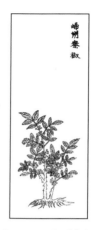

图 28-1-4 归州秦椒
《图经（绍）》

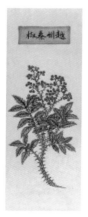

图 28-1-5 越州秦椒
《品汇》

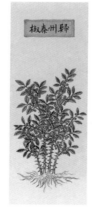

图 28-1-6 归州秦椒
《品汇》

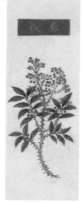

图 28-1-7 秦椒
《雷公》

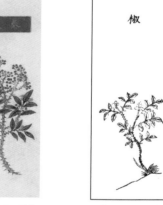

图 28-1-8 椒
《三才》

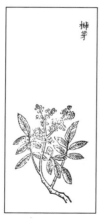

图 28-1-9 椒芽
《原始》

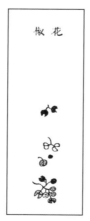

图 28-1-10 花椒
《类纂》

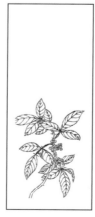

图 28-1-11 秦椒
《图考》

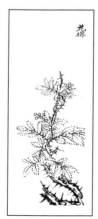

图 28-1-12 花椒
《图说》

消水肿，暖腰腹，益精气，通关节，调血脉，牢牙齿。《食鉴本草》卷下。除湿，解郁结，消宿食，通三焦，温脾胃，坚齿明目，补右肾命门，杀蛔虫，止泄泻。《寿世秘典》卷四。世相传此椒可制水银，凡误饵成毒者，服此即愈也。《食物须知·诸荤馔》。

【发明】《神农本经会通》卷二：《本经》云：主风邪气，温中，除寒痹，坚齿发，明目，疗喉痹，吐逆，疝瘕，去老血，产后余疾，肿痛，出汗，利五脏，久服轻身，好颜色，耐老增年，通神。《药性论》云：君。味苦、辛。治恶风遍身，四肢痹，口齿浮肿摇动。主女人月闭不通，治产后恶血痢，多年痢。主生发，疗腹中冷痛。孟诜云：温。灭瘢，长毛，去血。若齿痛，醋煎含之。《图经》云：椒气好下，言饵之，益下不上冲也。服食药当用蜀椒。丹溪云：属火而有水与金，所以有下达之能，所以其子名为椒目，正行渗不行谷道。世人服椒者，无不被其毒，以其久则火自水中起，能下水肿湿。凡使，以蜀椒为佳。子谓椒目，治盗汗有功，又能行水。《局》云：秦椒主治风邪气，除痹温中有大功。明目通喉攻腹痛，醋煎灌嗽治牙疼。秦椒，主明目，通喉，温中下气，兼风痹。《药性会元》卷中：主攻痛而治风，能通喉而明目；除风邪寒湿之痹，疗吐逆疝瘕之病。可温中而坚齿，长发，利五脏而悦色壮颜，去老血而疗产后腹痛、出汗等疾。有下达之能。《食物辑要》卷八：误食闭口椒，能害人，急饮凉水、麻仁浆，可解。《本草汇言》卷一五：椒红温中暖肾，神农散痹明目，东垣利气逐寒之药也。韦芷生曰：椒性辛烈香散，故前古通治一切寒闭，一切热郁，一切气滞，一切血凝，一切痰风诸证，用此无不流通。如《别录》之治产后老血腹痛及疝瘕蛔结，孟诜之治上气咳嗽及齿浮肿痛，甄氏之治经年疟痢，腹中冷胀冷痛及寒湿痞满等疾，总不外辛香热散之用也。倘属内热血虚，阴火咳嗽者，咸宜忌之。《本草乘雅半偈》帙五：椒分秦、蜀者，不惟方域异。大小牝牡有别也。秦地者，开花结实，实大于牡；蜀地者，无花作实，实小于牝。其色馨气味，精胜实肤，与温中通痹，主司形气则一也。但无花者，性深邃，力从内骨。横遍肤表，主益气而归肺。有花者，性舒徐，力从中藏，横遍皮毛，明目窍，坚骨余，主通神而归心为别异耳。盖中藏通乎神，故久服轻身，好颜色，耐老增年，通神也。含蓄者，自然酝藉；发露者，自然浅薄。《本经逢原》卷三：闭口者有毒，误食之载入咽喉，气欲绝。或吐下白沫，身体痹冷，肉桂煎汁饮之。多饮冷水一二升，或食蒜，或饮地浆，或浓煎豆豉饮之并解。○秦椒味辛气烈，过于蜀椒，其温中去痹，除风邪气，治吐逆疝瘕，下肿湿气，皆取辛烈，以散郁热，乃从治之法也。不宜多服。令须发易白，以其气辛，非蜀椒之比。《医林纂要探源》卷三：俗曰花椒，以别于胡椒。秦产曰秦椒，实大而薄。蜀产曰川椒，肉厚而皮多绉者，最佳。闭口者有毒。微炒去汗，捣去里面黄壳，取红肉用。补肝，润命门。气味重沉，色紫赤，入肝及命门。用盐引下行，治冲任寒气上逆，及阴汗泄精，破血分寒阻经闭癥瘕。又能坚齿牙，治目之火衰而不明者。暖胃，燥脾湿。命火常温，则脾不湿，而胃能化食矣。能除胀满，及腹中寒气冷痛，吐泻冷痢，寒痰，去饮食毒。若胃气素热者忌。泻肺，开闭塞。体质轻虚，生用能上行入肺，宣达寒淫，发汗行湿，治伤风寒咳嗽。斩尸杀疰。雷火之气也。《调疾饮食辩》卷一下：椒性热而有毒，《本经》谓除风治寒痹，下气温中则是。又云久服轻身耐老，令人头不白，延年通神，则大不可信。《别录》云：治吐逆、疝瘕，去老血，发汗，杀鱼虫毒。《食疗本草》曰：主上气咳嗽，久风湿痹。《药性本草》曰：治恶风，遍身四肢痹，女人月闭不通行血药内加此助之，腹中冷痛。《日华本草》曰：暖腰膝，缩小便，疗阴汗，去下焦肝肾沉寒。皆不可谓无功。然中病即止，不宜过服，过服则令人气闭，与闭口椒同。或发一切热病，如吐血、衄血、溲血、便血及疮疡、痈毒等症。其入食料，虽辛香有味，又解食毒，而热毒之害则同，不宜多食、久食。素患阴虚内热，及伤寒、热病、痢家、痘家、血家、渴家、汗家、女人崩漏、孕家，皆禁食。《上清诀》曰：凡吃饭过饱，心脑痞闷，水吞生椒一二十枚即消。一切肉食及粢糕之类同治。俗医不知温中消食之理，专用山查、麦芽、神曲伤其脾胃，致令愈消愈胀。近又创造焦查，将山查炒成炭，尤可笑可恶。《证治要诀》曰：凡呕吐服药不纳者，必有蛔在膈间，但于药中加川椒少许，即虫伏而药可受胃者同黄连用，辛苦皆虫所畏也。《本事方》曰：上逆作喘，或呃噎者，宜于补肾药中微加川椒，引之归下。

【附方】《药性粗评》卷三：风虫牙痛。凡患牙痛，不拘风虫，以秦椒一撮，醋煎，口含漱而吐之，再含。

《养生食鉴》卷下：风弦烂眼。捣烂，敷之良。

《古今治验食物单方》：心腹冷痛。以布裹椒，安两处，用熨斗熨令椒出汗，即止。呃逆不止。川椒四两炒，研，面糊为丸，醋汤下三钱。寒湿脚气。川椒二三升，粗布袋盛之，日以踏脚。手足裂。椒四合，水煮去渣，渍之，令燥，再渍候干，涂猪、羊脑髓，妙。漆疮。以川椒煎汤浴。妇人秃鬓。川椒四两，酒浸，日日搽之，自长。痔漏脱肛。每日空心嚼川椒一钱，凉水送下，三五次愈。肾上风。川椒、杏仁研膏，涂掌心，合阴囊而卧，甚效。

《调疾饮食辩》卷一下：治冷气入阴囊，阴茎缩，疼痛欲死。川椒一二升，热水湿之，布裹置囊下及小腹，蒸之，冷即易。更宜内服温补肝肾之药，亦不可无川椒。如卒急不得川椒，用胡椒或葱、姜、韭和麦麸炒热俱可。又治久冷下痢。川椒醋浸，焙，研末，小麦麸炒黄色，下水煎粥，入椒末一匕食。《千金方》。治腹内虚冷，令人不思饮食，或食而难化，或时作微痛，或溏泄不止。川椒浆水浸一宿，每新汲水吞十数枚。此大误也，岂有饮冷水治冷疾之理。宜用开水，米饮更佳。又不如同白术、甘草、酒炒芍药研末，米饮下更佳。《斗门方》。又治虚冷少气。呼吸微弱无力也，乃下元气海虚寒所致。川椒一两，酒三升，浸三日，随量饮数杯。更宜速进脾肾二家补药。治诸疮中风，令人口噤头摇，四肢搐搦，角弓反张，如破脑伤风状。椒末一升，酒拌湿，以面饼裹椒末如馅，勿令漏气，分二裹，灰火内煨熟，取出刺作孔，对疮口罨之，使椒气射入，冷即易。须臾疮中水出，遍身冷汗，立瘥。仍宜内服祛风托里酒药，如羌、独、荆、防、白芷、甘草、归、耆、乳、没、蜈蚣、山甲、珠、蝉蜕等。破脑伤风亦宜此法。《独行方》。凡生漆疮者，令人身肿溃烂，寒热，甚者眉发俱落。但以川椒末唾调涂鼻孔内外，即不生。已生者，煎汤浴之。椒目性能利水。《物类相感志》。治水肿胀满，椒目略炒，勿太熟，研末，每酒服方寸匕。《千金方》。

椒芽

【主治】调气和脾。《茹草编》卷二。

【发明】《茹草编》卷二：椒芽山之巍巍，有椒蘽蘽。薄言采撷，调气和脾。彼君子兮嘉宾，式燕绥之。取芽，汤焯过，盐、酰和食。

椒目（椒中黑子）

【气味】味苦，性寒，无毒。《食物辑要》卷八。苦，辛。《医林纂要探源》卷三。

【主治】能下水肿湿。《药性会元》卷中。燥湿定喘敛汗，治肾虚耳聋。《食物辑要》卷八。坚肾，润命门，行淫水，安相火。《医林纂要探源》卷三。燥湿、消水蛊、妊娠水肿、水喘。《本草求原》卷一三。

【发明】《药性会元》卷中：止行渗道，不行谷道。世人服椒者，无不被其毒。服久则火自水中起，谁能御之。《医林纂要探源》卷三：黑色专入肾，行水道，治肾虚耳鸣。

【附方】《本草求原》卷一三：肾虚耳鸣。同巴豆、菖蒲为末，以松香、黄蜡溶和为挺，纳耳中，一日一易。

叶

【主治】杀虫。合松叶、金银花煎浴，治疥疮血疮。《医林纂要探源》卷三。敷寒湿脚肿，风眩烂眼，调食品香美。《本草求原》卷一三。

蜀椒《本经》

【释名】陆拨《通志》。

【集解】《绍兴本草》卷一三：取肉厚色赤、气味烈者佳。虽产处不一，唯蜀川者正可入方。《宝庆本草折衷》卷一四：生武都川谷及蜀郡，及巴郡、江阳、晋原、建平、江淮、北土，陕、洛、归、峡、金、施州园圃种之。○八月采实，阴干，亦焙干。《救荒本草》卷下之前：生武都川谷及巴郡归峡、蜀川、陕洛间人家园圃多种之。高四五尺，似茱萸而小，有针刺，叶似刺叶微小，叶坚而滑，可煮食，甚辛香。结实无花，但生于叶间，如豆颗而圆，皮紫赤。此椒江淮及北土皆有之，茎实皆相类。但不及蜀中者皮肉厚，腹里白，气味浓烈耳。又云：出金州西城者佳。《本草品汇精要》卷二〇：蜀椒由蜀地所产者，故言蜀椒。大率椒株皆相似，但蜀椒皱纹高，非比他椒皱纹低而为别也。以上云江淮北土、成皋诸山所出者，概类蜀椒，故附于此。《野菜博录》卷三：生蜀郡川谷间。

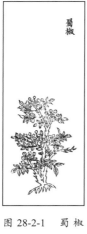

图 28-2-1　蜀椒
《图经（政）》

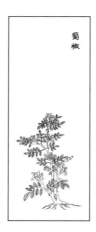

图 28-2-2　蜀椒
《图经（绍）》

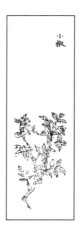

图 28-2-3　小椒
《饮膳》

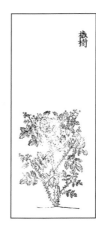

图 28-2-4　椒树
《救荒》

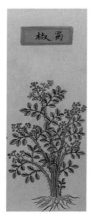

图 28-2-5　蜀椒
《品汇》

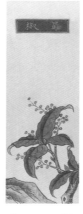

图 28-2-6　蜀椒
《食物》

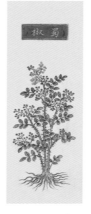

图 28-2-7　蜀椒
《雷公》

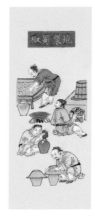

图 28-2-8　炮制蜀
椒《雷公》

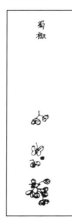

图 28-2-9　蜀椒
《原始》

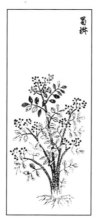

图 28-2-10　蜀椒
《草木状》

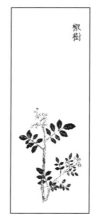

图 28-2-11　椒树
《博录》

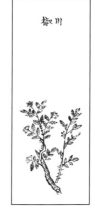

图 28-2-12　川椒
《备要》

高四五尺，枝茎有刺，叶似蔷叶，坚硬，结实，无花，叶间如豆颗，皮紫赤色，中有小黑子。

【炮制】《太乙仙制本草药性大全·本草精义》卷三：取椒孔法，蜀椒须微炒，使出汗。又须去附红黄壳。去壳之法，先微炒，乘热入竹筒中，以杵舂之，播取红，如未尽，更陈更舂，以尽为度。凡用椒，须如此。

椒红

【气味】味辛、热、有毒。又云多食令人乏气，盖多食致气盛，而气喜作喘有之，非为损气故也。《绍兴本草》卷一三。味辛，温，大热，有毒。杏仁为之使。畏款冬、雄黄。《图经本草药性总论》卷下。

【主治】助阳散寒。《绍兴本草》卷一三。主邪气咳逆，温中，逐骨节皮肤死肌，寒温痹痛下气，除六腑寒冷，伤寒温疟，大风汗不出，心腹留饮，宿食肠澼，下痢泄精，女子字乳饮疾，散风邪瘕结，水肿黄疸，鬼疰蛊毒，杀虫鱼毒。久服之头不白，轻身增年，开腠理，通血脉，坚齿发，调关节，耐寒暑。《图经本草药性总论》卷下。能杀鱼毒，亦医黄疸。《本草元命苞》卷七。壮阳，疗阴汗，缩小便。○安蛔虫，杀鬼疰蛊毒及鱼蛇毒。多食令人乏气。《医学统旨》卷八。主温中益气，去湿散寒，除风止痛，解毒驱邪，行水实脾，缩阴壮阳之神药也。《本草纂要》卷四。

【发明】《宝庆本草折衷》卷一四：蜀椒、汉椒，本一种也，各随所产之地以命名，功用亦稍差殊。前有秦椒，虽曰同类，主治又异矣。《经验方》椒囊法：以疏布为囊，入蜀椒或汉椒二参斤，置火踏上，跣足踏之，治脚气之患。惟是寒湿所袭，血气因寒凝结者，固宜施此，辟而散之。倘有风热之证，则非所宜矣。然诸方不用闭口椒者，以其蕴热不吐及子核无由得去，故为世所弃耳。正条旧称能杀人者，何太过耶？天然而生，不以他木接者最良。或杂以倘椒、野椒，色淡气恶，皆非所取。《本草纂要》卷四：吾观此剂，世俗俱以食物之内用椒拌之，取其香辣可食，殊不知椒有杀毒驱恶之功，食物之内有毒无毒，因宜而治之。又有日用之间，偏食奇物，或动风聚湿，或生寒发气，或起痰动火，或积聚郁结，或闭塞腠理，或骤行血脉等物，惟知一时可口，孰知病因而作，故古人以椒日用，非惟香辣为佳，而实有益于脏腑之留结，又杀百物之邪秽，而使百病之不生也耶。《伤寒证治准绳》卷八：凡人呕吐，服药不纳者，必有蛔在膈间，蛔闻药则动，动则药出而蛔不出，但于呕吐药中加炒川椒十粒良，盖蛔见椒则头伏也。观此，则仲景治蛔厥乌梅丸中，用蜀椒亦此义也。《药性解》卷五：蜀椒辛宜肺部，热宜脾家，故并入之。症属寒凝，诚为要剂。然过于行散，多服令人乏气，且发热疾，闭口者能杀人，不可不慎。《本草经疏》卷一四：蜀椒禀火金之气，得南方之阳，受西方之阴。《本经》味辛气温。《别录》大热有毒。气味俱厚，阳也。入手、足太阴，兼入手厥阴经。其主邪气咳逆，皮肤死肌，寒湿痹痛，心腹留饮宿食，肠澼下痢，黄疸，水肿者，皆脾肺二经受病。肺出气，主皮毛。脾运化，主肌肉。肺虚则外邪客之，为咳逆上气。脾虚则不能运化水谷，为留饮宿食，肠澼下痢，水肿、黄疸。二经俱受风寒湿邪，则为痛痹，或成死肌，或致伤寒温疟。辛温能发汗，开腠理，则外邪从皮肤而出。辛温能暖肠胃，散结滞，则六腑之寒冷除，肠胃得温则中焦治，而留饮、宿食、肠澼下痢、水肿、黄疸，诸证悉愈矣。其主女子字乳余疾者，亦指风寒外侵，生冷内停而言。泄精、瘕结，由下焦虚寒所致。此药能入右肾命门，补相火元阳，则精自固而结瘕消矣。疗鬼疰蛊毒，杀虫、鱼毒者，以其得阳气之正，能破一切幽暗阴毒之物也。外邪散则关节调，内病除则血脉通。佐补阴凉血之药，则头不白，齿发坚，耐寒暑，轻身增年所自来矣。○椒禀纯阳之气，乃除寒湿，散风邪，温脾胃，暖命门之圣药。然而肺胃素有火热，或咳嗽生痰，或嘈杂醋心、呕吐酸水，或大肠积热下血，咸不宜用。凡泄泻由于火热暴注，而非积寒虚冷者忌之。阴痿脚弱，由于精血耗竭而非命门火衰虚寒所致者，不宜入下焦药用。咳逆非风寒外邪壅塞用，不宜用。字乳余疾，由于本气自病者，不宜用。水肿、黄疸，因于脾虚而无风湿邪气者，不宜用。一切阴虚阳盛，火热上冲，头目肿痛，齿浮、口疮、衄血、耳聋、咽痛、舌赤、消渴、肺痿咳嗽，咯血吐血等证，法所咸忌。《本草汇言》

卷一五：暖五藏，通三焦，散瘀血，攻冷积，逐留饮，化症癖，解蛔结，消宿食，龚云林杀鱼腥水毒之药也。顾朽匏曰：按李时珍言：椒乃纯阳之物，其味辛以麻，其气温以热，禀南方之阳精，受西方之阴气，故入肺散寒而治咳嗽，入肾暖水而治阳衰足冷，入肝通滞而治疝瘕奔豚，症痞蛊毒，入脾温中而治泻利水肿、呕吐疸胀，入心壮气而通神明，发阳郁，开腠理，达九窍也。他如老人目昏膝软，泄泻少食，合参、耆、苓、术、归、杞辈同用，正取温阳气，生阴血，培后天调养之功也。又按吴猛《服椒诀》云：椒禀五行之气而生，叶青、皮红、花黄、膜白、子黑，其气馨香，其性下行，能使火热下达，不致上冲。凡病肾气上逆，须以蜀椒引之归经自安。芳草之中，皆不及椒。又按戴元礼云：凡呕吐服药不纳者，必有蛔在膈间。蛔闻药气则动，须于呕吐药中，加炒川椒二三十粒，蛔见椒则头伏。此仲景治蛔厥乌梅丸中用蜀椒，正此义也。又按张三丰诗云：椒肉应五行，椒仁通六义。欲知先有功，夜间无梦寐。四时去烦劳，五藏调元气。目明腰脊健，身轻心窍利。健忘惊悸宁，更奇精自秘。回老返婴童，康强不思睡。九虫顿消亡，三尸自逃避。若能久饵之，神仙应可冀。窃谓椒红丸虽云补肾，不分水火，惟脾胃命门虚寒有湿热者相宜。若肺胃素有火热者，非所宜也。《分部本草妙用》**卷六**：椒禀南方之阳，受西方之阴，故能入肺散寒，治咳嗽，和脾除湿，及风寒湿痹，水肿泻痢。入右肾补火，治阳衰溲数，足弱久痢诸症。故感应丸治久痢，能使热下达，不致上熏。惟脾胃命门虚寒，有湿郁者相宜。肺胃素热者远之。久服必中其毒。《医宗必读·本草征要》**下**：命门火衰，中气寒冷者宜之。若阴虚火旺之人，在所大忌。《药镜》**卷二**：川椒散风邪，除六腑之寒湿。脾胃暖，补相火于命门。乌须乌发，聪耳明眸。君以补阴凉血之药，心腹冷疼，脚气寒湿，用彼布包火熨之方。单服于空心，收轻粉水银之毒。同煎于葱白，浴囊疮疥痒之虫。蛔动吐呕，炒加则头伏。肾气上逆，引用则归经。消伤饱停食之成痞，下感触杨梅之流祸。食物拌捣，毒除辟秽。椒目下行渗道，不行谷道，故能泻水燥湿，定喘消盅。炒研酒下，肾虚耳鸣，崩带肿满，均可治也。《**本草乘雅半偈**》帙七：色香气味，精胜在肤，独无花而实，所含蓄力，幽且深矣。故主温中，自下而上，从内而外，宣达横遍者也。对待寒中，致令形气受病也。气则咳逆上气之因邪薄，形则骨节肌肤之因痹闭。久服形气咸调，故头不白，轻身增年耳。《**本草通玄**》卷下：椒性下达命门，益下不上冲，盖导火归元也。味辛应西方之气，故入脾而奏止嗽下气之功。性温禀南方之气，故入肾而奏扶阳益火之效。乃玉衡星之精，善辟疫伏邪，此岁旦有椒柏酒也。凡空心朝起，以沸汤送生椒二十颗有治热治冷之妙，有消食散寒之奇，久服则永不受风寒湿，大能温补下焦，亦神异之品也。邵武府张伯安，腰痛痰喘，足冷如冰，面赤如绯，六脉洪大，按之则软，服八味无功，用椒红、茯苓蜜丸，盐汤下，甫二十日而安。去核及闭口者，微炒使出汗，捣去黄壳，取红用。椒核利小便，治水肿痰饮，耳聋盗汗。《**本草洞诠**》卷六：椒红、椒目椒秉纯阳之性，具五行之气。叶青、皮红、花黄、膜白、子黑。《岁时记》言：元旦饮椒柏酒，椒乃玉衡星精，柏乃百木之精，能伏邪鬼也。秦椒粒大，蜀椒粒小，江淮皆有之，不及蜀中者良。气味辛温，有毒。乃手足太阴、命门气分之药。入肺散寒，治咳嗽。入脾除湿治风寒湿痹，水肿泻痢。入右肾补火，治阳衰溲数，足溺久痢诸病。盖椒之气馨香，而性下行，能使火热下达，不致上冲。凡肾气上逆，须以蜀椒引之归经则安。《上清诀》云：凡吃饭伤饱，觉气上逆痞闷者，以水吞生椒一二十粒，即散。取其通三焦，下恶气，消宿食甚效。○窃谓椒红丸虽云补肾不分水火，惟脾胃命门虚寒有湿郁者相宜。若肺胃素热者非所宜也。凡服椒，久则火生于水中，多被其毒，戒之。《**本草汇**》卷一四：川椒禀火金之气，性下达命门，益下不冲上，盖导火归元，除湿消食，温脾补肾之剂也。禀南方之阳，故入肾而奏扶阳益火之效。受西方之阴，故入肺而奏止嗽下气之功。乃玉衡星之精，善辟疫伏邪。此岁旦有椒柏酒也，《上清诀》云：凡吃饭伤饱，觉气上冲痞闷，以水吞生椒一二十颗即散，取其能通三焦，下恶气也。若空心朝起，以沸汤送二十颗，有治寒祛冷之妙，有消食散寒之奇。久服则永不受风寒湿，大能温补下焦，亦神异之品也。《**本草备要**》卷三：川椒宣，散寒湿；燥，补火。辛，热，纯阳。入肺，发汗散寒，治风寒咳嗽。入脾，暖胃燥湿，消食除胀，治心腹冷痛，吐泻澼痢，痰饮水肿。○最杀劳虫。危氏神授丸：川椒炒出汗，为末，米饮下三钱。有人病传尸劳，遇异人传此方，服至二斤，吐出虫如蛇而安。肺、胃素热者忌服。《**本草新编**》卷四：功用实多，不止书上所载。然少用则益，多用则转损。入于补阴之药，可以久服；入于补阳之剂，未可常施也。○蜀椒功用实胜于近处所产，以蜀椒味轻，转有益也。土产之椒，其辛香倍于蜀产，虽功用少薄，未尝不可用也。大约蜀椒用一两者，土产必须一两二钱，何必专觅蜀椒哉。○或问：蜀椒可以乌须，而乌须之方似可用之也？夫蜀椒未能乌须也，取其引乌须之药，入于任、督之路耳，大约乌须药多寒，而蜀椒性热，相伴同用，尤能制阴寒之气，所以易于奏功，而变黑甚速也。但热药宜少用，不可多用耳。《**本经逢原·味部**》卷三：蜀产者微辛不辣，色黄者气味微辛，散心包之火最胜。色红者气味辛辣，壮命门之火最强。形如鸽铃者真，以子种出，其叶十三瓣者蜀椒也。○椒乃手足太阴、少阴、厥阴气分之药。

禀五行之气而生，叶青皮红花黄，膜白子黑，其气馨香，能使火气下达命门。故《本经》谓之下气，其主邪气咳逆等证，皆是脾肺二经受病，肺虚则不能固密腠理，外邪客之，为咳逆。脾虚则不能温暖肌肉，而为痛痹等证。其治呕吐服药不纳者，必有蛔在膈间，但于呕吐药中加川椒数十粒，盖蛔闻药则动，遇椒则头伏也。故仲景治蛔厥，乌梅丸用之。又能开痹湿，温中气，助心包命门之火。《本经》言久服头不白者，辛温上通肾气之力可知。今乌须发方用之。一人腰痛痰喘，足冷如冰，六脉洪大，按之却软，服八味丸无功，用椒红、茯苓蜜丸，盐汤下，甫二十日而安。但其性辛温气窜，阴虚火旺人禁之。《本草经解要》卷三：蜀椒，气温禀天春暖之木气，入足厥阴肝经。味辛有毒，得地西方酷烈之金味，入手太阴肺经。气味俱升，阳也。其主邪气咳逆者，气温入肝，可以散邪，味辛入肺降气，可以止咳逆也。中者，太阴脾也。蜀椒入肺，肺亦太阴，肺温脾亦温也。骨节、皮肤，肝肺之令也。蜀椒气温，可以散寒，味辛可以祛湿，所以主死肌痹痛也。肺主气，肺温则下降之令行，所以下气。久服辛温活血。发者，血之余，所以头不白也。辛温益阳，阳气充盛，所以身轻增年也。《长沙药解》卷一：蜀椒味辛，性温，入足阳明胃、足厥阴肝、足少阴肾、足太阴脾经。暖中宫而温命门，驱寒湿而止疼痛，最治呕吐，善医泄利。《金匮》大建中汤方在胶饴用之治心腹寒疼，以寒水而凌火土，蜀椒胜寒水而补火土也。乌头赤石脂丸方在乌头用之治心痛彻背，背痛彻心，以肾邪而贼心君，蜀椒益君火而逐阴邪也。升麻鳖甲汤方在鳖甲用之治阳毒，咽喉痛，吐脓血，以表邪而郁肝火，蜀椒开腠理而泄毒汁也。王不留行散方在王不留行用之治病金疮，以血亡而泄温气，蜀椒温肝脾而暖血海也。《伤寒》乌梅丸方在乌梅用之治厥阴蛔厥，以蛔避寒湿而居膈上，蜀椒温寒而驱蛔虫也。《金匮》白术散方在白术用之治妊娠胎气，以胎遇寒湿，则伤殒坠，蜀椒燥湿土而温水也。蜀椒辛温下行，降冲逆而驱寒湿，暖水土而温中下，消宿食停饮，化石水坚症，开胸膈痹结，除心腹寒疼，止呕吐泄利，疗黄疸水肿。坚齿发，暖腰膝，开腠理，通关节，行血脉，除肿痛，缩小便，下乳汁，破瘀血，杀蛔虫。去目及闭口者，炒去汗用。椒目泄水消满，《金匮》己椒苈黄丸方在防己用之治肠间有水气，腹满者，以其泄水而消胀也。椒目下气，善治耳鸣盗汗。《得配本草》卷六：得醋煎熟，入白矾稍许服，治伤寒呕蛔。得生地自然汁煎稠和丸，治元脏伤惫。配乌梅，伐肝气。配益智仁，缩小便。配茯苓，蜜丸，补益心肾。配茴香、枣肉丸，治久泻。配苍术，醋丸，治飧泄不化。炒热，布裹椒，包阴囊肿大，疼闷欲死。服药呕吐，加川椒。蛔见此自服。去核，微炒出汗，捣去里面黄壳，取红用。酒蒸，或盐水炒，随症制之。炒热，熨冷湿诸痛。多用伤气失明。《类经证治本草·手少阳三焦药类》：诚斋曰，川椒能下行，导火归元，下焦阳虚阴痿，每日空腹吞二十粒。凡肾气上逆，须用之，以引火归经。《荆楚岁时记》，花椒、柏叶浸酒中，元旦饮之，一年不染瘟疫时气。《增订伪药条辨》卷三：川椒《本经》名蜀椒，列于中品。产于巴蜀，颗如小豆而圆，皮紫赤色，皮厚而里白，味极辛烈而香。凡闭口者去之。近有土椒，色黑无味，又安能温中散寒乎？炳章按：花椒山野自出，干高五六尺至丈余，梗生小刺，叶为对生羽状复叶，春日开小花黄绿色，初夏结实圆小，始色青绿，熟则变赤，裂开香气甚烈，即《本草》所谓之椒红也。产地首推中州，名曰南椒，颗粒大，外紫里白，气味浓厚，椒多目少最佳，江浙间酿酒家皆需此。产于蜀者，名川椒。产于秦岭者名秦椒，颗粒略小，尚佳。产于山东即墨县名东椒，又名女姑椒，色红黑，气味较薄为次。江淮间产者，名土椒，色青黑，粒小味淡，更次。《本草思辨录》卷三：蜀椒为足太阴及右肾气分之药。祛脾肾之寒湿，而不治风寒风湿。若但寒无湿，亦有不宜。治寒湿无分脾肾，而补火则独在肾。何以言之？性温燥而下行，足以祛寒湿而不足以祛风。皮红膜白，间以黄肉，极里之子则黑，为由肺历脾入肾之象。故能使水中泛出之火，仍归水中。热则肺病宜不相涉矣，而何以亦兼隶之。肺有寒饮无寒湿，寒饮之病，从不以椒治。但寒之病，亦未尝以椒治。惟脾肾之寒湿上冲，而为肺病挟火者，以椒引而下之，始为恰当。脾肾病在本脏，肺病则由脾肾连及，所治虽同而本末攸异。此愚所以不以手太阴药并提之也。○椒既由肺抵肾，势不中停，自当以温肾为首功。故他物温脾寒除脾湿，效惟在脾而已；椒则归宿在肾，不第供职于脾。虽然脾居中宫，不能飞渡。有肾病脾不病，而可以椒治者乎？则试取仲圣方核之：乌头赤石脂丸，邪在上焦，而用乌、附、干姜、石脂中下焦之药，非脾肾有寒湿不尔；更佐以蜀椒，非引火下归不尔。白术散，尤氏谓治寒湿之剂，术、芎与椒、牡并施，意自在于温下。他如大建中汤、乌梅丸，一为呕痛腹满，一为蛔厥呕烦。皆病在脾肾而阴中有阳，而其用蜀椒也，又岂有二道哉。

【附方】《药性粗评》卷二：水泻，不拘大人小儿，水泻不止者。川椒二两，拣净，以好醋二碗，煮之，以醋尽为度，取出焙干为末，瓷器贮之，每服二钱，或酒或米饮调下。脏腑积冷。选净川椒，不拘多少，以浆水浸经一宿，尽令口合，每旦空心新汲水调下四十枚，久服又能令人驻颜黑发明目。金疮中风。凡患金疮肿痛者，取净川椒为末，绞面作饼，煨熟，开一口，当疮上掩之，引出风愈，常作数饼，以愈为度。

《太乙仙制本草药性大全·仙制药性》卷三：阴冷，渐渐冷气入阴囊，肿满恐死，日夜疼闷，不得眠。取生椒，择之令净，以布帛裹住阴囊，令厚半寸，须臾热气大通，日再易之，取消差。治疮肿。生椒末、面、釜下土末之，以大醋和傅之。治金疮中风。蜀椒量疮口大小，用面作馄饨，煻火中炮令熟，开一孔，当疮上掩之，引风出，可作数枚，以差替换之妙。○蛇毒。以闭口椒并叶，捣傅之止。○腹内虚冷，久服驻颜。用生椒，择去不折者，除椒黑子，用四十粒，以浆水浸，经一宿，尽令口合，空心新汲水下。积年冷暖脏腑，久服则能驻颜黑发明目，令人思饮食妙。治好食生茶，用椒末，不限多少，以糊丸如梧子大，茶下十丸。○治漆疮。汉椒汤洗之，即愈。

《上医本草》卷二：补益心肾仙方椒苓丸。补益心肾，明目驻颜，顺气，祛风，延年。真川椒一斤炒去汗，白茯苓十两，去皮，为末，炼蜜丸梧子大。每服五十丸，空心，盐汤下。忌铁器。蝎螫作痛。川椒嚼细涂之，微麻即止。

椒目

【气味】味苦、辛，寒，有小毒。《宝庆本草折衷》卷一四。

【主治】主水腹胀满，利小便，治十二种水气膀胱急。《宝庆本草折衷》卷一四。治盗汗，水蛊，有下达之能，行水之速。《医学统旨》卷八。

【发明】《本草述》卷一九：椒目治喘，似于水气之喘更为得宜。如他相火上逆之喘，反为禁药。盖其补命门之阳，与椒谅无大异也。

【附方】《宝庆本草折衷》卷一四：治盗汗。椒目微炒捣末，用半钱匕，以生猪上唇煎汤一合调，临睡服效。

《药性粗评》卷二：牙疼，不拘风虫。以川椒去目，醋煎含之，吐去再含。

根

【主治】辛热杀虫。《药性切用》卷六。此药不但治伤，兼能治多年风气，以酒水煎服，其效如神，皆本草所不载。《寒秀草堂笔记》卷四。

【发明】《寒秀草堂笔记》卷四：乡人善拳勇者，来闽告状，为兵士所阑，以马棰击额上，流血不止。采树根捣烂敷之，三日即结痂而愈。问之，则花椒树根也。

崖椒《图经本草》

【气味】辛，热，无毒。《太乙仙制本草药性大全·仙制药性》卷三。

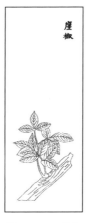 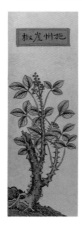 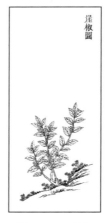 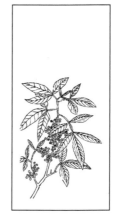

图 28-3-1　崖椒　　　图 28-3-2　施州　　　图 28-3-3　崖椒　　　图 28-3-4　崖椒
《图经（政）》　　　崖椒《品汇》　　　《草木典》　　　　《图考》

【主治】主肺气上喘，咳嗽者堪求。用与野姜捣末，好酒调服方灵。但要忌盐，屡经神验。《太乙仙制本草药性大全·仙制药性》卷三。

黎椒《本草纲目拾遗》

【释名】白胡椒、山胡椒、马思答吉《本草纲目拾遗》。

【集解】《本草纲目拾遗》卷六：《边州见闻录》：川椒故有名，产自黎大所城隅者尤香冽，大小必双，肉理细密，罅裂而子不堕，俗呼抱娃子椒。《四川志》：各州县多出椒，惟茂州出者最佳，其壳一开一合者尤妙。性同川椒，入药尤效。○黎椒近日亦罕有真者，外方所得，俱属彼土人以他产伪充，其功效亦仅与川椒相埒。

【主治】据刘少府挹清云：真者含一二粒口中，可辟瘴毒，解鱼虾食毒，更可为导淫具，彼土中有一种生恶疮妓女，人不敢近，惟吞黎椒三粒与之接，则无害。次日便出椒，内尽包其毒，不入人脏腑也。故真者彼土亦珍贵之，罕有出售于外者。《本草纲目拾遗》卷六。

蔓椒《本经》

【释名】地椒《通志》、狶椒、樛《宝庆本草折衷》。

【集解】《通志·昆虫草木略》卷七六：蔓椒曰豕椒，曰猪椒，曰彘椒，曰狗椒，以其作狗彘之气。又曰地椒，言生于地上。《太乙仙制本草药性大全·本草精义》卷三：生云中山谷及坵冢间，山野在处有之。俗呼为樛，似椒、櫰小，不香尔。或云金椒是也。其树木茎叶与蜀椒大同小异。采根茎煮，酿酒妙。《植物名实图考》卷三三：蔓椒，《本经》下品。枝软如蔓，叶上有刺，林薮中多有之。《植物名实图考》卷三六：狗椒生云南。茎叶俱有细刺，高二三尺，结实如椒，味亦辛烈，殆彘椒之类。○马椒生云南，如狗椒而长条对叶，如初生槐叶，结实作梂。

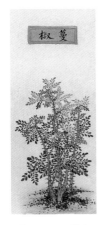
图 28-5-1　蔓椒
《品汇》

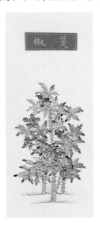
图 28-5-2　蔓椒
《雷公》

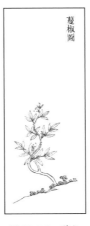
图 28-5-3　蔓椒
《草木典》

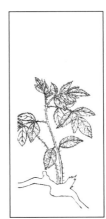
图 28-5-4　蔓椒
《图考》

实根茎

【气味】味苦，气温，无毒。《太乙仙制本草药性大全·仙制药性》卷三。

【主治】主风寒湿痹，历节疼，除四肢厥气膝痛，采茎根煮，酿酒。酒亦去风。《宝庆本草折衷》卷一四。祛贼风之拘挛。可蒸病出汗，止脚痛膝疼。《太乙仙制本草药性大全·仙制药性》卷三。

【发明】《本经逢原》卷三：猪椒根蔓生气臭，故能通经脉，去风毒湿痹。《千金》治肝虚劳损，关节骨疼痛，筋挛烦闷，虎骨酒用之。又取枝叶煎熬如饴，治通身水肿，每日空腹食之。

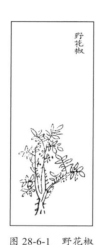

图 28-6-1 野花椒
《便方》

野花椒《草木便方》

实叶根

【气味】辛、温热。《草木便方》卷二。

【主治】利气，咳嗽止喘，杀蛔。根洗四肢痔瘘痛，叶疗水肿贼风易。《草木便方》卷二。

吴茱萸《本经》

【校正】《本草纲目》食茱萸，吴茱萸原分两条，今并入一条。

【释名】食茱萸《唐本草》、椴、藙、艾子《图经本草》、越椒《博雅》、欓子《本草拾遗》、藙子、藙欓、椒欓、藙、丑梂、藙艾、杜茱萸《宝庆本草折衷》。

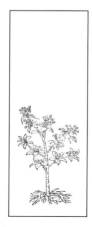

图 28-7-1 临江军吴茱萸《图经（政）》

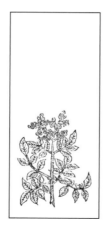

图 28-7-2 越州吴茱萸《图经（政）》

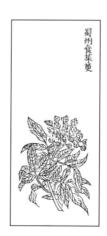

图 28-7-3 蜀州食茱萸《图经（政）》

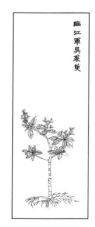

图 28-7-4 临江军吴茱萸《图经（绍）》

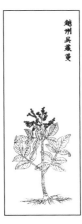
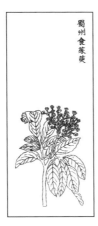
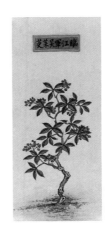
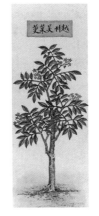

图 28-7-5　越州吴茱
萸《图经（绍）》　　　图 28-7-6　蜀州食茱
萸《图经（绍）》　　　图 28-7-7　临 江
军吴茱萸《品汇》　　　图 28-7-8　越 州
吴茱萸《品汇》

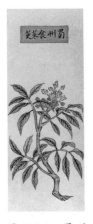
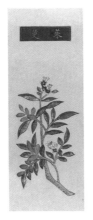
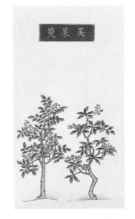
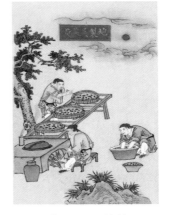

图 28-7-9　蜀 州
食茱萸《品汇》　　　图 28-7-10　茱萸
《食物》　　　图 28-7-11　吴茱
萸《雷公》　　　图 28-7-12　炮制
吴茱萸《雷公》

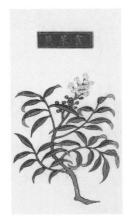
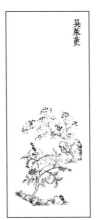
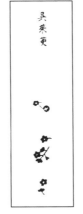
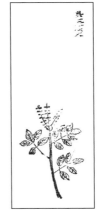

图 28-7-13　食茱萸
《雷公》　　　图 28-7-14　吴茱萸
《三才》　　　图 28-7-15　吴茱萸
《原始》　　　图 28-7-16　吴茱萸
《求真》

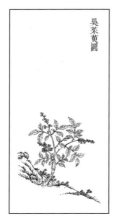

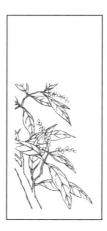

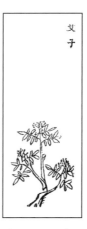

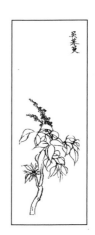

图 28-7-17 吴茱萸 《草木典》　　图 28-7-18 吴茱萸 《图考》　　图 28-7-19 艾子 《便方》　　图 28-7-20 吴茱萸 《图说》

《**药性要略大全**》**卷四**：吴茱萸，一名食茱萸。《**植物名实图考**》**卷三三**：吴茱萸，《本经》中品。《尔雅》：椒樧，丑菜。《礼记》作藙。又食茱萸，《唐本草》始著录，宋《图经》或云即茱萸粒大堪啖者。蜀人呼为艾子。《益部方物记》：藙、艾同字云，又名樽子。

【**集解**】《**太平御览**》**卷九六〇**：《风土记》曰：茱萸，椒也。九月九日成熟，色赤，可采。世俗亦以此日折茱萸。费长房云：以插头鬓，云辟恶。《杂五行书》曰：舍东种杨、茱萸各三株，增年益寿，除患害。《**增订伪药条辨**》**卷三**：吴茱萸伪名洋吴萸，味较辛辣，颗粒又小，服之反有头痛，贻害匪浅。按吴茱萸江浙蜀汉皆有，多生吴地，故名吴萸。味辛，温，有小毒。木高丈余，叶紫色，似椿而阔厚，开红紫花，结实累累成簇，似椒子而无核，嫩时微黄，熟则深紫，形色可辨。幸勿用洋吴萸，而贻害不少也。炳章按：吴茱萸，上春出新。湖南长沙、安化及广西出者，粒大梗亦多，气味触鼻皆佳。浙江严州出者，粒细梗少，气味略薄，亦佳。洋吴萸气味皆淡，不入药用，惟近年绝少到。

【**炮制**】《**本草乘雅半偈**》**帙五**：去叶梗，每十两，用盐二两，投四斗东流水中，分作百度洗之，自然无涎，日干之。入丸散者，每十两，用醋一镒，煮三十沸，后入茱萸，熬干用。《**药性切用**》**卷六**：止呕，黄连水炒。治疝，盐水炒。入肝治血，均醋汤泡，炒。

实

【**气味**】味辛，温、大热，有小毒。《图经本草药性总论》卷下。味辛、苦，烈，大热，有小毒。〇蓼实为使，恶丹参、消石、白垩，畏紫石英。《宝庆本草折衷》卷一三。入太阴、厥阴之经。足太阴脾经，足厥阴肝经。《本草元命苞》卷六。

【**主治**】熨阴毒证，下气最速。肠虚愈甚。开心下结气，治霍乱转筋。温中，止心腹绞痛。除湿，通关节逐风。开腠理，利五脏，健脾胃，消宿食。子疗痔病，极杀三虫。《本草元命苞》卷六。散寒气塞咽之不通，冷气填胸之不利。治脾胃停寒之冷痛，止气刺成阵之心痛。《药性要略大全》卷四。心腹冷痛，化滞吞酸，厥阴痰涩头痛，阴囊作疝㽱疼。冲脉为病逆气里急，取其温中散寒，燥湿解郁。凡厥阴症可代附子更稳。《医经允中》卷二〇。

【发明】《游宦纪闻》卷五：沙随先生在泰兴时，有乳妪，因食冷肉，心脾发痛，不可堪忍。知县钱仁老名寿之，以药与之，一服痛止，再服即无他。其药以陈茱萸五六十粒，水一大盏，煎取汁，去滓，入官局平胃散三钱，再煎热服。○钱云：高宗尝以赐近臣。时有归正官校尉，添差县尉，后归军中，以是愈人疾甚多。其妻弟王得中，又以其药归昌国，亦多愈人疾，真奇方也。

《宝庆本草折衷》卷一三：吴茱萸佐药，治膀胱寒疝急痛有功。然性燥烈，暑月过服，则心腹膨躁矣。○旧称食茱萸功用与吴茱萸同。又言即茱萸中颗粒大者为食茱萸。所以缙云、张松皆独取吴茱萸而已。复考《图经》，分纪二茱萸所生之木，枝干花叶，各各不同，剡吴茱萸粒紧细而绿赤，食茱萸则粒强大而黄褐。其气味虽皆辛烈，而治疗自有差殊，不然古方茱萸内消元及三茱元，何以兼吴、食二茱萸而入药欤？《本草纂要》卷三：吴茱萸味辛、苦，性大热，气温，气味俱厚，阳中之阴也，有毒。入足太阴经，温中快气；入足少阴经，逐冷散寒；入足厥阴经，除下焦之湿，攻至阴之寒，性存而不走者也。是以大腹、小腹、少腹阴寒之痛，或呕逆恶心而吞酸吐酸，或心脾郁结而胀满逆食，或疝瘕弦气而攻引小腹，或泄泻痢疟而脾寒胃冷，或关格积聚而膈食膈气，或呃噎短气而逆食不下，或生冷伤脾而呕吐厥逆，或脚气冲心而呕哕酸苦，或霍乱转筋而心腹绞痛，是皆心脾肝经之症也，惟吴萸并皆治之。大抵此剂为阴中之阳，治痛甚捷，但痛久而火动于中，必少加黄连为妙。吾窃先贤之法，中脘痛者，非生姜不能治，脐腹痛者，非干姜不能除，小腹少腹痛者，非吴茱萸不能疗。可见吴萸阴经至阴之药，如寒在肝脾，治不可缺。《本草发明》卷四：吴茱萸辛热气猛，虽云温中，然下气甚速。《本草》云温中下气，此其大略。故云驱脾胃停寒，脐腹绞痛，胃中痰冷及寒温血痹，逐风邪，开腠理，又治冷气吐泻，腹痛难忍，下痢不禁，霍乱转筋，胃中逆冷等候，能温中故也。胸膈冷气，窒塞不利，止咳逆呕逆，利五藏及痊心痛，治寸白，以下气故也。惟温中，故主太阴脾经。能下气，又兼理肺气。或云逐膀胱受湿，阴囊作疝痛，入厥阴少阴经也。故又能折肝水之性，而治吞吐酸水。厥阴风邪头疼，用之为引。多食令人目瞪口开，久服耗损元气。肠虚尤忌之。○食茱萸功用与吴茱萸同，气味为少劣耳。俗作辣糊者，产吴地，故以吴名。《伤寒证治准绳》卷八：气味俱厚，阳中阴也，半浮半沉，入足太阴经血分，少阴、厥阴经气分。洁：其用有三：去胸中逆气满塞，止心腹感寒痛，消宿酒。为白豆蔻之使也。垣：治寒在咽嗌，噎塞胸中。《经》言噎膈不通，食不下，食则呕，令人口开目瞪，寒邪所结，气不得上下，此病不已，令人寒中腹满膨胀下利，宜以吴茱萸之苦热，泄其逆气，用之如神，诸药不可代也。海：冲脉为病，逆气里急，宜此主之。震坤合见，其色绿，故仲景吴茱萸汤、当归四逆汤方，治厥阴病及温脾胃皆用此也。《本草经疏》卷一三：吴茱萸禀火气以生，故其味辛气温，有小毒。甄权：辛苦大热。气味俱厚，阳也。入足阳明、太阴，兼入足少阴、厥阴经。凡脾胃之气，喜温而恶寒，寒则中气不能运化，或为冷实不消，或为腹内绞痛，或寒痰停积，以致气逆发咳，五脏不利。辛温暖脾胃而散寒邪，则中自温，气自下，而诸证悉除。其主除湿血痹，逐风邪者，盖以风寒湿之邪多从脾胃而入，脾胃主肌肉，为邪所侵，则腠理闭密而寒热诸痹所从来矣。辛温走散开发，故能使风寒湿之邪从腠理而出，中恶腹痛，亦邪恶之气干犯脾胃所致，入脾散邪则腹痛自止矣。○阳厥似阴，手足虽逆冷，而口多渴，喜饮水，大小便秘结，小便或通亦赤涩短少，此火极似水，守真所谓禁栗如丧神守，皆属于火之谓耳。此与桂、附、干姜之类同忌。呕吐吞酸，属胃火者不宜用，咳逆上气，非风寒外邪及冷痰宿水所致，不宜用。腹痛属血虚有火者，不宜用。赤白下痢，病名滞下，因暑邪入于肠胃，而非酒食生冷，停滞积垢者，不宜用。小肠疝气，非骤感寒邪，及初发一二次者，不宜用。霍乱转筋，由于脾胃虚弱冒暑所致，而非寒湿生冷干犯肠胃者，不宜用。一切阴虚之证及五脏六腑有热无寒之人，法所咸忌。《本草汇言》卷一五：吴茱萸，开郁化滞，《日华子》逐冷降气之药也。方龙潭曰：凡患小腹少腹阴寒之病，或呕逆恶心而吞酸吐酸，或关格痰聚而隔食隔气，或脾胃停寒而泄泻自利，或肝脾郁结而胀满逆食，或疝瘕弦气而攻引小腹，或脚气冲心而呕哕酸苦，是皆肝脾肾经之证也，吴茱萸皆可治之。李时珍曰：盖此药纯阳之物，辛热能散能行，苦热能燥能下，为阴中之阳，善入阴中至阴之分，治寒痛最捷。故古方有云：中脘痛者非生姜不止，脐腹痛者非干姜不除，小腹少腹痛者，非吴茱萸不疗。专治寒在肝、脾、肾三经，取其散寒温中，燥湿解郁而已。倘三经之病，有因火热为者，又当斟酌用之。如中病即止，不可多服，多服则走气动火，发疮昏目耳。《仁寿堂药镜》卷二：茱萸辛热，能散能温；苦热，能燥能坚。故所治之症，皆取散寒温中，燥湿解郁而已。咽喉口舌生疮，以茱萸末醋调，贴两足心，移夜便愈。引热下行也。《本草通玄》卷下：川椒善下，茱萸善上，故食茱萸者，有冲膈、冲眼、脱发、咽痛、动火发疮之害。盐汤浸去烈汁，焙干用。陈久者良，闭口者多毒。《本草述》卷一九：吴茱萸，其木皮绿色，先哲以为震坤合见，是则木为土用者也。三月开花红紫色，七八月结实，至九月气烈而熟可折，是本于春木之气，而酝酿于长夏火土，至秋然后结实，深秋乃告成而气烈，举春温夏热之气，尽归秋燥之辛以宣之，其味则由苦而辛，辛后复有苦，固木昌于火，火归于金，即就金而致其火之用，以畅厥阴风木之气，故下泄浊阴为所必须。夫苦归于辛，而火气上宣，辛复纳于苦，而火气又下达，故辛热之味多上行，而此能下泄，火金之气最盛，故下行最速。夫厥阴之所宜者，本于至阴肾也。厥阴之达其气以为用地者，用于太阴脾也。统味斯义，则此味所主本于厥阴，而畅水中之覆阳，降土中之滞阴者也，非泛泛下气者比，以是思其功，可因证而奏效矣。此味治要，不越于气血。然治气在血之先，其所治之证，不越于湿寒热，然寒在湿之先，而热在湿之后，是所谓知其要者，一言而终也。○苏恭谓食茱萸功同吴茱萸，但力少劣尔。此语诚然。一女子于秋深病腹中气痛甚，止多服食茱萸茶而愈。既能治病，乃曰仅可食用，不谓之莽不可也。《**本草新编**》卷四：吴茱萸入四神丸中，以治肾泄，非用之以祛寒耶。然而，四神丸中用吴茱萸者，非尽祛寒也，亦借其性燥以去湿耳。夫肾恶燥，而泻久则肾正苦湿也。吴茱萸正喜其燥，以投肾之欢，入诸肾脏之中逐其水而外走于膀胱，不走于大肠也。○或疑吴茱萸性热祛寒，恐不可用之以解热。不知从治之道，宜顺而不宜逆。逆其性，致有相格之忧；顺其性，始有相投之庆也。《**医经允中**》卷二○：然气猛，不宜多服，令人目瞪口开。久食吴萸者，有发脱咽痛，动火发疮之害，故症非手足厥冷，脉非弦迟微细欲绝者不可用。《**本经逢原**》卷三：食茱萸与吴茱萸性味相类，功用仿佛。而《本经》之文向来错简在山茱萸条内。详其主心下寒热，即孟诜治心腹冷痛之谓。温中逐寒湿痹，即中恶去藏府冷之谓。去三虫即藏气疗蛊毒飞尸之谓。虽常食之品，辛香助阳，能辟浊阴之滞，故有轻身之喻。已上主治，岂山茱萸能之乎？其治带下冷痢，暖胃燥湿，水气浮肿用之，功同吴茱萸而力稍逊。多食动目火，目痛者忌之。《**得配本草**》卷六：得硫黄、大蒜，研匀涂腹，治小儿肾缩。初生受寒所致，仍以蛇床子烧烟熏之。得茯苓，治痰饮。得盐水，暖膀胱，治脾泄。他药虽热不能分解清浊。得干姜，治干呕及吞酸。因火而酸勿用。配橘皮、附子，治肾气上哕。配川连，治下痢水泄。醋调贴足心，治喉舌生疮。性虽热而能引热下行。陈久者良。闭口者有毒。拣净，并去梗，泡去苦汁，晒干炒用。止呕，以黄连水炒。治疝，盐水炒。治血，醋炒。散寒，酒炒。生嚼数粒，擦痘疮口噤。多用伤神损元气，动火昏目，发疮咽痛。病非寒滞有湿者勿用。即有寒湿者，亦宜酌量少用。下气最速，阳虚者禁用。怪症：寒热不止，数日，四肢坚如石，击之似钟磬声，而形体日渐瘦削，此肝气结也。合木香等分，疏其肝气自愈。吴茱萸得东方震气，直入厥阴，招其垂绝不升之阳，以达上焦。仲景于少阴证手足厥冷、烦躁欲死者，用吴茱萸汤重固元阳于厥阴之中，良有以也。王又原曰：少阴厥阴，俱有烦躁。少阴之躁在水，由龙火不归，姜、附得以回阳。厥阴之躁在木，乃雷火上逆，用姜、附则重其震烈矣。吴萸、姜、附，性俱大热，而主治不同。错用之，反伤元气，元阳即旋消散，更何药之可救。《**神农本草经读**》卷三：吴萸气温，禀春气而入肝。味辛有小毒，得金味而入肺。气温能驱寒，而大辛之味，又能俾肺令之独行而无所旁掣，故中寒可温，气逆可下，胸腹诸痛可止，皆肺令下行，坐镇而无余事。仲景取治阳明食谷欲呕症，及干呕吐涎沫症，从《本经》而会悟于言外之旨也。肺喜温而恶寒，一得吴萸之大温大辛，则水道通调而湿去。肝藏血，血寒则滞而成痹，一得吴萸之大辛大温，则血活而痹除。风邪伤人，则腠理闭而为寒热咳逆诸症，吴萸大辛大温，开而逐之，则咳逆寒热诸症俱平矣。然犹有疑者，仲景用药悉遵《本经》，而少阴病吐利，手足逆冷，烦躁欲死者，吴茱萸汤主之二十字，与《本经》不符。而不知少阴之脏，皆本阳明水谷以资生，而复交于中土。若阴阳之气不归中土，则上吐而下利；水火之气不归中土，则下燥而上烦；中土之气内绝，则四肢逆冷而过肘膝，法在不治。仲景取吴茱萸大辛大温之威烈，佐人参之冲和，以安中气，姜、枣之和胃，以行四末，专求阳明，是得绝处逢生之妙。张隐庵、叶天士之解俱浅。

【**附方**】《**宝庆本草折衷**》卷一三：治妇人诸病。以《局方》四物汤，每服四钱，入洗净吴茱萸三十粒，水一盏半，同煎至八分，去滓，空腹热服。若阳脏人，少使茱萸；如阴脏人，则增至五十粒。《经验方》。○治蜈蚣螫人。烂嚼茱萸，擦傅，甚效。《是斋方》。○辟疫疠不祥之气。旧俗，每旦以四十九粒，浸于水中，全家日饮此水。欲得陈久者良。

《药性粗评》卷一：贼风口喝。以一合，清酒一升，煮四五沸，稍冷服之，取汗而愈。○鱼骨在腹。煮浓汁服之自化。○骨在肉中不出者。嚼烂封之，亦软出。○风遍身。以一升，酒五升，煮取二升，绢帛浸湿，拭之。○痈疽发背或乳痈。并以一升，捣末，好醋拌匀，封之，效。

《本草经疏》卷一三：吴茱萸汤。治少阴病，吐利，手足逆冷，烦躁欲死者，吴茱萸一斤，人参二两，生姜六两，大枣十二枚劈，四味以水七升，煮二升，去滓温服七合，日三服。厥阴干呕吐涎沫、头痛者，同此方。○当归四逆加吴茱萸汤。治厥阴证，手足厥冷，脉细欲绝，其人内有久寒者。当归三两，芍药三两，炙甘草二两，通草二两，桂枝三两，细辛三两，生姜半斤，吴茱萸二升，大枣二十五枚，以水六升，清酒六升，同煮取五升，去滓，分五服。仲景方。○戊己丸。治脾胃受湿，下痢赤白，腹痛，米谷不化。用吴茱萸、黄连、白芍药各一两，同炒为末，蒸饼丸梧子大。每服二三十丸，米饮下。《和剂局方》。○治多年脾泄。老人多此，谓之水土同化。吴茱萸三钱泡，入水煎汁，入盐少许，通口服。盖茱萸能暖膀胱，水道既清，大肠自固，他药虽热，不能分解清浊也。孙氏《仁存方》。

《本草汇言》卷一五：治阴毒伤寒。四肢厥冷，脐腹疼痛，呕逆吐蛔，寒战呃逆，时呕冷涎，自汗如水。用吴茱萸盐汤泡三次、五钱，白术炒、人参焙、附子童便制各六钱，甘草炙二钱，乌梅三个，花椒三十粒，水三大碗，煎一碗，放冷，徐徐服。《方脉正宗》。○治吞酸吐酸，醋气攻心。用吴茱萸三钱，制法同前。川黄连五分，酒洗同炒，水煎服。《兵部手集》。○治隔食隔气、饮食不纳因胃寒者。用吴茱萸五钱，制法同前。白术炒六钱，分作二剂，水煎饮。○治藏寒频泄。用吴茱萸一两五钱，制法同前。黄耆、白术各一两，北五味、人参、干姜各五钱，俱炒燥，研末，神曲糊为丸，梧子大。每早服五钱，乌梅汤下。《普济方》。○治寒疝冲心，并脚气冲心，时作呕吐。并用吴茱萸五钱，制法如前。生姜一两，青皮三钱，水煎，温和服。孟氏方。○治冷气腹痛、脾元气痛、腹中痞痛、呕涎头痛四证。俱用吴茱萸六钱，制法同前。玄胡索酒炒五钱，半夏三钱，水煎服。杨氏方。○治赤白下痢腹痛者。用吴茱萸、川黄连各二两炒，白芍药一两五钱，木香一两，酒煮大黄六钱，共为末，炼蜜丸。每早晚各服二钱，白汤下。《和剂局方》。

《伤寒温疫条辨》卷六：治小肠、膀胱寒疝寒疼。古方导气汤：吴茱萸钱半，小茴二钱，木香三钱，川楝子四钱，荔核二个。长流水煎。

辣火 姚氏《食物本草》

【集解】姚氏《食物本草》卷一六：辣火出吴兴诸山。树不甚高,叶似桑叶而小,结实如椒。入食物中,味甚辛香美好,浙中多尚之。入馔烹饪之际,不宜太早,早则味变矣。

【气味】味辛,温,无毒。姚氏《食物本草》卷一六。

【主治】主调中开胃,消食去痰,杀鱼肉、蔬菜、菌蕈一切毒。不可多食,能助火伤肺,令人咳嗽,目昏目赤。姚氏《食物本草》卷一六。

番椒 姚氏《食物本草》

【释名】辣椒《医林纂要探源》、辣茄、海疯藤、辣虎《本草纲目拾遗》、辣枚子《调疾饮食辩》、海椒、辣角《遵义府志》、海䓫《草木便方》。

《医林纂要探源》卷二：非椒也,以味得名。

【集解】姚氏《食物本草》卷一六：番椒出蜀中,今处处有之。木本低小,人植盆中,以作玩好。结实如铃,内子极细,研入食品极辛辣。《医林纂要探源》卷二：茎叶扶疏,叶圆有尖,开白花,结实短者如鸡心,长者如指,嫩青老赤,鲜红可爱。子色白,形扁如茄子,可充食料,辛美而烈。海外番人当果食。《本草纲目拾遗》卷八：人家园圃多种之,深秋山人挑入市货卖,取以熬辣酱及洗冻疮用之,所用甚广,而《纲目》不载其功用。○陈炅尧《食物宜忌》云：食茉萸即辣茄,陈者良。其种类大小方圆黄红不一,惟一种尖长名象牙辣茄,入药用。○又一种木本者,名番姜。范咸《台湾府志》：番姜木本,种自荷兰,开花白瓣,绿实尖长,熟时朱红夺目,中有子辛辣,番人带壳啖之,内地名番椒。更有一种结实圆而微尖,似柰种,出咬吧,内地所无也。○《药检》云：辣茄,一名腊茄,腊月熟,故名,亦入食料。苗叶似茄叶而小,茎高尺许,至夏乃花,白色五出,倒垂如茄花,结实青色,其实有如柿形,如秤锤形,有小如豆者,有大如橘者,有仰生如顶者,有倒垂叶下者,种种不一。入药惟取细长如象牙,又如人指者,作食料皆可用。《调疾饮食辩》卷三：近数十年,群嗜一物,名辣枚,又名辣椒,亦䓫菜之类也。叶如蒝卜而薄,枝干高尺余,四五月开小白花。结子前后相续,初青后赤。味辛辣如火,食之令人唇舌作肿,而嗜者众。或盐腌,或生食,或拌盐豉煤食,不少间断。至秋时最后生者,色青不赤,日干碾粉,犹作酱食。其形状不一,有本大末小者,有本小末大者,有大如拇指长一二寸者,有小如筋头短仅一二分者,有四棱如柿实形者,

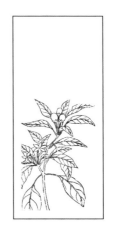

图 28-9-1　辣椒
《图考》

有圆如红琅玕、火齐珠者，植盆中为玩可也。《植物名实图考》卷六：辣椒，处处有之，江西、湖南、黔、蜀种以为蔬。其种尖、圆、大、小不一，有柿子、笔管、朝天诸名。《蔬谱》《本草》皆未晰，惟《花镜》有番椒，即此。《遵义府志》：番椒通呼海椒，一名辣角，每味不离。长者曰牛角，仰者曰纂椒，味尤辣。柿椒或红或黄，中盆玩，味之辣至此极矣，或研为末，每味必偕；或以盐醋浸为蔬，甚至熬为油煿诸火而啖之者，其胸膈寒滞，乃至是哉。古人之食，必得其酱。所以调其偏而使之平。故有食医掌之。后世但取其味，膏腴㸞炙，既为富贵膏肓，贫者茹生菜，山居者或淡食。而产蔗之区乃以饴为咸。虽所积不同，而其留着胸中格格不能下则一也。姜桂之性，尚可治其小患，至脾胃抑塞，攻之不可，则必以烈山焚泽，去其顽梗而求通焉，番椒之谓矣。

【气味】味辛，温，无毒。姚氏《食物本草》卷一六。生甘、辛，温、大热；熟甘、辛，平、温，无毒。《食物小录》卷下。

【主治】主消宿食，解结气，开胃口，辟邪恶，杀腥气、诸毒。姚氏《食物本草》卷一六。开胃，除寒热，润肠，疗痔瘘。《医林纂要探源》卷二。去湿利窍，通关节。《食物小录》卷下。

【发明】《医林纂要探源》卷二：大辛温，而能疗肠风痔瘘者，以其实下垂，性下行，色赤入血分，味辛泻肺，导火以下行，故虽热而能去热。若吴茱萸亦然。《本草纲目拾遗》卷八：《食物宜忌》云：性辛、苦，大热，温中下气，散寒除湿，开郁去痰消食，杀虫解毒。治呕逆，疗噎膈，止泻痢，祛脚气，食之走风动火，病目发疮痔，凡血虚有火者忌服。○《药检》云：味辛，性大热，入口即辣舌，能祛风行血，散寒解郁，导滞止滞泻，擦癣。○《百草镜》：熏壁虱，洗冻疮，浴冷疥，泻大肠，经寒瀣。○《花镜》，番椒一名海疯藤，俗呼辣茄，本高一二尺，丛生白花，秋来结子，俨如秃笔头倒垂，初绿后朱红，悬挂可观，其味最辣，人多采用，研极细，冬月以代胡椒。盖其性热而散，能入心脾二经，亦能祛水湿。癸亥，予在临安，有小仆于暑月食冷水卧阴地，至秋疟发，百药罔效，延至初冬，偶食辣酱，颇适口，每食需此，又用以煎粥食，未几，疟自愈。良由胸膈积水变为冷痰，得辛以散之，故如汤沃雪耳。又名秦椒。李成裕辽载：秦椒，一名番椒，形如马乳，色似珊瑚，非《本草》秦地之花椒，即中土辣茄也。○龙柏《药性考》：秦地乃草本辣椒，《纲目》诸注，误为秦地花椒，不知即今之辣茄，又名辣虎。性热味辣，温中散寒，除风发汗，去冷癖，行痰逐湿。多食眩旋，动火故也。久食发痔，令人齿痛咽肿。《调疾饮食辩》卷三：今食者十之七八，而痔疮、便血、吐血，及小儿痘殇亦多十之七八。父母嗜食辛辣，其精血必热，故遗害于儿女。夫先师所慎者三疾居其一。《乡党》一章，所载不食之物多端，虽未尝作疾，犹当谨之，况明明有害而反嗜之哉。明理之人，饮食以冲淡和平为正。醲厚之味，久必伤生；毒劣之物，嗜之损寿。乃食此而不尽夭者，以体无内热也。若有内热，死安能不速耶。读吾书者，幸毋倔强也。《冷庐医话》卷五：辣茄性大热。○饮食以冲淡和平为正，醲厚之味，久必伤生，毒劣之物，嗜之损寿，乃食此而不尽夭者，以体无内热也。若有内热，死安能不速耶？其言可谓切至，以此推之，非独辣茄不当嗜也，凡胡椒、生姜、韭、蒜等辛温之品，皆足以劫阴而伤生，慎毋多食。

【附方】《本草纲目拾遗》卷八：外痔。以象牙辣茄红熟者，剉细，甜酱拌食。《百草镜》。
毒蛇伤。用辣茄生嚼十一二枚即消肿定痛，伤处起小泡出黄水而愈，食此味反甘而不辣。或嚼
烂敷伤口，亦消肿定痛。《百草镜》。○祛臭虫方。用羊骨头一个，秦椒半斤，共入火盆内，同
锯木屑烧之，门窗闭紧，勿令出烟，其虫自死。《经验广集》。○冻瘃。剥辣茄皮贴上，即愈。
蔡云白方。○痢积水泻。辣茄一个为丸，清晨热豆腐皮裹吞下，即愈。《医
宗汇编》。

树腰子《植物名实图考》

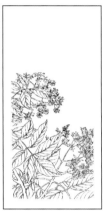

图 28-10-1　树腰子
《图考》

【释名】红花树《植物名实图考》。

【集解】《植物名实图考》卷三七：长沙山阜多有之。树高丈余，黑
干绿枝，对叶排生，叶如橘叶而宽亦柔，中纹一缕稍偏，夏开尖瓣银褐花，
攒密如穗；秋结红实，如椒颗而小，三四颗共蒂，老则迸裂，子缀壳上，
黑光亦如椒目，长而不圆，形微似猪腰子，故名。

【气味】味辛，温。《植物名实图考》卷三七。

【主治】土人以治心痛滞气。《植物名实图考》卷三七。

山椒《履巉岩本草》

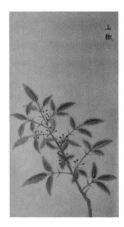

图 28-11-1　山椒
《履巉岩》

【释名】狗屎椒、狗椒《草木便方》。

实

【气味】味辛，温，有毒。《履巉岩本草》卷中。

【主治】风邪气，温中，除寒痹，坚齿发，明目，疗喉
痹，吐逆，疝瘕。久服轻身，好颜色，耐老增年，通神。《履
巉岩本草》卷中。

根叶

【气味】臭，苦，温。《草木便方》卷二。

【主治】风寒湿痹入骨筋。四肢关节诸疼痛，水肿腹胀
一齐清。《草木便方》卷二。

红果草《本草纲目拾遗》

【集解】《本草纲目拾遗》卷四：《丛载》云：有二种，果大者叶略尖，不入药用。又有果如小指头顶者，叶圆边花，梗有软刺，入药用。○龙柏《药性考》：红果草出广西。

实

【主治】治牙痛、酒刺。《本草纲目拾遗》卷四。

枝叶

【主治】叶圆刺弱，味辛，煎汤漱牙疼。《本草纲目拾遗》卷四。

地椒《嘉祐本草》

【集解】《太乙仙制本草药性大全·本草精义》卷二：地椒旧本不载所出州土，今在处有之。○采无时。《本草医旨·食物类》卷三：地椒出北地。即蔓椒之小者，贴地生，叶形小，味微辛，土人以煮羊肉食，香美。

【气味】味辛。性温，散。《本草品汇精要》卷一五。

【主治】主淋滞肿痛仙方，杀蛀蛊等虫妙法。《太乙仙制本草药性大全·仙制药性》卷二。

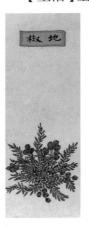 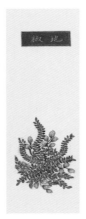 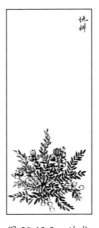 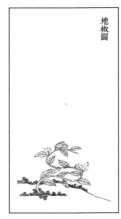

图 28-13-1 地椒　　图 28-13-2 地椒　　图 28-13-3 地椒　　图 28-13-4 地椒
《品汇》　　　　　《雷公》　　　　　《草木状》　　　　　《草木典》

胡椒《唐本草》

【集解】《药性粗评》卷二：胡椒，胡地所产之椒也。其苗蔓生，茎极柔弱，长寸半，有细条，与叶齐条上结子，两两相对，其叶晨开暮合，合则裹其子于叶中，形似汉椒，出交趾，六月采，

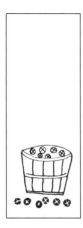

图 28-14-1　胡椒
《歌括》

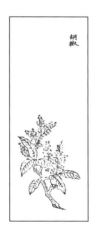

图 28-14-2　胡椒
《饮膳》

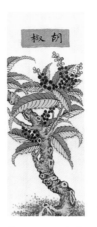

图 28-14-3　胡椒
《品汇》

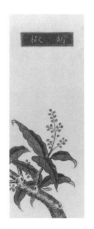

图 28-14-4　胡椒
《食物》

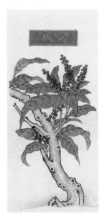

图 28-14-5　胡椒
《雷公》

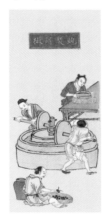

图 28-14-6　炮制胡椒
《雷公》

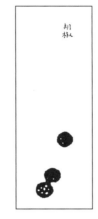

图 28-14-7　胡椒
《原始》

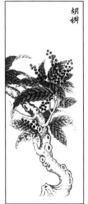

图 28-14-8　胡椒
《草木状》

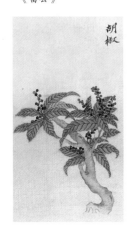

图 28-14-9　胡椒
《图谱》

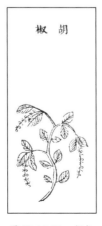

图 28-14-10　胡椒
《备要》

图 28-14-11　胡椒
《草木典》

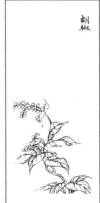

图 28-14-12　胡椒
《图说》

蒸过收贮，故来中国者不能为种。凡使去壳，用内无皱皮者。《**本草纲目拾遗**》卷六：《通雅》云：广舶胡椒，有一种玉椒，色白，味独辛于他椒，今宁波洋货店颇多，其色如雪，以内外通白者为上，皮白内黄者劣。解鱼虾毒，入房术用。蓬莱李金什言：洋舶带来白胡椒，据彼中人云，即用胡椒之嫩者，生去其皮，晒干即如白玉色，非别有他种。《物理小识》：胡椒出番国，亦是蔓生，有白色者，或曰即毕澄茄。

【炮制】《神农本经会通》卷二：胡椒凡使，只用内无壳者，力大。汉椒使壳，胡椒使子，须石槽中碾碎成粉用。

实

【气味】味辛，气大温，无毒。属火而有金，性燥。《本草集要》卷四。味辛，性大热，有毒。《食物辑要》卷八。味辛，气大热，有小毒。气味俱厚，可升，可降，阳也。入足太阴、少阴、厥阴经。《本草汇言》卷一五。胡椒味辛，性大热，有毒。《饮食须知·味类》。

【主治】主胃气虚冷，宿食不消。除脏腑风冷，心腹卒痛。疗霍乱气逆，治冷气上冲。壮肾气，去痰，止冷痢，温中。杀鱼、肉、鳖、蕈毒。如多食，损人肺。《本草元命苞》卷七。下气，逐风冷，除霍乱昏迷。《神农本经会通》卷二。主治心腹冷痛，霍乱呕吐，胃口虚寒，冷气刺痛，宿食不消，大肠寒滑。大能下气快膈，凡用须以他药佐之。《药性粗评》卷二。温中下气，治寒痰虚胀及反胃白痢。《食物辑要》卷八。

【发明】《医学统旨》卷八：属火而有金，性燥。治霍乱心腹冷痛，阴寒厥冷；冷痢下气温中，去寒痰调食，用之味甚辛辣快膈；杀一切鱼、肉、鳖、蕈毒。不可多服，大伤脾胃；肺气积久而大气疾者忌用。《本草原始》卷二：辛，热，纯阳。走气助火，昏目发疮，多食损肺伤脾，令人吐血。《本草经疏》卷一四：胡椒禀天地纯阳之气以生，故其味辛、气大温。性虽无毒，然辛温太甚，过服未免有害。气味俱厚，阳中之阳也。入手、足阳明经。其主下气，温中，去痰，除脏腑中风冷者，总因肠胃为寒冷所乘，以致脏腑不调，痰气逆上，辛温暖肠胃而散风冷，则痰气降，脏腑和，诸证悉瘳矣。○胡椒，辛温大热纯阳之药也。凡胃冷呕逆，宿食不消，或霍乱气逆，心腹冷痛，或大肠虚寒，完谷不化，或寒痰冷积，四体如冰，兼杀一切鱼、肉、鳖、蕈等毒，诚为要品。然而血分有热，与夫阴虚发热咳嗽，吐血，咽干口渴，热气暴冲目昏，口臭，齿浮，鼻衄，肠风脏毒，痔漏泄澼等证，切勿轻饵。误服之，能令诸病实时作剧。慎之！慎之！《本草述》卷一九：胡椒因其辛辣似椒，故得椒名，实非椒也。亦结实于大火司令之时，但产于南荒，与蜀椒禀南方之阳，受西方之阴者迥异矣。是纯得乎火土之全，虽辛甚于蜀椒，而辛亦火中之烈气，故谓其入胃与大肠也。然辛热实甚，食料最宜酌量。至病属肠胃之寒者治之，岂无善剂，又何必须此耶？

《饮食须知·味类》：有实火及热病人食之，动火伤气，阴受其害。病咽喉口齿及肠红痔漏者，忌之。妊妇食之，令助胎热，子生疮疥。《调疾饮食辩》卷一下：胡椒之热较花椒尤甚，食料中些微用作调和，及不长用，尚无大害。若多而且久，其害不可胜言。平素阴虚内热，及一切血疾、目疾、咽喉疮疡、瘟疫、伤寒等病，女子胎孕、崩漏，即分毫不宜入口。而嗜之者惟取一时之适口，不悟其祸乃在终身。盖积热伤阴，暂时不觉，积之既久，或血疾缠绵，或目成瞽废，莫不以为病使之然，乌知致病者此也。独伤寒暨时行瘟疫，误食胡椒生姜、辣枚子同，内劫营阴，领邪深入。少则助热留邪，久而不愈，愈后且有时热时止，肌肤消削，盗汗不眠诸病，皆辛热伤营之症。所以古昔经方原有竹叶石膏成法，此在秦汉间，世无胡椒、辣枚子之祸，且有此方，何况今日。乃今之聋瞀，全然不知，只识四君、六君、八珍、十全大补等方，愈补愈伤，则十人中死者又复五六，诚生民之大厄也。多则必成不起。然其死在当时者少，在一旬或二旬前后者多，医者不知根究及此，病者更谁知归咎于此也。尤可恶者，俗传胡椒索面之方，但有感冒，不论是寒是热，皆肆食之，以为发散。如系寒邪，温散固所当用，而胡椒只能温中，不能发表，说在菜类葱，谷类小麦面索二条。倘为热病，反加以热物，害更何如。数十年中，屡见食此过多，一二日即死者。未死时，必唇焦舌黑，津液全无。此《灵枢》所谓阴竭也。阴竭者，血死也。血既枯而死，更有何药使之复生。又必昏冒无知，此华佗所谓胃烂也。胃俗名肚子，既为热物蒸烂，更有何药能令再生一肚。且死后必遍身青紫，与中砒毒无殊，可惨也。又有一可笑可恶之方，愚蠢之妇竟传胡椒炒鸡可以调经，可以种子，岂经水不调与不孕，尽属血寒？即使果寒，温暖血室，鸡已足矣，何必助之以椒。不寒而多食此，必致血枯经绝，俗名干血劳。或热漏、热崩，虚而崩漏者可治，热而崩漏者难为。或成热劳吐血，性极伤肺故也。岂非无病求病，不死求死乎？胡椒之害，大概如此。至于一切寒病，本草载有多方，未必尽无功效，然其性太偏，不如花椒之稳，方概不录。《归砚录》卷一：凡妇女月信有妨于事，欲其暂缓者。先期以胡椒数粒，欲缓几日，则用几粒。冷水逐粒吞下，汛即缓行，别无他患。盖月事将行，冷水能凝遏，使之不行，而胡椒极热，囫囵吞下，则性不遽发，数日之后，椒性作而冷气消，其汛始行也。逐粒吞者，一口冷水可缓汛期一日，而一粒胡椒能消一口冷水。观严寒时，以胡椒水研墨，则砚不冰，则其性热伤营可见矣。故孕妇食之堕胎，而阴虚内热之人，一切辛烈之物皆当屏绝，举此可例其余也。

3233

【附方】《太乙仙制本草药性大全·仙制药性》卷三：治五脏风冷，冷气心腹痛。用清水酒服之佳。亦宜汤服，若冷气吞三七枚。治霍乱。以胡椒三四十粒，以饮吞之。

《古今治验食物单方》：阴寒腹痛欲死，及疝气上攻。胡椒四两研末，冷米汤调敷，将脐眼用纸三层蔽之，以椒敷于脐之上下四围，须臾腹热如火，即愈。○伤寒呃逆。胡椒三十粒，麝香五分，研，酒一盏，煎半盏服。○牙痛。胡椒、荜拨、细辛，共研末，以绵裹之，塞于痛处，任流浊涎即愈。

《本草求真》卷四：牙齿浮热作痛者。同盐火煅，擦齿良。

《**本草纲目拾遗**》卷六：胃痛。用大红枣去核七个，每个内入白胡椒七粒，线扎好，饭锅上蒸七次，共捣为丸，如绿豆大，每服七丸，温滚水下，如壮实者，用十丸。服后痛止，而胃中作热作饥，以粥饭压之，即安，此寒食痰饮皆治。《百草镜》。治九种心疼。丁香去顶盖、广木香、雄黄、巴豆去油净、白胡椒各三钱，枳壳、红花、五灵脂各一两，共为细末，好酒发为丸，如菜子大，候干收贮瓶内，每服八厘，唾津送下，忌生冷油腻，半月除根。叶天士方。白痧药。白胡椒一两，牙皂一钱。火消、檀香末、明矾、丁香、蟾酥各三钱，北细辛二钱，冰片、麝香各五分，金箔量加。《种福堂方》。

荜澄茄《开宝本草》

【集解】《**植物名实图考**》卷二五：毕澄茄，《开宝本草》始著录。《图经》云广东亦有之，叶青滑，子似梧桐子。《海药》以为即胡椒之嫩者。《广西志》有山胡椒，或谓即毕澄茄也。

实

【主治】主治皮肤风气，心腹胀满，霍乱吐泻，腰肾冷痹，宽中下气，养胃消食，补精壮阳，暖水藏，年老相宜。《**药性粗评**》卷三。伤劳倦，暴嗽，痿证，不能食，诸逆冲上及气证，腹痛胀满，消瘅喘，鼻塞。《**本草述**》卷一九。

【发明】《**本草发明**》卷四：荜澄茄辛散快气，故《本草》主下逆气，消食，散皮肤风，心腹气胀，消痰癖，止呕哕，伤寒咳，疗鬼疰。又能染发及香身。系嫩胡椒，青时摘取。一云向阳生者胡椒，向阴生者为澄茄。《**本草述**》卷一九：毕澄茄，《类》言与胡椒同其主治，然其温脾胃同，而疗肾气膀胱冷者少类于蜀椒；下气同，而治阴逆下气塞者少类于吴萸。投剂者亦宜知所用之。〇此味在《日华子》言其治肾气膀胱冷，而严用和《济生方》治脾胃虚弱，胸膈不快，不进饮食，是则益脾胃令人能食者，其本在于能暖肾与膀胱之气也。虽然，暖肾气之味，固上得而益中土，并及中土阳虚之病矣，然何以多治逆土诸证而气能下也？得母以其向阴者为澄茄，的如李珣之说乎？果若是，似当以暖肾及膀胱气为首功，何诸本草俱未澄叙至此耶？然阅方书各证之用，是由下焦及中焦、上焦而直通天者，谓非根于极下，何能际于极上乎？故温补而下气，为此味兼长，然方书主治，皆因证而分用其所长也。有只用其补益，则逐队于温补诸剂，如伤劳倦致肾气虚，治以菟丝子丸是也。又用此丸以疗肾虚之暴嗽，是即以温补肾元而下气者也。又如足阳明胃虚，而宗筋无所养遂成痿者，治之以藿香养胃汤。是亦同于温补中土之剂以为功，而不及于下气者也。又如治不能食之育气汤，用以通流百脉，调畅脾元，补中脘，益气海，祛阴寒，止腹痛，进饮食，此逐队于温补诸味，而亦稍稍藉助于下气者也。又如诸逆冲上之证，气急甚而不能眠卧者，沉附汤用附子为君，此味同于沉香、辣桂，以补阳而归之，却少借香附助其下行，是亦同于以补为下

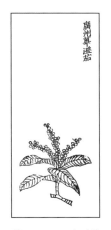

图 28-15-1　广州荜
澄茄《图经（政）》

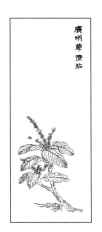

图 28-15-2　广州荜
澄茄《图经（绍）》

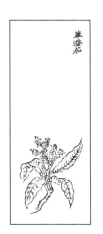

图 28-15-3　荜澄茄
《饮膳》

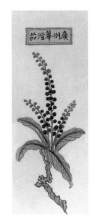

图 28-15-4　广州荜
澄茄《品汇》

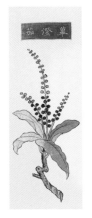

图 28-15-5　荜澄茄
《雷公》

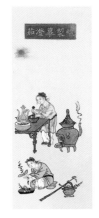

图 28-15-6　炮制荜
澄茄《雷公》

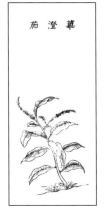

图 28-15-7　荜澄茄
《三才》

图 28-15-8　毗陵茄
子《原始》

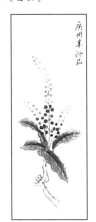

图 28-15-9　广州荜
澄茄《草木状》

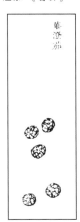

图 28-15-10　荜澄茄
《类纂》

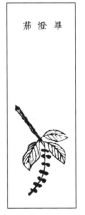

图 28-15-11　荜澄茄
《备要》

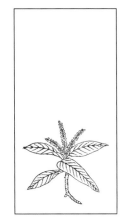

图 28-15-12　荜澄茄
《图考》

气者也。至如青木香丸之治胸膈噎塞，气滞不行，呕哕痰逆，不思饮食，其责效在同于下气之剂，但借此味助故纸以归肾气而行之，为诸下气者之枢也。虽然，此味之用，原取其以温为补者，故外伤于寒，及内虚为寒者，乃其的对，如麻黄草豆蔻丸之治腹痛，因于季秋客寒犯胃者，立方以透阳散寒，温中理胃，升清降浊，以导逆滞，且少用活血之味，因于寒也，则入此味于内，其温补而又兼下气者可知矣。又如中满分消汤之治寒胀，以温中下寒逆为君，以祛痰行气为臣，而佐之辛热以益肾气，理中气，却有升清降浊之味，导其气之滞，且连、檗搀入于内以泻寒不即散，而郁气所化之热，俾之从辛热以消，是则用澄茄于此方中，盖不专取其温补，而更藉其下气矣。第二证俱病于寒，俱病于中土，而投剂之异同，不可参乎？更有生津甘露饮子，治膈消大渴，饮水无度，舌上赤裂，小便数，故方折热补气，以石膏之甘寒为君，以连、檗、栀子、知母苦寒者泻热补水为臣，以当归、杏仁、麦冬、全蝎、连翘、白葵花、兰香甘寒和血润燥为佐，升、柴苦平行阳明少阳二经，澄茄、白蔻、木香、藿香反佐以取之，即此方治热，而用寒兼入热剂，前方治寒，用温而兼入寒剂，然皆不舍澄茄，则此味虽曰温补，然其于气分似大能行而利之，有妙于寒热之先者矣。至于治喘之见晛丸，由伤于咸冷饮食而病者，唯同温散及破滞之剂以为功，又非温补及下气之义也。虽然，即治鼻塞之毕澄茄丸，以思此味，则其归肾而温之以及膀胱者，乃阳出地中之义，故能极于极上以通天也。然则斯亦气中之善物乎。

【附方】《本草述》卷一九：反胃吐食，吐出黑汁，治不愈者。用毕澄茄为末，米糊丸梧子大，每姜汤下三四十丸，日一服，愈后服平胃散三百帖。有一吐黑水，水中又有似绿草者，予以为肾肝阳虚极，而见本脏之色也。兹方以此味治吐黑水者，则予之言不妄也。

山胡椒《唐本草》

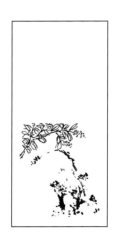

图 28-16-1 山胡椒《滇南》

图 28-16-2 山胡椒《滇南图》

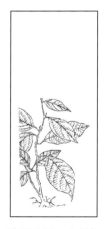

图 28-16-3 山胡椒《图考》

【释名】野胡椒、见风消《植物名实图考》。

【集解】《本草纲目拾遗》卷六：《百草镜》：云南木邦土司，出一种山胡椒，色黑颗大。**植物名实图考》**卷一〇：山胡椒长沙山坡有之。高二三尺，黑茎细劲，叶大如茉莉花叶而不光润，面青背白，赭纹细碎；九月间结实如椒。《**植物名实图考》**卷三七：野胡椒湖南长沙山阜间有之。树高丈余，褐干密叶，干上发小短茎，大小叶排生如簇，叶微似橘，叶面绿，背青灰色，皆有细毛，扪之滑软；附茎春开白花；结长柄小圆实如椒，攒簇叶间，青时气已香馥。土人研以治气痛，酒冲服。又一种枝干全同，叶微小无实，俗呼见风消。

实

【气味】味苦、辛，性温。入脾肾二经。《滇南本草》卷中。味辛，大热，无毒。《植物名实图考》卷三七。

【主治】治面寒，暖腰膝，兴阳道，治阳痿，泡酒服。《滇南本草》卷中。下气温中，去瘀，除藏腑中风冷，去胃口虚冷气。亦除寒湿霍乱，吐泻转筋，服之最良。《滇南本草图说》卷八。止痛破瘀。《本草纲目拾遗》卷六。主心腹冷痛，破滞气，俗用有效。《植物名实图考》卷三七。泡酒吃，治面寒疼痛，暖腰膝，壮阳道，治阳痿。《校补滇南本草》卷下。

【发明】《植物名实图考》卷三七：按《唐本草》，山胡椒所在有之。似胡椒色黑，颗粒大如黑豆。味辛，大热，无毒。主心腹冷痛，破滞气，俗用有效。《广西通志》：山胡椒，夏月全州人以代茗饮，大能清暑益气。或以为即毕澄茄。有一种野生不堪食。皆未述其形状，未审是否一物。长沙别有一种山胡椒，大叶，秋深结实，与此异种。

叶

【气味】苦，性寒。《草木便方》卷二。

【主治】搜风败毒清肿痊。风湿麻木筋骨疼，腰膝止痛生肌全。《草木便方》卷二。

川姜 《本草纲目拾遗》

【释名】木姜《南中纪闻》、木橿子《植物名实图考》。

【集解】《本草纲目拾遗》卷八：川姜出川中。屈曲如枯枝，味最辛辣，绝不类姜形，亦可入食料用。包汝楫《南中纪闻》云：扶丛乡猹人，携木姜土茶饷余，受其木姜，作羹，味如茱萸酱，即此物也。《植物名实图考》卷六：木橿子生黔中。独茎长叶，高二三尺，如初生野鸡冠花，梢端作穗，开花如水苏辈，色淡红，结小黑子。味辛辣如胡椒。黔山人植于圃隙、山足，采为食料。

实

【气味】味辛，性热。《本草纲目拾遗》卷八。

【主治】治胃寒，散冷积寒澼痰气。《本草纲目拾遗》卷八。

酸饺草《滇南本草》

【释名】酸角《食物本草》。

【集解】《食物本草》卷一六：酸角，云南、临安诸处有之。状如猪牙皂荚，浸水和羹，酸美如醋。《校补滇南本草》卷上：象最喜食，出夷人地者佳。

实

【气味】味酸，涩，性寒。《滇南本草》卷中。味酸，平，无毒。《食物本草》卷一六。味苦、酸，平。《校补滇南本草》卷上。

【主治】止久泻滑痢，赤白痢疾，或休息痢。《滇南本草》卷中。主消毒，解腥秽气，敛虚汗。《食物本草》卷一六。

【附方】《校补滇南本草》卷上：治酒化为痰，隔于胃中。同白糖煎膏，早晚服一钱。

《校补滇南本草》卷中：治久泻，肠滑久痢，赤白休息。用沙糖同煎服。

通血香《本草纲目拾遗》

【集解】《本草纲目拾遗》卷五：通血香出西洋，色如干酱。《百草镜》云：出陕西，羊客带至杭货卖。

【主治】治血症及肝血气，入药最良。《本草纲目拾遗》卷五。

【附方】《本草纲目拾遗》卷五：臌胀。通血香一钱，取亚腰葫芦一个，不去子膜，入香于内，再入酒煮，仍以所开之盖合缝封固，以陈酒安锅内，悬葫芦于酒中，挨定勿令倾倒。将锅盖密，煮三炷线香为度，煮时，其香透屋墙之外，煮完，取出葫芦内子膜并药，烘干为末，每服一钱，空心时酒下，间五日再服一钱，服尽葫芦内药，服五六钱即愈。此方出《广笔记》，云治脾虚有湿者。《救生苦海》。○瘰疬。有治瘰疬内消方：紫背天葵一两五钱，海藻、海带、昆布各一两，海螵蛸五钱，贝母、桔梗各一两，通血香三钱，右药为细末，酒糊为丸，桐子大，每服七十丸，食后温黄酒送下。《良朋汇集》。○痔漏通肠。胡连追毒方：专治痔漏，不拘远年近日，有漏或通肠及污浊孔出者，先用此方追尽脓血，后服黄连闭管丸，取效最稳。用胡黄连八钱，切片，姜汁拌炒，刺猬皮一个，切片，炒黄为末，通血香八分，须用真者，研末，麝香二分，共和匀，软饭为丸，麻子大，每服一钱，食前酒下，服药后脓水反多，乃药之功，勿惧可也。《海药秘录》。○黄连闭管丸。胡黄连净末八钱，甲片麻油内爆黄五钱，石决明煅过五钱，真通血香六分，不可少，槐花五钱，共为细末，蜜丸麻子大，每服一钱，空心清米汤下，早晚二服，重者二十一日收功，此方不用刀针挂线之苦，诚起废之良方也。如漏边有硬肉突起者，加蚕茧二十一个，炒末和入，此方及遍身诸漏并治，屡试屡效。○脏连丸。治痔漏无论新久，但举发便下血作痛，肛门坠重者，脓血不止，肿痛难坐者，并治。胡黄连净末八两，通血香钱半，用雄猪大肠尽头一段长一尺二寸，温汤洗净，将连末及通血香灌入肠内，两头以白丝线扎紧，煮酒二斤半，新砂锅内煮酒将干为度，取起肠药，各捣如泥，倘药烂，晒一时复捣，为丸桐子大，每服七十丸，空心温酒送下，久服除根。又名白银定子，治漏有孔者，只须半月见功，神效。○三品一条枪。白砒净末一两，白矾净末二两，明雄黄二钱四分，通血香八分，乳香一钱二分，先将砒矾研极细末，铁杓熔成饼，入炭火煅，烟净取出，去火毒，为末，和入雄黄、血香、乳香细末作锭子，成条插入漏内，直透里痛处为止。每日上三次，至七日为止，半月疮结而愈。如痛未痊，用生肌散收口可也。

盐麸子《开宝本草》

【释名】乌盐《通志》、酢桶、主音《宝庆本草折衷》、文蛤、百虫仓《野菜博录》、**《通志·昆虫草木略》卷七六**：戎人亦用此，谓之木盐，故有叛奴盐之名。

【集解】《野菜博录》卷三：生山谷中。叶似椿树叶，无花，结实如拳，内多小虫。**《医林纂要探源》卷三**：盐麸木略似桑，生子成穗如苎，子甚繁衍，色青而有白霜，小儿喜采而吮食之。功用略同。不能及五倍子之敛固。**《植物名实图考》卷三五**：盐麸子，《开宝本草》始著录。江西、湖南山坡多有之。俗呼枯盐其。俚方习用其虫，谓之五倍子。

子

【气味】味酸，微寒。《履巉岩本草》卷中。

【主治】除痰饮，瘴疟，喉中热结，喉痹，止渴，解酒毒，黄疸变白，生毛发。取子干捣为末食之。《履巉岩本草》卷中。

【发明】《鸡肋编》卷上：初虞世《必用方》载官片大腊茶与白矾二物解百毒，以为奇绝。本草茶、茗、荈，皆一种，俱无治毒之功。后见剑川僧志坚云：向游闽中，至建州坤口，见土人竞采盐麸木叶，蒸捣置模中，为大方片。问之，云作郊祀官中支赐茶也。更无茶与他木。然后知此茶乃五倍子叶耳，以之消毒，固宜有效。五倍子生盐麸木叶下，故一名盐麸桃。衢州开化又名仙人胆。陈藏器云：蜀人谓之酸桶，又名醋桶。吴人呼乌盐。按《玉篇》：字皮秘切。云木名，出蜀中，八月中吐穗如盐，可食，味酸美。《本草》云出吴蜀山。余疑五倍子乃吴子声误而然耳。**《分部本草妙用》卷七**：盐麸子气寒，味酸咸。咸能软而润，故降火化痰，解毒。酸能收而涩，故生津润肺，止痢。肾主五液，入肺为痰，入脾为涎，入心为汗，入肝为泪，自入为唾，其本皆水也。盐麸五倍，先走肾肝，有救水之功，所以痰涎、盗汗、风湿之证，皆宜用之。

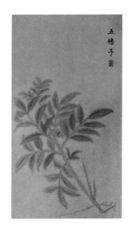

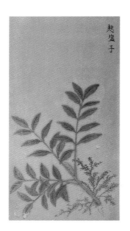

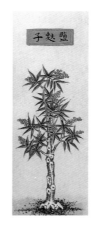

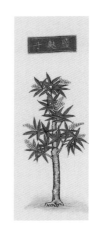

图 28-20-1 五倍子苗　　图 28-20-2 盐麸子　　图 28-20-3 盐麸子　　图 28-20-4 盐麸子
《履巉岩》　　　　　　《履巉岩》　　　　　　《品汇》　　　　　　《雷公》

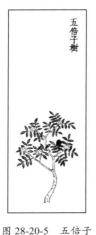

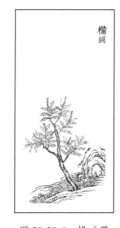

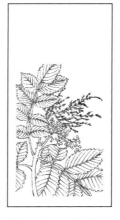

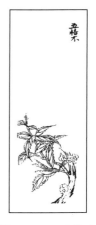

图 28-20-5 五倍子　　图 28-20-6 楷《草　　图 28-20-7 盐麸子　　图 28-20-8 五倍木
树《博录》　　　　　木典》　　　　　　《图考》　　　　　　《图说》

苗

【气味】性温，无毒。《履巉岩本草》卷中。酸、咸。《本草品汇精要》卷二一。

【主治】治咽候疼，发声不出，不以多少，干为细末，入百药煎一处，冷水元如弹子大，每服一元，嚼化。《履巉岩本草》卷中。止渴。《本草品汇精要》卷二一。

【发明】《草木便方》卷二：子叶同功疗喉痹，除痰瘴疟杀蛔疳。酒疸止渴消蛊毒，风湿眼病咳嗽安。

树白皮

【气味】酸、咸，寒。《草木便方》卷二。

【主治】破止血痢骨鲠餐。《草木便方》卷二。

根白皮

【主治】治中蛊毒酒毒，麸叶上球子及根白皮，洗净剉细，用米泔浸一宿及平旦，去滓，空心温服甚效。《太乙仙制本草药性大全·仙制药性》卷三。

【附方】《本草医旨·食物类》卷三：被鸡骨鲠，项肿可畏。用此根煎醋，啜至三碗，便吐出也。彭医官治骨鲠。以此根捣烂，入盐少许，绵裹以线系定吞之，牵引上下，亦钩出骨也。

咸草《本草纲目》

【集解】姚氏《食物本草》卷一六：咸草扶桑之东有女国，产咸草。叶似邪蒿而气香味咸，彼人食之。

【气味】味咸，平，无毒。姚氏《食物本草》卷一六。

【主治】疗瘿瘤结块。姚氏《食物本草》卷一六。

咸平树《本草纲目》

【集解】姚氏《食物本草》卷一六：咸平树出真腊国。彼人不能为酸，但用咸平树叶及荚与子入食物中，取其味也。

叶

【气味】味酸，平，无毒。姚氏《食物本草》卷一六。

【主治】主益肾利水，降肺气。姚氏《食物本草》卷一六。

醋林子《图经本草》

【集解】《本草品汇精要》卷四一：其木高丈余，枝条紫茂，三月开花，色白，四出，九月、十月结子，累累数十枚成朵，生青熟赤，略类樱桃而蒂短。彼土人多以盐醋收藏以充果。○其叶味酸，夷獠人采得，入盐和鱼鲊食之，胜用醋也。《植物名实图考》卷三五：醋林子，宋《图经》收之。《广西志》：似樱桃而细。

实

【炮制】《本草品汇精要》卷四一：及熟采之，阴干，和核用。

【气味】味酸，性温，收。○不可多食，令人口舌粗折。《本草品汇精要》卷四一。

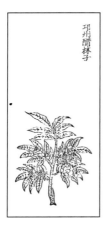
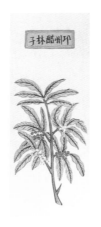
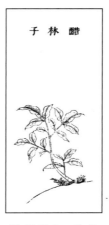
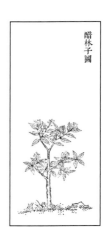

图 28-23-1 邛州醋
林子《图经（政）》　　图 28-23-2 邛州
醋林子《品汇》　　图 28-23-3 醋林
子《三才》　　图 28-23-4 醋林子
《草木典》

【主治】生津液，醒酒，止渴。《本草品汇精要》卷四一。

【附方】《本草品汇精要》卷四一：疗蛔咬心痛及痔漏下血，并久痢不瘥。尤治小儿疳，蛔咬心腹胀满，黄瘦，下寸白虫。单捣为末，酒调一钱匕，服之甚效。

茗 《唐本草》

【释名】《宝庆本草折衷》卷一三：茗，○一名荈，一名槚，一名荂，一名草茶，乃老茶叶也。○新分苦，一名茶，乃嫩茶叶也。○生建州北苑者，名建茶。生江南诸郡者，名江茶。碾制成饼者，名蜡，一作腊茶。《本草元命苞》卷六：早采为茶，晚取曰茗。《救荒本草》卷下之前：世呼早采者为槚，与茶字同，晚取者为茗，一名荈（音喘），蜀人谓之苦槚。今通谓之茶。

【集解】《太平御览》卷八六七：茗，《尔雅》曰：槚，苦茶。树小似栀子，冬至生叶，可煮作羹饮。今早采者为茶，晚采者为茗。一名荈。蜀人名为苦茶。《博物志》曰：饮真茶，令少眠睡。《神农食经》曰：茶茗宜久服，令人有力悦志。《本草》曰：茗，苦茶。味甘、苦，微寒，无毒。主瘘疮，利小便，少睡，去痰渴，消宿食。冬生益州川谷，山陵道傍，凌冬不死。三月二日采，干。○华佗《食论》曰：苦茶，久食益意思。壶居士《食忌》曰：苦茶，久食羽化。与韭同食，令人身重。陶弘景《新录》曰：茗茶，轻身换骨。丹丘子、黄山君服之。王浮《神异记》曰：余姚人虞洪入山采茗，遇一道士牵三青牛，引洪至瀑布山，曰：吾丹丘子也，闻子善具饮，常思见惠。山中有大茗，可以相给，祈子他日有瓯蚁之余，不相遗也。因立奠祀，后令家人入山，获大茗焉。《广志》曰：茶丛生，直煮饮为茗茶。茱萸、檄子之属，膏煎之，或以茱萸煮脯，冒汁为之，曰茶。有赤色者，亦米和膏煎，曰无酒茶。《坤元录》曰：辰州溆浦县，山上多茶树。《括地图》曰：临城县东北一百四十里，有茶山茶溪。《天台记》曰：丹丘出大茗，服之生羽翼。《夷

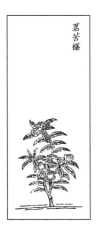

图 28-24-1 茗苦
櫝《图经（政）》

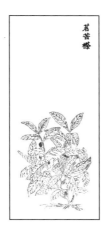

图 28-24-2 茗苦櫝
《图经（绍）》

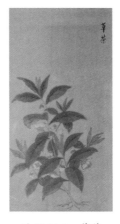

图 28-24-3 草茶
《履巉岩》

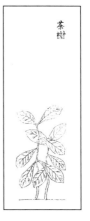

图 28-24-4 茶树
《救荒》

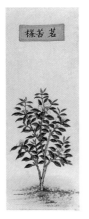

图 28-24-5 茗苦
櫝《品汇》

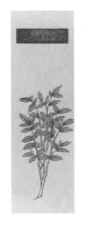

图 28-24-6 蒙山
茶《食物》

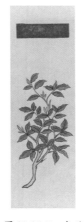

图 28-24-7 宜兴
茶《食物》

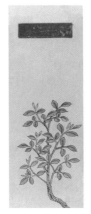

图 28-24-8 陆安
茶《食物》

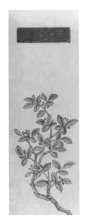

图 28-24-9 东
白山茶《食物》

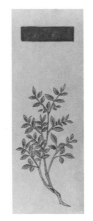

图 28-24-10 神
华山茶《食物》

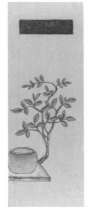

图 28-24-11 龙
井茶《食物》

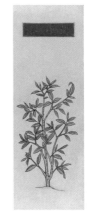

图 28-24-12 闽
腊茶《食物》

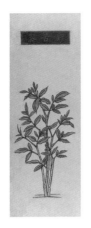

图 28-24-13 蜀
苦茶《食物》

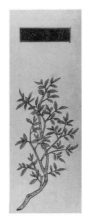

图 28-24-14 宝
庆茶《食物》

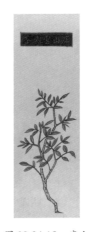

图 28-24-15 庐山
云雾茶《食物》

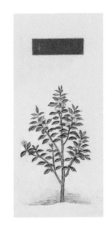

图 28-24-16 茗苦搽
《雷公》

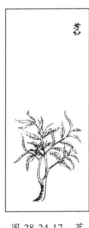

图 28-24-17 茗
《原始》

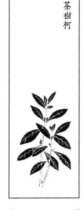

图 28-24-18 茶
树柯《博录》

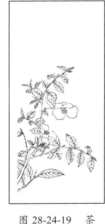

图 28-24-19 茶
《图考》

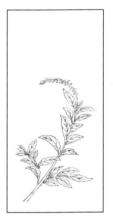

图 28-24-20 滇山
茶叶《图考》

陵图经》曰：黄木女观望州等山，茶茗出焉。《桐君录》曰：西阳、武昌、晋陵皆出好茗，巴东
别有真香茗，煎饮令人不眠。又曰：茶花状似栀子，其色稍白。《茶陵县图经》曰：茶陵者，谓
陵谷生茶茗。《本草拾遗》曰：皋卢茗〔苦平〕，作饮止渴，除疫，不睡，利水道，明目。生南海
诸山中，南人极重之。《广州记》曰：西平县出皋卢，茗之别名，叶大而涩，南人以为饮。《南越
志》曰：茗，苦，涩。亦谓之过罗。陆羽《茶经》曰：茶者，南方嘉木，自一尺二尺，至数十尺。
其巴川峡山，有两合抱者，伐而掇之，其树如瓜芦，叶如栀子，花如白蔷薇，实如栟榈，蒂如丁香，
根如胡桃。其名一曰茶，二曰槚，三曰蔎，四曰茗，五曰荈。周公曰：槚，苦茶。杨执戟云：蜀
西南人谓茶曰蔎。郭弘农云：早取为茶，晚取为茗，一曰荈。蔎，音设。荈，昌兖切。其上者生
烂石，中者生砾壤，下者生黄土。凡艺而不茂，法如种芯，三岁可采。阳崖阴林，紫者上，绿者次。
笋者上，牙者次。叶卷者上，叶舒者次。凡采茶，在二月、三月、四月之间。茶之笋者，生烂石

沃土，长四五寸，若薇蕨，始抽陵露采焉。茶之牙发于蘗薄之上，有三枝、四枝、五枝者，选中枝颖拔者采焉。其日〔有〕雨不采，晴有云不采。蒸拍焙，穿封干矣。有千类万状，卤莽而言之。如胡人靴者，蹙缩然；犎牛臆者，廉襜然；浮云出山者，轮囷然；轻飙拂水者，涵澹然。有如陶家之子，罗膏土以水澄泚之。又如新治田者，过暴雨流潦之。经此，皆茶之精腴也。有如竹箨者，枝干坚实，难于蒸捣，故其形簁簁上音离，下音师。如霜荷者，茎叶凋沮，易其状貌，故其状萎萃然。此皆茶之瘠老也。自采至于封曰七经，自胡靴至于霜荷八等。《唐新语》曰：右补阙〔綦〕毋景博学，有著述才，性不饮茶，着《代茶饮序》，其畧曰：释滞消壅，一日之利暂佳，瘠气侵精，终身之累斯大，获益则归功茶力，贻患则不谓茶灾，岂非福近易知，祸远难见者乎？魏王《花木志》曰：茶叶似栀子，可煮为饮。其老叶谓之荈，嫩叶谓之茗。《救荒本草》卷下之前：茶树，《本草》有茗、苦与茶字同。《图经》云生山南汉中山谷，闽、浙、蜀、荆、江湖、淮南山中皆有之。惟建州北苑数处产者性味独与诸方不同。今密县梁家冲山谷间亦有之。其树大小皆类栀子，春初生芽，为雀舌麦颗，又有新芽一发，便长寸余，微粗如针，渐至环脚软枝条之类，叶老则似水茶臼叶而长，又似初生青冈橡叶而小，光泽。又云：冬生叶，可作羹饮。世呼早采者为茶，与茶字同，晚取者为茗，一名荈（音喘），蜀人谓之苦茶，今通谓之茶。《食物本草》卷四：近世人所用蒙山茶，性温治病，因以名显。其它曰宜兴茶、陆安茶、东白山茶、神华山茶、龙井茶、闽腊茶、蜀苦茶、宝庆茶、庐山云雾茶，俱以味佳得名。品类土产，各有所宜，性味不能无少异。《本草纲目拾遗》卷六：雨前茶，产杭之龙井者佳，莲心第一，旗枪次之，土人于谷雨前采撮成茗，故名。三年外陈者入药，新者有火气。

叶

【气味】味苦、甘，微寒，无毒。《履巉岩本草》卷下。

【主治】利小便，去痰热渴，令人少睡。《履巉岩本草》卷下。建茶治伤暑，合醋治泄泻甚效。《宝庆本草折衷》卷一三。清头目，利小便，消热渴，下气消食，令人少睡。中风昏愦，多睡不醒宜用此。《汤液本草》卷五。专清头目利小便，善逐痰涎解烦渴。下气消宿食，除热治瘘疮。姜连生姜、黄连同煎，止赤白下痢；香油调末，敷汤火炮煨。眼目疼，嚼贴两眦；暑天泻，少加醋吞。热服宜，冷服忌冷则聚痰。多服少睡，久服消脂令人瘦。《太乙仙制本草药性大全·仙制药性》卷三。并解大头瘟，天行时症。《滇南本草图说》卷一〇。

【发明】《宝庆本草折衷》卷一三：茗之与茶，同出一本，均为茶除加切耳。以茗老味涩，不及嫩茶之和美，故重茶而轻茗也。《杨氏方》治汤火伤疮，研蜡茶末，用煮酒脚调傅。《谢公方》治盛夏初患纯血赤热痢，亦以此末和陈白梅肉，元如小弹子，以井华水化破调下。及暴感风邪头痛项强，亦宜细茶入白梅，热汤点服，俱有效焉。抑观坡仙咏茶除加切，功敌千钟，谓茶消酒昏醉者，啜之即爽快清醒。坡仙又言：茶除烦去腻，食肉滞于齿缝，漱之则消缩脱落。盖嫩茶之真者然也。若夫破热除瘴，利大小肠及生油调傅蠼螋尿人之疮，则茗、茶通用。凡啜者，宜热而少，不宜冷而多。故冷则停寒聚痰，多则消脂瘦体。《本草纂要》卷四：茶味苦，气辛，轻清上升；茗味苦，气寒，重浊下降。故凡头目昏眩而气塞不清，风湿上攻而精神不爽，或痰涎壅盛而躁闷不宁，或烦热大渴而津液闭少，或上气壅塞而关格不通，或下焦湿热而小便不利，或痢疾噤口而见食恶心，或淋沥癃闭而赤白带浊，茶茗然虽可以治之，夫惟治症亦又各别。吾尝《本经》考之，细者为茶，大者为茗；在上之病可用茶，茶所以取其轻清而上升也；在下之病可用茗，茗所以取其重浊而下降也。苟不分而类用，非惟清浊混杂，抑且上下失调，用治决不验也，临症可不辨诸？《**药性全备食物本草**》卷四：又有芽茶清头目，发汗消痰，热解酒毒，治血痢，如虎丘天池松罗之类是也。粗茶解酒消食，清热除烦，利小水，涤油腻，解炙煿之毒，如宜兴岕茶、六安茶之类是也。《**本草经疏**》卷一三：茗禀土中之清气，兼得春初生发之意，本经味甘，气微寒，无毒。藏器言苦。然亦有不苦者。气薄味厚，阴中微阳，降也。入手太阴、少阴经。太阴为清肃之脏，喜凉而恶热，热则生痰而津液竭，故作渴也。瘘疮者，大肠积热也。小便不利者，小肠热结也。甘寒入心肺而除热则津液生，痰热解，脏气既清，腑病不求其止而止矣。令人少睡者，盖心藏神，神昏则多睡，清心经之热，则神常自惺寂，故不寐也。下气消食者，苦能下泄，故气下火降而兼涤除肠胃，则食自消矣。○同黄连、酸枣仁生用、通草、莲实，治多睡好眠。同当归、川芎、乌梅、黑豆、生地黄、土茯苓、甘菊花，治头痛因于血虚有火者。《直指方》热毒下痢，蜡茶为末，蜜水煎服，白痢以姜汁同水煎服。两三服即愈。○凡茶之种类极多，方宜大异，要皆以味甘不涩，气芬如兰，摘于夏前者为良。夫茶禀天地至清之气，生于山谷硗瘠砂土之中，不受纤芥秽滓，专感云露之气以为滋培，故能涤肠胃一切垢腻，宁非木中清贵之品哉！昔人多以其苦寒不利脾胃，及多食发黄消瘦之说，此皆语其粗恶苦涩，品类最下者言之耳。昔雅州蒙山出一种茶，服四两即为地仙，岂有味甘气芬者，饮之反致疾耶？但苦涩野气，叶痿茎枯，非地道所产者，服之不利心脾，故不宜饮。酒后不宜用，能成饮证。姚氏《**食物本草**》卷一六：六安茶主消食调中，祛风邪，升阳气。○天池茶主生津液，沁齿颊，升阳补脾。○草茶味甘、苦，微寒，无毒。主利胸膈，润肠胃。顺气宽胃，解渴消烦。○龙井茶味苦、甘，凉，无毒。主清利头目，疏畅胸脘，退膀胱热郁。○苦茶味甘、苦，寒，无毒。治诸热，解伤寒邪热，利小便，除烦止渴，生津液。○天柱茶味甘、苦，平，无毒。主消一切鸡猪鱼肉毒，宽胸膈，下气消痰。○阳羡茶味苦、甘，平，无毒。主消食下气，利水道，升阳气，解外邪。○紫笋茶味苦、甘，平，无毒。主益精神，和脾胃，利六府。○湾甸茶味苦、甘，温，无毒。主补脾健胃，生津液，利血脉，治久疟，辟邪气，杀鬼物。《**药镜**》卷四：茶茗，化痰而解烦渴，甘露均功。消垢而醒睡魔，温泉拟烈。吾赏其清利头目之奏，须防其虐害生化之源。细者为茶，大者为茗。上病用茶，取其轻清而上升也。下病用茗，取其重浊而下降也。《**本草述**》卷一九：茗茶，海藏谓其气寒味苦，入手足厥阴经。夫手厥阴心包络也，足厥阴肝也，在足厥阴乃由阴中达阳以上升也，在手厥阴乃由阳中育阴以下降也。如下而达阴中之阳者，一为苦寒所伤，则阴之化机阻，而不能达阳矣。如上而达阳中之阴者，复为苦寒所伤，则阳之化原亏，而不能达阴矣。时珍所谓唯少壮胃健者，心肺脾胃之热多盛，乃与茶相宜。若虚寒及血弱之人，饮之既久，则脾胃恶寒，元气暗损，土不制水，精血潜虚，成痰饮，成痞胀，成痿痹，成黄瘦，成呕逆，成洞泻，成腹痛，成疝瘕，种种内伤，此茶之害也。又有嗜茶成癖者，时时咀啜不止，久而伤营伤精，血不华色，黄瘁痿弱，抱病不悔，尤可叹惋。细味斯言，则摄生者，岂得漫习世尚，致伤其升降之元气乎？《经》曰升降息则气立孤危，如忽焉而不一致慎，非即在日用饮食之间，还以自戕其生乎哉？**《本草详节》卷六**：茶之产地至多，要以味甘不涩，气芬如兰者为良。夫茶禀春初生发之清气，受深山云露之滋培，涤肠胃一切垢腻，非他草可比。世议其苦寒，不利脾胃，酒后过饮成癖及多饮发黄消瘦之说，皆语其粗恶苦涩品类之最下者耳。入治阴证药内，去格拒之寒，与治伏阳意同。**《顾氏医镜》卷八**：茶叶甘苦，微寒。入心肺二经。味甘不涩，气芬如兰，色白如玉者良。消食去痰热，下气降火，而兼有涤除肠胃之功。止渴醒眠睡。甘寒除热，则肺气清肃而渴止，心肺明爽而睡醒。解炙煿之毒，又能消暑，解酒食之毒，故治便血热毒，下利赤白亦用之。消痔瘘之疮。因大肠积热所致，肺藏清而腑病自安。善利小便，清心而小肠之热结亦解。颇疗头痛。取其降火也。头目不清，热熏上也，以苦泄其热，则上消矣。昔人言其苦寒，不利脾胃，及多食发黄消瘦之说，皆语其粗恶苦涩者耳，岂有味甘气芬者，服之反致疾耶。

《本经逢原》卷三：茗乃茶之粗者，味苦而寒，最能降火消痰，开郁利气，下行之功最速。《本经》主瘘疮，利小便，去痰热之患。然过饮即令人少寐，以其气清也。消食止渴，无出其右。合醋治伤暑泄利。同姜治滞下赤白。兼香豉、葱白、生姜治时疫气发热头痛。一味浓煎治风痰。茶之产处最多，惟阳羡者谓之真茶。凡茶皆能降火，清头目。其陈年者曰腊茶，以其经冬过腊，故以命名。佐刘寄奴治便血最效。产徽者曰松萝，专于化食。产浙绍者曰日铸，专于清火。产闽者曰建茶，专于辟瘴。产六合者曰苦丁，专于止痢。产滇南者名曰普洱茶，则兼消食辟瘴止痢之功。蒙山者，世所罕有，近世每采石苔代充，误人殊甚。其余杂茶，皆苦寒伐胃，胃虚血弱之人，有嗜茶成癖者，久而伤精，血不华，色黄瘁痿弱，呕逆洞泄，种种皆伤茶之害。而侵晨啜茗，每伤肾气。酒后嗜茶，多成茶癖。又新茶饮之令人声音不清，其能郁遏火邪也。至于精气寒滑，触之易泄者勿食，宜以沙菀蒺藜点汤代之。茶子味苦气肃，善于降火，专治头中鸣响、天白蚁之病。江右人每以打油，味最清香，浸油沐发最佳。取茶子饼煮汁浇花，以辟盆中之蚯蚓。煎汤涤衣垢则不退颜色。总取其质之轻清而不沾滞也。**《医林纂要探源》卷三**：茶苦，平，微寒。得清高之气，甘则能补，而泄肺逆，泻心火，燥脾湿，坚肾水，开爽心神，良品也。以生于高山岩石，深隐云气之上者为佳。是得最清最高之气，故能升清降浊，止渴除烦，清头目，去痰热，止咳嗽，醒昏睡，此皆泄肺逆，泻心火之功。又能消宿食，解酒毒，去一切油腻，烧煿之火毒热毒，而利大小便，此燥脾湿，和肠胃之功也。浮火去，则肾水坚，且使相火不作。又降中有补，但甫经火制则挟热，须以经年陈久者为良。多饮亦能耗散，且使不寐。清燥之过也。有节则无损矣。《**调疾饮食辩**》**卷一**：其性但能去油腻，清头目，同川芎、葱白止头痛，浓煎吐风痰而已，他无所长。而其害则在刮削脏腑，消人腹内脂膏。嗜茶之人，营卫既伤，必面无血色，枯瘦痿黄。积伤既久，暗损寿元。有茶癖者，曾不悟也。试观肴馔中，无论猪、羊、牛肉，任十分膻肥，遇茶则油腻全无，滋味尽失。几案油垢用茶洗之，则油去如新。人乃血肉之躯，全赖脂膏充足，可胜此消伐乎？惟其如此，故西北塞外之民，日食牛羊、饮奶酪，非茶不能去肥壅而得其平。明之所以开互市、增国赋者，职是故也。中国食稻粱、饮酒醴，何取乎其消也。观食肉饮乳宜茶之消，则平素食厚味，肥白娇嫩之人，亦必宜之。盖此等人脏气多壅，故多中风、痰厥之病，饮以浓茶，乃以偏救其偏之法，不可不知。《**本草求原**》**卷一三**：胃虚血弱人多饮则中寒，土不制水，精亦不化，致痰饮痞胀、痿痹黄瘦、呕泄腹痛诸症作矣。早晨多饮，或入盐而饮，每伤肾气。酒后嗜茶，引入膀胱，多成痰癖、瘕疝、水肿。新茶多饮，令人音暗，以其郁遏火邪也。如暑月以生姜，冬月以茱萸合食，则不致伤阳。又宜于饱后饮之，方去烦腻，而脾胃不觉。且苦能坚齿，消蠹，为得饮茶之妙，精气寒滑人，以沙苑子代之。《**倚云轩医案医话医论**》：更有人谓茶叶最易生湿，故不服茶而服汤头，真无稽之言。夫茶生山中，其质至洁，多得春露之气。本草谓能清利头目咽喉，解渴醒睡。从古高明之士，嗜之极多。且吾人卫生养身之物，惟茶饭二事终身不厌。如果茶易生湿，前人早已弃之矣。要知茶之生湿致病，乃嗜之过甚，与饮恶劣下品者耳。如少饮与饮上品茶叶者，不但无害，且益人不少。不可因噎废食。

【附方】《**药性粗评**》**卷三**：醒睡。凡为睡魔所攻，昼夜昏懒者，以真茶一撮，新水一瓶，煎之乘热啜服，自然神思清爽，不复睡矣。灯窗下不可不知。故古诗有云：饮酒宿醒方渴处，读书春困欲昏时。虽然，不可过多，性冷，亦能致疾。○赤白痢。凡患痢疾，不拘热毒及赤白二色，用好茶二三两，捣末，浓煎一盏，吃尽便愈。凡患腰痛者。亦浓煎好茶，投醋一合饮之，亦差。

《**太乙仙制本草药性大全·仙制药性**》**卷三**：赤白痢。对和黄连半两，生姜一两，点服效。○治诸烂疮及汤火疮。细嚼傅贴，或为末，香油调傅妙。○目热赤涩痛。嚼烂，点目两角，痛即止。

《**冯氏锦囊秘录**》**卷四**：治痘痈烂疮。为末，香油调敷。《痘疹合参》。

3248

儿茶（乌爹泥、乌迭泥、孩儿茶。）

【集解】《**本草原始**》**卷四**：儿茶，出南番。系细茶末入竹筒中，紧塞两头，污泥沟中日久，取出，捣汁熬制而成。其块小而黑润者为上，块大焦枯者次之。番人呼为乌爹泥，又呼为乌迭泥。俗用搽小儿诸疮，效。每呼为儿茶，又呼为孩儿茶。

【气味】苦、甘，微寒，无毒。《本草原始》卷四。

【主治】清上膈热疾，生津。涂金疮，一切诸疮，生肌定痛，止血排脓，除湿降火。《本草原始》卷四。

【发明】儿茶乃治疮之圣药，查本草并无载之者。予补之，未知其详，待后之识者再考之。

雨前茶（产杭之龙井者佳）

【主治】清咽喉，明目，补元气，益心神，通七窍，性寒而不烈，以其味甘益土，消而不峻，以其得先春之气，消宿食，下气去噫气，清六经火。《本草纲目拾遗》卷六。

【附方】《本草纲目拾遗》卷六：**下疳**。雨前茶、麻黄各一钱五分，用连四纸方七寸许，用铅粉钱半擦纸上，铺前二药，卷成筒子，火灼存性，研细，加冰片各一分，研匀用之。《外科全书》。**偏正头风**。升麻六钱，生地五钱，雨前茶四钱，黄芩一钱，黄连一钱，水煎服。《医方集听》。**又治头风**。百发百中。赤、白首乌各一两，真川芎一两，藁本二钱，细辛一钱，苏叶一钱，此散邪方也。风寒甚者，可加川羌活，川乌服，以此散邪。不愈，便进后方，真雨前茶四钱，赤、白首乌各二钱，北细辛四分，米仁一钱五分，炒牛膝八分，大川芎一钱五分，甘草五分，煎药时令病者以鼻引药气，服后宜密室避风，至重者四帖全愈，加金银花二钱更效。若生过杨梅疮者，加土茯苓四两，煎汤煎药。**肚胀**。凡人肚胀不思饮食，用五虎汤治之，核桃、川芎、紫苏、雨前茶，以上药先煎好，好时，加老姜、砂糖在汤内，即服。《集听》。**三阴疟**。真雨前茶三钱，胡桃肉五钱，敲碎，川芎五分，寒多加胡椒三分，未发前入茶壶内，以滚水冲泡，乘热频服之，吃到临发时，不可住。《集听》。**不论新久诸疟**。《慈航活人书》：白芥子一两，炒为末，雨前茶和服一撮，疟久者不过二次即愈。**远年痢**。臭椿皮一两五钱，雨前茶钱半，扁柏叶二钱五分，乌梅、枣头各二枚，酒、水各一碗，煎好，缓缓服，恐泛。《风联堂验方》。**五色痢**。陈年年糕、陈雨前茶、冰糖、茉莉花，共煎汤一盏，服之立愈。《慈惠编》。**消痰止嗽膏**。米白糖一斤，猪板油四两，雨前茶二两，水四碗。先将茶叶煎至二碗半，再将板油去膜切碎，连苦茶、米糖同下，熬化听用，白滚汤冲数匙服之。**治痞**。蜈蚣一条，用顶好细茶叶煎服，以身痒为度《医学指南》。又治痞：陈年雨前茶一两，枳壳三钱，水煎，渣再煎，次日服。《家宝方》。**伤寒无汗**。用白糖、雨前茶入水熬数沸、服下汗出即愈。加生姜，又治红白痢疾。《汇集》。**疗猪癫羊儿疯**。用晋矾一斤，雨前茶一斤，为末，茶汁米饮为丸，每服四十九丸，发日前用二服，茶送下。《陈氏笔记》。**风痰痫病**。生白矾一两，细茶五钱，为末，蜜丸桐子大，一岁十丸，茶汤下。大人五十丸，久服，痰自大便中出，断病根。《指南》。**风眼烂皮**。甘石，童便淬七次，黄连汁淬七次，雨前茶淬七次，出火气，入冰、麝，研匀点。《眼科要览》。**头风满头作痛**。川芎七钱，明天麻三钱，雨前茶一钱，酒一碗，煎六分，渣再用酒一碗，煎四五分，晚服，过夜即愈。《家宝方》。**杨梅疮**。雄黄四两，雨前茶四两，生芝麻四两，共为细末，黄米磨细，粉糊为丸，桐子大，每早白汤下三钱。《家宝》。**上清丸**。苏薄荷二两，雨前茶、白硼砂各七钱，乌梅肉、贝母、诃子各三钱，冰片三分，炼蜜为丸。风寒无汗、发热头痛者，用核桃肉、葱白、雨前茶、生姜等分，水一钟，煎七分，热服，覆衣取汗。**气虚头痛**。用上春茶末调成膏，置瓦盏内覆转，以巴豆四十粒，作二次烧烟熏之，晒干擂细，每服一字，别入好茶末，食后绞白汤服之，立愈。《不药良方》。**肩背筋骨痛。**槐子、核桃肉、细茶叶、脂麻各五钱，入磁罐内，二碗熬一半，热服，神效。《医学指南》。**五虎汤。**治外邪在表无汗而喘者，麻黄三钱，杏仁去皮尖三钱，石膏五钱，甘草一钱，细茶一撮，有痰加二陈汤，生姜、葱水煎热服，加桑白皮一钱尤效。《医学指南》。**千杯不醉。**干葛、橄榄、细茶等分，为末，逢半酣时，以茶服下。

松萝茶（产徽州）

【主治】消积滞油腻，消火下气除痰。《本草纲目拾遗》卷六。

【附方】《本草纲目拾遗》卷六：**病后大便不通。**用松萝茶叶三钱，米白糖半钟，先煎滚，入水碗半，同茶叶煎至一碗，服之即通，神效。吴兴钱守和《慈惠小编》。**治顽疮不收口，或触秽不收口。**上好松萝茶一撮，先水漱口，将茶叶嚼烂，敷疮上一夜。次日揭下，再用好人参细末，拌油胭脂涂在疮上，二三日即愈。《梁氏集验》。**羊儿疯。**好松萝茶末八两，生矾末四两，米粥捣为丸，临发日清晨及常日，各服三钱，米汤下。《集效方》。**水臌气臌。**服此药不忌盐酱，一服立消，活鱼一尾，重七八两，去鳞甲，将肚剖开，去肠净，入好黑矾五分，松萝茶三钱，男子用蒜八片，女七片，共入鱼腹内，放在磁器中，蒸熟，令病人吃鱼，连茶蒜皆食更妙。从鱼头吃起，就从头上消起；如从鱼尾吃起，即从脚上消起，立效。《汇集》。**绣球风。**五倍子炒，松萝茶各五钱，研末，茶和敷。《活人书》。**黄病。**生脂麻八合，好松萝五合，砂仁二合，以上三味，先将脂麻研细，再另将茶叶烘脆研，再将砂仁研，各为细末和匀，每日常服。如年久病深者，服到黄退乃止。如因好食茶叶者成黄，此方不可用。刘羽仪《验方》。**一切头风兼热者。**荜茇为细末，用猪胆汁拌过，鼻中，作嚏立愈。如兼湿者，以瓜蒂、松萝茶为末，鼻中出黄水，立愈。王站柱《不药良方》。**治五瘿。**破结散：用海蛤、通草、昆布、海藻、洗胆草、枯矾、松萝茶各三分，半夏、贝母各二分，麦面四分，为末，酒调服，日三次，忌鲫鱼猪肉。《医学指南》。**治痢疾神方。**核桃五个，带壳敲碎，松萝茶、生姜、糖各三钱，用水三盏煎，如红痢用红糖，如白痢用白糖，如红白相兼，用红白糖各一钱五分，煎服，重者连渣服。**五臌验方。**松萝茶研末，鸡毛管炒研，各等分，每服二钱，白汤下，二十服全愈，忌盐百日。**半身不遂。**白糖、槐豆子、化皮红谷子、松萝茶各五钱，水三钟，煎一钟服，出汗即愈。十日后，方可出门。《秘方集验》。**小儿牙疳。**松萝茶、花椒去目、乌龙尾、食盐各一钱，童便一钟，水一钟，煎汤漱口，口内含之，不可咽下。《同寿录》。**白浊。**车前草五六棵，陈松萝茶一二钱，灯心一二十根，三味煎服，止后，宜服水陆二仙丸以固之。《古今良方》。**除瘟救苦丹。**专治一切瘟疫时症，伤寒感冒，不论已传未传，百发百中。有力者宜修合以济人，阴德最大。天麻、麻黄、松萝茶、绿豆粉各一两二钱，雄黄、朱砂、甘草各八钱、生大黄二两，共为细末，炼蜜为丸，弹子大，收磁器内，勿令泄气。遇症，大人每服一丸，小儿半丸，凉水调服，出汗即愈。重者连进二服，未汗之时,切不可饮热汤食热物,汗出之后不忌。李炳文《经验广集》。治烂眼皮方。用挂金灯净壳,每壳一个,掺入研细透明绿胆矾二厘,或用壳十个,或二十个,装套好,外用净黄泥包裹好,勿泄气,炭火煅至中间,壳将成黑灰,存性,放地上,用碗盖熄火,将中间灰研细包好,放土地上,一夜出火毒。每用灰少许,放在茶杯内,以冷松萝茶浸之,用薄棉纸盖在茶面上,俟茶渗出纸面上,将此水洗眼皮,每日五六次,二三日即愈。《种福堂方》。乌须方。王守副家传乌须药甚验,用五倍子二钱,皂矾四分八厘,青盐六分,紫铜末一分五厘,榆香末六分,松萝茶三钱,共为末,蒸透用。《吉云旅抄》。

六安茶

【主治】清骨髓中浮热,陈久者良。《本草纲目拾遗》卷六。

【附方】《本草纲目拾遗》卷六:异传终身不出天花法。用金银花拣净七两,六安茶真正多年陈者三两,共为粗末,冲汤代茶,每日饮数次,终身不出天花,虽出亦稀,极验。年希尧经验方。稀痘丹。用新抛羊屎一粒,六安茶一钱,甘草节二分,灯心二十七寸。赤、黑、绿豆各二十一粒,珍珠一分,银簪一枝,洗净油气,水二碗,煎八分,温服。《千金不易方》。太上五神茶。治伤风咳嗽,发热头痛,伤食吐泻,陈细六安茶一斤,山楂蒸熟、麦芽、紫苏、陈皮、厚朴、干姜俱炒,各四两,磨末,磁器收贮高燥处,大人每服三钱,小儿一钱,感冒风寒,葱姜汤下;内伤,姜汤下;水泻痢疾,加姜水煎,露一宿,次早空心温服。《经验广集》。消疳膏。治一切疳仙方,松香、官粉、细六安茶各三钱,麻仁去皮四十九粒,为末,先将麻捣烂,然后入药末,捣成膏,如干,少加麻油捣匀,摊青布上,贴患处,再以棉纸大些盖好扎住,七日全愈。《广集》。

武彝茶(出福建崇安)

【气味】色黑而味酸。《本草纲目拾遗》卷六。

【主治】消食下气,醒脾解酒。○性温,不伤胃,凡茶澼停饮者宜之。《本草纲目拾遗》卷六。

【附方】《本草纲目拾遗》卷六:治休息痢。乌梅肉、武彝茶、干姜,为丸服。《救生苦海》。

烂叶(泡过残茶)

【主治】泡过残茶,积存磁罐内,如若干燥,以残茶汁添入,愈久愈妙。治无名肿毒、犬咬及火烧成疮,俱效如神。捣烂似泥敷之,干则以茶汁润湿,抹去再换,敷五六次全愈。《救生苦海》。《本草纲目拾遗》卷六。

【附方】《本草纲目拾遗》卷六:痘毒。用泡过茶叶晒干为末,五倍子各等分,鸡子清调敷。《家宝方》。诸毒努肉不退。硫黄研细末敷上即退。再用后收口药,烂茶叶五钱,乌梅三个,烧灰,共为末,敷上即收。《保和堂秘方》。

经霜老茶叶

【附方】《本草纲目拾遗》卷六：治羊痫风。用一两为末，同生明矾五钱为细末，水法丸，朱砂作衣，每服三钱，白滚汤送下，三服全愈。《家宝方》。好吃茶叶。即以茶叶入肉汁汤内，饭锅上蒸，吃二三次，即不喜吃。《家宝方》。

花

【气味】甘，淡，微苦。花白蕊黄，入手足太阴经。《本草纲目易知录》卷三。

【主治】清肺躁，渗脾湿，生津止渴，清热除烦，治胸膈留邪，往来寒热，渴欲饮水，热壅痰涎，去头目风，利大小便。《本草纲目易知录》卷三。

根

【主治】口烂，茶树根煎汤代茶，不时饮，味最苦，食之立效。《救生苦海》。《本草纲目拾遗》卷六。

茶油《食物小录》

【集解】《本草纲目拾遗》卷六：茶油即楂树子油、枯饼。乃楂树子油也。豫省闽粤皆食茶油，而不知为楂树子油，俗呼茶油，实非茶子之油也。煎熬不熟，食之令人泻。《调疾饮食辩》卷一下：茶油此虽名茶，实非茗也。有二种：一种树高二三丈，生子反少；一种仅寻丈，生子反多。均可榨油。吾乡虔、吉、南、赣及湖南诸郡甚多，为利于民甚巨，肥腻不亚豆油，性亦热而滑。

【气味】辛，平、温、滑，无毒。《食物小录》卷下。味甘性凉，气腥色绿。《本草纲目拾遗》卷六。

【主治】调五味，润肠，泽肌肤。生者滑下作泻，炼熟则佳。《食物小录》卷下。润肠清胃，杀虫解毒，不宜生食，燃灯益目，抹发解腒。《本草纲目拾遗》卷六。润燥清热，息风，解毒杀虫，上利头目。烹调肴馔，日用年宜。蒸熟用之，泽发生光。《随息居饮食谱·调和类》。

【发明】《随息居饮食谱·调和类》：诸油惟此最为轻清，故诸病不忌。然镫最亮，而不损目。泽发不，其渣浣衣去垢，岂他油之浊腻可匹哉。

枯饼

【主治】《药性考》云：饼能浣衣，除垢最洁，烧灰敷疮，亦可下积，洗风瘙痒，可用皮叶。《本草纲目拾遗》卷六。

研茶《本草纲目拾遗》

【释名】乌药茶《本草纲目拾遗》。

【集解】《本草纲目拾遗》卷六：研茶，《粤志》：东莞人以脂麻诸油杂茶叶煮煎而成。○乌药茶，出东莞，以脂麻诸油杂茶为汁煎之。

【主治】去风湿，解除食积，疗饥。《本草纲目拾遗》卷六。

【发明】《本草纲目拾遗》卷六：应昌按：乌药茶与前研茶制造主治皆同，未知是一是二。

乐山茶《本草纲目拾遗》

【释名】东山茶《本草纲目拾遗》。

【集解】《本草纲目拾遗》卷六：乐山茶，《茶谱》：鄂州乐山出茶，黑色如韭。又云：出鄂州东山，名东山茶，色黑如韭，性与韭相反。

【主治】食之已头痛。《本草纲目拾遗》卷六。

路边茶《本草求原》

【气味】苦，平。《本草求原》卷三。

【主治】拔毒，吸脓散肿，理蛇伤烂。洗之。《本草求原》卷三。

普洱茶《本草纲目拾遗》

【释名】普雨茶《物理小识》。

【集解】《本草纲目拾遗》卷六：普洱茶出云南普洱府，成团，有大、中、小三等。《云南志》：普洱山在车里军民宣慰司北，其上产茶，性温味香，名普洱茶。《南诏备考》：普洱府出茶，产攸乐、革登、倚邦、莽枝、蛮端、慢撒六茶山，而以倚邦、蛮端者味较胜。味苦性刻，解油腻牛羊毒，虚人禁用。苦涩，逐痰下气，刮肠通泄。○按：普洱茶大者，一团五斤，如人头式，名人头茶，每年入贡，民间不易得也。有伪作者，名川茶，乃川省与滇南交界处土人所造，其饼不坚，色亦黄，不如普洱清香独绝也。○《物理小识》：普雨茶蒸之成团，狗西番市之，最能化物，与六安同。按：普雨即普洱也。

【气味】苦涩。○味苦性刻。《本草纲目拾遗》卷六。味甘、苦，性寒，无毒。入肝、胃二经。《本草再新》卷五。

【主治】逐痰下气，刮肠通泄。〇解油腻牛羊毒，虚人禁用。《本草纲目拾遗》卷六。治肝胆之浮热，泻肺胃之□火，生津止渴。《本草再新》卷五。

【附方】《**本草纲目拾遗**》**卷六**：闷瘄。此症有三，一风闭、二食闭、三火闭，惟风闭最险，凡不拘何闭，用茄梗伏月采，风干，房中焚之，内用普洱茶二钱煎服，少顷尽出，费容斋子患此，已黑黯不治，得此方试效。《百草镜》。

普洱茶膏

【主治】普洱茶膏黑如漆，醒酒第一。绿色者更佳，消食化痰，清胃生津，功力尤大也。《本草纲目拾遗》卷六。

【发明】《**本草纲目拾遗**》**卷六**：普洱茶膏能治百病，如肚胀受寒，用姜汤发散，出汗即愈；口破喉颡，受热疼痛，用五分嗑口过夜即愈；受暑擦破皮血者，研敷立愈。

皋芦《本草拾遗》

【集解】《**太乙仙制本草药性大全·本草精义**》**卷三**：皋芦叶生南海诸山，及新平县出皋芦。茗之别名也。状若茶树，叶如茗，阔大。味苦而涩，土人用以代茶，故人重之如蜀地茶也。南海谓之过罗，或曰物罗，皆夷语也。

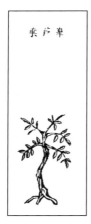 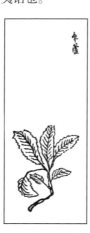 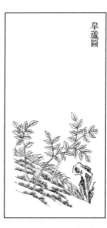 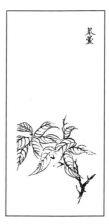

图 28-30-1　皋芦叶《太乙》　　图 28-30-2　皋芦《汇言》　　图 28-30-3　皋芦《草木典》　　图 28-30-4　皋芦《图说》

叶

【气味】味苦、涩，气平，无毒。《太乙仙制本草药性大全·本草精义》卷三。

【主治】止烦渴热闷，下痰不睡大效，除头痛明目，利水通淋殊功。《太乙仙制本草药性大全·本草精义》卷三。

苦茶树 《植物名实图考》

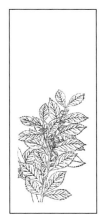

图 28-31-1　苦茶树
《图考》

【集解】《植物名实图考》卷三八：苦茶树生长沙冈阜。高丈余。枝叶蒙密，紫茎细劲多杈枒，附茎生叶，长寸余，微似腊梅叶，光而皱，面浓绿背淡青，深纹稀齿；叶间附茎；结实圆长，有直纹，大如梧桐子，生青熟黑。

【气味】叶味苦，回甘生液。《植物名实图考》卷三八。

【主治】土人采以为茗。《植物名实图考》卷三八。

风叶 《植物名实图考》

【集解】《本草纲目拾遗》卷六：风叶，《稗史》：郴之桂阳县产风叶，充茗饮。

【气味】性微热。《本草纲目拾遗》卷六。

【主治】能愈头风。○追风活血，可浸酒服。《本草纲目拾遗》卷六。

红毛茶 《植物名实图考》

【集解】《本草纲目拾遗》卷六：红毛茶，《台湾志》：草属也。黄花五瓣，叶如瓜子，亦五瓣。根如藤，刨取晒。

【主治】遇时气不快，熬茶饮之，即愈。治时气腹胀，或闷郁不舒。《本草纲目拾遗》卷六。

果之四　蓏果类 16种

甜瓜 《嘉祐本草》

【释名】圆瓜实《炮炙论》、穿肠瓜《本草纲目拾遗》、香瓜《校补滇南本草》。

【集解】《本草纲目拾遗》卷八：《吉云旅钞》：穿肠瓜乃大便解出甜瓜子，生苗结实，土人名粪甜瓜。不拘大小，皆可入药。采来晒干，新瓦焙焦为末，乳钵研极细，摊地上，出火毒，收

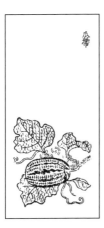

图 28-34-1　瓜蒂
《图经（政）》

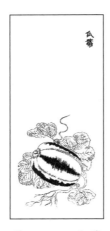

图 28-34-2　瓜蒂
《图经（绍）》

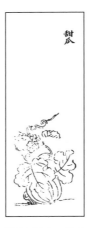

图 28-34-3　甜瓜
《饮膳》

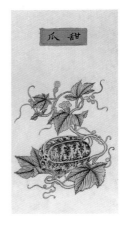

图 28-34-4　甜瓜
《品汇》

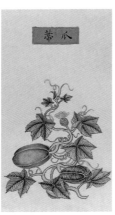

图 28-34-5　瓜蒂
《品汇》

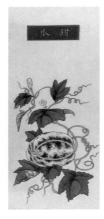

图 28-34-6　甜瓜
《食物》

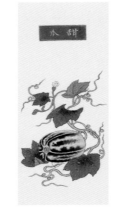

图 28-34-7　甜瓜
《雷公》

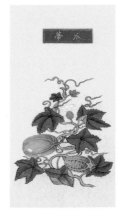

图 28-34-8　瓜蒂
《雷公》

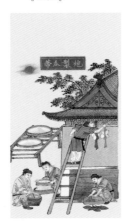

图 28-34-9　炮制瓜蒂
《雷公》

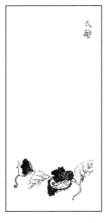

图 28-34-10　瓜蒂
《原始》

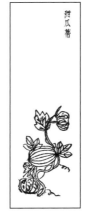

图 28-34-11　甜瓜蒂
《汇言》

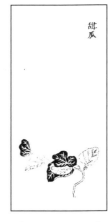

图 28-34-12　甜瓜
《类纂》

贮听用。但此瓜不易有，须以人力制造，其法：将烂熟甜瓜与七八岁小儿空心带子食之，令其勿嚼碎子，次日解出大便，子裹粪内，带粪曝干，时早即于本年下出，倘时晚不及生瓜，花亦可用，否则藏于次年下种更好。大人便出者，子亦可种。此瓜生在夏秋，若春冬要用，必须预备。《**植物名实图考**》卷三一：甜瓜，《嘉祐本草》始著录。北方多种，暑月食之。○零娄农曰：余观《闻见前录》谓吕文穆公行伊水上，见卖瓜者，意欲得之，无钱可买。其人偶遗一枚于地，怅然食之，后临水起亭，以饐瓜为名，不忘贫贱之意。喟然叹曰：无主之李，志士不食。文穆虽贫，何至为东郭之乞余哉？吾尝过瓜畴矣，河南北善种瓜，瓜将熟，结庐以守。中田有庐，疆埸有瓜，犹古制也。瓜成，集妇子而并手摘之，其晚实者瓜小味劣，俗名拉秧瓜，弃而不顾。行者、居者断其蔓而得之，无过问者。或旅人道渴，不能度阡越陌，有就而馈之者。若种西瓜而取其子，则陈于康衢以待食者，而留子焉。有茶社或并设瓜饮。必伯夷之粟而后食，贤者无取乎其矫。文穆贫时不能得美瓜。饐训伤热湿，亦通噎，或得病瓜及瓜之噎人者欤？否则字当作饁，野人之馈，抑哀王孙而进食者欤？吾虑后人以文穆不避瓜田纳履之嫌者，故辨之。

瓜实

【气味】味甘，寒，有毒。《饮膳正要》卷三。味甘、淡，性寒、滑，有小毒。《**养生食鉴**》卷上。

【主治】止渴，除烦热。多食发冷病，破腹。《饮膳正要》卷三。少食，解暑，充饥止渴，利二便。多食，动肠胃，发虚热痼疾，及阴下湿痒，生疮。《**养生食鉴**》卷上。

【发明】《宝庆本草折衷》卷二○：瓜以甜称，本条不着其味，遂据缙云订曰味甘。然生亦微苦，至熟则甘而芬馥。色状虽殊，性用惟一。此条后元有胡瓜，即菾瓜也，长而深绿，甘淡微涩，身有乖菾，性寒而毒。可割薄片，以磨热痹音沸。及老黄而裂，可沥清汁以傅汤火之疮。又有越瓜，即梢瓜，形长而浅绿，甘淡微酸，性亦寒毒。此二瓜者，堪为蘜菹，但过食即发疮肿，疳虫，仍动风痒、脚气、泄泻等患。以至时行热疾，疟痢新愈者，尤当谨忌也。《**饮食须知·果类**》：甜瓜味甘，性寒滑，有小毒。多食发虚热、痼疾、黄疸及阴下湿痒生疮，动宿疾症癖，损阳气，下痢，令人虚羸，手足乏力，惙惙气弱。同油饼食，作泻。病后食之，成反胃。患脚气者食之，难愈。食多解药力。夏月过食，深秋泻痢，最为难治。凡瓜有两鼻两蒂者，杀人。五月瓜沉水者，食之患冷病，令终身不瘥。九月被霜者，食之冬病寒热。瓜性最寒，曝而食之尤冷。张华《博物志》云：人以冷水渍至膝，可顿啖瓜至数十枚。渍至项，其啖转多。水皆作瓜气，未知果否。《**玉楸药解**》卷四：甜瓜味甘，性寒，入足太阴脾、足阳明胃经。清烦止渴，解暑凉蒸。甜瓜甘寒疏利，甚清暑热。但泄胃滑肠，阳衰土湿者食之必泄利。生冷败脾，以此为最。

瓜子仁

【气味】甜。《宝庆本草折衷》卷二。

【主治】止月经太过,去油为末,水调服。又治口臭,杵末,蜜丸如枣核大,每旦洗净,漱含一丸,亦用傅齿。又主腹内结聚,破溃脓血,为肠胃脾内壅要药。若不出油,其效力短,须杵作膏,以纸三重裹,用重物压之,取无油用。《宝庆本草折衷》卷二。

【发明】《本草乘雅半偈》帙一一:茎蔓乐延,稍壅辄溃,附本之瓜反小,近末之瓜转大,吮吸地液,性颇贪狼,虽夏火主时,无妨水大含遍者也。即一粒子,具瓜全体。仲景先生用治肠痈脓未成者,吮吸殆尽。隐居《别录》推广腹内结聚,破之溃之,结解聚散。故曰最为脾胃壅滞要药也。

瓜蒂

【释名】瓜丁、苦丁香《宝庆本草折衷》。

【集解】《要药分剂》卷二:王祯云瓜类不同,其用有二,供果者为果瓜,甜瓜、西瓜;供菜者为菜瓜,胡瓜、越瓜。但果瓜中之甜瓜,应即俗所云香瓜,其蒂不甚苦,亦不堪入药。今所用瓜蒂,乃是俗所云团瓜之蒂,团瓜止可作菜,而不可作果。今虽遵《纲目》,而以甜瓜列于果部,其实不可不辨。团瓜,俗又名田瓜,恐是甜、田之误。

【炮制】《神农本经会通》卷五:七月七日采,阴干。去瓜皮,用蒂约半寸许。《药性粗评》卷三:七月七日采之,悬有风处吹干,凡用炒黄。

【气味】味苦,寒,有毒。《绍兴本草》卷一四。味甘,平。《校补滇南本草》卷上。

【主治】主治寒热发黄,中湿水气,四肢身面浮肿,咳逆上气,脑塞热齆,眼昏心痛,黄疸,风痫蛊毒,鼻中瘜肉。其气味与胃相拒,内降则还吐不纳。诸家吐法,凡上膈有痰有积及中诸毒者,必用瓜蒂散吐之。《药性粗评》卷三。治风湿麻木,四肢疼痛。《校补滇南本草》卷上。

【发明】《本草纂要》卷七:主皮肤逆水,四肢浮肿,咳嗽喘促,为下水之圣药也。治诸风搐搦,喉风蛾痹,中风痰壅,为行吐之圣药也。又如消蛊毒,除黄疸,去息肉,治果伤,然而荣卫积聚之症,此药并能治之,亦为行吐下之圣药也。大抵此剂其性走而不守,如元本有余可用,而久病虚人,及老幼产后血弱等辈,切勿轻与,吐下失守,其死可立而待也。慎之!慎之!《本草发明》卷五:瓜蒂极苦,堪为膈间涌吐之剂。凡胸中寒邪,膈间痰塞,与尤食物病在胸膈中者,皆吐越之。故《本草》主消大水,身面四肢浮肿下水,此湿邪在膈上也。杀蛊毒,咳逆上气,逐咽喉风潮痰涩窒塞、呃逆气冲及食诸果皆吐下之。所谓邪在上者,因而越之,此皆其涌吐之功也。○但其性急,多损胃气。凡胃弱人切忌用。若当吐,以参芦代之。《伤寒证治准绳》卷八:病如桂枝证，头不痛，项不强，寸脉微浮，胸中痞硬，气上冲咽喉不得息者，此为胸中有寒也，当吐之。太阳中暍，身热疼重，而脉微弱，此夏月伤冷水，水行皮中也，宜吐之。少阳病头痛，发寒热，脉紧不大，是膈上有痰也，宜吐之。病胸上诸实，郁郁而痛，不能食，欲人按之，而反有浊唾，下利日十余行，寸口脉微弦者，当吐之。懊憹烦躁，不得眠，未经汗下者，谓之实烦，当吐之。宿食在上脘者，当吐之。并宜以瓜蒂散主之。惟诸亡血虚家，不可与瓜蒂散也。《本草经疏》卷二七：瓜蒂感时令之火热，禀地中之伏阴，故其味苦，气寒，有小毒。气薄味厚，浮而升，阴多于阳，酸苦涌泄为阴故也。入手太阴、足阳明、足太阴经。其主大水，身面四肢浮肿，黄疸者，皆脾胃虚，水气湿热乘虚而客之也。苦以涌泄，使水湿之气外散，故能主之。○瓜蒂极苦而性上涌，能损胃伤血，耗气损神，凡胸中无寒，胃家无食，皮中无水，头面无湿及胃虚气弱，诸亡血，诸产后，似中风倒仆，心虚有热，癫痫，女劳、谷疸，元气尪羸，脾虚浮肿，切勿误用。误用则为害非细，伤生不浅。戒之！慎之！《本草汇言》卷一五：《难经》云：下部有脉，上部无脉，其人当吐，不吐者死。此饮食内伤填塞胸中，食伤太阴，风木生发之气伏于下，宜瓜蒂散吐之。《素问》所谓木郁则达之也。吐去上焦有形之物，则木得舒畅，天地交而万物通矣。若尺脉绝者不宜用。此则是瓜蒂之用，专主于吐矣。寇氏谓：瓜蒂吐涎，甚不损人，胜石绿、硇砂辈也。朱丹溪谓：瓜蒂性急，能损胃气。胃弱人及病后产后，宜以他药代之。夫瓜蒂乃阳明经除湿之药，故能引去胸脘痰涎，头目湿气，皮肤水气，黄疸湿热诸证。凡胃弱人及病后、产后，并不宜吐，何独瓜蒂耶？

《景岳全书·本草正》卷四九：阴中有阳，能升能降。其升则吐，善涌湿热顽痰积饮，去风热头痛，癫痫喉痹，头目眩晕，胸膈胀满，并诸恶毒在上焦者，皆可除之。其降则泻，善逐水湿痰饮，消浮肿水膨，杀蛊毒虫毒，凡积聚在下焦者，皆能下之。盖其性峻而急，不从上出，即从下出也。《医宗必读·本草征要》下：入胃经。理上脘之疴，或水停，或食积，总堪平治；去胸中之邪，或痞硬，或懊憹，咸致安宁。水泛皮中，得吐而痊，湿家头痛，鼻而愈。极苦而性上涌，能去上焦之病，高者因而越之是也。按：瓜蒂最能损胃伤血，耗气夺神，上部无实邪者，切勿轻投。《药镜》卷四：瓜蒂引涎追泪，使水湿外散，则浮肿黄疸自平。宣发涌泄，使胸邪吐出，则痰气咳逆自顺。

《本草乘雅半偈》帙七：瓜象形，象实在须蔓间也，当曰蒂，蒂瓜之缀蔓处也。性偏延蔓，末繁于本，故少延辄腐。《尔雅》云：其绍瓞。疏云：继本曰绍，形小曰瓞，故近本之瓜尝小，近末之瓜转大也。凡实之吮抽水液，唯瓜称最，而吮抽之枢，抵当唯蒂而已。是以蒂具彻下炎上之用，故蒂味苦而瓜本甘，以见中枢之别于上下内外，诚涌泄之宣剂通剂也。故主大水在胸腹中，外溢而为身面四肢浮肿，或蛊毒，或咳逆上气，或食诸果病在胸腹中者，皆可涌而吐之，泄而下之。涌者近中以上，泄者近中以下，谓其从枢，故涌泄咸宜。《经》云：酸苦涌泄为阴，故其气寒，其味苦。世知瓜蒂作吐剂，不知瓜蒂作下剂。以吐剂中有瓜蒂散，下剂中方书少有用瓜蒂者。遂致减却泄下功力，亦并将泄字训作上泄之涌，转展传讹，而诸书引用泄字者，亦无暇分别矣。《本草述》卷二〇：用瓜之蒂者，乃甜瓜之蒂也。蒂味苦而瓜味甘，医辈但以为苦能涌上而已，讵知其舍甘而独用苦者，以苦能达甘之用也。或曰：兹说创闻，抑亦何以明之？曰：之颐所云蒂具彻下炎上之用数语，亦可思，即此种华于五六月，其色黄，是秉火之气，以致于土也。盖吐华即有蒂，而实即结于蒂上，故曰蒂禀火气，瓜味甘。甘者，土之用，甘即切联于苦上，故曰秉火气以致土，即所谓以苦而达甘之用也。抑甘之用，云何？盖不止于达水以至土，更先能达水以至火也。其以二月下种，蔓延而生，固由风木以达水，其气之寒者，本乎水也。观其末大而本小，可知厚孕于水气，火原在水中，至夏而火毕达，火之毕达者，正水之毕达也，此彻下炎上之用，乃所以致土用也。夫土之甘者，兼乎四气，而以水火为中气之元。至于水火毕达，而土之用乃得际于极上，胃气之至于肺，以布四脏者，皆由此也。然则其功乃如是侈欤？曰：观其治诸证，多灌入鼻中以行之，不可想见其能至肺欤。但物性有偏至者，乃可以瘳疾，未必具有升降之全也。唯即以是思其疗诸证之功，如火能达则风与热之为患者俱散，水能达则湿与寒之为患者俱散，是土之用达矣。至湿热病于黄疸，是则病于土之体，又何不达之有，诚所谓涌泄之宣剂、通剂也。但达土用者，无如此味亲切，而更虑其为土病者，亦即在此，故胃弱人便宜审处，如嘉谟云虽有当吐之疴，代以人参芦可也。**《本草备要》卷四**：汗吐下和，乃治疗之四法。仲景瓜蒂散、㕮豉汤，并是吐药。子和治病，用吐尤多。丹溪治许白云大吐二十余日，治小便不通，亦用吐法，甚至用四物、四君以引吐。成法具在。今人惟知汗下和，而吐法绝置不用。遇邪在上焦及当吐者，不行涌越，致结塞而成坏症。轻病致重，重病致死者多矣！时医背弃古法，枉人性命，可痛也夫！治风眩头痛，懊憹不眠，癫痫喉痹，头目湿气，水肿黄疸，或合赤小豆煎，或吹鼻中，取出黄水。湿热诸病。上部无实邪者禁用。能损胃耗气，语曰：大吐亡阳，大下亡阴。凡取吐者，须天气清明，已午以前，令病人隔夜勿食，卒病者不拘。《类编》云：一女子病齁喘不止，遇道人教取瓜蒂七枚为末，调服其汁，即吐痰如胶粘，三进而病如扫。**《本草新编》卷四**：或问：瓜蒂可疗黄疸，吾子略而不言，何也？夫黄疸之症，多从下受，用瓜蒂吐之，是从上疗之也，似乎相宜。然而，黄疸乃湿热壅于上、中、下三焦，下病而止治上，将置中焦于不问乎，此瓜蒂散不可治黄疸亦明矣。余所以作阙疑之论也。或问：瓜蒂能去鼻中息肉，子亦不论，是何说乎？曰：鼻中生息肉者，因肺中之热也。用瓜蒂以吐去痰涎，则肺热除，而鼻火亦泄，似乎相宜。然而，肺热虽移热于鼻，上吐以泄鼻中之火，势必中伤肺中之气。肺气既伤，胃气自逆，肺必反动其火，火动鼻中，更添热气，前之息肉未消，而后之息肉又长矣，予所以削而不道也。至于瓜蒂性易上涌，不宜轻用，不独鼻中生息肉也。若胸中无寒，胃家无食，皮中无水，心中无邪，以致诸虚各症，均宜慎用。误则祸不旋踵矣。**《长沙药解》卷一**：瓜蒂味苦，性寒，入足阳明胃、足太阴脾经。利水而泄湿淫，行瘀而涌腐败。《伤寒》瓜蒂汤，瓜蒂二十枚。水二升，煎五合，顿服之。治太阳中暍，身热痛重，而脉微弱。以夏月汗出，浴于冷水，水入汗孔，而行皮中。窍隧冷闭，郁遏阳火，而生内热。壮火伤气，故脉微弱。瓜蒂决皮中之冷，开窍而泄热也。瓜蒂散，瓜蒂一分、赤小豆一分。为散，取一钱匕，以香豉一合，用热汤煮作稀糜，去滓，取汁和散，温服取吐。不吐，加之，得快利乃止。治胸有寒瘀，病如桂枝证，头不痛，项不强，寸脉微浮，心中痞硬，气上冲咽喉，不得息者。以胃土上逆，碍胆经降路，二气相迫，结于胃口，故心下痞硬。降路梗塞，则肺气逆冲，咽喉阻闭。肺气郁遏淫蒸，而化痰涎，隧道皆填，是以胸膈壅闷，不得喘息。小豆、香豉，行其瘀浊，瓜蒂涌其痰涎也。治厥阴病，邪结胸中，心下烦，饥不能食，手足厥冷，脉乍紧者。以痰涎在胸，郁阻肺气，不得四达，瓜蒂涌痰涎以通气道也。治宿食在上脘者。宿食上停，浊气不降，郁闷懊憹，头痛发热，其状甚似外感，瓜蒂涌之，则浊降而病除也。瓜蒂苦寒，泄水涤痰，涌吐腐败，以清气道。荡宿食停饮，消水肿黄疸，通脑闷鼻齆，止咳逆齁喘。湿热头痛，风涎咽阻，一切癫痫蛊胀之病皆医。亡血家忌之。《**调疾饮食辨**》卷四：予意瓜最畏麝，触之则一蒂不收。又畏酒，熏之则烂。凡解瓜积，莫如饮热酒烧酒尤妙，及水服麝香，胜于食盐渍水也。然仅能消不消之瓜积，不能救瓜性之寒。不如砂仁、白豆蔻、干姜、吴茱萸、川椒之类，或理中汤加砂仁、白蔻治之。解过食西瓜、胡瓜、越瓜法同。

【**附方**】《**药性粗评**》卷三：时气发黄。凡伤寒时疫三日以后，忽觉胸膈坚满，五心烦热，将有发黄之意，瓜蒂干者研末，以大豆许吹两鼻中，令黄水流出，又冷水调末三四分，服之吐出黄水，差。风涎偶作。凡中风中气，风涎并作，昏倒不识人者，瓜蒂末一钱，腻粉一钱，入水半合，调匀灌之，其涎吐尽而苏。如不吐，以沙糖一块饲之。鼻中瘜肉。凡鼻患瘜，每发突出，痛不可忍者，以瓜蒂末一分，和羊脂少许，傅瘜肉，日三，当化为黄水而愈。

《**本草汇言**》卷一五：治风涎暴作，气塞倒仆，不能言语，或五般痫证。用瓜蒂研末，每用三分，白汤调灌，即吐涎涌沫。如吐多困甚者，以麝香五厘，泡汤一盏，饮之即止。《经验方》。

《**景岳全书·本草正**》卷四九：治鼻中瘜肉，不闻香臭。当同麝香、细辛为末，以绵裹塞鼻中，日一换之，当渐消缩。

《**伤寒温疫条辨**》卷六：吐风痰。用瓜蒂、藜芦、防风，等分为末，名三圣散，荸荠汁调末一钱。子和。

《**本草纲目拾遗**》卷八：治痔漏。有秘授消痔神方，不论远年近日痔漏，三服除根。用穿肠瓜焙存性为末，每末一两，加蝉蜕末三钱五分，以金银花五钱，浸酒一二日，煎数滚，调药末，每服二钱七分，空心金银花酒下。外以白海南花并根叶煎汤，不时先熏先洗，三日即愈。海南花春冬无鲜者，预收阴干备用。盖痔漏乃大肠郁火，脏腑积热，发而为肿为痛为疮，久而成管，今用此药以散火消毒，去积除壅，其管自退，不问新久，屡试屡验。忌房事恼怒、煎炒辛辣热物并发气之类，百日永不再发。此方传自西洋僧，有洋客患痔漏痛甚，不能上海船，其僧出此药与服，三日即愈。求其方，送洋布十匹、黄金五两，始得此方，用无不效。《吉云旅钞》。

皮

【**主治**】泡水，止牙疼。《校补滇南本草》卷上。

花

【主治】敷疮散毒。《校补滇南本草》卷上。

茎蔓

【气味】味苦，性寒，有小毒。《药性粗评》卷三。

【主治】主鼻中息肉，齆鼻。亦吹鼻治黄，和小豆、丁香用。《宝庆本草折衷》卷一九。

根叶

【主治】根叶煎汤，洗风癞。《校补滇南本草》卷上。

【附方】《药性粗评》卷三：头上发稀。凡头上白秃及血衰脱落不生者，以甜瓜叶生者，捣烂绞汁，不时涂之，即生。

护圣瓜 姚氏《食物本草》

【集解】姚氏《食物本草》卷七：护圣瓜产浙江天台县天台山。山高一万八千丈，周回八百里，山有八重，四面如一。当斗牛之分，上应台星。两崖之间，中有石桥横亘。自下视之，桥在半天，长七丈，北阔二尺，南阔七尺，龙形龟背，莓苔甚滑，瓜生于桥边石罅中，有花虬时盘纠，至实落供大士乃去。

【气味】味甘，平，无毒。姚氏《食物本草》卷七。

【主治】主益精神，悦颜色。久食，不饥延年神仙。姚氏《食物本草》卷七。

阳坡瓜 姚氏《食物本草》

【集解】姚氏《食物本草》卷七：阳坡瓜产直隶宣城县水东山之坞。其地为朝旭所照，故号为阳坡。瓜味极甘美，他处皆不及。杜少陵诗：阳坡好种瓜。

【气味】味甘，寒，无毒。姚氏《食物本草》卷七。

【主治】益肺经，止咳嗽，调胃清暑，利水除热。姚氏《食物本草》卷七。

义塘瓜 姚氏《食物本草》

【集解】姚氏《食物本草》卷七：义塘瓜产河南睢州北七十里义塘村。瓜大如拳，破之黛色，味甘如蜜，顷岁入贡。或以其子莳他处，辄变而稍大，味亦顿减。

【气味】味甘，寒，无毒。姚氏《食物本草》卷七。

【主治】主解热燥，止烦渴，解暑利胃。姚氏《食物本草》卷七。

金鹅蛋 姚氏《食物本草》

【集解】**姚氏《食物本草》卷七**：金鹅蛋瓜色淡黄，形同鹅卵，故名。南土甚多。二月下种，盛夏乃熟。皮薄肌细，子小如麦粒，味甘美，但瓜气太重。

【气味】味甘，寒，无毒。姚氏《食物本草》卷七。

【主治】益肺经，止咳嗽，调胃清暑，利水除热。姚氏《食物本草》卷七。

西瓜 《日用本草》

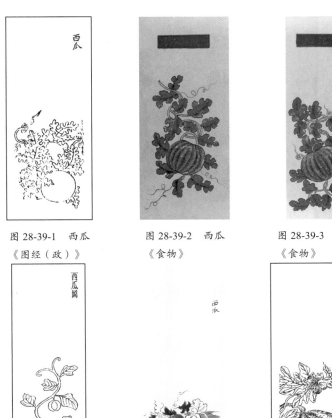

图 28-39-1　西瓜
《图经（政）》

图 28-39-2　西瓜
《食物》

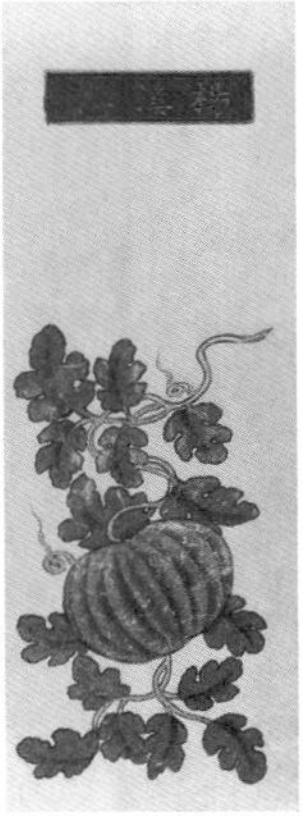

图 28-39-3　杨溪瓜
《食物》

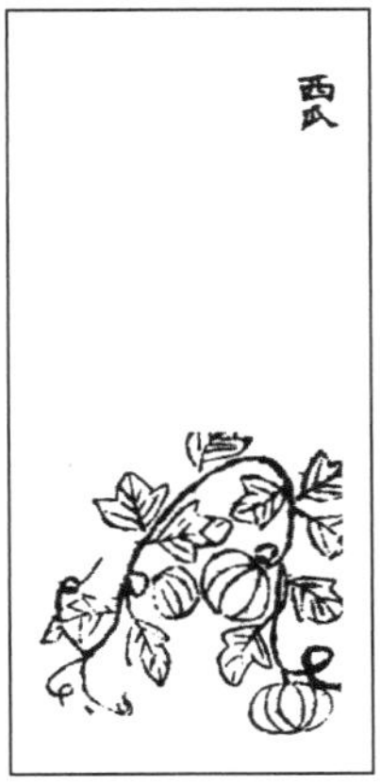

图 28-39-4　西瓜
《汇言》

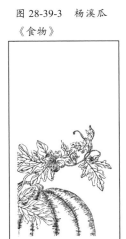

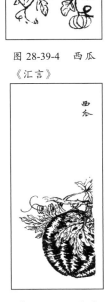

图 28-39-5　西瓜
《草木典》

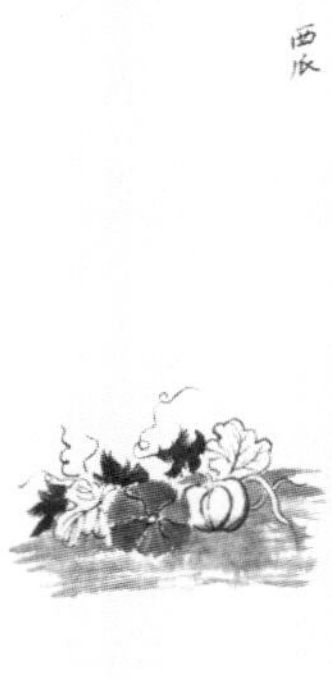

图 28-39-6　西瓜
《滇南图》

图 28-39-7　西瓜
《图考》

图 28-39-8　西瓜
《图说》

【集解】《植物名实图考》卷三一：西瓜，《日用本草》始著录。谓契丹破回纥始得此种，疑即今之哈蜜瓜之类，入中国而形味变，成此瓜。《夏小正》：五月乃瓜。乃者急辞。八月剥瓜、畜瓜之时，瓜兼果蔬，故授时重之。近世供果，惟甜瓜、西瓜二种。《本草》瓜蒂，陶隐居以为甜瓜蒂。瓜以供食，不入药。王世懋以邵平五色子母瓜当即甜瓜。考《广志》狸头、蜜筩、女臂诸名，惟甜瓜种多色异，足以当之。而所谓瓜州瓜大如斛，青登瓜大如三斗魁，则非西瓜无此巨观，但无西瓜名耳。昔贤诗多云甘瓜，字为雅驯。而张载《瓜赋》：元表万里，呈素含红。甜瓜鲜丹红瓤者，故以为仙品。刘桢《瓜赋》：厥初作苦，终然无甘。甜瓜未甚熟，及近蒂时有苦者，西瓜无是也。杨诚斋诗：风露盈篮至，甘香隔壁闻，绿团罂一捏，白裂玉中分。《花蕊夫人宫词》：玉人手里剖银瓜。五代宋时西瓜已入中国，所咏乃以白色为上，则仍是甜瓜也。西瓜虽有白瓤而味佳者，其种后出亦稀有。

瓜瓤

【气味】味甘，平，无毒。《饮膳正要》卷三。味甘，寒。《滇南本草》卷上。味甘，寒，无毒。《食鉴本草》卷下。熟者，性温不寒。《太乙仙制本草药性大全·仙制药性》卷五。

【主治】主消渴，治心烦，解酒毒。《饮膳正要》卷三。治一切热症，痰涌气滞。根叶，煎汤服，治水泻，痢疾。《滇南本草》卷上。

【发明】《药性纂要》卷三：东圃曾治张非珉文学，暑月病疟，热渴之极，每发时只索西瓜救命，虽服石膏、黄连，无济，啖瓜至百余枚而愈。此亦罕见者也。《本经逢原》卷三：西瓜瓤色赤，味甘。能引心包之热，从小肠膀胱下泄，以其得西方金气于三伏中，故能解太阳、阳明中暍及热病大渴，故有天生白虎汤之称。而春夏伏气发瘟热病，觅得来年藏者啖之，如汤沃雪。缘是世医常以治冬时伤寒、坏病烦渴，从未见其得愈者，良由不达天时，不明郁发之故耳。近有舶上来者，五月便熟，不必觅来年藏者，方宜时世之不同若此。《玉楸药解》卷四：西瓜味甘，微寒。入手太阴肺、足太阳膀胱、足阳明胃经。清金除烦，利水通淋。西瓜甘寒流利，清金利水，涤胸膈烦燥，泄膀胱热涩最佳之品。脾胃寒湿，取汁热服。《调疾饮食辩》卷四：天生白虎汤诚非虚誉，凡患实热症及脾胃素强者，食之颇有殊效。若虚热，或资禀弱，或夙有冷病人，即不宜入口。至于伏暑之时，爱其寒凉适口，取快一时，而疟、痢、霍乱诸病必随之，可不慎欤。又不可同油饼及一切鱼、肉、鸡鸭卵食，更败脾胃，令人腹痛呕泄。

【附方】《本草汇言》卷一五：治阳明热甚，舌燥烦渴者；或神情昏冒不寐，语言懒出者。用好红瓤西瓜，剖开取汁一碗，徐徐饮之即安。

皮

【主治】能泻皮间湿热，治肤黄肤肿并效。《药性切用》卷六。

【附方】《本草汇言》卷一五：治牙疼神方。用经霜西瓜皮，烧灰敷患处牙缝内，立效。《广笔记》。

西瓜翠衣

【释名】《要药分剂》卷七：西瓜浮面青皮，名西瓜翠衣。

【气味】甘，凉，味淡，气薄。《本草纲目易知录》卷三。

【主治】解暑热，清膜原，治暑热时邪弥漫气分，汗出神昏，舌白，谵语，大热烦渴，二便不利，能堵截阳明，免邪入腑，防守膻中，庶不逆传，功同白虎汤，无妨胃气之患。若邪热入营，舌苔绛燥，非所宜也。《本草纲目易知录》卷三。

瓜子仁

【气味】味甘，性寒，无毒。《养生食鉴》卷上。甘，淡，微温，无毒。《本经逢原》卷三。甘，平。多食惹咳，生痰。《医林纂要探源》卷二。甘，凉。《得配本草》卷六。

【主治】清肺润肠，和中止渴。炒则性热，补中宜人。不宜多食。《养生食鉴》卷上。性能涤垢，善消暑烦结燥之痰。《药性切用》卷六。止痢，解烟毒。炒则温中，开豁痰涩。《本草求原》卷一二。化痰涤垢，下气清营。一味浓煎，治吐血、久嗽，皆妙。《随息居饮食谱·果食类》。安血络，润肺躁，化痰解烦，和中止渴。○治劳损失血，喉疼失音。曝末，去油服。《本草纲目易知录》卷三。

【发明】《本经逢原》卷三：西瓜甘寒降泄，子仁甘温性升，以中藏烈日之气，不无助火之责，其开豁痰涩是其本性。世人咸谓瓜子生痰，安有甫入口而使变痰涩之理，按《相感志》云，食西瓜后食其子，即不噫瓜气，其温散之力可知。《纲目》言其主治与甜瓜仁同，岂甜瓜仁亦为生痰之物耶？《调疾饮食辩》卷四：瓜子仁有油，《纲目》曰清肺润肠，语可信。《食疗本草》曰补中，则必无之理也。今嗜之者，性平味淡，无甚损益。俗医用童女口中剥出仁入补药，极为可笑。《本草纲目易知录》卷三：炒食者，徒适口味，反耗津液，动火生痰。葆元屡用效验，故亦增之。

瓜子壳

【主治】治吐血肠风下血。《本草撮要》卷三。

西瓜硝

【气味】味辛，性平，有小毒。入脾、肺二经。《本草再新》卷五。

【主治】治喉痹久嗽。《本草再新》卷五。

葡萄《本经》

【集解】《**救荒本草**》**卷下之后**：葡萄生陇西、五原、敦煌山谷及河东。旧云汉张骞使西域，得其种还而种之，中国始有，盖北果之最珍者。今处处有之。苗作藤蔓而极长大，盛者一二本，绵被山谷。叶颇类丝瓜叶，颇壮而边多花叉，开花极细而黄白色。其实有紫、白二色，形之圆、锐亦二种。又有无核者。《**本草纲目拾遗**》**卷七**：琐琐蒲萄出土鲁番，北京货之，形如胡椒，系蒲萄之别种也。《回疆志》：蒲萄一根数本，藤蔓牵长，花极细而黄白色，其实有紫、白、青、黑数种，形有圆长大小，味有酸甜不同，一种色绿而无核，较黄豆微大，味甘美；一种色紫而小如胡椒，即琐琐蒲萄；一种色黑，形长寸许，一种色白而大，皆七八月熟，晾干可致远。《**植物名实图考**》**卷三二**：葡萄，《本经》上品。有圆长二种，西北极多，江南亦间有之。实多圆而色紫，味亦逊。

实

【气味】味甘，温，无毒。《绍兴本草》卷一四。味甘、酸，平，无毒。《宝庆本草折衷》卷一八。

【主治】主筋骨湿痹，发疮不齐。除肠间水气，通小便五淋。益气力强志，忍风寒耐饥。○甘不饴，酸不酢，冷而不寒，味长多汁，解渴除烦，醒酒涤睡。《本草元命苞》卷八。

【发明】《**本经逢原**》**卷三**：其干类木，而系藤本。其子生青熟赤，干则紫黑。能摄精气归宿肾藏，与五味子功用不甚相远。凡藤蔓之类，皆属于筋；草木之实，皆达于藏，不独此味为然。此物向供食品，不入汤药，故《本草》不载。近时北人以之强肾，南人以之稀痘，各有攸宜。○

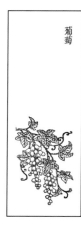

图 28-40-1 葡萄
《图经（政）》

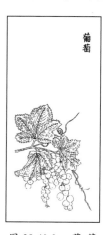

图 28-40-2 葡萄
《图经（绍）》

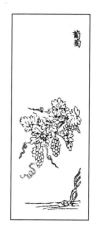

图 28-40-3 葡萄
《饮膳》

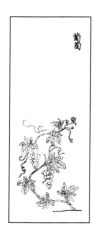

图 28-40-4 葡萄
《救荒》

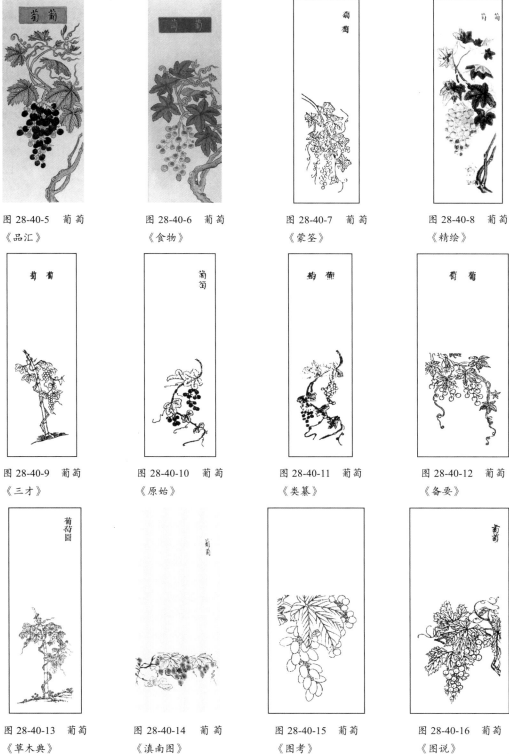

图 28-40-5　葡萄
《品汇》

图 28-40-6　葡萄
《食物》

图 28-40-7　葡萄
《蒙筌》

图 28-40-8　葡萄
《精绘》

图 28-40-9　葡萄
《三才》

图 28-40-10　葡萄
《原始》

图 28-40-11　葡萄
《类纂》

图 28-40-12　葡萄
《备要》

图 28-40-13　葡萄
《草木典》

图 28-40-14　葡萄
《滇南图》

图 28-40-15　葡萄
《图考》

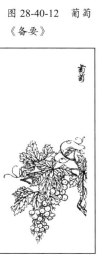

图 28-40-16　葡萄
《图说》

然惟禀质素弱者用之有益,若气壮偏阳者勿用,恐其助长淫火之毒也。《神农本草经百种录·上品》:葡萄味甘,平。主筋骨湿痹,益气倍力,强筋燥湿。强志,肝藏魂。令人肥健耐饥,忍风寒。久服轻身,不老延年。皆培补肝脾之效。可作酒。此以形为治,葡萄屈曲蔓延,冬卷春舒,与筋相似,故能补益筋骨。其实甘美,得土之正味,故又能滋养肌肉。肝主筋,脾主肉,乃肝脾交补之药也。《玉楸药解》卷四:蒲桃味甘、酸,微寒。入手太阴肺、足太阳膀胱、足阳明胃经。清金解渴,利水除淋。蒲桃清金利水,治烦渴热淋,疗胎气冲心。其力未及西瓜,亦佳品也。

【附方】《药性粗评》卷三:疮疹不出。凡时疫痘疹不出者,以干葡萄研酒服之,甚效。须预采暴干收贮,以备用方可。

《上医本草》卷二:除烦止渴。生蒲桃捣,滤取汁,以瓦器熬稠,入熟蜜少许,同收。点汤饮甚良。

《本经逢原》卷三:强肾方。用葡萄、人参各一钱,火酒浸一宿,侵晨涂手心、摩擦腰脊,能助膂力强壮。若卧时磨擦腰脊,力助阳事坚强,服之尤为得力。稀痘方。用葡萄一岁一钱,神黄豆一岁一粒,杵为细末,一阳夜蜜水调服,并擦心窝腰眼,能助肾祛邪,以北地方物,专助东南生气之不足也。

根及藤叶

【主治】其细藤嫩标,最治丁肿。研之以无灰酒调,去滓,随量而饮,仍以滓贴患处,软帛系之。丁白者,用白葡萄;丁黑者,用紫葡萄,以效而止。《宝庆本草折衷》卷一八。采叶,贴无名肿毒最良。《滇南本草图说》卷九。叶,治火眼。根,治蛇头疮。《校补滇南本草》卷上。

蘡薁《本草纲目》

【释名】烟黑《救荒本草》。

【集解】《通志·昆虫草木略》卷七六:蘡薁,谓之山葡萄,野出,其实如葡萄而小,亦堪为酒。《宝庆本草折衷》卷一八:然蘡薁又谓之山葡萄者,名似而实非也。《救荒本草》卷下之后:野葡萄俗名烟黑。生荒野中,今处处有之。茎叶及实俱似家葡萄,但皆细小,实亦稀疏。《植物名实图考》卷三二:雩娄农曰:江南少蒲萄,而蘡薁极贱。但不食西域马乳,亦乌知蒲萄野生外尚有异种乎?陶隐居以蒲萄即当是蘡薁,正缘未见西园佳实。解渴消也。今北种渐徙于南,或飞骑致之,不比荔支色香易变,富贵者望西风而大嚼。彼大如豆而色紫黑者,牧竖与乌雀口就而啮啄之矣。云南所出大如枣,不能干而货于远,地接西藏故应佳。又有一种石蒲萄,生于石壁,能发痘疮,疑即野蒲萄,而回回所谓琐琐者欤?

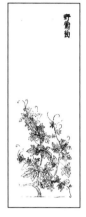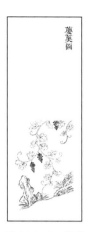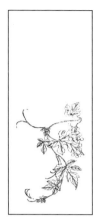

图 27-41-1 野葡萄	图 27-41-2 野葡萄	图 27-41-3 蘡薁	图 27-41-4 蘡薁
《救荒》	《博录》	《草木典》	《图考》

实

【气味】味酸。《宝庆本草折衷》卷一八。甘、酸,平,无毒。《食治广要》卷四。

【主治】酿酒尤极香美,饮之久久,亦能益人。《本草蒙筌》卷七。时气发疮不出者,用实研酒饮之甚效。《太乙仙制本草药性大全·仙制药性》卷四。止渴,悦色益气。《食治广要》卷四。

根

【主治】止呕哕及霍乱后恶心,用根煮汁,细细饮之效。○妊妇孕子上冲,饮之即下胎安。《太乙仙制本草药性大全·仙制药性》卷四。治飞疡,散血。《医方药性·草药便览》。

蛇葡萄《救荒本草》

【集解】《救荒本草》卷上之后:蛇葡萄生荒野中。拖蔓而生,叶似菊叶而小,花叉繁碎,又似前胡叶,亦细,茎叶间开五瓣小银褐花,结子如豌豆大,生青,熟则红色。

苗叶根

【气味】味甜。《救荒本草》卷上之后。

【主治】捣根傅贴疮肿。《救荒本草》卷上之后。

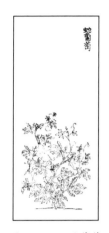
图 27-42-1　蛇葡萄
《救荒》

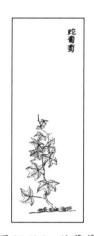
图 27-42-2　蛇葡萄
《三才》

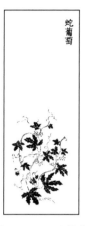
图 27-42-3　蛇葡萄
《博录》

图 27-42-4　蛇葡萄
《草木典》

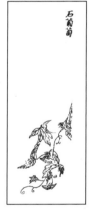
图 28-43-1　石
葡萄《滇南》

石葡萄《校补滇南本草》

【集解】《校补滇南本草》卷上：石葡萄形似家葡萄，亦非野间所有，乃生于石上，高尺余，软枝倒挂，子如小乌饭果。

实

【气味】味甘，无毒。《校补滇南本草》卷上。

【主治】采食返老还少，乌须黑发之圣药也。治小儿疳疮，鸟头顶陷，或烂痘蛊痘，服之立效。《校补滇南本草》卷上。

猕猴桃《开宝本草》

【释名】毛桃梨《太乙仙制本草药性大全》、杨桃《日用本草》。

【集解】《宝庆本草折衷》卷一八：生永兴军南山即本军境内之山也。山谷，其藤多附木而生。○及浅山傍道多有之。○十月经霜熟而收。○旧俗以猕猴桃称为羊桃，非也。盖羊桃别是一物。《太乙仙制本草药性大全·本草精义》卷四：猕猴桃，俗名毛桃梨，一名藤梨，一名木子，一名猕猴梨。生山谷浅山、道傍、深山俱有，今永兴军南山甚多。其木藤蔓枝条柔软，高二三丈，多附木着树而生。叶圆有毛，结实形如鸡卵大，其皮褐色，〔经霜〕始甘美。十月烂熟，色淡绿。生则极酸，子繁细，其色如芥子，黑色。

实

【气味】味酸、甘、咸，寒，无毒。《宝庆本草折衷》卷一八。味甘、酸，气寒。

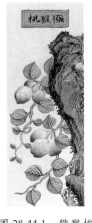

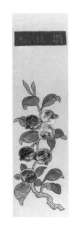

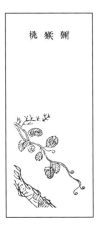

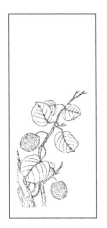

图 28-44-1　猕猴桃　　　图 28-44-2　猕猴桃　　　图 28-44-3　猕猴桃　　　图 28-44-4　猕猴桃
　　《品汇》　　　　　　　　《食物》　　　　　　　　《备要》　　　　　　　　《图考》

又云：味咸，气温。无毒。《太乙仙制本草药性大全·仙制药性》卷四。

【主治】止暴渴，解烦热，冷脾胃，动泄澼，压丹石，下石淋。热壅反胃者，取汁和生姜汁服之。○主骨节风，瘫缓，痔病，调中下气。《宝庆本草折衷》卷一八。变白长年。《太乙仙制本草药性大全·仙制药性》卷四。下石淋、热壅，并宜取瓤和蜜作煎食。脾冷泄泻者，忌之。《养生食鉴》卷上。

【附方】《本草纲目易知录》卷三：妒乳乳痈。取干阳桃，煎汤，乘热熏，后服。

藤中汁

【主治】下石淋，主反胃，开取藤中汁和生姜汁服之佳。《太乙仙制本草药性大全·仙制药性》卷四。

枝叶

【主治】杀蛊，用枝叶捣汁煮服。○饲狗疗疥，煮汁服之。《太乙仙制本草药性大全·仙制药性》卷四。

羊桃《本经》

【集解】《证类本草》卷一一：陶隐居云：山野多有。甚似家桃，又非山桃子。小细，苦不堪啖，花甚赤。《通志·昆虫草木略》卷七五：叶花似桃，子如枣核，剑南人名细子根。《本草品汇精要》卷一四：《尔雅》云，苌楚、铫弋。郭云，今羊桃也。叶似桃，花白，子如小麦，亦似桃。《植物名实图考》卷二二：羊桃《本经》下品。《诗》苌楚，《尔雅》铫弋，皆此草也。今江西建昌造纸处种之，取其涎滑以揭纸。叶似桃叶，而光泽如冬青。湖南新化亦植之。黔中以其汁黏石不断，《黔书》《滇黔纪游》皆载之。光州造冢，以其条浸水，和土捶之，干则坚如石，不受斧凿，以火温之则解。

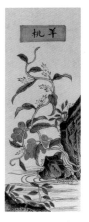
图28-45-1 羊桃
《品汇》

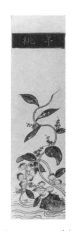
图28-45-2 羊桃
《食物》

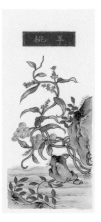
图28-45-3 羊桃
《雷公》

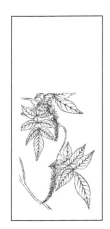
图28-45-4 羊桃
《图考》

【气味】味甘、酸、微苦，性寒，有小毒。《药性要略大全》卷六。味苦，气寒，有毒。《太乙仙制本草药性大全·仙制药性》卷二。

【主治】熛热身暴赤色，风水积聚，恶疡，除小儿热，去五脏水，消腹大，利小便，益气，可作汤浴。《药性要略大全》卷六。伤寒毒攻手足痛，煮羊桃汁渍之，杂少盐豉尤佳。○主风热羸瘦，取和老酒浸，服之。○风痒诸疮肿，取煮汁洗之妙。《太乙仙制本草药性大全·仙制药性》卷二。

【发明】《食物本草》卷二：羊桃，味甘，寒。主熛热，风水积聚。《诗》名苌楚，疑与猕猴桃类。

侯骚子《本草纲目》

【集解】姚氏《食物本草》卷九：《酉阳杂俎》云：蔓生。子大如鸡卵，既甘且冷，消酒轻身。王太仆曾献之。

【气味】味甘，寒，无毒。姚氏《食物本草》卷九。

【主治】食之不饥，延年强健，消酒除湿，治黄疸，小便不利，色黄如金，口渴烦热，齿痛牙宣，出血不止。姚氏《食物本草》卷九。

【附方】姚氏《食物本草》卷九：治小儿重舌木舌。用侯骚子核烧灰掺之，或用蜜调涂之，极妙。治乳痈发背，一切无名肿毒。用侯骚子煎汤饮之，再捣涂之，大效。治鬼邪着人。以侯骚子七个，桃、柳枝各五个，悬患人床前即去。

木天蓼《唐本草》 【校正】《本草纲目》原入木部，今移此。

【释名】蓬莱金莲枝《野菜博录》。

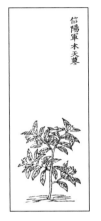

图 28-47-1 信阳军木
天蓼《图经（政）》

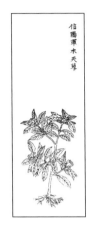

图 28-47-2 信阳军木
天蓼《图经（绍）》

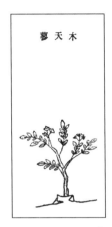

图 28-47-3 木天蓼
《救荒》

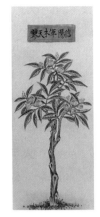

图 28-47-4 信阳军
木天蓼《品汇》

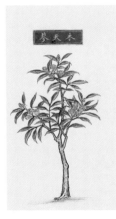

图 28-47-5 木天蓼
《雷公》

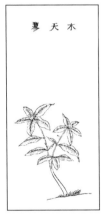

图 28-47-6 木天蓼
《三才》

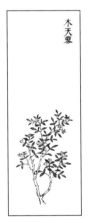

图 28-47-7 木天蓼
《博录》

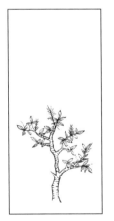

图 28-47-8 木天蓼
《图考》

【集解】《太乙仙制本草药性大全·本草精义》卷三：木天蓼旧不载所出州土。生凤州深山山谷中。木高二三丈，冬青不凋。二月、四月开花似柘花，五月采子，子作球，形似茼，其球子可藏，作果啖之。《植物名实图考》卷三五：木天蓼，《唐本草》始著录。生信阳，花似柘花，子作球形，似茼麻子。可藏作果食，又可为烛、酿酒、治风。

子

【气味】味苦、辛，微热，无毒。《神农本经会通》卷二。

【主治】中贼风，口面㖞斜，主冷痃癖气块，女子虚劳。《神农本经会通》卷二。治诸冷气。久服促寿，当是其逐气损气故也。《太乙仙制本草药性大全·本草精义》卷三。

枝叶

【气味】味辛，气温，有小毒。《神农本经会通》卷二。

【主治】主癥结积聚，风劳虚冷。《神农本经会通》卷二。其苗藤切，以酒浸服，或以酿酒，去风冷癥癖，腰脚疼冷大效。《本草品汇精要》卷二〇。

小天蓼《开宝本草》　　【校正】《本草纲目》原附木天蓼条下，今分出。

【集解】《证类本草》卷十四：生天目山、四明山。树如栀子，冬不凋，野兽食之。更有木天蓼，出山南，大树。今市人货之云：久服促寿，当是其逐风损气故也。《本经》有木天蓼，即是此也。苏注云：藤生，子辛。与木又异，应是复有藤天蓼。江淮南山间，有木天蓼。作藤着树，叶如梨，光而薄，子如枣。○取皮酿酒即是苏引为天蓼注者。夫如是，则有三天蓼，俱能逐风，其中优劣，小者最为胜。《太乙仙制本草药性大全·本草精义》卷三：然则三种，虽状不同，而体疗甚相似也。

子

【气味】味甘，性温、缓。《本草品汇精要》卷二〇。味甘，气温，无毒。《太乙仙制本草药性大全·仙制药性》卷三。

【主治】主一切风虚羸冷，手足疼痹。无论老幼轻重，浸酒及煮汁服之，十许日觉皮肤间风出如虫行。《本草品汇精要》卷二〇。

刺蜜《本草拾遗》

【集解】《证类本草》卷七：〔《本草拾遗》〕生交河沙中，草头有刺，上有毛，毛中生蜜，一名草蜜。胡人呼为给勃罗。

【气味】味甘，平，无毒。《本草医旨·食物类》卷三。

【主治】骨蒸发热，痰嗽，暴痢下血，开胃，止渴除烦。《本草医旨·食物类》卷三。

果之五　水果类14种

莲藕《本经》

【释名】《艺文类聚》卷八二：荷，芙蕖。其茎茄，其叶蕸，其本蔤，其花菡萏，其实莲，其根藕，其中菂（子也），菂中薏（子中心也）。《尔雅》。

【集解】《绍兴本草》卷一四：藕实即莲子也。其茎未出水名银条，其根即藕矣。及实中青薏，并有裹实者。蓬与叶各分主治，其藕破血，莲实补心，荷鼻坚齿，青薏涩精，蓬能洗痔，乃世之所传矣。其藕实茎，当从《本经》味甘、平、寒、无毒是也。此世之常食果品。又花蕊一名金缨草，补益心神。及荷叶敛汗，诚有验矣。以《本经》不载，宜当附之。《救荒本草》卷下之后：莲藕，《本草》有藕实，一名水芝丹，一名莲。生汝南池泽，今处处有之。生水中，其叶名荷，圆径尺余；其花世谓之莲花，色有红、白二种；结实谓之莲房，俗名莲蓬，其莲青皮裹白子为的，即莲子也。的中青心为薏，其的至秋，表皮色黑而沉水、就蓬中干者，谓之石莲。其根谓之藕。《本草乘雅半偈》帙一：出荆、扬、豫、益诸处，生湖泽陂池间。独建宁老莲，肥大倍尝，色香味最胜。凡莲实作种者迟生，藕芽作种者易发。根横行，初生曰蒻，成节曰蔤，藕其总名。节分二茎，一上竖作叶，一横行即子藕。不耦不生，节节皆然。本曰蔤，茎曰蕸，叶曰茄，荷亦总名。华曰菡萏，壳曰房，实曰菂，菂心曰薏，莲亦总名也。清明生叶，夏至芰荷出水，即旁茎作华，节分三茎矣。叶则昼舒覆华以避日，夜卷露华以承露，华则朝开夕合，合时曰菡，开时曰萏，经三日夜不合即谢。单瓣者成房，房中之菂，从下生上，菂外绿衣，衣里有白肤，仁成

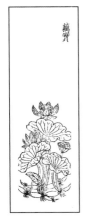

图 28-50-1　藕实

《图经（政）》

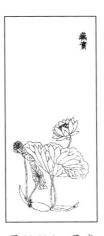

图 28-50-2　藕实

《图经（绍）》

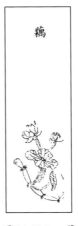

图 28-50-3　藕

《饮膳》

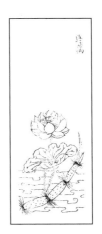

图 28-50-4　莲藕

《救荒》

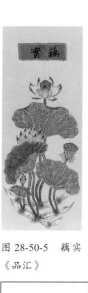

图 28-50-5 藕实
《品汇》

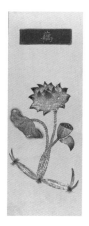

图 28-50-6 藕
《食物》

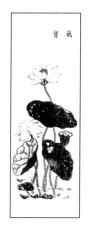

图 28-50-7 藕实
《精绘》

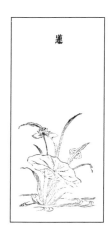

图 28-50-8 莲
《三才》

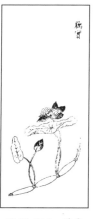

图 28-50-9 藕实
《原始》

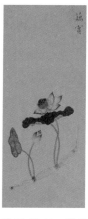

图 28-50-10 藕实
《草木状》

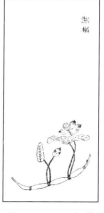

图 28-50-11 湖藕
《类纂》

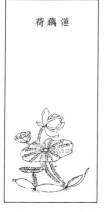

图 28-50-12 莲藕
荷《备要》

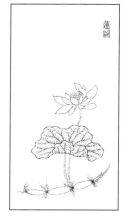

图 28-50-13 莲
《草木典》

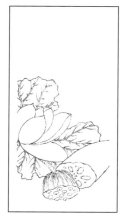

图 28-50-14 莲藕
《图考》

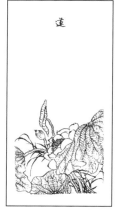

图 28-50-15 莲
《图说》

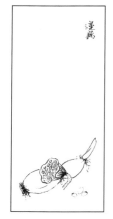

图 28-50-16 莲藕
《图说》

两瓣。薏色青碧，即具卷荷二枝，倒折向上，中含华苗，从上生下，苭衣经秋正黑，入水必沉，卤盐煎之能浮，生山海间者，可百年不坏。人得食之，令发黑不老。红华者，莲优藕劣；白华者，莲劣藕优，故采实宜红，采藕宜白，各取得气之盛者也。别有千叶、层台、并头、品字者；有叶昼卷夜舒者，有华至夜入水，名睡莲者；有金色、蜜色、青色、碧色五色者；有朱边白、蜜边白、白边红者；有五彩如绒绣者，此皆异种。华于华，不足于莲与藕也。采得其实，先宜蒸熟，或暴焙干。

莲实

【释名】莲子《绍兴本草》、莲肉《本草原始》。

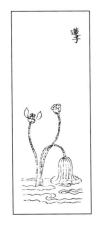

图 28-50-17　莲子
《饮膳》

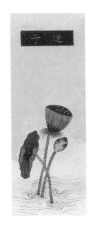

图 28-50-18　莲子
《食物》

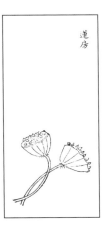

图 28-50-19　莲房
《茹草》

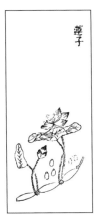

图 28-50-20　莲子
《汇言》

【气味】味甘、平、寒、无毒。《绍兴本草》卷一四。味甘气温。《本草详节》卷八。甘，平，涩，无毒。《握灵本草》卷七。

【主治】五藏不足，伤中气绝，利益十二经脉、廿五络血气。生吃动气，蒸熟为上。《食疗本草》卷子本。助心气，止烦渴，治痢，补十二经气血，理腰疼，泄精白浊。《食鉴本草》卷下。主补中，养神，交心肾，厚肠胃，固精气，强筋骨，止泄痢、白浊、带下、崩中、诸血病。《握灵本草》卷七。

【发明】《宝庆本草折衷》卷一八：张松谓莲子又疗脾胃不和，多困少力。小儿吐泻，可进乳食。育神醒脾，其功博矣。《本经》旧以藕实茎三字立条，今参寇氏及缙云诸例，删去茎字。彼众方用巴戟，而本草乃称巴戟天；众方用缩沙，而本草乃称缩沙蜜。虽未达天字、蜜字之义，皆不失二药之本真也。惟藕实缀以茎字，或昧者取实兼茎梗而入药，岂不误哉？《神农本经会通》卷三：山东有一种木生石莲，仿佛藕实。石莲子但形细长而头光贠，黑色如漆，壳内无心，肉黄色似豆瓣，味甚苦寒。今俗医不读《本草》，不知根源，气味何如，贾人又以远来为贵，当藕石莲出卖，以讹乱真。俗医不辨，亦误用之。若胃弱食少者误服，呕吐反增，恶食愈甚；若痢疾噤口不食者误服，胃气愈败，去死不远；若清心莲子饮误用者，不察去心之说，杀人不少。予特着此，以为俗医之戒。服饵者可不慎乎！《本草纂要》卷五：莲子味甘，微涩，气温，无毒。入太阴脾经，主补中益气；入少阴心经，主宁心定志；入少阴肾经，主遗精梦泄；入大、小肠、胃，主泄泻、痢、疟、淋沥癃闭。又莲房味苦涩，能通血脉，如烧灰存性，乃血家止血之神剂也。莲花悦颜色，轻身耐老，延年不饥。莲须止痢镇心，益精敛气。莲叶开胃和中，止血破血。大抵莲之数种，为心脾之要药，和中益气，养血壮阴更美者也。又藕甘寒且热，主热毒不散，口渴烦闷，消瘀血，破癥瘕之用也。藕节甘苦且寒，主衄血、吐血，止涩之药也。抑论藕之所用宜生，莲之所用宜熟，藕生水下，莲生水上，藕取其阴，莲取其阳，今之治病，亦合阴阳之用治可也。《本草发明》卷四：莲子，主补中，养神益气力，理或然也。如云除百病，久服轻身，不饥延年，恐未尽然。若掺米煮粥，禁精泄，清心，治腰痛，止痢。磨作饭，令体肢强健。入参苓散则补脾养胃。蜜丸服不饥，令人喜。生食微动气，蒸食养神。食之不去心，恐成卒暴霍乱。取心生研，亦止产后消渴。《五杂俎》卷一〇：今赵州宁晋县有石莲子，皆埋土中，不知年代。居民掘土，往往得之。有数斛者，其状如铁石，而肉芳香不枯，投水中即生莲叶。食之令人轻身延年，已泻痢诸疾。今医家不察，乃以番莲子代之，苦涩腥气，咽之令人呕逆，岂能补益乎？《本草择要纲目·寒性药品》：盖莲产于淤泥，而不为泥染，居于水中而不为水没，根茎花实，凡品难同清净，济用群美兼得。自蔤蔤而节，节生茎、生叶、生花、生藕，由菡萏而生蕊、生莲、生的、生薏，其莲的则始而黄、黄而青、青而绿、绿而黑。中含白肉，内隐青心。石莲坚刚，可历永久。薏藏生意，藕复萌芽，展转生生，造化不息。且莲之味甘，气温而性涩，禀清芳之气，得稼穑之味，乃脾之果也。脾者黄宫，所以交媾水火，会合木金者也。土为元气之母，母气既和，津液相成，神乃自生，久视耐老，此其权舆也。昔人治心肾不交，劳伤白浊，有清心莲子饮；补心肾，益精血，有瑞莲丸。皆得此理也。《本草新编》卷五：莲子、花、藕，俱能益人，而莲子之功最胜。世人谓食莲子不宜食心，恐成卒暴霍乱。不知莲子去心用之，全无功效，其妙全在于心，不特止产后消渴也。莲子之心，清心火，又清肾火。二火炎，则心肾不交。二火清，则心肾自合。去莲心，而止用莲肉，徒能养脾胃，而不益心肾矣。莲子心单用入之于参、苓、芪、术之中，治梦遗最神，取其能交心肾也。故用莲子断不可去心，一去心，则神不能养，而志不能定，精泄不能止，而腰痛不能除矣。《本经逢原》卷三：莲实甘，平，涩，无毒。去心中苦薏，则不伤胃。发明：莲子得水土之精英，补中养神，益气清心，固精止泻，除崩带赤白浊，能使心肾交而成既济之妙。昔人治心肾不交、劳伤、白浊，清心莲子饮。补心肾益精血，有瑞莲丸，皆取其补益黄庭，实堤御水之义。《本草崇原》卷上：莲生水中，茎直色青，具风木之象，花红，须黄，房白，子黑，得五运相生之气化，气味甘平。主补中，得中土之精气也。养神，得水火之精气也。益气力，得金木之精气也。百疾之生，不离五运，莲禀五运之气化，故除百疾，久服且轻身不饥延年。《医林纂要探源》卷二：莲子甘，涩，平。连皮及生嚼涩多。去皮及煮熟甘多。甘入脾，涩敛心，心肾交也，水火之相济也，铅汞之相守也。生于水，成于夏。壳坚黑，肾也。实红赤，心也。味甘气芬入脾，而涩则有以固肾之精，泻肝之过，收心之散，顺肺之藏，是能以魄拘魂，以铅制汞，而戊己相守也。去心连皮生嚼最益人。能除烦止渴，涩精和血，止梦遗，调寒热。煮食仅治脾泄久痢，厚肠胃，而交心肾之功减矣。更去皮，则无涩味，其功止于补脾而已。《调疾饮食辨》卷四：莲肉大补心脾之气，兼能补血，凡产后虚脱及一切虚寒滑脱者，极宜。然既温而涩又偏于补，未免壅气助热。凡虚热或气滞者均不宜食。《食疗本草》乃云：诸鸟、猿猴藏莲子于石室至三百年者，人得食之，永远不老。请问此物何处寻觅，假令有之，又如何辨别，古今来谁曾试验。又云：雁食之不化粪，于田野山岩之中，人得之，每旦空腹食十枚，便身轻如雁，能登高瞩远。皆荒诞之言也。又石莲子，乃秋后老莲落水，沉没泥中多年者。莲壳极坚，故种者必剉去始出。不然，浸泥水中虽十年，不芽亦不坏。味变极苦，则甘温之性亦变寒凉。莲本补脾胃，味既变苦，故入中州而除胃火，为治噤口热痢之神药。《别录》以寻常壳坚黑者为石莲，则凡莲实未有不俟壳坚而可收采者。其性温而涩，痢疾虽已向愈，余热未尽者犹忌之，可用为治热痢之药乎？俗医又误以煎盐之石莲，为治痢之石莲。今药肆中尽是此物。此乃木生，因其形似莲，故名石莲。名是实非，岂可误用？欲得真者，宜嘱冬时掘藕之人，便中捡取。但新者多，陈者少耳。

【附方】《太乙仙制本草药性大全·仙制药性》卷四：益耳目，补中，聪明强志。莲实半两，去皮心，细研，先煮令熟，次以粳米三合作粥候熟，入莲实搅匀温服。

《本草经疏》卷二三：下痢饮食不入，俗名噤口痢。此证大危，用鲜莲肉一两，黄连五钱，人参五钱，水煎浓。细细与呷，服完思食便瘥。

藕

【释名】水芝丹《通志》、莲根、光旁《宝庆本草折衷》。

【气味】味甘，平、寒，无毒。《图经本草药性总论》卷下。味甘，平，性温，无毒。《本草元命苞》卷八。

【主治】补中焦，养神，益气力，除百病。久服轻身耐寒，不饥延年。生食则主治霍乱后虚渴烦闷、不能食。长服生肌肉，令人心喜悦。○蒸食甚补益下焦，令肠胃肥厚，益气力。与蜜食相宜，令腹中不生虫。○凡男子食，须蒸熟服之，生吃损血。《食疗本草》卷子本。止霍乱，开胃消食，除烦闷、口干燥渴，散滞血，生肌，合金疮，止痛。蒸食补益五脏，捣汁能消瘀血。《本草元命苞》卷八。

【发明】《药性解》卷一：藕味甘，性平，无毒，入脾经，主散瘀血，止吐衄，解热毒，消食止渴，除烦解酒，和蜜食之，能肥腹脏，不生诸虫。煮熟食之，能实下焦，大开胃脘。其节尤佳，其皮散血不凝。○藕味甘温，宜归脾脏，脾实裹血，故治血症。多服莲子，令人气滞，多服莲须，令人秘结。荷叶形如仰盂，其象为震，震为雷，属木化风，故治雷头风，枳术丸用之，取其引升少阳经清气耳，叶蒂在中，故能中守，又能行血者，性温之功也。《本草经疏》卷二三：藕禀土气以生，其味甘，生寒熟温。入心、脾、胃三经。生者甘寒，能凉血止血，除热清胃，故主消散瘀血，吐血，口鼻出血，产后血闷，署金疮伤折，及止热渴，霍乱烦闷，解酒等功。熟者甘温，能健脾开胃，益血补心，故主补五脏，实下焦，消食止泄，生肌及久服令人心欢止怒也。本生于污泥之中，而体至洁白，味甚甘脆，孔窍玲珑，丝纶内隐，疗血止渴，补益心脾，真水果中之嘉品也。又能解蟹毒。《仁寿堂药镜》卷五：莲产于淤泥而不染，节节舍藏，生生不息。根、须、花、果、叶、节、皮、心，品品皆为良药，盖神物也。禀清芳之气，得稼穑之味，为脾之果。脾者，黄宫，所以交媾水火，会合木金者也。土为元气之母，母气既和，津液相成，神乃自生。《本草述》卷二一：藕之生食能解热，疗烦渴诸证，必其白花而禀金气者也。熟食能开胃止泄，补五脏各证，必其红花而禀火气者也。然总之主心脾血分之疾，时珍所说良然。但疗上下血溢，藕节似较胜者，云何？曰：《经》云血者，神气也。又云所言节者，神气之所游行出入也，非皮肉筋骨也。即此可悟藕节大疗血证之义矣。详见总论。《本草求真》卷八：味甘性寒，入心脾血分，冷而不泄，涩而不滞。故凡产后血积烦闷，酒后烦渴，藕汁蜜和服。盛怒血淋，以灰发二钱，藕汁调服。痛胀霍乱，虚渴失血血痢，并金疮折伤，酒毒蟹毒，捣烂，热酒调服。一切属热属瘀，服之立为解除。若非热非瘀，服之增病。以其有破血止热之力也。煮熟甘温，益胃补心实肠，久服令人心欢。并捣涂折裂冻疮。热捣涂患处。孟诜曰：产后忌生冷，独藕不忌，谓其能散瘀血也！散字作通字看，不作表散言。噤口痢服能止，结粪自下，胃气自开者，亦以热除血解而言。冷痢噤口者忌服。熟服止泻实肠者，以其有温补之力也。益脾补心者，以其味甘入胃，多孔象心之谓也。《调疾饮食辩》卷四：藕古方谓藕热节凉，极不可信，大抵性皆热。生食或捣汁和酒饮，能破血消淤。和梨汁治吐血不止。庞氏方治产后闷乱：用生地黄冷水浸捣绞汁，和生藕汁等分，加童便服。又治小便血淋：即上方加生蒲桃汁，等分。又治跌打，淤血积在胸腹作痛，唾血，生藕汁频饮。加生地黄、牛膝，捣汁服，更佳。出《千金方》。又解蟹毒令人腹痛、便血、吐血，又解水莽草毒。均即上方藕汁一味。出《圣惠方》。又治尘芒入目，生藕汁滴入即出。蒸熟食，健脾益心，补气血。《本经》曰：久食令人心欢。古诗云：一湾西子臂，七窍比干心。亦用形之理也，然性更热。凡脾热易饥，及肺热咳嗽、吐血，心热惊悸，梦遗者，慎不可食。《普济方》治手足冻疮坏裂溃烂，熟藕捣烂敷之，性可知矣。

【附方】《本草汇言》卷一五：治热极霍乱。以生藕捣汁一碗饮之，痛泄立安。《方脉正宗》。○治小便热淋。用生藕、生地黄、生白萝卜，各捣汁一碗，和匀饮之。《简便方》。

藕粉

【集解】《本草纲目拾遗》卷七：藕粉冬日掘取老藕，捣汁澄粉干之，以刀削片，洁白如鹤羽，入食品，先以冷水少许和匀调，次以滚水冲入，即凝结如胶，色如红玉可爱，加白糖霜掺食，大能和营卫生津。

【炮制】《本草纲目拾遗》卷七：有澄藕粉法：取粗藕不限多少，洗净截断，浸三日夜，每日换水，看极净，漉出，捣如泥，以布绞净汁；又将藕渣捣细，又绞汁尽，却轻滤去浑脚，以清水少和搅之，然后澄去清水，下即好粉，晒干收贮，和糯粉、白糖蒸食之，或以白糖开水冲服俱可。

【气味】味甘，气芬芳，性平。《本草纲目拾遗》卷七。

【主治】调中开胃，补髓益血，通气分，清表热，常食安神生智慧，解暑生津，消食止泻。《本草纲目拾遗》卷七。

【发明】《本草纲目拾遗》卷七：《纲目》藕下止载澄粉作食，轻身延年，而不知其功用更专益血止血也。凡一切症，皆不忌可服。○《宦游笔记》：淮以南皆泽国，居人蒔藕，暇则滤为粉，淘汰既净，去其渣滓，存其甘液，风吹日曝，渐成碎珠，以汤沃而食之，纯任天然，别有风味，亦野物之可尚者矣。尤著名者曰片粉，择藕之极佳者淘晒，人工十倍寻常，及其既成，则如白云片片，纤尘不染，味亦绝胜，非大有力者，不能制也。《调疾饮食辩》卷四：藕能入血而助热，澄粉则稍平，然热病亦不宜食。

【附方】《本草纲目拾遗》卷七：八仙藕粉。此粉滋胃保元，治一切虚劳杂症。白花藕粉、白茯苓、白扁豆炒、莲肉、川贝母、山药，白蜜各等分，人乳另入滚水冲，不拘时食。《经验广集》。人红丸。专治童子劳怯，神验之极。用人龙二十一条，即蛔虫，童便洗净，瓦焙勿令黑，研末。不破皮红枣三十个，饭上蒸热，去皮核。萝菔子一钱五分炒研，大熟地五钱煮烂杵膏，真藕粉一两五钱研，真川连六分酒拌炒，研末。右将红枣肉、熟地膏和诸药末捣匀为丸，如桐子大，每早以白滚汤送下七粒，逐日加增二粒，至二十一粒止，以后不必再加，服一料全愈。予屡试皆效，切勿泛视。《济世养生集》。

藕节

【释名】地骷髅《医方药性》。

【气味】味甘、涩、微苦，性寒，无毒。《药性要略大全》卷四。

【主治】止吐血、衄血、咯血、呕血，及上部所见诸血皆治。《药性要略大全》卷四。捣汁饮之治伤寒时气烦燥，大渴大热，主吐血衄血不止；产后血闷上冲腹痛，合生地、温酒或童便服之。捣烂罨金疮折伤、热伤，散血止痛生肌。《药性全备食物本草》卷二。

【发明】《本草汇言》卷一五：消瘀血，朱丹溪止血妄行之药也。邢元璧曰：《日华子》治产后血闷腹胀，捣汁和热童便饮，有效，盖止中有行散之意。又时珍方治咳血唾血，呕血吐血及便血溺血，血淋血崩等证，入四生饮、调营汤中，亦行止互通之妙用也。《存存斋医话稿》卷一：方书治吐血痰血，多用藕节，而鲜有用藕者。余初以为新鲜之藕，其疗效必胜于干燥之节。凡用藕节之方，允宜代以鲜藕取汁，方为合理。今乃知古人用藕节以止血，亦含有科学原理，未可一笔抹杀，遽斥其非。缘藕之所以能治血症者，恃其所含多量单宁酸，有愈合创面血管之效耳。藕中所含固富，但其节几全为单宁，而乏淀粉，收效自然更大也。

【附方】《本草汇言》卷一五：治衄血不止。用藕节二十一个捣汁，热汤内顿服。《圣惠方》。○治大便下血。用藕节晒干，每用七个，和白蜜七茶匙，水二碗，煎一碗服。《全幼心鉴》。

节粉

【集解】《本草纲目拾遗》卷七：节粉出淮安，宝应一带多有之，乃藕节捣澄取粉，晒干，其价较藕粉数倍。

【气味】味甘、微带苦，性平。《本草纲目拾遗》卷七。

【主治】开膈，补腰肾，和血脉，散一切瘀血，生一切新血。产后及吐血者食之，尤佳。《本草纲目拾遗》卷七。

莲薏（莲子中青心）

【气味】味苦，气寒，无毒。《本草汇言》卷一五。

【主治】疗血渴，产后渴疾。生为末，米饮调下。○宁心志，清神。少入龙脑为末，汤点服。《宝庆本草折衷》卷一八。清心气，止逆血，固遗精，缩小便之药也。《本草汇言》卷一五。

【附方】《本草汇言》卷一五：治劳心吐血。用莲子心十四个，麦门冬去心三钱，糯米五十粒，煎汤服。《百一方》。

莲蕊须

【释名】金缨草《绍兴本草》。

【气味】甘、涩，温，无毒。《上医本草》卷二。

【主治】镇心固精，轻身益气。《医学统旨》卷八。乃是足少阴经药，亦能通手少阴经。能清心入肾，固精气，乌须发，止吐血，疗滑泄。《本草经疏》卷二三。

【发明】《本草汇言》卷一五：李氏曰：莲蕊须，系花开时采取花中黄须也。糖拌亦可充果食。此药本草不收，而《三因》诸方，如固真丸、巨胜子丸各补益方中，往往有之。其功大抵与莲子同也。○莲蕊须李东垣清心养肾之药也。陈氏《蒙筌》曰：此药甘涩收敛，能止血调营，固精疗带。古方同黄柏、甘草、牡蛎、鱼胶、五味子、覆盆子、沙蒺藜各等分，合作丸服，治梦遗精滑良。

【附方】《本草经疏》卷二三：治梦遗精滑。同黄檗、砂仁、沙苑蒺藜、鱼胶、五味子、覆盆子、生甘草、牡蛎，作丸。最良。

《伤寒温疫条辨》卷六：治浊固本丸。莲须、猪苓、黄连二两，黄柏、砂仁、益智仁、半夏、茯苓一两，甘草五钱，为末，炼蜜丸，莲叶汤下。此固本之中兼利湿清热，解郁调气而除痰也。

莲花

【释名】水且、水芝、水花、荷华、泽芝《古今注》。

【气味】味甘、淡、涩，性平，无毒。《药性要略大全》卷四。味苦、甘，性凉，无毒。入心、肝二经。《本草再新》卷五。

【主治】养容颜，涩精气。○久服令人好颜色。《药性要略大全》卷四。阴干，贴疮疖立消。《生草药性备要》卷下。清心凉血，解热毒，治惊痫，消湿去风，治疥疮。《本草再新》卷五。治妇人血逆昏迷。《校补滇南本草》卷上。

【发明】《伤寒温疫条辨》卷六：余丙子夏在亳，一少年张姓，咳血遗精已经二年，狼狈之甚，诊其脉，沉细而数，用红莲花十八片，莲子、莲须、莲房、莲叶、藕节俱二钱，水煎七服而吐遗止，后用六味丸加莲子、芡实子、金樱子、莲叶汤下，服百日康健如故，因名爱莲汤。

莲房

【释名】《宝庆本草折衷》卷一八：来年莲蓬众方用者名莲房，乃池沼中经霜自枯者。

【气味】味涩，平，无毒。《宝庆本草折衷》卷一八。

【主治】主血胀腹痛，产后胎衣不下。《宝庆本草折衷》卷一八。

【发明】《本草汇言》卷一五：莲蓬壳味苦涩，气温，无毒。江氏曰：宜陈久者良。○莲蓬壳止血崩血痢，《日华子》脾泄久痢之药也。薛肤泉曰：此药味涩固脱，妇人方中，每用此止血止淋，亦急则治标之意。

【附方】《宝庆本草折衷》卷一八：治血崩久不止。为细末，每服二钱，米饮调下，便血亦治。张松。

《本草汇言》卷一五：治天泡湿疮。用莲蓬壳切细，炒焦为末，猪胆汁调涂。《圣惠方》。○治久痢不止。用陈莲蓬壳一两，黑枣三十个，煎汤饮。《方脉正宗》。

荷叶

【释名】蕸《宝庆本草折衷》。

【气味】味苦、辛，性凉，无毒。《药性要略大全》卷四。味苦，性平。《药性切用》卷六。

【主治】上清头目之风热，止眩晕，清滞气，兼止呕逆，头闷疼。《滇南本草》

卷上。<u>止血虚火晕</u>。《校补滇南本草》卷上。

【发明】《滇南本草》卷上：荷叶白者入气，红者入血。味苦，性平。其茎中空，于卦为震，升也。《本草汇言》卷一五：陈廷采涩肠止痢之药也。茹氏日江曰：按《本草发明》云：张洁古授东垣老人枳术丸方，用荷叶烧饭为丸。东垣老年味之，始悟其理。夫震者，动也，人感之生少阳甲胆，是属风木，为生化万物之根蒂。人之饮食入胃，营气上行，即少阳甲胆之气，与手少阳三焦元气同为生发之气。《素问》云：履端于始，序则不愆。荷叶产于淤泥而不为泥染，居于水中而不为水没。其色青，其形仰，其中空，象震卦之体。食药感此气之化，胃气岂有不升者乎？更以烧饭和药，与白术协力，滋养胃气，其利广矣，大矣。世之用巴豆、牵牛者，岂足语此？李濒湖曰：震为雷，荷叶之体，仰而上承，乃述类象形之义。故闻人规言能升发阳气，散瘀血。戴元礼又谓单服，可以消阳水浮肿之气。如涩肠止痢，缘其性味苦涩以固脱耳。《药品化义》卷五：荷叶中央空虚，象震卦之体；其色青，其形轻，类于风木；其味苦，其性凉，其品清，与胆腑清净之性合，用此以佐胆气。如嗽久者，肺金火炽，克伐肝胆，用小荷钱入煎剂，治之真良法也。虽取其气香，香益脾气，开胃和中，易老制枳术用荷叶煮饭为丸，滋养脾胃，然其义深远，不专主脾，盖饮食入胃，藉少阳胆气升发，脾能运化。若脾胃虚，因胆气弱不得升上，虽用此治脾，实资少阳生发之气。东垣至晚年始悟此理，以为神奇，余特拈出以便世用。《本草述》卷二一：有贴水荷，其下旁行生藕，其叶之茎色青中空而形仰，先哲所谓象震卦之体也。有出水荷，其旁茎生花，是二茎皆色青中空，就此色青中空者，于季夏吐华，是之颐所谓钟天一之灵，而透地二之德者也。华之内有黄须，是土色也。水藉木以致于火，其气原不能离土也。至其华于季夏，则火德已透，而形且丽于土矣，水火交丽于土，诚如时贤所谓镇心固精益气者也，故古方固真补益方中多用之。《本草》言其味甘涩，其气温者，良然，不可谓其功用概与莲实同也。其义详见总论。

《本经逢原》卷三：戴元礼云，服荷叶令人瘦劣，非可常服。《药性切用》卷六：荷叶味苦性平，色青，形仰中空象震，禀少阳甲胆之气，能升胃中清气。煨饭助脾胃消化，炒黑崩漏下血。荷叶蒂，守中和胃。荷叶边，醒阳气以四达。荷叶梗，开郁结以通淋。《调疾饮食辩》卷四：荷叶《本经》《别录》俱不收。至唐陈藏器《本草拾遗》载其功用，云散瘀血，治血胀腹痛，下胞衣，解野菌毒，则是与莲蓬同，其言有理。乃又忽云荷蒂能去恶血，留好血，可以安胎，后人遵而用之，绝无一验。荷蒂七枚泡水，安胎之方，举世庸医，及穷乡僻壤妇人女子，无不知之。迨至屡用屡不效，而犹视为秘宝。与朱震亨白术、黄芩安胎圣药，产后虽有他症，以末治之诸邪说，均为流俗口头常话，盖无日而不误人者也。《日华本草》云能破血落胎。以理揆之，消瘀散血之药既下胞衣，则落胎之言可信，岂可反用以安胎。乃俗医误用，而胎不尽落者，以其少也。设使多用屡用，无不落之理。○迨金时，张元素创造枳术丸方，用荷叶包饭，烧之为丸，则不知何意。至元朝李杲，解为荷叶形如仰盂，象震木，用入此方，乃升发足少阳甲木、手少阳三焦生发之气，此气既升，胃气何由不升。不知脾胃属土，补脾胃必须升发木气，其理安在？且全部《东垣十书》，所立数百千方，不论温凉补泻，每方必有升麻、柴胡、葛根、苍术升散之药，或一二味，或四味全用。乃至治天行疫瘥、大头症，亦用升麻、苍术、荷叶三味，名曰清震汤，名其病曰雷头风。升麻、荷叶助其上盛之阳邪，苍术燥其垂竭之阴液，畔道离经，至此而极。后世无目之人，犹亟称之，岂不悲哉！此症之生，其气最恶，死最速。回忆生平，凡数见，治之惟以退热、消风、解毒为主者，则十全八九，服清震汤者，则百无一生。予盖目击数十百人矣。愿举世业医之人，讲求《内经·热病论》《刺热论》诸篇之实理，《伤寒论》《金匮》之实法，更远而参《深师》《肘后》《东阳》《千金》《外台》《活人》诸书之变，近而考方有执、喻嘉言、徐灵胎、汪苓友、叶天士诸子之通，勿为金、元、明空言所蔽，邪说所迷，斯足以挽回劫运，利济苍生，为彼苍之肖子矣。

【附方】《滇南本草》卷上：治头眩晕闷疼。白荷叶二钱，水煎，入冰糖五分，服之效。

《太乙仙制本草药性大全·仙制药性》卷四：治扑打坠损，恶血攻心，闷乱疼痛。以火干荷叶五片，令烟尽细研，食前用童便调二钱服。○治产后血不尽，疼闷心痛。荷叶熬令香，为末，煎水下方寸匕。○主吐血咯血。以荷叶焙干为末，米汤下二钱。○治漆疮。取荷叶干者一斤，水一斗，煮取五升，洗疮，日再差。

《本草汇言》卷一五：治血痢久不止。用糕甑上蒸烂荷叶，晒干，炒研末，米汤调服二钱。《方脉正宗》。

《本草汇笺》卷六：雷头风者。头面疙瘩肿痛，憎寒发热，状如伤寒病在三阳，不可过用寒凉诛伐之剂。东垣方，以荷叶一枚，升麻五钱，苍术五钱，水煎服，有类从之义。

《医经允中》卷一八：治三阳症不敢用寒药。以青震汤主之：用荷叶一枚，升麻三钱，苍术二钱，煎服。

荷鼻（荷叶中心蒂、荷蒂）

【气味】味苦，平，无毒。《宝庆本草折衷》卷一八。

【主治】主安胎，去恶血，留好血，治血痢，并煮服。《宝庆本草折衷》卷一八。莲叶取蒂如钱大，干晒为末，入敷疮药。《药性要略大全》卷四。

【附方】《分部本草妙用》卷三：○久服痛不止者。用荷蒂七枚，水七碗，煎一碗，逐小钟饮，痛止即勿饮，此秘方也，传以救世。

荷梗

【主治】能通气消暑，泻火清心。《本草再新》卷五。通气舒筋，升津止渴。霜后采者，清热，止盗汗，行水，愈崩淋。《随息居饮食谱·果食类》。

红白莲花《本草拾遗》

【集解】《证类本草》卷六：〔《本草拾遗》〕生西国，胡人将来至中国也。

【气味】味甘，平，无毒。〔《本草拾遗》〕。《证类本草》卷六。

【主治】久服令人好颜色，变白却老。〔《本草拾遗》〕。《证类本草》卷六。

芡实《本经》

【释名】薂芡《方言》、鸡雍实《通志》、鸡头菱《宝庆本草折衷》、芡生、茨实《太乙仙制本草药性大全》。

【集解】《宝庆本草折衷》卷一八：鸡头实结房生莿，肥满有喙，其状宛若鸡之头也。中有子，似薏苡而端正，皮青而肉白。今经注所述性用，乃其子中肉也。坡仙举李惟熙云：菱与芡皆水物，菱寒而芡暖者，盖菱开花背日，感阴气，故能亏真阳；芡开花向日，受阳气，故能益真阳矣。《药性粗评》卷二：生水泽中，叶大如荷，皱而有刺，茎之嫩者，可作菜茹。夏起薹，作花似鸡冠，秋初结实，其形如鸡头状，故名。江南池泽处处有之。八月采实，晒干，剥去皮壳，取仁如羊矢大，白色，捣烂暴干，再捣成粉，筛过收贮，入服食之品。《本草纲目拾遗》卷七：《嘉泰会稽志》：芡一名鸡头，山阴梅市产之最盛。有数等，小白皮最佳，大白皮、中白皮，其皮甚坚难啮，黄嫩者太软，皆不逮也。造粉与藕菱同法。

【炮制】《分部本草妙用》卷三：以防风煎汤浸过用，经久不坏。

实

【气味】甘、平、无毒。《绍兴本草》卷一四。甘，平，暖，无毒。《宝庆本草折衷》卷一八。

【主治】主治湿痹，腰膝冷痛，胃弱，饮食少进，补中开胃，强志助气，壮筋骨，利耳目，久服轻身驻年。《药性粗评》卷二。安五脏，益脾胃，止遗溺，涩精滑，去湿痹，暖腰膝；又补中益气之圣药也。大抵此剂补心肾之功最多，而实脾胃之气最健。世尝以芡实作粉，配参苓蒸糕，亦此意耳。《本草纂要》卷五。

【发明】《医说》卷九：芡能养生。吴子野云：芡实，盖温平耳，本不能大益人，然俗谓之水硫黄，何也？人之食芡也，必枚啮而细嚼之，未有多嗌而亟咽者也。舌颊唇齿，终日嗫嚅，而芡无五味，腴而不腻，是以致玉池之水，故食芡者能使人华液通流转，相揖注积，其力虽过乳石可也。以此知人能濡食而徐饱者，当有大益。吾在黄岗中见牧羊者，必驱之瘠土，云：草短而有味，羊得细嚼则肥而无疾。羊犹尔，况人乎？《救荒本草》卷下之后：多食不益脾胃气，兼难消化。

图 28-52-1　鸡头实
《图经（政）》

图 28-52-2　鸡头实
《图经（绍）》

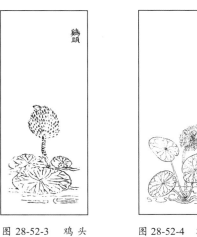

图 28-52-3　鸡头
《饮膳》

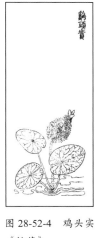

图 28-52-4　鸡头实
《救荒》

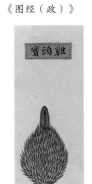

图 28-52-5　鸡头实
《品汇》

图 28-52-6　芡
《食物》

图 28-52-7　鸡头实
《精绘》

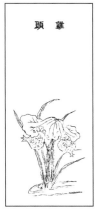

图 28-52-8　鸡头
《三才》

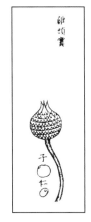

图 28-52-9　鸡头实
《原始》

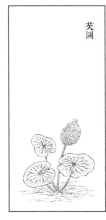

图 28-52-10　芡《草
木典》

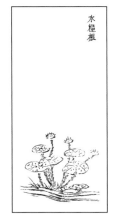

图 28-52-11　水粮根
《草药》

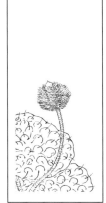

图 28-52-12　芡
《图考》

生食动风冷气。与小儿食不能长大，故驻年耳。《本草发明》卷四：芡实，脾肺二经药。故主湿痹，腰膝疼，益精气，补中，强志，耳目聪明。除卒暴疾，又疗颈瘰疬。老人食之延寿，小儿食形体矮小。故能驻年。堪煮粥，作糕饼。生食动风冷气。《本草经疏》卷二三：鸡头实禀水土之气以生，故味甘，气平，无毒。入足太阴、少阴。补脾胃，固精气之药也。脾主四肢，足居于下，多为湿所浸，以致腰脊膝痛而成痹。脾气得补，则湿自不容留，前证皆除矣。脾主中州，益脾故能补中。肾藏精与志，入肾故主益精强志。暴病多属火，得水土之阴者能抑火，故主除暴疾也。精气足，脾胃健，则久服耳目聪明，轻身不饥，耐老神仙所自来矣。《景岳全书》卷四九：芡实味甘，气平。入脾、肾两脏。能健脾养阴止渴，治腰膝疼痛，强志益神，聪明耳目，补肾固精，治小便不禁，遗精白浊带下，延年耐老。或散丸，或煮食皆妙。但其性缓，难收奇效。《药镜》卷三：芡实善补脾胃，使土得其宜，则水不受克，而火无盗食之虞。兼安心肾，使精气有归，则白浊自止，而梦无遗泄之患。同杜仲理腰膝之酸疼，又医脾湿。同甘菊豁聪明于耳目，更使志强。《药品化义》卷五：芡实属阳有土与金水，体干鲜润，色干白鲜玉色，气和，味甘，性干温鲜凉，能浮能沉，力健脾，性气薄而味厚，入脾胃肝三经。芡实从纯阴时生长，成实于夏令，受纯阳而凝结。本得阳实之气多，然生于水泽间，有地水比和之义，故味甘平而性和缓，所谓清中浊品，专健脾阴。主治泄泻呕吐，水肿，小便不禁，遗精白浊，女人带下，小儿疳积，久泻久痢久疟久嗽，诸失血后，无不奏功，但力缓，务宜多用则效。《本草新编》卷五：其功全在补肾去湿。夫补肾之药，大都润泽者居多，润泽则未免少湿矣。芡实补中去湿，性又不燥，故能去邪水而补真水，与诸补阴之药同用，尤能助之以添精，不虑多投以增湿也。《医林纂要探源》卷二：抑木敛金，补土固水。甘少涩多，实紧硬，收敛之意为多。不可生食，能止泻泄，去带浊，治梦泄遗精，功略似莲子，而不及其交济水火。又能坚强腰膝。多食难化。入涩精药，连壳捣碎煎乃效。《调疾饮食辩》卷四：芡实较莲肉、菱肉更涩，而无其甘，且质粗而硬，寇氏伤脾之说，确乎可信。《唐本草》乃云益人胜于菱肉，则大误矣。而孙升《谈圃》以为芡本不益人，俗称水硫黄者，人之食芡，必咀嚼终日，故能使华液流通，转相灌溉。矛盾之言，极为可笑。夫以本不益人之物，只多其咀嚼，便变为有益，是世间诸物不论性味功能，只粗硬耐咀，即为佳品，有是理乎？药中用为止涩，未尝无效；作果多食，甚不相宜。小儿尤忌，陶氏不长之言非谬也。乃今富贵家群尚之，可嗤也。

【附方】《药性粗评》卷二：补下延年。芡粉煎，金樱子膏相合，为丸，服之，谓之水陆丹。出《图经》。

《食鉴本草》卷下：水陆丹。用鸡头一斗，去壳取仁，杵烂作饼，晒干，为末，蜜圆如梧桐子大，空心白汤或米饮送下百十个。

《本草汇言》卷一五：治久痢如神。用芡实、山药、茯苓、白术、莲肉、薏苡仁、白扁豆各四两，人参一两俱炒燥，为末，白汤调服。○治思虑伤心，心无血养，心中惕然跳动不宁，如人将捕捉之貌，病名怔忡。以养心丸，用芡实一斤，川贝母四两，酸枣仁、当归身、人参、黄耆、白术、茯苓各二两，川芎、北五味子各一两，俱酒拌炒，研为细末，麦门冬、怀熟地各四两，乌梅肉一两，俱用酒煮捣膏，共和为丸，如弹子大。每早晚不拘时，干嚼一二丸，米汤过下。

《伤寒温疫条辨》卷六：芡实散。芡实粉、金银花、干藕，蒸熟晒，等分为末，冬汤夏水调下，久服却病延年。

《本草纲目拾遗》卷七：九龙丹。治肾水不足，邪火淫动，遗精淋浊等症。枸杞子酒蒸、金樱子焙、山楂肉炒、石莲肉炒、莲须焙、熟地捣膏、芡粉炒、白茯苓、当归等分，共为末，炼蜜丸如桐子大，每服三钱，空心白滚汤下。《贩翁医要》。

鸡头菜（芡茎）

【气味】味极甘平，质极柔嫩。《调疾饮食辩》卷三。

【主治】生食止渴除烦，退膈间客热；煮熟补脾开胃，益气生津。凉不伤气，补不助邪，佳品也。《调疾饮食辩》卷三。

叶

【主治】主治寒症，漏底水泻，气欲脱，服之立瘥。《滇南本草图说》卷九。

【附方】《调疾饮食辩》卷四：下胞衣：全者一片（破缺者无用），水煎或酒煮服，出。《急救方》。

根

【释名】水粮根《草药图经》。

【主治】治无名肿毒。《草药图经》。

萍蓬草《本草拾遗》　　【校正】《本草纲目》原入草部，今移此。

【集解】《野菜博录》卷二：生水中。叶似荇叶大，六七月开黄花，结实如角黍，包内有细子，根大似栗子。《食物本草·救荒野谱补遗》：萍蓬草食根及实。生池泽中，其根如藕，饥年可以代粮。六七月开黄花，结实壮如角黍，可作饭食之。

子

【气味】味甘，涩，性平，无毒。《野菜博录》卷二。

【主治】补虚，益气力，久食不饥，厚肠胃。《证类本草》卷六。

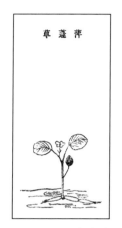

图 27-53-1　萍蓬草
《救荒》

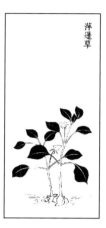

图 27-53-2　萍蓬草
《博录》

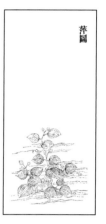

图 27-53-3　萍
《草木典》

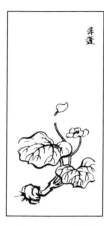

图 27-53-4　萍蓬
《图说》

根

【气味】甘，性寒。《野菜博录》卷二。

【主治】饥年可以代粮。《食物本草·救荒野谱补遗》。

子午莲《本草纲目拾遗》

【释名】睡莲《广志》、瑞莲《岭南杂记》、茈碧花《植物名实图考》。

《本草纲目拾遗》卷七：子午莲，古人以为食品，祭用苹蘩，即此。今浙人呼为子午莲，生水泽陂荡中，叶较荷而小，缺口不圆，入夏开白花，午开子敛，子开午敛，故名。

【集解】《本草纲目拾遗》卷七：睡莲，《广志》：睡莲布叶数重，叶如荇而大，花有五色，当夏昼开，夜缩入水底，昼复出，与梦草昼入地夜即复出相反，广州有之。谚曰：毋佩睡莲，使人好眠。《纲目》蔬部载睡菜，而睡莲独遗，故补之。张辑《大观录》：绰菜夏月生于池沼之间，叶类茨菰，根如藕条，食之令人思睡，又名瞑菜。《岭南杂记》：睡莲菜一名瑞莲，花瓣外紫内白，干如钗股，心似鸡头，以水浅深为短长，日沉夜浮，必鸡鸣采之始得，出高州。佩之多好眠《广志》。清香爽脆，消暑解醒《岭南杂记》。

《植物名实图考》卷一七：子午莲滇曰茈碧花。生泽陂中。叶似莼有歧，背殷红；秋开花作绿苞，四坼为跗，如大绿瓣，内舒千层白花如西番菊，黄心；亦作千瓣，大似寒菊。《浪穹县志》：茎长六七丈，气清芬，采而烹之，味美于莼。八月花开满湖，湖名茈碧，以此。按《本草拾遗》，萍蓬草叶大如荇，

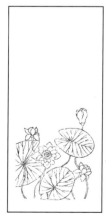

图 28-54-1　子午莲
《图考》

花亦黄。李时珍谓叶似荇而大，其花布叶数重，当夏昼开花，夜缩入水，昼复出。则此草其即萍蓬耶？

花

【主治】佩之多好眠《广志》。清香爽脆，消暑解酲《岭南杂记》。治小儿急慢惊风，煎汤服，用七朵或十四朵。《本草纲目拾遗》卷七。

石莲子《日用本草》

【释名】瑞莲《日用本草》。

【集解】《本草原始》卷七：石莲子生水中。其子中肉黄白色，心内空无青芽，嚼之味极苦。壳光黑坚硬如石，故名石莲。别是一种莲子也。○入水必沉。煎盐卤能浮之。石莲不知出何处。壳光黑坚石，两头停，有有节者，无节者更黑，味极苦。此物经百年不坏。

【气味】味苦，性凉，无毒。《药性要略大全》卷四。味苦，性寒，无毒，入心、胃、膀胱三经。《药性解》卷四。

【主治】主益气，止渴，助心，止痢。治泄精腰痛。《日用本草》卷六。开胃进食，清心解烦。专治禁口痢。《药性要略大全》卷四。湿热渗入膀胱，为白浊淋沥等症，清心解烦，开胃进食，去壳用。《药性解》卷四。主治口苦咽干，五心烦热，及心虚生热，痢疾口噤，便浊遗精。《药品化义》卷九。

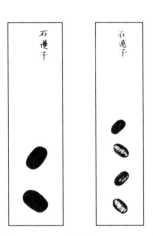

图 28-55-1　石莲子《原始》　　图 28-55-2　石莲子《类纂》

【发明】《药性解》卷四：石莲苦寒，宜泻少阴之火，心火既清，则胃与膀胱不能独热矣，故皆入之。此别是一种，非莲子比也。《药品化义》卷九：石莲肉属纯阴，体干实，色肉白壳黑，气和，味大苦带涩，性寒，能沉，力清心，性气轻而味厚，入心胞络肺胃四经。石莲肉生水中，一名藕实。味苦清火，带涩敛热下行，善解忧愁抑郁，心火上炎而克肺金。○上能清养心肺，下能收摄肾水，心肾不交用为良剂。若昼则发热，夜则安静，是热在气分，以此同参芪为清心莲子饮，退热甚效。坚硬如石，故名石莲。去壳敲碎用。

【附方】《本草原始》卷七：久痢噤口。炒为末，陈仓米饮调服二钱，便思饮食，甚妙。加入香连丸尤妙。脾泻肠滑，哕逆不止。用六枚，炒赤黄色，研末，冷熟水半盏和服，便止。

【附录】蚺蛇簕。治跌打伤，止痛。其形似大刀豆，周身簕钉。但用要捶烂敷之。一名石莲子。《生草药性备要》卷下。

菱《别录》

【释名】蕨攗《尔雅》、菱攗、菱角《通志》、水菱《本草品汇精要》。

《宝庆本草折衷》卷一八：段成式云：一名水栗。两角者名菱，三角、四角者名芰。○又云：干者名菱米，乃干白菱肉也。

【集解】《绍兴本草》卷一四：芰实即菱也。性味、主治虽载《本经》，而未闻诸方用验。此物性颇冷，固非疗病之物，乃世之果品。处处池泽皆产之。《救荒本草》卷下之后：处处有之。水中拖蔓生，叶浮水上，三尖锯齿叶，开黄白花，花落而实生，实有二种：一种四角，一种两角。两角中又有嫩皮而紫色者，谓之浮菱，食之尤美。

芰实

【气味】味甘、微寒、无毒。《绍兴本草》卷一四。甘、涩、咸，寒。《医林纂要探源》卷二。

【主治】治嗽热。治诸恶毒疔。《医方药性·草药便览》。主安中补五脏，不饥轻身。解丹石毒，解暑，解伤寒积热。止消渴，解酒毒、射罔毒。蒸曝，和蜜饵之，断谷长生。捣烂澄粉食，补中延年。姚氏《食物本草》卷九。止渴除烦，清暑解酒。《医林纂要探源》卷二。熟食能益气安中，健脾解暑。而性平不热，久食无热中之患。平素大便溏者最宜。多食其功在莲子之上。但涩而壅气，与莲子同。生食解暑，治伤寒积热，止消渴，解酒毒，则非生莲肉所能几及。惟气滞中满人忌熟，中寒胃弱人忌生。《调疾饮食辩》卷四。

【发明】《宝庆本草折衷》卷一八：释芰实者，多谓其生疾。寇氏复言未闻其治疗。至张松乃用干芰为末，以治小便不通，并热淋之患，每服二钱，灯心煎汤调下，当知芰亦有助于医也。《救荒本草》卷下之后：救饥：采菱角鲜大者，去壳生食。壳老及杂小者煮熟食。或晒其实，火爆以为米充粮。作粉极白润，宜人服食。家蒸暴蜜和饵之，断谷长生。又云：杂白蜜食，令人生虫。一云多食脏冷，损阳气，痿茎，腹胀满。暖姜酒饮，或含吴茱萸，咽津液即消。《神农本经会通》卷三：孟诜云：仙家蒸作粉，蜜和食之，可作粮。水族之中，此物最不能治病。○《图经》云：水果中此物最治病，解丹石毒。然性冷，不可多食。《本草求真》卷九：菱角生止胃渴，熟滞肠胃。菱角专入肺肝。种类虽多，汪昂曰：有三角、四角老嫩之殊。《武陵记》曰：三角、四角者为芰，两角者为菱，花随月而转。气滞则一，即书有言安中消水，止渴解酒，疗疟治痢，及有红泻白补，生降熟升之说。然亦止供食品，而于治疗则无，且于过食则有腹满填胀，损阳痿茎之虞。必取麝香、

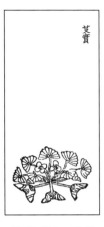

图 28-56-1 芰实
《图经（政）》

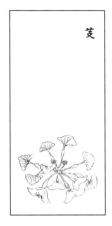

图 28-56-2 芰
《图经（绍）》

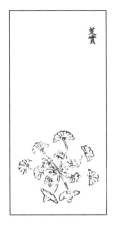

图 28-56-3 芰实
《饮膳》

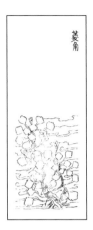

图 28-56-4 菱角
《救荒》

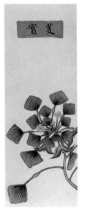

图 28-56-5 芰实
《品汇》

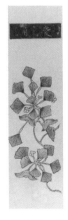

图 28-56-6 菱角
《食物》

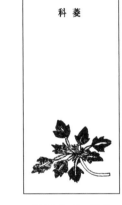

图 28-56-7 菱科
《野谱》

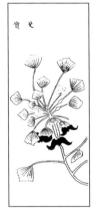

图 28-56-8 芰实
《精绘》

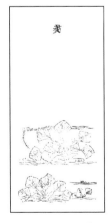

图 28-56-9 菱
《三才》

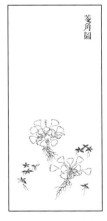

图 28-56-10 菱角
《草木典》

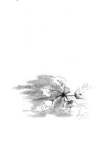

图 28-56-11 菱角
《滇南图》

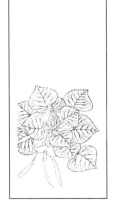

图 28-56-12 芰
《图考》

生姜、吴茱萸作汤，及或沉香磨汁以导，是亦味甘性寒，助湿增滞之一证也乎？性平之说，似不足信。《调疾饮食辩》卷四：《食疗本草》曰：生菱肉性冷，多食令人腹胀痛，或吐利，干姜煎酒服，或吴茱萸为末服，解之。予意不如砂仁、草果，或白豆蔻、陈橘皮、广木香等为末服，更佳。可温中调气，开胃醒脾。不独生菱，即食多熟菱，壅气作胀或腹痛，及一切瓜桃生冷所伤，均可治，方更稳也。

【附方】《宝庆本草折衷》卷一八：治小便不通，并热淋之患。用干荄为末，每服二钱，灯心煎汤调下。张松。

乌菱壳

【主治】治头面黄水疮。《本草纲目拾遗》卷七。烧灰为末，调菜油搽痔疮，神效。《校补滇南本草》卷上。

【附方】《本草纲目拾遗》卷七：头面黄水疮。来年老菱壳烧存性，麻油调敷，即愈。《医宗汇编》。○无名肿毒。老菱壳烧灰，香油调敷即愈，并治天泡疮。《贩翁医要》。○指生天蛇。以风菱角灯火上烧灰存性，研末，香油调敷，未溃者即散，已溃者止痛，立愈。《医宗汇编》。治脱肛。先将麻油润湿肠上，自去浮衣，再将风菱壳水净之，即刻缩上不脱矣。《张氏必验方》。

叶

【主治】晒干为末，搽小儿走马牙疳，神效。《校补滇南本草》卷上。

【附录】刺菱。《本草纲目拾遗》卷八：【集解】刺菱、沙角，乃小菱也。生杭西湖，里六桥一带多有之，以其四角尖如针芒刺手，故名。春尽时，儿童采取入市货卖。菱生水中，根苗与大菱不殊，其叶下有气管，故其性通肝肾。凡一切病多忌生冷，惟此菱不忌，最能开胃生津。其菱大者如蚕豆，小者如黄豆，味绝鲜美，虽至秋老，亦不甚大，盖地土使然，诚水仙佳种也。陈淏《花镜》：一种最小而四角有刺者，曰刺菱，野生，非人所植，花紫色，人曝其实为菱米，可以点茶。【气味】味甘鲜，性平无毒。【主治】补脾健胃，止渴生津，平肝气，通肾水，益血消食。老者煎食，健脾止泄痢。根利水通淋。

菱瓜菜《校补滇南本草》

【气味】味甘，平。《校补滇南本草》卷上。

【主治】治腹内冷痛，小便出血。《校补滇南本草》卷上。

乌芋《别录》

【释名】荸荠《绍兴本草》、铁葧脐《救荒本草》、马脐、勃脐、乌蓣《太乙仙制本草药性大全》。

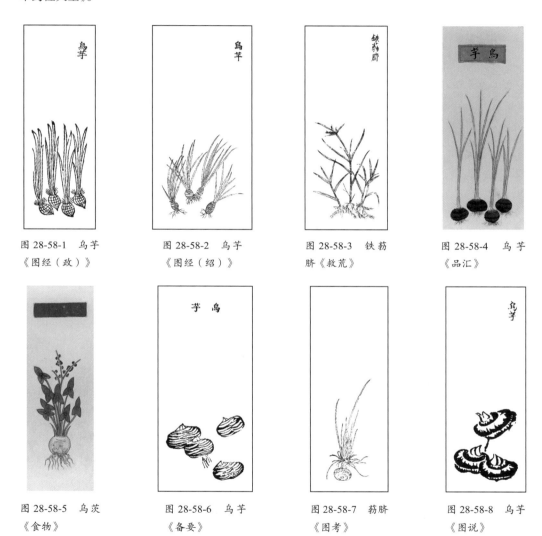

图 28-58-1　乌芋　　　　　图 28-58-2　乌芋　　　　　图 28-58-3　铁葧　　　　　图 28-58-4　乌芋
《图经（政）》　　　　　　《图经（绍）》　　　　　　脐《救荒》　　　　　　　《品汇》

图 28-58-5　乌茨　　　　　图 28-58-6　乌芋　　　　　图 28-58-7　葧脐　　　　　图 28-58-8　乌芋
《食物》　　　　　　　　　《备要》　　　　　　　　　《图考》　　　　　　　　　《图说》

【集解】《太平御览》卷九九四：生下田，苗似龙须而细，根如指头，黑色，可食。《植物名实图考》卷三一：葧脐，《尔雅》"芍，凫茨"即此。诸家多误以为乌芋，宋《图经》所述形状，正是今葧脐。《植物名实图考》卷三二：乌芋，《别录》中品。即慈姑。

根

【气味】味甘，微寒，无毒。《食鉴本草》卷下。

【主治】消渴痹热，除实热气烦。益气温中，消风祛烦。下丹石而有准，退黄疸以何难。治产后血闷攻心，救欲死胎衣不下。《太乙仙制本草药性大全·仙制药性》卷五。解丹石辟蛊毒，止消渴，化痰积宿食，去胸中实热，治浮肿及五疸，利小水。合铜嚼，铜渐消。《药性全备食物本草》卷二。微末研漂，扫目睛之翳障。《药镜》卷四。

【发明】《绍兴本草》卷一四：乌芋，乃世呼为荸荠是也。性味已载《本经》。及云主消渴痹热，又却云温中益气，显无据矣。大率性冷多矣，亦非起疾之物，但作果品煮食之。当云味甘、微寒、无毒是也。《本草经疏》卷二三：乌芋，禀土金之气以生。本经味苦、甘，气微寒，无毒。然详其用，味应有辛，辛能散，苦能泄，故主痹热。甘寒能除热而生津，故主消渴。热去则气自益，气益则中自温，自然之道也。孟诜主下丹石，消黄疸，除胸中实热气。汪机主疗五种膈气，消宿食，治误吞铜物及今人治腹胀下血等证，皆取其辛寒消散除热之功也。《本草备要》卷三：补中，泻热，消食。甘、微寒，滑。益气安中，开胃消食饭后宜食之。除胸中实热。治五种噎膈，忧膈、恚膈、气膈、热膈、寒膈。噎亦五种：气噎、食噎、劳噎、忧噎、思噎。消渴黄疸，血癥蛊毒。末服，辟蛊。能毁铜。汪机曰：合铜钱食之则钱化。可见为消坚削积之物，故能开五膈，消宿食，治误吞铜也。《本草新编》卷三：切片，晒干入药。最消痞积，与鳖甲同用最佳，亦不耗人真气。近人未知入药，故特表而出之。地栗有家种、野产之分，用药宜野产为佳。然无野产，即拣家种之老者，切片，连皮晒干用之，不特消痞积，更能辟瘴气也。○或问：荸荠，吴越人喜啖，而吴越人最多痞积，似乎荸荠非攻消品也，且其味甘甜，宜带补性。不知荸荠独用，则消肾气，有泻无补。与鳖甲、神曲、白术、茯苓、枳壳之类并投，则能健脾去积，有补兼攻。所以单食则无功，而同用则有益也。《本经逢原》卷三：乌芋善毁铜，为消坚削积之物，服丹石人宜之。痘疮干紫不能起发，同地龙捣烂，入白酒酿绞服即起。又治酒客肺胃湿热，声音不清及腹中热积蛊毒。丹方治痞积，三伏时以火酒浸晒，每日空腹细嚼七枚，痞积渐消，故有黑三棱之名。凡有冷气人勿食。多食令人患脚气虚劳咳嗽，切禁。以其峻削肺气兼耗营血，故孕妇血竭忌之。《得配本草》卷六：得烧酒浸，封贮，治赤白痢。配海蜇煮食，治痞块虫积。入雄猪肚，瓦器煮食，治腹胀。捣汁和酒温服，治便血。烧研酒服，治妇人血崩。辟蛊，晒干研末服。治胀，去皮食。作粉，可点目翳。《调疾饮食辩》卷四：解砒信毒，捣汁灌之。多服取效，少则无功。煨熟食，性平不冷，且易消化，然未必遂能温补也。又野生小如豆者，捣，澄粉，诸胆汁浸，曝干，点目可除热眼云翳，久点取效。

【附方】《太乙仙制本草药性大全·仙制药性》卷五：难产并胎衣不下。捣汁服一升效。○肠风痔瘘，崩中带下，疮疖。煮以生姜御之佳。

《药性会元》卷中：辟蛊。将江南所产大者切片晒为末，常随身，每以白汤调四钱已。传闻下蛊之家，有此物，便不敢使其术矣。

《**本草经疏**》卷二三：治腹满胀大。乌芋去皮，填入雄猪肚内，线缝，砂器煮糜食之，勿入盐。误吞铜物。以乌芋合胡桃食一二斤许，即消。

《**本草求真**》卷九：痘疮干紫，不能起发。同地龙捣烂，入白酒酿纹服即起。

野荸荠《本草纲目拾遗》

【释名】山荸荠《本草纲目拾遗》。

【集解】《**本草纲目拾遗**》卷八：野荸荠生山土中，春有苗三叶，似韭而细，叶上有光，其根如豆大，年久则愈大，入药用根，一名山荸荠。

【主治】磨粉，水中滤过，晒干点眼，去翳障如神。取粉忌铁器。《本草纲目拾遗》卷八。

【发明】《**本草纲目拾遗**》卷八：山荸荠喜燥，其生必于高原，干土尤最易蕃衍。有人移入园圃，一经污湿，根即朽烂。然其生不易长，百年才如钱大耳。昔客东瓯，闻马氏点眼药粉为天下第一，见其修制，乃由此磨粉，合海鳔目、珠粉加入药中，着效异常。云其性能去面黚斑痣，消瘀，去目星努肉，较产池泽者，尤峻利也。

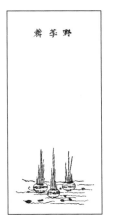

图 28-59-1　野荸荠
《茹草》

【附方】《**本草纲目拾遗**》卷八：磨光散。点眼神药，用野荸荠粉洗净去皮，石臼中捣烂，密绢绞汁，如做藕粉法。再用清井水飞晒干炉甘石，用黄连、黄柏、黄芩、甘菊、薄荷煎水煅，再用童便煅一次。将药水飞晒干珍珠，入豆腐内煮过，研细水飞，每荸荠干粉一两，配制过甘石五钱，珠末三钱，各将磁瓶收贮，临用渐渐配和，加冰片少许点之。《种福堂方》。并治田螺头眼。明目去翳秘方：锦纹大黄一两，北细辛四两，将二味用上高泉水一百二十两，将药入砂锅，煎至二十两，以细绢滤去渣，用大银碗一个盛药，碗下以砖三块放定，碗底下将灯盏注麻油，用灯草七根，燃灯熏碗底内，煎浊成膏，滴水成珠。每膏一两，用野荸荠粉五钱，多些亦不妨，冰片三分，和匀作锭，如多年厚翳，每两加水飞过蝉蜕末五分，须要去头足泥沙，水洗晒干为末，水飞三次用。《种福堂方》。又方：野荸荠粉、猪胰各等分，捣和。用鸡子壳半个，放药在内，临卧合印堂上，俟水流入目中，翳随泪出，二十日即愈。

慈姑《日华子》

【释名】慈菰、剪刀草《宝庆本草折衷》、水慈菇《救荒本草》、藕菇、茨菰、槎牙《太乙仙制本草药性大全》、乌芋《植物名实图考》。

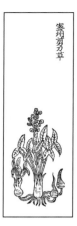

图 28-60-1 密州剪
刀草《图经（政）》

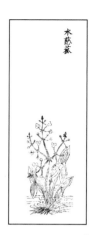

图 28-60-2 水慈
菇《救荒》

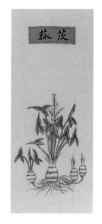

图 28-60-3 茨菇
《品汇》

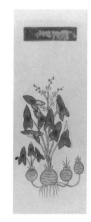

图 28-60-4 乌
茨《食物》

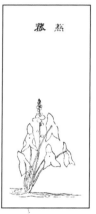

图 28-60-5 慈菇
《三才》

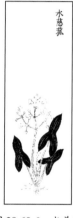

图 28-60-6 水慈菇
《博录》

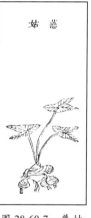

图 28-60-7 慈姑
《备要》

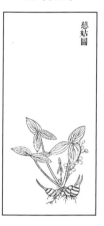

图 28-60-8 慈 姑
《草木典》

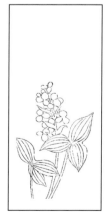

图 28-60-9 慈姑
《图考》-1

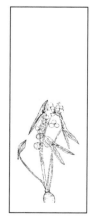

图 28-60-10 慈姑
《图考》-2

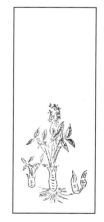

图 28-60-11 密州剪
刀草《图考》

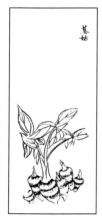

图 28-60-12 慈姑
《图说》

【集解】《宝庆本草折衷》卷二〇：生江湖，及京东及密州近水河沟沙碛中。○五、六、七月采茎、叶。《救荒本草》卷上之后：生水中。其茎面窊背方，皆有线楞，其叶三角，似剪刀形，叶中撺生茎叉，梢间开三瓣白花黄心，结青菁葵如青楮桃，状颇小，根类葱根而粗大，其味甜。《植物名实图考》卷三二：慈姑，又一种广东产者叶圆肥，开花蓝白色。考《花镜》，雨久花苗生水中，叶似此菰；夏开花如牵牛，而色深蓝，或即此类。

根

【气味】味苦、甘，性微寒。《滇南本草》卷中。味甘，微寒。入足太阴脾、足厥阴肝经。《玉楸药解》卷一。味苦，性微寒，无毒。入心、肝、肺三经。《本草再新》卷五。

【主治】止咳嗽，痰中带血，咳血呕血。《滇南本草》卷中。痘后小儿失音，食数枚即愈。《医经允中》卷二二。下食消谷，止血磨症，催产下衣，行血通经。甘寒通利，破产后瘀血，开小便涩淋，滑胎下衣。《玉楸药解》卷一。散血解毒，清咽凉心，故治咽肿喉痛。《药性切用》卷六。平肝降火，润肺止咳，行血和血。疗百毒，利二便。能堕胎，能安胎。《本草再新》卷五。

【发明】《食物辑要》卷六：茨菰味甘、苦，性寒，无毒。治石淋。多食，损齿，动宿疾，令冷气腹胀，脚气瘫痪。患崩带、肠风、五痔、疮疖者，勿食。同生姜煮，良。小儿食多，脐下痛。《饮食须知·果类》：多食发虚热及肠风痔漏，崩中带下，令冷气腹胀，生疮疖，发脚气，患瘫痪风，损齿，失颜色，皮肉干燥。卒食之，使人干呕。孕妇忌食，能消胎气。小儿食多令脐下痛，以生姜同煮可解毒。勿同吴茱萸食。《随息居饮食谱·果食类》：用灰汤煮熟，去皮食则不麻涩。入肴，加生姜以制其寒。功专破血通淋，滑胎利窍。多食发疮动血，损齿生风。凡孕妇及瘫痪、脚气、失血诸病，尤忌之。

【附方】《滇南本草》卷中：治虚劳咳嗽出血。生慈姑捣拦三钱，蜂蜜二钱，引米汤沫调慈姑饮，止蒸服。

叶

【气味】味甘、微苦，寒，无毒。《宝庆本草折衷》卷二〇。

【主治】捣涂恶疮肿毒，蛇蛊毒。《医经允中》卷二二。

【附方】《宝庆本草折衷》卷二〇：烂捣如泥，傅诸恶疮肿，及小儿游瘤、丹毒。○以冷水调此草膏，化如糊，以鸡羽扫上，肿便消退。

水浪荡《医方药性》

【释名】野慈姑《医方药性》。

【气味】性温。《医方药性·草药便览》。

【主治】治损肿冷气。《医方药性·草药便览》。

诸果有毒《本草纲目》

《药性全备食物本草》卷二：凡果不时者、停久有损者、未成核者，误食，发寒热、生疮疖。有落地恶虫食者，误食，患九漏。偶有怪异形状者，并有毒，杀人。《饮食须知·果类》：凡果忽有异常者，根下必有毒蛇恶物，其气熏蒸所致，食之立杀人。《调疾饮食辨》卷四：《本草纲目》曰：凡果未成核者，食之令人发痈疖及寒热。落地经宿，有恶虫缘过者，令人患九漏，或至杀人。双仁者、双蒂者、沉水者，此不可泥，质重必沉，并有毒杀人。凡果异常者谓大小及形色，根下必有毒蛇，食之杀人光怪陆离者毒尤烈。

解诸果毒《药性会备食物本草》

《药性全备食物本草》卷二：解诸果之毒，烧猪骨灰为末，水服。又治伤瓜果生冷，用五苓散多加桂为末，滚汤调服。《食物本草》卷九：右诸果皆地产阴物，虽各有阴阳寒热之分，大率言之，阴物所以养阴，人病多属〔阴〕虚，宜食。凡果未成核者，食之令人发痈疖及寒热。《饮食须知·果类》：收藏青梅、枇杷、橄榄、橙、李、菱、瓜类，以腊水入些少铜青末，密封于净坛内，久留色不变。或用腊水入薄荷、明矾少许，将诸果浸瓮内，久藏味佳，且不变色。《调疾饮食辨》卷四：通解食果成积不消，首麝香，次则热酒。解冷物所伤，见菱实及甜瓜条下。解热物所伤，如安石榴、樱桃、榧子、藕、蔗，当随症立方，从容调理，不能预定成法。盖冷之害浅，热之害深也。若一时救急，甘草浓汁，或桔梗甘草汤，或梨汁，或黑豆、绿豆汁俱可。

木部第二十九卷

　　《太平御览》卷九五二 :《洪范》曰：五行，三曰木。木曰曲直，曲直作酸。《淮南子》又曰：食木者多力而恶，熊犀之属是也。食草者善走不愚。麋鹿之属 是也。**《本草洞诠》卷一一** ：木乃五行之一，于德为元，于令为春。草木同为植物，根茎枝叶，卓之柔荏，不及木之坚刚，苞灌乔条。草之谢迁，不及木之贞固，历寒暑而四时之气俱备，经霜雪而怒生之意复萌。第山谷原隰之产不同，色香气味之功各异，品类自别，施用宜详。

　　编者按：今集木属药物成木部，凡4卷。仍《本草纲目》之旧，分香木、乔木、灌木、寓木、苞木、杂木等6类，载药385种。收入《本草纲目》原有药物180种，包括原草部6种（藤黄、巴戟天、水杨梅、大青、山豆根、云实）、果部2种（隈支、山枣）、菜部1种（竹笋）。新增205种，其中3种为原《本草纲目》附录药分出独立成条，202种来自宋、元、明、清各本草著作。《本草纲目·木部》原载药物179种（包括附录19种），现收入本部凡171种，移出2种（木天蓼移果部；卢会移草部），放弃杂木类6种（城东腐木、东家鸡栖木、古厕木、古榇板、震烧木、河边木）。

　　《本经》45种

　　《别录》24种

　　《本草经集注》1种　梁·陶弘景

　　《唐本草》23种　唐·苏敬

　　《本草拾遗》33种　唐·陈藏器

　　《海药本草》6种　五代·李珣

《日华子》1种 宋人大明

《蜀本草》2种 蜀·韩保昇

《开宝本草》15种 宋·马志

《嘉祐本草》6种 宋·掌禹锡

《图经本草》2种 宋·掌禹锡

《证类本草》2种 宋·唐慎微

《履巉岩本草》4种 宋·王介

《救荒本草》7种 明·朱橚

《滇南本草》12种 明·兰茂

《本草品汇精要》2种 明·刘文泰

《药性粗评》2种 明·许希周

《药性要略大全》3种 明·郑宁

《医方药性》18种 明·罗必伟

《医门秘旨》1种 明·张四维

《本草纲目》21种 明·李时珍

《本草汇言》1种 明·倪朱谟

姚氏《食物本草》1种 明·姚可成

《药性纂要》1种 清·王逊

《生草药性备要》51种 清·何谏

《本草从新》1种 清·吴仪洛

《医林纂要探源》2种 清·汪绂

《药性切用》1种 题清·徐大椿

《滇南本草图说》6种 明·兰茂撰，清·范洪等抄补

《滇南新语》1种 清·张泓

《本草纲目拾遗》25种 清·赵学敏

《植物名实图考》32种 清·吴其浚

《草木便方》22种 清·刘善述、刘士季

《草药图经》5种 清·莫树蕃

《本草求原》4种 清·赵其光

《校补滇南本草》1种 明·兰茂撰，清·高暄等抄补

《增订伪药条辨》1种 清·郑奋扬着，曹炳章注

木之一 香木类72种

松《本经》

【集解】《日用本草》卷六：松子有北松、南松。华阴松，形小壳薄，有斑，极香。新罗者如小栗，三角，其中肉甚香美。《野菜博录》卷三：松树花叶实可食有三种，一名山松，一名踢牙松，一名云南五针松。皮粗厚如鳞，花开黄色如金粉，结实如荔枝状，每瓣内一子。三种花相同，子有大小，山松子如麻子小，牙松子、云南松子如豆大。《植物名实图考》卷三三：松脂，《本经》上品。花为松黄，树皮绿衣为艾蒳，烧汁为松，松节、松心皆入药。关东松枝干凌冬翠碧，结实香美，子为珍果，永平亦有之。凡北地松难长，多节质坚，材任栋梁，通呼油松。盛夏节间汁即溢出。南方松仅供樵薪，易生白蚁。惟水中桩年久不腐。

松脂

【修治】《疮疡经验全书》卷九：炼松香法松香不拘，入净锅中煎熬，柳棍搅之，俟其烊化，将稻柴滤净查，俟冷结成块，取出任用。其砂石、木屑俱在柴中矣。麟之制法果确也。

【气味】味苦、甘，温，无毒。《履巉岩本草》卷中。苦、甘，性燥。《本草备要》卷三。味苦，微涩，性微寒。《滇南本草》卷中。

【主治】头疡白秃，疥瘙风气，安五藏，除热，胃中伏热，咽干消渴，及风痹死肌，炼之令白。其赤者主恶痹。久服轻身不老延年。《履巉岩本草》卷中。止茎中痛，止便浊。治膏淋疼痛不可忍者，磨水酒服之效。五淋俱可。《滇南本草》卷中。内而润心肺，强筋骨，除胃中伏热，疗消渴咽干，去癞风恶痹，止赤白崩漏；外而解毒生肌，排脓止痛。○肥五藏而润肌肤，治咳嗽而温肠胃。《夕庵读本草快编》卷五。

【发明】《续医说》卷四：戒服松脂。颜之推尝戒儿辈有曰：凡欲饵药，必须精审，不可轻妄。近有王爱州在邺曾服松脂不得其法，服之肠塞而死。为药所误者甚多，汝曹不可不深戒也。余尝见东坡《志林》备载服松脂法，称此方有牢牙、驻颜、乌须之功。惜坡翁未深考焉。《药性解》卷五：松香甘温之品，与脾部相宜，而肺者脾之子也，故两入之。伏热等症，悉属二经，乌得不治。子花节叶，主疗小异，亦亲上亲下之道也。《本草经疏》卷一二：松脂，感天之阳气而得乎地之火土之化者也。故其味苦而兼甘，其气则温，其性无毒。得阳气兼火土，则其性燥，燥则除湿散风寒。苦而燥则能杀虫。甘能除热，胃中伏热散则咽干消渴自止。痹者，风寒湿合而为病也。地之湿气，感则害人皮肉筋脉，此死肌之所由来也。湿热之邪散则血不瘀败，荣气通调而无壅滞，故主疽恶疮。

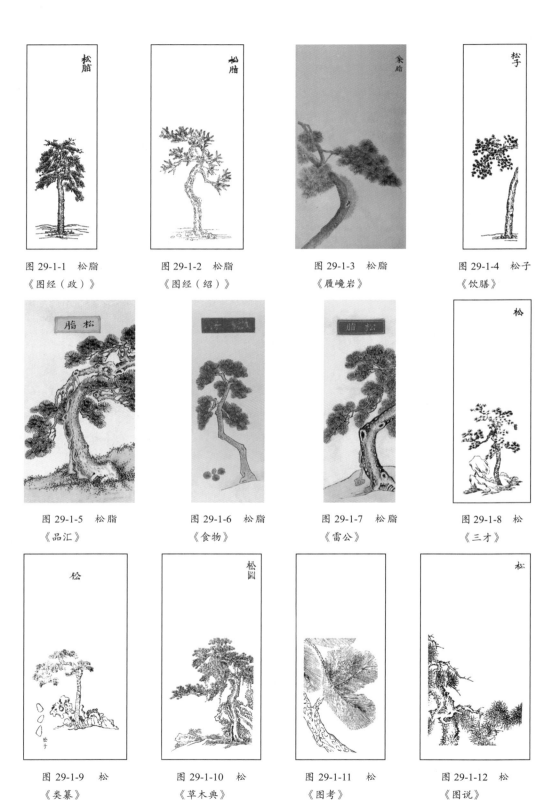

图 29-1-1　松脂
《图经（政）》

图 29-1-2　松脂
《图经（绍）》

图 29-1-3　松脂
《履巉岩》

图 29-1-4　松子
《饮膳》

图 29-1-5　松脂
《品汇》

图 29-1-6　松脂
《食物》

图 29-1-7　松脂
《雷公》

图 29-1-8　松
《三才》

图 29-1-9　松
《类纂》

图 29-1-10　松
《草木典》

图 29-1-11　松
《图考》

图 29-1-12　松
《图说》

荣和热散，则头疡白秃、疥瘙风气俱愈矣。热消则荣血和，风湿去则卫气安，脾胃健，五脏无病。可知湿去则身轻可必。久服不老延年，固可想见。《本草汇言》卷八：松脂拔毒消痈，吸脓，朱丹溪去腐肉之药也。苗天秀稿其气温燥，其质粘泥，于外科作散子敷涂，或和油炼成膏子，贴盖一切溃烂、败秽腐肉，能排脓血，为必用之物。故前古主痈疽恶疮，白秃瘙疥，虫牙鼠瘘。不过外应敷贴，功尽之矣。有言炼久色白如玉，服食能润心肺，轻身延年，此荒唐不稽之说，不可信从。如入疡科敷贴料中，可去脓拔毒。腐秽初作，或初溃者可用。如久溃疡，脓血已尽，气虚血寒，肉泛而不敛者，用此不惟不能生新肌，反增溃烂，延流皮肉，损人筋脉，不可胜言。用者当细审之。《本草述》卷二二：松禀真阳之质，凌冬不凋，故松脂之类，仙家炼真阳者用之也。之颐曰：松有脂，如人有血。《本经》主治首言痈疽恶疮，头疡白秃，疥瘙风气，此皆血中眚也，故用以疗之，此说亦近，然未能明其所以然也。丹溪曰：松脂属阳金，伏汞制砂。则松脂为真阳中之阴，犹之砂中汞，火中液也。人身肺阴降而入心，乃能生血者，正犹是也，此所以能疗血中眚。然唯出于真阳，故《本经》首举其在上在表者耳。粗工以燥言，而《别录》云除胃中伏热，咽干消渴。《日华子》又言除邪下气，润心肺，可以燥目之乎？其义谓何？盖如在人之肺阴，能使下降入心，是阳中化阴，则胃中自无伏热，伏热除而咽干消渴自无。阳中阴化，则上焦之邪除，而气自下，心肺自润矣。虽然，是乃理之所宜然耳，方书于胃热等证，未尝有用之者，岂其不中病耶？然有用之治历节风者，而松节亦用之，讵知其所用有殊，不可不审。松脂治血中之风，松节则纯乎真阳，乃治血中之湿，丹溪言之矣。血中之风，阳中之阴不足，血中之湿，阴中之阳不足也。然既燥湿矣，何以又云治风？盖血中之湿不化，则风生焉，是为阳虚之风也。《冯氏锦囊秘录·杂症痘疹药性主治合参》卷四：松脂感天太阳之气，得地火土之化。故味苦兼甘，气温，无毒。甘能解毒，苦能泄热，温能祛风除湿，所以外贴疮毒，长肉杀虫。内服逐诸风，主恶痹，安五脏，除伏热。总祛风散湿则有功。血虚有火所切忌。《本经逢原》卷三：松脂得风木坚劲之气，其津液流行皮干之中，积岁结成，芳香燥烈，允为方士辟谷延龄之上药。然必蒸炼始堪服食。《本经》所主诸病，皆取风燥以祛湿热之患耳。今生肌药中用之者，取其涩以敛之也。《本草求真》卷四：松脂祛风除湿，生肌杀虫。松脂专入肝脾。即属松木津液，流于皮干之中，经久结成，其液如脂，芳香燥结。内可祛风除湿去痹，外可贴疮长肉杀虫。缘人风湿内淫，则气血受阻，故疮疥痛肿、身重痹痛等症，靡不因是而生。得此苦辛以泄热，温以祛风除湿，则病悉愈。然必蒸炼得法，始堪服食。至云久服轻身延年，虽出经解，未可尽信，其亦过为称誉之意也乎！但火实有热者，忌服。

【附方】《本草汇言》卷八：治痈疽恶毒及背发。一切肿毒，已成脓溃、未破出头者，用炼过松脂四两，香油一两，熔化，用铜绿五钱研细末，和入，用薄油纸摊贴毒上，脓血尽出，俟脓将净，然后以丹粉膏贴之。《外科全书》。○治痈疽肿毒溃破，脓水淋漓，脓头不出。用炼过松脂一两，滴明乳香、真没药，俱放瓦上，焙出油各五钱，樟脑一钱，共为细末，掺入毒内，拔脓散毒。同前。○治小儿白秃疮。用炼过松脂、黄丹各五钱，轻粉三钱，共为细末，菜油调搽。

先用米泔汤洗净，搽药，一日一次。《简便方》。○治瘙痒疮疥。用炼过松脂五钱，大黄、莤芨各一两，樟脑、槟榔各五钱，共为极细末，用猪脂油一两，和研为丸，加水银八钱，再研，以水银散，不见点为度。每遇搔痒疥癣，以药丸疮上摩之，一二次愈。《鬼遗方》。○治虫蛀牙痛。用炼过松脂一两，菜油三钱，火上熬化，将冷凝，加入真蟾酥末五分，用箸搅匀，取米粒大，内入牙痛隙处，即止。《梅师方》。○治鼠瘘数眼穿破，内溃不收。用炼过松脂一两，菜油三钱，火熬化，加飞过黄丹五钱，用箸搅匀，取膏子捻成细条子，内入孔中，脓水拔出，渐干收口。用人参、黄耆、白术、当归各三钱，水煎服，日一剂。《圣惠方》。○治小儿头上软疖，频发不愈，俗名软头。用炼过松脂八两，铜绿二两，麻油三两，猪胆汁三个，先将松脂火上熔化，乃下油并胆汁熬匀，倾入水内，扯拔百遍，贮磁器内。遇此患，每用细布摊贴，不须再换。徐姐姐传。○治一切脓烂臁疮。用炼过松香四两，葱头二两，入臼内捣烂，加入生猪脂三两，共捣成膏。用油单纸摊夹纸贴，每日翻换，以米泔温洗。半月愈。朱氏家传。

松节

【修治】《药性粗评》卷二：凡用剉碎炒焦。

【气味】味苦，气温，性燥。《本草经疏》卷一二。

【主治】搜风舒筋，燥血中之湿。子益肺止嗽，补气养血，润肠止渴，温中搜风，润皮肤，肥五脏。阴虚多燥者，珍为神品。《宝命真诠》卷三。能主百节久风，风虚脚痹疼痛。《本草经疏》卷一二。

【发明】《药性粗评》卷二：松节骨伤之有用。松节松树硬节也。以紫黑色如铁硬者佳。《本草汇言》卷八：松节味苦，气温，无毒。方氏曰：松节，出大松树中，劈取，以赤黑如蜂者佳。松节陶弘景去骨节中风湿之药也。陈一斋稿《别录》方主一切风虚风气，臂膊酸麻，脚膝疼痛，宜酿酒饮之。此系松树之骨也，质坚气劲，久亦不朽，故去筋骨间风湿诸病。但气温性燥，如足膝筋骨，有风有湿，作疼作酸，痿弱无力者，用此立痊。倘情欲斲丧之人，阴虚髓乏，血燥有火者，宜斟酌用之。《本草备要》卷三：松节燥湿，去风。松之骨也，坚劲不凋，故取其苦温之性，以治骨节间之风湿。

【附方】《药性粗评》卷二：筋骨损伤。凡患手足软弱，及筋骨损伤者，以松节剉炒焦，浸酒服之，日三四次，不间为佳。

松叶

【气味】味苦，温，无毒。《宝庆本草折衷》卷一二。

【主治】主风湿疮，生毛发，灸罨冻疮。《宝庆本草折衷》卷一二。安五脏，守中，不饥，延年。《本草经疏》卷一二。

【发明】《本草汇言》卷八：松毛去风湿，朱丹溪疗癣癞恶疾之药也。王嘉士稿大氏方云：松毛，性燥，质利，炒黑善去风湿，顽癣湿烂，浸渍不干，并敷冬月冻疮。生取捣烂作丸，能治大风癞疾，或历节风痛，或脚气痿痹，或头风头痛等证。以上数病，凡关风湿致患者相宜，倘因血虚风燥致病者，禁用之。

【附方】《本草汇言》卷八：治风湿顽癣。用松毛炒黑一两，和轻粉、樟脑各三钱，湿则干掺，燥则用油调搽。如痒极者，以米醋调敷，并治冻疮。如湿烂者，干肿者，作痒者，悉依顽癣同法。《外科宗印》。○治大风癞疮。用松毛，取生新者捣烂，焙燥，每用松毛二两，枸杞子二两，浸酒饮，时时服，不得大醉，久服效。并治历节风痛，脚弱痿痹。同前。○治头风头痛。用生鲜松毛四两，捣烂，焙燥，浸酒，时时饮之，其渣取出贴顶门，用布裹头，三日乃愈。《方脉正宗》。

松花

【主治】治产后壮热，头痛颊赤、口干唇焦、多烦燥渴、昏闷不爽。《本草衍义》卷一三。

【发明】《本草汇言》卷八：松花：轻清凉滑，疗久痢，解酒毒，吴瑞《本草》清血热之药也。王明源稿土人及时拂取，和白米、芡实、白糖调匀，即为糕饼。作茶馔食之，大能养胃，清郁热。越东风俗，以此款宾，历、启间所时尚也。《本草经解要》卷三：松花气温，禀天春和之木气，入足厥阴肝经。味甘无毒，得地中正之土味，入足太阴脾经。气味俱升，阳也。其主润心肺者，饮食入胃，脾气散精，输于心肺。松花味甘益脾，气温能行，脾为胃行其津液，输于心肺，所以润心肺也。益气者，气温益肝之阳气，味甘益脾之阴气也。风气通肝，气温散肝，所以除风。脾统血，味甘和脾，所以止血也。可酿酒者，清香芳烈，宜于酒也。制方：松花同山药、白芍、甘草、茯苓，治泄泻。同红曲、山药、北味、肉苁蓉、白芍、杜仲，治肾泄。专浸酒，治头旋脑肿。《调疾饮食辩》卷四：取花上黄粉点茶，别是一般风味。但不能停久，和白糖作饼，稍可久留。性能润肺。酿酒服可疏风。取初抽嫩心，状如鼠尾者，捣碎浸酒服，治风眩头运，肿痹，皮肤急。出《元和纪用经》。

【附方】《本草汇言》卷八：治痘疮痒塌，破损血出，或皮裂浆流。用松花掺之，即干。《婴儿医镜》。○治久痢不止，延及数月，缠绵不净。用松花，每服三钱，食前米汤调下。《方脉正宗》。○治好饮之人，酒毒发作。头痛目眩，或咽喉闭闷，或下利清水，日数十行，形神委顿，庸工误作阴寒自肾，妄用温燥热药者，多有之。用松花一两焙，陈皮五钱，川黄连三钱，甘草二钱，俱微炒，磨为末，与松花和匀。每早晚各服二钱，白汤调服。二日即愈。韦谷溪手集。○治吐血胸中气塞，吐出血紫黑色成块者，是瘀血也。用松花、茜草根、桃仁、大黄、枳壳各一钱。○治吐血遇劳即作者，是劳伤动血也。用松花、人参、白术、白芍药、麦门冬、生地黄各一钱。○治衄血不止，出于肺也。用松花、茜草根、黑山栀、黄芩、桔梗、甘草、玄参、生地黄、桑皮各一钱，藕一两。○治咳血不止，出于肺也。用松花、川贝母、生地黄、桑皮、款冬花、天麦二冬各一钱五分，甘草一钱。○治咯血不止，出于肾也，咯出血屑。用松花、生熟二地、天麦二冬、阿胶各二钱，紫菀、知母、黄柏各一钱。○治唾血不止，出于胃也，鲜血随唾而出者。用松花、茜草根、茯苓、川贝母、天麦二冬、杜仲、生地黄、柿饼各二钱，甘草七分，炮姜灰八分。○治溺血不止，心移热于小肠也。用松花、生地黄、黄芩、黄柏、黑山栀、知母、木通、甘草、天门冬、川黄连、扁蓄、茯苓、灯心各二钱。○治便血不止，大肠出血，藏府蕴积湿热也。用松花、茜草根、侧柏叶炒、槐角、地榆、阿胶、当归、生地各二钱，黄柏、白芍药、苍术、黑山栀、川芎各一钱。此方不问粪前粪后，并肠风下血，并皆治之。

松子

【气味】味甘，气温，性和而无毒。《本草经疏》卷一二。

【主治】骨节风，头眩，去死肌，变白，散水气，润五脏，不饥。○逐风痹寒气，虚羸少气，补不足，润皮肤，肥五脏。《本草原始》卷七。

【发明】《本草汇言》卷八：松实李珣补精髓血气之药也。伍少山稿陈氏方主风痹寒气，虚羸少气，诸不足证。《经》云精不足者，补之以味，甘能益血是已；形不足者，温之以气，温能和气是已。服饵却疾延年，除五劳七伤，惟此足以当之。然亦久服，乃可责其效耳。《玉楸药解》卷二：松子仁味甘、辛，气平。入手太阴肺、手阳明大肠、手少阴心、足厥阴肝经。润燥清风，除湿开痹。松子仁与柏子仁相同，收涩不及，而滋润过之。润肺止咳，滑肠通秘，开关通痹，泽肤荣毛，亦佳善之品。研揩须发，最生光泽。松子大如豆粒，光头三角，出云南、辽东，中原无此。《罗氏会约医镜》卷一七：子味甘气温，性和无毒。补少气虚弱，兼驱风痹，补精味甘补形气温。久服轻身延年，惟此足以当之。《本草汇言》卷八：东坡居士方治风痹寒气，虚羸少气，及五藏劳伤，咳嗽吐痰，骨蒸盗汗，心神恍惚，饮食不甘，遗精滑泄等证。用松实仁八两，麦门冬不去心一斤，金樱子、枸杞子各八两，熬膏，少加炼蜜收。每早晚白汤调服十余茶匙。

松皮

【主治】治血，一切虚怯劳瘵，妇女血枯血闭诸症，服之有效。《本草纲目拾遗》卷六。

【发明】《神农本草经百种录》：松之精气在皮，故其脂皆生于皮。其质黏腻似湿，而性极燥，故凡湿热之在皮肤者，皆能治之。○凡痈疽疮疥之疾，皆皮肤湿火所郁，必腐肉伤皮，流脓结痂而后愈。松之皮，日易月新，脂从皮出，全无伤损，感其气者，即成脓脱痂而愈。义取其象之肖也。《本草纲目拾遗》卷六：松皮膏色如琥珀，出西域伊犁等处。《西域闻见录》：乌鲁木齐乾隆四十年改为迪化州，其土人取松皮为膏，谓之松树膏药。陈海曙家有此膏，自西域带来，黑如漆，上盖松皮一块，云其松皮厚者二三尺，即此皮所熬。曾以治劳嗽，十日病减，又十日而病瘥，又十日而生肌，渐复如旧，每服三钱，空心白水调下，服一月，无不愈者。《槐西杂志》：田耕野官凉州镇时，携回万年松一片，性温而活血，煎之色如琥珀，妇女血枯血闭诸症，服之多验，亲串家递相乞取，久而遂尽。后予至西域，乃见其树，直古松之皮，非别一种也。土人煮以代茶，亦微有香气。其最大者，根在千仞深涧底，枝干直出山脊，尚高二三十丈，皮厚者二尺有余，奴子吴玉保尝取其一片为床，意直盘古时物，万年之名，殆不虚矣。

松油

【主治】治疥疮久远不愈，百药不效。以此油新浴后擦之，或加白矾末少许和擦，更妙。《本草纲目拾遗》卷六。

【发明】《本草纲目拾遗》卷六：松油，其取油法：以有油老松柴截二三寸长，劈如灯心粗，用麻线扎把，如茶杯口大，再用水盆一个，内盛水半盆，以碗一只坐于水盆内，用席一块盖于碗上，中挖一孔如钱大，再以扎好松把，直竖放于席孔中间，以火点着，少时，再以炉灰周围上下盖紧，勿令走烟，如走烟，其油则无，候温养一二时，其油尽滴碗内，去灰席，取出听用。一名沥油。

水松 《本草纲目》

【集解】《植物名实图考》卷三一：水松附产粤东下关，种植水边，株多排种，水浸易长，叶碧花小，如柏叶状，树高数丈，叶清甜可食，子甚香美。按《南方草木状》，水松叶如桧而细长，出南海。土产众香，而此木不大香，故彼人无佩服者。岭北人极爱之，然其香殊胜在南方时。植物无情者也，不香于彼而香于此者，岂屈于不知己而伸于知己者欤？物理之难穷如此，盖即此松！又《南越笔记》，水松者，也，喜生水旁。其干也得杉十之六，其枝叶得松十之四，故一名水杉，言其枝叶则曰水松也。东粤之松，以山松为牡，水松为牝，水松性宜水。盖松喜干，故生于山，桧喜湿，故生于水。水松，桧之属也，故宜水。广中凡平堤曲岸，皆列植以为观美。岁久苍皮玉骨，礴砢而多瘿节，高者坒骈，低者盖漫。其根渍水辄生须鬣，袅娜下垂，叶清甜可食，子甚香。

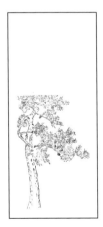

图 29-2-1 水松
《图考》

【气味】性寒，味苦。《生草药性备要》卷上。苦，温。《本草求原》卷八。

【主治】与山松须同治周身骨痛，擂粉煎饼服之，酒送下。又能止痒杀螆。《生草药性备要》卷上。去风湿，治周身骨痛，同米粉煎饼酒送。皮洗，杀瘶、止痒。《本草求原》卷八。

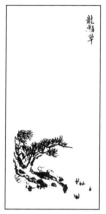
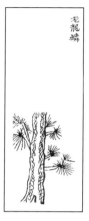

图 29-3-1　龙鳞草
《滇南图》

图 29-3-2　老龙鳞
《便方》

龙鳞草《滇南本草图说》

【集解】《滇南本草图说》卷六：龙鳞草生松树上，贴皮上，似鳞甲。味苦，无毒。此草有二种，一有枝苗，此无枝苗。

【气味】味苦，无毒。《滇南本草图说》卷六。性温。《医方药性·草药便览》。

【主治】去痢后住。《医方药性·草药便览》。童劳虚疟，退热除烦。妇人崩漏血积，煎服最良。《滇南本草图说》卷六。

山松须《生草药性备要》

【气味】味苦，性温，无毒。《生草药性备要》卷上。

【主治】能杀、干水、止痒、埋口、洗痔疮、治疥。《生草药性备要》卷上。

【附方】《生草药性备要》卷上：治跌打肿痛。擂酒服；其渣，加蛤仔一只，捣敷患处。其松节浸酒，能祛风。

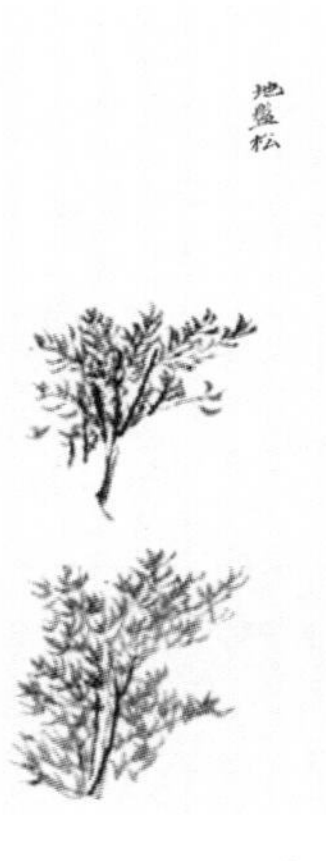

地盘松球《滇南本草图说》

图 29-5-1　地盘松《滇南图》

【集解】《滇南本草图说》卷三：形生小枝，似松，上结松球。

【气味】气味酸辛平。《滇南本草图说》卷三。性温，味苦。《校补滇南本草》卷下。

【主治】消膀胱肾气偏肿，服之最奇。能升阳消气，采子敷疮亦效。《滇南本草图说》卷三。

【附方】《校补滇南本草》卷下：治疝气偏坠。即觅小青松盘地生者，上结小球，有钮子大，取绿嫩者，不拘多少，愈多则愈美，水煨，点水酒服，连球更好。

杉《别录》

【集解】《药性粗评》卷二：杉材即油杉树也。《尔雅》谓之柀黏。其树劲直，高□□仞，叶扁如刺，附枝而生，隆冬不衰，亦无花实□南山谷处处有之。古人作棺椁与舟楫、栋梁，惟此最重，以其性耐水土，坚远难坏也。采用以老成者有力。余说《本草》不载。《野菜博录》卷三：杉木一名杉材，一名杉菌。生深谷中。树颇高大劲直，叶附枝生若刺，叶似刺柏叶，又似榧树叶。《植物名实图考》卷三三：杉，《别录》中品。《尔雅》：柀，黏。疏：俗作杉，结实如枫松球而小，色绿有油。杉可入药。胡杉性辛，不宜作楪，又沙木亦其类，有赤心者。《本草拾遗》谓之丹桎木。

杉材

【气味】味辛、温、无毒。《绍兴本草》卷一四。

【主治】主疗漆疮，取节作屑，水煮汁，浸洗脚气肿满殊效。煎木屑服之，疗心腹胀痛，去恶气。《本草集要》卷四。

【发明】《本草经疏》卷一四：杉材得阳气而兼金化，本经气微温，无毒。《日华子》加辛。气味芬芳，可升可降，阳也。入足阳明经。本经主疗漆疮，及苏恭疗脚气肿满者，皆从外治，取其芬芳能解漆气之秽恶，辛温能散湿毒之冲逆也。苏恭又云：服之治心腹胀痛，去恶气。《日华子》云：治霍乱上气。无非假其下气散邪，辛温开发之功耳。木皮：主金疮血出及汤火伤灼，取老树皮烧存性，研傅之。或入鸡子清调敷，一二日愈，香油亦可。《本草汇言》卷八：杉木去恶气，消胀气，苏恭下脚气之药也。桂谷山稿《别录》方煮汤外洗，治风湿毒疮，肿满脚气。又大氏方煎汁内服，治奔豚上气，心腹冲胀等疾。取辛温直达，开发升窜之性。若毒疮，若脚气，若胀满，若奔豚，四者皆属五气壅逆，不升不降之故。此药气味芬芳，能下逆气，散毒邪，有开达内出之功。大能发扬火郁，疏申肝令，独擅其长者矣。奈世人舍近求远，深可慨也。《冯氏锦囊秘录·杂症痘疹药性主治合参》卷四：杉材得阳气而兼金化，故味辛，气温，无毒。辛温开发之性，故能下气以除心腹胀满，脚气冲逆诸痛，其气芬芳，能解漆毒之秽恶也。《医林纂要探源》卷三：补肝祛风，行水去湿。用皮。杉性直上直下，色赤，得相火上行之气。然内而不表，其皮固也。宽中利气，其理疏通也。治心腹胀满，及脚气肿痛，洗毒疮。《本草纲目拾遗》卷六：杉木油，《经验广集》有取杉木油法：用纸糊碗面，以杉木屑堆碗上，取炭火放屑顶烧着，少时火将近纸，即用铁筋抹去，烧数次，开碗看，即有油汁在碗内。治一切顽癣，先用穿山甲刮破，用羊毛软笔蘸油涂上，甚加疼痛，停半日再涂，癣自结痂而愈。如已破者，不必刮。癣药极多，都不及此，真神方也。

【附方】《药性粗评》卷二：脚气。凡患脚气肿痛者，取杉木片，煎水浸洗，愈。漆疮。亦取杉片煎水洗之。手足折伤。以杉皮夹之，久当复旧。

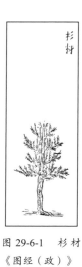

图 29-6-1 杉材
《图经（政）》

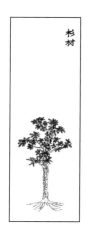

图 29-6-2 杉材
《图经（绍）》

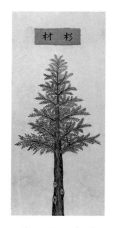

图 29-6-3 杉材
《品汇》

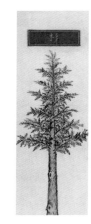

图 29-6-4 杉
《雷公》

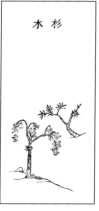

图 29-6-5 杉木
《三才》

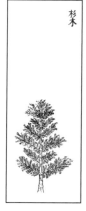

图 29-6-6 杉木
《博录》

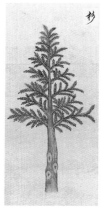

图 29-6-7 杉
《图谱》

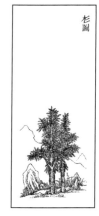

图 29-6-8 杉
《草木典》

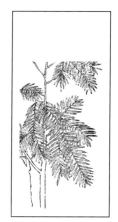

图 29-6-9 杉
《图考》-1

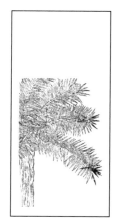

图 29-6-10 杉
《图考》-2

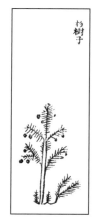

图 29-6-11 杉树子
《便方》

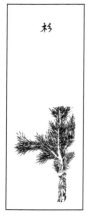

图 29-6-12 杉
《图说》

《本草汇言》卷八：治平人无故腹胀，卒然成蛊，此时行恶毒之气也。用真杉木片四两，和真紫苏叶三两，煎汤饮之。苏氏方。○治脚气肿满。用真杉木片二两，牛膝、木瓜、槟榔各一两，煮汤淋洗，三四次愈。同前。○治遍身风湿毒疮，或痒或痛，或干或湿。用真杉木片八两，煎汤浸洗，自消。《大氏本草》。○治奔豚瘕疝冲筑，胀闷疼痛。用真杉木片二两，吴茱萸、青皮、小茴香、橘核各八钱，干姜五钱，煎汁饮。《圣惠方》。○治转筋霍乱脚气。用真杉木片二两，香薷、木瓜各一两，煎汤温饮。《方脉正宗》。

柏《本经》

【集解】《救荒本草》卷下之前：柏树，《本草》有柏实。生太山山谷及陕州、宜州，其干州者最佳。密州侧柏叶尤佳。今处处有之。《药性粗评》卷一：柏之高者，不下数仞，凌霜愈茂，《衍义》谓其得木之正气者是也。三月开花，九月结实作壳，熟时壳裂子出，如小麦大。南北原野处处有之，以川陕、干密等州为胜。《药性粗评》卷二：柏叶已见前柏子仁条下。有一种侧生者，另有入药之功，其叶与常柏稍异。生川、陕、干、密等州山谷，今河北、江东近道亦有之。《植物名实图考》卷三三：有圆柏、侧柏。圆柏即栝，有赤心者俗名血柏。

柏实

【修治】《药性粗评》卷一：采获去取，米蒸过，暴干，春熟簸净收贮，用时微炒。

【气味】味甘，平，无毒。《图经本草药性总论》卷下。味甘、辛，平，无毒。《宝庆本草折衷》卷一二。

【主治】主惊悸，百邪鬼魅。润皮肤，益寿轻身。安五脏，益气，兴阳道。

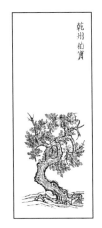

图 29-7-1　乾州柏实《图经（政）》

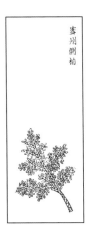

图 29-7-2　密州侧柏《图经（政）》

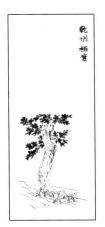

图 29-7-3　乾州柏实《图经（绍）》

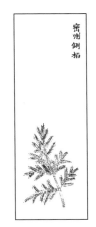

图 29-7-4　密州侧柏《图经（绍）》

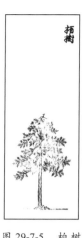

图 29-7-5 柏树
《救荒》

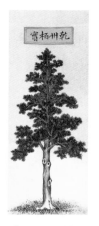

图 29-7-6 乾州
柏实《品汇》

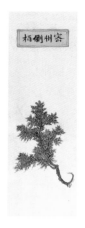

图 29-7-7 密州
侧柏《品汇》

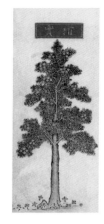

图 29-7-8 柏实
《雷公》

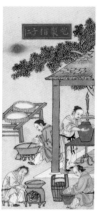

图 29-7-9 炮制柏
子仁《雷公》

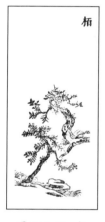

图 29-7-10 柏
《三才》

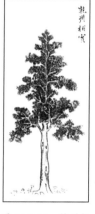

图 29-7-11 乾州柏
实《草木状》

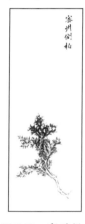

图 29-7-12 密州侧
柏《草木状》

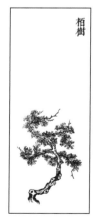

图 29-7-13 柏树
《博录》

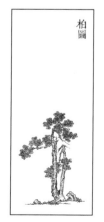

图 29-7-14 柏
《草木典》

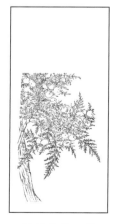

图 29-7-15 柏
《图考》

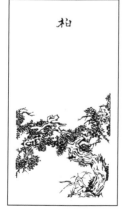

图 29-7-16 柏
《图说》

除风治历节，腰中重痛。逐膀胱宿水冷脓，疗恍惚虚损吸吸。美颜色，耳目聪明。润老人虚秘，医小子惊痫。益血止汗，耐暑不饥。《本草元命苞》卷六。

【发明】《本草发明》卷四：柏子仁，润肾之药也。○生大山及屋边生者为宜，忌生冢上者。去壳取仁，先以醇酒浸，曝干，次取黄精汁和煮，把箸子连搅汁尽方休，研细成霜，入药剂方妙。《芷园臆草题药》：实、叶与枝，用有精粗之别。实则气全，内含章美，故专入五藏。叶如人身脉络，则凡脉不坚固而溃，营血不摄，溢而为崩衄，合坚其脉者宜之。枝则气倍于叶而入肢节，干则气烈于枝，而治全身矣。《圣惠》以实治惊痫症、大便青白色者，盖肝木受制，怒而乘其所胜，故青白之色见于便，惊从藏发，故当用实。有以叶治忧恚呕血者，忧而恚，政金之情，胜木之情，所致呕伤血脉，则叶为恰好矣。《本草经疏》卷一二：柏感秋令得金气，其质坚而气极芬芳，故其实味甘平无毒。甄权加辛，亦应有之。入足厥阴、少阴，亦入手少阴经。其主惊悸者，心藏神，肾藏精与志，心肾两虚则病惊悸。入心故养神，入肾故定志，神志得所养而宁定，则其证自除矣。芬芳则脾胃所喜，润泽则肝肾所宜，故能安五脏，五脏皆安则气自益矣。心主五色，耳为肾窍，目为肝窍，加以久服气专，其力自倍，岂不令人润泽美色，耳目聪明，不饥不老，轻身延年哉？惟除风湿痹之功，非润药所能，当是叶之能事耳。《别录》疗恍惚，即惊悸之渐也。虚损吸吸，精气微也，历节腰中重痛，肝肾不足也。汗乃心液，心主血，益阴血则诸证悉瘥矣。《本草汇言》卷八：柏子仁润燥补髓，养心神，李东垣定惊悸之药也。御医米振斯此药气极芬芳，则脾胃所喜。质极润泽，则肝肾所宜。故前古谓赡养五脏，主惊悸，定心神，悦颜色，聪耳目，为延年却病之上剂也。但体质多油，肠滑作泻者勿服，膈间多痰者勿服，肠道妄举、肾家有热者勿服。已油者，能令哕肺，勿入药用。《医宗必读·本草征要》下：柏子多油而滑，作泻者勿服，多痰者亦忌，有油透者勿入药。《药品化义》卷四：柏为百木之长，得阴气最厚，其子生于树杪，含蓄精粹，取香气透心，体润滋血，同茯神枣仁生地麦冬为浊中清品，主治心神虚怯，惊悸怔忡，颜色憔悴，肌肤燥痒，皆养心血之功也。又取气味俱浓，浊中归肾，同熟地龟板枸杞牛膝为封填骨髓，主治肾阴亏损，腰背重痛，足膝软弱，阴虚盗汗，皆滋肾燥之力也。味甘亦能缓肝，补肝胆之不足，极其稳当。但性平力缓，宜多用之为妙。拣去壳，用入丸，以温火隔纸微焙，碾去油为末。若油黑者勿用。《本草述》卷二二：此味是其主治，类在肝气矣。至如虚劳之磁石丸，遗精之既济固真丹，及百补交精丸，浊证之地黄丸，多同于诸阳之队，而与血剂为群者殊少也。又岂专为益血地乎？统而参之，母亦取其肝得合于肺，肺得合于心，以为化血化气化精，从后天以培先天者，此味适具有化原，故宜补阳之虚者，以此味为育阴之始，宜补阴之虚者，以此味为化阳之资。益血益气之义，如此洗发乃明。时珍止以安魂定魄，益智宁神为说，其肤浅去此千里。如疗虚劳，吐血，痿痹，便秘，盗汗等证，皆当以此义参之，不得漫然谓其益血，而与血剂概视也，则庶几矣。《本草汇》卷一五：柏子仁，肝经气分药也。性滋润，能降妄动邪火于脉涩之乡。甘而补，辛而润，清香能透心肾，益脾胃，凉血补气，仙家上品药也。多油而滑，作泻者、多痰者俱忌。《本草新编》

卷四：柏实柏叶味甘、辛，气平，无毒。入心、肝、肾、膀胱四经。聪耳目，却风寒湿痹，止疼，益气血，去恍惚虚损，敛汗。治肾冷、腰冷、膀胱冷。尤能润燥，腰肾身体颜面燥涩者，皆治之。兴阳道，杀百虫，止惊怪，安五脏，头风眩痛。亦可煎调，久服不饥，增寿耐老，此药最佳，乃延生之妙品也。但必须去油用之，否则过润，反动大便。尤宜与补心、肾之药同用，则功用尤神。柏叶苦涩，只能敛肺，遏吐血、衄血，亦生须发。但非补阳要药，不可与柏子仁同类而并称也。《**冯氏锦囊秘录·杂症痘疹药性主治合参**》卷四：柏感秋令最深，得金气独厚，固凌冬不凋。其质坚而气极芬芳，故其实味甘、平、无毒。入足厥阴、少阴，亦入手少阴经。专治心肾两虚。且芬芳则脾胃所喜，润泽则肝肾俱宜。五脏皆安，气血自益，湿痹除而颜色美，自可轻身延年矣。《**本草经解要**》卷三：柏仁气平，禀天秋平之金气，入手太阴肺经。味甘无毒，得地中正之土味，入足太阴脾经。以其仁也，兼入手少阴心经。气升味和，阳也。心者，神之舍也。心神不宁，则病惊悸。柏仁入心，惊者平之。气平，平惊悸也。益气者，气平益肺气，味甘益脾气，滋润益心气也。治风先治血，血行风自灭。柏仁味甘益脾血，血行风息而脾健运，湿亦下逐矣。盖太阴乃湿土之经也。五藏，藏阴者也，脾为阴气之原，心为生血之藏，肺为津液之府。柏仁平甘益阴，阴足则五藏皆安矣。久服甘平益血，令面光华。心为君主，主明则十二官皆安，耳目聪明矣。味甘益脾，不饥不老。气平益肺，轻身延年也。《**神农本草经读**》卷二：柏得天地坚刚之性以生，不与物变迁，经冬弥翠，故能宁心神，敛心气，而不为邪风游火所侵克也。人之生理谓之仁，仁藏于心。物之生机在于实，故实亦谓之仁。凡草木之仁，皆能养心气，以类相应也。《**调疾饮食辨**》卷一：柏性有三异：凡木向阳而柏向阴，一也；凡气香者必入气分，柏香而反入血，二也；凡味辛者性必热，柏辛而反凉，三也。性极坚贞，故能耐久。吾饶城北，一株大可五六人合抱，高六七丈，团团如盖，故老言乃元、明以前物。考杜工部《古柏行》，所谓孔明庙前有老柏，柯如青铜根如石；霜皮溜雨四十围，黛色参天二千尺，则元、明以前之说不诬也。入药治病，大率皆凉血之效，而气香味辛得天地之正性，故又能治诸风、诸痹。煎汁代茶，久服必无上文所列诸病。即虚劳吐血、痔漏肠风二症，有父子、祖孙相传，世世不绝者，服此不辍，必断其根。且能使筋骨壮健，耳目聪明，令人高登上寿，至老不衰。其木虽难长，有子可种，山场宽广之家，虽欲植千万株，可唾手而办。惜皆为茶叶所误，举世无一人用之也。其子之性尤佳。用须自采，肆中难得真者。○凡心虚、血虚而燥者，用以代茶，比叶尤妙。《**本草思辨录**》卷三：柏为百木之长，叶独西指，是为金木相媾。仁则色黄白，而味辛甘，气清香，有脂而燥，虽润不腻。故肝得之而风虚能去，脾得之而湿痹能通，肺得之而大肠虚秘能已。竹皮大丸喘加柏实者，肺病亦肝病也。盖妇人乳中烦呕，是肝气之逆，逆则不下归肾，而上冲肺。柏实得西指之气，能降肺以辑肝，喘宁有不止。此与他喘证不同，故用药亦异也。

【**附方**】《**本草汇言**》卷八：治心神虚怯，肾髓衰乏，惊悸怔忡，志意恍惚，或睡卧不宁，或虚烦懊憹等证。用柏子仁二两研，人参、茯苓、当归、川芎、半夏、远志、枣仁、白术俱炒，各一两二钱，川黄连酒炒五钱，共为末，炼蜜丸，梧桐子大。每早晚各服三钱，白汤下。西医方执中方。

《药性粗评》卷一：小儿惊痫，腹满。柏子仁为细末，水调下二钱。凡躽啼不乳食，大便青白色者，皆可服之。

柏叶

【修治】《医学统旨》卷八：凡用取新鲜偏叶者，清水洗净，捣汁用。《药性粗评》卷一：四时各依方向取之。如春取东，夏取南之类。或谓当年新抽者更佳。阴干，可当茶饮。

【气味】味辛、微酸、苦。《滇南本草》卷中。气微温，味苦、涩，无毒。《医学统旨》卷八。味苦，性微温，无毒。《药性粗评》卷一。

【主治】治吐血、衄血、血痢，崩中赤白，尿血，湿痹，益气，此补阴之要药。性多燥，久服之大益脾土，以滋其肺；炙罨冻疮。《医学统旨》卷八。去风湿，耐寒暑，益气轻身。味苦，多食亦能倒胃，煮时入姜少许。《药性粗评》卷一。

【发明】《药品化义》卷二：侧柏叶属阴有金，体润，色青翠，气清香，味苦涩，性凉，能降，力敛血，性气轻清而味浓，入肝心脾肺四经。侧柏叶味苦滋阴，带涩敛血，专清上部逆血。凡吐血衄血咳血唾血诸症，功高犀角，取其色长青，凌冬不凋，长生之物。主养肝胆，胆气清则能上升，余脏从之宣化。其气清香味涩，大能敛心，心宁则神安而生血。其体润性凉，亦能滋肺，肺清则脏和而生气。又得阴气最厚，如遗精白浊，尿管涩痛，属阴脱者，同牛膝治之甚效。柏有数种，取侧叶者佳，故名侧柏。作丸散，阴干用。炒燥为末，每服二钱，汤调下，治痔疮最妙。《本草汇》卷一五：柏叶属阴与金，临冬不凋，禀坚凝贞干之质，性善守，能清肃妄行逆血于脉滑数之病，补阴之要药也。其性多燥，久服大益脾土，以滋其肺，极有止血之功，而无壅滞之害。然多服恐太燥，适中为当。血家不宜多服。采之须得节气，春采东，夏采南，秋采西，冬采北。生肌去湿，是其独步。《本经逢原》卷三：柏叶性寒而燥，大能伐胃。虽有止衄之功，而无阳生之力，故亡血虚家不宜擅服。然配合之力，功过悬殊。如《金匮》柏叶汤，同姜、艾治吐血不止，当无此虑矣。若《济急方》同黄连治小便血，《圣济总录》同芍药治月水不断，纵藉酒之辛温，以行苦寒之势。但酒力易过，苦寒长留，每致减食作泻，瘀积不散，是岂柏叶之过欤。《药性通考》卷六：侧柏叶味苦，涩，气温，微寒。养阴滋肺而燥土，最清血分，为补阴要药。止吐衄崩淋，肠风尿血痢血，一切血症。去冷风湿痹，历节痛。涂汤火伤，生肌，杀虫，冻疮。汁，乌髭发。或炒或生用佳。牡蛎为使，恶菊花，宜酒。万木皆属阳，柏独西，枝受金之正气，坚茎不凋，多寿之木，故元旦饮椒柏酒以辟邪。《本草求原》卷七：侧柏叶叶扁而侧生，故名。木皆向阳，柏独西指。味苦，入心。涩，入肝。气微寒，入肾。是木媾于金，使肺阴入心，降火以归水，故能清金平木，为肝火凌肺以致上下失血之要药。血原于水，成于火，火上而不下，则金受刑，而肝阳独升，血乃病。

火宅于水者，金收之用也。但性寒而燥，必配热药而血乃行。

【附方】《本草汇言》卷八：治吐血、衄血血不止，或血崩、血淋诸血热证。用新鲜侧柏叶五钱，白芍药、怀生地、真阿胶各三钱，甘草八分。水煎服。方氏《本草切要》。○治历节风痛。痛如虎咬，走注周身，不能转动，动即痛极，昼夜不宁。用侧柏叶五钱，木通、当归、红花、羌活、防风各二钱。水煎服。同前。

脂

【主治】同松脂研，涂身面疣目。姚氏《食物本草》卷二〇。同松脂研，涂面目肿。《医经允中》卷一七。

【附方】《本草纲目拾遗》卷六：杀壁虱。凡人家床、凡板壁患此者，以油滴缝内，其虱尽死。又搽秃疮。治癣。真柏油四两，黄蜡一两，雄猪胆一个，斑蝥三钱，川椒去目并闭口者三钱。先将斑蝥、川椒二味研末听用；次将生柏油入砂锅内熬极熟，似有生烟之状，然后将蜡入油内镕化；再将猪胆汁倾入，即离火，将斑蝥、川椒二味末子拌入，用竹节急急搅匀，将药放在滚水盆上，浸三日，去火毒，然后入瓷罐内，封固听用。《集验良方》。治诸般癣，多年近日痛毒。生柏油一瓶，涂患处，后用年老枯桑柴火熏烤，内有毒虫即死，待好即止，如一次倘不瘥，再熏即愈。又癣方：真柏油调轻粉涂上，起泡，泡消即愈。《经验广集》。治狗癣疹。用柏油不拘多少，铁杓内熬，次下鹁鸽粪、鸡粪同和，加香油少许擦之。《同寿录》。治头面耳上黄水疮。真柏油、真香油各二两，同熬成膏，搽上如神。《活人书》。赤游丹。蜒蚰十条，土蛛窠五六个，出草屋老壁内，柏油，旧漆器上刮下漆少许，共捣，以柏油调搽患处，立愈。《医林集秘》。

柏白皮

【气味】无毒。《药性粗评》卷一。

【主治】火灼烂疮。《药性粗评》卷一。

柏枝节

【主治】大人脚气骨风。柏枝节浓煮水，照常法以酿酒，每日随量任意，略温饮之。《药性粗评》卷一。

柏瘿

【主治】治胃痛。《本草纲目拾遗》卷六。

【发明】《本草纲目拾遗》卷六：柏瘿，《百草镜》：老树生此，其状如瘤，柏性西指，乃禀西方兑金之气，故能平胃土而治胃痛，亦取其气相摄服耳。

麟尾柏《本草求原》

【集解】《本草求原》卷五：麟尾柏盘生石上，茎短而赤，叶如麟之尾盘旋。

【主治】能转真气，以解中药蛊百毒。《本草求原》卷五。

罗汉松《本草纲目拾遗》

【集解】《本草纲目拾遗》卷六：《物理小识》：罗汉松阔瓣厚叶，树老结实，长四五分，底平上锐，色紫黑，干之可入药，《本草纲目》所未载也。永宁僧云：罗汉松叶长者名长青，能结实，叶短者名短青，不结实，其结实俨如佛，大者如鸡子，小者如豆，味甘可食。《植物名实图考》卷三七：罗汉松繁叶长润，如竹而团，多植盆玩，实如罗汉形，故名。或云实可食，又有以为即竹柏者。考《益部方物记》，竹柏叶繁长而箨似竹。如以箨为落叶则甚肖，若以为笋箨则绝不类。存以俟考。滇南罗汉松，实大如拇指，绿首绛跗，形状端好。跗嫩味甜，钉盘尤雅。

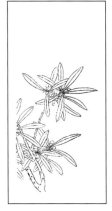

图 29-9-1　罗汉松《图考》

实

【主治】治心胃痛，大补元气。《本草纲目拾遗》卷六。食之能益心气，盖与松柏子同功。《植物名实图考》卷三七。

皮

【主治】治一切血，杀虫瘴癣。合芦荟、香油调搽。《本草纲目拾遗》卷六。

桂《别录》

【集解】《南方草木状》卷中：桂出合浦，生必以高山之巅，冬夏常青，其类自为林，间无杂树。交趾置桂园。桂有三种，叶如柏叶，皮赤者，为丹桂；叶似柿叶者，为菌桂；其叶似枇杷叶者，为牡桂。《本草纲目拾遗》卷六：肉桂油，《百草镜》：粤澳洋舶带来，色紫香烈，如肉桂气。或云肉桂脂也，或云桂子所榨，未知孰是。性热气猛，入心脾，功同肉桂。《檐曝杂记》卷三：肉桂以安南出者为上，安南又以清化镇出者为上。粤西浔州之桂，皆民间所种，非山中自生者，故不及也。然清化桂今已不可得。闻其国有禁，欲入山采桂者，必先纳银五百两，然后给票听入。既入，惟恐不得偿所费，遇桂虽如指大者，亦砍伐不遗，故无复遗种矣。安南入贡之年，内地人多向买。安南人先向浔州买归，炙而曲之，使作交桂状，不知者辄为所愚。其实浔桂亦自可用，但须年久而大合抱者，视其附皮之肉松若有沙便佳。然必新砍者乃润而有油，枯则无用也。

《植物名实图考》卷三三： 菌桂，《本经》上品。牡桂，《本经》上品。《别录》又出桂一条，牡桂即肉桂，菌桂即箇桂，因字形而误。今以交趾产为上。湖南猛峒亦多，不堪服食。桂子如莲实，生青老黑。**《增订伪药条辨》卷三：** 肉桂真桂出桂阳山谷及广州交趾者最佳。必肉厚气香，色紫黯，有油，味甘。尝之舌上极清甜者，方可用。若尝之舌上不清，及切开有白点者是洋桂，大害人。洋桂尚不可用，近日有伪造肉桂者，闻用杨梅树皮，其形似桂，晒干，以薄桂熬取浓汁，浸润透心，再晒再浸，以香油润过，致色香既无以辨，屡以此等假桂，远贩外府县及穷乡僻壤各小肆混售，害人无算，安得有心人，为之严行禁绝乎？炳章按：肉桂为樟科樟属植物，常绿乔木，种类甚多。产越南、广西热带，当分数种，曰清化，曰猛罗，曰安边产镇安关外，曰窑桂产窑川，曰钦灵，曰浔桂，此总名也。又有猛山桂即大油桂，曰大石山，曰黄摩山，曰社山，曰桂平即玉桂，产云南曰蒙自桂，产广东曰罗定桂，曰信宜桂，曰六安桂。最盛产外国者，为锡兰加西耶，皆名洋桂。大抵桂之鉴别，一辨皮色，二辨气味。辨皮之法，皆以形状比喻，相似名之，曰荔枝皮，曰龙眼皮，曰桐油皮，曰龙鳞皮，曰铁皮，曰五彩皮，曰朱砂皮，曰绉纱皮。皮以二色，惟野生无定形，总不外结实、滑润、净洁六字为要。桂性直上，身如桃榔，直竖数丈，中无枝节，皮纹直实，肉如织锦，纹细而明者为上品。然野生者，间有横纹，其形状必苍老坚实，横直交错，斑点丛生，皮色光润，纹细而滑，亦为野生佳品。若横纹多而色红，皮粗纹粗，如荆棘滞手，皆为下品。此辨皮色之大要也。辨气，观其土产皮色，既知其外，又须嗅其气，尝其味，以知其内。辨气亦有六法：如醇、厚、馨、燥、辣、木虱臭是也。凡试桂闻气，以手摸桂肉数转，闻之即知。如清化桂则气醇而馨，猛罗桂则气厚而馨，安边桂则气馨而不燥，浔桂或燥或辣，或气如木虱臭者，亦有气醇而微带木虱臭者。若收藏年久，燥辣之气消，惟木虱臭卒不能革除。或有馨香，得人工所制，亦带木虱气，皆属伪种。要以馨而纯，如花之清香不杂。若似花椒、丁香气而燥，如山奈、皂角气而辣，皆下品也。辨味嗅气之外，当试以味。试味之法，以百沸汤冲水少许，凉而尝之，当分醇、厚、燥、辣为四味，且汤汁入口，分辨较鼻嗅更易明，必须味醇厚不燥辣者为最佳。不辣之中，先以水辨其味，曰清，曰浊，曰淡茶色，曰米汁，曰乳汁，曰绿汁，曰白水。凡白水，淡茶色，清者味必醇，惟米汁、乳汁、绿水，皆有清浊之分，清者味醇，浊者味燥。然红水间，有清浊难分，必尝其味厚而醇者，为野生猛罗之类。味燥者，为钦灵、浔桂之类。绿水亦不一类，如猛罗种，油黑者，水必绿，味多苦。亦有油薄者，水亦不绿。如浔桂之油浓者，则水亦绿，其味必兼燥。清化安边，其得气清，其油必薄。神桂之油，虽亦厚薄不一，惟五味俱全，有甜辣苦酸，亦有甜馨，而馨总以微带苦酸为正。总之，不得以油之厚薄为定，见水绿红为贵贱，须要别其水之清浊，味之醇燥辛辣，斯可为分辨的确耳。再辨口刀：一、清化桂，荔枝皮，朱砂肉刀口整齐，皮肉不起泡点，不见花纹，皮缩肉不凸，实而不浮，皮肉分明，或皮肉之界有线分之，曰银线，最为清品。

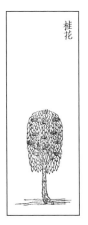

图 29-10-1 桂花
《图经（政）》

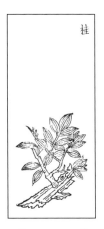

图 29-10-2 桂
《图经（政）》

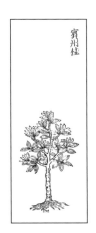

图 29-10-3 宾州桂
《图经（政）》

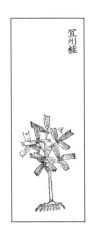

图 29-10-4 宜州桂
《图经（政）》

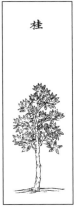

图 29-10-5 桂
《饮膳》

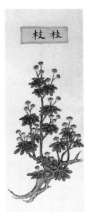

图 29-10-6 桂枝
《品汇》

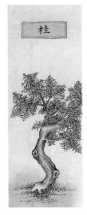

图 29-10-7 桂
《品汇》

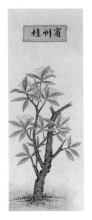

图 29-10-8 宾州桂
《品汇》

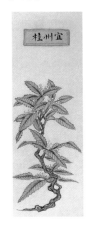

图 29-10-9 宜州桂
《品汇》

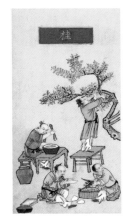

图 29-10-10 桂
《雷公》

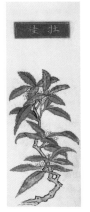

图 29-10-11 牡桂
《雷公》

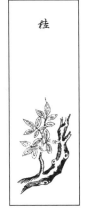

图 29-10-12 桂
《原始》

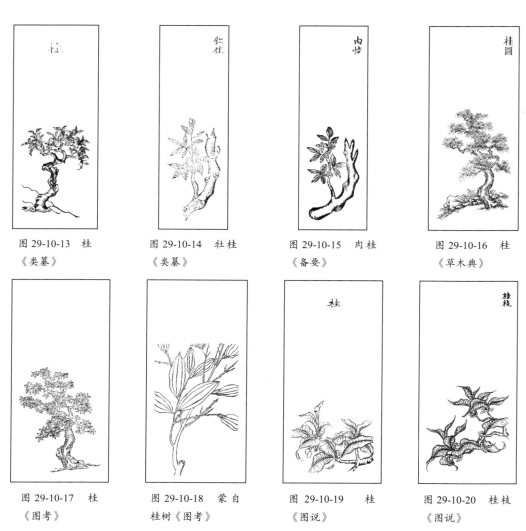

图 29-10-13 桂　　图 29-10-14 牡桂　　图 29-10-15 肉桂　　图 29-10-16 桂
《类纂》　　　　　《类纂》　　　　　《备要》　　　　　《草木典》

图 29-10-17 桂　　图 29-10-18 蒙自　　图 29-10-19 桂　　图 29-10-20 桂枝
《图考》　　　桂树《图考》　　　　《图说》　　　　　《图说》

二、猛罗桂，龙眼皮，或五彩皮，或朱砂皮，绉纱皮，固有肉缩肉凸，肉不起，泡点不现，花纹正而不浮，亦为正品。三、钦灵桂、浔桂即猛桂。二种，皆粗皮横纹，刀口边口起泡，凸皮缩肉，凸红色，泡点花斑皆燥烈，此为下品。四、神桂，桐油皮，龙鳞铁甲，绉纱肉，气厚而馨，味厚而醇，为野生神桂之正品。玉板桂，今之蒙自桂也。片平而厚，边卷而浅，肉色黯黄，皮粗而厚，油脂不多，亦称上品。他如皮色青黄，层卷如筒，亦名筒桂，即今安桂是也。又有官桂一种，桂枝即其枝也。出罗定，形如安桂，味淡性薄，卷作二三层者皆次。此辨桂之种类优劣，参考前哲名言，征以实验，约略从形态气味言之，惟效用不及再详。据郑君所辨之种，皆非上品，如下品已贱，何必再作伪品，此我浙尚无之。

肉桂

【集解】《本草元命苞》卷六：大抵细薄为枝，为嫩；厚脂为肉，为老；处其身中为桂心，不必色黄而作也。气实味重，宜治下焦。轻薄味淡，能行眼目。用桂枝发表，使肉桂补肾，本乎天者亲上，本乎地者亲下，道理之自然，轻分之不易，一有差忒，效为弥远。

【修治】《本草述钩元》卷二二：收之不可见火日，用时刮去粗皮，旋切，有余以纸重裹，使不泄其辛气。妊娠不得已而用之，须火焙过。

【气味】味甘、辛，大热，有小毒。《图经本草药性总论》卷下。味甘、辛、辣、苦，大热，有小毒。《宝庆本草折衷》卷一二。味甘、辛，大热，有毒。《饮膳正要》卷三。

【主治】治心腹寒热，冷痰，利肝肺气。《饮膳正要》卷三。能护荣气，实卫气，通顺血脉，理疏不足，倡导百药，无所畏忌。心腹主寒热之疾，温中利肺肝之气。霍乱转筋，头痛腰疼，伤寒表虚，止汗止烦，除咳嗽鼻衄，坚骨节，堕胎。久服神仙不老，多饵面生光华。虽云小毒，亦从类化。得麦门冬、甘草，能调中益气，是与无毒同用，小毒何施。得硇砂、干漆，能通经破血，是与有毒同用，化为大毒。《本草元命苞》卷六。

【发明】《宝庆本草折衷》卷一二：夫众论名状之异同而无定者，莫甚于桂也。细观桂有三等：其卷沓而转如筒者，名菌桂；其肉少而平如板者，名牡桂。寇氏皆汰之矣。惟半卷而多脂者，单名桂。陶隐居谓其入药最多，方书所用，当是此等正一字桂也。仲景又用桂枝者，盖取枝之散张远扬，由干气之所舒发，故能透达腠理而解散风气也。《医经大旨》卷一：有四等：其在下最厚者曰肉桂，去其粗皮而留其近木之味重而最精者，故有桂心入二三分于补阴药中，则能行地黄之滞而补肾，由其味辛属肺，而能生肾水，性温行血而能通凝滞也，能通血药之凝滞，其能补肾也必矣。在中次厚者曰官桂，由桂多品而取其品之高也；主中焦有寒。在上薄者俗曰薄桂，走肩臂而行肢节之凝滞，故肩臂引经多用之。其在嫩枝之最薄者曰桂枝，伤寒伤风之有汗者宜用之，以微解表也，非固表也；惟有汗者表虚而邪微，故用此气薄辛甘之剂以轻散之。岂有辛甘之剂能固表哉？《衍义补遗》辩之明矣。《本草纂要》卷三：官桂味甘、辛，气大热，有毒。入足少阴肾经，能补肾温中，阳中之阳。治小腹腰痛，四肢厥逆，助阳益阴，行血敛汗，破积堕胎，逐冷回阳之神药也。然而，此剂有三用焉。体薄者谓之官桂，体厚者谓之肉桂，枝干而体微薄者，谓之桂枝，此三剂所用固不同也。若以官桂言之，旁达四肢，横行宜往，如手膊冷痛，足膝酸疼，非此不能行气以通血。又或恶露不行，上攻心呕，或痈肿已溃未溃，护心托里，或跌扑损伤，破血去积，非此不能行血以调气也。至如肉桂一剂，乃温中之药，若阴虚不足，而亡阳厥逆；若心腹腰痛，而吐利泄泻；若心肾久虚，而痼冷怯寒，无此亦不能温中以回阳也。至若桂枝一剂，可以实表，可以助汗，且如伤风之症，未表而汗自行，此表虚也。设若再汗，则亡阳必矣。须用甘辛之药，实表之虚，而托邪之出，使寒去而汗敛也，非谓此剂可以实表而敛汗也。至若自汗、盗汗之症，概而与之，则又取祸。大抵桂为猛励之药，其性最劣，不可多服。古方配二陈用，则行气之功大；配四物用，则行血之功速也。《本草经疏》卷一二：桂禀天地之阳，而兼得乎土金之气，故其味甘辛，其气大热，亦有小毒。木之纯阳者也。洁古谓其气热，味大辛，纯阳。东垣谓其辛热有毒。浮也，气之薄者，桂枝也。气之厚者，肉桂也。气薄则发泄，故桂枝上行而发表。气厚则发热，故肉桂下行而补肾。此天地亲上亲下之道也。桂枝入足太阳经；桂心入手少阴、厥阴经血分；桂肉入足少阴、厥阴经血分。夫五味，辛、甘发散为阳；四气，热亦属阳。气味纯阳，故能散风寒。自内充外，故能实表。辛以散之，热以行之，甘以和之，故能入血行血，润肾燥。其主利肝肺气，头痛出汗，止烦止唾，咳嗽，鼻衄，理疏不足，表虚自汗，风痹骨节挛痛者，桂枝之所治也。以其病皆得之表虚不任风寒，寒邪客之所致，故悉主之，以其能实表祛邪也。其主心腹寒热冷疾，霍乱转筋，腰痛堕胎，温中，坚筋骨，通血脉，倡导百药，无所畏。又补下焦不足，治沉寒痼冷，渗泄，止渴，去荣卫中风寒，秋冬下部腹痛因于寒，补命门，益火消阴者，肉桂之所治也。气薄轻扬，上浮达表，故桂枝治客表分之为病。味厚，甘辛大热而下行走里，故肉桂、桂心，治命门真火不足，阳虚寒动于中，及一切里虚阴寒，寒邪客里之为病。盖以肉桂、桂心，甘辛而大热，所以益阳。甘入血分，辛能横走，热则通行，合斯三者，故善行血。命门者，心包络也，道家所谓两肾中间一点明。又曰：先天祖气是也。先天真阳之气，即医家所谓命门相火，乃真火也。天非此火不能生物，人非此火不能有生。若无此真阳之火，则无以蒸糟粕而化精微，脾胃之气立尽而亡矣。心腹寒热，寒邪在里也。冷疾，霍乱转筋者，脾与肝同受寒邪也。行二脏之气则前证自止矣。腰者，肾之府，动摇不能，肾将惫矣！补命门之真阳，则腰痛自除。血热则行，故堕胎也。益阳则温中。筋者肝之余也，骨者，肾之余也。入肝入肾，故坚筋骨也。通血脉，倡导百药，无所畏者，热则通行，辛则善散也。阳长则阴消，气之自然者也，能益阳则消阴必矣。寒邪触心则心痛，阳虚气不归元，因而为寒所中，则腹内冷气痛不可忍。咳逆者亦气不归元所致也。结气壅痹，脚痹不仁者，皆寒湿邪客下焦，荣卫不和之所生也。血凝滞而不行，则月经不通，血瘀不走，则胞衣不下。九窍不通，关节不利者，荣卫不调，血分之病也。消瘀血，破痃癖癥瘕，疏导肝气，通行瘀血之力也。补五劳七伤者，盖指阳气虚羸下陷，无实热之候。其曰久服神仙不老，甄权又谓杀三虫、治鼻中息肉，大明又谓益精明目，皆非其性之所宜也。何者？独阳偏热之质，行血破血乃其能事，阴精不长则阳无所附，安所从得神仙不老哉？味既带甘，焉能杀虫？鼻中息肉，由于肺有积热，瞳子神光属肾，肉桂辛而大热，其不利于肺热、肾阴不足亦明矣！益精明目，徒虚语耳。尽信书则不如无书，斯之谓也。《本草汇言》卷八：肉桂：去阴寒，止腹痛，通经脉，化冷痰，散奔豚，定寒疝，固泄泻，敛虚汗，暖腰膝，萧炳、李时珍合论安蛔逆，治陈寒痼冷之药也。御医米振斯、缪仲淳合稿此独得纯阳精粹之力，以行辛散甘和热火之势，乃大温中之剂。凡元虚不足而亡阳厥逆，或心腹腰痛而吐呕泄泻，或心肾久虚而痼冷怯寒，或奔豚寒疝而攻冲欲死，或胃寒蛔出而心膈满胀，或血气冷凝而经脉阻遏，假此味厚甘辛大热下行走里之物，壮命门之阳，植心肾之气，倡导百药，无所畏避，使阳长则阴自消，而前诸证自退矣。如大氏方又谓：消瘀血、破痃癖者，亦取其辛烈阳健之气，横行直往，瘀血得热则行,而痃癖僻居肠胃膜络之间,自不容于不行矣。《折肱漫录》卷七:予甥孙烂溪周祥侯,年四旬,患痰火上冲,吐痰甚多,喘嗽不能眠,医者以清火降痰治之,愈甚几危。祥侯自谓宜服人参,告诸医者,请以数分试之。医者曰:若用则须多,不可少,更宜加桂。遂治药服之,安平无事,乃放胆连服数剂竟愈。引火归源,先哲已言之,而医者不识耳。犹幸此医能虚心商量,得免于危痰火。

《药镜》卷二:肉桂入肾经以驱下焦之寒湿,行肝气以解一切之筋挛。破癥瘕,可消瘀血。通月水,可堕鬼胎。治心腹痛之由犯寒,主腰膝灾之因冒冷。得朴硝、归、地,捷下腹中之死胎。得牛膝、当归,用开冬月之交骨。盖肉桂、桂心治寒邪客里诸症也。桂枝辛散投肺,甘温悦脾。暖荣卫,发伤寒之风邪,邪祛表密,而汗自止。开腠理,散皮肤之风湿,湿去头清,而痛自除。轻浮上焦,以泄奔豚。横行手臂,以止麻木。又追痛风于肩背,更逐疝气于膀胱。痘家活血药中,少加薄桂一二分,则血行而痘自通畅,盖桂枝治邪客表分之药也。气薄者,桂枝上行而能发表。气厚者,肉桂下逮而补肾虚。总之桂为阳中之阳,壮年火旺,并体热、妊娠忌服。惟命门之火衰,不能生土,完谷不化及产后虚弱,是圣药也。《药品化义》卷一三:桂属纯阳,体干肉桂厚桂枝薄,色紫,气香窜,味肉桂大辛桂枝甘辛,性热,能浮能沉,力走散,性气与味俱厚,入肝肾膀胱三经。桂止一种,取中半以下最厚者为肉桂,气味俱厚,厚能沉下,专主下焦。因味大辛,辛能散结,善通经逐瘀,其性大热,热可去寒,疗沉寒阴冷。若寒湿气滞,腿腰痛疼,入五积散温经散寒。若肾中无阳,脉脱欲绝,佐地黄丸温助肾经。若阴湿腹疼,水泻不止,合五苓散通利水道。取中半以上枝干间最薄者为桂枝,味辛甘,辛能解肌,甘能实表。《经》曰:辛甘发散为阳。用治风伤卫气,自汗发热,此仲景桂枝汤意也。其气味俱薄,又专行上部肩臂,能领药至痛处,以除肢节间痰凝血滞,确有神效,但孕妇忌用。《本草述》卷二二:桂禀真阳之天气,而又全于纯阳之地气。缪希雍云禀天地之阳者,良然。此洁古谓曰纯阳,东垣谓曰阳中之阳,浮也。唯以纯阳而浮,故取其用于气之浮,而精专在皮也。然就一种而取用有不同者,东垣亲上亲下之义尽之矣。抑岂一物而性行殊欤?曰:非也。阳火出于地,真阳之气自归于地,第就一物而赋气有厚薄,即是以分亲下亲上之用,犹所谓理一而分殊者也。抑海藏谓桂心入手少阴血分,桂肉入足少阴、太阴血分,夫既谓之纯阳矣,何以又入血分乎?讵知朱丹溪先生云味辛属肺,此语可参。盖纯阳而更禀气之厚,则直趋于三焦命门之真火,又心包络者,乃小心相火之原也。三焦主气,包络主血,血固随气以应,况上合于肺金之辛,以为水源,故直归之至阴之阳。血者,真阴之化醇也。特取其味厚而趋阴者,入足少阴血分,固阴中之阳也。取其味精而趋阳者入手少阴血分,固阳中之阴。苏颂所云不可近火,亦恐伤其化原耳。虽然,即如桂枝之气薄上行,又岂能离乎血?先哲用之以谐营卫而治中风者,其义着矣。抑亲上亲下之用,更当精求。亲下者趋阴也,是消阴翳以发阳光。亲上者归阳也,是达阳壅而行阴化。按好古谓麻黄、桂枝治伤寒伤风,虽皆入太阳经,其实营卫药也。麻黄为手太阴肺之剂,桂枝为手少阴心之剂。即此参之,则桂枝之用,本于血分以亲上者也。知斯二义,则桂之或厚或薄,举投之或上或下,皆能调卫和营。虽曰纯阳,唯如是而后纯阳之用,乃不可胜穷也。然何以平肝风最捷，盖命门元阳，固与足厥阴相火相通，而手厥阴包络又与足厥阴同其生化。《经》曰一阴为独使，谓肝秉阴中之阳以升，承阳中之阴以降者也。下之营卫和，则风不郁于地藏。上之营卫和，则风不飚于天表。肝司风木，此所谓木得桂而枯者，是平其不平之戾气也。风脏原是血脏，故和营卫，则阳得宅于阴而风静。故非属真阴亏损，以致肝阳鼓风者，桂固为平肝要剂，先哲岂无稽之言哉？《本草新编》卷四：肉桂味辛、甘、香、辣，气大热，沉也，阳中之阴也，有小毒。肉桂数种，卷筒者第一，平坦者次之，俱可用也。入肾、脾、膀胱、心包、肝经。养精神，和颜色，兴阳耐老，坚骨节，通血脉，疗下焦虚寒，治秋冬腹痛、泄奔豚，利水道，温筋暖脏，破血通经，调中益气，实卫护荣，安吐逆疼痛。此肉桂之功用也，近人亦知用之，然而肉桂之妙，不止如斯。其妙全在引龙雷之火，下安于肾脏。夫人身原有二火，一君火，一相火。君火者，心火也；相火者，肾火也。君火旺，而相火下安于肾；君火衰，而相火上居于心。欲居于心者，仍下安于肾，似乎宜补君火矣。然而君火之衰，非心之故，仍肾之故也。肾气交于心，而君火旺。肾气离于心，而君火衰，故欲补心火者，仍须补肾火也。夫肾中之火既旺，而后龙雷之火沸腾，不补水以制火，反补火以助火，无乃不可乎。不知肾水非相火不能生，而肾火非相火不能引。盖实火可泻，而虚火不可泻也。故龙雷之火沸腾，舍肉桂，又何以引之于至阴之下乎。譬如春夏之间，地下寒，而龙雷出于天；秋冬之间，地下热，而龙雷藏于地，人身何独不然。下焦热，而上焦自寒；下焦寒，而上焦自热，此必然之理也。我欲使上焦之热，变为清凉，必当使下焦之寒，重为温暖。用肉桂以大热其命门，则肾内之阴寒自散，以火拈火，而龙雷收藏于顷刻，有不知其然而然之神。于是，心宫宁静，火宅倏化为凉风之天矣。然而肉桂之妙，又不止如斯，其妙更在引龙雷之火，上交于心宫。夫心肾，两不可离之物也，肾气交于心则昼安，心气交于肾则夜适。苟肾离于心，则晓欲美寝而甚难；心离于肾，则晚欲酣眠而不得。盖心中有液，未尝不欲交于肾，肾内有精，未尝不欲交于心也，乃时欲交接，而终不能交接者，其故何也？一由于君火之上炎，一由于相火之下伏耳。试看盛夏之时，天不与地交，而天乃热；隆冬之时，地不与天交，而天乃寒。人身何独不然？君火热而能寒，则心自济于肾；相火寒而能热，则肾自济于心，亦必然之理也。我欲使心气下交于肾，致梦魂之宁贴，必先使肾气上交于心，致寤寐之恬愉。用肉桂于黄连之中，则炎者不炎，而伏者不伏，肾内之精自上通于心宫，心内之液自下通于肾脏，以火济水，而龙雷交接于顷刻，亦有不知其然而然之神。于是，心君快乐，燥室忽化为华胥之国矣。肉桂之妙如此，其他功用，亦可因斯二者而旁通之矣。《本草求真》卷一：肉桂补命火，除血分寒滞。肉桂专入命门、肝。气味纯阳，辛甘大热，直透肝肾血分，大补命门相火。相火即两肾中之真火，先天之脾气也。人非此火不能有生，故水谷入胃，全在此为蒸腐。益阳治阴，赵养葵云：益火之原，以消阴翳，八味地黄丸是也。凡沉寒痼冷，营卫风寒，阳虚自汗，腹中冷痛，咳逆结气，脾虚恶食，湿盛泄泻。时珍治寒痹风湿，阴盛失血，泻痢惊痫，皆取辛温散结之力也。古方治小儿惊痫及泄痢病，宜五苓散以泻丙火，渗土湿，内有桂，抑肝风而扶脾土，引利水药入膀胱也。血脉不通，死胎不下。肉桂辛散，能通子宫而破血调经。目赤肿痛，因寒因滞而得者，用此治无不效。盖因气味甘辛，其色紫赤，有鼓舞血气之能，性体纯阳，有招导引诱之力，昔人云此体气轻扬，既能峻补命门，复能窜上达表以通营卫之解。非若附子气味虽辛，复兼微苦，自上达下，止固真阳，而不兼入后天之用耳。故凡病患寒逆，既宜温中，及因气血不和，欲其鼓舞。痘疮不起必用。则不必用附子。惟以峻补血气之内，加以肉桂，以为佐使，如十全大补、人参养营之类用此，即是此意，今人勿细体会。徒以附、桂均属辛温，任意妄投，不细明别，岂卫生救本辨药者所应尔尔欤？但精亏血少，肝盛火起者切忌。桂出岭南，色紫肉厚，体松皮嫩，辛甘者佳，得人参良。忌生葱、石脂。剉入药，勿见火。《本草问答》卷上：问曰：肉桂生于南方，秉地二之火，以入血分固矣。乃仲景肾气丸用之，取其化气而非取其化血，此又何说？答曰：血无气不行，气无血不附，气血二字，原非判然两端，且其化气乃仲景之妙用，非肉桂之本性也。人身之气，生于肾中一阳，实则借鼻孔吸入之天阳，历心系，引心火下交于肾，然后蒸动肾水，化气上腾，出于口鼻。仲景肾气丸多用地黄、山药、丹皮、茱萸以生水，用苓、泽以利水，然后用桂导心火以下交于水，用附子振肾阳以蒸动其气，肉桂之能化气者如此，乃仲景善用肉桂之妙，非肉桂自能化气也。若单用肉桂及合血分药用，则多走血分，不是气分之药矣。又如桂枝色赤味辛，亦是人心、肝血分之药，而五苓散、桂苓甘草五味汤均取其入膀胱化气，非桂枝自能化气，实因苓泽利水，引桂枝入于水中以化水为气，与肾气之用肉桂，其义相近，不得单言桂枝，便谓其能化气也。至如黄芪五物汤治血痹，当归四逆汤治身痛，皆取桂枝温通血脉，可知心火和血而秉火气者，入于血分，乃是一定之理。《倚云轩医案医话医论》：肉桂性味辛甘大热，为阴中之阳，得春令温和之气。若肝木横逆胀痛，克侮脾土者，非肝木之有余，乃土不温和，致木失畅茂条达之性，故抑塞横逆，痞胀作痛耳。得肉桂辛香以散肝郁，甘温以暖脾寒，则塞者通，寒者温，其痛自失。《浪迹丛谈》卷八：近日不但真参难得，真桂尤未之闻，吾乡名医陈卓为常言肉桂之上品，其油饱满，其皮不及分，稍触之，油即溢出，所以称为肉桂。有一客仅得二寸许真肉桂一块，包以油纸，藏于荷包中，满座皆闻其香。适与一人对坐，闻噎嗝之声不绝，询其患此已两年余，乃出荷包中所藏，自以小刀削下约四分许，以开水冲半杯令服之，须臾噎声顿止。因复削四分令再服，复以两四分之渣合冲半杯令三服，未及灯时，而旧疴顿失矣。并云试此桂时，曾削几分投开水壶中，其沸立止，其泡亦顿下，因此知真桂能引火归源，其下咽之效，殆亦如是矣。余官粤西五年余，闻越南国入贡之桂，皆在粤西各郡中转购以充数。嘉庆中，潘红廉访册封越南，其国王以一枝相赠，云此系镇库之物，今库中亦仅留一枝，红即以转赠李芸圃水部，其实亦不过中土之常品也。余每年例办土贡，精选好桂，实未得有惬心之品，大抵宽厚壮观者，皆不可恃，惟浔州之瑶桂，条狭而皮粗、肉薄而油足者较佳。红油、紫油者，虽厚亦不佳，惟以黑油者为上品，盖黑油能滋阴入肾，以收引火归源之功，紫油尚可，红油则反助火上升。红油、紫油者，其味必辣，惟黑油则甜润，此可立试而辨也。

【附方】《本草汇言》卷八：治三阴寒疝，攻冲欲死，亦有厥逆自汗者。用肉桂、附子童便制、小茴香、青皮、橘核、厚朴、陈皮、吴茱萸各三钱，水煎服。《方脉正宗》。○治奔豚疝瘕冲筑。用肉桂、干姜、小茴香各五钱，牡丹皮、木香、槟榔各二钱，甘草五分，水煎服。同前。○治妇人经脉冷凝，阻遏不通，腹痛胀闷。用肉桂、木香各三钱，陈皮、玄胡索、香附俱醋炒，当归、川芎俱酒炒，牡丹皮、桃仁、乌药各二钱，水煎服。杨氏《产宝》。○治积年痃癖不消，时发时止。用肉桂、木香、白术各一两五钱，当归梢、川芎、香附、小茴香俱酒炒，佛手柑、茯苓各三两，泽泻、山药各二两，俱炒过，研为末，炼蜜丸梧子大。每早服五钱，白汤下。《直指方》。○治胎死不下。用肉桂心研细末二钱，芒硝一钱，热酒调服，立下。如难产及横生者，本方去芒硝，加麝香二分，温酒调下。何启山方。○治大人小儿及老迈人，食水果、干果等物，伤脾腹胀。用肉桂心研末，米糊丸绿豆大，每服五十丸，酒下。《葵心集》。○治重舌蛾口。用肉桂末，姜汁调涂患处。汤盘石方。

桂枝

【集解】《本草发挥》卷三：发汗用桂枝者，乃桂条，非身干也，取其轻薄，而能发散。

【气味】味甘、辛，热，有小毒。《宝庆本草折衷》卷一二。

【主治】治伤寒表虚，取其轻而能发散。亦宜入治上焦药。《宝庆本草折衷》卷一二。上行荣卫之间，主治风邪冷疾，霍乱转筋，咳嗽头疼，奔豚气疾。秋冬时疫，温中利气，发散风邪，宣通血脉，和解肌表，止虚汗，实毛孔，常与麻黄相为表里。《药性粗评》卷一。

【发明】《本草汇言》卷八：张元素止咳嗽，朱丹溪去肢节间风痛之药也。御医门吉生稿《字韵》云：枝，指也。从本干而分支，致四末也。气味虽不离乎辛热，但体属枝条，仅可发散皮毛肌腠之间，游行臂膝肢节之处，故能散风寒，逐表邪，自内出外。辛以散之，甘以和之，热以行之。又能入血分，利肝肺气，止烦止咳，兼除风痹，肢节挛痛，专取其气薄轻扬，上浮达表，出汗而通膝理也。仲景书用以治冬月伤风寒，即病邪在表者。寇、成两氏论之详矣。《本草新编》卷四：桂枝味甘、辛，气大热，浮也，阳中之阳，有小毒。乃肉桂之梢也，其条如柳，故又曰柳桂。能治上焦头目，兼横行于臂，调荣血，和肌表，止烦出汗，疏邪散风。入足太阳之腑，乃治伤寒之要药，但其中有宜用不宜用之分，辨之不明，必至杀人矣。夫桂枝乃太阳经之药，邪入太阳，则头痛发热矣。凡遇头痛身热之症，桂枝即当速用以发汗，汗出则肌表和矣。夫人身有营卫之分，风入人身，必先中于卫，由卫而入营，由营卫而入腑，由腑而入脏，原有次第，而不可紊也。太阳病，头痛而身热，此邪入于卫，而未入于营，桂枝虽是太阳经之药，但能祛入卫之邪，不能祛入营之邪也。凡身热而无头疼之症，即非太阳之症，不可妄用桂枝。即初起身热头疼，久则头不疼，而身尚热，此又已离太阳，不可妄用桂枝矣。且桂枝乃发汗之药也，有汗宜止，无汗宜发，此必然之理也。然而有有汗之时，仍可发汗；无汗之时，不可发汗者，又不可不辨。伤寒汗过多者，乃用他药以发汗，以至汗出过多，而太阳头痛尚未解，故不可不仍用桂枝以和解，非恶桂枝能闭汗也。伤寒无汗，正宜发汗，乃发汗而竟至无汗，此外邪尽解，不止太阳之邪亦解也，故不可轻用桂枝，以再疏其腠理，非防桂枝能出汗也。知其宜汗、不宜汗之故，辨其可汗、不可汗之殊，用桂枝祛邪，自无舛错，又何至动即杀人耶？《神农本草经读》卷二：《金匮》谓气短有微饮，宜从小便去之，桂苓甘术汤主之，肾气丸亦主之。喻嘉言注：呼气短，宜用桂苓甘术汤以化太阳之气；吸气短，宜用肾气丸以纳少阴之气；二方俱借桂枝之力，市医不晓也。第桂枝为上品之药，此时却塞于遇，而善用桂枝之人亦与之同病。癸亥岁，司马某公之媳，孀居数载，性好静，长日闭户独坐，得咳嗽病，服生地、麦冬、百合之类，一年余不效。延余诊之，脉细小而弦紧，纯是阴霾四布，水气滔天之象，断为水饮咳嗽，此时若不急治，半月后水肿一作，卢扁莫何！言之未免过激，诊一次后，即不复与商。嗣肿病大作，医者用槟榔、牵牛、葶苈子、厚朴、大腹皮、萝卜子为主，加焦白术、熟地炭、肉桂、附子、茯苓、车前子、牛膝、当归、芍药、海金沙、泽泻、木通、赤小豆、商陆、猪苓、枳壳之类，出入加减。计服二个月，其肿全消，人瘦如柴，下午气陷脚肿，次早亦消，见食则呕，冷汗时出，子午二时烦躁不宁，咳嗽辄晕。医家以肿退为效，而病人时觉气散不能自支。又数日，大汗、呕逆、气喘欲绝。又延余诊之，脉如吹毛，指甲黯，四肢厥冷。余惊问其少君曰：前此直言获咎，以致今日病不可为，余实不能辞其责也。但尊大人于庚申夏间将入都，沾恙一月，余进药三剂全愈，迄今三载，尚守服旧方，精神逾健，岂遂忘耶？兹两次遵命而来，未准一见，此证已束手无策，未知有何面谕？渠少君云：但求气喘略平。所以然者，非人力也。余不得已，以《金匮》苓桂术甘汤小剂应之。茯苓二钱，白术、桂枝、炙甘草各一钱。次日又延，余知术拙不能为力，固辞之，别延医治。后一日殁。旋闻医辈私议，苓桂术甘汤为发表之剂，于前证不宜。夫苓桂术甘汤岂发表剂哉！只缘汤中之桂枝一味，由来被谤。余用桂枝，宜其招谤也。噫！桂枝之屈于不知己，将何时得以大申其用哉？

【附方】《本草汇言》卷八：治伤风冷咳嗽。用桂枝五钱，防风、半夏各三钱，干姜一钱，北五味子、北细辛各五分，水煎服。《方脉正宗》。○治四肢骨节间风痛。用桂枝、当归、白术、防风、羌活各二钱，姜黄、秦艽、红花、川芎、黄柏、甘草各一钱。水煎服。《外科正宗》。

桂心

【集解】《神农本经会通》卷二：桂心，即是削除皮上甲错，取其近里，辛而有味者。凡使，勿薄者，要紫色厚者，去上粗皮，取中心味辛者。

【气味】味苦、辛，性温，无毒。○入手少阴心经。《太乙仙制本草药性大全·仙制药性》卷三。甘、苦、辛，热，入手少阴、厥阴、足太阴血分。《本草汇》卷一五。

【主治】通神明，利九窍，筋脉挛缩。治脚膝软痹不仁，通利月闭。能杀三虫，补五劳七伤。疗心腹冷痛，杀草木毒，续筋骨病。《本草元命苞》卷六。杀草木毒，专治九种心痛。杀三虫，破血通经及胎衣不下。除咳逆结气壅痹，止腹气冷痛下痢。鼻中息肉，软脚痹不仁。《太乙仙制本草药性大全·仙制药性》卷三。治风僻失音喉痹，阳虚失血，内托痈疽痘疮，能引血化汗、化脓。解蛇蝮毒。《本草原始》卷四。

【发明】《本草汇》卷一五：桂心甘、苦、辛，热，入手少阴、厥阴、足太阴血分。理心腹之疾，骨挛九痛九种心痛皆除。补气脉之虚，五劳七伤多验。宣血气而无壅，利关节而有灵。托痈疽痘毒，能引血成脓。甄权止心痛者，寒邪触之而然也。腹内冷痛不可忍者，阳虚气不归元，因而为寒所中也。补五劳七伤者，盖指阳气虚羸下陷，无实热之谓也。桂心，即用紫色厚者，去上粗皮，并内薄皮，而取其心中近里之味辛而最精者。性略守，治多在中，故能止心痛，入心引血，化汗化脓。盖手少阴君火、厥阴相火，与命门同气者也。《别录》云桂通血脉是矣。入二三分于补阴药中，则能行地黄之滞而补肾，由其味辛属肺，而能生肾水，性温行血，而能通凝滞也。行血破血，乃其能事。而甄权谓杀三虫，治鼻中息肉，大明谓益精明目，此皆非其性之所宜也。何者？味既带甘，焉能杀虫，息肉由于肺有积热，瞳子神光属肾，桂辛而大热，其不利于肺热肾阴不足，亦明矣。益精明目，徒虚语耳。况独阳偏热之质，安可行之是症也？又官桂，即在中之次厚者，味稍淡于肉桂，皮薄少脂。因桂多品，而取其品之最高，乃上等供官之桂也。入足厥阴、太阴经。主中焦有寒，结聚作痛。有桂草，似桂心，以丹阳木皮煮充者，须辨之。忌使同肉桂。

【附方】《本草集要》卷四：风头痛，遇天将阴风雨先发者。桂心一两，为末，酒调如膏，傅顶上并额角，效。唾血吐血。桂心捣末，水调下方寸匕。中风失音，四肢逆冷。取二两，以水三升，煮取一升，服尽取汗。

牡桂

【集解】《太乙仙制本草药性大全·本草精义》卷三：一名木桂，一名梫桂。生南海山谷，即广州。今俗用牡桂，状似桂而扁广，殊薄，皮色黄，脂肉甚少，气如木兰，味亦类桂，不知当是别树，为复犹是桂生有老宿者？《本草原始》卷四：牡桂生南海。叶似枇杷，皮薄色黄，味淡少脂肉。气如木兰。一名木桂。

【气味】辛，温，无毒。《太乙仙制本草药性大全·仙制药性》卷三。

【主治】治上气咳逆，结气喉痹，吐吸心痛，胁风胁痛。温经通脉，止烦出汗，利关节，补中益气。此桂味厚于气，久服通神，轻身不老。《太乙仙制本草药性大全·仙制药性》卷三。

【发明】《本草汇言》卷八：牡桂：《别录》治痈疽，排溃疡，化脓血，止疼痛，马志利筋骨血脉之药也。赵天民稿《说韵》云：牡，阳象也。有花无子，较枝稍强也。故能行皮腠血肉之内，治痈疽已溃未溃，护心托里，或筋骨酸痛，肌肉顽麻，或恶露不行，上攻心呕，或跌扑损伤，瘀血积滞，藉此辛甘温热之用，善行血脉以通筋骨，去陈以致新也。**《本草乘雅半偈》帙二**：牡桂凌岭，箇桂临嵩，旁无杂木，自为林类。此非落落难合，故为高险，乃利帝力种，凡木不得与其班列故尔。桂从圭，执圭主也。圭者阴阳之始，自然之形，故叶文如之。光泽色相，不假雕琢，牡色紫赤，有花无子，得阳之始；箇色青黄，有花有子，得阴之始。牡为牡，箇为牝也。盖圭之妙用，宣扬宣摄，靡不合和。牡主气结喉痹，神明不通，关节不利，此病之欲宣扬者也。牡则先宣摄中气，而后为宣扬者也。亦主上气咳逆，不能吸入，反吐其吸，此病之欲宣摄者也。牡则先宣扬中气，而后为宣摄者也。

【附方】**《本草汇言》卷八**：治痈疽发背，脓水清稀，脓毒不化，疼痛不止。用牡桂五钱，白芷、黄耆、当归、皂角刺、穿山甲、人参各三钱，羌活、乳香、没药、金银花各二钱，水酒各半，煎服。《外科精义》。○治产后恶露不行，上攻心呕。用牡桂五钱，玄胡索醋炒、五灵脂、当归、红花、陈皮各二钱，水煎服。杨氏《产宝》。○治跌扑损伤，瘀血积滞，胀闷疼痛。用牡桂三钱，当归、川芎、红花、苏木、桃仁、乳香、没药、牛膝各二钱，水煎服。林氏集方。

箇桂《本经》

【集解】**《本草品汇精要》卷一六**：《图经》曰：叶似柿叶而尖狭光净，中有三道文，花白蕊黄。四月开花，五月结实，树皮青黄，肌理紧薄，无骨正圆如竹，大枝、小枝皮俱是筒，有二三重者，因其似筒而谓之筒桂也。然筒桂即菌桂尔，筒、菌字相近，其亦传写之误乎？大枝皮不能重卷者，味极淡薄，不入药用。**《本草原始》卷四**：箇桂生交址、桂林山谷岩崖间。○箇者，竹名，此桂正圆如竹，故名箇桂。嫩而易卷如筒，即古人所用筒桂也，故一名筒桂。筒、箇字近，

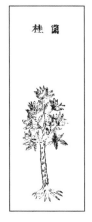

图 29-11-1　箇桂
《蒙筌》

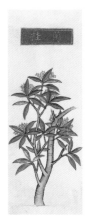

图 29-11-2　菌桂
《雷公》

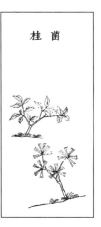

图 29-11-3　菌桂
《三才》

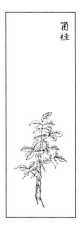

图 29-11-4　箇桂
《原始》

后人误书为箘，今《本经》又作从草之菌，愈误矣！

【气味】味辛，气温，无毒。《本草集要》卷四。

【主治】主百病，养精神，和颜色，为诸药先聘通使，久服轻身不老，面生光华，媚好常如童子。《本草集要》卷四。

编者按：《本草纲目》专设一节，对各种服食箘桂法提出"正误"，时珍曰：方士谬言，类多如此。唐氏收入本草，恐误后人，故详记。本条则不予转录。

天竺桂《海药本草》

【集解】《太乙仙制本草药性大全·本草精义》卷三：天竺桂生西胡国及海南山谷。其木似桂，茎叶相类，与园桂同但薄。功用似桂皮薄不过烈。今方家少用，似桂皮薄不败者用。

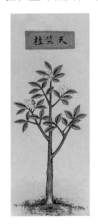
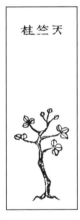
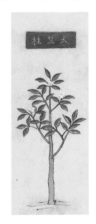
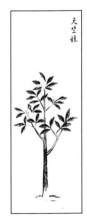

图 29-12-1　天竺桂　　　图 29-12-2　天竺桂　　　图 29-12-3　天竺桂　　　图 29-12-4　天竺桂
　《品汇》　　　　　　　　《太乙》　　　　　　　　《雷公》　　　　　　　　《草木状》

【气味】味辛，气温，无毒。《太乙仙制本草药性大全·仙制药性》卷三。

【主治】主腹内诸冷，破产后恶血。暖腰脚，血气胀如神。止血痢肠风大效。
《太乙仙制本草药性大全·仙制药性》卷三。

月桂《本草拾遗》

【集解】《太乙仙制本草药性大全·本草精义》卷三：月桂子今江东诸处每至四月、五月后晦，多于衢路间得之。大如狸豆，破之辛香。古老相传是月中下也。山桂犹堪为药，况月桂乎？正应不的识其功耳。今江东处处有，不知北地何意独无。为当非月路耶，月感之矣！余杭灵隐寺僧云种得一株，近代诗人多所论述。《汉武洞宜记》云：有远飞鸡朝往夕还，常衔桂实归于南土，所以北方无，南方月路，所以有也。

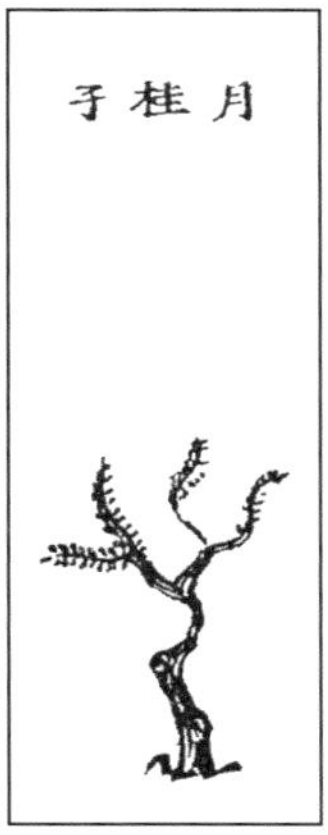

子

【主治】傅耳后月蚀疮，疗月割疮亦效。《太乙仙制本草药性大全·仙制药性》卷三。

皮

【气味】性温。《医方药性·草药便览》。

【主治】止胎前产后血崩。《医方药性·草药便览》。

图 29-13-1 月桂
子《太乙》

楠《别录》

【集解】《太乙仙制本草药性大全·本草精义》卷三：楠材旧不著所出州郡，今在处有之。其木如株，皮光无枝，叶似桑叶更厚。今江南等路造船场皆此木也，缘木性坚而善居水，久则多中空，为白蚁所穴。削作柿煮食之，穷无他药用此。《本草汇言》卷八：李氏曰：楠木，生南方，而黔、滇、蜀、广诸山尤多。其树直上，枝叶叠叠，若幢盖之状。茂似樟，而大如牛耳，经岁不凋，新陈相换。其花赤黄色，实似丁香，色青。干甚端伟，高者十余丈，巨者数十围，气甚芬芳。为船，为梁栋，为器具，皆佳。色赤者坚，白者稍脆，居水久则中空，为蚁所穴。其近根年深向阳者，结成花草山水之状，俗呼为骰柏楠，可作器。

楠材

【气味】味辛，气微温，有毒。《太乙仙制本草药性大全·仙制药性》卷三。

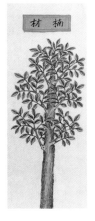

图 29-14-1 楠材
《品汇》

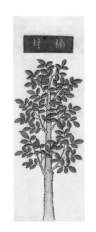

图 29-14-2 楠材
《雷公》

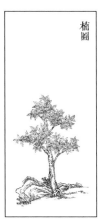

图 29-14-3 楠
《草木典》

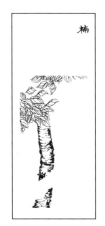

图 29-14-4 楠
《图说》

【主治】治霍乱吐泻不止。疗转筋腹痛难当。止吐泻，腹痛，去呕。《太乙仙制本草药性大全·仙制药性》卷三。

树皮

【气味】性苦。《医方药性·草药便览》。味辛，气温，无毒。《本草汇言》卷八。苦，性微温。《草木便方》卷二。

【主治】止吐泻，腹痛，去呕。《医方药性·草药便览》。霍乱吐泻足转筋，小儿吐乳和胃气，足肿煎服洗要蒸。《草木便方》卷二。

樟《本草拾遗》

【集解】《植物名实图考》卷三三：钓樟，《别录》下品。《本草拾遗》有樟材。江西极多，豫章以木得名。南过吉安则不植。李时珍以豫为钓樟，即樟之小者。又有赤、白二种，作器不蠹。滇南樟尤香，而木质坚致。

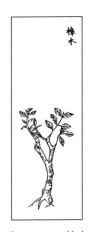

图 29-15-1 樟木
《汇言》

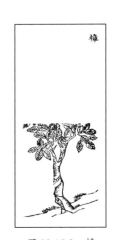

图 29-15-2 樟
《备要》

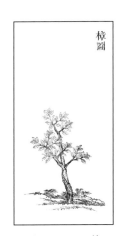

图 29-15-3 樟
《草木典》

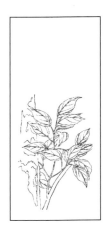

图 29-15-4 樟
《图考》

樟材

【气味】味苦，性温，无毒。入肝、脾、肺三经。《本草再新》卷四。

【主治】暖血道，利关节，治跌打折骨，气逆血滞，兼能堕胎。《本草再新》卷四。

【发明】《本草汇言》卷八：樟木避邪气，解中恶，陈藏器定霍乱之药也。费五星稿此物辛香窜烈，能发胃中停痰宿食，吞吐酸水，伏饮积滞等证。又煎汤浴脚气，洗疥癣，能祛风逐湿，涌而善升，能达木郁之病。如胃中虚、中气弱者，禁用。

皮

【集解】《本草纲目拾遗》卷六：此香樟树皮也。《纲目》有樟材、樟脑、樟节，而皮与子皆不及焉。今山人率以皮子治病有效，因急补之。○树皮以年久老樟者为佳。

【气味】性苦、热。《医方药性·草药便览》。

【主治】去风散血，消脚气肿。《医方药性·草药便览》。治天行温疫，湿毒流注，浴疥癣，洗脚气。《本草纲目拾遗》卷六。

【发明】《本草纲目拾遗》卷六：樟木，《纲目》言辛温香窜，性能除湿，故山居人患病多宜之。《象山县志》：万历中邑大疫，有一道人，教人取千年老樟树皮煎饮可愈，并言树老久饮霜雪，其性转清凉，可消疫气，此即藏器所云樟木能治恶气、中恶、鬼疰之意。

【附方】《本草纲目拾遗》卷六：心疼。香樟树皮，取时去面上黑色者，用内第二层皮，捣碎煎汤服，即止，永不再发。《玉局方》。刑杖伤。樟树皮用老酒炖出味，调老公鸡冠血食，止痛散血立效。《神锦方》。霍乱上吐下泻：樟树皮一把，水煎温服，立止。《传信方》。脚上生疮。此疮个个如小笔管，大者用樟树叶牙咬熟，略掺拔毒丹，外贴樟树叶，连换即愈。《家宝方》。

子

【集解】《本草纲目拾遗》卷六：樟梨即樟树子也。出处州府遂昌县福罗坞仙人坝周公园，大者为贵，小者次之。

【主治】磨涂肿毒，治中酒心胃疼，皆效。《本草纲目拾遗》卷六。

【发明】《本草纲目拾遗》卷六：予友黄庆春与一遂昌人相善，其人馈以樟梨，云可治心胃脘疼，服之立效，即香樟子也，较他产者略大，盖千年樟树所结，故效如神。叶南郊自处州回，询以樟梨，据云，此非子，乃千年樟树所结于枝桠间者，如瘤然，土人以形似梨，故名之，然则此乃樟瘤也。然与予所见又不类，姑并存其说，以俟再考焉。

钓樟《别录》

【集解】《太乙仙制本草药性大全·本草精义》卷三：出桂阳、邵陵诸处。亦呼作乌樟。钓樟生郴州山谷，树高丈余，叶似楠音南叶而尖长，有赤毛，若枇杷叶。江东船多是樟木斫取作用之，弥辛烈者最佳。县名豫章，因木为名。八月、九月采根皮，日曝干用。

樟材

【气味】味辛，小温，无毒。〔《本草拾遗》〕。《证类本草》卷一三。味辛，温，无毒。《宝庆本草折衷》卷一四。

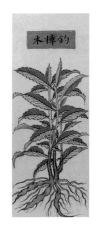

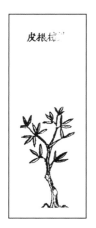

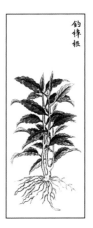

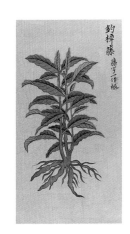

图 29-16-1 钓樟木 《品汇》　　图 29-16-2 钓樟 根皮《太乙》　　图 29-16-3 钓樟根 《草木状》　　图 29-16-4 钓樟藤 《图谱》

【主治】主咳嗽，痰饮积聚胀满，鬼气注忤。煮汁服之。亦可作浴汤，浸脚气及小儿疮疥。〔《本草拾遗》〕。《证类本草》卷一三。萧炳云：似乌药。摩服，治霍乱。○《日华子》云：治贲豚脚气水肿，煎服。并皮煎汤，洗疮痍风瘙疥癣。《宝庆本草折衷》卷一四。煮酒，疗恶气，中恶，心腹痛，鬼疰，霍乱，腹胀，宿食不消，常吐酸臭水。《本草品汇精要》卷二〇。

根皮

【气味】味辛，温，无毒。《太乙仙制本草药性大全·仙制药性》卷三。

【主治】主金疮止血，治贲豚脚气水肿，煎服。并煎汤洗疮痍疥癣。中恶心腹痛，鬼疰，霍乱腹胀，酒煮服之。《本草集要》卷四。

【发明】《本草汇言》卷八：钓樟又名乌樟，即樟木之小者。气味功用，与樟木主治同。惟治金疮出血不止，刮末敷之，甚验，又特异于樟木也。

【附方】《太乙仙制本草药性大全·仙制药性》卷三：辟天行时气。取茎叶置门上效。治獖豚脚气水肿。煎服。○恶气中恶，心腹痛，鬼疰，霍乱腹胀，宿食不消，常吐酸臭水。酒煮服之。无药处用之。

樟脑《本草品汇精要》　　【校正】时珍云出《纲目》，今据《本草品汇精要》改。

【释名】潮脑《药性要略大全》。

【集解】《本草品汇精要》卷一七：凡造樟脑，先砌土灶一座，上置铁锅数口，伐其木极大者，截剥去枝皮，以鹰嘴槽斧砍斫相块，每锅下木柤五斤，入水浸过三指许，以瓷盆覆之，湿布密塞缝处，

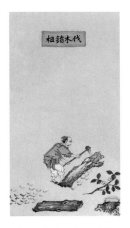

图 29-17-1　伐木锁粗
《品汇》

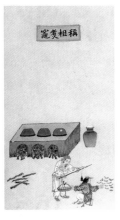

图 29-17-2　称粗煮灶
《品汇》

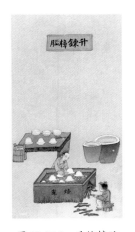

图 29-17-3　升炼樟脑
《品汇》

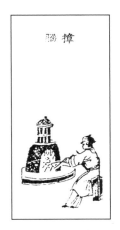

图 29-17-4　樟脑
《太乙》

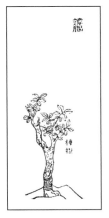

图 29-17-5　樟
脑《原始》

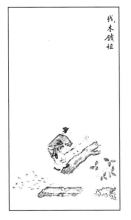

图 29-17-6　伐木锁粗
《草木状》

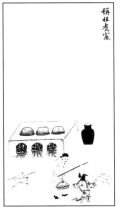

图 29-17-7　称粗煮灶
《草木状》

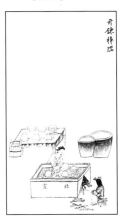

图 29-17-8　升炼樟脑
《草木状》

勿令气泄，各用文武火熬两时方止，候冷，其脑升凝于盆底，以翎扫装瓷器内，仍封之，谓之青脑。复出焙于别灶，其灶长六尺，阔减其半，高亦似之。以木五六楞，竹笆藉可灶，方筛于上，内布如芡实大砂子厚寸许，灶面四旁用泥围，高四五寸，将青脑分置瓷盘，各以碗覆之，下用柴火慢烧，从晨至暮，其脑升凝碗底而成饼，色白莹洁。火不宜紧，紧则色黄。焙灶横开，圭窦内幹，坑深尺余，不然楞木必燎，脑亦废矣。《太乙仙制本草药性大全·本草精义》卷三：樟树择细叶者，用刀划皮，手拭预知有脑，用斧细细斫倒细碎，木甑蒸之，大火逼油入锅，浮水面白白蜡色者佳。

【气味】味苦、辛，性温。○有小毒。《本草品汇精要》卷一七。

【主治】作膏，治诸恶疮及打扑伤损，风湿脚气等疾。○合香油研，傅汤火疮，定痛。如疮湿干，掺上，其痛立止，火毒不入内也。○不入汤药中用。《本草品汇精要》卷一七。疗齿痛，杀虫，治疥疮，辟汗气。《太乙仙制本草药性大全·仙制药性》卷三。

【发明】《本草经疏》卷三〇：樟脑通窍杀虫，《日华子》除疥癣秃疮之药也。梅青子稿李氏方云：此药辛热香窜，禀龙火之气，去湿杀虫，此其所长。故烧烟熏衣，灭虱逐蚤，熏房室，并床帐枕簟，善辟臭虫，及一切蚁蜉蝇螫等类。又《集要方》治脚气，止牙疼。总之去湿杀虫，尽在是矣。止堪敷涂，不堪服食。故外科方每需用耳。《本经逢原》卷三：樟木性禀龙火，辛温香窜，能去湿辟恶气。故治干霍乱，以樟木屑煎浓汁吐之。中恶卒死者，以樟木烧烟熏之，待苏用药。韶郡诸山樟木最多，土人以之蒸汁，煎炼结成樟脑，与焰硝无异，水中然火，其焰益炽。今丹炉家及焰火方皆用之。去湿杀虫，此物所长。烧烟熏衣能辟虫虱。治脚气肿痛，或以樟脑置两股，用杉木作桶盛汤濯之，或樟脑、乌头等分，醋丸弹子大，每置一丸于足心踏之，下以微火烘之，衣被围覆，汗出如涎为效。

【附方】《本草经疏》卷三〇：治一切瘙痒虫疥，及一切顽癣有虫者。用樟脑一两，大枫子肉二两捣膏，大黄、硫黄、胡椒各五钱，三味俱微炒，为细末，和入大枫膏内，再入樟脑同捣匀，再入水银五钱，再研匀，再捣三百下，为丸，弹子大。每临卧时，被内以药，周身摸之，不过二三次，愈。如治顽癣，本方再加斑猫末五分，信石末一分。如药干燥，谅加香油些须亦可。姚氏《玉函》。〇治脚气肿痛。用樟脑三钱，草乌头二钱，为极细末，醋糊丸，弹子大。每置一丸于足心，踏之，下微火烘之，衣被围覆，汗出如涎，即效。

过天藤《生草药性备要》

【释名】无根草《生草药性备要》。

【集解】《本草求原》卷四：悬树上生。

【主治】治一切癞，煎水洗；或为末，开油搽。《生草药性备要》卷下。解胎毒，治痧疥癞癣、飞疡热毒。或煎洗，或研末入药搽。《本草求原》卷四。

乌药《开宝本草》

【集解】《本草元命苞》卷六：生岭南诸州，今天台岁贡。木似茶槚，高数尺，叶微圆尖作三桠，面青背白，根色褐黑，状似山芍药，又若钓梓根，一云乌樟根。一名旁其。八月采根。天台产香白可爱，岭南生力大而坚。

根

【修治】《本草述》卷二二：修治根采旁附直根不堪用也，状如镯珠连者佳。去皮心，略炒。

【气味】味辛，气温，气厚于味，阳也，无毒。《太乙仙制本草药性大全·仙制药性》

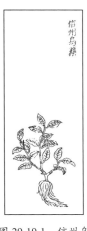
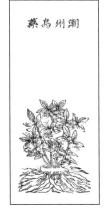
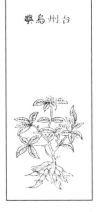
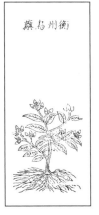

图 29-19-1 信州乌
药《图经（政）》

图 29-19-2 潮州乌
药《图经（政）》

图 29-19-3 台州乌
药《图经（政）》

图 29-19-4 衡州乌
药《图经（政）》

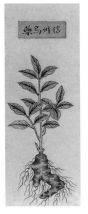
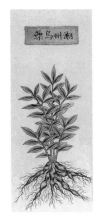
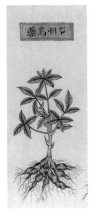
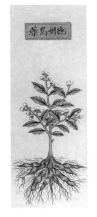

图 29-19-5 信州
乌药《品汇》

图 29-19-6 潮州
乌药《品汇》

图 29-19-7 台州
乌药《品汇》

图 29-19-8 衡州
乌药《品汇》

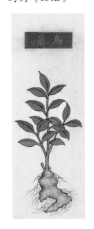
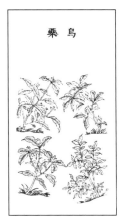
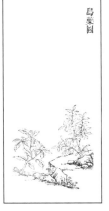
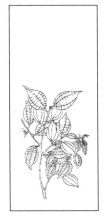

图 29-19-9 乌药
《雷公》

图 29-19-10 乌药
《三才》

图 29-19-11 乌药
《草木典》

图 29-19-12 乌药
《图考》

卷三。味苦、辛，气大温，无毒。《本草纂要》卷三。

【主治】主中恶心腹绞痛，疗蛊毒疰忤鬼邪。散滞气宿食不消，逐冷气攻冲背膂。治小儿诸虫，调妇人血气。《本草元命苞》卷六。主心腹痛，疰忤鬼气。治痛疖癞，肾膂攻冲。因多走泄，不甚刚强。诸冷能除，凡气堪顺。止翻胃，消食积作胀。缩小便，逐气冲致疼。辟疫瘴时行，解蛊毒卒中。攻女人滞凝血气，去小儿积聚蛔虫。猫犬病，生摩灌效。《太乙仙制本草药性大全·仙制药性》卷三。主膀胱冷气攻冲，疗胸腹积停为痛。七情郁结，气血停凝。用于风药则疏风，用于胀满则降气。调妇人血气，除小儿腹疼。《本草汇》卷一五。

【发明】《本草衍义》卷一四：乌药和来气少，走泄多，但不甚刚猛。与沉香同磨作汤点，治胸腹冷气，甚稳当。《医经大旨》卷一：乌药味辛而薄，性轻热而散，气胜于味也。佐香附治妇人诸般气证。用于风药则能疏风，用于胀满则能降气，用于气沮则能发疸，且疏寒气。又治腹疼，乃疏气散寒之剂，止以其热而辛散也。此药味薄，无滋益人，但取辛散凝滞而已，不可多用。香附治内，内和而外自释也；乌药疏散宣通，尤畅于香附也。《本草纂要》卷三：气中血药也。主风气，周身顽麻搔痒，痿痹瘫厥；或风寒湿热各气所侵，身重体疼，寒热交作；或癥瘕积聚，血闭不行；或郁结胀满，表里壅塞；或胎前产后而血气不和；或风湿流注而肿毒未溃，用此大温之剂，必能行气中之血也。吾尝以之而治风，使顺气疏风，则风自除；以之而治寒，使温中清寒，则寒自解；以之而治湿，使驱风燥湿，则湿自清；以之而治气，使散气开郁，则气自和；以之而治血，使气顺血行，则血自平。此为治风寒湿气血之要药也。大抵此剂治一切气，除一切寒，攻一切冷，调一切血。妇人温经，非此不行；小儿诸虫，非此不去；大人诸痛，非此不除。如摩水用之，又治猫犬百病。《本草发明》卷四：乌药，疏气散寒之剂。味薄，无滋于人，但取其辛散凝滞而已，专治妇人一切诸气。用于风药则疏风，用于胀满则降气，用于气阻则能发散且疏寒气冷痛。《本草经疏》卷一三：乌药禀地之二气以生，故味辛气温无毒。然尝其味，亦带微苦，气亦微香。气厚于味，阳也。入足阳明、少阴经。其主中恶心腹痛，疰忤鬼气，天行疫瘴者，皆足阳明受病。阳明开窍于口鼻。凡邪恶鬼忤，与夫疫瘴之气侵人，悉从口鼻而入。此药辛温暖胃，辟恶散邪，故能主诸证也。胃暖则宿食自消，辛散则蛊毒亦解。又肾与膀胱为表里，虚则寒客之而冷气攻冲背膂，辛温能散寒邪，其性又善下走，则冷气攻冲自止也。性温走泄，故复能散妇人血凝气滞，微苦而辛，故又能疗小儿腹中诸虫也。《医宗必读·本草征要》下：主膀胱冷气攻冲，疗胸腹积停为痛。天行疫瘴宜投，鬼犯蛊伤莫废。辛温芳馥，为下气温中要药。按：气虚及血虚内热者勿用。《药品化义》卷一：乌药属阳中有微阴，体坚实而大，色肉苍皮黑，气雄，味辛带微苦，性温，能降，力行气，性气厚而味薄，入脾胃二经。乌药气雄性温，故快气宣通，疏散凝滞，甚于香附。外解表而理肌，内宽中而顺气。以之散寒气，则客寒冷痛自除。驱邪气，则天行疫瘴即却。开郁气中恶，腹痛胸膈胀满顿然可减，疏经气中风，四肢不遂，初产血气凝滞，渐次能通，皆藉其气雄之功也。米泔水浸三四日令透方好，切片用。《本草新编》卷四：乌药味辛，气温，阳也，无毒，入足少阴肾经及阳明胃腑。性多走泄，不甚刚强，诸冷能除。凡气堪顺，止翻胃，消积食作胀，缩小便，逐气冲致疼，辟疫瘴时行，解蛊毒卒中，攻女人滞凝血气，去小儿积聚蛔蛔。此品功多而效少，盖佐使之至微者也。力微似可多用，然而多用反不见佳。不若少用之，以佐君臣之用耳。乌药无关重轻，其实过功少，近人未知耳。产妇虚而胎气不顺者，切不可用，用则胎立堕。人以为顺气用之，谁知乌药能顺胎气之实，而不能顺胎气之虚乎。不独胎气，凡气虚者，俱不能顺。惟血虚而带郁滞者宜之耳。

【附方】《本草汇言》卷八：治风痰风气，不拘周身上下，头面四肢等处，顽痹麻木。用乌药二两，木香五钱，防风、白术、秦艽、天麻、当归、川芎、枸杞、黄柏、黄耆、白芥子各一两。俱用酒洗炒，研为末，炼蜜丸，梧子大。每早晚各服三钱，白汤下。○治中风中湿，遍身作疼，时发寒热。用乌药、防风、葳蕤、羌活各三钱，水煎服。○治风湿流注，遍身生毒，上下肿溃。用乌药二两，香附、白术、川芎、木瓜、牛膝、当归、黄耆各三钱，水煎服。如阳衰胃弱，血气虚冷者，本方可加人参、附子童便制，各一钱。○治七情郁结，胸膈胀满，表里壅塞。用乌药、川芎、香附俱酒炒，各三钱，枳壳、厚朴、半夏、陈皮、茯苓各二钱，水煎服。○治胎前产后，血气不和，腹胀腹痛。用乌药、香附、当归、川芎，俱酒炒，各三钱，水煎服。○治妇人女子，无故血闭不行，肚腹胀闷，或成癥瘕血块。用乌药、香附、三棱、莪术、玄胡索、炙甘草、广陈皮各五钱，俱酒洗炒，研为末。每早服三钱，白汤调下。○治中风中气。用乌药一两，白术八钱，白芷、陈皮、川芎、麻黄、干姜、桔梗、枳壳、僵蚕、甘草各一钱，俱炒燥，研为末。每服一钱，白汤调下。名乌药顺气散。○治阴虚气滞，脾胃不调，此药上达胃脾，下通肾经。用乌药、北五味子各一两，枸杞子、杜仲、牛膝、当归、白芍药、怀熟地、黄柏、知母、山茱萸肉，各二两，俱用盐酒拌炒，研为末，炼蜜丸，梧桐子大。每早服五钱，白汤下。名补阴丸。已上九方出方龙潭《本草切要》。○治妇人经水将来作痛者，或乍作乍止，血滞气滞也。用乌药、当归、川芎、白芍药、川黄连、香附、桃仁去皮各一钱五分，红花、玄胡索、牡丹皮、莪术各一钱。俱用酒拌炒过，水二碗，煎一碗。食前服，十帖全愈。《万病回春》。○治妇人经水多，行久不止者，将成血崩也。用乌药、当归、川芎、白芍药、生地黄、白术、黄芩、黑山栀、地榆、黑荆芥、香附、人参、白茯苓各一钱五分，甘草五分，俱用醋拌炒过，水二碗，煎八分。食前服，十剂愈。同前。○治妇人经水久不行，发肿者，血瘀渗入脾经。用乌药、当归、川芎、白芍药、桃仁去皮、红花、牡丹皮、干姜、肉桂、干漆、枳壳、白术、香附、牛膝、玄胡索各一钱五分，俱用酒拌炒过，水二碗，煎八分。食前服，五剂愈。同前。

叶

【集解】《宝庆本草折衷》卷一三：其叶微圆尖，作三桠，面青背白。

【主治】补中益气，止小便滑数，作茶片，炙碾，煎服。《宝庆本草折衷》卷一三。叶采入剂，下气亦灵，但力缓迟，须醋浸炙。《本草蒙荃》卷四。

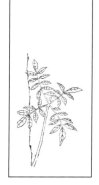

图 29-20-1　檀香
《图考》

檀香《本草纲目》

【集解】《本草品汇精要续集》卷一〇：李时珍曰：檀香，江淮湖岭山中有之。木大者近丈许，小者多被樵采，叶青而长，有锯齿。状如小蓟叶而香，对节生，其根状如枸杞根而大，煨之甚香。《楞严经》云坛前具列小炉，以兜娄婆香煎水沐浴，即此香也。《植物名实图考》卷三五：檀香《救荒本草》谓之兜栌树，叶可煠食。《本草纲目》始收入香木。

【气味】味苦，涩，性平。无毒。《本草品汇精要续集》卷一〇。

【主治】主头疖肿毒，碾末，麻脂调涂，七日腐落。《本草纲目》。《本草品汇精要续集》卷一〇。

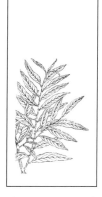

图 29-21-1　见风消
《图考》

见风消《植物名实图考》

【集解】《植物名实图考》卷三八：见风消生长沙山阜。长叶排生，极似榉柳，高仅二三尺，丛条葱茂；叶面青背白，似野胡椒而窄。

【主治】俚医以为消风败毒之药。《植物名实图考》卷三八。

詹糖香《别录》

【集解】《太乙仙制本草药性大全·本草精义》卷三：詹糖香出晋安、岑州郡土。唐云：詹糖树似橘，煎枝为香似沙糖而黑，出交趾、广州。真淳者难得，多以其皮及壳虫屎杂之，惟软者独佳。余香无臭，伪而有精粗尔。

《植物名实图考》卷三三：詹糖香，《别录》上品。〇今宁都州香树形状正同，俗亦采枝叶为香料，开花如桂，结红实如天竹子而长圆，图以备考。湖南有一种野樟，叶极香，甚相类，夏时结子，稍异。

【气味】味辛，性微温。〇无毒。《本草品汇精要续集》卷一〇。

【主治】疗恶核毒肿，去恶气伏尸。又治恶疮。《太乙仙制本草药性大全·仙制药性》

卷三。

【发明】《太乙仙制本草药性大全·仙制药性》卷三：此香合香家要用，不入药。

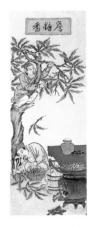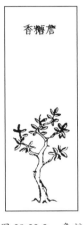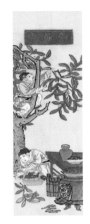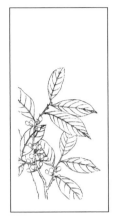

图 29-22-1　詹糖　　　图 29-22-2　詹糖　　　图 29-22-3　詹糖　　　图 29-22-4　詹糖香
香《品汇》　　　　　香《太乙》　　　　　香《雷公》　　　　　《图考》

樟梨仔《医方药性》

【气味】性辣。《医方药性·草药便览》。

【主治】治腹痛，宽气。《医方药性·草药便览》。

木犀花《本草汇言》（即：桂花）

【校正】《本草纲目》原收入"菌桂"条下，今分出。

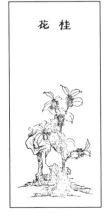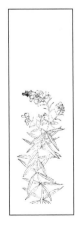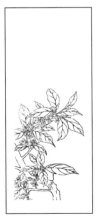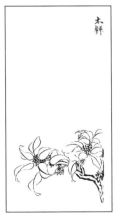

图 29-24-1　桂花　　　图 29-24-2　龙头　　　图 29-24-3　岩桂　　　图 29-24-4　木犀
《三才》　　　　　木犀《图考》　　　　《图考》　　　　　《图说》

【释名】桂花、木樨花姚氏《本草汇言》、岩桂《植物名实图考》。

【集解】《本草汇言》卷七：寇氏曰：木犀花，生闽、粤、江、浙山谷中。亦是筒桂之类，而性大异。其叶不似柿叶，亦有锯齿，如枇杷叶而粗涩者，有无锯齿如栀子叶而光洁者。丛生岩岭间，谓之岩桂，土人又呼为木犀。有三种之分，其花白者名银桂，黄者名金桂，红者名丹桂。有秋花者，有春花者，有四季花者，有逐月花者。其皮薄而不辣，白而不赤，阴淡而不香，不堪入药。惟花香馥馨蕴，可收，晒干作茗，或浸酒，或盐渍，可作香茶、香坠之类。姚氏《食物本草》卷一五：桂花一名木樨，处处有之。叶似橘叶而硬，八九月开花。《植物名实图考》卷三三：岩桂，即木犀。《墨庄漫录》谓古人殊无题咏，不知旧何名。李时珍谓即菌桂之类而稍异，皮薄不辣，不堪入药。

花

【气味】味辛、甘、苦，气温，无毒。《本草汇言》卷七。

【主治】散冷气，消瘀血。凡患阴寒冷气，痃癖奔豚，腹内一切诸冷病。蒸热，布裹熨之，诸疾皆愈。《本草汇言》卷七。祛风、发散、除热。《生草药性备要》卷下。

【附方】姚氏《食物本草》卷一五：生津，辟臭，化痰，治风虫牙痛。同百药煎、孩儿茶作膏饼噙。润发及作面脂。同麻油蒸熟。

枝

【释名】土桂枝《生草药性备要》。

【气味】味辛，性温。《生草药性备要》卷下。

【主治】祛风、发散、除热。《生草药性备要》卷下。

山桂花《植物名实图考》

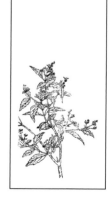

图 29-25-1　山桂花
《图考》

【集解】《植物名实图考》卷三八：山桂花长沙岳麓极多。春时开小黄花如桂，故名。丛生小木，高二尺余，褐茎劲细，叶微似榆而疏齿；面绿润背淡白。○按《宋氏杂部》，水槿树可放蜡，春开黄花，形颇相类。《植物名实图考》卷三六：山桂花生云南山坡。树高丈余，新柯似桃，腻叶如橘，春作小苞，迸开五出，长柄袅丝，繁蕊聚缕，色侔金粟，香越木犀，每当散荨幽崖，担花春市，翠绿摩肩，鹅黄压鬓，通衢溢馥，比户收香。甚至碎叶断条，亦且椒芬兰臭，固非留馨于一山，或亦分宗于八桂，但以锦囊缺咏，药裹失收，听攀折于他人，任点污于厕溷，姑为胆瓶之玩，聊代心字之香。《本草纲目易知录》卷四：山桂皮，处处有之，其树虽去皮，木亦不死。

皮

【气味】辛，温，香窜。食料用之，不入药。《本草纲目易知录》卷四。

【主治】土人以治气胀。《植物名实图考》卷三八。

台七里《本草纲目拾遗》

【释名】七里香《本草纲目拾遗》。

【集解】《本草纲目拾遗》卷四：出台地者。

【主治】能辟烟瘴，所种之地，蚊蚋不生。辟瘴，焚其烟，化蚊蚋为水。《本草纲目拾遗》卷四。

小榕叶《生草药性备要》

【释名】半天吊《生草药性备要》。

叶

【气味】味涩，性温。《生草药性备要》卷下。

【主治】消骨内阴疮，敷跌打止痛，冲酒饮。《生草药性备要》卷下。

蕊

【主治】治赤眼，煲粥冲食。《生草药性备要》卷下。

吊须

【主治】浸酒，治跌伤散瘀。《生草药性备要》卷下。

五爪龙《生草药性备要》

【释名】五龙根《生草药性备要》、五爪风《草药图经》。

【集解】《生草药性备要》卷下：其叶五指为真的。世人多以山槟榔乱取之，但爪龙乃清香，山槟榔无味，可以别之。《草药图经》：五爪风即五爪龙，叶名五爪风。春发藤叶，有须。

根叶

【气味】味甜、辛，性平。《生草药性备要》卷下。根无毒，

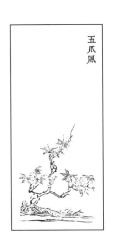

图 29-28-1　五爪风
《草药》

叶有小毒。《草药图经》。甘、辛，气平而甚香。《本草求原》卷二。

【主治】叶，消毒疮，洗疳痔，去皮肤肿痛。根，治热咳痰火、理跌打、刀伤。浸酒，祛风，壮筋骨。《生草药性备要》卷下。杨梅疮要药，根叶捣烂，敷阴阳二毒。《草药图经》。

榕《本草纲目拾遗》

【释名】倒生树《粤志》。

【集解】《南方草木状》卷中：榕树，南海桂林多植之。叶如木麻，实如冬青，树干拳曲，是不可以为器也。其本棱理而深，是不可以材也。烧之无焰，是为不可以为薪也。以其不材，故能久而无伤，其荫十亩，故人以为息焉。而又枝条既繁，叶又茂细，软条如藤垂下，渐渐及地，藤梢入地，便生根节。或一大株有根四五处，而横枝及邻树即连理，南人以为常，不谓之瑞木。《本草纲目拾遗》卷六：榕须，《药性考》：榕叶似大麻，子如冬青，枝干拳曲，木本棱凹，不成材器，而结奇香，其脂与漆相似，可以贴金，胶物胜于楮脂。《岭南杂记》：榕树闽广最多，他省则无，故红梅驿以北无榕。大者荫十余亩，离奇古怪，备木之异，

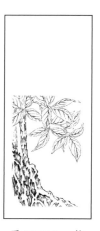
图 29-29-1　榕《图考》

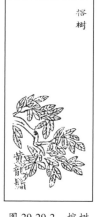
图 29-29-2　榕树《便方》

然体曲不中梁柱，理斜不中材用，质虚不中薪爨，庄子所谓以不材而寿者也。○《粤志》：榕叶甚茂盛，柯条节节如藤垂，其干及三人围抱，则枝上生根，连绵拂地，得土石之力，根又生枝，如此数四，枝干互相连属，无上下皆成连理。其树可以倒插，以枝为根，复以根为枝，故一名倒生树。干多中空不坚，无所用。离之木也，其象如离之大腹，其中空处常产香木，炎精所结，往往有伽南焉，粤人以其香可来鹤，子可肥鱼，多植于水际。其树脂可以贴金接物，与漆相似。性畏寒，踰梅岭则不生，故红梅岭有数榕，为炎塞之界。有红、白、大叶、小叶数种。按《泉州府志》：榕有二种，一种矮而盘桓，其须着地，复生为树。一种名赤榕，上耸广大，二种荫最宽广，入药用有须者。《植物名实图考》卷三七：榕树，两广极多，不材之木。然其叶可荫行人，可肥田亩木，岁久则成伽南香，根大如屋。江西南赣皆有之，稍北遇寒即枯，故有榕不过吉之谚。或以为即蜀之楷木。但苏子瞻蜀人，在惠在琼，无一语及之。李调元《南越笔记》叙榕木甚详，亦不谓即楷，李亦蜀人也。

根须

【主治】止牙痛，取榕根须摘断，入竹管内，将盐塞满，以泥封固，火煅存性为末，擦牙摇动者亦坚，竹管不用。《本草纲目拾遗》卷六。

黄葛《本草纲目拾遗》

【集解】《本草纲目拾遗》卷六：黄葛树川槿皮。《边州闻见录》：蜀多黄葛，宜宾学宫前骑墙树而生，根未至地，已合抱。此树以某月种，每岁必某月始芽。入药用根皮，药肆中多取其皮以代川槿。《峨嵋山志》：嘉树在罗目县东南三十里阳山江溆，两树对植，围各二三尺，上引横枝，亘二丈，相援连理，阴庇百夫，其名曰黄葛，号嘉树。苏子由诗予生虽江阳，未省到嘉树，即此。《益部谈资》：黄葛树叶似桂稍大，团栾荫数亩，冬春不雕，干则拥肿，根皆蟠露土上，至于石崖之侧，则全欲不藉土生者，蘷之梁方最多，惜无材用。○按：王阮亭《居易录》：云南多黄果，似海棠稍大者，香如佛手，甘脆如梨，多津液，蜀产者树而不结实，其皮类川槿，亦能愈癣，今曰黄葛，或音之讹耳。

根皮

【主治】治疥癣，取其根皮煎汤浴之。《本草纲目拾遗》卷六。

过江龙《草木便方》

【释名】地瓜根、九子连环草、土瓜《草木便方》。

根

【气味】苦，性微寒。《草木便方》卷一。

【主治】利水消热黄疸餐，月闭带下通乳汁，牙痛消肿跌伤安。《草木便方》卷一。

大榕《生草药性备要》

【释名】万年阴、婆罗树《生草药性备要》、黄桷根《草木便方》。

【集解】《生草药性备要》卷下：叶似柚叶。

叶

【气味】味涩，性平。《生草药性备要》卷下。

【主治】除骨内风，又能续骨。《生草药性备要》卷下。贴烂疮臁胫。《草木便方》卷二。

根皮

【气味】苦、酸，温。《草木便方》卷二。

【主治】四肢顽痹麻不仁，祛风除湿消肿满，半身不遂熨洗蒸。《草木便方》卷二。

树浆

【主治】疗疥癞血风癣。《草木便方》卷二。

【发明】《生草药性备要》卷下：佛山南泉庙前有一株，俗称为婆罗树，凡远年骨痛，求神许食，取叶蒸醋，送饭常食，屡验。

木兰《本经》

【集解】《宝庆本草折衷》卷一二：木兰，一名木兰皮，一名林兰，一名杜兰。生零陵山谷，及太山、湖、岭、蜀川、益、春、韶州。今所在有之。〇三、四、十一、十二月采皮，阴干。《植物名实图考》卷三三：木兰，《本经》上品。李时珍以为即白香山所谓木莲，生巴峡山谷间，俗呼黄心树者。《疏证》甚核。余寻药至庐山，一寺门有大树合抱，叶似玉兰而大于掌。僧云此厚朴树也。掐其皮香而辛，考陶隐居木兰注谓：皮厚，状如厚朴，而气味为胜。宋《图经》谓：韶州取外皮为木兰，肉为桂心。李华赋序亦云：似桂而香。则庐山僧以为厚朴，与韶州以为桂，皆以臭味形似名之，而转失其嘉名。张山人石樵侨居于黔，语余曰：彼处多木兰，树极大，开花如玉兰而小。土人断之以接玉兰，则易茂。木质似柏而微疏。俗呼泡柏木。川中柏木船皆此木耳。

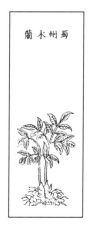

图 29-33-1 蜀州木兰《图经（政）》

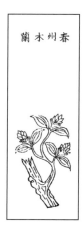

图 29-33-2 春州木兰《图经（政）》

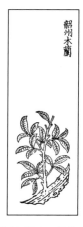

图 29-33-3 韶州木兰《图经（政）》

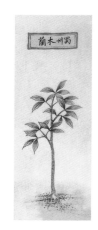

图 29-33-4 蜀州木兰《品汇》

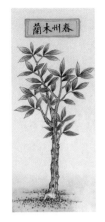

图 29-33-5　春州木
兰《品汇》

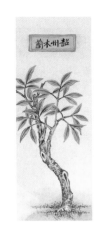

图 29-33-6　韶州木
兰《品汇》

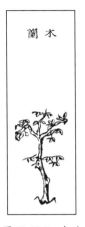

图 29-33-7　木兰
《太乙》

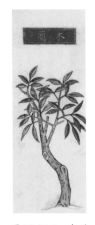

图 29-33-8　木兰
《雷公》

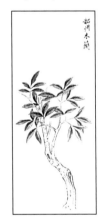

图 29-33-9　韶州木
兰《草木状》

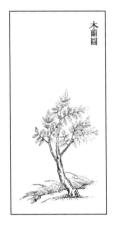

图 29-33-10　木兰
《草木典》

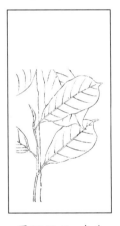

图 29-33-11　木兰
《图考》-1

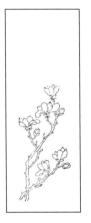

图 29-33-12　木兰
《图考》-2

因为作图，余绎其说，始信庐山所见者即木兰。而李时珍之解亦未的。辄忆天随子诗曰：几度木兰船上望，不知原是此花身。盖实录，非绮词也。然是木也，功列桐君之书，形载骚人之词，刳舟送远，假名泛彼；而撷华者又复以李代桃，用其身而易其谥，遂使注书者泛引而失真，求材者炫名而遗实。宜乎！李华有感而赋，谓自昔沦芳于朝市，坠实于林邱，徒郁咽而无声，可胜言而计筹也。木莲花见《黄海山花图》，全似莲花，不类辛夷。

【气味】味苦、辛，寒，无毒。《宝庆本草折衷》卷一二。

【主治】治身中皮肤大热，去面部酒皶赤疱。疗恶风颠疾，理阴下湿疮。明耳目及中风伤寒，破痈疽祛水肿臭气。《太乙仙制本草药性大全·仙制药性》卷三。

玉兰《滇南本草》

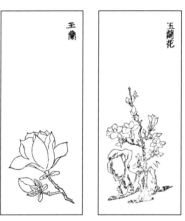

图 29-34-1 玉兰
《茹草》

图 29-34-2 玉兰花
《三才》

【集解】**《本草纲目拾遗》卷七**：濒湖《纲目》辛夷集解下，惟云有花白者，人呼为玉兰，并不另立主治，即辛夷亦用苞蕊，不及其花之用也。今采龙柏《药性考》补之。

花

【气味】性温，味辛、微苦。《滇南本草》卷中。味辛、微苦，性温。《本草纲目拾遗》卷七。

【主治】治脑漏鼻渊，祛风。新瓦焙，为末，治面寒疼，胃气疼，引点热烧酒服。《滇南本草》卷中。消痰，益肺和气，蜜渍尤良。《本草纲目拾遗》卷七。

【附方】**《本草纲目拾遗》卷七**：痛经不孕。玉兰花将开未足，每岁一朵，每日清晨空心，水煎服。《良方集要》。

辛夷《本经》

【集解】**《本草衍义》卷一三**：辛夷先花后叶，即木笔花也。最先春以具花，未开时，其花苞有毛，光长如笔，故取象曰木笔。有红、紫二本：一本如桃花色者，一本紫者。今入药当用紫色者，仍须未开时收取。**《太乙仙制本草药性大全·本草精义》卷三**：原产汉中川谷，今则处处有之，人家园庭亦每种植。木高数丈，叶似柿而长，花开两番，色白而带紫腊，结苞似着毛小桃。春开花于未叶秃树，北人呼为木笔，南人唤作迎春，花谢才生叶缀枝，叶盛复开花作孕，有红紫二种，多香气熏人。凡收采入药同煎，宜未开花紫苞蕊，刷去毛，免射人肺，摘去心，不致人烦。**《植物名实图考》卷三三**：辛夷《本经》上品。即木笔花。又有玉兰花，可食，分紫瓣、白瓣二种。

【修治】**《太乙仙制本草药性大全·仙制药性》卷三**：凡用之去粗皮，拭上赤肉毛了，即以芭蕉水浸一宿，漉出，用浆水煮，从巳至未出，焙干用。若治眼目中患，即一时去皮，用向里实者。
《本草汇言》卷八：用粗布拭净萼上毛，以净水浸半日，焙干用。

【气味】味辛、香，性温，无毒。《药性粗评》卷二。

【主治】主治头风眩晕，鼻塞流涕，脑痛面肿，身痒，明目，去䚍䚐，温中解肌，利九窍，开关脉，久服下气轻身，增年耐老。《药性粗评》卷二。主五脏，温中，利九窍，解肌。止头痛风疼，面肿引齿痛眩冒。除身体寒热，鼻塞有香臭不闻。

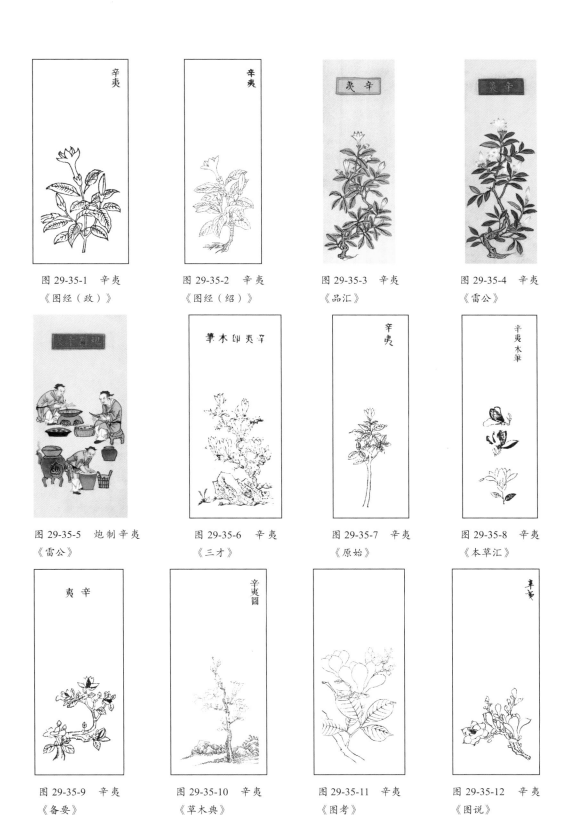

图 29-35-1　辛夷

《图经（政）》

图 29-35-2　辛夷

《图经（绍）》

图 29-35-3　辛夷

《品汇》

图 29-35-4　辛夷

《雷公》

图 29-35-5　炮制辛夷

《雷公》

图 29-35-6　辛夷

《三才》

图 29-35-7　辛夷

《原始》

图 29-35-8　辛夷

《本草汇》

图 29-35-9　辛夷

《备要》

图 29-35-10　辛夷

《草木典》

图 29-35-11　辛夷

《图考》

图 29-35-12　辛夷

《图说》

生须发，杀虫，禁清涕，通窍。《太乙仙制本草药性大全·仙制药性》卷三。

【发明】《本草经疏》卷一二：辛夷禀春阳之气以生，故其味辛气温，性无毒。气清而香，味薄而散，浮而升，阳也。入手太阴、足阳明经。其主五脏身体寒热，风头脑痛，面，解肌，通鼻塞涕出，面肿引齿痛者，皆二经受风邪所致，足阳明主肌肉，手太阴主皮毛，风邪之中人，必自皮毛肌肉以达于五脏而变为寒热。又鼻为肺之窍，头为诸阳之首，三阳之脉会于头面，风客阳分则为头痛，面，鼻塞涕出，面肿引齿痛。辛温能解肌散表，芳香能上窜头目，逐阳分之风邪，则诸证自愈矣。眩冒及身兀兀如在车船之上者，风主摇动之象故也。风邪散，中气温，则九窍通矣。大风之中人，则毛发脱落，风湿之浸淫则肠胃生虫，散风行湿则须发生而虫自去矣。久服下气，轻身明目，增年耐老，悉非风药所能。虽出自《神农本经》，然而易世相传，得无谬讹，存而不论可也。《本草汇言》卷八：辛夷温肺气，《别录》通鼻窍之药也。詹闰寰稿故善走三阳，除风寒风湿于头面、耳鼻、齿牙诸分。若头眩昏冒，兀兀如欲呕；若面肿面痒，隐隐如虫行；若耳闭耳鸣，或痒或痛；若鼻渊鼻塞，或胀或疮；若齿痛齿肿，或牙龈浮烂等证，咸宜用之。此药辛温上达，能解肌散表；芳香清洁，能上窜头目，逐阳分之风邪，疏内窍之寒郁，则诸证自愈矣。前古谓通九窍、利五脏、通关脉、退寒热，意在斯乎！但辛香浮窜，气虚之人，虽偶感风寒，致诸窍不通者，不宜用。头脑痛属血虚火炽者，不宜用。齿牙痛与耳病，属肝火胃火者，不宜用。《本草述》卷二二：辛夷之所用者，苞也。《本经》主治风头脑痛，而《别录》云通鼻塞涕出。暨方书所用之以疗鼻塞、鼻衄、鼻渊等证，一似有专功者。第谓其辛温能达阳于极上而已，讵知其花开于正月二月，花落乃生叶，叶间随含花苗，夏杪苗如小笔头，经伏历冬，苗花渐大，苗外有苞，至来年正二月始开，开时脱苞，收之者于其未开时为良也。是则兹物之治脑与鼻，前哲用之煞有妙理。○兹物由阳而畜之阴，由阴而达之阳，适于主治之宜相合也。所以鼻之寒热无不用，并脑之虚实亦无不用，虽各有攸宜之剂，而必以此味为关捩子者，职此之由也。《本草新编》卷四：止脑内风疼、面肿引齿痛眩目，除身体寒热，通鼻塞，止鼻渊清涕，生须发。此物通窍，而上走于脑，舍鼻塞、鼻渊之症，无他用，存之以备用可耳。且辛散之物，多用则真气有伤，亦可暂用而不可久用也。总之，去病即已，不可因其效甚而纵用之，非独辛夷之为然。《本草求原》卷七：辛夷与众木同植，必高于众木，其性直上，故能升达清气。且夏即含苗如笔头，经冬至春，苗外有苞，人即采之，是阴极而生，阳蓄阴中而长，至阳出阴中而成，得春气之最先，故能达肝以升阴中之阳，上出于天。盖太阳膀胱为阴中之阳，入络于脑，为肺胃之根；头为诸阳之会，而脑为至阴之髓海，必得由阴出阳者治之乃切，非仅以辛温达阳已也。但性走窜，气虚火盛者忌服。

【附方】《本草汇言》卷八：治头眩昏冒欲呕，此属寒痰也。用辛夷一两，制半夏、胆星、天麻、干姜、川芎各八钱，为末，水发为丸，每晚服三钱，白汤下。《别录》方。○治头面肿痒如虫行，此属风痰也。用辛夷一两，白附子、半夏、天花粉、白芷、僵蚕、玄参、赤芍各五钱，薄荷八钱，分作十剂服。《古今医准》。○治耳闭不通，或虚鸣如雨响，或耳内作痒作痛。用辛夷、黄芩、柴胡、川芎、半夏、甘草各五钱，为末，每晚服三钱，白汤调下。如肾虚，亦有耳闭耳鸣，作痒作痛者。用辛夷二两，配入六味地黄丸料中，每服五钱，临睡白汤送下。《方脉正宗》。○治鼻渊鼻塞。用辛夷、甘草各一两，苍耳子八两，甘菊花二两俱炒，江鱼齿一两五钱，胶泥裹，火内烧红，去泥，俱为细末，每晚服三钱，白汤调下。李氏方。○选治鼻内作胀，或生疮。此系酒毒者多。用辛夷一两，川黄连五钱，连翘二两，俱微炒，研为末，每饭后服三钱，白汤下。缪氏方。○治齿牙作痛，或肿，或牙龈浮烂。用辛夷一两，蛇床子二两，青盐五钱，共为末掺之。藏田真方。

夜合花 《药性要略大全》

【释名】合欢、合昏、瞎梅《药性要略大全》。

【集解】《药性要略大全》卷七：此木似梧桐，枝甚柔弱，叶似皂荚、槐等，极细而繁。其叶两两相向，至暮而合，故名合昏。五月发红白色花，花瓣如丝，茸茸然。至秋而实作荚子，极薄细尔。采皮及叶用。《植物名实图考》卷三〇：夜合花产广东，木本长叶，花青白色，晓开夜合。

花

【气味】味甘，平，无毒。《药性要略大全》卷七。

【主治】主安五脏，利心志，令人欢乐无忧。久服轻身明目，得所欲。洁古云：杀虫，治肺痈。煎膏，消痈肿。《药性要略大全》卷七。

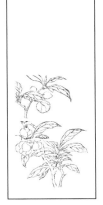

图 29-36-1　夜合花
《图考》

衔咲花 《医方药性》

【气味】性热。《医方药性·草药便览》。

【主治】洗风痒。《医方药性·草药便览》。

十大功劳 《本草再新》

【释名】木黄连、老鼠茨《草木便方》。

【集解】《植物名实图考》卷三八：十大功劳生广信。丛生，硬茎直黑，对叶排比，光泽而劲，锯齿如刺；梢端生长须数茎，结小实似鱼子兰。

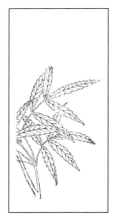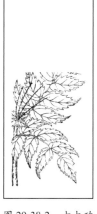

图 29-38-1　十大功
劳《图考》-1

图 29-38-2　十大功
劳《图考》-2

叶

【气味】味辛苦，性温，无毒。入肺经。《本草再新》卷二。

【主治】治虚劳咳嗽。《本草再新》卷二。土医以治吐血。《植物名实图考》卷三八。

根皮

【气味】苦，凉。《草木便方》卷二。

【主治】捣根取浆，含口中治牙痛。《植物名实图考》卷三八。通利二便邪火亡，清利头目除风热，风狗咬伤杀虫良。《草木便方》卷二。

南天烛《履巉岩本草》

编者按：南天烛，《履巉岩本草》首次新分条。其图为小檗科植物，与《本草图经》于"南烛"条下提到的"南天烛"同为一物。其文字则摘取《开宝本草》"南烛"（杜鹃花科植物乌饭树）。故本条引《履巉岩本草》之图，不引其文。

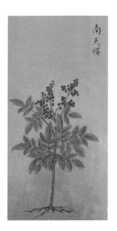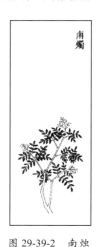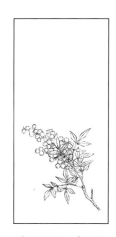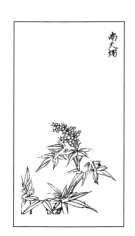

图 29-39-1　南天烛　　　图 29-39-2　南烛　　　图 29-39-3　南烛　　　图 29-39-4　南天烛
　《履巉岩》　　　　　　　《博录》　　　　　　　　《图考》　　　　　　　　《图说》

【释名】南天竹、杨桐《本草纲目拾遗》、蓝田竹、南天竺《植物名实图考》。

【集解】《证类本草》卷十四：《图经》曰：南烛，《本经》不载所出州土，云生高山，今惟江东州郡有之。株高三五尺。叶类苦楝而小，陵冬不凋。冬生红子作穗。人家多植庭除间，俗谓之南天烛。不拘时采其枝、叶用。**《本草纲目拾遗》卷六**：南天竹即杨桐，令人多植庭除，云可辟火灾。○王圣俞云：乌饭草乃南烛，今山人寒食挑入市，卖与人家染乌饭者是也。南天竹乃杨桐，今人植之庭除，冬结红子，以为玩者，非南烛也。古方用乌饭草与天烛，乃山中另有一种，不可以南天竹牵混，此说理确，可从之。**《植物名实图考》卷二六**：南天竹，《梦溪笔谈》：南烛。《草木记传》《本草》所说多端，今少有识者。为其作青精饭，色黑，乃误用乌臼为之，全非也。此木类也，又似草类，故谓之南草木。今人谓之南天竹是也。南人多植于庭槛之间，茎如朔藋，有节，高三四尺，庐山有盈丈者。叶微似楝而小，至秋则实赤如丹，南方至多。按所述乃天竹，非南烛。李衎《竹谱》：蓝田竹，在处有之，人家喜栽花圃中。木身上生小枝，叶叶相对，而颇类竹；春花穗生，色白微红，结子如豌豆，正碧色，至冬色渐变如红豆，颗圆正可爱，腊后始凋。世传以为子碧如玉，取蓝田种玉之义，故名。或云此本是南天竺国来，自为南天竺，人讹为蓝天竺。人取此木置鸟笼中作架，最宜禽鸟。

叶

【气味】味苦，性平《食物宜忌》。苦、酸、涩，平《从新》。**《本草纲目拾遗》卷六**。

【主治】明目乌须、解肌热、清肝火、活血散滞。○洗眼，去风火热肿，眵泪赤痛。及小儿疳病，取其叶煎汤代茶服。**《本草纲目拾遗》卷六**。

【附方】**《本草纲目拾遗》卷六**：却疫仙方。凡人稍觉头疼，身体酸困，便即感冒寒邪，急宜服此药发散，毋使传经，变成时疫。此方经验多人，神效异常。用乌梅、红枣各三枚，灯心三十根，南天竹叶三十片，芫荽梗三段，无芫荽，以葱白三节代之，亦可。甘草、麦冬各三钱，小柴胡二钱，水二钟，煎一钟，不拘时温服，微汗即愈。《行箧检秘》。瘰疬初起。南竹叶、威灵仙、夏枯草、金银花各四两，陈酒四壶，隔水煮透，一日三服，半月除根，每服药酒，须吞丸药。丸药方：僵蚕一斤，炒研，砂糖和丸，桐子大，每次吞一钱。《百草镜》。

子

【释名】红把子、玉珊瑚《本草纲目拾遗》。

【气味】酸、甘，平《从新》。**《本草纲目拾遗》卷六**。

【主治】强筋骨，益气力，固精驻颜。○治八角虫，同水银捣烂，擦之即除。亦可浸酒去风痹。**《本草纲目拾遗》卷六**。

【附方】**《本草纲目拾遗》卷六**：小儿天哮。三奇方：用经霜天烛子、腊梅花各三钱，水蜒蝣一条，俱预收，临用，水煎服，一剂即愈。下疳久而溃烂，名蜡烛疳。红杷子烧灰存性一钱，梅花冰片五厘，麻油调搽即愈。《不药良方》。阴茎泄。红杷子烧灰存性一钱，加冰片五厘，麻油调搽。《慈航活人书》。三阴疟。南天竹来年陈子，取来蒸熟，每岁一粒，每早晨白汤下。《文堂集验》。解砒毒。刘霞裳云：凡人食砒垂死者，用南天竹子四两，擂水服之立活。

此方刘在松江府署亲试验者。如无鲜者，即用干子一二两煎汤服，亦可。

梗

【主治】作筯，可治膈食、膈气。《本草纲目拾遗》卷六。

沉香《别录》

【集解】《南方草木状》卷中：蜜香、沉香、鸡骨香、黄熟香、栈香、青桂香、马蹄香、鸡舌香，按此八物，同出于一树也。交趾有蜜，香树干似柜柳，其花白而繁，其叶如橘，欲取香，伐之。经年，其根干枝节各有别色也。木心与节坚黑，沉水者为沉香。与水面平者，为鸡骨香。其根为黄熟香。其干为栈香。细枝紧实未烂者，为青桂香。其根节轻而大者，为马蹄香。其花不香，成实乃香，为鸡舌香。珍异之木也。《太平御览》卷九八二：《金楼子》曰：扶南国，众香共是一木，根便是旃檀，节便是沉香，花是鸡舌，叶是霍香，胶是熏陆。《南州异物志》曰：沉水香，出日南。欲取，当先斫坏树着地，积久外皮朽烂，其心至坚者，置水则沉，名沉香。其次在心白之间，不甚坚精，置之水中，不沉不浮，与水面平者，名曰栈香。其最小粗白者，名曰系香。○《南越志》曰：交州有密香树，欲取先断其根，经年后外皮朽烂，木心与节坚黑，沉水者为沉香，与水面平为鸡骨，最粗者为栈香。《宝庆本草折衷》卷一二：沉香得水方结，而艾原甫谓其全一木心节之精，经岁月风霜之久，木性常存，水性更重，得相生之体。故张松亦取其能升降水火，宜于清上实下也。叶庭珪《香录》以生结者为上，熟结者次之。坚黑者为上，黄色者次之。其间有犀角沉、燕口沉、附子沉、梭沉，各以形模而命名。又有文横而坚致者，为横隔沉；及气矿古猛切烈者为蕃沉，亦号药沉。凡此等皆可适用也。今浇俗多以又作煎、作笺香之稍佳者，修饰乱真，固宜谨验。外有一种海柏根，体坚而褐，文细而横，放掷水中，沉下尤径。嚼之热之，气味酸恶，误服则心膈胀满。《药性粗评》卷二：沉香树所生也。其形类椿，多节，叶似橘，花白，子似槟榔，大如桑椹，紫色。出海南诸国及交广崖州，土人欲取其香，先将积年老树伐倒在外，待日久皮干朽烂，所遗未朽者，乃其香也。《香祖笔记》卷八：香树生海南黎峒，叶如冬青。凡叶黄则香结，香或在根株，或在枝干。最上者为黄沉，亦曰铁骨沉，从土中取出，带泥而黑，坚而沉水，其价三倍。或在树腹，如松脂液，有白木间之，曰生沉，投之水亦沉。投之水半沉半浮，曰飞沉。皆为上品。有曰速香者，不俟凝结而速取之也，不沉而香特异。曰花铲者，香与木杂，铲木而存香也。有曰土伽楠，与沉香并生，沉香性坚，伽楠性软，其气上升，故老人佩之，少便溺。产占城者佳，树为大蚁所穴，蚁食石蜜，遗渍香中，岁久凝而坚润，其色若鸭头绿，上之上也。又有虎豹斑、金丝结，其色黄，贵与鸭头绿等。《增订伪药条辨》卷三：沉水香真黑沉香以海南黎峒所出者为胜，最不易得。次则真腊，次则交广崖州等处。入药须取色纯黑，质不枯，硬重能沉于水者，为上。半沉

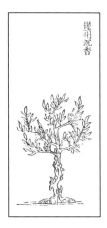

图 29-40-1 崖州沉香
《图经（政）》

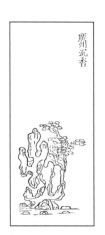

图 29-40-2 广州沉香
《图经（政）》

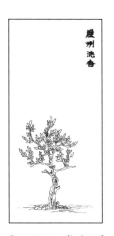

图 29-40-3 崖州沉香
《图经（绍）》

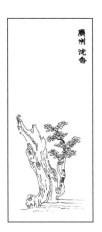

图 29-40-4 广州沉香
《图经（绍）》

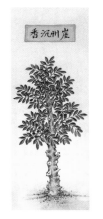

图 29-40-5 崖州沉香
《品汇》

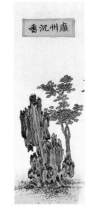

图 29-40-6 广州沉香
《品汇》

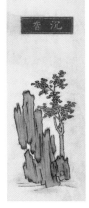

图 29-40-7 沉香
《雷公》

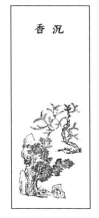

图 29-40-8 沉香
《三才》

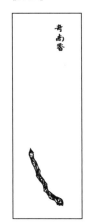

图 29-40-9 奇
南香《原始》

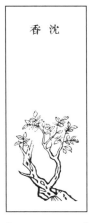

图 29-40-10 沉香
《汇言》

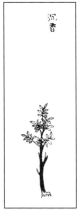

图 29-40-11 沉香
《备要》

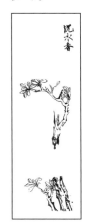

图 29-40-12 沉水香
《图说》

者次之。近有以老束香有紫油者伪充，性燥烈，质重不能沉水，误人匪浅。○《铁围山丛谈》云：香木初一种也，膏脉贯溢，则其结沉实，此为沉水香也。其类有四，谓之气结，自然其间凝实者也；谓之脱落，因木朽而自解者也；谓之生结，先以刀斧伤之，而后膏脉凝聚其间也；谓之蛊漏，因伤蛊而后膏脉亦聚也。四者以自然、脱落为上，而其气和。生结、蛊漏，则其气烈，为下焉。其外则有半结半不结，为弄水沉。因其半结则实而色黑，半不结则不实而色褐，有谓之鹧鸪斑是也。复有名水盘头，其结实厚者，亦近乎沉水香。但香木被伐，其根盘必有膏脉涌溢，故亦结，但数为雨淫，其气颇腥烈，虽有香气，不大凝实，谓之笺香。三者其产占城国，不若真腊国，真腊不若海南黎峒，又皆不若万安、吉阳两军之间黎母山，至是为冠绝天下之香，无能及之矣。范成大曰：沉水香上品出海南黎峒，亦名土沉香。少大块，其次如茧栗角，如附子，如芝菌，如茅竹叶者皆佳，至轻薄如纸者，入水亦沉。香之节因久垫土中，滋液下向，结пет而为香，采时而香悉在下。其背带木性者乃出土上，环岛四郡果皆有之，悉冠诸蕃所出，尤以出万安者为最胜。盖万安山，在岛之正东，钟朝阳之气，香尤蕴藉丰美。大抵海南香，气皆清淑，焚一博许，氛霎满室，四面悉香，至烟尽气亦不焦，此南海香之辨也。占城、真腊等香，近年又贵。丁流眉来者，予试之，乃不及海南中下品。舶香往往腥烈，意味又短带木性，尾烟必焦。海北生交趾者，蕃舶皆聚钦州，谓之钦香，质重实，多大块，气尤酷烈，难可入药，南人贱之。蓬莱香者，亦出海南，即沉水香结末成者，多成片如小笠及大菌之状，有径一二尺者，极坚实，色状如沉香，惟入水则浮，刻其背带木处，亦多沉。鹧鸪斑香，亦得之于海南。沉水蓬莱及绝好笺香中，搓牙轻松，色褐黑而有白斑点点如鹧鸪臆上毛，气又清婉如莲花。笺香出海南，香如猬皮栗蓬及渔蓑状，盖修治时雕镂费工，去木留香，棘刺森然，香之精钟于刺端，芳气与他处笺香迥别。《黎岐纪闻》云：沉水香，俗人以为海南宝，牛角沉为最上，细花次之，粗花又次之。其有成片者，浑沌形类帽者为帽头沉，虫蚀而有虫空者为虫口沉，象形取义，各不同也。又有一种曰飞香，如牛筋飞、大练飞、苦瓜飞、麻雀飞等，其形各殊，命名亦异。然飞香内，亦有牛角沉，细花粗花之分，未可概论。大概各香以沉水不沉水分贵贱耳。然香之出也有神，黎中人往往于山内偶遇香，用草缚其树以作记，急取斧斤砍之，及再至其处，则草移别树，而原香亦不可复得耳。综观诸贤辨香之产地，结香之原因，香类之鉴别，已阐发无遗，毋庸炳章再辨矣。兹据前贤所名牛角沉，即今之墨沉，最上品是也。所谓鹧鸪斑、蓬莱香、帽头沉、虫口沉，即今之将军帽、鱼片沉之类是也。今之所谓毛沉者，实为前贤所谓香外削去之木也，为最次，不入药用，不可不知也。

【气味】味辛、苦，温，无毒。《宝庆本草折衷》卷一二。味辛、甘，性温，无毒。《药性粗评》卷二。

【主治】独行则势力弱，相佐则缓取功。清人神，上而心胸；散滞气，下而脐腹。疗风水毒肿，去恶气伏尸。主心腹痛，转筋霍乱；暖腰膝冷，壮阳益精。破癥瘕冷风麻痹，除风湿骨节不任。《本草元命苞》卷六。主治冷气冷风，癥瘕麻痹，瘫痪痿弱，皮肤瘙痒，心腹绞痛，转筋霍乱，手足湿肿，调中顺气，益精壮阳，暖腰膝，补五脏，去邪气。《药性粗评》卷二。补肾暖腰，散肿导滞。治中恶闷绝而调中气，定转筋吐泻而止腹疼。开豁食气于膈胸，功犹破竹。导决痰水于肠胃，妙拟通津。下焦虚寒用宜，相火炎盛忌用。《药镜》卷一。

【发明】《药性会元》卷中：沉香味辛，气温。沉而降，阳也。无毒。主补肾益精，定霍乱之心痛；调中顺气，止绞痛之心疼。壮元阳而祛恶气，退风肿而治转筋。逐水可安吐泻，散滞风湿难侵。暖腰膝，保和卫气；补五脏，又助命门。疗麻痹骨节不仁，治风湿皮肤痒痛。用之于上，可以至天；使之于下，可以至泉。随使而无所不至也。凡使，黑色入水沉而中实不空者佳。《药性解》卷五：沉香属阳而性沉，多功于下部，命肾之所由入也。然香剂多燥，未免伤血，必下焦虚寒者宜之。若水脏衰微，相火盛炎者误用，则水益枯而火益烈，祸无极矣。今多以为平和之剂，无损于人，辄用以化气，其不祸人者几希。《本草经疏》卷一二：沉香禀阳气以生，兼得雨露之精气而结，故其气芬芳，其味辛而无毒。气厚味薄，可升可降，阳也。入足阳明、太阴、少阴，兼入手少阴、足厥阴经。本经疗风水毒肿者，即风毒水肿也。风为阳邪，郁于经络，遇火相煽，则发出诸毒，沉香得雨露之精气，故能解风火之毒。水肿者，脾湿也，脾恶湿而喜燥，辛香入脾而燥湿，则水肿自消。凡邪恶气之中人必从口鼻而入，口鼻为阳明之窍，阳明虚则恶气易入，得芬芳清阳之气则恶气除而脾胃安矣。附录：李珣：味苦温，无毒。主心腹痛霍乱，中恶邪鬼疰，清人神，并宜酒煮服之。诸疮肿宜入膏用。《日华子》：味辛热，无毒，主调中，补五藏，益精壮阳，暖腰膝，去邪气，止转筋吐泻冷气，破痃癖，冷风麻痹，骨节不任，风湿皮肤痒，心腹痛，气痢。元素：补右肾命门相火。《本草汇言》卷八：沉香陈承氏降气温中之药也。汤济庵稿此剂得雨露清阳之气最久。其味辛，其气温，其性坚结，木体而金质者也。善治一切冲逆不顺之气。上而至天肺，下而及泉肾。故上气壅者，可降。下气逆者，可和。与诸药为配，最相宜也。滑氏本草：治上热下寒，上盛下虚，或浊气不降，清气不升，为病逆气喘急，或大肠虚闭，小便不通，或男子精寒，妇人血冷。大能调中，利五脏，壮元阳，补肾命，方书屡用有效。然气味辛温香窜，治诸冷气、逆气、气郁、气结，殊为专功。如中气虚劳，气不归元者；心郁不舒，由于火邪者；命门真火衰，由于精耗血竭者，俱忌用之。前古谓能杀鬼邪，解中恶，清人神，消风水毒肿，并宜酒煮服之。此不过因其辛阳香散，辟此阴凝不正之气故也。如病阴虚气逆上者，切忌。《分部本草妙用》卷六：沉香虽辛而不燥，为气分要药。凡气逆，心气腹痛，及喘急壅格等症，予每用之屡验，妙在虚人不伤其神也。《医宗必读·本草征要》下：调和中气，破结滞而胃开；温补下焦，壮元阳而肾暖。疗脾家痰涎之血，去肌肤水肿之邪。太阳虚闭宜投，小便气淋须用。芬芳之气，与脾胃相投，温而下沉，与命门相契。怒则气上，肝之过也，辛温下降，故平肝有功。按：沉香降气之要药，然非命门火衰，不宜多用。气虚下陷者，切勿沾唇。《景岳全书》卷四九：沉香味辛，气微温。阳也，可升可降。其性暖，故能抑阴助阳，扶补相火。其气辛，故能通天彻地，条达诸气。除转筋霍乱和噤口泻痢，调呕逆胃翻喘急，止心腹胀满疼痛，破癥瘕，疗寒痰，和脾胃，逐鬼疰恶气，及风湿骨节麻痹，皮肤瘙痒结气。《药品化义》卷一：气药沉香属纯阳，体重实而坚，色黄而带黑，气香窜，味苦辛带微甘，性温，能升能降，力和诸气，性气厚而味薄，入肺肾二经。沉香纯阳而升，体重而沉，味辛走散，气雄横行，故有通天彻地之功，治胸背四肢诸痛及皮肤作痒。且香能温养脏腑，保和卫气。若寒湿滞于下部，以此佐舒经药，善驱逐邪气。若跌扑损伤，以此佐和血药，能散瘀定痛。若怪异诸病，以此佐攻痰药，独降气安神。总之流通经络，血随气行，痰随气转，凡属痛痒，无不悉愈。沉香坚重沉水，产广东，色黑带黄者佳，色纯黑带酸不堪入药，合丸散，忌火日。《本草述》卷二二：诸香，如木香，草类也。丁香、檀香、沉香俱木类。然皆产于南土，故类言其辛温、辛热也。第如木香之专调滞气，丁香之专疗寒气，檀香之升理上焦气，皆不得如沉香之功能，言其养诸气，保和卫气，降真气也。《本草详节》卷六：沉香温而不燥，行而不滞，扶脾而运行不倦，达肾而引火归元，有降气之功，无破气之害。惟下焦虚寒者相宜，若真水衰、相火炎者，禁用。《罗氏会约医镜》卷一七：沉香行气而不伤气，温中而不助火，但非命门火衰，不宜多用，气虚下陷者，一概禁止。

【附方】《本草汇言》卷八：治壅气冲逆，不能下降，为胀满，为喘促，为心胃不通，或痛或痞者。用沉香磨汁数分，以杏仁、大腹皮、茯苓、广陈皮、川贝母各一钱五分，制半夏一钱，甘草五分，水煎，和沉香汁。内热者，加川黄连、枯黄芩各一钱；内寒者，加干姜、木香、砂仁各一钱；中气虚而上逆者，加人参、白术各一钱五分。《方脉正宗》。〇治肺气壅逆不下。用沉香磨汁数分，以杏仁、桔梗、桑白皮、广陈皮、白前、茯苓各一钱，水煎，和沉香汁服。方氏《切要》。〇治阴虚，肾气不归原。用沉香磨汁数分，以麦门冬、怀熟地各三钱，茯苓、山药、山茱萸肉各二钱，牡丹皮、泽泻、广陈皮各一钱，水煎，和沉香汁服。《颐生微论》。〇治上热下寒有二法。一法，用沉香磨汁一钱，以半夏姜制一钱五分，附子童便制三钱，白术炒、肉桂各二钱，水煎，和沉香汁，顿冷服。此引阳下降，则寒自去。一法，用沉香磨汁一钱，以半夏姜制一钱五分，川黄连、枯黄芩、天花粉、连翘、石膏各三钱，水煎，和沉香汁，顿热服。此泻阳下泄，使阴气上升，阴阳和而上不热，下不寒矣。《方脉正宗》。〇治上盛下虚亦有二法。一法，用沉香磨汁一钱，以苏子、杏仁、广陈皮、桑白皮、厚朴、枳壳、车前、木通、茯苓各二钱，水煎，和沉香汁服。降其上盛之气，则下虚自愈。一法，用沉香磨末一两，以人参、鹿茸、补骨脂、怀熟地、枸杞子、山茱萸、虎胫骨、川草薢、川石斛、牛膝、山药、肉桂、当归、小茴香，俱盐酒洗炒，各二两。研为末，炼蜜丸，梧桐子大。每早服五钱，白汤下。峻补其下，则上盛自平，下虚自愈。姜平之手抄。〇治浊气不降，清气不升。用沉香磨汁一钱，木香、茯苓、车前子、厚朴、防风、升麻、真苏子、杏仁、广陈皮、白前、白芥子各一钱五分，水煎，和沉香汁服。《方脉正宗》。〇治大肠气滞，虚闭不行。用沉香磨汁八分，以当归、枳壳、杏仁泥、肉苁蓉各三钱，紫菀一两，水煎，和沉香汁服。同前。〇治膀胱气滞虚涩，小水不通。用沉香磨汁一钱，以茯苓、车前子、牛膝、灯心、甘草、瞿麦、麦门冬、地骨皮各二钱，木香八分，水煎，和沉香汁服。林太和手集。○治男子精寒不嗣，并妇人血冷不育。用沉香磨末一两，鹿茸一对，黄耆、白术、枸杞子、怀熟地、山茱萸、覆盆子、补骨脂、北五味子、九制何首乌、当归、川芎，俱酒洗炒，各四两，磨为末，以黑豆浓汁煮紫河车二具，捣烂成膏，为丸如黍米大。每早服五钱，酒下。华志庵手集。

特迦香《本草纲目拾遗》

【集解】《本草纲目拾遗》卷六：《五杂俎》：出弱水西，形如雀卵，色颇淡白，焚之辟邪去秽，鬼魅避之。

【主治】辟邪去疫，安魂魄，定惊悸。《本草纲目拾遗》卷六。

【发明】《本草纲目拾遗》卷六：《博物志》载汉武帝焚西使香，宫中病者尽起。徐审得鹰嘴香，焚之，一家独不疫疾，即此类欤。

蜜香《本草拾遗》

【集解】《太平御览》卷九八二：《异物志》曰：木蜜，名曰香树。生千岁，根本甚大，先伐僵之，四五岁乃往看，岁月久，树材恶者腐败，唯中节坚直芬香者独在耳。《太乙仙制本草药性大全·本草精义》卷三：《博物志》云：蜜香，虫名。又云：树生千岁，斫仆之，四五岁乃往看，已腐败，惟中节坚贞是。其木状若槐、櫸多节，其叶如椿。或云：如橘，开花白，子似槟榔，大如桑椹，紫色，而味辛，取之先断其积年老枝，砍倒树，皮干朽烂，五六年便有香也。

姚氏《食物本草》卷一六：蜜香出波斯国，拂林国人呼为阿。树长丈余，皮青白色，叶似槐而长，花似橘花而大。子黑色，其大如山茱萸，酸甜可食。又《广州志》云：肇庆新兴县出多香木，俗名蜜香，能辟恶气。

【气味】味辛，气温，无毒。《太乙仙制本草药性大全·仙制药性》卷三。

【主治】主辟恶去邪神灵，除鬼疰心气秘法。《太乙仙制本草药性大全·仙制药性》卷三。

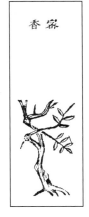

香荼

图 29-42-1 蜜香《太乙》

瑞香《本草纲目》

【释名】白瑞香、雪花、夺香花《本草纲目拾遗》。

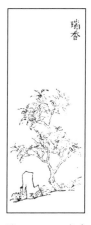

图 29-43-1 瑞香
《三才》

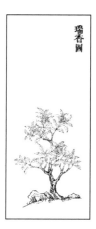

图 29-43-2 瑞香
《草木典》

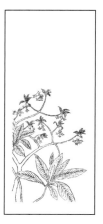

图 29-43-3 瑞香
《图考》

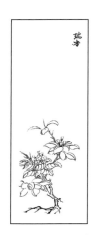

图 29-43-4 瑞香
《图说》

【集解】《本草纲目拾遗》卷七：瑞香花，《粤语》：乳源多白瑞香，冬月盛开如雪，名雪花。刘以为薪，杂山兰、芎劳之属烧之，比屋皆香。其种以孪枝为上，有紫色者香尤烈，杂众花中，众花往往无香，皆为所夺，一名夺香花。干者入药用。《纲目》芳草内瑞香条止载其根，治急喉风，用白花者研水灌之，亦不言其花之功用，故补之。

花

【气味】性温。《医方药性·草药便览》。

【主治】能调血。《医方药性·草药便览》。稀痘，治乳岩初起。《药性考》：瑞香花馥，糖饯芳甘，清利头目，齿痛宜含。《本草纲目拾遗》卷七。

根

【气味】其根有毒。《医方药性·草药便览》。味甘咸，无毒。《本草洞诠》卷八。

【主治】急喉风用白花者，研水灌之。《本草洞诠》卷八。

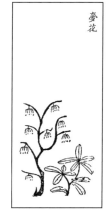

图 29-44-1 梦花
《便方》

梦花《草木便方》

【释名】茂花《草木便方》。

根

【气味】寒，平。《草木便方》卷一。

【主治】安神，梦泄遗精惊悸灵。魂不守舍能定志，手足筋骨洗软形。《草木便方》卷一。

丁香《开宝本草》

【集解】《梦溪笔谈·药议》卷二六：余集《灵苑方》，论鸡舌香以为丁香母，盖出陈氏《拾遗》。今细考之，尚未然。按《齐民要术》云：鸡舌香，世以其似丁子，故一名丁子香，即今丁香是也。《日华子》云：鸡舌香治口气，所以三省故事郎官日含鸡舌香，欲其奏事对答其气芬芳，此正谓丁香治口气，至今方书为然。又古方五香连翘汤用鸡舌香，千金五香连翘汤无鸡舌香，却有丁香，此最为明验。《药性要略大全》卷六：《钱氏方》论鸡舌香，或以为番枣核，或以为母丁香，议论纷纭，互相排抵，竟无定说。惟阎孝忠云：古人命药，多以其形似名之。如乌头、狗脊、鹤虱之类是也。番枣核、母丁香，本二种物也，皆似鸡舌，故名。适同而用实异。盖番枣核得于乳香中，今治折伤药中多用之。母丁香即今丁香之老者，极芳烈。古人含鸡舌香者，此也。今治气及温中药多用之。最为易辨。《经史证类本草》亦言丁香即鸡舌香也。

鸡舌香

【释名】丁香母《宝庆本草折衷》。

【集解】《宝庆本草折衷》卷一二：一名母丁香，乃丁香中之大者。出昆仑及交、广以南。○此香一以为母丁香，一以为番枣核，而阎孝忠则谓母丁香即丁香之老者。击之则顺理而折。今治气疾多用之，其番枣核即于乳香中得之者，坚枯而绝无气味。今治伤折多用之。《图经》乃为乳香木实也，细玩本条，皆述母丁香之性治，盖二物稍如鸡舌之状，故其名适同耳。《本草集要》卷四：有大如枣核者，名母丁香。

【气味】味辛，气温。纯阳。无毒。入手太阴、足阳明、少阴经。《本草集要》卷四。

【主治】主温脾胃，止霍乱呕逆，冷气肠痛，风毒诸肿，治口气齿疳，肾气贲豚，壮阳，暖腰膝。○为末，实纱囊如小指，纳阴中，主阴冷病。能变白，以生姜汁和，拔去白须，涂孔中，即异常黑。《本草集要》卷四。疗风水毒肿，去恶气口臭。善治霍乱，又止心疼。《太乙仙制本草药性大全·仙制药性》卷三。

丁香

【释名】钉子香《宝庆本草折衷》。

【气味】气温，味辛，纯阳，无毒。入手太阴经、足阳明经少阴经。《汤液本草》卷五。味辛、苦，性温。《滇南本草》卷中。

【主治】泄肺寒，入太阴之经；疗肾气，为少阴之剂。气盛勿服，乃能滞气。

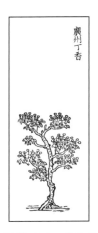
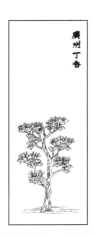
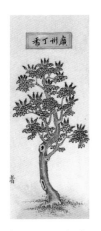
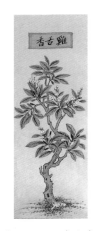

图 29-45-1　广州丁
香《图经（政）》

图 29-45-2　广州丁
香《图经（绍）》

图 29-45-3　广州丁
香《品汇》

图 29-45-4　鸡舌香
《品汇》

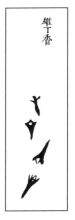
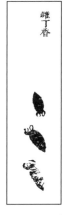
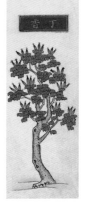
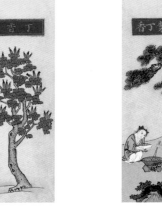

图 29-45-5　雄丁
香《蒙筌》

图 29-45-6　雌丁
香《蒙筌》

图 29-45-7　丁香
《雷公》

图 29-45-8　炮制
丁香《雷公》

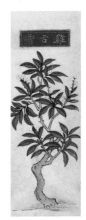
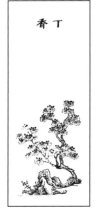
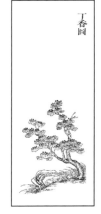
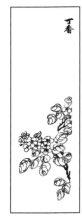

图 29-45-9　鸡舌香
《雷公》

图 29-45-10　丁香
《三才》

图 29-45-11　丁香
《草木典》

图 29-45-12　丁香
《图说》

温脾肤，止霍乱拥胀；治反胃，消痰癖冷劳。壮阳暖腰膝，止呕去酒毒。治冷气腹痛奔豚，疗牙齿疳䘌鬼疰。能发诸香，专医咳噫。《本草元命苞》卷六。诸香能发，凡气〔善〕驱。口舌气、奔豚气殊功，且止吃忒气逆。翻胃、呕吐、霍乱祛立效，兼除心腹冷疼。暖腰膝，壮阳；杀疳䘌，坚齿。治奶头绽裂，消蛊毒胀膨。《太乙仙制本草药性大全·仙制药性》卷三。开九窍，舒郁气，去风行水。《本草再新》卷四。

【发明】《宝庆本草折衷》卷一二：丁香以颗粒肥壮，色紫而油泽者为胜。今治呕逆多用。惟胃脘寒积凝滞，食入即呕，服之无不的中。倘或热呕，此性既热，必致膈截上焦，反为僭燥，尤须审寒热之宜。更有丁香枝杖，气势虽弱，亦可下气，故《局方》用之，以合豆蔻汤也。《本草衍义补遗》：丁香属火而有金。补泻能走。口居上，地气出焉。肺行清令，与脾气相和，惟有润而甘芳自适焉。有所谓口气病者，令口气有而已，自嫌之。以其脾有郁火，溢入肺中，失其清和甘美之意，而浊气上干，此口气病也。以丁香含之，扬汤止沸耳。惟香薷治之甚捷，故录之。《医经大旨》卷一：丁香性热而浮，胃上口药也。则凡胃上有寒者宜用之。故伤寒发噎，或胃口有寒而呕吐者，皆不可缺也。《本草纂要》卷四：丁香味甘、辛，气大温，阳也，无毒。入手太阴经，足阳明经，少阴经之药也。主温脾胃，止霍乱，除呕逆，攻冷气，理腹痛，散风毒，疗诸肿，去呃噫，截疟痢，治奔豚，止吐泻，壮元阳，暖腰膝，乃温中之圣药也。吾尝以此论之，且如吴萸温中，非若丁香之辛温也，盖辛则甘而且美，故入心脾之经。如干姜温中，非若丁香之大温也，盖大温则存而且守，故入脾胃之药。虽然甘辛之味与桂心之味同，但桂心之性散而不守，丁香之味守而且存；大温之气与附子之气同，但附子之气烈而遍行，丁香之气温而存守，此为纯阳之剂，虽合中和之药也。大率性燥，苟非脾胃真寒之症，决不可轻用。《本草经疏》卷一二：丁香禀纯阳之气以生，故其味辛，气温，性无毒。气厚味薄，升也，阳也。入足太阴、足阳明经。其主温脾胃，止霍乱拥胀者，盖脾胃为仓廪之官，饮食生冷伤于脾胃，留而不去则为壅塞胀满，上涌下泄则为挥霍撩乱，辛温暖脾胃而行滞气，则霍乱止而拥胀消矣。齿疳者，亦阳明湿热上攻也，散阳明之邪则疳自除。疗风毒诸肿者，辛温散结，而香气又能走窍除秽浊也。《本草备要》卷三：呃逆有痰阻、气滞、食塞，不得升降者；有火郁下焦者；有伤寒汗吐下后，中气大虚者；有阳明内热失下者；有痢疾大下，胃虚而阴火上冲者。时珍曰：当视虚实阴阳，或泄热，或降气，或温或补，或吐或下可也。古方单用柿蒂，取其苦温降气。《济生》加丁香、生姜，取其开郁散痰。盖从治之法，亦尝有收效者矣。朱氏但执以寒治热，矫枉之过矣。痃癖奔豚，腹痛口臭，丹溪曰：脾有郁火，溢入肺中，浊气上行，发为口气。治以丁香，是扬汤止沸耳。惟香薷甚捷。脑疳齿，痘疮胃虚、灰白不发。热症忌用。有雌雄二种。雌即鸡舌香，力大。若用雄，去丁盖乳子。畏郁金、火。《本草新编》卷四：丁香有雌、雄之分，其实治病无分彼此。○世人重母丁香，而轻公丁香，不知何故？谓母丁香能兴阳道也。夫丁香而曰母，其属阴，可知阴不能助阳，亦明矣。丁香公者易得，而母者难求，此世所以重母丁香也。舍易而求难，世人类如是夫。《本草求真》卷四：

丁香泄肺温胃，暖肾止呃。丁香专入肺胃肾。辛温纯阳，细嚼力直下达，故书载能泄肺温胃暖肾。非若缩砂密功专温肺和中。木香功专温脾行滞，沉香功专入肾补火，而于他脏则止兼而及之也，是以亡阳诸症。一切呕哕呃逆反胃，并霍乱呕哕，心腹冷疼，并痘疮灰白，诸症皆就胃寒论。服此逐步开关，直入丹田，逐步开关四字形容殆尽。而使寒去阳复，胃开气缩，不致上达而为病矣。〇此为暖胃补命要剂，故逆得温而逐，而呃自可以止。若止用此逐滞，则木香较此更利，但此热症忌用。

【附方】《药性粗评》卷二：血山崩。凡崩中昼夜不止者，丁香二两，酒二升，煎取一升，任意温服，差。干霍乱。凡霍乱不吐不下，干绞不宁者，丁香十四枚，为细末，沸汤一升和之，顿服必差，不差再作。乳头肿破。此名妒乳，捣丁香末傅之。一方以水调方寸匕服之。桑蝎螫人。捣丁香末，蜜调傅之。

《太乙仙制本草药性大全·仙制药性》卷三：齿痛。煮汁含之瘥。〇舌生疮。用末，绵裹含之效。〇目病。同黄连、乳汁煎，点妙。〇口臭。用末含之良。〇治崩中昼夜不止。取二两，以酒二升，取半分服。

《本草汇言》卷八：治胃寒呕吐。用母丁香三钱，白术、制半夏、广陈皮、白茯苓各二钱，俱炒黄，研末。每服二钱，白汤下。〇治脾胃虚寒，作泄泻。用母丁香五钱，广陈皮、白茯苓、藿香梗、紫厚朴、诃子肉各三钱，俱炒过，研为末。每早服二钱，米汤下。〇治阴寒腹痛兼四肢厥逆，自汗自利者。用母丁香三钱，人参、黄耆、白术、肉桂、木香各二钱，甘草一钱。俱微炒，研为末，作散服，白汤调下数钱，或水煎服亦可。〇治阴寒呃忒。用母丁香二钱，为末，柿蒂十个，煎汤调服。〇治奔豚，或疝气疼痛。用母丁香一钱五分，吴萸、干姜、炙甘草各一钱，青皮七分，花椒一钱二分，水煎服。〇治鬼疰，身似痛非痛，似痒非痒，似寒非寒，似热非热，似睡非睡，似醒非醒，形神默默，语言懒出，病名鬼疰。此心胃有伏痰所致。用母丁香一钱，胆星、制半夏、白茯苓各二钱，共为末。每早晚各服一钱，灯心汤下。〇治虚疟久不止，寒多不渴者。用母丁香一钱，为末，于白术炒、当归身、柴胡、牛膝、干姜各二钱，水煎服。〇治久痢胃寒脾冷，虚滑不止。用母丁香、茯苓、于白术、诃子肉、白扁豆，俱炒燥为末。每早服一钱，米汤调下。〇治腰膝寒冷，并痿弱无力者。用母丁香五钱，金毛狗脊、于白术、黄耆、当归身、牛膝、枸杞子、川草薢、木瓜、大茴香，各二两，俱酒洗，炒研为末，怀熟地四两，酒浸蒸，捣膏，共为丸，梧桐子大。每早晚各服三钱，白汤下。已上九方俱出方龙潭《本草切要》。

丁香皮

【释名】丁皮《宝庆本草折衷》。

【气味】味辛，温，无毒。《宝庆本草折衷》卷一二。

【主治】治积滞不消，心腹胀满，胁肋刺痛，痰逆呕哕，饮食不下。集张松说。《宝庆本草折衷》卷一二。止齿痛亦验。《太乙仙制本草药性大全·仙制药性》卷三。

【发明】《宝庆本草折衷》卷一二：丁香皮，《局方》安息香元及大小七香元皆用焉，以色赤理细与丁香之气味相似者为真也。

花

【主治】止五色毒痢，心腹气痛及乳头绽裂。《太乙仙制本草药性大全·仙制药性》卷三。

【附方】《太乙仙制本草药性大全·仙制药性》卷三：治妒乳、乳痈。捣末，水调方寸〔匕〕服。或乳头裂破，以末傅之。

根

【主治】捣敷风肿尤奇。《太乙仙制本草药性大全·仙制药性》卷三。

【发明】《本草元命苞》卷六：以旧本丁香根注中有"不入心腹之用"六字，恐其根必是有毒，故云不入心腹也。

牛金子《植物名实图考》

【集解】《植物名实图考》卷九：牛金子江西处处有之。丛生，小科，硬茎褐色，叶如榆叶而小，无齿，亦微团，附茎甚密，秋开小紫花，繁闹如穗，多须，结实似龙眼，核灰黑色，顶上有小晕。

【主治】或云能散血。《植物名实图考》卷九。

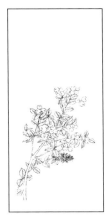

图 29-46-1　牛金子
《图考》

檀香《别录》

【集解】《宝庆本草折衷》卷一二：檀香有数种，以《图经》《香录》《蕃志》参诸方论，当以黄檀、白檀为正。其有轻而松脆，谓之沙檀。与老而皮薄香满者，皆奇材也。更有紫檀、七八香、点星香、破漏香者，乃凡材耳。《太乙仙制本草药性大全》卷三：檀香木如檀，有数种，黄白紫之异。苏云出昆仑盘盘国，虽不生中华，人间遍有之。檀木生江淮及河朔山中。其木作斧柯者，亦檀香类，但不香耳。至夏有不生者，忽然叶开，当有大水，农人候之，以测水旱，号为水檀。又有一种，叶亦相类，高五六尺，〔生〕高原地，四月开花正紫，亦名檀，根如葛。

【气味】味辛，气温。阳中微阴。无毒。《药性会元》卷中。味辛、苦，气温，无毒。阳中微阴，入手太阴，足少阴、阳明经。《本草汇言》卷八。

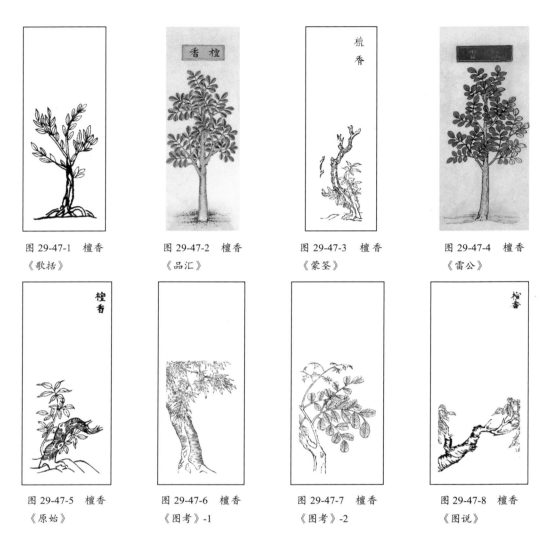

图 29-47-1　檀香　　　　图 29-47-2　檀香　　　　图 29-47-3　檀香　　　　图 29-47-4　檀香
　　　《歌括》　　　　　　　《品汇》　　　　　　　《蒙筌》　　　　　　　《雷公》

图 29-47-5　檀香　　　　图 29-47-6　檀香　　　　图 29-47-7　檀香　　　　图 29-47-8　檀香
　　　《原始》　　　　　　《图考》-1　　　　　　《图考》-2　　　　　　　《图说》

【主治】定霍乱,治心气痛,消风热肿毒,中恶鬼气,杀虫。《药性要略大全》卷六。
专入肺肾脏,通行阳明经。醋摩敷恶毒止疼,水煎升胃气进食。腹痛霍乱可却,
中恶鬼气能祛。治肾气诸痛腹痛,消风热肿毒,杀虫。○诸痛霍乱,肾气腹痛,
浓煎汁服。○外肾腰痛,水磨傅效。《太乙仙制本草药性大全·仙制药性》卷三。止吐泻,
消食。《医方药性·草药便览》。

【发明】《本草述》卷二二:白檀之用,在洁古云引胃气上升,进饮食,而时珍所谓治噎膈
吐食,不几能升者,又能降乎。东垣所说白檀调气,在胸膈之上,处咽嗌之间,而《日华子》更
言煎服止心腹痛,霍乱,肾气痛。是则其调气不止在上焦而已也。总之,元气根于肾,畅于脾胃,
统于肺,由下而升,即得从上而降。盖原其所自始,义固如是,而胸膈之上,咽喉之间,乃主气之肺,
其所治在斯耳。第白檀功用尽于东垣散冷气一语,如弘景消风热肿毒,亦即阳气之不能达于阴者,

所郁聚为热风，是热之所化耳。无二义也。非谓其治冷又治热也。《本草备要》卷三：内典欲念亦称热恼。盖诸香多助淫火，惟檀香不然，故释氏焚之。道书又以檀为浴香，不可以供上真。

【附方】《本草汇言》卷八：治噎隔饮食不入。用白檀香一钱五分，茯苓、橘红各二钱，俱为极细末，人参汤调下。○治心腹冷痛。用白檀香三钱，为极细末，干姜五钱，泡汤调下。○治阴寒霍乱。用白檀香、藿香梗、木香、肉桂各一钱五分，为极细末。每用一钱，炒姜五钱，泡汤调下。○治男妇为妖鬼所凭，如痴如醉，人事昏迷。以檀香末，卧床前烧熏，则邪魅自退。《方脉正宗》共四首。

檀根

【主治】主疮疥，杀虫。《本草品汇精要》卷一七。

山苏木 《医方药性》

【释名】割鼻草《医方药性·草药便览》。
【气味】性热。《医方药性·草药便览》。
【主治】生新去瘀，壮颜色。《医方药性·草药便览》。

降真香 《证类本草》

【释名】紫金藤《本草备要》。
【集解】《宝庆本草折衷》卷一二：出黔南山及南海大秦国。○此香有脂，或取脂为草血竭者，亦可用也。别有一种花梨木，颇似降真香，但气味香酸，主疗不同。《本草品汇精要》卷一七：此有二种，枝叶未详。出于番中者，紫色坚实而香，为上；出于广南者，淡紫不坚而少香，为次。其番中来者，烧之能引鹤降，功力极验，故名降真。《增订伪药条辨》卷三：降真香以舶上来者为番降，色紫而润，最为真品。近市肆竟以苏木煨半透伪充。苏木虽似降真，但降真气味辛温，能止血；苏木气味甘平，能破血。性既相反，功又悬殊，用者宜细辨之。炳章按：朱辅山云，真降本出南海山中。今溪峒僻处所出者，似是而非，劲瘦不甚香。《真腊记》云：降香生丛林中，番人颇费砍斫之功。乃树心也，其外白皮厚八九寸，或五六寸，焚之气劲而远。嵇含《草木状》云：紫藤长茎细叶，梗极坚实，重重有皮，花白子黑，其截置烟焰中，经久成紫香，可降神，故名降香。按嵇氏所说，与前说稍异，岂即朱氏所谓似是而非者乎？抑中国出乎，与番降不同乎？郑君所云或南降乎？惟苏木混充，恐非事实。盖降香色紫黑坚致，气香有辛辣气。苏木色黄微红，质脆松，气微香如柏树气。形色气味，皆有不同。且降香出货亦多，价值低廉，恐不易混充耳。

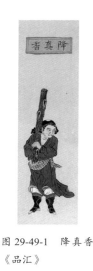

图 29-49-1　降真香
《品汇》

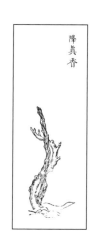

图 29-49-2　降真香
《蒙筌》

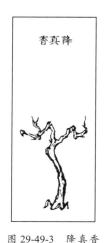

图 29-49-3　降真香
《太乙》

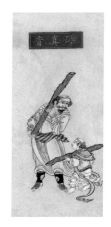

图 29-49-4　降真香
《雷公》

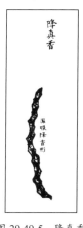

图 29-49-5　降真香
《原始》

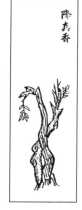

图 29-49-6　降真香
《汇言》

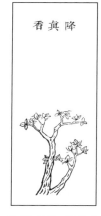

图 29-49-7　降真香
《备要》

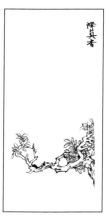

图 29-49-8　降真香
《图说》

【气味】平，温，无毒。《宝庆本草折衷》卷一二。味甘、辛，气温、平，无毒。《太乙仙制本草药性大全·仙制药性》卷三。

【主治】降真香镑碎研末，佐药以傅金疮痈疖，最止血定疼，故疡医以草血竭名之。《宝庆本草折衷》卷一二。主天行时疫狂热，驱宅舍怪异向应。小儿带之辟恶邪气。《太乙仙制本草药性大全·仙制药性》卷三。

【发明】《本草发明》卷四：降真香气温，平。主天行时疫狂热，小儿带之辟邪气，辟宅舍怪异响声。伴和诸香，烧烟直上天，召鹤成群，盘旋于上。但难得真正者，市多以海梅老者指为降真，非真也。《本草经疏》卷一二：降真香，香中之清烈者也，故能辟一切恶气不祥。入药以番舶来者，色较红，香气甜而不辣，用之入药殊胜，色深紫者不良。上部伤，瘀血停积胸膈骨，按之痛，或并胁肋痛，此吐血候也，急以此药刮末，入药煎服之良。治内伤，或怒气伤肝吐血，用此以代郁金，神效。《医宗必读·本草征要》下：降真香味辛，温，无毒。色红者良。行瘀滞之血如神，止金疮之血至验。理肝伤吐血，胜似郁金；理刀伤出血，过于花蕊。降香色鲜红者，行血下气有功，若紫黑色者，不堪用也。兼可辟邪杀鬼，烧之辟天行时气，宅舍怪异。《本草述》卷二二：辛温类主治气分，而此以治血证居多。盖其色红者，固用其辛温之气以入血分而奏功也。即白檀、紫檀，有气分血分之异，用可以类推矣。据希雍又云：甜而不辣。甘者活血生血，是则未可以辛温例论也。按李珣谓入药以番降，取其紫而润者，而《溪蛮丛笑》谓降香本出海南，今溪洞僻处所出者劲瘦，不甚良，是或如时珍所说，今广东、广西、云南、汉中、施州、永顺、保靖等处，其溪洞僻处之所产，迥异于海以南者也。然亦不能遽辨其为何地之所产，唯紫润劲瘦之是别而已。《本草备要》卷三：军士李高，用紫金藤散敷之，血止痛定，明日结痂无瘢。曾救万人。紫金藤，即降真香之最佳者也。《药性纂要》卷三：东圃曰，折伤出血者，形损而血漏也。降香节不但外治，磨汁配入群队药，作煎饮之，以止吐血便血颇效。盖诸木质浮而性上行，在人肝气应之，肝主疏泄也。惟降真香质坚而重，故能降逆气，入血分，而芳香辛温，又于降中能运，且色紫有油，故入血分。而节则文理旋转，坚结不松，故节制于外，使气往来交通，惟归经内，不致外泄，此所以止血定痛也。

【附方】《本草汇言》卷八：治折跌，并金疮血出不止，或溃烂不收。用真降香，以锋刀刮下细末，敷之，缚定。内服数钱，乳香汤调服。甚效。《医林集要》。○治上部有伤，瘀血停积，按之胸膈作痛，此吐血候也。急以降真香，锋刀刮末，白汤调服，立时消散。凡怒气伤肝，致吐血不止，用此功过郁金。《圣惠方》。

紫真檀 《别录》（即：紫檀）

【校正】《本草纲目》原并入檀香条内，今分出。

【释名】紫檀《千金要方》、紫檀香《外台秘要》。

【集解】《证类本草》卷一四：唐本注云：此物出昆仑盘盘国也。虽不生中华，人间遍有之也。○陈藏器云：檀树如檀。出海南。

【气味】〔《别录》〕味咸，微寒。《证类本草》卷一四。味咸、辛，气温，无毒。入手太阴、足少

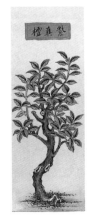
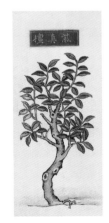
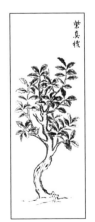

图 29-50-1　紫真檀《品汇》　图 29-50-2　紫真檀《雷公》　图 29-50-3　紫真檀《草木状》

阴经,通行阳明经。《本草集要》卷四。味咸,气微寒,无毒。《太乙仙制本草药性大全·仙制药性》卷三。味苦、咸,气寒,无毒。《本草汇言》卷八。性味温平,入肝脾血分。《药性切用》卷五。

【主治】〔《别录》〕主恶毒,风毒。陶隐居云:俗人摩以涂风毒诸肿,亦效。然不及青木香。又主金疮止血,亦疗淋用之。○〔陈藏器〕本功外,心腹痛,霍乱,中恶,鬼气,杀虫。《外台秘要》:止血止痛至妙。凡裹缚疮,用故布帛,不宽不急,如系衣带即好。《千金方》:治一切肿。以紫檀细碎,大醋和傅肿上。《梅师方》:治金疮止血。急刮真紫檀末,傅之。《证类本草》卷一四。主恶毒风毒,醋和,涂傅之。末傅金疮,止血止痛妙。又治心腹痛,霍乱中恶鬼气。能调气而清香,引芳香之物上行,最宜橙橘之属,佐以姜、枣,将以葛根、豆蔻、缩砂、益智,通行阳明之经,在胸膈之上,处咽嗌之中,同为理气之剂。《本草集要》卷四。

【发明】《本草经疏》卷一四:紫真檀禀水气以生,故其味咸,气微寒,性应无毒。气味俱厚,阳中阴也。入足厥阴经。其主恶毒、风毒者,凡毒必因热而发,热甚则生风,而荣血受伤,毒乃生焉。此药咸能入血,寒能除热,则毒自消矣。弘景以之傅金疮,止血、止痛者,亦取此意耳。宜与番降真香同为极细末,傅金疮良。《药性切用》卷五:力能调营,消肿止血定痛。然香耗动火,阴虚者二香并忌。《要药分剂》卷八:紫檀能散产后恶露未尽凝结为病,本草未曾载及。己丑七月,余曾治一妇人,年二十三,于三月间产子,二日少腹痛,六七日发热,至七月昼夜热更甚,卧床不起,每日强进粥汤一二钟,小腹左痛处并肿硬,延内外医至二十五人,纷论不一,服药至百余剂,病势日剧。七月十二日,始延余治。初诊脉,两手俱伏,适值极痛时也。停半时再诊,左手现如蛛丝,右手仍伏,终不得病之所在,又停半时再诊,左关弦紧极,右关迟细而滑,两寸洪数,两尺细数,已知病在两关矣。然虽三番诊视,尚未可定,因谓其家,且停药一日,俟明日辰刻再诊定局。次早脉与隔晚第三次同。遂批案作方云:左关弦紧极长,弦长主积结,紧主因寒,见于肝脉,肝主血,又痛在少腹左,其地亦属肝部分,明系产下后,寒入产户,归于营气,恶露适与寒值遂凝结,故作痛,久渐肿硬也。服破血消积药已久而无效者,缘恶露虽属血分,毕竟为秽恶之物,非若血为一身营气所主,故愈破而血愈亏,愈亏而病愈增也。肝病增,肝木益强克土,故脾胃受伤,其脉迟细滑,饮食不得进也。两尺细数,产后本象,两寸洪数,宜其发热无休,且口渴咽痛,然其病只在两关,病之名曰恶结。恶结者,恶露秽结也。病人又云:自得病后,头顶忽欲疼痛,几如数铁锤敲打破裂一般,忽即解散,初犹数日一作,今渐近并日四五作,此更难忍。余曰:此正恶结所患之症。盖由秽恶气积,久而甚,上冲头脑,故发痛,秽散即止。惟恶结症遂如此,若他症头痛不尔也。用方以除恶解结为主,因用牛角䚡、查肉各三钱,芜蔚子二钱酒炒,归身、阿胶珠各钱半,红花七分,醋蓬术六分,上午服一帖,头痛即止,下午进粥二碗,夜得安睡,热亦减半。讵知是夜,其夫求请乩仙,降坛者系白香山先生,批示医案亦云:恶露凝结。而语意竟与余略同，所开方亦无大异，止多牛角䚡一钱，山查半生半炒各二钱，余俱同方，后加紫檀末五分。次日病家告余以故，竟以仙医目我，请再作方。余曰：昨日方本须服五六剂，且一剂已大见效，而仙方又大略相同，所加紫檀末，本是血分中药，能去恶毒，消肿痛，竟加之，再服五剂，而服至三剂，即起床进饭，热退。至六剂，而霍然矣。后又服调理丸药一料，精神更倍平时。其妇姓陆氏，其夫姓嵇，字楚玉。

苏合香《别录》

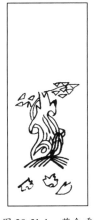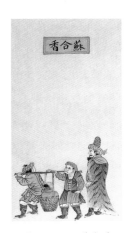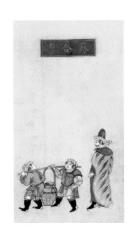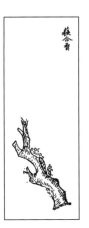

图 29-51-1　苏合香　　　图 29-51-2　苏合香　　　图 29-51-3　苏合香　　　图 29-51-4　苏合香
　　《歌括》　　　　　　　　《品汇》　　　　　　　　《雷公》　　　　　　　　《汇言》

【集解】《太平御览》卷九八二：苏合，《续汉书》曰：大秦国合诸香，煎其汁，谓之苏合。《梁书》曰：中天竺国出苏合，是诸香汁煎之，非自然一物也。又云：大秦人采苏合，先笮其汁，以为香膏，乃卖其滓与诸国贾人。是以展转来达中国，不大香也。《傅子》曰：西国胡人言苏合香兽便也。中国皆以为怪。《梦溪笔谈·药议》卷二六：今之苏合香如坚木，赤色，又有苏合油，如胶，今多用此为苏合香。按刘梦得《传信方》用苏合香云：皮薄，子如金色，按之即少，放之即起，良久不定如虫动，烈者佳也。如此则全非。今所用者，更当精考之。《宝庆本草折衷》卷一二：《香录》又谓闽人用以涂大风，然其油如摛胶，色褐而亮，气郁而清，抹小滴于掌心，熟揩令热，嗅之气转烈而益芬者，真也。《本经逢原》卷三：出天竺昆仑诸国，安南三佛齐亦皆有之。其质如黐胶者为苏合油。色微绿如雄斑者良，微黄者次之，紫赤者又次之。以簪挑起，径尺不断如丝，渐渐屈起如钩者为上，以少许擦手心，香透手背者真。忌经火。

【气味】味甘、辛，温，无毒。《宝庆本草折衷》卷一二。

【主治】张松言：治中风惊痫，心痛霍乱，传尸骨蒸，喘嗽肺痿，月经不通，攧扑伤损，消散瘀血。《宝庆本草折衷》卷一二。除鬼魅辟恶，去蛊毒杀虫。治温疟痫痉，祛怪物鬼精。久服通神明，令人无梦魇。《本草元命苞》卷六。若和药为丸，能开关透窍，逐寒中冷风，此为专攻。然走窜之性槩见矣，肺胃风热盛者，忌之。《本草发明》卷四。

【发明】《本草发明》卷四：苏合香甘温，而性走窜，故《本草》主辟诸恶，杀鬼精邪，除温疟、蛊毒、痫痉，去三虫，令人无梦魇，久服通神明。○出西域。气极芬香，色紫。系诸香汁煎合成者。一说是狮子屎，非也。今市卖者，多是膏油，难得真正者。《本草经疏》卷一二：苏合香，聚诸香之气而成，故其味甘气温无毒。凡香气皆能辟邪恶，况合众香之气而成一物者乎？其走窍逐邪，通神明，杀精鬼，除魇梦、温疟、蛊毒，宜然矣。亦能开郁。《本草汇言》卷八：通五藏六府，一切气窍。去风行痰，除痫定悸，李时珍镇惊安神之药也。门国士稿香烈气窜，能温散留滞。故《局方》主辟恶鬼精邪，蛊毒瘴气，中风中寒，及温疟寒热，梦魇魂迷，尸虫尸疰，并心腹卒痛，吐利、时气，一切暴疾，或牙关紧急，人事不清。服此使闭闷者疏通，昏乱者省觉，故命名曰苏合云。《医宗必读·本草征要》下：苏合香味甘，温，无毒。甘暖和脾，郁结凝留咸雾释；芬芳彻体，奸邪梦魔尽水消。产中天竺国，诸香汁合成，故名合香。凡香气皆能辟邪通窍，况合众香而成者乎？沈括云：苏合油如藕胶，以筋挑起，悬丝不断者真也。《本草述》卷二二：今之用苏合丸以疗病者固不少，然丸中亦止取其油耳，未尝用其香。或亦为煎熬之余用者，遂止取其油，而弃其木乎？第苏合香丸，丸中多辛热芬香者以相济，其治病原未专籍此油也。皇甫嵩曰：苏合香合诸药为丸，能开关透窍，逐寒中冷风，此为专功。然香窜之性概见矣。肺胃风热盛者，忌之。愚谓凡阴虚有热者，尤为禁药。又按：苏合香及油之单用者，则止有甘温，不同于安息香之辛苦平也，故方书治悸证，用为补精气之助，即苏合丸之集众香以成，固亦以甘温为之主，第名之为苏合丸者此耳。若概谓之辛窜，则失之远矣。《本经逢原》卷三：苏合香聚诸香之气而成，能辟恶杀鬼精物，治温疟蛊毒、痫痉，去三虫，除邪，能透诸窍藏，辟一切不正之气。凡痰积气厥，必先以此开导，治痰以理气为本也。凡山岚瘴湿之气，袭于经络，拘急弛缓不均者，非此不能除，但性燥气窜，阴虚多火人禁用。

【附方】《本草汇言》卷八：治五藏六府气窍不通。用苏合香一钱，石菖蒲焙三钱，姜制半夏焙二钱，共为末，以苏合香、酒、溶化为丸，如龙眼核大。每服一二丸，淡姜汤化下。○治五种痫证。用苏合香一钱五分，姜制半夏焙、胆制南星焙、天竺黄各三钱，共为末，以苏合香、酒和化为丸，龙眼核大。每早晚各食前服二钱，淡姜汤下。○治惊悸，神志不宁。用苏合香一钱二分，羚羊角、犀角俱镑末，各三钱，茯神、天竺黄、胆星俱微炒，各五钱，共为末，以苏合香，酒溶化为丸，龙眼核大。每早晚各服一丸，灯心汤化下。○治恶鬼精邪作祟。用苏合香，于卧床前煨之，或用分许，姜汤调服。○治温疟寒热，从山林草野，瘴疠之间，或从图圊瘟之气而成者。用苏合香一钱，紫苏叶五钱，川芎三钱，广陈皮二钱，共为末，每服五分，淡姜汤调下。○治心胆之气虚乏，多患梦魇魂迷之证。用苏合香二分，人参五分，生姜一钱，每临卧时泡汤饮之。○治尸虫传染，并尸痒异疾。用苏合香、安息香、乳香、沉香各五分，泡汤一碗，空腹饮之。此药可泡十余次，以药尽为度。○治心腹卒痛，吐利时气。用苏合香五分，藿香梗一钱，五灵脂二钱，共为末。每服五分，生姜泡汤调下。已上八方出《和剂局方》。

枫香脂《唐本草》

【释名】枫香《南方草木状》、枫乳、云香《太乙仙制本草大全》、四角风《草药图经》。

【集解】《南方草木状》卷中：枫香：树似白杨，叶圆而歧分，有脂而香，其子大如鸭卵。二月华发，乃着实，八九月熟，曝干，可烧。惟九真郡有之。《宝庆本草折衷》卷一二：枫香脂，一名白胶香，一名枫香。○其木一名欇欇，老木名灵枫。○欇，音棘。生商洛大山，及南方、关陕。今所在有之。○五月斫木为坎，十一月采脂。《药性粗评》卷二：枫脂，枫木脂也，一名白胶香。《本草》谓之枫香树，大者合抱，高七八丈，叶如掌大，三角，霜后变丹色，可爱，至冬尽落，春初复生新叶，枝弱善摇，二月开白花如梨，结实成球如鸭卵大，八月熟，暴干可烧，五月间斫树为坎，流液至冬成块，采之如琉璃明莹，又似乳香，微黄白色，其脂入地下千年，化为琥珀。江南大山中处处有之。汉武帝宫后多植之，以其高可作蔽，因谓之枫宸。谭子《化书》云：老枫化为羽人，《南方草木状》云枫实。惟九真郡有之，用之有神。《述异记》曰：南方有枫子鬼，枫木之老者为人形，亦呼为灵枫，凡此可见枫之为木，不可忽矣，因并附之。《太乙仙制本草药性大全·本草精义》卷三：枫香脂，一名白胶香，一名枫乳，一名云香。旧不载所出州郡，今南方及关陕是处皆有之。似白杨，甚高大，叶圆作岐，有三角而香。二月有花白色，乃连着实，大如鸭卵，乃难得之物，其脂为白香。五月斫为坎，十一月采之曝干。《本草发明》卷四：枫木连抱者甚多，并结球不结子。本注以大枫子内附，但载主治，余无一言。今市家皆言海舶贸来，别外番枫木，别有一种，存备参考。《植物名实图考》卷三五：《尔雅》：枫，欇欇。枫香脂，《唐本草》始著录。枫子如梂。《南方草木状》谓枫实有神，乃难得之物。恐涉附会。江南凡树叶有叉歧者，多呼为枫，不尽同类。

香脂

【气味】味辛、苦，平，无毒。《宝庆本草折衷》卷一二。味辛苦，气平。性疏通。无毒。《本草集要》卷四。

【主治】主瘾疹风痒，浮肿齿痛，外科家要药。《本草集要》卷四。辟恶气，烧烟可除痘疹之邪；治疮毒，为末亦可消风齿痛。主风瘙瘾疹最捷，退虚浮水气尤灵。搽齿龈，止齿痛。《太乙仙制本草药性大全·仙制药性》卷三。中风腰痛，行痹瘘厥，脚气泄泻。《本草述》卷二二。

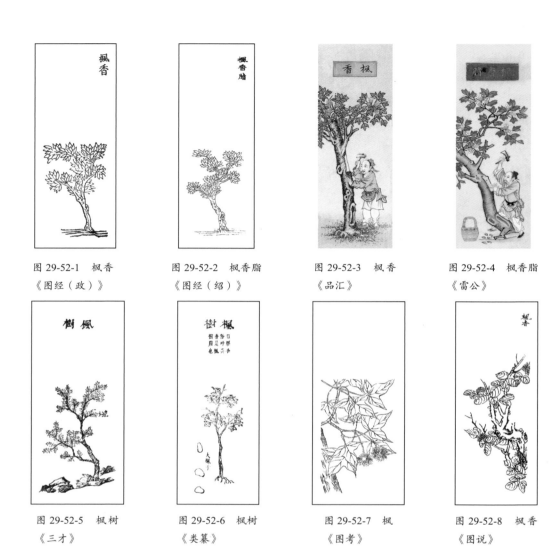

图 29-52-1 枫香　　　图 29-52-2 枫香脂　　　图 29-52-3 枫香　　　图 29-52-4 枫香脂
《图经（政）》　　　《图经（绍）》　　　《品汇》　　　　《雷公》

图 29-52-5 枫树　　　图 29-52-6 枫树　　　图 29-52-7 枫　　　图 29-52-8 枫香
《三才》　　　　　《类纂》　　　　　《图考》　　　　《图说》

【发明】《本草汇言》卷八：掺一切痈毒，排脓止痛，李时珍活血生肌之药也。杨月江稿其性疏通，故木易为蛀穴。入外科方，为痈疽要药。又治吐血、衄血不止；又治齿肿、齿痛、齿胀不消。究其味苦，能凉血热；辛平，能完毒疮；粘腻，能去风燥。为散、为膏、为丸，外敷内服，随证制宜可也。《药性解》卷五：枫香辛宜走肺，苦宜燥脾，治节得宜，仓廪得令，则恶气等症，何患其不瘳？《本草经疏》卷一二：枫香脂属金有火，故其味辛苦，气平，无毒。气薄味厚，阳中之阴也。入足厥阴，为活血凉血之药。凡热则生风，又血热则壅而发瘫。风为木化，风火相搏则为浮肿。苦平能凉血热，兼辛又能散风，故主血热生风之证。风火既散，则肌肉和而浮肿自消。齿痛亦因风热上攻，风势既散则痛自止矣。《本草述》卷二二：枫香脂之味辛，金也。苦，火也。而气之平者，则亦金也。霜后叶丹者，金为火用也。是则夫火而孕水，故其精气所凝之脂，必以十一月采之也。丹溪不独就其味之辛苦，以为属金与火，且因香脂所采之时，而更以属水为说也。

朱先生其善察物哉。第且以为外科要药耳，至时珍根于《百一选方》及澹寮诸方而表其功，谓能疗吐衄咯血也，似不仅以外治见长，适合于金火水具足之义，以对待血证而不爽者，盖其实熟于八九月，固其归于金之气专，而叶丹于霜后，更金之致火于水，以为精微之化也。致火于水，此仲冬所采之香脂真，为人身化血之神机，并活血之善物也。虽方书以治血证者少，然如《百一选方》及澹寮诸方，实实有精义存焉者矣。且如中风之轻脚丸、伏虎丹，非取其化血乎？盖风类伤血也。张家飞步丹之治腰痛，诸论治筋脉骨节及诸处疼痛，挛缩不伸之患，是非化血乎？如行同痹之虎骨丹、骨碎补丸、八神丹、一粒金丹，皆治走注疼痛。夫走且注者，风淫而血滞也，故斯证用之为多耳。又痿厥左经丸，治筋骨诸疾，手足不随，行动不得者，皆是物也。又脚气抱龙丸，治肝肾脏虚，风淫寒邪流注腿膝，行步艰难，渐成风湿脚气，足心如火，上气喘急，小腹不仁，全不进食者，此方中或补虚，或除邪，或导阳，或化阴，而用此味于中，要皆化血以为用，非徒以活血为功也。即斯一方推之，则前诸方之用此者，其义固不远矣。虽然，更治脾胃虚寒，滑肠久泻，脐腹疼痛无休止者，有南白胶香散，用御米壳为君，龙骨与胶香为臣，而甘草炮干姜佐之，然则此中之用，亦以活血而行之乎？是固有藉阴之化，以为阳之守者矣。更因此方而推之前证诸方，又岂得定此味为止于活血乎哉？夫精微之化，参之《内经》所云血者神气也，非如是得金专气，复载火致水以为生化之神机乎哉？试即后四方之参之，其不止以活血为功者，更可寻绎也矣。

【附方】《本草汇言》卷八：治一切恶毒溃疡，并破烂不收诸疮。先以米泔温水洗净，用枫香脂、真铅粉各等分，为细末掺之。《直指方》。○治便痈脓血不干。用枫香脂一两，配轻粉二钱，麝香一分，共研细末，掺之。○治金疮断筋。用枫香脂为末敷之。韦氏方。○治吐血、衄血不止。用枫香脂、蛤粉各等分，为细末，共和匀。每服一钱，柿饼煎汤调下。王璆《百一选方》。○治齿痛，或肿痛，或胀，或蛀，年久不愈。用枫香脂六钱，香炉内细灰四钱，共研细末。每早晚以指头蘸药揩擦。韦氏方。

木皮

【气味】味辛，平，有小毒。《神农本经会通》卷二。性凉。《医方药性·草药便览》。

【主治】主水肿，下水气，煮汁用之。《神农本经会通》卷二。去风散血。《医方药性·草药便览》。

【附方】《药性粗评》卷二：水气虚浮。每日以枫木皮煎汤作浴。

《本草汇言》卷八：治大风癞疮。用枫香木皮，烧存性，和轻粉各等分，为细末，麻油调搽，效。○治水泻、水痢。用枫香木皮，煎饮立止。以上韦氏方。

叶

【主治】洗臭烂疮。《医方药性·草药便览》。

子

【主治】主风疮疥癣，杀虫。《本草集要》卷四。

路路通《本草纲目拾遗》

【集解】《本草纲目拾遗》卷六：枫果即路路通。即枫实。一名子，乃枫树所结子也。外有刺球如栗壳，内有核，多孔穴，俗名路路通。以金箔贴之，村妪簪于发，云可明目宜老。出浙临安县署后安乐山者，名钱坟枫果，最佳。焚之香郁，可熏衣辟瘴疫。《纲目》枫脂香，载其木皮不及其实之用，今补之。宜于焚烧，未有入汤液之用。其果冬月即孕枫蚕子于中，交春内生蚕，每果中有一个，立夏后乃化蛾飞去，入药取无虫、陈久者用。

【主治】《槐西杂志》：焚之杀鬼去邪，辟瘴湿。辟瘴却瘟，明目除湿，舒经络拘挛。周身痹痛，手脚及腰痛，焚之嗅其烟气，皆愈。熏衣被，可除蚤。《本草纲目拾遗》卷六。

【发明】《本草纲目拾遗》卷六：枫果去外刺，皮肉圆如蜂窠，即路路通。其性大能通十二经穴，故《救生苦海》治水肿胀用之，以其能搜逐伏水也。

【附方】《本草纲目拾遗》卷六：治癣。枫木上球十个烧灰存性，白矾五厘，共末，香油搽上即愈。《德胜堂传方》。脏毒。路路通一个，煅存性，研末，酒煎服。《古今良方》。

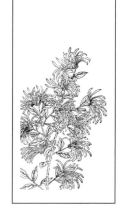

图 29-54-1 檵花
《图考》

檵花《植物名实图考》

【释名】纸末花《植物名实图考》。

【集解】《植物名实图考》卷三八：檵花，一名纸末花，江西、湖南山冈多有之。丛生细茎，叶似榆而小，厚涩无齿，春开细白花，长寸余，如翦素纸，一朵数十条，纷披下垂，凡有映山红处即有之。红白齐炫，如火如荼。○《鄱阳县志》作檵，未知所本。土音则作鸡寄纸末，则因形而名。

【主治】其叶嚼烂，敷刀刺伤，能止血。《植物名实图考》卷三八。

熏陆香《别录》（即：乳香）

【释名】乳香《梦溪笔谈》、乳头香《海药本草》、滴乳香、西香《宝庆本草折衷》、马思答吉《饮膳正要》。

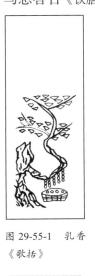

图 29-55-1　乳香
《歌括》

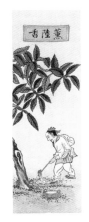

图 29-55-2　熏陆
香《品汇》

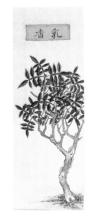

图 29-55-3　乳香
《品汇》

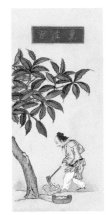

图 29-55-4　熏陆
香《雷公》

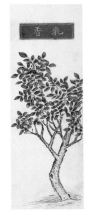

图 29-55-5　乳香
《雷公》

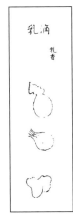

图 29-55-6　乳香
《原始》

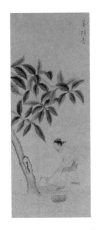

图 29-55-7　熏陆香
《草木状》

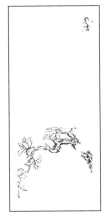

图 29-55-8　乳香
《图说》

【集解】《**南方草木状**》**卷中**：熏陆香出大秦。在海边有大树，枝叶正如古松，生于沙中，盛夏树胶流出沙上，方采之。《**太平御览**》**卷九八二**：熏陆，《抱朴子》曰：俘焚洲在海中，熏陆香之所出。熏陆香，木胶也。树有伤，穿胶因堕，夷人采之，以待估客，所以贾不多得者。《**梦溪笔谈·药议**》**卷二六**：熏陆即乳香也。本名熏陆，以其滴下如乳头者，谓之乳头香。镕塌在地上者，谓之塌香。如腊茶之有滴乳、白乳之品，岂可各是一物？《**宝庆本草折衷**》**卷一二**：抑又按《图经》以参舆论，乃知乳香、熏陆香，均出一木。其木津迸溢，堕于地上，凝块如白胶者，名熏陆香。其迸溢不堕，垂滴如人乳头者，名乳香。亦各由土宜而为精粗也。叶庭珪言：乳香之品凡十有三：上等为拣香，形块如指头，色浅红如枇杷，表里通明，肌体腻泽，烧之芳郁而灰凝如白艾，入药最良。次曰瓶乳，形色亚于拣香。又次曰瓶香。瓶香复有上中下三等。又次曰袋香，袋香亦有三等。又次曰乳塌，盖杂砂石者也。又次曰黑塌，盖色之黑者也。又次曰水湿黑塌，盖舟中为水浸渍，气变而色败者也。其杂而碎者曰研削；其簸扬为尘者曰缠末。此乳香之别也。罔世者多糅以松脂、枫脂之属，口口像真，只肌燥不泽，烧之则松枫脂气终不能断，而灰散且黑。○《琐碎录》谓乳香同茯苓嚼之俱化成水者为真。亦宜以此说参注焉。《本草品汇精要》卷一七：木高一二丈，其体大小拱把不一，叶如榆而极大，对生枝间。又有似叶而小者，两傍附枝如箭翎。然其香即木液流出凝积而成者也。锐气如皮上锥之，白汁随出，经久累累，色亦紫赤。盖熏陆总名也，乳香是熏陆之乳头也。新出未杂沙土者，谓之乳香，重迭不成乳头及杂沙土者，谓之熏陆也。旧说出海外，今京都西山及近道多有之。《太乙仙制本草药性大全》卷三：乳香出波斯国土。赤松木脂所成，垂滴成珠，缀木未落者名珠香，滴下如乳镕榻地面者名榻香。珠香圆小光明，榻香大块枯黯。珠香效速，榻香效迟。《增订伪药条辨》卷三：乳香一名熏陆香。苦，温。辛香，善窜入心。活血舒筋，生肌止痛，能通行十二经。西出天竺，南出波斯等国。圆大如乳头，明透者良。为疡科要药。今市肆多以枫脂、松脂混充，误人不少。炳章按：乳香出暹逻等处，为熏陆树之脂。以透明黄亮，形如乳头者，为滴乳香，最佳。去油，以水煎烊，去底脚皮滓，投入冷水内，乳香则凝结成颗粒如黄豆，沉于水底。油得如脂，则浮于水面，去之。以此制法，为最地道。炒之则油仍不净，且增火气。又一种名包乳，色黄如粉屑，砂石搀和甚多，价虽较廉，然货次，不堪药用耳。

【修治】《文昌杂录》卷一：乳香最难研，先置壁罅中日许，入钵乃不粘。祠部赵郎中亦云：研乳香，取指甲三两片置钵中，尤易末尔。《本草蒙要》卷四：如入散药，须以箸上火炙去油另研。《太乙仙制本草药性大全》卷三：凡用之不可不择。箸盛烘燥，灯草同擂，若合散丸，罗细和入，倘煎汤液，临熟加调疗。《本草纲目易知录》卷四：今药肆中制者，和没药入铁锅，熬焦枯去油，名乳没子。制法以笋箬作箕形，盛乳香，安文火上，焙其油尽，入笋箬，最易研细而性味不失。没药制法同。

【气味】味苦，香，无毒。《饮膳正要》卷三。味辛、苦，气温，无毒。《本草蒙要》卷四。辛，温。入心脾肝三经。《顾氏医镜》卷八。

【主治】去邪恶气，温中利膈，顺气止痛，生津解渴，令人口香。《饮膳正要》卷三。益精气，补腰膝，止霍乱，去邪恶。疗风水毒肿，止大肠泄澼。治耳聋中风口噤，医妇人血气攻冲。作膏煎，长肌肉止痛；入丸散，疗癥疹风毒。催生难产，猪血和丸如桐子，酒服七粒；急慢惊风，甘遂为散同研细，溺调半钱。《本草元命苞》卷六。

【发明】《宝庆本草折衷》卷一二：张松谓乳香治心神恍惚、精滑梦遗者，盖取其柔粘，能佐他药，以收敛心绪也。惟其柔粘，服之或不中度，必致胸臆填满，肢体重弱，故《局方》震灵丹以乳香辈和诸刚石，使刚柔相济，共成其效尔。《本草纂要》卷四：主疗诸疮，调血气，止疼痛，解诸毒，长肌肉，软筋骨，散水气，疗风肿之要药也。大抵乳香之剂，与诸香用能驱邪辟恶，与归芍用能调血摧生，与二陈用能补精益气，与四物用能托里生肌。此疮家之圣药也。《本草经疏》卷一二：乳香得木气而兼火化。本经微温，大明辛热微毒，元素苦辛。气厚味薄，阳也。入足太阴、手少阴，兼入足厥阴经。风水毒肿，邪干心脾，恶气内侵，亦由二经虚而邪易犯。瘾疹毒，总因心脾为风湿热邪所干致之。脾主肌肉，而痛痒疮疡皆属心火。此药正入二经，辛香能散一切留结，则诸证自瘳矣。《日华子》云：煎膏止痛长肉。陈藏器云：治妇人血气，疗诸疮令内消。则今人用以治内伤诸痛及肿毒，内服外敷之药，有自来矣。《本草汇》卷一五：乳香辛热善窜，入心经，定十二经之痛，随血气上下部引经，故为外科要药。《素问》云：诸痛痒疮，皆属心火。乳香内消肿毒，外宣毒气，活血甚有奇功。乳香活血，没药散血，故外科方中，每相兼用。但疮疽已溃者，勿服。脓多者，勿敷。性能伸筋，故凡人筋不伸者，敷药必用也。入一切膏药，能消毒止痛。同续断、牛膝、当归、红曲、丹皮、没药、地黄、川芎，治内伤胸胁作痛。同紫花地丁、白及、白敛、金银花、夏枯草、白芷、连翘、贝母、甘菊、甘草、穿山甲、没药，治一切痈疽疔肿。《元素集锦·本草发挥》：乳香性能伸筋，凡手足大筋拘挛，与草薢、薏苡仁同用，大有功效。何汤药方中不见加用？《本草新编》卷四：乳香味辛、苦，气温，阳也，无毒。入脾、肺、心、肝、肾五脏。疗诸般恶疮及风水肿毒，定诸经卒痛并心腹急疼。亦入敷膏，止痛长肉。更催生产。且理风邪，内外科皆可用。大约内治止痛，实为圣药，研末调服最神。《本草汇纂》卷二：凡血因气逆则血凝而不通，以致心腹绞痛；毒因气滞则血聚而不散，以致痛楚异常。乳香入心，复能入肾，温补使气与血互相通活，俾血不令气阻，气亦不令血碍，实为行气活血之品。非如没药气味苦平，功专破血散瘀，止有推陈之力而无致新之妙。

【附方】《药性粗评》卷三：惊风。凡患惊风，不拘急慢，乳香、甘遂二味等分，研为细末，每服五分，乳香汤调下，或童子小便调下亦可，俱妙。肿毒。凡患甲疽䘌肉，无名肿毒，痛不可忍者。乳香并烧过胆矾，二味等分，研末傅之，痛止肉消而愈。

《本草汇言》卷八：治跌扑，或斗打，折伤筋骨。用真乳香、真没药各一钱五分，当归尾、红花、桃仁各三钱，水煎服。○治跌打溃烂疼痛。用乳香三钱，麻油熬化，冷凝。早晚搽疮上。嵇圣水方共二首。○治难产催生。用乳香、没药各三钱，俱瓦上焙出油，冬葵子三钱，共为末，白汤调服，即产。《简要方》。○治产后瘀滞不清，攻刺心腹作痛。用乳香、没药，俱瓦上焙出油，各三钱；五灵脂、延胡索、牡丹皮、桂枝各五钱，俱炒黄；黑豆一两，炒成烟炭，共为末，每服三钱，生姜泡汤调下。李念先手集。○治痈疽肿毒，未成可消，已成排脓定痛。用乳香、没药、白芷、连翘、赤芍药、当归尾、皂角刺，俱炒；穿山甲，火烧焦，各一钱二分，金银花二钱，酒水各一碗，煎八分服。《外科全书》。○治一切癥块痞积，伏血冷瘕。用乳香、没药，俱瓦上焙出油，各五钱，草乌一钱酒洗炒黄，三棱、莪术各一两，酒炒，于白术一两五钱炒，共为末。阿魏五钱，酒顿化，和为细丸，如黍米大。每早服二钱，酒下。苟完美传。○治心胃痛。用乳香、没药各一两，俱瓦上焙出油，拌水研为细末；玄胡索、木香、白牵牛各五钱，俱焙燥，共为细末，与乳、没和匀。每服二钱，白汤调下。《方脉正宗》。○治中风口眼喎斜。用乳香烧烟熏之，以顺其血脉。《证治要诀》。○治小儿急慢惊风。用乳香瓦上焙出油，甘遂微炒，各五钱，共为极细末。每用五分，薄荷汤调服。王氏《博济方》。○治小儿内钓腹痛。用乳香、没药，俱瓦上焙出油，木香各八分，为细末。用五分，白汤调服。阮氏方。○治风虫牙痛。用乳香安孔中，烧银簪头烙化即止。○治诸般漏疮，脓血不止。用乳香、没药各五钱，瓦上焙出油，牡蛎烧炭三钱共为末，黄蜡五钱，香油五钱，共熬匀，和丸如黍米大。每服一钱，白汤下。

没药《开宝本草》

【集解】《宝庆本草折衷》卷一三：没药以滋泽透明而芬馥者为真也。艾原甫谓有以五灵脂加红豆、益智，滴水捣制，伪为没药罔人者，虽无甚难，见亦当致辨尔。《本草元命苞》卷六：生波斯、海南诸国。木根株皆如橄榄，叶青而密，岁久有膏脂液流滴在地，遂乃凝结而成，色赤黑通透，入丸散另研。《野菜博录》卷三：没药树生深山谷中。其树甚颇高大。叶似枫树叶。《本草乘雅半偈》帙一〇：出波斯及海南，今广州亦有之。其木根株，俱似橄榄。叶青茂密。岁久者，脂溢下地，凝结成块，色黑而香，状似安息。市肆多用松脂、沥清伪造入药，殊为患也。《本草新编》卷四：没药亦有赝者，最难辨。辨法亦投之水中，立时色黯者为真，否则假物，无益于用，不如勿用。

【气味】味苦、辛，平，温，无毒。《宝庆本草折衷》卷一三。

【主治】能通滞血，善疗诸疮。治金刃所损痛不可忍，疗打磕伤折瘀血不消。主痔漏卒然下血，治诸风历节烦疼。产后血晕宜服，脐腹刺痛能止。《本草元命苞》卷六。主破血止痛，疗金疮杖疮，诸恶疮，痔漏卒下血，目中翳晕痛，肤赤，妇人产后血气痛。治打扑损折，血滞肿痛不可忍，皆以酒投饮之良。《本草集要》卷四。服舒筋膜，通血脉，固齿牙，长须发。《本草乘雅半偈》帙一〇。

【发明】《本草纂要》卷四：吾尝效法：没药同乳香可以止痛生肌，没药同红花可以止痛和血，没药同灵脂可以和血破气，没药同轻粉可以收敛疮毒，没药同香附可以和血止痛，没药同冰片可以清肌解热。又若散药之中，没难离乳；膏药之内，乳难离没。《药性解》卷五：没药与乳

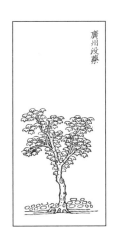

图 29-56-1　广州没
药《图经（政）》

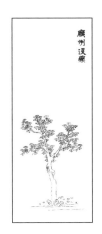

图 29-56-2　广州没
药《图经（绍）》

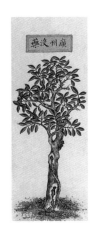

图 29-56-3　广州
没药《品汇》

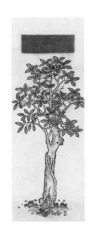

图 29-56-4　没药
《雷公》

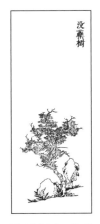

图 29-56-5　没药
树《三才》

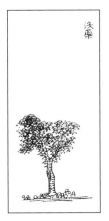

图 29-56-6　没药
《原始》

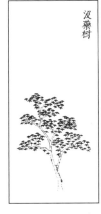

图 29-56-7　没药
树《博录》

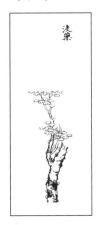

图 29-56-8　没药
《图说》

香同功，大抵血滞则气壅淤，气壅淤则经络满急，故痛且肿，得没药以宣通气血，宜其治矣。**《本草经疏》卷一三**：没药禀金水之气以生，故味苦，平，无毒。然平应作辛，气应微寒。气薄味厚，阴也，降也。入足厥阴经。凡恶疮痔漏，皆因血热瘀滞而成。外受金刃及杖伤作疮，亦皆血肉受病，血肉伤则瘀而发热作痛。此药苦能泄，辛能散，寒能除热。水属阴，血亦属阴，以类相从，故能入血分，散瘀血，治血热诸疮及卒然下血证也。肝开窍于目，目得血而能视，肝经血热则目为赤痛肤翳，散肝经之血热则目病除矣。**《本草汇言》卷八**：没药破血行瘀，化积聚，李时珍止腹痛之药也。江鲁陶稿凡金刃木石，或跌扑斗打，堕压等伤，瘀血内冰，筋骨疼痛。并宜研细，热酒调服数钱，能推陈致新，活死血，和新血也。如产后恶血，宿垢不行，变态诸患，咸宜服之。此药大概其功长于通滞血，血滞则气亦壅，血滞气壅，则经络满急，经络满急故发肿作痛也。如金刃伤，木石伤，斗打堕压伤，产后血结伤，痈疡肿痛伤，咸需之耳。然乳香行血活血，没药行血散血，皆能止痛消肿，故二药每相兼用。缪仲淳先生曰：没药，善通壅滞之血，治一切伤损。腹中血结作痛要药，而不主诸虚也。凡骨节间，与夫胸腹、胁肋、背胛、腰脊之痛，非属瘀血停留，而因于血虚者；胎前血虚血热，腹中痛者；产后恶露去多，腹中虚痛者；痈疽溃久，脓水清稀者，皆不宜用。《本草述》卷二二：乳香、没药，医家类同用之。未能明其所以然，即李濒湖亦止言其一活血，一散血而已，犹之无当也。近缪希雍则谓乳香禀于木火，没药禀于金水，此义似为突出。然观其一取紫赤者，一取赤黑者，赤火黑水，又岂得滚同而论乎？则木火、金水之分，又似乎不妄也。《本草》有云：没药久服能固齿牙，长须发。夫齿牙能固，须发能长者，此冲任之阴能达于在天之阳，而致之于极上也。如乳香之所谓下气益精，补腰膝，治肾气，非在天化阴之阳能归于在地之阴，以达之极下乎？从阳化者归阴，从阴化者际阳，是乃可谓之相济以奏功，而或不可以相离也。至病得乎阴阳之偏者，则又当分任而治之矣。抑乳香类言其消痈疽疮毒，没药亦言其治诸恶疮及痔漏卒下血，是其功用或不远。第没药又疗金疮杖疮，损伤瘀血，并女子堕胎，产后心腹血气痛，而乳香并未之及者，得勿二味之所主治犹有不可以概者耶？须参之。《本草汇》卷一五：没药，禀金水之气，血肉受病，经络壅滞者，分散有功。血行气畅，瘀肿自消，堪与乳香功用联璧也。止痛，消肿，生肌，二药相兼。凡骨节痛，与夫胸腹胁肋，非瘀血停滞者，不宜用。若血虚虚痛，孕妇产后恶露去多，及痈疽已溃者，咸忌。《顾氏医镜》卷八：治同乳香。散血止诸痛，凡胸腹胁肋骨节筋痛，不由血瘀而因于血虚者，忌之。通滞消诸肿。热瘀血滞则气壅，故经络满急，发肿作痛，善通壅滞，则血行而气畅，肿自消，痛自止，故为外科及折伤之圣药。去恶露，止血晕。善入血分而行瘀。可攻目翳，散肝经之血热，则赤痛除而翳退矣。堪除血痢。乳香活血，没药散血，皆能止痛消肿，故每相兼用之。产后恶露去多，痈疽已溃，法宜禁之。孕妇勿服，以其堕胎也。

【附方】《药性粗评》卷三：损伤肿痛、诸疡。没药一二钱，研末，热酒一盏调服妙。

《太乙仙制本草药性大全·仙制药性》卷三：妇人内伤，痛楚血晕及脐腹疚刺。以一枚，研细，温酒调一钱便止。○治历节诸风骨节疼痛，昼夜不可忍者。以半两研，虎胫骨三两，涂酥炙黄色，先捣罗为末，与没药同研令细，温酒调二钱，日二服。

拔尔撒摩《本草纲目拾遗》

【集解】《本草纲目拾遗》卷六：《坤舆图说》：木名，出白露国，此树生脂膏极香烈，可入药。

【主治】敷金刃伤，一昼夜肌肉复合如故，涂痘不瘢，涂尸千年不腐。《本草纲目拾遗》卷六。

麒麟竭《唐本草》（即：血竭）

【释名】血竭、麟竭、赤胶《宝庆本草折衷》。

【集解】《宝庆本草折衷》卷一三：其木一名渴留。生南蕃诸国山谷，及西胡、广州。采无时，或作木坎，其脂溢出坚凝为竭者。○《唐本》注谓紫出于渴廪木，麒麟竭出于渴留木，判然二物，不当混其条，故分以言之也。观紫形如桑椹中衔木枝，其色暗紫，研之则浅红。《杨氏方》用为末，沸汤调服以止血崩。及观麒麟竭，块如没药，亮如镜面，其色明紫，研之则深红，置屑粒于纸上炙洋，流如鲜血。《秘要方》用佐暖剂以滋血涸，今薄夫以紫草茸团以胶物，贯以木枝，伪以为。又煎松泪、桎敕丁切乳与降真香脂，伪而为竭。一失认辨，功效复邈，可不择欤。《药性粗评》卷四：麒麟竭，

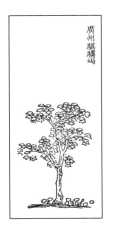

图 29-58-1　广州麒麟竭《图经（政）》

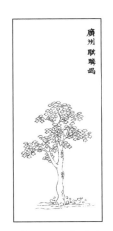

图 29-58-2　广州麒麟竭《图经（绍）》

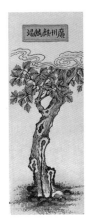

图 29-58-3　广州麒麟竭《品汇》

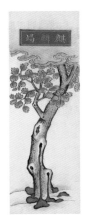

图 29-58-4　麒麟竭《雷公》

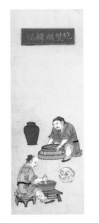

图 29-58-5　炮制麒麟竭《雷公》

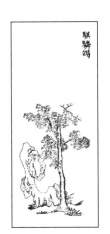

图 29-58-6　麒麟竭《三才》

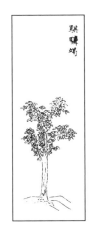

图 29-58-7　麒麟竭《原始》

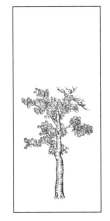

图 29-58-8　麒麟竭《图考》

木名也。出南番诸国，脂液流出，坚凝作血红色，故一名血竭。此当在木部，误配在此。或谓蚁于海畔树藤皮中，为之如蜂造蜜而成，则又当属此。大抵前说为是。《本草元命苞》卷六：出南蕃诸国，今广州有之。木高数丈，婆娑可爱，叶似樱桃形，有三角，其脂液木中流出如胶饴，久乃坚凝，亦如血，谓之血竭。咸而甘，栀子气味，医者若欲验真，嚼之不烂如蜡。《药性解》卷五：有假者是海母血，颇相似，然味大咸有腥气为辨尔。敲断有光彩，磨指甲红透者佳，另研用。若与别药同捣，化作飞尘。《植物名实图考》卷三五：麒麟竭，《唐本草》始著录。生南越、广州。主治血痛，为和血圣药。《南越志》以为紫树脂。《唐本》以为与紫大同小异。旧《云南志》：树高数丈，叶类樱桃，脂流树中，凝红如血，为木血竭；又有白竭。今俱无。余访求之，得如磨姑者数枚，色白质轻，盖未必真。《增订伪药条辨》卷三：《南越志》云：麒麟竭是紫树之脂也，出南番。欲验真伪，但嚼之不烂如蜡者为上，磨之色透指甲者方真。今有以海姆血伪充者，味大咸，有腥气，不堪入药，须明辨之，毋为所误。炳章按：苏恭曰：麒麟竭树名渴留，紫树名渴禀，二物大同小异。马志曰：二物同条，功效亦别。紫色赤而黑，其叶大如盘，从叶上出。炳章按：紫，俗名紫草茸，乃此树上虫所造成，故《纲目》列入虫部。麒麟竭色黄而赤，从木中出如松脂。颂曰：今南番诸国及广州皆出。木高数丈，婆娑可爱，叶似樱桃而有三角，其树脂从木中流下，滴下似胶饴状，久而坚凝乃成竭，色作赤色。采无时。旧说与紫相类，而别是一物，功力亦殊。《一统志》云：血竭树略似没药树，其肌赤色。采法亦于树下掘坎，斧伐其树，脂流于坎，旬日取之。多出大食国。考诸家辨正，血竭确别有一物。惟《南越志》言是紫之脂，或亦传讹之辞。总之，血竭色要鲜红有光，质体要松，试之以透指甲者为真。以火烧之，有赤汁涌出，入纸无迹晕。久而灰不变本色者为麒麟竭，最佳。色紫黑质坚，外竹箬包裹者为鞭竭，略次。伪者以松香、火漆做成，入火滴纸有迹晕。宜辨之。

【气味】味甘、微咸，平，温，无毒。《宝庆本草折衷》卷一三。有小毒，味甘、咸，平。《本草元命苞》卷六。味甘、咸、腥，性温，有小毒。《药性粗评》卷四。

【主治】禀于荧惑之气，生于阳石之阴，结而成质，赤而气腥。止带下、金疮之血，定心腹卒暴之疼。治打损伤折，傅恶疮疥癣。主五脏邪气，补内伤虚劳。《本草元命苞》卷六。治跌扑伤损，疗恶毒疮痈。专破积血引脓，竟驱邪气止痛。凭作膏贴，任调酒吞。《本草蒙筌》卷四。治扑损跌伤损，疗恶毒疮痈，引脓生肌。若毒邪在内，酒调服为宜。毒邪外发者，作膏剂为当。《本草发明》卷四。色赤，专入血分。散瘀生新，止痛生肌，善收疮口。《增订伪药条辨》卷三。

【发明】《本草经疏》卷一三：麒麟竭禀土气而兼水化，故味甘、咸，气平，无毒。《丹房鉴源》云：禀于荧惑之气，生于汤石之阴，其色赤象火而味咸，则得阴气也。气薄味厚，阴也，降也。入足厥阴、手少阴经。甘主补，咸主消，散瘀血，生新血之要药。故主破积血，金疮止痛生肉。主五脏邪气者，即邪热气也。带下者，湿热伤血分所致也。甘咸能凉血除热，故悉主之。苏恭：

主心腹卒痛；李珣以之治伤折打损，一切疼痛，血气搅刺，内伤血聚者，诚为此耳。此药产外国，极难得真者。理伤折有夺命之功。《本草汇言》卷八：麒麟竭活血瘀，散血聚，破血结，李时珍行血死之药也。须四可稿凡跌扑斗打，及堕压损伤，伤之轻者，曰血瘀，曰血聚；伤之重者，曰血结，曰血死，皆血脉留滞于腹中，及经络骨节之处，与肌肉俱腐败者。非活血行血之药，不能治。然欲保其生全，舍乳、没、麒麟竭之类，谁能起其危困乎？倘有断骨损筋，或伤及脏腑，血瘀血胀垂死者，此三种之外，更加山羊血，或猴经二三厘，酒调灌之，下咽即有生理，真活命之良方也。又疗痈疽恶毒，引脓生肌。前贤刘河间曰：血竭除血痛，为和血之圣药。乳香、没药虽主血病而兼入气分，此药专于血分者也。《本草述》卷二二：《丹房鉴源》云：兹物出于西番，禀荧惑之气而结。以火烧之，有赤汁涌出，久而灰不变本色者为真。若然，是此味结于至阳之精，则味宜苦，气宜热，何以气反平，而味反甘咸？夫甘咸能和血凉血平气，复得中和，勿亦阳极阴生之精气结为此味，故因阳之极者得化，阴之生者得生乎？海藏谓其补心包络、肝血不足，岂臆说也？希雍曰：兹物理伤折，有夺命之功，然出外国，极难购。如此，即乳香、没药辈，亦不得与之等夷矣，漫言其以散血为功也，可乎哉？《本草新编》卷四：血竭味辛、咸，气平，有小毒。入肾。治跌打损伤，消恶毒疮痈，专破积血，引脓，驱邪气止痛，外科多用之。然治诸痛，内治实神。故存之以备采用。血竭内科可用，而近人不敢用。不知血竭得补气补血之药，其功更神。惜人未谙，故再表之也。《本草求真》卷八：血竭入肝血分破瘀。血竭专入肝。系南番树木之液，犹人之膏脂者是，味甘而咸，性平色赤。按五味惟甘主补，咸主消，血竭味甘。虽能和血收口，止痛生肌，然味咸则消，却能引脓，性专入肝经血分破瘀。故凡跌仆损伤，气血搅刺，内伤血聚，并宜同酒调服通气。乳香、没药虽主血病，而亦兼入气分，此则专入血分，而不兼及气分者也，但性最急迫，引脓甚利，不可多服的解。凡血病无积瘀者，不必用之，以染透指甲烧灰不变色者佳，药肆伪造甚多。有用松香同药染成，有以海母乱真。真者绝少，同众药捣用。则作飞尘。得蜜陀僧良。

【附方】《太乙仙制本草药性大全·仙制药性》卷三：产后血晕，不知人及狂语。麟竭一两，细研为末，非时温酒调二钱。○治金疮血不止兼痛。麟竭末傅之立止。

《本草汇言》卷八：治一切打扑损伤。用麒麟竭、乳香、没药二味，瓦上焙出油，自然铜，火煅酒淬，狗头骨火煅酒淬，麻皮灰、黄荆子、骨碎补各等分，俱酒炒，共为末。每服三钱，白汤下。○治产后血晕，不知人事及狂言者。用麒麟竭一两研末，每服二钱，温酒下。○治产后血冲心膈，喘满，命在须臾。用麒麟竭、没药各一钱五分，研细末，童便和酒调服。○治一切金疮及肿毒溃烂，不生肌肉。用麒麟竭、净发灰、乳香、没药、轻粉、象牙末各等分，冰片些少，共为末，掺之。○治金疮出血不止。用麒麟竭为末，敷之。

质汗《开宝本草》

【集解】《证类本草》卷一一：〔《开宝本草》〕出西蕃，如凝血，蕃人煎甘草、松泪、柽乳、地黄并热血成之。

【气味】味甘、温，无毒。〔《开宝本草》〕。《证类本草》卷一一。

【主治】主金疮伤折，瘀血内损，补筋肉，消恶血，下血气，妇人产后诸血结腹痛，内冷不下食。并酒消服之。亦傅病处。〔《开宝本草》〕。《证类本草》卷一一。

【发明】《本草品汇精要》卷一五：陈藏器云：蕃人试药，取儿断一足，内药于口中，以足蹋之，当时能走者至良。谨按：断儿足以试药，可谓神矣。考其药味，不过甘草、松泪辈而已，岂能如是之速哉！但恐后人说梦向痴，试之不验，将何如邪？设若误伤，以此治之则可，欲试药而断人之足，其与文伯下二胎之意同也。仁人者可不慎欤。

安息香《唐本草》

【释名】安悉香《宝庆本草折衷》。

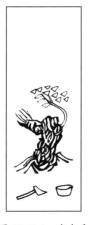

图 29-60-1　安息香
《歌括》

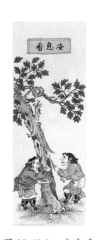

图 29-60-2　安息香
《品汇》

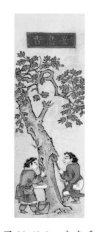

图 29-60-3　安息香
《雷公》

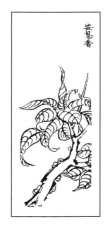

图 29-60-4　安息香
《图说》

【集解】《酉阳杂俎·前集》卷一八：安息香树出波斯国，波斯呼为辟邪树。长三丈，皮色黄黑，叶有四角，经寒不凋。二月开花，黄色，花心微碧，不结实。刻其树皮，其胶如饴，名安息香。六七月坚凝，乃取之，烧之通神明，辟众恶。《宝庆本草折衷》卷一三：安息香俗号安悉香，息、悉声相近也。○其木一名辟邪树。出西戎及南海、波斯国。○安息香正条所喻形色最明，而其体较轻也。以瓦盏浅浅贮灰，取此香小块于灰上，烈火焚灼，以厚纸覆之，其烟直冲纸而透出者真也。

《本草发明》卷四：生海外，系木脂，因香能辟邪，土人名之辟邪树。倒其树，胶如饴出，凝结成黑块，烧烟鬼惧神欢。但今市中难得真正者。《本草述》卷二二：安息香，乃树脂名为辟邪树。在《唐本草》云：治心腹恶气，即继以鬼疰。在《日华子》云：除血邪，又先之鬼胎。合于萧炳所谓烧之去鬼来神，则此味之功能可参也。盖鬼阴而神阳，安息香能发众香，则能畅阳明之气，而祛阴浊之邪者也。此即能治恶气，恶气之所聚，乃有血邪，又即此并化之矣。故方书于中风用之，而风痹、风痫、鹤膝风皆用之，虽风脏即血脏，然亦不离于气也。如传尸劳证用之，正恶气血邪，所谓六极者也。即腰痛耳聋，一何不由于气之恶，血之邪？但有甚有不甚耳。盖此味云烧之能通神辟众恶，以此对治人身气血之邪恶，自应不爽者也。《本草汇》卷一五：南海波斯国树中之脂，禀火金之气而有水，芬香辟恶，安息诸邪，故名安息。心藏神，昏则鬼邪侵犯，此通神明，而祛诸邪，故为去恶之上药。病非关邪气者，勿服。今人取以和香者，亦辟恶之意也。《本草纲目拾遗》卷六：水安息出广中，洋舶带来，波斯交趾皆有之。形如荔枝而大，外有壳包裹，皮色亦如鲜荔枝，开之中有香如胶漆，黄褐色，气甚馥郁。此物如开用不尽者，须连外壳置碗中，方不走溢，否则遇五月黄梅时，其汁自满，溢出壳外，虽壳内所存不过少许，也会溢出，亦一异也。《纲目》安息香本条所言皆干者，云是树脂。《集解》下引叶廷珪《香录》云：有如饧者，谓之安息油，即是此种。濒湖又未详其功用。今时颇行，故采补以备用。其壳有丝毫裂缝，油即走溢，须以沥青熬化滴之。《百草镜》云：安息香有水、旱二种，水安息难得，焚其香，旁置水盂试之，其香烟投水中，还结为香，惟分两稍减耳。《五杂俎》云：安息香能聚鼠，其烟白色如缕，直上不散。

【气味】味苦、辛，平，无毒。《图经本草药性总论》卷下。入心经。辛、苦、微甘，无毒。《医经允中》卷二一。

【主治】主治心腹恶气，鬼疰蛊毒，妖邪鬼魅，肾气风痛，男子遗精，妇人血晕，暖腰肾，肃清脏腑。《药性粗评》卷二。主心腹恶，止邪气鬼疰，鬼胎蛊毒。入牛黄丸，疗中风惊痫等候为最。《本草发明》卷四。主治通心腹诸邪气，辟恶蛊毒，令人神清欢畅。《医经允中》卷二一。

【发明】《本草经疏》卷一三：安息香禀火金之气而有水，故味辛苦，气平而芳香，性无毒。气厚味薄，阳也。入手少阴经。少阴主藏神，神昏则邪恶鬼气易侵，芳香通神明而辟诸邪，故能主鬼疰恶气也。《本草汇言》卷八：安息香通心窍，辟鬼邪，李珣除中恶魔寐之药也。韦心庵稿大氏方祛一切神鬼魍魉，妖魅精邪，及人身寒湿冷气，霍乱阴病。又治妇人产后血晕，血胀，口噤异疾，并老人气闭，痰厥失音等疾。缪仲淳盖此药入手少阴心经，心藏神，病由气闭痰厥，则神昏矣。神昏则邪恶鬼气，易于侵犯。藉此芳香清烈之气，通神明而开心窍，辟诸邪则前证自除也。但辛香行散之品，亦能走散真气，如中气不足，阳神自虚，非关恶气鬼邪侵犯者，宜斟酌用。《本经逢原》卷三：安息香乃外番入贡之物，香而不燥，窜而不烈。烧之去鬼来神，令人神清。服之辟邪除恶，令人条畅，能通心腹诸邪气，辟恶蛊毒，理霍乱，止卒然心痛呕逆，治妇人为邪祟所凭，夜与鬼交，烧烟熏丹田穴，永断。故传尸劳瘵咸用之。其苏合香丸、紫雪丹用之，各有转日回天之功，洵非寻常方药可比也。凡气虚少食，阴虚多火者禁用，为其能耗气也。《本草求真》卷四：安息香通心气，活肝血。安息香专入心肝。系西戎及南海波斯国树中之脂，其香如胶如饴，其气馨，其味苦而兼甘，其性平。按凡香物皆燥，惟此香而不燥，香物皆烈，惟此窜而不烈，洵佳品也。以此祀神，则异香满室而神若依。以之常熏，则恶气悉绝而心肺皆沁，神气通畅。故凡传尸痨瘵，霍乱呕逆，蛊毒恶侵。梦魇鬼交等症，无不用此调治，俾其邪辟正复，所以苏合香丸、紫雪丹、七香丸。同沉香、木香、丁香、藿香、八角茴香，各三钱。香附子、缩砂密、炙甘草各五钱，为末蜜丸，以治小儿肚痛。亦皆用此，以其独得香气之正也。但元气虚损，阴火旺者，其切忌焉。书言烧之能集鼠者真。《本草纲目拾遗》卷六：辛平无毒，通心神，除邪魅，辟蛊毒，止心痛，下鬼胎，入心经，通肾气，尤益房箔，故龟灵剂用之以兴阳，反魂丹用之以救急。然大耗真气，凡气虚挟火者不可服。忌见火。《药性考》：水安息香辛苦性温，除风寒霍乱，暖肾兴阳，治心腹蛊气，血淋遗精，鬼交鬼孕，熏劳瘵。

【附方】《**本草汇言**》卷八：治鬼疰尸疰，寐魇暴亡，及大人小儿卒中恶气，一切神鬼精邪侵犯者。用安息香一钱，鬼臼二钱，犀角八分，牛黄五分，丹砂、乳香、雄黄各一钱二分，俱研极细末；石菖蒲、生姜各一钱，泡汤调服五分。〇治寒湿冷气，中霍乱阴证者。用安息香一钱为末，人参、制附子各二钱，煎汤调服。〇治妇人产后血晕、血胀，口噤垂死者。用安息香一钱，五灵脂水飞净末五钱，共和匀。每服一钱，炒姜汤调下。〇治老人气闭痰厥，失音垂死。用苏合香丸，姜汤调服，立苏。此方推安息香为首用也。已上四方出《方脉正宗》。

《**本草纲目拾遗**》卷六：辟瘟丹。用红枣二斤，茵蔯切碎八两，大黄切片八两，水安息五钱，合为锭，每晨焚之。陈杰《回生集》。种子二方。潮脑飞升白霜一两，麝香二钱，枯矾三钱，龙骨三钱，良姜三钱，五倍子二钱，明雄二钱，水安息、母丁香、酥合油各五钱，官桂三钱，轻粉二钱，紫梢花二钱，大山茨菰三钱，共为细末，炼蜜为丸，桐子大，蜡丸封固。月信后纳一丸，次日再纳一丸，种子如神。并治血淋、白带、阴疮、阴蚀、杨梅疮毒等症。又方：真川附子一个，重一两二三钱者。山茨菰四钱，此二味要童便浸透，焙干研末；川乌八钱，五倍子三钱，此二味同研末；水安息五钱，生蟾酥八钱，此二味同研；不麻草乌五钱，明雄五钱，此二味同研末；官桂五钱，母丁香八钱，同研末；酥合油五钱，真鸦片三钱，同研末；紫梢花三钱，蛇床子一两，倭硫黄五钱，轻粉五钱，右药为末，同白及五钱煎水，合前药打成锭。每行时用津磨少许搽茎首，能治精滑并久不生子，且能解毒，遇疮不染。若早午晚各搽一次，久不断，更有神效。与前方男妇同用更佳，或再加人参五钱尤妙。《周氏家宝》。穿腮起管，年久不愈。用水安息搽之，管化毒愈。许氏方。

龙脑香《唐本草》（即：冰片）

【释名】龙脑《唐本草》、脑子、白龙脑《宝庆本草折衷》、冰片、梅花脑、梅花片《药性要略大全》。

【集解】《酉阳杂俎·前集》卷一八：龙脑香树，出婆利国，婆利呼为固不婆律。亦出波斯国。树高八九丈，大可六七围，叶圆而背白，无花实，其树有肥有瘦，瘦者有婆律膏香。一曰瘦者出龙脑香，肥者出婆律膏也。在木心中，断其树劈取之，膏于树端流出，斫树作坎而承之。入药用，别有法。《本草衍义》卷一四：万物中香无出其右者。西方抹罗短咤国，在南印度境，有羯布罗香。干如松株，叶异，湿时无香。采干之后，折之，中有香，状类云母，色如冰雪，此龙脑香也。盖西方亦有。《宝庆本草折衷》卷一三：其木一名波律树。出婆律国山中及南海即广地，及婆利、波斯、佛誓、交趾、西海、海南及抹罗短咤国在南印度境。今蕃舶亦有来。○叶庭珪《香录》论脑子：出于渤泥、三佛齐深山谷木中。其香大而成片者，谓之梅花脑。《图经》谓其甚佳也。其次谓之速脑。速脑中次者谓之金脚脑，其碎者谓之米脑。其锯下杉屑与碎脑相杂者，谓之苍脑。《海药》论辨苍脑之用详矣。至于取脑已净之木片，谓之脑木札。桩碎为锯屑相和，置瓷盆中，以碗覆，封固其缝，用热灰煨，则气飞上，凝结成块，谓之熟脑，不可为药。《医学疑问》：龙脑香出自波斯国，木直长，类杉，皮有甲错，枝傍发叶，背白正圆，香即木脂结成，状若梅花，细瓣，片片洁净，未尝为杉木之液，因龙脑木肖杉形耳。即用之少有微功，殊失本义。所问贸之者，黄色辛味，果是樟脑压扁，用此不可不细择，毋为人所愚焉。《增订伪药条辨》卷三：梅冰片，伪名樟片，即樟脑，用西法提出伪充。按冰片，《唐本草》名龙脑香。以白莹如冰，及作梅花片者为上品。气味辛苦，微寒，无毒。故喉症目疾、痔疮外科多用之。且功能通诸窍，散郁火。若樟脑之性辛温，判若天渊。更有一种熟老片，系将洋樟片挽用，以伪乱真，害人匪浅。近日黄三仙，且有陶黄研末挽入者，此又不可不知矣。炳章按：梅冰，一名龙脑，产大泥者，色白光亮片薄最佳。文来出者，色亦白，光略呆，略次。阿剌伯出，色呆片厚，有木屑挽杂，次。麻城丁家路、吕宋、龙门泊等处出，皆次。广西百色县蒸熬大枫叶，以炼液结晶成粉，为制冰片之原料，曰艾片，亦伪作冰片，惟治疥疮，能杀虫辟臭秽，亦佳，只可作外治药用，凡合丸散内服药及眼药内，切不可充用，有毒，用之害人匪浅。又一种樟冰，用樟脑同薄荷升炼，亦只用于杀虫疮药，重要丸散，亦不可用。此皆伪货也。《化学易知》云：龙脑亦树液也。树上钻空，其汁流出而自结，取而蒸之即得。但其性与樟脑不同，更能飞散香气；颗粒皆不同，此为长方形，樟冰为八面形。龙脑原质，比樟冰多氢气二分。大抵真者，别头梅、二梅、三梅，以片之粗细分贵贱耳。惟四梅片细质不纯，为最次，不宜合药用。再冰片忌与酒同服，若与酒同服钱许，即正气散乱，血脉沸腾，必致七窍流血，须臾而死。凡中其毒者，宜即饮新凉水，毒自解。

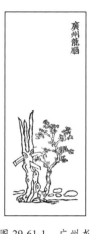

图 29-61-1 广州龙
脑《图经（政）》

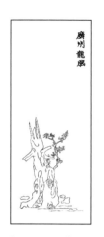

图 29-61-2 广州龙
脑《图经（绍）》

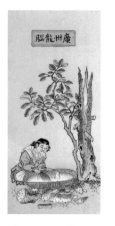

图 29-61-3 广州龙
脑《品汇》

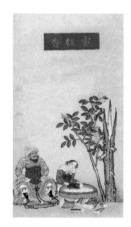

图 29-61-4 龙脑香
《雷公》

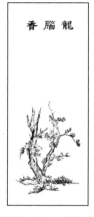

图 29-61-5 龙脑香
《三才》

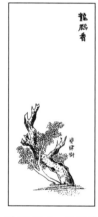

图 29-61-6 龙脑香
《原始》

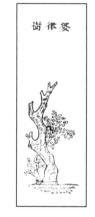

图 29-61-7 婆律树
《类纂》

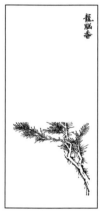

图 29-61-8 龙脑香
《图说》

【修治】《本草述》卷二二：修治以白莹如冰及作梅花瓣者佳。市肆多用番硝混挽，须细择。番硝质重色苍，如砂细碎。龙脑轻浮洁白，片片相伴。细认自别。佳者以杉木炭养之则不耗，入药另研，入旧瓷钵轻碾徐研，务令尘细，碾急则捶钵生热，便随香窜耗也。

【气味】味辛、苦，平，寒，无毒。《宝庆本草折衷》卷一三。味辛、苦，气凉，性热，无毒。《药性要略大全》卷六。大辛香，凉。《本草正义》卷下。

【主治】此物大通利关鬲热塞，其清香为百药之先，大人、小儿风涎闭壅及暴得惊热，甚济用。然非常服之药，独行则势弱，佐使则有功，于茶亦相宜，多则掩茶气味。《本草衍义》卷一四。清头明目，拔目中热，通九窍，消风止惊搐，散血散肿。其香透顶，攻耳聋。《药性要略大全》卷六。治五心之烦热，治恶风邪。《医方药性·草药便览》。

【发明】《夷坚志·丁志》卷一三：临安民因病伤寒而舌出过寸，无能治者。但以笔管通粥饮入口，每日坐于门。某道人见之，咨嗟曰：吾能疗此，顷刻间事耳，奈药材不可得何？民家人闻而请曰：苟有钱可得，当竭力访之。不肯告而去。明日，又言之，会中贵人罢直归，下马观病者，道人适至，其言如初。中贵固问所须，乃梅花片脑也。笑曰：此不难致。即遣仆驰取以付之。道人屑为末，掺舌上，随手而缩。凡用二钱，病立愈。《药性要略大全》卷六：冰片，一名梅花脑。○以其辛热，故点眼能散其血而拔出其热毒也。人但见其能去目中热，便以为凉剂，而不知其气凉性热也。盖血得热则行，得凉则止。若是寒剂，奚能散血耶？其性之热明矣！粗壮莹白，大片如梅花瓣者，名梅花片，良。此药不宜多服。若服饵过多之人，则身冷如醉，气绝而死。盖此药气厚于味，故服之过多者气窒不通而死，非中其毒也。《本草纂要》卷四：龙脑膏香即冰片也。味大辛，气温，阳也，无毒。主关格壅塞，热闭不通，痰涎壅盛，惊痫风热，目赤肿胀，翳膜昏涩，乳蛾喉闭，舌肿破烂，此皆积热之症，惟冰香可以散之。吾观诸香之剂，皆属于热，而龙脑膏香有属于寒。世概以为寒凉，而治下疳、喉闭、目疾等症，殊不知气闭生热而有此疾。今用辛散之剂，因其从治之法，否则人身阳易动，阴易亏，乌可骤与大辛香之药乎？《本草汇言》卷八：龙脑香，《日华子》开窍辟邪之药也。皮正东稿性善走窜，启发壅闭，开达诸窍，无往不通。然芳香之气，能辟一切邪恶；辛烈之性，能散一切风热。故《唐本草》主暴赤时眼，肿痛羞明；或喉痹痈胀，水浆不通；或脑风头痛，鼻瘜鼻渊；或外痔肿痛，血水淋漓；或交骨不分，胎产难下；或风毒入骨，麻痛拘挛；或痘毒内闭，烦闷不出。此药辛香芳烈，善散善通，为效极捷。一切卒暴气闭，痰结神昏之病，非此不能治也。然非常服之药，如大人小儿风涎闭塞，及暴得惊热者可用。如久病元虚，而成中风风痹之证；吐泻后成慢惊者，不可用也。眼目系暴热成翳障者可用。如肝肾精血不足成昏暗者，不可用也。风痛在骨髓者可用，在血脉肌肉者不可用也。世但知其凉而通利，未达其热而轻浮飞越；喜其香而贵重，动辄与麝香同为桂附之助，然人身之阳易动，阴易亏，不可不慎也。《本草述》卷二二：龙脑香，在《别录》云微寒，而李珣以为温，至洁古则更谓热，以此种为群香之冠，故其味辛而苦者，气当不啻温而且热也。虽然，兹物乃千年老树之精气，且禀南方火土之生化，酝酿既久，迸溢而出。老木之精气，火土之生化，诚为确义。盖木原具勾萌毕达之生机，其气久于酝酿，则其精归于吐泄，即此吐泄之精英，故疗壅塞诸热证，乃为从治对待之法，非徒以其热之故也。似从李珣说温者为是。故其所疗诸证，如宗奭所谓通利关隔热塞，节斋所谓散热通利结气，中梓所谓气闭生热诸证，举能开之，是其散壅，利结，开闭，对待不爽。更诸说皆以为从治之法者，良不谬也。故如喉痹肿塞，大人小儿风涎闭塞，舍此何以拯其危急乎？又如鼻瘜舌肿，目赤，内外肤翳，下疳痔疮，小儿痘陷等患，何莫非热之结于血者，实本于热之伤气乎？如对证而施，谁谓不宜？至东垣致慎于治风者，固以中血脉、肌肉之浅证，此味全不相涉也，投之何为？又如类中属虚，缪氏亦切戒之。不知痰涎随风上潮，非此散壅开闭之味，他药何处着手乎？罗谦甫云：中风人初觉，不宜服脑、麝，恐引风入骨髓，如油入面，不能得出，如潮痰盛，不省人事，烦热者，宜用下痰，神效。即谓痰涎宜下，然先散而后可下，且不如从治者之易于奏效也。至于妄投贻害，稍有隙明者，岂其蹈之？虽然此味概谓辛散是矣，第非从里而达表之为散，乃无内无外。凡壅者，结者，闭者，随其所患之处而能散也。东璧氏辨晰此义，尚未明透，而更谓其散郁火，尤属隔靴搔痒之语，故置不录。《本草备要》卷三：昂幼时曾问家叔建侯公曰：姜性何如？叔曰：体热而用凉。盖味辛者多热，然辛热必藉辛以散之，风热散则凉矣。此即本草所云冰片性寒之义，向未有发明之者，附记于此。出南番，云是老杉脂。以白如冰、作梅花片者良。以杉木炭养之则不耗。今人多以樟脑升打乱之。《眼科指掌》：用片脑得效后宜少用勿用论。今考诸家所论片脑，有称为寒，有称为热，有称为常，有称为劫，皆不知眼科之法也。盖片脑寒热兼有，阴中之阳，味凉而性热，实眼科之劫药也。夫味有形，而性无形。血有形，而气无形也。今片脑味凉性热，水不能退无形之火，性不能行有形之血，是以血虽得热而欲行，则为寒又为之绊。火虽得寒而欲退，则热又为之助。故寒反伤其血，热反伤其精。所以古人有言曰：寒非纯寒，热非纯热，寒热夹攻，反伤精血，暂用其劫而不可尝也。今人以片脑凉快，只知初觉凉快，不知少顷烦热闷燥，甚至点片脑而目愈昏者有之，点而障愈厚者有存之，病愈笃者亦有之。然片脑所治之病，如凝脂赤肿，天行暴风，蟹睛赤虬，风烂涩痛等症，其他俱不可用。如若火息，不赤痛涩烂之症，皆宜减去片脑，第恐其耗散阳光，而昏眇不明，凝结膏汁而为白障难除。医者仍须服补养调治之药，庶不致损于瞳神耳。《本草求真》卷三：冰片除骨髓内伏风邪，自内出外。冰片专入骨髓。辛香气窜，无往不达。汪昂曰：余幼时曾问家叔建侯云，姜性如何？叔曰：体热而用凉，盖味辛者多热，然风热者必藉辛以散之，风热散则凉矣。此即本草所云冰片性寒之义同，未有发明之者。能治一切风湿不留内，有引火热之气自外而出。然必风病在骨髓者宜之，若风在血脉肌肉间，用之反能引风直入骨髓，如油入面。故凡外入风邪变而为热，仍自外解得宜，若使火自内生而用此为攻逐，其失远矣。昔王纶云：世人误以冰片为寒，不知辛散性甚似凉耳。诸香气皆属阳，岂有香之至极而尚可云寒者乎？是以惊痫痰迷，痫有挟热、挟痰、挟火、挟惊、挟风、挟气，及精衰血耗气薄之异。风果入骨，病应是治火郁不散，九窍不通，如耳聋、鼻瘜、喉痹、舌出、骨痛、齿痛之类。治应是行目赤肤翳，冰片外点，正属劫药，如姜末烧酒洗眼之意。若误认为寒而朝夕常点，遂致积热入目，而增昏障之害，故曰眼不点不瞎者此也。审属风寒，病应外解。用乳调点以拔火邪，从治法也。他如疮疡痫肿，热郁不散，亦当用此发达。或令入油煎膏，或研末吹掺，然疮毒能出，不可多用，则真气立耗，而有亡阳之弊矣。更有目病阴虚，不宜入点。

【附方】《本草汇言》卷八：治暴赤时眼。用冰片五分，硼砂一钱，薄荷二钱，共为极细末。频两鼻。《寿世明言》。○治喉痹痫胀。用冰片二分，灯心三钱，黄柏二钱，二味烧存性，白矾七分煅，共为极细末。每以一二分吹患处，绝妙。李氏方。○治头风头痛。用冰片五分，天南星五钱，共为极细末，姜汁调敷痛处。《圣惠方》。○治鼻生瘜肉垂出，胀塞不通。用冰片一味，点之自消。病头风脑漏之人多患此。《集简方》。○治外痔胀疼。用冰片三分，嫩滑石三钱，共为极细末，不时搽之。《简便方》。○治产难催生。用冰片三厘，温汤调服，立产。○治风毒入骨，将成废人。用冰片一钱，天南星、生半夏各五钱，凤仙花子三钱，共研极细末，葱汁调涂痛处。如干落，再以葱汁调湿涂之。方氏方。○治痘毒内闭不出，狂躁心烦，气喘妄语，或见鬼神，疮色赤，未透者。用冰片一钱细研，旋以猪心血，丸芡实子大。每服一丸，紫草煎汤调下。少顷心神便定，得睡发疮。《启微论》。○治下疳臭烂。用冰片五分，嫩炉甘石四钱，共研极细末，不时掺之。《千金方》。○求死不得。用冰片二钱，热汤吞下，气散立殂。《太医禁方抄》：神宗太后患目疾，肿痛赤瘴，昼夜不寐，不肯服药，不肯点药。一医奏取大冰片一两，铺盘内，请太后细细观之，少顷，肿痛潜消，赤瘴顿退。盖取冰片之气逼眼，清香，凉而散之，故目之肿痛赤瘴自退矣。亦巧法也。治妇人热入血室，发狂不认人者。牛黄膏：用冰片二分，牛黄三分，甘草一钱，朱砂、姜黄、牡丹皮各三钱，共为极细末，炼蜜丸，如皂角大。每服一丸，灯心汤化下。此方兼可治男妇癫狂、风痫诸证。《万病回春》。

子

【释名】相思子《宝庆本草折衷》。

【气味】平，有小毒。《宝庆本草折衷》卷一三。

【主治】通九窍，治心腹气，止热闷头痛，风痰。杀腹脏及皮肤虫。《宝庆本草折衷》卷一三。

【附方】《宝庆本草折衷》卷一三：主蛊毒。取二七枚，末服，当吐出。子赤黑间者佳。○蓟蓟散，治鼻衄。相思子半两，大蓟根剉一两，每服二钱，水一盏，煎至七分，去滓冷服。《苏沈方》。

膏香

【集解】《医学统旨》卷八：膏乃根下清液，砍木作坎而承之者，清香，为百药先，万物中香无出其右者。其树肥者出膏香，瘦者出龙脑香。

【气味】气温，味辛、苦，无毒，阳也。《医学统旨》卷八。

【主治】治心腹邪气，风湿积聚，耳聋明目，去目赤肤翳，通利关膈热塞，喉痹时疾，心烦狂躁；发豌豆疮，下疳疮；入肾治骨病，大人小儿风涎闭壅及暴惊热。○人欲死者吞之，气散尽也。以其辛散，性甚似乎凉耳。《医学统旨》卷八。

阿魏《唐本草》

【释名】哈昔泥、稳展《饮膳正要》。

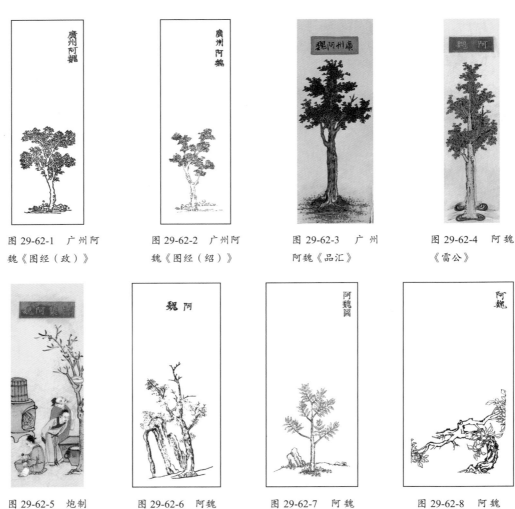

图 29-62-1　广州阿魏《图经（政）》

图 29-62-2　广州阿魏《图经（绍）》

图 29-62-3　广州阿魏《品汇》

图 29-62-4　阿魏《雷公》

图 29-62-5　炮制阿魏《雷公》

图 29-62-6　阿魏《三才》

图 29-62-7　阿魏《草木典》

图 29-62-8　阿魏《图说》

【集解】《饮膳正要》卷三：哈昔泥：○即阿魏。稳展：○其味与阿魏同，又云即阿魏树根。淹羊肉香味甚美。《植物名实图考》卷三五：阿魏，《唐本草》始著录。《酉阳杂俎》作阿虞，波斯树汁凝成。《瓠剩》云：滇中蜂形甚巨，结窝多在绝壁，垂如雨盖。人于其下，掘一深坎，置肥羊于内，令善射者飞骑发矢，落其窝，急覆其坎，二物合化，是名阿魏。按岩蜂在九龙外，螫人至毙，则此物亦非内地所产。《增订伪药条辨》卷三：阿魏辛，平。入脾胃，消肉积，杀细虫，去臭气。出西番。木脂熬成，气味极臭。试取少许，安铜器一宿，沾处白如银汞者真。今人多以胡蒜白伪造之，用者不可不慎。炳章按：《新疆杂记》云：阿魏，伞形科之多年生草本也。高三四尺，茎径寸许，叶淡红色，五六月间，花丛生于顶如茴香，气非常之臭，偶一沾之，数日不能去。其液名阿魏精，人取之贩卖，每斤价钱八钱。根茎如萝卜，径三四寸，长尺余，人取之以熬膏，每斤价钱三四钱，此即真阿魏也。《五杂俎》云：黄金无假，阿魏无真。《本草纲目》则云：黄芩无假，阿魏无真。皆状其得之之难。而不知新疆塔城、伊犁镇西，以及乌鲁木齐之孚远、奇台等处，遍野漫山，直有用之不竭之势，牵羊、毒羊之说，尤为谬妄矣。且产于伊犁者，其味特香，尤为奇品。《觚剩》云：诸皋载波斯国出阿虞，长八九尺，皮色青黄，三月生叶似鼠耳，断其枝汁如饴，久而坚凝名阿魏。本草亦从之。近有客自滇中来，言彼处蜂形甚巨，结窝多在绝壁，垂如雨盖，滇人于其下掘一坎，置肥羊于内，令善射者飞骑发矢，落其窝，急以物覆坎，则蜂与羊共相刺扑，二者合并，取出杵用，是名阿魏。所闻特异，此说谬妄，不能取信，附录以待考正。据诸家本草亦多从植物类而生，并无此议。考近今市用色黄溏者曰溏魏，佳。黑者名砂魏，次。按阿魏有三试法：以半铢阿魏安于铜器中一宿，有魏沾处如银者真；以一铢入五斗草自然汁中一宿，至明日如鲜血者亦佳；一铢安柚树上，树立干者亦佳。

【修治】《本草集要》卷三：凡使，先于净钵中研如粉了，于热酒器上裹过，任用。《本草述》卷二二：修治状如桃胶，色黑者力微，黄散者为上。又曰：润软者佳。其坚硬枯结者伪。

【气味】哈昔泥：味辛，温，无毒；稳展：味辛，温，苦，无毒。《饮膳正要》卷三。味辛，气平，热，无毒。性极臭而能止臭，亦奇物也。《本草集要》卷三。味辛，性微热，无毒，入胃经。《药性解》卷五。苦、辛，热，有毒。《本草正义》卷下。

【主治】主杀诸虫，去臭气，破癥瘕，下恶除邪，解蛊毒。《饮膳正要》卷三。治心腹痛，化宿食，破癥块，消肉积，下恶气，去臭气，杀诸虫，辟瘟祛疟，传尸邪鬼蛊毒，小儿疳积。《医学统旨》卷八。散邪气，消坚积。《本草约言》卷一。

【发明】《药性解》卷五：阿魏辛热之性，与胃腑相宜，故独入之。《本草经疏》卷九：阿魏禀火金之气，而兼得乎天之阳气，故其味辛平温而无毒。气味俱厚，阳也。入足太阴、阳明经。其气臭烈殊常，故善杀诸虫，专辟恶气。辛则走而不守，温则通而能行，故能消积利诸窍，除秽恶、邪鬼蛊毒也。苏恭曰：体性极臭而能止臭，亦奇物也。《本草汇言》卷八：化积，堕胎，《唐本草》杀虫疗蛊之药也。赵天生稿其气辛烈而臭，元人入食料中，能辟一切禽兽、鱼鳖、腥荤诸毒。凡水果、蔬菜、米麦、谷豆之类，停留成积者，服此立消。故汪氏方治瘴疬疠瘟疫、霍乱、疟痢、尸虫、痞结等候，咸取其气息极辛极臭之物，以除此不正之气以致疾耳。气味虽有秽恶，然不大损胃气，故方脉科每需用而不弃也。缪仲淳先生曰：按人血气，闻香则顺，闻臭则逆，虽有病积，不可轻用。当先养胃气，胃强则坚积渐消矣。书曰：大积大聚，其可犯也，衰其半而止。盖兢兢于根本者乎？《分部本草妙用》卷七：阿魏消肉积，杀小虫，解毒辟邪，消癖，治疟痢等症如神。夫消癖之药，复能治疟痢者，何也？疟痢皆起于积滞，消积而病去矣，何疟痢之不可治乎？治疟，以无根水下；治痢，以香连汤下。《**医宗必读·本草征要**》上：人之血气，闻香则顺，闻臭则逆，故凡虚人虽有痞积，亦不可轻用，当先养胃气，胃强则坚积渐磨而消矣。《经》曰：大积大聚，其可犯也，衰其半而止。盖兢兢于根本者乎？《**识小录**》卷三：汪道人云，此物久服强阳壮阴，消食强脾，三年之后，鬼神退避。其治法：用磁碗将醋煮一时，醋干退火取出，至半冷温为丸，每服五厘，久之神气异常。但忌醋与诸菜。西洋人每日服此与阿芙蓉二物，一日不服，便欲失精，犹西番不能一日去茶也。《**本草乘雅半偈**》帙九：谚云阿魏无真，言多伪也。雷公验法有三：一以半铢置熟铜器中，经宿着处永如银色；一以一铢入五斗草自然汁内，次早尽作鲜血色；一以一铢致柚子树上，其树立干。验此三法，不唯真伪判然，功能亦昭然显著矣。《**本草述**》卷二二：阿魏以极臭之性质，反能止臭，如《本草》止言其消癥积，下恶气，杀细虫，而以臭止臭之微义，后来莫能究之。讵知其有能使气化者，气化则形化，所以消癥积也。不下正气而下恶气，此尤其异处。盖虫亦恶气之所化也。愚阅方书，治伤饮食者用之，疗积聚者用之，是皆气化而形化，所谓消癥积之类也。其治蛊胀者用之，治传尸劳及治疬风者用之，是皆下恶气为之先导，所谓杀诸虫之类也。○阿魏从来云多伪者，如雷公三验法，恐亦未必尽然。第就其以臭止臭，是以奇珍，刘统之诗不妄也。体性极臭，故婆罗门谓之熏渠，乃戎人常食之，云去臭气，而元时食用以和料，然则极臭而能止臭者，岂不信然哉？用者即以是验真伪可也。且是物在苏颂云近惟广州有之，是木膏液滴酿而成。又有云其汁毒甚，以羊系树下，自远射树，流脂着羊，羊毙即成阿魏者。此说时珍以为无据，然余戚两在粤东，谓曾取是物，悉如前用羊之说也。第思木汁既毒，何以汁尽于羊乃成此味，而人用之不毒，必于羊有相剂以为用者矣？《饮膳正要》云：其根名稳展，用腌羊肉，转更香美，盛暑亦不变色。即斯验之，则此味之功可参矣。

【附方】《**太乙仙制本草药性大全**》卷三：肚腹疼痛。单用为丸如麻仁大，每五七丸，冷痛姜汤送下，热痛米汤送下。

《**本草汇言**》卷八：治一切痞块癥瘕，食饮血气成积者。用阿魏五钱，白芥子四两，白术三两，三棱、莪术各二两，四味俱炒燥，研为细末，以阿魏热酒溶化，和入为丸，黍米大。每早晚各服二钱，白汤下。妇人病此，本方加当归、川芎、干漆，俱酒炒，各一两。何日中手集。○贴痞膏。用阿魏、乳香、没药、芒硝各二两，俱研细听用。外用大黄二两，白芥子三两，木鳖子二十一个去壳，穿山甲、肉桂、川独活各一两五钱，乱发二两，用香油四十两，煎黑、去渣，待油冷凝，入锅内，乘油冷时，加水飞净、细炒燥黄丹二十两，将油煎滚，用铁箸不住手搅，以黄丹黑熟，软硬得所，提起将凝，加入阿魏、乳、没、硝四味细末在内，搅匀即成膏矣。凡贴膏药时，先用芒硝研细，随患处铺半指厚，以纸盖定，用热熨斗熨良久。如硝耗再加，熨之二时许，方贴膏药。

胡桐泪《唐本草》

【释名】石泪、石律《宝庆本草折衷》。

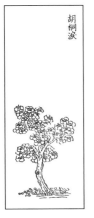

图 29-63-1　胡桐泪
《图经（政）》

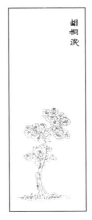

图 29-63-2　胡桐泪
《图经（绍）》

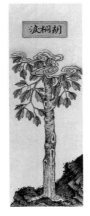

图 29-63-3　胡桐泪
《品汇》

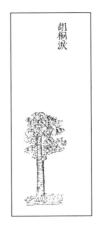

图 29-63-4　胡桐泪
《蒙筌》

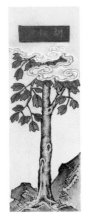

图 29-63-5　胡桐泪
《雷公》

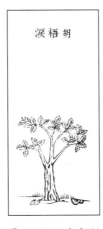

图 29-63-6　胡梧泪
《备要》

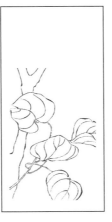

图 29-63-7　胡桐泪
《图考》

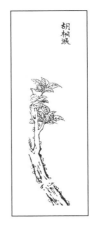

图 29-63-8　胡桐泪
《图说》

　　【集解】《本草元命苞》卷六：生肃州以西平泽，及波斯、楼阑二国。形似黄矾，坚实，得水化如朴硝。○软物甚有功。又一种木律，极相类，不堪。《药性粗评》卷一：胡桐泪，胡地桐脂也。其树高大，初生似柳，渐大则如白杨、青桐之类，其津液沦入土石碱卤之地，凝而成块状，似黄矾，得水便消，如硝石，然世多以为金银焊药。自肃州以西入胡番之地皆有之。冬则凝实可采。《植物名实图考》卷三五：胡桐泪，见《汉书·西域传》。《唐本草》始著录。为口齿要药。今阿克苏之西地名树窝子，行数日程尚在林内，皆胡桐也。叶微似桐，树本流膏如胶。

【气味】味咸、苦、酸，性大寒，无毒。《药性粗评》卷一。

【主治】齿家要药。解大毒热，心腹烦满；医骨槽风，疳䘌齿痛。可焊金银，能杀火毒。《本草元命苞》卷六。主风疳虫䘌齿痛，治牙疼骨槽风痨。口齿门圣药，瘰疬毒仙丹。毒热腹满心烦，水和服之取吐；牛马急黄黑汗，水研灌之即差。火毒面毒并驱，金焊银焊可用。勿多服，令吐无休。《太乙仙制本草药性大全·仙制药性》卷三。除瘰疬，清咽喉，固齿牙。味咸入骨，性寒涤热，故主治如前。《本草通玄》卷下。

【发明】《本草经疏》卷一三：胡桐泪禀地中至阴之气，而兼水化，故味咸苦，气大寒，无毒。气味俱厚，阴中之阴也。入足阳明经。《经》曰：热淫于内，治以咸寒。又曰：在高者，因而越之。苦以涌吐，寒以胜热，故主大毒热，心腹烦满，取吐而效也。牛马性热而又犯热病，所以急黄黑汗也，咸寒能除大热，故亦主之。《日华子》以之治风虫牙齿痛。李珣谓其能治骨槽风，齿。元素言瘰疬非此不能除。皆资其苦能杀虫，咸能入骨软坚，大寒能除极热之用耳。《本草汇言》卷八：胡桐泪，《唐本草》降火热，清痰结之药也。金自恒抄《经》曰：热淫于内，治以咸寒。如急患大热火毒，咽喉口齿，肿胀不通，或心腹烦满而胀者，用此咸能润下，苦能涌上，或下而愈，或吐而痊，取效甚捷。滑氏方又治热极急黄，黑汗、黄汗诸证，皆资其咸苦而寒，能除极热之用耳。然性善涌泄，如胃家虚寒不食者，勿用。《本草述》卷二二：胡桐泪，先哲谓治口齿为要药。如东垣治一女子齿痛，须骑马外行，口吸凉风则痛止者，云为湿热之邪。其方中用胡桐泪，辅以风药。盖凡木禀风升之性，乃是木极西所产，本风升而受气于清凉者也。其汁入土，更酿咸苦，是其展转受气，由风木而仍归寒水，故阳明湿热，东垣以此对待之。夫齿为骨余，属肾。两阳明之支者入齿间，其散阳明湿热，即所以疗齿痛也。又岂惟湿热，亦可以疗风热之齿痛。如《日华子》所云，风虫牙齿痛，如李珣所云风疳齿，骨槽风劳之能疗，皆因风木受寒水之化，故热行而风静耳。若徒以苦寒除大热为其功，则与他味之苦寒者，其何以别哉？《本草求真》卷三：胡桐泪引吐热痰上攻。胡桐泪专入胃，兼入肾。苦咸大寒，专治咽喉热痛，齿风疳，瘰疬结核，缘此热盛于内，上攻口齿，发为诸病。非不用此味苦，则虫莫制；用此味咸，则坚莫除；用此大寒，则热莫解。《经》曰：热淫于内，治以咸寒。又曰：在高者，因而越之，可知大热大毒，必用大苦大寒以为引吐，方能以除。颂曰：古方稀用，今治口齿家，为最要之物。正俗所云有病病当之者是耳。但此不宜多服，恐其引吐不休，结如小石片者佳。

【附方】《本草汇言》卷八：治咽喉急胀，肿结不通。用胡桐泪三钱，硼砂二钱，生矾一钱，胆星一钱五分，共为末。用一二茶匙，姜汤调咽，渐消而通。滕都督方。○治人患急黄，或黑汗、黄汗。用胡桐泪三钱，白汤调服。《千金方》。○治牛马病急黄，黑汗、黄汗。用胡桐泪一二两，研细末，水调灌之，立愈。《圣惠方》。

檗木《本经》（即：黄柏）

【释名】黄檗《别录》、檗皮《本草拾遗》、黄柏《宝庆本草折衷》。

【集解】《植物名实图考》卷三三：檗木《本经》上品。即黄檗。根名檀桓。湖南辰沅山中所产极多，染肆用之。

【修治】《尤氏喉科秘书》：制黄柏法先拣好者切片，用荆芥穗为君，甘草为臣，浸煎浓汤，浸至片子柔软，取起摊瓦上，慢火炙至金色，如焦者去之，再入白蜜汤煎过一次，晒干听用。《医学统旨》卷八：凡用，生蜜水浸，晒干，再用蜜涂，慢火炙令蜜尽佳；下部用盐、酒炒褐色，火盛者盐水炒；俱用刀削上粗皮。

【气味】味苦，平，寒，无毒。《宝庆本草折衷》卷一二。

【主治】入少阴之经，行下焦泄隐伏之火。脐下痛，单制能除；肾不足，生用能补。治五脏肠胃结热，安上焦虚哕蛔虫。除骨蒸劳热口干，疗女子赤白漏下。去黄疸肠痔，止泻血肠风。治痢疾多用，敛口疮如神。杀疳虫尤妙，傅阴蚀至灵。《本草元命苞》卷六。属金而有水与火，走手厥阴而有泻火为补阴之功。配细辛，治口病有奇功。《本草衍义补遗》。痿厥除湿药中不可阙。《珍珠囊·诸品药性主治指掌》。

【发明】《本草元命苞》卷六：入少阴之经。行下焦，泄隐伏之火，脐下痛。单制能除肾不足，生用能补治五脏，肠胃结热，安上焦虚哕蛔虫，除骨蒸劳热口干，疗女子赤白漏下，去黄疸，肠痔，止泻血肠风，治痢疾。多用敛口疮如神，杀疳虫尤妙，傅阴蚀至灵。《医经大旨》卷一：黄檗味辛性寒，走少阴而泻火。今人谓其补肾，非也。特以肾家火旺，两尺脉盛而为身热，为眼疼，为喉痹诸疾者，用其泻火，则肾亦坚固，而无狂荡之患矣。岂诚有补肾之功哉？故肾家无火，而两尺脉微弱，或左尺独旺者皆不宜用此剂。《内经》所谓强肾之阴热之犹可，此又不可不知。《本草纂要》卷三：黄柏味苦、微辛，气寒，阴中之阳，降也，无毒。入足少阴肾经，泻阴中之火复入太阳膀胱，清下焦之湿，须用盐酒炒之，凡湿热不清，或腿足沉重，步履艰难，胫膝疼痛，用此能清湿热也。凡阴火攻冲，或骨蒸劳热，小腹作疼，用此能滋阴火也。若夫诸疮收敛，黄柏有长肌之功；诸疮疼痛，黄柏有止痛之验。皆因泻阴中之火，以调血中之气也。是以阴虚不足，痿痹不行，非此不能济阴以健步；龙雷之火妄动于中，非此不能降火以益阴。又如下焦之火攻冲胃脘，哕因蛔出，是皆湿热之所致也，吾见黄柏可以清之；小便黄赤，大便干燥，亦皆内热之蕴蓄也，吾见黄柏可以除之；夫惟家秘之法。因其味苦，以之而利下焦之湿；因其气寒，以之而降下焦之火。设或血分之疼，用之酒炒固妙，骨间之痛，用之盐制若神；至于湿热不清而周身攻痛，瘫痪痿痉而动难俯仰，以此剂微炒可也；小腹急疾而癃闭淋沥，下焦蕴湿而小便带浊，以此剂生用可也；脚气攻冲而呕逆恶心，阴虚血弱而火起于足，以此剂盐酒炒令褐色，亦莫可加者也。治

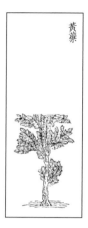

图 29-64-1 黄蘗
《图经（政）》

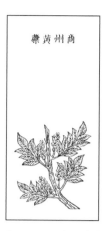

图 29-64-2 商州黄蘗
《图经（政）》

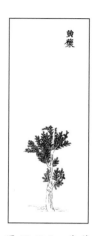

图 29-64-3 黄蘗
《图经（绍）》

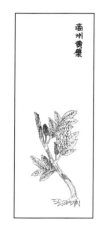

图 29-64-4 商州黄蘗
《图经（绍）》

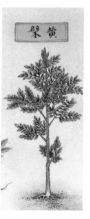

图 29-64-5 黄蘗
《品汇》

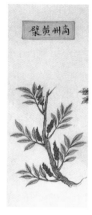

图 29-64-6 商州黄蘗
《品汇》

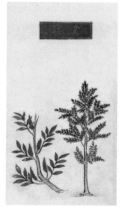

图 29-64-7 黄蘗
《雷公》

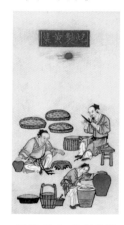

图 29-64-8 炮制黄蘗
《雷公》

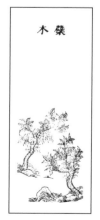

图 29-64-9 蘗木
《三才》

图 29-64-10 黄蘗
《草木典》

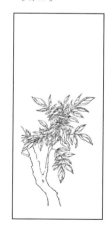

图 29-64-11 蘗木
《图考》-1

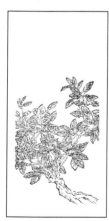

图 29-64-12 蘗木
《图考》-2

者识诸。《芷园臆草题药》：黄檗木高数丈，其叶经冬不凋，皮之味极苦而性寒，根结实如茯苓状。凡木之干，必以根为命本。黄檗之根结，可深思矣。据气味与象，乃太阳寒水气化所生。太阳之气最高，而檗根坚结，木气专走皮，苦味专走骨，故黄檗能自顶至踵，沦肤彻髓，因热之结聚而发生种种病者，象形对待而治之。如热结于骨而为骨蒸，结于肝而目病，结于脾而口疮，结于膀胱而小水不通，结于阳明之上而衄，结于阳明之下而痿，结于血脉而疮生于外，结于胃而疸，结于藏而消，结于肠而痔而痢，结于胞而漏而崩而阴蚀，莫不以结，莫不以热为根本也。此皆前人已发之旨，若外此而想见其结之之义，真不可思议也。《药性解》卷五：黄柏沉而属阴，故主肾与膀胱诸症。其性苦寒，能泄亢盛之阳，以坚肾部。则水主既盛，阳光自遏，而阴血无火烁之患矣，岂实有滋补之功哉！若肾家无火，两尺微弱，或左尺独旺者，均不宜用。《野菜博录》卷三：黄檗禀至阴之气而得清寒之性者也，其味苦，其气寒，其性无毒，故应主五脏肠胃中结热。盖阴不足则热始结于肠胃。黄瘅虽由湿热，然必发于真阴不足之人。肠澼痔漏，亦皆湿热伤血所致。泄痢者，滞下也，亦湿热干犯肠胃之病。女子漏下赤白，阴伤蚀疮，皆湿热乘阴虚流客下部而成。肤热赤起，目热赤痛，口疮，皆阴虚血热所生病也。以至阴之气，补至阴之不足，虚则补之，以类相从，故阴回热解湿燥而诸证自除矣。乃足少阴肾经之要药，专治阴虚生内热诸证，功烈甚伟，非常药可比也。《本草汇言》卷九：黄檗，皇甫氏济坎降离之药也。方龙潭稿禀至阴之气，而得清寒之性，益阴清热，仗此专功。凡阴火攻冲，骨蒸郁热，小腹急疾，用此能抑阴中之火。湿热不清，膝胫疼痛，步履艰难，用此能清湿中之热。若夫上焦之火，攻发口舌，以致舌肿口破，或齿牙浮动，咽喉肿疼，是皆虚火之上浮也。下焦之火，蓄积大肠，以致下痢赤白，后重迫痛；或小便黄赤，淋沥浑浊；或癃闭不通，胀满阻塞；或脚气攻冲，呕逆恶心；或五疸壅塞，遍身发黄，是皆湿热之下侵也，俱用黄檗可以治之。设或阴分之疼，酒炒方效；骨间之痛，盐制乃神；至于湿热不清，酒炒可也；内火燔灼，生用可也；血弱阴虚，童便拌炒可也。此随证制度，又不可不详慎也。此药固能除热益阴，然阴阳两虚之人，病兼脾胃薄弱，饮食减少，或宿食不消，伤食泄泻；或肾虚天明溏泄，小腹时痛；或阳虚发热，津竭口干；或子宫虚冷，血寒不孕；或阳道衰微，精寒不嗣；或血虚发热，肌肤枯燥；或产后瘀血停滞，或金疮将溃发热，或痈疽溃后发热，或血虚不眠，阴虚烦躁等证，法咸忌用。《颐生微论》卷三：黄檗性寒，行隆冬肃杀之令，故独入少阴，泻有余之相火。昔人称其补阴者，非其性补，盖热去则阴不受伤，虽谓之补，亦宜也。若肾虚脾薄之人，畏之甚于刀锥。今天下极其崇尚，以为去热治劳之妙药，而不知阴寒之性，能夺人食，损人气。命门真元之火，一见而消亡；脾胃运行之脏，一见而阻丧。独不闻实火可泻，虚火可补之说乎？元气既虚，又用苦寒，直行而泄，奚啻雪上加霜，遏绝生机，莫此为甚，受其害而毙者，十人而九。冤哉！生命何辜而遭此惨伐哉？必尺中洪大，按之有力，可炒黑暂用，不然，便当痛绝。《景岳全书》卷四九：黄檗味苦、微辛，气寒。阴中微阳，降也。善降三焦之火。制各以类，但其性多沉，尤专肝肾，故曰足少阴本经，足太阳、厥阴之引经也。清胃火呕哕蛔虫，除伏火骨蒸烦热,去肠风热痢下血,逐二便邪火结淋。上可解热渴口疮,喉痹痈疡。下可去足膝湿热,疼痛痿蹶。此其性寒润降,去火最速。丹溪言其制伏龙火,补肾强阴。然龙火岂沉寒可除?水枯岂苦劣可补?阴虚水竭,得降愈亡,扑灭元阳,莫此为甚。水未枯而火盛者,用以抽薪则可。水既竭而枯热者,用以补阴实难。当局者慎勿认为补剂。《本草述》卷二三:丹溪曰黄檗有补阴泻火之功,然非阴中之火不可用也。夫阴火,即水中之火,即人身元气之根蒂,宜温养,不宜寒泻者也。如先天元阴虚而相火炽者,不独恃此味以获济。唯是后天之气血,或六淫或七情以伤之,致累及元阴,元阴受伤,则水不配火,元阳不得元阴以宅之,则少火化为壮火,举三焦之元气尽为之病矣。《经》曰阴虚则无气是也。唯北方寒水所化,如黄檗者,藉其同气相求以助阴,即以伏阳,是丹溪所谓从其性而伏之者也。助阴以育阳,则气食少火,元气回而肾阳自壮,且骨髓自坚,所云疗下焦痿蹶者也。抑宁惟是阴伤而阳亢,亢阳即还以蚀阴,如骨蒸、遗精、失血等证,胥藉此为要药矣。《宝命真诠》卷三:泻龙火而救水,利膀胱以燥湿。目赤耳鸣皆疗,血痢吐衄兼资。佐苍术理足膝之痹痛,渍蜜水漱舌之生疮。惟黄柏泻阴火,除湿热,昔人谓其补阴者,非其性补,盖热去则阴不受伤也。《元素集锦·本草发挥》:黄柏峻下,引诸药下行。时人用入肾亦以盐炒,盖不知黄柏之性也。然则以盐入肾,将用何炒?呵呵!《本草新编》卷四:黄柏味苦、微辛,气寒,阴中之阴,降也。无毒。乃足少阴妙药,又入足太阳。专能退火解热,消渴最效,去肠风,止血痢,逐膀胱结热,治赤带,泻肾中相火,亦能平肝明目,其余《本草》所载功效,俱不可尽信也。盖黄柏乃至阴之物,其性寒冷,止可暂用以降火,而不可长用以退热。试思阴寒之地,不生草木,岂阴寒之药,反生精髓。黄柏有泻而无补,此可必信者也。如遇阴虚火动之人,用黄柏以泻火,不若用元参以降火也。万不得已而用黄柏,亦宜与肉桂同用,一寒一热,水火有相济之妙,庶不致为阴寒之气所逼,至于损胃而伤脾也。《顾氏医镜》卷八:黄柏苦,寒。入肾经。生用则降实火,熟用则不伤胃。治上酒炒,治中蜜炒,治下盐炒。肥厚鲜黄者佳。泻龙火而救肾水,伏火煎熬,则肾水渐涸。丹溪谓其滋阴降火者,以其泻阴中之火,而阴不受伤也。止梦遗而治下消。利水窍涩痛,皆肾阴虚而相火旺之所致。除目赤肿痛。阴虚血热之故。治阴疮而理带下,皆湿热乘阴虚流客下部而成。阴疮有二种,一者阴蚀,作血脓出。一者只生热疮,煎汤洗之,仍同芩、连为末涂敷。男女俱患之,凡热病遗毒,手足肿疼欲断,取五斤煎汤洗之。又冬月向火,火毒入内,两股生疮,其汁淋漓,撒之立愈。诸疮大痛,亦用之。止便血而杀痔虫。止便血,清肠之力,味苦故杀虫。疝疼脚气皆堪疗,善治下焦湿热,作肿及痛,故脚气最效。疝痛因肾虚湿热邪乘者,宜之。痢疾疸家尽可医。亦皆除湿热之功。口舌生疮至效,蜜水浸之,时时噙嗽,兼饮之甚良。足膝痿软如神。元素谓诸痿瘫痪必用之药。泻阴火,除湿热,是其本功。苦寒之性,利于实热,不利于虚热。凡胃虚食少,脾虚泻多,忌之。肾虚,五更溏泻,勿用。《长沙药解》卷二:黄柏味苦,气寒。入足厥阴肝、足太阴脾经。泄己土之湿热,清乙木之郁蒸。调热利下重,理黄疸腹满。《伤寒》乌梅丸方在乌梅用之治厥阴伤寒,气上撞心,心中疼热,食即吐蛔。以木郁则虫化,郁冲而生上热。黄柏泄郁升之上热而杀蛔虫也。白头翁汤方在白头翁用之治厥阴病，热利下重者，以木郁则利作，郁陷而生下热。黄柏泄郁陷之下热，而举重坠也。《金匮》栀子柏皮汤方在栀子用之治太阴病，身黄发热者。大黄硝石汤方在大黄用之治黄疸，腹满，小便不利者，以乙木湿陷，不能疏泄，郁生下热，传于膀胱，水窍不开，溢于经络，则身黄腹满而发热，黄柏泄湿热而清膀胱也。阳衰土湿，乙木不达，抑遏而生湿热。冲于胃口，则心中疼热，陷于大肠，则热利下重，郁于膀胱，湿于肌肤，则腹满身黄。黄柏苦寒迅利，疏肝脾而泄湿热，清膀胱而排瘀浊，殊有捷效。最泻肝肾脾胃之阳。后世庸工，以此为滋阴补水之剂，著书立说，传流不息，误人多矣。黄柏清脏腑之湿热，柏皮清经络之湿热，故发热身黄用柏皮。《伤寒温疫条辨》卷六：黄柏味苦、微辛，大寒。阴中微阳，善降三焦之火。但其性多沉，专入足少阴本经，为足太阳、厥阴之引经也。清胃火呕哕蛔虫，除伏火骨蒸烦渴，去肠风热痢下血，逐二便邪火结淋，上可解热渴口疮，喉痹痈疡，下可去足膝湿热，疼痛痿躄。黄柏、苍术名二妙散，治下焦湿热。总之，寒润降火最速。《本草》言其制伏龙火，补肾强阴。然吾谓龙火岂沉寒可制，水枯岂苦劣可补？阴虚水涸，得降愈亡，扑灭元阳，莫此为甚。水未枯而火盛者，用以抽薪则可；水既枯而发热者，用以补阴实难。当局者勿泥陈言，认为补剂。泻膀胱邪火，利小便热结，降下焦湿肿，治痢疾便血。但脾虚胃弱者，宜慎用之。脉滑大有力，盐水炒用。《罗氏会约医镜》卷一七：黄柏苦寒，昔人称其补阴者，以热去则阴不受伤耳。乃不问火之虚实，见龙雷之相火一发，以知柏为滋阴，而不知天阴则雷火愈发，得太阳一照，火皆潜藏，当从其性而伏之，正所谓甘温能除大热也。或上焦有热证以拒之，宜用桂附冷服，下咽之后，热性发，可引火以自归也。若元阳既虚，而又用此苦寒，则脾胃坏，饮食减，泄泻作，生机遏绝，可悲也乎！《神农本草经读》卷三：黄蘖气寒，禀天冬寒之水气。味苦无毒，得地南方之火味。皮厚色黄，得太阴中土之化。五脏为阴，凡经言〔主〕五脏者，皆主阴之药也。治肠胃中热结者，寒能清热也。治黄疸、肠澼痔者，苦能胜湿也。止泄利者，湿热泄痢，唯苦寒能除之，而且能坚之也。女子胎漏下血，因血热妄行，赤白带下，及阴户伤蚀成疮，皆因湿热下注。黄蘖寒能清热，苦可燥湿，所以主之。然皆正气未伤，热毒内盛，有余之病，可以暂用，否则不可姑试也。凡药之燥者，未有不热，而寒者，未有不湿。黄柏于清热之中而兼燥湿之效。《重庆堂随笔》卷下：黄柏之功，昔人已详之矣。或竟视为毒药，痛戒勿用，毋乃议药不议病之陋习耶？《经》言：肾欲坚，急食苦以坚之。凡下部不坚之病多矣，如茎痿、遗浊、带漏、痿躄、便血、泻痢诸证，今人不察病情，但从虚寒治之，而不知大半属于虚热也。盖下焦多湿，始因阴虚火盛而湿渐化热，继则湿热阻夫气化，反耗精液，遂成不坚之病。皆黄柏之专司也。去其蚀阴之病，正是保全生气，谁谓苦寒无益于生气哉！盖黄柏治下焦湿热诸证，正与蛇床子治下焦寒湿诸证为对待。

【附方】《药性粗评》卷二：口舌生疮。蜜炙，捣碎含之，如疮在唇，则以细末渗之。咽喉卒肿，饮食不通者。捣末，以醋调涂外面肿上，佳。痈疽发背。凡恶疮初起，未成祸者。以檗捣末，鸡子清调涂，佳。阴蚀烂疮，男子阴疮损烂者。黄檗煎汤洗之，又以白蜜涂之。

《本草汇言》卷九：治阴火攻冲，骨蒸郁热。用黄柏、知母、怀熟地、地骨皮、麦门冬、北沙参、白芍药各二两，茯苓、北五味、白术各一两，分作十剂，清水煎服。陈月坡方。○治湿热下流，膝胫疼痛，步履艰难。用黄柏、苍术、石斛、茯苓、木瓜、牛膝、乌药、当归各一两，俱用盐水拌炒，防风、白术各八钱，分作十剂，清水煎服。东垣方。○治火攻上焦，舌肿口破，或齿牙浮动，咽喉肿疼并治。用黄柏、薄荷、荆芥、连翘、半夏、陈皮、防风、桔梗、玄参、山豆根各一两，甘草四钱，分作十剂，清水煎服。方龙潭方。○治口疳臭烂。用黄柏五钱，铜绿三钱，共为末，掺之。去涎愈。《小品》。○治下痢赤白，后重急痛，昼夜无度。用黄柏、黄连、枳壳、厚朴各一钱五分，木通、茯苓、白芍各一钱，甘草、大黄各八分，清水煎服。《丹溪心法》。○治小便淋涩不通，或成白浊。用黄柏、车前子、白芍药各二钱，甘草、泽泻各一钱，瞿麦、木通各三钱。水二大碗，煎七分，加白果肉三十个，取汁，冲入和服。马瑞云方。○治脚气攻冲，呕逆寒热。用黄柏、苍术、厚朴、川独活、青皮、牛膝、木瓜、柴胡、茯苓各一钱，清水煎服。霍氏《晚香集》。○治五疸遍体发黄。用黄柏、秦艽各二钱，茵陈五钱、生姜五片，水煎服。《肘后方》。

《校补滇南本草》卷中：暴发患目红肿疼痛等症。用黄柏刮去粗皮，切细，入石臼内杵为极细末，次以纸包定，放于水中浸湿令透，然后以泥包纸外成团，置灰火中煨熟，取起打开，去泥纸，将黄柏末晒干听用。

檀桓《本草拾遗》

【释名】檀桓芝《本草拾遗》。

【集解】《证类本草》卷一二：〔《本草拾遗》〕此百岁蘗之根，如天门冬，长三四尺，别在一旁以小根缀之。

【气味】味苦，寒，无毒。〔《本草拾遗》〕《证类本草》卷一二。

【主治】主长生神仙，去万病。末为散，饮服方寸匕，尽一枝有验。〔《本草拾遗》〕《证类本草》卷一二。

土黄蘗《草木便方》

【释名】狗胆木皮《草木便方》。

【气味】味苦，寒。《草木便方》卷二。

【主治】清热杀虫疗癫痓,头面口疮诸虫疮,肠风痔漏洗涂安。《草木便方》卷二。

满山香《生草药性备要》

【释名】千里香《生草药性备要》。

【集解】《生草药性备要》卷上:叶圆,如指头大;其藤,生真香异味。又名满山香。《植物名实图考》卷九:满山香生南安。黑茎屈盘,叶如椿叶有赭纹,根亦纠曲。

【气味】味辛,性温。《生草药性备要》卷上。

【主治】止痛,消肿毒,通窍。能止疮痒,去皮风,杀疥。《生草药性备要》卷上。

【附方】《植物名实图考》卷九:治跌打损伤、风气。煎水洗之。

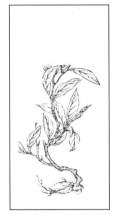

图 29-67-1　满山香
《图考》

半边风《植物名实图考》

【释名】鹅掌风《植物名实图考》。

【集解】《植物名实图考》卷三八:抚建山坡有之。硬茎长叶,中宽本末尖瘦,袅袅下垂。秋结小实如莲子之半,外褐黄内白,中吐一须。

【主治】治风损,散血。煎酒服。《植物名实图考》卷三八。

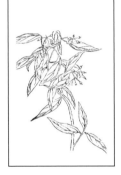

图 29-68-1　半边风
《图考》

必栗香《本草拾遗》

【释名】花木香、詹香《太乙仙制本草药性大全》。

【集解】《太乙仙制本草药性大全·本草精义》卷三:生高山山谷。树高丈余,其叶似桩,捶碎入水中,鱼当暴死。其木堪为书轴,白鱼、衣鱼永不损书也。

【气味】味辛,气温,无毒。《太乙仙制本草药性大全·仙制药性》卷三。

【主治】主鬼疰心气甚验,杀恶气虫鱼尤灵。杀虫鱼。叶捣碎置上流,鱼悉暴鳃。《太乙仙制本草药性大全·仙制药性》卷三。

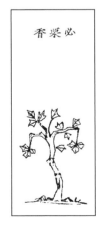

图 29-69-1　必栗
香《太乙》

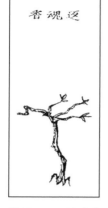

图 29-70-1　返魂香
《太乙》

返魂香《海药本草》

【集解】《证类本草》卷一二：〔《海药本草》〕《汉书》云：汉武帝时，西国进返魂香，武王内传云：聚窟洞中，上有返魂树，采其根，于釜中以水煮，候成汁，方去滓，重火炼之如漆，候凝则香成也。西国使云：其香名有六。帝曰：六名何？一名返魂，一名惊精，一名回生，一名震坛，一名人马精，一名节死香。

【主治】烧之一豆许，凡有疫死者，闻香再活，故曰返魂香也。〔《海药本草》〕。《证类本草》卷一二。主疫死、卒死诸般死者如神。《太乙仙制本草药性大全·仙制药性》卷三。

通香木《本草纲目拾遗》

【发明】《本草纲目拾遗》卷六：《边志》：木长数尺，出塞外，以沸汤沃之，取其汁洗衣服，及灌一切花卉，洒屋宇壁，经年香气不灭。烧之能降天神，香气达数百里，契丹珍之。

【主治】治奇疾，人不知名者，服之即愈。焚之，辟瘟疫、秽气、邪祟。《本草纲目拾遗》卷六。

笃耨香《本草纲目》

【集解】《本草品汇精要续集》卷一〇：李时珍曰：笃耨香，出真腊国树之脂也。〇树如松形，其香老则溢出，色白而透明者名曰笃耨。盛夏不融，香气清远。土人取后，夏月以火炙树，令脂液再溢，至冬乃凝，复收之，以瓠瓢盛置阴凉处，乃得不融。杂以树皮者则色黑，名黑笃耨，为下品。

【气味】无毒。《本草品汇精要续集》卷一〇。

【主治】主面鼾，同白附子、冬瓜子、白及、石榴皮等分为末，酒浸三日，洗面后傅之，久则面莹如玉。《本草纲目》。《本草品汇精要续集》卷一〇。

木部第三十卷

木之二　乔木类77种

黄栌《嘉祐本草》

【集解】《救荒本草》卷下：黄栌生商洛山谷。今钧州、新郑山野中亦有之。叶圆木黄，枝茎色紫赤，叶似杏叶而圆大。味苦，性寒，无毒。木可染黄。《本草品汇精要》卷二一：木高丈余，皮褐木黄，春生叶似榆叶而圆，夏开黄花不结实。今染黄色者是也。

【修治】《本草品汇精要》卷二一：剉碎用。

【气味】味苦，气寒，无毒。《太乙仙制本草药性大全·仙制药性》卷三。

【主治】除烦热，解酒疸目黄。洗漆疮。治赤眼涩痛。补注：治漆疮，煎黄栌木汁洗之最良。《太乙仙制本草药性大全·仙制药性》卷三。

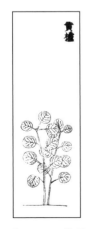

图 30-1-1　黄栌《救荒》

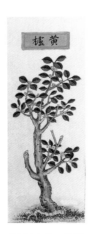

图 30-1-2　黄栌《品汇》

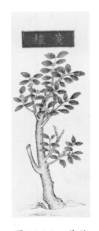

图 30-1-3　黄栌《雷公》

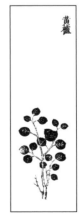

图 30-1-4　黄栌《博录》

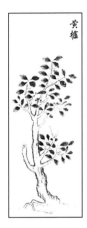

图 30-1-5 黄栌
《草木状》

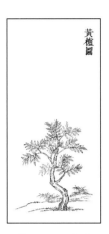

图 30-1-6 黄栌
《草木典》

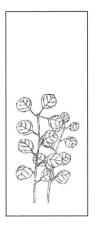

图 30-1-7 黄栌
《图考》

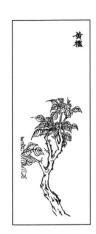

图 30-1-8 黄栌
《图说》

【发明】《本草汇言》卷九：解酒疸，陈藏器除烦热之药也。费五星稿苦寒凉血，故濒湖方煮汁，治大风癞疾，及汤火漆疮。如入疗疸除热方剂，又当作饮服之更便也。

漆《本经》

【集解】《本草衍义》卷一三：干漆苦。湿漆药中未见用，凡用者皆干漆耳。其湿者，在燥热及霜冷时则难干。得阴湿，虽寒月亦易干。亦物之性也。苦沾渍人，以油治之。凡验漆，惟稀者以物蘸起，细而不断，断而急收起。又涂于干竹上，荫之速干者，并佳。《药性粗评》卷一：干漆木液也。即今以漆物者，桶中自干者，如蜂房孔孔相隔，以黑如墼，坚如铁者为佳。其树高二三丈余，皮白，叶似椿，花似块而子若牛李，木心坚实。生蜀汉、交广川谷。《本草汇言》卷九：凡验以稀者为好，市家以桐油搅入乱真。试诀云：微扇光如镜，悬高急似丝。撼成琥珀色，打着有浮沤。《相感志》云：漆得蟹而化成水，盖物性相制然也。如误中其毒，以铁浆或黄栌木汤，或豆汤，或蟹汤并可。

干漆

【修治】《本草汇言》卷九：取干者，捣碎，微炒熟，不尔损人肠胃。若沾人肉及衣，以油涂之，再以肥皂擦之，热汤洗，即去迹。

【气味】味辛，温，无毒、有毒。《图经本草药性总论》卷下。味辛、咸，温，有毒。《宝庆本草折衷》卷一二。气温、平，味辛，无毒。有毒。《汤液本草》卷五。味辛、酸、平，性温。《药性会元》卷中。

【主治】治产后血上抢心，神昏目暗，以真漆旧器，如朱黑盏楪之类，烧烟

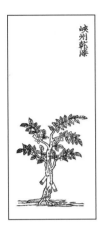

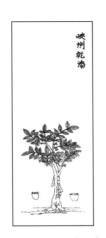

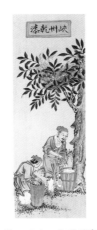

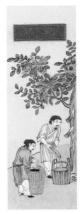

图 30-2-1　峡州干漆　　图 30-2-2　峡州干漆　　图 30-2-3　峡州干漆　　图 30-2-4　干漆
　　《图经（政）》　　　　《图经（绍）》　　　　　《品汇》　　　　　　《雷公》

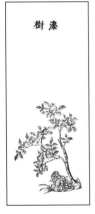

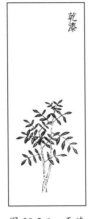

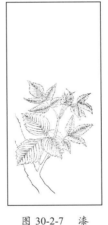

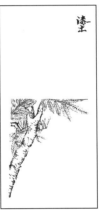

图 30-2-5　漆树　　　图 30-2-6　干漆　　　图 30-2-7　漆　　　图 30-2-8　漆木
　　《三才》　　　　　　《博录》　　　　　　《图考》　　　　　　《图说》

熏口鼻中，仍缓缓吸之，甚效也。《宝庆本草折衷》卷一二。主大夫绝伤，治女人月闭。续筋骨，填骨髓。消瘀血，利小肠。疗风寒湿痹，破癥瘕坚疾。散滞气，止痰嗽。《本草元命苞》卷六。其用有二：削年深坚结之沉积，破日久闭结之瘀血。《珍珠囊·诸品药性主治指掌》。

3411

【发明】《药性解》卷五：干漆专主行化，胃与二肠宜其入已。然攻坚消积之剂，终损元神，不宜过用。中其毒者，以所畏之物解之。《本草汇笺》卷五：干漆削年深坚结之积滞，破日久凝固之瘀血。盖辛温能散结，而兼咸味能入血分，又性能杀虫。虫者，肠胃郁热所成。久则五脏六腑皆受病，而瘫痪拘挛等症所自来也。用干漆以杀虫逐滞，令肠胃清，而五脏自安，痿缓痹急之症调矣。《本草述》卷二三：漆之味甚辛，丹溪谓其属金者，良然。第湿者在燥，热则难干，得阴湿则易干，似兼乎水火之用，而有得于水为火用，火为水用，以成其气化者。丹溪所谓有水与火，亦不谬也。盖此味治瘀血而破坚积，大抵积之坚者皆属阴，亦不外于血之属也。《本草汇》卷一五：干漆，属金有水与火，火金相搏，则未免有毒，毒而杀虫，降而行血，二者已罄其功能矣。然性急烈，不可过用。血见干漆即化为水，其损新血可知。凡血虚者，不可轻饵。同豨莶、生地、半枝莲、胡麻、荆芥、何首、天冬、苦参，可治紫云风。《药性纂要》卷三：东圃曰，木形人畏漆，闻其气即面肿，发疮如痱子，焮痒怕热，畏日光火气。不可用热汤洗，若手弄漆粘肌肉上，则遍处皆生。予少时患此，苦不知用汤泡，甚至肿烂。后知漆疮，用蟹涂遂愈。每发只以杉木煎汤，冷洗随消。干漆入药，须捣碎炒熟，不尔损人肠胃。若是湿漆，煎干更好。亦有烧存性用者。《本经逢原》卷三：干漆灰辛温，性善下降而破血，故消肿杀虫，通月闭，皆取去恶血之用。而《本经》治绝伤补中，是取其破宿生新之力也。盖胃中有瘀积留滞，则阳气竭绝，不能敷布中外，故藏府筋骨髓脑皆失营养，乃致健运失常，肢体缓纵。用此以铲除瘀积，中气得复，绝伤皆续，而缓急和矣。生漆去长虫，故《千金》去三虫方以之为君，三虫去，轻身长年所不待言，但恒人艰于久服耳。元素云，削年深坚结之积滞，破日久凝结之瘀血，斯言尽干漆之用矣。无积血者切忌，以大伤营血。损胃气，故胃虚人服之往往作呕，此与《本经》之义似乎相背，而实不相违。产后血晕，以旧漆器烧烟熏之即醒，盖亦取下血之义。而破经络中血滞，用真漆涂鲮鲤甲煅入药，破血最捷。妇人血虚、经闭，为之切禁。《长沙药解》卷二：干漆味辛，入足厥阴肝经。专通经脉，善破瘕癥。《金匮》大黄䗪虫丸方在大黄用之治虚劳，腹满内有干血，以其化坚癥而破干血也。干漆辛烈之性，善破瘀血，其力甚捷。而尤杀诸虫。肝气遏抑，血瘀虫化者宜之。炒枯存性，研细用。

《医林纂要探源》卷三：树叶俱似椿，取漆者，审其理脉，斜斧向上斫之，伤口向下，以蚌壳或竹筒嵌斫口，盛汁收之，如乳色黄白，久则黝黑如饴。用陈干者，补肝行血，补心散瘀，力劲攻坚，性粘续绝。凡木汁多入血分。漆之辛咸，能行血中之气，而软坚破积，消久瘀积滞，一切血块癥瘕。杀传尸劳瘵虫。清明心主，使用血通脉，无所凝滞。且胶粘之性，又能凝固器物，使寒暑不变，虫蠹不伤，而发其润泽光明。故入药实能续筋坚骨，补正之功，入人于不觉耳。但气重而力峻急，自不利于皮毛肌肉，骤中其气，即发疮肿裂，或磨铁锈水搽之即愈。又用蟹壳水洗之亦妙，以漆见蟹，则成水耳。入药须烧灰存性，总宜少用。《冷庐医话》卷五：杨希洛《本草经解要考证》谓菱蕤、漆叶治阴虚，兼令人有子，即华陀漆叶青黏散，青黏世无能识，或云黄精之正叶，或云即菱蕤也，然吾乡有两老儒，先后服此方皆致殒。或云漆叶乃五加皮叶，《本经》名豺漆也，里有兵子臂痛不能挽弓，或教用菱蕤一斤，五加皮浸酒饮尽，自健旺胜常，岂古方正尔，《纲目》殆误附漆树耶？漆本有毒，《本经》久服轻身，及《抱朴子》通神长生，皆难信。有割漆人误覆漆，遍体疮，至莫救，向在中山亲见，况服食乎？陶弘景云生漆毒烈是也。古无用叶者，故气味缺，《纲目》殆因古方臆立主治耳。余按：以五加皮叶为漆叶，前此所未闻，然二物气类迥别，是以应验亦殊，明理之士，自当舍漆叶而取五加皮。究之古方药品，最宜详审，不可过信前人之说，为所误也。

【附方】《药性粗评》卷一：小肠疝气。干漆一两，捣碎，炒过，研为细末，又以生漆一两，熬熟，入细末和丸如半皂荚子大，每服一丸，温酒吞下，如牙关紧急，斡开化烂，同酒灌下。○小儿胃寒虫攻诸症。但危恶，与痫相似者，干漆一两，捣炒烟出，同白芜荑等分，为细末，米饮调下一字至一钱。室女血癖经脉不行。干漆一两，捣炒烟尽，研为细末，同牛膝细末一两，以生地黄一升，磁钵内慢火熬，桐丸如梧桐子大，每服一丸，加至五丸，温酒送下，日三四次，以通为度。

《太乙仙制本草药性大全·仙制药性》卷三：疗蛔虫心痛，恶心吐水，用干漆熬捣，蜜和丸，服十五丸。治妇人不曾生长，血气脏腑疼痛不可忍及丈夫疝气、小肠气撮痛者并服。用干漆一两为末，湿漆一两，先将湿漆入铫，熬如食饭间已来住火，与干漆末一处拌，和丸如半皂子大，每服一丸，温酒吞下。

《本草汇言》卷九：治肠胃诸虫攻痛，时有虫下者。用干漆炒烟尽，为末。每服三分，乌梅三个，花椒二钱，泡汤调服。《家抄》。○治传尸风劳虫劳。用干漆一两，醋洗，炒烟尽为末。每空心服三分，麦门冬汤调服。大氏方。○治大风癞疾。毫毛脱尽，或甚至目烂鼻崩，手足拳挛，指节开裂，形容恶变。用干漆为末一两，和活蟹二两，同捣成膏，皂角刺四两，胡麻子去壳六两，俱炒燥为末，总和匀，红曲打糊为丸，如黍米大。每服三钱，白汤侵晨送下。《千金方》。○治紫云风。用干漆一两，炒烟尽，生地黄、半枝莲、胡麻、荆芥各五钱，何首乌、天门冬、苦参各六钱，分作十剂，清水煎服。嵇氏家抄。

生漆

【气味】味辛、咸，烈、温，有毒。《宝庆本草折衷》卷一二。

【主治】去长虫，以鸡子和服。犹有啮肠胃者，畏漆人乃致死。外气亦能使身疮肿，以油治之。《宝庆本草折衷》卷一二。

【发明】《宝庆本草折衷》卷一二：凡生漆，惟稀者以物蘸起，细而不断，断而急收起。又涂于干竹上荫之，速干者甚佳。

漆叶

【释名】地节、黄芝《本草图经》。

【主治】利五脏，杀虫，黑髭发，益气。挤汁涂癣疮，晕渐收。《太乙仙制本草药性大全·仙制药性》卷三。

小蘖 《唐本草》

【释名】小石榴《太乙仙制本草药性大全》。

【集解】《太乙仙制本草药性大全·本草精义》卷三：旧不载所出州土。生山石间，所在皆有之，惟襄阳岘山东者为良。其树枝叶与石榴无别，但花异，子细，皮黄，子赤如枸杞，子两头尖，人到枝以染黄。今医方亦稀用。

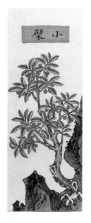 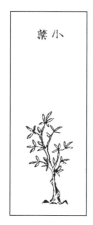 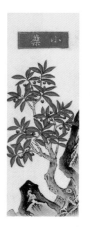 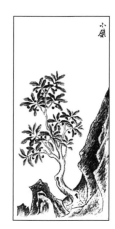

图 30-3-1　小檗　　　　图 30-3-2　小檗　　　　图 30-3-3　小檗　　　　图 30-3-4　小檗
《品汇》　　　　　　　　《太乙》　　　　　　　　《雷公》　　　　　　　　《草木状》

【气味】味苦，气大寒，无毒。《太乙仙制本草药性大全·仙制药性》卷三。

【主治】疗口疮，祛疳有效。杀诸虫，去心腹热气殊功。《太乙仙制本草药性大全·仙制药性》卷三。

大黄连《滇南本草》

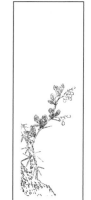

图 30-4-1　大黄连《图考》

【释名】土黄连、石妹刺《滇南本草》。

【集解】《植物名实图考》卷三六：大黄连生云南。大树，枝多长刺，刺必三以为族；小叶如指甲，亦攒生；结青白实，木心黄如黄柏。味苦。土人云可以代黄连，故名。

【气味】味苦，性大寒。《滇南本草》卷中。

【主治】泻小肠实火，胃中实热，利小便，止热淋痛，牙根肿痛，咽喉疼痛，小儿乳蛾乍腮。《滇南本草》卷中。消毒，解肿，治痈疮，解牛病天行热气，同绿豆擂烂煲水，摊冻冲之。但牛病不可饮煲水。亦治眼热发赤更妙。《生草药性备要》卷下。

【附方】《滇南本草》卷中：点暴赤火眼，肿胀疼痛效。土黄连泡人乳。

厚朴 《本经》

【释名】《通志·昆虫草木略》卷七六：厚朴曰厚皮，曰赤朴，曰烈朴，曰重皮。其植曰榛，其子曰逐折。

【集解】《本草衍义》卷一四：厚朴今西京伊阳县及商州亦有。但薄而色淡，不如梓州者厚而紫色。有油，味苦，不以姜制，则棘人喉舌。平胃散中用，最调中。至今此药盛行，既能温脾胃气，又能走冷气，为世所须也。《药性粗评》卷一：其树名榛，其子名逐。浙、关陕、川蜀、荆湘、两广处处有之，以樟州、归州、龙州、商州者为上。然但皮厚而色紫者皆可用，不必拘地道也。树高三四丈，叶似槲，凌冬不凋，红花青实，三、九、十月采皮，阴干。《植物名实图考》卷三三：厚朴《本经》中品。《唐书》：龙州土贡厚朴。《本草纲目》谓叶如槲叶，开细花，结实如冬青子，生青熟赤，有核，味甘美。滇南生者叶如楮叶，乱纹深齿，实大如豌豆。谓之云朴，亦以冒川产。川中人云：凡得朴树，辄掘窖以火煨逼，名曰出汗。必以黄葛树同纳窖中，及出汗后，则二物气味糅杂，不能辨矣。《说文》：朴，木皮也。段氏注《洞箫赋》：秋蜩不食。抱朴以长吟。颜注《急就篇》《上林赋》厚朴，曰朴木皮也。此树以皮厚得名。《广雅》重皮，厚朴也。今朴皮重卷如筒，厚者难致。滇南呼朴为婆。桂馥《札璞》以为驳树，殊欠考询。

【修治】《药性粗评》卷一：凡用削去粗皮，以姜汁涂搽，火边炙之，再涂再炙，以透为度，庶不戟喉。《太乙仙制本草药性大全·仙制药性》卷三：凡使要用紫色，味辛为好。或丸散便去粗皮，用醋炙过。每条一斤用酥四两，炙了细剉用。若汤饮下，使用自然姜汁八两，炙尽为度。

【气味】味苦，温、大温，无毒。《图经本草药性总论》卷下。味苦、辛，大温，无毒。《宝庆本草折衷》卷一三。味苦，气辛、性温。《本草纂要》卷三。

【主治】《象》云：能治腹胀，若虚弱，虽腹胀宜斟酌用之。寒胀，是大热药中兼用。结者散之，神药。误用脱人元气，切禁之。紫色者佳。去皮，姜汁制，微炒。《珍》云：去腹胀，厚肠胃。《心》云：味厚，阴也。专去腹胀满，去邪气。《本草》云：主中风，伤寒头痛寒热，惊悸，气血痹，死肌。去三虫，温中益气，消痰下气，疗霍乱及腹痛胀满，胃中冷逆，胸中呕不止，泄痢，淋露；除惊，去留热，心烦满，厚肠胃。《汤液本草》卷五。用苦以泄，去腹胁胀满；用温则补，养脾胃虚寒。主中风伤寒头痛，疗反胃霍乱转筋。治宿食不消，呕吐酸水；散积年冷气，腹中雷鸣。止寒热惊悸，杀三虫下气；疗血痹死肌，去结水消痰。《本草元命苞》卷六。

【发明】《宝庆本草折衷》卷一三：厚朴工于实脾，体性温涩。艾原甫又推其兼温宣之效也。按《三因》引《千金》曰：心劳甚者，补脾气以益之，脾盛则感于心。又曰：意外致思则脾劳，凡思虑过当，致便浊遗精者，刘信父方秘真丹用厚朴去粗皮，取二两姜制碾末及羊胫炭即白炭细

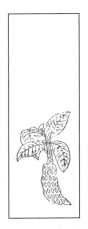

图 30-5-1 商州厚
朴《图经（政）》

图 30-5-2 归州厚
朴《图经（政）》

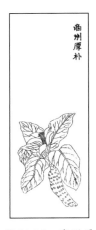

图 30-5-3 商州厚
朴《图经（绍）》

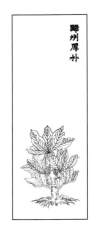

图 30-5-4 归州厚
朴《图经（绍）》

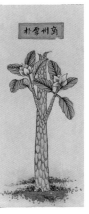

图 30-5-5 商州
厚朴《品汇》

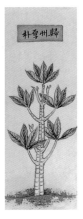

图 30-5-6 归州
厚朴《品汇》

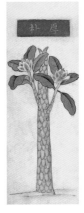

图 30-5-7 厚朴
《雷公》

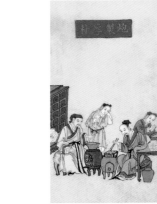

图 30-5-8 炮制
厚朴《雷公》

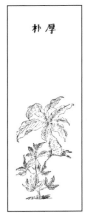

图 30-5-9 厚朴
《三才》

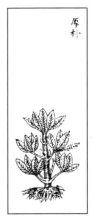

图 30-5-10 厚朴
《原始》

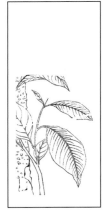

图 30-5-11 厚朴
《图考》

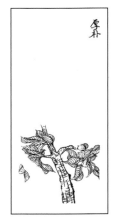

图 30-5-12 厚朴
《图说》

瘦坚劲者一两，再煅红，窨过，各研如粉。虚冷甚者，入炼熟朱砂半两，水煮面糊，元如梧桐子大，每服百元至二百元，空心米饮下，当知便浊遗精，须明所自，不可全论心肾矣。然脾剂非不多也，惟厚朴既温涩，故能留浊；又温宣，故能去清，所以他剂莫强焉。更以厚朴烧熏为沥，苦辛虚严切烈，傅诸疮痍，无不效也。《本草衍义补遗》：厚朴属土而有火。气药之温而能散泻胃中之实也。而平胃散用之，佐以苍术，正为上焦之湿，平胃土，不使之大过而复其平，以致于和而已，非谓温补脾胃。习以成俗，皆为之补。哀哉！又云：厚朴能治腹胀，因其味辛，以提其气。《本草纂要》卷三：吾尝秘用之法：苍朴同用，以之而健脾宽中；夏朴同用，以之而燥湿清痰；草朴同用，以之而和脾健胃；枳朴同用，以之而下气宽肠；苏朴同用，以之而发散邪气；桂朴同用，以之而驱寒温中；查朴同用，以之而清气消食；黄朴同用，以之而行湿燥阴。盖非粗用之杂药，亦非猛烈有伤于气者也。而每用每效，实有理气行气之功。但气之盛者，用无不验；气之弱者，宜少用之。《本草》云：朴树最高，多为鹳宿，粪毒狼藉，宜去粗皮，姜炒备用。《芷园臆草题药》：厚如地，指胃气也。朴在外，谓走皮也。是脾胃之心药也明矣。则凡为胀满，为呕恶，为痰涎，为烦，为痛，为酸水，为肠鸣虚吼，为膨膨喘咳，属此路不通者宜之。倘另有所同，还须别选。《药性解》卷五：厚朴辛则能发，温则能行，脾胃之所喜也，故入之以理诸症。丹溪曰：厚朴属土而有火，平胃散用之以佐苍术，正谓泻上焦之湿，平胃土不使太过，以致于和而已。若以为温补而泛用之，非也。体重浊而微降，最能耗气，春夏秋宜用，冬间忌之。气虚之人及孕妇，亦不可服。《本草汇言》卷九：宽中化滞，李时珍平胃气之药也。伍少山稿凡气滞于中，郁而不散，食积于胃，羁而不行；或湿郁积而不去，湿痰聚而不清，用厚朴之温，可以燥湿，辛可以清痰，苦可以下气也。故前古主中风伤寒，头痛寒热，呕逆泻利，虫积痞积；或肺气胀满，痰涎喘嗽；或胃气壅滞，水谷不行，用此消食化痰，去湿散胀，平土金二藏，以致于中和也。时人有云：厚朴益气厚肠胃者，盖亦指邪气去，正气自益之谓。积滞消，肠胃自厚之意耳。非消导之外，复有补益之功也。用者详之。《折肱漫录》卷三：厚朴性亦猛厉，虚弱之人宜审用。《本草》言误服脱人元气。予中气素弱，每因腹痛误用少许，即觉中气衰惫，无不立见，有时加于六君子汤中，亦觉大伤中气，要知此药非纯善之物，即参术同用，亦不能胜也。《本草述》卷二三：厚朴始尝之味苦，苦中微微有甘，最后有辛意，非辛也，乃苦温之余烈，俗所云麻味也。故以姜制之，犹制半夏之义耳。然则厚朴从苦温以散结者，不若枳壳从苦寒以泄滞也。夫气以温热为升为补，而苦甚者乃从升补中以散之。以凉寒为降为泄，而苦甚者乃从降泄中以导之。故厚朴之治，宜于寒，或宜于湿。而枳壳之治，宜于热，或宜于燥。皆各从其所对治者以投之。如反是，厚朴施于燥热之结者，犹可借从治以奏功。若枳壳误施于寒湿，是气本下而复降之，即导之泄之，不惟无益，而有害矣。《本草汇》卷一：厚朴，属土有火，气药之温者也。能散胃中之实，除胸中之气，善除寒胀痰食，乃结者散之之神药也。散卫泄气，除痞消膨，虽取苦泄之功而佐枳实。然中气虚弱不能运化精微，及饮食痰积不能施化而得之者，必须佐以人参、甘草之甘，茯苓、泽泻之淡，生姜、半夏之辛同用，其余止呕消痰，逼障除疟，皆不发之发，为里之表药也。故平胃散中，用以佐苍术，正为泻胃中之湿，平胃土不使太过，以至于中和而已。若谓温补，而泛用之，误矣。○《本经》主惊悸，及《别录》除惊去留热者，皆非其所宜也。惊悸属心虚，于脾胃绝无相干。气味大温之药，又岂能去留热哉？孕妇切不可用。《本草新编》卷四：厚朴为补，固不可。然而，厚朴实攻药，能于攻处见补，此厚朴之奇也。若论其性，实非补剂。或问：厚朴能升清降浊，有之乎？曰：厚朴可升可降，非自能升清而降浊也。用于补气之中，则清气能升。用于补血之中，则浊气能降。升降全恃乎气血之药，与厚朴何与哉。《本草崇原》卷中：厚朴色赤性烈，生用则解肌而达表，禀木火之气也。炙香则运土而助脾，木生火而火生土也。《金匮》方中厚朴大黄汤，用厚朴一尺，取象乎脾也。《神农本草经读》卷三：厚朴气温，禀木气而入肝。味苦无毒，得火味而入心。然气味厚而主降，降则温而专于散，苦而专于泄，故所主皆为实症。中风有便溺阻隔症，伤寒有下之微喘症，有发汗后腹胀满症、大便硬症，头痛有浊气上冲症，俱宜主以厚朴也。至于温能散寒，苦能泄热，能散能泄，则可以解气逆之惊悸。能散则气行，能泄则血行，故可以治气血痹及死肌也。三虫本湿气所化，厚朴能散而泄之，则三虫可去也。宽胀下气，《经》无明文，仲景因其气味苦温而取用之，得《本经》言外之旨也。

【附方】《药性粗评》卷一：霍乱。厚朴，姜汁制过者，剉，捣为细末，不拘时新汲水调下二钱匕。痰壅。凡患心胸满闷，痰壅呕逆，饮食不下者，以制过厚朴一两，为细末，不拘时粥饮调下二钱匕。月经不通。不拘妇女，以制过厚朴三两，剉，水三升，煎取一升，分为二服，空心温服，不过三四剂差。水谷久痢。厚朴三两，制过，黄连三两，俱剉，水三升，煎取一升，空心顿服。

《太乙仙制本草药性大全·仙制药性》卷三：治男子、女人久患气胀心闷。饮食不得，因食不调，冷热相击，致令心胀满，厚朴火上炙令干，又蘸姜汁炙，直待焦黑为度，捣筛如面，以陈米饮调下二钱匕，日三服良。亦治反胃止泻甚妙。

《本草汇言》卷九：治气滞中焦，郁而不散，或成胀满痞痛。用厚朴一钱五分，木香一钱、陈皮、白术各二钱、制半夏、茯苓各一钱二分、甘草七分。水煎服。○治食积胃脘，羁而不行，致成胀闷痞结。用厚朴一钱五分，草果仁、砂仁各三钱、红曲、枳实、白术各二钱、山查肉、茯苓各一钱二分、甘草五分，加生姜三片，大枣四枚，水煎服。○治湿郁成胀。用厚朴一钱五分，苍术、陈皮各二钱、甘草五分、防风、泽泻各一钱，加生姜五片，水煎服。汪石山方。○治湿痰成饱，或呕吐。用厚朴一钱五分，苍术、制半夏各二钱、陈皮、茯苓、白芥子各一钱，加生姜三片，黑枣二个，水煎服。汪石山。○治中风心膈饱胀，饮食不入。用厚朴一钱五分，制半夏、秦艽、防风、胆星、白术、茯苓各一钱二分，水煎服。汪石山方。○治伤寒头痛，寒热不清。用厚朴、柴胡、黄芩、制半夏各一钱、甘草五分，加生姜三片，水煎服。有食加枳实，山查各二钱；呕逆泻利加藿香、木香、黄连姜水炒，各八分。《刘草窗医案》。

○治虫积。用厚朴、槟榔各二钱，乌梅二个，水煎服。或虫积甚，加使君子肉二十个，去壳，研成末，配前药共为细末，饧糖丸弹子大。每早晚各服一丸，灯心汤下。《保赤全书》。○治痞积年久不愈。用厚朴姜水炒、晒干，于白术土拌炒、枳实麸拌炒、三棱、莪术、红曲俱酒拌炒，各一两。作丸。每食前服三钱，米汤下。《全幼心鉴》。○治风湿寒邪，肺气胀满，痰涎喘嗽。用厚朴一钱五分，陈皮、制半夏、杏仁、桔梗、枳壳、桑皮各一钱二分，苏子、白芥子、茯苓各一钱，甘草七分，生姜三片，水煎服。《小品》。○治胃气壅滞，水谷不行。用厚朴一钱五分，红曲、猪苓、麦芽、谷芽，俱酒炒，各三钱，甘草七分，生姜三片，水煎服。《小品》。

子

【主治】散结疗鼠瘘，益气明眼睛。《本草蒙筌》卷四。

杜仲《本经》

【释名】《通志·昆虫草木略》卷七六：杜仲，曰思仙，曰思仲，曰木绵。其叶似辛夷，嫩时可食。江南人谓之绵芽。

【集解】《宝庆本草折衷》卷一二：生上虞山谷虞虢之虞。又生上党、汉中、建平、宜都、江南、商、成、峡州。今所在大山有之。○二、五、六、九月采皮。《植物名实图考》卷三三：杜仲《本经》上品。一名木棉。树皮中有白丝如胶，芽叶可食，花实苦涩，亦入药。《湘阴志》：杜仲皮粗，如川产而肌理极细腻，有黄白斑文。《增订伪药条辨》卷三：杜仲伪名洋杜仲，又名土杜仲，皮红而厚，少丝。按杜仲之木，始出豫州山谷，得中土之精，皮色黑而味辛平，折之有白丝相连不断，兼禀阳明少阴金水之精气，故《本经》主治腰膝痛，补中益精气，坚筋骨，强志，除阴下痒湿，小便余沥。若此种洋杜仲，皮色既红，则性味自别，又安可用乎？炳章按：杜仲乃树之膜皮也。其树之叶，作倒蠹之卵形，端尖，但能剥杜仲之树干，非高数丈，大可一二人抱者不可，考其年龄，在数十年者。割剖之时间，自五月至九月，过此则不易分剖矣。其皮在根间者，厚松而次。在中段者，皮厚细糯为佳。枝杈以上，皮虽细极薄，效力亦弱矣。产四川绥定洛阳者，体质坚重，外皮细结，内此光黑，中层丝厚，扯之韧长如丝者，最佳。巴河产者亦佳。贵州及鄂之施南、湘之宝庆等处产者，皮粗质轻，皆次。浙之温台与闽省，虽皆有产，质松皮粗，内层丝皮甚薄，皆不地道。

皮

【修治】《本草蒙要》卷三：吾尝用法，欲其去湿，以姜水拌炒；欲其补肾，以盐水拌炒；欲其益精壮阴，以盐酒拌炒；欲其坚强骨髓，以酥炙去丝。若夫如法修制，俱以去丝为度。《本草发明》卷四：凡用厚润者，刮净粗皮，咀片，姜汁润透，慢火炒断丝为度。《本草述》卷

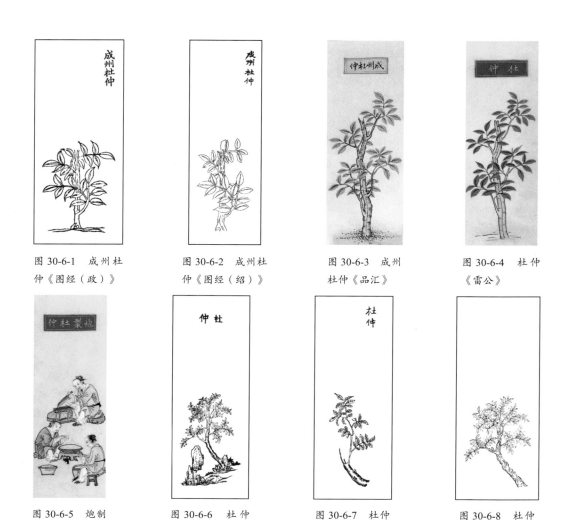

图 30-6-1 成州杜仲《图经（政）》　图 30-6-2 成州杜仲《图经（绍）》　图 30-6-3 成州杜仲《品汇》　图 30-6-4 杜仲《雷公》

图 30-6-5 炮制杜仲《雷公》　图 30-6-6 杜仲《三才》　图 30-6-7 杜仲《原始》　图 30-6-8 杜仲《图考》

二三：修治产汉中者第一，脂厚润者良。削去粗皮，每一斤用酥一两，蜜三两，和涂火炙，以尽为度。一法用酒炒断丝，以渐取屑，方不焦。《龟龄集》曰：杜仲厚而实者能强筋骨，用面炒去丝，童便浸七日，新瓦焙干，为末。

【气味】味辛、甘，平、温，无毒。《图经本草药性总论》卷下。味辛、甘、苦，平，温，无毒。《宝庆本草折衷》卷一二。

【主治】肾劳冷臀，服之能除；骨弱精伤，饵之多效。治阴下湿痒，小便后多有余沥；疗脚中酸疼，行步艰足难履地。益精气补中，坚筋骨强志。腰背疼痛，酒渍常服；胎脏不安，枣丸嚼咽。《本草元命苞》卷六。主下焦之药。通腰肾，止遗溺，强筋骨，坚脚弱，壮阴虚，益精髓，滋化元，补阴肾，除痿痹，燥阴湿。故凡下焦之虚，无此不补；下焦之湿，无此不利；腰膝之疼，无此不除；酸痛之足，非此不去。《本草纂要》卷三。止痛安胎，续筋，为腰膝诸痛专药。《药性切用》卷五。

【发明】《游宦纪闻》卷五：饶之城中，有宗子善平，病肾虚腰痛。沙随先生以其尊人所传宋谊叔方，用杜仲，酒浸透，炙干，捣罗为末，无灰酒调下。赵如方制之，三服而愈。《本草纂要》卷三：主下焦之药。通腰肾，止遗溺，强筋骨，坚脚弱，壮阴虚，益精髓，滋化元，补阴肾，除痿痹，燥阴湿。故凡下焦之虚，无此不补；下焦之湿，无此不利；腰膝之疼，无此不除；酸痛之足，非此不去。《芷园臆草题药》：杜仲从土、从中，其色褐，为土克水象，当为肾之用药。腰本肾之府，湿土之为害，必侵肾水，而脾先受之。据名据色可以治之。若象形能使筋骨相着，又一义也。《药性解》卷五：杜仲降而属阳，宜职肾家之症。然精血燥者，不宜多用。《颐生微论》卷三：肾苦燥，急食辛以润之；肝苦急，急食甘以缓之。杜仲所以多功于肾肝也。温而不助火，可以久服。《本草述》卷二三：甄权云疗肾冷腰痛，是言冷也。而《日华子》又云治肾劳腰脊挛，是言劳也。似若有不同者，然皆属肾气之虚也。肾中之气即元阳也，肾属阴中之至阴，而阴中之元阳虚，即有肾腰痛，亦即有腰脊挛之证，亦即有阳虚而病于风之证。盖阳虚而并不能达阴，故病于风。前所云风木之真气，于此发挥极明。海藏所谓风虚者，即病于风之证也。又所谓肝燥者，即阳不得致于肝，而阴亦不得随之以至肝也。《别录》所谓脚中酸疼不欲践地者，自腰以下，皆足三阴所主，由阴不得阳以运，故脚酸疼不欲践地也。盖阴阳合一之义，于兹味主治稍见一班如此。抑兹味由益肾以致肝，比于石枣之先温肝以助肾者有异。东璧氏言子令母实者，误也。《本草新编》卷四：杜仲味辛、甘，气平、温，降也，阳也，无毒。入肾经，补中强志，益肾添精，最治腰痛不能屈伸者神效，亦能治足、除阴囊湿痒，止小水梦遗。此物可以为君，而又善为臣使，但嫌过燥，与熟地同用，则燥湿相宜，自然无火动之忧。《本草经解要》卷三：杜仲同续断、砂仁，治胎前杂症。同续断、山药糊丸，治频堕胎。专一味酒炒，丸，治腰背痛。《颐生秘旨》卷八：杜仲益肾，助下焦之药。补脾阴之不足，且能走肾，协牛膝而成诸药之功。又能平肝家血分之湿。《本草求真》卷二：胎滑梦遗切要。若使遗精有痛，用此益见精脱不已。以其气味辛温，能助肝肾旺气也。胎因气虚而血不固，用此益见血脱不止。以其气不上升反引下降也。功与牛膝、地黄、续断相佐而成，但杜仲性补肝肾，能直达下部筋骨气血，不似牛膝达下，走于经络血分之中。熟地滋补肝肾，竟入筋骨精髓之内，续断调补筋骨，在于曲节气血之间之为异耳。独怪今世安胎，不审气有虚实，辄以杜仲、牛膝、续断等药引血下行，在肾经虚寒者，固可用此温补以固胎元。如古方之治三四月即坠者，于两月前以杜仲八两，糯米煎汤浸透，炒断丝续断二两，酒浸山药六两，为末糊丸，或枣肉为丸，米饮下，固肾托胎之类。绣见今时医士，不审虚实，用此安胎甚多，殊为可惜。若气陷不升，血随气脱，而胎不固者，用此则气益陷不升，其血必致愈脱无已，故凡用药治病，须察脉症虚实，及于上下之处，有宜不宜，以为审用。《本经续疏》卷三：杜仲之治，曰主腰脊痛，别于因风寒湿痹而为腰脊痛也。○《别录》所注，脚中酸疼，不欲践地，尚是腰脊以内事，盖惟下一欲字，已可见其能而不欲，非欲而不能也。夫脚之用力，皆出于腰，设使欲而不能，是脚不遵腰令，今曰不欲，则犹腰之令不行于脚，故曰尚是腰脊以内事。《本草思辨录》卷四：杜仲《本经》杜仲主腰脊痛，脊有误作膝者，注家即以腰膝释之。不知杜仲辛甘色黑，皮内有白丝缠联，为肝肾气药，非血药。其温补肝肾之功，实在腰脊。性温化湿而甘能守中，不特腰脊痛可止，即阴下痒湿，小便余沥何不可已？《别录》谓脚中酸疼不欲践地。不欲之故，自在腰脊，与不能有异。总当以主腰脊痛为用，是物之主脑。即后世治频惯堕胎，亦岂为脚膝事哉？

【附方】《宝庆本草折衷》卷一二：治胎藏不安，并产后诸疾。杜仲捣末，煮枣为丸如弹子大。每服一丸，烂嚼，以糯米饮下。《胜金方》。

《药性粗评》卷一：腰背卒疼。杜仲一斤，制过，到，新酒三升浸十日，每日取酒温服三合。胎产诸疾。杜仲制过，不拘多少，捣为细末，煮枣肉为丸如弹子大，每服一丸，烂嚼，以糯米饮送下。

《太乙仙制本草药性大全·仙制药性》卷三：腰痛补肾汤。杜仲一大斤，五味子半大升，二物切分十四剂，每夜取一剂，以水一大升浸至五更，煎三分减一，滤取汁，以羊肾三四枚，切下之，再煮三五沸，如作羹法，空腹顿服，用盐、酢和之亦得。此亦见崔元亮《海上方》，但崔方不用五味子耳。○卒患腰脚疼痛，补肾。杜仲三两，去粗皮，炙微黄，到，以水二大盏，煎至一盏，去滓，用羊肾二对，细切去脂膜，入药中煮久，入薤白七茎，盐、花椒、姜、醋等，如作羹吃，空腹食之。○腰背痛。用一斤，切，酒二升，渍十日，服二合。治妇人胎脏不安，并产后诸疾。用杜仲为丸，瓦上干，于木臼中捣为末，煮枣为丸如弹子大，每服一丸，烂嚼，以糯米饮下。

《本草汇言》卷九：治肝肾两虚，筋骨不相荣养。以致腰脊酸疼，足膝无力，将成痿躄者。用川杜仲八两，切片，盐酒浸一日，晒干炒焦，以牛膝、枸杞子、川续断、山萸肉、菟丝子、玉竹、黄柏、当归身，俱酒洗炒，各四两，怀熟地酒煮烂，捣膏，为丸梧桐子大。每早服五钱，白汤下。○治小便余沥，阴下湿痒。用川杜仲四两，小茴香二两，俱盐酒浸炒，车前子一两五钱，山茱萸肉三两，俱炒，共为末，炼蜜丸梧桐子大。每早服五钱，白汤下。包氏方。○治频年堕胎。用川杜仲、川续断各五两，切片，盐酒浸一宿，炒燥为末，炼蜜丸梧桐子大。每早服五钱，人参汤下。杨氏《简便方》。○治产后诸疾及胎藏不安。用川杜仲四两，盐、酒、醋总和浸一日，炒，磨为末，红枣煮烂，去皮核，取肉为丸，捣匀。丸如梧桐子大。每早服五钱，人参汤下。《胜金方》。

梓《本经》

【释名】楸梓《宝庆本草折衷》。

【集解】《通志·昆虫草木略》卷七六：梓与楸相似。《尔雅》云以为一物，误矣。按《杂

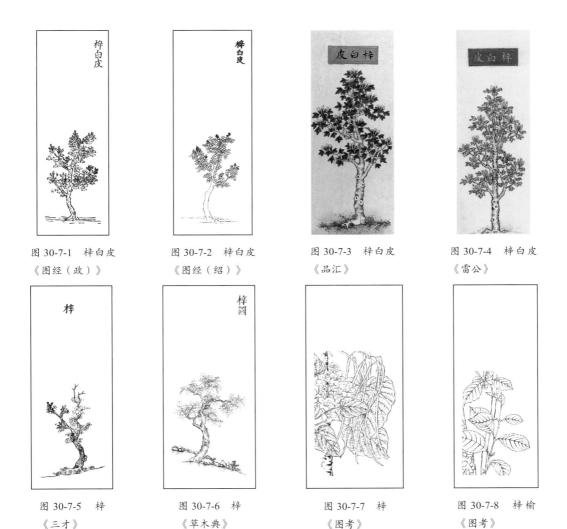

图 30-7-1　梓白皮　　　　图 30-7-2　梓白皮　　　　图 30-7-3　梓白皮　　　　图 30-7-4　梓白皮
　《图经（政）》　　　　　　《图经（绍）》　　　　　　　《品汇》　　　　　　　　《雷公》

图 30-7-5　梓　　　　　　图 30-7-6　梓　　　　　　图 30-7-7　梓　　　　　　图 30-7-8　梓榆
　《三才》　　　　　　　　《草木典》　　　　　　　　《图考》　　　　　　　　《图考》

五行书》曰：舍西种楸、梓各五根，令子孙孝顺。所以人家多种于园亭。陆玑谓：楸之疏理白色，而生子者为梓。《齐民要术》云：白色有角者为梓，无子为楸。是皆不辨楸、梓也。梓与楸自异，生子不生角。**《宝庆本草折衷》卷一四**：梓，一名楸梓，乃楸属也。

梓白皮

【释名】楸木皮《滇南本草》。

【气味】气寒，味苦，无毒。《汤液本草》卷五。味苦、辛、甘，性温。《滇南本草》卷中。

【主治】治筋骨疼痛，痰脚软。《滇南本草》卷中。主治时行热毒。得连翘、赤小豆治温热发黄。《得宜本草·下品药》苦寒清利，入胆胃而泄湿热，湿热消则黄自退。

胆胃上逆，浊气熏冲，则生恶心呕哕之证。湿热郁遏，不得汗泄，则生疥痤癣痹之病。其诸主治，清烦热，止呕吐，洗疥癣，除瘙痒。《长沙药解》卷二。

【发明】《芷园臆草题药》：梓、楸同种。利，利姓也，得金之坚，故从辛从秋，有用之良材也。如作琴，桐天梓地，则音皆朝底，声发有根。倘欲木气有归，魂神不弛，血有所藏，施此必诣其妙。即凡庸木为灾，肝邪作横，真主一见，恐必潜消，归向此屋，有梓余材不震义也。○辛为五味之一，秋为四气之一，味属阴而气阳也，白属阴而赤阳也，藏腑属阴而形骸阳也。梓理白而楸赤，当牝梓而牡楸，内治用梓，而外治当楸明矣。《本经逢原》卷三：梓皮苦寒，能利太阳、阳明经湿热，仲景麻黄连轺赤小豆汤用之。其治温病复伤寒饮变为胃脘者，煮汁饮之。取其引寒饮湿邪下泄也。《长沙药解》卷二：生梓白皮味苦，性寒。入足少阳胆、足阳明胃经。泄戊土之湿热，清甲木之郁火。《伤寒》麻黄连翘赤小豆汤方在连翘用之治太阴病，瘀热在里而发黄者，以其清胃胆上逆之瘀热也。太阴土湿，胃气逆行，胀满不运，壅碍甲木下行之路，甲木内侵，束逼戊土，相火郁遏，湿化为热，则发黄色。以木主五色，入土化黄故也。

叶

【主治】疗手脚火烂疮及毒肿，不问硬软，十重傅肿上，以旧帛裹之，日三易，毒气为水，流在重重叶中。或取根皮剉，烂捣，傅皆效。木似桐而叶小。《宝庆本草折衷》卷一四。捣傅猪疮，饲猪肥大三倍。《本草集要》卷四。

【附方】《太乙仙制本草药性大全·仙制药性》卷三：毒肿不问硬软。取梓叶十重傅肿处，即以旧布裹之，日三易，当重重有毒气为水流在叶中。如冬月取干叶，盐水浸良久用之，或取根皮剉烂捣傅之。

楸《本草拾遗》

【集解】《救荒本草》卷下之前：楸树所在有之，今密县梁家冲山谷中多有。树甚高大，其木可作琴瑟，叶类梧桐叶而薄小，叶梢作三角尖叉，开白花。味甘。救饥：采花煠熟，油盐调食；及将花晒干，或煠，或炒皆可食。《太乙仙制本草药性大全·本草精义》卷三：楸木叶旧本不着所出州土，今山林溪谷间有之，亦植园林，以为材用。其木与梓树本同末异，若柏叶之有松身。苏敬以二木为一，误矣！其分析在解纷之条中也。

楸白皮

【气味】味苦，气小寒，又云微温，无毒。《太乙仙制本草药性大全·仙制药性》卷三。

【主治】主吐逆，杀三虫及皮肤虫。傅恶疮，贴疽瘘并痈肿疮。除脓血野鸡病有效，生肌肉长筋骨尤良。能消食涩肠下气，喘急咳嗽煎膏。补注：主消食

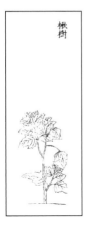

图 30-8-1 楸树
《救荒》

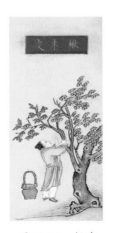

图 30-8-2 楸木
皮《雷公》

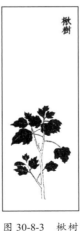

图 30-8-3 楸树
《博录》

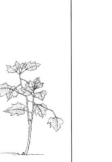

图 30-8-4 楸
《草木典》

涩肠下气及上气咳嗽，并宜入面药。《太乙仙制本草药性大全·仙制药性》卷三。

叶

【主治】采其叶熬为膏，敷疮疡立愈，谓之楸叶膏。《戒庵老人漫笔》卷八。

【附方】《太乙仙制本草药性大全·仙制药性》卷三：治头极痒不痛，出疮。用楸叶不限多少，少捣绞汁涂之。○灸疮多时不差，痒痛出黄水。用楸叶或根皮，捣罗为末，傅疮上即差。○疗痈肿烦困。生楸叶十重贴之，布帛裹缓急得所，日三易，止痛消肿，食脓血良无比，胜于众药。冬以先收干者，临时盐汤沃润用之。○疮痛烦闷困极方。又主患痈破下脓讫，着瓷药塞疮孔。楸叶十重，去瓷，药下涂之，以布帛裹，缓急得所，日再三易之，痛闷即止。此法大良，胜于众法。主痈疽溃后及冻疮有刺不出，甚良。冬无楸叶，当早收之，临时以盐汤沃之，令择日亦佳，薄削楸白皮用之亦得。○疗口吻疮。楸枝皮白温贴上，数易。○治瘘。煎楸枝作煎，净洗疮子孔中，大效。○治小儿头上疮，发不生。楸叶捣汁涂疮上，发即生，兼白秃。

宜男草《海药本草》（即：木蝴蝶）

【释名】狗溺台、鬼笔《通志》、千张纸、木蝴蝶《本草纲目拾遗》。

【集解】《证类本草》卷一〇：〔《海药本草》〕宜南草，谨按《广州记》云：生广南山谷。有荚长二尺许，内有薄片似纸，大小如蝉翼。此草生南方，故作南北字。今人多以男女字，非也。宜男草者，即萱草是。《通志·昆虫草木略》卷七五：宜男草，《广州记》云：小男女佩之臂上，辟恶止惊。生广南，

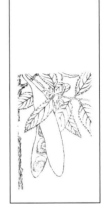

图 30-9-1 千张纸
《图考》

3425

朝生暮落花，生粪秽处，头如笔，紫色，朝生暮谢。小儿呼为狗溺台，又名鬼笔。菌类也，非槿。

《本草纲目拾遗》卷六：木实也，出云南广南府，形似稊豆，其中片片如蝉翼，焚灰用。治心气痛。○木蝴蝶出广中，乃树实也，片片轻如芦中衣膜，色白似蝴蝶形，故名。四边薄而明，中心微厚，不甚明透，似有子壁钱白膜状。《植物名实图考》卷三六：千张纸生广西，云南景东、广南皆有之。大树，对叶如枇杷叶，亦有毛，面绿背微紫；结角长二尺许，挺直有脊如剑，色紫黑，老则迸裂；子薄如榆荚而大，色白，形如猪腰，层迭甚厚，与风飘荡，无虑万千。《云南志》云：形如扁豆，其中片片如蝉翼，焚为灰，可治心气痛。《滇本草》：此木实似扁豆而大；中实如积纸，薄似蝉翼，片片满中，故有兜铃、千张纸之名。○按此木实与蔓生之土青木香，同有马兜铃之名。医家以三百两银药属之土青木香下，皆缘未见此品而误并也。

【主治】主邪。小男女以绯绢袋盛一片，佩之臂上，辟恶止惊。〔《海药本草》〕。《证类本草》卷一〇。治心气痛。《本草纲目拾遗》卷六。入肺经，定喘消痰；入脾胃经，破蛊积；通行十二经气血，除血蛊、气蛊之毒。又能补虚、宽中、进食，夷人呼为三百两银药者，盖其治蛊得效也。〔《滇本草》〕。《植物名实图考》卷三六。痛因肝气，焙用尤灵。《药性蒙求·木部》。

【发明】《本草纲目拾遗》卷六：千张纸，《滇志》以为木实，据程豹文言，千张纸乃仙人掌草，晒干，其中心层层作罗纹卷心，折之如通草状，故名。此物用七张烧灰酒服，可治胃脘痛。杨桐岗云：苏州有之，状如通草，约手掌大，曾用入丸中，可治浸淫恶疮，今并存其说，以俟考。

【附方】《本草纲目拾遗》卷六：治肝气痛。用二三十张。铜铫上焙燥研细，好酒调服。贴痈疽。项秋子云：木蝴蝶出广西，俨如蝴蝶，中心如竹节，色更白，凡痈毒不收口，以此贴之，即敛。治下部湿热。

桐《本经》

【集解】《绍兴本草》卷一五：桐叶，性味《本经》已载。虽有主治，但外用，间入于方，在服饵罕见为用。又花亦外用之。其结实取油误食之，喜作吐利，此非梧桐一种尔。处处产之。当作味苦、寒、有毒是矣，其皮未闻验据。《通志·昆虫草木略》卷七六：桐之类亦多。陶隐居云有四种：青桐，叶皮青，似梧而无子。梧桐，色白，叶似青桐，有子，其子亦可食。白桐，与冈桐无异，惟有花子耳，花二月舒，黄紫色，《礼》云桐始华者也。一名椅桐，人家多植之。冈桐无子，今此云花，便应是白桐也。白桐、冈桐俱堪作琴瑟。据此说，则白桐者，梧桐也，其材可作琴瑟，诸桐惟此最大，可为棺椁。《左传》云：桐棺三寸。《尔雅》云所谓櫄，梧。又谓荣，桐木者，此也。《诗》云：椅桐梓漆，爰伐琴瑟。注疏家不能别椅是冈桐，桐是梧桐，梓似楸，别是一物，《尔雅》谓之椅，梓，误矣。又有一种桢桐，夏月繁花，其红如火。又有紫桐，

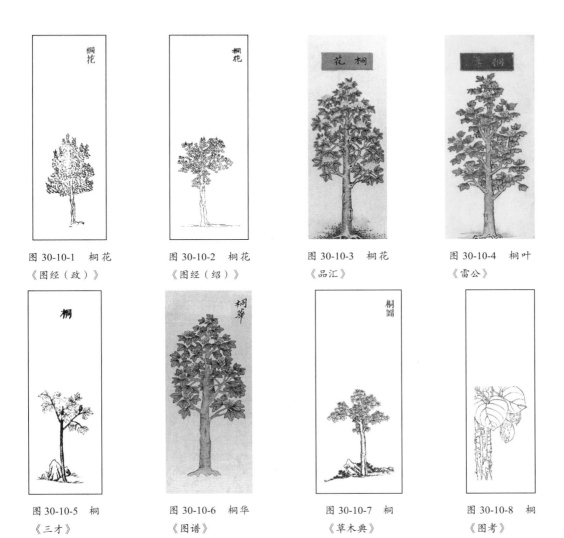

图 30-10-1　桐花
《图经（政）》

图 30-10-2　桐花
《图经（绍）》

图 30-10-3　桐花
《品汇》

图 30-10-4　桐叶
《雷公》

图 30-10-5　桐
《三才》

图 30-10-6　桐华
《图谱》

图 30-10-7　桐
《草木典》

图 30-10-8　桐
《图考》

花如百合。又有刺桐，其花侧敷如掌，枝干有刺，花色深红。又有一种实如罂子粟，可作油，陈
藏器所谓罂子桐也。《本草品汇精要》卷二〇：《尔雅》云：荣桐，因其花而不实之谓，亦谓之花
桐。一种皮青，枝上橐鄂有五，其子缀于橐鄂之傍者，曰梧桐，亦谓之青桐。炒其实啖之，味似
菱芡。复有冈桐生于高冈，故曰冈桐。盖桐性便湿，不生于冈，此种故有冈桐之号，其子大而油
多，亦曰油桐也。或曰：梧桐以知日月正闰，生十二叶，一边有六叶，从下傅一叶为一月，有闰
则生十三叶，视叶小者则知闰何月也。故曰：梧桐不生则九州岛异，故名之曰桐。亦犹蓂荚十五
以知朔望之义也。《植物名实图考》卷三三：桐《本经》下品。即俗呼泡桐。开花如牵牛花，色白，
结实如皂荚子，轻如榆钱，其木轻虚，作器不裂，作琴瑟者即此。其花紫者为冈桐。

叶

【释名】长生叶《生草药性备要》。

【气味】苦、寒、有毒。《绍兴本草》卷一五。

【主治】治痈疮疸、痔瘘、恶疮、小儿丹，用皮，水煎，傅。《太乙仙制本草药性大全·仙制药性》卷三。治蛔虫、消渴虫、腹中长虫、诸疮之虫，及蜈蚣与蜂之伤，并碎蚤虱，盖蛟龙虫之长也。《芷园臆草题药》。

【发明】《芷园臆草题药》：桐叶知时，望夏生，夏去落，当为心药。《灵枢》云时间时甚者，病在心，心主时，于义颇相合。生彼朝阳，爰伐琴瑟，声音自木而出，若人角徵之音不条达者合以之。蛟龙畏楝，物牲之相制，真不可知。其治蛔虫、消渴虫、腹中长虫、诸疮之虫，及蜈蚣与蜂之伤，并碎蚤虱，盖蛟龙虫之长也。

木皮

【气味】味甘、微苦，气寒，无毒。《本草汇言》卷九。

【主治】主痔，《删繁方》疗肠中生痔，肛门边有核者，猪悬蹄青龙五生膏中用之，其膏傅疮并酒服之。《太乙仙制本草药性大全·仙制药性》卷三。煎汁涂丹毒，淋发去头风。《本草洞诠》卷一一。

【发明】《本草汇言》卷九：究其青桐之性，清虚芳洁，散浊澄清，故淋、痔、奔豚、脚气、痈虫之疾，咸得奏其用焉。

【附方】《本草汇言》卷九：治痈疸发背大如盘，腐臭不可近者。用青桐叶醋浸半日，蒸，贴之。退热出脓，定痛生肉，此极验秘方也。

花

【主治】主金疮止血殊效。《太乙仙制本草药性大全·仙制药性》卷三。

根

【释名】泡通株根《草药图经》。

【主治】能治跌打损伤。《草药图经》。

桐油

【气味】甘微辛，寒，有大毒。《本草洞诠》卷一一。

【主治】傅恶疮，摩疥癣、虫疮，吐风痰，喉痹，毒鼠至死。《本草洞诠》卷一一。

【附方】《本经逢原》卷三：吐风痰喉痹。以桐油和水扫入喉中则吐。误食吐者，得酒即解。

泡木树《草木便方》

根

【气味】味辛。《草木便方》卷二。

【主治】五种疟疾，消肿疡，祛风解毒，治利热，蛇犬咬伤涂毒良。《草木便方》卷二。

梧桐《本草纲目》

【释名】刺桐、亚娘鞋《生草药性备要》。

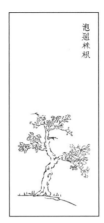
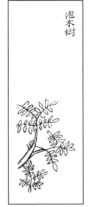

图 30-11-1 泡通株根《草药》　图 30-11-2 泡木树《便方》

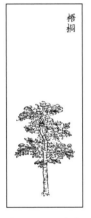

图 30-12-1 梧桐《图经（政）》

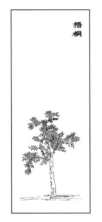

图 30-12-2 梧桐《图经（绍）》

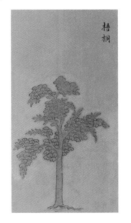

图 30-12-3 梧桐《履巉岩》

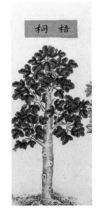

图 30-12-4 梧桐《品汇》

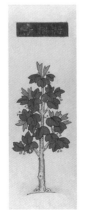

图 30-12-5 梧桐子《食物》

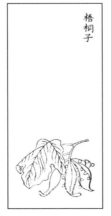

图 30-12-6 梧桐子《茹草》

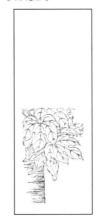

图 30-12-7 梧桐《图考》

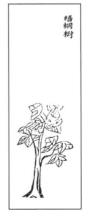

图 30-12-8 梧桐树《便方》

【集解】《食物本草》卷二：梧桐子，四月开淡黄小花如枣花，枝头出丝堕地或油沾衣履，五六月结子，人收炒作果。多食亦动风气。《月令》所谓清明之日桐始华者，即此。《调疾饮食辨》卷四：梧桐子，《图经》曰：《诗·小雅》：其桐其椅，其实离离。《国风》：椅桐梓漆。《陆疏》谓梓实桐皮为椅，即梧桐。陶隐居谓白桐为椅，盖二桐俱有子，俱可为琴瑟。《尔雅》曰：榇，梧。郭注云：即梧桐。又曰荣桐木。邢疏曰：与榇桐一也。《遁甲书》云：梧桐可知月闰，无闰则十二叶对生，一边六叶；有闰则十三叶。视其小者，则知闰在何月，故曰梧桐不生则九州岛异。《纲目》曰：梧桐直而无节，肌理细紧。叶似白桐略小。花细下垂。荚长三寸，五片合成，老则裂开如箕，名橐鄂。子缀于两傍，或五、六、三、四枚，大如胡椒，皮皱。性喜向阳，故《诗》曰：梧桐生矣，于彼朝阳。其生也晚，春始叶，早秋即凋，故谚云：梧桐一叶落，天下尽知秋。材中琴瑟，《齐民要术》云：生山石间者，音更清响。

木皮

【气味】味苦，气温，无毒。《本草汇言》卷九。苦，寒，无毒。《本经逢原》卷三。

【主治】浸水抿妇人发鬓，黑润，不燥不蓬而光。苏氏方。《本草汇言》卷九。治丹毒恶疮，虫痔脱肛，熏洗。《本草求原》卷八。生肌，止痛，散血，凉脾，敷跌打。《生草药性备要》卷上。

叶

【气味】味苦，寒，有毒。《履巉岩本草》卷下。

【主治】主恶蚀疮着阴皮，主五痔，杀三虫。《履巉岩本草》卷下。晒干为末，蜜调敷发背诸毒，能煞其势。《肘后方》《本草汇言》卷九。

子

【气味】味甘，平，无毒。《食物辑要》卷六。甘，咸，平。味苦、辛，性温，无毒。入心、肺、肾三经。《本草再新》卷五。

【主治】炒熟，小儿多食之，微热。《履巉岩本草》卷下。补心润肺。《医林篹要探源》卷二。温中补气，保肺固肾，滋水。《本草再新》卷五。润肺清热。治疝，诸病无忌。鲜更清香。《随息居饮食谱·果食类》。

花

【主治】主傅猪疮。《履巉岩本草》卷下。治杖丹、癞头、汤火伤。《本草纲目拾遗》卷七。

根

【气味】性温。《医方药性·草药便览》。

【主治】治脑底飞疡。《医方药性·草药便览》。

【发明】《茹草编》卷二：梧桐子飒飒金风，凤鸣梧桐。累累其子，玉粒珠丛。采之盛之，可荐王公。顾人之怀，愁如可充。八九月摘其子，炒熟，去皮生食。《食物辑要》卷六：生食无益，熟食开胃醒脾。多食，生痰涎，动风气。《本经逢原》卷三：梧叶皮苦，寒，无毒。《本经》主恶蚀阴疮五痔，杀三虫。发明：梧之与桐本是二种。梧子状如胡椒，性热助火，咳嗽多痰者勿食。梧叶消肿毒，生毛发。《本经》治恶蚀阴疮。《肘后》治发落不生。《医林正宗》治痈疽发背，大如盘，臭腐不可近，用梧叶醋蒸贴上，热退痛止，渐渐生肉收口。梧皮煎汁疗小儿丹毒、恶疮。《本经》治五痔、杀三虫，今人煎汤熏洗肠痔脱肛，即《本经》治五痔之应。浸水涂须发黑润，过用则发黄赤，助火之验也。《调疾饮食辨》卷四：梧桐材则极美，子充食甚不佳。古方虽用治口疮，方不验。多食令人耳聋，素有耳病人，不宜入口也。

【附方】《本草汇言》卷九：发背诸毒，能煞其势。梧桐叶晒干为末，蜜调敷《肘后方》。

《医经允中》卷二一：主消肿毒痈疽，发背大如盘，臭腐不可近。用梧叶醋蒸，贴上，热退痛止，渐渐生肉收口。肠痔脱肛。煎汤熏。

水梧桐《草药图经》

【释名】钻地风《草药图经》。

【集解】《草药图经》：叶清香，树空心，即水梧桐根。

【主治】筋骨风症要药。《草药图经》。

假芙蓉《生草药性备要》

【集解】《生草药性备要》卷上：叶如芙蓉而薄，花如狗牙。

【气味】味辛，性温，无毒。《生草药性备要》卷上。

【主治】治新内伤，煲肉食。又消恶毒大疮，用根皮捣烂，和蜜糖敷之，另用些煲酒饮。《生草药性备要》卷上。

飞松子《本草纲目拾遗》

【集解】《本草纲目拾遗》卷七：飞松子云南《土司志》：边境各土司深山中，产一种飞松子，结实熟时，人欲取之，子辄飞去，夜则仍归根下，土人记其处，俟夜过子，掘其根而取之，馈遗以为珍品，味绝香美。《徐霞客游记》：飞松一名狐实，亦作梧实，正如梧桐子，而大倍之，色味亦如梧桐子，而壳薄易剥。坐密树中，一见辄伐树，乃可得，迟则树即存，而子俱飞去成空株矣，故曰飞松。惟巅堂关外野人境有之，其叶如柳，味绝类土豆。《滇略》：梧实大如豆，壳脆易剥，不与他处类，俗谓之山松子，亦曰飞松。朱排山《柑园小识》：飞松出滇南，似梧桐子，稍大而微长，内外色味俱肖，而香美过之，蔓生松树上，土人甚珍之。

【主治】下气消痰，通和血脉，能返魂。凡有人魂神不安，及惊越失魂，神不守舍一切等症，此为要药。《本草纲目拾遗》卷七。

胖大海《本草纲目拾遗》

【释名】安南子《药性蒙求》。

【集解】《本草纲目拾遗》卷七：胖大海出安南大洞山，产至阴之地，其性纯阴，故能治六经之火。土人名曰安南子，又名大洞果。形似干青果，皮色黑黄，起皱纹，以水泡之，层层胀大，如浮藻然，中有软壳，核壳内有仁二瓣。

【气味】味甘、淡。《本草纲目拾遗》卷七。

【主治】治火闭痘，服之立起。并治一切热症劳伤，吐衄下血，消毒去暑，时行赤眼，风火牙痛，虫积下食，痔疮漏管，干咳无痰，骨蒸内热，三焦火症，诸疮皆效，功难尽述。《本草纲目拾遗》卷七。能清邪热。解毒凉营，目牙热疾。《药性蒙求·果部》。

罂子桐《本草拾遗》

【释名】《宝庆本草折衷》卷一四：新分桐油梧桐子附。○蕃油续附。用荏桐子榨取油也。○荏，而锦切。生桐柏山谷，今处处有之。○附：梧桐子，五六月收。○续附：蕃油，众方用者名大风油，俗号犀牛脂。或云蕃中有一种木子，榨之取油。忌水。

【集解】《本草汇言》卷九：罂子桐，味甘、微辛，有毒。即油桐也，因其实状如罂，故名。陈氏曰：罂子桐，生江南北大山中，两浙尤多。树如梧桐，早春开淡红色花，状如鼓子花，成筒子。子打造油，即桐油也。李氏曰：冈桐，即白桐之紫花者。

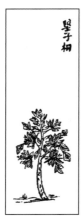

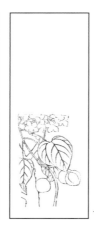

图 30-17-1 罂子桐《汇言》　图 30-17-2 罂子桐《图考》

油桐，枝干花叶，酷类冈桐，而树长稍小。但其实大而圆，每一实中有二子，或四子，如大枫子。其肉白色，味甘，食之能发吐。吐不止，饮热酒即解也。人多种莳，收子打油，及造船诸器皿中用。为时所须，人多伪之。试以竹篾作圈，蘸起如鼓面者为真。《植物名实图考》卷三：五罂子桐，《本草拾遗》始著录。即油桐，一名荏桐。湖南、江西山中种之取油，其利甚饶。俗呼木油。

油

【气味】冷，微毒。《宝庆本草折衷》卷一四。辛，寒。《草木便方》卷二。

【主治】大风恶患也，服之涂之则可安。疮痍疡疾也，傅之擦之则可除。至于驱治头虱，效更捷焉。其色凝白，其气烈，夏稀冬稠，抹于掌中，消散不滞者上也。《宝庆本草折衷》卷一四。疗虫疮，风火疥癣，臁胫伤。喉痹，水灌吐痰涎。《草木便方》卷二。

叶

【主治】嫩叶洗涂止黄水，脚膝臁胫久滥汤。《草木便方》卷二。

根皮

【主治】下气痞满。《草木便方》卷二。

【附方】《本草汇言》卷九：治风痰壅塞，喉胀不通。以油半和水，用鹅羽蘸扫喉中探吐。或以水研末，吹入喉中取吐亦可。但中病即止，不可多用频用，如多用，损耗中气，痰涎转多，为病变重者有之。周志仁大氏方。○治腿足风疮如癞，有虫者。用桐子油，和人乳各等分，扫数次即愈。《集简方》。○治酒皶赤鼻。用桐子油，调黄丹、雄黄末敷之。《摘玄方》。○治女人血风臁疮，溃烂如掌大。用桐子油调真铅粉，作隔纸膏贴之。杨氏方。○治误食砒石。即刻用桐子油半升灌之，得吐，毒即解。《华陀方》。

赤浊叶 《生草药性备要》

【释名】赤荟叶《生草药性备要》。

【集解】《生草药性备要》卷上：骨圆，与苦楝相似。

【主治】散血，散风毒。○治赤岭疔。《生草药性备要》卷上。

苦楝 《滇南本草》

【集解】《药性粗评》卷一：木高丈余，叶似槐而长，三四月开花红紫色，芬香袭人，实如弹大，生青熟黄。其木有雌雄二种，根赤无子者为雄，有毒。根白有子者为雌，微毒。今以雌者入药。荆、湘、川蜀山野处处有之，以川蜀者为胜。采无时。**《握灵本草》卷八**：苦楝子川产者良。白者入药，实名金铃子。形如弹丸。

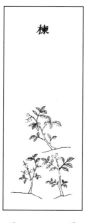

图 30-19-1　楝
《三才》

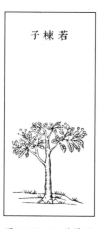

图 30-19-2　苦楝子
《备要》

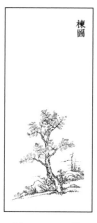

图 30-19-3　楝
《草木典》

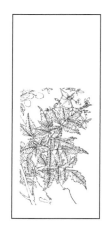

图 30-19-4　楝
《图考》

子

【修治】**《握灵本草》卷八**：酒拌蒸，待皮软，去皮取肉，去核。

【气味】味苦，性寒。《滇南本草》卷中。苦，寒，有小毒。《握灵本草》卷八。

【主治】利膀胱疝气。《滇南本草》卷中。主温疾，伤寒大热烦狂，利水道。治诸疝，虫痔。《握灵本草》卷八。能入肝舒筋，能导小肠、膀胱之热，因引心包相火下行，通利小便。为疝气要药。亦治伤寒热狂、热厥，腹痛心痛。杀三虫，疗疡疥。《本草备要》卷三。

【发明】**《本草从新》卷三**：《夷坚志》云：消渴证，有虫耗其津液者，取根皮浓煎，少加麝服，下其虫而渴自止。苦寒止宜于杀虫，脾胃虚寒者大忌。**《医林纂要探源》卷三**：泻心火，坚肾水，清肺金，靖肝火。形垂如铃，气味厚而下行，故入膀胱及阴囊，主利小水，治诸疝，以形用也。然疝多积寒，宜治以温热，此不过引导之使至耳。又治伤寒狂热，热攻心腹作痛。又杀虫治蛔及癣疥，皆泻火之功也。

根皮

【气味】味辣，有毒。《滇南本草》卷中。味苦，性微寒，有小毒。《药性粗评》卷一。大苦，大寒。《医林纂要探源》卷三。

【主治】杀小儿寸白虫。《滇南本草》卷中。游风热毒，风疹疥癫，杀蛔虫，利大肠。《药性粗评》卷一。杀疳，治疳。力甚峻，勿轻用。《医林纂要探源》卷三。

【附方】《药性粗评》卷一：长虫咬心。即蛔虫，其症心下𤺌痛，口吐清水者是也，取楝根皮刮上一层，剉，水煮浓汁，去渣作粥，隔夜勿食，来旦食一匙为始，少时复食一匙半，其虫自下。或水煎服之，或焙干为末，米饮调下一二钱亦可。五种之虫，皆可以此治之。风癞作痒。不拘疥癞瘾疹。取皮剉，煎汤浸洗，日二三次，自愈。秃疮日久。取皮烧为灰，调猪膏涂之，数次当愈。诸恶疮亦可。瘘口难收。取东行根皮，煎汁含而漱之良久，吐讫再含。

《生草药性备要》卷下：治虫积肚痛，消热毒。煲肉食。退热。用二皮同片糖煲水饮。亦治疳痢虫出。洗癞。取根向东方生者为妙。

核

【修治】《医林纂要探源》卷三：去肉，槌碎，浆水煮。

【气味】苦，辛，寒。《医林纂要探源》卷三。

【主治】治疝，去痼冷。须合温药，如茴香等类。《医林纂要探源》卷三。

川楝《本经》

【集解】《本草元命苞》卷七：生荆山山谷，以蜀川为佳。木高丈余，叶密如槐而长，花开红紫，实丸如弹而黄，腊月采实，无时取根。树有雌雄，根分两种，雄者根赤，无子，服之吐泻，杀人。用根惟取色白，能治蛔虫咬心。

实

【释名】石茱萸、草银零《宝庆本草折衷》。

【修治】《本经逢原》卷三：川酒浸，蒸软，去皮核，取净肉捻作饼，焙干用。《本草求原》卷八：川产者良，酒浸蒸，去皮核，取肉用，或面炒，或巴豆微打破同炒至楝赤；或单炒。

【气味】味苦、微寒、有小毒。《绍兴本草》卷一五。味苦，平，寒，无毒。《宝庆本草折衷》卷一四。气寒，味苦、平，有小毒。《汤液本草》卷五。味苦、酸，寒，小毒。气薄味厚，阴中阳也，入足阳明、手足太阴经，亦入手足太阳经。《本草汇》卷一五。

【主治】治疝瘕、除痛气殊验，大抵利气之性多矣。若以专除热者，即未闻验据。《绍兴本草》卷一五。主伤寒大热烦狂，治游风热毒瘾疹。利小便，通大肠，杀三虫，医疗癞。《本草元命苞》卷七。

【发明】《宝庆本草折衷》卷一四：楝实功用，惟经验又方治膀胱等言为至当，故许洪摭之以注《局方》，而张松广其旨，兼疗疝痛，漏精，下部诸证也。雷公及众方悉去核以取肉，而《集验方》乃以肉并核剉炒，合威灵仙元。盖亦有核肉同用者矣。《药性解》卷五：金铃子苦寒，宜

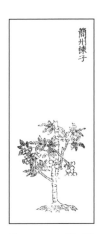

图 30-20-1 简州楝
子《图经（政）》

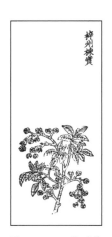

图 30-20-2 梓州楝
实《图经（政）》

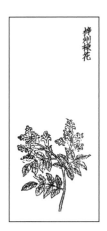

图 30-20-3 梓州楝
花《图经（政）》

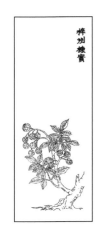

图 30-20-4 梓州楝
实《图经（绍）》

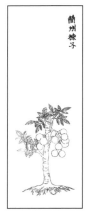

图 30-20-5 简州楝
子《图经（绍）》

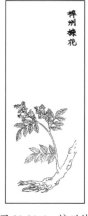

图 30-20-6 梓州楝
花《图经（绍）》

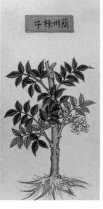

图 30-20-7 简州楝
子《品汇》

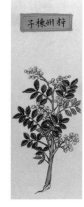

图 30-20-8 梓州楝
子《品汇》

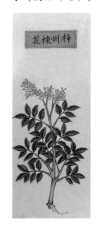

图 30-20-9 梓州
楝花《品汇》

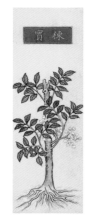

图 30-20-10 楝实
《雷公》

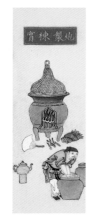

图 30-20-11 炮制
楝实《雷公》

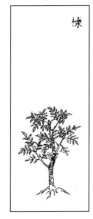

图 30-20-12 楝
《原始》

入心家，而小肠即其腑也，故并入之。疮疡诸症，何非心火所致，得金铃以泻之，洵可愈矣。《本草汇言》卷九：楝实：散热结，王好古导小肠膀胱之气之药也。詹润寰稿故前古主伤寒瘟疫，大热烦狂，疝瘕攻心胀痛，及小肠水道不通，小腹急疾诸证。○此剂但苦寒行散之物，以上诸证，非内热气结者勿用。如脾胃虚寒之人，亦勿用。《药镜》卷四：楝实祛郁积之湿热，诸虫自消。散浸淫之邪蒸，疥痒自愈。子治肾虚疝气而利水，根杀肠胃诸虫而止痛。用根之法，须辨二端，色白向阴，方云可食，红根立毙，切宜忌之。《本草述》卷二三：楝实治阴虚阳厥，如心痛、胃脘痛证。又治阴胜阳陷，如疝证。其义细详于后，但治疝证为专且多。疝之为患，多在肝肾部分，而其受病之因，大都寒郁热也。寒固肾与膀胱之气，热则厥阴相火之气也。此味根君火之对化，自应入肾，兼木火之气化，自应彻肝，此所谓导气达阳，兼解热散结者也。自应彻肝，固即本木火以致于苦寒者也。○方书用苦楝实唯疝最多而且专，次之遗精，遗精证有数方，乃属补阳之虚者也，何以不能舍此味，岂取其苦寒以济温补之燥乎？盖本木火以致苦寒，则木火入手，不与温补之味相逆，渐入而致苦寒，则与虚寒之气骤得温补者，因有同气之先导，而温补乃可以奏功也。大抵用之有三：如下之阴虚而阳厥为心痛者，有金铃子散是也；如下之阳虚而阴泄为遗精者，有固阳丸、鹿茸益精丸、既济固真丹是也；如斯阴虚阳虚以病于他证者，可以类推而治矣。唯是阴覆乎阳，阳病于阴，以为疝病者，斯物乃得对待之，即治方种种不一，而其所治必用斯味之义，固确确不能易也。《本草汇》卷一五：主中湿伤寒大热烦狂，理膀胱小肠疝气吊痛。利小便水道，杀三虫疗疮。《本经》主温疾伤寒大热烦狂者，总因寒邪郁久，至春变为温病，邪在阳明也。苦寒之物，则能散阳明之邪热矣。膀胱为州都之官，小肠为受盛之官，二经热结，则小便不利。此药味苦气寒，走二经而导热结，故水道自利。《本草求真》卷六：川楝子解郁热狂，燥疝瘕蛊毒。川楝子专入心包、小肠、膀胱。即苦楝子。因出于川，故以川名。又名金铃子，楝实者是也。味苦气寒微毒，凡人冬时感冒寒邪，至春而发则为温，以致症见狂燥，并疝瘕，热被寒束，症见囊肿茎强，掣引作痛，与夫寒热积聚，积由五脏所生，聚由六腑所成。三虫内蚀者，俱宜用此调治。有虫耗其津液而渴，须用此根叶加麝以投。以苦主有泄热之功，寒有胜热之义，故能使热悉除，而毒蛊瘕疝，亦得因其自心下降，由于小便而乃泄矣。但人止知此为除疝之味。○故凡疝因热邪，及因蛊虫内蚀，宜于川楝。若使脾胃虚寒，症属阴疝，则川楝其切忌焉。

3437

【附方】《太乙仙制本草药性大全·仙制药性》卷三：小儿杀虫定疼痛抵圣散。以苦楝二两，白芜荑半两，为末，水一盏，末一钱，煎取二分，放冷待发服效。治长虫。用楝实，淳苦酒中渍宿，以绵裹塞谷道中三寸许，日易之。

《本草汇言》卷九：治热厥心痛。乍痛乍止，身热足寒。用川楝实去皮，玄胡索各一两，俱醋炒为末，每服三钱，白汤下。《活法机要》。○治一切偏坠疝气，痛不可忍，或钓肾等疝。用川楝子肉五两，分作五分。一分用补骨脂五钱同炒；一分用小茴香三钱，食盐二钱同炒；一分用斑蝥七枚去头足同炒；一分用吴茱萸二钱同炒；一分用牵牛子三钱同炒。炒完，拣去食盐、吴茱萸、斑蝥，只留补骨脂、茴香，同研为末，以红曲打糊为丸，如梧桐子大。每服百丸，空心白汤下。《澹寮方》。○治婴儿冷疝气痛，胕囊浮肿。用川楝子去皮核五钱，吴茱萸二钱五分，俱微炒，共为末。每服五分，白汤调下。《全幼心鉴》。

根及木皮

【修治】《太乙仙制本草药性大全·仙制药性》卷三：略刮外青，只留里白。

【气味】味苦，气寒，微毒。色赤者，有大毒，勿用。色白者，无毒，可用。《本草汇言》卷九。

【主治】○根东行者，煮汁服，疗蛔虫甚效。○皮，治游风热毒，风恶疮，疥癞秃疮，并煎汤浸洗。《本草集要》卷四。去虫杀疥之药。《本草汇言》卷九。杀诸虫，尤善逐蛔。利大肠，治游风热毒恶疮。苦酒和涂疥癣甚良。《景岳全书》卷四九。

【附方】《太乙仙制本草药性大全·仙制药性》卷三：追虫。单味煎酒，宜月前，忌月后。月半前虫头向上，月半后虫头向下。先啖鸡蛋饼，引虫口开，顿饮浓药，过昼即利，多则成团追下，少则逐条推来。积聚行，疼痛止。亦堪研细末敷作痒虫疮。补注：治瘘疮着口中。东行楝根细剉，水煮浓汁含之漱口，吐，勿咽。治蛔虫咬心。用苦楝皮煎一大盏服下。治小儿蛔虫，楝木皮削上苍皮，以水煮汁饮，量大小进。治五种虫。以楝皮去其苍者，焙干为末，米饮下二钱匕。治小儿秃疮及诸恶疮，蟨蜮疮。楝树枝皮烧灰，和猪膏傅之。治瘾。楝皮浓煎浴之。○蛲虫攻心如刺，口吐清水。取根剉，水煮令浓赤黄色，以汁合米煮作糜，隔宿勿食。来旦从一匙为始，少时复食一匙半糜，便下蛲，验。

《本草汇言》卷九：治小儿消渴有虫。用楝根白皮一握切碎，水二碗，煎一碗，空心饮之，虽困顿不妨。下虫如蛔而红色，其渴自止。王宁宇抄洪氏方。○治小儿腹中有虫。用楝根白皮一两切碎，白芜荑五钱，俱微炒，共为末。每以一二钱，量儿大小增减，白汤调服。次日虫下。○治小儿干疥湿癣，及秃疮、蟨蜮疮、浸淫疮，并一切诸疮。用楝根白皮捣烂，和猪脂少许，搽之即愈。治大人疥癣亦可用。《万病回春》。治妇人诸病，因气滞血不调者。用川楝实一两，香附便煮，乌药、砂仁、当归、川芎、白芍药各二两，熟地黄四两、酒煮，共捣细为丸。每早服三钱，晚服二钱，白汤下。气痛加吴茱萸五钱；身盛有热加半夏、茯苓、陈皮各一两；脾胃不和，时作泄泻，加白术、补骨脂各二两。○治乳病溃烂，经年将穿膜者。用土楝实一两，经霜者佳，雄鼠粪七钱，露蜂房五钱，俱炒微焦，研细末。每用三钱，食后酒调服，间日一服，服药完，痛即止。不数日，脓血收敛。外贴长肉膏而愈。《广笔记》。

《本草求原》卷八：吐蛊毒，治游风热毒。俱煎肉服。风疹疮疥、煎洗诸痛疮痒，皆属心火。杀虫，治虫耗津液而成消渴。根皮浓煎，加片糖、麝少许服下，其虫即出。先食炙鸡蛋一只，冷食苦楝根汤，又以炙蛋压之，则虫积泻尽自止。根赤者毒，杀人。取白者二青皮，以糯米同煮，杀其毒。若泻，以冷粥止之；不泻，以热葱粥发之。

椿《唐本草》

【释名】香椿《茹草编》。

【集解】《救荒本草》卷下之前：《本草》有椿木、樗木。旧不载所出州土，今处处有之。二木形干大抵相类。椿木实而叶香，可啖。樗木疏而气臭，膳夫熬去其气亦可啖。北人呼樗为山椿，江东人呼为虎目。叶脱处有痕如樗蒲子，又如眼目，故得此名。夏中生荚，樗之有花者无荚，有荚者无花，荚常生臭樗上，未见椿上有荚者。然世俗不辨椿、樗之异，故俗名为椿荚，其实樗荚耳。其无花不实，木大端直为椿，有花而荚，木小干多迂矮者为樗。《本草品汇精要》卷二〇：木高四五丈，形干类樗，但樗木疏而气臭。其椿木结实，叶香可啖。叶似桃叶，一枝数叶，两两相对。其茎自脱，茎端似马蹄，初春生芽，人采煮以入茶，甚美。春末开淡黄花，至夏作荚成，穗似凤眼，故名凤眼草。随风飘落，着处便生。此木耐久，庄子所谓椿寿八千是也。《本草汇言》卷九：李氏曰，椿、樗二木，南北皆有。形干枝叶，大抵相类，实二种也。今据苏、寇两氏之说，细辨之，各有异焉。椿木，体干大而修长，皮赤叶香，味甘，气温，质实，无花子，性涩，有毒，升发之用也。樗木，体干小而迂矮，皮白，叶臭，味苦，气寒，质疏，有花子，性利，无毒，沉降之用也。以朱观之，二物其不同者如此。本草诸书，分析尚未明确，今辨别二种之异，以俟博物君子再行查验何如耳。《植物名实图考》卷三五：椿《唐本草》始著录。即香椿。叶甘可茹，木理红实，俗名红椿。

白皮及根皮

【气味】味苦，气温、香，有毒。《药性要略大全》卷六。苦，甘，涩，寒。《医

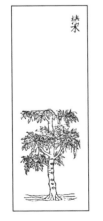

图 30-21-1　椿木
《图经（政）》

图 30-21-2　椿木
《图经（绍）》

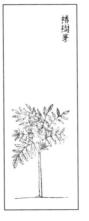

图 30-21-3　椿树芽
《救荒》

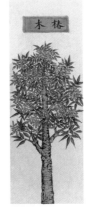

图 30-21-4　椿木
《品汇》

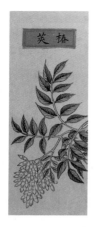

图 30-21-5　椿荚
《品汇》

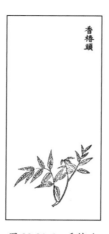

图 30-21-6　香椿头
《茹草》

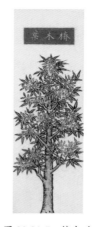

图 30-21-7　椿木叶
《雷公》

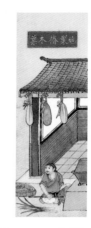

图 30-21-8　炮制椿木
叶《雷公》

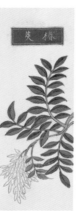

图 30-21-9　椿荚
《雷公》

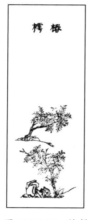

图 30-21-10　椿樗
《三才》

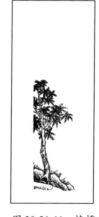

图 30-21-11　椿樗
《原始》

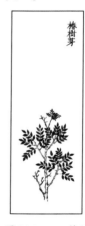

图 30-21-12　椿树
芽《博录》

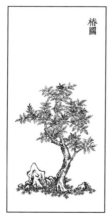

图 30-21-13　椿
《草木典》

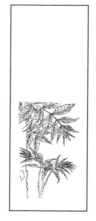

图 30-21-14　椿
《图考》

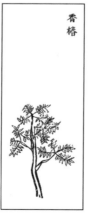

图 30-21-15　香椿
《便方》

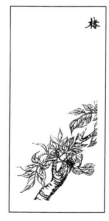

图 30-21-16　椿
《图说》

林纂要探源》卷三。

【主治】止痢，断疟、泻血、疳，血崩赤带。可洗疥疮。《药性要略大全》卷六。治下血经年，并泻痢腹痛。疗小儿疳痢，并肠脱产余。同滑石而粥为丸，医女人白带。偕人参而米饮下，疗肠内血脓。《药镜》卷四。

【发明】《芷园臆草题药》：椿类有樗，椿香而樗臭。椿端直而上，木心赤色；樗质散而庄生所云不夭寿者也。二物同种，皆重在臭性，能上能散，肝心药也，有春雩之义，更新而陈去，故治传尸鬼注蛊，内有陈积，疼而为痢浊带遗。下脱者，人知其能止，而不知其所以止。其在用臭之能上能散，如火之气象也。多食其牙则熏藏，昏神如醉，可例以见。《本草经疏》卷一四：椿禀地中之阴气以生，本经味苦有毒。甄权言微热。震亨言凉而燥。然考其用，必是微寒苦燥之药。入手、足阳明经。本经主疳及洗疥疮风疽，藏器去口鼻疳虫疥者，因肠胃有湿热，故现是证。苦凉而燥，所以外治皆得也。藏器又主杀蛔虫，蛊毒，下血及赤白久痢。《日华子》主肠风泻血。萧炳云：得地榆主疳痢。孟诜云：止女子血崩及产后血不止，赤带。皆取其苦能燥湿，寒能除热，涩能收敛之功耳。采得去粗皮，蜜炙用。樗功用相同。《本草汇言》卷九：香椿杀蛔虫，解蛊毒，陈藏器止疳痢之药也。金自恒陈氏方云：此药甘香温涩而燥。甘香能骤发新邪。谓发疮疥风痹，及疝气、脚气之类。涩燥能收敛陈气。谓除蛔虫、蛊毒、疳痢、胃噎、奔豚之类。故孟氏方治妇人血崩，或产后血行不止，并平常月信来多及赤白带下，取椿根煎汁服即止，则知性之止涩可知矣。《本草乘雅半偈》帙九：椿樗同种，材臭异形者，牝牡有别耳。樗孕荚者牝，椿无荚者牡，故椿体木性之直，樗体木性之曲，曲直仆伛，木体之全性现矣。《本草述》卷二三：椿樗主治，其义丹溪为确，而以时珍所说参之。盖一类二种，味俱涩苦，但椿之涩苦不如樗之甚耳。夫椿樗止用根皮，而涩苦即在根皮，则其所禀固地中寒水之气，然苦继于涩后，则又本燥金以达其寒水之化者也。○唯樗之收阴者倍于椿，即其达阳者倍于椿也。时珍所揣其语意亦有近似，然不因其功力之差等，而妄以气血分属。讵知其能疗诸证，固脱之功全在达阳，而达阳之功先在收阴，是宁得分属气血乎？但因其微甚，以用椿樗则可耳。《夕庵读本草快编》卷五：椿皮色赤而香，樗皮色白而臭；椿性良而涩血，樗性滑而下利，不可不辨也。凡湿热为病，以致泄泻久痢，精滑梦遗，赤白浊带者，用之以燥下焦之湿而固脱实肠，兼可祛肺胃陈痰，故称妙也。若樗皮，虽嫌其利，倘气分邪郁，反宜投此以开导之，两不失矣。《本草求原》卷八：古方治带浊下痢、血痢，都是用椿皮者多，而樗皮者少用。此物一物二种，其功专在于燥以达阳，涩以收阴，使阳不陷于阴中，而诸症自除。凡患湿热，必病于血，正不以入气、入血区分也。故肠风下血，有用臭椿皮同苍术、枳壳治者，此可见矣。

【附方】《上医本草》卷三：脏毒下痢赤白。用香椿洗刮，取皮，日晒，为末，饮下一钱，立效。

叶

【气味】味苦，涩，气寒，有毒。《本草集要》卷四。

【主治】主洗疮疥风疽，水煮叶汁用之。《本草集要》卷四。

香椿苗

【气味】味甘，平，无毒。《食物辑要》卷三。

【主治】和胃消风。多食，昏神，熏十二经脉。《食物辑要》卷三。《生生编》云：嫩芽瀹食，消风祛毒。《食治广要》卷三。

樗《宝庆本草折衷》　　【校正】《本草纲目》"椿樗"为一条，今分出。

【释名】臭椿《宝庆本草折衷》。

《宝庆本草折衷》卷一四：一名樗皮，一名山椿，一名虎眼，一名虎目，一名鬼目。○又云：一名武目。

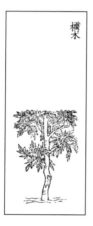
图 30-22-1　樗木
《图经（政）》

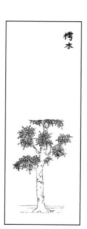
图 30-22-2　樗木
《图经（绍）》

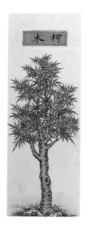
图 30-22-3　樗木
《品汇》

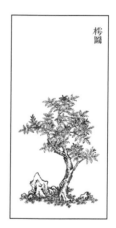
图 30-22-4　樗
《草木典》

【集解】《药性粗评》卷二：樗木皮，俗名臭椿是也。《唐风》之诗谓之樗。此与真椿不同，真椿脉理坚实，而叶香可啖，樗则轻虚无用。《庄子》所谓吾有大木，人谓之樗，其本臃肿不中绳墨云云者是也。其树高可数丈，围至合抱，其叶与椿相似，春生秋落。江南山谷处处有之。根叶皆可入药，俱采无时。《植物名实图考》卷三五：樗，《唐本草》始著录。即椿之气臭者。根荚皆入药。木理虚白，生山中者名栲。《尔雅》：栲，山樗。陆玑《诗疏》：山樗与下田樗无异。其木稍坚，可作器。

【修治】《药性粗评》卷二：凡用根皮，须刮去粗皮，取里白一层，到炒过用。《本草通玄》

卷下：凡用刮去粗皮，生用则能通利，醋炙即能固涩。

【气味】味苦，性寒，无毒。又云，微温，有小毒。《药性要略大全》卷六。味苦、辛，性温。《滇南本草》卷中。味苦、涩，气寒，有小毒。味厚，阴也，降也。《本草约言》卷二。苦，温，有毒。《本经逢原》卷三。

【主治】止妇人白带，大肠下血红白，便浊。《滇南本草》卷中。止女人月信过度，久痢，带漏崩中。禁男子夜梦遗精滑泄，肠风痔瘘。缩小水，祛疮疥，主鬼疰，杀传尸、蛊毒、蛔虫。《太乙仙制本草药性大全·仙制药性》卷三。止痢疾，其功与罂粟壳、诃子肉相等。较其止涩治痢之功，更有倍于椿木根叶之力也。《本草汇言》卷九。

【发明】《药性解》卷五：樗白皮血中之药也，心主血，肝藏血，脾裹血，宜均入之。孟诜云：多食令人神昏血气微。《本草通玄》卷下：樗白皮苦而微温。专以固摄为用，故泻痢肠风，遗浊崩带者，并主之。然必病久而滑，始为相宜，若新病蚤服，强勉固涩，必变他症而成痼疾矣。时珍曰：血分受病不足者，宜用椿皮；气分受病有郁者，宜用樗皮。《本草汇》卷一五：樗根白皮，禀地中阴气以生，专以固摄为用。苦燥凉涩，多建功于湿热。有实肠之力，亦有益于外治。但痢疾滞气未尽者，不可遽用。《药性切用》卷五：樗根白皮即臭椿根皮。苦寒性涩，燥湿收敛，入肺肠血分，而止血痢，为湿热伤阴，肠滑泄痢之专药。醋炒用。臭椿叶，功用相仿，而力不及耳。椿根白皮，即香椿根皮，功用相近，而力稍逊之。

【附方】《滇南本草》卷中：治心气疼，面背寒，胃气疼。臭椿皮，新瓦焙，为末，每服一钱五分。

《药性粗评》卷二：疳痢不止。樗根白皮不拘多少，捣烂，和面捻作馄饨，如小枣大，煮熟，任意空腹点盐醋吞之，重者不过二服而愈。

《太乙仙制本草药性大全·仙制药性》卷三：疗疳痢困重。皮捣面拌作小颗子，日晒又拌，凡三遍，水煮至熟，加盐醋酒，顿服，量儿大小。〇久痢及疳痢。拣皮去土，不用见狗及风，细切，捣如泥，取面捻作饆饳子如小枣大，勿令破，热煮吞七枚，重者不过七服，皆忌油腻热面毒物。〇疳痢晓夜无度者。取根煮浓汁一鸡子壳许，和粟米泔一鸡子许灌下部，再度即差。治大肠风虚，饮酒过度，挟热下痢脓血疼痛，多日不差。樗根白皮一两，人参一两，为末，每用二钱匕，空心以温酒调服，如下饮食，以温米饮代，忌青菜、果子甜物、鸡、猪、鱼、蒜等。

叶

【主治】捣汁，可洗疮除疥及虱。《药性要略大全》卷六。

兜栌树 《救荒本草》

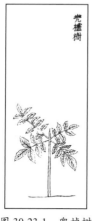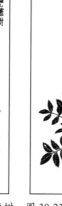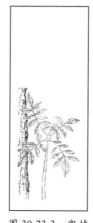

图 30-23-1　兜栌树《救荒》　　图 30-23-2　兜栌树《博录》　　图 30-23-3　兜栌树《图考》

【集解】《救荒本草》卷下之前：兜栌树生密县梁家冲山谷中。树甚高大，其木枯朽极透，可作香焚，俗名坏香。叶似回回醋树叶而薄窄，又似花楸树叶，却少花叉，叶皆对生。《植物名实图考》卷三四：按《本草纲目》，懷香，江淮湖岭山中有之。木大者近丈许，小者多被樵采。叶青而长，有锯齿，状如小苏叶而香，对节生；其根状如枸杞根而大，煨之甚香。《楞严经》云：坛前安一小垆，以兜娄婆香煎水沐浴，即此香也。

根

【气味】气味苦涩，平，无毒。《植物名实图考》卷三四。

【主治】治头疖肿毒。碾末麻脂调涂，七日腐落。《植物名实图考》卷三四。

秦皮 《本经》

【释名】秦白皮《药性论》、岑皮《吴氏本草》。

【集解】《通志·昆虫草木略》卷七六：秦皮曰石檀，曰盆桂。其用在皮，故曰秦皮，亦曰岑皮。其木似檀，俗呼为白桴木。取其皮渍水，染笔而书之，作青色，故墨家用之。《履巉岩本草》卷上：取渍水，便碧色，书纸看青色者是。《本草元命苞》卷六：产卢江川谷、冤句，今陕西州郡尤多。木大如檀，皮有白点，枝斡青绿，花实全无，叶如匙大而不光。二八月采皮，干阴。

木皮

【气味】味苦，微寒、大寒，无毒。《图经本草药性总论》卷下。味苦，性寒。入足厥阴肝经。《长沙药解》卷二。性微温，味辛、微苦，阴也。《校补滇南本草》卷下。

【主治】主风寒湿痹，洗洗寒气，除热，目中青翳白膜。疗男子少精，妇人带下，小儿痫身热。可作洗目汤。久服头不白，轻身，皮肤光泽。○治天蛇毒，似癞非癞。

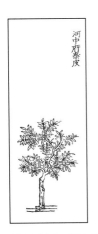

图 30-24-1　河中府
秦皮《图经（政）》

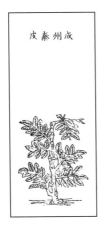

图 30-24-2　成州秦
皮《图经（政）》

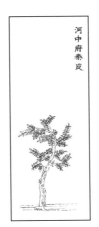

图 30-24-3　河中府
秦皮《图经（绍）》

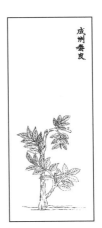

图 30-24-4　成州
秦皮《图经（绍）》

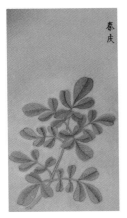

图 30-24-5　秦皮
《履巉岩》

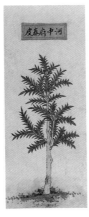

图 30-24-6　河中府
秦皮《品汇》

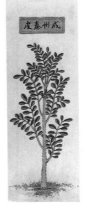

图 30-24-7　成州秦
皮《品汇》

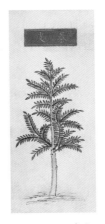

图 30-24-8　秦皮
《雷公》

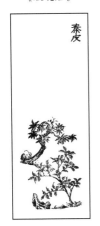

图 30-24-9　秦皮
《三才》

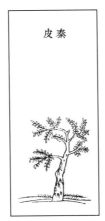

图 30-24-10　秦皮
《备要》

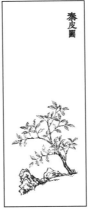

图 30-24-11　秦皮
《草木典》

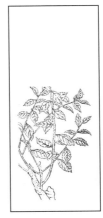

图 30-24-12　秦皮
《图考》

人被草间黄花蜘蛛螯，为露水所濡，乃成此疾。煮汁饮之即差。《履巉岩本草》卷上。令头不白，肌体光泽。主风寒湿痹，疗身热惊痫。去肝中久热，两眼赤肿；治目中青翳，白膜侵睛。男子少精宜饵，妇人带下堪服。渍水和墨，写字画纸上不脱；煎汤澄清，收贮点睛上生疮。《本草元命苞》卷六。其用有四：风寒邪合湿成痹，青白色幻翳遮睛，女子崩中带下，小儿风热惊痫。《珍珠囊·诸品药性主治指掌》。行厥阴滞塞之气，止肝气左胁疼痛，下气，消膨胀。行阳明，乳汁不通。《校补滇南本草》卷下。

【发明】《芷园臆草题药》：秦皮水浸即青碧，当取色用。青能入肝，风邪为病，则先见于色。当为肝之风药，治目乃其一端也。《药性解》卷五：秦皮青碧之色，宜入厥阴，沉阴之品，宜入少阴。脾胃虚寒者，不宜多用。《本草汇言》卷九：秦皮敛精，《别录》收泪，王好古息崩，止痢之药也。苗天秀稿此药味苦性涩而坚，能收敛走散之精气。故仲景用白头翁汤，以此治下焦虚热而利者，取苦以涩之之意也。《别录》方止男子精虚，妇人崩带。甄氏方又治小儿惊痫身热，及肝热目暗，翳膜赤肿，风泪不止等疾。皆缘肝胆火郁，气散以致疾。以此寒清碧下降之物，使浊气分清，散气收敛，故治眼科，退翳膜，收泪出；治妇人科，定血崩，止白带；治大方科，止虚痢，敛遗精；治小儿科，安惊痫，退变蒸发热。奈时人仅知治目一节，几于废弃，良为可惋。朱采前贤曾存有之说，特表而录之，以俟后之君子，听其取用云。倘脾虚胃寒人，又宜少之。《本草述》卷二三：秦皮之用，在《本经》首云主治风寒湿痹，洗洗寒气，除热，在洁古亦云治风寒湿成痹，即此合而味之，是《本经》所谓除热，即其散风寒湿之痹，不致寒气郁而为热者也。《本经》续云目中青翳白膜，又以东垣论青白翳者曰，阴盛阳虚，则九窍不通，令青白翳见于大眦，乃足太阳、少阴经中郁遏，足厥阴肝经气，不得上通于目，故青白翳内阻也。再提此以相证，则秦皮之所谓退热者，其功不专在散肝之风寒湿痹哉。故《日华子》首定其用曰洗肝，盖能祛寒水之阴以达阳，不致郁而为热，得还其敷和之平气，是即谓之洗肝也。○肝得行其化，则阴中之阳，所谓元气者自盛，气盛则精盈，修真家亦是此理。时珍收涩为补之说，殊为卤莽。《本草发明》卷四：秦皮，清热滋阴藏之药，而清肝益肾之功多。故《本草》主目中青翳白膜，赤肿痛，痛涩泪，肝中久热也，煎汁点洗之。小儿痫搐身热，肝经热也，可作汤浴身。疗男子少精，妇人带下，肾气虚也，此以苦坚之。又主风寒湿痹者，盖能清肝滋肾，则阴血滋生，而痹痛自蠲矣。久服皮肤光泽肥大有子者，良有以哉。《本草崇原集说》卷中：仲氏曰，秦皮用者甚鲜，经方惟白头翁汤治热利，臣以秦皮。隐庵曰：秦皮亦得水阴之气，上行下泄，热利下重，乃气陷于血分，二味主清凉养血，故皆用之。令韶曰：秦皮禀厥阴风木之气，故能引诸药入厥阴而清热利也，二语与《崇原》合参，能令学者开悟。

【附方】《药性粗评》卷三：目病。凡眼赤痛风泪，翳膜及赤差后，昏翳不明。以秦皮一两，到，水一升五合，煎取一半，放冷澄清，仰卧点之，去其热泪甚妙。或以秦皮一两，清水一升，于白碗中浸之，待水碧色，以箸头缠绵，仰卧点之，先从大眦起，令其满眼皆着，虽微痛勿畏，良久间即侧卧，沥去其热汁，每日数度，踰日而差。**蛛疮**。凡被蜘蛛并诸毒虫所螫成疮者，以秦皮一二两，煮汁饮之，并洗患处，便愈。

《**本草汇言**》**卷九**：治男子精虚自遗。用秦皮、山茱萸各一两。水煎服。嵇氏家抄。○治妇人赤白带下及血崩不止。用秦皮三两，丹参二两，当归身一两，俱酒洗炒，研为末，炼蜜丸，梧桐子大。每早服五钱，白汤下。周星垣口说。○治小儿惊痫发热及变蒸发热。用秦皮、茯苓各一钱，甘草五分，灯心廿根，水煎服。《儿科撮要》。○治肝热目赤肿痛，翳膜眵障，或风泪不止。用秦皮一两，川黄连三钱，水一升，煮七合，澄清，日日温洗。《外台秘要》。○治血痢连年不愈。用秦皮、蔷薇根各等分，水煎服。《千金方》。○治遍身无故生癞疮。用秦皮一两，煮汁饮之，服七日渐消。寇氏《本草》。○治风寒湿痹，寒热洗洗。用秦皮一味水煎饮。《农皇本草》。

《**校补滇南本草**》**卷下**：治妇人乳结不通。红肿结硬疼痛，恶寒发热，干桵子细末二钱，有新鲜捣汁，点水酒服。

海桐《开宝本草》

【**集解**】《**药性粗评**》**卷三**：海桐皮，桐生海边，故名。海南诸郡山谷处处有之。其皮可作绳，入水不烂。

木皮

【**修治**】《**本草述**》**卷二三**：修治酒浸用。

【**气味**】味苦，平，温，无毒。《宝庆本草折衷》卷一三。

【**主治**】主霍乱中恶，止久痢赤白。除疳蟨疥癣之疮，医肾脏风毒攻刺。《本草元命苞》卷六。主治赤眼暴痛，霍乱中恶，赤白久痢，疳蟨疥癣，牙齿虫痛，腰脚不利。《药性粗评》卷三。主腰脚顽痹，疗腿膝疼痛。治霍乱，赤白久痢。除疳蟨，疥癣牙虫。渍酒治风蹶殊功，渍水洗赤眼神效。堪作绳索，入水常存浸水不烂。《太乙仙制本草药性大全·仙制药性》卷三。

【**发明**】《**本草汇言**》**卷九**：行经络，《别录》去血分风湿之药也。桂谷山稿《开宝》方主赤白痢疾，延绵日久；或风眼肿赤，暴发流行。又主血脉顽痹，臂膊酸疼，腰脚攻痛，动履不遂。凡风蠡痿痹之疾，特需用之。如痢疾、赤眼、痹蠡诸证，非关风湿者，不宜用。《医宗必读·本草征要》下：腰膝痛非风湿者不宜用。治癣治牙，须与他药同行。《本草述》卷二三：盖经络者，固内外上下之所合也。又方书治挛用之，如防风散中用之，云治风虚劳，筋脉拘挛，腰膝疼痛，

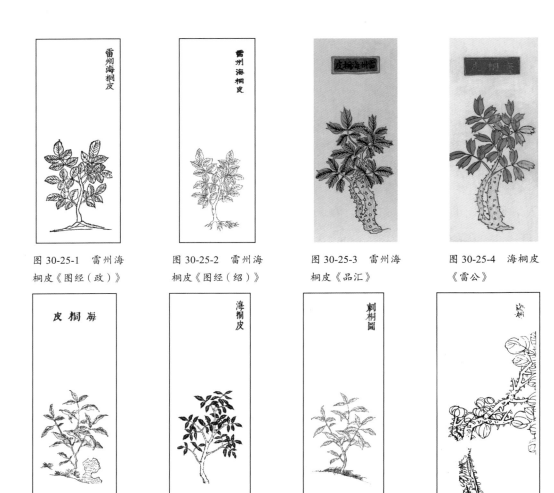

图 30-25-1 雷州海
桐皮《图经（政）》

图 30-25-2 雷州海
桐皮《图经（绍）》

图 30-25-3 雷州海
桐皮《品汇》

图 30-25-4 海桐皮
《雷公》

图 30-25-5 海桐
皮《三才》

图 30-25-6 海桐
皮《博录》

图 30-25-7 刺桐
《草木典》

图 30-25-8 海桐
皮《图说》

是不可与气化血行之义适相符乎？更如淋证中有羚羊角散，用之治女子妊娠血风身体疼痛手足无
力者，又宁能外斯义乎？至于去风杀虫，尤为亲切。在方书蠲风引子云，治中风瘫痪，口眼喎斜，
及一切手足走注酸痛，肢节挛急，麻痹不仁，乃此味固逐队于诸味中矣。盖风脏即血脏，血脏无损，
则风自静，又何有于风所化之虫哉？第此味在《开宝本草》云治赤白久痢，至阅方书滞下证绝未
见用者，何欤？得勿投之滞下证，犹不甚切当欤？临病之工，宜审处之。《本草求真》卷三：海
桐皮散肝中风湿。海桐皮专入肝。辛苦而温，能入肝经血分，祛风除湿及行经络，以达病所，是
以腰膝脚痛能疗。腰者肾之府，转摇不能，肾将惫矣。膝者筋之府，屈伸不能，行则偻俯，筋将
惫矣。脚气不肿者为干脚气，肿者为湿脚气。赤白泻痢能止，虫牙风痛，煎汤漱之能愈。疳蚀疥疮，
磨汁涂之能消。目赤肤翳，浸水洗之能退。一皆风祛湿散之力，用者须审病自外至则可。若风自
内成，未可妄用，须随症酌治可耳。

【附方】《本草元命苞》卷六：疗肾脏风毒攻刺，腹膝痛不可忍。用海桐皮二两，牛膝、川芎、羌活、地骨皮、五加皮各一两，甘草半两，薏苡仁二两，生地黄十两，右八物剉细，以绵裹，入无灰酒二斗浸，冬二七日，夏十日，候熟，空心食，后日、午、晚卧，时时一杯，长令醺。今时不用添减，禁毒食。牙齿虫痛，煮服。目赤煎汤，频洗。《传信方》。

《药性粗评》卷三：赤眼。以海桐皮浸水，洗目。

《太乙仙制本草药性大全·仙制药性》卷三：膝痛不可忍，医以肾脏风毒攻刺，诸药莫疗。以海桐皮二两，牛膝、芎䓖、羌活、地骨皮、五加皮各一两，甘草半两，薏苡仁二两，生地黄十两，八物净洗焙干细剉，生地黄以芦刀子切，用绵一两，都包裹入无灰酒二浸，冬二七，夏一七，候熟，空心食后、日朝晚卧时服一盏，长令醺醺。

《本草汇言》卷九：治久痢赤白，止作不休。用海桐皮一两切碎，酒洗微炒，水煎服。《内府禁方》。○治时行赤毒眼疾，合家传染者。用海桐皮一两切碎，盐水洗，微炒，用滚汤泡，待温洗眼，去赤止痛消肿。童玉峰方。○治风毒攻走筋脉，臂膊酸疼，腿足麻痛，将成痿躄者。用海桐皮二两切碎，川芎、羌活、五加皮、枸杞子各二两，牛膝、木瓜各三两，怀生地六两，俱入锅内，炒去水气，以麻布袋盛，入无灰酒三斗，瓷瓶内浸之。春二、夏一、秋三、冬四日，将药酒瓶入锅内，隔汤煮二时许，取出渣，每早午晚，随量饮，常令醺醺。忌烧酒，鸡鹅羊狗肉，并海味、糟物。王氏《孤儿手识》。

槐《本经》

【集解】《通志·昆虫草木略》卷七六：槐有二种。《尔雅》云：櫰槐，大叶而黑。谓大叶而黑者，櫰也。又云：守宫槐，叶昼聂宵炕。谓昼聂合而夜炕布者，守宫槐也。又云：槐小叶曰榎。大而皵，楸。小而皵，榎。然楸，梓类也，槚、桐类也，不可谓之槐。《救荒本草》卷下之前：《本草》有槐实。生河南平泽，今处处有之。其木有极高大者。《尔雅》云：槐有数种，叶大而黑者名櫰公回切槐，昼合夜开者名守宫槐，叶细而青绿者但谓之槐。其功用不言有别。开黄花，结实似豆角状。《药性粗评》卷二：槐角子，槐实也。槐有数种，今以叶细而青绿者为真。槐极高大者至七八丈，春初抽叶如蓝，六月开黄花，其苞如米，土人采以染黄，七八月结角如豆，十月而成。南北处处有之，十月上巳日采角，蒸熟，剥取其子，阴干，以连多者为佳。

槐实

【气味】味苦、酸、咸，寒，无毒。《图经本草药性总论》卷下。味苦、辛、咸，气寒，无毒。入大肠。《本草新编》卷四。

【主治】主五内邪气之热，治五痔火疮之毒。止涎唾，补绝伤。除热泪，祛风眩。

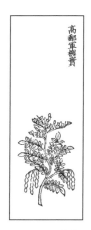

图 30-26-1 高邮军
槐实《图经（政）》

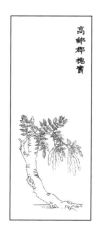

图 30-26-2 高邮郡
槐实《图经（绍）》

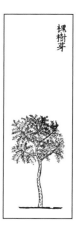

图 30-26-3 槐
树芽《救荒》

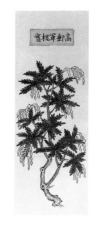

图 30-26-4 高邮
军槐实《品汇》

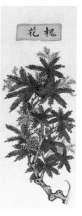

图 30-26-5 槐花
《品汇》

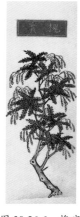

图 30-26-6 槐实
《雷公》

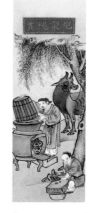

图 30-26-7 炮制
槐实《雷公》

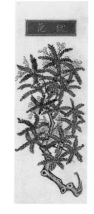

图 30-26-8 槐花
《雷公》

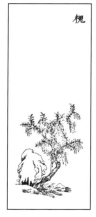

图 30-26-9 槐
《三才》

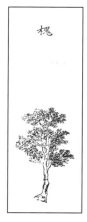

图 30-26-10 槐
《原始》

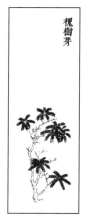

图 30-26-11 槐树
芽《博录》

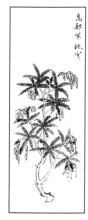

图 30-26-12 高邮军
槐实《草木状》

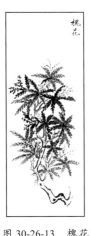

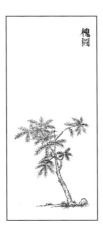

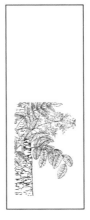

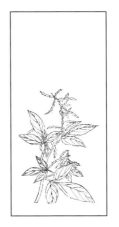

图 30-26-13 槐花
《草木状》　　图 30-26-14 槐
　　　　　　《草木典》　　图 30-26-15 槐树
　　　　　　　　　　　　　芽《图考》　　图 30-26-16 小槐
　　　　　　　　　　　　　　　　　　　花《图考》

疗妇人乳瘕，子脏急痛。治丈夫阴疮湿痒，痔瘙。本功外，复能杀虫，堕胎孕，亦催生产。《本草元命苞》卷六。

【发明】《本草经疏》卷一二：槐实感天地阴寒之气，而兼木与水之化，故其味苦气寒而无毒。《别录》益以酸咸，宜矣。入手、足阳明，兼入足厥阴经。其主五内邪气热者，乃热邪实也。涎唾多者，脾胃有热也。伤绝之病，其血必热。五痔由于大肠火热。火疮乃血为火伤。妇人乳瘕，肝家气结血热所成。子藏急痛，由于血热燥火。槐为苦寒纯阴之药，为凉血要品，故能除一切热，散一切结，清一切火。如上诸病莫不由斯三者而成，故悉主之。久服明目益气，头不白，延年者，血分无热，则目自明矣。热能伤气，除火热则气自益矣。凉血则发不白，热去则阴精不损，故引年也。其花味以苦胜，故除手足阳明、足厥阴诸热证尤长耳。《本草汇言》卷九：槐实凉大肠，李东垣润肝燥之药也。门吉氏稿故陈氏方主五痔下血，肠风泻血，赤痢毒血，小便尿血，崩淋下血，及吐血咯血、呕血唾血，或鼻衄齿衄、耳衄舌衄。又肝热风燥，赤眼肿痛。凡诸燥火动血为患，悉宜用之。此剂但苦寒纯阴，如脾胃虚寒之人，时有泄泻之证，或阴虚血热，而见以上诸证，而非实热者；或外象似同，内因实异者，切宜忌服。吴梅坡先生曰：槐感天地阴寒之气，而兼木水之化，况昼合夜开，是得气于阴。槐字从鬼，鬼为阴之精。冬取其火，冬亦时之阴，故前古主五内邪热，气入血分，入隐僻之地，为凉血要品。血不热则阴自足，目疾与痔证交相愈矣。《医宗必读·本草征要》下：槐性纯阴，虚寒者禁用，即虚热而非实火者亦禁之。《本草述》卷二三：疏风之剂多燥血，凉血之味未必能疏风，何以凉血疏风，槐之花实兼有哉？盖其气寒味苦，兼有酸咸。夫苦咸应入血分。藏血者，肝也。况酸以导之，更合于寒，固是入肝凉血之剂。而好古乃以为肝经气分药，其义大可参也。《本草新编》卷四：大约槐树枝、叶、花、根，俱同治疗而子尤佳。然止可暂用为佐使，而不可久服，久服则大肠过寒，转添泄利之苦矣。《本草求真》卷七：凡因肝经热郁而致风眩烦闷，痔血肠风，并阴疮湿痒，目泪不止者，服此治无不效。○大法用槐角、地榆、生地凉血，芩、连、栀、柏清热，防风、秦艽祛风湿，当归、人参和血生血，枳壳宽肠，升麻升提，治肠风略同。不宜专用凉，须当兼补剂收功。以其气皆纯阴，为凉血要药。故能除一切热，散一切结，清一切火也。至书所云能疏肝经风热者，非是具有表性，得此则疏实，因热除而风自息之意。《本草纲目拾遗》卷六：《池北偶谈》：乐安有孙公者，年九十，强健如四五十岁人。自言生平惟服响豆，每岁槐子将熟时，辄令人守之，不令鸟雀啄落，既成，即收，作二枕，夜听其有声者，即响豆也。因弃其余，如是数月，而得响豆所在。每树不过一枚，每岁不过服一粒，如是者数十年，无他术也。《颜氏家训》：庚肩吾常服槐实，年七十余，目看细字，须发犹黑。《抱朴子》云：槐子服之令人补脑，发不白而长生，殆即此欤。明目，悦颜色，开心志，强筋骨，补血髓。纪晓岚先生《姑妄听之》云：响豆者，槐实之夜中爆响者也，一树只一颗，不可辨识。其法，槐始花时，即以丝网罥树上，防鸟鹊啄食，结子熟后，多缝布囊贮之，夜以为枕，听无声者即弃去，如是递枕，必有一囊作爆声者，取此一囊，又多分小囊贮之，枕听如初，得一响者，则又分二枕，如是渐分至仅存二颗再分枕之，则响豆得矣。《重庆堂随笔》卷下：槐实味苦色黄，清肝胆而凉血。清肝凉血之品类可安胎，独槐实既不能安胎而反堕胎者，何也？则《本经》主子脏急痛一言已括其义矣。子脏即胎宫，属任脉，为受精之所。急痛者，因交合不节所致。槐实专通任脉，直达子宫，能涤射入之精，而泻淫欲之火，故孕妇用之，其胎即堕。推之霉疮便毒，利西泰谓发于外肾横骨上，亦秽毒入于任脉之病。《景岳全书》有一味槐蕊之方，不知传自何人，余服其妙。

【附方】《药性粗评》卷二：明目黑发。十月上巳日采槐子，去角，置牛胆中渍之百日，阴干，每日食后吞一粒，十日后便觉身轻，一月后白发变黑，《太清草木方》曰：槐者，虚星之精，采子服之，去百病，长生通神。固齿驱风。取嫩槐枝青绿者一把，捶烂，入水一锅煎之，待味浓水半消后，捞去渣，或青盐、或白盐，以一二斤内煎之，以干为度，取出研末，磁器盛之，每日取出少许，擦牙，以水衔漱，良久吐之，其齿自固，永无风虫之患。或以所吐之水，即以洗眼，亦能明目。九种心疼。当太岁上取新生槐枝一握，截去两头，以水三升，煎取一升，顿服之妙。大风痿痹。八月间断槐大枝，使生新蘖，取之，煎水酿酒，服之。如事急，不必八月，但取青绿嫩枝为之亦可。痔漏。凡肠风下血，不拘五痔。取槐子或花，捣烂，浸酒温服之，日二三次，便效。产难。取槐子，水吞七枚便下，或取槐树东枝，如刀柄大者一尺许，令妊妇以手把之，亦下。

《本草汇言》卷九：治赤痢毒血。用槐角子四两酒洗炒，白芍药二两醋炒，木香五钱焙，共为末。每早服三钱，白汤调下。家抄。○治小便尿血。用槐角子三钱，车前、茯苓、木通各二钱，甘草七分，水煎服。杨氏《简易方》。○治妇人崩淋下血。用槐角子八两、酒洗炒，丹参四两、醋拌炒，香附二两、童便浸炒，共为末，饴糖为丸，梧子大。每早服五钱，米汤下。陈氏《产宝》。○治吐血、咯血、呕血、唾血，或鼻衄、齿衄、舌衄、耳衄。用槐角子八两，麦门冬去心五两，用净水五十大碗，煎汁十五碗，慢火熬膏。每早午晚，各服三大匙，白汤过下。柳氏集。○治赤眼肿痛昏暗。用槐角子二两，川黄连五钱，白芍药一两，俱酒洗炒。

研为末，蜜丸梧子大。每晚服百丸，白汤下。《圣济录》。○治痔疮如桃，或行役过劳，或乘驴马，有伤其痔，大作肿胀、突出、寒热，僵卧不能行动。以槐枝浓煎汤，洗净痔上，以艾壮如痔头大，炙二七，或二七壮，渐消。刘氏《传信方》。

槐花

【修治】《药品化义》卷二：拣净花子，略炒黑用。

【气味】味苦，气平，寒，无毒。阴也，降也。《本草约言》卷二。

【主治】治肠风热泻血甚佳，不可过剂。《本草衍义》卷一三。花疗肠风，赤白泻痢。《本草元命苞》卷六。止嗽，去疮风，解毒。《医方药性·草药便览》。

【发明】《宝庆本草折衷》卷一二：张松谓治咯血，槐花为末，酒调二钱服便定。《泊宅编》治舌无故血出，仍有小穴，名舌衄，炒槐花末掺之即住。《是斋方》治血溅，以槐花半生半炒为末，傅之立止。又治中河毒，炒末水调下，尤效也。《外科心法》卷六：槐花酒治验滁州于侍御，髀患毒痛甚，服消毒药，其势未减。即以槐花酒一服，势随大退，再以托里消毒之药而愈。王通府，患发背十余日，势危脉大。先以槐花酒二服，杀其势退。更以败毒散二剂，再以托里药数剂，渐溃。又用桑柴燃灸患处，每日灸良久，仍以膏药贴之。灸至数次，脓溃腐脱，以托里药加白术、陈皮，月余而愈。刘太尹，发背六七日，满背肿痛，势甚危。与隔蒜灸百壮，饮槐花酒二碗，即睡觉。以托里消毒药，十去五六。令将桑枝灸患处而溃，数日而愈。大抵肿毒，非用蒜灸、槐花酒先去其势，虽用托里诸药，其效未必甚速。一男子，患脑疽已十余日，面目肿闭，头焮如斗，脉洪数，烦躁饮冷。此膀胱湿热所致。以黄连消毒饮二剂，次以槐花酒二碗，顿退。以指按下，肿即复起，此脓已成。于颈额肩颊，各刺一孔，脓并涌出，口目始开。更以托里药，加金银花、连翘，三十余剂而愈。一上舍，肩患疽，脉数。以槐花酒，一服势顿退。再与金银花、黄芪、甘草，十余服而平。槐花治湿热之功，最为神速。若胃寒之人，不可过剂。《本草汇言》卷九：槐花：凉大肠，李时珍清血热之药也。方吉人稿张元素方治肠风泻血，湿热便红，气痔、酒痔、虫痔、脉痔，总因湿热下干大肠血分，必须用之。如濒湖所称治赤白痢疾，往往用此取效，亦其意耳。然苦寒下降，如脾弱胃寒之人，宜斟酌行之。《药品化义》卷二：槐花属阴，体轻，色淡黄，气和，味苦，性寒，能沉，力凉血，性气薄而味厚，入肺大肠二经。槐花二三月萌蕊，四五月开放，从木令生，而成于火月。火性味苦，苦能直下，且味厚能沉，主清肠红下血，痔疮肿痛，脏毒淋沥，此凉血之功，独在大肠也。大肠与肺为表里，能疏皮肤风热，是泄肺金之气也。

【附方】《本草约言》卷二：治肠风泻血。用槐花炒、研细末，每服三钱，早晚食前白汤调服。或用槐白皮煎汤亦可。《普济方》。○治酒毒下血。用槐花炒微焦一两，黑山栀五钱，共为末。每早食前服二钱，白汤调服。月坡《医集》。○治诸痔出血。用槐花二两，地榆、苍术各一两五钱，甘草一两，俱微炒，研为细末。每早晚各食前服二钱。气痔，因劳损中气而出血者。

人参汤调服。杜氏家抄。酒痔，因酒积毒过多而出血者，陈皮干葛汤调服；虫痔，因痒而内有虫动出血者，乌梅汤调服；脉痔，因劳动有伤痔窍，血出远射如线者，阿胶汤调服。○治赤白痢疾。用槐花微炒三钱，白芍药炒二钱，枳壳麸炒一钱，甘草五分，水煎服。

叶

【气味】味苦，气平，无毒。《本草汇言》卷九。

【主治】小儿疥癣。漱大人齿牙风痛。又浓煎汁饮，治产难气隔不下。《本草汇言》卷九。

【发明】《芷园臆草题药》：槐叶有名守宫，昼合夜开，是得气于阴。槐字从鬼，鬼为阴之灵。冬钻其火，冬亦时之阴，故入五内，入血分，入隐辟之地。有取北面不见日枝，及三更仰卧，咀嚼药者，真得其窍也。若凡气得出而不得入，阴能阖而不能开者，舍此无由矣。

枝

【气味】味苦，气平，无毒。《本草汇言》卷九。

【主治】枝洗烂疮。《本草元命苞》卷六。洗湿热诸疮，治九种心疼。《药性解》卷五。

【附方】《本草汇言》卷九：疗大风痿痹。酿酒饮之。治阴囊湿痒，痔疮脓血。煎汤洗之。苏氏方。治崩漏暴下血。炒热腹上熨之《圣惠方》。治疥癣，定痒止痛。烧沥涂之；三丰方治齿牙，去风杀虫，止痛，煅灰揩之。陈氏方。

木皮及根白皮

【气味】味苦，气平，无毒。《宝庆本草折衷》卷一二。

【主治】主烂疮，口齿风疳䘌血。以煎浆水煮含，治中风皮肤不仁，喉痹。又，男子阴疝肿坠，气痛，并五痔恶疮，妇人产门痒痛，及汤火疮，并煎淋，或浸洗。煎膏，止痛，长肉，消痈肿。《宝庆本草折衷》卷一二。主中风拘挛，齿痛疳，消痈解毒，止痛长肉。《药性解》卷五。

槐胶

【集解】《宝庆本草折衷》卷一二：槐膠出槐木上，脂液迸溢而凝者也。

【主治】主风，化涎。治肝藏风，筋脉抽掣及急风口噤，四肢不收，顽痹，或毒风，身如虫行，或破伤风，口眼偏斜，腰脊强硬。亦可水煮，和诸药为丸，及作汤下药。《宝庆本草折衷》卷一二。

檀《本草拾遗》

【集解】《救荒本草》卷下：檀树芽生密县山野中，树高一二丈，叶似槐叶而长大，开淡粉紫花。《植物名实图考》卷三七：野檀生袁州。大树亭亭，与檀无异。土人云：秋时结实如梨，不可食。色黄可染。檀类多种，其黄檀耶？《植物名实图考》卷三五：檀，《本草拾遗》始著录。皮和榆皮为粉食，可断谷。

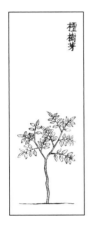 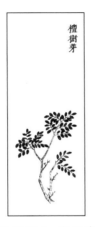 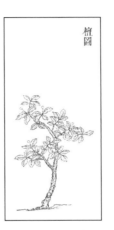 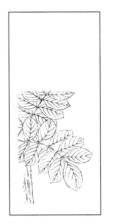

图 30-27-1 檀树芽
《救荒》

图 30-27-2 檀树芽
《博录》

图 30-27-3 檀
《草木典》

图 30-27-4 野檀
《图考》

皮及根皮

【气味】味辛，平，有小毒。姚氏《食物本草》卷二〇。

【主治】极主疮疥，杀虫，有小毒也。〔《本草拾遗》〕《证类本草》卷一四。和榆皮为粉食，可断谷救〔荒〕。姚氏《食物本草》卷二〇。

叶

【气味】味苦。《救荒本草》卷下。

【主治】救饥：采嫩芽叶煤熟，换水浸去苦味，淘洗净，油盐调食。《救荒本草》卷下。

合欢《本经》

【释名】《宝庆本草折衷》卷一三：合欢，一名夜合皮，一名合欢皮，一名夜合，一名合

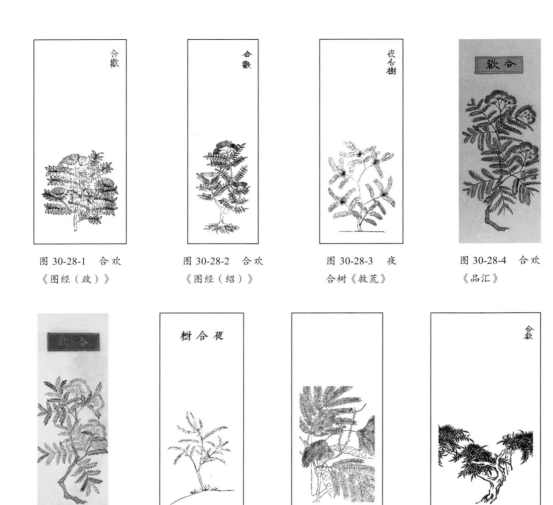

图 30-28-1 合欢
《图经（政）》

图 30-28-2 合欢
《图经（绍）》

图 30-28-3 夜
合树《救荒》

图 30-28-4 合欢
《品汇》

图 30-28-5 合欢
《雷公》

图 30-28-6 夜
合树《三才》

图 30-28-7 合欢
《图考》

图 30-28-8 合欢
《图说》

昏，一名黄昏，一名蠲忿，一名青裳。○《是斋方》云：俗号苗葛，一名乌颗。《医经允中》卷二〇：合欢一名乌浓树，花名马缨花。

【集解】《太平御览》卷九六〇：合欢《古今注》曰：欲蠲人之忧，则赠以丹棘。丹棘，一名忘忧。欲蠲人之忿，则赠以青棠。青棠，一名合欢，能忘忿，枝叶繁弱，互相交结，每一风来，辄自相解，不相牵缀。嵇康种之舍前。《本草衍义》卷一四：合欢花其色如今之醮晕线，上半白，下半肉红，散垂如丝，为花之异。其绿叶至夜则合，又谓之夜合花。《通志·昆虫草木略》卷七六：合欢曰合昏，曰青裳，曰夜合。其木似梧桐，枝弱叶繁，互相交结，每一风来，辄似相解，了不相牵缀。植之庭阶，使人不忿。其叶至暮而合，故曰合昏。今人皆谓之夜合花。嵇康云：合欢蠲忿，萱草忘忧。《宝庆本草折衷》卷一三：生益州山谷及东西京、雍洛间。今所在山涧中或庭院植有之。○不拘时月采皮。**《救荒本草》卷下之前**：生益州及雍洛山谷，今钧州、郑州山野中亦有之。木似梧桐，其枝甚柔弱，叶似皂荚叶，又似槐叶，极细而密，互相交结，每一风来，辄似相解，了不相牵缀，其叶至暮而合，故名合昏。花发红白色，瓣上若丝茸，然散垂，结实作荚子，极薄细。

木皮

【气味】味甘，平，无毒。《宝庆本草折衷》卷一三。

【主治】合欢属土而有水与金，补阴之有捷功也。长肌肉，续筋骨，概可见矣。《本草衍义补遗》。利心志补阴，安五脏明目。令人事事遂欲，时常安乐无忧。皮采煎稠膏，散肿痛，续断筋骨。《本草蒙筌》卷四。主益脾，缓心气。脾实则五脏自安，心神舒缓，则神明自悦。《本草汇笺》卷五。安五脏，治肺痈，又能补心脾之阴。《得配本草》卷七。

【发明】《游宦纪闻》卷九：后山赠二苏公诗，末云：如大医王治膏肓，外证已解中尚强。探囊一试黄昏汤，一洗十年新学肠。任子渊注云：按《图经本草》曰，合欢，夜合也，一名合昏。韦宙《独行方》，胸中甲错，是为肺痈，黄昏汤治之。取夜合皮掌大一枚，水煮服之。**《宝庆本草折衷》卷一三**：《局方》诸书治疮肿痈疖，有云母膏，其中皆用夜合皮，惟《博济》及《苏沈方》之云母膏，不用皮而用花。然花止堪酒服，疗打搕而已。今《日华子》论夜合之治效若此，况许洪亦援《日华子》为《局方》之注，灼知用皮者为正焉。**《本草经疏》卷一三**：合欢禀土气以生，故味甘气平无毒。入手少阴、足太阴经。土为万物之母，主养五脏，心为君主之官，本自调和。脾虚则五脏不安，心气躁急则遇事拂郁多忧。甘主益脾，脾实则五脏自安；甘可以缓，心气舒缓则神明自畅而欢乐无忧，神明畅达则觉照圆通，所欲咸遂矣。嵇叔夜《养生论》云合欢蠲忿，正此之谓欤。其主轻身明目及大明主消痈疽，续筋骨者，皆取其能补心脾、生血脉之功耳。**《本草乘雅半偈》帙五**：昼开夜合，以昼夜为呼吸者也。当安心肺之阳，肾肝之阴，并安中州，滋培后天者欤。和心志欢乐无忧者，以藏安则神安，神安则志溢，志溢则无恐惧忧悲矣。俨似卫气之出入，亦可安卫气之昼出于阳，夜入于阴。更安营气之周行经隧，镇定中州故也。息同天地，故久服轻身明目，皆得所欲。呼出心与肺，吸入肾与肝。呼吸之间，脾受谷味，其脉在中。脾者，中州也。惟藏安心和，故欢乐无忧。惟欢乐无忧，久之自身轻目明，而欲得矣。盖气郁闷则重滞，乐则飞扬而轻也。肝屈抑则目昏，乐则开爽而明也。心愁虑，则不能如意，乐则从心所欲，无弗得也。**《夕庵读本草快编》卷五**：合欢气味甘平，禀阴阳之纯者也。脾为孤脏，以应四旁，甘为土之正味，脾气安则四脏皆宁，神安则志溢，志溢则无恐惧忧悲矣。何也？天地之道，动静而已。昼阳而舒，夜阴而合，静时交结，动不相牵，开合动静，咸得所宜，法刚柔之妙，人能服之，何忿不蠲？轻身明目，所欲自得矣！若取其止疼痛，续筋骨，疗挛缩，反其小者尔。

【附方】《药性粗评》卷二：肺痈。心胸甲错,知为肺痈者,夜合皮一块,水三升,煎取一升,再服而愈。

《本草汇言》卷九：治外科痈疡证,未溃可消,已溃可敛。随证随方,俱可加合欢木皮。作煎、作散、作丸、作药酒,咸宜用之。《窦氏全书》。○治扑损骨折。用合欢树皮去粗皮、炒黄色四两,芥菜子炒一两,共研为末。每服二钱,温酒卧时煎服。以滓敷患处,接骨神效。《百一选方》。

花

【主治】酒服,疗打搕。《宝庆本草折衷》卷一三。扑损,夜合花为末,酒调下二钱妙。《药性粗评》卷二。

子

【主治】治疝气,和橘核、茴香各等分,水煎服。《本草汇言》卷九。

枝

【主治】治中风挛缩,和桑枝各等分,浸酒饮。《本草汇言》卷九。

叶

【主治】叶捣绞浓汁,浣衣服去黑垢霉。《本草蒙筌》卷四。救饥:采嫩叶煠熟,水浸淘净,油盐调食。晒干煠食尤好。《救荒本草》卷下之前。

皂荚 《本经》

【集解】《救荒本草》卷下之前:皂荚树生雍州川谷及鲁之邹县,怀孟产者为胜。今处处有之。其木极有高大者,叶似槐叶瘦长而尖,枝间多刺。结实有三种,形小者为猪牙皂荚良。又有长六寸及尺二者,用之当以肥厚者为佳。《植物名实图考》卷三三:皂荚,《本经》中品。有肥皂荚、猪牙皂荚刺,为痈疽要药。○滇南皂角树至多,角长尺余,秋时悬垂树末,如结组纶,每塑庙像将成,必焚皂角以除秽,岁首亦或蒸于门外。考《五国故事》,蜀王衍好烧沉檀兰麝之类,芬馥氤氲,昼夜不息。既而厌之,乃取皂角烧之。则以皂角为香者,盖始于蜀。而滇亦染其俗耳。又《湖南志》谓无论诸恶疮,但以皂角末醋调敷即愈云。

皂荚

【修治】《药性会元》卷中:凡用猪牙皂,去筋弦炙过。《药品化义》卷八:微火炙软,刮去皮弦子用。肉炙为末为散则宣上,为丸则下行。《太乙仙制本草药性大全·仙制药性》卷三:凡使,

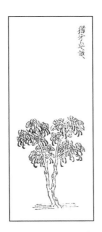

图 30-29-1　猪牙
皂荚《图经（政）》

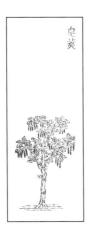

图 30-29-2　皂荚
《图经（政）》

图 30-29-3　猪牙皂荚
《图经（绍）》

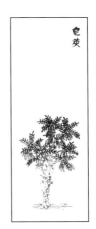

图 30-29-4　皂荚
《图经（绍）》

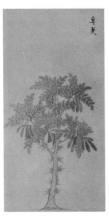

图 30-29-5　皂荚
《履巉岩》

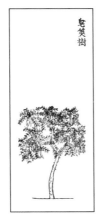

图 30-29-6　皂荚树
《救荒》

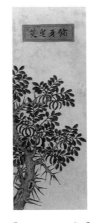

图 30-29-7　猪牙
皂荚《品汇》

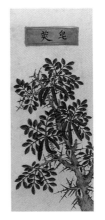

图 30-29-8　皂荚
《品汇》

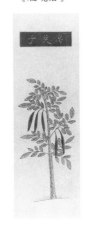

图 30-29-9　皂荚
子《食物》

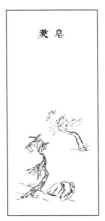

图 30-29-10　皂荚
《三才》

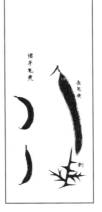

图 30-29-11　皂荚
《原始》

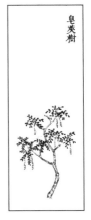

图 30-29-12　皂荚
树《博录》

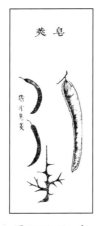

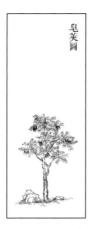

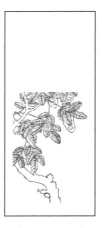

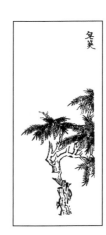

图 30-29-13 皂
荚《类纂》

图 30-29-14 皂
荚《草木典》

图 30-29-15 皂
荚《图考》

图 30-29-16 皂
荚《图说》

须要赤腻肥并不蛀者。然用新汲水浸一宿了，用铜刀削去粗皮，用酥反复炙，酥尽为度，然出捶之，去子捣筛。皂荚一两，酥二分。《尤氏喉科秘书》：制牙皂法：取小不蛀者，瓦上炙至其色光明而脆，去两头听用。

【气味】味辛、咸，温，有小毒。《图经本草药性总论》卷下。

【主治】主风痹，利九窍，杀精物。疗腹胀满，消谷，除咳嗽，明目益精。可为沐浴药。《履巉岩本草》卷下。去衣垢，为沐药。堕胎，主风痹死肌邪气，治风头泪出；杀精，利九窍明目，消谷气破坚。除头风，通关节，消痰饮，杀劳虫。疗腹肚胀满，除咳嗽囊结。下产妇胞不落，医中风不语者。○入药刮去皮弦，反复酥炙尤妙。鬼魇不悟，捣末，吹鼻。关格不通，粥饮调下。中风口噤者，酥炙，为末，温酒调灌。喉闭堵塞者，生捣作散，筋头点涂，以醋调末，用筋头点肿处，又厚涂项下，须臾便破，少血出即愈。《本草元命苞》卷七。主治风痰之恶病，除厥逆之昏迷；辟鬼魇之不悟，杀精物之淫邪。中气中风，尸厥卒死，皆为末搐鼻，嚏以释妖迷。消痰止嗽，疗金疮痛，治卒头痛头风，风痹死肌，腹胀肾满，消谷囊结。堕胎，胞衣不落。通关节，利窍，破蛊毒。《药性会元》卷中。

【发明】《医经大旨》卷一：《衍义补遗》曰：治痈疽已溃，能引至溃处甚验。又引《神仙传》以为崔言一旦双眼齐昏，咫尺不辨人物，眉发自落，鼻梁崩坏，皮肤疮癣，至为恶疾难救。有一道流使其服皂角刺灰，每服浓煎大黄汤服一钱七，旬日而眉发再生，疾自释矣。及以皂角腐铁之力证之。观数言，乃疮家之圣药也。则凡痈疽已溃者皆不可无，其未破者能开窍，其已破者能引排脓药至脓处。又诸恶疮癣及疠风中之要药也，盖以皂角气味辛畅而小有毒，故能引至毒处而疏散之，且能通气导痰。又搐鼻即嚏，风邪自释，皆疏散之力也。况刺其质干中之尤锐者，故其功尤胜焉。观其善涤垢腻，概可见矣。《药性解》卷五：肝为风木之脏，胃为水谷之腑，牙皂辛温，有行散之功，宜并入之。多用能耗气损血，其刺乃质干之锐者，故于疮痈，无所不达。若疗厉风，九蒸曝为妙。**《本草汇言》卷九**：皂荚利气透窍，驱风行痰，《别录》谷食之药也。梅高士稿性惟猛急，故利气透窍，一吸而通。巢氏论治中风口噤，人事不明；或鬼魇卒死，癫痫痰结；或升降隔绝，气塞喘急；或头风头痛，泪出目胀。以上诸证，皆由气窍不通不利，为痰为结，为风为痛之故。此药宣壅导滞，有斩关夺路之功。如九窍不通，肠胃壅闭，痰涎垢腻，气结暴病，用之立时奏效。如中气虚弱，不能运痰，以致痰涎不利，或阴虚火炎，煎熬津液，以致结而为痰；或虚极生风，风虚内攻，以致猝然仆蹶，世人多以稀涎散吐之，损其中气，竭其津液。津液愈耗，则经络无以荣养，轻则为拘挛偏废之疾，重则苏而复蹶，终致不起者多矣。用者当斟酌可否以行之，贵乎得其宜耳。**《药品化义》卷八**：皂荚属阳有金，体轻，色皮黑肉黄，气雄窜，味大辛，性热，能升，力搜顽痰通窍，性气与味俱烈，入肺胃大肠三经。皂荚味大辛主升散，气雄窜主利窍，为搜痰快药。凡痰在肠胃间，可下而愈；若蓄于胸膈上，则横入脂膜，胶固稠浊，消之不能行，泻之不能下，以致气壅喘急，甚则闷胀痛齐作，或神呆昏愦，或时常吐浊，但能坐而不得眠，以此同海石为丸，每日少用数丸，横胸浊痰使渐消化，搜出凝结，大有神功。又用为稀涎散，治中风不省，急喉痹塞，即刻宣去顽痰，为救急圣药。**《本草汇笺》卷五**：大抵其味大辛，主升散，气雄窜，主利窍，搜痰之快药也。凡痰在肠胃间，可下而愈。若蓄于胸膈上，则横入脂膜，胶固稠浊，以致气壅喘急，甚则闷胀痛齐作，能坐而不能眠。以此同海石为丸，少用数丸，横散流痰，使渐消化，大有神功。为稀涎散，治中风不省，急喉痹塞，立能宣去顽痰，为急救之良剂。**《本草述》卷二三**：皂荚，其木有不结实者，凿孔而灌以生铁，用泥封之，便得有荚。是兹木生化之原乃在金也。夫风木变青，皆由于不得化气耳。风木，阳也。阳极于上，而不能得阴以化，阳盛则阴从之。如中风口噤，急喉痹塞之证，皆痰涎随风而上涌。如癫痫证，肝风合于心火，亦痰涎壅伏于包络。又阳实而阴不化，如风湿胸腹肿满，如二便关格，凡此是风木之化穷也。惟皂荚得金之辛，归水之咸，其色之皂者，亦水也，是水得金之化气以趋水，而后木之生气乃得孕育以无穷，是所谓有化乃有生也。观其采以九月十月可知矣。以此对待风木之不得金化，如阳盛而阴上从，及阳实而阴不化之证，惟是可以转其化气，裕其生气耳。视他风剂之以祛散为功者，固万万不侔也。

《本草新编》卷四：皂荚味辛、咸，气温，有小毒。入足厥阴、手少阴、手太阴三经。理气疏风，搐鼻喷嚏，可救五绝、痰迷中风不语诸症。敷肿痛即除，吐风痰，杀劳虫精物，起风痹，治死肌，利窍开关，破症堕孕。此物备急用之药，药笼中不可无者也。**《本经逢原》卷三**：皂荚辛散属金，治厥阴风木之病。观《本经》主治风痹死肌，头风泪出，皆取其去风拔毒、通关利窍，有破坚积、逐风痰、辟邪气、杀虫毒之功。吹之、导之则通上下之窍。煎之、服之则治风痰喘满。涂之、擦之则散肿消毒，去面上风气。熏之、蒸之则通大便秘结。烧烟熏之则治瘰疬、湿毒，即《本经》治风痹死肌之意，用之无不效验。凡人卒中风昏昏如醉，形体不收，口角流涎者，急用稀涎散吐之。若南方类中由于阴虚火炎者，误用涌剂，愈竭其津液矣，得不在所切禁乎。然治湿热痰积，肺痈吐腥，及痰迷颠妄，千缗汤、皂荚丸、来苏膏等诚为圣药，惟孕妇禁服。按：大小二皂所治稍有不同，用治风痰，牙皂最胜；若治湿痰，大皂力优。古方取用甚多，然入汤药最少。有疡医以牙皂煎汤涌吐风痰，服后遍体赤疿，数日后皮脱，大伤元气，不可不慎。至于锁喉风证，尤为切禁。常见有激动其痰，锁住不能吐出，顷刻立毙者。其子烧灰存性，能治大肠风秘燥结，祛风逐秽之性可知。《本草崇原》卷中：纳生铁而即结荚者，铁乃金类，色黑属水，得金水之气，则木茂而结荚也。铁遇之而剥损者，荚色紫赤，具太阳火热之气，火能克金也。篾箍其皮，荚即落者，太阳之气自下而上行于肤表，箍其皮则阳气不能上升，太阳气殒而荚落矣。皂荚枝有刺而味辛，禀金气也。色紫赤而味兼咸，禀水气也。太阳之气合金气而出于肤表，合水气而下挟膀胱，故味辛咸而气温热，辛咸温热，则有小毒矣。风邪迫于周身，则为风痹死肌之证。风邪上薄于头，则为风头泪出之证。皂荚禀金气而制风，故能治也。九窍为水注之气，皂荚禀水气，故利九窍。太阳阳热之气，若天与日，天日光明，则杀精物，精物，犹百精老物也。

【附方】《太平御览》卷九六〇：治溺死方。捣皂荚，裹以绵，内死人下部中，水出即活。葛洪。

《履巉岩本草》卷下：治霍乱转筋。以皂角为细末，吹少许入鼻中，得嚏便差。治咳嗽。用皂角烧存性，研为末，每服二钱，豉汤调下。

《宝庆本草折衷》卷一四：治肠风下血。用皂荚核子不蛀者，烧灰研细，煎樗藤子酒调服。○治痈疽发背及妇人乳痈等。以皂荚莉针碾细，与瓜蒌等分，煎乳香酒调服。张松。

《药性粗评》卷二：鬼魇。凡被鬼魇，昏沉不悟者，以皂角炙焦，捣取细末，吹入鼻中，得嚏即醒。牙虫。凡患风虫龋齿者，以制过皂角末涂齿上，吐之，再涂再吐。产难。凡难产或胎衣不下者，但吞皂角子二枚，即出。中风口噤。凡中风昏昏若醉，四肢不收，痰涎涌响者，皂角一挺，去皮，以猪脂涂上，炙令黄色，捣为细末，每服一钱，不拘时，温酒调灌，如脉盛气实者，调二钱，以吐出风涎为度，即愈。明目童颜。《神仙传》曰：崔言者一旦得疾，双目昏，咫尺不辨人物，眉发自落，鼻梁崩倒，肌肤有疮如癣，皆为恶疾，势不可救。遇一道流授其方，曰皂角刺一二斤，烧为灰，蒸，久晒，研为末，食前浓煎大黄汤调下一钱匕，服一旬，鬓发再生，肌肤悦润，眼目倍明，后入山，不知所之。

《本草汇言》卷九：治气道不利，升降不周，为胀为满。用猪牙皂荚一钱，去皮弦子、炒，于白术、茯苓各一两炒，木香五钱不见火，共为末，炼蜜丸。每服二钱，米汤下。周恒宇《医方小品》。○治诸窍不通，因气因痰，因风因火，暴病闭塞者。用猪牙皂荚制法如前。为细末，吹入鼻内。即通。陈化雨方。○治风癣疥癞，或皮肤麻木死肌，风痹顽皮等证。用大皂荚二十条，去皮弦子，切碎，水十五碗，熬成稠膏。每日用少许搽患处，再以十茶匙枸杞子汤调服。内服外搽，药完即愈。马敬思《自得录》。○治胸中一切痰结不行。用皂荚三十梃，制法如前。清水五升，浸一夜，煎汁半升，如稠，滤出渣。用半夏八两，醋煮熟，晒干，生明矾三钱，共为细末，和入皂荚膏内，捣匀为丸，如梧桐子大。每服三钱，柿饼汤下。《圣惠方》。〇治大人小儿多食谷、麦、糖、豆诸物不消。用皂荚末三钱，枳实一两，白术五钱，俱炒研为末，生姜汤调服三钱。小儿减半。莲池沈大师口说。〇治升降隔绝，气逆喘急，有痰，唾浊不得卧。用长皂荚三条，去皮弦子。一荚用巴豆肉五颗，麻油浸一夜；一荚用生半夏十颗，生姜汁浸一夜；一荚用杏仁十颗，矾水浸一夜。俱各包藏皂荚内，用线扎住，一总再以蜜汤浸一夜，次日放大碗内，浮汤上，蒸三炷香，取起，出巴豆、半夏、杏仁，俱研极细，再将皂荚肉晒干，微炒，亦研极细，总和一处。每用末药一分五厘。临卧以生姜汤调下，立效。此方气实痰结不通者可用，元虚者，当斟酌行之。亦可治水肿臌胀。余居士《选奇方》。〇治头风头痛，暴发欲死。用长皂荚一梃，去皮弦子切碎，蜜水拌，微炒，研为极细末。每用一二厘，吹入鼻内取嚏。再用一分，以当归、川芎各一钱，煎汤调下。〇治杨梅结毒，蛀疳。用皂荚为末，配钟乳石、白僵蚕、真珠、象牙各五钱，加牛黄、冰片各八分，共研极细末。每服三分，人参汤调下。

《本草述》卷二三：**脑宣不止。**不蛀皂角去皮子，蜜炙，捶碎，入水挼取浓汁，熬成膏，鼻口内，咬定良久，涎出为度。**痰喘咳嗽。**长皂荚三条，去皮子，一荚入巴豆十粒，一荚入半夏十粒，一荚入杏仁十粒，川姜汁制杏仁，麻油制巴豆，蜜制半夏，一处火炙黄色，为末，每用一字，安手心，临卧以姜汁调之，吃下，神效。**胸中痰结。**钓痰膏：用半夏醋煮过，以皂角膏和匀，入明矾少许，以柿饼捣膏，丸如弹子，噙之。**风痫诸痰。**五痫膏：治诸风，取痰如神，大皂角半斤，去皮子，以蜜四两涂上，慢火炙透，捶碎，以热水浸一时，挼取汁，慢火熬成膏，入麝香少许，摊在夹绵纸上，晒干，剪作纸花，每用三四片，入淡浆水一小盏中洗淋下，以筒吹汁入鼻内，待痰涎流尽，吃脂麻饼一个，涎尽即愈，立效。**胸腹胀满，欲令瘦者。**猪牙皂角相续，量长一尺，微火煨去皮子，捣筛，蜜丸大如梧子，服时先吃羊肉两嚼，汁三两口，后以肉汁、香药十丸，以快利为度，觉得力更服以利清水，即止药。瘥后一月，不得食肉及诸油腻。**二便关格。**用皂荚炙去皮子，为末，酒面糊丸，每服五十丸，酒下。用皂荚烧烟于桶内，坐上熏之，即通。

刺

【主治】傅疮癣，以米醋熬嫩针作浓煎傅。《宝庆本草折衷》卷一四。治疮中用之，直达疮所。又米醋煎嫩刺，作浓煎，傅疮癣奇效。《本草集要》卷四。治痈疽恶疮，用之能引至直达疮所。已溃透脓，未溃消散。《医学统旨》卷八。

【发明】《医说》卷三：眉发自落。崔言曰：职隶左亲骑军，一旦得疾，双眼昏，咫尺不辨人物，眉发自落，鼻梁崩倒，肌肤有疮如癣，皆为恶疾，势不可救。因为洋州骆谷子归寨使，遇一道流自谷中出，不言名姓，授其方曰：皂角刺一二斤，为灰，蒸久晒碾为末，食上浓煎大黄汤调一钱匕，服一旬，鬓发再生，肌肤悦润，眼目倍明。得此方后，入山不知所之。《感应神仙传》。《太乙仙制本草药性大全·仙制药性》卷三：皂角刺乃载外科圣药。治溃疡直达溃处成功。又崔言病双眼昏盲，眉发自落，鼻梁崩倒，肌肤有疮如癣，皆为恶疾，势不可救。用皂刺一二斤，九蒸九曝，研为末，食上浓煎大黄汤调一匕，服一旬鬓发再生，肌肤悦润，愈眼目，倍常明。《药鉴》卷二：皂荚刺气温，味辛，有小毒。主治诸般肿毒恶疮，能引诸品直至溃处。外科之圣药也。凡痈疽未破者，能引之以开窍。已破者，能引之以排脓。又诸恶疮癣痘毒及疠风中之必用也。盖皂荚气味辛畅而有小毒。故能引至毒处而疏散之，且能通气导痰。又敷肿即除，搐鼻即捷，皆疏散之力也。孕妇所禁。《医宗必读·本草征要》下：刺，功用与皂荚同，第其锐利能直达疮所，为痈疽、妬乳、疔肿未溃之神药。米醋熬嫩刺，涂癣有效。痈疽已溃者勿服，孕妇亦忌。《本草述》卷二三：凡痈疽未破者能开窍，已破者能引药达疮所，乃诸恶疮癣及疠风要药也。痈疽已溃不宜服。《本经逢原》卷三：皂角刺治风杀虫，与荚略同，但其锐利直达病所为异。其治痘疹气滞不能起顶灌脓者，功效最捷。而气虚者慎勿误用，恐透表过锐，反生虚泡也。若血滞不能起顶灌脓，又需鲮鲤，当非角刺所宜。《丹方》治大风恶疾，眉落鼻崩，用皂角刺三斤烧灰为末，食后煎大黄汤，调一匕服之，不终剂而愈。肿疡服之即消，溃疡服之难敛，以其性善开泄也。《医抄类编》卷一九：久吾聂氏定清毒活血汤、千金内托散二方内并无皂刺、山甲。余治坏证，浆不得成者，或用此以攻烂之，令其脓水淋漓，亦可起死回生。但此不得已而权用之，非常试之药也。

【附方】《本草集要》卷四：大风恶疾。用刺一二斤，为灰，蒸，又晒，研为末，食上浓煎大黄汤，调一钱匕服，一旬须眉再生，愈。

《本草汇言》卷九：治痈疽恶毒。外发内发，欲破未破，在四肢、肩背、肚腹之外者，则痛极大肿。在胸膈、腰胁、肚腹、肠胃之内者，则痛极大胀。用皂荚刺飞尖一两，乳香、没药、当归、川芎、甘草各二钱，白芷、花粉、金银花各五钱，水酒各二碗，煎一碗半。毒在上，食后服；毒在中，半饱服；毒在下，空心服。未成可消，已成即溃。在外者，脓血从皮肉出；在内者，脓血从大便出。三剂见效。《医鉴初集》。○治大风疠疮，体废肢损，形残貌变者。用皂荚刺飞尖一斤，微炒，研为极细末，赤鲢蛇一条，切碎酒煮，去骨取肉焙，胡麻仁三两，生半夏二两，真铅粉一两，俱炒燥，研为末，和皂荚刺末，一总水发为丸，如绿豆大，晒干，入净瓷瓶内。每早晚各服三钱，白汤下。存斋孔氏方。○治小儿重舌。用皂荚刺灰，入朴硝减半，冰片少许，苦茶漱口，掺药舌下，涎出自消。○治产后乳汁不行，乳房肿胀，或腋下肿胀，欲成痈毒者。用皂荚刺、蔓荆子各等分，炒焦为细末，每服三钱，白酒调服，三服立消。《袖珍方》。

子

【修治】《宝庆本草折衷》卷一四：须剥取白嫩肉两片，去黄，其黄消人肾气。又以糖渍食。○炒，舂去赤皮，浸软，煮熟用。《食物本草》卷二：皂荚子炒，舂去赤皮，仁将水浸软，煮熟，以糖蜜渍之。《药性粗评》卷二：如用子，拣取圆润不蛀者，入瓦瓶煮泡，剥去硬皮一层，取向里白肉两片，去黄，盖其黄能消人肾气。将白肉铜刀切碎，日干收用。

【主治】治膈痰吞酸，亦入治肺药。○疏导五脏风热壅。《宝庆本草折衷》卷一四。辟邪气、瘴气，有验。《食物本草》卷二。主治难产，腰脚痛，并恶水入口。《太乙仙制本草药性大全·本草精义》卷三。炮核取中黄心嚼饵之，治膈痰吞酸。《太乙仙制本草药性大全·仙制药性》卷三。

【附方】《太乙仙制本草药性大全·本草精义》卷三：难产。吞皂荚子二枚立差。治腰脚不履地。取子一千二百个，净洗，令干，少酥，熬令香，为末蜜丸如梧子大，空心以蒺藜子、酸枣汤下。治皂荚水并恶水入口内，热痛不止。以子烧存性一分，沙糖半两，先杀研皂子令细，续入沙糖匀和如膏，含之。

木皮及根皮

【气味】辛，温，无毒。《本草述》卷二三。

【主治】风热痰气，杀虫。《本草述》卷二三。

【附方】《本草述》卷二三：皂荚化痰丸。用皂角木白皮治劳风，心脾壅滞，痰涎盛多，喉中不利，涕唾稠粘，嗌塞吐逆，不思饮食，或时昏愦。《准绳》痰饮条。

叶

【主治】为末，入吐药。《药性要略大全》卷五。

肥皂荚《本草纲目》

【集解】《本草汇言》卷九：李氏曰：肥皂荚，生大山中。其树高大，叶如檀及皂荚叶。五六月开白花，结荚长三四寸，状如云实之荚而肥厚多肉，内有核数颗，大如指头，不圆正，其色黑如漆而甚坚，中有白仁如栗，煨熟可食。其核亦可种。

荚

【修治】《本草求原》卷八：去皮弦、子膜用。

【气味】味辛，气温，有毒。《本草经疏》卷三○。味辛，气温，无毒。《本草汇言》卷九。辛，温，微毒。《本草崇原》卷中。辛咸性温，入肺大肠而兼入肝经。《药性切用》卷五。气味平温，有毒，不减皂荚、皂刺之性。《本草求真》卷三。

【主治】荡涤垢腻，宣通秽积，肠胃洁净。《本草经疏》卷三○。十月采荚，煮熟捣烂，和白面及

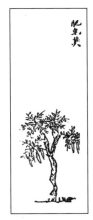 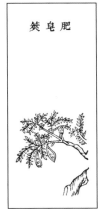

图 30-30-1 肥皂荚《汇言》　　图 30-30-2 肥皂荚《备要》

诸香作丸，澡身面擦之，去垢腻。除风湿，去垢腻。故澡身盥面用之。疗无名肿毒有奇功。不拘奇疡恶毒，用生肥皂去子、弦及筋，捣烂，酽醋和敷，立愈。不效再敷，奇验。《本草备要》卷三。搜风泄热，通窍涌痰，为卒中通关利窍端药。蜜炙，绞汁，烧灰，并皆可用。虚人孕妇并忌。《药性切用》卷五。

【发明】《本草经疏》卷三〇：肥皂荚生于盛夏六阳之令，而成于秋金之月。得火金之气，故其味辛，气温，有毒。凡肠胃有垢腻，秽恶之气郁于中，则外生瘰疬恶疮肿毒。泄于外，则为肠风下痢脓血。此药专能荡涤垢腻，宣通秽积，肠胃洁净，则诸证自除也。《本草汇言》卷九：宋人言能滑肠去垢，消积止痢之药也。王宁宇稿其形与皂荚同类而肉皮肥厚，故曰肥皂荚也。观其澡浣身面，擦去油腻秽垢不洁之物，则知其滑而去滞，能消积止痢之意明然矣。但质性滑利，而气臭焦腐，闻之令人作呕，虽炒制得宜，终不免于损胃。如胃弱少食、不食之疾，宜忌用之。

【附方】《本草经疏》卷三〇：治瘰疬。用肥皂去核，入斑猫在内，扎紧蒸，去斑猫，加入贝母、天花粉、玄参、甘草、牛蒡子、连翘，为丸。每服一钱，白汤下，服后腹疼勿虑，此药力追毒之故。

《本草汇言》卷九：治人不得已，虑祸轻生，卒饮盐卤。速宰活羊，以热血灌之。羊血下咽，卤尽收入血内。即以肥皂荚去核并弦皮，捣烂，以温汤调灌，少顷即吐，卤味并随羊血尽出，不损肠胃。○治绵花疮毒不收。用肥皂荚连核，火烧存性为末，每服二钱，侵晨白汤调服。杨天水方。

《本草求真》卷三：恶疮。用生肥皂，火煅存性，用油腻粉调敷奇疡恶毒，用生肥皂去子弦及筋，捣烂，酽醋和敷，立效。

核

【修治】《本经逢原》卷三：须去硬壳及黄膜，但取其仁炒研用之，庶不致有伤肾气耳。

【气味】甘，温，腥。《得配本草》卷七。

【主治】治鼠瘘疽痔。方上游医，用为吐药，治癥瘕痞积。《本草崇原》卷中。除风热，治瘰疬。得枳壳，治里急后重。得槐实，治肠风下血。煮熟，去皮用。《得配本草》卷七。其子亦治大肠风秘及头面霉疮，有效。《本草求真》卷三。

【附方】《本草经疏》卷三〇：治霉疮。独核仁，同猪胰子、金银花、皂角刺、芭蕉根、雪里红、五加皮、土茯苓、皂荚子、白僵蚕、木瓜、蝉蜕、白鲜皮。久虚者，加人参、黄耆、薏苡仁。兼治结毒。

倒挂刺《药性粗评》

【释名】黄牛刺《药性粗评》。

【集解】《药性粗评》卷二：叶似槐，秋开黄花，结角如皂角，然其刺倒生，故名。江南阪岸处处有之。凡用须一去即采巅叶七枝，便回勿顾。

【气味】味苦，性微寒，无毒。《药性粗评》卷二。

【主治】主治天行瘴疫，人皆相染。取七枝，以水数升，煎之，每人剧饮一碗，自愈。或先采煮一大锅，随大小皆服之，以防未然亦可。《药性粗评》卷二。

梨松果《本草纲目拾遗》

【集解】《本草纲目拾遗》卷三：梨松果如肥皂，出台湾。

【主治】治疔疮磨涂。《本草纲目拾遗》卷三。

水流豆《生草药性备要》

【气味】性大寒，有微毒。《生草药性备要》卷上。

【主治】最凉疥癫。乏血虚人勿用。烧灰亦可擦癣。《生草药性备要》卷上。

椆木《本草拾遗》

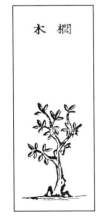

图 30-34-1　椆木
《太乙》

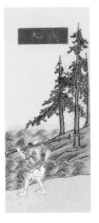

图 30-34-2　椆木
《雷公》

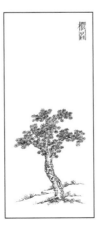

图 30-34-3　椆
《草木典》

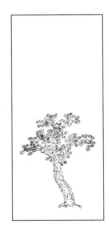

图 30-34-4　椆木
《图考》

【释名】花黎木《植物名实图考》。

【集解】《太乙仙制本草药性大全·本草精义》卷三：生安南及南海山谷。其木似紫檀而色赤。安南及南海人用作床，凡坐卧性至坚好，用为枕令人头痛，因性热故也。采收并剉，煎汁服之。

《植物名实图考》卷三五：桐木《本草拾遗》始著录。俗呼花黎木。《南城县志》：东西乡间有之，不宜为枕，令人头痛。

【气味】味辛，气温，无毒。《太乙仙制本草药性大全·仙制药性》卷三。

【主治】主破血血块秘方，止咳嗽冷嗽妙剂。疗产后血气，恶露冲心。破癥瘕结气，赤白漏下。《太乙仙制本草药性大全·仙制药性》卷三。

苏方木《唐本草》

【释名】苏方《宝庆本草折衷》。

【集解】《本草元命苞》卷七：出南海、昆仑、交州、爱州。树似庵罗，叶如榆叶，抽条约长丈许，花黄，子青熟黑。《本草乘雅半偈》帙九：出南海、昆仑。树似青槐，材似赤降，中心有横纹似紫角者，号木中尊，功力倍常百倍也。

【修治】《本草乘雅半偈》帙九：去粗皮，并节，剉极细，梅枝捣烂，同拌蒸之，从巳至申，阴干用，用染绛色，见铁器，则色黯不鲜。《本草述》卷二三：修治去皮节，细剉，和梅枝蒸半日，阴干用。

【气味】味甘、咸，平，寒，无毒。《宝庆本草折衷》卷一四。气平，味甘、咸。甘而酸、辛，性平。甘胜于酸辛，阳中之阴，无毒。《汤液本草》卷五。气平，味甘、咸、酸。无毒。阳中之阴。《医学统旨》卷八。味甘、咸、微辛，性平、微寒，无毒。入手少阴心、足厥阴肝经。《药性粗评》卷三。

【主治】专破恶血，主产妇血胀闷绝欲死。消恶疮痈肿止痛排脓。治月经不通，疗中风口噤，破扑损瘀血，止赤白痢疾。理虚劳血气壅滞，调产后恶露不安。《本草元命苞》卷七。主破血，产后血胀满欲死。排脓止痛，消痈肿瘀血，月经不调及血运口噤极效。《本草衍义补遗·新增补》。多生海外，堪用染红。入药惟取中心，煎酒专行积血。女科资通月水，产后败血立除。外科仗散肿痛，跌扑死血即逐。同防风散表里风气，调乳香治口噤风邪。《本草蒙筌》卷四。

【发明】《宝庆本草折衷》卷一四：《密斋方》记有产妇患喘，投喘药不效，乃恶血冲肺所致，煎苏木汤，调人参末二钱，服之即愈。《本草纂要》卷四：破血之药也。主妇人血气不和，心腹攻痛，或产后血晕而恶露抢心，或月候不调而经水失断，或疮毒排脓而疼痛不止，或扑损瘀血而积滞肿胀，是皆血闭之症，非苏木不能破血以调治也。大抵此药乃血中损剂，虽为破血之类，非若红花破血

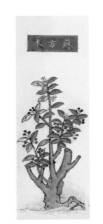

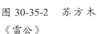

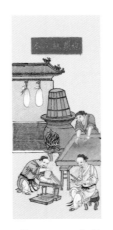

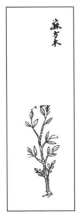

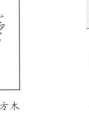

图 30-35-1　苏方木
《品汇》

图 30-35-2　苏方木
《雷公》

图 30-35-3　炮制
苏方木《雷公》

图 30-35-4　苏方木
《汇言》

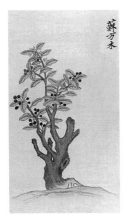

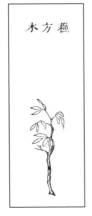

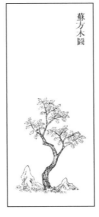

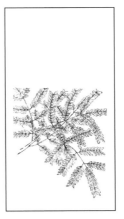

图 30-35-5　苏方木
《图谱》

图 30-35-6　苏方木
《类纂》

图 30-35-7　苏方木
《草木典》

图 30-35-8　苏方木
《图考》

而和血也，非若归须破血而养血也，非若赤芍破血而生血也，非若蒲黄破血而凉血也，非若没药破血而止血也。故凡用此，必须血实之症与之，苟或妄用不察，必有破而不覆之患矣。《药鉴》卷二：诸血家之要药也。与川芎同用，则散头目之血热。与红花同用，则治产后之血瘀。与皂荚刺同用，则逐痈肿之血死。与四物汤同用，则滋骨蒸之血枯。要之热去则血凉，瘀除则血新，死逐则血活，枯滋则血润。《药性解》卷五：苏木专主血分，宜入肝经。然破血之功多，而和血之功少，勿得多用，以伤阴分。《本草经疏》卷一四：苏方木禀水土之气以生，故其味甘咸，气平，无毒。好古加辛。降多于升，阳中阴也。入足厥阴，兼入手少阴、足阳明经。凡积血，与夫产后血胀闷欲死，无非心肝二经为病。此药咸主入血，辛能走散，败浊瘀积之血行，则二经清宁，而诸证自愈。《日华子》主妇人血气心腹痛，月候不调，及蓐劳，排脓止痛，消痈肿，扑损瘀血，女人失音血噤。《海药》主虚劳，血癖，气壅滞，产后恶露不尽，心腹搅痛及经络不通。悉取其入血行血，辛咸消散，亦兼有软坚润下之功，故能祛一切凝滞留结之血，妇人产后，尤为所须耳。《本草汇言》卷九：苏方木活瘀血，《日华子》逐死血之药也。韦心庵稿大氏方主妇人血气阻滞，心腹搅痛；或恶露不行，上攻欲呕；或月水不调，适来适断；或血风内壅，口噤不言。凡产后血闭不通，血胀血晕，闷绝欲死，水煮五两，服之立安。故《唐本草》着之详矣。又跌扑内损，瘀血痛胀，或痈毒酿脓，疼痛不止，凡属形伤血败之证，故《海上方》必资其为首务焉。但入血分，行瘀逐滞，每称捷药，实为血中损剂，善行而不能止者也。如产后恶露已尽，诸痛由血虚者，不宜加用。《本草汇》卷一六：苏木，乃三阴经血分药也。辛咸消散，兼有软坚润下之功，故能祛一切凝滞留结之血。与防风同用，能散表里风气。少用和血，多用破血。产后血虚腹痛者，不宜用。《本经逢原》卷三：苏木阳中之阴，降多升少，肝经血分药也。性能破血，产后血肿胀闷欲死者，苦酒煮浓汁服之。本虚不可攻者，用二味参苏饮补中寓泻之法，凛然可宗。但能开泄大便，临证宜审。若因恼怒气阻经闭者，宜加用之，少用则和血，多用则破血。如产后恶露已净，而血虚腹痛大便不实者，禁用。《本草求真》卷八：苏木专入心胃。甘咸辛凉，功用有类红花，少用则能和血，多用则能破血，但红花性微温和，此则性微寒凉也。故凡病因表里风起，而致血滞不行。暨产后血晕胀满以死，及血痛血瘕，经闭气壅痈肿，跌扑损伤等症，皆宜相症合以他药调治。如疏风则与防风同用，行血则与乳香同用海药方。但性平疏泄，产后恶露已尽，大便不实者，均应禁用。出苏方交爱交州、爱州。忌铁。

【附方】《本草元命苞》卷七：血运。剉，水煎浓服一升。恶露。同乳香，酒调半两。

《药性粗评》卷三：血晕。凡被扑损，并诸血证晕闷者，苏木三两，剉，水五升，煮取二升，分再服。若产后血晕，以醋煎调服。中风。凡男女中风，口噤不语者，以乳头香方寸匕，研细，又以苏木煎水调服，立吐恶物，差。

《药性要略大全》卷五：遇扑打伤损，瘀血积中疼痛者。炒黑色，酒淬服之。

《本草汇言》卷九：治妇人血气阻滞，心腹搅痛，恶露不行，上攻欲呕。用苏方木五钱捣细，当归、川芎、白术、干姜、玄胡索、五灵脂、木香、香附、乌药俱酒炒，桃仁研、乳香、没药各一钱，益母草三钱。水煎服。刘氏《产宝》。○治妇人月水不调，适来适断，寒热腹胀，恶心烦闷。用苏方木五钱捣细，柴胡、牡丹皮、续断、半夏、当归、川芎、厚朴、丹参、黄芩、白芷、三棱、陈皮、香附、泽兰，俱酒炒。水煎服。○治血风口噤，不能言语。用苏方木五钱捣细，防风、玉竹各三钱，当归、川芎、秦艽各一钱五分。水煎服。○治产后血晕血胀。用苏方木三两捣细，水五升，煎取二升。徐徐服。

乌木《本草纲目》

【集解】《植物名实图考》卷三五：乌木《本草纲目》始著录。○《博物要览》：叶似棕榈，伪者多是檠木染成。《滇海虞衡志》谓元江州产者是栌木，真乌木当出海南。

【主治】主解毒霍乱吐利，屑研酒服。《植物名实图考》卷三五。

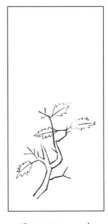

海红豆《海药本草》

【释名】大红扁豆《草木便方》。

【集解】《太乙仙制本草药性大全·仙制药性》卷三：生南海人家园圃中，大树叶圆，有花英而生。今蜀中种亦成。

《植物名实图考》卷三五：海红豆详《益部方物记略》及《海药本草》，为面药。

【气味】气微寒，有小毒。《太乙仙制本草药性大全·仙制药性》卷三。辛，微寒。《草木便方》卷二。

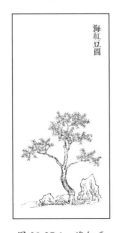 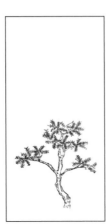 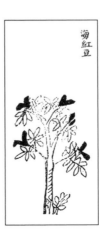 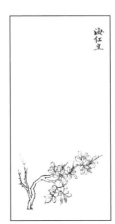

图 30-37-1　海红豆《草木典》　图 30-37-2　海红豆《图考》　图 30-37-3　海红豆《便方》　图 30-37-4　海红豆《图说》

【主治】主人患黑皮并花癣，头面游风，堪为澡豆，宜入面膏。《太乙仙制本草药性大全·仙制药性》卷三。头面游丹瘤风痓。黚黵花癣面黑涂，痘疮解毒元气捐。《草木便方》卷二。

相思子《药性要略大全》　【校正】时珍云出《纲目》，今据《药性要略大全》改。

【释名】云南豆《食物辑要》。

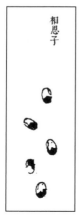
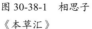

图 30-38-1 相思子
《本草汇》

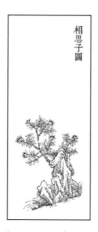

图 30-38-2 相思子
《草木典》

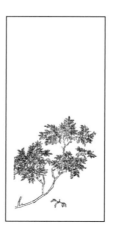

图 30-38-3 相思子
《图考》

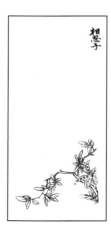

图 30-38-4 相思子
《图说》

【集解】《植物名实图考》卷三五：相思子即红豆，诗人多咏之。《本草纲目》始收入乔木类，为吐药。今多以充赤小豆。《本草纲目易知录》卷四：此豆半红半黑，用此和龙脑收藏，其香不走不耗，今市中讹此作赤小豆。

【气味】性平，有小毒。《药性要略大全》卷六。味甘，性温，有毒。《食物辑要》卷二。苦，平，有毒。《本草汇》卷一六。

【主治】通九窍，治心腹气。令人香。《药性要略大全》卷六。止热闷头痛，风痰，杀腹脏及皮肤内一切虫。《太乙仙制本草药性大全·仙制药性》卷三。吐风痰瘴疟，杀腹脏蛊毒。《本草汇》卷一六。

【发明】《食物辑要》卷二：煮食，味颇佳。多食，令人寒热，手足心发麻，急嚼生姜解之。此从云南传种，地土不同，不识制用，食之作病。《本草汇》卷一六：相思子，大如小豆，半红半黑。今误为赤小豆。善吐人，宜辨。产岭南，彼人以嵌首饰，用收龙脑香，不耗。《本经逢原》卷三：相思子味苦有毒，立能吐人。其粒半黑半红，故以命名。能通九窍，去心腹邪气，止热闷头痛，风痰瘴疟，杀一切虫毒、蛊毒，取三七枚研水服之，即当吐出。今人皆认此为赤小豆，以之配入六神曲中。铺家以误认而罔名，医家亦不辨而混用。噫！医之道可胜道哉。

【附方】《太乙仙制本草药性大全·仙制药性》卷三：主蛊毒。取二七枚，末，服当吐出。
《本草纲目易知录》卷四：瘴疟寒热。取相思豆十四粒，研服，取吐愈。

神黄豆《药性纂要》

【集解】《药性纂要》卷三：神皇豆出交趾、云南。色黄，有荚，中圆而两头微尖，累累相连。去壳则仁如含豆之状。《池北偶谈》卷二二：神黄豆，产滇之南徼西南彝中，形如槐角，子视常豆稍巨。《本草纲目拾遗》卷八：神黄豆有二种，《百草镜》云：出云南普洱府，又四川亦产，荚如连翘略短，内有豆，微红色。产云南者，形如槐角子，比蚕豆略大，瓦上焙干，去外黑壳用，二种形状不同，系地土所产各别，然其稀痘解毒之性则一也。

【气味】味苦，气寒。《药性纂要》卷三。

【主治】专主稀痘。《药性纂要》卷三。

【附方】《药性纂要》卷三：小儿未出痘者。遇春秋二分、冬夏二至逢节，将豆粒半，阴阳瓦焙熟，又将生豆粒半，同捣烂，白滚水调服之，出痘必稀。

《池北偶谈》卷二二：可永除小儿痘毒。用筒瓦火焙，去其黑壳，碾作细末，白水下之。服法：以每月初二日、十六日为期，半岁每服半粒，一岁每服一粒，一岁半每服一粒半，递加至三岁，服三粒，则终身不出痘矣。或曰按二十四气服之，以二十四粒为度。云南赵玉峰中丞、王子玠刑部说。

猪腰子《本草品汇精要》　【校正】时珍云出《纲目》，今据《本草品汇精要》改。

【集解】《本草品汇精要》卷一九：此种宿藤，围可盈尺，嫩时色青，老则紫黑，上有裂纹，多于山溪涧旁，缘木石而上。每茎端着三叶，青色，断之有红汁出，渔人取以染网。三月开花，色红紫，如刀豆花，至夏作荚，中有独实者，或有二实者，色紫而有白络，形如猪肾，故以名之。经霜后落荚坼自露，人亦啖之。○生广西西融县。《植物名实图考》卷二○：猪腰子《本草纲目》始著录。生柳州。蔓生，结荚色紫肉坚，长三四寸。

【气味】味酸，甘，性平。○无毒。《本草品汇精要》卷一九。

【主治】傅一切肿毒。○咽喉疼痛，含之咽津。《本草品汇精要》卷一九。

【附方】傅一切恶疮，痈疽发背，疔肿。

〔猪腰子〕合山茨菰、续随子、大戟、文蛤、麝香、雄黄、朱砂作锭子。

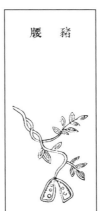 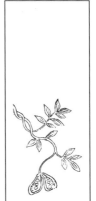

图 30-40-1　猪腰　　图 30-40-2　猪腰
　　《备要》　　　　子《图考》

无患子《开宝本草》

【集解】《本草衍义》卷一五：无患子今释子取以为念珠，出佛经。惟取紫红色小者佳。今入药绝少，西洛亦有之。《**通志·昆虫草木略**》卷七六：无患子，曰噤娄，曰桓。其子匀圆如漆，今人贯为数珠。《古今注》云，程雅问木曰：无患，何也？答曰：昔有神巫曰瑶，能符劾百鬼，得鬼则以此木为棒棒杀之。世人相传以为器用压鬼，故曰无患。《**本草品汇精要**》卷二〇：旧本不载所出州土，博询所自于广东。监生戴志在京历事备云：无患子木，生广州府山谷间及人家园圃中有之。木高四五丈，径二三尺许，其皮黄白色，叶如柳叶而大，两两相对，初夏开黄白碎花，至秋结实，外皮如龙眼肉，生青熟紫，光亮如胶可爱，干则文皱若枣核，亦似龙眼核而紫黑，核中仁如芡实。土人呼为没患子，盥手去垢尤胜皂角。据其所说，吻合本文，故并载之。《**植物名实图考**》卷三五：无患子，《开宝本草》始著录。南安多有之。《本草拾遗》《酉阳杂俎》所述详明。

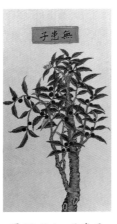

图 30-41-1　无患子
《品汇》

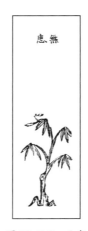

图 30-41-2　无患
《太乙》

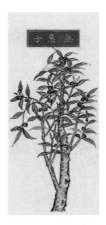

图 30-41-3　无患子
《雷公》

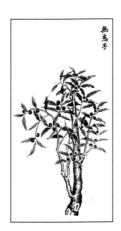

图 30-41-4　无患子
《草木状》

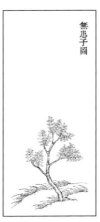

图 30-41-5　无患子
《草木典》

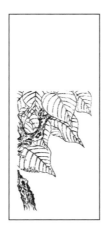

图 30-41-6　菩提树
《图考》

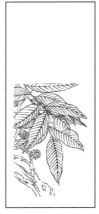

图 30-41-7　无患子
《图考》

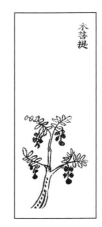

图 30-41-8　木菩提
《便方》

子皮（即核外肉）

【气味】味微苦，气平，有小毒。《太乙仙制本草药性大全·仙制药性》卷三。味苦、辛，气平，有小毒。《本草汇言》卷九。

【主治】主浣垢，面黚即去。治喉痹，喉内立开。又主飞尸，亦能魇鬼。《太乙仙制本草药性大全·仙制药性》卷三。捣烂滚汤调稠糊，搽面黚雀斑。捣汁和白汤服，治喉痹，开咽窍。《本草汇言》卷九。治喉痹开痰，研吹喉。主飞尸。《本草求原》卷八。

子核

【气味】味辛，平，无毒。姚氏《食物本草》卷二〇。

【主治】人烧令香，可辟恶气。《太乙仙制本草药性大全·仙制药性》卷三。烧之辟邪恶气，散瘟瘴，逐飞尸。《本草汇言》卷九。煨食，辟恶气，去口臭，杀腹内虫。浸酒，先煅过。止血、止痛。熬膏，拔毒生肌，祛风、消肿，去酒风。《本草求原》卷八。

皮

【主治】洗疥癞痔疮。《本草求原》卷八。

栾华《本经》

【释名】木栾华《绍兴本草》、赛木槿《野菜博录》。

【集解】《本草衍义》卷一五：栾华今长安山中亦有，其子即谓之木栾子，携至京都为数珠，未见其入药。《太乙仙制本草药性大全·本草精义》卷三：栾华生汉中川谷，今南方及都下园圃中或有之。叶似木槿而薄细，花黄似槐而稍长大，子壳似酸浆，其中有实如熟豌豆圆黑坚，堪为数珠者。五月采花作染。《野菜博录》卷三：栾华木一名赛木槿。生山谷中。树颇高大，树叶俱似木槿树叶，开花似槐花，黄色。《植物名实图考》卷三七：栾华，《本经》下品。《救荒本草》木栾生密县山谷中。树高丈余，叶似楝叶而宽大稍薄，开淡黄花，结薄壳，中有子如豌豆，乌黑色，人多摘取作数珠。叶味淡甜，采嫩芽煠熟，换水浸淘净，油盐调食。按山西亦多有之，俗讹作木兰。

【气味】味苦、寒、无毒。《绍兴本草》卷一五。

【主治】主目痛，泪出伤眦，消目肿。南人取以合黄连作煎，疗目赤烂甚效。《本草集要》卷四。

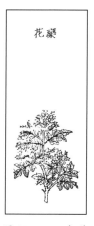

图 30-42-1 栾花
《图经（政）》-1

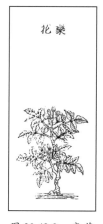

图 30-42-2 栾花
《图经（政）》-2

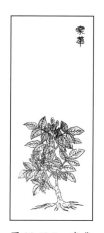

图 30-42-3 栾华
《图经（绍）》-1

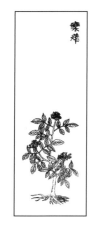

图 30-42-4 栾华
《图经（绍）》-2

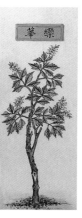

图 30-42-5 栾华
《品汇》-1

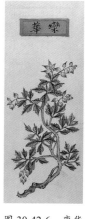

图 30-42-6 栾华
《品汇》-2

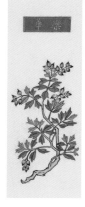

图 30-42-7 栾华
《雷公》

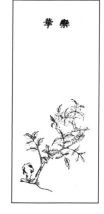

图 30-42-8 栾华
《三才》

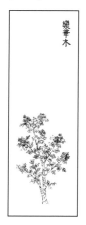

图 30-42-9 栾华
木《博录》

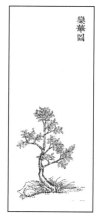

图 30-42-10 栾华
《草木典》

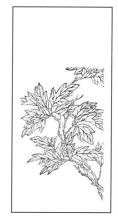

图 30-42-11 栾华
《图考》-1

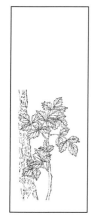

图 30-42-12 栾华
《图考》-2

藤黄 《海药本草》　　【校正】《本草纲目》原入"草部"，今移此。

【释名】沙黄、腊草《宝庆本草折衷》。

【集解】《宝庆本草折衷》卷一二：出鄂岳等州诸山崖。花蕊散落石上，就木采者轻妙。《本草纲目拾遗》卷七：《百草镜》：藤黄出外洋及粤中，乃藤脂也，以形似笔管者良，大块者名牛屎藤黄，不佳。入药取色嫩纯明者，用水蒸化，滤去渣，盛瓷器内，隔水煮之，水少时再添煮干，以三炷香为度，以帛扎瓷器口埋土中，七日取出，如此七次，晒干用。《粤志》：广中产黄藤熬汁，即藤黄也。

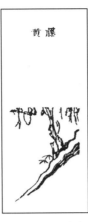
图 30-43-1　藤黄
《太乙》

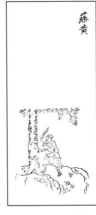
图 30-43-2　藤黄
《汇言》

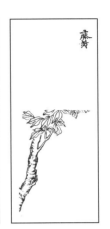
图 30-43-3　藤黄
《图说》

【气味】味酸、涩，有毒。《宝庆本草折衷》卷一二。

【主治】主蚛牙蛀齿，点之便落。《宝庆本草折衷》卷一二。乌羊血制，疗折伤。《得宜本草·上品药》。治痈疽，止血化毒，敛金疮，亦能杀虫，治刀斧木石伤及汤火伤，竹木刺入肉，一切诸伤。《本草纲目拾遗》卷七。

【发明】《宝庆本草折衷》卷一二：方用藤黄合指揩散以揩痈上。夫齿联龈而生，点之且去，故痈之内攻，可以揩傅之溃破，泄散其毒矣。《本经逢原》卷二：藤黄性毒而能攻毒，故治虫牙蛀齿，点之即落，毒能损骨伤肾可知。《本草纲目拾遗》卷七：藤黄《纲目》主治条下，只言点蛀牙自落，无他治也。张石顽云：藤黄性毒而能攻毒，故治牙虫蛀齿，点之即落，毒能损骨伤肾可知。叶氏《得宜本草》云：服藤黄药忌吃烟。按三黄宝蜡丸、黎峒丸俱用藤黄，以其善解毒也。有中藤黄毒者，食海蜇即解。○性最寒，以青鱼胆和之，治眼疾间有白者，叶如土茯苓，身小而长，外有箨包，以茎浸水洗目，并无肿痛。《本草纲目易知录》卷二：此物相传有大毒，研水服，可毒人。

【附方】《本草纲目拾遗》卷七：神效膏。敷之即能止疼止血，收口取效如神。用真麻油一斤，藤黄八两，白蜡八两，先将油入铜锅，次将藤黄捶碎熬透，以麻布滤去渣，加入白蜡，至滴水成珠为度，贮瓷罐。其膏夏老冬嫩为宜。金不换。治跌打刀伤，藤黄一两研细末，麻油四两，白蜡五钱，黄蜡一两，将二蜡入麻油内铜杓熬化，取起，放地上，一人徐徐下藤黄末，一人不住手搅匀，以尽为度，即成膏。敷于患处，用油纸摊贴绸帕缚好，一二日即愈。苏州周慎庵传。风气膏。治一切无名肿毒。藤黄四两，白蜡八两，小磨麻油十二两，先将油煎熟，将成珠，入水不散，再加黄、白搅匀，瓷瓶收，面上仍以麻油养之，临用摊贴。王站柱《不药良方》。**一笔消**。遇小疖毒未出疖头。用大黄二两，藤黄一两，明矾、蟾酥各五钱，麝香、乳香、没药各二钱，用蜗牛捣烂作锭。以此醋磨，新笔蘸药圈外，愈圈愈小，圈毒消尽而止。《祝氏效方》。**又一笔消方**。治一切痈肿。雄黄、胆矾、硼砂、藤黄、铜绿、皮消、草乌各一两，麝香二钱为细末，和蟾酥为条，如笔管大，金箔为衣，用时以醋磨浓，新笔蘸药，涂毒四围，数次即愈。**消毒散**。治痈疽疖毒及初生多骨疽。大黄一两，芙蓉叶晒干为末，五倍子各一两，麝香、冰片各三分，藤黄三钱，生矾三钱，共为末，米醋调成如厚糊，涂于多骨疽之四周，中留一头如豆大，以醋用鹅翎不时埽之，若不埽，任围则无益，一日夜即内消。其余痈疖，亦以此敷之，神效。又方：雄黄二两，麝香三钱，藤黄一两，人中白五钱，朱砂、白及、生白蔹各二钱，蟾酥一两，共研末，用广胶三钱，烊化，和药末为锭，遇毒将此药磨醋水涂之。《良方汇选》。**消毒方**。治一切无名肿毒及对口发背。用滴花烧酒磨藤黄敷，不住手敷之，不至半日即消。《救生苦海》。○**无回丹**。治一切疔痈脑疽。用碱藤黄、雄黄、大黄各一两，蟾酥、麝香各二钱，血竭、甲片炒各五钱，醋磨涂，立效。《众妙方》。**移毒方**。如毒生在肢节穴道险要处，不成漏症，即为废人，须用此药，只涂半圈，即移过一边。用白及、白蔹、三七、五倍子、大皂角、山茨菇、藤黄各等分，俱到薄片，除藤黄，余皆入砂锅内水浸一日，煎汁倾出，入水再煎，如此数次，滤净熬膏。以藤黄将水蒸烊加入，搅匀再熬，入碗晒干，用时以鸡蛋清磨出浓汁，新笔蘸涂。又方：藤黄、银朱等分，醋和敷，赶毒至他处，出脓。如用榖树汁调，可搽癣，一二次即消。《救生苦海》。**大提药方**。围毒初起，凡对口发背恶疽，四五日即消。雄黄、藤黄、麝香各一钱，朱砂三分，蓖麻肉三钱，红升丹一钱五分，先将蓖麻研如泥，后和各药研烂，用象牙匣封藏，外以虎皮包之，方不泄气。《良方汇选》。**种福堂提药方**。治诸毒不起，敷之立起。藤黄、雄黄各三钱，蟾酥、红药各二钱，冰片、麝香各一钱，蓖麻肉一两，先将蓖麻肉去皮，打如鱼冻水，入诸药，打成膏，瓷罐收贮，勿令泄气。或云：宜红药三钱，冰片、蟾酥勿用，止加麝香三分，辰砂一钱。又黄提药方：郁金、雄黄、藤黄各二钱，牛黄、蟾酥、硇砂、冰、麝各五分，巴豆肉八钱，蓖麻肉一两，共捣烂瓷瓶贮，遇症放膏药上少许贴之，治一切恶毒，未成可消，已成用之化腐，疔毒更妙。**诸毒围药**。南星炒四两，五倍子炒黑、白及炒，各二两，藤黄、姜黄炒各一两，共为细末，醋调涂；重者加牛黄一钱，鹿茸五钱。《祝氏效方》。**无脓即消，有脓即溃**。五倍子一两，白芷六钱，藤黄、百草霜各三钱，生半夏、生南星、白及、陈小粉飞面各四钱，共为末，红醋调敷。《种福堂方》。**箍毒**。五倍子略焙一两，藤黄四两，铜青少许，小粉炒八两，作锭，用时醋磨涂。《活人方》。**一切无名肿毒**。藤黄五钱，五倍子二两，白蜜、葱头各一两，用米醋调围患处，留顶勿敷。**五色蟾酥墨**：能立消肿毒，雄黄、银朱、胆矾、韶粉、藤黄、铜绿、硼砂各一两，麝香一钱，共为末，蟾酥为条，如笔管大，水磨涂。**疔疮**。银朱、蜒蝣、白甘菊、人中白、苎根内白心、雄黄、藤黄、大黄共捣敷上，即退。吴兴杨氏《便易良方》：**坐板疮**。藤黄捣碎，用雄猪网油，青布一长条，将藤黄掺在网油之上，青布卷成条子，线扎紧，浸菜油内一夜，火燃取滴下油，杯积埋土中，一夜出火毒，涂疮即效。五黄散：治一切顽癣。鸡脚大黄、硫黄、雄黄、姜黄、藤黄各等分，为细末，菜油调涂患处，七日勿洗浴，全愈。《仙遗拾珠》。金氏离洞膏。治臁疮如神。万应油五两，藤黄一两五钱，净黄蜡二两，共熬黑棕色，摊贴。熬万应油法：香油六十两，以十六两官秤作准，净桃枝一两，柳枝一两，槐枝一两，桑枝一两，葱一两，男发四两，花椒五钱，蓖麻二两，马前四两，荜茇五钱，桂枝一两，白芷二两。夏浸三日，冬七日，春、秋五日，然后熬至渣枯，去渣。每斤生油，熬熟汁得八折。此油凡一切膏药，可作地子。

无食子 《唐本草》

【释名】没石子、无石子、没食子、墨食子、摩贼《宝庆本草折衷》。

【集解】《神农本经会通》卷二：雷云：黑石子，出西戎波斯国。其俗以代果，番胡人呼为没食子。初青熟黄，白虫蚀成孔者正熟，皮无孔者入药用。凡使勿犯铜铁，并被火惊者。颗小文细上，无狄米者妙。

【修治】《药性粗评》卷二：凡作末勿犯铜铁，石上捶碎，焙干，复入石臼内，以石杵研细，勿捣。《太乙仙制本草药性大全》卷三：浆水浸砂盆，硬者石上研尽，切忌犯铜铁，湿须火上焙干。《本草汇》卷一五：凡用，不宜独用多用，虫食成孔者入药。勿犯铜铁器，并被火惊。颗小纹细者佳。砂盆研，隔纸焙用。

【气味】味苦，平，温，无毒。《宝庆本草折衷》卷一四。

【主治】长肉，医痔。疗赤白痢，肠滑不禁。乌髭发，和气安神。治阴疮阴汗，医阴毒阴痿。疳蚀口鼻，为末，吹下部，即差。产后恶痢，烧灰，以热酒调服。白痢酒服，赤痢饮下。《本草元命苞》卷七。益血生精，安神和气。烧黑灰浴阴毒，合他药染髭须。治疮溃肌肉不生，主腹冷滑痢不禁。《太乙仙制本草药性大全·仙制药性》卷三。

【发明】《本草经疏》卷一四：无食子禀春生之气，兼得西北金水之性，故味苦气温无毒。金主敛肃，大肠属金，以类相从，故主赤白痢，肠滑。春为发生之令，温能和脾胃，养腠理，故主生肌肉。水为润下，色黑而象肾，故李珣以之益血生精，和气安神，乌须发，治阴痿诸证也。得温暖之气，复兼收敛之性，故为固涩精气之要药。雷公云：凡使，勿犯铜铁，并被火惊者，用颗小无欤米者妙，用浆水于砂盆中研令尽，焙干再研，如乌犀色入药。《本草汇言》卷九：无食子涩肠固泄，《别录》温中止痢之药也。陈一斋抄《唐本草》云：其味苦涩，其气温和，其性敛涩，故止久痢，气陷下也。暴泄，气欲脱也。肠滑不禁，用为要饵。推此收涩温敛之能，故又能乌须发，益精血，收阴汗也。如痢疾由湿热郁于肠胃，兼积滞未清者，不宜骤用。《医宗必读·本草征要》下：强阴治痿，助阳事以生男。涩精止遗淋，固肠医泄痢。禀春生之气，兼金水之性。春为发生之令，

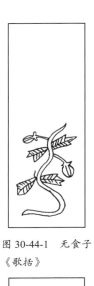

图 30-44-1　无食子
《歌括》

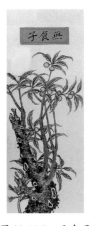

图 30-44-2　无食子
《品汇》

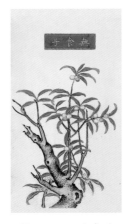

图 30-44-3　无食子
《雷公》

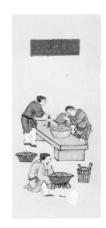

图 30-44-4　炮制无
食子《雷公》

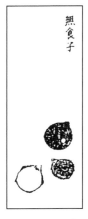

图 30-44-5　无食子
《原始》

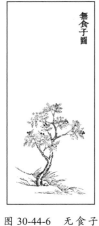

图 30-44-6　无食子
《草木典》

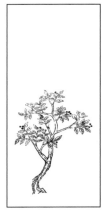

图 30-44-7　无食子
《图考》

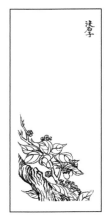

图 30-44-8　没食子
《图说》

故有功于种玉；金主收肃之用，故有功于止涩。然亦不宜独用多用也。**《本草乘雅半偈》帙九：**食宿饮留，乃成痢滑，无其食，滑痢已矣。味苦气温，对待治之，推陈致新物也。新至气斯充，肌肉满，七神安，奉发美毛，精生形驻矣。所谓有余而往，不足随之，不足而往，有余随之，太过不及，于斯见矣。虫食有孔者良，具体无窍者，所当佩服。**《本草述》卷二三：**无食，益阴而收，与肉豆蔻之益气而收者不同，故血痢及女子产后痢用之乃宜。然皆苦温，缘苦寒之味，未能益气血也。又按：缪氏所谓得温暖之气，为其吐华于三月，而又云复兼收敛之性，为其有得于西北金水之性也。第据诸本草所说，绝未及收敛之义，不知缪氏何所本也？得毋谓西北金水之性，定主降而收乎？试绎李珣所云，疗肠虚冷痢，并云治阴毒痿，又如马志所云治小儿疳，冷滑不禁。举如二说，未以收阴为功，盖直取其阴中之气，为血生之原、精化之本耳。如冷痢，冷滑不禁，因于阴气之益而得瘳，即指其止痢禁滑，谓之曰收犹可，如以此味谓能收敛，则同于说梦矣。盖能益阴中之气是其功，原不以收为功也。故李珣于疗肠虚冷痢下，即以益血生精为言也。且珣所言治阴毒瘘，尤当寻绎。盖类知阳聚之为毒，而言瘘乃由于阴毒者，岂非真阴不得行其化，然后聚而为毒乎？抑《内经》曰冲、任脉皆起于胞中，上循背里，为经络之海，其浮而外者，循腹右上行，会于咽喉，别而络唇口，血气盛则充肤热肉，血独盛则淡渗皮肤生毫毛。即此推求，兹味之用于乌须为要药，是则于冲、任之脉不大有裨益乎？参合于血气盛、血独盛之义，则知阳生阴中，而气之出于血中者，唯有此味庶几得当耳。先哲有阳气阴气之分，而世医多不察也。唯此味能补阴气，大为要药。李珣谓其益血生精，诚不妄也。不审方书用之不多见者，何哉？《本草新编》卷四：没食子一名无食子。味苦，气温，无毒。切忌犯铜、铁器。入骨，入肾。益血生精，安神和气，可染髭须。治疮溃肌肉不生，主腹冷滑痢不禁。用之以治骨肉虚寒，实有奇功。故齿牙之病，所不可缺也。其余功效，亦多誉言，然有益无损，不妨久服。《本草求真》卷二：没石子固肾止脱。没石子专入肾，兼入脾胃。味苦性温色黑，功专入肾固气，凡梦遗精滑，阴痿齿痛，腹冷泄泻，疮口不收，阴汗不止。一切虚火上浮，肾气不固者，取其苦以坚肾，温以暖胃健脾，黑以入肾益气补精，俾气按纳丹田，不为走泄，则诸病自能克愈矣。

【附方】《药性粗评》卷二：急疳蚀口。没石子为末，吹下部即差。久痢滑肠。没石子三个，捶破，焙焦，研为末，和面作馄饨，蒸熟食之，差。

《太乙仙制本草药性大全·仙制药性》卷三：治小儿久痢不效。没食子二个切，熬令黄色，研作馄饨食之。治产后痢。没食子一个，烧为末，和酒服方寸匕，冷即酒服，热即饮下。○阴汗。取烧灰，先以微温浴了，即以帛微裹后傅灰囊上，甚良。波斯每食以代之。

《本草汇言》卷九：治大人小儿无故暴泄。用没石子二两为末，每服二钱，人参汤调下。小儿减半。《圣惠方》。○治大人小儿口疮。用没石子三个，甘草五分，共研末，掺之。如小儿月内生者，以少许涂乳头上，令吮之，入口即活，不过三次愈。

诃黎勒《唐本草》

【集解】《南方草木状》卷中：诃黎勒树似木梡，花白，子形如橄榄，六路，皮肉相着，可作饮。变白髭发令黑。出九真。《本草元命苞》卷七：出交、爱州，今岭南有，广州最盛。八月采实。株似木梡，花白，实若栀子，青黄，皮肉相着，形有六棱，未熟风飘堕，谓之随风子，益小益贵，曝干收之。《神农本经会通》卷二：诃梨勒使也，俗名诃子，随风子。六棱，黑色，肉厚者良。取皮，去核用。文止有六路，或多或少，并是杂路勒，不入用。

【修治】《本草约言》卷二：入药须用湿面裹煨熟，不尔致胀。去核取皮用。《本草述》卷二三：水泡，面包煨熟，去核，或酒浸蒸，去核焙干。用肉则去核，用核则去肉。清痰生用，止泻煨用。

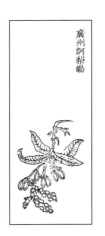

图 30-45-1 广州诃
梨勒《图经（政）》

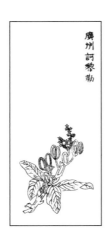

图 30-45-2 广州诃
黎勒《图经（绍）》

图 30-45-3 广州诃
梨勒《品汇》

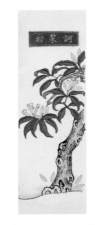

图 30-45-4 诃梨勒
《雷公》

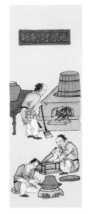

图 30-45-5 炮制诃
梨勒《雷公》

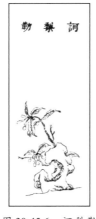

图 30-45-6 诃梨勒
《三才》

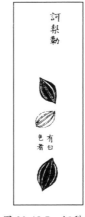

图 30-45-7 诃梨勒
《原始》

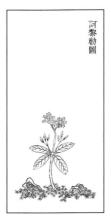

图 30-45-8 诃黎勒
《草木典》

【气味】味苦、酸、甘、涩，温，无毒。《宝庆本草折衷》卷一四。气温，味苦。苦而酸，性平，味厚，阴也，降也。苦重酸轻，无毒。《汤液本草》卷五。味酸、涩，温，无毒。《太乙仙制本草药性大全·仙制药性》卷三。味苦、酸，气温。沉而降，阴也。无毒。《药性会元》卷中。

【主治】虽云涩肠，而又泄气。主冷气心腹胀满，消宿食开胃调中。止肠风泻血，崩中带下；疗霍乱呕吐，肾气贲肫。利津液，破骨膈结气；消痰饮，泄肺经喘急。治产后阴疼，和蜡烧熏，及热煎汤熏，通手后洗之。安胎动欲生。《本草元命苞》卷七。生用清金止咳，炒用敛肺涩肠，为肺虚肠滑咳嗽泄泻之专药。《药性切用》卷五。

【发明】《本草衍义》卷一五：诃梨勒气虚人亦宜。缓缓煨熟，少服。此物虽涩肠，而又泄气，盖其味苦涩。《芷园臆草题药》：诃黎勒宜用极大者，有力。六路者方真。佛书摩诃，此云大高仙芝。得三寸者，佩即去疾，可证当用大者矣。化鱼涎成水，治津液成痰之验也。痰与宿病去，必然下利流水，长者所云，奚疑？《药性解》卷五：诃梨勒，酸以泻肝收肺，苦以坚肾泻脾，涩以厚大肠，五经之入所由来也。终是酸涩之剂，久泻痢者宜之，若积初起而用之，与丹溪痢无止法意相左矣！《衍义》曰：气虚人亦宜缓缓煨熟少服，虽能涩肠，又能泄气故也。丹溪云：诃梨勒文只有六路，或多或少，此是毗梨勒、罨梨勒、椰精勒、杂路勒，并不宜用。《本草汇笺》卷五：诃黎勒诃子味苦，而带酸涩，能降能收。盖金空则响，肺金受遏于火邪，以致火喘咳嗽，或至声哑，用此降之敛之，则肺无壅塞，声音自亮。取其涩可去着，若久泻久痢，实邪去而元气脱者，用此同健脾药，固涩大肠，泻痢自止。以六路文者胜，或多或少，即为他种。六路，以象肺之六叶。《本草述》卷二三：诃子于七八月结实，是气之告成者，禀乎金也。然产于炎土，而金随从火以为用，所以其味初尝之涩，次即苦，苦者胜，又次则酸，酸微有甘，酸甘者固微，即涩亦不敌苦也。夫苦从火化，而涩则奚若，是可同于酸义否？曰：酸者，阳气之不尽宣。而涩者，乃阴气之不尽畅也。先哲曰：血得酸则敛，得苦则涩。若然，是阴持于阳之中，不能尽畅而为涩也。在天于时为秋，在人于脉为涩。《经》固曰手太阴阳中之少阴也，《经》又曰多食苦则皮槁而毛拔，肺不主皮毛乎？是诃子之先涩者金，次苦者火，是固禀金气，而反从火以为用者也。金从乎火，直从乎苦之气化，又苦直行而泄，故先哲每致慎于气虚者也。虽然，用之下逆气，泻结气，通积聚，利咽喉，如枳实散之治息贲，半夏散之治伏梁，木香槟榔散之治奔豚，七宣丸之治大便秘，又如诃子汤之治喑，清咽屑之治梅核气，是或止同于降泄，从邪之实者论。或更同于寒凉之降泄，从实邪之有热者论也。○诃子肉先涩次苦，然涩不敌苦。又次酸及甘，乃甚微。皮先涩次苦，苦与涩等，又次止有甘，却亦甚微。是肉之泻者居多，而泻又犹有收义，以少固之，合于甘。甘为中土之气，其不尽泻者此也。皮则涩能敌苦，其泻犹未极，而止带甘，则泻犹有缓义。《长沙药解》卷三：诃黎勒味酸，微苦，气涩。入手阳明大肠、手太阴肺经。收庚金而住泄，敛辛金而止咳。破壅满而下冲逆，疏郁塞而收脱陷。《金匮》诃黎勒散，诃黎勒十枚，为散，粥饮和，顿服。治气利。以肝脾郁陷，二气凝塞，木郁风动，疏泄失藏，而为下利。利则气阻而痛涩，是为气利。诃黎勒行结滞，而收滑脱也。阳陷而为利者，清气滞塞而不收也。肺逆而为咳者，浊气壅塞而不敛也。诃黎勒苦善泄，而酸善纳，苦以破其壅滞，使上无所格，而下无所破。酸以益其收敛，使逆者自降，而陷者自升，是以咳利俱止也。其治胸满心痛，气喘痰阻者，皆破壅降逆之力。其治崩中带下，便血堕胎者，皆疏郁升陷之功也。《本草思辨录》卷四：诃黎勒诃黎勒苦温能开，酸涩能收。开则化痰涎，消胀满，下宿食，发音声；收则止喘息，已泻痢。然苦多酸少，虽涩肠而终泄气，古方用是物皆极有斟酌。仲圣诃黎勒散治气利。气利者，气与矢俱失也，必有痰涎阻于肠中。诃黎勒既涩肠而又化痰涎，最于是证相得。又以粥饮和服，安其中气。是诃黎勒之泄，亦有功无过矣。《千金》诃黎勒丸治气满闭塞,不能食喘息。不能食喘息由于气满闭塞,气满闭塞非有痰涎宿食。不尔,然去其痰涎宿食,而既逆在上之气,岂能即返,诃黎勒能一物而两治之。两治之物,无冲和之性,蜜丸又所以和之也。与仲圣用诃黎勒之意正复无异。若诃子清音汤治中风不语,是但用其泄矣;协以甘桔,则不至过泄而音可开。真人养脏汤治久痢脱肛,是但用其涩矣;协以参、术、归、芍诸药,则不至徒涩而痢可止肛可收。凡此皆用药之权衡,不可不知者也。

【附方】《药性粗评》卷二:常患气疼。诃子三枚,湿纸裹煨,以纸焦为度,剥去核,细嚼,以姜汤漱下,日三服。久染痢疾。诃子三枚,面裹,炮赤,去面取皮,为细末,饭丸梧桐子大,空心米饮下三七丸,立效。

《太乙仙制本草药性大全·仙制药性》卷三:气痢。以十枚,面裹,煻灰火煨令面黄熟,去核细研为末,和粥饮顿服。○赤白带服药不效,转为白脓。用上好者,二枚炮去皮,一枚生取皮,同为末,以沸浆水一二合服,淡水亦好。若水泻,加甘草末一钱;微有脓血,加二钱;血多加三钱,效。

《本草汇言》卷九:治心腹冷气,气逆胀满。用诃黎勒三个,酒润,草纸裹煨熟,肉与核共捣细,砂仁五钱,白芥子四钱,白豆仁三钱,共研末,水发为丸,黍米大。每早晚各服二钱,灯心汤下。陆氏《御院方》。○治咳嗽、气虚散不止者。用诃黎勒,三个,制法同前。北五味子、川贝母各三钱,杏仁霜一钱,真阿胶五钱,蛤粉拌炒成珠,共为细末。每早晚各服二钱,白汤调下。赵府《济急方》。○治赤白下痢久不止。用诃黎勒三个,制法同前。白芍药五钱醋炒,甘草炒,共为末。每早服三钱,白汤调下。徐阿妈家传。○治肠澼久泄血水。用诃黎勒五个,制法同前。白米、莲肉、白芍药各五钱,甘草三钱,俱用米醋拌炒,共为末。每早食前服三钱,白汤下。林汝南方。○治小水频行不禁。用诃黎勒三个,制法同前。益智子、山茱萸肉、山药、茯苓各五钱。分作十剂,水煎服。○治肠风泻血。用诃黎勒十个,制法同前。白芷、防风、秦艽各一两,俱微炒,研为末,米糊丸,梧桐子大。每早晚各服三钱,白汤下。○治白带白淫,因虚寒者。用诃黎勒十个,制法同前。白术、黄耆、当归、杜仲、蛇床子、北五味子、山茱萸肉各二两,俱炒,研为末,炼蜜丸,梧桐子大。每早服三钱,白汤下。《医林集要》。○治口疮经久不愈。用诃黎勒五个,制法同前。配好冰片一分,共研匀细,不时掺入少许口含,徐徐咽下。○治老人气虚,不能收摄,小水频行,缓放即自遗下,或涕泪频来,或口涎不收。用诃黎勒,不用煨制,取肉,时时干嚼化,徐徐含咽,诸证即止。

随风子

【释名】《通志·昆虫草木略》卷七六:诃梨勒如橄榄,其未熟之子,随风飘堕者,名随风子。

【集解】《宝庆本草折衷》卷一四:大小如茴香粒,微有棱路。

【气味】味酸、甘、微涩,温,无毒。《宝庆本草折衷》卷一四。

【主治】治痰嗽，咽喉不利，含三数枚殊胜。《宝庆本草折衷》卷一四。治肺气因火伤极，遂郁遏胀满，盖其味酸苦，有收敛降火之功也。《本草衍义补遗》。

【发明】《宝庆本草折衷》卷一四：《局方》嘉禾散中用随风子，注云如无，拣紧小诃子实者代，亦得。

柯树《本草拾遗》

【集解】《太乙仙制本草药性大全·本草精义》卷三：柯树一名木奴。生广南山谷。《临海志》云：是木奴树。南人及波斯家用作大船舫是也。

【气味】味辛，气平，有小毒。《太乙仙制本草药性大全·仙制药性》卷三。

【主治】主大肿水病如神，治浮气肿胀大效。《太乙仙制本草药性大全·仙制药性》卷三。

【附方】《太乙仙制本草药性大全·仙制药性》卷三：浮气水肿。采取白皮，剉碎，水煮去滓，伏炼候凝结可丸为度，丸如梧桐子大，每日平旦空心饮下三丸，须臾又一丸，浮气水肿并从小便出，大效。

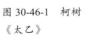
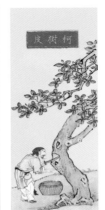

图 30-46-1　柯树《太乙》　　图 30-46-2　柯树皮《雷公》

金鸡勒《本草纲目拾遗》

【集解】《本草纲目拾遗》卷六：查慎行《人海记》：西洋有一种树皮，名金鸡勒，以治疟，一服即愈。嘉庆五年，予宗人晋斋自粤东归，带得此物，出以相示，细枝中空，俨如去骨远志。

【气味】味微辛，云能走达营卫，大约性热，专捷行气血也。《本草纲目拾遗》卷六。

【主治】治疟，澳番相传，不论何疟，用金鸡勒一钱，肉桂五分，同煎服。壮实人，金鸡勒可用二钱，一服即愈。解酒，煎汤下咽即醒，亦澳番传。《本草纲目拾遗》卷六。

水翁皮《生草药性备要》

皮

【气味】味微酸，性温。《生草药性备要》卷下。酸平。《本草求原》卷八。

【主治】洗癞，杀虫。《生草药性备要》卷下。杀虫，洗癣癞、烂脚，浸痄疮。《本草求原》卷八。

子

【主治】其子，红黑者宜食，行气。《生草药性备要》卷下。

番石榴《生草药性备要》

【集解】《生草药性备要》卷下：有红、白二种，白者更妙。《植物名实图考》卷三一：鸡矢果产广东。叶似女贞叶而有锯齿，果如小石榴，一名番石榴，味香甜，极贱，故以鸡矢名之。○按《南越笔记》，番石榴又名秋果。《岭外代答》：黄肚子如小石榴，皮干硬如没石子，枯茎如棘，其上点缀布生，不甚啖食，当即此。树小花黄，白果如梨大，生青熟黄，连皮食香甜，六月熟。

【气味】性温。《生草药性备要》卷下。

【主治】治瘤子疮，止泻痢，洗疝痛。《生草药性备要》卷下。

柳《本经》

【集解】《太平御览》卷九五七：《说文》曰：杨，蒲柳也，从木易声。柽，河柳也，从木圣声。柳，小杨也，从木卯声。崔实《四民月令》曰：三月三日以及上除，采柳絮、柳叶，愈疮。《宝庆本草折衷》卷一四：先儒有辨杨与柳为二物者，有通称为杨柳者，今惟以枝垂弱而叶修长，有黄蕊白絮者，即可用矣。然柳木亦能导药以均阴阳，故《局方》来复丹炒消石、硫黄，必用柳蓖搅，令阴阳二气相入也。《图经》释柳之名品虽多，非药尽须焉。《神农本经会通》卷二：柳华，使也。一名柳絮。此人间柳树是也。初生有黄蕊者为花，及花干，絮方出，絮之下有小黑子，随絮而飞。《太乙仙制本草药性大全·本草精义》卷三：柳华生琅琊川泽，今在处有之，俗所谓杨柳者也。植木高丈余许，秋瘁冬荣。初生有黄蕊者花，及花干絮方出，又谓之柳絮，收之贴灸疮及为裀褥。絮之下有黑子，随絮而飞，得水湿处便生，如地丁之类，多不因种植，于人家庭院中自然生出，亦因兼子飞而生也。絮飞入池沼，于阴暗处为浮萍，尝以器盛水，置絮其中数日，覆之即成。又多积亦可以捭作毡以代羊毛，极柔软，宜与小儿卧，加以性良也。根皮叶实俱可入药，收采无时。《野菜博录》卷三：垂柳有二种，枝叶上生为杨，枝叶下垂为柳。其树高丈，各处多有。

柳华

【释名】柳花、苦柳华《宝庆本草折衷》。

【气味】味苦，气寒、平，无毒。《药性要略大全》卷七。味苦，气温，无毒。《太

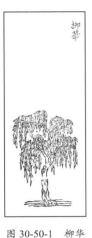

图 30-50-1 柳华
《图经（政）》

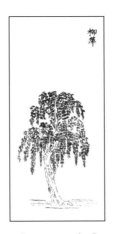

图 30-50-2 柳华
《图经（绍）》

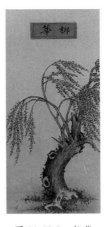

图 30-50-3 柳华
《品汇》

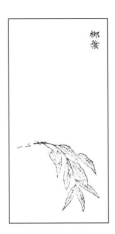

图 30-50-4 柳叶
《茹草》

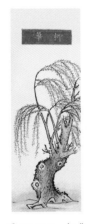

图 30-50-5 柳华
《雷公》

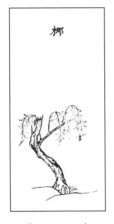

图 30-50-6 柳
《三才》

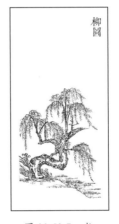

图 30-50-7 柳
《草木典》

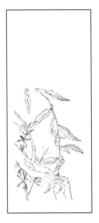

图 30-50-8 柳
《图考》

乙仙制本草药性大全·仙制药性》卷三。

【主治】主风水气，黄疸，恶疮，金疮，灸疮，止血止痛。《药性要略大全》卷七。能治湿痹挛急，及贴灸疮。《本草蒙筌》卷四。

【发明】《本经逢原》卷三：柳华性寒，故能疗风水黄瘅。《本经》虽云柳絮，实柳华也，絮则随风飞扬，何从觅之。《千金》治女人积年不孕，吉祥丸中与丹皮、桃仁、芎蒻同为散血之用，亦属柳华无疑。柳叶治恶疥痂疮，煎汤洗之立愈，以其力能杀虫也。痘疮生蛆，以儿卧柳叶上，其蛆立化，无叶时根皮亦可用之。

【附方】《本草汇言》卷九：治风水面肿。用柳华煎汤饮之。林氏方。○治热郁黄疸。用柳华煎汤饮之。《河间三刻》。○治热郁，小水不通。用柳华煎汤饮之。《三刻》。○治一切热毒恶疮。用柳絮和铅粉，以麻油调涂。《三刻》。○治灸疮疼极。用柳絮贴之。凡一切疮疼甚，亦可定。《千金方》。○治一切恶毒，脓血胀痛，不溃化。用柳絮敷上，脓泄毒减。《外科撮要》。○治金疮血出不止。用柳絮封之即止。《外台秘要》。

叶

【气味】性温。《医方药性·草药便览》。

【主治】煎水洗骡马疥痂疮立愈。及疗心腹内血止疼。《太乙仙制本草药性大全·仙制药性》卷三。去翳膜，治飞痒。《医方药性·草药便览》。

【附方】**《本草汇言》卷九**：治金石毒发。以柳叶和黑豆、绿豆煎汤饮之。○治恶疥痂疮，并骡马疥癞。以柳叶煎汤频洗，渐愈。《别录》。○治丹毒。用柳叶煎汤乘热揾洗，日五六次。《子母秘录》。○治小便白浊。以柳叶煎汤代茶饮之。○治痘烂生蛆。以嫩柳叶铺席上，卧之，蛆虫尽出叶上。李楼方。

枝及根皮

【气味】味苦，寒，无毒。《宝庆本草折衷》卷一四。甘，寒，无毒。《滇南本草图说》卷一〇。

【主治】煮洗风肿痒，及浴小儿寒热。亦治痈疽肿毒，妒乳丁疮。今煎膏药，用其枝为最要。按《博济方》煎保安膏，惟用垂柳枝。○治乳痈肿痛坚紫，煎柳根皮，熬，温熨肿。《宝庆本草折衷》卷一四。一切五淋白浊，大肠下血，其效如神。《滇南本草图说》卷一〇。

【附方】**《本草纲目拾遗》卷六**：甜疮。以清明插过柳枝烧存性一钱，银朱七分，共研，再入飞矾一分，傅之。《济世良方》。小儿胎火不尿。凡初生小儿小便不通，乃是胎中热毒未化，不可用寒凉金石之剂，只须取清明插檐柳枝朝南者一握，煎汤服之，即尿。大人小便闭，服之亦效。《济急方》。○治尿梗。用清明插屋檐下枯柳一大把，折碎煎汤，倾坐桶内，被围住熏，片时即通，再内服。周子象方。白浊。清明所插柳条，煎之治白浊，盖势为肝苗，柳为卯木，同类也；浑浊之色，清明之气，相待也，用药恰好有如此。卢复《芷园臆草》。下痢后成腌鱼水，此险症也。用清明人家插檐柳，取叶来煎汤，下如止可救。起病不多日，下腌鱼水，年少者，方可治，老者难治。少者劳伤之症，肉而化成血水，平和调理，可以挽回十分之二三；老者血气久成衰弱，故成此症，神仙难治。《慈惠小编》。

《本草汇言》卷九：治风火热气，闭郁成痰。用柳枝煎汤饮之。魏氏家传。○治小便淋浊不清。用柳枝一握，甘草三钱，煎汤饮之。《肘后方》。○治齿牙浮痛。用柳枝一握，蛇床子五分，煎汤泪漱，顿止。三丰《悬壶记》。

线柳《草木便方》

【释名】吊柳《草木便方》。

【气味】苦，寒。《草木便方》卷二。

【主治】疗热痢，祛风除湿崩带易，四肢拘挛筋骨疼，汤火牙痛根无异。《草木便方》卷二。

水杨《唐本草》

【释名】水杨柳《本草纲目拾遗》。

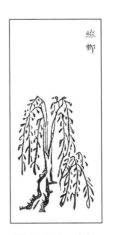

图 30-51-1 线柳
《便方》

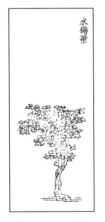

图 30-52-1 水杨
叶《图经（政）》

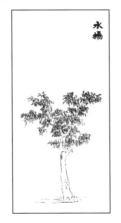

图 30-52-2 水杨
《图经（绍）》

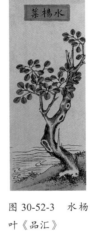

图 30-52-3 水杨
叶《品汇》

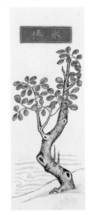

图 30-52-4 水杨
《雷公》

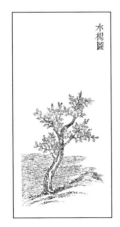

图 30-52-5 水杨
《草木典》

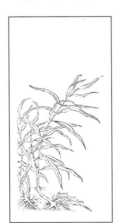

图 30-52-6 水杨
柳《图考》

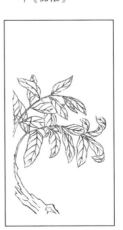

图 30-52-7 水杨
《图考》

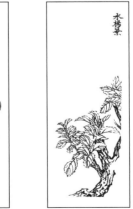

图 30-52-8 水杨
叶《图说》

【集解】《太乙仙制本草药性大全·本草精义》卷三：水杨木即蒲杨也。旧本不载所出州土。生水岸及溪涧侧，树高数丈，叶圆阔而赤，枝条短硬，其形如杨柳。多生水岸，故名水杨也。《本草经疏》卷一四：水杨叶嫩枝，生于涯涘之旁，得水土之阴气偏多，故味苦气平无毒。久痢赤白，肠胃湿热也。得苦凉之气，则湿热散，痢自止。今人又用以治痈肿痘疮，多效。

枝叶

【气味】味苦，气平，无毒。《太乙仙制本草药性大全·仙制药性》卷三。

【主治】主天行热病，传尸骨蒸，下水气。为末，治火疮；煎膏，贴痈肿、妬乳，续筋骨，长力止痛。《药性要略大全》卷七。主治煎汤浴发痘疮。《医经允中》卷二一。治跌打损伤，瘟痕疫，解暑郁恶毒。《本草纲目拾遗》卷四。

【附方】《图经本草药性总论》卷下：主久痢赤白。捣，和水绞取汁，服一升，日二，大效。

《本草纲目拾遗》卷四：治痘水杨柳汤。治痘红紫干燥不起浆，有水杨柳汤。云古方所载：是木细叶红梗，枝上有圆果，果有白须散出，此等俗呼水杨梅，以其果似杨梅也。余未试用，余常用者，乃是草生水边，叶如柳叶，其梗至秋则红赤，无果结。此草冬用枝梗及根，春夏秋用枝叶，凡痘红紫干枯不起水者，内服活血解毒之剂，外用此煎水拭头面，连拭数次，立见光润，即具行浆之势，所未洗者，其色不变。张琰。手足拘挛。用草本水杨柳酒煎服，甚验。费建中《救偏琐言》。痔漏洗方。水杨柳根煎汤洗，俟虫出愈。《传信方》。膀胱落下。此名茄病，其色或紫者可治，白者不可治。黄连一钱，狗脊、水杨柳根、五倍子、鱼腥草四味，多寡不拘，枯矾钱许，共为末，煎汤先熏后洗，乘热时轻轻托进，睡卧一二日即愈。再服调理药。刘羽仪《验方》。

木皮及根

【气味】味苦，气平，无毒。《太乙仙制本草药性大全·仙制药性》卷三。

【主治】消痰热，淋沥。可为吐药。煎汤洗风肿痒。酒煮含，止齿痛。《药性要略大全》卷七。血凝气滞，风寒外束，服此暖气可以透达。浆随暖而行矣。此治小儿症仙方也。小儿痘症，有乌头陷顶，浆升不起者，以此煎服，或浴之，即能起长。《滇南本草图说》卷一〇。

白杨 《唐本草》

【释名】大叶杨《植物名实图考》。

【集解】《本草衍义》卷一五：白杨陕西甚多，永、耀间居人修盖，多此木也。然易生根，斫木时碎札入土即下根，故易以繁植，非止墟墓间，于人家舍前后及夹道，往往植之，土地所宜尔。风才至，叶如大雨声，叶梗故如是。又谓无风自动，则无此事。尝官永、耀间，熟见之。但风微时，

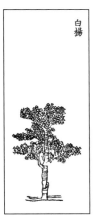

图 30-53-1 白杨
《图经（政）》

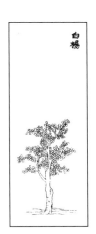

图 30-53-2 白杨
《图经（绍）》

图 30-53-3 白杨树
《救荒》

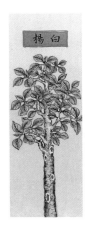

图 30-53-4 白杨
《品汇》

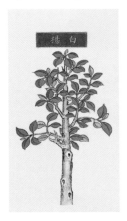

图 30-53-5 白杨
《雷公》

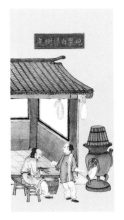

图 30-53-6 炮制白杨
树皮《雷公》

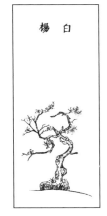

图 30-53-7 白杨
《三才》

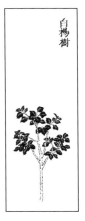

图 30-53-8 白杨
树《博录》

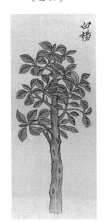

图 30-53-9 白杨
《图谱》

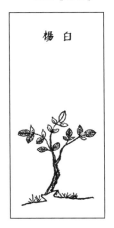

图 30-53-10 白杨
《野谱补》

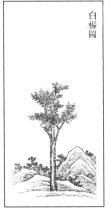

图 30-53-11 白杨
《草木典》

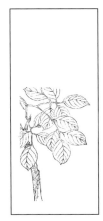

图 30-53-12 白杨
《图考》

当风径者，其叶孤绝处，则往往独摇。以其蒂细长，叶重大，微风虽过故往来卒无已时，势使然也。其叶面青光，背白，木身微白，故曰白杨，非如粉之白。《救荒本草》卷下之前：旧不载所出州土，今处处有之。此木高大，皮白似杨，故名。叶园如梨，肥大而尖，叶背甚白，叶边锯齿状，叶蒂小，无风自动也。《植物名实图考》卷三五：白杨《唐本草》始著录。北地极多，以为梁栋。俗呼大叶杨。

木皮

【修治】《药性会元》卷中：凡使，用铜刀刮去粗皮，入木甑蒸，从巳至未分，取出，布袋装，挂于屋东，吹干用。

【气味】味苦、冷、无毒。《绍兴本草》卷一五。味苦，无毒。一云：味酸，冷。《神农本经会通》卷二。

【主治】主毒风脚气肿，四肢缓弱，皮肤毒气、痰癖等症。易老云：去风痹宿血，折伤，血沥在骨肉间，痛不可忍，及皮肤风瘙肿。《药性要略大全》卷五。

【发明】《本草汇言》卷九：白杨木皮：去风痹，消脚气，《日华子》活瘀血之药也。梅青子稿《唐本草》治风毒脚气，四肢缓弱不随，并风毒游易在皮肤中，左右上下，痛无定处。又陈氏方治扑损瘀血，并折伤血沥在骨肉间，痛不可忍，及手足皮肤风痛，游走移易。每用六两，以好酒浸七日，早晚随量饮之。又独味水煎，止孕妇赤白痢疾。又醋煎漱牙痛，泣口疮。此凉降清虚之物，如胃寒者，宜少饵之。《草木便方》卷二：白杨木皮辛平温，化痰止咳喘满轻。祛风散郁除肺热，清利肠胃邪不生。

叶

【主治】治遍身风麻瘙痒，或结风块，时痒时痛，游走不常，用白杨叶八两，白术四两，黑枣四两。浸酒饮，自退。姜用峰传。《本草汇言》卷九。

柽柳 《开宝本草》

【释名】三春柳《本草衍义》、长寿仙人柳《履巉岩本草》、西河柳《本草汇言》。

【集解】《本草衍义》卷一五：一年三秀也。花肉红色，成细穗，河西者，戎人取滑枝为鞭，京师亦甚多。《通志·昆虫草木略》卷七六：柽曰河柳，曰雨师，曰春柳。木中脂曰柽乳。本草谓之赤柽木，以其材赤故也。大概杉松之类，而意态似柳，故谓之柽柳。《尔雅》曰：柽，河柳。其材可卷为盘合。又曰：檴，落。郭云可以为栖器素。此赤柽也。又有一种名赤杨，又名水松，与此相似，而植之水边，其叶经秋尽红，人多植于门巷。

【气味】性凉，无毒。《履巉岩本草》卷中。气温，无毒。《太乙仙制本草药性大全·仙制药性》卷三。味苦、微咸，气温，无毒。浮而升，阳也。入足阳明、手太阴、

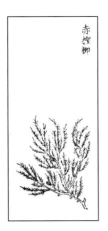

图 30-54-1　赤柽柳
《图经（政）》

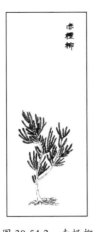

图 30-54-2　赤柽柳
《图经（绍）》

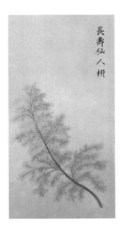

图 30-54-3　长寿仙
人柳《履巉岩》

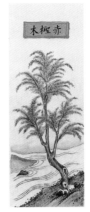

图 30-54-4　赤柽木
《品汇》

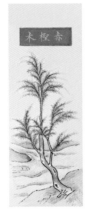

图 30-54-5　赤柽木
《雷公》

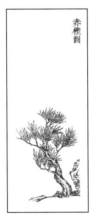

图 30-54-6　赤柽
《草木典》

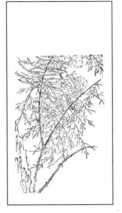

图 30-54-7　赤柽
《图考》

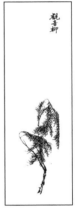

图 30-54-8　观音柳
《图说》

少阴经。《本草汇言》卷九。甘，辛，咸，寒。《医林纂要探源》卷三。

　　【主治】大能去酒病，不以多少，干为细末，每服一钱，用酒调下。《履巉岩本草》卷中。凉血分，发瘄疹，汪机解痧毒之药也。《本草汇言》卷九。泻肺热，散瘀血，能挹润泽之气而升之于上，宣毒去郁。疹证痘证，毒热不起者用之，以其能升达布散也。《医林纂要探源》卷三。

　　【发明】《本草经疏》卷一四：赤柽木禀春阳之气以生，故其色青而叶稍带微赤，凌冬不凋。其味甘咸，其气温而无毒。浮而升，阳也。入足阳明，手太阴、少阴经。观本经载其能解驴马血入肉发毒者，盖以驴马性热，故多毒，生时汗气沾人即能为病，所以剥时热血入肉亦能致毒。此药味甘咸，甘得土气，咸得水气，故能入血解血分之毒也。近世又以治痧热毒不能出，用为发散之神药。经曰：少阴所至为疡。正刘守真所谓诸痛痒疮疡，皆属心火之旨也。盖热毒炽于肺胃，则发班于肌肉间，以肺主皮毛，胃主肌肉也。此药正入肺胃心三经。三经毒解则邪透肌肤而内热自消。此皆开发升散，甘咸微温之功用也。**《本草汇言》卷九**：杨小江抄古云痧疹，即今之瘄疹也。其毒起于肺胃之间，发于皮毛之分。外因风寒触胃之邪，内因风火血热之郁，相感为病，宜苦凉轻散之剂，则出而解。此药轻清升散，开发瘄毒。如瘄毒内闭不出，或出之甚多，难于解退；或解退后热发不止，或喘嗽不消，肌肉羸瘦，致成瘄疳、瘄劳者多有之。以此煎汤代茶，日饮，瘄疹诸疾渐自消减矣。与桔梗、甘草、牛蒡子同用更善。如《开宝》方：去驴马血毒入人肉，以此煮汁饮之、浸之者，盖以驴马性热，驰后汗气沾人，有毒，即能为病，亦以此解之，即取轻扬凉散，解热毒，发瘄疹之意同义也。**《本草汇》补遗**：柽柳，禀阳春之气，故其色青，而叶稍带微赤。《本草》用以解驴马血入肉发者，煮汁浸之。盖驴马性热，生时汗气沾人，即能为病。所以剥时热血入肉，多能致毒。此药甘得土气，咸得水气，故能解血分之毒也。消痞利便，是其本功。近世往往以治痧热毒不出，用为发散，不知本自何氏，特补此以备详考。腹中痞积者，以此煎汤，露一宿，空心饮数次，能消。

【附方】**《本草备要》卷三赤**：能使疹毒外出。末服四钱，治痧疹不出，喘嗽闷乱。沙糖调服，治疹后痢。

柽柳《本草拾遗》

【集解】**《梦溪笔谈·补笔谈》卷三**：柽柳，即白杨也。《本草》有白杨，又有柽柳。柽柳一条，本出陈藏器《本草》。盖藏器不知柽柳便是白杨，乃重出之。柽柳亦谓之蒲柳。《诗疏》曰：白杨，蒲柳是也。至今越中人谓白杨，只谓之蒲柳。

【气味】味甘，温，无毒。**《药性要略大全》卷七**。味苦，气平，有小毒。**《太乙仙制本草药性大全·仙制药性》卷三**。

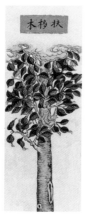

图 30-55-1 柽柳木《品汇》

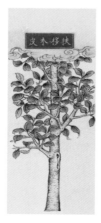

图 30-55-2 柽柳木皮《雷公》

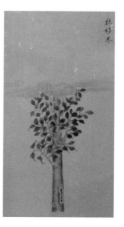

图 30-55-3 柽柳木《草木状》

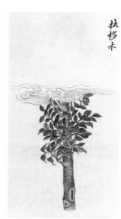

图 30-55-4 柽柳木《图谱》

【主治】补虚损,劳伤羸瘦。散腰肾冷,梦泄。煮汁服,治女人崩中血结,疟疾。煮酒服,去风虚耳鸣。取东引根白皮用。《药性要略大全》卷七。

【附方】《太乙仙制本草药性大全·仙制药性》卷三：主脚气跌扑痛不可忍。取白皮火炙,酒浸服之。和五木皮煮作汤捋脚气疼肿。杀瘃虫风瘙。烧作灰,置酒中令味正,经时不败。

八角风《草药图经》

【集解】《草药图经》：八角风其叶八角,故名八角风。五角即五角风。有花者,其根亦名白龙须。无花者,即名八角风。二树一样,花叶八角。

【气味】味温,无毒。《草药图经》。

【主治】能治筋骨中诸病。《草药图经》。

椋子木《唐本草》(即：松杨)　【校正】《本草纲目》以"松杨"为正名,今据《唐本草》改。

【释名】松杨《本草拾遗》。

【集解】《救荒本草》卷下之前：旧不载所出州土。今密县山野中亦有之。其树有大者,木则坚重,材堪为车辋。初生作科条,状类荆条,对生枝叉,叶似柿叶而薄小,两叶相当对生,开白花,结子细圆如牛李子,大如豌豆,生青熟黑。《植物名实图考》卷三五：椋子木《尔雅》：椋,即来。注：材中车辋。《唐本草》始著录。《救荒本草》：椋子木树有大者,木则坚重；叶似柿叶而薄小；结子如牛李子,大如豌豆,生青熟黑,味甘咸；叶味苦,亦可食。此即江西俗呼冬青果也。李时珍并入松杨木。《新化县志》非之,然所谓椋子木皮涩有刺,不知系枯枝,非刺也。又云：

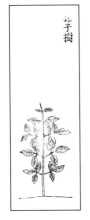

图 30-57-1　椋子树
《救荒》

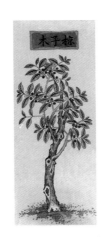

图 30-57-2　椋子木
《品汇》

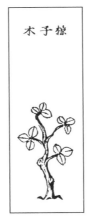

图 30-57-3　椋子木
《太乙》

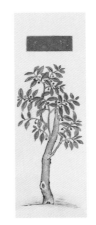

图 30-57-4　椋子木
《雷公》

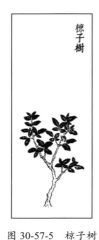

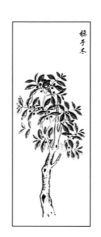

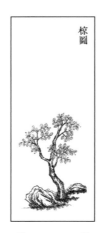

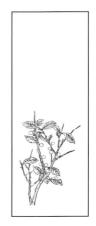

图 30-57-5　椋子树
《博录》

图 30-57-6　椋子木
《草木状》

图 30-57-7　椋
《草木典》

图 30-57-8　椋子木
《图考》

子如羊矢枣而小，则亦未识软枣本形耳。

椋子木

【气味】味甘，咸，平，无毒。〔《唐本草》〕。《证类本草》卷一三。

【主治】主折伤，破恶血，养好血，安胎止痛生肉。〔《唐本草》〕。《证类本草》卷一三。止痛仙方，生肌秘法。《太乙仙制本草药性大全·仙制药性》卷三。

松杨皮

【气味】味苦，平，无毒。〔《本草拾遗》〕。《证类本草》卷一三。

【主治】主水痢，不问冷热。取皮浓煎令黑，服一升。〔《本草拾遗》〕。《证类本草》卷一三。

榆《本经》

【集解】《通志·昆虫草木略》卷七六：榆曰零榆，曰白枌，曰白榆。其类有十数种，榆即大榆也。生荚如钱，古人采其初生者，作糜羹，食之令人多睡，故嵇康谓榆令人瞑也。今不复食者，惟用作酱，取陈者良。其皮至粘滑，可胶瓦石，北人用胶砲𪐴，俭岁农人食之以当粮。有一种刺榆，有针刺如枳，其叶如榆，瀹而为蔬，则滑美胜于白榆。《救荒本草》卷下之前：榆钱树，《本草》有榆皮，一名零榆。生颍川山谷、秦州，今处处有之。其木高大，春时未生叶，其枝条间先生榆荚，形状似钱而薄小，色白，俗呼为榆钱，后方生叶，似山茱萸叶而长，尖润泽。

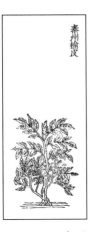

图 30-58-1　秦州
榆皮《图经（政）》

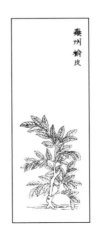

图 30-58-2　秦州
榆皮《图经（绍）》

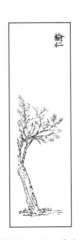

图 30-58-3　榆仁
《饮膳》

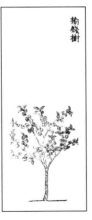

图 30-58-4　榆钱树
《救荒》

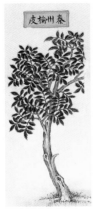

图 30-58-5　秦州
榆皮《品汇》

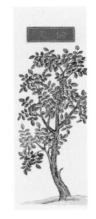

图 30-58-6　榆皮
《雷公》

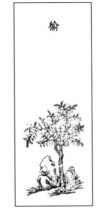

图 30-58-7　榆
《三才》

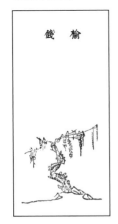

图 30-58-8　榆
钱树《博录》

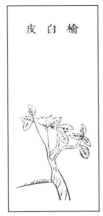

图 30-58-9　榆钱
《野谱补》

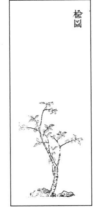

图 30-58-10　榆白皮
《备要》

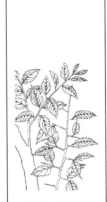

图 30-58-11　榆
《草木典》

图 30-58-12　榆树
《图考》

白皮

【气味】味甘，气平。入手太阴肺、足太阳膀胱经。《玉楸药解》卷二。甘，寒，滑。《医林纂要探源》卷三。

【主治】高昌人多捣白皮为末，和菹菜食之甚美。消食，利关节。《食疗本草》卷子本。利水道，治大小便不通，消肿毒，除肠胃间邪热。通经脉，杀虫，下气滑胎孕。治淋疗齁。医女人妒乳肿不散，主小儿白秃发不生。《本草元命苞》卷六。滑利五淋，治不眠，疗齁疾，阴干为末，每服二钱，煎服。娠妇临月，日进三服，令产极易。胎死腹中或母病，欲下，煮汁服之。身体暴肿满，捣皮屑，新米作粥食，以利小便。《日用本草》卷六。止喘降逆，利水消肿。○清金利水，治齁喘咳嗽，淋漓消渴，滑胎催生，行血消肿，痈疽发背，瘰疬秃疮。《玉楸药解》卷二。补肺清金，益气敛神，行痰去湿，通利关窍。治淋沥，去湿肿，下留滞，止咳嗽，消痰，能安神，治心烦不眠。《医林纂要探源》卷三。

【发明】《本草汇言》卷九：榆皮，《日华子》利窍脉，《本经》通二便，甄权止五淋，时珍消痈肿之药也。须四可抄《十剂》云：滑可去着，冬葵子、榆白皮是也。如二便秘结不通，小便淋浊涩痛，或肿满喘嗽，或妒乳肿痛，或丹石留毒，或胎滞难生诸证，以此通利流滑下降之性，一切肠胃中火滞、气滞、痰滞，诸有形之物，咸可奏功。《别录》、大氏两书，言之详矣。若胃寒而虚弱者，非渗利滑降所宜。如前古谓久服轻身不饥、多食能益胃者，恐非确论也。

【附方】《食疗本草》卷子本：患石淋、茎又暴赤肿者，榆皮三两，熟捣，和三年米醋渍封茎上，日六七遍易。

荚仁

【气味】味辛，温，无毒。《饮膳正要》卷三。

【主治】疗小儿痫疾。○治女人石痈、妒乳肿。○作酱，食之甚香。然稍辛辣，能助肺气。杀诸虫，下心腹间恶气，内消之。陈滓者久服尤良。又，涂诸疮癣妙。又，卒冷气心痛，食之差。《食疗本草》卷子本。能助肺气，杀诸虫，消心腹间恶气，卒心痛。疗小儿头疮痂疕。又涂诸疮癣妙。《本草集要》卷四。

叶

【主治】宜服丹石人。取叶煮食，时服一顿亦好。《食疗本草》卷子本。

花

【主治】主小儿痫，小便不利，伤热。小儿白秃疮，捣皮末，醋和涂之，虫当出。妊娠滑胎易产，焙，捣末，临月日三服方寸匕，令产极易。《本草集要》卷四。

朗榆《本草拾遗》

【集解】《证类本草》卷一二：〔《本草拾遗》〕朗榆皮生山中。如榆皮，有滑汁。秋生荚如北榆。陶公只见榆，作注，为南土无榆也。

【气味】味甘，寒，无毒。〔《本草拾遗》〕。《证类本草》卷一二。

【主治】主下热淋，利水道，令人睡。〔《本草拾遗》〕。《证类本草》卷一二。

虻榔《植物名实图考》

【集解】《植物名实图考》卷三七：虻榔湖南多有之。说具榔树下。树与各种榔同，惟结实如小豆，生青熟黄，内有子一粒极硬；其叶多黑斑隆起如沙；茎间亦有小苞。土人云化蚊者，即叶上之沙与茎间之苞，非实中化出。盖其叶上黑斑已微具蚊形，而茎上之苞则遗种所孕。理可信也。

【主治】俚医以为跌打损伤之药。《植物名实图考》卷三七。

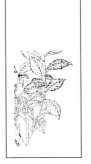

图 30-60-1　虻榔《图考》

芜荑《别录》

【集解】《宝庆本草折衷》卷一三：芜荑，一名无姑，一名姑榆，一名山榆人，一名䕡蕼，一名蕨蕼，一名白蕡。○又云：一名白芜荑。○生晋山川谷，及高丽、河东、河西、大秦、波斯、延、同、石州，今近道亦有之。○三月采实，阴干。

【气味】味辛，平、热、滑，无毒。《千金要方·食治》卷二六。味辛、苦，平、温，无毒。《宝庆本草折衷》卷一三。味辛，性温，无毒，入肺、脾二经。《药性解》卷五。味辛，平，无毒。《医宗必读·本草征要》下。

【主治】主五内邪气，散皮肤骨节中淫淫温行毒，去三虫，能化宿食不消，逐寸白，散腹中温温喘息。《千金要方·食治》卷二六。主五内邪气，除皮肤骨节之风。去三虫寸白，疗心腹积冷之症。治肠风痔漏，医疥癣恶疮。除孩子脾疳泄泻，治妇人子宫风虚。作酱食甘美，功效胜榆仁。《本草元命苞》卷六。逐冷，除心痛，及皮肤筋骨之风。杀疥虫，治癣，攻肠风瘘痔。《药性要略大全》卷六。除疳积之要品，杀诸虫之神剂。幼科取为要药，然久服多服，亦能伤胃。《医宗必读·本草征要》下。

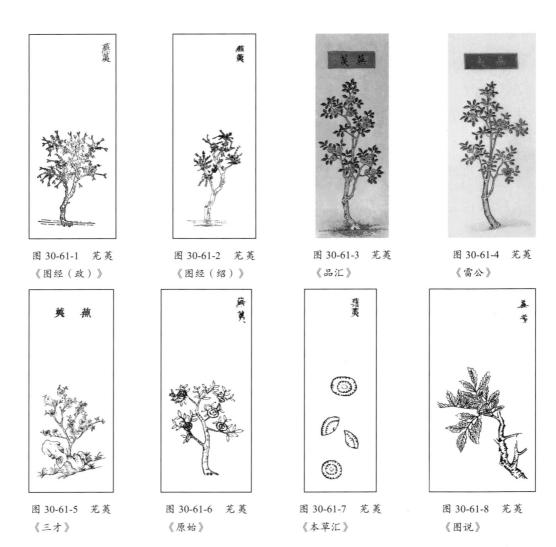

图 30-61-1 芜荑　　　图 30-61-2 芜荑　　　图 30-61-3 芜荑　　　图 30-61-4 芜荑
《图经（政）》　　　　《图经（绍）》　　　　《品汇》　　　　　　《雷公》

图 30-61-5 芜荑　　　图 30-61-6 芜荑　　　图 30-61-7 芜荑　　　图 30-61-8 芜荑
《三才》　　　　　　《原始》　　　　　　《本草汇》　　　　　《图说》

主心腹冷气癥积疼痛，散肌肤风湿淫淫如虫行。杀三虫，去寸白及诸恶虫毒。《景岳全书》卷四九。

　　【发明】《药性解》卷五：芜荑辛宜于肺，温宜于脾，故两入之。风寒湿脾，大肠冷滑者，此为要剂。夫气食皆因寒而滞，诸虫皆因湿而生，得芜荑以温之燥之，而症犹不痊者，未之有也。《本草经疏》卷一三：芜荑禀金气而生于春阳之令，本经味辛，气平，无毒。甄权加苦，李珣加温。详其功用应是苦辛温平之药。非辛温则不能散五脏皮肤骨节中邪毒气，非苦平则不能去三虫，化食，逐寸白，疗肠中嗢嗢喘息。然察其所主，虽能除风淫邪气之为害，而其功则长于走肠胃，杀诸虫，消食积也。故小儿疳泻冷痢为必资之药。《本草汇言》卷九：芜荑杀三虫，散五疳，李珣治小儿百病之药也。王嘉生稿前古诸书，主诸积冷气，肠胃虫癖，食症血瘕，及皮肤骨节中风毒诸疾。缘其气臭辛难闻，性专走逐，故诸滞成疾，食积虫血，皆可荡化。凡诸疳羸瘦，结气发热，疳劳疳胀，疳痢疳积，嗜食与不能食，咸宜服之。中病即止，如久服多服，不免有伤胃气。司业者，当自量之。《本草述》卷二三：卢之颐曰，芜荑，山榆仁也。春取榆柳之火，谓先百木青，用逗春生之端耳，当入肝以宣肝用。此语亦近理，夫足厥阴为阴极而阳欲布之脏也。芜荑生于初阳，其味辛，木本以金为主，是得宣之用也。其气温，正得春阳之气也。更苦合于辛温，其宣散乃有功，则所谓宣肝用者非欤？世医但知散风杀虫耳，不知其从极阴之脏而宣阳，故气之凝者能散血之结者，亦宜也。夫脾胃乃后天气血之原，然以肝为主，在风病乎气血，如肌肤肢节之如虫行，在气血病而风化虫，木又更从土化，是又非肝与脾之交相为用欤。此味以宣肝之用而皆治之，盖阴阳固气血之先也。杨仁斋谓治诸虫独取此味，而兼之理气血者，诚为有见。试举所录数方，不更可参乎？明此义，则如积冷气，心腹症痛，并小儿疳泻冷痢，妇人子宫风虚，不能均奏效乎？须知子宫风虚者，根于气血之虚。《经》曰：肾者，受五脏六府之精而藏之。然而，胞宫为之行其化，亦本于厥阴风木之化也。气血虚则胞宫无所藏，而风木亦无所养以行其化，故曰风虚也。《本草汇》卷一五：芜，秽也。荑，伤也。其气臭如伤败之物也。虽能治风淫邪气之为害，而其功则长于走肠胃杀虫消食积也。故小儿疳泻冷痢，为必资之要药。然多服久服，不惟能发热心痛，亦能伤胃。同肉豆蔻、胡黄连、芦会、使君子、青黛、五谷虫、雷丸、槟榔、橘皮，治小儿疳热泻痢，及好吃泥土病。《本经逢原》卷三：芜荑辛散，能祛五内、皮肤、骨节湿热之病。近世但知其有去疳杀虫及肠风痔瘘、恶疮疥癣之用，殊失《本经》之旨。

【附方】《本草汇言》卷九：治诸积冷气。用芜荑一两炒，大茴香、木香各五钱，共为末，红曲打糊为丸，梧桐子大。每早服三钱，白汤下。巢氏方。〇治肠胃有虫癖，食癥血痞。因平时嗜食肥甘酒饮，以致败血留痰，结成虫类，为鳖瘕。其发作时，或上行咽胃，下行脐腹；或附胁背，或隐胸次。大则如鳖，小则如钱，攻作耕痛，必垂死。惟用芜荑一两酒炒，当归、砂仁、人参各一钱。水煎服，乃可杀灭。若徒事雷丸、锡灰、史君子之类，无益也。仁斋《直指方》。〇治结阴下血。用臭芜荑二两，捣烂，纸压去油，甘草五钱炒，共为末，雄猪胆汁少许调湿，晒干，大麦面打糊丸，梧桐子大。每早服三钱，白汤下。《普济方》。〇治小儿虫积上攻，势状危恶，与痫相似。用臭芜荑炒、干漆烧存性，各等分为末。每服五分，米汤调下。杜氏方。

榉《别录》

【集解】《通志·昆虫草木略》卷七六：榉，榆类也，而枕烈，其实亦如榆荚，似钱之状。《太乙仙制本草药性大全·本草精义》卷三：榉树皮今人呼为榉柳，然叶谓柳非柳，谓槐非槐。生溪涧水侧。树高数仞，大者合二三抱，叶似樗而狭长，有皮似檀槐，极粗厚。又云：叶如栎、槲，人亦多识。用之削取里面皮，去上甲，煎服，夏日作饮去热。乡人采叶为甜茶。湖南北甚多，亦下材也，不堪为器用。嫩皮取以缘栲栳与箕唇。《植物名实图考》卷三三：榉《别录》下品。材红紫，堪作什品，固始呼胖柳。

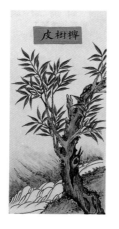
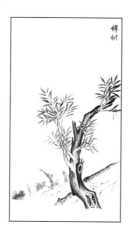
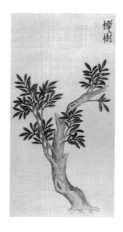
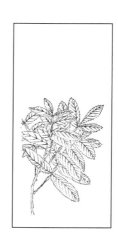

图 30-62-1　榉树皮　《品汇》　　图 30-62-2　榉树《草木状》　　图 30-62-3　榉树《图谱》　　图 30-62-4　榉《图考》

皮

【气味】味苦，气大寒，无毒。《太乙仙制本草药性大全·仙制药性》卷三。

【主治】主时行头疼，治妊娠腹痛。贴阳肿烂及恶疮，祛热毒风胁肿毒。热痢与水气并下，热结在肠胃堪除。安胎有效，去热神功。《太乙仙制本草药性大全·仙制药性》卷三。

【发明】《本草汇言》卷九：榉木：《别录》解热毒，净痢疾，苏恭散水气，《日华子》安胎妊腹痛之药也。陈五石抄缘此木生发易大，得春升清阳之气，其性寒平，故《别录》方治时行头痛，热结在肠胃。隐居方夏月煎饮，辟暑去热。大氏方治风燎热毒肿痛等证，悉属热病，宜此木煎饮之。如胃寒脾冷不食者，勿用也。

叶

【气味】味苦，气大寒，无毒。姚氏《食物本草》卷二〇。

【主治】作饮凉心肺，按贴火丹及肿烂恶疮，盐捣罨之。姚氏《食物本草》卷二〇。

桦木《开宝本草》

【集解】《宝庆本草折衷》卷一四：桦木皮，一名木皮，一名桦皮。从北来。《植物名实图考》卷三七：桦木《开宝本草》始著录。山西各属山中皆产，关东亦饶，湖北施南山中，剥其皮为屋。古有桦烛，今罕用。考《说文》或从薁，《段氏注》云：俗作桦。《尔雅》樗，落。郭注：可以为杯器素。《诗经》：无浸樗薪。今五台人车其木以为碗盘，色白无纹，且易受采。雁门人斧其枝以为柴。

则杯器素及櫄薪之用，今犹古矣。《诗疏》引陆玑《疏》以为榆，云其叶如榆。按此木叶圆如杏，密齿，殊不类榆。陆盖不以櫄为，与《说文》异，《尔雅正义》引《说文》以櫄为樗之或体，且云樗为散木，杂于薪苏，非所见。《说文》本异，即是误记。樗皮及木，其用皆与桦不类。

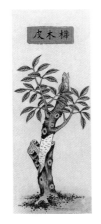
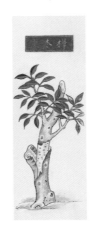
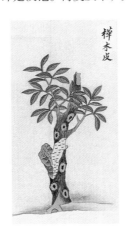
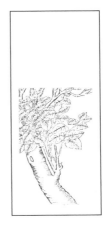

图 30-63-1　桦木皮
《品汇》

图 30-63-2　桦木皮
《雷公》

图 30-63-3　桦木皮
《图谱》

图 30-63-4　桦木
《图考》

木皮

【气味】味苦，性凉，无毒。《冯氏锦囊秘录·杂症痘疹药性主治合参》卷四。

【主治】主诸黄疸，时行热毒，痘疮，浓汁饮之特良。治乳痈痈初发结硬，破脓血，酒煎服效。皮烧黑灰，合他药治肺风毒。《太乙仙制本草药性大全·仙制药性》卷三。治湿热，疬风痈毒，辟恶杀虫，利水，去黄疸，煮汁饮。疮疥瘾疹搔痒，面上风刺、粉刺，乳痈肿痛欲破。烧存性，酒下。《本草求原》卷八。

【发明】《本草经疏》卷一四：桦木皮生于西北阴寒之地，故其味苦气平无毒。气味俱薄。降多升少，阴也。入足阳明经。五疸皆湿热郁于阳明所致。苦平能除湿热，故主诸疸也。藏器以之治伤寒，时行热毒疮。宗奭以之治肺风毒，皆取其苦凉能散风邪热毒之义耳。《本草汇言》卷九：散风热，解痈毒，《开宝》消五疸，陈藏器清时行豌豆疮之药也。寇氏云：苦寒善降，能散郁热风毒。轻浮柔软，能消乳毒痈疡。但寒淡清脆之物，如脾胃冷弱，易于作泄者，勿多服久服。

【附方】《本草汇言》卷九：治五疸发黄。用桦木皮、铃儿茵陈各等分，煎汤作茶饮。林氏家抄。

棕榈《嘉祐本草》

【集解】《通志·昆虫草木略》卷七六：棕榈曰栟榈，曰箷，曰王蕚。注云：叶可为帚蕚。然有两种，一种有须，可作绳，耐水；一种小而无须，叶可为帚。葩未吐时，割去须而取之，曰棕鱼，

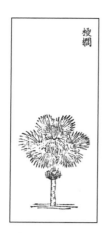

图 30-64-1 棕榈

《图经（政）》

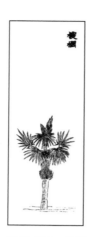

图 30-64-2 棕榈

《图经（绍）》

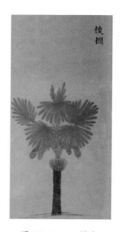

图 30-64-3 棕榈

《履巉岩》

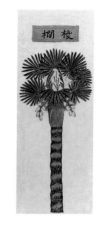

图 30-64-4 棕榈

《品汇》

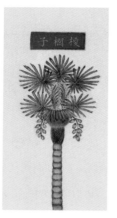

图 30-64-5 棕榈

子《雷公》

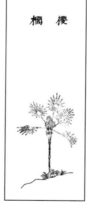

图 30-64-6 棕榈

《三才》

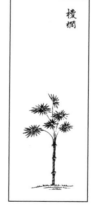

图 30-64-7 棕榈

《原始》

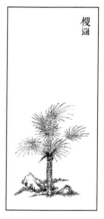

图 30-64-8 棕

《草木典》

图 30-64-9 棕子

《滇南图》

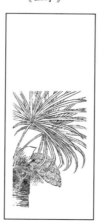

图 30-64-10 棕榈

《图考》

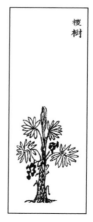

图 30-64-11 棕树

《便方》

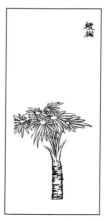

图 30-64-12 棕榈

《图说》

瀹而食之, 甚美。《药性粗评》卷三: 树高一丈以来, 可旋为器皿, 其皮如发, 可为绳索, 入水不烂, 二旬一剥丝。子黄色, 如豆大, 八九月采之, 盐淹可为茶果。《植物名实图考》卷三五:《嘉祐本草》始著录。江西、湖南极多, 用亦极广。

皮

【修治】《图经本草药性总论》卷下: 入药烧灰用, 不可绝过。

【气味】皮平, 无毒。《图经本草药性总论》卷下。味涩, 性寒。《滇南本草》卷中。

【主治】烧为黑灰, 治妇人血露及吐血, 仍佐之他药。《本草衍义》卷一五。止鼻洪吐血, 破癥, 治崩中带下, 肠风, 赤白痢。《图经本草药性总论》卷下。

【发明】《芷园臆草题药》: 棕榈如人脉络。身之脉络, 为营气流行之地。溃则作吐衄、崩漏、肠风矣。脉惯失血, 尝须识此。世皆烧灰用之, 徒以黑为止血, 未知不烧之止也。悲夫!《本草经疏》卷一四: 棕榈皮禀微阳之气以生, 故其味苦涩, 气平, 无毒。本经主诸病, 皆烧灰用者。凡血得热则行, 得黑灰则止, 故主鼻洪, 吐血。苦能泻热, 涩可去脱, 故主崩中, 带下及肠风, 赤白痢也。止血固脱之性, 而能消瘀血, 故能破症也。凡失血过多, 内无瘀滞者用之切当。与乱发灰同入更良。如暴得吐血, 瘀滞方动, 暴得崩中, 恶露未竭, 湿热下痢, 初发肠风, 带下方炽, 悉不宜遽用, 即用亦无效。入药须年久败者良。《本草汇言》卷九: 涩肠收痢,《日华子》止血定崩之药也。方吉人抄宋《嘉祐》方治崩中带下, 肠风血痢血泄, 或吐血鼻红, 一时暴发不止。用此烧灰存性, 为细末, 白汤调服数钱。取其血得热则行, 得黑灰则止之意。缪氏曰: 凡失血过多, 内无瘀滞者, 以此止涩, 切当其用。所谓涩可去脱是也。与发灰同入更良。如血病瘀滞方动, 或崩中恶露未尽, 或湿热下痢初起, 肠风带下方炽, 悉不宜遽用。即用之亦无效也。《本草述》卷二三: 棕榈皮之用, 多用之止鼻衄吐血, 本于《日华子本草》所云。○盖血脏即风脏, 血之不能和而就理者, 此风脏还病于肠胃之由也。如谓苦涩奏功, 不审用之以疗肠风, 能得当否? 细参此义, 而后可以用棕榈矣。

子

【气味】平, 无毒。《图经本草药性总论》卷下。味苦、涩, 气平。无毒。《本草蒙筌》卷四。

【主治】涩肠, 止泻痢肠风, 崩中带下, 及养血。《图经本草药性总论》卷下。

根

【气味】味涩, 性寒。《滇南本草》卷中。

【主治】治妇人血崩不止, 男子五淋便浊, 治大肠下血。《滇南本草》卷中。

【附方】《滇南本草》卷中: 治膏淋七八日后。单剂不拘多少, 点水酒服。

山棕《医方药性》

【气味】性涩。《医方药性·草药便览》。

【主治】能却风。《医方药性·草药便览》。

檫木《本草拾遗》

【集解】《证类本草》卷一四：〔《本草拾遗》〕生江南深山大树。树有数种，取叶厚大白花者入药，自余用染灰。一名。姚氏《食物本草》卷二〇：此木最硬，梓人谓之檫筋木是也。木入染绛用，叶亦可酿酒。

木灰

【释名】檫灰《本草拾遗》。

【气味】味甘，温，小毒。《本草拾遗》。《证类本草》卷一四。

【主治】主卒心腹癥瘕坚满疥癣。烧为白灰淋取汁，以酿酒，酒熟，渐渐从半合温服增至一二盏，即愈。《本草拾遗》。《证类本草》卷一四。

乌臼木《唐本草》（即：乌桕木）

【释名】乌桕木《太乙仙制本草药性大全》。

【集解】《本草衍义》卷一五：乌臼叶如小杏叶，但微薄而绿色差淡。子，八九月熟，初青后黑，分为三瓣。取子出油，然灯及染发。《药性粗评》卷三：江南山阪处处有之。八九月子熟初青后黑，压取其汁，可为染发之用。《太乙仙制本草药性大全·本草精义》卷三：乌桕木旧不载所出处。生田野山园，今在处有之。其树高数仞，叶似梨杏，微薄而绿，色差淡，开花黄白，五月结子，八九月熟，初青后黑，分为三瓣。取子色白如脂，多取压为油，燃灯极明，可作蜡烛。

根白皮

【气味】味苦，性寒，有小毒。《药性粗评》卷三。味甘，气微温，有毒。《神农本经会通》卷二。

【主治】主治癥结水气，蛇虫咬毒，祛头风，通大小便。《药性粗评》卷三。治烂脚、癞、蛇伤。其根皮治乳痈、酒顶、酒疯脚。《生草药性备要》卷上。

【发明】《本草经疏》卷一四：乌桕木根皮，禀火金之气以生，本经味苦，气微温。《日华子》

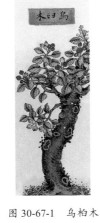
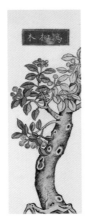
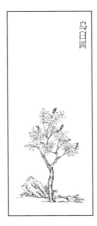
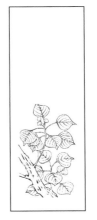

图 30-67-1　乌桕木　　　　图 30-67-2　乌桕木　　　　图 30-67-3　乌桕　　　　图 30-67-4　乌桕木
《品汇》　　　　　　　　　《雷公》　　　　　　　　　《草木典》　　　　　　　《图考》

言凉。然详其用，应是辛苦温之药，而其性则有毒也。与巴豆、牵牛大略相似。性沉而降，阳中阴也。入手足阳明经。其主暴水、癥结积聚者，皆二经为病，苦能泄，辛能散，温能通行肠胃，则诸证无不除矣。《**本草汇言**》卷九：乌桕木：《唐本》行水气积聚，《日华子》通大小二便之药也。门国士抄李氏曰：取根白皮能利水通肠，功胜大戟。故《唐本草》主水气停蓄，气促喘胀，遍身浮肿，二便不通诸证，势甚危笃者，以根皮二三寸，水二碗，煎半碗，服之立通二便。水气行而喘肿自消退矣。倘不因水蓄气聚，而因脾虚不能制化水源，以致泛滥者，当补脾实土为急。然必用苍白术、茯、半、陈、朴、香、砂、扁豆、泽泻之类。此药不可轻用，如果元气壮实，亦须暂用一二剂，病已即止。

【附方】《**药性粗评**》卷三：水肿。乌桕木取皮一块，到，煎水一半盏，服之立下。蛇伤。取白木叶与皮，捣烂敷之，并煎末，略饮一二日，愈。

《**太乙仙制本草药性大全·仙制药性**》卷三：治大小便。用根皮，以慢火炙令脂汁黄干听用。

《**生草药性备要**》卷上：治坐板。捣烂，用盐少许，坐热又换。治跌打已死。远红者煲酒服之，能还魂，药之首也。

木

【主治】解蛇毒。《本草衍义补遗》。

【附方】《**太乙仙制本草药性大全·仙制药性**》卷三：治大便不通。用木方停一寸来，劈破，以水煎取小半盏，服之立通，不用多吃。其功神圣，兼能取水。

子

【气味】凉，无毒。《神农本经会通》卷二。

【主治】压汁梳头，可染发。炒作汤，下水气。《神农本经会通》卷二。

山乌豆根 《医方药性》

【气味】苦，性凉。《医方药性·草药便览》。
【主治】治腹内飞痒，退烧。《医方药性·草药便览》。

巴豆 《本经》

【释名】峰走阳子《四明心法》。

【修治】《宝庆本草折衷》卷一四：古今用巴豆，或熬或煮，或纸裹而压之，皆以去其油也。惟《易简方》取生巴豆肉二十枚，即不去油。入《局方》感应元半两，一并烂研成膏，再元如绿豆大，比敛气风实气及邪气攻腹，秘结疼甚，与夫暴痢缠扰急坠，并每服一十元，姜汤咽下，以通泄为效。未通，更倍增元数。或既通而泻不止，转加痛刺者，则以家菖蒲，煎汤解之。次参脉证，处药调治。然巴豆不去油之法，止可施于感应元中，为有麻油、蜜蜡固护其性，故不致肆其毒，不可执以为常也。

【气味】味辛，生温，熟寒，有大毒。《宝庆本草折衷》卷一四。味辛菽，气热，有大毒。味薄气厚，降也，阳中阴也。入手足阳明经。《本草汇言》卷九。味辛、苦，大热，入足阳明胃、足太阴脾、足少阴肾经。《长沙药解》卷一。

【主治】去胃中湿，破癥瘕结聚。斩关夺门之将，不可轻用。《洁古珍珠囊》。荡涤肠胃，宣一切壅滞之疾。开通闭塞，下十种水蛊之患。破癥瘕积聚，留饮痰癖。除鬼疰蛊毒，疗肿恶疮烂。妊娠胎孕，通室女月经，去鼻息肉，杀腹脏虫。炼饵益血脉，变化通鬼神。《本草元命苞》卷七。善开关窍，破癥坚积聚，逐痰饮。杀诸恶毒、虫毒蛊毒。通秘结，消宿食，攻藏府停寒生冷壅滞，心腹疼痛，泻痢，惊痫，诸水气疝气。下活胎死胎，逐瘀血血积，及消痈疡疔毒恶疮，去瘜肉、恶肉、腐肉，排脓消肿，喉痹牙疼诸证。《景岳全书》卷四九。

【发明】《药性解》卷五：巴豆专主宣通，则脾胃大肠宜其入已。炒令紫黑，可以通肠，亦可止泻。盖通因通用之意也。仲景东垣及诸名家，每每用之，今世俗畏其辛热之毒，荡涤之患，辄云劫剂，废皆不用，不知巴豆为斩关夺门之将，其性猛烈，投之不当，为害非轻，用之得宜，奏功甚捷。譬如张飞，亦一虎将也。顾人用之何如耳？可概弃哉！倘气虚羸弱，脾气久伤者，诚所大忌。《本草经疏》卷一四：巴豆禀火烈之气，沾人肌肉无有不灼烂者。试以少许轻擦完好之肤，须臾即发出一泡，况肠胃柔脆之质，下咽则徐徐而走，且无论下后耗损真阴，而腑脏被其熏

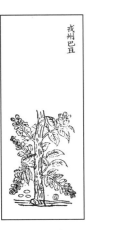

图 30-69-1 戎州巴
豆《图经（政）》

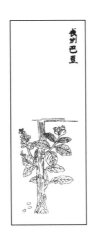

图 30-69-2 戎州巴
豆《图经（绍）》

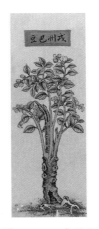

图 30-69-3 戎州巴
豆《品汇》

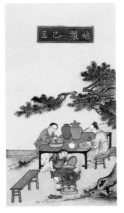

图 30-69-4 巴豆
《雷公》

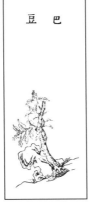

图 30-69-5 炮制巴
豆《雷公》

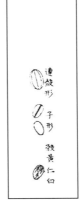

图 30-69-6 巴豆
《三才》

图 30-69-7 巴豆
《原始》

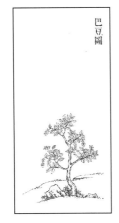

图 30-69-8 巴豆
《备要》

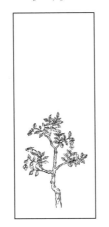

图 30-69-9 巴豆
《草木典》

图 30-69-10 巴豆
《图考》

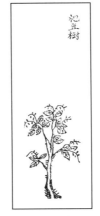

图 30-69-11 杷豆树
《便方》

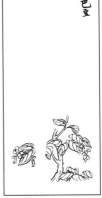

图 30-69-12 巴豆
《图说》

灼，能免无溃烂之患耶？凡一概汤散丸剂，切勿轻投，即不得已急证，欲借其开通道路之力，亦须炒熟，压令油极净，入分许即止，不得多用。**《药镜》卷二**：巴豆禀火性之急速，兼辛温之散扬。削坚积而荡脏腑之沉寒，利闭塞而通水谷之道路。单炒使黑烟将尽，痈疽腐肉之不落者傅之。烧煅与白矾共灰，天丝入咽而生疮者吹入。热毒之性，对待阴寒太过。坚凝闭塞，而阳火潜消。死灰不活者，何也，下顺水性，热助火气，一用而两得之，其功独也。若夫木土金水之不及，纵有可下之条，服之则木抑而胀，土陷而废，金燥而淡，水涸而结矣。**《本草述》卷二三**：《本经》谓其利水谷道者，谓飞门至于魄门，皆一气之所贯，而金化于火者，反司降令，以直透于下焦，其所谓破结聚坚积，去恶肉等，皆其由阳入阴，以神其老阳之用者也。即如硬物宿食，亦以属味皆阴也。谓其浮中得沉，升中得降，亦何不可。希雍所谓阳中阴，入手足阳明者，庶几近之矣。虽然，唯其本至阳以破结阴，故一切寒滞乃其对待之治，即不属于寒冷，凡气血阴翳，积久闭塞，皆其荡涤之地，反是，不唯无益而有害也。简方书有食生冷而成积者，一医用大黄下之，不应，一医用巴豆乃愈。盖寒积非此味不可，亦犹大黄之所能下者，非此味可任也。施治者岂可不审哉？○附案：一女子值暑月夜间甚凉，患心痛从右肋下起，至心前岐骨陷处，并两乳下俱痛，复连背痛，腰及两膀俱骨缝胀疼，唯右肋朴心疼独甚，时作恶心且呕。疑夜眠受凉，寒邪郁遏，气不流畅所致，用散寒行气药不效；又疑寒气郁滞，中有郁火，于前剂加散郁火之药，亦不效。服加味煮黄丸乃顿愈，姜黄三钱五分，雄黄三分，乳香三分去油，巴霜八分去油净，共为细末，醋糊为丸，如黍米大，虚者七丸，实者十一丸，姜汤送下。**《本草汇》卷一六**：巴豆，合六阳火气而生，禀刚雄猛烈之性，乃斩将夺门之将。气血未衰，寒积坚固有形者，诚有神功。与大黄同为攻下之剂。但大黄性冷，腑病多热者宜之。巴豆性热，脏病多寒者宜之。巴豆入腹如火，斯须暴下，斩关夺门，无往不利。世徒知其能下之急，不知热毒之性，但可对待阴寒。若木土金水不及，纵有可下之证，用之则木愈抑而胀，土愈陷而废，金愈燥而炎，水愈涸而结矣。故凡万物合太阳火气而生者，皆有毒。当斟酌之耳。故仲景治伤寒传里多热者，多用大黄。东垣治五积属脏者，多用巴豆。世俗不明此义，往往以大黄为王道之药，以巴豆为劫霸之剂，不亦谬乎？**《伤寒温疫条辨》卷六**：大黄、巴豆同为峻下之剂，但大黄性寒，府病多热者宜之；巴豆性热，藏病多寒者宜之。故仲景治伤寒传里用大黄，东垣治五积属藏用巴豆，各有所宜也。**《本草再新》卷四**：巴豆为开窍之要药，世每不知用，误以为太利，故不敢用，而不知此药之妙也。此品亦不可多用，分钱足矣，多恐伤人。**《蠢子医》卷二**：巴豆赞。非起尽油，断不可用。吾尝制有牛黄散，必以巴豆盛玉碗。吾尝制有紫金丹，必以巴豆上翠盘。如此药料甚是毒，胡为尊宠若上仙。上下飞行常自在，左右周流恒贯穿。世上不知此味好，恒以大黄为主权。岂知大黄行火不行寒，寒症用他腹塞砖。巴豆行寒兼行火，表里周流到处安。行火须加清凉药，行寒便自作军官。

【附方】**《志雅堂杂钞》卷上**：治喉间仓卒之疾。用巴豆，以竹纸渗油令满，竹捻点灯令着，吹灭之，以烟熏喉间，即吐恶血而消。

《药性粗评》卷一：中风口㖞。巴豆七枚，研烂，涂其手心，如㖞左则涂右，㖞右则涂左，复旧则涤去之。瘾疹迷闷。凡大人小儿，但患风瘙瘾疹，心志迷。以巴豆二两，捶破，水七升，煮取二升，用绵浸而拭之。风牙疼肿。巴豆一粒，煨熟，去皮，用蒜一瓣，切断剜空，安豆在内，复盖之绵裹，随所疼左右，塞其耳中。噤口喉风。巴豆二粒，纸条卷，在两头用针每穿开一孔，塞鼻孔内，喉开去之。

《本草汇言》卷九：治肠痈内疽，死血败脓，胀闷不出者。用巴豆肉三粒，制法如前。穿山甲五钱，烧焦，米糊丸，如绿豆大。每服三五丸，酒下。见下脓血即止。《外科全书》。○治痈疽溃后，腐肉不落。用巴豆肉捣膏，敷上即落。《外科精义》。○治一切蛊毒。用巴豆肉半粒，不去油研烂，用麻油半盏，调服，再随饮绿豆汤二碗，俟吐泻数行，蛊即出，旋饮冷绿豆汤止之。陈山奇家抄。○治休息结痢，愈而频发。用巴豆肉五钱，制法如前。研末，用熟猪肝为丸，如绿豆大。空心白汤下三四五六丸，量人虚实多少为数。不过三服净止。《经验方》。○治一切生冷、鱼面、油腻、水果，诸物伤脾成积。用巴豆肉十粒，制法如前。红曲一两，草果仁五钱，共为末，米汤和丸，如黍米大。每早服十丸，白汤下。小儿减半。《桂香堂医集》。○治虫积肚胀，好食生米、壁土、桴炭等物。用巴豆肉十粒，制法如前。三棱、莪术、槟榔、白术各五钱，俱炒过，共为末，砂糖为丸，如黍米大。每服五丸，白汤吞下。弱者三丸。莲池沈大师口传。○治水臌腹大，动摇水声，皮肤黑色。用巴豆肉十粒，制法如前。杏仁二十粒，去皮、纸裹、打去油，和匀，红曲一钱，打稀糊为丸，如黄豆大。每早空心未食时，服一丸，以利为度。忌盐味、糖味百日。此方并治飞尸鬼疰，中恶心痛，腹胀，大小不通。用药二丸，敲碎，白汤泡化服，当下而愈。量大小老人强弱，增减用之。张文仲《备急方》。○治寒疝。用巴豆肉一分研细，吴茱萸、川楝子各一钱，甘草五分。水煎，温和服。《百一方》。○治死胎不下，危在顷刻。用巴豆肉半粒，制法如前。研细，滚水调服。《海上方》。○治痞结癥瘕。用巴豆肉五粒，制法如前。红曲三两炒，小麦麸皮一两炒，俱研为细末，总和为丸，如黍米大。每空心服十丸，白汤下。《海上方》。○治急喉痹。用生矾为末五钱，巴豆肉三粒，同熬滚，去巴豆肉，单用枯矾，研细，吹入喉中。流出热毒涎，喉即宽。《千金方》。○治中风痰厥，昏迷卒倒，不省人事，欲绝者。用巴豆去壳，纸包槌油，去豆不用，用纸捻作条，送入鼻内。或拌牙皂末尤良。或用前纸条烧烟，熏入鼻内亦可。

《本草汇笺》卷五：治膈气，及宽胸化气，宁肺止嗽，消痰。每大枳壳一斤，温水泡软，去穰，每二片入巴豆三粒，对扎米醋二斤，煮二炷香，去豆，切片晒干，香附醋煮四两，乌药、苏子、萝卜子各四两，共捣碎，磨末，醋糊丸梧子大，早晚各服三十丸，温茶送下。凡老年痰火，幼年哮吼，内多寒痰，气不升降，或遇风寒而发，或过食盐酱而发。用巴豆去膜去心，炒熟，压去油，极净三钱，白硼砂枯过三钱，牙皂去皮弦子炮一两，杏仁去皮尖炒黄色一两，淡豆豉二两，水拌蒸，和匀，捣丸绿豆大，每服六七十丸，食远临睡，白汤送下，立效。

痢疾丹。巴霜净一钱，乳香、没药各去油三钱，杏仁二十一粒去油，黄占一两二钱，先化黄占，离火少顷，入前末，丸如粗豆大，每服一丸。红痢，甘草汤下。白痢，淡盐汤下。如不愈，再一丸，以三丸为率。漏方。香油半斤，巴豆肉、蓖麻子肉各二两，同熬至药枯，滤清再熬，以香胶四两，收之作膏，贴患上，吸尽脓水，并管俱化尽而愈。

<h2 style="text-align:center">辣料《生草药性备要》</h2>

【释名】白花菜《生草药性备要》。

【气味】味淡，性平。《生草药性备要》卷下。

【主治】治跌打、蛇伤。《生草药性备要》卷下。

<h2 style="text-align:center">大风子《本草衍义补遗》</h2>

【释名】大枫子《太乙仙制本草药性大全》。

《本草原始》卷四：枫树高大，故曰大枫。或云能治大风疾，故名大枫子。

【集解】《药性粗评》卷三：大风子，取油用之。《本草原始》卷四：枫木连抱大者甚多，并结球而不结子。《本经》以大枫子内附，但载主治，余无一言，诚可怪也。今问市家所得，咸云海舶贸来，疑必外番别有一种枫木，不然何独指此为名，而不言他木耶？姑述之，以俟识者再(政)〔考〕之。手背皴裂，大枫子仁捣泥涂之。《本草汇言》卷九：李氏曰：大枫子，出海南诸番国。按《真腊记》云：大枫乃大树之子，状如椰子而圆，其中有子数十枚，大如雷丸，子中有仁，白色，久则黄而油，不堪入药。

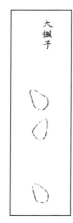 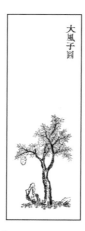 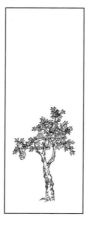 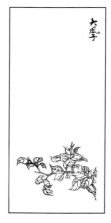

图 30-71-1　大枫子　　图 30-71-2　大风子　　图 30-71-3　大风子　　图 30-71-4　大风子
《原始》　　　　　　《草木典》　　　　　　《图考》　　　　　　《图说》

仁及油

【气味】味辛，性温、微热，有小毒。《药性粗评》卷三。甘，热。《本草原始》卷四。

【主治】可治笃癞大风。《药性粗评》卷三。疗诸风疥癣。《药性要略大全》卷四。

【发明】《本草原始》卷四：枫木连抱大者甚多，并结球而不结子。《本经》以大枫子内附，但载主治，余无一言，诚可怪也。今问市家所得，咸云海舶贸来，疑必外番别有一种枫木，不然何独指此为名，而不言他木耶？姑述之，以俟识者再考之。手背皴裂，大枫子仁捣泥涂之。《本草经疏》卷三〇：大风子禀火金之气以生，故其味辛苦，气热，有毒，辛能散风，苦能杀虫燥湿，温热能通行经络。世人用以治大风疠疾乃风癣疥癞诸疮，悉此意耳。然性热而燥，伤血损阴，不宜多服。用之外治，其功不可备述也。《本草汇言》卷九：大枫子肉，李时珍捣膏，擦风癞疥癣诸疮之药也。王景明此物质润性燥。濒湖方治疮疥，仅供外涂，能润皮肤，杀虫止痒。不堪服食。粗工述庸人语，每治大风癞疾，与苦参同用，作丸服。殊不察此性燥、热劣，有损液闭痰之虞而伤血分。至有风癞未愈而先失明者。用之外涂，其功不可没也。《本草汇》卷一六：大风子，属金有火，有杀虫劫毒之功。然性热，能燥痰伤血，用之外涂，其功不可没也。疥癣不愈，同樟脑、水银、油胡桃，合捣如泥，揩擦有验。《本草求真》卷八：大枫子性热杀虫。大枫子专入肝脾。本属毒药耳。按据诸书皆载味辛性热，其药止可取油以杀疮疥。若用此以治大风病，则先伤血而失明矣。故以大枫子名。故凡血燥之病，宜用苦寒以胜，纵有疮疥宜辛、宜热，而血有受损，不更使病益剧乎？即或效以骤成，功以劫致，然烈毒之性，不可多服，惟用外敷，不入内治，其功或不没也。凡入丸药汤药，俱宜除油为妙。

【附方】《太乙仙制本草药性大全·仙制药性》卷三：治吐血不止。细研为散，每服二钱，新汲水调下。

《本草汇言》卷九：治疥癣瘙痒有虫。用大枫子去壳取肉四十枚，捣膏，大黄炒、蛇床子炒、樟脑、硫黄各五钱，共研极细末，和入大枫子肉内，水银五钱，研入，以不见星点为度。如干燥，再加入猪油数钱，共研为丸。先用热汤洗净疮，后用此药搽之。○治大风疮裂。用大枫子烧存性，和麻油、轻粉，研匀敷之。此方亦治杨梅恶疮。○治风刺鼻赤。用大枫子肉十个，木鳖子肉五个，轻粉、硫黄各一钱五分，共为末。夜夜唾调涂之。单氏家抄共三则。

石瓜《本草纲目》

【释名】番蒜《本草纲目拾遗》、番瓜、冬瓜树《植物名实图考》。

【集解】姚氏《食物本草》卷七：石瓜产西番芒布部落。瓜坚如石。《本草纲目拾遗》卷八：徐昆《柳崖外编》：番蒜出台湾番地，外形似木瓜，中似柿。有浮山张氏，宦于闽，一婢食鳖肉后误食苋，遂病面黄腹胀，磊欲死者数矣。半载后，有馈番蒜者，婢偶食之，遂大泻，有物如小

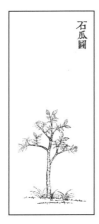
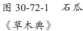

图 30-72-1　石瓜
《草木典》

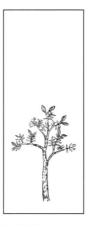

图 30-72-2　石瓜
《图考》

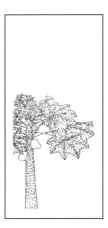

图 30-72-3　番瓜
《图考》

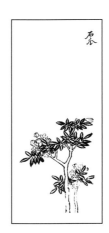

图 30-72-4　石瓜
《图说》

鳖者数十，少顷，爽然疾若失，方知番蒜可治鳖苋毒也。《**植物名实图考**》卷三一：番瓜产粤东，海南家园种植，树直高二三丈，枝直上，叶柄旁出，花黄。果生如木瓜大，生青熟黄，中空有子，黑如椒粒，经冬不凋。无毒，香甜可食。按《益部方物记》，修干泽叶，结实如缀，肤解核零。可用治痹，其形状亦颇类。但谓叶甚似桑，而不云子可食，姑附识备考。

实

【气味】味酸、苦、涩，无毒。姚氏《食物本草》卷七。甘，淡，温，有毒。《本草求原》卷一五。

【主治】主利气，散滞血，疗心痛，解热郁。姚氏《食物本草》卷七。治鳖瘕，解食毒水毒。《本草纲目拾遗》卷八。助湿滞气，多食发脚气、黄疸。《本草求原》卷一五。

藤

【气味】甘、辛，凉，无毒。《本草求原》卷一五。

【主治】走经络，治肝风，滋肾，和脾胃，养血调经。《本草求原》卷一五。

【发明】《**本草纲目拾遗**》卷八：有浮山张氏，宦于闽，一婢食鳖肉后误食苋，遂病面黄腹胀，瘠欲死者数矣。半载后，有馈番蒜者，婢偶食之，遂大泻，有物如小鳖者数十，少顷，爽然疾若失，方知番蒜可治鳖苋毒也。

鹰不泊《本草求原》

【气味】辛，温。《本草求原》卷三。

【主治】理痰火、酒痰，开喉咽肿痛。浸酒，祛风、理跌打。其薳同米粉食，治黄疸。《本草求原》卷三。

白龙须《植物名实图考》

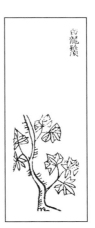

图 30-74-1　白龙
须《便方》

【集解】《植物名实图考》卷三七：八角枫《简易草药》：八角枫其叶八角，故名八角枫。五角即五角枫。有花者，其根亦名白龙须，无花者即名八角枫。二树一样，花叶八角。

根

【气味】味温，无毒。《植物名实图考》卷三七。

【主治】能治筋骨中诸病。《植物名实图考》卷三七。

【发明】《草木便方》卷二：八角枫根辛散风，湿滞腰膝筋骨中。痰结瘀凝腹胀满，跌扑血积酒服通。

倒吊蜡烛《生草药性备要》

根

【气味】淡，腥而平，无毒。《本草求原》卷一。

【主治】煲酒，治跌打。

花

【主治】治刀伤。《生草药性备要》卷下。

【发明】《生草药性备要》卷下：子，不可食，形似羊角桃。《本草求原》卷一：其子内花，似羊角纽花，亦止刀伤血，但不可与之混用。

绿益子《本草纲目拾遗》

【集解】《本草纲目拾遗》卷六：《边志》：出辽东，树高丈余，其叶两两相对，开花如盏大，黄色，花谢结实，亦两两相对，大如木瓜，绿色，春生夏熟。人不可食，误食之，入口即齿落如屑，舌黑如漆，满口裂碎，血出如水，终日不能食，经旬方止。又能碎骨如泥，彼处囊驼初生，取以润其蹄，则千里可行，否则不能行。其性刚利如锥，举而刺之，利如刀锯，凡作角器，必用此。

【气味】性烈有大毒。《本草纲目拾遗》卷六。

【主治】能腐骨碎齿，入外科方术家用。《本草纲目拾遗》卷六。

婆罗得《开宝本草》

【集解】《太乙仙制本草药性大全·本草精义》卷三：婆罗得旧不著其文。出西国及西海波斯国。其树如中华柳树，子似草麻。采无时。

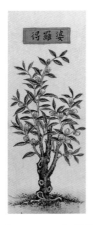 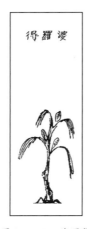 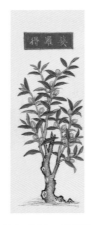 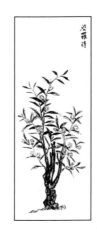

图 30-77-1　婆罗得　　图 30-77-2　婆罗得　　图 30-77-3　婆罗得　　图 30-77-4　婆罗得
《品汇》　　　　　　　《太乙》　　　　　　　《雷公》　　　　　　　《草木状》

【气味】味辛，气温，无毒。《太乙仙制本草药性大全·仙制药性》卷三。

【主治】主冷气块，温中，补腰肾，破疬癖，可染髭发令黑。《本草品汇精要》卷二一。

木部第三十一卷

木之三　　灌木类167种

桑《本经》

【集解】《宝庆本草折衷》卷一三：四月采。其叶三分，至经霜已落二分，尚留一分在木上者，名神仙叶。秋及十月采，并阴干。《太乙仙制本草药性大全·本草精义》卷三：桑根白皮《本经》不载所出州土，今处处有之。山谷出少，家园植多。山桑质坚，木堪作担，家桑气厚，叶可饲蚕。凡入剂中，须觅家者。近冬收采，如式制精。根出土外者杀人，根向东行者得气。《植物名实图考》卷三三：桑，《本经》中品。《尔雅》：女桑，桋桑。注：今俗呼桑树。小而条长者为女桑树。檿桑、山桑，注：似桑，材中作弓及车辕。今吴中桑矮而叶肥，盖即女桑。江北桑皆自生，材中什器，盖即檿桑。蚕丝劲黄，所谓檿丝矣。桑枝、根白皮、皮中汁、霜后叶及葚、耳、藓花、柴灰、蟊虫皆入药。

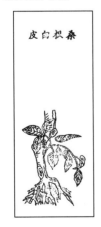 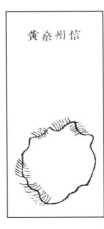 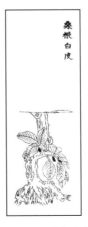 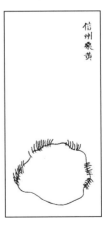

图 31-1-1　桑根白皮　　图 31-1-2　信州桑黄　　图 31-1-3　桑根白皮　　图 31-1-4　信州桑黄
《图经（政）》　　　　《图经（政）》　　　　《图经（绍）》　　　　《图经（绍）》

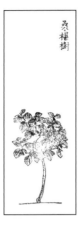

图 31-1-5 桑椹
树《救荒》

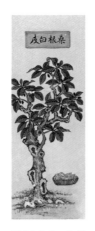

图 31-1-6 桑根
白皮《品汇》

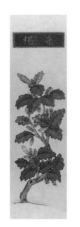

图 31-1-7 桑椹
《食物》

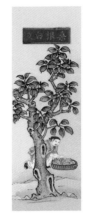

图 31-1-8 桑根
白皮《雷公》

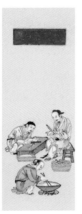

图 31-1-9 炮制
桑白皮《雷公》

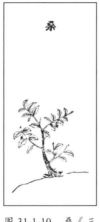

图 31-1-10 桑《三
才》

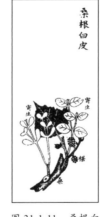

图 31-1-11 桑根白
皮《原始》

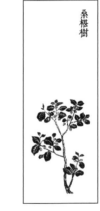

图 31-1-12 桑椹树
《博录》

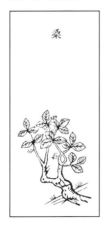

图 31-1-13 桑
《备要》

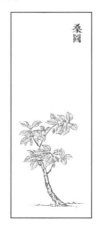

图 31-1-14 桑
《草木典》

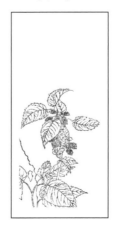

图 31-1-15 桑
《图考》

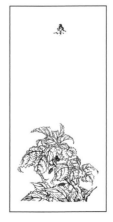

图 31-1-16 桑
《图说》

【正误】《本草纲目拾遗》正误：《神农本经》桑根白皮条云：主伤中五劳六极羸瘦，崩中绝脉，补虚益气。此乃指桑椹而言，为后人误列根皮之下。世多不察，而缪氏《经疏》以为根皮补元气，性寒而能除内热，以上诸症自消。真同痴人说梦，寇宗奭亦疑之，以为《本经》独遗其椹，不知桑皮何能治伤中等症。惟张石顽独能发明其蕴。濒湖博识，何于《本经》尚欠推勘耶？

桑根白皮

【修治】《日用本草》卷六：采时不可用土上者，只宜用以铜刀剥去粗皮，取里白者，切，焙干。其皮中青涎，勿使刮去，药力即在其上。恶铁及铅。《太乙仙制本草药性大全·仙制药性》卷三：皮取近木，洗净留白，去青片，用铜刀㕮成。恶铅，忌铁。稀蜜拌透，文火烧干，其皮中青涎勿使刮去，药力都在其上，恶铁及铅，不可近之。《医宗必读·本草征要》下：刮去粗皮，蜜水炙，有涎出勿去。

【气味】气寒，味苦、酸。甘而辛，甘厚辛薄，无毒。入手太阴经。《汤液本草》卷五。味甘、辛，气温，无毒。入手太阴肺经，泻肺之药也。《本草纂要》卷三。

【主治】泻肺气之喘，入太阴之经。益元气不足，补虚，去肺中水气，唾血。主伤中羸瘦虚劳。利水道，胪胀腹满，通大小肠，开胃下食。杀腹脏虫，霍乱吐泻，消痰利气，止渴除烦。《本草元命苞》卷六。去肺风，解诸毒，明目。《医方药性·草药便览》。

【发明】《宝庆本草折衷》卷一三：桑根白皮，惟天然不接，埋伏土中，气纯力厚。或露出地面，则气散而力薄。旧称出土者杀人，艾原甫说其言之太甚也。《本草纂要》卷三：泻肺之药也。故咳嗽痰喘，肺气上逆，非此不能泻气以平逆；肺胀腹满，水道不利，非此不能行气以利水。若夫唾血虚劳，客热往来，此剂甘辛可以清热而治劳；阴虚火动上乘肺金，此剂辛温可以泻肺而治火；七情伤中，六极羸瘦，此剂甘温可以补肺而治羸。又曰：桑皮蜜炙能杀虫者，以虫见蜜之甘而食之，殊不知泻肺之药而损其虫也。桑皮可以治金疮者，谓皮作线而缝疮，是线有益于疮也。大抵近世以为治劳之嗽，观其护血之药，治疮有功，则治劳之意明矣。又为治风之嗽，观其辛温之剂，泻肺有效，则治风之理见矣。《本草发明》卷四：桑白皮，气寒能利水，甘能补虚，二说兼之。故《本草》主伤中，五劳六极羸瘦，崩中脉绝，补虚益气，是甘能补虚也。除肺中水气唾血，热渴浮肿胪胀，利水道，去寸白，治肺气喘满，止咳嗽，是寒能利水也。既云除肺中水，又云泻肺气之有余，盖气余为火，是辛以泻肺火也。肺中有水，则停湿而生痰，痰生热而伤肺，是以咳嗽唾血，热渴劳伤之候作矣。今言除水气，正所以泻火邪，火退而气得宁，补益自在其中，此治水火相因之妙用也。湿热生痰，嗽而伤肺，此为要药。《药性解》卷五：桑皮辛则走西方而泻肺金，甘则归中央而利脾土。然肺气虚脾气弱者，不宜用之，恐润利之品，能走真元尔。枝本四发，有发散之义。椹为桑英，有裨益之功。而寄生独产于海外，盖以地暖不蚕，桑木无采掇之苦，得气最厚，生意浓密，叶上自然生出，何曾有所为节间可容树子也？此说本之丹溪，最为近理。《图经》诸书，胥失之也！难得其真，误服杀人，用者谨之。《**本草汇言**》卷一〇：桑根白皮平肺气，《日华子》消痰嗽之药也。伍少山稿甄氏方主泄肺气，下喘逆。或肺火燔灼，痰嗽有红；或肺伤风热，暴嗽声哑；或水饮停肺，胀满气急，是皆肺气不清，为痰为火，为停水之证，惟桑根白皮可以治之。又钱氏泻白散，与甘草、地骨皮同用，能泻肺火，从小便中出，此泻肺诸方之准绳也。《**医宗必读·本草征要**》下：桑白皮泻火，肺虚无火，因风寒而嗽者勿服。《**景岳全书**》卷四九：气寒味辛故泻肺火。以其味甘，故缓而不峻。止喘嗽唾血，亦解渴消痰。除虚劳客热头痛。水出高原，故清肺亦能利水。去寸白，杀腹藏诸虫。研汁，治小儿天吊惊痫客忤，及傅鹅口疮，大效。作线可缝金疮。既泻肺实，又云补气，则未必然。《**药品化义**》卷六：桑白皮属阳，体轻，色白，气和，味甘而淡云辛云苦酸皆非，性平云寒云燥皆非，能升，力清肺气，性气与味俱清，入肺大肠二经。桑皮主疏散，味甘淡，淡主于渗，体轻色白，专入肺经，疏气散热，主治喘满咳嗽，热痰唾血，皆由实邪郁遏，肺窍不得通畅，藉此渗之散之，以利肺气，诸证自愈。故云泻肺之有余，非桑皮不可。又因皮主表，以此治里膜外水气浮肿，及肌肤邪热，浮风燥痒，悉能去之。盖治湿以清，此为清中清品。同甘菊扁豆，通鼻塞热壅；合沙参黄芪，止肠红下血，皆有神效。择白色者佳，如色灰味苦者，不堪用。《**本草通玄**》卷下：桑白皮甘、辛，西方之药也。泻肺气而痰水喘嗽皆除，长于利水者，乃肺金实则泻其子也。古称补气者，非若参耆之正补，乃泻邪所以补正也。愚者信为补剂，而肺虚者亦用之，大失桑皮之面目矣。《**本草述**》卷二四：桑之用，总不外甘寒。根白皮由甘寒而辛，致其用于中气也，而即能裕血之用。桑叶自苦而甘寒，致其用于血化也，而还能达气之用。桑椹则独有甘寒而色乌，归其用于气血之元也，其益阴良厚。若桑枝则唯有苦平，亦不离甘寒之体，而用专致于行血之化以息风也。大抵在气则水之治切，在血则风之功专，审其多少以为治，更配以主药，则取效矣。《**本草汇**》卷一六：桑白皮甘辛苦，寒，甘厚而辛薄，可升可降，阳中阴也，入手太阴经。泻肺金之有余，逐水定喘。气余为火，是辛以泻之也。然肺中有水，则伤湿而生痰，痰生热而伤肺，是以咳嗽吐血，热渴劳伤之候作矣。今言逐水气，正所以泻火邪也。湿热生痰嗽而伤肺，此为要药。若劳极之嗽，又当润肺补肺之剂。疏小肠之闭滞，降气宽膨。止渴消燥痰，定咳嗽吐血。甘助元气，辛泻火邪。桑皮泻肺，是泻肺中火邪，非泻肺气也，火去则气得安矣。遇刀刃伤，作线缝用热鸡血涂即合。《**颐生秘旨**》卷八：桑白皮利水宁肺之药也。能泻肺气之有余。若肺中有水，则停湿，湿生痰，痰生热，热则咳嗽唾血作矣。今利其水，泻其热，何患其不安宁？肺宁而补益自在其中，非真能补益人也。《**医林纂要探源**》卷三：补肺泻火，缓脾土，敛肃清之气，为清肺主药。桑，固东方之木，而根皮能入于西，阴阳互根也。色白入肺，而酸敛甘补，其有酸味，人多不察耳。肺主气，壮火则伤气，承夏以秋，故火退而湿潜。亦以下行，又辛能泻能行，故为补肺清金之药。抑已亢之火，决高原之水，止热嗽喘满，吐血咯血，肺胀浮痰，利大小便，散瘀血，敛清气，皆所以清金，而遂其肃清之令也。亦治心烦。《**本草求真**》卷六：

桑白皮泻肺火利水通气。桑白皮专入肺。辛甘性寒，善入肺中气分，泻火利水，除痰泄气，缘气与水、与痰，止属病标。其气逆不利，与水饮胶结，未有不因火结而成。罗谦甫曰：是泻肺中火邪，非泻肺气也。火与元气不两立，火去则气得安矣。久而不治，则瘀结便秘，喘嗽胸满，唾血口渴，水肿胕胀，靡不色色而见。桑白皮辛甘而寒，能于肺中治火利水，俾火去而水自消，水去而火即灭，而气因尔而治。《神农本草经读》卷二：桑皮甘以固脾气而补不足，寒以清内热而退火邪，邪气退而脾阴充，脾主肌肉，自然肌肉丰而劳极愈矣。崩中者，血病也。脉者，血之府，血脱故脉绝不来也。脾统血而为阴气之原，甘能益脾，所以主崩中绝脉也。火与元气势不两立，气寒清火，味甘益气，气充火退，虚得补而气受益也。○今人以补养之药误认为清肺利水之品，故用多不效。且谓生用大泻肺气，宜涂蜜炙之。然此药忌火，不可不知。《重庆堂随笔》卷下：《本经》桑根白皮主伤中，五劳六极，羸瘦，崩中脉绝，补虚益气。此乃指桑椹而言，后人并列根皮之下，世多不察。仲淳遂以为根皮补元气，性寒而能除内热，则以上诸证自愈，真同痴人说梦。寇氏颇疑《本经》独遗其椹，不知根皮何以能治伤中等证。惟石顽独能勘明其误，而功归于椹。濒湖博识，何于《本经》尚尔承讹耶？愚按桑上寄生取其得桑之余气，其功尚尔。善乎《理虚元鉴》言物性有全身上下纯粹无疵者，惟桑之与莲。故桑皮性不驯良之说未可信，而寄生罕真不必用。与其用他树之寄生，何如用桑树之嫩枝。庶免重价购伪药，而反滋弊窦也。《本草思辨录》卷四：桑根白皮甘辛入脾肺，而气寒复入膀胱，能驱脾肺中之水气从小便出，故水肿腹满胕胀胥治之。咳嗽惟肺有水气及伏火者宜之。肺虚无火，因风寒而嗽者，服之则锢闭邪气而成久嗽。此仲圣于王不留行散，所以谓风寒勿取也。

【附方】《滇南本草》卷中：治肺家实火，肺受火克，暑热咳嗽，发热气喘。桑白皮一钱、地骨皮一钱、知母一钱、杏仁一钱，去尖。浙冬一钱、陈皮一钱、马兜铃钱半、桔梗五分、黄芩八分、苏子一钱，引用竹茹三分，煎服。

《药性粗评》卷三：髭发不落。凡血衰髭发易落者，取新桑根白皮，到二升，以水一半淹浸，煮五六沸，去滓，洗沐髭发，自然潮润不落，但每沐浴用之佳。手足偏风。凡患偏风及预防风证者。取新桑枝到一升，以水一斗，煎取二升，□□□之，每日空心取一盏服之，服尽又煎，但常服，终身再无风证。如夏须纳井中匣之，庶不酸坏。又桑叶夏秋再生者，霜后采，煎汤洗手足，可去风痹。水肿。凡患水肿，坐卧不宁者。以花桑枝东引者，烧灰淋汁，煮赤小豆令熟，每遇饥时即食其豆至饱，不食他物，久久自消。蛇伤。取桑白皮汁，傅其疮口即差。不拘蜈蚣及蜘蛛毒皆然。金疮。凡患刀斧所伤，痛不可忍者，以新桑白皮封之，令汁浸入，良。鼻衄。桑耳炙焦，捣末，每衄即以末如杏仁大者，塞鼻中，数度可断，终身不发。血露不绝。凡大产小产，血露不绝者，炙桑白皮煎汤饮之，或用桑根锯取其屑，醇酒调下一撮，亦良。咳嗽无时。凡肺热咳嗽，或致唾血者，桑白皮一斤，米泔浸三宿，细到，入糯米四两，一处焙干，捣为细末，每用米饮调下二钱，良。

《本草汇言》卷一〇：治肺气盛满，喘胀咳嗽，痰中有红。用桑根白皮二钱，天麦二冬、款冬花、百部、沙参、川贝母各一钱五分，甘草七分，枇杷叶五片，刷去毛净，水煎服。东垣方。○治肺热伤风，暴嗽声哑。用桑根白皮二钱，前胡、防风、薄荷、葛根各一钱五分，桔梗一钱，甘草七分，水煎服。○治水饮停肺，胀满喘急。用桑根白皮二钱，麻黄、桂枝各一钱五分，杏仁十四粒去皮、细辛、干姜各一钱五分，水煎服。○治水肿。用桑根白皮、白芍药、薏苡仁、木瓜、茯苓各一钱，陈皮一钱，赤小豆三钱，水煎服。马氏方二则。

桑椹

【气味】味甘，寒。《食物本草》卷二。味甘，性平，无毒。《药性粗评》卷三。味甘涩，性微凉，无毒。《食物辑要》卷六。

【主治】和五脏，养精血，散关节痛。和蜜食，安神魄，乌须发。《食物辑要》卷六。止渴生津，消肿利水。桑椹滋木利水，清风润燥。治消渴癃淋，瘰疬秃疮，乌须黑发。《玉楸药解》卷二。

【发明】《本草经疏》卷一三：桑椹者，桑之精华所结也。其味甘，其气寒，其色初丹后紫，味厚于气。合而论之，甘寒益血而除热，其为凉血补血益阴之药无疑矣。消渴由于内热津液不足，生津故止渴。五脏皆属阴，益阴故利五脏。阴不足则关节之血气不通，血生津满，阴气长盛，则不饥而血气自通矣。热退阴生则肝心无火，故魂安而神自清宁，神清则聪明内发，阴复则变白不老。甘寒除热，故解中酒毒。性寒而下行利水，故利水气而消肿。皆自然之道也。《医宗必读·本草征要》下：桑椹子虽能补血，脾胃虚滑者勿服。《本草述》卷二四：桑之甘寒而兼辛，其结于椹，是则复由辛而达其甘寒之化者，精英固萃于此也。夫桑得土金之味独厚，金为水母，则金水相生，是固然也。况其为精英之所聚哉？且乌赤归肾，愚阅种子大补丸内有乌椹，则知益血凉血，入肾而益阴者，希雍、中梓非臆说也。故利水必以根皮为先，祛风亦取枝叶为胜，但乌椹益阴气，便益阴血。后总论中归其用于气血之元，乃是此味的评。血乃水所化，故益阴血，还以行水，风与血同脏，阴血益则风自息，则此味益阴不较胜乎？审于此味，即于根皮枝叶施之亦各有攸宜矣。《本草新编》卷四：桑椹，专黑髭须，尤能止渴润燥，添精益脑。此三品相较，皮不如椹，而椹更不如叶也。前人未及分晰，世人不知。余得岐伯天师亲讲，老人男女之不能生子者，制桑叶为方，使老男年过八八之数、老女年过七七之数者，服之尚可得子，始知桑叶之妙，为诸补真阴者之所不及。所用桑叶，必须头次为妙，采后再生者，功力减半矣。

叶

【气味】味甘、微苦。《本草汇言》卷一〇。甘，酸，辛，寒。《医林纂要探源》卷三。

【主治】明目疾尤奇。煎汤早晚洗目。《本草汇言》卷一〇。清金敛神。清金能止嗽，敛神能止盗汗。去风明目。能靖肝火，故明目。《医林纂要探源》卷三。

【发明】《本草经疏》卷一三：叶，《本经》无气味。详其主治，应是味甘气寒性无毒。甘所以益血，寒所以凉血，甘寒相合，故下气而益阴，是以能主阴虚寒热及因内热出汗其性兼燥，故又能除脚气水肿，利大小肠。原禀金气，故又能除风。经霜则兼得天地之清肃，故又能明目而止渴。发者，血之余也，益血故又能长发，凉血故又止吐血。合痈口，罨穿掌，疗汤火，皆清凉补血之功也。《本草汇言》卷一〇：桑叶，去风湿，利水气，朱丹溪和血脉之药也。倪九阳稿苏氏方煎汁服，能除脚气，散水肿，通大小肠之逆气。大氏方治一切风湿顽麻，自汗，并扑损瘀血作痛，又宜浸酒饮之。《普济方》治老幼久患眼目，昏涩不明，以桑叶经霜者煎汤，早晚洗目。并治暴赤风眼，赤涩多泪。如一切目疾，惟久洗愈妙。《通玄方》治穿掌肿毒，以新鲜桑叶捣烂，罨敷即愈。又孟氏方取干桑叶，水洗净，晒干，搓碎，微炒，泡汤作茶饮，止烦渴，通畅一身逆气。盖至贱之物，而应病甚奇，故并录。《本草新编》卷四：桑叶之功，更佳于桑皮，最善补骨中之髓，添肾中之精，止身中之汗，填脑明目，活血生津，种子安胎，调和血脉，通利关节，止霍乱吐泻，除风湿寒痹，消水肿脚浮，老男人可以扶衰却老，老妇人可以还少生儿。

【附方】《本草述》卷二四：养血宁心。老桑叶一斤，嫩桑叶末一斤，茯神半斤制，人乳共一斤，炼蜜为丸。

《本草纲目拾遗》卷六：铁扇子。桑叶采过二桑者勿用，止采过头叶，其二叶力全，至大雪后，犹青于枝上，或黄枯于枝上，皆可用。须经大雪压过，次日雪晴采下，线穿悬户阴干，其色多青黑色，风吹作铁器声，故名铁扇子。冬至后采者良。○治肠风目疾，咳嗽盗汗。《百草镜》。洗一切天行时眼，风热肿痛，目涩眩赤。取铁扇子二张，用无油茶碗一只，要有盖者，置铁扇子于中，以滚水冲半盏盖好，候汤温，其色黄绿如浓茶样，为出味，然后洗眼拭干，隔一二时，再以药汁碗隔水顿热，再洗，每日洗三五次即愈。此水一盏可洗三四十人。养素园验方。复明散。中年眼目昏花，用经霜雪桑叶，叶须腊月在树不落者，同甘菊、侧柏叶、荆芥穗、桑白皮，如有眵泪加艾叶、苍术，发痒加赤芍、川椒，为粗末，等分和匀，煎汤熏洗，惟红肿者不可洗。《眼科要览》。

《本草纲目拾遗》卷六：有天丝入眼，以此点之。桑叶滋点眼，治蜈蚣咬。《山海草函》。治乳痈。用桑叶不拘头、二叶，摘取半段，取后半段脂三分，黄蘗八钱，水煎干，只用三分，饭锅蒸一次，夜露一宿，涂患处，虽烂见骨者，亦能收口平复。《集听》。小石疖。今人呼为扎马疔。采二蚕桑叶，滴下滋，水点上，愈。钱峻《经验单方》。消瘿瘤。用蝌蚪一钱，蛇蜕泥球包煅为末三分，鬼馒头滋干一钱，桑滋干一钱，乳香、没药各三分，麝香一分，共为细末，饭和捣为锭。临用时，再取鬼馒头滋化开，以鸡翎搽患处，过宿即消。《秋泉秘方》。

枝

【气味】性平，不冷不热。家园者暖，无毒，煎可常饮。《太乙仙制本草药性大全·仙制药性》卷三。味甘、苦。《得宜本草·中品药》。

【主治】主耳目聪明。去手足拘挛，脚气兼散；润皮毛枯槁，风痒且驱。阴管通便，眼眶退晕。利喘嗽逆气，消㿉肿毒痛。《太乙仙制本草药性大全·仙制药性》卷三。主治风湿拘挛，得桂枝治肩臂痹痛。《得宜本草·中品药》。

【发明】《本草汇笺》卷五：桑枝，本四发，有发散之义，故能利关节，而除风寒湿痹。煎药用桑柴，即此意也。可见药性之微，虽膈铛火气，便与脏腑相关。况形质之物，纳之肠胃，其损益祸福，更何如哉？劳薪炊茶，茶味即变。尝以巴豆壳投炭火中，饮其汤水，实时大泄。《抱朴子》云：一切仙药，不得桑煎并服。厥有故也。《寿世秘典》卷三：李君实云，余倩人煮鹿角胶，用桑薪三昼夜，立成。易以他薪，则时日倍之，而胶多凝碇，焦败不成。盖桑木含膏而不液，理疏而不虚，添薪不益熘，抽之不遽熄，使火烈性尽伏，而温养有余，正煎煮之偏宜也。陈藏器曰：桑柴火炙蛇，则足见。《医林纂要探源》卷三：祛风行水。古人以桑为箕星之精，箕处天河之畔而主风，故用其枝，能祛风行水。此则肝木之令也。古人重桑薪，其火能拔毒。凡烹煮鱼肉，煎熬膏多用之。

【附方】《太乙仙制本草药性大全·仙制药性》卷三：桑煎。疗水气、脚气、肺气、痈肿兼风气，桑条三两，用大秤七两，一物细切如豆，以水一大升，煎取三大合，如欲得多，造准此增加，先熬令香，然后煎，每服肚空时吃，或茶汤，或羹粥，每服半大升，亦无禁忌也。《近效方》。治偏风及一切风，桑枝剉一大升，用今年新嫩枝，以水一大斗，煎取二大升。夏用井中沉，恐酸坏，每日服一盏，空心服尽。又煎服终身不患偏风。若预防风，能服一大升佳。八月、九月中刺手足，犯恶露肿，多杀人。治疮肿。以桑枝三条，内煻灰中炮令及热破断，以头柱疮口上令热尽即易之，尽二条，则疮自烂，仍取韭白傅疮上，以布帛急裹之，若有肿者更作，用薤白佳。

桑柴灰

【修治】《本草经疏》卷一三：桑霜：即灰汁，以桑皮绵纸衬淘箩底，用滚水淋下，瓷器盛之，重汤煮干，别名木硇。

【主治】能钻筋透骨，为傅痛疽，拔疔，引诸散毒药攻毒之要品。《本草经疏》卷一三。

木

【主治】主利关节，养津液，得火则拔引毒气，祛逐风寒，去腐生新。凡一切补药诸膏宜此火煎之，但不可点艾，伤肌。《寿世秘典》卷三。

油

【修治】《本草纲目拾遗》卷六：桑油，《万氏家抄》有取桑油法：鲜桑木槌碎，装入瓶内，用一瓶盖口倒埋土中，糠火煨之，油自滴下，贮罐听用。

【主治】治小儿身面烂疮。轻粉、雄黄各五钱，猪胆一个，滑石一两，硫黄五钱，穿山甲十五片炙，凤凰退烧存性五钱，为末，用桑油、猪胆汁调，绢包擦。《本草纲目拾遗》卷六。

皮中白汁

【主治】灭黑痣恶肉，敷金疮，化积块。《玉楸药解》卷二。

癸卯桑《生草药性备要》

【气味】味甘，性寒。《生草药性备要》卷上。

【主治】治白浊、痢肚，煲肉食效。《生草药性备要》卷上。

柘《嘉祐本草》

【释名】柞《宝庆本草折衷》。

【集解】《救荒本草》卷下之前：柘树，《本草》有柘木。旧不载所出州土。今北土处处有之。其木坚劲，皮纹细密，上多白点，枝条多有刺，叶比桑叶甚小而薄，色颇黄淡，叶梢皆三叉，亦堪饲蚕。绵柘刺少，叶似柿叶微小，枝叶间结实，状如楮桃而小，熟则亦有红蕊。《太乙仙制本草药性大全·本草精义》卷三：柘木旧不载所出州土，今在处有之。其木与桑木大同小异，叶比桑更小而圆厚，茎条小而软弱。用无刺者良。木里有纹亦可旋为器。叶饲蚕曰柘蚕，叶硬，然不及桑叶。《植物名实图考》卷三五：柘，《嘉祐本草》始著录。叶可饲蚕，木染黄。《植物名实图考》卷三六：棉柘，见《救荒本草》，为柘之一种。滇南有之。叶如桑而厚，实如椹而圆。织机无事，嘉树空生，自缺妇功，何关地利哉？

柘白皮

【气味】味甘，温，无毒。《宝庆本草折衷》卷一四。

【主治】主补虚崩中，血结，及疟疾。《宝庆本草折衷》卷一四。补虚损，取白皮及东行根白皮，煮汁酿酒服。其肾冷，梦与人交接泄精者，取汁服之即差。《太乙仙制本草药性大全·仙制药性》卷三。

【发明】《宝庆本草折衷》卷一四：艾原甫论柘木，具黄中之体，故能滋养血脉，调益脾胃，惜乎未有广而充之者也。《圣惠方》治小儿燕口重舌及生热疮，取根皮洗剉，浓水煎，去滓更煎令稠，日三四涂之。又按，唐谨微元于柘木后列柞木皮条，凡治痈疖诸方，每取柞木叶干之，以入服饵之剂者众矣。正条中但言其叶细，竟不言叶之性用。用之既多，因以附焉。

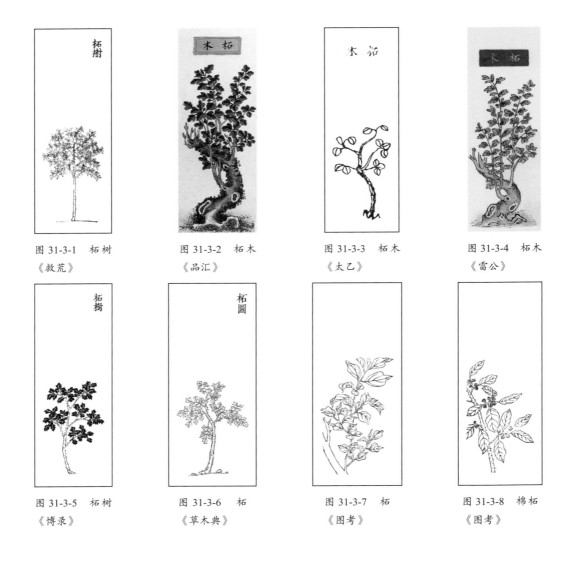

图 31-3-1 柘树
《救荒》

图 31-3-2 柘木
《品汇》

图 31-3-3 柘木
《太乙》

图 31-3-4 柘木
《雷公》

图 31-3-5 柘树
《博录》

图 31-3-6 柘
《草木典》

图 31-3-7 柘
《图考》

图 31-3-8 棉柘
《图考》

木

【主治】主妇人崩中血结及疟，兼染黄。《本草发明》卷四。

隈支《本草纲目》 【校正】《本草纲目》原入"果部"，今移此。

【集解】**姚氏《食物本草》卷九**：宋祁《益州方物图》云：生邛州山谷中。树高丈余，枝修而弱。开白花。实大若雀卵，状似荔枝，肉黄肤甘。

【气味】味甘，无毒。姚氏《食物本草》卷九。

【主治】治七种疝气及一切疮疡疥癣。姚氏《食物本草》卷九。

山枣《本草纲目》　【校正】《本草纲目》原入"果部"，今移此。

【释名】酸枣、鼻涕团《医林纂要探源》。

【集解】《医林纂要探源》卷二：以色正黄，皮内含白肉粘滑如涕也。李氏与山查混附为一，失之矣。核圆长坚实，有五隙含仁，今人置柄用之，以敲方响。

【气味】味甘，温，无毒。姚氏《食物本草》卷九。酸，温。《医林纂要探源》卷二。

【主治】主和脾胃，补元气，益血壮神。姚氏《食物本草》卷九。清痰，和胃益肺。《医林纂要探源》卷二。

奴柘《本草拾遗》

【释名】川破石《生草药性备要》。

【集解】《植物名实图考》卷三五：奴柘，《本草拾遗》始著录。似柘有刺，高数尺。江西有之。《湘阴志》：灰桑树，叶大，有刺三角，亦桑类，即此。

【气味】味甜，性平。《生草药性备要》卷上。

【主治】治酒顶，消蛊胀。浸酒，亦祛风。《生草药性备要》卷上。壮筋骨，祛风，消蛊胀，活血，理跌打，治酒顶、酒风。浸酒良。《本草求原》卷一。

楮《别录》

【释名】榖《说文》、构《本草经集注》、楮桃树《救荒本草》。

【集解】《通志·昆虫草木略》卷七六：楮亦谓之榖。其实入药，其皮造纸，济世之用也。桑榖共生者，即此也。《救荒本草》卷下之前：楮桃树《本草》名楮实。一名榖（音构）实。生少室山。今所在有之。树有二种：一种皮有斑花纹，谓之斑榖，人多用皮为冠；一种皮无花纹，枝叶大相类，其叶似葡萄叶，作瓣叉，上多毛涩而有子为佳。其桃如弹大，青绿色，后渐变深红色乃成熟，浸洗去穰，取中子入药。一云皮斑者是楮皮，白者是榖皮，可作纸。《植物名实图考》卷三三：楮实，《别录》上品。《诗疏》：幽州谓之榖桑。荆、扬、交、广谓之榖。《酉阳杂俎》：叶有瓣曰楮，无曰构。按榖、构一声之转，楚人谓乳榖，亦读如构也。皮为纸，亦可为布，叶实可食，皮中白汁以代胶。《救荒本草》谓之楮桃。

楮实

【修治】《本草述》卷二四：修治水沉去浮者，晒干，酒浸蒸半日，焙干用。

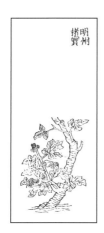

图 31-7-1 明州楮实
《图经（政）》

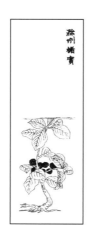

图 31-7-2 滁州楮实
《图经（绍）》

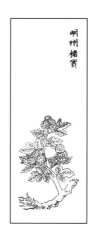

图 31-7-3 明州楮实
《图经（绍）》

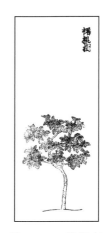

图 31-7-4 楮桃树
《救荒》

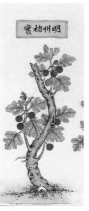

图 31-7-5 明州
楮实《品汇》

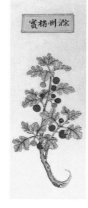

图 31-7-6 滁州楮实
《品汇》

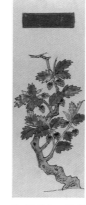

图 31-7-7 楮实
《食物》

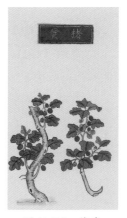

图 31-7-8 楮实
《雷公》

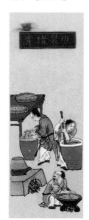

图 31-7-9 炮制
楮实《雷公》

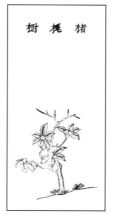

图 31-7-10 楮桃
树《三才》

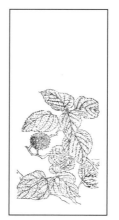

图 31-7-11 楮实
《图考》

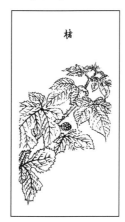

图 31-7-12 楮
《图说》

【气味】味甘，寒，无毒。《图经本草药性总论》卷下。

【主治】充肌肤，明目，暖腰膝，助阳；治阴痿，益气，壮筋骨，补虚。起痿助阳，利水消肿。《本草元命苞》卷六。暖温肝肾，补益虚劳。壮筋骨，强腰膝。治阳事痿弱，水气胀满，明目去翳，充肤悦颜。疗喉痹金疮俱效。《玉楸药解》卷二。

【发明】《药性解》卷五：楮实浊阴下降，宜入少阴，补益之功，诸书具载，独《修真秘旨》曰：服楮实者，辄为骨软疾，必非无根之说，然甚难解释，姑录之以待明敏。《本草汇言》卷一〇：楮实健脾养肾，补虚劳，《别录》明目疾之药也。金自恒稿陈氏本草主阳亢阴痿，水涸目蒙，及脾热水肿，腰膝痿弱，筋骨乏力诸证。按古方入滋阴药中，用之甚广。但性虽平补而气稍清寒，如脾胃虚冷者，宜少用之。《医宗必读·本草征要》下：楮实虽能消水健脾，然脾胃虚寒者勿用。《本草述》卷二四：《南唐书》云烈祖食饴，喉中噎，国医莫能愈。吴廷绍独请进楮实汤一服，疾失去。群医他日取用皆不验。扣廷绍。答云：噎因甘起，故以此治之。即此案思之，彼楮实之益阴气者，即能化湿热，而湿热多生于甘味，如廷绍之用以治噎者，不同于丹溪用除湿热之义乎？乃有谓楮实软坚治骨鲠，其于理何据也？即如《修真书》独言其久服骨软，恐亦不胜夫言壮筋骨者之众也。曰：吾从众。《本草新编》卷四：楮实子味甘，气微寒，无毒。入肾、肝二经。阴痿能强，水肿可退，充肌肤，助腰膝，益气力，补虚劳，悦颜色，轻身壮筋骨，明目，久服滑肠。此物补阴妙品，益髓神膏。世人弃而不用者，因久服滑肠之语也。凡药俱有偏胜，要在制之得宜。楮实滑肠者，因其润泽之故，非嫌其下行之速也。防其滑，而先用茯苓、薏仁、山药同施，何惧其滑乎？《药性通考》卷二：楮实滑肠者，因其润泽之故，非嫌其下行之速也。防其滑而以茯苓、薏仁、山药同施，何惧其滑乎？至于延年益寿，原宜节房帏而慎起居，损饮食而戒恼怒耳，否则日服添精补髓之神丹何济哉？《本草求真》卷二：楮实滋肾阴，过服骨痿。楮实专入肾。书言味甘气寒，虽于诸脏阴血有补，得此颜色润，筋骨壮，腰膝健，肌肉充，水肿消，以致阴痿起，阳气助，是明指其阳旺阴弱，得此阴血有补，故能使阳不胜而助，非云阳痿由于阳衰，得此可以助阳也。若以纯阴之品可以补阳，则于理甚不合矣。况书又云骨鲠，可用楮实煎汤以服，及纸烧灰存性调服，以治血崩、血晕，并用衙门印纸烧吞以断妇人生育，与脾胃虚人禁用，久服令人骨痿。岂非性属阴寒，虚则受其益，过则增其害之意乎？软骨之说，未尝不是，取浸水中不浮者酒蒸用。

【附方】《本草汇言》卷一〇：治脾肾肝三藏阴虚，吐血咳血，骨蒸夜汗，口苦烦渴，梦中遗精；或大便虚燥，小便淋涩；或眼目昏花，风泪不止等证。不拘老幼，咸宜服之。用楮实赤者一斗，取黑豆一斗煮汁，去豆取汁，浸楮实子一日，晒干再浸，再晒，以豆汁渗尽为度。再晒燥，配枸杞子三升，俱炒微焦，研为细末。每早用白汤调服五钱。功效不可尽述。武台山方。〇治水气蛊胀。用楮实子五升，水一斗，熬成膏。用茯苓三两，白丁香一两五钱，俱微炒，研为细末，楮膏和丸，梧子大。每空心用三钱，晚用二钱，俱白汤吞下。《活法机要》。

叶及叶汁

【气味】味甘，凉，无毒。《宝庆本草折衷》卷一二。

【主治】主小儿身热，可作浴汤。又主恶疮生肉，及刺风身痒，治水痢、瘴痢，并炒末用。治鼻衄，生构汁饮。其叶似蒲萄叶作瓣，以斑穀而有子者佳。《宝庆本草折衷》卷一二。捣汁洗疹风。树皮中生汁，堪涂癣。《药性要略大全》卷七。专祛湿热，治瘴痢疫痢。《药性切用》卷五。

【发明】《本草汇言》卷一〇：顺气利水，李时珍凉血止血之药也。门吉生抄甄氏方治水肿气满，小水不通，因甘平能利水道也。李氏方治下血血崩，因甘涩能敛气以和营也。但性多燥而少润，如内热血燥之证，宜少与之。《本草述》卷二四：楮叶及白皮，与楮实较论主治，如治阴痿，唯实专之；而疗水病，则叶与白皮胜于实，且更疗血病；至明目之功，实又胜于叶与皮也。盖缘此木所禀，同有行湿升阳之性质。但实甘寒，寒者在地之阴也，更饱火土之精气，导阳于阴中，以全肝之体用，故起阴明目，总归功于肝。若叶则甘凉，皮则甘平，平亦辛也，虽行湿升阳之气化不异，然凉者，平者，俱归金化，是属在天之阳也，似致其用者，专气于卫以和营矣，故疗水病胜于实，更能治鼻衄及下血血崩也。《银海精微药性》云：楮实入肺，能升阳而上。愚谓当属之叶与白皮。盖人身之血，固水所化，若在下水中之阳升，阴得阳化，则自不病于肝脏之纳血矣。并在上金中之阴降，阳得阴化，则不病于心脏之主血矣。楮叶及皮兼有之，似为调血之要剂。调血者，先于金水二脏留意而已矣。

树白皮

【气味】味甘，气平，无毒。《本草汇言》卷一〇。

【主治】利水消肿之药也。《本草汇言》卷一〇。

【附方】《本草汇言》卷一〇：治天行时疫，病后胀满，两胁刺胀，脐下如水肿。以楮树汁，随取随意服之。水便清利，肿即消矣。其性最粘，古人用褙法帖、经书、扇画，以此汁和飞面、白汤调作糊，褙褙永不脱解，过于胶漆。又和丹砂块，成团不散。赵天民抄《外台秘要》。

《本草述》卷二四：治女子月经不绝，来无时者。取案纸三十张，烧灰，以清酒半升，和调服之，顿定。蓐中血晕，服之立验。已毙者，去板齿灌之，经一日亦活。刘禹锡《传信方》。

皮间白汁

【释名】五金胶漆、穀桑、楮桑《宝庆本草折衷》。

【修治】《宝庆本草折衷》卷一二：用竹筒插入皮中取之。

【气味】味甘，寒，无毒。《宝庆本草折衷》卷一二。

【主治】主阴痿，水肿，益气，充肤，明目。《宝庆本草折衷》卷一二。

楮纸

【主治】治月经不绝及蓐中血晕，取案纸三十张，烧灰，以清酒半升调服。其灰止金创出血甚效。惟楮皮捣制之纸可用也，他木及竹皮者勿取。《宝庆本草折衷》卷一二。

马桑《草木便方》

【释名】扶桑《草木便方》。

叶

【气味】甘，平。《草木便方》卷二。

【主治】风目，痛疽腮肿风毒涂，四肢麻木痹不仁。《草木便方》卷二。

根

【释名】乌龙须《草木便方》。

【主治】疗跌扑风狗毒。《草木便方》卷二。

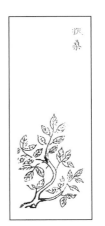

图 31-8-1　扶桑《便方》

枳《本经》

【集解】《药性粗评》卷一：枳实，橘属。初生如鹅眼大者，枳实也。既大如弹丸许者，枳壳也。江南江北处处有之。高七八尺，夏开黄白小花，秋结实，趁小取之。今以商州、成州者为佳。采获刲破去瓤，晒干，亦同陈皮，以陈久者良。《植物名实图考》卷三三：枳实《本经》中品。橘踰淮而化为枳，或云江南亦别有枳，盖即橘之酸酢者，以别枸橘耳。《补笔谈》辨别枳实、枳壳极晰。《增订伪药条辨》卷三：枳壳伪名洋枳壳，不知何种果实伪充。或云六七月采小香栾，伪为枳实、枳壳；或云采枸橘混充。又福州多橘，土人于夏秋间橘子未大，经风雨摇落者，拾而晒之，伪充枳壳。性既不同，误用有害。按《周礼》云：橘逾淮而北为枳。今江南枳、橘皆有，江北有枳无橘，江西多枳，不仅逾淮而始变也。七八月采者为枳实，九十月采者为枳壳，气味苦酸，微寒，臭香形圆，花白多刺，穰内黄白，皮色深绿，故又名绿衣枳壳。主散留结，胸膈痰滞，逐水消胀满，能泻上焦气分实邪，为治病要药。若以伪品混售，真草菅人命矣。炳章按：枳壳、枳实，为老嫩大小之分别。江西沙河出者，细皮肉厚而结，色白气清香而佳。龙虎山出者亦佳。四川出者，名川枳壳，色黄皮厚，味带酸，次之。江浙衢州出者，皮粗色黄，卷口心大肉薄，亦次。浙江黄

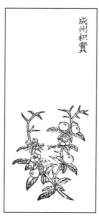

图 31-9-1 成州枳实
《图经（政）》

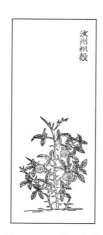

图 31-9-2 汝州枳壳
《图经（政）》

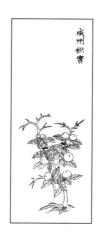

图 31-9-3 成州枳实
《图经（绍）》

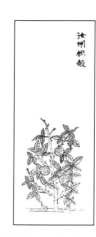

图 31-9-4 汝州枳实
《图经（绍）》

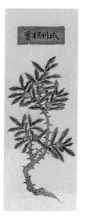

图 31-9-5 成州枳
实《品汇》

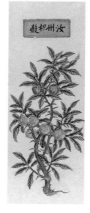

图 31-9-6 汝州枳
实《品汇》

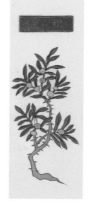

图 31-9-7 枳实
《雷公》

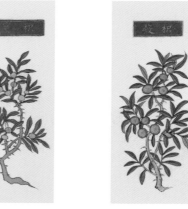

图 31-9-8 枳壳
《雷公》

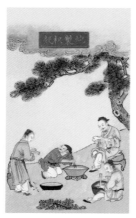

图 31-9-9 炮制枳壳
《雷公》

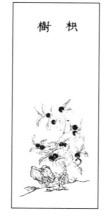

图 31-9-10 枳树
《三才》

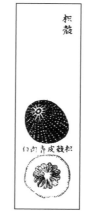

图 31-9-11 枳壳
《原始》

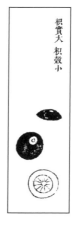

图 31-9-12 枳实大、
枳壳小《本草汇》

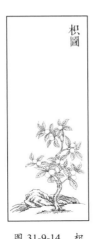

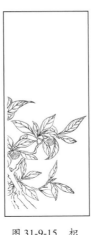

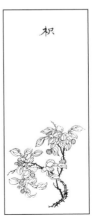

图31-9-13　枳　　　　图31-9-14　枳　　　　图31-9-15　枳　　　　图31-9-16　枳
　《备要》　　　　　　　《草木典》　　　　　　　《图考》　　　　　　　《图说》

埠出者肉松而大，有灯盏之名，更次，洋枳壳者，或即此也。七八月采者，小而嫩肉厚，干之黑褐色为枳实。九十月采者，壳大肉略薄，色白为枳壳。每个对切为两，皆以翻肚如盆口唇状，须陈久者良。近时有一种臭橘，形亦相似，其气恶浊，不堪入药。

枳实

【修治】《药性粗评》卷一：凡用以麦麸炒过，不损胃气。《太乙仙制本草药性大全·仙制药性》卷三：刷净内瓤，剉片麸炒用。

【气味】味苦、酸，寒、微寒，无毒。《图经本草药性总论》卷下。味苦、酸、辛，微寒，无毒。《宝庆本草折衷》卷一三。气寒，味苦、酸、咸，纯阳，无毒。《汤液本草》卷五。

【主治】有疏通决泄之功，有破结消坚之效。除胸胁痰癖，解伤寒结胸。安胃气明目，利五脏轻身。逐停水止痢，长肌肉宽中。《本草元命苞》卷六。治胸胁痰癖水积，痞满鼓胀，宽中利气，宣通脏腑，消实破积，散血止痢。《药性粗评》卷一。除胀满，消宿食，削坚积，化稠痰，逐瘀血，破滞气，疗结胸胸痹。《伤寒温疫条辨》卷六。

【发明】《宝庆本草折衷》卷一三：夫鼻为肺之囷阖，饮酒过量则肺热，肺热故鼻赤风痒，宜炒制枳壳，碾末代茶，久服必愈。按杜壬胎散，许叔微虽取其能抑阳降气，但其性寒，惟初胎壮妇可服。或孕而体弱，单服则胎寒腹痛，生子怯乏，须循《选奇方》，用当归、芎藭等分末之，名君臣散。每服二钱，水一盏，煎至七分，食前与瘦胎散间饵，乃得其宜。《医经大旨》卷一：枳壳、枳实《衍义补遗》本是一物，而损益之何也？盖有大小之分。枳实虽小，性重而速；枳壳虽大，性稍轻而缓。泻痰下气破结之药，故能宽肠利膈，亦去宿粪。大抵实证宜用，虚证不宜用之。如脾胃湿热生痰有食者，入白术中四分之一。脾用枳实，有推墙倒壁之功；胃用枳壳，多损至高之气。《本草纂要》卷五：枳实味苦、酸，气寒，纯阴之药也，无毒。入太阴脾经，行脾气；入阳明胃经，行胃气。凡腹满脑癖，胃中宿食，结气积聚，痰涎不利，乃脾胃有余之症也，此药并能治之。是以治之之法，佐白术则和脾健胃，佐大黄则通泄中宫，佐苍朴则清气宽膈，佐曲蘖则消导和中，佐芩连则清湿中之热，佐橘半则导痰涎之壅。虽云治气之药，而与青陈枳壳不同，且如枳实泻胸中充实之满，枳壳去胸中至高之气，陈皮清膈间之痰，青皮治胁下之痛，是虽体质相近，而功效亦相远也。《本草发明》卷四：枳实纯阴，主下而主血，治疗在心腹，以其性酷而速下，能消实癖，去坚结之功多。故《本草》主除胸胁痰癖，逐停水，破结实，消胀满，心下急痞痛逆气，胁风痛，坚积，止痢，除寒热结及胃湿，又散气，消宿食，去脾中积血，故主血。若脾无积血，则不痞也。又主大风在皮肤中麻豆苦痒，盖以积血滞于中，不能荣于肌表故耳。大约消痞去结之用居多，若云益气，利五藏，安胃，长肉明目，止溏泄者，非能补也。必主以参、术、姜、枣之类，斯能安胃益气。若佐以厚朴、硝、黄之类，则又破血而散结。要之结散痞除，则胃气得养，五藏亦利，而血亦滋生矣。此亦拨乱反正之意，故心下痞用枳实白术汤，肠中坚结用之。

《药性解》卷一：枳实，即枳壳之小者，苦宜于心，脾者心之子也，故并入之。其性猛烈，有冲墙倒壁之功，气弱者忌之。考青皮、陈皮同一种，枳壳、枳实同一种，但采有迟早，分老嫩而名也。四者主治，咸以导滞为功，然嫩者性酷治下、老者性缓治高之别尔。《本草汇言》卷一〇：枳实破结实，下食积，张元素消胀满之药也。张相如抄缪氏曰：《别录》方主除胸胁痰癖痞满，腹胃停水停食等疾。此疾原由脾胃二经气滞，不能运化精微所致。此药虽经成果，瓤核未分，混然结实，性坚而速。其气味苦泄，有破散冲走之力。○凡中气虚弱，劳倦伤脾，发为痞满者；脾胃气虚，不能运化，以致伤食停积者，俱宜补中益气汤，补其不足，少加枳实十分之一，则痞满自除，停食自行矣。如伤寒胀满，非实邪结于中下二焦，手不可按，七八日不更衣者，必不可用。如伤寒挟热下痢，非燥粪结实者，亦不可用。如元气壮实，有积滞者，不得已用一二剂，病已即去之。《分部本草妙用》卷七：枳壳为下气宽胸，上焦泻气要药。枳实功仿佛，而性尤猛，有冲墙倒壁之力，滑窍破气之功。但壳性缓而治高，实性急而治下。即陈皮治上，青皮治下之义。然实能定痰，功何止于治下。壳能通大肠瘦胎，力何止于治上。要之飞门至魄门，皆肺主之。三焦相通，一气分之药而已。二药分之，固可不分，亦何害乎？《侣山堂类辩》卷下：枳实《考工记》云：橘逾淮而北为枳。盖橘得江南温热之气，故气味辛温，能达中土之气，通灌于四旁；枳乘江北寒凉之气，性味苦寒，能去寒热之邪下泄，是一物而性不同，因天地之气也。《本经》主大风在皮肤中，如麻豆苦痒者，能启寒水之气，以对待其阳邪。枳叶经冬不凋，得寒水之气。夫橘至成熟而后采摘，其气充满，故能横遍于四体。枳乃初生之小者，其气收敛，故专主下泄。若夫枳壳之苦泄，其性又能横充，所以《本经》止云实而无壳，至宋开宝间，始有壳实之分。如病胸腹实而当下者，应用实，而以壳代之，乃识见浅而无力量处。《本草汇》卷一六：枳实，即枳壳之小者，气全性烈，能泻有形之物，下达一往无回，滑窍破结之剂也。若云益气，必主以参、术、姜、枣之类，破气必佐以厚朴、硝黄之类。○凡中气虚弱，劳倦伤脾，发为痞满者，当用补中益气，补其不足，此药所当忌也。时医不识病之虚实，药之补泻，往往概施，损人真气，为害不浅。设误投之，虽服参、蓍，亦难挽其刻削之祸矣。戒之！戒之！《吴医汇讲》卷六：夏月忌枳说枳壳、枳实，皆破气之品，夏月乃热伤气之令，二药非宜，故暑湿热三气门方中，惟阳明实满，不得不与承气汤者间有用之，其余皆不用，此古人制方之意，若有不谋而合焉。今人未能体会，每于暑热之时任意用之，是何读古人书而漫然未觉耶？或曰：枳不宜于夏令，槟榔尤甚矣。余曰：不然。夏月之邪，三焦受者居多，非槟不达，故为要药，枳不能通三焦，故为时令之禁。

【附方】《药性粗评》卷一：胸痹气壅。凡患胸膈不利，枳实二两，麸炒微黄，为末，不拘时以清粥饮调下二钱。肠风下血及五痔。多年不愈者，枳实半斤，到，麸炒，去瓤，绵黄芪半斤，洗焙干，到，共为细末，不拘米饮调下二钱匕。若难服，以糊为丸梧桐子大，每服汤下三五十丸效。

《本草汇言》卷一〇：治食积结胀。用枳实、白术、厚朴各等分，俱用小麦麸炒，用黄连减半、酒炒，共为细末，红曲作糊丸，绿豆大。每早晚各服三钱，白汤下。小儿减半。《刘草窗医案》。○治胸胁痰癖痞胀。用枳实四两，南星、海石、白芥子、萝卜子、紫苏子、白术、茯苓各一两，俱微炒，共为末，红曲作糊丸，绿豆大。每早晚各服三钱，白汤下。钱氏方。○治腹胃停水。用枳实、苍术、厚朴各一两，猪苓、泽泻、茯苓各五钱，肉桂、木香各三钱，共为末。每早晚各服二钱，白汤调服。稽明禅氏。○治腹胃停食不消。用枳实三两，白术二两，俱用小麦麸炒，厚朴、白蒺藜各一两，川黄连、红曲炒各三钱，共为末，水发为丸，如绿豆大。每早晚各服三钱，白汤下。王氏手集。○治坚积痰饮血食不消。用枳实、三棱、蓬术、青皮、槟榔、白术各一两，俱酒洗，微炒，研为末。每晚食后服三钱，酒送下。然须能食，脾胃健者宜之。

枳壳

【修治】《药性会元》卷中：去穰，滚水泡去酸涩，切，晒干，麦麸拌炒熟，其性而缓，主治暴气、胸膈之气。凡使，陈久者良。《药性粗评》卷二：凡用浸软，到炒熟，或以麦麸同炒更佳，须以麸黑为度。

【气味】味苦、酸，微寒，无毒。《图经本草药性总论》卷下。味苦、酸、辛，微寒，无毒。《宝庆本草折衷》卷一三。性苦、辣。《医方药性·草药便览》。

【主治】治风痒麻痹，通利关节，散膈间痰滞，开胃健脾。疗劳气咳嗽，背膊闷倦。逐水除胀，下气消食。止反胃霍乱吐泻，破癥结痃癖坚疾。○皮肤燥痒，杵细末，煎服。瘦胎难产，和甘草点啜。煨热可熨肠痔，烧末善治肠风。《本草元命苞》卷六。宽胸烦，解热止嗽。《医方药性·草药便览》。

【发明】《梦溪笔谈·补笔谈》卷三：六朝以前医方唯有枳实，无枳壳，故《本草》亦只有枳实。后人用枳之小嫩者为枳实，大者为枳壳。主疗各有所宜，遂别出枳壳条，以附枳实之后。然两主疗亦相出入。古人言枳实者，便是枳壳。《本草》中枳实主疗，便是枳壳主疗。后人既别出枳壳条，便合于枳实内，摘出枳壳主疗，别为一条。旧条内只合留枳实主疗。后人以《神农本经》，不敢摘破，不免两条相犯，互有出入。予按《神农本经》枳实条内，称主大风在皮肤中，如麻豆苦痒，除寒热结，止痢，长肌肉，利五脏，益气轻身，安胃气，止溏泄，明目。尽是枳壳之功，皆当摘入枳壳条。后来别见主疗，如通利关节，劳气咳嗽，背膊闷倦，散瘤结，胸胁痰滞，逐水，消胀满，大肠风，止痛之类，皆附益之。只为枳壳条。旧枳实条内称除胸胁痰癖，逐停水，破结实，消胀满、心下急痞痛、逆气，皆是枳实之功，宜存于本条。别有主疗，亦附益之可也。如此二条始分，各见所主，不至甚相乱。《本草元命苞》卷六：然壳、实同共一物，有大小高下之分。大则性详而缓，小则性酷而速。高主皮毛胸膈之病，下主肠胃脐腹之疾。《本草发明》卷四：枳壳大于枳实，而性缓，主高而主气，治疗在胸膈，而疏膈气，泻肺藏之功居多。故《本草》主散胸膈结气，除胀满，逐水气，消痰滞，消宿食，治番胃霍乱及肺气水胀，皆其能疏导膈气而然也。又主遍身风痒疹，麻痹风痛，利关节，劳气咳嗽，背缚闷倦等候，以其高主皮毛胸膈之病。又疗肠风，除结痢，消痔。宽大肠者，以大肠肺之府也，故藏府同治。○配桔梗，消膈上之痞。佐白术，能安胎。同甘草，能瘦胎。和黄连，能灭痔。但多用损至高之气。若虚怯劳伤者，虽佐他药，亦当禁用。《本草汇言》卷一○：枳壳行滞气，张元素开胸结之药也。费五星稿凡病中膈不清，隧道痞塞，痰涎壅盛，气食留中，至若癥癖有形之物，痰饮有形之气，用二陈以清之可也。然无枳壳则不获效。六郁气血饮食痰湿结而不散，五气风寒暑湿燥胀而不行，用二陈以理之可也，然无枳壳则不能通。大抵枳壳之性，专于平气。气平则痰喘止，气平则胀痞消，气平则刺痛安，气平则后重除。所以戴氏方谓枳壳能定痰喘，消胀满，止胁肋刺痛，除下痢后重急迫，正此意也。以上诸证，凡属形盛有余，气火、风痰、食饮为病者宜之。如关脾胃气虚，中气不运，而为痰，为喘，为痞胀者，勿用也；如肝肾阴亏，血损营虚，胁肋隐痛者，勿用也；下痢日久，中气虚陷，愈下愈坠，愈后重急迫者，勿用也。故前人有言，多服枳壳，有损胸中清纯之气，可不慎软！《药品化义》卷一：枳壳属阴，体干而大，色淡黄而白，气微香，味甘微辛鲜者带酸，性微寒而缓，能降，力利肺气，性气薄而味厚，入肺脾胃大肠四经。枳壳色白味苦，专利肺气。因体质大则性宽缓而迟下，通利结气而不致骤泄，故主上焦，以治气分。因味带辛，用之散滞，疗胸膈间痞满，宽膨胀，逐水气，消痰饮，推宿食，顺气逆，止咳嗽。又肺主毛皮，治遍身风痒，疏解斑疹，通利关节。且肺与大肠为表里，兼宽大肠以除结痢，祛痔痛，理肠风，抑其气以行血，使胎前无滞，佐白术安胎，最为神妙。凡快气之品，勿宜多用。枳壳、枳实，同为一种。大为壳，小为实，用陈久者良。《本草述》卷二四：枳壳与实，味苦而辛，苦多辛少，苦中又含酸意。夫苦酸涌泄，其气且寒，虽有辛而少，本由上以降下之性味也。更结于降令时，故取降泄者，无踰兹物矣。夫同为利气之物，又何分于气血哉？盖人身正气，岂可降泄？其宜降泄者，正气为邪所伤，而不能降也。其不能降者，即于正气有壅塞处，故言降而更言泄也。此枳壳、枳实不与诸降气之味例论欤。厚朴、枳壳性味之用异，见厚朴条。然壅塞殊有轻重，虽总是气病，却有阴阳之不同，因气病以及于血，则气之阴者伤而病乎结实，不止病于无形纲缊之阳也。枳实之降气全，其性烈而速，一往直前，凡纲缊之气，不能详缓以散，而结实着手之处，乃能决之溃之。枳壳禀降气将退之候，而性稍缓，且辛味稍多于实，故能从统气之肺，于纲缊无形而疏利之，不以溃决为功者也。《本草汇》卷一六：枳壳气味所主，与枳实大略相同。但形大于实，气散性缓，故其行稍迟，是以能入胸膈肺胃之乡，及入大肠也。然壳与实，上世未尝分别。自东垣分枳壳治高胸膈皮毛，枳实治下心腹肠胃，海藏分枳壳主气，枳实主血。然仲景治上焦胸痹痞满，多用枳实。古方治下焦痢痔肠结，多用枳壳。由是则枳实不独治下，而枳壳亦不独治高也。○古方有瘦胎饮者，为湖阳公主设也，以彼奉养太过，其气必实，故用此以耗其有余之气耳。若气虚不运者，自当补其母之气，以紫苏饮加补气药，用之为正。若昧此义而用之，反致气耗难产矣。瘦胎饮宜于胎前气盛壅滞者，故用枳壳、苏梗以顺其气，而使易产。若气禀弱者，岂可妄投？

【附方】《本草汇言》卷一〇：治气滞食饮痰火停结。用枳壳一两，厚朴八钱，俱用小麦麸皮拌炒，去麸。每用枳壳二钱，厚朴一钱六分，水煎服。王氏润川。○治痰喘气火上逆不降者。用枳壳、苏子、桔梗、杏仁各一钱五分，茯苓一钱，木香五分，水煎服。○治中膈痞胀不宽。用枳壳、厚朴、白术各一两，俱用小麦麸皮拌炒，砂仁、木香、白豆仁、茯苓各五钱，共为末，水发丸，如绿豆大。每早服三钱，白汤下。○治胸胁刺痛。用枳壳一两，小麦麸皮拌炒，肉桂七钱，真芦荟三钱，俱研极细末，水发丸，绿豆大。每早服三钱，晚服二钱，淡盐汤下。○治下痢后重迫急。用枳壳九钱，白芍药六钱，川黄连三钱，干葛、滑石、槟榔各四钱，升麻、甘草各一钱五分，分作四剂，水煎服。以上戴元礼方共四则。

山橘《生草药性备要》

叶

【气味】味辛、酸，性平。《生草药性备要》卷上。辛，温。《本草求原》卷一。

【主治】祛风邪，去瘀生新，敷跌打。煲猪粉肠同食，止燥咳。《生草药性备要》卷上。

桔蔃

【主治】治热病。气虚弱人，煲酒服。《生草药性备要》卷上。

根

【主治】去湿风及酒风。《本草求原》卷一。

枸橘《履巉岩本草》

【释名】枸棘子《履巉岩本草》。

【集解】《本草纲目拾遗》卷六：枸橘今之臭橘，山野甚多，实小壳薄，枝多刺而实臭，人多弃之。《纲目》枸橘条下，叶、刺、核、树皮俱收，而其实独略。叶天士《家抄本草》有主治，特录出补之，入药陈者佳。《橘录》：枸橘色青气烈，小者似枳实，大者似枳壳。近时难得枳实，人多植枸橘于篱落间，收其实，剖干之以和药，味与商州之枳，几逼真矣。《植物名实图考》卷三五：枸橘详《本草纲目》。园圃种以为樊，刺硬茎坚，愈于杞柳；其橘气臭，亦呼臭橘。乡人云有毒，不可食。而市医或以充枳实，亦治跌打。隐其名曰铁篱笆。初发嫩芽，摘之浸以沸汤，去其苦味，曝干为蔬，曰橘苗菜。以肉煨食，清香扑鼻，亦《山家清供》云。

实

【气味】性凉，无毒。《履巉岩本草》卷中。

【主治】善能解酒毒、酒积病。《分部本草妙用》卷八。煎汤，洗病后脚肿。《得配本草》卷六。

【发明】《本经逢原》卷三：枸橘与枳同类，其干多刺，故破气散热之力过之。时珍治下痢脓血后重，今人解酒毒用之，总取其破气之力也。《丹方》以枸橘煅末存性，酒服方寸匕，治胃脘结痛。又以醋浸熬膏，摊贴内伤诸痛，贴即痛止，但须久贴，方不复发。

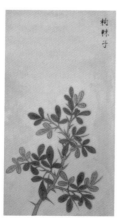
图 31-11-1　枸棘子《履巉岩》

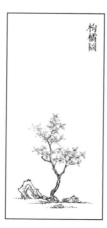
图 31-11-2　枸橘《草木典》

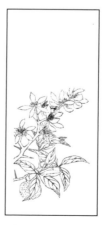
图 31-11-3　枸橘《图考》

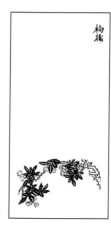
图 31-11-4　枸橘《图说》

【附方】《履巉岩本草》卷中：治妇人血气攻冲。不以多少为细末，每服一钱，浓煎艾醋汤调服，不以时候。

《本草纲目拾遗》卷六：疗子痈及疝气。俱取整个枸橘，煅存性，研末，陈酒送服。胃脘结痛。取枸橘实煅存性，酒服方寸匕。内伤诸痛。以实醋浸熬膏贴，须久贴方不复发，以其力能破气散热也。

叶

【气味】性味辛，温。《药性切用》卷五。

【主治】散滞疏结，治下痢后重。《药性切用》卷五。

子

【气味】味酸、苦，平。《药性切用》卷五。

【主治】破气尤烈，虚人忌之。《药性切用》卷五。

巴戟天《本经》　【校正】《本草纲目》收入"草部"，今移此。

【集解】《本草衍义》卷七：巴戟天本有心，干缩时，偶自落，或可以抽摘，故中心或空，非自有小孔也。今人欲要中间紫色，则多伪以大豆汁沃之，不可不察。外坚难染，故先从中间紫色。

《增订伪药条辨》卷一：巴戟天甘辛微温，入肾经血分，强阴益精。产蜀地者佳。如连珠，击破中紫而鲜洁者，伪也。中虽紫，微有白糁粉色，而理小黯者真也。近有以山豆根混充者，山豆色白性寒，或醋煮以乱之，则误人不浅矣。炳章按：巴戟肉，广东出者，肉厚骨细，色紫心白黑色者佳。江西出者，骨粗肉薄，略次。浙江台州宁海县出者，名连珠巴戟。择其肉厚软糯，屑少，去骨用肉，亦佳。郑君云山豆根混充，不但效用冰炭，且形态亦全不相类也。

根

【修治】《药性粗评》卷二：凡用打落其心，以枸杞子煎汤浸一宿，漉出，或以酒浸一伏，焙干。《景岳全书》卷四八：制宜酒浸，去心微炒，或滚水浸剥亦可。《本草述》卷七：修治用肉厚连株者，同枸杞子汤浸一宿，漉出，再用酒浸一时，更拌菊花，熬令焦黄，去菊拭干用。雷公制法。用黑色紫沉大穿心者，不用色黄细者，槌去心，酒浸焙。

【气味】辛、苦，微温。入肾经。《顾氏医镜》卷七。微温，味辛甘，无毒。《本草经解要》卷一。

【主治】疗大风邪气，阴痿不起，强筋骨，安脏补中，增志益气。疗头面游风，大风浸淫，血癞，水胀，及阴中相引痛。补五劳，利男子，治夜梦鬼交泄精滑，

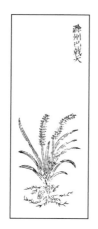

图 31-12-1 滁州巴
戟天《图经（政）》

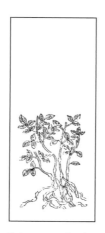

图 31-12-2 归州巴
戟天《图经（政）》

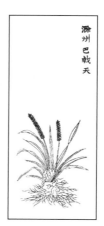

图 31-12-3 滁州巴
戟天《图经（绍）》

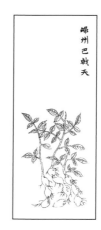

图 31-12-4 归州巴
戟天《图经（绍）》

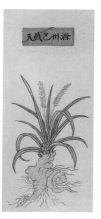

图 31-12-5 滁州巴
戟天《品汇》

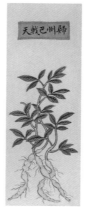

图 31-12-6 归州巴
戟天《品汇》

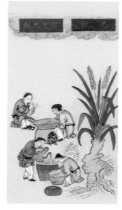

图 31-12-7 巴戟、炮
制巴戟《雷公》

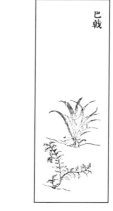

图 31-12-8 巴戟
《三才》

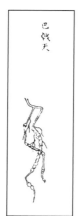

图 31-12-9 巴
戟天《原始》

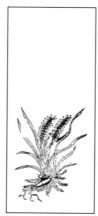

图 31-12-10 滁州巴
戟天《图考》

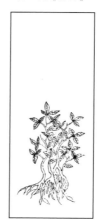

图 31-12-11 归州巴
戟天《图考》

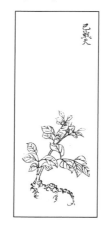

图 31-12-12 巴戟天
《图说》

補虚损劳伤，并小腹牵引绞疼，健骨强筋，定心气，利水消肿，益精增志，惟利男人。补肾家虚为最。辛兼润肺，而散寒风邪。《本草发明》卷二。止血，壮筋，生肌肉。《医方药性·草药便览》。养心神，安五脏，补五劳，益志气，助精强阴。治阴痿不起，腰膝疼痛，及夜梦鬼交，遗精溺浊，小腹阴中相引疼痛等证。《景岳全书》卷四八。强阴益精，治五劳七伤，散风湿，治风气脚气，化痰消水肿。《本草再新》卷一。

【发明】《本草衍义》卷七：有人嗜酒，日须五七杯。后患脚气甚危，或教以巴戟半两，糯米同炒，米微转色，不用米，大黄一两，剉、炒，同为末，熟蜜为丸，温水服五七十丸，仍禁酒，遂愈。《药性解》卷四：巴戟之温，本专补肾，而肺乃肾之母也，且其味辛，故兼入之以疗风。凡命门火旺以致泄精者，忌之。《本草汇言》卷一：《药性论》强阳益精之药也。顾汝琳稿生血脉，去大风疮癞之虞。坚骨髓，起腰膝阳衰之证。病人肝肾虚者，舍此不治。有益寿延年之妙用也。观夫草枝木叶，至冬莫不随天地肃杀之气而零落，独此凌寒不凋，与天相戟，专得阳刚之气最厚也。《日华子》谓扶男子阳绝不兴而子嗣难成，启女人阴器不举而胎孕少育。或肝失用而血海早枯，或形失主而手足痿痹。种种形神两疲之疾，用此靡不奏功。他如补中益智、健膝壮筋，又不待言矣。《本草汇笺》卷一：巴戟天肾经血分药也，故能强筋骨，而治阴痿，及小腹相引，阴中作痛。其主大风邪气，及头面游风者，风为阳邪，势多走上。巴戟天甘温而辛，辛能发散，且其苗叶经冬不枯，得土德之真阳，阳主发，亦主升，以阳补阳，故元阳不足者，宜用。相火炽盛者，禁之。

《本草汇》卷九：巴戟天禀真阳之气，阳主发散，散则横行，是当木令而兼金之用也。为肾经血分之药，盖补助元阳，则肾气滋长，诸虚自退，其功可居萆薢、石斛之上。但其性多热，同黄檗、知母则强阴，同苁蓉、锁阳则助阳，贵乎用之人，用热远热，用寒远寒耳。阴虚相火炽者，及便赤口苦，目昏目痛，躁渴便闭等症，是其仇雠。嗜酒人脚弱，同糯米炒熟大黄，去米同丸服之，阴虚白浊，同黄檗、牛膝、麦冬、生地、车前治之。《本草新编》卷二：巴戟天味甘、温，无毒。入心、肾二经。补虚损劳伤，壮阳道，止小腹牵痛，健骨强筋，定心气，益精增志，能止梦遗，此臣药，男妇俱有益，不止利男人也。世人谓其能使痿阳重起，故云止利男子。不知阳事之痿者，由于命门火衰，妇人命门与男子相同，安在不可同补乎。夫命门火衰，则脾胃寒虚，即不能大进饮食。用附子、肉桂，以温命门，未免过于太热，何如用巴戟天之甘温，补其火，而又不烁其水之为妙耶。《本草求原》卷一：巴戟天即不凋草。辛温上达，即由辛归于甘润，以达元气之用于下。经冬不凋，故达阳更能生阴，与入阴补阳者不同。使肺气归血海以化精，为肾胃、属金。冲脉血分之良药。凡元阳衰，阴精亦亏，不受刚燥者宜之。主大风邪气，风气通肝血，少阳陷，则旋而为风。辛温达肝阳于阴中，上媾于肺以生血而杀风，遂变为和风，非辛散及制肝之比。阴痿，肝阳达，宗筋自起，是治阳虚之痿。羊藿则治阴虚之痿。同五味、苁蓉、柏仁、鹿茸、故纸。阴虚白浊，上方去茸、苏，加冬、地、车前、牛膝、黄柏。强筋骨，肝肾益，则所主之筋骨自强。

【附方】《药性粗评》卷二：脚气。巴戟半两，和糯米同炒，以米微黄取出，去米不用，大黄一两，剉炒过，二味同为细末，炼蜜为丸梧子大，每服五十丸，空心温水送下。

《本草汇言》卷一：治阳衰气弱，精髓空虚，形神憔悴，腰膝痿痹；或女人血海干虚，经脉断续，子嗣难成。用巴戟天八两，当归、枸杞子各四两，广陈皮、川黄柏各一两，俱用酒拌炒，共为末，炼蜜丸梧桐子大。每早晚各服三钱，白汤下。男妇皆可用。苏林仲《拾遗方》。○治一切阳虚气陷，似虚似实，逆气不降，清气不升。为眩晕，为倦怠，为痛为麻，为泄利，大便不实，小便短涩，或气短声微，或腰脊痿弱，或因久劳形役，筋力衰疲者。用巴戟天酒炒过，每日用五钱，水煎空心服。《林仲先医案》。

土巴戟《草木便方》

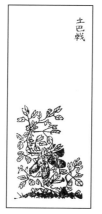

图 31-13-1　土巴戟《便方》

【释名】八月瓜《草木便方》。

根

【气味】辛、涩，温。《草木便方》卷一。

【主治】补肾益精能强阴，劳伤疝气皆可治，腰脚肿疼损伤清。《草木便方》卷一。

瓜

【气味】甘。《草木便方》卷一。

【主治】滋阴明耳目，月瘕劳伤补髓精。《草木便方》卷一。

栀子《本经》

【释名】黄栀《宝庆本草折衷》。

《通志·昆虫草木略》卷七六：栀子曰木丹，曰越桃。其花六出，西域谓之薝卜花。

【集解】《宝庆本草折衷》卷一三：生南阳川谷及西域、西蜀、南方及建州、江陵府、临江军，今处处种有之。○九月采实，暴干。

【修治】《药性解》卷五：烦郁呕逆者，姜汁炒用，此外并宜生服。《本草再新》卷四：生用，泻火；酒炒，去心肝血热；炒黑，止血；童便炒，滋肾血，降阴火；同故纸，清上固下以降火。姜汁炒，开郁、止痛、止烦呕。上热，连皮；表热，用皮；内热、下焦热，用仁，洗去黄浆。一说生用其气乃存，炒黑则无用。然古方生研姜汁，调涂打跌青肿；炒焦研，姜汁和服，益少阴血，止胃脘火痛，复发者，加元明粉。俱甚捷，是生则清，而炒兼补也。

【气味】味苦，寒、大寒，无毒。《图经本草药性总论》卷下。

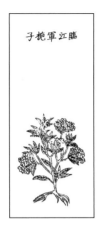

图 31-14-1 临江军
栀子《图经（政）》

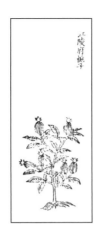

图 31-14-2 江陵府栀
子《图经（政）》

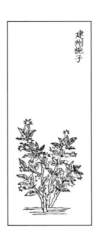

图 31-14-3 建州栀子
《图经（政）》

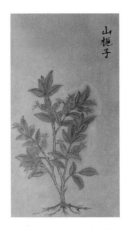

图 31-14-4 山栀子
《履巉岩》

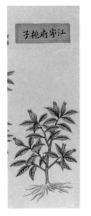

图 31-14-5 江宁府
栀子《品汇》

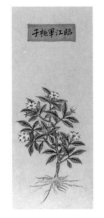

图 31-14-6 临江军
栀子《品汇》

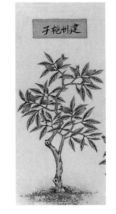

图 31-14-7 建州栀
子《品汇》

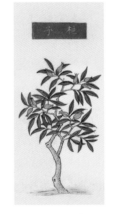

图 31-14-8 栀子
《雷公》

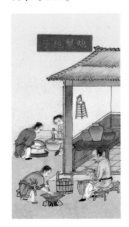

图 31-14-9 炮制栀子
《雷公》

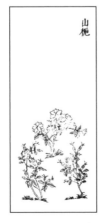

图 31-14-10 山栀
《三才》

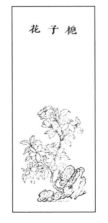

图 31-14-11 栀子花
《三才》

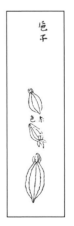

图 31-14-12 栀子
《原始》

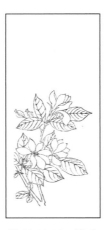

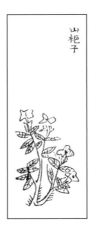

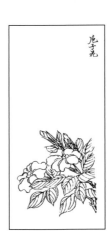

图 31-14-13 栀子《草木典》　　图 31-14-14 栀子《图考》　　图 31-14-15 山栀子《便方》　　图 31-14-16 栀子花《图说》

【主治】去心懊憹，烦燥。《洁古珍珠囊》。治时疾，除热及消渴口干，目赤肿病。《履巉岩本草》卷下。主五内邪气，疗目赤热，利小便。《饮膳正要》卷三。轻飘象肺，色赤象火。入太阴之经，泻肺中之火。主五内邪气，胃中留热；疗时疾黄疸，消渴口干。除目热赤痛，通小便五淋。治面赤酒皶鼻，疗疮疡赤白癞。佐甘草，治少气虚满；入香豉，疗懊憹不眠。内生虚热者，非此不可除。《本草元命苞》卷六。留皮除热于肌表，去皮却热于心胸。一说去皮泻心火，留皮泻肺火。《太乙仙制本草药性大全·仙制药性》卷三。消肿，理跌打伤。其子，能散热毒。《生草药性备要》卷下。

【发明】《本草衍义》卷一四：栀子，仲景治发汗吐下后，虚烦不得眠。若剧者，必反复颠倒，心中懊憹，栀子豉汤治之。虚，故不用大黄，有寒毒故也。栀子虽寒无毒，治胃中热气，既亡血、亡津液，腑藏无润养，内生虚热，非此物不可去，张仲景《伤寒论》已着。又治心经留热，小便赤涩，去皮山栀子火炮，大黄、连翘、甘草炙，等分末之，水煎三二钱匕，服之无不效。《宝庆本草折衷》卷一三：艾原甫谓凡热病经吐下气虚者，最可以栀子代大黄用，盖续仲景之余意也。《本事方》治服丹及烧炼之药过多，致鼻衄血，困极垂危而血不止，烧栀子存性为末，吹入鼻中，仍以生水，量酌调下。或因耽酒而衄者，亦宜施此。《本草纂要》卷三：假若头皮疼而眉骨痛，白珠胀则腮烦肿，或牙疼喉闭，或衄血鼻红，或头皮肉内及耳后跳扯不时，或心烦郁闷而欲吐不吐，或五疸湿热而蕴蓄不利，或气郁壅塞而关格不清，或呕哕恶心而吞吐酸苦，或闪肭筋骨而壅滞气血，或小腹急疾而小水不利，或大便干燥而热结不通，或小便淋浊而癃闭胀满，此皆湿热之所致也，惟山栀利湿清热，能屈曲下行者耳。吾尝秘用之法，气郁以动火，用之开郁以降火；火郁以行气，用之降火以清气；湿郁以生热，用之清热以利湿；痰郁以生喘，用之定喘以下痰；热郁以作烦，用之清热以除烦；血郁以作疼，用之止疼以破血。大抵山栀之剂，治火之功得效最速。若夫虚火之人，饮食不纳者，须炒黑用之可也；郁烦之症，呕逆不受者，须姜制炒用可也。除此之外并宜生用。《**药**

性解》卷五：栀子感天之清气，得地之苦味，故其性无毒。气薄而味厚，气浮而味沉，阳中阴也。入手太阴、手少阴、足阳明经。少阴为君主之官，邪热客之，则五脏皆失所主。清少阴之热，则五内邪气自去，胃中热气亦除。面赤酒疱皶鼻者，肺热之候也，肺主清肃，酒热客之，即见是证，于开窍之所延及于面也。肺得苦寒之气则酒热自除，而面鼻赤色皆退矣。其主赤白癞疮疡者，即诸痛痒疮疡，皆属心火之谓。疗目赤热痛，及胸心大小肠大热，心中烦闷者，总除心肺二经之火热也。此药味苦气寒，泻一切有余之火，故能主如上诸证。《**本草经疏**》卷一三：栀子禀至苦大寒之气，苦寒损胃而伤血。凡脾胃虚弱者忌之，血虚发热者忌之。性能泻有余之火，心肺无邪热者不宜用。小便不通，由于膀胱虚，无气以化，而非热结小肠者，不宜用。疮疡因气血虚不能收敛，则为久冷败疮，非温暖补益之剂则不愈。此所谓既溃之后，一毫寒药不可用是也。世人又以治诸血证，不知血得热则行，得寒则凝，瘀血凝结于中，则反致寒热，或发热劳嗽，饮食减少，为难疗之病。凡治吐血，法当以顺气为先，盖血随气而行，气降则火降，火降则血自归经，不求其止而止矣。此治疗之要法，不可违也。《**医宗必读·本草征要**》下：大苦大寒，能损胃伐气，虚者忌之。心腹痛不因火者，尤为大戒。世人每用治血，不知血寒则凝，反为败证。治实火之吐血，顺气为先，气行则血自归经；治虚火之吐血，养正为先，气壮则自能摄血。此治疗之大法，不可违也。《**药品化义**》卷九：山栀属阴，体皮轻子润，色黄带赤，气和，味苦性寒，能升能降，力清肺胃，性气轻味重，入肺胃肝胆三焦胞络六经。山栀色赤类火，味苦降下，取其体质轻浮，从至高之分使三焦火屈曲下行。主治肺热咳嗽，吐衄妄行，胃火作痛，面赤鼻皶目赤耳疮，呕哕腹满，郁热淋闭，肠红疝气。一切郁遏之火小便泄去，又治虚热发渴，病后津血已亡，胃腑无润。同知母治烦燥，盖烦属肺气，山栀主之；燥属肾血，知母主之。取圆小者良。炒去秽气，带性用，不宜太过。《**宝命真诠**》卷三：世人每用治血，不知实火吐血，顺气为先，气行血自归经；虚火吐血，养正为先，气壮自摄血，寒则凝矣。《**元素集锦·本草发挥**》：泻火而不迅利，其性能益少阴之血，时人相传为大凉，乃畏而不敢用。至大黄、黄连，皆凉而有毒，反不知畏。观薛立斋加味逍遥散，加味归脾汤，皆用牡丹皮、栀子仁，正取其凉而有益也。夫何不察？《**本草新编**》卷四：山栀子味苦，气寒，可升可降，阴中阳也，无毒。入肝、入肺，亦能入心。有佐使之药，诸经皆可入之。专泻肝中之火，其余泻火，必借他药引经而后泻之也。止心胁疼痛，泻上焦火邪，祛湿中之热，消五瘅黄病，止霍乱转筋赤痢。用之吐则吐，用之利则利。可为臣佐之药，而不可以为君。虽然，山栀未尝不可为君也。当两胁大痛之时，心君拂乱之后，苟不用山栀为君，则拂逆急迫，其变有不可言者矣，用山栀三五钱，附之以甘草、白芥子、白芍、苍术、贯众之类，下喉而痛立止，乱即定，其神速之效，有不可思议者。然则山栀又似君臣佐使而无不宜者，要在人善用之，而非可拘泥也。《**神农本草经读**》卷三：栀子气寒，禀水气而入肾。味苦，得火味而入心。五内邪气，五脏受热邪之气也。胃中热气，胃经热烦，懊憹不眠也。心之华在面，赤则心火盛也。鼻属肺，酒疱齇鼻，金受火克而色赤也。白癞为湿，赤癞为热，疮疡为心火。栀子下禀寒水之精，上结君火之实，能起水阴之气上滋，复导火热之气下行，故统主之。以上诸症，唯生用之，气味尚存，若炒黑则为死灰，无用之物矣。仲景栀子豉汤用之者，取其交媾水火、调和心肾之功，加香豉以引其吐，非栀子能涌吐也。俗本谓栀子生用则吐，炒黑则不吐，何其陋欤？

【附方】《本草汇言》卷一〇：治酒风面赤鼻皶。用山栀子炒黑三钱，桑白皮、桔梗、西河柳、麻黄、石膏各二钱，水煎临睡时服。〇治头皮疼。用山栀子炒黑五钱，荆芥、薄荷、石膏各二钱，甘草八分，水煎，食后服。〇治眉骨痛。用山栀子炒黑、川羌活各二钱，水煎服。〇治时眼白珠暴赤。用山栀子炒黑二钱，桑白皮、薄荷叶各一钱五分，桔梗、连翘各八分。水煎服。〇治腮颊肿痛。用山栀子炒黑三钱，柴胡、半夏各二钱，黄芩、防风、羌活、白芷各一钱，水煎服。〇治火郁喉闭不通。用山栀子生研五钱，荆芥穗二两，水煎，徐徐服。先用米醋半盏，以鹅羽搅，吐痰出，后服此药。立效。〇治牙疼不止。用山栀子炒黑三钱，北细辛五分，石菖蒲、桂枝各一钱，水煎，泪漱牙间，缓缓咽下。〇治口舌肿烂。用山栀子炒黑五钱，川黄连、黄柏各二钱，枯矾六分，甘草三钱，共为末，时时掺入口内。或加冰片一分。〇治暴吐、衄血，因热极妄行者。用山栀子炒黑一两，怀生地二两，炮姜灰五钱，水三碗，煎一碗，徐徐服。〇治头肉耳筋不时跳扯。用山栀子炒黑三钱，天花粉、半夏、白芥子、玉竹各二钱，川芎、甘草各一钱。水煎，食后服。一方加石膏三钱。如胃虚寒者不必。〇治心烦郁闷，欲吐不吐。用山栀子炒黑，半夏姜制，各二钱，陈皮、白茯苓各一钱五分，甘草七分，厚朴姜水炒一钱。水煎服。〇治湿热蕴蓄，五疸黄证。用山栀子炒黑四钱，茵陈五钱，白茯苓二钱，生姜皮三钱，水煎服。〇治气郁火郁，呕哕酸苦。用山栀子炒黑一钱五分，川黄连姜水炒一钱，黄芩、天花粉、薄荷叶各二钱，紫苏叶八分，广陈皮、广木香、半夏姜制、厚朴姜水炒、木通各一钱二分，水煎服。〇治小便癃闭，胀满不通，小腹急疾。用山栀子微炒五钱，车前子、牛膝、木通、白茯苓各一钱五分，甘草一钱，水二碗，煎半碗。临服时，用生韭子三钱，研水半盏，白果肉三十个，研汁半盏，冲入药内，食前服。以上十四方出方龙潭《家秘》。

花

【气味】味苦，性寒。《滇南本草》卷中。

【主治】泻肺家实痰实火，肺热咳嗽。《滇南本草》卷中。

【附方】《滇南本草》卷中：止咳嗽。栀子花三朵，蜂蜜少许，煎服。鼻血不止。栀子花焙，细末，吹入鼻孔即止，奇效如神。

山黄枝《医方药性》

【气味】性凉。《医方药性·草药便览》。

【主治】利小便，分水谷，通肠，明目。《医方药性·草药便览》。

都拉《滇南新语》

【集解】《滇南新语》：有草出迤西，名都拉。○其形类栀子而黑。

【主治】能解诸药性。《滇南新语》。

【发明】《滇南新语》：凡市药者，远而弃之；误入药室，则诸品不效。虽砒石之烈，亦化为乌有，服毒者用此立解。

白马骨《本草拾遗》

【释名】六月雪《生草药性备要》、路边金《植物名实图考》、路边鸡《草木便方》。

【集解】《太乙仙制本草药性大全·本草精义》卷三：白马骨木旧本俱不具文。生江东山谷、田野、土坞、石瓦，在处皆有。古名木锦花是也。其木似石榴而短小，对节紫衣，皮堪染褐。采无时，曝干用。《植物名实图考》卷二一：生江东，似石榴而短小，对节。按白马骨，《本草纲目》入于有名未用。○余取视之，即六月雪。小叶白花，矮科木茎，与《拾遗》所述形状颇肖，盖一草也。《宁乡县志》：六月雪俗呼路边金，生原隰间，夏开白花。○《花镜》：六月雪，六月开细白花，树最小而枝叶扶疏，大有逸致，可作盆玩。喜清阴，畏太阳，深山丛木之下多有之。春间分种，或黄梅雨时扦插，宜浇浅茶。其性喜阴，故所主皆热证。《宁都州志》：疑即《图经》曲节草，一名六月霜。与图形殊不类。

枝木

【气味】味苦，无毒。《太乙仙制本草药性大全·仙制药性》卷三。味苦、凉，性寒。《生草药性备要》卷上。

【主治】主恶疮，又治瘰疬，止热痢，兼下水癥。祛蚀疮息肉白癜如神。退黄疸暴热目黄。《太乙仙制本草药性大全·仙制药性》卷三。

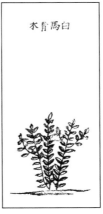

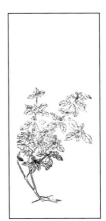

图 31-17-1　白马骨木《太乙》

图 31-17-2　白马骨《图考》

治飞痒，去毒。《医方药性·草药便览》。治伤寒中暑、发狂乱语，火症，亦退身热。《生草药性备要》卷上。建昌土医以治热证疮痔、妇人白带。○枝烧灰可点黟。《植物名实图考》卷二一。

节

【主治】可治小儿惊风、腹痛。《植物名实图考》卷二一。

根

【主治】煮鸡子，可治齿痛。《植物名实图考》卷二一。

【发明】《草木便方》卷一：路边鸡凉祛风毒，偏正头痛风热除。清利头目牙喉痛，胸膈虚热根炖服。

【附方】《太乙仙制本草药性大全·仙制药性》卷三：主恶疮瘰疬，息肉，白癜风。和黄连、细辛、白调、牛膝、鸡桑皮、黄荆等，烧为末，淋汁，以物揩破涂之。○止水痢。单取茎叶，煮汁服之。○黄疸暴热，目黄，沉重，下水癥，亦止热痢。煮服之。长发。烧作灰，淋汁沐头。

水杨梅 《本草纲目》 【校正】《本草纲目》原入"草部"，今移此。

【释名】地椒《本经逢原》。

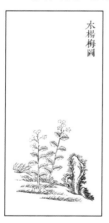

图 31-18-1 水杨梅《草木典》

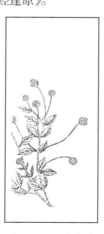

图 31-18-2 水杨梅《图考》-1

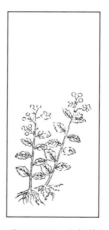

图 31-18-3 水杨梅《图考》-2

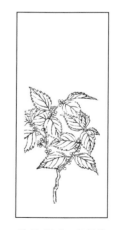

图 31-18-4 水杨梅《图考》-3

【集解】《本经逢原》卷二：生水边，条叶丛生似菊，茎端开黄花，实类椒，而不赤。《植物名实图考》卷一三：《本草纲目》：生水边，条叶甚多，子如杨梅。按此草江西池泽边甚多，花老为絮，土人呼为水杨柳。与所引《庚辛玉册》地椒开黄花不类。《植物名实图考》卷一四：水杨梅《本草纲目》始著录。按图亦与水滨水杨相类，生子微似杨梅，老则飞絮。俗无水杨梅之名，恐即一物。而两存图之。

【气味】性热。《医方药性·草药便览》。味涩，性苦，略有毒。《生草药性备要》卷上。

【主治】退虚肿，封疔背，散血。《医方药性·草药便览》。煎水洗癞、外痔，敷脚指烂，治水积指伤。《生草药性备要》卷上。

【发明】《本经逢原》卷二：地椒制丹砂、粉霜，见《庚辛玉册》《纲目》。名水杨梅，时珍主治疔疮肿毒。

薳

【主治】止牙痛立效。煎水含。若连腮肿，为末调搽。《本草求原》卷三。

寄生

【主治】煎服，或浸酒，治酒痰、风肿、脚痛。《本草求原》卷三。

乌口树《植物名实图考》

【集解】《植物名实图考》卷三八：乌口树江西坡阜多有之。高丈余，对节生叶，长柄尖叶，似柳而宽。梢端结实如天竹子大，上有两叉，如乌之口。

【主治】叶实可通筋骨，起劳伤。《植物名实图考》卷三八。

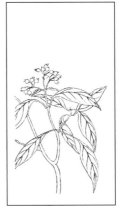

图 31-19-1　乌口树
《图考》

酸枣《本经》

【集解】《本草衍义》卷一三：酸枣微热，《经》不言用仁，仍疗不得眠。天下皆有之，但以土产宜与不宜。嵩阳子曰：酸枣县，即滑之属邑。其木高数丈，味酸，医之所重。今市人卖者皆棘子，此说未尽。殊不知小则为棘，大则为酸枣，平地则易长，居崖堑则难生。故棘多生崖堑上，久不樵则成干，人方呼为酸枣，更不言棘，徒以世人之意如此，在物其曷若是也。其实一本。以其不甚为世所须，及碍塞行路，故成大木者少，多为人樵去。然此物才及三尺，便开花结子，但窠小者气味薄，本大者气味厚，又有此别。今陕西临潼山野所出者，亦好，亦土地所宜也，并可取仁。后有白棘条，乃是酸枣未长大时，枝上刺也。及至长成，其刺亦少，实亦大。故枣取大木，刺取小窠也，亦不必强分别尔。《宝庆本草折衷》卷一二：一名樲枣。又一名山枣。生河东川泽及滑台即滑州。○及东山、陕西临潼，及近京西北州郡。今所在山野、坡坂及城垒间皆有之。

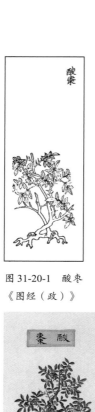

图 31-20-1　酸枣
《图经（政）》

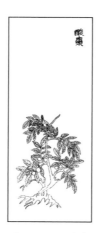

图 31-20-2　酸枣
《图经（绍）》

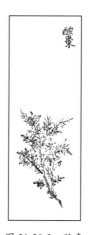

图 31-20-3　酸枣
《饮膳》

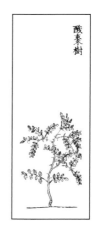

图 31-20-4　酸枣树
《救荒》

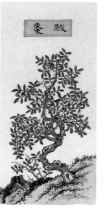

图 31-20-5　酸枣
《品汇》

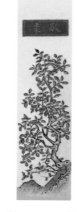

图 31-20-6　酸枣
《雷公》

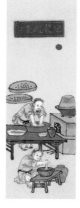

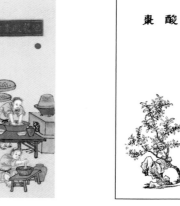

图 31-20-7　炮制
酸枣《雷公》

图 31-20-8　酸枣
《三才》

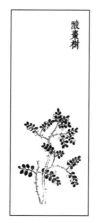

图 31-20-9　酸枣
树《博录》

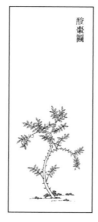

图 31-20-10　酸枣
《草木典》

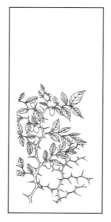

图 31-20-11　酸枣
《图考》

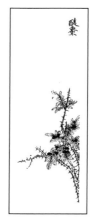

图 31-20-12　酸枣
《图说》

○八月采，阴干。《救荒本草》卷下之前：酸枣树《尔雅》谓之樲枣。出河东川泽，今城垒坡野间多有之。其木似枣而皮细，茎多棘刺，叶似枣叶微小，花似枣花，结实紫红，色似枣而圆小，核中人微扁，名酸枣人，入药用。《植物名实图考》卷三三：《尔雅》：樲，酸枣。注以为即樲棘。又白棘，《本经》中品。李当之云：白棘是酸枣树针。又《别录》有刺棘花，亦即棘花也。

【修治】《本草述》卷二四：治粒粒粗，勿碎皮者良。炒爆，研细入药，如砂仁法，勿隔宿。

【气味】味酸、甘，平，无毒。《饮膳正要》卷三。味甘，平性，无毒。《本草元命苞》卷六。酸，温，无毒。《医经允中》卷一七。

【主治】主心腹寒热，邪结气聚，除烦。《饮膳正要》卷三。主心腹寒热，邪结气聚。治心胆经虚，睡卧不安，止虚汗烦渴。益肝气，补中。疗四肢酸疼，风寒湿痹。散脐下满痛，筋骨风邪。助阴气，令人肥健，安五脏，轻身延年。睡多者生用，不得眠炒熟。《本草元命苞》卷六。补心血，益肝气。解虚烦于惊悸，安魂魄于怔忡。却人健忘，治人多睡。《药镜》卷三。安神敛心阳，止虚汗，兼入脾，故归脾汤用之，取火生土也。《药笼小品》。

【发明】《宝庆本草折衷》卷一二：酸枣肉，即核人，盖有两用。惟艾原甫中唐注之旨，分辨最明。然人又惟粗实重厚者有力，其细瘦轻薄者则力弱也。《究原方》据《经》言胃不和而卧不安，用酸枣人炒熟，去皮，和米煮粥，临卧啜之，米气随药势入胃，速啜。数宵，自然安卧矣。《医经大旨》卷一：酸枣仁能安和五脏，大补心脾，故血不归脾，而睡卧不宁者多用之。盖血不归脾，则五脏不安和，而睡卧不宁。惟能大补心脾，则血归脾，而五脏安和矣。血归脾而五脏安和，则睡卧亦宁矣。《本草纂要》卷四：至如佐使之法，与归参用可以敛心；与归芍用可以敛肝；与归术用可以敛脾；与归麦用可以敛肺；与归柏用可以敛肾；与归芩用可以敛肠胃、膀胱；与归芪用可以敛气而灌溉荣卫；与归芎用可以敛血而荣养真阴。此皆平补之剂，合中和而用之可也。其制法又须炒熟为末入药用。古方治胆又妙，胆气空虚而不得眠，炒用可也；胆热有余而多眠，生用可也。《仁寿堂药镜》卷二：《圣惠方》云：胆虚不眠，寒也。炒为末，竹叶汤服。盖以肝胆相依，血虚则肝虚，胆亦虚。得熟者以旺肝，则木来制土。脾主四肢，又主困倦，故令人睡。《济众方》云：胆实多睡，热也。生研为末，姜茶汤调服。盖枣仁秋成者，生则全金气而制肝。脾不受侮而运行不睡矣。《本草述》卷二四：酸枣仁所治有多眠、不眠之异，然《本经》首主心腹寒热邪结气聚一语，足以概之。盖寒热即阴阳之分，所以结而聚者，即阴阳不得其合和，而为阴阳之偏，即为邪结气聚矣。其分多眠、不眠者，正分于阴阳之偏也。虽阴阳各处其虚，而多眠则为阴胜于阳，宜以疏阴为先，若生用此味是也。至不眠，则为阳胜于阴，宜以益阴为先，若熟用此味是也。《医经允中》卷一七：主治益肝气，坚筋骨，驱烦止渴，敛汗宁心。生疗胆热多睡，熟疗虚烦不眠。今人以为补心虚则补母之说也。味酸性收，切弗轻用，以致同剂不效。《得配本草》卷七：收肝脾之液，以滋养营气。敛心胆之气，以止消渴。补君火以生胃土，强筋骨以除酸痛。得人参、茯苓，治盗汗。无火可用。得生地、五味子，敛自汗。心火盛不用。配辰砂、乳香，治胆虚不寐。有火勿用。配地黄、粳米，治骨蒸不眠。枣仁只用一钱。去壳，治不眠。炒用，治胆热不眠。生用，止烦渴虚汗。醋炒，醒脾。临时炒用恐助火，配二冬用。肝旺烦躁、肝强不眠，服之肝气敛，火益盛。心阴不足致惊悸者，血本不足，敛之益增烦躁。俱禁用。世医皆知枣仁止汗，能治不眠。岂知心火盛汗溢不止，胆气热虚烦不眠，阴虚痨瘵症，有汗出上焦而终夜不寐者，用此治之，寐不安而汗更不止。《罗氏会约医镜》卷一七：凡仁皆润。补肝胆而醒脾土。炒熟酸温，香则醒脾。治胆虚不眠、心虚自汗，肝虚则胆亦虚，肝不藏魂故不寐。汗为心液，心虚则惊悸而易汗。解渴除烦，敛阴生津。安神养血补心，补脾嗜食，补心火，生脾土。并疗多眠。多眠，胆实有热，宜生研末调服。不眠，胆虚有寒，宜炒用。按：肝胆二经，实而有热勿用，以其能收敛也。炒研用，若经日久走气不效。

【附方】《药性粗评》卷二：夜不得睡。酸枣仁半两，炒黄研末，以酒三合，浸汁，入粳米粥中，再三五沸，取出，空心食之。刺在肉中：酸枣核烧末，水调下，立便得出。

《本草汇言》卷一〇：治心气不足，惊悸怔忡，神明失守。用酸枣仁二两炒，当归、茯苓、远志、石菖蒲、麦门冬、柏子仁、人参各一两，研末，蜜为丸，如梧桐子大，朱砂一两，水飞过，为衣。每服三钱，早晚灯心汤下。〇治阳虚腠理不密，自汗盗汗。用酸枣仁一两炒，当归、人参、黄耆、白芍药、白术，俱酒拌炒，各八钱，干姜七钱，分作五剂，水煎服。〇治肺气不足，气短神怯，干咳无痰。用酸枣仁一两炒，当归、麦门冬、天门冬、百部、人参、茯苓、黄耆、款冬花各八钱，北五味三钱，甘草五钱，分作五剂，水煎服。〇治肝气不足，筋脉拳挛，爪甲枯折。用酸枣仁一两炒，当归、白芍药、葳蕤、麦门冬、枸杞子、川芎、牡丹皮各八钱，半夏、柴胡各五钱，分作五剂，水煎服。〇治肾气不足，遗精滑泄，或小便淋浊。用酸枣仁一两炒，当归、黄柏、怀生地、山茱萸肉、山药、地骨皮、枸杞子各八钱，俱盐水炒，分作五剂，水煎服。〇治脾气不足，寒热结聚，肌肉羸瘦。用酸枣仁一两炒，当归、白术、木香、砂仁、茯苓、石斛、白蒺藜、柴胡、广陈皮各八钱，用细陈壁土三钱拌炒，共为末，炼蜜丸。每服五钱，空心白汤送下。〇治胆气不足，振悸恐怖，烦心不眠。用酸枣仁一两炒，当归、茯苓、半夏、胆星、石斛、柴胡各八钱，分作五剂，水煎服。临服时，每钟加真天竹黄五分，研极细，调入服。以上七方出方龙潭小案。〇治胆风沉睡多眠。用酸枣仁一两，生研末，蜡茶一两微炒，研末，二味和匀。每服二钱，午后白汤调服。《简要济众方》。〇治胆虚不眠，心多烦悸。用酸枣仁一两炒，人参五钱，辰砂三钱，俱研细末，炼蜜丸梧子大。每服十余丸，口内噙化下。《和剂局方》。〇治振悸不眠。用酸枣仁二两炒，茯苓、白术、人参、甘草各一两，生姜五十片，分作十剂，水煎服。胡洽居士方。〇治虚烦不眠。用酸枣仁二两炒，干姜、半夏、茯苓、川芎各一两，炙甘草七钱，分作十剂，水煎服。《深师方》。〇治骨蒸不眠，心烦热甚。用酸枣仁二两炒，熟地黄二两五钱，鳖甲二两，汤泡洗，再用酒炙，研碎。分作十剂，水煎服。《太平圣惠方》。○治大人小儿睡中汗出。用酸枣仁炒，人参、茯苓焙，各等分。大人每服二钱，小儿一钱，临睡米汤调服。《简便方》。

《药镜》卷三：止睡中之盗汗。同人参、白茯，米饮服其一钱。出肉内之刺芒。取核煅存性，研细水调量下。心若虚寒。炒研才妙。心有实热。生末为良。

《类经证治本草·足少阳胆腑药类》：睡中彻夜不寐，汗出，但不烦躁，枣仁一两炒香，人参五钱，茯苓五钱，为末，蜜水调服一钱，临卧下，立差。

天枣 姚氏《食物本草》

【集解】姚氏《食物本草》卷八：天枣产南直隶萧县东南二十五里，其树枝干蟠屈，每正二月之交，开小花，结实如酸枣，可食。每年四月初七，全树皆熟，初八日遂空，亦一异也。

【气味】味酸、甘，平，无毒。姚氏《食物本草》卷八。

【主治】主益肝，养筋骨，补脾胃，生津液，滋肾经。姚氏《食物本草》卷八。

羊矢枣 《医林纂要探源》

【集解】《医林纂要探源》卷二：羊矢枣树小，叶细，繁密不雕，实圆小，色黑。

【气味】甘，涩，温。《医林纂要探源》卷二。

【主治】补肾固精。《医林纂要探源》卷二。

白棘 《本经》

【集解】《本草衍义》卷一四：白棘，一名棘针，一名棘刺。按《经》如此甚明。诸家之意，强生疑惑，今掠不取，求其《经》而可矣。其白棘，乃是取其肥盛，紫色，枝上有皱薄白膜先剥起者，故曰白棘。取白之意，不过如此。《本草元命苞》卷六：丛高三四尺，花实俱似枣。有赤白二种，分钩直，两股钩消脓肿，直补肾经。采棘针无时，收花实冬后。《野菜博录》卷三：生山中。柯茎多刺，叶似酸枣叶，又似赤刺叶。开花结实如枣形。

白棘

【气味】味辛，寒，无毒。《宝庆本草折衷》卷一三。

【主治】主心腹痛，痈肿溃脓。疗精自出，阴痿虚损。决刺结止痛，补肾气益精。《本草元命苞》卷六。治腹胁刺痛，尿血痔漏。《本经逢原》卷三。

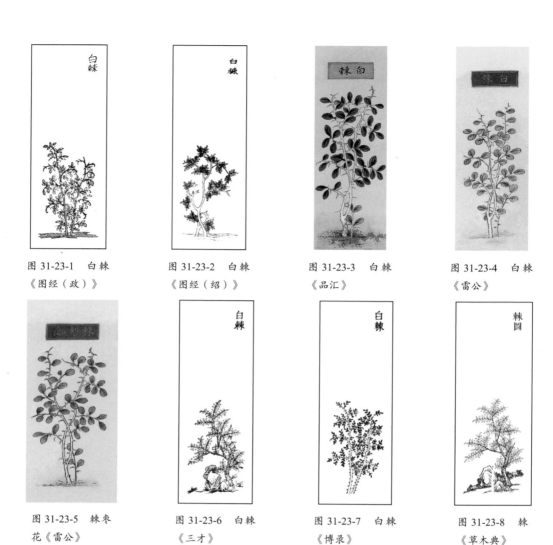

图 31-23-1 白棘　　　　图 31-23-2 白棘　　　　图 31-23-3 白棘　　　　图 31-23-4 白棘
《图经（政）》　　　　　《图经（绍）》　　　　　《品汇》　　　　　　　《雷公》

图 31-23-5 棘枣　　　　图 31-23-6 白棘　　　　图 31-23-7 白棘　　　　图 31-23-8 棘
花《雷公》　　　　　　　《三才》　　　　　　　　《博录》　　　　　　　　《草木典》

【发明】《本草述》卷二四：《准绳》治溲血有鹿茸丸，用棘刺逐队于诸补剂中，且有桂、附，是则《别录》所云疗丈夫虚损云云，非无据也。第如《本经》之治，似以溃脓止痛，决刺结为先者，得非此味补益，乃有为之前导，而致其功乎？是则行而补者，在诸药味中，或未有如斯之兼善也。唯是白棘、棘针在《别录》主治若有稍别，更当以寇氏之说明之。《本草求原》卷九：治肾寒而心腹胁痛，同尖槟酒煎。疗疮恶肿，同丁香入瓶内烧存性，月儿粪和涂，又同陈皮煎服。溃脓止痛，决刺破结，功同皂刺。治尿血，《准绳》鹿茸丸用。虚损阳痿，精自出，补剂中加之为前导。喉痹，痔瘘。

棘刺花

【气味】味苦，气平，无毒。《太乙仙制本草药性大全·仙制药性》卷三。

【主治】主金疮内漏。《太乙仙制本草药性大全·仙制药性》卷三。

实

【主治】主明目，心腹痛，瘘痹，除热，利小便。《太乙仙制本草药性大全·仙制药性》卷三。

棘油

【修治】《宝庆本草折衷》卷一三：枝油，用棘枝碎破熏油，如淡竹熏沥法同。

【主治】涂垢发，使垢解。《本草衍义》卷一四。

鼠李 《本经》

【释名】楗《尔雅》、冻绿柴、羊史子《植物名实图考》。

《通志·昆虫草木略》卷七六：鼠李曰牛李，曰鼠梓，曰椑，曰山李，曰楗，曰苦楸。即乌巢子也。《尔雅》云：楗，鼠梓。《诗》：北山有楗。

【集解】《本草衍义》卷一五：鼠李即牛李子也。木高七八尺，叶如李，但狭而不泽。子于条上四边生，熟则紫黑色，生则青。叶至秋则落，子尚在枝。是处皆有，故《经》不言所出处。今关陕及湖南、江南北甚多。木皮与子两用。《医林纂要探源》卷二：好生道旁田畔，一干直上，叶长大而色青黑，似桃而厚且软，秋结实成穗，垂叶间，圆大如豆，色黑多汁，可食，中有细核。

《植物名实图考》卷三三：鼠李《本经》下品。宋《图经》即乌巢子。《本草衍义》以为即牛李子，叙述綦详。李时珍云：取汁刷染绿色。此即江西俗呼冻绿柴，一名羊史子。《救荒本草》：女儿茶，一名牛李子，一名牛筋子。叶味淡微苦，可食，亦可作茶饮。即此。唯江西别有牛金子，子黑色，与此异。

子

【修治】《药性要略大全》卷六：九蒸，酒渍服。

【气味】味苦、甘，凉，微毒。《宝庆本草折衷》卷一四。味苦、甘，气寒，无毒。《药性要略大全》卷六。

【主治】除身热毒，下血及碎肉，疝瘕，积冷气，水肿胀满。○主风痹寒热，瘰疬。《药性要略大全》卷六。

【发明】《本经逢原》卷三：牛李，生青熟黑，而带红紫，入肝肾血分。其味苦凉，善解诸经伏匿之毒。《本经》治寒热瘰疬，大明治水肿腹满，苏恭治下血及疝瘕积冷。捣敷牛马疮中生虫。时珍治疥癣有虫，总取其去湿热之功。惜乎世鲜知用。惟钱氏必胜膏治痘疮黑陷及出不快，或触秽气黑陷，方用牛李熬膏，桃胶汤化皂子大一丸，如人行十里再进一丸，其疮自然红活。盖牛李

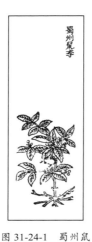

图 31-24-1　蜀州鼠李《图经（政）》

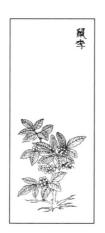

图 31-24-2　鼠李《图经（绍）》

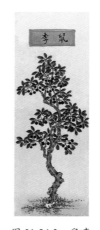

图 31-24-3　鼠李《品汇》

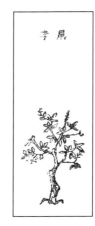

图 31-24-4　鼠李《太乙》

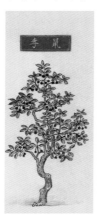

图 31-24-5　鼠李《雷公》

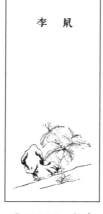

图 31-24-6　鼠李《三才》

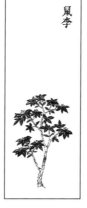

图 31-24-7　鼠李《博录》

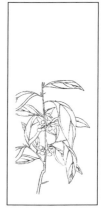

图 31-24-8　鼠李《图考》

解毒去湿热，桃胶辟恶气活血耳。**《本经逢原》卷三**：熬汁可以染绿，今造纸，马铺取汁刷印绿色，故又名绿子。

【附方】**《太乙仙制本草药性大全·仙制药性》卷三**：下血及碎肉，除疝瘕积聚冷气。采取日干，九蒸酒渍，服三合，日再服。患发背。重汤煎令极稠，和如膏，以帛涂疮上神效。胀满谷胀。其肉和面作饼子，空心食之，少时当泻。

皮

【气味】味苦，微寒，无毒。《药性要略大全》卷六。

【主治】主风湿痹大妙，除身皮热即凉。《太乙仙制本草药性大全·仙制药性》卷三。

马甲子 《植物名实图考》

【集解】《植物名实图考》卷九：马甲子江西处处有之。小树如菝葜，赭茎；大叶如柿叶，亦硬。面绿背淡，有赭纹；开小白花如枣花；结实形似鳆鱼，圆小如钱，生青熟赭，有扁核。青时味如枣而淡，熟即生蟅。

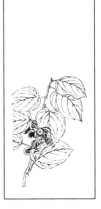

图 31-25-1　马甲子
《图考》

根

【主治】土人采根治喉痛。《植物名实图考》卷九。

黎辣根 《植物名实图考》

【集解】《植物名实图考》卷一〇：黎辣根生长沙山冈。丛生小科，赭黑细茎，长叶光硬，本狭末宽有尖，面浓绿，背淡有赭纹；近茎黑，根圆大，细尾长五六寸。○秋结实，生青熟黑，味甜可食。

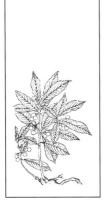

图 31-26-1　黎辣根
《图考》

根

【主治】俚医用以杀虫败毒。《植物名实图考》卷一〇。

山茱萸 《本经》

【释名】实枣儿《救荒本草》。

【集解】《本草衍义》卷一四：山茱萸与吴茱萸甚不相类。山茱萸色红，大如枸杞子。吴茱萸如川椒，初结子时，其大小亦不过椒，色正青。得名则一，治疗又不同，未审当日何缘如此命名。《救荒本草》卷下之前：实枣儿树，《本草》名山茱萸。一名蜀枣，一名鸡足，一名实，一名鼠矢。生汉中川谷及琅琊宛句、东海承县、海州，今钧州、密县山谷中亦有之。木高丈余，叶似榆叶而宽，稍团，纹脉微粗，开淡黄白花，结实似酸枣大，微长，两头尖，色赤，既干则皮薄。《药性粗评》卷三：木高丈余，叶似榆，花白，子初熟未干大如枸杞，赤色，似胡颓子，有核，既干皮薄。江南山野处处有之，与吴茱萸、食茱萸家园所种者相别，故名。九月、十月采实，阴干。

【修治】《药性粗评》卷三：凡用去核取肉，焙干。《药性会元》卷中：用温水泡一顷，取肉去核，每斤止可取肉肆两。《颐生微论》卷三：酒润去核，隔纸焙干用。《景岳全书》卷四九：若脾气大弱而畏酸者，姑暂止之。或和以甘草、煨姜亦可。

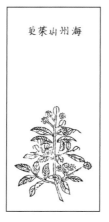

图 31-27-1 海州山
茱萸《图经（政）》

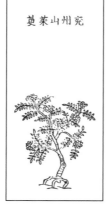

图 31-27-2 兖州山
茱萸《图经（政）》

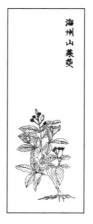

图 31-27-3 海州山
茱萸《图经（绍）》

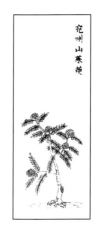

图 31-27-4 兖州山
茱萸《图经（绍）》

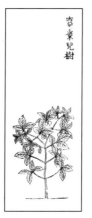

图 31-27-5 实枣
儿树《救荒》

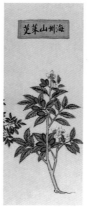

图 31-27-6 海州
山茱萸《品汇》

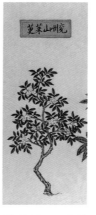

图 31-27-7 兖州
山茱萸《品汇》

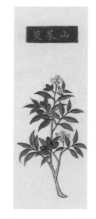

图 31-27-8 山茱萸
《雷公》

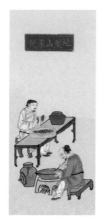

图 31-27-9 炮制
山茱萸《雷公》

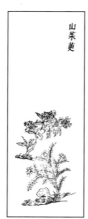

图 31-27-10 山茱萸
《三才》

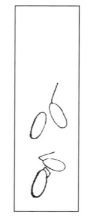

图 31-27-11 山茱萸
《原始》

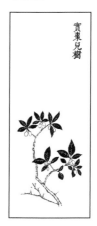

图 31-27-12 实枣儿
树《博录》

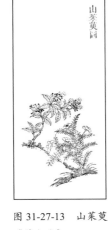
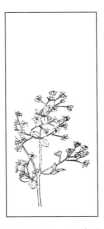
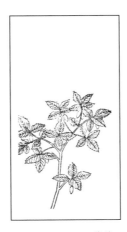
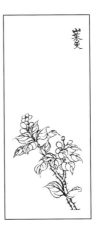

图 31-27-13　山茱萸　　　图 31-27-14　山茱萸　　　图 31-27-15　山茱萸　　　图 31-27-16　山茱萸
　《草木典》　　　　　　　《图考》-1　　　　　　　《图考》-2　　　　　　　《图说》

【气味】味酸，平、微温，无毒。《图经本草药性总论》卷下。味酸、咸、辛，平，微温，无毒。《宝庆本草折衷》卷一三。气平、微温，味酸，无毒。入足厥阴经、少阴经。《汤液本草》卷五。味酸，涩，气平，微温，无毒。《本草集要》卷四。味咸、酸、涩，性平、微温，无毒。《药性要略大全》卷四。

【主治】安元气，秘精滑，则气脱取涩剂收之。强阴益精气，能通九窍。温中，止小便。惟入二阴，足少阴肾经、足厥阴肝经。逐寒湿痹痛，去肠胃风邪。暖腰膝，助水脏，补肾气，除耳鸣。主心腹寒热疝瘕，疗头面风气去来。久服轻身明目，多饵强力长年。《本草元命苞》卷六。主心下邪气寒热，温中，逐寒湿痹，去三虫。补肾气，兴阳道，坚长阴茎，添精髓，秘精，止小便利，暖腰膝，疗耳鸣，止女人月水不定，老人尿不节。《本草集要》卷四。治头晕遗精，兴阳长阴之剂。《药性要略大全》卷四。能固阴补精，暖腰膝，壮阴气，涩带浊，节小便。益髓兴阳，调经收血。《景岳全书》卷四九。

【发明】《宝庆本草折衷》卷一三：山茱萸须肉厚、新肥、红润者为胜。陶隐居以皮核合用，雷公乃单取肉皮，谓其核能滑精。而《经验方》又言：核令小便结涩。诸方罕有决择者，惟艾原甫断以去核之说为然也。更有一种蒲颓，其实似山茱萸。《苏沈方》用为治肺喘之宝，单碾末，每服二钱，俟发时，或酒调，或水煎服。有患喘三十年者，服之皆愈。甚者，服后胸中生瘾。痒者，其疾即差。一方加人参等分。此蒲颓味酸可啖，肉如赤汁，暴干即皮皱粘核，去核而用。其叶柔而厚，背白如熟羊皮。其蒂极细如丝，倒垂，风吹则摇摇然。或谓即陈藏器所述胡颓□□子者是也。胡、蒲声相近耳。此说粗可信。《本草纂要》卷四：用之之法，又不可不辨山萸之肉可以秘精，山萸之核可以滑精。善用治者，当用肉而去之以核也。《药性全备食物本草》卷二：《本草》云：发汗，通九窍，去心下寒热邪气。本涩剂也，何以能通发耶？盖诸病皆系下部虚寒，用以补养肝肾以益其源，则五脏安和，闭者通而利者止，非若他药轻飘疏通之谓也。《本草汇言》卷一〇：孙思邈固精暖肾之药也。陈一斋稿盖滑则气脱，涩剂所以收之。《本草》止小便，秘精气，取其酸涩以收之也。甄氏又主妇人月水不定，老人小水不节，男子阳道不兴，妇人阴器不振。能壮精强志，养髓荣筋，故起腰膝，扶痿弱，每称捷剂。仲景八味丸用之为君，其作用可知矣。但性味酸敛而热，如命门火炽，强阳不痿者，忌之；膀胱热结，小便不利者，忌之；阴虚血热，烦热骨蒸，并暴吐衄血者，忌之。即不得已，有当用者，须与知母同剂尤善。《医宗必读·本草征要》下：补肾助阳事，腰膝之病不必虑也；闭精缩小便，遗泄之证宁足患乎？月事多而可以止，耳鸣响而还其聪。○按：强阳不痿，小便不利者，不宜用。《颐生微论》卷三：山茱萸性温而润，故于水木多功。夫四时之令，春生而秋杀，万物之性，喜暖而恶寒。肾肝居至阴之地，非阳和之气，则阴何以生乎？小便不利者勿用。《本草汇》卷一六：山茱萸，气厚而暖，故于水木多功。肾气受益，则封藏有度，肝阴得养，则疏泄无虞。味酸本属东方，而功力多在北方者，乙癸同源也。大抵温暖之剂，偏益于元阳，故四时之令，春生而秋杀，万物之性，喜暖而恶寒，肾肝居至阴之地，非阳和之气，则阴何以生乎？山萸正入二经，气温主补，味酸主收，故精气益而腰膝强也。《扶寿方》有草还丹，益元阳元气，固元精元神，服之延年续嗣，山萸酒浸，取肉一斤，破故纸酒浸，焙干半斤，当归四两，麝香一钱，为末，蜜丸，临卧服。便利气脱者，收滑有功。八味丸用之为君，亦取其收涩以固精耳。同人乳、沙苑蒺藜、熟地黄、人参、麦冬、牛膝、甘菊，治脑骨痛。脑为髓之海，髓足则脑痛自除。命门火炽，强阳不痿者，忌之。膀胱热结，法当清利，不宜用此。阴虚血热，当与黄檗同用。《本草备要》卷三：山茱通九窍，古今疑之。得《经疏》一言，而意旨豁然。始叹前人识见深远，不易测识，多有如此类者。即《经疏》一语而扩充之，实可发医人之慧悟也。暖腰膝，缩小便。治风寒湿痹，温肝故能逐风。鼻塞目黄，肝虚邪客，则目黄。耳鸣耳聋，肾虚则耳鸣耳聋，皆固精通窍之功。王好古曰：滑则气脱，涩剂所以收之。仲景八味丸用之为君，其性味可知矣。昂按：《别录》、甄权皆云能发汗，恐属误文。酸剂敛涩，何以反发？仲景亦安取发汗之药以为君乎？李士材曰：酸属东方，而功多在北方者，乙癸同源也。肝为乙木，肾为癸水。《本草经解要》卷三：山萸同人参、五味、牡蛎、益智，治老人小便淋沥及遗尿。同菖蒲、甘菊、生地、黄柏、五味，治肾虚耳聋。同杜仲、牛膝、生地、白胶、山药，治肾虚腰痛。同生地、山药、丹皮、白茯、泽泻、柴胡、白芍、归身、五味，名滋肾清肝饮，治水枯木亢之症。同杜仲，治肝肾俱虚。

《医林纂要探源》卷三：大抵此药功在固精敛气，性不寒凉，故能暖腰膝，缩小便，治鼻塞，目黄，耳鸣耳聋，是皆泻肝而不使浮阳过散，相火妄动之功。《本经》言其通九窍，固非无谓。而《别录》谓能发汗，则已大非。又王好古谓八味丸用此为君，夫八味丸，则何尝以为君也？《神农本草经读》卷三：山萸味酸收敛，敛火归于下焦，火在下谓之少火，少火生气，所以温中。山萸味酸入肝，肝主藏血，血能充肤热肉，所以逐周身寒湿之痹。三虫者，厥阴风木之化也。仲景乌梅丸之酸，能治蛔厥，即此物悟出。肝者，敢也，生气生血之脏也。孙真人生脉散中有五味之酸，能治倦怠而轻身，亦从此物悟出。

【附方】《药性粗评》卷三：补肾助阳。凡肾冷阳衰者，取山茱萸肉不拘多少，瓷盆内炒干，为末，每服温酒调下一二钱，日二三，旦夕有效。

《本草汇言》卷一〇：治小水自遗不禁。用山茱萸肉三两炒，益智子一两，人参、北五味各五钱，牡蛎煅三钱，怀熟地三两酒煮，捣膏，丸梧桐子大。每早晚各服三钱，白汤下。如内热者，本方加川黄柏一两。〇治精滑不固。用山茱萸肉三两炒，菟丝子、白术、白芍药、牛膝各二两，龙骨、牡蛎俱煅过各一两，怀熟地四两酒煮，捣膏。前药俱为细末，拌入熟地膏内，再加金樱子熬膏，和为丸，梧桐子大。每早晚各服三钱，白汤下。〇治妇人月水不依期而来，或参前，或差后。用山茱萸肉、当归身各三两，川芎八钱，白芍药、怀生地、香附童便炒，各二两，黄芩、牡丹皮各八钱，丹参、川续断各二两五钱，白术、白薇各一两，俱酒炒，共为末，炼蜜丸。每服三钱，清晨白汤下。〇治老人小水不节，或自遗不禁。用山茱萸肉二两，益智子一两，人参、白术各八钱，分作十剂，水煎服。〇治男子阳道不兴而不嗣，妇人阴器不振而不育。用山茱萸肉、巴戟天、鹿茸、牛膝、白胶香、菟丝子、肉苁蓉、车前子、枸杞子、怀熟地、沙苑蒺藜各三两，牛膝一两五钱，共为末，炼蜜丸，梧子大。每早服十丸，白汤下。如妇人服此，加香附醋制，益母草酒浸蒸，各二两。〇治腰膝无力。用山茱萸肉四两，牛膝、杜仲、枸杞子、白术、半夏曲、当归、川芎、木瓜各二两，真汉防己三两、酒浸炒，川黄柏盐水炒，苍术米泔浸，各一两五钱，共为末，炼蜜丸，梧子大。每服三钱，清晨温酒下。一方加虎骨三两，火炙、酒淬，为末，同用。以上六方出《方龙潭家秘》。〇治脑骨痛。脑为髓之海，髓足则脑痛自除。用山茱萸肉五两，沙苑蒺藜、熟地黄各四两，人参、麦门冬去心、牛膝、甘菊花各三两；熟地黄、麦门冬，以人乳和酒同煮，捣烂成膏；余药俱用酒拌炒，研为末；熟地黄、麦门冬膏，再和炼蜜为丸，梧桐子大。每早晚各服三钱，白汤下。《缪氏家抄》。

青荚叶《植物名实图考》

【释名】阴证药、大部参《植物名实图考》。

【集解】《植物名实图考》卷一〇：产宝庆山阜。高尺余，青茎有斑点；短权长叶，粗纹细齿，厚韧微涩；每叶上结实二粒，生青老黑，颇为诡异。

【主治】俚医以治阴寒病。《植物名实图考》卷一〇。

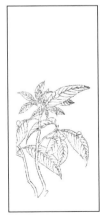

图 31-28-1 青荚叶
《图考》

胡颓子《本草拾遗》

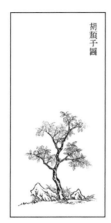

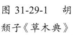

图 31-29-1　胡颓子《草木典》

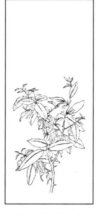

图 31-29-2　胡颓子《图考》

【释名】王婆奶《履巉岩本草》、甜棒槌、半春子《植物名实图考》。

【集解】姚氏《食物本草》卷二〇：胡颓子树高六七尺，其枝叶软如蔓。其叶微似棠梨，长狭而尖，面青背白，俱有细点如星，老则星起如麸，经冬不凋。春前生花朵如丁香，蒂极细，倒垂，正月乃敷白花。结实小长，俨如山茱萸，上亦有细星班点，生青熟红，立夏前采食，酸涩。核亦如山茱萸，但有八棱，软而不坚。核内白绵如丝，中有小仁，小儿食之当果。《植物名实图考》卷三五：陶隐居、陈藏器注山茱萸皆着之。《本草纲目》形状功用尤为详晰。湖北俗呼甜棒槌；湖南地暖，秋末着花，叶长而厚，俗呼半春子。

子

【气味】性凉，无毒。《履巉岩本草》卷中。味酸，平，无毒。姚氏《食物本草》卷二〇。

【主治】止水痢。姚氏《食物本草》卷二〇。

【发明】《草木便方》卷二：牛奶子甘性涩平，消渴止饮镇心神。令人润泽除烦热，久服轻健精气灵。

【附方】《履巉岩本草》卷中：治大人小儿久新喘嗽不止。不以多少，干为细末，每服一钱至二钱，用茶清调下。

根

【主治】煎汤洒恶疮疥并犬马瘑疮。吐血不止，煎水饮之；喉痹痛塞，煎酒灌之，皆效。姚氏《食物本草》卷二〇。

【发明】《本草纲目易知录》卷四：治汪某疸黄症，诸症除而黄月余不退，嘱其停药，勿服，有教每日以芦都根煎代茗，半月，全黄退。

叶

【主治】治肺虚短气喘咳剧者，取叶焙研，米饮服二钱。姚氏《食物本草》卷二〇。

白棠子《救荒本草》（即：牛奶子）

【释名】沙棠梨儿、羊奶子、剪子果《救荒本草》、牛奶子、阳春子《植物名实图考》。

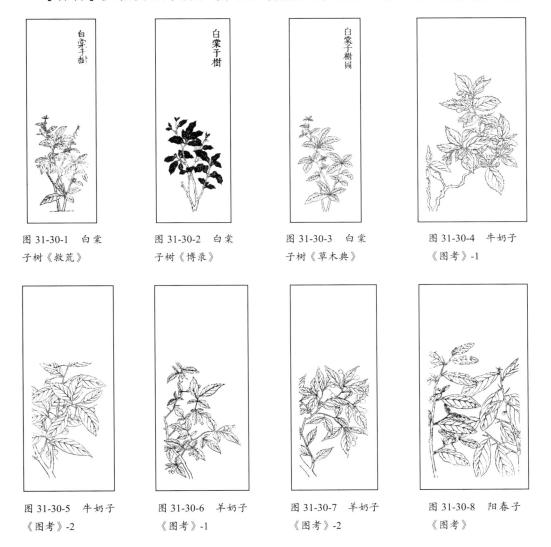

图 31-30-1　白棠子树《救荒》

图 31-30-2　白棠子树《博录》

图 31-30-3　白棠子树《草木典》

图 31-30-4　牛奶子《图考》-1

图 31-30-5　牛奶子《图考》-2

图 31-30-6　羊奶子《图考》-1

图 31-30-7　羊奶子《图考》-2

图 31-30-8　阳春子《图考》

【集解】《救荒本草》卷下之前：白棠子树一名沙棠梨儿，一名羊奶子树，又名剪子果。生荒野中，枝梗似棠梨树枝而细，其色微白，叶似棠叶而窄小，色亦颇白，又似女儿茶叶，却大而背白；结子如豌豆大。味酸甜。救饥：其子甜熟时摘取食之。《植物名实图考》卷三七：牛奶子树，长沙山阜多有之。丛生，褐干，叶如橘叶有微齿，夏间结实，状如衣扣，累累下垂，外有青褐皮，裂壳见黑光如龙眼核，壳内青皮白仁。○羊奶子湖南山阜多有之。《辰溪县志》：羊奶子茎有小，叶如桂而小，上青下白，开小白花，实如羊奶，味甘可食。又羊春子同类异种。按《救荒本草》，白棠子树亦名羊奶子，树形状略同。羊奶子又一种羊奶子生长沙山冈。丛树无，叶如榆叶，光泽而薄，秋结实如海棠果而小亦长，经霜色红。○阳春子湖南处处有之。丛生，赭茎有硬，长叶如橘叶而不尖，面绿背白。又一种叶稍大，亦宽，土名面内金。俱结红实。

子

【气味】味酸甜。《救荒本草》卷下之前。

【主治】救饥，其子甜熟时摘取食之。《救荒本草》卷下之前。土医以治喉热。《植物名实图考》卷三七。

枝茎

【主治】取枝茎以为散血之药。《植物名实图考》卷三七。

蕤核《本经》

【集解】《本草元命苞》卷六：生函谷、巴西川谷，今河东、彭城有之。叶细，似枸杞狭长，子大如五味，紫赤，五月成熟，六月采实，去核壳，阴干。入膏丸研用。《救荒本草》卷下之前：蕤核树俗名蕤李子。生函谷川谷，及巴西、河东皆有，今古崤关西茶店山谷间亦有之。其木高四五尺，枝条有刺，叶细似枸杞叶而尖长，又似桃叶而狭小亦薄，花开白色，结子红紫色，附枝茎而生，状类五味子。《植物名实图考》卷三七：蕤核，《本经》上品。《尔雅》：棫，白桵。注：小木丛生，有刺，实如耳珰，紫赤可食。○小枝而丛生，中空，州人饮烟者，取为饮具。按陆玑《诗疏》：棫即柞，其材理全白，无赤心者，为白桵。是棫有赤、白二种。今霍州产者有赤纹如绣，心似通草，以物穿之即空，诗人棫、朴连咏，应是一类二种。

仁

【气味】味甘，温、微寒，性平，无毒。《本草元命苞》卷六。味辛，气平，无毒。《药性要略大全》卷六。甘、咸，寒。《医林纂要探源》卷三。味甘，微寒。《药性切用》卷五。

【主治】点眼风泪痒，主目眦烂伤赤痛。破心膈痞气结痰，止鼻衄，轻身益气。医䶏鼻，明目不饥。《本草元命苞》卷六。辅佐良药，专治眼科。消上下疱风肿烂弦，除左右眦热障努肉。退火止泪，益水生光。《本草蒙筌》卷四。外能散风，内能清热，疗眼有功。《本草汇》卷一六。

【发明】《药性解》卷五：心肝与脾皆血之脏，而蕤仁入之，夫目之有疾，血之故也。今得其甘以养血，温以和血，而肿胀诸患，从兹息矣。《本草经疏》卷一二：蕤核得土气以生。神农：

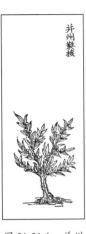

图 31-31-1 并州
蕤核《图经（政）》

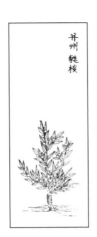

图 31-31-2 并州
蕤核《图经（绍）》

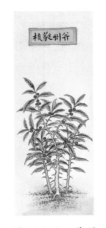

图 31-31-3 并州
蕤核《品汇》

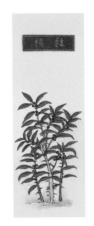

图 31-31-4 蕤核
《雷公》

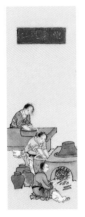

图 31-31-5 炮制
蕤核《雷公》

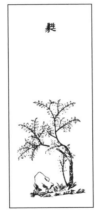

图 31-31-6 蕤
《三才》

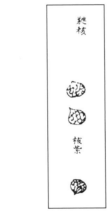

图 31-31-7 蕤核
《原始》

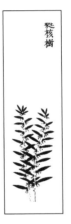

图 31-31-8 蕤核
树《博录》

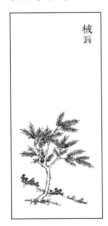

图 31-31-9 棫
《草木典》

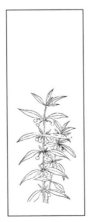

图 31-31-10 蕤核
《图考》-1

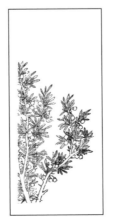

图 31-31-11 蕤核
《图考》-2

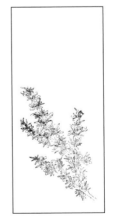

图 31-31-12 蕤核
《图考》-3

味甘，气温。《别录》加微寒，无毒，气薄味厚，阳中之阴也。入足厥阴经。厥阴为风木之脏，开窍于目。风热乘肝则肝血虚而目为之病，或为赤痛肿伤，或为泪出眦烂，此药温能散风，寒能除热，甘能补血，肝气和而目疾悉瘳矣。其主心腹邪结气者，即邪热气也。热则生痰，痰碍中焦，气为之痞，甘寒除热，温主通行，热邪去而痰自不生，痰结解而气自通畅矣。鼻衄者，热在上焦心肺之分也。甘寒总能除上下之热，故亦主之。非养性益精之药，而云轻身益气不饥者，未必然也。《本草汇言》卷一〇：蕤核去肝经风热，为目病专科之药也。苗天秀抄刘禹锡《传信方》治风热乘肝，目赤痛肿，或泪出眦烂，或昏涩羞明，或翳障凝结，或努肉攀睛，种种目疾，系于风热所伤者，咸宜加用。如肝肾两虚，血亏髓少者，当斟酌用之。《药镜》卷一：蕤仁散风邪以清热，调肝气而血和。故目肿赤疼，泪出眦烂俱治。上焦痰结，下焦气痞咸医。《本草备要》卷三：凡目病在表，当疏风清热。在里属肾虚、血少、神劳，宜补肾养血安神。远视为肾水亏，近视为火不足。治目赤肿痛，眦烂泪出。亦治心腹邪热，结气痰痞。今人惟用疗眼。

【附方】《太乙仙制本草药性大全·仙制药性》卷三：眼风痒，生翳赤眦。黄连捣末，蕤仁去皮，制为膏，与连末各等分和合，取不蛀干枣三枚，截去头少许，去核，以二物填满，却取所割下枣头合定，以薄绵裹之，用大茶碗量水，于银器中文武火煎取一鸡子，以绵滤过待冷，点眼极妙。

金樱子《蜀本草》

【释名】金罂子《梦溪笔谈》、山硫黄《履巉岩本草》、刺榆子《宝庆本草折衷》、南络刺子《药性粗评》、棠球子《植物名实图考》。

【集解】《本草元命苞》卷六：旧不云所产，今在处有之。丛生郊野中，类蔷薇，有刺，今谓刺梨子。如楂梓而小，四月开花，夏秋结实。又若小石榴，蜀人熬作煎。《药性粗评》卷一：金樱子，南络刺子也，俗名刺梨子。其茎多刺，高七八尺，春生新叶，每枝作七叶而生，四月开白花，似蔷薇而大，夏秋经实如枣大，似楂梓，亦有刺，形如婴，先青后黄，故名。丛生。郊野堤岸之间，江南处处有之，以剑南岭外者为胜。《植物名实图考》卷三五：金樱子并入《图经》棠球子，金樱子，《嘉祐本草》始著录。一名刺梨，生黔中者可充果实。饶州呼为棠球子。字或作糖。即《图经》滁州棠球子也。

子

【修治】《滇南本草》卷中：用去子，去毛净用。《药性粗评》卷一：经霜后摘取半熟以上者，挼去刺，劈作两片，剜去其穰，淘净，捣烂，入锅水煮，待水少耗，取出漉去渣滓，复入锅慢火熬成膏如，取出，以净罐收贮，每取一匙，温酒调服，大有补益。

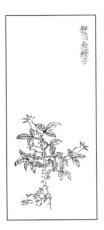

图 31-32-1 舒州金
樱子《图经（政）》

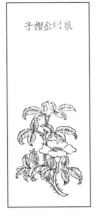

图 31-32-2 泉州金
樱子《图经（政）》

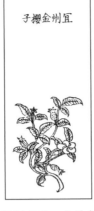

图 31-32-3 宜州金
樱子《图经（政）》

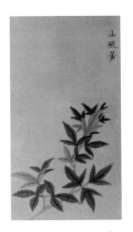

图 31-32-4 山硫黄
《履巉岩》

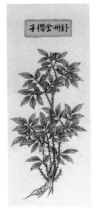

图 31-32-5 舒州金
樱子《品汇》

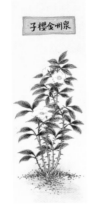

图 31-32-6 泉州金
樱子《品汇》

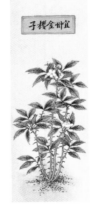

图 31-32-7 宜州金
樱子《品汇》

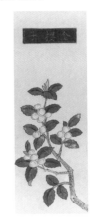

图 31-32-8 金樱子
《食物》

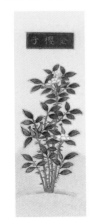

图 31-32-9 金樱子
《雷公》

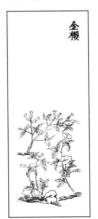

图 31-32-10 金樱
《三才》

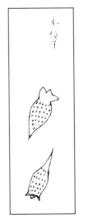

图 31-32-11 金樱子
《原始》

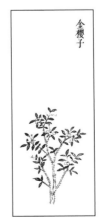

图 31-32-12 金樱子
《博录》

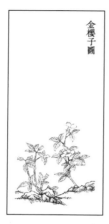

图 31-32-13 金樱子
《草木典》

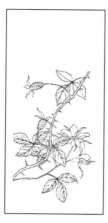

图 31-32-14 金樱子
《图考》

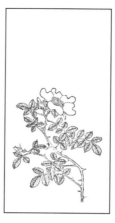

图 31-32-15 糖刺果
《图考》

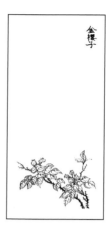

图 31-32-16 金樱子
《图说》

【气味】味酸、涩，平、温，无毒。《图经本草药性总论》卷下。性大暖。《履巉岩本草》卷上。味酸，性微温。入脾肾二经。《滇南本草》卷中。味甘、微酸，性微温、微涩，无毒。《药性粗评》卷一。

【主治】能涩精气，治下部诸疾。《履巉岩本草》卷上。疗脾泄下痢，止小便涩精。补虚劳益气。《本草元命苞》卷六。主多小便，敛精气。《日用本草》卷六。治日久下利，血崩带下，涩遗精泄敛。《滇南本草》卷中。理梦遗精滑及崩淋带漏，止吐血衄血，生津液，安魂魄，收虚汗，敛虚火，益精髓，壮筋骨，补五藏，养血气，平咳嗽，定喘急。疗怔忡惊悸，止脾泄血痢及小水不禁。《景岳全书》卷四九。

【发明】《梦溪笔谈·药议》卷二六：金罂子止遗泄，取其温且涩也。世之用金罂者，待其红熟时取汁熬膏用之，大误也。红则味甘，熬膏则全断涩味，都失本性。今当取半黄时采，干捣末用之。《本草衍义补遗》：金樱子属土而有金与水。经络隧道，以通畅为和平。昧者取涩性为快，遂熬为煎食之。自不作靖，咎将谁执？《药性解》卷五：丹溪曰，金樱子属土而有金与水，脾肺肾之入，固其宜也。又曰：经络坠道，以通畅为和平，昧者取其涩性，煎膏食之，自不作靖，咎将谁执？此恐过服者伤脾百发也。须九十月间半熟时采之，太生令人利，太熟功力薄。《本草汇言》卷一〇：止脾泄下痢，截虚嗽，《蜀本草》涩精滑，禁老人睡后遗尿，《日华子》乃大收敛之药也。王景云抄《十剂》云：涩可去脱。如脾虚滑泄不禁，非涩剂无以固之。膀胱虚寒则小便不禁，肾与膀胱为表里，敛肾气则精滑止，而小便自遗亦可止。因此药气味酸涩，入肾与膀胱、大肠三经，而收敛虚脱之气，故能主诸病也。但其气味既酸且涩，如泄泻由于虚脱者，可用；由于火热暴注，或有积滞者，不可用也；如小便不禁，及精气滑脱，由于阳虚肾冷，命门不足者，可用；由于阴虚内热，邪火妄炽者，不可用也。《本草述》卷二四：金樱子之味酸涩，缪氏以为兼木化，殊不知并同金化也。夫木之味酸，乃阴不能遽致于阳也。金之味涩，乃阳不得即达于阴也。是皆气化为之先，而不得流畅，故归之于味耳。然则阴阳之气俱脱者，此皆可以对待之矣。第应节而投，之颐之言可采也。《本草新编》卷五：金樱子味甘、微涩，气平、温，无毒。入肾与膀胱之经。涩精滑，止梦遗遗尿，杀寸白虫。此物世人竞采以涩精，谁知精滑，非止涩之药可止也。遗精梦遗之症，皆尿窍闭而精窍开。不兼用利水之药以开尿窍，而仅用涩精之味以固精门，故愈涩而愈遗也。所以用金樱子，必须兼用芡实、山药、莲子、薏仁之类，不单止遗精而精滑反涩。用涩于利之中，用补于遗之内，此用药之秘，而实知药之深也。

【附方】《履巉岩本草》卷上：治下部诸疾。入茴香、还肠草、黑牵牛各等分，捣为细末，醋糊为元如梧桐子。每服二十元，盐汤送下。

《医宗粹言》卷四：熬金樱膏法。霜降后采金樱子，不拘多少，以粗器微捣去毛刺净，复捣破，取子，约有一斗，用水二斗，煮之一饭时，漉起清汁，又入白水煮之，又漉起，又入白水煮，三次之后，其查淡而无味，去之，止将净汁复以细密绢滤过，净锅熬之如饴乃止，收贮磁中，坐凉水内一宿。用其膏大能固精，复方二仙丹即此膏加入芡实粉。至于止嗽止泻，补脾补肾，非医不知。

《本草汇言》卷一〇：治精滑尿遗，并久痢不止。霜后用竹夹子摘取金樱子，不拘多少，入木臼内捣烂，入锅内水煎减半，滤出清汁，以渣再煎，仍滤出清汁，总和一处，缓火熬如饧糖，入净磁瓶内。每早服十余茶匙，白汤调服。又和鸡豆粉为丸，名水陆丹，秘精益元甚妙。孙真人方。〇治精浊。金樱子丸：精浊与便浊不同。便浊是便溺浑浊，即白浊也；精浊是精随溺而出，此精道滑也。因相火动，心肾内虚，不能固守也。用金樱子、芡实粉、莲花须、白茯苓、石莲肉、熟地黄、枸杞子、当归身、山楂肉各四两，牡蛎煅、黄柏各二两，俱用醋拌炒，磨为末，炼蜜丸，梧子大。每早晚各服三钱，食前白汤下。〇治人心有所慕而梦与人交而泄精者，谓之梦遗。系君心动而相火随也。用金樱子三钱，生地黄、天门冬、麦门冬、黄柏、知母各二钱，茯神、酸枣仁、远志、石菖蒲各一钱，甘草五分，灯心一团。水煎服。〇治梦遗日久，气下陷者。宜升提肾气以归原也。用金樱子、山茱萸、怀熟地、茯苓、石斛、草薢、芡实、酸枣仁各四两，黄柏、知母、升麻、藁本、川芎各一两，龟板一斤，共煎汁熬膏，每早晚服。〇治湿热内盛而遗精者。无所思念而精遗，腰软酸疼，口中时吐白痰也。用金樱子八两醋拌炒，白术六两，苍术四两，苦参二两，俱用米泔水浸炒，牡蛎三两火煅，共为末，神曲糊为丸，梧桐子大。每早服三钱，白汤下。

花

【主治】杀寸白蛔虫。《本草元命苞》卷六。收染皓发亦验。《本草蒙筌》卷七。

皮

【主治】止崩中泻血。《本草元命苞》卷六。治带下崩中，炒过煎服即止。《本草蒙筌》卷七。

根

【主治】治阳证脱肛。《本草述》卷二四。根煮杀蛔虫尤灵。《本草蒙筌》卷七。

小金樱《生草药性备要》

【气味】味涩，性温。《生草药性备要》卷上。

【主治】根能败血。治少年跌打损伤，用此子捶敷患处。《生草药性备要》卷上。

郁李《本经》

【集解】《本草原始》卷七：郁李仁山谷俱有。子如樱桃许大，红黄色。六月采实，碎核取仁。《尔雅翼》云：李乃木之多子者，故字从木子。窃谓木之多子者多矣，何独李称木子耶？按《素问》言：李味酸属肝，东方之果也。则李于五果属木，故得专称尔。郁，盛貌。《诗》所谓棠棣之华即此也。《植物名实图考》卷三三：郁李《本经》下品。即唐棣。实如樱桃而赤。吴中谓之爵梅，固始谓之秧李。有单瓣、千叶二种：单瓣者多实，生于田塍；千叶者花浓而中心一缕连于蒂，俗呼为穿心梅。花落心蒂犹悬枝间，故程子以为棣萼甚牢。《图经》合棠棣为一，未可据。

核仁

【修治】《药性会元》卷中：去壳取仁，滚水泡一日夜，手捻去皮，将仁另研如泥，只入丸药。《本草汇》卷一六：汤浸去皮尖，及双仁者。生蜜润一宿，漉净，晒干，研如膏用。

【气味】味酸、苦、辛，平，无毒。《宝庆本草折衷》卷一四。味酸、甜。《滇南本草》卷中。味酸、苦。阴中之阳。无毒。《药性会元》卷中。

【主治】下气利水道。《绍兴本草》卷一五。破血润燥。《洁古珍珠囊》。主大腹遍身水肿，破结气关格不通。泄五脏急痛，宣腰胯冷脓。○卒暴心痛，取三七粒，细嚼水下。小儿多热，同杏酪研，白汤点服。《本草元命苞》卷七。能理胸膈痰气，润下。《本草约言》卷二。去头风之痛。又入肺，止鼻渊之涕。消浮肿，利小便，通关格，破血润燥。《本草新编》卷五。行水下气，破血消肿，通关节，治眼红长翳。《本草再新》卷四。

【发明】《宝庆本草折衷》卷一四：《文鉴·钱乙传》有乳母因大恐而病，既愈，目张不得瞑，煮郁李人酒饮之使醉则瘥。所以然者，目系内连肝胆，恐则气结，胆衡（音横）不下，郁李人能去结，随酒入胆，结去胆下，则目能瞑矣。《本草经疏》卷一四：郁李仁得木气而兼金化，《本经》

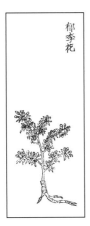

图 31-34-1　郁李花
《图经（政）》

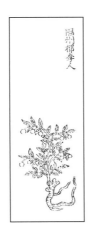

图 31-34-2　隰州郁
李人《图经（政）》

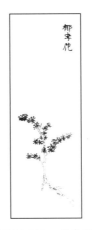

图 31-34-3　郁李花
《图经（绍）》

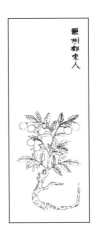

图 31-34-4　隰州郁李
人《图经（绍）》

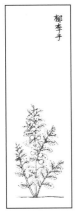

图 31-34-5　郁李
子《救荒》

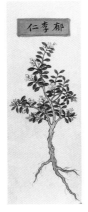

图 31-34-6　郁李仁
《品汇》

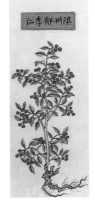

图 31-34-7　隰州
郁李仁《品汇》

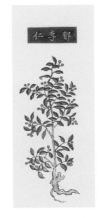

图 31-34-8　郁李仁
《雷公》

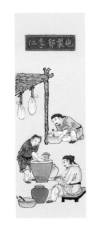

图 31-34-9　炮制
郁李仁《雷公》

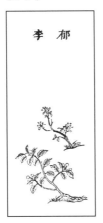

图 31-34-10　郁李
《三才》

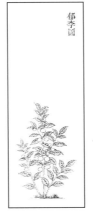

图 31-34-11　郁李
《草木典》

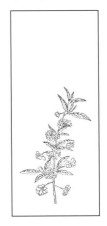

图 31-34-12　郁李
《图考》

味酸，气平，无毒。元素言辛苦。性润而降下，阴也。入足太阴，手阳明、太阳经。其主大腹水肿，面目四肢浮肿者。《经》曰：诸湿肿满，皆属脾土。又曰：诸腹胀大，皆属于热。脾虚而湿热客之，则小肠不利，水气泛溢于面目四肢，辛苦能润热结，降下善导癃闭，小便利则水气悉从之而出矣。甄权主肠中结气，关格不通。《日华子》云：泄五脏膀胱结痛，宣腰胯冷脓，消宿食下气。元素云：破血润燥。李杲云：专治大肠气滞，燥涩不能。均得之矣。《本草汇言》卷一〇：郁李仁，甄权利水消胀之药也。王景明稿按前古《农皇经》治大腹水肿，面目四肢浮肿。利小便，通水道，缘脾虚而湿热客之，则小肠不利，水气泛溢于大腹、四肢、面目。此药性专下降，善导大小二肠燥闭，通利周身水气。小便一利，则水气浮肿，悉从之而解散矣。如甄氏主肠中结气，关格不通。大氏之泄五藏中宿积、冷脓，膀胱中留垢恶涎，腰胯中瘀秽停水等疾，为胀、为满、为酸痛者，咸宜用之，亦推此意而扩充之也。此药宣行之性甚速，攻走之力独专，乃治标救急之药。如元虚、津液不足者，慎勿轻用。如不得已，必不可去者，宜少与之，见效即止。《本草述》卷二四：郁李仁，其用概言利水，而利水又本于散结气耳。夫水乃气所化，气行则水行。类能言之，然殊未审于气之结者，为何因也？夫气属阳，主动，而动者能使之结，则属于阴，气之元，固起于阴中之阳，气之结即由于阳中之阴，故一散其结而阳斯化，阳化而水斯行矣。洁古谓其为脾经气分药者，良然。

【附方】《药性粗评》卷二：癖积。腹中结块成癖者，取净仁一两，同干面相拌，捣为膏，燥不能成膏，微入水再捣，为二饼如病人掌大，火边炙黄，勿令太熟，空腹食一饼，当利下积物，如不利，再食一饼，利后以粥补之。水肿。遍身水肿，气急不得卧者，取仁一大合，捣为末，和麦面搜作饼子，与吃，入口后便觉快利而愈。风虫牙疼。取郁李根白皮，洗净，剉，煎汤含而漱之，少顷唾去，再含，亦能坚齿。卒患心痛。取净仁三七枚，烂嚼，以新汲水下之，须臾痛止，更以热盐汤呷之。

《本草汇言》卷一〇：治大腹肿满，气急不得卧。用郁李仁半撮，捣烂，以大麦面一撮，水和蒸熟，和入郁李仁作饼吃。入口即大便通行，泄水而愈。杨氏方。○治老人小便不通。用郁李仁一钱，捣烂，放舌上，以白汤一口咽之，立刻大小俱通。张三丰方。○治大肠气结不通，或关格，或肿胀，或有冷脓宿积，恶涎停水等疾。用郁李仁三钱，葶苈子一钱，共捣烂为丸，如梧桐子大。每早服八十丸，姜汤下。林完仲方。○治小儿襁褓中大小便不通，并有惊热痰食结闭，欲得溏动者。用大黄酒浸炒，郁李仁去皮，各一钱，俱研细，滑石水飞过二钱，水发为丸，如绿豆大。一岁一丸，白汤化下。钱乙《直诀》。○治脚气暴发，红肿胀痛，发热恶寒，头疼呕吐，遍身骨节痛，状似伤寒者。用郁李仁一钱，前胡、紫苏、葛根、防风、独活、防己、苍术、木瓜、槟榔各二钱，加葱头三个，生姜二片，煎服。表证退，肿痛不退者，加大黄二钱。○两腿热痛如火燎者，湿热盛也，本方加黄柏、龟板、牛膝；皮肤作痒，加蝉蜕、牛蒡子；嫩赤红肿疼痛，手不可打按者，风热盛也，加薄荷、荆芥、秦艽、独活、黄柏；大便不通者，加大黄，倍郁李仁。○不肿而痛，谓之干脚气，筋脉蜷缩挛痛枯细也，宜润燥养血。用郁李仁八钱，当归、白术、川芎、牛膝、白芍药、木瓜、黄柏、黄耆、枸杞子各四两，俱用酒炒，生熟地黄、麦门冬各六两，俱用酒煮，捣膏，共为丸，梧子大。每早服五钱。○两膝盖痛而肿大，脚胫渐枯细者，名鹤膝风也。用郁李仁一两，黄耆、白术、当归、枸杞子、生熟地黄各三两，秦艽、鳖甲、松节、五加皮、川牛膝、杜仲、草薢、防风、羌活各二两，俱炒燥。虎胫骨一对，共入布囊内，浸好酒中，净磁坛内蒸半日。每日随量饮。

皮

【主治】治齿痛。《滇南本草》卷中。

青刺尖 《滇南本草》

【集解】《植物名实图考》卷二三：此草长茎如蔓，茎刺俱绿，春结实如莲子，生青熟紫。

【气味】性微寒，味苦。《滇南本草》卷中。

【主治】攻一切疮毒痈疽，有脓出头，无脓立消。散结核，嚼细，用酒服。《滇南本草》卷中。

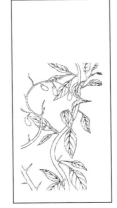

图 31-35-1　青刺尖
《图考》

女贞 《本经》

【集解】《太乙仙制本草药性大全·本草精义》卷三：女贞实一名冬青，一名冻生。生武陵川谷，今处处有之。《山海经》云泰山多真木，是木也，其叶似枸骨及冬青，木极茂盛欺霜雪，故名冬青，凌冬不凋。花细青白色，九月而实成，似牛李子，黑实，冬至日采收。衣皮将布袋洗净，酒浸一宿，曝干为丸。用旱莲草熬膏，同炒，捣碎渍酒。同生地黄投罐煮食服之。其实亦浸酒，去风补血；其叶烧灰为膏涂之，治癣瘰殊效，兼灭瘢疵。又李邕云：五台山冬青叶似椿，子如郁李，微酸性热。与此小有同异，当是别有一种耳。又岭南有一种女真，花极繁茂而深红色，与此殊异，不闻中药品也。枸骨木多生江浙间，木体白似骨，故以名，南人取以旋作合器甚佳。《野菜博录》卷三：女贞实一名枸骨。树颇高大，叶似冬青树叶，四时茂盛。花开细青白色，冬结实如牛旁子。《植物名实图考》卷三三：女贞《本经》上品。今俗通呼冬青。李时珍以实紫黑者为女贞，实红者为冬青，极确。湖南通谓之蜡树，放蜡之利甚溥。又有小蜡树，枝叶花实皆同，而高不过四五尺。《救荒本草》：冻青芽叶可食，即此。

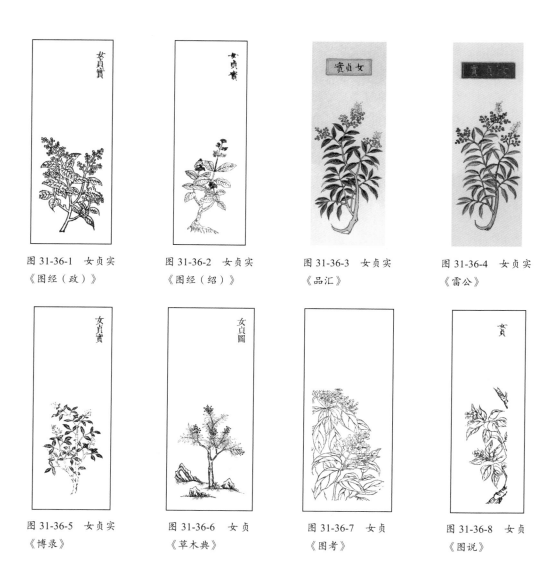

图 31-36-1 女贞实
《图经（政）》

图 31-36-2 女贞实
《图经（绍）》

图 31-36-3 女贞实
《品汇》

图 31-36-4 女贞实
《雷公》

图 31-36-5 女贞实
《博录》

图 31-36-6 女贞
《草木典》

图 31-36-7 女贞
《图考》

图 31-36-8 女贞
《图说》

实

【修治】《本草通玄》卷下：酒浸，蒸晒。

【气味】味苦甘，气平，无毒。《本草集要》卷四。味苦，性凉。阴也，降也。《景岳全书》卷四九。

【主治】黑发黑须，强筋强力。安五脏补中气，除百病养精神。多服补血去风，久服健身不老。《本草蒙筌》卷四。能养阴气，平阴火。解烦热骨蒸，止虚汗消渴，及淋浊崩漏，便血尿血，阴疮痔漏疼痛。亦清肝火，可以明目止泪。《景岳全书》卷四九。

【发明】《药性解》卷五：女贞实苦走心，甘走脾，性用平和，经冬不凋，诚补阴之上剂也。仙家亦需服食，今罕有能用之者，亦未既其功尔。《**本草经疏**》**卷一二**：此药有变白明目之功，累试辄验，而经文不载，为阙略也。叶长子黑色者为女贞。叶微圆子红色者为冬青。亦能治风虚，补益肌肤。《**本草汇言**》**卷一〇**：女气味俱阴，堪补肾经之阴，去肾经之热。如命门火衰，肾间阳气虚而脾胃薄弱，饮食不增，腹病泄泻者，又当禁用。又观缪氏云，变白家，当杂脾胃药及椒红温补之类同施，不则恐有滑肠动腹之患，盖可知矣。《**本草述**》**卷二四**：女贞实一斗，如法去皮，每斗用马料黑豆一斗，拣净淘洗晒干，同蒸透，九蒸九晒，先将女贞实为末，加山姜自然汁三两，好川椒去闭口者及蒂，为末三两，同黑豆末和匀，蜜丸如梧子大，先食服四五钱，白汤或酒吞。又方将鳢肠草采鲜者二三十斤，捣汁，入九蒸九晒过女贞实末，再晒干，如前为丸，亦佳。但服之腹痛作泄，不若姜汁、椒末为佳。蒸女贞实，先将上好老酒浸一宿，次日用黑豆蒸，如此者九，以其性寒故也。更服八珍丸以实根本。前二方试之，良验。苦于腹痛作泄。同固本健阳丸服之，尚有腹疼，则信兹味性果寒也。时珍云温，亦不察之甚矣。同黑豆拌蒸九次，良不可已。余用花椒为末，与女贞实等分，入前药中合丸，腹亦不作痛也。盖女贞实补血海，纯阴，乃椒从天表之阳，直入命门而补元阳，能令元阴有主，得以施化耳。此亦不必九蒸九晒也。缪氏再为更定凉血兼理脾。《**本草新编**》**卷四**：其力甚微，可入丸以补虚，不便入汤以滋益。与熟地、枸杞、南烛、麦冬、首乌、旱莲草、乌芝麻、山药、桑椹、茄花、杜仲、白术同用，真变白之神丹也。然亦为丸则验，不可责其近功。或问：女贞实既善黑须，又有诸益，自宜入汤剂中，以收其功，何以不宜乎？夫女贞子之功缓，入在汤剂中，实无关于重轻，无之不见损，有之不见益。若必欲入汤剂，非加入乙两不可，然而过多，则又与胃不相宜。盖女贞少用则气平，多用则气浮也。女贞子，非冬青也。冬青子大，而女贞子小，冬青子长，而女贞子圆也。若用冬青更为寒凉，尤无功效，未可因《本草》言是一种，而采家园之冬青子以入药也。《**本草思辨录**》**卷四**：女贞主治，张石顽谓咸指枸骨，诸家误列于此。观邹氏之疏，则知张氏实误矣。女贞当春夏秋生长之会，被蜡虫蚀肌吮血，身无完肤，仍不废开花结实，而其所成之蜡，非他膏脂可及。是故中之所以补，五脏之所以安，精神之所以养，百疾之所以除，皆人于热气耗败之余之大效，非《本经》无端加以隆誉。然则用女贞者，当知苦平，非温补之品，而功与温补埒者，其故自有在矣。

皮

【气味】凉而无毒。《本草蒙筌》卷四。

【主治】亦堪浸酒，补腰膝。《太乙仙制本草药性大全·本草精义》卷三。若渍酒每日饮，亦益肌。《本草蒙筌》卷四。

枝叶

【主治】烧其枝叶为灰淋汁，涂白癜风，亦可作煎傅之。《太乙仙制本草药性大全·本草精义》卷三。煎可染绯，又烧灰面膏涂，能治瘰痳。《本草蒙筌》卷四。

【发明】《本草述》卷二四：此叶疗口舌痛及口舌疮痛神效，试之屡验。非禀至阴而归血海，能令阴气上致天表，得奏和阳之功，有如是其捷欤。此先哲所以谓其起阴气也。

【附方】《药性粗评》卷三：保养元精。冬青皮或子，俱可酒浸，服之，日二三，久久有功。白癜风。冬青树枝叶，烧灰淋汁，浓煎成膏，每每涂之，二三日当消。脚臁疮。冬青子煮熟，先取其水，洗去脓汁后，以叶封之，日二三效。

《本草汇言》卷一〇：治阳火煎熬，阴血亏损，或骨蒸内热，烦渴引饮，或吐血衄血，常愈常发，或小便时浊，小水赤涩，或大便久燥，结闭不利，一切阴虚火胜之证。用女贞实八两酒浸，晒干微炒，茯苓、山药各四两，牡丹皮、泽泻各二两，山茱萸肉三两，俱炒燥，研为末，配入怀熟地八两，酒煮捣膏，再加炼蜜为丸，如梧桐子大。每服三钱，早晚白汤下。陈月坡家秘。

冻青树《救荒本草》

【集解】《救荒本草》卷下之前：冻青树生密县山谷间。树高丈许，枝叶似枸骨子树，而极茂盛，凌冬不凋。又似樗子树叶而小，亦似稊芽叶微窄，头颇团而不尖，开白花，结子如豆粒大，青黑色。叶味苦。《本草汇言》卷一〇：李氏曰，冻青，亦女贞实之别种也，南北诸山野及平泽俱有之。以叶微圆而子黑者为冻青，叶稍长而子赤者为女贞。

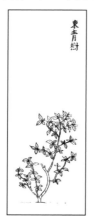
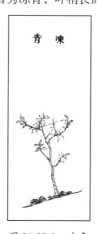
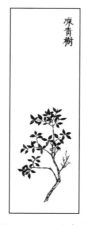
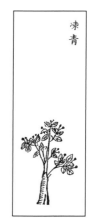

图 31-37-1　冻青树《救荒》　　图 31-37-2　冻青《三才》　　图 31-37-3　冻青树《博录》　　图 31-37-4　冻青《便方》

子皮

【气味】子、木皮同味苦、微甘，无毒。阳中之阴，降也。入足厥阴经。《本草汇言》卷一〇。

【主治】去风虚。《本草汇言》卷一〇。

【发明】《本草汇言》卷一〇：桂汝薪稿：曝干盐酒浸一夜，九蒸九晒，每日空心酒吞百粒，善消痔疮。与枸杞子各等分，浸酒饮，大益老人。

冬青《本草纲目》

【集解】姚氏《食物本草》卷二〇：冬青冬月青翠，故名冬青。江东人呼为冻青。肌白有文作象齿笏，其叶堪染绯。李邕云：冬青出五台山，似椿子，赤如郁李，微酸性热。与此小异，当是两种冬青。〇李时珍曰：冻青，亦女贞别种也，山中时有之。但以叶微团而子赤者为冻青，叶长而子黑者为女贞。按《救荒本草》云：冻青树高丈许，树似枸骨子树而极茂盛。又叶似栌子

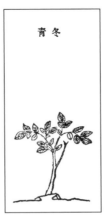
图 31-38-1　冬青
《救荒》

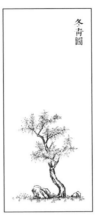
图 31-38-2　冬青
《草木典》

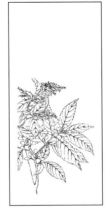
图 31-38-3　冬青
《图考》

树叶而小，亦似椿叶微窄而头颇圆，不尖。五月开细白花，结子如豆大，红色。其嫩芽煠熟，水浸去苦味，淘洗，五味调之可食。《植物名实图考》卷三五：冬青，宋《图经》女贞下载之。《本草纲目》始别出。叶微团，子红色，俗以接木樨花者，亦可放蜡。

子

【气味】苦，温，无毒。《分部本草妙用》卷五。

【主治】补中，安五脏，养精神，除百病，久服不老，强阴补肾。《分部本草妙用》卷五。

【发明】《分部本草妙用》卷五：女贞实为仙家上品，得少阴之精，故冬不落叶，其为益肾也明矣。《本草求真》卷一：青子补肝强筋，补肾健骨。女贞子补肾水，滑肠胃。枸骨子补腰膝，理失血。冬青专入肝肾。女贞枸骨，载之本草，已属不同，如冬青即今俗呼冻青树者。女贞即今俗呼蜡树者。枸骨即今俗呼猫儿刺者。冬青、女贞，花繁子盛，累累满树，冬月鹳鸰喜食，木肌皆白。叶厚而柔长，绿色面青背淡，形色相似，但女贞则叶长四五寸，子黑色。冬青则叶微团，子红色之为异耳。今人不知女贞即属蜡树，仅以女贞茂盛呼为冬青，致令两物同名枸骨树。若女贞肌白叶长，青翠而厚，叶有五刺，子若冬青绯红，以致混将是物亦列女贞项下。究之三物合论，在冬

青苦甘而凉，诸书虽言补肝强筋，补肾健骨，《简集方》：冬至日取冻青树子，盐酒浸一夜，九蒸九晒，瓶收，每日空心酒吞七十粒，卧时再服。而补仍兼有清。女贞气味苦平，按书称为补虚上品，可以滋水黑发，如古方之用旱莲草、桑椹子同入，以治虚损，然亦须审脾气坚厚，稍涉虚寒，必致作泄。枸骨气味苦平，按书有言能补腰膝，及治劳伤失血。用枸骨数斤，去刺，入红枣二三斤，熬膏蜜收。亦是补水培精之味，但性多阴不燥。用以阴虚则宜，而于阳虚有碍，枝叶可以淋汁煎膏，以涂白癜风。脂亦可以为黐粘雀。三药气味不同，至就其子红黑以推，大约色红则能入肝补血，色黑则能入肾滋水，色红则能入血理血，故于失血、血瘀有效，色黑则能补精化血，故于乌须黑发有功。然色红而润，其性阴，兼有阳，色黑而润，其性纯阴不杂。故书有言，女贞补中安脏，而又议其阴寒至极。凡此似同而异，在人平昔细为考核，免至临岐亡羊耳！冬日采佳，酒浸蒸润晒干用。

木皮

【气味】味甘、苦，凉，无毒。姚氏《食物本草》卷二〇。

【主治】浸酒去风虚，补益肌肤。姚氏《食物本草》卷二〇。

叶

【气味】味微苦，气平。《本草述钩元》卷二四。

【主治】烧入面膏。治瘅瘕，灭瘢痕，殊效。姚氏《食物本草》卷二〇。除风散血，消肿定痛，治头目昏痛，诸恶疮肿。胻疮溃烂久者，以水煮叶，乘热贴之，频频换易，米醋煮亦可。口舌生疮，或舌肿胀痛，取叶捣汁，含浸吐涎，神效。《本草述钩元》卷二四。

【附方】《本草述钩元》卷二四：风热赤眼。冬青叶五斗捣汁，浸新砖数片，五日，掘坑架砖于内，盖之，日久生霜，刮下，入片脑少许点之。又方：用雅州黄连二两，冬青叶四两，水浸三日夜，熬成膏，收点眼。

风膏药《本草纲目拾遗》

【释名】风菜、风草、风藤草、山膏药《本草纲目拾遗》。

【集解】《本草纲目拾遗》卷三：《桂海草木志》：叶如冬青。《粤志》：肇庆七星岩产风药，丛生石罅，其叶圆厚。

【主治】治风疾。〇治风愈疮。〇治太阳头疼，目昏眩。《本草纲目拾遗》卷三。

秤星根《医方药性》

【气味】性苦。《医方药性·草药便览》。

【主治】治飞疡之毒。去翳，去风。《医方药性·草药便览》。

岗梅根《生草药性备要》

【释名】槽楼星。《生草药性备要》。

【主治】杀癌，理跌打损伤如神。《生草药性备要》卷上。

枸骨《本草纲目》

【释名】老鼠刺、八角茶《药性切用》、十大功劳《本经逢原》。

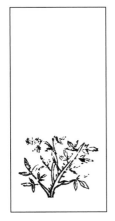
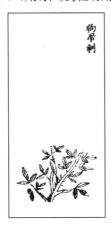
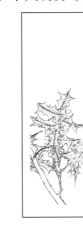
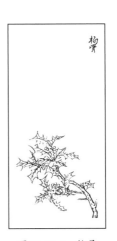

图 31-42-1　枸骨刺　　　　图 31-42-2　枸骨刺　　　　图 31-42-3　枸骨　　　　图 31-42-4　枸骨
《汇言》　　　　　　　　　《备要》　　　　　　　　　《图考》　　　　　　　　《图说》

【集解】《本草述》卷二四：枳枸树高大，有云其子最能解酒毒，名枝矩子，亦引《诗》云为证。然所云子长数寸，似与濒湖之说不合也。窃恐枸骨又是一种，原非南山之枸也。

【气味】微苦、甘，平，无毒。《本经逢原》卷三。

【主治】去风湿，活血气，利筋骨，孙思邈健腰脚之药也。《本草汇言》卷一〇。治骨底飞疡。《医方药性·草药便览》。

【发明】《武林陈氏家传仙方佛法灵寿丹》：青黏枢极：青言其叶之色也，黏谓煮其汁可和胶以黏物也。子赤者名朱枢，取其木为定方之针盘，可知真午向，故能补心。子黑者名玄极，为定方针之外盘，可知真子向，故能补肾补胆也。其叶深青光泽，凌冬不凋，能补肝胆。叶有数角，角尖有刺甚锐，人取其茂枝以覆食，鼠畏刺而不敢犯者是也。根皮色黄，能补脾；根肉色白，能补肺。刮取枝干根皮和叶煮汁和作胶，能生擒诸鸟，故华佗名此为青黏也。人之魂藏于肝，如鸟栖于木，木茂则鸟安，木疏则鸟惊。肝盛则魂妥，肝衰则魂游。游而不返，人即死矣。老人肝衰，阳魂未即飞去，赖胃中水谷之阴以维系之耳。古人用药以意，意之所至，药力从之。如鱼网治鲠，败扇止汗，此类非一，皆意之巧也。故曰医者意也。樊阿服青黏漆叶糁，五百余岁，甚健者，其意岂无可言呼？黏犹胶也，以胶投漆，固结不可解矣。藏肝之魂，犹栖木之鸟也。鸟制于胶漆则不能飞，魂制于胶漆则不能游也。阿所服乃彭城山中产者。秋视其子之赤、黑，各并其根干枝叶采之，以铁刀刮其枝干上之皮，同其子叶入石臼打碎，焙干为末。又以其根干之去皮者切片，用长流水入砂釜中煎汁数次，为膏以和丸。杭、绍之人呼其根为十大功劳，谓其能补精益髓，坚骨壮筋，止吐血，治劳嗽，除盗汗，绝梦遗，健足力，多子嗣，久服聪耳明目，长生不老。樊阿以漆叶青黏叶共为细末，长流水调服之。此方不用漆叶者何哉？漆乃檀桓之所恶也。青黏之根一名黄芝，言其皮色黄而功与芝同也。又名地节，言其根极长而入土至深，将尽地之厚以为节也。《**本草汇言**》卷一〇：周志含抄缪氏曰：盖肝为风木之位，藏血之藏也。血虚则发热，热甚则生风。此剂苦寒，能凉血清热，故宜主之。其活血气，利筋骨，健腰膝者，腰为肾之府，肾乃作强之官也。肾虚则湿热乘之，而筋骨不利，腰膝痿弱；味苦入肾，正遂其欲坚之性耳。风湿热去，而血气利，筋骨强，腰膝自健矣。如脾胃虚寒作泄，及阳虚阴痿者，忌之。《**本草述**》卷二四：秘方取其叶煮饮，治痰火甚验。盖痰火未有不因阴虚火炎，上烁乎肺，煎熬津液而成，此药直入足少阴经，补养阴气，则痰火自消，如釜底抽薪之意也。兼能散风毒恶疮，昔有老妓患杨梅结毒，已三十年，有道人教以单服此药，疮愈而颜色转少。皆假其清热凉血之功耳。《**本经逢原**》卷三：《本经》补中安五藏，养精神，除百病。久服肥健，轻身不老。发明：枸骨，《本经》、诸家本草皆误列女贞条下。味苦甘平，有补中安五藏、养精神、除百病、久服肥健轻身不老之功，皆指枸骨而言。女贞至阴之物，安有如上等治乎？其木严冬不凋，叶生五刺，其子正赤。允为活血散瘀、坚强筋骨之专药，又为填补髓藏，固敛精血之要品，仅见《丹方》，不入汤丸。古方惟浸酒补腰脚令健。枝叶烧灰淋汁，或煎膏涂白癜风。今方士每用数斤去刺，入红枣二三斤熬膏蜜收，治劳伤失血、痿软，往往获效，以其能调养血气而无伤中之患也。其脂为藕，以粘禽鸟，其能滋培精血可知。《**冷庐医话**》卷五：周乙藜尝患遍体发细瘰甚痒，以枸骨叶煎汤代茶服之获痊。按：枸骨，一名猫儿刺，俗名十大功劳，味苦甘平，叶生五刺，九月结子，色正赤。《本草汇言》称其去风湿，活血气，利筋骨，健腰脚。《本经逢原》称其活血散瘀，又能填补体藏，固敛精血，今方士每用数斤去刺，入红枣二三斤，熬膏蜜收，治劳伤失血痿软，往往获效，似其能调养气血，而无伤中之寒也。盖其功用至宏，而医者概不以入汤剂，屈此良药矣。

【附方】《**本草汇言**》卷一〇：治痰火久不愈。用枸骨刺、叶煮汁饮，极验。盖痰火未有不因阴虚火炎，上烁乎肺，煎熬津液而成。此药直入足少阴经，补养阴气，则痰火自消，如釜底抽薪之意也。兼能散风毒恶疮。昔老妓患杨梅结毒二十年者，单服此药，煮汤作茶饮一年，疮愈而颜色转，筋骨强健，皆假其清热凉血之功耳。杨氏《简便方》。○治妇人血气阻痛，及产后恶血、积血、血块、儿枕、诸血蓄聚证。用枸骨、红花、玄胡索各一两，当归、川芎、白芍各八钱，俱用酒拌炒，研为末。每服五钱，空心白汤调下。陈氏家抄。○治一切风湿，腰脚不利。用枸骨刺、枸杞子、五加皮、牛膝、木瓜、当归各等分，浸酒饮。

《本草求真》卷一：治劳伤失血。用枸骨数斤，去刺，入红枣二三斤，熬膏蜜收。

子

【修治】《新编六书》卷六：冬日采佳。○酒浸，蒸润，晒干用。

【主治】补腰膝，理失血。《新编六书》卷六。

【发明】《新编六书》卷六：色红者入肝，补血。色黑者入肾，滋水。

叶

【气味】苦，寒，无毒，气味俱阴，入肝入肾之药。《本草经疏》卷一二。

【主治】取其叶煮饮，治痰火甚验。○兼能散风毒恶疮。《本草经疏》卷一二。

苦丁茶 《医林纂要探源》

【气味】苦、甘，大寒。《医林纂要探源》卷三。味苦、甘，性寒，无毒。入脾、肺二经。《本草再新》卷二。

【主治】治天行狂热。《医林纂要探源》卷三。消食化痰，除烦止渴，利二便。去油腻，味苦而厚，故能去腻。清头目。《本草再新》卷二。苦能泻热，甘不伤胃，治头目风眩。《本草纲目易知录》卷四。

卫矛 《本经》

【释名】鬼箭羽、狗骨《宝庆本草折衷》。

【集解】《本草衍义》卷一四：卫矛，所在山谷皆有之，然未尝于平陆地见也。叶绝少，其茎黄褐色，若檗皮，三面如锋刃。人家多燔之遣祟。方家用之亦少。《宝庆本草折衷》卷一三：生霍山山谷及江淮、信州。今处处山野有之。○八、十一、十二月采条茎，阴干。《植物名实图考》卷三三：卫矛《本经》中品。即鬼箭羽。湖南俚医谓之六月凌，用治肿毒。按《图经》，曲节草有六月凌、绿豆青诸名。此木春时枝叶极嫩，结实如冬青而色绿，性味苦寒，殆即一物。

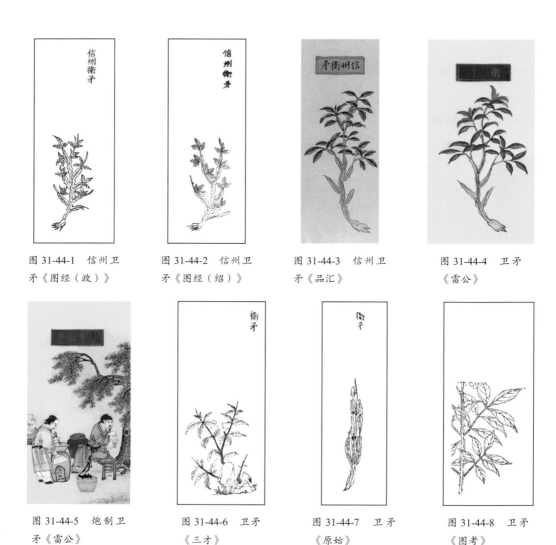

图 31-44-1 信州卫矛《图经（政）》　　图 31-44-2 信州卫矛《图经（绍）》　　图 31-44-3 信州卫矛《品汇》　　图 31-44-4 卫矛《雷公》

图 31-44-5 炮制卫矛《雷公》　　图 31-44-6 卫矛《三才》　　图 31-44-7 卫矛《原始》　　图 31-44-8 卫矛《图考》

【气味】味苦、甘、涩，寒，有小毒。《宝庆本草折衷》卷一三。味苦，气寒，无毒。《本草集要》卷四。

【主治】主女子崩中下血，疗产后血绞肚痛。治腹满蛊瘵鬼毒，消皮肤风热毒肿。杀腹脏虫，破癥瘕积。治中恶，祛鬼魅百邪；落胎孕，破新陈留血。《本草元命苞》卷六。主治九种心疼。〇鬼邪蛊疰，皮肤风肿，肚腹诸虫，癥瘕血块，妇女崩中带下，消肿破积，下乳汁，通月经。《药性粗评》卷三。任煎汤液，专治女科。能堕妊娠，善疗血气。遣邪祟，杀蛊毒，破癥结，通月经。腹满汗出立瘥，崩中下漏即止。消皮肤风肿，去腹脏白虫。产后血绞肚痛殊功，恶疰卒暴心痛捷效。《本草蒙筌》卷三。

【发明】《药性要略大全》卷七：七潭云：此药甚微。既云破血行胎，又云止血、疗崩漏带

下，去风解毒，杀邪驱痛，安有如是之功？此条难以尽信明矣！姑存之以俟知者。《**本草述**》卷

二四：鬼羽箭如《本经》所治，似专功于女子之血分矣。又如苏颂所述古方，更似专功于恶疰，

及中恶气之毒以病于血者也。第方书治女子经闭，有牡丹散中入此味，而治男子胀满，有见晛丸

亦用此味，即苏颂所述古方之治，犹未言专治女子也。大抵其功精专于血分，

如女子固以血为主，较取效于男子者，更为切中耳。苏颂谓疗妇人血气大效，

非无据也。

【**附方**】《**药性粗评**》卷三：无乳汁。鬼箭煎汤服之，日三，或烧为

灰，以方寸匕，水调服之亦可。卒心疼。煎鬼箭汤服之。

图 31-45-1 南蛇藤

《图考》

南蛇藤《植物名实图考》

【**集解**】《**植物名实图考**》卷一九：南蛇藤生长沙山中。黑茎长韧，

参差生叶；叶如南藤，面浓绿背青白，光润有齿；根茎一色，根圆长，微似

蛇，故名。

【**主治**】治无名肿毒，行血气。《**植物名实图考**》卷一九。

荚蒾《唐本草》

【**释名**】孩儿拳头、弄先《**救荒本草**》。

【**集解**】《**救荒本草**》卷下之前：孩儿拳头，《本草》名荚蒾。一名击蒾，一名弄先。旧不

着所出州土，但云所在山谷多有之。今辉县太行山山野中亦有。其木作小树，叶似木槿而薄，又

似杏叶颇大，亦薄涩，枝叶间开黄花，结子似溲疏，两两切并，四四相对，数对共为一攒，生则青，

熟则赤色。○盖檀、榆之类也。其皮堪为索。《**植物名实图考**》卷三五：荚蒾《唐本草》始著录。

陈藏器云：皮可为索。《救荒本草》谓之孩儿拳头。子红熟可食；又煮枝汁少加米为粥，甚美。《**本**

草纲目拾遗》卷八：《广志》：状圆而细，色赤如软枣，其味初苦后甘，可食。

枝叶

【**气味**】味甘、苦，性平，无毒。《**救荒本草**》卷下之前。

【**主治**】主小儿杀蛔虫有效，消谷食下气尤良。疗六畜疮中蛆。《**太乙仙制本**

草药性大全·仙制药性》卷三。主益五脏，悦泽人面，去头面诸风。《**本草纲目拾遗**》卷八。

【**附方**】《**太乙仙制本草药性大全·仙制药性**》卷三：六畜疮中用之。细剉，煮汁作粥

灌之，蛆立出皮。○治小儿疳虫。用树枝煮汁作粥甚美，以饲小儿杀虫。

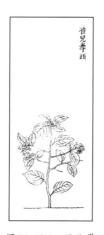

图 31-46-1 孩儿拳
头《救荒》

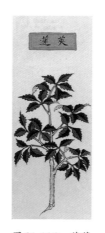

图 31-46-2 葵莲
《品汇》

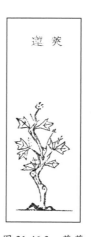

图 31-46-3 葵莲
《太乙》

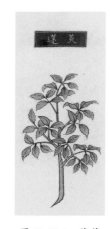

图 31-46-4 葵莲
《雷公》

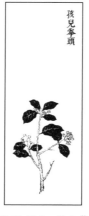

图 31-46-5 孩儿拳
头《博录》

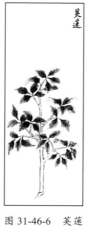

图 31-46-6 葵莲
《草木状》

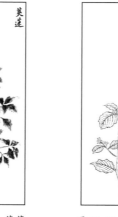

图 31-46-7 击莲子
《草木典》

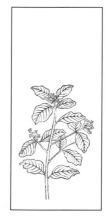

图 31-46-8 葵莲
《图考》

子

【气味】其味初苦后甘。○平，无毒。姚氏《食物本草》卷九。

【主治】主益五脏，悦泽人面，去头面诸风。姚氏《食物本草》卷九。

【附方】姚氏《食物本草》卷九：治产后痢疾不止。用系弥子一合,酒、水各一盏,煎八分,
空心服,极效。

破布叶《生草药性备要》

【释名】布渣《生草药性备要》。

【气味】味酸，性平，无毒。《生草药性备要》卷上。

【主治】解一切蛊胀，清黄气，清热毒。作茶饮，去食积。《生草药性备要》卷上。

【发明】《本草纲目拾遗》卷六：破布叶，《广东通志》：从肇庆新桥而上，人烟寥落，山路多歧，乃三县交界之区。舟人及此险地，即燃梦香，客皆醋卧昏迷，遂被启镭，易赀财以砾块，封识宛然，若枕间置水一盂，则迷药皆涣散矣。又有药名破布叶，可解。行者歌曰：身无破布叶，莫上梦香船。按《广志》注：梦香船中，以胡蔓草合香焚之，人即迷闷。解梦香毒，能醒迷。《肇庆志》：破布叶出阳江阳春恩平，状如掌而绿，岭南舟人多用香烟及毒水迷闷过客，以此草煎汤服之，立解。

椴树《救荒本草》

【释名】锻树皮《本草纲目拾遗》。

【集解】《救荒本草》卷下之前：椴树生辉县太行山山谷间。树甚高大，其木细腻，可为卓器；枝叉对生，叶似木槿叶，而长大微薄，色颇淡绿，皆作五色桠音鸦叉，边有锯齿，开黄花，结子如豆粒大，色青白。叶味苦。救饥：采嫩叶煤熟，水浸去苦味，淘洗净，油盐调食。《本草纲目拾遗》卷六：锻树皮，《本草补》：泰西有锻树，吕宋亦有之，其色红，状如杜仲。初因人取树皮包切肉数脔，抵家合成一片，始知其皮能合肉接骨也，因名曰

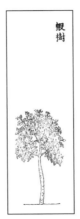

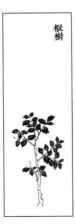

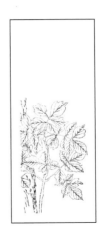

图 31-48-1　椴树　　图 31-48-2　椴树　　图 31-48-3　椴树
《救荒》　　　　　《博录》　　　　　《图考》

锻树。《本草》人参条下所载椵木音贾，而此锻音断，不同，或系二种，当与有识者辨之。○椴叶与乌血柏相似，而大如团扇，有巨齿，初生时可裹饼饵蒸食，霜后鲜赤若丹枫，照耀岩谷，其皮柔韧如麻皮，乌喇之人采以治绳，作鱼网，入水不濡，又可为鸟枪火绳，中国所无也。《植物名实图考》卷三四：《尔雅正义》椵，柂。注：白椵也。树似白杨。正义：椵，一名柂。《檀弓》云：柂，棺一。郑注云：所谓椑棺也。凡棺因能湿之物。又云：椑，谓柂棺椑坚着之言也。郑君所见《尔雅》本柂作杝，注：白椵。至白杨，《正义》《玉篇》云：椵木似白杨。《释文》引《字林》云：木似白杨，一名柂，今白杨木高大，叶圆似梨，面青而背白，肌细性坚，用为梁栱，久而不挠，椵木与白杨相似也。按椵木质白而少文，微似杨木，风雨燥湿不易其性。北方以作门扇板壁，其树枝叶不似白杨。《说文解字注》：椵，椵木。可作床几。床，错本作伏，疑误。《释木》曰：櫼，椵。《本草》

陶隐居说人参曰：高丽人作《人参赞》曰：三桠五叶，背阳向阴，欲来求我，椵树相寻。椵树叶似桐甚大，阴广。《图经》亦言：人参春生苗，多于深山背阴，近椵漆下润湿处，是则椵为大木，故材可床几。郭云：子大如茈者，未知是不也？从木，段声。

皮

【主治】治折伤胎疝，一切损伤，肉破骨断。取皮捣碎，煎酒服，又以渣敷患处，完好如初。《本草纲目拾遗》卷六。

【附方】《本草纲目拾遗》卷六：幼儿患疝。由于胎中得者，此因皮开裂，肠入肾囊，疼痛难忍，亦能戕命。○但非幼童之年，则不可治。方用椵树皮，或捣烂，或削片，以油润湿黏布上，贴患处，外以布牢系腰间，或半年三个月，方愈。

叶

【气味】味苦。《救荒本草》卷下之前。

【主治】救饥，采嫩叶煠熟，水浸去苦味，淘洗净，油盐调食。《救荒本草》卷下之前。

山矾 《本草纲目》

【释名】椗花《植物名实图考》、山白桂《草木便方》。

【集解】《本草品汇精要续集》卷一〇：李时珍曰：芸，盛多也。老子曰：方物芸芸是也。此物山野丛生最多，而花繁香馥，故名。按周必大云：柘，音郑。出《南史》。荆俗讹柘为郑，呼为郑矾。而江南又讹郑为场也。黄庭坚云：江南野中椗花极多，野人采叶烧灰，以染紫为黝，不借矾而成。予因以易其名为山矾。○山矾，生江淮、湖蜀野中。○树之大者，茎高丈许。其叶似栀子叶，生不对节，光泽坚强，略有齿，凌冬不凋。三月开花，繁白如雪，六出黄蕊，甚芬香，结子大如椒。其叶味涩。人取以染黄及收豆腐，或杂入茗中。《植物名实图考》卷二六：春桂即山矾。本名椗花。黄山谷以其叶可染，不假矾而成色，故更名山矾。或以为场花，殊误。宋人已辨之。

【气味】味酸、涩，微甘。○无毒。《本草品汇精要续集》卷一〇。

【主治】主久痢，止渴，杀蚕蠱。用三十片，同老姜三片，浸水蒸热，洗烂弦风眼。《本草纲目》。《本草品汇精要续集》卷一〇。

【发明】《草木便方》卷二：山白桂叶酸涩甘，久痢止渴同姜煎。烂弦风眼浸水洗，能杀蠱虫蚤万千。

棩木 《本草拾遗》

【集解】《证类本草》卷一三：〔《本草拾遗》〕树如石榴，叶细，高丈余。四月开花，白如雪。生江东、林箐间。

【气味】味苦，平，无毒。〔《本草拾遗》〕。《证类本草》卷一三。

【主治】破产后血，煮服之。叶捣辟封蛇咬，亦洗疮癣。〔《本草拾遗》〕。《证类本草》卷一三。

钉地黄 《植物名实图考》

【集解】《植物名实图考》卷一〇：钉地黄生长沙岳麓。一名贡檀兜，一名降痰王。黑茎小树，叶似女贞叶而不光泽；春开五瓣小白花，白须茸茸，繁密如雪；根长二尺余，赭黄坚劲。

【主治】俚医以治痰火、清毒。《植物名实图考》卷一〇。

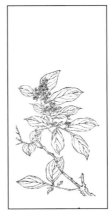 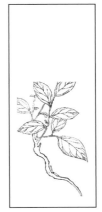

图 31-51-1　钉地黄 《图考》-1　　图 31-51-2　钉地黄 《图考》-2

米仔花 《生草药性备要》

【主治】理跌打损伤，又能续骨。《生草药性备要》卷下。

南烛 《开宝本草》

【释名】千年健、乌饭果《滇南本草图说》。

《宝庆本草折衷》卷一四：一名南天烛，一名南烛草木，一名乌草，一名黑饭草，一名牛筋，一名猴药，一名猴菝，一名染菝，一名男续，一名后卓，一名惟那木，一名草木之王。色赤者名文仙。

【集解】《梦溪笔谈·药议》卷二六：南烛《草木记》传《本草》所说多端，今少有识者，为其作青精饭，色黑，乃误用乌桕为之，全非也。此木类也，又似草类，故为之南草木。今人谓之南天烛者是也，南人多植于庭槛之间，茎如朔藋，有节，高三四尺，庐山有盈丈者，叶微似楝而小，至秋则实赤如丹，南方至多。《通志·昆虫草木略》卷七六：南烛曰乌草，曰猴药，曰男续，曰后草，曰维那木，曰黑饭草，以其可染黑饭也。道家谓之青精饭。亦曰牛筋，言食其饭则健如牛筋也。吴越名猴菝，又名染菝，亦名文烛。经冬不凋，春夏采枝茎，秋冬采根。此木类而丛生，高三五

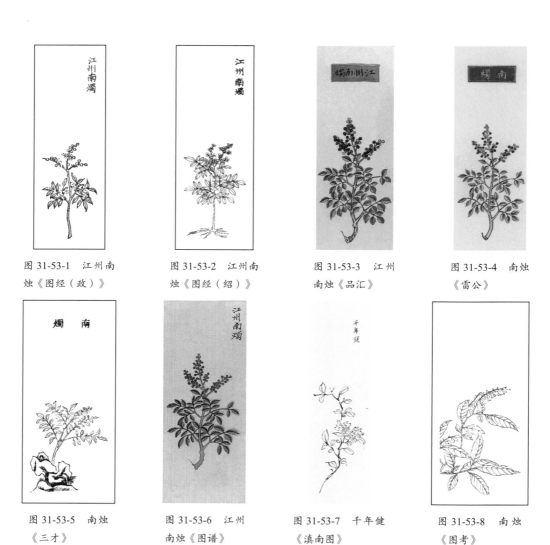

图 31-53-1　江州南
烛《图经（政）》

图 31-53-2　江州南
烛《图经（绍）》

图 31-53-3　江州
南烛《品汇》

图 31-53-4　南烛
《雷公》

图 31-53-5　南烛
《三才》

图 31-53-6　江州
南烛《图谱》

图 31-53-7　千年健
《滇南图》

图 31-53-8　南烛
《图考》

尺，亦似草，故号为南烛。《宝庆本草折衷》卷一四：生江东即江左高山，及嵩高、少室、吴越、
江州，及庭除植之。○不拘时采枝叶。○续附：别种南烛，俗号乌饭木叶，生新安山谷及诸处有之。三、
四月采嫩叶。《本草发明》卷四：江右江东最多。初生本矮，四五年仅与菘菜相似，三十年方成木株，
叶类茶，圆厚。实若茱萸。《植物名实图考》卷三五：南烛《开宝本草》始著录。道家以叶染米为青饭。
陶隐居《登真隐诀》已载之。开花如米粒，历历下垂。湖南谓之饱饭花。四月八日，俚俗寺庙染饭
馈问，其风犹古。《梦溪笔谈》误以为南天竹，且谓人少识者，殊欠访询。《医林纂要探源》卷二：
叶似茶而稍短，软嫩新枝则色黄赤，而味甘酸，微咸，秋后结子成穗，初时色紫赤，经霜则黑，圆
而少扁，大如大豆，顶有脐，如有细孔，中无核而沙细者即其核，甘美可食。

枝叶

【气味】味苦、甘，性平，无毒。《药性粗评》卷三。味涩，气凉，入心、脾、

肾三经。《本草汇笺》卷五。性温。《医方药性·草药便览》。性温，味酸。《滇南本草图说》卷五。

【主治】治大人一切风疾，多采煎汤。疗小儿误吞铜钱，单用烧末。悦颜色，耐老，坚筋骨，健行，久服身轻不饥，多服发白变黑。《太乙仙制本草药性大全·仙制药性》卷三。入肾补髓。《医方药性·草药便览》。主治寒湿伤筋，此药能舒筋活络。筋挛，痰火脚痛，酒为使，神效。《滇南本草图说》卷五。

【发明】《宝庆本草折衷》卷一四：经注述此种南烛，缙云已刊订入选矣。按《新安志》又有别种南烛，苗叶丛密，春晚红赤，照耀山谷，此时是处竞捣嫩叶，和水渍米，蒸压乌饭，甘暖宜人。妊妇小儿，百无所忌。非亭馆所栽南天竹也。旧尝着音迅饭之法，世所罕用，惟乌饭每供时食之需，因引《新安志》说，证诸土俗，辨而附之。《本草经疏》卷一四：南烛禀春生之气以生，本经言其味苦气平，性无毒。然尝其味，亦多带微涩。其气平者，平即凉也。入心脾肾三经之药。《十剂》云：涩可去脱。非其味带涩，则不能止泄；非其气本凉，则不能变白。发者，血之余也；颜色者，血之华也。血热则鬓发早白，而颜枯槁，脾弱则困倦嗜卧而气力不长，肾虚则筋骨软弱而行步不前。入心凉血，入脾益气，入肾添精，其云轻身长年，令人不饥者，非虚语矣。凡变白之药，多是气味苦寒，有妨脾胃，惟南烛气味和平，兼能益脾，为修真家所须。《本草汇笺》卷五：心主血，发者，血之余。颜色者，血之华。血热则鬓发早白，颜色枯槁。脾弱则嗜卧困倦，气力不长。肾弱则筋骨软弱，行步不前。盖凡变白之药，多是气味苦寒，有妨脾胃，惟南烛气味和平，兼能益脾滋肾，为修真家要药。《本草新编》卷四：南烛：即乌米饭树也。味苦，气平，无毒。入肾。治一切风痰，悦颜色耐老，坚筋骨健行，久服，身轻不饥。多服，发白变黑。此物名草木之王，专益精而变白，老人最宜服之。味虽苦而不寒，气甚平，而有益，乃续命之津、延龄之液也。世人不知用之，殊可惜。春间采嫩叶约二十斤，用蒸笼在饭锅蒸之，虽经铁器无妨。否则，必须砂锅内蒸熟，晒干为末。饭锅不能蒸，可用米煮粥上蒸之亦妙。不蒸熟而阴干者，无用。大约一斤南烛叶末，加入桑叶一斤、熟地二斤、山茱萸一斤、白果一斤、花椒三两、白术二斤，为末，蜜为丸，白滚水送下一两，每日于早晨服之。不特变白甚速，而且助阳补阴，延年益算。鄙意加入人参二两，尤神之神也。倘命门寒者，加入巴戟天一斤，殊妙。

子

【气味】甘，咸，温。《医林纂要探源》卷二。其味甘而酸，入肾、肝二经。《本草新编》卷四。

【主治】补肾，暖命门，泻邪水，滋血。能治腰痛，强筋骨。《医林纂要探源》卷二。怔忡，睡卧不宁者，采子煎服，立瘥。《滇南本草图说》卷五。添精益髓，舒筋明目，久服延年。《本草新编》卷四。

【发明】《要药分剂》卷九：《纲目》于南烛枝叶，载有止泄、除睡、变白三条，于子载有固精、驻颜二条。其强筋益力，子与枝叶相同。此殆互文，非若他药之主治，或子或枝或叶，有绝不相同者也。余尝以南烛子治久痢久泻辄效，以治饭后磕睡亦效，可知止泄除睡，不独枝叶为然也。又尝以子治痢血日久症亦效，此并本草所未及者。曾制一方，用南烛子为君，制首乌为臣，谷芽生焦各半为佐，其使药则随症加用，如久痢加黄连、木香、诃子，久泻加山药、建莲，除睡加益智、远志，痢血加黄连、槐花、当归、地榆，真是如响斯应。

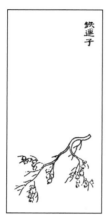

图 31-54-1　铁连子《滇南》

【附方】《本草新编》卷四：生精圣方。用南烛子生者二斤，捣烂，入白果去壳四两，同捣，入山药末一斤、茯苓四两、芡实半斤，同捣为饼，火焙干，为末。入枸杞子一斤、熟地一斤、山茱萸一斤、桑叶末一斤，嫩叶为妙，巨胜子半斤，共为末，蜜为丸。每日早晨，老酒送下五钱，一月白须变黑矣，且能颜色如童子。

铁连子《校补滇南本草》

【集解】《校补滇南本草》卷上：此草似乌饭果，软枝，无叶。

【气味】味甘、酸，无毒。《校补滇南本草》卷上。

【主治】主治一切酒毒成疾，治中膈存痰，胸中痞块，食积，周身疼痛，吐酸冷水，或因酒色成痨，发者肾气崩疼，服数剂即愈。《校补滇南本草》卷上。

土千年健《滇南本草》

【释名】乌饭果、米饭果、千年矮《滇南本草》。

【气味】性温，味酸。《滇南本草》卷下。

【主治】治寒湿伤筋，舒筋活络，筋挛骨痛，痰火痿软，半身不遂，手足顽麻。《滇南本草》卷下。

【附方】《滇南本草》卷下：药酒方。千年健、钻地风、石南藤、牛膝、秦归、木瓜，烧酒泡服。

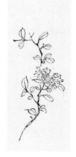

图 31-55-1　千年健《滇南图》

透骨草《滇南本草》

【释名】搜山虎《草药图经》、血贯肠《草木便方》。

子

【气味】味辛、辣，性温，有小毒。《滇南本草》卷下。

【主治】治痰火筋骨疼痛，泡酒用之良。《滇南本草》卷下。

根梗

【主治】洗风寒湿痹，筋骨疼，暖筋透骨。《滇南本草》卷下。治跌打损伤内伤。《草药图经》。肠风下血崩淋妙，瘀血停积劳伤灭。《草木便方》卷一。

【发明】《草药图经》：搜山虎，春日发黄花，青叶。能治跌打损伤内伤要药。重者一钱半，轻者一钱，不可多用。霜后叶落，但存枯根。

五加《本经》

【释名】刺楸《续医说》。

【集解】《宝庆本草折衷》卷一二五：加皮，一名豺漆，一名豺节，一名木骨，一名追风使，一名刺通。○《炮炙论》云：一名五花皮。生汉中及冤句、东间、江淮、湖南、蕲、衡州，无为军，今处处有之。○七月采根，去心阴干。《续医说》卷一○：其树身干皆有刺，叶如楸，俗呼为刺楸。在在有之。《本草原始》卷四：今市卖一种，曰南五加皮，色白，仿佛白鲜，柔韧而无味，殊为乖失。五加皮，五叶者良。根黄色，类地骨皮，轻脆芬香者为真。《本草乘雅半偈》帙一一：五加生汉中及冤句、江淮、湖南州郡，汴京、北地皆有之。宿根再发，春苗丛生。茎类藤葛，高六七尺或丈余，枝茎交加，间有刺，因名白刺。每叶五枚或三枚，五枚者佳，三枚者亦可用。若三相参，五相伍，三五相参而变化生，故四枚者不堪用。叶类蔷薇，边有锯齿。四月花白子青，六月子转黑，得霜则红紫相间，文彩陆离，因名文章草。十月采根，皮黄黑，肉白色，内骨坚劲，因名本骨。南地者根类枸杞木皮，阔浓轻脆，芬芳袭人，入药造酒最良。盖木命在皮，草荄而言皮者，五加专精之在根皮也。北地者类秦木、蘖木，树皮平直如板，其色白，无气味，疗风痛，余无所用。王君云：五加者，五车星〔之〕精也。盖水应五湖，人应五德，位应五方，物应五车。故青精入茎，则有东方之液；白气入节，则有西方之津；赤气入华，则有南方之光；玄精入根，则有北方之粘；黄烟入皮，则有戊己之灵。五神镇生，相转育成。饵之者真仙，服之者反婴。因名金铅金液、神丹，副名也。铅讹盐谬矣。《植物名实图考》卷三三：五加皮《本经》上品。《仙经》谓之金盐。江西种以为篱，其叶作蔬，俗呼五加蕻。京师烧酒亦有五加之名，殆染色为之。

根皮

【修治】《本草述》卷二四：剥去皮骨，阴干，酒洗，通行周身。或姜汁制。

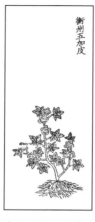

图 31-57-1 衡州五
加皮《图经（政）》

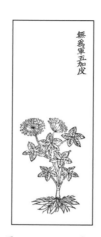

图 31-57-2 无为军
五加皮《图经（政）》

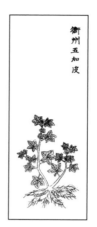

图 31-57-3 衡州五
加皮《图经（绍）》

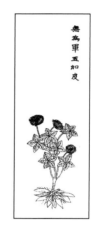

图 31-57-4 无为军
五加皮《图经（绍）》

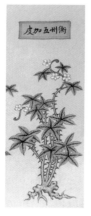

图 31-57-5 衡州五
加皮《品汇》

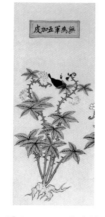

图 31-57-6 无为军
五加皮《品汇》

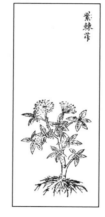

图 31-57-7 紫棘芽
《茹草》

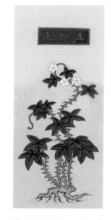

图 31-57-8 五加皮
《雷公》

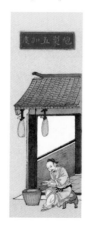

图 31-57-9 炮制
五加皮《雷公》

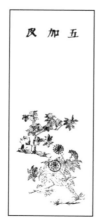

图 31-57-10 五
加皮《三才》

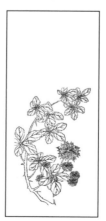

图 31-57-11 五加皮
《图考》

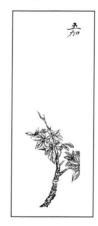

图 31-57-12 五加
《图说》

【气味】味辛、苦，温，微寒，无毒。《图经本草药性总论》卷下。味辛、苦，温，无毒。《宝庆本草折衷》卷一二。

【主治】疗躄，小儿不能行；治疝，大人脐腹痛。男子阴痿，囊下湿，小便余沥；女人阴痒，腰脊痛，两脚难伸。主中风湿痹，骨节拘挛；破留血贼风，四肢不遂。坚筋骨，益精补中；强意志，轻身不老。《本草元命苞》卷六。治腰膝酸疼，疝气，筋拘挛，小儿脚软。《滇南本草》卷中。主治风寒湿痹，五痨七伤，丈夫阴痿，小儿脚弱，补中益精，坚筋骨，强志意，利腰膝，久服轻身耐老。《药性粗评》卷三。除风湿，行血脉，壮筋骨，明目下气。治骨节四肢拘挛，两脚痹痛，风弱五缓，阴痿囊湿，疝气腹痛，小便遗沥，女人阴痒。《景岳全书》卷四九。

【发明】**《本草发明》**卷四：五加之名甚大，盖天有五车之星精，入五方，五神镇生，相转育成，服一年童颜，三年作仙。昔人云：宁得一把五加，不用金玉满车。宁得一斤地榆，不用明月宝珠。非长生之药乎？今五加树，本是白楸，叶如蒲叶，叶三花是雄，五花是雌，雌者良。取皮用。生汉中。但今市卖恐无真者，吴中削野椿皮为五加，柔韧无味，不堪。江淮间所生乃真，类地骨皮，轻脱芬香是也。远志为之使。畏蛇皮、玄参。**《本草原始》**卷四：昔鲁定公母单服五加酒，以致不死。临隐去，佯托死，时人自莫之悟耳。张子声、杨建始、王叔才、于世彦，皆服此酒而房室不绝，得寿三百年，有子二十人，世世有得服五加酒散而获延年不死者，不可胜计。或又为散以代汤茶而饵之，验亦然也。王君谓五加云：盖天有五车之星精也。金应五湖，人应五德，位应五方，物应五车。故青精入茎，则有东方之液；白气入节，则有西方之津；赤气入华，则有南方之光；玄精入根，则有北方之；黄烟入皮，则有戊己之灵。五神镇生，相转育成，用之者真仙，服之者反婴也。**《本草汇言》**卷一〇：活血祛风，舒筋定疝，甄权省四肢痹痿之药也。方吉时稿故大氏方主四肢拘挛，腰脊疼痛，或痹风脚气，肿痛难履；或小腹疝气，睾丸挺胀；或男子阴痿囊湿，小便余沥；或女人血室不调，瘀留胀痛。盖此药辛香温散，专疏厥阴，凡下部一切风寒湿热，结聚不散，如阴痒、阴疽、阴肿、阴痛、阴脂、阴挺，有关肝肾二经，湿滞血伤诸病，咸宜用之。如下部无风寒湿邪，而有火者，不宜用。肝肾阴虚，血少火炽者，亦须忌之。**《本草汇笺》**卷五：五加以一枝五叶交加，故名。五加，亦名文章草。在天为五车星之精，在地得火金之味，入肝、肾二经。有追风逐湿之能，酿酒作剂治风痹，四肢挛急。王纶云：风病饮酒能生痰火，惟五加浸酒，乃为无弊。凡小儿脚软，男子阴痿，服之能益精髓而坚筋骨。盖肝肾居下而主筋骨，风寒湿之邪，二经先受。五加辛能散风，温能除寒，苦能燥湿，以泻为补，故诸症自瘳。七月采茎，十月采根，剥皮阴干。叶作蔬食，亦去皮肤风热。今人取初生嫩叶，泡炙，以作佐酒代茶之供，亦混称五加皮。

《本草述》卷二四：五加皮谓其治风湿痿痹。痿者，即指《本经》所言躄，《别录》所言两脚疼痹风弱，甄权所言软脚是也。所云痹者，即甄权所言恶风血，瘀血，痹湿内不足是也。先哲云：湿伤肾，肾不能养肝，肝自生风，遂成风湿。又曰：风湿客于肾经，血脉凝滞，腰背肿疼，不能转侧，下注脚膝，重痛少力，行履艰难。统此绎之，则五加所治者，其本病于痹湿，内不足而血脉凝滞，所谓瘀血者，近是在《内经》所云痹也。其标证因于不能养肝，有恶风血湿伤筋，不能束骨，所谓足躄，两脚疼痹，风弱或软脚是矣。○一切所见之证皆见于风木，故以风冠湿。然实本于水脏，故言风又即不能离湿也。盲医辄以五加皮为驱风之味，亦梦梦矣。**《本草汇》卷一六**：五加皮为五车星之精，故服食家夸之不已，《仙经》赞其返老还童，虽誉词多溢，然造酒久服，卓有奇功，乃搜风化湿，强筋壮骨，益血化痰之剂也。今之阴痿脊疼，腰痛脚软，及拘挛疝气，痛痹诸症，皆属肾肝二经之病。肾得其养，则妄水去而骨壮。肝得其养，则邪风去而筋强。《经》云：伤于湿者，下先受之。又云：地之湿气，感则害人皮肉筋脉。肝肾居下，而主筋骨，故风寒湿之邪，多自二经先受。若下部无风寒湿邪而有火，及肾肝虚而有火者，均不宜用。得牛膝、木瓜、黄檗、麦冬、生地、薏苡仁、石斛、虎胫骨、山药，治湿热痿痹，腰以下不能动。同续断、杜仲、牛膝、山萸、巴戟天、破故纸，治肾虚，寒湿客之作腰痛。**《本草思辨录》卷四**：五加皮茎柔皮脆，用在于根，宜下焦风湿之缓证。若风湿搏于肌表，则非其所司。古方多浸酒酿酒，及酒调末服之，以行药势。心疝少腹有形为寒，肺热生痿躄为热，《本经》并主之。刘潜江云：肾肝气虚，故病于湿。湿者阴之淫气也，阴淫则阳不化而为风；风者阳之淫气也，阳淫则阴愈不化而更病于湿。至病湿，固已阴锢阳、阳蚀阴而成湿热矣。按此论甚精。五加皮辛苦而温，惟善化湿耳。化其阴淫之湿，即驱其阳淫之风。风去则热已，湿去则寒除。即《别录》之疗囊湿、阴痒、小便余沥、腰脚痛痹、风弱、五缓，皆可以是揆之。邹氏以《本经》之益气，《别录》之坚筋骨强志意，为身半以上事。实则肾肝受治之益，不必析之为两事也。

【附方】**《药性粗评》卷三**：驱病延年。凡患前项所开病证及欲延年不老者，以五加根茎洗净，煮水量多少以酿酒，随意温饮之，四季不绝，其效无比。又有作丸法，五加皮一斤，清水洗净，用米泔水浸一宿，次日晒干，又用好酒浸一宿，次日晒干，又用淡醋浸一宿，次日晒干，又用童子小便浸一宿，次日却阴干不晒，待干，杵为细末，不犯铁器，以荞麦面作糊，丸如梧桐子大，每日空心温酒送下五七十丸，一日三次，久久其效无比。

《本草汇言》卷一〇：治湿热痿痹，腰以下不能行动者。用五加皮、牛膝、木瓜、黄柏、麦门冬、生地黄、薏苡仁、虎胫骨、石斛、山药，各等分。○治肾虚，寒湿客之，作腰痛者。用五加皮、川续断、山茱萸、巴戟天、补骨脂、牛膝、杜仲、肉桂，各等分。○治风寒湿痹及脚气肿痛。用五加皮、白鲜皮、石菖蒲、薏苡仁、白蒺藜、川羌独活、白术、苍术、萆薢、牛膝、木瓜，各等分。○治小腹寒疝，睾丸挺胀。用五加皮、小茴香、胡卢巴、白术、青皮、肉桂、荔枝核、当归、乌药，各等分。○治男子阴痿，小便余沥，囊湿作痒，或溃烂者。用五加皮、益智子、赤石脂、车前子、小茴香、茯苓、巴戟天，各等分。○治妇人血室不调，瘀留胀痛。用五加皮、当归、川芎、玄胡索、白芍药、红花、牡丹皮、桃仁泥，各等分。○治下部湿疮久不愈，兼治周身脓窠疮。用五加皮、薏苡仁、金银花、石菖蒲、胡麻子、土茯苓、连翘、苍术、黄柏、黄耆、木瓜，各等分。以上数方各等分者，临证置方，或煎汁，或作丸，或早服、晚服，随病取法也。○治妇女阴中一切诸病，或疮、疽、肿、痛、痒、胀、脂、挺八种。只用五加皮一味，煎汁饮，并熏之洗之。以上八方俱出缪氏方。○治小儿三岁不能行。用五加皮五钱，牛膝、木瓜、白术各三钱，共为末，每服五分，米汤调，入酒二三滴和服。《全幼心鉴》。

花叶

【主治】叶治皮肤风，可作蔬菜食。花疗眼臁，又酒调服。《本草元命苞》卷六。

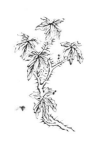

图 31-58-1　五抓刺
《滇南图》

五爪刺《滇南本草图说》

【集解】《滇南本草图说》卷三：五爪刺硬枝，枝上生叶，叶五爪，绿红色。

【主治】伤寒不问阴症似阳、阳症似阴，传经不传经，服之即愈。《滇南本草图说》卷三。

三嘉奇《医方药性》

【气味】性凉。《医方药性·草药便览》。

【主治】解诸风邪，治痢症痛，调血。《医方药性·草药便览》。

白簕《生草药性备要》

【气味】味苦、辛，性微寒。《生草药性备要》卷上。

【主治】梗洗癞。根同蟛蜞菊捣烂，敷疮、洗烂脚亦效。《生草药性备要》卷上。

楤木《本草拾遗》

【释名】鹊不踏姚氏《食物本草》。

【集解】姚氏《食物本草·救荒野谱补遗》：生江南山谷，高丈余，直上无枝。茎有刺，故谓之鹊不踏。山人取嫩头救荒。《植物名实图考》卷三五：楤木，《本草拾遗》始著录。生江南山谷，直上无枝，茎上有刺。山人折取头食之，谓之吻头。

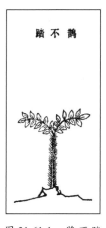

图 31-61-1　鹊不踏
《野谱补》

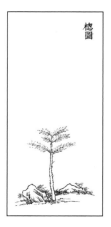

图 31-61-2　楤
《草木典》

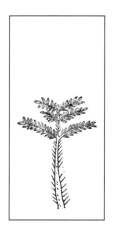

图 31-61-3　楤木
《图考》

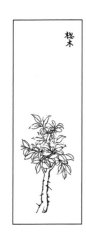

图 31-61-4　楤木
《图说》

【气味】味辛，平，有小毒。姚氏《食物本草》卷二〇。

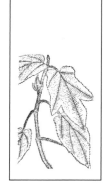

图 31-62-1　丫枫
小树《图考》

【主治】主水癥。取根白皮煮汁服之，一盏，当下水，如病已困，取根捣碎，坐其取气，水自下。又能烂人牙齿，齿有虫者，取片子许大内孔中，当自烂落。○亦治冷气。〔本草拾遗〕。《证类本草》卷一四。主治水癥、虫牙。《植物名实图考》卷三五。

丫枫小树《植物名实图考》

【集解】《植物名实图考》卷三八：丫枫小树江西处处有之。绿茎有节，密刺如毛，色如虎不挨；长叶微似梧桐叶，或有三叉，横纹糙涩。《进贤县志》作枫。

【主治】俚医以治疯气，去红肿。《植物名实图考》卷三八。

八角金盘《本草从新》

【集解】《本草从新》卷三：植高二三尺，叶如臭梧桐而八角，秋开白花细簇。取近根皮用。

【气味】苦，辛，温，毒烈。《本草从新》卷三。

【主治】治麻痹风毒，打扑瘀血停积。其气猛悍，能开通壅塞，痛淋立止，虚人慎之。《本草从新》卷三。祛瘀开结，治痛麻顽痹。取根皮用。《药性切用》卷五。

刺楸《救荒本草》

【释名】鸟不宿、老虎草、昏树晚娘棒、石米刺《本草纲目拾遗》。

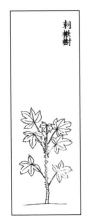

图 31-64-1　刺楸树
《救荒》

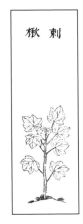

图 31-64-2　刺楸
《三才》

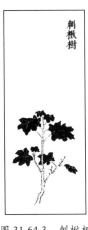

图 31-64-3　刺楸树
《博录》

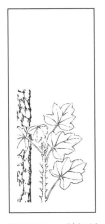

图 31-64-4　刺楸树
《图考》

【集解】《救荒本草》卷下之前：刺楸树生密县山谷中。其树高大，皮色苍白，上有黄白斑点，枝梗间多有大刺，叶似楸叶而薄，味甘。《本草纲目拾遗》卷六：梗赤，长三四尺，本有刺，开黄花成穗。○《纲目》有楤木，名鹊不踏，与此别。其叶如杏叶，而枝梗有刺，鸟不可宿，故名，又名石米刺。

茎叶根

【气味】性热。《本草纲目拾遗》卷六。

【主治】追风定痛，有透骨之妙。治风毒流注风痹，跌打劳怯，合保生丸，治虚劳如神，下胎催生。《本草纲目拾遗》卷六。

【发明】《本草纲目拾遗》卷六：汪连仕《采药书》：鸟不宿又名鸟不踏，又名刺根，白皮，性温，行血追风。治紫云风、大麻风，筋骨疼痛。《济世良方》：妇人将产时，以鸟不宿茎叶剉碎一大把，加甘草一钱，酒、水各半，煎一大钟服之，易产，且产后无病。

【附方】《本草纲目拾遗》卷六：跌蹼。鸟不停根皮鲜者一钱，干者七分，加入药中，煎服取汗，极妙。《百草镜》。难产。鸟不宿叶一两，甘草五钱，好酒二碗，煎一碗，或一次、二次服，即产。《家宝方》。

根下虫

【主治】治风毒流注神效。《本草纲目拾遗》卷六。

鸭脚木皮《生草药性备要》

【气味】味涩，性平。《生草药性备要》卷下。

【主治】治酒顶，洗烂脚，敷跌打。十蒸九晒浸酒，祛风。《生草药性备要》卷下。

枸杞《本经》

【释名】《通志·昆虫草木略》卷七六：枸杞曰杞根，曰地骨，曰枸檵，曰地辅，曰羊乳，曰却暑，曰仙人杖，曰西王母，曰枸继，曰苦杞，曰托卢，曰天精，曰却老，曰地仙苗。

【集解】《本草衍义》卷一三：枸杞当用梗皮，地骨当用根皮，枸杞子当用其红实，是一物有三用。其皮寒，根大寒，子微寒，亦三等。此正是孟子所谓：性由杞柳之杞。后人徒劳分别，又为之枸棘，兹强生名耳。凡杞，未有无棘者，虽大至有成架，然亦有棘。但此物小则多刺，大则少刺，还如酸枣及棘，其实皆一也。今人多用其子，直为补肾药，是曾未考究《经》意。当更量其虚实冷热用之。《通志·昆虫草木略》卷七六：《尔雅》云：杞，枸檵。世言有两种，无刺者曰枸杞，有刺者曰枸棘。又云：蓬莱南邱村者，高一二丈，其根盘结甚固，其村之人多寿考。南地生者，名枸棘，有刺，延蔓如草莱。沈括云：陕西极边生者，高丈余，大可作柱，叶长数寸，无刺，根皮似厚朴，甘美异他处。大体出河西诸郡，其次江淮间埂上者，实如樱桃，暴干为饼，膏润有味。《本草元命苞》卷六：生常山平泽，及丘陵阪岸。春生苗，叶如石榴叶，秋结红实，似枣子实，花开红紫而小，茎叶软嫩，堪食。冬采根，春夏采叶，秋采实，拣净阴干。《增订伪药条辨》卷一：枸杞子，陕西潼关长城边出者，肉厚糯润，紫红色，颗粒粗长，味甘者为佳。宁

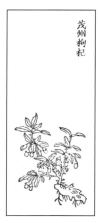

图 31-66-1　茂州枸杞
《图经（政）》

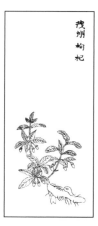

图 31-66-2　茂州枸杞
《图经（绍）》

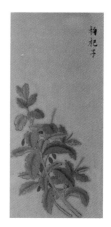

图 31-66-3　枸杞子
《履巉岩》

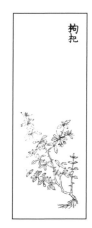

图 31-66-4　枸杞
《救荒》

3598

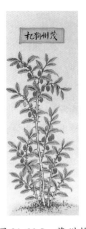

图 31-66-5　茂州枸
杞《品汇》

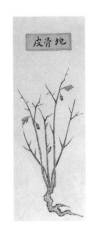

图 31-66-6　地骨皮
《品汇》

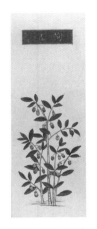

图 31-66-7　枸杞
《食物》

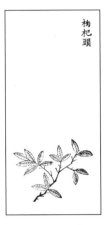

图 31-66-8　枸杞头
《茹草》

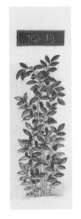

图 31-66-9　枸杞
《雷公》

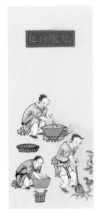

图 31-66-10　炮制枸
杞《雷公》

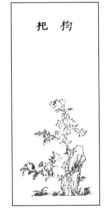

图 31-66-11　枸杞
《三才》

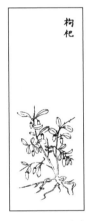

图 31-66-12　枸杞
《原始》

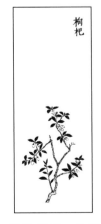

图 31-66-13　枸杞
《博录》

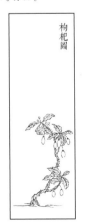

图 31-66-14　枸杞
《草木典》

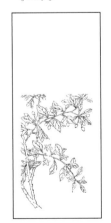

图 31-66-15　枸杞
《图考》

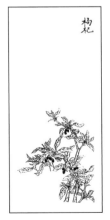

图 31-66-16　枸杞
《图说》

夏产者，颗大色红有蒂，略次。东北关外行之。甘肃镇蕃长城边出者，粒细红圆活，味亦甘，此货过霉天即变黑，甚难久藏，略次。他如闽、浙及各地产者，旧地皆曰土杞子，粒小，味甘淡兼苦，肉薄性微凉，不入补益药，为最次。

枸杞子

【修治】《本草纂要》卷四：然其为剂，必用蜜水润洗。又惟甘州者佳。《药性会元》卷中：用温水微泡，漉出，取肉去核。

【气味】味苦、甘，性寒，无毒。《医经大旨》卷一。味苦、甘，气微寒，无毒。《本草纂要》卷四。

【主治】消面毒，奶酪相恶。主五内邪气，热中消渴。疗周痹风湿，骨节风邪。下胸胁气，客热头痛。补诸内伤，大劳嘘吸。补精不足，坚筋骨，强阴。利大小肠，耐寒暑。却老明目，安神，涤烦止热。《本草元命苞》卷六。明耳目，壮神魂，添精固髓，健骨强筋，善补劳伤，尤止消渴。真阴虚而脐腹疼痛不止者，多用神效。《景岳全书》卷四九。

【发明】《本草纂要》卷四：补中之药也。主治内损不足，精元失守，肾气伤败，骨髓空虚，血亏眼花，翳膜昏塞。又治骨间风痛，肾脏风痒为神药也。是以尝考用治之法：枸杞善能治目，非治目也，但壮精益神，神满精足，故治目为有功也。枸杞又能治风，非治风也，但治风治血，血实风灭，故治风为有验也。《药性解》卷五：枸杞子味苦可以坚肾，性寒可以清肝，五内等症，孰不本于二经。宜其治矣！陶隐居云：去家千里，勿食枸杞。此言其补精强肾也。然惟甘州者有其功，至于土产者味苦，但能利大小肠，清心除热而已。《本草汇言》卷一〇：俗云枸杞善能治目，非治目也，能壮精益神，神满精足，故治目有效。又言治风，非治风也，能补血生营，血足风减，故治风有验也。世俗但知补气必用参、耆，补血必用归、地，补阳必用桂、附，补阴必用知、柏，降火必用芩、连，散湿必用苍、朴，祛风必用羌独、防风。殊不知枸杞感天令至阳之气，而兼地之至阴之气，以生四气全备，五精俱存，能使气可充，血可补，阳可生，阴可长，火可降，风湿可去，有十全之妙用焉。缪氏曰：虽为益阴除热之上药，但质性甘滑而润，如脾胃有寒痰冷癖，时作泄泻者，勿入。如不得已，必须用者，当与苓、术、骨脂诸实肠药同用方稳。《药品化义》卷七：枸杞子属阳中有阴，体润，色紫，气和，味甘，性平云微寒云温皆非，能沉，力补肾，性气薄而味厚，入肾肝二经。枸杞体润滋阴，入肾补血，味甘助阳，入肾补气，故能明目聪耳，添精髓，健筋骨，养血脉，疗虚劳损怯，骨节痛风，腰痛膝肿，大小便少利。凡真阴不足之证，悉宜用之。又因色紫类肝，更能益肝，起男子阴痿，女人血枯。体味浓厚有力，为峻补之神剂。盖人参固气，令精不遗；枸杞滋阴，使火不泄。二品相须而用。甘州枸杞，体润肉圆，核少色紫，味甘者佳。如体枯粒大，色赤黯味淡者，不堪用。南产者味苦，不用。《本草述》卷二四：《本经》

概云枸杞为苦寒，殊有遗议。如濒湖所别，亦可谓格物理矣。第其凌冬不凋，而叶三发，独发于七月者，花即随之，而亦随结实，即非西土亦然，是则兹物为禀金气而涵水，固不分于苗根及实也。特金气之专萃者，尤在实耳。而河以西者，其气味更厚也。《**本草新编**》卷四：或疑枸杞阳衰者，最宜用之，以其能助阳也。然吾独用一味煎汤服之，绝不见阳兴者，何故？恐枸杞乃地骨皮所生，益阴而非益阳也。曰：兴阳亦不同也。阳衰而不至大亏者，服枸杞则阳生。古人云：离家千里，莫服枸杞。正因其久离女色，则其阳不衰，若再服枸杞，必致阳举而不肯痿，故戒之也。否则，何不戒在家之人，而必戒远行之客，其意可知矣。然则吾子服枸杞而阳不兴者，乃阳衰之极也。枸杞力微，安得有效乎。《**本经逢原**》卷三：枸杞子味甘色赤，性温无疑，根味微苦，性必微寒，缘《本经》根子合论无分，以致后人或言子性微寒，根性大寒，或言子性大温，根性苦寒。盖有惑于一，本无寒热两殊之理。夫天之生物不齐，都有丰于此，而涩于彼者。如山茱萸之肉涩精，核滑精。当归之头止血，尾破血。橘实之皮涤痰，膜聚痰，不一而足。即炎帝之尝药，不过详气、味、形、色，安有味甘色赤、形质滋腴之物性寒之理。《**神农本草经读**》卷二：枸杞气寒，禀水气而入肾。味苦无毒，得火味而入心。五内，即五脏。五脏为藏阴之地，热气伤阴即为邪气，邪气伏于中则为热中，热中则津液不足，内不能滋润脏腑而为消渴，外不能灌溉经络而为周痹。热甚则生风，热郁则成湿，种种相因，唯枸杞之苦寒清热可以统主之。久服坚筋骨，轻身不老，耐寒暑三句，则又申言其心肾交补之功，以肾字从坚，补之即所以坚之也。坚则身健而轻，自忘老态，况肾水足可以耐暑，心火宁可以耐寒，洵为饮食之上剂。然苦寒二字，《本经》概根、苗、花、子而言。若单论其子，严冬霜雪之中，红润可爱，是禀少阴水精之气，兼少阴君火之化，为补养心肾之良药，但性缓不可以治大病、急病耳。《**冷庐医话**》卷五：枸杞子，诸家本草有谓其甘平者，有谓其苦寒者，有谓其微寒者，有谓其甘微温者，均未尝抉发其理。惟张石顽《本经逢原》谓味甘色赤，性温无疑。缘《本经》根子合论无分，以致后人或言子性微寒，根性大寒，盖有惑于一本无寒热两殊之理。夫天之生物不齐，往往丰于此而啬于彼，如山茱萸之肉涩精，核滑精，当归之头止血，尾破血，橘实之皮涤痰，膜聚痰，不一而足。即炎帝之尝药，亦不过详气味形色，安有味甘色赤形质滋腴之物性寒之理？其辨别独精胜于诸家。余壮岁服药，每用枸杞子必齿痛，中年后服之甚安。又尝验之肝病有火者，服枸杞子往往增剧，谓非性温之征耶？

【附方】《**药性粗评**》卷一：补虚长肉。甘州枸杞五升，无灰酒二斗，入瓷瓮内，拌搦勿碎，浸七日，漉去子，温饮之，先以三合为始，后任性长饮，以多取效。其子暴干，为细末，调酒服亦可。变白轻身。枸杞子旋摘红熟新者，不计多少，拣净，以瓷瓮入无灰酒盛浸，蜡纸封闭两月后发出，竹器盛之，下以磁盆承滴，又以子旋入沙盆中研烂，却以细布滤出酒汁，去滓不用，取所渍前酒并所滤汁搅匀，入银锅内，慢火，不住手用物长搅，待稀稠得宜，皮成膏了，取下候冷，收入净磁瓶中，封内勿令泄气，此谓之金髓膏。每晨并临卧以温酒调下一二大匙，百日后身轻气壮，使白为黑，久服可以羽化。

《本草汇言》卷一〇：治老幼及少年男妇，血气不足，精神短乏。用枸杞子一斤，酒浸半月，石臼内捣如泥，配当归、白术各四两，茯苓二两，人参一两，俱微炒燥，研为末，和入枸杞膏内，炼蜜少许，捣为丸，梧子大。每早服五钱，白汤下。如脾胃虚寒，多滑泻者，本方加补骨脂三两，木香、肉桂各一两；如肝肾阴虚，多夜热烦渴者，本方加龟胶、生地、知母各三两；如老人肠枯血燥，难大便者，本方加肉苁蓉捣膏，六两。陆象山方。○治筋骨血气虚羸，腰膝乏力。用枸杞子，每早晨干嚼一两，或用温酒吞送亦可。陈氏家抄。○治虚劳苦渴不止。用枸杞子八两、酒拌微炒，地骨皮十两微炒，共研为末，麦门冬去心、熟地黄各四两，酒煮捣膏，和前药共为丸，梧子大。每早晚各服四钱，白汤下。《千金方》。○治痹证属风湿。用枸杞子一斤，真汉防己四两，俱用酒拌炒，真羌独活一两，川牛膝、木瓜各五钱，俱微炒，研为末，炼蜜丸，梧子大。每早服三钱，白汤下。《圣惠方》。○治内损不足，精神失守，以致骨髓空虚，腰脊无力，或血亏眼晕，虚蒙昏涩。用枸杞子一斤，酒拌湿一昼夜，怀熟地八两，酒煮，俱放石臼内捣烂，配茯苓、白术、山药、沙参各二两，人参、北五味子各一两，龟胶、蛤粉炒三两，俱研为末，共捣为丸，如梧子大。每早晚各服四钱，白汤下。李东垣方。○治骨间风病。用枸杞子四两，防风、秦艽、羌活、独活、海桐皮、白术、当归、枸骨刺各二两，桂枝五钱，俱炒燥，虎骨三两，火炙、酒淬，捣碎，共为末，炼蜜丸，梧子大。每早晚服三钱，白汤下。朱心恒手集。○治肾藏风痒，血风皮注，黄水浸淫，腿足疮癣，延蔓不已。用枸杞子四两、白鲜皮、金银花、当归、生地、苍术、红花、真汉防己、木瓜、牛膝各二两，分作十五剂，水煎服。方龙潭。○治眼目昏涩，泪出眵胀，常愈常发。用枸杞子四两，甘菊花二两，密蒙花三两，当归一两，川芎八钱，俱酒拌炒，研为末；用熟羊肝十个，捣烂为丸，如梧子大。每早服五钱，白汤下。《经验方》。○治一切风气、风痹、风痛、风疮、风癣诸证。用枸杞子一斤，天麻、川芎、防风、当归、黄耆、白芍药、海桐皮、胆南星、川羌活、白术各四两，俱酒炒，僵蚕三两醋炒，白附子二两童便拌炒，共研为末，炼蜜丸，梧子大。每早晚各服三钱，白汤下。《经验方》。○治血虚变生一切风证。每日早晚只取枸杞子一两，煎汤饮，并食其渣，服二两全愈。山西车经历传。○治一切痈疽恶毒，溃烂不已，及瘰疬、结核、马刀、肉瘿，延结不休；或风毒流注，上愈下发，左消右起，延串不止；或便毒鱼口，杨梅破烂，日久不合。只用枸杞子一味，每早晚一两，干嚼，以川草薢五钱，煎汤传送，服百日全愈。《外科全书》。治虚劳内热，时发寒热，并肺热咳嗽之因阴虚者。用枸杞子一斤，怀熟地、麦门冬、天门冬、地骨皮、青蒿、百部、玉竹各八两，北五味一两，鳖甲滚汤泡去垢腻，枇杷叶刷去毛净，各十二两，清水煎汁三次，去渣净，将三次汁总和，入砂锅内，慢火熬成膏，量膏汁多少，加炼蜜减半，和入，再略熬数十滚，入净磁瓶内收之。早晚服数匙，白汤调下。缪氏方。

　　《本草述》卷二四：注夏虚病。枸杞子、五味子研细，滚水泡封三日，代茶饮效。

地骨皮

【修治】《药性会元》卷中：凡使，去木用皮，水洗。《本草通玄》卷下：洗净沙土。《本草述》卷二四：修治根，凡使根，掘得以东流水浸，刷去土，捶去心，以熟甘草汤浸一宿，焙干，恐其大寒，以酒蒸用。根多不能得，河西者必以醇酒浸，近火处顿干，不可令熟，如此三次，老人方可服。子去蒂及枯者，酒浸一夜，捣烂入药。

【气味】味苦，性寒。《滇南本草》卷中。味苦，平，性寒，无毒。《珍珠囊·诸品药性主治指掌》。

【主治】凉骨热，酒浸，解骨蒸非此不能除。《洁古珍珠囊》。治肺热劳烧，骨蒸客热。《滇南本草》卷中。其用有二：疗在表无定之风邪，主传尸有汗之骨蒸。《珍珠囊·诸品药性主治指掌》。散血止嗽。《医方药性·草药便览》。退阴虚血热，骨蒸有汗，止吐血衄血，解消渴，疗肺肾胞中阴虚伏火。煎汤漱口止齿血。凡不因风寒而热在精髓阴分者，最宜此物。《景岳全书》卷四九。

【发明】《宝庆本草折衷》卷一二：寇氏论枸杞当用梗皮，地骨当用根皮，枸杞子当用其红实，是一物而有三用。故《千金方》已三其用矣。然性味亦殊，兹各分条品，非强异也。王充《博济方》尝独取其根皮杵末，为枸杞散，以去风润肌，壮筋进食。又单使其子熬膏，为枸杞煎，以明目驻颜，健行壮气，论功最妙，非寻常服饵之比。若枸杞梗皮，效验更奇，王氏适不详言耳。《图经》谓此木枝无刺者为真，寇氏乃云小则多刺，大则少刺。《本草品汇精要》卷一六：地骨皮即枸杞根皮也，苗叶详具枸杞条下，但其功用所载简略。按：《汤液本草》，王海藏以地骨皮立条，概可见矣。考其名以地为阴，骨为里，皮为表，所以去骨蒸肌热之要药也。亦如地笋、泽兰根苗各立其条，表而出之，庶不混于用也。《本草发明》卷四：地骨皮苦寒，除热滋阴之要药。故《本草》主肾经而除自汗骨蒸骨热，补内伤大劳嘘吸，坚筋骨，强阴益精。又入手少阳三焦，故内而五内邪热、血热、热中消渴，外而肌热周痹、风湿，上而除头痛，中而下胸腹气，下而利大小肠，通能治之。东垣云疗在表无定之风邪，亦外主肌热、上主头痛之谓也。要之除自汗骨蒸热为最，而滋阴之功多矣。《药鉴》卷二：地骨皮气寒，味苦，无毒。纯阴，凉血之妙剂也。去皮肤上风邪，除骨节间劳热。君四物汤、鹿角胶，佐以丹皮，治妇人骨蒸最妙。佐解毒汤、生地黄，臣以茜根，治痘家热毒为良。又治足少阴、手少阳有汗而骨蒸者。表寒忌用。《医宗必读·本草征要》下：地骨皮乃除热之剂，中寒者勿服。《本草述》卷二四：盖兹味能益阴气，以退三焦之虚阳，如骨蒸之治是也。总完一个阴气耳。其有不病骨蒸，并无阴弱阳盛之为患，止有阴气不足，亦用此以为滋益之元，并为三焦元阳之始，故于各证之主治，须当识此义，庶几投剂得中病的，而用之得当也乎。第出西土产者，其功用乃如是，在他地所产，则泻热较甚矣，未可一例言也。《本草新编》卷四：或问：地骨皮治骨蒸之热，用之不见效者，何也？夫骨蒸之热，热在骨髓之中，其热甚深，热深则凉亦宜深，岂轻剂便可取效乎，势必多用为佳。世人知地骨皮之可以退热，而不知多用，故见功实少耳。曰：黄柏、知母，亦凉骨中之热也，辟黄柏、知母，而劝多用地骨皮，何也？不知地骨皮非黄柏、知母之可比，地骨皮虽入肾而不凉肾，止入肾而凉骨耳。凉肾必至泻肾而伤胃；凉骨反能益骨而生髓。黄柏、知母泻肾伤胃，故断不可多用以取败。地骨皮益肾生髓，断不可少用而图功。欲退阴虚火动、骨蒸劳热之症，用补阴之药，加地骨皮或五钱或一两，始能凉骨中之髓，而去肾中之热也。

【附方】《蓼花洲闲录》：小儿耳后疮，肾疳也。地骨皮一味为末，粗者熟汤洗，细者香油调搽，良。

《药性粗评》卷一：天行赤眼。地骨皮一斤，水一斗，煎取三升，去渣，只入盐一两，同煎至二升，取出候凉，点之妙。痈疽恶疮。先将皮刮上粗皮一撮，同地骨皮剉，煎汤洗净脓血，次刮取细穰一根，贴之妙。

《本草汇言》卷一〇：治男妇骨蒸夜热，不论有汗无汗。用地骨皮五两，当归身一两二钱，川芎六钱，牡丹皮、白芍药各二两，怀生地三两，分作十剂，水煎服。《妇人良方》〇治吐血衄血不止。用地骨皮三两，怀生地一两八钱，白芍药一两五钱，牡丹皮九钱，甘草六钱，分作三剂，水煎服。〇治肠风便血。用地骨皮、牡丹皮、苍术米泔水浸，各一两。分作四剂，水煎服。〇治男妇血淋不止。用地骨皮、白芍药、车前子、怀生地各三钱，甘草一钱。水煎服。上三方出丹溪方。〇治口舌糜烂，水谷难下。以地骨皮、柴胡各三钱，水煎服。《兰梦秘方》。清痰火，滋化源，养肺肾。滋阴清化丸：用地骨皮、枸杞子、白茯苓、山药、知母、黄柏、白芍药、薏苡仁、沙参各二两，北五味一两，俱用盐水拌炒，研为末。天门冬、麦门冬、熟地黄各四两，俱用酒煮捣膏，炼蜜共和为丸，如梧桐子大。每早晚各食前服三钱，白汤下。元虚者，加人参一两。

苗叶

【气味】味苦，平，涩，无毒。《千金要方·食治》卷二六。

【主治】补虚羸，益精髓。谚云：去家千里勿食萝摩、枸杞。此则言强阳道，资阴气速疾也。《千金要方·食治》卷二六。

【发明】《本草述》卷二四：濒湖于枸杞，谓苗性升而凉，能清上焦客热。根性沉而寒，能主下焦虚热，是矣。第其子何以甘平，而能大补精气乎？盖凡味之兼甘者，即非阴阳偏至之气。乃此品苗根及实俱有甘，合于金气涵水，即得水土合德以立地矣。但亲乎地则气寒，亲乎天则气凉，致于子是本水土合德之精，而结为孕育不息之生意者也。所以阴中含阳，而为气之平。盖阳为生育之元，故能去虚劳，补精气也。有一绅从甘肃来，语余云，彼中枸杞子出极边得来者更佳，多煎膏以馈人，食多则衄血。若然，是则虽非极西所产，而其实阴含有阳，苗根不与之等。濒湖所谓能滋补，而不能退热者，是也。请悉言之。盖其实结于秋，谓止得金气也。却色红而润，是金中有火，金火合而血化，故红而润，此所谓阴中含阳，得金气之专，不等于苗根者此耳。盖金以火为主，火以金为用也。第用者类知其由肾润肺，而不知其味之甘润以益肾，由于水脏得金气之专也。即王海藏先生病嗌干心痛，乃次及于渴而引饮，肾脏消渴，则知金气之专能润心燥，而后至肾，则所以益肾阴者，岂同泛泛。真有母气精专，而后味甘美，质红润，以为精气化生之地。能润心燥，是离中有坎而血生，故下归于肾，乃得坎中有离而气化，因火得金为用，故润心燥而血生，金得火为主，故归肾宅而气化。此所谓精不足者，补之以味。而此味能补虚劳也。抑得金气之专者，阴必合于阳，乃得元气之全。盖金中有火，便得坎中有离，而元气以生，且味甘而归于中土，与气交之化气，固自心肺归肾肝以益阴，而还其元，即并益阴中之阳矣。盖气不化，则精亦不足，此红润而甘者，固为味之厚，亦为气之全。味厚而益阴者有其资生，气全而化精者有其资始，濒湖所谓生精益气者，岂臆说哉？历观方书所主治诸证，本益阴而又能化阳，虽化阳而还归益阴，未有如兹味者也。第于明目而用之为最多者，其义何居？曰：是从天气由阳以归于下之阴，即得从地气以达乎上之阳，而从阴中达阳者，惟肝胆为先，此先圣所谓肝开窍于目，与所云命门者目也之义合矣。第不如此味得金气之专，以归于下之阴，又何能得木气之专，以达于上之阳乎？是《经》所谓金木者，生成之终始也。观其入肝疗风，则可以思其由阴达阳，而适合于肝，更味《经》曰天道常以日光明，夫人之两目，犹天之有日也。是又可以思其由阴达阳，而尤能明目之义矣。虽然，总是此味本于水土合德，其有甘者为兼四气，故在下则行其寒化，在上则行其清化，在实则水土合德之中，而更有金水相涵之义，具足裕阴育阳之化。然非河西所产者，亦不克臻此功也。故中梓曰子唯甘州者良。至于土产者味苦，但能利大小肠，清心除热而已。此言于时珍之说有合，不然，根苗子用之各有所宜，何以得其咸宜也哉？附方与甘菊花相对蜜丸，久服则终身无目疾，兼不中风及生疔疽。

溲疏《本经》

【释名】杨栌、牡荆、空疏《太乙仙制本草药性大全》。

【集解】《太乙仙制本草药性大全·本草精义》卷三：生熊耳山川谷及田野故圻墟也。形似空疏，树高丈余，皮白中空，时时有节，子似枸杞，子必两两相并，冬月熟，色赤味甘苦。溲疏、枸杞虽则相似，然溲疏有刺，枸杞无刺，以此为别尔。《植物名实图考》卷三三：苏恭云，子八九月熟，色似枸杞，必两两相对。今江西山野中亦有之。叶似枸杞，有微齿，图以备考。

【气味】味辛、苦，气寒，又云微寒，无毒。《太乙仙制本草药性大全·仙制药性》卷三。

【主治】除邪气，止气溺，通小便，利水道。主身皮肤中热。除胃中热，下

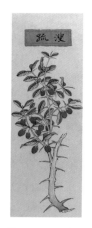

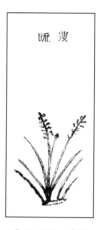

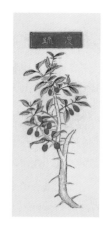

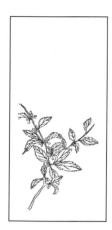

图 31-67-1 溲疏 《品汇》　　图 31-67-2 溲疏 《太乙》　　图 31-67-3 溲疏 《雷公》　　图 31-67-4 溲疏 《图考》

气，可作浴汤。《太乙仙制本草药性大全·仙制药性》卷三。

【发明】《本经逢原》卷三：溲疏与枸杞相类，先哲虽以有刺无刺、树高树小分辨，然枸杞未尝无刺，但树小则刺多，树大则刺少。与酸枣、白棘无异。《本经》枸杞条下主五内邪气，热中消渴，即溲疏之除邪气也。枸杞条下主周痹风湿，即溲疏之止遗溺、利水道也。除去五内之邪则热中消渴愈矣。疏利水道之热则周痹风湿痊矣。溲溺疏利则气化无滞，子藏安和。观《千金方》与梅核仁、辛夷、藁本、泽兰子、葛上亭长同清子藏三十六疾，其清利风热之性可知。或云巨骨即地骨之大者，按《种树书》云，收子及掘根种肥壤中，待苗生剪为蔬食甚佳，溲疏之名未必非此。

石南《本经》

【释名】鬼目《通志》。

【集解】《本草衍义》卷一五：石南叶状如枇杷叶之小者，但背无毛，光而不皴。正二月间开花。冬有二叶为花苞，苞既开，中有十五余花，大小如椿花，甚细碎。每一苞约弹许大，成一球。一花六叶，一朵有七八球，淡白绿色，叶末微淡赤色。花既开，蕊满花，但见蕊，不见花。花才罢，去年绿叶尽脱落，渐生新叶。治肾衰脚弱最相宜。但京洛、河北、河东、山东颇少，人以此故少用。湖南北、江东西、二浙甚多，故多用。南实今医家绝可用。《宝庆本草折衷》卷一四：生华阴山谷，及庐江、东间、终南斜谷、江山、江湖、关陇、京洛、河北、河东、山东、二浙及道州。今南北近石处甚饶，及庭宇多植有之。二、四月采叶，阴干。

叶

【气味】味辛、苦，平，无毒。《宝庆本草折衷》卷一四。味苦、辛，性温，平，

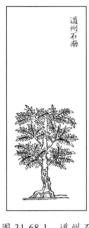

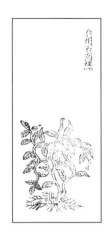

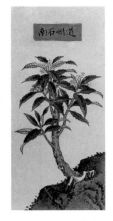

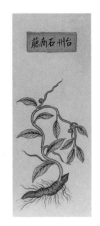

图 31-68-1　道州石
南《图经（政）》

图 31-68-2　台州石
南藤《图经（政）》

图 31-68-3　道州
石南《品汇》

图 31-68-4　台州
石南藤《品汇》

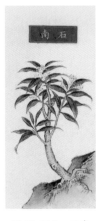

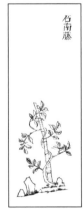

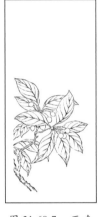

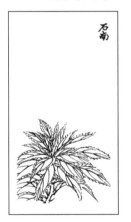

图 31-68-5　石南
《雷公》

图 31-68-6　石南藤
《三才》

图 31-68-7　石南
《图考》

图 31-68-8　石南
《图说》

有微毒。入肺、肾二经。《本草再新》卷四。

【主治】养胃气，内伤阴衰。利筋骨，皮毛脚弱。除五脏邪气，逐诸风杀虫。女子不可食，饵之令思男。《本草元命苞》卷七。散风理气，润肺益肾，通经利水，止咳嗽，消痈瘘。《本草再新》卷四。散风坚骨，补内伤阴衰。利筋骨皮毛，亦治肾虚脚弱，风痹之要药。《滇南本草图说》卷一〇。

【发明】《本草经疏》卷一四：石南得火金之气，故其味辛苦，气平，有毒。然观其用，当是金胜火微，其性应云有小毒。可升可降，阴中阳也。入足厥阴、足少阴经。少阴属水，得金气之厚者能生水，故主养肾气。又肾为阴中之阴，肝为阴中之阳，二经俱在下而主筋骨。二经得所养，则内伤阴衰自起，筋骨皮毛自利，而脚弱自健也。湿热之邪留滞五脏，则筋骨、皮毛、气血，皆为之病矣。邪热散，则诸病自瘳。女子久服思男者，以其补肾气，助阳火耳。**《本草汇》卷**

一六：石南得火金之气，为疗风痹肾弱丸散之要药也。今人绝不知用，盖由甄氏论有令阴痿之说也。殊不知服此能令肾强，人藉此恣欲以致痿弱，归咎于药，良可慨也。女子久服，切切思男，亦以其补肾气，助阳火耳。同巴戟天、肉苁蓉、锁阳、鹿茸、枸杞子、山茱萸，治肾经虚寒精滑。同白蒺藜、桑叶、何首乌、淫羊藿、巴戟天、五加皮、菟丝子、威灵仙、虎骨，治肝肾为风寒湿所乘，以致痹弱不能行动。《本草备要》卷三：石南补阴祛风则有之，然味辛不热，不助相火，亦未闻邪淫方中用石南者。《别录》思男之说，殆不可信。关中者佳。炙用。《本草求真》卷四：石南叶祛风逐热固肾。石南叶专入肝。味辛而苦，按辛则有发散之能，苦则具有坚肾之力，若使辛苦而热，则云妇人久服思男，其理或可信矣。然此止属辛苦而性不热，则治止可以言祛风，而补阴之说，亦止因苦坚肾，而肾不泄，因辛散风，而阴不受其蹂躏也的解。若竟以为补阴滋水，则理已属有碍，而尚可云补火以思男者乎？医书类多如此惑人。若果有之，则凡类于此者，何莫不为思男之品。而附桂之雄，又将置之于何等地矣。李时珍亦明医中人，何竟附和而有是言耶。切庵之辟，宜其有是。汪昂曰：按石南叶补阴祛风则有之，然味辛不热，不助相火，亦未闻邪淫方中用石南叶者，《别录》思男之说，殆不可信。

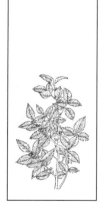

图 31-69-1　细米条《图考》

藤

【气味】性苦、甘。《医方药性·草药便览》。

【主治】治风邪。《医方药性·草药便览》。

细米条《植物名实图考》

【释名】水麻《植物名实图考》。

【集解】《植物名实图考》卷一〇：细米条江西抚、建有之。赭茎如荆，横生枝杈，排生密叶。叶微似地棠叶，叶间开小黄花，略似乌药。

【主治】捣敷肿毒。《植物名实图考》。

木槿《日华子》

【集解】《本草衍义》卷一五：木槿如小葵，花淡红色，五叶成一花，朝开暮敛。花与枝两用。湖南、北人家多种植为篱障。《药性粗评》卷三：木槿，花如蜀葵略小，淡红色，五叶一花，朝开暮敛，树高五六尺。江南多种之，以为壕障，谓之牛不挨。《太乙仙制本草药性大全·本草精义》卷三：木槿旧不着所出州土。人家多种植为篱障，株干不高，在处俱有。状类小葵，花浅红色，五叶成一花，朝开暮敛，叶淡绿，秋瘁春生。沿栽则篱障可为，入药须花枝各用。《本草纲目拾遗》

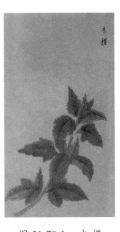 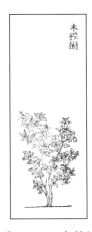 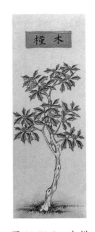 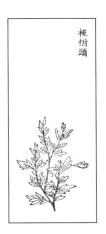

图 31-70-1　木槿　　　图 31-70-2　木槿树　　　图 31-70-3　木槿　　　图 31-70-4　槿树头
　　《履巉岩》　　　　　　《救荒》　　　　　　　《品汇》　　　　　　　《茹草》

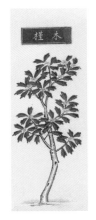 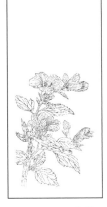 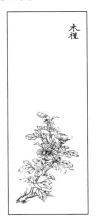

图 31-70-5　木槿　　　图 31-70-6　木槿　　　图 31-70-7　木槿　　　图 31-70-8　木槿
　　《雷公》　　　　　花《滇南图》　　　　　　《图考》　　　　　　　《图说》

卷六：川槿皮生川中，色红皮厚，而气猛烈，产孟获城者，只一株，传为武侯遗植，杀虫如神。生剥其皮，置蚁其上即死，今亦罕有。他省产者名土槿皮，薄而气劣，不得混施。今川人多用黄葛皮代之，以售他处。

3609

皮及根

【气味】平，无毒。《履巉岩本草》卷下。

【主治】止肠风泻血，又主痢后热渴。作饮服之，令人得睡。《履巉岩本草》卷下。治疮痈疼痛。《滇南本草》卷下。

【发明】《**本草经疏**》**卷一四**：木槿，本经气平无毒。详其主治，应是味苦气寒，清热滑利之药。肠风泻血，湿热留中也。痢后作渴，余热在经，津液不足也。夜卧少睡，心经蕴热，虚烦不宁也。苦寒能除诸热，滑利能导积滞，故主如上等证。今人用治癣疮，多取川中所产，肉厚而色红者弥良。《本草汇言》卷一〇：木槿润燥活血，去痢逐积，李时珍消癣疥之药也。米振斯稿其花、叶性滑而利，善治赤白积痢，干涩不通，下坠欲解而不解，捣汁和生白酒温饮即止。其根皮性韧而涩，善治疥癣虫蚀诸疮，肿痛且痒。肿痛者，酒调敷之；搔痒者，米醋磨汁搽之即愈。《本经逢原》卷三：槿为癣科要药，润燥活血。川中所产、质厚色红称胜，而世不易得，土槿皮亦可用之，但力薄耳。其治肠风下血，取其清热滑利也。其治痢后作渴，余热在经，津液不足也。《本草备要》卷三：木槿泻热。苦凉。活血润燥。治肠风泻血，痢后热渴。作饮服，令人得睡。川产者治癣疮。癣疮有虫，用川槿皮、肥皂水浸，时时搽之，或浸汁磨雄黄尤妙，用根皮。

【附方】《本草纲目拾遗》卷六：癣疮。癣疮不愈，以川槿皮煎汤，用肥皂去核及内膜，浸汤时时擦之。或以汁磨雄黄搽尤妙。杨起《简便方》，又见《不药良方》。顽癣多年不愈。川槿皮二钱，轻粉五分，斑蝥七个，大枫子七粒，河、井水共一钟，煎半，露一夜，笔蘸涂之。《活人书》。〇又方：川槿皮四两，轻粉、雄黄各四钱，百药煎四饼，斑蝥一钱，巴霜钱半，大黄二两，海桐皮二两，研如粉，阴阳水和，抓损敷之，必待自落愈。荷叶癣。川槿皮切片、海桐皮、槟榔各二钱，轻粉钱半，红娘子五分，阴阳水浸一二日，用鹅翎扫上，如痒，以竹片刮破，搽此药，夜露三宿，更妙。《活人书》。遍身顽癣。大枫子四十九枚，川槿皮二两，斑蝥去翅、足五个，川椒一钱，轻粉二钱，杏仁三钱，海桐皮二钱，共末，河、井水各一碗，浸一夜，鹅翎蘸汁搽之。癣疮不愈。川槿皮煎汤，取肥皂去核及肉膜，浸汤内，时时搽之。《不药良方》。牛皮癣癫。川槿皮一斤，勿见火，晒燥，磨末，以好烧酒十斤加榆面四两，浸七日为度，不时蘸酒搽擦，二三十年者，搽一年断根。如无川槿，土槿亦可代之。毛世洪《经验集》。治顽癣。川槿皮、海桐皮、尖槟榔、樟冰、苦参、黄蘗、白及各二钱，雷丸一钱五分，大枫子、杏仁各二粒，木鳖四个，用火酒浸七日，将穿山甲刮剃，少碎，以酒搽之，即愈。《种福堂方》。五仙散。治久年顽癣、牛皮癣，神效。红粉霜五分，明矾、川槿皮、杏仁各一钱，蜜陀僧三钱，为末，津调抹，一日三次，三日全愈。《经验广集》。粉刺。川槿皮一两，硫黄二两，杏仁二两去皮尖，轻粉二钱，樟脑五钱，麝香少许，为末，鸡子清调，早洗晚搽。秘传雄鼠骨散。孙台石方。治牙落，可以重生。用雄鼠骨一具，生打活雄鼠一个，剥去皮杂，用盐水浸一时，炭火上炙，肉自脱落，取骨炙燥，入众药内，同研为末。香附、白芷、川芎、桑叶晒干、地骨皮、川椒、蒲公英、青盐、川槿皮、旱莲草共为末，擦牙，百日复出，固齿无不效。

花

【气味】凉，无毒。《履巉岩本草》卷下。味苦，平，性寒。《滇南本草》卷中。氣味微寒，苦辛平。《滇南本草图说》卷七。

【主治】治肠风泻血，并赤白痢，炒用作汤，代茶吃。治风，花与叶一处捣取汁，温之洗头。《履巉岩本草》卷下。治妇人白带良。《滇南本草》卷中。妇人白浊带下，男子遗精，最良。《滇南本草图说》卷七。

【发明】《本草汇言》卷一〇：又花叶捣烂，敷消痈毒暑疖，取其滑利而散也。又根皮止赤白带下，取其韧涩而收固也。分而论之，花、叶苦寒，能除诸热；滑利，能导积滞。根皮韧涩，能止带下，能化虫癣疮瘕也。惟取川中所产，肉厚色红者良。

【附方】《滇南本草》卷中：治妇人白带。木槿花为末，入人乳半钟，将花末拌乳干饭上蒸熟，吃之效。

《本草汇言》卷一〇：治五种淋证。气淋者，小便涩闭，常有余沥也；沙淋者，茎中痛，努力而出，如沙石也；血淋者，尿中带血，茎中抽痛也；膏淋者，尿出如膏糊白浆也；劳淋者，劳倦即发，尿出而欲通不通，涩且胀痛也。五淋总属膀胱有热，清气不化而然。用槿树花叶捣汁一盏，配茯苓、黄芩、山栀、泽泻、木通、甘草、黄连各一钱，白果肉三十个，水煎，临服加槿树花叶汁。气淋，本方加灯心；沙淋，加海金沙；血淋，加生地；膏淋加白术；劳淋加人参、麦门冬、黄耆。已上五淋，加味俱各二钱。金台和尚传。

叶

【主治】治杨梅疮，远年近日，服之神效，七日见功。《滇南本草图说》卷七。

扶桑 《本草纲目》

【释名】佛孙花《医方药性》、花上花《植物名实图考》。

【集解】《南方草木状》卷中：朱槿花，茎叶皆如桑，叶光而厚，树高止四五尺，而枝叶婆娑，自二月开花，至中冬即歇，其花深红色，五出，大如蜀葵，有蕊一条，长于花叶，上缀金屑，日光所烁，疑若焰生，一丛之上，日开数百朵，朝开暮落，插枝即活。出高凉郡。一名赤槿，一名日及。《本草纲目拾遗》卷七：《两粤琐语》载朱槿与佛桑皮，微有异，云朱槿一名日及，亦曰舜英，叶如桑，光润而厚，高止四五尺，而枝婆娑。自仲春花至仲冬，一丛之上，日开数百朵，朝开暮落，色深红，五出，大如蜀葵，瓣卷起，势若飞扬，层出如楼子，有蕊一条，比瓣稍长，上缀金屑，日光所烁，

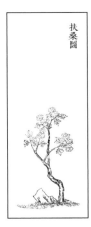 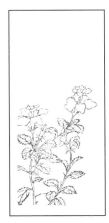 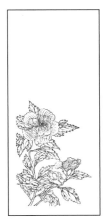

图 31-71-1　扶桑　　图 31-71-2　佛桑　　图 31-71-3　扶桑
《草木典》　　　　　《图考》　　　　　　《图考》

疑有火焰,粤女多种之,插枝即生。苏子瞻诗：焰焰烧空红佛桑。谓朱槿也。然佛桑又有殷红、水红、黄、紫各色，比朱槿差小，称小牡丹，四时有花，白者以为蔬菜，甜美可口，女子食之尤宜。据陈述斋所云：则佛桑与朱槿一类而二物，要其功用亦不甚远，故《粤语》以为即朱槿。今并附录其功用，以补李氏所未备。《植物名实图考》卷二九：云南有之。《岭南杂记》：佛桑与扶桑正相似，中心起楼，多一层花瓣。《南越笔记》：佛桑一名花上花，花上复花，重台也。即扶桑，盖一类二种。又《杨慎外集》：朱槿之红鲜重台者，永昌名之曰花上花。《徐霞客游记》：永昌花上花者，叶与枝似木槿，而花正红。闽中扶桑相类，但扶桑六七朵并攒为一花，此花一朵四瓣，从心中又抽出迭其上，殷红而开久，自春至秋犹开，虽插地辄活如柳然，然植庭左则活，右则否。亦甚奇也。檀萃《虞衡志》谓佛桑不应改为扶桑，殊欠考询。《植物名实图考》卷三五：扶桑《南方草木状》载之。《本草纲目》始收入灌木。江西赣州亦有之，过吉安则畏寒，不能植矣。

叶及花

【气味】性温。《医方药性·草药便览》。甘，寒。《本草求原》卷三。

【主治】封疮背，散血。《医方药性·草药便览》。白者，治白痢、白浊；红者，治红痢、赤浊。饭上多蒸多晒，浸酒，悦颜益寿。《本草求原》卷三。

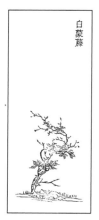

图 31-72-1　白蒙藤《草药》

白蒙藤《草药图经》

【气味】味甘，平滑，无毒。《草药图经》。

【主治】消疮肿，利小便，除湿热。《草药图经》。

缤木《本草拾遗》

【集解】《证类本草》卷一二：〔《本草拾遗》〕生林汉山谷。木文侧，故曰缤木。

【气味】味甘，温，无毒。〔《本草拾遗》〕。《证类本草》卷一二。

【主治】主风血羸瘦，补腰脚，益阳道，宜浸酒。〔《本草拾遗》〕。《证类本草》卷一二。

不凋木《本草拾遗》

【集解】《证类本草》卷一二：〔《本草拾遗》〕生太白山岩谷。树高二三尺，叶似槐，茎赤有毛，如棠梨。

【气味】味苦，温，无毒。〔《本草拾遗》〕。《证类本草》卷一二。

【主治】主调中补衰，治腰脚，去风气，却老变白。〔《本草拾遗》〕。《证类本草》卷一二。

木芙蓉《本草纲目》

【释名】拒霜花、寒花《宝庆本草折衷》。

【集解】《宝庆本草折衷》卷二〇：生鼎州。九月采花，晒干，不晒即浥烂。又叶阴干，亦可晒。《植物名实图考》卷三五：木芙蓉即拒霜花。《桂海虞衡志》载之。《本草纲目》始收入灌木。河以南皆有之。皮任织绩，花叶为治肿毒良药。

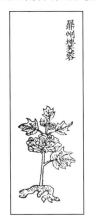

图 31-75-1　鼎州地芙蓉《图经（政）》

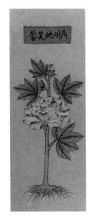

图 31-75-2　鼎州地芙蓉《品汇》

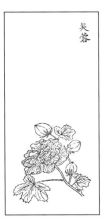

图 31-75-3　芙蓉《茹草》

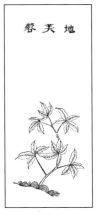

图 31-75-4　地芙蓉《三才》

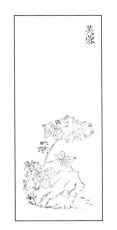

图 31-75-5　芙蓉《三才》

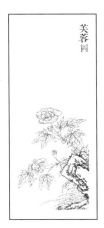

图 31-75-6　芙蓉《草木典》

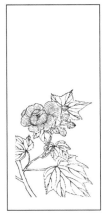

图 31-75-7　木芙蓉《图考》

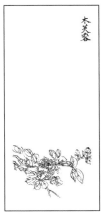

图 31-75-8　木芙蓉《图说》

叶及花

【气味】味甘、涩，气平、微寒，无毒。《药性要略大全》卷五。其性温。《医方药性·草药便览》。性寒，味苦、甜，入肺。《校补滇南本草》卷中。

【主治】祛风脓血，调血。《医方药性·草药便览》。消痈疽，散疮疡肿毒，理鱼口便毒。其叶大，花红白色。又治小儿惊风、肚痛。《生草药性备要》卷上。止咳嗽，解诸疮毒。单剂煎汤，止咳嗽。其叶可箍疮出头。《校补滇南本草》卷中。

【发明】《药性要略大全》卷五：芙蓉叶疗诸毒痈肿。味甘、涩，气平、微寒，无毒。采叶阴干为末，入敷药，不入汤丸。其花亦可用，与叶同功。《本草经疏》卷三〇：木芙蓉禀夏末秋初之气，故其味辛。辛属金化，故能清肺，其气平，平即凉也，故能凉血散热解毒，兼治一切痈疽肿毒恶疮，排脓止痛，小儿疳积。《本草汇纂》卷三：为外科痈疽药也。凡清凉膏、清露散、铁箍散，即是此物。凡一切痈疽肿毒，无论花叶及根，皆可捣研为末，调蜜涂四围，留中患处，干则频换。初起者即觉清凉，痛止肿消。已成者即脓出，已溃者即易敛。或加赤小豆、苍耳子同入为末，屡有殊功。然必毒轻不重，方可取用。若大毒、阴毒，其势莫遏，则非轻平小剂所能治。此又不可不知也。

【附方】《本草汇言》卷一〇：治一切大小痈疽、肿毒、恶疮。不拘未成已成，未破已破，并用木芙蓉，或叶或花，或皮或根，或生捣，或干研，加赤小豆水浸，捣烂和入，以蜜调涂于肿处四围，中间留孔，如干，即以姜汁润之。初起者，搽上即觉清凉，痛止，肿消；已成者，即脓聚毒出；已破者，即脓出易敛，妙不可言。丹溪方。治久咳不已。以花叶为末，蘸百合食之，屡效。韦氏方。赤眼肿痛。以花叶水捣，贴太阳穴，立止。

《本草汇笺》卷五：清凉膏。用芙蓉叶或根皮或花，或生研，或干研末，蜜调，围一切肿毒初起，已成溃后，俱可用。或加生赤小豆末，更效。

山芙蓉 《医方药性》

【气味】性凉。《医方药性·草药便览》。

【主治】去小儿惊风之证。叶封疔背。《医方药性·草药便览》。

小年药 《滇南本草》

【释名】拔毒散《校补滇南本草》。

【主治】拔毒散为末，醋调，敷治一切毒痛。《滇南本草》卷下。

天下捶《生草药性备要》

【释名】红痴头婆《生草药性备要》。

【集解】《生草药性备要》卷下：天下捶子，似痴头婆而细，色红，又名红痴头婆。

【气味】味淡，性平。《生草药性备要》卷下。

【主治】治跌打。正根，煲酒饮，多打不痛。《生草药性备要》卷下。

三角枫《植物名实图考》

【集解】《植物名实图考》卷三八：三角合枫一名三合枫。生建昌。粗根褐黑，丛生绿茎；叶如花楮树叶而小，老者五叉，嫩者三缺，面绿背淡，筋脉粗涩。○按《本草纲目》有名未用，三角枫一名三角尖，生石上者尤良。主风湿流注、疼痛及痈疽肿毒，未述形状，治证颇同。○三角枫又一种江西山坡多有之。树高七八尺，叶似枫，三角而窄，面青背淡，秋时结子作排，如椿树角长，而子在角下，与前一种同名异物。

【主治】土医以治风损。《植物名实图考》卷三八。

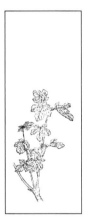 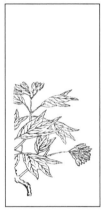

图 31-79-1　三角枫《图考》-1　　图 31-79-2　三角枫《图考》-2

紫荆《医方药性》

皮及叶

【气味】性温。《医方药性·草药便览》。苦，平。《草木便方》卷二。

【主治】散血，胎产用牙求根。《医方药性·草药便览》。清肿解毒通五淋。调经散瘀血气痛，痘痈喉痹蛊毒灵。恶犬咬伤冲烂涂，蠹蛇虺毒敷安宁。《草木便方》卷二。

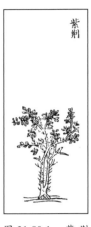

图 31-80-1 紫荆
《图经（政）》

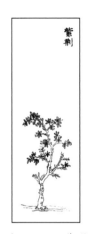

图 31-80-2 紫荆
《图经（绍）》

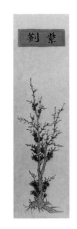

图 31-80-3 紫荆
《品汇》

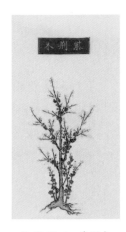

图 31-80-4 紫荆木
《雷公》

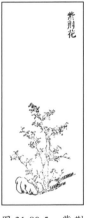

图 31-80-5 紫荆
花《三才》

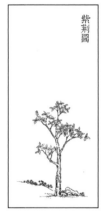

图 31-80-6 紫荆
《草木典》

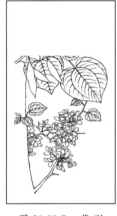

图 31-80-7 紫荆
《图考》

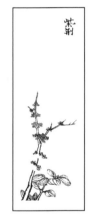

图 31-80-8 紫荆
《图说》

野百合《植物名实图考》

【集解】《植物名实图考》卷一〇：野百合建昌长沙洲渚间有之。高不
盈尺，圆茎直韧；叶如百合而细，面青背微白；枝梢开花，先发长苞有黄毛，
蒙茸下垂，苞坼花见，似豆花而深紫。南昌西山亦有之，或呼为佛指甲。

【主治】俚医以治肺风。《植物名实图考》卷一〇。

金丝梅《滇南本草》

【气味】味苦，性寒。《滇南本草》卷下。

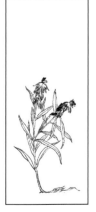

图 31-81-1 野百
合《图考》

【主治】行肝气，利小便，治诸淋，利膀胱，止肾中痛。走经络，止筋骨疼。止偏坠气疼，膀胱疝气良效。《滇南本草》卷下。

【附方】《滇南本草》卷下：治膀胱疝气，左右偏坠，肾子肿大。金丝桃不拘多少，引点水酒煨服。

杜茎山《图经本草》　　【校正】《本草纲目》原附"常山"条下，今分出。

【集解】《植物名实图考》卷二〇：杜茎山，宋《图经》外类。生宜州。叶似苦荬，花紫色，实如枸杞。

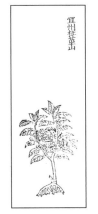
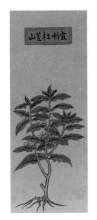
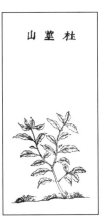
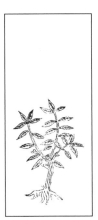

图 31-83-1　宜州杜茎山《图经（政）》　　图 31-83-2　宜州杜茎山《品汇》　　图 31-83-3　杜茎山《三才》　　图 31-83-4　杜茎山《图考》

【气味】味苦，性寒。《植物名实图考》卷二〇。

【主治】主温瘴寒热、烦渴头痛、心躁。捣叶酒浸，绞汁服。吐恶涎效。《植物名实图考》卷二〇。

夜兰《本草纲目拾遗》

【释名】鬼画符、蚊惊树、神符树、步惊木《本草纲目拾遗》。

【集解】《本草纲目拾遗》卷六：夜兰，《岭南杂记》：产粤，道旁小树也，状如木兰，亦类紫薇，高一二尺，叶大如指头，颇带蓝色，叶老则有白篆文如蜗涎，名鬼画符。叶下有小花如粟米，至晚香闻数十步，恍若芝兰。又名蚊惊树，暑月有蚊，折此树逐之即惊散。《粤语》：夜兰木本，高尺许，叶如槐，花如粟米，至夜则芳香如兰，折之可以辟蚊，插门上，蚊不敢入，一名蚊惊树。有病，取其叶生啖或煎水，即吐痰，数日而愈。叶上有篆文如符，又名神符树。关涵《岭南随笔》：

夜兰生罗浮幽谷中，有香无形，与肉芝同为神物，与此名同物异。

【主治】治一切风寒诸病，取叶煎汤服，少顷大吐痰涎。或行路侵寒暑，吐泻危笃，采数叶嚼，或吐或不吐，病即愈。○嫩叶和米数粒微炒，煎汤饮之，可愈呕泻寒痰。《本草纲目拾遗》卷六。

蔓荆《本经》

【集解】《本草衍义》卷一三：蔓荆实诸家所解，蔓荆、牡荆纷纠不一。《经》既言蔓荆，明知是蔓生，即非高木也。既言牡荆，则自是木上生者。况《汉书·郊祀志》所言，以牡荆茎为幡竿。故知蔓荆即子大者是，又何疑焉。后条有栾荆，此即便是牡荆也。子青色，如茱萸，不合

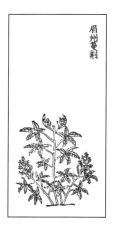

图 31-85-1 眉州蔓荆《图经（政）》

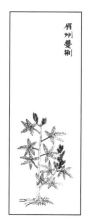

图 31-85-2 眉州蔓荆《图经（绍）》

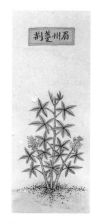

图 31-85-3 眉州蔓荆《品汇》

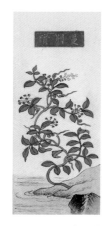

图 31-85-4 蔓荆实《雷公》

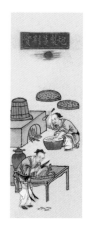

图 31-85-5 炮制蔓荆实《雷公》

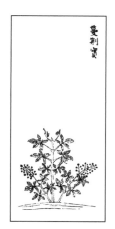

图 31-85-6 蔓荆实《原始》

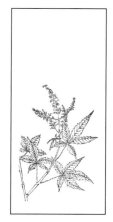

图 31-85-7 蔓荆实《图考》

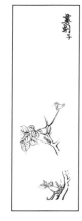

图 31-85-8 蔓荆子《图说》

更立栾荆条。故文中云：《本草》不载，亦无别名，但有栾花，功用又别，断无疑焉。注中妄称石荆当之，其说转见穿凿。**《宝庆本草折衷》卷一二**：生海盐水滨，及近京、秦、陇、明、越、眉州。○六、七、八、九月采实。**《本草元命苞》卷六**：旧不载所出州郡，今秦陇、明越有之。茎高四尺，对节生枝，初春因旧枝生，叶如杏，至夏才茂盛，有花作穗，色浅红，萼青蕊黄，秋结实，黑如桐子，九月收采实，用之去白膜。**《植物名实图考》卷三三**：蔓荆《本经》上品。又牡荆，《别录》上品。即黄荆也。子大者为蔓荆，有青、赤二种：青者为荆，赤者为梏。北方以制筥筐篱笆，用之甚广。沙地亦种之，江南器多用竹，故荆条丛生，无复采织。

实

【修治】**《医学统旨》卷八**：拣净杵碎用。**《本草求原》卷九**：去膜，打碎用，或酒蒸炒用。

【气味】味苦、辛，微寒、平、温，无毒。**《图经本草药性总论》卷下**。气清，味辛，温，苦、甘。阳中之阴，太阳经药。**《汤液本草》卷五**。气味寒，苦、辛、甘。无毒。阳中之阴，太阳经药。**《医学统旨》卷八**。辛、苦，平。入肾肝膀胱三经。**《顾氏医镜》卷八**。

【主治】《象》云：治太阳经头痛，头昏闷，除目暗，散风邪药，胃虚人勿服，恐生痰疾。拣净，杵碎用。《珍》云：凉诸经血，止头痛，主目睛内痛。**《汤液本草》卷五**。主筋骨间寒热，湿痹拘挛。除头风痛脑鸣，自泪泣出。通九窍，聪耳目，利关节，祛贼风。去长虫白虫，长须发。**《本草元命苞》卷六**。散风寒，太阳分之头疼立止。去翳膜，风肿眼之眊睐生光。消阳明风热，牙床间之动摇肿痛，仍复坚固。**《药镜》卷一**。

【发明】**《本草发明》卷四**：蔓荆子，辛温兼苦。寒能凉诸经血而散风邪之药也。故《本草》主太阳经头痛，头风脑鸣，目泪出，目痛目暗，头沈昏闷，能明目坚齿，益气，又主筋骨间寒热，湿痹拘挛，关节九窍不利，去寸白长虫，此等候皆诸经血热而风淫所致也，此能凉之散之，则以上诸风悉去矣。要之，清头目风邪为的药也。云久服轻身，令人光泽脂嫩，皆由能去风湿热而然也。**《本草经疏》卷一二**：蔓荆实禀阳气以生，兼得金化而成。神农：味苦，微寒，无毒。《别录》加辛，平，温。察其功用应是苦温辛散之性，而寒则甚少也。气清味薄，浮而生，阳也。入足太阳，足厥阴，兼入足阳明经。其主筋骨间寒热，湿痹拘挛，风头痛，脑鸣目泪出者，盖以六淫之邪，风则伤筋，寒则伤骨，而为寒热，甚则或成湿痹，或为拘挛。又足太阳之脉，夹脊循项而络于脑，目为厥阴开窍之位，邪伤二经，则头痛脑鸣目泪出，此药味辛气温，入二脏而散风寒湿之邪，则诸证悉除矣。邪去则九窍自通，痹散则光泽脂致。其主坚齿者，齿虽属肾而床属阳明，阳明客风热则上攻牙齿，为动摇肿痛，散阳明之风热，则齿自坚矣。去白虫、长虫者，假其苦辛之味耳。益气轻身耐老，必非风药所能也。**《本草汇言》卷一〇**：蔓荆子，孙思邈主头面诸风疾之药也。梅青子稿前古主通利九窍，活利关节，明目坚齿，祛除风寒风热之邪。其辛温轻散，浮而上行，故所主头面虚风诸证，推其通九窍、利关节而言。故后世治湿痹拘挛，寒疝脚气，入汤散中，屡用奏效，又不拘于头面上部也。凡头目风痛，不由风寒之邪，而由于血虚有火者，勿用也；痿痹拘挛，不由风湿之邪，而由于阳虚血涸筋衰者，勿用也；寒疝脚气，不由阴湿外感，而由于肝脾羸败者，亦勿用也。缪仲淳先生曰：邪去则九窍通明，痹散则关节活利。《药品化义》卷一一：蔓荆子属阴中有微阳，体干而细，色青，气和，味苦略辛云甘非，性凉，能升，力疏风热，性气与味俱薄，入肝膀胱二经。蔓荆子味苦兼辛，能疏风凉血利窍，凡太阳头痛及偏头风，脑鸣目泪目昏，皆血热风淫所致，以此凉之，取其气薄主升。佐神效黄芪汤，疏消障翳，使目复光，为肝经胜药。《本草述》卷二四：先哲有云手太阳小肠受邪，蔓荆子除之。细参此经之治，于斯义最为亲切矣。夫心为火，主气者火之灵也，而小肠与之合，心不司气化，而小肠为心司气化之权，又心主血，而小肠即为血化之府，东垣所谓诸阳气根于阴血者也。况小肠经脉上会诸阳于督，下会诸阳于任，其上而受诸阳之施化者，实下而根柢于真阴之熏蒸也。是所谓小肠之邪，即病于气化不清，除小肠之邪，非即凉血而令气清，气清而令气益乎哉。然则洁古所云入太阳经者，固包举手足经而言，止谓入足太阳者，误。至于别入某经某经，乃粗工影响之说，其误更甚矣。《本草新编》卷四：此物散而不补，何能轻身耐老。胃虚因不可用，气血弱衰者，尤不可频用。《本草求真》卷三：蔓荆体轻而浮，故既可治筋骨间寒热，而令湿痹拘急斯去。气升而散，复能祛风除寒，而令头面虚风之症悉治，且使九窍皆利。白虫能杀，是亦风寒湿热俱除之一验耳。但气虚、血虚等症，用此祸必旋踵，不可不知。《本草思辨录》卷四：《别录》主风头痛脑鸣，用者往往鲜效。盖人知蔓荆为辛寒之药，而不知其苦温乃过于辛寒也。《本经》味苦微寒，微字本有斟酌；《别录》补出辛平温，则全体具见。便当于此切究其义。《巢氏病源》云：头面风者，是体虚阳经脉为风所乘也。诸阳经脉上走于头面，运动劳役，阳气发泄，腠理开而受风，谓之首风。夫曰体虚，曰阳气发泄，明系阳虚之受风，非内热之搏风。阳虚之证，其标在上，其本在下。然或宜治标，或宜治本，因虽一而证则殊。宜治本者，阳气弱而不振，根柢将摧；宜治标者，阳气弛而偶倾，轻翳窃据。治本虽天雄可与，治标则蔓荆适宜。试思头痛非阳虚有风，何至脑鸣。风为阳，阳虚脑鸣为阴。蔓荆生于水滨，实色黑斑，宜其入肾；然气味辛寒而兼苦温，又得太阳本寒标热之气化，用能由阴达阳，以阳化阴。其体轻虚上行，虽《本经》所谓筋骨间寒热湿痹拘挛者，亦能化湿以通痹；而搜逐之任，性终不耐，故古方用之者少。惟风头痛脑鸣，则确有专长。其不效者，人自不察耳。愚又思蔓荆知己之少，不自今始也。徐之才谓散阳明风热，竟视与薄荷、牛蒡无二。张洁古谓阳中之阴，实则阴中之阳；谓凉诸经之血，实则气药非血药。其尚有知者，则李濒湖之主头面风虚，张石顽之血虚有火禁用，而其所以然仍未之阐发也。药物之难明甚矣哉！

【附方】《本草汇言》卷一〇：治头面诸风疾。用蔓荆子五钱，枸杞子、白附子、甘菊花、玉竹、防风各二钱，俱酒拌炒，甘草八分，水煎服。陈秋水方。〇治九窍不通，目昏耳闭，鼻癙，口舌蹇涩，二便不通。用蔓荆子三钱研，川芎、北细辛、辛夷各一钱，茯苓、白术各二钱，车前子、牛膝、萆薢各二钱五分，生姜三片，水煎徐徐服。骆仁我方。○治关节不利，周身强痛。用蔓荆子三钱，川羌活、当归身、红花、牛膝、木瓜各二钱，川芎、黄柏、木通各一钱五分，水煎服。蒋都闻传。○治风寒侵目，肿痛出泪，涩胀羞明。用蔓荆子三钱，荆芥、白蒺藜各二钱，柴胡、防风各一钱，甘草五分，水煎服。杭州万太守传。○治齿牙攻痛，动摇不坚，因风、因火、因寒湿者。用蔓荆子三两，川芎、白芷各五钱，北细辛、辛夷各一钱五分，俱炒研为末。每早以手指蘸末药，擦齿。绝妙。《圣惠方》。○治湿痹拘挛疼痛。用蔓荆子四两、酒拌炒，枸杞子、川草薢、当归、白术、苍术、红花、牛膝、秦艽、杜仲、川羌活、川黄柏各二两，俱醋拌炒，共为末。每早午晚，各食前服一钱二分，白汤调下。○治寒疝钻痛。用蔓荆子一两，干姜、小茴香各五钱，吴茱萸三钱，木香一钱，甘草五分。服后不愈，倘加冷汗、呃逆、吐蛔虫者，本方加制附子四钱，人参、白术各五钱，水四大碗，煎一碗，冷服。○治脚气重痛难履。用蔓荆子三钱，牛膝、木瓜、青皮、陈皮、乌药、半夏、川独活、秦艽、藁本、黄柏各二钱，水三碗，煎八分服。以上三方鲁当垣传。○治偏头风痛，目将损者。用蔓荆子一两，甘菊花、白蒺藜去刺、土茯苓、黄芩、荆芥、芽茶、川芎、羌活、黑豆各五钱，俱酒拌炒，研为末。每早午晚，各食后服一钱五分，白汤调下。缪氏方。○治乳痈初起可消。用蔓荆子一两二钱，炒研为末，酒水各一碗，煎一碗，半饱服，渣敷患上。危氏《得效方》。

牡荆 《别录》

【释名】黄荆、阳栌、空疏《宝庆本草折衷》。

【集解】《通志·昆虫草木略》卷七六：荆又有蔓荆、牡荆之别。荆可以作棰者，今人谓之黄荆。蔓荆亦曰小荆，其实入药用。牡荆亦用实。《登真隐诀》注云：北方无识者。又云：梁天监三年，将合神仙饭，奉勅论牡荆曰：荆花白，多子，子粗大，历历疏生，不过三两，茎多不能圆，或扁，或异，或多似竹节，叶与余荆不殊。蜂多采牡荆，牡荆汁冷而甘，余荆被烧，则烟火气苦。牡荆体慢汁实，烟火不入其中，主治心风第一。于时远近寻觅不得，犹用荆叶，则牡荆殆绝矣。《宝庆本草折衷》卷一二：生河间山谷，及南阳宛句、平寿、都乡，北地及近京、眉、蜀州。今所在高岸田野有之。○八、九月采实，阴干。《救荒本草》卷下之前：生河间南阳宛句山谷，并眉州、蜀州、平寿、都乡高岸及田野中，今处处有之。即作棰杖者。作科条生枝茎坚劲，对生枝叉，叶似麻叶而疏短，又有叶似叶而短小，却多花叉者，开花作穗，花色粉红微带紫，结实大如黍粒而黄黑色。

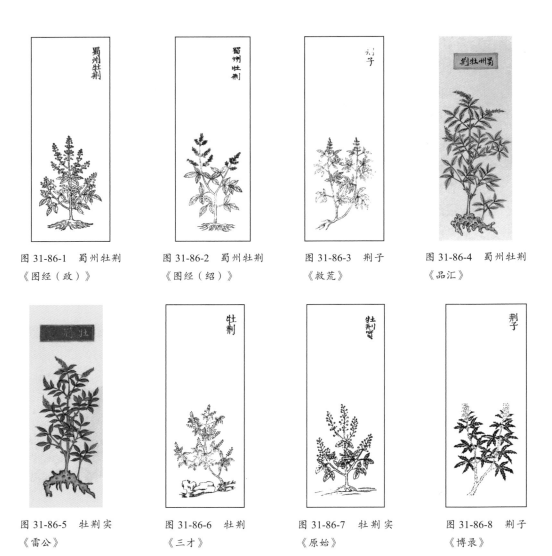

图 31-86-1 蜀州牡荆 《图经（政）》

图 31-86-2 蜀州牡荆 《图经（绍）》

图 31-86-3 荆子 《救荒》

图 31-86-4 蜀州牡荆 《品汇》

图 31-86-5 牡荆实 《雷公》

图 31-86-6 牡荆 《三才》

图 31-86-7 牡荆实 《原始》

图 31-86-8 荆子 《博录》

实

【气味】味苦，温，无毒。《宝庆本草折衷》卷一二。

【主治】主治骨间寒热，头目风眩，乳痈肿痛，下气止嗽，通利胃气。《药性粗评》卷三。下肺气，止咳逆咽喉。通胃气，除寒热骨节。通神见鬼，又载仙方。《太乙仙制本草药性大全·仙制药性》卷三。

【发明】《本草经疏》卷一二：牡荆实感仲夏之气以生，故其味苦气温无毒。可升可降，阳也。入足阳明、厥阴经。其主骨间寒热，通利胃气，止咳逆下气者，盖足阳明为十二经脉之长，厥阴为风木之位，外邪伤于二经，则寒热留连于筋骨，而胃气壅滞，苦温能通行散邪，则胃气利而寒热自除。咳逆亦邪气壅胃所致，邪散气下则咳逆自止矣。《本草汇言》卷一〇：牡荆实散寒邪，李时珍下逆气之药也。王大生稿《别录》方止咳逆，下结气，止心胃卒痛，消脚气肿疼，散小肠疝气，除骨间寒热如疟诸证。此药善走阳明厥阴，寒湿之疾，用之立时解散，诚辅正驱散之剂也。如咳逆由于气虚，胃痛由于郁火，脚气由于脾弱不运诸证，不因寒湿外邪者，俱忌之。

【附方】《药性粗评》卷三：头风。以牡荆子作枕，枕之，效。肿痛。以牡荆子捣酒，傅之。

《本草汇言》卷一〇：治咳逆结气，不能升降，因有寒郁者。用牡荆实三钱，紫苏子二钱，俱研细，生姜三片，水煎服。谈埜翁方。〇治心胃卒痛。用牡荆实三钱，微研细，白汤吞服。朱氏方。〇治脚气肿痛而胀。用牡荆实五钱，牛膝、木瓜、川独活各二钱，水煎服。《别录》方。〇治小肠疝气作痛。用牡荆实五钱，小茴香炒，荔枝核火炙焦，酒淬，各三钱，共为细末，白汤调服三钱。李濒湖方。〇治骨间寒热如疟。用牡荆实一两微炒、研，真银柴胡、半夏曲、黄芩各六钱，甘草二钱，分作四剂，水煎服。《别录》方。

荆沥

【修治】《药性要略大全》卷七：取大牡荆茎条，截作尺余，平架于火上烧之。两头以瓷盆张取沥汁。《本草蒙筌》卷四：多截茎条。砖架火上炙熏，沥取两头流滴。加姜汁传送，每沥一杯加姜汁二茶匙。

【气味】味甘、苦，气微寒，性凉，无毒。《医门秘旨·药性拾遗》卷一五。

【主治】消痰沫如神，治老人中风失音昏危。疗小儿发热惊痫抽搐。《太乙仙制本草药性大全·仙制药性》卷三。涤心胃之烦热，化经络之风痰。《本草约言》卷二。主治喉中有痰如物，吐咯不出，咽之不下。《药性会元》卷中。

【发明】《医学疑问》问：《本草》云牡荆，俗方黄荆，此即作挟棰者。其取沥之法，荆茎条截于火上烧之，两头以器盛取沥汁，治心风心闷烦热，头风眩晕目眩，心中澹澹欲吐，卒失音，小儿心热惊痫，止消渴，除痰，令人不睡。《圣惠方》云荆沥治湿㿉疮。《外台秘要》云荆沥治头痛头风。《千金方》云荆沥治心虚惊悸不定、虚羸。《千金翼》云荆沥治喉肿。《肘后方》云荆沥治目卒痛，又治赤白痢五六年者。《医学正传》云荆沥能治热痰，功胜竹沥，但不补耳。已上治效不一，固是要药，而独于我国不用，何也？无乃虑其不产于小邦而然乎？切愿详知。答曰：牡荆，此即作棰杖者，俗名黄荆是也。荆有三种，惟牡荆烹沥，体慢汁实，烟火不入其内。开经络，行血气之要药，诸如此症，无不可用。但丹溪有云：虚用竹沥，实用荆沥，不可不知。然该国不用，未必不产此物，或未之用耳。《本草述》卷二四：《延年秘录》云热多用竹沥，寒多用荆沥。似以荆沥为温也。夫荆叶方谓其苦寒，而沥乃茎叶之所出，谓其为温可乎？如牡荆汁冷而甜，在陶隐居言之。而丹溪又云气虚不能食者用竹沥，气实能食者用荆沥。则兹味之气非温而凉，明矣。且参之荆叶治九窍出血者，似能于阳中守阴，如血固心所主，此隐居所以谓之治心风也。更参之心虚惊悸一方，是又非泛然以寒胜热也。即方书治肝中风，心神烦热，言语謇涩，不得眠卧者，似有以合于离中之坎，而守其清明之神者也。然则先哲谓为治心风第一者，岂无所见哉？然与竹沥各有攸宜之用，不可不察，非徒以气实气虚分也。

【附方】《太乙仙制本草药性大全·仙制药性》卷三：治湿癞疮方。用荆枝烧沥涂之效。治小儿通耳方：取虫食荆子中白粉，和油滴耳中，日再之。〇头风头痛。取荆沥，不限多少服。《集验方》同。治喉肿方。取荆沥，稍稍咽之。疗九窍出血方。荆叶捣取汁，酒和，服二合。治目卒痛。烧荆木，出黄汁傅之。治心虚惊悸不定羸瘦方。荆沥二升，以火煎至一升六合，分四服，日三夜一。《集验方》同。〇下赤白痢五六年者，烧大荆如臂取沥，服五六合即得差。姚氏。〇疗疮方。荆木烧取汁，傅之差。

《本草汇言》卷一〇：治中风昏危，痰迷气闭，语言不出，目睛不活。用荆沥一盏，和生姜汁五六匙，调匀。用半夏三钱，南星二钱，木香一钱，当归、白术各一钱五分，甘草五分，水二碗，煎七分，乘热和荆沥，徐徐服。闽医韩仲白。〇治痰厥头痛，头风旋晕。用荆沥一盏，和生姜汁五六匙，调匀。用半夏、天麻各三钱，胆星、白芥子各二钱，茯苓、陈皮各一钱，黄芩一钱二分，水二碗，煎七分，乘热和入荆沥，徐徐服。同上。〇治小儿风痫痰搐及急惊慢惊诸证。用荆沥半盏，和生姜汁三四匙，用半夏、天麻各一钱五分，陈皮七分，茯苓一钱，甘草五分，蝉蜕、僵蚕三钱，水碗半，煎五分，乘热和荆沥徐徐服。同上。

叶

【气味】味苦，平，无毒。《宝庆本草折衷》卷一二。

【主治】主久痢，霍乱转筋，血淋，下部疮，湿，脚气肿满。《宝庆本草折衷》卷一二。

【附方】《太乙仙制本草药性大全·仙制药性》卷三：蛇毒。荆叶袋盛，傅疮肿上。

茎

【主治】去热，头风目眩，失音，小儿热痫，止渴，除痰。《宝庆本草折衷》卷一二。

栾荆 《唐本草》

【集解】《梦溪笔谈·补笔谈》卷三：栾有二种：树生，其实可作数珠者，谓之木栾。即《本草》栾花是也；丛生，可为杖捶者，谓之牡栾，又名黄荆，即《本草》牡荆是也。此两种之外，唐人补《本草》，又有栾荆一条，遂与二栾相乱。栾花出《神农》正经，牡荆见于《前汉·郊祀志》，从来甚久。栾荆特出唐人新附，自是一物，非古人所谓栾荆也。《太乙仙制本草药性大全·本草精义》卷三：栾荆旧不载所出州郡。生东山及淄州、汾州。茎叶都似石南，干亦自反，经冬不凋。叶上有细黑

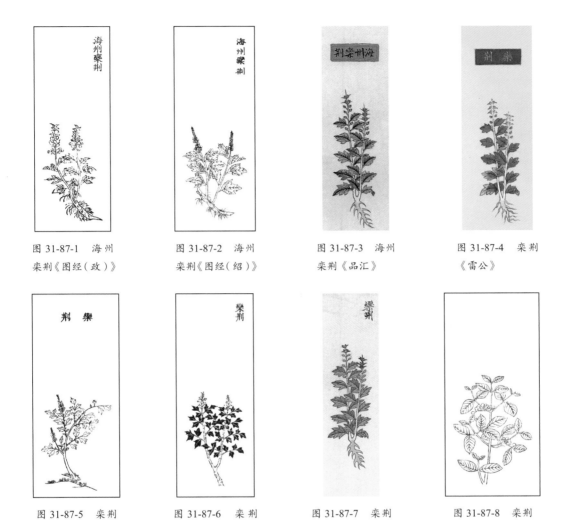

图 31-87-1　海州
栾荆《图经（政）》

图 31-87-2　海州
栾荆《图经（绍）》

图 31-87-3　海州
栾荆《品汇》

图 31-87-4　栾荆
《雷公》

图 31-87-5　栾荆
《三才》

图 31-87-6　栾荆
《博录》

图 31-87-7　栾荆
《图谱》

图 31-87-8　栾荆
《图考》

点者真也。今诸郡所出者，枝茎白，叶小圆而青色，颇似榆叶而长，冬夏不枯。六月开花，花有紫白二种，子似大麻。四月采苗叶，八月采子。与柏油同熬，涂驼畜疮疥，或淋渫药中用之。亦名顽荆。《野菜博录》卷三：栾荆一名栘杨。生山谷中。树高大，少枝梗。叶〔似〕榆木叶，冬不凋。开花紫白色，结子似麻子大。《植物名实图考》卷三五：栾荆《唐本草》始著录。诸家皆无的解。《救荒本草》有土栾树，姑图之以备考。

子

【气味】味甘、辛，性温，泄。○无毒。《本草品汇精要》卷二一。

【主治】治四肢不遂，主疏通血脉。大能明目，又益精光。《太乙仙制本草药性大全·仙制药性》卷三。

苗叶

【气味】味甘、辛，无毒。《太乙仙制本草药性大全·仙制药性》卷三。

【主治】主大风头面、手足。治诸风癫痫狂痉。疗湿寒疾，理寒冷疼痛。《太乙仙制本草药性大全·仙制药性》卷三。

石荆《本草拾遗》

【集解】《证类本草》卷一四：〔《本草拾遗》〕石荆似荆而小，生水傍。○《广济方》云：一名水荆，主长发是也。○苏云：用当栾荆。非也。

【主治】作灰汁，沐头生发。〔《本草拾遗》〕。《证类本草》卷一四。

黄荆《生草药性备要》

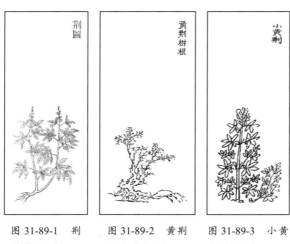

图 31-89-1　荆《草木典》　　图 31-89-2　黄荆树根《草药》　　图 31-89-3　小黄荆《便方》

【释名】五指柑、纹枝叶、布荆《生草药性备要》、蚊枝叶《本草求原》。

【集解】《本草纲目拾遗》卷四：《玉环志》：叶似枫而有杈，结黑子如胡椒而尖，可屑粉煮食。又有水荆，似藜，结黑子，不可食。斫其枝可以接梨，入药用山荆。○《救生苦海》：黄荆有二种，赤者为牡，青者为荆，其木心方，其枝对出，一枝五叶或七叶，叶如榆叶长而尖，作锯齿。五月时开花红紫色，成穗，子如胡荽子大，有白膜皮包裹。

《草药图经》：黄荆树根即黄荆树下根是也。药名又谓荆子，俗名黄荆树，一名黄荆子。叶香子圆。

实

【气味】味甘、苦，性平，无毒。《生草药性备要》卷上。苦，温。《草木便方》卷二。

【主治】治小儿五疳。煎汤浴身散热、消疮肿痛。止呕、泻火。洗癫、热毒。《生草药性备要》卷上。消食下气。《本草纲目拾遗》卷四。养肝，带浊止经骨筋丹，利窍坚齿疗风痹，聪耳明目痰疝安。《草木便方》卷二。

【附方】《本草纲目拾遗》卷四：退管方。黄荆条所结之子，炙燥为末，五钱一服，黑糖拌，空心陈酒送服。专治痔漏之管，服至管自退出。○伤寒发热而呃逆者。用黄荆子不拘多少，炒，水煎服立止。《回春》。○杖疮起疔甲。黄荆子焙干为末，搽上即开，不用刀刮。○肝胃痛。用黄荆子研末，和粉作团食，一二次断根。周山人方。

叶

【气味】寒。《草木便方》卷二。

【主治】治沙屎虫食脚，用火熏，用叶擦之，最效。《生草药性备要》卷上。淋脚转筋。《草木便方》卷二。

【附方】《本草纲目拾遗》卷四：九窍出血。用其叶捣汁，酒和服二合，立止。《救生苦海》。○骨蒸劳热。六月雪、黄荆子、豨莶草、何首乌、当归、川芎、熟地、白茯苓，水二钟，姜三片，煎八分服。有痰加半夏。《养素园验方》。○脚蛀。用黄荆嫩脑叶捣烂罨上即愈。周氏方。

《草药图经》：治小便不通。加猫儿刺、松萝茶，能煎服当茶吃，即通。治烂脚丫。叶煎洗，再用叶夹脚丫，消肿去痛。

根

【气味】平。《草木便方》卷二。

【主治】心头风，牙疳。《草木便方》卷二。

紫珠 《本草拾遗》（即：紫荆）

【校正】时珍以《开宝本草》"紫荆"作正名，今改为最早出处《本草拾遗》"紫珠"。

【释名】紫荆《开宝本草》、牛头藤《药性要略大全》。

【集解】《证类本草》卷一三：〔《本草拾遗》〕一名紫荆树。似黄荆，叶小无桠，非田氏之荆也。至秋子熟，正紫，圆如小珠。生江东林泽间。《梦溪笔谈·补笔谈》卷三：紫荆，陈藏器云："树似黄荆，叶小无桠，夏秋子熟，正圆如小珠"，大误也。紫荆与黄荆叶丛生，小木，叶如麻叶，三桠而小。紫荆稍大，圆叶，实如稆荚，着树连冬不脱。人家园亭多种之。《宝庆本草折衷》卷一四：紫荆，木皮、梗、花通用。一名紫荆，一名田氏之荆。○其子一名紫珠。生江东林泽间。今在处园圃庭院多种植有之。《药性要略大全》卷五：此紫荆即田氏紫荆花树也。前紫荆皮，乃牛头藤，蔓生者，非此木也。今俗人呼芫花为紫荆花，误益甚矣！《植物名实图考》卷三八：生长沙山阜间。小科长条，高三四尺；茎如荆，色褐紫；叶如柳而长。○按《本草拾遗》，紫珠味苦，寒，无毒，解诸毒物、痈疽喉痹、飞尸蛊毒、毒肿下瘘、蛇虺虫螫、狂犬毒，并煮汁服；亦煮汁洗疮肿，除血长肤。一名紫荆，树似黄荆，叶小无桠，非田氏之荆也。至秋子熟，正紫，圆如小珠。

生江东林泽间，形状极肖，治证亦同。又按：《补笔谈》以《拾遗》紫荆为误，不知其同名异物，原书已云非田氏之荆，亦晰矣。

木及皮

【气味】味苦，平，寒，无毒。《宝庆本草折衷》卷一四。味苦，性温，无毒。《药性要略大全》卷五。味苦、辛，性温，无毒。入脾、肺二经。《本草再新》卷四。性温，味辛、苦，有毒。入肝脾二经。《校补滇南本草》卷下。

【主治】解诸毒飞尸蛊毒，洗疮肿除血长肤。散痈疽瘈瘲，下肿瘘蛔虫。破宿血而有准，止五淋而殊功。蚕螫、狂犬伤毒，煮浓汁服之立通。《太乙仙制本草药性大全·仙制药性》卷三。泻脾肺之虚火，润肺气，壮脾土，利湿和血，疗疮疥诸毒。《本草再新》卷四。行十二经络，治筋骨疼痛，风寒湿痹，麻木不仁，瘫痪痿软，暖筋，止腰疼。治妇人血寒腹痛，用烧酒炒过用。《校补滇南本草》卷下。俚医以为败毒行血之药。

【发明】《本草经疏》卷一四：紫荆木皮，内禀天地清寒之性，外感南方初阳之气，故其味苦，气平。花、木色皆紫，藏器言寒无毒。入足厥阴经血分。寒胜热，苦泄结，紫入荣，故能活血破血，消肿毒，下五淋也。花、梗气味、功用并同。《本草汇言》卷一〇：紫荆木皮破宿血，《日华子》活新血，解痈肿，陈藏器散蛊毒之药也。江鲁陶抄《开宝》方：治妇人血气刺痛，经水凝涩。凡一切血分不和之疾，如瘀血为病，作癥瘕痞积，或蛊毒淋闭诸证，咸宜用之。然苦能泄结，寒能解热，紫色能入营分，故前人入外科诸方，外敷内服，屡奏功效。除痈毒方药外，他用甚鲜。《本草述》卷二四：紫荆木皮、花、实皆紫，则其入营而效用也。可知第诸味之活血者，多属辛温，以血得温则行也。其解毒者，多属苦寒，以毒为辛热之所结也。兹味能活血而解毒，则必非苦寒，亦非苦温。《本草》所谓气平者是也。但先哲谓平即凉，或者于解毒之用切乎？濒湖氏谓取蜀产，其苦味如胆者，盖察其性非辛温，故以极苦者为功。苦主涌泄故也。此味活血解毒，功能并奏，则血瘀而有热者，岂非适宜之善物乎？《要药分剂》卷二：紫荆皮为跌扑损伤家必用之药，亦以其能破宿血，行滞气也。

【附方】《本草汇言》卷一〇：治妇人血气诸病。用紫荆皮为末，红曲研细，醋煎滚，打糊为丸，如梧子大，每早晚各服五丸，白汤下。朱氏《补遗方》。〇治血蛊不散。用紫荆皮为末，每早未食时服二钱，白汤下。林氏方。〇治五淋闭证。用紫荆皮煎汤，每早饮一碗。林氏方。

《校补滇南本草》卷下：治男妇筋骨疼痛，痰火痿软，湿气流痰。紫荆皮二两酒炒，秦归五钱，川牛膝三钱，川羌活二钱，木瓜三钱，上好酒五斤，重汤煎一炷香为度，露一夜，去火毒用。

鸦鹊翻 《植物名实图考》

【集解】《植物名实图考》卷九：鸦鹊翻生南安。丛生，赭茎，对叶如地榆而尖，结小子成攒，娇紫可爱。

【气味】甘，温。《植物名实图考》卷九。

【主治】治陡发头肿、头风，温酒服，煎水洗之；又治跌打损伤，去风湿。《植物名实图考》卷九。

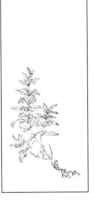

图 31-91-1　鸦鹊翻《图考》

细亚锡饭 《植物名实图考》

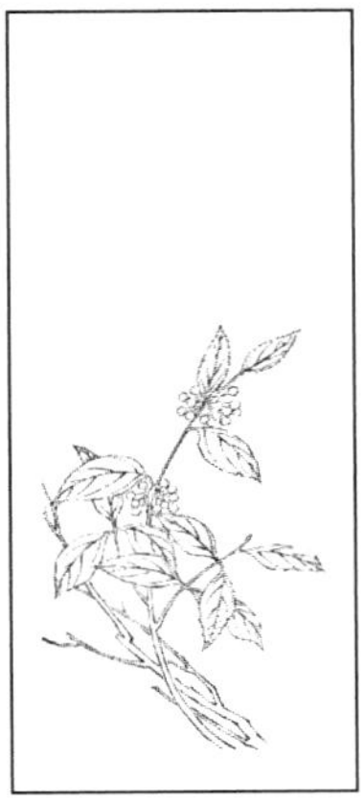

【集解】《植物名实图考》卷九：细亚锡饭生大庾岭。硬茎丛生，叶如柳叶，附茎攒结，长柄小实，娇紫下垂。

【主治】土人云可洗疮毒。《植物名实图考》卷九。

图 31-92-1　细亚锡饭《图考》

大青 《别录》　【校正】《本草纲目》原入"草部"，今移此。

【集解】《药性粗评》卷三：大青出荆南诸州。三月采茎叶，阴干。《植物名实图考》卷一一：大青，《别录》中品。今江西、湖南山坡多有之。叶长四五寸，开五瓣圆紫花，结实生青熟黑，唯实成时花瓣尚在，宛似托盘。土人皆识之，暑月为饮以解渴。湘人有《三指禅》一书，以淡婆婆根治偏头风有奇效。余询而采之，则大青也。乡音转讹耳。

茎叶

【气味】味苦，大寒，无毒。《图经本草药性总论》卷上。味甘、苦，大寒，无毒。《药性要略大全》卷六。

【主治】主疗时气头痛，大热口疮，热毒风，心烦闷，渴疾口干，小儿身热疾及金石药毒。兼涂罨肿毒。又治伤寒头痛，身强腰脊痛，大抵时疾药多用之，治喉痹，缠喉风，取叶捣汁灌之。《履巉岩本草》卷上。伤寒热毒发斑，有大青四物汤饮效；伤寒身强脊痛，有大青葛根汤服灵。又单味大青煎汤，治伤寒黄汗黄疸。天行时疫尤多用之。仍罨肿痈，且解烦渴。《本草蒙筌》卷三。时气头痛，大热发斑，狂躁，热毒温疫，黄疸，喉痹。小青，捣傅痈肿甚效，治血痢，解蛇毒。《分部本草妙用》卷七。

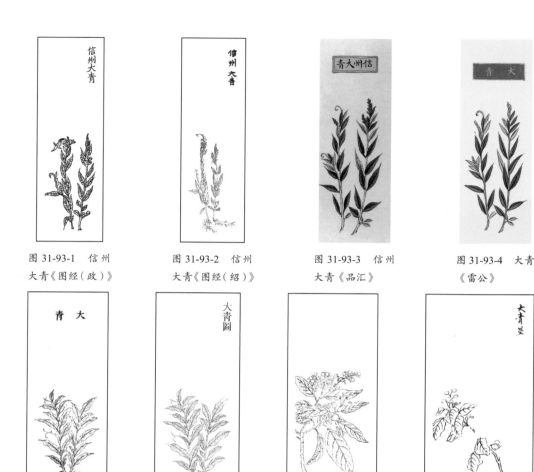

图 31-93-1　信州
大青《图经（政）》

图 31-93-2　信州
大青《图经（绍）》

图 31-93-3　信州
大青《品汇》

图 31-93-4　大青
《雷公》

图 31-93-5　大青
《三才》

图 31-93-6　大青
《草木典》

图 31-93-7　大青
《图考》

图 31-93-8　大青
茎《图说》

【发明】《本草经疏》卷八：大青禀至阴之气，故味苦、气大寒、无毒。甄权云：大青臣，味甘，能去大热，治温疫寒热。盖大寒兼苦，其能解散邪热明矣。《经》曰：大热之气，寒以取之，此之谓也。时行热毒头痛，大热口疮，为胃家实热之证，此药乃对病之良药也。《本草汇言》卷三：大青，弘景解时行热毒之药也。陈象先稿《别录》主温疫寒热，时行大热，热毒头痛，狂阃烦渴，喉痹口疮，风丹毒，热毒血痢，单热疟疾，热极疸黄诸病。此皆胃家实热之证。此药乃对病之良方也。但其性味苦寒，止用以祛除天行热病，而不可施之于虚寒脾弱之人。善用者毋忽忽也。苏氏曰：古方治伤寒内热，黄汗黄疸，有大青汤。伤寒头身强，腰脊痛，有葛根汤。亦加大青。大抵时行热疾，尤多用之。《本草述》卷九：大青之气寒，固然。第《本草》谓其味苦，而时珍以为甘而不苦，又云微苦咸。夫此味既处处有之，则时珍应得之亲尝，所云甘而微苦者，谅不谬也。盖大热之气，固非寒无以取之。然唯若不敌甘，则不同于纯苦之味，而大热反可除，如胃蕴毒以致发斑，岂徒恃阴凝之苦味能取之乎？之颐所云，不等于阴凝走下，力能使自外而内者，仍从自内而外之数语，可谓中肯。观其所用，止于茎叶，更采于木火之交，不可想见其从内彻外之用乎哉？其有微咸更妙，是所谓真水之气，故能解血中热毒。大青四物汤，佐以阿胶，则其义可思矣。《**医经允中**》卷二〇：大青、小青苦寒，无毒。主治伤寒头痛，大热发班狂躁，热毒温疫，黄疸喉痹。大青能清痰去火，爽神，为伤寒要药。小青捣敷痈肿，治血痢，解蛇毒。《**本经续疏**》卷四：时气头痛大热，所谓太阳病不恶寒者也。太阳病不恶寒者，得有口渴，不得有口疮。口渴者，热只在气分。口疮则热依于形矣。〇口疮者，不得发于病初起时，是头痛大热口疮，为发汗下后，病仍不去，牵连表里之候，非太阳初得病即能并见此也。大青所以治此者，为其青叶发于紫茎，紫花结为青实。紫者，火依于水之象。青则从内达外之色，故能使在内附于津液之热，倾里透达也。且其开花以八月，结实以九月，而采之以三月、四月，是取其锋涌外出之气，不发泄于草而发泄于人身也。况其实见霜便赤，又可见热在内蒸腾外出，倘遇寒遏而热势益剧，至成斑疹，或为喉痹者，亦惟此能发之矣。

【附方】《**履巉岩本草**》卷上：治喉痹，缠喉风。取叶捣汁灌之。

《**本草汇言**》卷三：治温疫寒热。用大青、柴胡、黄芩、生半夏、桔梗各一钱，葱头二个，水煎服。甄氏方。〇治时行大热，热毒头痛，狂闷烦渴。用大青一两，石膏五钱，知母三钱，甘草一钱，牛蒡子二钱，水煎服。陶氏方。〇治热盛时疟，单热不寒者。用大青嫩叶捣汁，和生白酒冲饮。《**方脉正宗**》。〇治热甚疸黄。用大青二两，茵陈、秦艽各一两，天花粉八钱，水煎服。同前。

珍珠风《草木便方》

【释名】珍珠柳《草木便方》。

根

【气味】味辛，平。《草木便方》卷一。

【主治】产后血气闷痛灵，祛风胜湿消积毒，瘀血停滞酒服行。《草木便方》卷一。

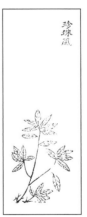

图 31-94-1　珍珠风《便方》

万年青《药性切用》

【集解】《植物名实图考》卷三八：万年青生长沙山中。丛生，长条附茎，对叶，叶长三寸余，似大青叶有锯齿，细纹，中有褚缕一道；附茎生小实，如青珠数十攒簇。

叶

【气味】味甘，性寒。《药性切用》卷三。

【主治】泻热涌痰。捣汁，入醋少许灌之，立可吐痰，则咽喉自解。《药性切用》卷三。

子

【气味】味甘，性寒。《药性切用》卷三。

【主治】善催生。《药性切用》卷三。俚医以截疟。《植物名实图考》卷三八。

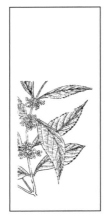

图 31-95-1 万年青
《图考》

尖尾风《生草药性备要》

【释名】赶风晒《生草药性备要》、赤药子《植物名实图考》、赶风晒、赶风帅《本草求原》。

【集解】《植物名实图考》卷三八：赤药子生南安。树高二三丈，赤条耸密，长叶相对，叶似桃叶，色黄绿，淡赭纹，有横绉，冬结实，初如椒而小，攒聚繁碎，熟时长白如糯米。味甜有汁，子细如粟。味辛。按《唐本草》，白药子叶似苦苣，赤茎。宋《图经》：子如绿豆，至六月变成赤色。皆微相类，但非蔓生耳。

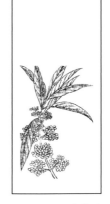

图 31-96-1 赤药子
《图考》

根

【气味】味辛，性温。《生草药性备要》卷上。辛、苦，温。《本草求原》卷一。

【主治】治风湿，敷跌打。《生草药性备要》卷上。散风湿肿痛，酒风手足痹痛，理跌打。取根浸酒良。《本草求原》卷一。

子

【气味】味辛。《植物名实图考》卷三八。

【主治】土人以哺小儿，云能消积。《植物名实图考》卷三八。

大风叶《生草药性备要》

【释名】紫再枫《生草药性备要》。

【气味】味苦，性温。《生草药性备要》卷上。

【主治】祛风消肿、去毒。《生草药性备要》卷上。

石将军《本草纲目拾遗》

【释名】紫罗球《本草纲目拾遗》、兰香草、婆绒花《植物名实图考》。

【集解】《本草纲目拾遗》卷五：石将军一名紫罗球。秋时开花，有紫色圆晕，生高山石上，立夏后生苗，叶类龙芽草略小，对节，高不过尺，根本劲细，似六月雪。《植物名实图考》卷二五：兰香草，湖南、南赣皆有之。丛生，高四五尺；细茎对叶，叶长寸余，本宽末尖，深齿浓纹，梢叶小圆；逐节开花如丹参、紫菀而作小蒲子，尖瓣外出，中吐细须，淡紫娇媚，秋深始开；茎叶俱有香气。南安呼为婆绒花，以其瓣尖柔细如氅绒，故云。或云以燆肉可治嗽。

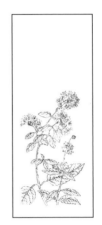

图31-98-1 兰香草《图考》

【气味】味淡，性平。《本草纲目拾遗》卷五。

【主治】能活血疏风，消瘀散肿。○治一切跌打损伤，血瘀不散，捣汁服之。或以水酒同煎。如风寒闭塞，或痈疽初起，服之俱效。《本草纲目拾遗》卷五。

臭牡丹《生草药性备要》

【释名】大风草、臭梧桐《生草药性备要》、臭枫根、大红袍、臭八宝《植物名实图考》。

【集解】《本草纲目拾遗》卷六：臭牡丹，叶形与臭梧桐相同，但薄而糙，气亦臭，五月开花成朵，一蒂百花，色粉红。《植物名实图考》卷一五：臭牡丹，江西、湖南田野废圃皆有之。一名臭枫根，一名大红袍。高可三四尺，圆叶有尖，如紫荆叶而薄，又似油桐叶而小，梢端叶颇红；就梢叶内开五瓣淡紫花成攒，颇似绣球而须长如聚针。南安人取其根，煎洗脚肿。其气近臭，京师呼为臭八宝。或伪为洋绣球售之。

【主治】祛风邪。《生草药性备要》卷上。煮乌鸡同食，去头昏。亦治毒疮，消肿止痛。《植物名实图考》卷一五。

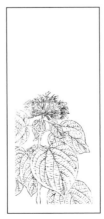

图31-99-1 臭牡丹《图考》

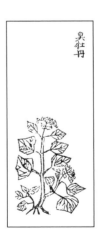

图31-99-2 臭牡丹《便方》

【发明】《草木便方》卷一：臭牡丹根皮叶辛，清热补气健脾真。虚劳气肿黄疸病，脚弱炖服除骨蒸。

【附方】《本草纲目拾遗》卷六：洗痔疮治疗。苍耳、臭牡丹各一大握，捣烂，新汲水调服，泻下黑水即愈。《赤水元珠》。一切痈疽。云：用臭牡丹枝叶捣烂，罨之立消。淳安陈老医。脱肛。先将臭梧桐叶煎汤洗，后将浮萍草末掺上，不脱矣。《秘方集验》。

鬼灯笼《医方药性》

【释名】虎灯笼《生草药性备要》。

根

【气味】性苦。《医方药性·草药便览》。苦、甘，平。《本草求原》卷三。

【主治】治小儿之热烧，退风邪。《医方药性·草药便览》。消热毒，洗脚、烂疮疼痛，用白灯笼和咸酸蕴煲酒饮，即止痛消肿也。跌打亦用。《生草药性备要》卷上。消热止痛，治大疮，洗疥脚烂。○消肿痛，理跌打。《本草求原》卷三。

【发明】《生草药性备要》卷上：红、白二种：红者旺血，白者消毒。《本草求原》卷三：有红、白二种，取根用。红者破瘀、凉血，白者活血、生血。

水胡满《生草药性备要》

【释名】蜢蜞茎、虎狼草《生草药性备要》。

【气味】味苦，性寒，大毒，能杀人。《生草药性备要》卷上。

【主治】洗癞热毒。《生草药性备要》卷上。

臭茉莉《生草药性备要》

【主治】不入服。洗疥癞、风肿。《生草药性备要》卷下。

臭梧桐《本草纲目拾遗》

【集解】《本草纲目拾遗》卷六：臭梧桐，臭牡丹生人家墙砌下，甚多，一名芙蓉根，叶深绿色，大暑后开花，红而淡，似芙蓉，外苞内蕊，花白五出，瓣尖蒂红，霜降后苞红，中有实，作紫翠色。《百草镜》云：一名臭芙蓉，其叶圆尖不甚大，搓之气臭，叶上有红筋，夏开花，外有红苞成簇，色白五瓣，结实青圆如豆，十一月熟，蓝色，花、叶、皮俱入药。周廷园云：臭梧桐一年三月、十月两次作花，若叶无红筋，搓之不臭者，非。《学圃余疏》：臭梧桐者，吴地野产，花色淡，无植之者，淮扬间成大树，花微红者，缙绅家植之中庭，或云，后庭花也。独闽中此花鲜红异常，能开百日，名百日红，花作长须，亦与吴地不同，园林中植之，灼灼出矮墙上，至生深涧中，与清泉白石相映，永嘉人谓之丁香花。汪连仕《采药书》：秋叶俗呼八角梧桐，味臭，又名臭梧桐。取根皮捣汁如胶，为土阿魏，能宽筋活血，化痞消癥。《群芳谱》：臭梧桐生南海及雷州，近海州郡亦有之，叶大如手，作三花尖，长青不雕，皮若梓，白而坚韧，可作绳，入水不烂，花细白，如丁香而臭，味不甚美，远观可也，人家园内多植之，皮堪入药，采取无时。敏按：臭桐与梧桐有家野之别：家生者成树而高大，野生者本小不成树，不过三四尺，花色粉红，亦无大红、纯白者，二种俱可入药，功用亦相近。

皮

【主治】治独脚杨梅疮，洗鹅掌风，一切疮疖，煎汤洗汗斑，湿火腿肿，久不愈者。同庵䕡子浸酒服。并能治一切风湿，止痔肿，煎酒服。贴臁疮，捣烂作饼，加桐油贴，神效。《本草纲目拾遗》卷六。

【附方】《本草纲目拾遗》卷六：半支风。取叶连根挂于风头廊下，吹干，将叶烧灰入瓶内，每早服三钱，酒吞。《百草镜》。又邢虎臣验方：用臭梧桐叶并梗，晒燥磨末，共二斤，用白蜜一斤为丸，早滚水下，晚酒下，每服三钱，验过神效。治半边头痛。用川椒五钱，臭梧桐叶二两，先将桐叶炒黄，次入椒再炒，以火酒洒在锅内，拌和取起，卷在绸内，扎在痛处，吃热酒一碗，取被盖颈而睡，出汗即愈。一切内外痔。用臭梧桐叶七片，瓦松七枝，皮消三钱，煎汤熏洗，神效。《急救方》。

花

【主治】治风气头风。《本草纲目拾遗》卷六。

【附方】《本草纲目拾遗》卷六：凡头风。用臭梧桐花阴干，烧灰存性为末，每服二钱，临卧酒下，三服无不愈。《集听》。止痢。用来年臭梧桐花煎汤服，即愈。《必效方》。

叶

【主治】消臌胀疝、外痔、乳毒、男妇感受风湿。《本草纲目拾遗》卷六。

【附方】《本草纲目拾遗》卷六：消臌胀疝。臭梧桐叶一百片，煎汤服三四次。《救生苦海》。拄心疝。臭梧桐叶，每岁用一片，共岁若干，叶若干，清水洗叶，用无灰白酒煎服。华玉先试效之方。外痔。用臭梧桐叶煎汤洗，数次愈。《黄氏医抄》。梧桐酒。治内外一切乳毒，用臭梧桐，春夏取头三个，秋冬取根捣烂，绞汁，对陈酒热服取汗为度，神效。《经验广集》。豨桐丸。治男妇感受风湿，或嗜饮冒风，内湿外邪，传于四肢，脉络壅塞不舒，以致两足软酸疼痛，不能步履，或两手牵绊，不能仰举，凡辛劳之人，常患此症，状似风瘫。用地梧桐，俗谓臭梧桐，不论花、叶、梗、子，晒干切碎为末一斤，豨莶草炒磨末八两，二味和匀，蜜丸如梧子大，早晚以白滚汤送下四钱，忌食猪肝、羊血、西红柿等物。或单用臭梧桐二两，煎汤饮，以酒送之，连服十剂，其痛即瘥。或煎汤洗手足亦可。《济世养生集》。

茎中虫

【主治】治风毒流注。《本草纲目拾遗》卷六。

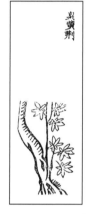

图 31-104-1 臭黄荆《便方》

臭黄荆《草木便方》

根

【气味】辛、苦，平。《草木便方》卷二。

【主治】利头目水气停，祛风除湿清邪热。《草木便方》卷二。

叶

【主治】疗肿毒牙痛噙。《草木便方》卷二。

香花树《植物名实图考》

【释名】豆腐树《植物名实图考》。

【集解】《植物名实图考》卷三八：香花树生饶州平野。丛生，树高丈余，枝叶相当；叶似梅而窄长有细齿，春开四瓣小白花，绿蕊绿萼，菁葵圆白如珠，繁密如星。

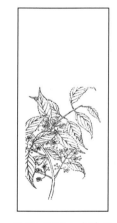

图 31-105-1 香花树《图考》

【主治】或云可治气痛。《植物名实图考》卷三八。

山豆根《开宝本草》 【校正】《本草纲目》原入"草部"，今移此。

【集解】《宝庆本草折衷》卷一一：山豆根生剑南山谷，及广西、广南，忠、万、宜、果州。〇八月采根。《本草蒙筌》卷三：各处山谷俱有，广西出者独佳。俗呼金锁匙，苗长一尺许。叶两傍而有曲钮，子成簇而色鲜红。粒似豆圆，名因此得。凡资疗病，惟取其根。

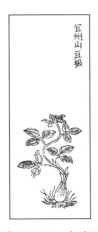

图 31-106-1　宜州山
豆根《图经（政）》

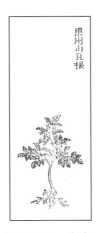

图 31-106-2　果州山
豆根《图经（政）》

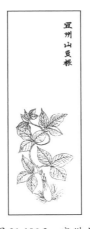

图 31-106-3　宜州山
豆根《图经（绍）》

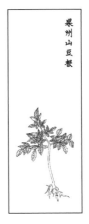

图 31-106-4　果州山
豆根《图经（绍）》

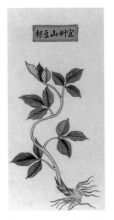

图 31-106-6　宜州山
豆根《品汇》

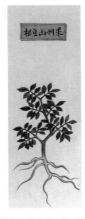

图 31-106-5　果州山
豆根《品汇》

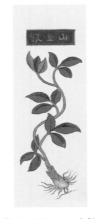

图 31-106-7　山豆根
《雷公》

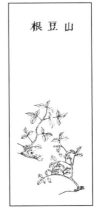

图 31-106-8　山豆根
《三才》

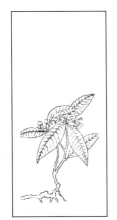

图 31-106-9　山豆根
《原始》

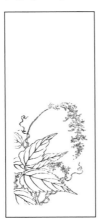

图 31-106-10　山豆根
《图考》

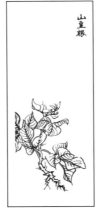

图 31-106-11　山豆根
《图说》-1

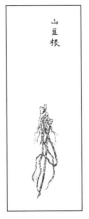

图 31-106-12　山豆根
《图说》-2

【正误】《梦溪笔谈·药议》卷二六：山豆根味极苦，《本草》言味甘者，大误也。

根

【气味】味苦，性寒，泄。○无毒。《本草品汇精要》卷一四。味苦、甘，性寒，无毒。《药性粗评》卷三。

【主治】主治发热咳嗽，咽喉肿痛，诸般疮肿，赤白痢疾，消疮，杀小虫。《药性粗评》卷三。口嚼汁吞，止咽喉肿痛要药；水调末服，除人马急黄捷方。敷蛇虫咬伤，去血气腹痛。《本草蒙筌》卷三。解诸药毒，消肿咳嗽。咽汁解喉痛如神。治寸白虫，热厥，心头痛。汁，涂秃疮，犬蛛伤。《分部本草妙用》卷八。

【发明】《药性解》卷四：主解诸药毒，止咽喉痛，退热消痈。按：山豆根性寒，端泻心火，心火去则金无所损，金得其保，而热伤之虞，吾知免矣。《本草经疏》卷一一：山豆根得土之冲气，而兼感冬寒之令以生，故其味甘苦，其气寒，其性无毒。甘所以和毒，寒所以除热。凡毒必热、必辛，得清寒之味，甘苦之味，则诸毒自解。譬大人盛德，与物无竞，即阴毒忮害，遇之不起矣。故为解毒清热之上药。凡痛必因于热，毒解热散则痛自止，疮肿自消。人马急黄乃血热极所发，故必发热，热气上熏则发咳嗽。诸虫亦湿热所化，故悉主之，而多获奇效也。《本草汇言》卷六：山豆根，通咽喉，苏颂下结热，《开宝》解蛊毒之药也。宋正泉稿此药苦寒清肃，得降下之令，善除肺胃郁热，如咽喉肿痹不通，小儿丹毒热肿，妇人血气腹胀，及痢疾赤白，急黄疸证。李时珍又疗热厥心痛，天行热疹，五疳五痔，凡一切暴感热疾，凉而解毒，表里上下，无不宜之。但苦寒多泄，凡脾胃虚冷者，勿服。《本草述》卷一一：山豆根之味初尝苦，苦后有甘意，但苦者多耳。夫苦以泄热，乃后归于甘，似解所结之毒热，以还于冲和，即李氏所列治诸病状，而其义可识。是卢之颐所谓悉从中枢，宜散生气，二语亦微中也。其经冬不凋，似大得土之冲气而使然，故能解一切毒结。缪氏所言不谬。其苦后而归于甘者，似返其所始治咽痛最效者，正以胃合诸经之气，而络于嗌也。有人暑月感外热烦，甚至晚露寝受寒，遂郁热作嗽，咽痛，偶含山豆根汁，咽之一二次，移时遂皆脱然。然则，此味以散热聚为功，不等于他苦寒之直折热也。李氏止据沈括极苦一语，遂遗其甘，不知若无甘也，苦寒合而折热。彼寒郁热者，不投之增剧乎？若不得中士冲气，何以解结散热，能在移时乎？虽《内经》运气多以咽痛属寒，如无郁热于中者，亦须慎之矣。《本草新编》卷四：山豆根味苦，气寒，无毒。入肺经。止咽喉肿痛要药，亦治蛇伤虫咬。然止能治肺经之火邪，止喉痛实神。故治实火之邪则可，治虚火之邪则不可也。倘虚火而误用之，为害匪浅。《本经逢原》卷二：山豆根大苦大寒，故能治咽喉诸疾。苏颂言：含之咽汁，解咽喉肿痛极妙。或水浸含嗽，或煎汤细呷，又解痘疹热毒及喉痹药皆验。盖咽证皆属阴气上逆，故用苦寒以降之。《开宝》言解诸药毒，止痛消疮肿毒，发热咳嗽，善治人马急黄，杀小虫。时珍云，腹胀喘满，研末汤服。血气腹胀，酒服三钱。卒患热厥心痛，磨汁服。总赖苦寒以散之，但脾胃虚寒作泻者禁用。

【附方】《宝庆本草折衷》卷一一：治秃疮。水研傅。喉痛，含一片，细咽津。《经验方》。齿痛。含一片牙痛处。赤白痢。捣末蜜丸，空心水下。腹胀满喘闷。捣末煎水服。疮癣。捣末，猪脂调涂。寸白虫。每朝空心热酒调三钱。急黄。空心水调二钱。女人血气腹肿。末三钱，热酒下，空心服。蜘蛛咬，唾和涂之。狗咬、虮蜉疮、蛇咬，并水研傅。

《药性粗评》卷三：喉肿。凡患咽喉肿痛，津液不通者，取山豆根一片，含而嚼之，细咽其汁，自消。痔疮。凡患五种痔漏，以山豆根水研服之，又以水傅上，佳。头风。凡患头风眩晕，以山豆根捣末，香油调傅痛处，须臾自定。瘑白。凡小儿头患瘑疮年久不愈者，水研山豆根涂之。诸色疮癣。山豆根捣末，用腊月猪脂调涂。五般急黄。山豆根为细末，空心清水调下二钱。

《本草汇言》卷六：治中蛊毒。用山豆根，和白汤研服少许，未净再服。已禁声音者亦愈。○治小儿丹毒赤肿。以山豆根水磨，擦患处。○治女人血气热郁成腹胀者。用山豆根，同木香，白汤磨服。○治水蛊腹大有声，面皮色黑者。用山豆根，同乌药白汤磨服。《圣惠方》共四首。○治赤白痢疾。用山豆根五钱，川黄连二钱，共为末，蜜丸梧子大，每服一钱，白汤下。《备急方》。○五般急黄。用山豆根，为末，白汤调服二钱，兼蛊气者，以酒调下。○治热厥心痛。以山豆根，白汤磨服少许。○治小儿五种热疳。以山豆根为末，每服三分，白汤调服。○治血热痔痛。用山豆根冷水磨服。《方脉正宗》共四方治。

红地莲《生草药性备要》

【主治】敷痈疽大疮，散毒消肿如神。《生草药性备要》卷下。

岩豆《医方药性》

【气味】性温。《医方药性·草药便览》。

【主治】去风散血。洗豆疹。《医方药性·草药便览》。

云实《本经》　　【校正】《本草纲目》原入"草部"，今移此。

【集解】《通志·昆虫草木略》卷七五：云实曰员实，曰云英，曰天豆，曰马豆，曰臭草，曰羊石子。叶如苜蓿，花黄白，荚如大豆，实若大麻，能杀精物，烧之致鬼。《植物名实图考》卷二四：云实《本经》下品。江西、湖南山坡极多。俗呼水皂角。《本草纲目》所述形状甚晰。陶隐居云：子细如葶苈子而小黑，不知是何草。

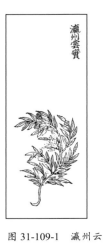

图 31-109-1 瀛州云
实《图经（政）》

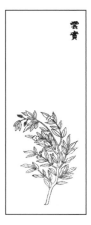

图 31-109-2 云实
《图经（绍）》

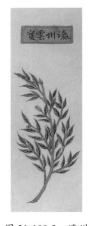

图 31-109-3 瀛州
云实《品汇》

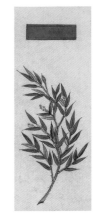

图 31-109-4 云实
《雷公》

图 31-109-5 云实
《三才》

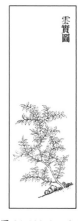

图 31-109-6 云实
《草木典》

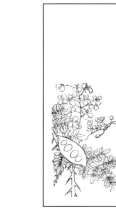

图 31-109-7 云实
《图考》

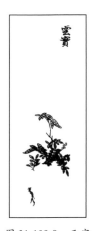

图 31-109-8 云实
《图说》

实

【气味】味苦，气温，无毒。《太乙仙制本草药性大全·仙制药性》卷二。辛，温。《本草纲目易知录》卷二。

【主治】主泄痢肠癖，祛蛊毒恶邪。除散结气，止痛最妙。除寒热消渴尤佳。《太乙仙制本草药性大全·仙制药性》卷二。除寒热，止消渴，治泻痢肠澼，下脓血，止痛杀虫，去邪恶结气。下蛊毒，疟疾多用。《本草纲目易知录》卷二。

花

【主治】主见鬼精物，多食令人狂走，杀精物，下水，烧之致鬼。久服轻身，通神明益寿。《太乙仙制本草药性大全·仙制药性》卷二。

番泻叶《增订伪药条辨》

【集解】《增订伪药条辨》卷三：泻叶产自外洋。○闻市肆有以别种树叶混售，匪特不灵，抑且有害。炳章按：泻叶，类别有八种之多，产印度、埃及等处。高约二三尺，亦间有至七尺者，采叶用，形尖。○其树长，叶锐尖形，质薄色黄绿者，亦称地道。有一种叶尖圆而厚，则属赝品。其他辨论甚详，不及备载。

【气味】味苦不适口。《增订伪药条辨》卷三。

【主治】性味和平，不伤中气，为通便妙品。功用能泻大便，宜配别药同服，或泡服，或作散末服。《增订伪药条辨》卷三。

欂齿花《救荒本草》

【释名】锦鸡儿花、酱瓣子《救荒本草》、黄雀花《植物名实图考》。

【集解】《救荒本草》卷下之前：欂齿花，本名锦鸡儿花，又名酱瓣子。生山野间，人家园宅间亦多栽。叶似枸杞子叶而小，每四叶攒生一处，枝梗亦似枸杞有小刺，开黄花，状类鸡形，结小角儿，味甜。《植物名实图考》卷二一：按此草，江西、湖南多有之。摘其花炒鸡蛋，色味皆美云。或呼黄雀花。

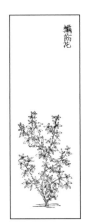 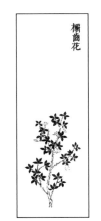

图 31-111-1 欂齿 花《救荒》　图 31-111-2 欂齿花《博录》

花

【气味】性不热不寒。○《滇南本草》：味甜，性温。《植物名实图考》卷二一。

【主治】俚医以为滋阴补阳之药。花蒸鸡蛋，治头痛。○《滇南本草》：主补气补血，劳伤，畏凉发热，劳热咳嗽，妇人白带，日久气虚下陷，良效。头晕耳鸣，腰膝酸疼，一切虚损，服之效。《植物名实图考》卷二一。

根

【主治】去皮，煮猪心治痨证。《植物名实图考》卷二一。

金鹊花《滇南本草》

【释名】大蛇叶《校补滇南本草》、黄雀花、飞来凤《本草纲目拾遗》。

【集解】《本草纲目拾遗》卷七：金雀花一名黄雀花，似六月雪而本高。正二月开花，色黄，根有刺，根入药。《花镜》：金雀花枝柯似迎春，叶如槐而有小刺，仲春开黄花，其形尖，旁开两瓣，势如飞雀可爱，其花盐汤焯过，控干入茶供。《百草镜》：金雀花生山土中，雨水时开花，色黄而香，形酷似雀，白花者名银雀，最难得，其茎有白点，花后发叶碎小，叶下有软刺，取根入药，去外黑皮及内骨用；别有霞雀花，更不可得。《嘉兴府志》：金雀一名飞来凤，盐浸可以点茶。《成化四明志》：金雀儿花产奉化。

花

【气味】味甜，性温。《滇南本草》卷中。性平。《本草纲目拾遗》卷七。

【主治】主补气补血，劳伤气血，畏凉发热，咳嗽。妇人白带日久，气虚下陷者良效。头晕耳鸣，腰膝酸疼，一切虚劳伤损，服之效。《滇南本草》卷中。和血祛风，入肝、脾二经，亦入乳痈用。《本草纲目拾遗》卷七。

【发明】《本草纲目拾遗》卷七：丁未，余馆奉化刘明府署，时明府幼孙患痘不起发，医用金雀花，询其故，云：此药大能透发痘疮，以其得先春之气，故能解毒攻邪，用花。

【附方】《本草纲目拾遗》卷七：跌扑伤损。以金雀花干者研一钱，酒下。《百草镜》。

根

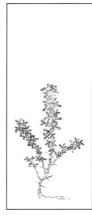

图 31-113-1　白心皮《图考》

【主治】治跌打损伤，又治咳嗽，暖筋骨，疗痛风，性能追风活血，兼通血脉，消结毒。《本草纲目拾遗》卷七。

【附方】《本草纲目拾遗》卷七：治跌打损伤。金雀根捣汁，和酒服，渣罨伤处。《济世良方》。

白心皮《植物名实图考》

【集解】《植物名实图考》卷二一：白心皮生长沙山坡。丛生，细茎，高尺余；附茎，四叶攒生一处，叶小如鸡眼草叶，叶间密刺，长三四分；自根至梢，叶刺四面抱生，无着手处；横根无须，褐黑色。

【主治】俚医以为补筋骨之药。《植物名实图考》卷二一。

纱帽翅《本草纲目拾遗》

【集解】《本草纲目拾遗》卷四：纱帽翅，《台海采风图》：此草一茎数十，花色黄，入药用叶。

【主治】治癣。《本草纲目拾遗》卷四。

千斤拔《植物名实图考》

【释名】土黄鸡、金鸡落地《植物名实图考》。

【集解】《植物名实图考》卷一〇：千斤拔产湖南岳麓，江西南安亦有之。丛生，高二尺许，圆茎淡绿，节间微红；附茎参差生小枝，一枝三叶，长几二寸，宽四五分，面背淡绿，皱纹极细；夏间就茎发苞，攒密如球，开紫花；独根，外黄内白，直韧无须，长至尺余。〇亦呼土黄鸡，南安呼金鸡落地。皆以其三叶下垂如鸡距云。

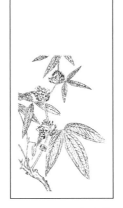

图 31-115-1　千斤拔《图考》

【主治】俚医以补气血、助阳道。《植物名实图考》卷一〇。

铁马豆《滇南本草》

【释名】黄花山马豆《滇南本草》、黄花马豆《校补滇南本草》。

【气味】性微寒。入肝胆二经。《滇南本草图说》卷九。

【主治】泻肝胆之火，治寒热往来，子午潮热，午后怕冷，夜间发热，咳嗽吐痰。《滇南本草》卷下。

【附方】《滇南本草》卷下：治妇人、室女已成肝劳，发热骨蒸。铁马豆五钱、淮生地三钱。咳嗽，加响铃二钱，蜜炒。痰咳，加陈皮二钱。引点水酒、童便服效。

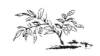

图 31-116-1　铁马豆《滇南图》

大靛根《生草药性备要》

根

【气味】味苦，性平。《生草药性备要》卷上。

【主治】解虫毒。《生草药性备要》卷上。

【主治】治眼热膜，吐血亦可。《生草药性备要》卷上。

胡枝子《救荒本草》

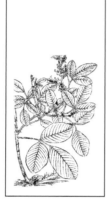

图 31-118-1　和血丹《图考》

【释名】随军茶《救荒本草》、和血丹《植物名实图考》。

【集解】《救荒本草》卷上之后：胡枝子俗亦名随军茶。生平泽中。有二种：叶形有大小，大叶者类黑豆叶；小叶者茎类蓍草，叶似苜蓿叶而长大，花色有紫白，结子如粟粒大。《植物名实图考》卷一〇：和血丹即胡枝子。和血丹生长沙山坡。独茎小科，一枝二叶，面青黄，背粉白，有微毛，似豆叶而长；茎方有棱，赭黑色；直根四出，有细须。○此即是叶似黑豆叶者，其气味颇似茶叶。北地茶少，故凡似茶者皆蓄之。南土则多供樵薪，采摘所不及矣。

【气味】气味与槐相类，性温。《救荒本草》卷上之后。

【主治】救饥。采子微春即成米，先用冷水淘净，复以滚水汤三五次，去水下锅，或作粥，或作炊饭皆可食，加野绿豆味尤佳。及采嫩叶蒸晒为茶，煮饮亦可。《救荒本草》卷上之后。俚医以为破血之药。《植物名实图考》卷一〇。

铁马鞭《植物名实图考》

【集解】《植物名实图考》卷一五：铁马鞭生长沙冈阜。绿茎横枝，长弱如蔓，三叶攒生，似落花生叶而小，面青背白，茎叶皆有微毛。《植物名实图考》卷二三：铁马鞭生云南山中。粗蔓色黑，短枝密叶，攒簇无隙；叶际结实，紫黑斑斓，大如小豆。

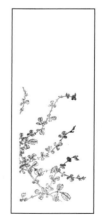

图 31-119-1　铁马鞭《图考》

【主治】俚医以为散血之药。《植物名实图考》卷一五。土医云浸酒能治浮肿。《植物名实图考》卷二三。

龙鳞草《生草药性备要》

【释名】亚婆钱、午时合《生草药性备要》。

【气味】味淡、苦，性平。《生草药性备要》卷上。

【主治】消风热,浸酒去瘀生新,治小儿马牙疳,又治跌打。《生草药性备要》卷上。

腰带惹《医方药性》

【气味】性温。《医方药性·草药便览》。

【主治】治利证,散血,飞疡。《医方药性·草药便览》。

屠刀惹《医方药性》

【气味】性温。《医方药性·草药便览》。

【主治】治利证,散气,去风。《医方药性·草药便览》。

葫芦茶《生草药性备要》

【气味】味涩,性平。《生草药性备要》卷下。

【主治】消食,杀虫,治小儿五疳,作茶饮。《生草药性备要》卷下。

山茶《本草纲目》

【集解】《野菜博录》卷三：山茶科生山野中。科高四五尺,枝梗灰白色,叶似皂荚叶圆,四五叶攒生一处。叶甚稠。《本草纲目拾遗》卷七：宝珠山茶,《云溪方》：以落地花仰者为贵。

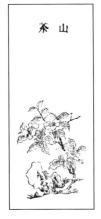
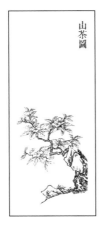
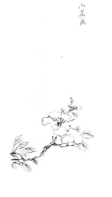
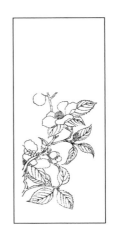

图 31-124-1　山茶
《三才》

图 31-124-2　山茶
《草木典》

图 31-124-3　山茶花
《滇南图》

图 31-124-4　山茶
《图考》

山茶多种，以千叶大红者为胜，入药。《百草镜》：山茶多种，惟宝珠入药。其花大红四瓣，大瓣之中，又生碎瓣极多。味涩，二三月采，阴干用之。若俱是大瓣，千叶者名洋茶，不入药；单瓣者亦不入药。

花

【气味】味苦、涩，气平，无毒。《本草汇言》卷一〇。甘、微辛，寒。《本草备要》卷三。苦，温，无毒。《本经逢原》卷三。

【主治】专治一切大肠下血，肺中有瘀血，或吐血之症，急用此花，煎汤服之。无花，即叶亦可，但不如花之神效也。均宜以童便为使。《滇南本草图说》卷一〇。《百草镜》云：凉血、破血、止血，涩剂也。消痈肿跌扑，断久痢、肠风下血、崩带、血淋、鼻衄、吐血，外敷灸疮。《本草纲目拾遗》卷七。治血分，理肠风，清肝火，润肺养阴。《本草再新》卷四。

【发明】《本草纲目拾遗》卷七：蒋仪《药镜·拾遗赋》：山茶花，吐血、衄血、肠风下血之良将。宋春晖云：曾见有人患乳头开花欲坠，疼痛异常，有教以用宝珠山茶焙研为末，用麻油调搽立愈。痔疮出血汪子明方：用宝珠山茶研末冲服。《本经逢原》卷三：山茶花色红味苦，开于青阳初动之时，得肝木之气而生心火。肝藏血，心主血，故吐血、衄血、下血为要药。生用则能破宿生新。入童便炒黑则能止血，其功不减郁金，真血家之良药也。

【附方】《本草汇言》卷一〇：治吐血衄血，肠风下血。凡血因热而动者，并用红山茶花三两，鲜者捣烂，生姜汤调服。如无新鲜，以干者为末，每早晚各服二钱，白汤调下。皮正东抄丹溪方。

《本草纲目拾遗》卷七：赤痢。用大红宝珠山茶花，阴干为末，加白糖拌匀，饭锅上蒸三四次服。《救生苦海》。鼻中出血。千叶大红山茶花，二三月采，阴干，用时取五六朵，煎服即止。何明远方。鼻衄。用宝珠山茶大红者，焙研三五钱，砂糖滚水和服。张氏《必效方》。吐血咳嗽。宝珠山茶瓦焙黑色，调红砂糖日服，不拘多少。又方：宝珠山茶十朵，红花五钱，白及一两，红枣四两，水煎一碗服之，渣再服。红枣不拘时，亦取食之。《不药良方》。

伏牛花 《开宝本草》

【释名】刺虎《图经本草》、凤油刺《药性要略大全》、老虎刺、虎不挨《植物名实图考》。

【集解】《药性要略大全》卷七：花黄、叶青而细，类黄柏叶而不光。茎赤有刺，花淡黄色成穗，似杏花而小。三月采，阴干。一名隔虎刺，俗呼为凤油刺，即伏牛之讹也。《植物名实图考》卷三八：虎刺树江西南昌西山有之。丛生黑干，就茎生枝，作苞如椿树马蹄而大，有疏刺；开碎白花，结紫实，圆扁如豆，树叶如桑叶微小。凡俗呼老虎刺、虎不挨，皆以横枝得名。**《本草纲目易知录》卷四**：吾乡元旦团拜，采伏牛枝叶，小树蜡梅花用穿此刺上，显若小梅一树，作盆景祭祖，俗名老虎刺。

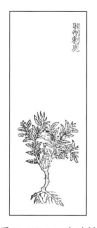 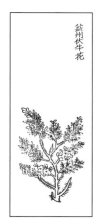 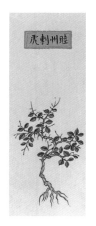 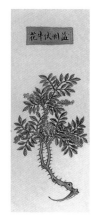

图 31-125-1 睦州刺虎《图经（政）》 　图 31-125-2 益州伏牛《图经（政）》 　图 31-125-3 睦州刺虎《品汇》 　图 31-125-4 益州伏牛《品汇》

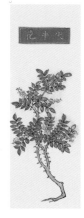 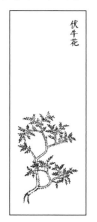 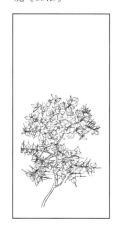 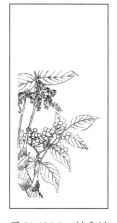

图 31-125-5 伏牛花《雷公》 　图 31-125-6 伏牛花《博录》 　图 31-125-7 伏牛花《图考》 　图 31-125-8 刺虎树《图考》

花

【气味】味苦、甘，性平缓。○无毒。《本草品汇精要》卷一九。

【主治】主大风遍身碎疼，疗湿痹四肢挛急。五痔下血堪止，风眩头痛能驱。骨肉疼痛煮汤服之。《太乙仙制本草药性大全·仙制药性》卷三。

根叶枝

【气味】味甘，性缓。《本草品汇精要》卷四一。

【主治】理一切肿痛，风疾，以根、叶、枝干细剉，焙干，捣罗为末，暖酒调服一钱匕，效。出《图经》。《本草品汇精要》卷四一。

绣花针《植物名实图考》

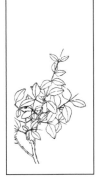

图 31-126-1 绣花针《图考》

【集解】《植物名实图考》卷三八：绣花针江西、湖南皆有之。小树细茎，对发槎枒；叶亦附枝对生，似石榴花叶微小，面浓绿背淡青，光润柔腻，中唯直文一缕；近茎叶小如指甲，枝端叶亦小；距梢寸许无叶，细如针刺；春夏时亦柔软，秋老即硬。江西或呼为雀不踏。《本草纲目》以楤木一名鹊不踏，不知南方有刺之木与草，皆呼为雀不踏，不可为定名也。

【主治】俚医以为补气血之药。《植物名实图考》卷三八。

卖子木《唐本草》

【释名】紫翠英《野菜博录》、龙船花、五月花、映山红《生草药性备要》、马缨丹、山大丹、大红绣球、珊瑚球《植物名实图考》。

【集解】《野菜博录》卷三：生山谷中。树颇高大，叶似柿叶稍尖，开花紫翠色。《植物名实图考》卷三〇：马缨丹，《南越笔记》：马缨丹，一名山大丹，花大如盘，蕊时凡数十百朵，每朵攒集成球，与白绣球花相类；首夏时开，初黄色，蕊须如丹砂，将落复黄，黄红相间，光艳炫目，开最盛、最久。八月又开，有以大红绣球名之者。又以其瓣落而枝蟲起槎枒，甚与珊瑚柯条相似，又名珊瑚球。言大红绣球者，以开时也；言珊瑚球者，以落时也。按马缨丹又名龙船花，以花盛开时值竞渡，故名。《植物名实图考》卷三五：卖子木，《唐本草》始著录。生岭南邛州。其叶如柿。宋川西渠州岁贡。四五月开碎花百十枝，团攒作大朵，焦红色；子如椒目，在花瓣中，黑而光洁。

木

【修治】《太乙仙制本草药性大全·仙制药性》卷三：凡采得后，粗捣，用酥炒令酥尽为度，然入用每一两用酥二分为度。

【气味】味甘、微酸，气平，无毒。《太乙仙制本草药性大全·仙制药性》卷三。味甘，性寒，无毒。《野菜博录》卷三。淡、辛，平。《本草求原》卷三。

【主治】主折伤血溜而续绝骨，能安胎止痛而补骨髓。《太乙仙制本草药性大全·仙制药性》卷三。消疮咄脓，祛风止痛，理痰火。《生草药性备要》卷下。

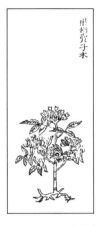

图 31-127-1　渠州卖
子木《图经（政）》

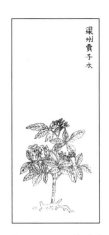

图 31-127-2　渠州卖
子木《图经（绍）》

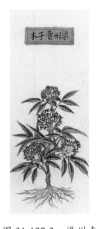

图 31-127-3　渠州卖
子木《品汇》

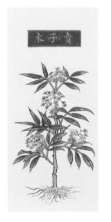

图 31-127-4　卖子木
《雷公》

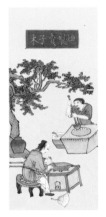

图 31-127-5　炮制卖
子木《雷公》

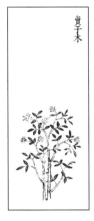

图 31-127-6　卖子木
《博录》

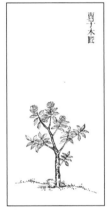

图 31-127-7　卖子木
《草木典》

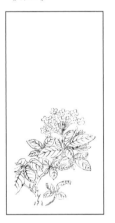

图 31-127-8　马缨丹
《图考》

大沙叶《生草药性备要》

【集解】《生草药性备要》卷上：照天有沙点者为真。

【气味】味辛、苦，性温。《生草药性备要》卷上。

【主治】治飞沙、疥癞。治牛生沙。《生草药性备要》卷上。

蜡梅《本草纲目》

【集解】《救荒本草》卷下之前：腊梅花多生南方，今北土亦有之。其树枝条颇类李，其叶
似桃叶而宽大，纹脉微粗，开淡黄花。

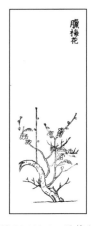
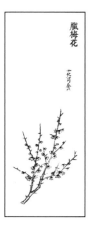
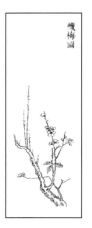
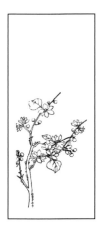

图 31-129-1　腊梅花　　　图 31-129-2　腊梅花　　　图 31-129-3　腊梅　　　图 31-129-4　腊梅花
　　《救荒》　　　　　　　　　《博录》　　　　　　　　《草木典》　　　　　　　　《图考》

【气味】味甘、微苦。《救荒本草》卷下之前。

【主治】蜡梅花、叶捣烂，敷贴疟痃，极神。《本草汇言》卷一〇。

【发明】《植物名实图考》卷三五：蜡梅《本草纲目》收之。俗传浸蜡梅花瓶水，饮之能毒人。其实谓之土巴豆，有大毒。《救荒本草》云：花可食。李时珍亦云：花解暑生津。殊未敢信。

密蒙花《开宝本草》

【释名】小锦花《宝庆本草折衷》、羊耳朵《滇南本草》、蒙山茶、云芝茶《增订伪药条辨》。

【集解】《本草衍义》卷一〇：蜜蒙花利州路甚多。叶，冬亦不凋，然不似冬青。盖柔而不光洁，不深绿，花细碎，数十房成一朵，冬生春开。此木也，今居草部，恐未尽善。《宝庆本草折衷》卷一三：生益州川谷及蜀中，简、利州。《本草汇言》卷一〇：形与芫花相似，但芫花狭小，而密蒙花差大为异。用者宜细辨之。《增订伪药条辨》卷一：蒙花，一名去芝茶。性寒，能清肺胃之热，故疹病用之尤宜。近今多以近道硾花伪充，则性味悬殊矣。炳章按：蒙花三月出新。湖北当归山出者，其花白绿色，白茸毛，净而无梗者佳。各处出，花碎小，色白黄，梗多者次。

花

【修治】《太乙仙制本草药性大全·仙制药性》卷三：采花酒浸一宵，候干蜜拌，蒸过再向日曝。

【气味】味甘，平、微寒，无毒。《图经本草药性总论》卷下。甘，寒，无毒。《分部本草妙用》卷一。

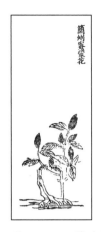

图 31-130-1　简州蜜
蒙花《图经（政）》

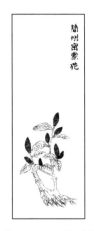

图 31-130-2　简州蜜
蒙花《图经（绍）》

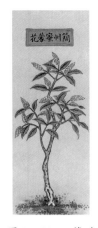

图 31-130-3　简州
蜜蒙花《品汇》

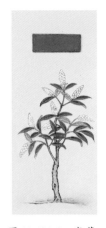

图 31-130-4　蜜蒙
花《雷公》

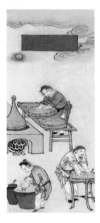

图 31-130-5　炮制
蜜蒙花《雷公》

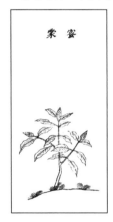

图 31-130-6　蜜蒙
《三才》

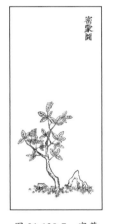

图 31-130-7　蜜蒙
《草木典》

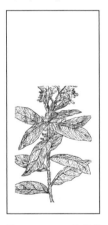

图 31-130-8　蜜蒙花
《图考》

【主治】攻瞖目证。退青盲肤翳，疗瞳子昏花。消目中赤脉侵睛，除眼内多
眵冷泪。《本草元命苞》卷六。入肝经，去肝风，明目退翳膜，目涩羞明。《滇南本草》
卷上。

【发明】《药性解》卷五：密蒙专入肝经。故治目之外无他长，眼科之要剂也。《本草经疏》
卷一三：蜜蒙花禀土气以生，其蕊萌于冬而开于春，故气平微寒，味甘而无毒，为厥阴肝家正药。
观本经所主，无非肝虚有热所致。盖肝开窍于目，目得血而能视，肝血虚则为青盲、肤翳，肝热
甚则为赤肿眵泪赤脉，及小儿豆疮余毒，疳气攻眼。此药甘以补血，寒以除热，肝血足而诸证无
不愈矣。好古谓其润肝燥，守真以之治畏日羞明，诚谓此也。形与芫花相似。但芫花狭小而蜜蒙
花差大为异，用者宜详辨之。《本草汇言》卷一〇：密蒙花养目血，去目风，《开宝》解目热之药也。
陈五占抄《王氏方》言：专入肝经，治眼目诸病，不拘久暴，或风热暴感而目赤肿痛，眵障泪流；

或血气久虚而睛失所养，昏蒙不见；或青盲肤翳，或畏日羞明，或小儿麸痘成翳，痖气攻眼，浸淫湿烂诸证，密蒙花统能治之。盖肝开窍于目，肝气调和，目无病矣。此药治目之外，并无他用。王绍隆先生曰：此药繁密蒙茸，巧如簇锦，此象形命名也。又《说文》云：瞳蒙曰蒙，有目无眸也。此药善治眼病，眵泪翳障以及青盲，此又以功用为名也。《药镜》卷三：密蒙花润肝燥热攻目，因痖气而翳泪俱除。芫花狭小，密蒙差大。小花治咳，大花治肝，宜详厥用。惟眼因热伤血分者，用之辄效。倘因气分及风寒所致，非其宜矣。《本草汇》卷一六：密蒙花，为厥阴肝家正药也。观《本经》所主，无非肝虚有热所致。肝血虚，则为青盲肤翳；肝热甚，则为赤肿眵泪。此药甘以补血，寒以除热，肝血足而诸症悉愈。好古谓其润肝燥，守真以之治畏日羞明，诚谓此也。同空青、木贼、生地、蝉蜕、白蒺藜、谷精草、决明子、羚羊角，治青盲翳障。同甘菊、枸杞、生地、蒺藜、谷精，治肝肾虚，目不能远视。疗眼疾外，无他用矣。《玉楸药解》卷二：密蒙花清肝明目，治红肿瞖障。庸工习用不效也。治病不求其本，不解眼病根源，浪用一切清凉发散之药，百治不得一效，此庸工之所以庸也。

【附方】《本草汇言》卷一〇：治风热湿热，眼赤肿痛。用密蒙花三钱，甘菊花、荆芥穗、龙胆草、川黄连、防风、白芷各一钱，甘草六分，水煎服。〇治肝肾气血两虚，眼目昏暗，蒙昧不明。用密蒙花，枸杞子各四两，甘菊花、谷精草各二两，怀熟地、山茱萸各三两，明天麻、白茯苓、当归各二两五钱，沙苑蒺藜、葳蕤各五两，俱用酒洗炒，共为末；用羊肝三十个，先将羊胆汁拌药末，随用羊肝捣烂成膏，和入药内。如干，量加炼蜜少许，捣二千下，为丸梧子大。每早晚各服三钱，白汤下。〇治眼目青盲瞖障。用密蒙花三钱，木贼草、白蒺藜各一钱，决明子、谷精草各二钱，水煎服。〇治目畏日羞明。用密蒙花三钱，生地黄、黄芩各二钱，水煎服。〇治目胞湿烂，浸淫多泪。用密蒙花三钱，白术二钱，葳蕤五钱，水煎服。〇治小儿痘后余毒不散，攻眼。用密蒙花一钱，黑豆、绿豆、赤小豆各四十九粒，水煎服。〇治小儿疳积，攻眼不明，目将瞎者。用密蒙花一两，使君子肉三钱，白芜荑五钱，胡黄连二钱，芦荟一钱，共为末，饧糖为丸，如鸡豆大。每早晚各服一丸，白汤化下。〇治一切目病，因积视、久视，专睛着视，有劳目睛，以致昏胀肿痛不明者。用密蒙花五钱，甘菊花二钱，麦门冬去心八钱，当归身一钱五分，玉竹四钱，水煎服。以上数方出江西杨刚宇《经验手集》。

叶

【气味】味酸、苦，性微温。《滇南本草》卷上。

【主治】贴臁疮溃烂，顽疮久不收口，贴之生肌长肉。《滇南本草》卷上。采叶研末，治一切疮痈疔毒，溃烂生管，不能生肌，渗此神愈。久年阴疮，无脓血者搽之神效。《滇南本草图说》卷四。取叶去尖，蜜炙，治久咳良。《校补滇南本草》卷中。

木绵《本草纲目》

【集解】《本草纲目拾遗》卷
五：《代醉编》：棉花种为番使黄始
所传,宋末始入江南。沈黄门照曰：
番中有青黄白三种,今特传其白者
耳。不知江浙草棉多种艺,而木棉
罕见,即草棉中亦有黄色者,不尽
是白者,入药以白为胜。《纲目》
有棉花油,不言花及子功用,悉为
补之。《植物名实图考》卷三〇：
《岭南杂记》：木棉树大可合抱,高
者数丈；叶如香樟,瓣极厚,一条

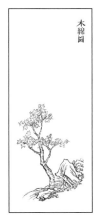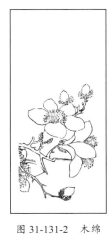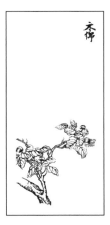

图 31-131-1 木绵 　　图 31-131-2 木绵 　　图 31-131-3 木绵
《草木典》　　　　　　《图考》　　　　　　《图说》

五六叶；正二月开大红花如山茶,而蕊黄色；结子如酒杯,老则拆裂,有絮茸茸,与芦花相似；
花开时无叶,花落后半月始有新绿叶。其絮土人取以作裯褥,海南蛮人织以为巾,上出细字花卉
尤工,乃名曰吉贝,即古所谓白迭布。今询之粤人,亦无有织作者,或别是一种耳。广州阅武厅
前与南海庙,各一株甚大,开时赤光照耀,坐其下如入朱明之洞也。按《广西通志》,木棉岭西
最易生,或取以作衣被,辄致不仁之疾。以为吉贝,误之甚矣。李时珍以木棉与棉花并入隰草,
亦考之未审。

花及皮

【气味】甘温。《药性切用》卷三。涩辛,平。《本草求原》卷九。

【主治】消疮肿,止痛,敷跌打,消红肿。又治木棉疔,煲肉食。花治痢症,
白者更妙。《生草药性备要》卷下。

壳

【主治】《百草镜》云：膈食膈气。用棉花壳。八九月采,不拘多少,煎当茶
饮之,三日即愈。忌食鹅。《本草纲目拾遗》卷五。

子油

【气味】性热,味辛。《本草纲目拾遗》卷五。

【主治】子,散结,治乳痈。油,辛热,损目。《药性切用》卷三。

【发明】《本草经疏》卷三〇：木绵子得地中之阳气，复感秋金之气以成。其味辛，其气热，其性有毒。入肝、入肾，祛风湿、寒湿之药也。惟其辛，故能散风邪；惟其热，故能除寒湿。凡下部有风寒湿邪者宜之。然而性热有毒，肝肾虚者不宜用。一切阴虚火炽，痿弱下体无力者，咸忌之。《调疾饮食辩》卷一：下吉贝油即木棉子油。木棉花，本出缅甸、车师、八百媳妇等国，汉末始入中土。原名古贝，番语也，后讹为吉贝。衣被天下之功固大，作油充食似非所长。而食之者云初食则泄，久食则不泄，性能暖肾，未知果否。大抵较乌桕稍不毒，而大热则断断如也。然患疮毒人，但行木棉地畔，触其气则肿痛倍加，是未尝不毒也。凡有病人，切不宜食。又缅甸及交、广、滇、黔等处，地无霜雪，木棉有成大树者，名古贝。他处一岁一种者仅草本，名古终。盖一类二种也。

【附方】《本草纲目拾遗》卷五：治肠风。棉子丸，取棉花子炒黄黑色，去壳为末，用陈米浓汁加黑砂糖，丸如桐子。每日空心时滚水下三钱，服至三斤断根。《救生苦海》。肠红秘方。棉子炒为末，用白糖拌米汤和服。《集验》。血淋不止。炒燥为细末，三白酒送下二钱，立止。《许氏方》。白带沙淋。香附散中用棉子仁。《救生苦海·调经门》。赤白带下。棉花子炒黑去壳，为末，米糊丸，每服三钱。赤带用砂糖汤下，白带用白糖汤下。种子最妙方：用棉花子、砂糖各三钱，冲酒服。《百草镜》。熏洗痔。鬼馒头、棉花子、乌菱壳、凤尾草等分，煎汤先熏后洗，如疼加乳香，痒加杨柳须或木棱藤。○又方：用棉花子同槐树梗叶煎汤洗熏，自愈。《传信方》。下血血崩不止。棉花子烧灰存性，酒下立止。《百草镜》。便毒。用棉花子瓦煅存性，为末，每日空腹酒下二钱，连服三次全消，兼治血崩。《济世方》。阳痿不起。棉花子水浸晒干，烧酒拌炒，去壳用仁，半斤，破故纸盐水炒，韭菜子炒，各二两，为末，葱汁为丸梧子大，每服二钱，空心酒下。《祝氏效方》。痢疾。棉花子仁新瓦炒去油焦研细，每服二钱，红用灯心汤下，白用好陈酒下。《救生苦海》。病棉花疮。用棉花子一斗，烧酒拌和炒燥，去灰再拌再炒，以黑为度。去壳再炒，捣为末，用砂糖调和，每服三钱，服过一升许，即愈。《集验》。除壁虱。硫黄末拌棉花子，烧烟熏二三次，即绝。《易堂验方》。中风口眼喎斜。用棉花子炒黑为末，乳香末三钱，红糖二两，饭后黄酒送下，即愈。《便易良方》。肠风下血。生柿子二个，竹刀切去蒂核，以棉花子塞入柿内，仍盖好，瓦上煅存性，研细末，米饮热调服，重者三服全愈。《不药良方》。○谷道生疮，俗呼偷粪老鼠。用棉花子炒，去壳，磨粉，每早中晚三次打糊服一碗，半月全愈。《不药良方》。治肾子大小偏坠。棉子煮汤入瓮，将肾囊坐入瓮口，俟汤冷，止一二次，散其冷气，自愈。《回生集》。瘫痪诸风。乳香、没药各三钱，棉花子、白糖各六钱，为末，黄酒化服，出汗愈。《医学指南》。风虫牙疼。用韭菜子、黑核桃肉、棉花子各一两，分为末，醋糊丸，火酒浸，咬在疼处，即止。《家宝方》。痔漏。用棉花子仁六两，乌梅六两，共捣烂为丸，桐子大，早晚每服三钱，开水送下，服完即愈。《家宝方》。经水过多不止。棉花子瓦器炒尽烟，为末，每服二钱，空心黄酒下。《慈航活人书》。小便血。用棉花子炒枯存性，为末，热火酒调服，服后在左脚大指节上有毛处，以豆大艾丸将火灸之，即止。刘羽仪《经验方》。**盗汗不止**。棉子仁三四钱，每日煎汤一碗，空心服，三四日即止。刘氏验方。**肠风、肠红下血垂危**。淮棉花核一升，槐米七钱，用天目芽茶四两泡汁，将二味炒燥，入茶汁内复泡，又炒，如此数次，汁干为度，磨末，每服三钱，空心酒调下，三日立愈。《德胜堂方》。**治牙宣**。用棉花核煅灰擦。《兰台轨范》。**治吹乳**。棉花子一两，打碎，酒水同煎服。郎兴祖方。**治阴囊肾子肿大方**。棉花子仁煎汤洗之，自愈。《集验》。**血崩**。用棉花子仁炒黄色，甘草、黄芩等分，为末，每服二钱，空心黄酒。龚云林《万病回春》。用陈棕、棉花子二味，烧灰存性，黄酒送下，即止。又《集验良方》。**虚怯劳瘵、久嗽吐血不止**。棉花子不拘多少，童便浸一宿，为末，每服一钱，侧柏叶汤下，诸药不效，此方甚验。酒调服。《集效方》。**治血崩**。棉子仁止血不寒，凡血症及妇人经病带下崩淋，醋炒七次用。《集听》。**心疼腹痛**。用侧柏叶米泔水浸三日，日易水一次，晒干炒黑，棉子仁末一斤，配柏末八两，如热甚者对配。《集听》。**种子方**。棉子仁净肉四两，烧酒拌晒三次，熟地二两，枸杞一两，菟丝子、破故纸、茯苓、山药、陈皮、五味子、连翘、何首乌各一两，蜜丸，盐汤空心服四钱。《集听》。**痔漏管**。棉花子仁炒，急性子炒，蓖麻子仁炒，各等分，为末，每服三钱，空心好酒下，轻者半月，重者一月，管自退。周氏《家宝方》。**出血不止**。棉花子烧灰存性，为末敷之。《家宝方》。**崩带**。陈莲蓬烧灰存性五钱，棉花子肉烧灰存性三钱，共一服，无灰酒调下。《家宝方》。**治痰火后半身不遂，筋骨疼痛**。核桃仁、棉花子仁、杜仲炒、巴戟、砂仁、骨碎补、枸杞子、续断、牛膝各二两，大虾米四两，菟丝饼四两，用烧酒二十斤煮服。如年高者，加附子、肉桂各一两。酒服完，将渣晒干为细末，炼蜜为丸，每服二钱，酒送下。**打老儿丸**。久服延年却疾，棉花子一斤炒去壳，核桃肉四两打烂，用小米面打糊为丸，重三钱，滚汤服。《良朋汇集方》。**仙传蟠桃丸**。大有补益，治诸虚百损。棉花子取净仁，干，烧酒拌透，下用黄酒水平对，蒸一炷香，红枣用黄酒煮熟，取净肉，各一斤，归身、牛膝、枸杞俱用酒浸，肉苁蓉酒洗去泥用，山茱萸酒润去核，菟丝子酒蒸成饼，白鱼鳔麸炒成泡，白茯苓人乳拌蒸，故纸盐水炒，熟地酒煮如饴，以上药各四两净，巴戟酒洗去心，五两，共为细末，炼蜜为丸，三钱，早晚酒水任意送下。卧云山人传。**棉花子丸**。乌须暖肾种子，阳虚人宜此。用棉花子十数斤，用滚水泡过，盛入蒲包，闷一炷香取出，晒裂壳口，取仁，并去外皮，用净仁三斤，压去油净，用火酒三斤泡一夜，取起，蒸三炷香晒干；故纸一斤，盐水泡一夜，炒干；川杜仲一斤，去外粗皮，黄酒泡一夜，晒干，姜汁炒去丝；枸杞子一斤，黄酒浸蒸晒干；菟丝子一斤，酒煮吐丝为度，共为末，蜜丸桐子大，每服二三钱。年希尧《集验良方》。**长春丸**。治肾虚精冷之症。鱼鳔一斤，蛤粉炒成珠极焦，棉花子取净仁一斤，去油净酒蒸，白莲须八两，金樱子去子毛净一斤，金钗石斛八两，炒蒺藜四两，枸杞子四两，五味子四两，炒鹿角五斤，锯薄片，河水煮三昼夜，去角，取汁熬膏，和药末为丸，桐子大，每服三钱。《集验良方》。**健步仙方**。棉花子仁一斤净肉，用烧酒三斤炒干，枸杞子四两，酒浸，杜仲四两，盐酒煮炒，菟丝子四两，酒炒，归身二两，破故纸四两，酒洗炒，胡桃仁四两，共为末，炼蜜为丸桐子大，每服三钱，空心滚汤下。《凌云集》。

柞木《嘉祐本草》

【释名】檬翠树、野桂花树《草药图经》。

【集解】《草药图经》：上生茨，茨比皂角茨小些，一大茨上周围皆小茨，茨长寸许，树不过二三丈高，系大树也。春夏秋冬四季不择叶，多生山林中。《植物名实图考》卷三五：柞木《嘉祐本草》始著录。江西、湖南皆有之。又有一种相类，而结黑实。柞树又一种江西山坡有之。黑茎长刺，叶长而圆，秋结紫黑实，圆如大豆，俗呼为柞，以为藩篱。

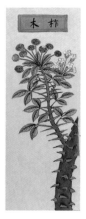

图 31-132-1　柞木
《品汇》

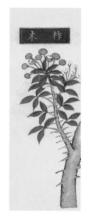

图 31-132-2　柞木
《雷公》

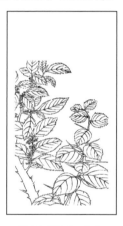

图 31-132-3　柞木
《图考》

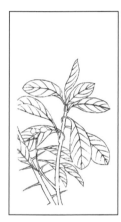

图 31-132-4　柞树
《图考》

木皮

【气味】性涩。《医方药性·草药便览》。味苦，气寒，无毒。《本草汇言》卷一〇。

【主治】治翳目，祛风痒。《医方药性·草药便览》。催生圣药，黄疸奇方。下行利窍，故黄疸与产家用之。《医宗必读·本草征要》下。最消酒毒。《本草新编》卷三。

【发明】《本草汇言》卷一〇：柞木活血利窍，治难产，李时珍解痈毒之药也。门国士稿其性专于下达。陈氏方以此木煎汁，治黄疸病者，何也？盖黄疸因湿热郁于肠胃而发。此药味苦气寒，苦能利湿，寒能除热，兼得下走利窍之性，则湿热皆从小便出，而黄自退矣。故濒湖方催生产、解痈疽肿毒之用，亦不外此意云。《本草述》卷二四：黄疸病，烧末水服方寸匕，日三藏器。治鼠瘘，难产催生，利窍时珍。希雍曰：《本经》言其气平味苦，无毒。然其性又善下达，主黄疸病者，盖黄疸因湿热郁于肠胃而发，此药苦能燥湿，微寒能除热，兼得下走利窍之性，则湿热皆从小便出，而黄自退矣。今世又以为治难产催生之要药，亦取其下达利窍之性耳。同鱼膘、人参、千里马、百草霜、牛膝、白芷、当归、益母草，为催生圣药。《本草新编》卷三：

柘木枝，开产门交骨最神，下喉不须一时立开，余亲试而奏效者也。但服后断须安眠，则骨开自易。三吴临产之时，每教产妇绕室而走，走则骨坚，转难开矣，非柘木之不效也。《草木便方》卷二：柞树。红檬皮根味苦平，黄疸烧服不留停。难产催生横逆顺，胎死腹中下安宁。利窍鼠瘘冲汁饮，叶敷痈疽发背灵。

山黄杨《履巉岩本草》（即：黄杨木）

【校正】时珍云出《纲目》，今据《履巉岩本草》改。

【释名】黄杨木《本草纲目》、椊木树《草药图经》。

子

【气味】性凉，无毒。《履巉岩本草》卷下。

【主治】善治暑中伏热，面上生疖，可取子捣烂贴之，其疖立差。《履巉岩本草》卷下。

叶

【气味】黄杨叶苦，平。《本草汇》卷一六。味温，无毒。《草药图经》。

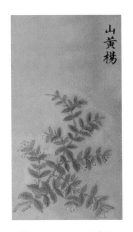
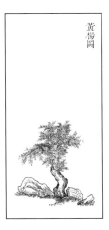
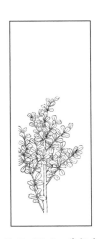
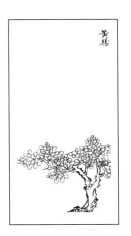

图 31-133-1 山黄杨《履巉岩》 　 图 31-133-2 黄杨《草木典》 　 图 31-133-3 黄杨木《图考》 　 图 31-133-4 黄杨《图说》

【主治】主妇人有功难产，治暑月生疖捣涂。《本草汇》卷一六。治惊风要药。《草药图经》。

【发明】《本草汇》卷一六：黄杨，坚腻青厚，四时不凋。为世所重者，以其无火也。难产者，入达生散中最妙。《本经逢原》卷三：黄杨性敛而降，妇人难产，入达生散中服之，则痛阵便紧。又捣叶涂疮疖，以其性敛也。

放杖木《本草拾遗》

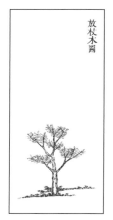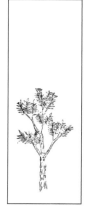

图 31-134-1 放杖木《草木典》　图 31-134-2 放杖木《图考》

【释名】【集解】《植物名实图考》卷三五：放杖木《本草拾遗》始著录。生温、括、睦、婺诸州。主治风血，理腰脚，轻身，故名。浸酒服之。

【气味】味甘，气温，无毒。《太乙仙制本草药性大全·仙制药性》卷三。

【主治】主一切风血，理腰脚轻身。变白发反黑而耐老，用酒浸服而极灵。《太乙仙制本草药性大全·仙制药性》卷三。

【发明】《本草经疏》卷一二：放杖木得土气以生，故味甘气温无毒。甘入脾而养血，温散风而通行，故主一切风血、腰脚为病。变白易老，亦皆血虚不能荣养筋骨及润毛发所致，甘能补血，血足则发自不白，身轻不老有自来矣。

千年矮《医门秘旨》

【集解】《医门秘旨》卷一五：千年矮其本不过尺，其梗似银皮包，八月开小花，白色五瓣，叶对丫，如小杏叶样，生深山幽僻之处。○长者为满天星，其形相类，不可入药也。

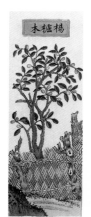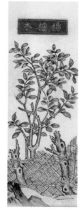

图 31-136-1 杨栌木《品汇》　图 31-136-2 杨栌木《雷公》

【气味】味辛、苦，气寒、平，性凉。阴中之阳，无毒。《医门秘旨》卷一五。

【主治】治瘀血，止吐衄，愈血崩。疾人服之屡有神验，乃血疾中圣药也。根治癥瘕，久服下完块。《医门秘旨》卷一五。

杨栌《唐本草》

【释名】半边月《植物名实图考》。

【集解】《通志·昆虫草木略》卷七六：杨栌曰空疏，良材也。《本草品汇精要》卷二一：木高丈余，皮褐木黄，春生叶似榆叶而尖，夏开黄花，秋结实似大枣而青红。今染黄色用者是也。○春生叶。采无时。**《植物名实图考》卷二七**：半边月生庐山。小树枝，攒生梢头，叶似绣球花叶而窄，粗纹极类。春开五瓣短筩子花，外白内红，似杏花而尖多蕊。

叶

【气味】味苦，气寒，有毒。《太乙仙制本草药性大全·仙制药性》卷三。

【主治】主痈疽瘘疥恶疮，煮汁洗之大效。《太乙仙制本草药性大全·仙制药性》卷三。

接骨木《唐本草》

【释名】七叶黄荆、猪卧草、地五爪、珠子草、乌食草、乌蛇草、七弦琴《本草纲目拾遗》。

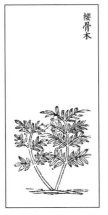

图 31-137-1　接骨木《图经（政）》

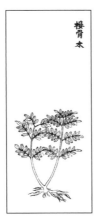

图 31-137-2　接骨木《图经（绍）》

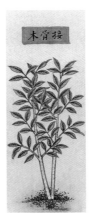

图 31-137-3　接骨木《品汇》

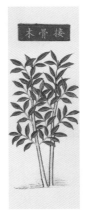

图 31-137-4　接骨木《雷公》

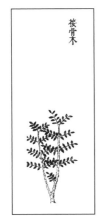

图 31-137-5　接骨木《博录》

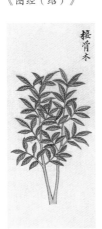

图 31-137-6　接骨木《图谱》

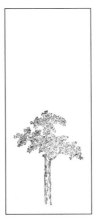

图 31-137-7　接骨木《图考》

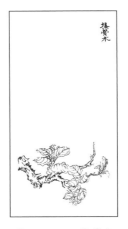

图 31-137-8　接骨木《图说》

【集解】《本草纲目拾遗》卷四：七叶黄荆，藤生土墙脚下阴地，叶尖长，相对三四行成一瓣，茎上起棱一凹，间紫色，白露后抽心，高三五尺，开细白花成簇，结子亦细碎，霜后红如珊瑚细珠，根长而白，入药。

木

【正误】《本草蒙筌》卷四：《本经》云无毒，误也。

【气味】味甘、苦，气平。有小毒。《本草蒙筌》卷四。味甘，生服能令人吐。《本草纲目拾遗》卷四。

【主治】专续筋接骨，易起死回生。折伤频渍酒吞，风痒堪作汤浴。任煮三次，功力一般。产后诸血疾亦驱，女科方药中屡用。《本草蒙筌》卷四。治劳力伤跌打，鱼口漆疮，煎汤洗。《本草纲目拾遗》卷四。

【发明】《本草经疏》卷一四：接骨木禀土气以生，故其味甘苦，气平无毒。甘能入脾养血，故主折伤，续筋骨。苦凉能除风湿浮热，故主风痒龋齿也。《千金方》打伤瘀血，及产妇恶血，一切血不行，或行不止，并煮汁服。《本草新编》卷四：入骨节，专续筋接骨，易起死回生。折伤酒吞，风痒汤浴。止用之以接续骨节，产前、产后皆不用。存之以备折伤之需。接骨木独用之，接骨固奇。然用之生血、活血药中，其接骨尤奇。但宜生用为佳，至干木用之，其力减半，炒用又减半也。盖取其生气则神耳。《冯氏锦囊秘录·杂症痘疹药性主治合参》卷四：专续筋接骨，易起死回生。折伤频渍酒吞，风痒堪作汤浴。任煮三次，功力一般。产后诸血疾亦驱，女科方药中屡用。叶，主疟，惟得吐，寒热竟除。生捣汁饮，大人七叶，小儿三叶。根皮收采，亦堪煎服，痰疟痰饮吐去，水胀水肿利消。见效即停，切勿终剂。又种折伤木，主折伤筋骨殊功，散产伤血痢立效。酒水煎饮，并与前同。《草木便方》卷二：接骨木。接骨丹苦疗折伤，续筋接骨除风汤。产瘀内伤血行止，皮叶痰疟水肿方。

根皮

【主治】根皮采收，亦堪煎服。痰疟痰饮吐去，水肿水胀利消。见效即停，切勿终剂。《本草蒙筌》卷四。

叶

【主治】叶主疟生捣汁饮，大人七叶，小儿三叶。惟得吐寒热竟除。《本草蒙筌》卷四。

【附方】《本草纲目拾遗》卷四：治便毒。捣汁，将肥皂一个煅存性，调酒服，渣傅患处罨之。治跌扑损伤，闪腰挫气痛。此秘方也，用乌蛇草晒干为末，砂糖酒调服，最凶者加童便，须端午日午时收者更效。若急用，不拘时日，取鲜者捣烂服，发汗愈。《集听》。

玉绣球《本草求原》

【气味】苦，温。《本草求原》卷三。

【主治】散肿，消痈疽、瘰疬诸疮，破血消湿，用花瓣。《本草求原》卷三。

鸡公柴《植物名实图考》

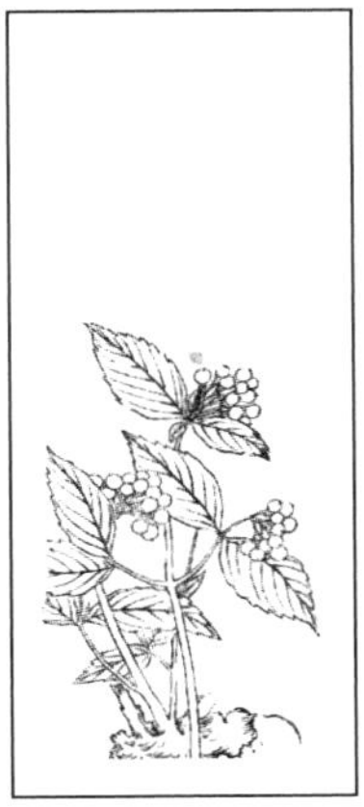

【集解】《植物名实图考》卷九：鸡公柴江西山中皆有之。丛生赭茎，大根深赭色，叶似凤仙花叶而宽，深齿对生，梢结红实如天竹子而大。

【主治】建昌俚医以根治白浊，和酒煎服。《植物名实图考》卷九。

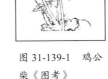

图 31-139-1　鸡公柴《图考》

羊屎条《草木便方》

【主治】根：除湿风，通关利节筋骨中，腰胁胀痛内伤用，跌损瘀积清利松。《草木便方》卷二。

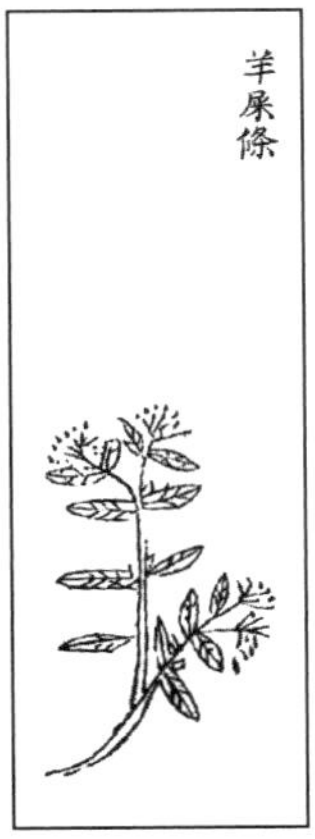

图 31-140-1　羊屎条《便方》

丢了棒《生草药性备要》

【释名】追风棍、赶风债《生草药性备要》。

【气味】味甘，性平。《生草药性备要》卷下。

【主治】祛风湿脚痛、酒顶，用叶七片，擂酒服。敷跌打，消肿痛，其根浸酒更妙。《生草药性备要》卷下。

黑面神《生草药性备要》

【释名】膝大治、钟馗草、狗脚刺《生草药性备要》。

【气味】味甘，性寒。《生草药性备要》卷上。

【主治】散疮消毒，洗烂口、膝疮，解牛毒。《生草药性备要》卷上。

鸡骨香《生草药性备要》

【释名】山豆根、土沉香《生草药性备要》。

【气味】味辛苦，性温。《生草药性备要》卷下。

【主治】治咽喉肿痛，心气痛。《生草药性备要》卷下。

火秧簕《生草药性备要》

【气味】味苦。《生草药性备要》卷下。涩，温。《本草求原》卷三。

叶

【主治】治无名肿毒、大疮，割开两边，用火焙热贴之，其疮毒自消。○能去毒，治热滞泻。《生草药性备要》卷下。解毒，洗骨痛，贴无名肿毒。焙热。《本草求原》卷三。

蕊

【主治】亦解毒。○和鸡蛋煎食，治中蛊胀食，能消肿。《生草药性备要》卷下。治虚蛊。煎鸡蛋包好，用八角茶送吞。《本草求原》卷三。

汁胶

【主治】治大小便闭，调白蜜服。二便通，即食精肉汤以解其毒，否则削肠腐骨。《本草求原》卷三。

白饭叶《生草药性备要》

【主治】拔脓，治黄脓白泡疮。倘铁钉入肉不出，宜捣烂敷口，即出。《生草药性备要》卷上。

岗油麻《生草药性备要》

【主治】催疮去毒，止血埋口，又能润大肠，食多必便快。《生草药性备要》卷上。

紫薇花《滇南本草》

【释名】红薇花、百日红《植物名实图考》。

【集解】《植物名实图考》卷二六：紫薇，《曲洧旧闻》：红薇花，或曰便是不耐痒树也，其花夏开，秋犹不落。

【气味】味酸，性寒。《滇南本草》卷中。

【主治】治产后血奔，不通不定，血隔癥瘕，崩中带下，淋沥。洗疥癞癣疮。《滇南本草》卷中。

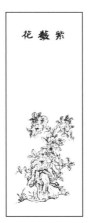 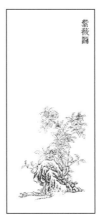 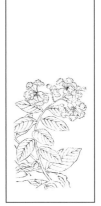

图 31-147-1 紫薇花《三才》　图 31-147-2 紫薇《草木典》　图 31-147-3 紫薇《图考》

拘那花《植物名实图考》

【释名】苞饭花《植物名实图考》。

【集解】《植物名实图考》卷三八：拘那花，《桂海虞衡志》：拘那花叶瘦长，略似杨柳。夏开淡红花一朵数十萼，至秋深犹有之。《岭外代答》：拘那花叶瘦长，略似杨柳。夏开淡红花一朵数十萼，繁如紫薇，花瓣有锯，纹如翦金，至秋深犹有之。按：此花江西、湖南山冈多有之。花叶茎俱同紫薇，唯色淡红，丛生小科，高不过二三尺，山中小儿取其花苞食之。

【气味】味淡微苦，有清香。《植物名实图考》卷三八。

【主治】俚医以为败毒散瘀之药。《植物名实图考》卷三八。

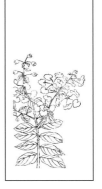

图 31-148-1 拘那花《图考》

山稔叶《生草药性备要》（即：桃金娘）

【释名】桃金娘《本草纲目拾遗》、山菍叶《本草求原》。

【集解】《本草纲目拾遗》卷七：桃金娘，《粤志》：草花之以娘名者，有桃金娘，丛生野间，似梅而末微锐，似桃而色倍赪，中茎纯紫，丝缀深黄如金粟，名金桃娘，八九月实熟，青绀若牛乳状，产桂林，今广州亦多有之。粤歌云：携手南山阳，采花香满筐，妾爱留求子，郎爱桃金娘。

《花镜》：金丝桃一名桃金娘，出桂林郡，花似桃而大，其色更颏，中茎纯紫，心吐黄须，铺散花外，俨似金丝，八九月实熟。青绀若牛乳状，味甘，可入药用。如分种，当从根下劈开，仍以土覆之，至来年移植便活。《本草求原》卷一：花如桃花，六七月子熟，红黑色；叶对生。

叶

【气味】味甘，性辛。《生草药性备要》卷下。涩，平。《本草求原》卷一。

【主治】止痛，散热毒，止血拔脓，生肌。《生草药性备要》卷下。止血、止痢、生肌，治疳积，消疮，洗痔痔、热毒、瘰疬、烂脚，理蛇伤。《本草求原》卷一。

根

【主治】其根，治心痛。《生草药性备要》卷下。

子

【气味】甘，平。《本草求原》卷一。

【主治】亦可食，健大肠，亦治蛇伤。《生草药性备要》卷下。入脾，养血明目。《本草纲目拾遗》卷七。止痢，赤白带，生肌、止血。《本草求原》卷一。

花

【主治】行血。《本草纲目拾遗》卷七。

血沙叶 《生草药性备要》

【集解】《生草药性备要》卷上：其叶红色，照见有沙点，形似猪蓖惹。

【主治】生血沙，煲水洗，神药也。其症遍身红点痕，痒难当。《生草药性备要》卷上。

地茄 《生草药性备要》

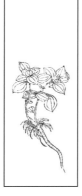

图 31-151-1　地茄《图考》

【释名】山地苬《生草药性备要》。

【集解】《生草药性备要》卷上：乃叶对面生，铺地处。六七月花如桃花；子熟红黑，可食。《植物名实图考》卷九：地茄生江西山冈。铺地生，叶如杏叶而小，柔厚有直纹三道；叶中开粉紫花团，瓣如杏花，中有小缺。

【气味】性凉。《医方药性·草药便览》。

【主治】去淋之血，去飞疡，生肾。○止淋浊。《医方药性·草药便览》。洗疳痔、热毒，瘑疥、烂脚。理蛇伤用叶。《生草药性备要》卷上。土医以治劳损。根大如指，长数寸，煎酒服之。《植物名实图考》卷九。

天香炉 《生草药性备要》

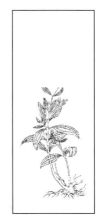

【气味】味淡、辛，性温。《生草药性备要》卷下。

【主治】治痢，去痰。牙痛，煲水含。通经，捶汁开酒服。《生草药性备要》卷下。

张天刚 《植物名实图考》

【集解】《植物名实图考》卷九：张天刚生南安。丛生，硬茎有节，红黄色；叶似水苏叶；实如小罂，褐色；茎叶实俱有细如毛；根淡红色有须。

【气味】甘温。《植物名实图考》卷九。

【主治】治下部虚软，补阴分。《植物名实图考》卷九。

图 31-153-1　张天刚《图考》

豺狗唎 《生草药性备要》

【气味】味劫，性平。《生草药性备要》卷下。

【主治】散瘀血，理跌打，炒；扑伤，酒煮服，渣敷患处。《生草药性备要》卷下。

地胆 《植物名实图考》

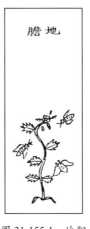

【集解】《植物名实图考》卷一六：地胆产大庾岭。或呼为录段草。高三寸许，叶如水竹子叶而宽厚，面绿有直纹，紫白圆点相间；背紫，光滑可爱。○按《南越笔记》有还魂草，一名地胆。叶如芥，花如地茶。以蛤试之，能取死回生。产阳江山中。未知即此否。

【主治】或云治妇科五心热症。《植物名实图考》卷一六。

图 31-155-1　地胆《太乙》　　图 31-155-2　地胆《图考》

老鼠簕 《生草药性备要》

【释名】老鼠怕《生草药性备要》、猫儿刺、叶名八角茶《本草求原》。

【集解】《本草求原》卷三：此树产江、浙者佳。不如女贞，肌理甚白，如狗之骨，故又名狗骨。《诗》曰南山有枸是也。叶长二三寸，有五刺，四时不凋，五月开小白花。结实如女贞，九月熟，色绯红。

根及根皮

【气味】味淡，性寒。《生草药性备要》卷下。甘、淡、微苦，寒。《本草求原》卷三。

【主治】治痄腮、颈疬，洗痔疔。治白浊，煲肉食。其簕，火存性，开油搽，瘰病更妙。《生草药性备要》卷下。浸酒，补肝肾，壮腰脚。煎服治白浊。○痄腮，热病，洗痔疮。《本草求原》卷三。

【附方】《本草求原》卷三：理夹阴伤寒入里，取根皮，同榕树吊须，露兜簕根、观音柳、米一杯炒，淬水饱饮。

枝叶

【主治】止津、止渴、祛风。烧灰淋汁或煎膏，涂白癜风。《本草求原》卷三。

接骨草 《履巉岩本草》

【释名】驳骨丹《生草药性备要》、四季花《本草纲目拾遗》。

【集解】《本草纲目拾遗》卷三：接骨草苗如竹节，出广西。《粤语》：此草丛生，高二三尺，叶大如柳而厚，茎有节，色绿而圆，花白，午开，自三月至九月不绝。《群芳谱》：四季花，一名接骨草。叶细，花小色白，自三月开至九月，午开子落，枝叶捣汁。可治跌打损伤，九月内剖根分种。《肇庆志》：接骨草出封川阳江，一名四季花，生园林中，茎绿而圆，叶长如指而尖，花白。

【气味】性温，有毒。《履巉岩本草》卷下。味辛，性温。《生草药性备要》卷下。性平。《本草纲目拾遗》卷三。

【主治】治风邪，理跌打，调酒服。《生草药性备要》卷下。跌伤骨节，捣烂敷之，可以接骨。《本草纲目拾遗》卷三。治跌打损伤，骨碎筋断，酒下如神。或左瘫右痪，四肢不仁，服之则愈。此乃仙草中之将军。《滇南本草图说》卷四。

【附方】《履巉岩本草》卷下：治打扑伤损及闪肭骨节。每用取叶，不以多少，捣烂铺罨患处，立有神验。

救命王 《本草纲目拾遗》

【释名】金不换、死里逃生《本草纲目拾遗》。

【主治】治小儿感冒，风寒咳嗽，大人伤力损伤吐血，诸风疼痛，无名肿毒。《本草纲目拾遗》卷四。

铁树 《本草纲目拾遗》

【集解】《本草纲目拾遗》卷五：铁树叶出东洋舶上带来，叶如箆箕，生两旁，作细尖瓣，嗅之有清气，似梅花香。按《群芳谱》：铁树出海南，闽广多有之，其花状如铁丝灯笼，广张千瓣，瓣各一花。程扶摇《花镜》：铁树叶类石楠，质理细厚，干叶皆紫黑色，花紫白如瑞香，四瓣较少团，一开累月不雕，嗅之乃有草气。海南人言：此树黎州极多，有一二尺长者，叶密而花红，树俨类铁，其枝桠穿结，甚有画意。入盆玩最佳。但人罕见，故称奇耳。横州驯象卫殷指挥贯家，有铁树，每遇丁卯年开花，而出五台山者，定以六月十九日开花。杨万里诗注：铁树叶似葤而紫，干如密节菖蒲。似此诸说，同一铁树，而开花与枝叶又不同如此。今洋中带来及世俗所用入药之铁树，叶形如箆箕。据云：其树须壅以铁屑乃盛，则番蕉叶也。

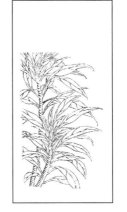

图 31-159-1　铁树
《图考》

以其食铁，故亦名铁树。其性亦平肝，取其相制为用，亦颇验。谢肇淛《五杂俎》：番蕉能辟火患。将枯时，以铁屑粪之，或以铁钉钉其根，则复活。盖金能生水也。种盆中不甚长，一年才落下一叶，计长不能以寸，亦不甚作花，三十年仅见两度花耳。花亦似芭蕉，而色黄不实。《群芳谱》：凤尾蕉，一名番蕉。产于铁山，如少萎，以铁烧红穿之，即活。平常以铁屑和泥壅之则茂，而生子分种易活。江西涂州有之。《花镜》：凤尾蕉，一名番蕉。产于铁山，江西福建皆有。叶长二三尺，每叶出细尖瓣，如凤尾之状，色深青，冬亦不雕。如少萎黄，以铁烧红钉其本上，则依然生活。平常不浇壅，以生铁屑和泥壅之自茂，且能生子分种易活。极能辟火患。人多盆种庭中，以为奇玩。友人唐振声在东瓯见凤尾蕉，土人皆呼为铁树。则知今人所用及洋舶带来之叶，皆番蕉叶。而非真正铁树叶也。濒湖于隰草部只列甘蕉蘘荷，而于虎头凤尾等蕉概不及焉，或当时未有知其性者，今录之以补其缺。《植物名实图考》卷三○：铁树，《岭南杂记》：铁树高数尺，叶紫如老少年，开花如桂而不香。《南越笔记》：朱蕉，叶芭蕉而干棕竹，亦名朱竹。以枝柔不甚直挺，故以为蕉，叶绀色，生于干上，干有节，自根至杪，一寸三四节，或六七节甚密，然多一干独出，无傍枝者。通体铁色微朱，以其难长，故又名铁树。

【气味】味淡，微寒。《本草求原》卷三。

【主治】平肝，统治一切肝气痛。《本草纲目拾遗》卷五。铁树治痢证有神效。《植物名实图考》卷三〇。散瘀止血，活筋骨中血，治下血、吐血，煎肉食。跌打肿痛。同原酒糟敷之。加葱头、醋敷之，拔一切毒风，酒风。《本草求原》卷三。

【附方】《本草纲目拾遗》卷五：难产。铁树叶三片，煎水一碗服之。

大空《唐本草》

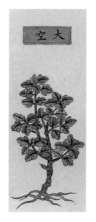 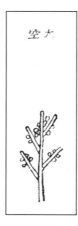 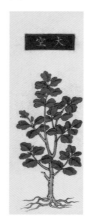 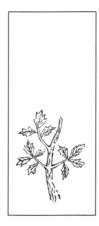

图 31-160-1 大空 《品汇》　　图 31-160-2 大空 《太乙》　　图 31-160-3 大空 《雷公》　　图 31-160-4 大空 《图考》

【集解】《植物名实图考》卷三五：大空，《唐本草》始著录。生襄州，所在山谷亦有之。小树，大叶似桐而不尖。

根皮

【气味】味辛、苦，气平，有小毒。《太乙仙制本草药性大全·仙制药性》卷三。

【主治】主三虫之有准，杀蚁虱之如神。主杀虫虱。《植物名实图考》卷三五。

【附方】《太乙仙制本草药性大全·仙制药性》卷三：主三虫蚁虱。取根皮为汁洗之大效。末油和涂蚁虱皆死。服之令人肥。

美人娇《植物名实图考》

【集解】《植物名实图考》卷一〇：美人娇生长沙山阜。丛生，小木，赭茎细劲，参差生叶；叶如榆叶，深齿如锯。其名不可究诘。《本草纲目》

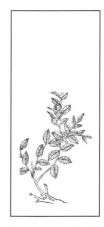

图 31-161-1 美人娇 《图考》

九仙子亦名仙女娇，俗语固多如是。

【主治】俚医以为散瘀血、治无名肿毒之药。《植物名实图考》
卷一〇。

岸芽柘粹《草药图经》

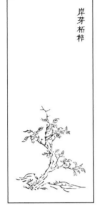

图 31-162-1 岸
芽柘粹《草药》

【气味】味淡，无毒。《草药图经》。

【主治】能通肾经，治目疾耳聋。《草药图经》。

敷秧树《草药图经》

【集解】《草药图经》：敷秧树根即乌龙须。○根
黑有须。

【气味】味温，无毒。《草药图经》。

【主治】止痛筋骨要药。《草药图经》。

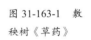

图 31-163-1 敷
秧树《草药》

不死草《滇南本草图说》

【集解】《滇南本草图说》卷五：不死草，形与打不死草异，硬枝小叶，
开黄花，根直如钉，今日将叶打落，次日照旧有叶开花。

【气味】味甘，寒，无毒。《滇南本草图说》卷五。

【主治】跌打损伤，筋骨疼痛，包敷刑伤。《滇南本草图说》卷五。

查克木《本草纲目拾遗》

【集解】《本草纲目拾遗》卷六：《宦游笔记》：塞外有查克木，丛生，树高五尺许，无皮，
枝干清翠可爱，叶似三春之柳，然质甚坚，并无柔条垂丝，颇耐霜雪。若伐以为薪，着火即燃，
形似炭，有红焰而无烟，置径寸于炉中，历一二日乃烬。惟生于瀚海沙碛之地，遇大风根株即拔，
因入土未深，是以夭扎，无经久者。《西北域记》：查克木产推河，似丝柳而不垂，无皮，耐霜雪，
色青时，入炉即燃，数日乃烬，然大者拱，高者寻，风斯拔之，何者？地沙且咸，根难据而易朽也。

【主治】治产难。临蓐之时，握其木易产。心痛，烧灰服之。《本草纲目拾遗》卷六。

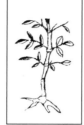

图 31-166-1 灵寿木《太乙》

灵寿木《本草拾遗》

【集解】《证类本草》卷一二：〔《本草拾遗》〕生剑南山谷，圆长，皮紫。

《通志·昆虫草木志》卷七六：灵寿木，《汉书》：孔光年老，赐灵寿杖。颜注曰：木似竹，有节，长不过八九尺，围可三四寸，自然有合杖之制，不须削治也。

根皮

【气味】味苦，气平。《太乙仙制本草药性大全·仙制药性》卷三。

【主治】能止水。作杖，令人延年益寿。《太乙仙制本草药性大全·仙制药性》卷三。

木麻《本草拾遗》

【集解】《证类本草》卷一二：〔《本草拾遗》〕生江南山谷林泽。叶似胡麻相对，山人取以用酿酒也。

【气味】味甘，无毒。〔《本草拾遗》〕。《证类本草》卷一二。

【主治】主老血，妇人月闭，风气羸瘦，癥瘕。久服令人有子。〔《本草拾遗》〕。《证类本草》卷一二。

木部第三十二卷

木之四　寓木类30种

琥珀《别录》

【释名】武魄、丹珀《宝庆本草折衷》。

【集解】《宝庆本草折衷》卷一二：琥珀，浅黄皮皱者名水珀。其文似松心，文赤黄者，名花珀。其内有物动者，名物象珀。其如石重，色黄者名石珀。石珀亦有红者，多碾为玩具。其浊脆者，名红松脂。○生永昌及林邑（即秦象）。及宾、西戎、南蛮、海南，及宁、益州。亦从舶上来。《本草元命苞》卷六：出宾国。松木津液，若桃胶，久乃凝结。与茯苓皆自松出，其所禀亦各有异。生于阴，成于阴者，茯苓；成于阴，生于阳者，琥珀。故皆治荣安心，通经利水者也。凡辨真伪，手中熟磨，拾芥为上，不尔弗堪。《增订伪药条辨》卷三：琥珀出西番、南番，及松

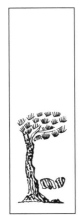

图 32-1-1　琥珀
《歌括》

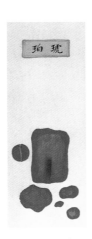

图 32-1-2　琥珀
《品汇》

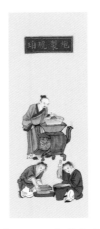

图 32-1-3　炮制琥珀
《雷公》

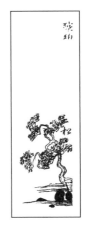

图 32-1-4　琥珀
《原始》

树、枫木津液坠地，多年所化。色黄而明莹者，名蜡珀。色若松香，红而且黄者，名明珀。有香者，名香珀。出高丽、日本者，色深红。凡中有蜂、蚁、松枝，形色如生者尤好。当以手心摩热，拾芥为真。气味甘，平，无毒。能安五脏，定魂魄，消瘀血，通五淋。近有以松脂伪造混售，松脂气味苦温，性不同则功自别。炳章按：《南蛮记》云：宁州有折腰峰，岸崩则蜂出，土人烧冶以为琥珀。常见琥珀中有物如蜂形，此说亦难凭信。《列仙传》云：松柏脂入地，千年成为茯苓，茯苓化为琥珀。今泰山出茯苓，而无琥珀。益州永昌出琥珀，而无茯苓。亦无实据。或言龙血入地为琥珀，或言虎死时目光沦入地生琥珀，故又名虎魄。此属无稽神话，更无价值可言。《元中记》言松脂地为琥珀，《广志》云：哀牢县生有琥珀，生地中，其土及旁不草，深者八九尺，大者如斛，削去外皮，中藏琥珀，初如桃胶凝结成也。《滇志》云：云南丽江出者，其产地旁不生草木，深八九尺，大者如斗，削去外皮，中藏琥珀。红大明透为血珀，最佳；黄嫩者力薄为金珀，次之。今蛮地莫对江猛拱地产此，夷民皆凿山而得，与开矿无异。《滇南杂志》云：琥珀产缅爨诸西夷地，以火珀及杏红血珀为上，金珀次之，蜡珀最下，供药饵而已。又云珀根有黑有白，有如雀脑。据诸家所说，是属矿物质无疑。琥珀以药用者之鉴别，以深红明透、质松脆者为血珀，最佳。广西产者，色红明亮为西珀，亦佳。黄嫩者次之，金珀更次。厦门产者，色淡黄，有松香气，为洋珀，更次。他如云、贵边省，人死以松香衬垫材底，伏土深久，松香由黄转黑，土人名曰老材香，以充琥珀，年久古墓中往往发见之。然色黑无神光，仍含松香气，为最次，不入药用。欲辨真伪，试将琥珀摩擦之，能拾芥者真。伪者放樟脑臭，置酒精中最易浸入，以刀削之，不能粉末而为小片，其硬度比天然产为高，皆为伪品。真者刀刮松脆成粉。凡安心神，定魂魄，宜生用。与灯芯同研，去灯芯。眼科宜入豆腐内煮用。

【修治】《本草述》卷二五：用细布包，内豆腐锅中煮之，然后灰火略煨过。入目制用，安心神生用。《玉楸药解》卷二：乳浸三日，煮软捣碎。

【气味】味甘，平，温，无毒。《宝庆本草折衷》卷一二。味甘、辛，气平，无毒。阳也，降也。《本草约言》卷二。味甘、淡，性平。《景岳全书》卷四九。

【主治】清肺，又消瘀血，安魂魄。《洁古珍珠囊》。安五脏，定魂魄，杀鬼魅，祛百邪。消瘀血，通五淋，下蛊毒，破癥结。止心痛癫疾，摩云翳明目。定产后血痔之痛，傅金疮不合之血。《本草元命苞》卷六。速产胎，破癥结而心痛息。《药镜》卷三。清心肺，镇癫痫，杀邪鬼精魅，消瘀血痰涎。《景岳全书》卷四九。除遗精、白浊，下死胎胞衣。涂面益色，敷疔拔毒，止渴除烦，滑胎催生。《玉楸药解》卷二。

【发明】《药性解》卷五：琥珀乃松脂入地千载化成，得土既久，宜入脾家。松之有脂，犹人之有血与水也。且成珀者，有下注之义，又宜入心与小肠。《内经》曰：主不明则十二官危，便道闭塞而不通。服琥珀则神室得令，五脏安，魂魄定，邪何所附？病何自生邪？于是便道通，而瘀血诸症靡弗去矣！夫目得血而能视，心宁则营和，而翳何足虞！金疮者，惟患其血逆于滕尔，能止之和之，未有不瘳者也！丹溪曰：古方用以燥脾土有功，脾能运化，则肺气下降，故小便可通。若血少不利者，反致其燥急之苦。《别说》云：茯苓生成于阴者也。琥珀生于阳而成于阴者也，故皆主安心利水而治荣。《本草经疏》卷一二：此药毕竟是消磨渗利之性，不利虚人。大都从辛温药则行血破血，从淡渗药则利窍行水，从金石镇坠药则镇心安神。凡阴虚内热，火炎水涸，小便因少而不利者，勿服琥珀以强利之利之则愈损其阴。《本草汇言》卷一一：琥珀镇定心神，澄清浊气，《别录》行逐瘀之药也。方吉人稿此得松木清气所结，精英所聚，质坚如石，体轻如桴，原其清明莹洁之相。故大氏方治心气浮越，躁乱不宁，以致失神丧志，魂魄不定，或惊悸怔忡，癫痫昏塞，或睡寐阴邪，鬼魅凭附。他如瘀血败秽，留滞经络，或目珠翳障，或腹胃瘕蛊，或小便淋闭，结塞不通。此药如神明在躬，奠安神室，故惊狂可定。如晓霞秋露，清净无滓，故瘀血、蛊瘕、目翳、淋闭诸证可退矣。但体质轻清而性多燥，如血燥阴虚，肾亏髓乏，以致水涸火炎，小便不通者，服之反滋燥急之苦，用者审之。《分部本草妙用》卷七：琥珀有下注之象，得艮止之义，故用以燥脾土有功。脾运化而肺金降，利小便而瘀血下也。若血少者，反致燥急之苦，未可遽用。《本草述》卷二五：松脂入地千年，化为琥珀。夫松节、松心，耐久不朽，松脂则又树之津液精华也，在土不朽，化为兹物。○大抵琥珀所治，治阳虚而血不能化者，为中的之剂。若阴虚而血不生以致不化者，则不宜也。丹溪燥脾之说，犹觉未切。《本草求真》卷五：按书虽曰脂入土而成宝，合以镇坠等药，则能安魂定魄。色赤能入心、肝二经血分，合以辛温等药，则能消瘀破瘕，生肌合口，其味甘淡上行，合以渗利等药，则能治淋通便，燥脾补土。○但此性属消磨，则于真气无补，气属渗利，则本源有耗，此惟水盛火衰者，用之得宜。若使火盛水涸，用之不能无虑。血瘀而小便不利者宜用，血少而小便利者，反致燥急之苦。

【附方】《太乙仙制本草药性大全·仙制药性》卷三：治鱼鲠骨横喉中，六七日不出。琥珀珠一物贯串着绳，推令前入至鲠所，又复推以牵引出矣。若水晶珠亦得，更近坚物磨令滑用之。疗从高坠下，若为重物所顿笮得瘀血。刮琥珀屑，酒服方寸匕，取蒲黄二、三匕服，日四五服差。治金疮弓弩箭中闷绝无所识。琥珀研如粉，以童子小便调一钱，三服差。

《本草汇言》卷一一：治心虚有热，神志不宁，若癫若痫，如痴如醉，或似神鬼凭附，或似妖邪牵绊，此药并能治之。用血色琥珀三钱，以厚布包裹，以重斧锤击碎，布损，再易新布，再击成碎小块，用滚水泡蒸一时，入铁碾内，研为细末；茯苓、石菖蒲、川贝母、甘草、胆星、天竺黄各三钱，珍珠一钱，俱炒黄，缓缓研为细末；丹砂研细一钱五分，真牛黄七分，真冰片五分，俱研细，通共十一味，总和以乳钵内再研二千转，入净瓷瓶内收贮。每有是患，五更早晚，一日三次，每次用一分，以灯心、生姜泡汤调服。或人参、生姜泡汤亦可。都督毛镇南传王经略。○治产后恶血，内阻不行，胸腹胀满，危在旦夕。用琥珀一两，制法同前。火硝、硫黄各一两二钱。此二味俱研细，用米醋一碗，将硝、硫二味，入瓷瓶内，隔汤蒸，以醋干为度，和琥珀末，再总研极细；五灵脂酒浸，淘去砂石，净脂晒干二两，乳香、没药各八钱，瓦上焙出油，同五灵脂共研细。恐粘乳钵，和火酒一钟共研则不粘。研匀，和入琥珀、硝、硫末子，再研匀，圆成丸药，如弹子大。每遇此患，用淡姜汤化服一丸，重者不过三丸即愈。此方不惟治产后瘀血，凡癥瘕蛊胀，及跌打损伤，内有瘀血者，亦并服。陈莨斋方。○治跌扑损伤，及从高坠下，有瘀血在内。用琥珀末二钱，大黄末一钱，和匀，酒调服。《外台秘要》。○治金疮出血不止，闷绝不知人事。用琥珀末一钱，童便调服。外以琥珀末和赤石脂末，各等分，敷之血即止。《鬼遗方》。○治小儿胎惊。用琥珀末五分，丹砂二分五厘，共和匀，用乳汁调数匙，入口中。《直指方》。○治小儿胎痫。用琥珀末、丹砂末，研极细，各五分，全蝎一个，研极细，和匀，麦门冬汤调服数匙，入口中。《直指方》。○治目中生翳。以琥珀末、珍珠末、嫩滑石各等分，研极细末，点眼数日，翳退。姚氏《三因方》。○治小便砂石诸淋，并小便不通，转胞胀坠而痛者。用真琥珀六钱，制法如前。为末，葱白廿茎，水五碗，煎二碗，取葱汤调珀末二钱服之。重者不过三服，效。《圣惠方》。○治产后血晕闷绝，或恶血凝胀，并癥瘕气块，及儿枕痛，并宜服之。用真血琥珀、制法如前。鳖甲火烧、酒淬，京三棱、玄胡索，俱酒洗炒，各一两；真没药、真乳香，俱瓦上焙出油，各八钱；大黄酒煮六钱，俱研细为末。每服三钱，空心好酒调下。间日再服，神验莫及。一方不用大黄。《海药本草》。

瑿《嘉祐本草》

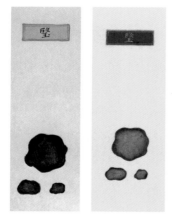

图 32-2-1 瑿 《品汇》　图 32-2-2 瑿 《雷公》

【集解】《通志·昆虫草木略》卷七六：瑿曰瑿珀。旧云：琥珀千年为瑿。然不生中国，不可知也。《太乙仙制本草药性大全·仙制药性》卷三：与琥珀名异产同，状如玄玉而轻。

【气味】味甘，平，无毒。《太乙仙制本草药性大全·仙制药性》卷三。

【主治】安神补心益佳，生肌破血尤善。不堪造器，见风折开。小儿带之，谓能辟恶。磨滴目翳赤瘴等病。《太乙仙制本草药性大全·仙制药性》卷三。主安神，补心，生肌，破血。《本草发明》卷四。

【发明】《本草品汇精要》卷一六：《本经》云：瑿乃琥珀千年所化。《衍义》云：琥珀，谓千年茯苓所化，则其间有粘着蝇、蠃、蜂、蚁，宛然完具者，是极不然也。《地里志》云：林邑多琥珀，实松脂所化耳。此说为胜，但土地有所宜、不宜，故有能化、有不能化者。观琥珀如是，则瑿可知为一物而成者也。

茯苓《本经》

【集解】《本草衍义》卷一三：茯苓乃樵砍讫多年松根之气所生。此盖根之气味，噎郁未绝，故为是物。然亦由土地所宜与不宜，其津气盛者，方发泄于外，结为茯苓，故不抱根而成物。既离其本体，则有苓之义。茯神者，其根但有津气而不甚盛，故止能伏结于本根。既不离其本，故曰伏神。此物行水之功多，益心脾不可阙也。或曰松既樵矣，而根尚能生物乎？答曰：如马勃菌、五芝、木耳、石耳之类，皆生于枯木、石、粪土之上，精英未沦，安得不为物也。其上有菟丝，下有茯苓之说，甚为轻信。《通志·昆虫草木略》卷七六：《典术》云：松脂入地，千年为茯苓。今详茯苓乃松脂所化，而云千年，未必耳。《龟策传》云：茯苓在菟丝之下。今详茯苓生山林，而菟丝生人间丛薄，自清浊异趣，非同类相感者。《太乙仙制本草药性大全·本草精义》卷三：近道俱有之，云南、贵州者独佳。产深山谷中，在枯松根底，山木被斧斤砍伐，或老遭风电折摧，枝叶不复上升，津气旋向下泄，凝结成块，乃名茯苓，因其本体相离，故取附之之义。小如鹅卵，大若瓠瓜，犹类龟鳖人形，并向沉重结实，四五斤一块者愈佳。久藏留自无朽蛀。《植物名实图考》卷三三：茯苓《本经》上品。附松根而生，今以滇产为上。岁贡仅二枚，重二十余斤。皮润细，作水波纹，极坚实。他处皆以松截断，埋于山中，经三载，木腐而茯成，皮糙黑而质松，用之无力。然山木皆以此剪薙，尤能竭地力，故种茯苓之山，多变童阜，而沙崩石陨，阻遏溪流，其害在远。闻新安人禁之。《增订伪药条辨》卷三：茯苓当取整个切片，照之微有筋膜者真。切之其片自卷，以洁白为上。近来有一种镜片，多以米粉和苓末假造混充。闻又有以米粉包裹松根造成整个者，亦宜细辨。炳章按：○天然野生之茯苓，其生长在十年或数百年不等，得松之精气足，其皮黑绉，其肉坚致洁白，不论何地产，皆为佳品。惟云南产，天然生者为多，亦皮薄起绉纹，肉带玉色，体糯质重为最佳。惜乎出货不多。其他产临安、六安、于潜者，种苓为多。其法：用本地天产鲜茯苓捣碎如泥，种于肥土山叶茂松根上，先将松根傍离根二尺余，掘去泥土至见松根，将茯苓屑每株约一两，以竹箸裹附松之支根上。阅半年，施肥料一次，至三年起掘，则成二三斤重量之茯苓。然其生结不在原种根上，随气息止而结苓，往往有种于西权根而结苓在东权根。间有种而不结者。且松根下结苓，而叶必萎黄，或发红色，此即松之精气，收聚凝结为苓也，故土人望而即知其为有苓。种苓外皮松浮而厚，内肉松而不坚结，色白无神，即种苓也，为次。凡茯苓有筋者去之。雷敩云：茯苓有赤筋者，误服令人目中有星，多服致目盲。服茯苓者注意之。○茯神真者，木心或旁，或在中，亦不止一心，切开有筋膜者是也。假者木心在中，且止一心，而无筋膜。炳章按：茯神即茯苓之抱木中心者。茯苓乃得松之气，自作块而大，不附着根。其抱根而生者，茯神也。

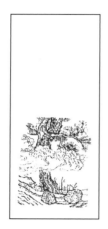

图 32-3-1　西京茯苓
《图经（政）》

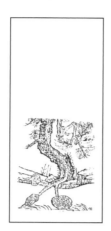

图 32-3-2　兖州茯苓
《图经（政）》

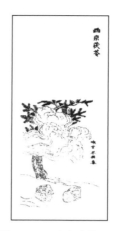

图 32-3-3　西京茯苓
《图经（绍）》

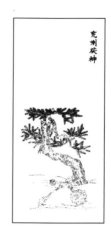

图 32-3-4　兖州茯神
《图经（绍）》

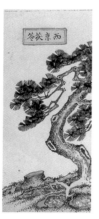

图 32-3-5　西京茯苓
《品汇》

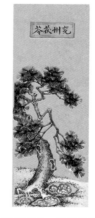

图 32-3-6　兖州茯苓
《品汇》

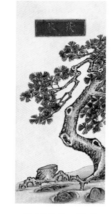

图 32-3-7　茯苓
《雷公》

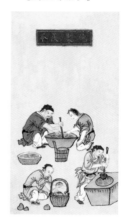

图 32-3-8　炮制茯苓
《雷公》

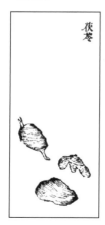

图 32-3-9　茯苓
《本草汇》

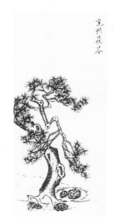

图 32-3-10　兖州茯苓
《草木状》

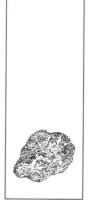

图 32-3-11　茯苓
《图考》

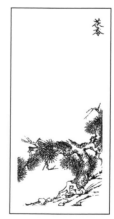

图 32-3-12　茯苓
《图说》

茯苓

【修治】《宝庆本草折衷》卷一二：去皮薄切，暴干蒸之，以汤淋去苦味，暴筛，末之服食。《太乙仙制本草药性大全》卷三：初收采须使阴地咀片，水煎，黑皮净削。《颐生微论》卷三：去皮膜，乳制用。

【气味】气平，味淡。味甘而淡，阳也。无毒。白者，入手太阴经、足太阳经少阳经；赤者，入足太阴经、手太阳经少阴经。《汤液本草》卷五。味甘，平，无毒。山之阳者，甘美；山之阴者，苦平。《本草元命苞》卷六。味甘，淡，性温，无毒。降也，阳中之阴也。《珍珠囊·诸品药性主治指掌》。味甘、淡，平，无毒。入心、肾、脾、胃、小肠五经。《医宗必读·本草征要下》。

【主治】渗泄止渴，伐肾邪，小便多则能止之，涩则能利之。《洁古珍珠囊》。利小便止渴，开胃府，调脏气；主忧思惊悸，伐肾邪，消痰水。能保神守中。治胸胁逆气烦满；疗心下结痛消中。小便多能止，小便涩能分。心神惊掣能保，魂魄离乱能宁。和魂炼魄，通神致灵。益肌明窍，厚肠开心。调荣理卫，益血通经。白入壬癸，赤入丙丁。善断谷以不饥，取真全而不朽。《本草元命苞》卷六。其用有六：利窍而除湿，益气而和中，小便多而能止，大便结而能通，心惊悸而能保，津液少而能生。《珍珠囊·诸品药性主治指掌》。去补胃，利小便，消痰去湿，止呕吐泄泻，安神定惊，保肺定咳，止渴安胎。《颐生微论》卷三。

【发明】《本草衍义补遗》：茯苓得松之余气而成，属金。仲景利小便多用之，此暴、新病之要药也。若阴虚者，恐未为相宜。《医经大旨》卷一：茯苓虽曰赤者向丙丁，白者向壬癸。又曰赤者能利水，白者能补脾。是知赤者而泻小肠之火，则能利水矣，不知白者润肺生津而能分利也。故此剂以分利为主，而莫如用白。《衍义补遗》以为阴虚未为相宜，盖以其渗淡也。殊不知气重者主气，味重者助血，茯苓虽曰渗淡，而其味尚甘，于阴虚者亦无害也。其佐人参等补剂下行，亦能补虚而固肾矣。特猪苓一剂，诚为渗淡而阴虚者为当忌也。《焦氏笔乘·续集》卷六：吴兴莫君陈著书，名《月河所闻》，载王驸马师约年四十九，髭发白，医教之服茯苓，每日秤二两，以代晚食。其法咀之，蜜水洒过，小甑微蒸令润。匙抄，时以少汤咽之，每次不过半盏。服已二年，极康强，善饮酒。杨次公服二十年，每日服一弹丸。《本草汇言》卷一一：李东垣利水健脾，《日华子》定志镇惊，清气化痰，李时珍分理水谷之药也。伍少山稿此得松木余气而生，甘淡和平，甘能实脾，淡能利窍，温而不寒，利而不燥，补而不滞，解结热，散结气，而又无消伐之虞。至清至洁，至和至美之上珍也。凡五味之用，各有所偏。酸味束而收敛，苦味直行而泄，甘味上行而发，辛味横行而散，咸味涌上，复能润下。惟甘淡之味，最得中和之用。《药品化义》卷五：惟痘疮起胀时禁用，恐渗泻不能贯浆。其赤茯苓淡赤微黄，但不堪入肺，若助脾行痰，与白者同功。因松种不一，故分赤白，原无白补赤泻之分。《本草述》卷二五：愚妄揣之，茯苓既为松气所化，则其主用者，同气相应，安得有气血之分，如此顿异耶。据陶贞白先生所云，合于方书之言，谓虚赤者不堪用，是则白而且坚，诚如上条所列之功，能以其受气厚也。丹溪谓白茯苓禀松之余气而结，属金，则其气厚可知，其或虚而赤者，受气未甚凝厚，止本于淡渗之性，而利水逐湿热耳。盖味之淡者能渗，渗者就水，水与液同为血分主之，故东璧氏之说，更为发前人之秘，但未能大畅其义也。《本草汇》卷一六：愚谓气重者主气，味重者助血。茯苓虽渗淡，其味尚甘，况佐以人参等补剂，下行亦能补虚而固肾矣。即施之阴虚，亦何妨哉？○惟猪苓一味，诚不宜耳。久病不足，精滑便利者，切禁。汗多者亦禁。《本草新编》卷四：或问：今人用茯苓，多用人乳浸泡，久制则白色变红，其有益于人乎？夫补药中而用茯苓者，恐纯补之腻滞，故用之通达，使于泻之中，以助其补之力也，若过用乳制，则通利之性全失，一味呆补，反不能佐补药以成功。此近人不知用药之功，而妄为制度，不可以为法也。《神农本草经百种录》：凡人邪气郁结，津液不行，则为痰为饮。痰浓稠为火之所结，饮清稀为水之所停。故治痰则咸以降之，治饮则淡以利之。若投以重剂，反拒而不相入，惟茯苓极轻淡，属土，土胜水能疏之涤之，令从膀胱以出，病渐去而不觉也。观仲景猪苓汤、五苓散等方，义自见矣。《本草求原》卷一〇：文清曰，淡渗而甘，不走真气。蜜浸、酒浸或牛乳浸，多蒸晒，常服，补虚通神；虚而上有痰火、下有湿热最宜。惟阳虚尿多、汗多者禁用。阴虚尿多者，与补阴药同用，又能止小便。今人但以其渗泄伐肾目之，误矣。东垣曰：茯苓补虚，多在心脾。海藏曰：酒浸同朱砂，能秘童元，开腠理。凡淡渗之药，皆上行而后下，必脾阳运化，散精归肺，而后胃津乃行，清阳上市，即是解肌。治肾积奔豚，伤寒发汗后，心气虚，肾水上凌而脐下悸也。泄泻，解湿。呕哕。清不升，则胃郁热。《本草崇原集说》卷一：茯苓固利小便，但气味甘平，则主治应从胸胁说下，以见气化水行，小便自利，而先圣立言之次第亦明矣。倘如《经读》所言，人将谓小便一利，即无余事，举凡利水之药，不问何证，纷纷掺入，流弊转多，此修园过求浅易之失也，所以立言须体经。《本草思辨录》卷四：茯苓以甘淡之味，温和之性，能于气中消水，水中化气，随他物而膺繁剧者，胥不出乎此旨。若非制剂得宜，则茯苓之真不见，而亦未必无害矣。

【附方】《本草汇言》卷一一：治胸胁逆气，或胀或痛者。用白茯苓一两，人参三钱，陈皮三钱二分，木香一钱，分作四帖，清水煎服。《圣济总录》。○治忧恚惊邪，致成心志不宁，精神恍惚，怔忡健忘，甚至失魂丧志，颠狂痴醉。用白茯苓一两，酸枣仁、远志、半夏、当归各六钱，川芎四钱，分作四帖，水煎服。临服时，调朱砂末一分五厘。许继心方。○治恐悸夜卧，交睫则梦斗争败负，恐怖之状，此属心血虚而有痰者。用白茯苓三钱，半夏曲二钱，水煎服。临服时，加鹿角胶五钱，白汤溶化冲入。《证治类方》。○治心常怔悸，行事惧往，或忘前失后。用白茯苓、白檀香各二钱，肉桂一钱五分，石菖蒲、天竺黄、犀角各六分，麦门冬、远志、酸枣仁、人参各八分，甘草一钱，共为细末，炼蜜丸，如弹子大。每服一丸，临睡米汤化下。余居士《选奇方》。○治心下结痛，因心气虚而有痰者。用白茯苓二钱，半夏曲一钱五分，当归身、广陈皮各一钱，甘草五分，水煎服。《局方》。○治寒热烦满，因脾虚有停水积饮者。用白茯苓、半夏各二钱五分，广陈皮一钱五分，甘草五分，厚朴姜汁炒、前胡、干姜各二钱，生姜三片，水煎服。《局方》。○治咳逆。气急而咳，即今之顿呛也。口焦，燥渴也，肺气不顺。用白茯苓二钱，半夏一钱，陈皮八分，甘草五分，麦门冬、知母、黄芩各一钱二分，水煎服。龚云子方。○治舌干，小便不利，心火亢甚，肾水衰微。用茯苓二钱，怀熟地三钱，川黄连、白芍药、黑山栀各一钱二分，甘草五分，灯心甘根，水煎服。平氏《医林小学》。○治腹胀肢肿，肉浮如泥，气息喘促。用白茯苓、生半夏切片，生姜汤泡、葶苈子各一钱，牵牛子一钱六分，微炒燥，共为末。每早服二钱，生姜汤调下。东垣方。○治梦寐惊恐，神魂不宁。用白茯苓一两，石菖蒲五钱，甘草三钱，朱砂二钱，共研极细末，炼蜜丸，如龙眼核大。每早晚各服一丸，灯心汤下。丹溪方。○治肺痿肺痈，咳嗽吐血。用白茯苓、百合、米仁各一两，白及五钱，川贝母八钱去心，共为末。每服三钱，不拘时，白汤调下。洁古方。○治膀胱湿热，水道不行，小腹胀闷。用白茯苓、海金沙各五钱，车前子、淡竹叶、茵陈叶各四钱，韭菜子三钱，共为末。每服三钱，早晚白汤调下。云生方。○治五泄五利，大便不实。用白茯苓一两二钱，猪苓、泽泻、麦芽、谷芽、防风、陈皮、升麻各六钱，白芍药四钱，俱炒燥，分作六剂，水煎服。内热者，本方每剂加黄连八分，黄芩一钱，俱酒炒；内寒者，加补骨脂炒一钱，木香八分；内虚者，加人参二钱，白术炒一钱；内实者，加麸炒枳实二钱五分，红曲三钱。吕再康方。

赤茯苓

【气味】入足太阳膀胱经、手少阳三焦经、足少阴肾经。《药性会元》卷中。

【主治】通利小便。《神农本经会通》卷二。主利小便，分水谷，破结气，止泻痢，小便淋沥，滞涩不通，消水肿。与泽泻同用，利小便，导湿。《药性会元》卷中。

茯神

【修治】《本草述》卷二五：修治去皮木，先以茯神去皮，切为细末，复以细末入罗筛内，于水盆中荡筛去筋膜，澄清取水底细末，晒干，复以人乳拌蒸三四次，或五六次更佳。每茯神一两，蒸作二两，茯苓用于补者，亦照此制。若用之导邪，止去其筋可也。亦不必取水底细末。

【气味】味甘淡，性微温。《药品化义》卷四。

【主治】疗风眩，心虚非此不能除。《洁古珍珠囊》。滋化源，育养元阳。镇灵台，摄收魂魄。退虚热而水道畅，消虚痰而梦寐宁。固遗泄之不禁，定健忘之恍惚。《药镜》卷三。

【发明】《药性解》卷五：茯神抱根，有依而附之之义，惊悸者魂不能附，健忘者神不能守，宜其治矣。《广志》云：茯神松脂所作，胜茯苓。《衍义》曰：气盛者泄于身，不抱本根，结为茯苓，有津气而不甚盛，不离其本，结为茯神。考兹两书，各相违悖。然仙经服食，多需茯苓，而茯神不与焉。两说之是非，于是乎辨。《景岳全书》卷四九：茯神附根而生近，故能入心经，通心气，补健忘，止恍惚惊悸。虽《本草》所言如此，然总不外于渗降之物，与茯苓无甚相远也。《药品化义》卷四：特取此镇伏心神，能中守而不移，以其体沉重，重可去怯，其性温补，补可去弱。戴人曰：心本热，虚则寒，如心气虚怯，神不守舍，惊悸怔忡，魂魄恍惚，劳怯健忘，俱宜温养心神，非此不能也。《本草述》卷二五：茯苓、茯神俱为补心，然而亦有异者。盖茯苓导手太阴之气，使肺气降而入心生血，且其从阳吸阴，似于补心血较切，而于安神者为最，以心主脉，脉含神也。茯神固亦导气，第其补心气，似专于苓，以其入地尚浅，而未细蕴阴气以归阳耳，于安神似当逊于茯苓矣。《本草求真》卷五：茯神专入心，功与茯苓无异，但神抱心以生，苓则不从心抱，故苓则能入脾与肾，而神则多入心耳。

茯神木

【气味】味苦性温。《本草求真》卷五。

【主治】治偏风，口面㖞斜，筋挛不语，心神惊掣，虚而健忘。《本草洞诠》卷一一。疗毒风筋挛，心神惊掣，治脚气痹痛。《本草择要纲目·平性药品》。

【发明】《要药分剂》卷二：肝风内煽发厥，不省人事者，余每重用茯神木治之，无不神效。盖此症虽属肝，而内煽则必上薄于心，心君为之不宁，故致发厥。茯神本治心，而中抱之木又属肝，以木制木，木平则风定，风定则心宁，而厥自止也。

【附方】《本草述》卷二五：治风寒湿搏于筋骨，足筋挛痛难行。茯神木一两，乳香一钱，于瓦器中炒研末，木瓜酒下二钱。

猪苓《本经》

【释名】豨苓《说文》、假猪屎、苓根、豕苓、木猪苓《宝庆本草折衷》。

《通志·昆虫草木略》卷七六：猪苓，曰豭屎，曰豕囊，曰地乌桃。

【集解】《绍兴本草》卷一六：生山东，取去皮、白实而不蛀者佳。○又《图经》载，刺猪苓，一种蔓生，止傅疮毒，而不入服饵，即非此一种矣。《宝庆本草折衷》卷一三：生衡山山谷及济阴、冤句、蜀、眉、龙州土底。○二、八月采根，阴干。

【修治】《药性要略大全》卷五：水浸，打剉用。《本草发明》卷四：用去黑皮。《本草汇》卷一六：水浸去皮，蒸晒。行湿生用为妙。

【气味】味甘、苦、平、无毒。《绍兴本草》卷一六。味甘、苦，平，凉，无毒。《宝庆本草折衷》卷一三。气平，味甘苦，甘寒。甘苦而淡，甘重于苦，阳也。无毒。

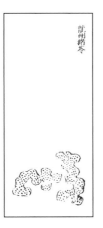
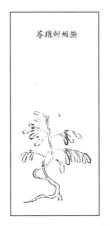
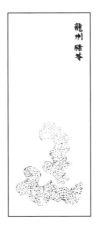
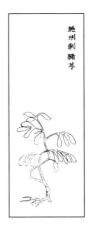

图 32-4-1　龙州猪苓　　　图 32-4-2　施州猪苓　　　图 32-4-3　龙州猪苓　　　图 32-4-4　施州猪苓
《图经（政）》　　　　　　《图经（政）》　　　　　　《图经（绍）》　　　　　　《图经（绍）》

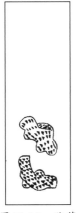

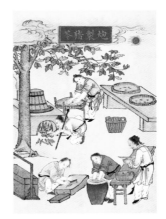

图 32-4-5　猪苓　　　　　图 32-4-6　龙州猪苓　　　图 32-4-7　猪苓　　　　　图 32-4-8　炮制猪苓
《歌括》　　　　　　　　　《品汇》　　　　　　　　　《雷公》　　　　　　　　　《雷公》

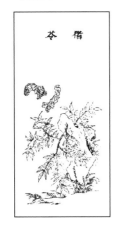
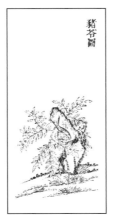
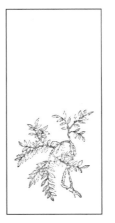
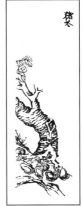

图 32-4-9　猪苓　　　　　图 32-4-10　猪苓　　　　　图 32-4-11　猪苓　　　　　图 32-4-12　猪苓
《三才》　　　　　　　　　《草木典》　　　　　　　　《图考》　　　　　　　　　《图说》

入足太阳经、少阴经。《汤液本草》卷五。

【主治】渗泄止渴，又治淋肿。《洁古珍珠囊》。治通身水肿，小便不通；疗伤寒温疫，大热烦渴。主发疠疟寒热，解毒蛊疰不祥。行水之功尤多，久服损人肾气。《本草元命苞》卷六。主治伤寒中暑，发热消渴，疠疟蛊毒，遗精，浮肿，妊娠肿胀，行水道，利小便，除上焦湿，与苍术同功。《药性粗评》卷一。泻膀胱分消水肿，开腠理除湿治淋。利白浊带下，解结秘暑温。《本草汇》卷一六。

【发明】《宝庆本草折衷》卷一三：艾原甫论猪苓，或以为枫木之苓，或以为自是一种之药，难以分别。《本事方》援经云：肾气闭，即精泄。谓肾能摄精。今肾气既闭，则一身精气无所管摄，故妄出不时也。用半夏一两，破之如豆，各碾猪苓末四两，先分一半炒半夏黄色，不可焦，独取半夏碾末糊元如梧桐子大，名猪苓元。《陶隐居外传》号神仙养命丹。候干，更将前末炒之，猪苓末二两和元子炒令微拆，并入不泄沙合封养。空心净拣元子，每服五六十粒，温酒盐汤下。盖半夏有利性，而猪苓导水，以导肾气使通之意也。《医经大旨》卷一：猪苓无他能，一于渗淡，虽能利水，而下虚者皆不可用，盖有损而无益也。诸药性皆曰味甘，岂知味之真者哉，皆因旧说之说，而不能审察者也。勿听子曰止遗精者，盖谓脾家有湿流入肾经，因而渗泄，用剂于渗湿药中，遂能中病，故以为能止遗精，其可守以为常哉？医者不可不知。《本草纂要》卷四：入太阳膀胱，能清化源；入少阴肾经，能利水道，治水之圣药也。凡泄泻自利而谷道不实，或小腹急胀而小便不利，或四肢气结而上下浮肿，或湿热不清而脚气腰酸，或黄疸水肿而怠惰嗜卧，或山岚瘴气而吐利并行，惟此甘淡气平之药，行水而治水，渗泄而不骤也。其性大燥，多服则亡津液，以其行水之功盛也，所以肾虚之人切勿用之。《本草发明》卷四：若多服久服，大能燥亡津液。无湿症勿轻用。仲景猪苓治少阴消渴，若渴与肿属肾虚所致，不可用，虚其虚也。久服损肾昏目，以其渗泄真水故耳。《药性解》卷五：猪苓味淡，五脏无归，专入膀胱利水，今之疗泻者概用之，谓其去脾家之湿也。不知一于渗泄，逐水太过，水尽则伤肾昏目，不可不知。《本草经疏》卷一三：入五苓散，为除湿之要药。佐白芍药、白茯苓、人参、橘皮、术、泽泻，治水肿之属阳分者。佐白芍药、生地黄、桑寄生、桑根白皮、茯苓、泽泻、琥珀、石斛、薏苡仁、肉桂，治水肿之属阴分者，均为要药。其功长于利水，故善除湿。《本草汇言》卷一一：金自恒稿此药味甘淡，微苦，苦虽下降，而甘淡又能渗利走散，升而能降，降而能升，故善开腠理，分理表阳里阴之气而利小便。故前古主疟疾，解蛊毒。甄氏方主伤寒温疫大热，能发汗逐邪，此分利表阳之气于外也。张氏方主腹满肿胀急痛，心中懊憹，疟痢瘴泻，此分利里阴之气于内也。《本草述》卷二五：盖气病于水者，阳蓄于阴中也。此味能升阳而出于阴中，使阳不为阴所围，而阴降于下，此与渗利差异者也。夫阴阳原不得相离，离则病。洁古言唯有湿者可用，察物可谓精矣。此味能隔阴阳，使阳离于阴，此其行湿处，即其大燥津液处，故洁古曰无湿证勿服。《本草汇》卷一六：猪苓禀戊土之阳，得风木之阴，利窍引水，无如此骏。升而又能降，大能走泄精气。诸药性皆曰甘能助阳，岂真味甘而有助哉？或谓其止遗精者，正谓脾家流湿入肾，因而渗泄，用之于渗湿药中，遂能中病止遗耳。非真能补肾也。《本草新编》卷四：或疑猪苓为生津之药，终不可为训。曰：猪苓利水，水尽则口益干，而欲其口舌之生津难矣。所谓生津者，止能生于多水之症，而不能生于无水之症。无水之症，泻水则水涸而火起；多水之症，泻水则火降而水升。水既升矣，而津液有不润于口齿者乎？是猪苓之生津，生于利水以去火，而非概生于利水也。《本草求真》卷五：古人已云清利小便，无若此驶，以故滋阴药中，止有泽泻，而不用及猪苓，正谓此耳。故六味丸有泽泻，无猪苓。但此专司引水，津液易耗，久服多致损目。凡服利水药而明目者，因除浊气湿热而成明也，用利水药而失明者，因其走泄真气也。

【附方】《药性粗评》卷一：遍身浮肿。不拘大人小儿，以猪苓为末，熟水调下一钱匕，妊娠亦同此治。水泡诸疮。猪苓焙干，为末傅之。

《本草汇言》卷一一：治瘰疬，不分新久。用猪苓一两，茯苓五钱，柴胡四钱，半夏三钱，甘草一钱，生姜三片，大枣二枚，水三碗，煎一碗，未发前服。渣再煎，发后服。头疼，加羌活；热多，加知母；寒多，加桂枝、干姜；烦渴，加天花粉、滑石；渴甚，加麦门冬；腹胀，加槟榔、厚朴；无汗，加葛根；汗多，加白芍药；有食，加枳实、萝卜子；有痰，加苍术、白芥子；气喘，加杏仁、苏子；大便热闭，加蒌仁、酒制大黄；精神疲惫，元气虚乏，加人参、黄耆、白术、当归；呕吐，加砂仁；遍身骨节痛，加秦艽、红花；发久不止，加木瓜、牛膝、人参、白术；腹中生疟母，加桃仁、鳖甲、花椒、莪术、附子、川黄连；肠中有停饮，加芫花、吴茱萸、木香、姜汁制南星。加减法，分两多寡，随病增用。林完仲《方脉家宝》。○治蛊痊腹胀痛，面黄体瘦。用猪苓一两，灯心五十茎，水二碗，煎一碗服。《医林小品》。○治伤寒温疫，大热大渴，无汗而小便不利，或自利者。用猪苓一两，茯苓三钱，泽泻二钱，白术一钱，甘草五分，水煎服。甄氏方。○治腹满肿胀，急痛，心中懊憹。用猪苓一两，车前子去壳三钱，蒌仁二钱，枳实一钱，陈皮八分，水煎服。张元素。○治时行瘴疟、瘴痢、瘴泻。山谷风湿岚雾之气，人感之，不论伤寒疟痢与泄泻，兼发热头痛，胸满不食，大小同病，名曰瘴邪。病在太阴。用猪苓二两，茯苓、紫苏叶各五钱，苍术、厚朴各三钱，生姜五片，水六碗，煎三碗。有是患者，俱可服之。张元素方。○治小便癃闭不通。用猪苓一两，茯苓、泽泻各五钱，滑石二钱，真阿胶三钱，水煎服。《外台秘要》。○治通身肿满，小便不利。用猪苓四两为末，每用五钱，白汤调服，日三次。杨氏《产乳方》。○治腹满内有痞结者。用猪苓二两，茯苓、白术、枳实、砂仁各一两五钱，为末。每用五钱，白汤调服，日三次。林氏方。○治腹中痛一阵，泻一阵，后去如汤，后重如滞。或泻下黄色，小水短赤，烦渴引饮，是火泻热泻也。以四苓散加味方：用猪苓二钱，泽泻、茯苓、白术各一钱，黄连、黄芩、黑山栀、白芍药各一钱二分，滑石、甘草各二钱。水煎服。

雷丸《本经》

【集解】《绍兴本草》卷一六：产汉中，实而不蛀者佳，若色赤者，但不堪入药，然亦不致于杀人。《宝庆本草折衷》卷一四：生石城山谷，及汉中、建平、宜都，房、金州土中。〇八月采根，暴干。

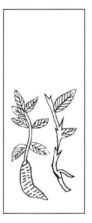

图 32-5-1　雷丸
《歌括》

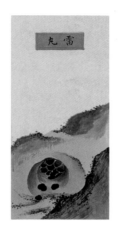

图 32-5-2　雷丸
《品汇》

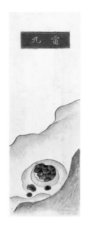

图 32-5-3　雷丸
《雷公》

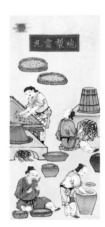

图 32-5-4　炮制雷丸
《雷公》

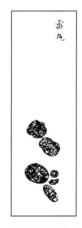

图 32-5-5　雷丸
《原始》

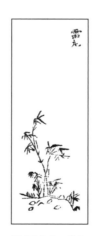

图 32-5-6　雷丸
《备要》

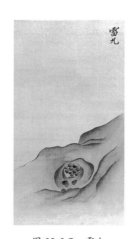

图 32-5-7　雷丸
《图谱》

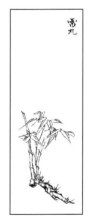

图 32-5-8　雷丸
《图说》

【修治】《本草蒙筌》卷四：入药炮用，甘草煎汤浸一宿，尤杀毒。《药性会元》卷中：凡使，去皮，甘草汤或米醋浸一日夜，切片用。

【气味】味咸、苦，微寒，有小毒。《绍兴本草》卷一六。气寒，味苦、咸，有毒。

《医学统旨》卷八。味苦、咸，性寒，有小毒。《药性要略大全》卷五。

【主治】杀三虫蛊毒，疗癫痫狂走。治小儿百病，除皮中热结。逐邪气汗出恶风，主白虫自出不止。久服阴痿，于事相反。疏利丈夫元阳，不利女子脏气。其义显然，用者详悉。恶葛根。能杀蛔虫。《本草元命苞》卷七。杀三虫，逐蛊毒诸毒，降胃中实热，痰火癫狂，除百邪恶气，并一应血积气聚。《景岳全书》卷四九。

【发明】《绍兴本草》卷一六：雷丸，性味、主治《本经》具载。但下虫诸方用之颇验，然有攻里之性多矣。《本经》云利丈夫，不利女子，似无可据。《药性解》卷五：雷丸苦能燥脾，而胃则其腑也，肺则其子也，故均入之。虫以湿热为巢穴，湿热去而虫可杀矣。《本经》既云利丈夫，《别录》又云久服阴痿，于事相反，陶隐居以此致疑，不知利者疏利之谓尔！非利益也。《本草汇言》卷一一：观夫小儿百病，则知食物停滞，停滞必生湿热，湿热必致百病。此药破虫攻积，一理而已。前古言利丈夫不利女子。利乃疏利元气之利，非补养利益之利也。故《别录》有云：久服令人阴痿。正见其过于苦寒，偏至之气耳。除虫积蛊毒之外，亦无他用。如病虫积日久，脾胃衰惫者，亦禁用之。《本草新编》卷四：雷丸味苦、咸，气寒，有小毒。入脾、胃与大肠。胃热可解，力能杀虫。不论各虫，皆能驱逐。男妇皆利，非利男子而不利妇人也。主癫痫狂走，堕鬼胎甚速。遇怪病在腹，无药可治者，加入辄应如响。名曰雷丸者，言如雷之迅、如丸之转也，走而不留，坚者能攻，积者能去，实至神之品。但有小毒，未免损伤胃气，去病则已，不可多服。宜以之逐邪，不宜以之耗正也。

【附方】《本草汇言》卷一一：治寸白虫。用雷丸水浸去皮，切，焙为末。五更初，先食炙肉少许，以稀粥汤调服一钱。须上半月服，虫乃下。○治小儿疳蛔。用雷丸、芜荑、使君子、五谷虫、芦荟、胡黄连各等分，为末。砂糖汤调服一钱。○治肠胃一切虫积。用雷丸、槟榔、鹤虱、楝根、贯众、锡灰、薏苡根，各等分。每服一钱，空心砂糖汤调下。以上三方俱缪氏定。

松萝《本经》

【集解】《宝庆本草折衷》卷一三：生熊耳山川谷松木上及东山。○五月采，阴干。○按陆玑《草木疏》载，松萝自蔓松上，生枝正青。然蔓依松者非一种，惟于蔓上发出青枝者，是亦罕有也。《本草纲目拾遗》卷七：《山川志》：出武当山，生高峰古木上，长者丈余。

【气味】味苦、甘、辛，平，微热，无毒。《宝庆本草折衷》卷一三。味苦、甘，气平，无毒。《神农本经会通》卷二。

【主治】主治温疟痰热，痰涎头风，止虚汗，利水道。《药性粗评》卷三。涌客痰，截温疟，利水道，驱头风。扫顶上疮痍，去项间瘤瘿。虚汗堪止，嗔怒能消。治阴寒疃痛，理邪气寒痰。《太乙仙制本草药性大全·仙制药性》卷三。治蛇虎伤，汤

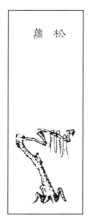
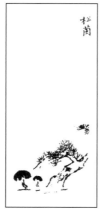

图 32-6-1 松萝
《太乙》

图 32-6-2 松菌
《滇南图》

火烙伤，及顽疮等症。《本草纲目拾遗》卷七。能平肝怒，治癫，去寒热邪气，止虚汗头风。《本草求原》卷一〇。

【发明】《神农本经会通》卷二：《局》云：松萝无毒苦辛温，止汗消痰吐疟瘟。好解头风瞋怒气，破除瘤瘿项边团。《本草汇言》卷一一：松上寄生，散头风头痛，风痰风癣之药也。《别录》方治时行温瘴、痰疟，寒热头眩诸疾。用松上寄生一两，半夏五钱，瓜蒂六枚，水煎，探吐。又《千金方》治胸膈痰癖积热。用松上寄生一两，瓜蒂十二枚，甘草五钱，酒水各三碗，煎一碗，分三服取吐。如中胃虚弱者勿服。《本经逢原》卷三：松萝是松上女萝，又名菟丝，能平肝怒，去寒热邪气。其去头风、止虚汗者，本乎天者清上也。

普贤线《本草纲目拾遗》

【集解】《本草纲目拾遗》卷四：《山川典》：产峨嵋山，乃树上苔须蔓引而成。长数尺，或言深谷有寻丈者，《湖湘故事》载罗汗绦，即此。唐鸳湖曰：普贤线产峨嵋山，乃普贤石上青苔也。山僧采取晒干，以为上药。《益部方物记》：仙人绦生大山中，与苔同种，但岩阴石隙多鲜翠，长二三尺，丛垂若绦。敏按：《酉阳杂俎》：仙人绦出衡岳，无根蒂，生石上，状如同心带，三股色绿，亦不常有。绦即绦也。此生石上者方入药，无疑。

【主治】治胃脘心气疼痛，煎服，濒死者皆效。《本草纲目拾遗》卷四。

乌龙须《本草纲目拾遗》

【主治】治痈肿，一切血症，劳瘵。《本草纲目拾遗》卷五。

【发明】《本草纲目拾遗》卷五：徐一士云：有乡人行野田中，见老乌柏树上挂生细长草一丛，如灯心状，下垂，一道士指谓曰：此名乌龙须。乃五福星所照在树而生此，取晒藏之，可治痈疾一切血症。乡人如其教，后用颇验。

雪茶《本草纲目拾遗》

【集解】《本草纲目拾遗》卷六：出滇南，色白，久则色微黄，以盏烹瀹，清香迥胜，形似莲心，但作玉芽色耳。平莱仲云：雪茶出丽江府属山中，雪地所产，色白味甘，性大温。○《大观茶论》：白茶自为一种，与常茶不同，其条敷阐，其叶莹薄，崖林之间，偶然生出，非人力所可致，有者不过四五家，生者不过一二株，所造止于二三銙而已，芽英不多，尤难蒸焙，汤火一失，则已变而为常品。须制造精微，运度得宜，则表里昭澈，如玉之在璞，它无与伦也。《东溪试茶录》：白叶茶，民间大重，出于近岁，园焙时有之，地不以山川远近，发不以社之先，芽叶如纸，民间以为茶瑞。

【气味】甘、苦，性温。《本草纲目拾遗》卷六。

【主治】祛寒疾如神。○治胃气积痛，疗痢如神。《本草纲目拾遗》卷六。

【发明】《本草纲目拾遗》卷六：雪茶出云南永善县，其地山高积雪，入夏不消，雪中生此，本非茶类，乃天生一种草芽，土人采得炒焙，以其似茶，故名。其色白，故曰雪茶。己亥腊过余杭，往访刘挹清少府，啜雪茶，云带自云南，茶片皆作筒子，如蜜筒菊蕊瓣样，询所主治，因言此茶大能暖胃，凡严寒冰冻时，啜一盏，满腹如火，若患痨损及失血过多之人，腹胃必寒，最忌食茶，惟此茶不忌。乃相与烹瀹食之，果入腹温暖，味亦苦冽香美，较他茶更厚。

枫柳《唐本草》

【释名】麻柳《草木便方》。

【集解】《太乙仙制本草药性大全·仙制药性》卷三：枫柳皮其叶似柳，茎赤，根黄，子六月熟，绿色而细，刮取茎皮用之。寄生枫树上者方堪用。

皮

【气味】味辛，气大热，有毒。《太乙仙制本草药性大全·仙制药性》卷三。苦，寒。《草木便方》卷二。

【主治】主风龋齿痛殊功，止水痢水肿要药。○治中热游及火烧，除外痛，以柳白皮烧为末傅之，兼治灸疮亦同妙。《太乙仙制本草药性大全·仙制本草》卷三。解毒，头颅腹痛断痢速。《草木便方》卷二。

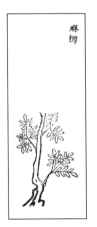

图 32-10-1　麻柳
《便方》

【附方】《太乙仙制本草药性大全·仙制药性》卷三：治白虎风所患不以，积年久治无效，痛不可忍者。〔白皮〕用脑麝不限多少，细剉，焙干浸酒，常服以醉为度即差。

叶

【主治】涂烂疮汤火灼。《草木便方》卷二。

花

【主治】治风水黄疸服，止血，除湿肢痹痛。《草木便方》卷二。

子

【主治】涂溃疮逐脓出。《草木便方》卷二。

桑寄生《本经》

【集解】《本草衍义》卷一三：今处处有之。从宦南北，实处处难得。岂岁岁寨斫摘践之，苦而不能生邪？抑方宜不同也？若以为鸟食物子落枝节间，感气而生，则麦当生麦，谷当生谷，不当但生此一物也。又有于柔滑细枝上生者，如何得子落枝节间？由是言之，自是感造化之气，别是一物。古人当日惟取桑上者，实假其气耳。又云：今医家鲜用，此极误矣。今医家非不用也，第以难得真桑上者。尝得真桑寄生，下咽必验如神。向承乏吴山，有求药于诸邑者，乃遍令人搜摘，卒不可得，遂以实告，甚不乐。盖不敢以伪药罔人。邻邑有人，伪以他木寄生送之，服之逾月而死，哀哉！《宝庆本草折衷》卷一二：生洪农川谷桑木上，及彭城、虢州、江宁府。今处处桑枝节间有之。○三月采茎、叶，阴干。○忌铁，不见火。《侣山堂类辨》卷下：桑寄生生于近海州野及海外之境，地暖不蚕，桑无剪采之苦，气厚意浓，兼之鸟食榕实，粪落桑上，乘气而生。榕乃易生之木，枝叶下垂即生根作本，故其树极大，多生于海山中，是以子附于桑，则为桑上寄生。盖感桑之精气，故其功力，一本于桑。若寄生他木上者，不惟气性不同，且反生灾害矣。今市肆者，乃柴枝也。有一种色黄软脆，状如金钗石斛者，庶几可用。寇宗奭曰：予从宦南北，遍搜不可得，故非亲采，难以别真伪，要知市卖者皆伪也。予故以依附桑上之藤，叶如三角枫者，取之安胎甚效，盖亦得桑之精气者也。《植物名实图考》卷三三：桑上寄生《别录》中品。叶圆微尖，厚而柔，面青光泽，背淡紫有茸，子黄色如小枣，汁甚黏，核如小豆。诸书悉同。惟《图经》云，三四月花黄白色。余所见冬开花，色黄红，残则浅黄耳。后人执茑女萝之说，强为纠纷，若如《陆疏》所云，乃是蔓生，何能并合？南方毛姜、石斛、风兰寄生，亦非一种。《本草衍义》谓有服他木寄生而死者，用寄生者，乌可不慎？广西所产多榕寄生，或云桑寄生于榕；又谓有桑寄桑者，尤谬，吾未见有服此药而效者，缘少真者耳。

【气味】味苦、甘，平，无毒。《图经本草药性总论》卷下。味苦，性凉。《景岳全书》卷四九。味辛，性温。《生草药性备要》卷下。味苦、甘，性温，无毒。入心、肾二经。《本草再新》卷四。

【主治】施于胎前诸疾及产后蓐劳寒热之证，最有验也。《宝庆本草折衷》卷一二。主腰痛小儿背强，治怀妊漏血不休。充肌肤，坚齿；消痈肿，安胎。疗金疮，

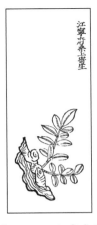

图 32-11-1 江宁府桑
上寄生《图经（政）》

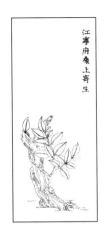

图 32-11-2 江宁府桑
上寄生《图经（绍）》

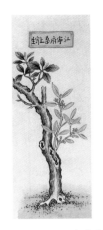

图 32-11-3 江宁府桑
上寄生《品汇》

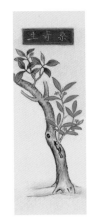

图 32-11-4 桑寄生
《雷公》

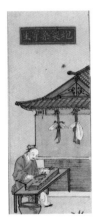

图 32-11-5 炮制桑
寄生《雷公》

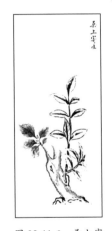

图 32-11-6 桑上寄
生《草木状》

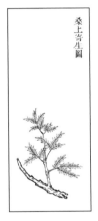

图 32-11-7 桑上寄
生《草木典》

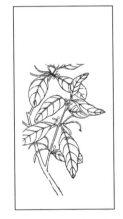

图 32-11-8 桑上寄
生《图考》

去痛痹；益血脉，长须眉。止女子崩中，内伤不足；除产后余疾，乳汁不行。《本草元命苞》卷六。治筋骨疼痛，筋络风寒湿痹。《滇南本草》卷中。治诸风之领袖。《医方药性·草药便览》。凉小儿热毒，痈疳疮癞。《景岳全书》卷四九。补气温中，治阴虚，壮阳道，利骨节，通经水，补血和血，安胎定痛。《本草再新》卷四。

【发明】《本草发挥》卷三：丹溪云，桑寄生，药之要品也。自《图经》已下失之。而俗医又不识其的，惜哉！以其生于近海州邑及海外，其地暖不蚕，从事卉服，由是桑木得气之厚，生意郁郁，而无采捋之苦。但桑上自然生出，且所生处皆是光泽皮肤之上，何曾所谓节间可容他树子耶？此说得之海南北道宪金老的公云。《太乙仙制本草药性大全·本草精义》卷三：木部之中，惟桑寄生最难得，其真者必须近海桑树，生意郁浓，地暖不蚕，叶无采捋，节间自然生出，缠附桑枝，采得阴干，乃可入药。其诸桃、梅、榆、柳、樗、檞、松、枫等上，间或亦有寄生，不似桑木气厚，假桑之气以为佳尔。故凡风湿作痛之证，古方每用独活寄生汤，煎调百发百中。惟人服之杳无奏其功者，岂非药不得真之故欤？望下明医用药立方，必以主病者为君，所用川独活、桑寄生根，能去风胜湿，以为主药，诚为合宜。奈今卖药之家因难得真，往往收采杂木寄生，指为桑寄生谋利。种虽同类，气味大殊。且川独活亦未辨认分明，每用土当归假代，两俱燥性，耗卫败荣，无益有亏，宁不增剧？近幸茭山吴氏辨认独活，原本羌活一种，以节密轻虚者为羌，节疏重实者为独。川续断与桑寄生气味俱异，主治颇同，不得寄生即加续断，便立名曰羌活续断汤，使医者不泥于专名，病家勿误其假药。仁恩普济，何其渊哉！《本草汇言》卷一一：桂谷山稿：此得桑木清英之气，附结而生，故功用比桑尤胜。桑能清气，而此药能养气之精；桑能益血，而此药能养血之精；桑能去风，润筋骨，而此药能苏风湿，健筋骨而利机关，补骨髓之精也。《本草乘雅半偈》帙二：木性之易生者榕桑称最，桑虽曲直仆偃，靡不怒生，榕附水土沙木，莫不勃发。更异者，鸟啖榕实，遗出桑上，遂尔寄生。故主形骸寄生之齿发须眉，及胞胎痈肿。坚之、长之、安之、疗之，其功独著。若主腰痛，治背强，充肌肤，及明目轻身通神者，此属形骸亲相分，特易易耳。《本经逢原》卷三：寄生得桑之余气而生，性专祛风、逐湿、通调血脉。故《本经》取治妇人腰痛、小儿背强等病，血脉通调而肌肤眉发皆受其荫，即有痈肿，亦得消散矣。

【附方】《本草汇言》卷一一：治血脉衰槁，骨髓虚乏，后感风湿，乘虚侵于腠理；或先感风湿，以致留滞血脉，耗涸骨髓，渐成痿痹，手足不遂，臂膊、腰膝疼痛。用真桑上寄生、牛膝、木瓜各四两，俱酒炒；羌活、防风、川草薢、川石斛、川芎、秦艽、苍术，各一两，俱盐水炒；白术、黄耆、当归各二两，俱酒炒；肉桂、黄柏、姜黄各一两五钱，海桐皮、石楠叶、五加皮各一两八钱，俱醋炒；虎骨二两、酒炙酥，香附子一两五钱、童便炒，白花蛇二条，干者，切碎，酒炒，依方制炒，俱研为末，炼蜜丸，梧子大。每早服五钱，晚服三钱，俱白汤下。一方加全蝎十五个，酒洗，炒，研入。西医苟济川传。○治妇人崩中下血，胀满淋带，及产后一切腹内诸疾。用真桑上寄生、怀熟地、丹参各三钱，当归身二钱，川芎、白芍药各一钱五分，真阿胶一钱，水二碗，煎八分，不拘时服，十剂愈。台僧明征方。○治男子风湿流注，臂膊、腰膝疼痛，及一切手足痿痹不用诸疾。用真桑上寄生四两，牛膝三两，俱酒洗，苍术米泔水浸一夜、炒，当归酒炒各二两，肉桂一两焙，川乌五钱、童便制过，草乌三钱、酒浸一夜，炒黄，共为末。每早饭后服二钱，白汤调服。《集简方》。○治小儿背强，难以俯仰，无他疾者。用真桑上寄生二两，白术、当归各三两，鳖甲一斤。用滚汤泡洗净，用水一斗，四味共煎至一升，其渣再用水七升，煎至七合。二次汁，总和一处，入砂锅内，慢火熬如饴，加炼蜜二两收之。每日不拘时，用米汤调服数茶匙。如兼有热痞者，加胡黄连五钱。嵇氏方。○治妊娠腹痛，坐卧不宁。用真桑上寄生二钱，当归一钱五分，川芎、阿胶、杜仲、川续断、白芍药各一钱二分，砂仁壳、白术各一钱，黑枣三个，生姜二片。水煎服。《产宝方》。

柳寄生《本草纲目》

【气味】味苦，性平。○无毒。《本草品汇精要续集》卷一○。

【主治】捣汁服，治膈气刺痛。《得配本草》卷七。祛风，膈气刺痛服汁通。风水气疸消热毒，遍身瘙痒洗涂松。《草木便方》卷二。

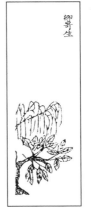

图 32-12-1　柳寄生《便方》

桃寄生《本草纲目》

【气味】辛、苦，性平。《本草品汇精要续集》卷一○。

【主治】小儿蛊毒腹坚疼。面目青黄淋露骨，磨服二两点茶清。《草木便方》卷二。

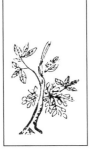

图 32-13-1　桃寄生《便方》

枫寄生《药性要略大全》

【释名】吊杀猢狲、上树猢狲、铁角狲儿《本草纲目拾遗》。

【集解】《本草纲目拾遗》卷七：枫上寄生，汪连仕云：吊杀猢狲，一名上树猢狲，又名铁角狲儿。乃枫树上风木藤，至年远，结成连珠傀儡。

【气味】味苦、辛，性温、平，无毒。《药性要略大全》卷四。味辛，性平。《生草药性备要》卷下。

【主治】去风。可泡汤洗浴身躯，出秽气风毒。《药性要略大全》卷四。祛风去湿，洗疮、疥、癞、风毒烂并酒风。《生草药性备要》卷下。能追风，不换时刻，酒蒸服。《本草纲目拾遗》卷七。

【发明】《药性要略大全》卷四：枫寄生。枫树上菌不可食，食之令人笑不止，用地浆解之。○其子及茎叶俱不堪食，功力劣于桑寄生。《草木便方》卷二：枫寄生辛性大热，积年痛风无休歇。焙磨片麝酒饮醉，风龋齿痛功效烈。

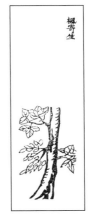

图 32-14-1　枫寄生《便方》

柑寄生《草木便方》

【气味】辛，平。《草木便方》卷二。

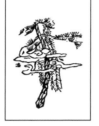

图 32-16-1　松寄生《便方》

【主治】理气，止咳化痰除泻痢，心腹痞满疝气痛，宽中快膈消积易。《草木便方》卷二。

松寄生《生草药性备要》

【气味】味香，性平。《生草药性备要》卷下。苦、甘，微平。《草木便方》卷二。

【主治】洗癞，止痒。其节浸酒，祛风湿。《生草药性备要》卷下。利水导痰，除胸中热。《本草纲目拾遗》卷七。头风虚汗邪怒嗔。女阴肿痛温热疟，寒蛰胸中客热清。《草木便方》卷二。

柏寄生《生草药性备要》

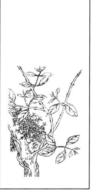

图 32-17-1　柏寄生《图考》

【集解】《植物名实图考》卷三六：柏寄生生滇南柏树上。叶小而厚，主舒筋骨。盖寄生虽别一种，必因其所寄之木而夺其性。滇多寄生，皆连其本。木折取本，木瘁则寄生亦瘁，足知其性体联属；如人有瘿瘤颓毫，非由外致。倘不知木之性而用之，其误多矣！

【气味】味腥，性平。《生草药性备要》卷下。

【主治】治吐血、吐白痰，煲肉食。《生草药性备要》卷下。能益人，安魂定魄心神灵。惊悸梦泄健忘病，泻痢崩带除遗精。《草木便方》卷二。

桂寄生《植物名实图考》

【释名】骨排草《植物名实图考》。

【集解】《植物名实图考》卷三三：桂寄生一名骨牌草。生杭州三百年老桂上。大致如车前草，而叶厚如桂，三十二色骨牌，无一不具，奇偶相对，巧非意想所及。点子黄圆，生于叶背，皆一一突出似金星草，盖其子也。

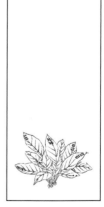

图 32-18-1　桂寄生《图考》

【主治】治吐血有殊功。《植物名实图考》卷三三。

老虎刺寄生《植物名实图考》

【集解】《植物名实图考》卷三六：老虎刺生云南山中。树高丈许，细叶如夜合而光润密劲，开花作白绿绒球，通体针刺。

【气味】性寒，味苦。《校补滇南本草》卷下。

【主治】治咽喉痛，乳蛾。捣汁，点水酒或同白酒汁服。《校补滇南本草》卷下。土医以治疮毒。○亦治肿毒。《植物名实图考》卷三六。

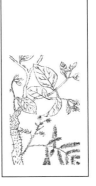

图 32-19-1 老虎刺寄生《图考》

樟寄生《草木便方》

【气味】苦，性温。《草木便方》卷二。

【主治】经闭无子疗血症，邪气湿痹消水积，小儿躄疾不能行，痈疽恶疮解狼毒，手足水烂止腹疼。《草木便方》卷二。

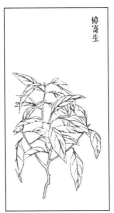

图 32-20-1 樟寄生《图考》

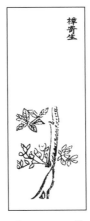

图 32-20-2 樟寄生《便方》

红花寄生《生草药性备要》

【主治】专门破血，敷疮散毒。亦理跌打。《生草药性备要》卷下。

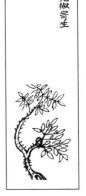

图 32-22-1 花椒寄生《便方》

花椒寄生《草木便方》

【气味】辛，大温。《校补滇南本草》卷下。

【主治】癥瘕积聚水气停，祛风除湿消痞满，崩中泻痢咳嗽灵。《草木便方》卷二。

黄荆寄生《草木便方》

【气味】苦，温、平。《草木便方》卷二。

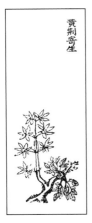

图 32-23-1 黄荆寄生《便方》

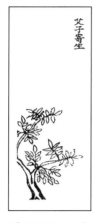

【主治】祛风化痰积聚行，筋骨寒湿通关节，头目风泪痔痢灵。《草木便方》卷二。

艾子寄生《草木便方》

【释名】吴萸寄生《草木便方》。

【气味】辛、苦，温。《草木便方》卷二。

【主治】行气化痰止血崩，泻痢咳嗽通利窍，内外肾钩腹痛轻。《草木便方》卷二。

图 32-24-1　艾子寄生《便方》

夜合寄生《草木便方》

【气味】甘、辛，平。《草木便方》卷二。

【主治】和血消胀安心神，安利五脏除风湿，叶解虫毒金疮灵。《草木便方》卷二。

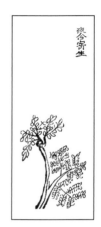

图 32-25-1　夜合寄生《便方》

火秧簕寄生《本草求原》

【气味】甘、辛、涩，微温。《本草求原》卷三。

【主治】治风湿，壮筋续骨，止咳嗽、化痰，理内伤、痰火、跌折、明目，浸酒佳。其火秧茄香，行气止痛，辟疫而无耗气、燥气之患。《本草求原》卷三。

乌桕寄生《生草药性备要》

【气味】味腥，性平。《生草药性备要》卷下。

【主治】治吐白痰，煲肉食；吐血，煲鸡食。《生草药性备要》卷下。

沙梨寄生《生草药性备要》

【气味】味甘，劫，性寒。《生草药性备要》卷下。

【主治】散血去瘀，治跌打，解热积。《生草药性备要》卷下。

占斯《别录》

【集解】《证类本草》卷三〇：〔《本草经集注》〕李云：是樟树上寄生，树大衔枝在肌肉，今人皆以胡桃皮当之，非是真也。按《桐君录》云：生上洛，是木皮，状如厚朴，色似桂白，其理一纵一横。今市人皆削，乃似厚朴，而无正纵横理，不知此复是何物，莫测真假，何者为是也。

【气味】味苦，温，无毒。〔《别录》〕。《证类本草》卷三〇。

【主治】主邪气湿痹，寒热疝疮，除水坚积血癥，月闭无子，小儿躄不能行，诸恶疮痈肿，止腹痛，令女人有子。〔《别录》〕。《证类本草》卷三〇。

石刺木《本草拾遗》

【集解】《证类本草》卷一三：〔《本草拾遗》〕生南方林箐间，江西人呼为靳刺。亦种为篱院，树似棘而大，枝上有逆钩也。《植物名实图考》卷三五：石刺木，一名勒树，叶圆如杏而大，有光泽，枝茎多。《本草拾遗》生南方林箐间，江西呼为勒，亦种为篱院，树似棘而大枝，上有逆钩，即此。然谓木上寄生，则未之见。

【气味】味苦，平，无毒。〔《本草拾遗》〕。《证类本草》卷三〇。

【主治】主破血，因产血不尽结瘕者。煮汁服。此木上寄生，破血神验，不可得。〔《本草拾遗》〕。《证类本草》卷三〇。

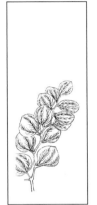

图 32-30-1　石刺木《图考》

木之五　苞木类18种

竹《本经》

【集解】《南方草木状·竹类》卷下：邱竹，一节为船，出扶南，然今交、广有竹，节长二丈，其围一二丈者，往往有之。笏竹，皮薄而空多，大者径不过二寸，皮粗涩，以镑犀、象，利胜于铁，出大秦。石林竹，似桂竹，劲而利，削为刀，割象皮如切芋。出九真、交趾。思摩竹，如竹大而笋生其节，笋既成竹，春而笋复生节焉，交、广所在有之。箪竹：叶疏而大，一节相去五六尺，出九真。彼人取嫩者捶浸，纺绩为布，谓之竹疏布。越王竹，根生石上，若细荻，高尺余，南海有之，南人爱其青色，用为酒筹。云越王弃余箅而竹生。《梦溪笔谈·药议》卷二六：淡竹对苦竹为文，除苦竹外，悉谓之淡竹，不应别有一品谓之淡竹。后人不晓，于本草内别疏淡竹为一

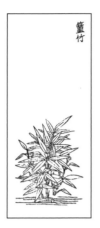

图 32-31-1　簜竹
《图经（政）》

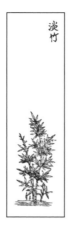

图 32-31-2　淡
竹《图经（政）》

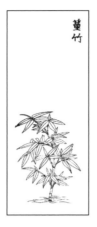

图 32-31-3　簜竹
《图经（绍）》

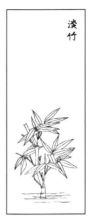

图 32-31-4　淡竹
《图经（绍）》

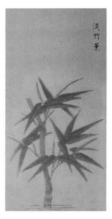

图 32-31-5　淡竹叶
《履巉岩》

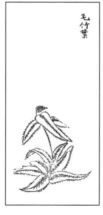

图 32-31-6　毛竹叶
《滇南》

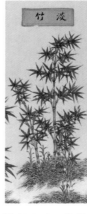

图 32-31-7　淡竹
《品汇》

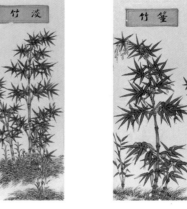

图 32-31-8　簜竹
《品汇》

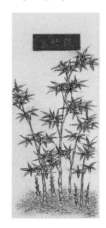

图 32-31-9　淡竹
叶《雷公》

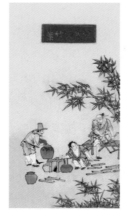

图 32-31-10　炮制淡
竹叶《雷公》

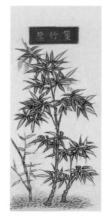

图 32-31-11　簜竹
《雷公》

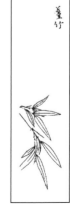

图 32-31-12　簜
竹《原始》

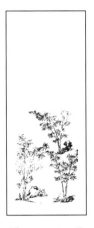

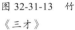

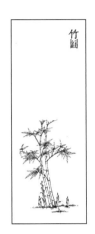

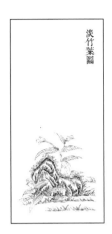

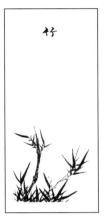

图 32-31-13 竹　　　　图 32-31-14 竹　　　　图 32-31-15 淡竹　　　　图 32-31-16 竹
《三才》　　　　　　　　《草木典》　　　　　　叶《草木典》　　　　　　　《图说》

物。今南人食笋，有苦笋、淡笋两色。淡笋即淡竹也。**《宝庆本草折衷》卷一三**：《图经》载诸竹，谓医家只用淡竹一品，故《局方》红雪通中散及《活人书》诸方，以至入患淋、中暑之剂，皆须淡竹叶也。然此竹不问大小，其干茎瘦直，其棱节平正，白粉凝于节中。其叶浅绿而细薄者是矣。沈存中又云：苦竹之外，余竹悉为淡竹。近世多从其说。别更有一种淡竹，夏开青花如妇人环子之样，叶似竹叶。张松虽谓此种尤佳，而未尝见用。或云即草部之鸭跖草此草删讫。又恐易地而所称不同。今不详及。**《本草品汇精要》卷一八**：竹之为物，其根丛致而多筋节者也。其萌曰笋，经旬日余高四五尺，解箨成竿，渐至丈余，放稍生叶。叶似箬而狭短，体圆，质劲，虚心，直节，凌冬不凋，故以岁寒名之。然其类甚多，而堪入药者，不过三四种而已。《竹谱》云：竹坚而促节，皮白如霜。苦竹有白，有紫。甘竹丛生如篁而茂，即淡竹也。一种肉薄，节间有粉，与诸竹相等者，亦谓之淡竹，医家所贵，炙其汁曰竹沥，刮其皮曰竹茹。穗于枝曰竹实。虽出一体，其疗疾之功则各有所尚也。抑考竹实，大如鸡子，竹叶层层包裹，味甘胜蜜，传称鸾凤食之，必非常物也。今近道竹间开白花，实似小麦，南人号为竹米。诸竹有此即死。《稽圣赋》云：竹布实而根枯是也。鸾凤所食者，岂谓是哉。**《本草汇言》卷一一**：按休宁方镜水、钱唐卢不远两先生集竹类，有名有用，与有名未用，及一切奇异笋竹，搜之海内外各书，共得一百二十种。曰箎龙竹，昔黄帝使伶伦伐于昆仑之墟，吹以应律者。曰员丘帝俊竹，节可为船。曰�竹，肌薄而劲。曰篁竹，节促而坚。曰棘竹，十数茎丛生，大者有二尺围，肉至厚，中实，生交州诸郡，夷人破以为弓，其笋食之，落须发。曰篞竹，大者如腓，虚细长爽，南人取其笋未成竹者，灰煮，绩以为布。曰弓竹，出东垂诸山中，长十余丈，既长且软，不能挺直。曰苏麻竹，斑驳如玟瑶，长数丈，叶大如履，茎可以为弓，竹中可爱者，五岭左右遍有之。曰篥䉬竹，叶薄而广，《吴都赋》所谓竹则篔筜、篥䉬，即越女试剑竹是也，桃枝是其中最细者。曰箺竹，生昆仑之北，南岳之山，长百丈，断节可为大船。曰服伤竹，大者五六寸，其中实满。曰挲摩竹，大若茶碗，厚而空小，桂、广皆有，见《岭表录》。

曰箛竹，又名簜竹，长三丈许，围数寸，至坚利，可以为矛，可作弹弓弦，其笋未成竹时，堪为纠。曰筹竹，又名百叶竹，一枝百叶，生南垂界，甚有毒，触其锋，刺伤人必死。曰由簕竹，为茎丛生，见《吴郡赋》。曰籦竹，一丰二种，似苦竹而细软，肌薄。曰盖竹，甚大，肌薄色白，生江南深谷中。曰筲簜竹，节疏而笋可食。曰鸡胫竹，似胫，大者不过如指，叶疏皮黄。曰芦竹，似芦，出扬州东垂，肌理匀净，可以为篾。曰箭竹，高者不过一丈，节间三尺，坚劲中矢。曰箘籍一竹，亦皆中矢。曰簹竹，一尺数节，亦可作矢，叶大如扇，俗谓之籈笴，可以作篷。曰细竹，若箭，可作箭。曰箨竹，节疏。曰邻竹，中坚。曰簡竹，中空。曰仲竹，无笐。俱见《尔雅》。曰桃枝竹，皮滑而黄，可以为席。曰箈竹，实厚脆，孔小，几于实中，安成以南有之。曰桃竹，生江心磻石间，中实如木，可以为杖。曰利竹，蔓生若藤，中实而坚韧。曰汉竹，大者，一节容一斛，小者容数斗。曰菡簶竹，大如脚指头，笋皮未落，往往有细虫噬之，箨陨成赤文，似绣画可爱。曰木竹，出灵隐山，中坚，微通节脉。曰菰筴竹，生于海南，内实外泽。曰龙芽竹，其竹长四五尺，稀节，人取必有大风雨雷霆，人下山则止，出永嘉大罗山。曰芳竹，有刺围绕之，芒刺华然，一豚不能入，出新州石城，宋绍兴中州守觅于某处，植之。曰涩勒竹，有芒，可以剚瓜，见《老学庵笔记》。曰由梧竹，长三四丈，围一尺八九寸，可作屋柱，出交趾。曰葺竹，头有文。曰狗竹，毛在竹间，见《临海异物志》。曰无筋竹，色如黄金，坚贞疏节，出岭南，见竺法真《罗山疏》。曰石麻竹，劲利可为刀，见裴渊《广州记》。曰苞竹，堪作布，见顾微《广州记》。曰实心竹，文彩斑驳，可为器物。曰垂丝竹，枝弱下垂，见《云南记》。曰对青竹，黄而兼青，咸都所出，今两浙亦有之，惟会稽颇多，呼为黄金间碧。曰簨竹，如苦竹，长节而薄，可作屋椽。曰篡竹，皮青，内肉白如雪，软纫可为索。曰三棱竹，状若棕榈，叶、茎柄三脊。曰玉泉竹，叶有符，叶叶不同，佩之可以避患，出硖州玉泉鬼谷子洞前，见宋陈日华《琐碎录》。曰扁竹，出庐山，善辟蛇，行者常持此竹，笋出亦扁。曰相迷竹，内空生黄，堪作药。曰鏪竹，内空，可容米三升，亦生黄。俱出广州。曰新妇竹，圆而直，可作笼，出武林。曰疏节竹，五六尺一节，出高潘州，见《通志》。曰通竹，空心直上，无节，出溱州，见《北户录》。曰筌竹，大者围二尺，出桂阳县。曰篲竹，中实，有毒以刺虎，中之即死，出交阯，见《山海经注》。曰龙丝竹，高盈尺，细如针，出辰州。曰野竹，叶纠结如虫状，又名虾蛸竹，见《语异录》。曰箫管竹，圆致异于他处，篁坚而促节，皮白如雪粉，出当涂县慈姥山。曰产月竹，每月生笋，出蜀嘉定。曰云母竹，出扶南。曰舜林竹，见《山海经》。此二竹颇大，每一节皆可为船。曰罗阳竹，若芭蕉状。曰黎母竹，每丈一节。曰人面竹，有节，一覆一仰，如画人面。曰雪竹，斑极大，红而有晕，出广西。曰相思竹，对抽并胤，出蜀涪州。曰苦竹，出安思县，有青白紫黄四色。曰天亲竹，末皆两歧，出浙中。曰龙头竹，生若龙头，出成都府彭县大隋山。曰双梢竹，又名合欢竹，初生枝叶，即分两梢，出九嶷山。曰荻芦竹，其竹似芦荻，冬天不凋。曰鹤膝竹，节下大小似鹤膝，闽人又呼为槌竹。曰石笐竹，似石竹而小，生闽中。曰古散竹，节似马鞭，叶似桐树而小，皮似棕榈。曰篠竹，长七十丈，只梢上有叶，出襄州卧龙山诸葛亮祠中。曰笐竹，长百丈，围二丈五尺，厚一尺，可以为船，出南方荒中，见《神异经》。曰箽竹，又名太极竹，可以为船。曰观音竹，如藤，长一丈七八尺，色黑如铁，出占城国。曰公孙竹，高不盈尺，出会稽县。曰越王竹，状若荻枝，可代酒筹，产越州。次有沙箸竹，欲采者轻步从之，闻人声则缩入沙中。曰龙公竹，大径七八尺，常有异鸟栖宿，出罗浮山。曰娑罗竹，围三四尺，性坚可为弓，产增城县倪山。曰奉化县新岭山生竹，高仅五寸，叶皆白色。曰清江县瑞筼山有竹，色如烂银。二说俱出《齐民要术》。曰芜竹，皮黑有文，茎节紫色，子如大珠。曰桂竹，上合防露，下疏来风，每日出，罗纨金翠，望若花闱。郭璞云：出始兴小桂县。又《山海经》云：云山有一种桂竹，状若甘竹而皮赤，甚毒，伤人必死。曰方竹，形方，葛仙植于定海灵峰者，见《宁波府志》。又方竹，体如削成，劲挺，堪为杖，产澄州，见《北户录》。又《益部方物志》有《方竹赞》。又澧州西游川铁冶辰山，产方竹。又隔州亦出方竹，长者数丈。曰黑竹，长二尺许，如指大，纯墨色，叶玄碧，出西山，见文征明太史《墨竹铭》。又蕲水县凤栖山下，有墨色小竹，俗云王羲之洗笔池崖畔出也。曰丹竹，每节一丈，或八尺，茎不大，袅袅摇空，粉节，上似有赤色，产道州泷中，见《笋谱》。又红竹，大不过寸许，鲜明可爱，生宜都县飞鱼口。曰赤竹，产黔阳县赤竹冈冈垄，纠盘而丛生者。曰凝波竹，紫枝绿叶，花如石榴，实如莲子，出区吴山。他如《广志》有种龙竹、橘竹，《吴越春秋》有晋竹，《齐民要术》有筼竹，杜台卿《淮赋》有槟榔竹，身毒国有筇竹，《汉书》张骞至大宛得狭竹，《南方草木状》载汉阳有篍筚竹。又《异物志》云：南方思劳国，有笒竹；又某处冈峦，有蕨竹；玄倭国，有筱干竹；少室山有纍器竹。又篷山有浮筼竹。又梧竹，可作屋柱。以山十四竹，搜之名山书集中，其形色未详。姑存此，以便博物学士采择用之。又有似竹非竹而异名者，曰楝、曰棕榈、曰夹竹桃等，盖别类也。**《本草经解要附余·考证》：**竹类极繁。《本草》陶、苏二家云：入药宜竹、淡竹，又谓甘竹，似篁而茂，即淡竹也。六地多竹，此所指似俗呼水黄连者。余庭前旧植数十竿，邻近每采用。今医家好言淡竹叶，伧父谬以鸭跖草当之。《本草》草部另载淡竹叶，云苗高数寸，似竹米落地所生，甘寒无毒，叶去烦热，利小便，清心。今六之西山有一种草，高不盈尺，茎中空，有节，叶亦全肖竹而稍薄，生丛棘间，凌冬不凋。仅一痘医识之，云其师江右人也，指授此为真淡竹，用之已数十年，尝贻余合他药浸酒，未知是否？《汤液本草》竹、淡竹俱载木部，于淡竹引《日华子》并用根茎，所主痰热、惊痫等症也。按：《诗》绿竹。郑笺：绿为王刍，竹为篇竹。郭璞云：篇亦作扁，似小藜。陆玑云：绿竹乃一草，高数尺，可磨治器物，俗呼木贼。以上皆指草。惟班彪《志》云：淇园，殷纣竹箭园也。朱子云：淇上多竹，汉世犹然。此则实指今竹。盖竹既多种难辨，又有草本混之，故迄无定论，记此质诸博雅君子。**《重庆堂随笔》卷下：**竹类甚多，其名不一，但验其节起双线者，皆可入药。以壮嫩者为良。若节间单线者，名毛竹。所谓刮肠箆者，即毛竹之笋也。其箨有毛，故名毛竹，勿入药用。凡种竹向西北，其根无不向东南行者，卢氏谓其禀木火之气信矣。然既傲雪凌霜，亦能忘炎敌暑，四时不改其操，性极平和，号为君子。且植物之本，无不由小而渐大，惟竹出土之后，虽干青云而直上，能不改其本体之恒，故节字从竹，表其无毫发之放溢也。其皮最韧而紧，名之曰笮，塞舟不漏。

竹叶

【气味】味苦、甘，微寒，无毒。《履巉岩本草》卷下。味辛、甘，平，大寒，无毒。《宝庆本草折衷》卷一三。苦，平、大寒，无毒。《本草元命苞》卷六。气平，味辛。又苦大寒，辛，平，无毒。《汤液本草》卷五。味苦，性寒。《滇南本草》卷下。淡，寒。入心、小肠二经。《顾氏医镜》卷七。

【主治】消痰，治热狂烦闷，中风失音不语，壮热头痛，头风，并怀妊人头旋倒地。止惊悸，温疫迷闷，小儿惊痫天吊，茎叶同用。治中风烦热等疾多用。《履巉岩本草》卷下。主咳逆呕吐，除胸中热烦。治风痓筋急，杀小虫恶疡。《本草元命苞》卷六。治肺热咳嗽，肺气上逆。治虚寒发热，退虚烧，口烦热，煎点童便服。《滇南本草》卷下。专通小便，淡味五藏无归，但入太阳，利小便。能解心烦。小便利，心火因而清之也。有走无守，孕妇禁之。《顾氏医镜》卷七。

【发明】《本草经疏》卷一三：竹叶禀阴气以生，《本经》味辛平，气大寒，无毒。甄权言甘寒。气薄味厚，阴中微阳，降也。入足阳明，手少阴经。阳明客热则胸中生痰，痰热壅滞则咳逆上气，辛寒能解阳明之热结，则痰自消，气自下，而咳逆止矣。仲景治伤寒发热大渴，有竹叶石膏汤，无非假其辛寒散阳明之邪热也。《本草汇言》卷一一：竹叶，肃清气分，孙思邈凉心胃邪热之药也。桂汝薪稿：故仲景入白虎汤中，解伤寒内热，津液干枯，定虚热凌心，烦燥不寐，导膀胱火郁，淋闭赤涩。入药惟取甘竹、淡竹之叶。假此寒坚清肃之性，使热可降，液可生，痰可消，而大火烦渴之病可自已也。如胃寒有冷饮者、停食者，俱忌用之。《药镜》卷四：竹叶，疗风邪之烦热而消渴喉瘅俱平，定喘促之上冲而痰壅呕吐咸止。《药品化义》卷四：竹叶属阳中有阴，体润，色青，气清香，味泡汁甘淡，嚼之微苦，性凉，能升能降，力清热，性气与味俱轻薄，入心、肺、胆三经。○竹种类甚多，须择味淡者佳，洗净入药，苦重者不堪用。《医林纂要探源》卷二：能开外郁之阴翳，以达之肌肤四末之表，而舒其肺胃之阳。最轻而在上，故达阳气于上焦及手足肌肤之表，而去其外邪之阴翳，使阳气宣达，是以能除阳明发热，退肌肤热，去心烦，治喘咳，止呕哕，止渴，保肺。此皆宣达阳气之功。或以其寒而不敢用，惑之甚矣。《本草新编》卷四：或问：淡竹叶世疑是草本，是耶非耶？曰：即竹叶耳，但不可用苗竹、紫竹之叶。盖二叶之味多苦，不堪入药，其余诸竹之叶，味皆淡者也，故以淡名之，非草本之叶也。若草本之叶，非是竹叶，乃俗名鸭脚青也，其性虽寒，能止咳嗽，然而终不能入心以消痰也。

【附方】《药性粗评》卷三：齿间出血。淡竹叶一束，水一二碗，浓煎，入盐少许，待温啜而含之，良久唾去，复含，或刮苦竹茹三四两，以醋浸一宿，如前含之亦妙。胎动不安。淡竹根剉，浓煎汁饮之，须臾妙。失声：卒失声，声噎不出者，取苦竹叶，浓煎汤，稍稍服之。

霍乱。凡患霍乱转筋，心腹绞痛者，淡竹叶一把，水五六升，浓煮汤一盆，乘其稍温，荡洗腰腹并转筋之处，甚效。**诸疥疮疼。**烧竹叶为末，以鸡子清和入调匀，涂上，不过三四次，立差。

竹茹

【修治】《医学统旨》卷八：竹茹，刮去面青皮用。《药性要略大全》卷七：取苦竹刮取皮用，余竹次之，炒枯入药。《医宗必读·本草征要》下：竹茹刮去青皮，用第二层。《本草述》卷二六：取极鲜竹，刮皮，磋去外硬青，止用向里黄皮。

【气味】味甘，微寒。《宝庆本草折衷》卷一三。气微寒，味苦。《汤液本草》卷五。气微寒，味苦。无毒。《医学统旨》卷八。

【主治】主呕哕，温气寒热，吐血，崩中，溢筋，止肺痿唾血，鼻衄。治五痔。《宝庆本草折衷》卷一三。呕哕圣药，止肺痿唾血鼻衄，疗寒热崩中益筋。《本草元命苞》卷六。治呕哕噎膈温气，寒热吐血衄，崩中，益筋，虚烦不眠。《医学统旨》卷八。疗伤寒热症。治呕逆吐血，崩中溢筋，温气，治寒热，除实热，去内热。《药性要略大全》卷七。

【发明】《本草经疏》卷一三：竹茹虽与竹叶同本，然竹茹得土气多，故味带甘，气微寒无毒。入足阳明经。《经》曰：诸呕吐酸水，皆属于热。阳明有热则为呕哕，温气寒热，亦邪客阳明所致，甘寒解阳明之热则邪气退而呕哕止矣。甘寒又能凉血清热，故主吐血崩中及女劳复也。《药品化义》卷八：竹茹属阳，体轻，色淡清白略去外青，气和，味苦，性凉，能升能降，力降热痰，性气与味俱轻，入胆胃二经。竹茹体轻，轻可去实；性凉，凉能去热；味苦，苦能降下。专清热痰，为宁神开郁佳品。主治胃热噎膈，胃虚干呕，热呃咳逆，痰热恶心，酒伤呕吐，痰涎酸水，惊悸怔忡，心烦燥乱，睡卧不宁，此皆胆胃热痰之症，悉能奏效。此一味名竹皮汤，疗阴阳易，古人已验之奇方。《本草经解要》卷三：主呕哕温气寒热，吐血崩中，竹茹气微寒，禀天初冬寒水之气，入足太阳寒水膀胱经。味甘无毒，得地中正之土味，入足太阴脾经。气味降多于升，阴也。太阳者，寒水经也。冬日燥热，则太阳阴精不藏，感天燥热之气，至春木令则为病温，火性炎上，故多呕哕。病在太阳，故发寒热。竹茹气寒，可以祛温火，味甘可以缓火炎，所以主之也。脾统血，血热妄行，非吐即崩。其主之者，甘寒可以清热也。制方：竹茹同麦冬、半夏、甘草、生姜，治呕哕。同木瓜、陈皮、麦冬、枇杷叶、人参、芦根汁、石斛，治胃热呕哕。同花粉，治病后大热搐。《医林纂要探源》卷二：竹茹，甘，寒。竹之青皮。能开气化之阴郁，以达之膻中，而舒其君相之火。心君火，胆相火，合而郁于思虑，则阴气郁于膻中而虚烦不寐，相火不得舒，是胆冷也。心火不传木，则温温欲灰而已。竹茹挹轻虚之肝气，而达之以上行，心胆之郁开，则胆遂其温，而心有所决，思虑安矣。故能治烦热不眠，除吐衄惊痫，肺不受灼，肝不受抑，气化平也。《本草求原》卷一一：主清胃热，以通脉络而平胆木，胃之大络隧管领周身经络，竹之脉络似之。为胃虚热烦渴、呕吐呃逆要药。皆脉络不和所致。化痰、凉血、去瘀，治温气寒热，肉热，则皮毛之血不行于脉络而为寒热。吐血崩中，血生于胃汁，阳络伤则吐，阴络伤则崩。衄血，齿衄，以醋浸含之。膈噎，开胃郁。伤寒劳复卵肿，一味水煮服。产后烦热短气，同参、苓、甘、芩。肺痿惊痫，一味醋煮，以去肝火。妊娠烦躁，胃之三脘由于任，任起于脐下关元，解胃热，即以和任，故亦治女劳复，消痈肿。《本草思辨录》卷四：竹青而中空，与胆为清净之府，无出无入相似。竹茹甘而微寒，又与胆喜温和相宜。故黄芩为少阳经热之药，竹茹为少阳腑热之药。古方疗胆热多用竹茹，而后人无知其为胆药者。哕逆之因不一，胃虚而胆热乘之，亦作哕逆。橘皮竹茹汤，以参、枣、甘草补胃养阴，橘皮、生姜和胃散逆，竹茹除胆火则为清哕之源。橘皮汤无竹茹者，以手足厥为肝逆也。妇人乳子之时，中虚胆热，胆热必犯其胃，呕逆而至烦乱，热亦甚矣。竹皮大丸，以石膏、白薇除胃热而敛浮阳，竹茹凉胆而清其源，恐中虚难任寒药，故加桂枝之辛甘以导之，药兼阴阳，故加甘草以和之。喘则以柏实辑肝气，又所以辅竹茹之不逮也。

【附方】《药性粗评》卷三：饮酒头痛。乱取竹茹三两，水五升，煮至三升，取出，待冷入鸡子清黄三枚，在内搅匀，再煮五六沸，饮之妙。

《本草汇言》卷一一：治膀胱火郁，小便不通，及淋闭便浊。用竹叶五十片，甘草一钱，滑石一钱五分，车前子三钱，白茯苓二钱，小蓟根四钱，水煎服。《丹溪心法》。

竹沥

【修治】《医学统旨》卷八：竹沥，用刀劈开，火烧，其沥不得入灰尘，用时姜汁佐之。《药性粗评》卷一：竹沥，竹汁也。其法不拘，淡竹、苦竹、竹，截作短段，去丝劈破，以砖石两头承之，中以炭火逼出其汁，用碗装盛，入姜汁调用。《药性要略大全》卷七：烧法：以竹或苗竹，截作短段，约二尺许，两头以砖石架竹于火上烧之，每头以瓷盆张沥。《本草约言》卷二：竹沥烧取与荆沥同，横锯截尺余，直劈作数块，两砖架起，紧火中烘，沥从两头流出，每沥一杯，加生姜自然汁二匙。《医宗粹言》卷四：取竹沥、荆沥法用取新鲜金竹，锯尺许，中留节，两头去节，劈两开，不拘多少，用砖二块架定竹两头出砖二寸许，各以磁盘置于下，候其沥滴其中，用烈火熏逼，则两头溅溅滴沥于盘中，竹将自然沥则尽矣，就将滴过沥竹为薪，又架新竹于砖上，如前烧逼，任取多少。

【气味】气味甘，无毒。《医学统旨》卷八。味苦、甘，性大寒，无毒。《药性粗评》卷一。味甘，气寒，无毒。阳中之阴，可升可降，入手太阴肺、足少阴肾太阴脾。《本草约言》卷二。

【主治】疗暴中风，风痹，胸中大热烦闷，及卒中风失音。《宝庆本草折衷》卷一三。治眼赤，主中风失音不语，疗胸中大热虚烦。《本草元命苞》卷六。治卒中风失音不语，风痹，胸中热狂，烦闷壮热，头痛头风；并怀妊人头旋倒地，安胎，治子烦；除阴虚人发大热，消虚痰，痰盛人、气虚少食者宜用之；又痰在四肢及皮里膜外胸膈间，非此不能开；止惊悸，小儿惊痫天吊。《医学统旨》卷八。主治中风大热，消渴烦闷，痰厥上气，狂躁惊痫，降火养血，清心解毒，寒而有补，盖祛痰之圣药也。《药性粗评》卷一。

【发明】《药性粗评》卷一：丹溪云，世俗因大寒二字，弃而不用，是犹因盗嫂受金而弃陈平之国士也，不知竹沥味甘性缓，能降阴虚之有大热者，况假于火而成，何寒如此之甚。又云：竹沥滑痰，非佐以姜汁不行经络；痰在四肢，非竹沥不开；痰在皮里膜外，非姜汁竹沥不可除；痰在膈间，使人颠狂，宜用竹沥；风痰亦宜用之。由是可见，竹沥之搜痰，殆诸葛之擒孟获七纵而七擒焉。《药性解》卷五：竹叶生于中半以上，故主治多在上焦，心肺胃，皆脏腑之居上者也，宜并入之。味苦者专泻南方，竹茹者其除土郁，故主用小殊。竹沥者竹之液也，犹人身之血也，极能补阴，况阴之不足，由于火烁，竹沥长于清火，则血得其养。《本草经疏》卷一三：竹沥，竹之津液也。经云大寒，亦言其本性耳。得火之后，寒气应减，性滑流利，走窍逐痰，故为中风家要药。凡中风之证，莫不由于阴虚火旺，煎熬津液，结而为痰，壅塞气道，不得升降，热极生风，以致猝然僵仆，或偏瘫不仁。此药能遍走经络，搜剔一切痰结，兼之甘寒能益阴而除热，痰热既祛则气道能利，经脉流转，外证自除矣。其主胸中大热，止烦闷者，取其甘寒清热益阴之功耳。观古人以竹沥治中风，则知中风未有不因阴虚痰热所致。不然，如果外来风邪，安得复用此甘寒滑利之药治之哉？《本草汇言》卷一一：竹沥利窍滑痰，朱丹溪通经走络之药也。门国士稿：故古方主暴中风疾，猝然僵仆，人事昏塞，偏瘫不仁，及伤寒大热，津液干枯，烦渴昏闷，或产后阴虚发热，口噤失音，并小儿惊风天吊，四肢搐搦，并皆治之。此药甘寒而润，性滑而利，开关窍，走经络，搜剔一切痰结、火结、气结为病，下咽即苏。如服用，必加姜汁数匙。凡诸病果属风火燥热者宜用之。若寒痰湿痰，及一切饮食停滞生痰，非所宜也。《药镜》卷三：竹沥寒而经火，能缓阴虚之大热。清火养血，兼宜产后与胎前。血虚不食者宜加，痰涎最下。三阳闭结者始服，脾胃易伤。小儿天吊能平，妊娠头旋扶起。解伤寒而挟痰见祟之病，醒中风而失音不语之人。凡手足四肢，皮里膜外之痰，加以姜汁，无微不达。自汗烦热，消渴为良。《颐生微论》卷三：竹有多种，惟取大而味甘者为胜。生长年许，嫩而有力。竹能损气，故古人以笋为刮肠篦，竹沥久服滑肠，脾虚泄泻者勿用。寒痰湿痰，食积痰，并非竹沥所能治。《本草汇》卷一六：竹沥，即竹之津液也。性滑流利，走窍逐痰，故为中风家要药。凡中风之证，莫不由于阴虚火旺，煎熬精液而为痰。壅塞气道，热极生风，以致猝然僵仆。此药能搜剔经络痰结，气道通利，则经脉流转矣。观古人以此治中风，则知中风未有不因阴虚痰热所致。不然，如果外来风邪，安得复用此甘寒滑利之品？《本草详节》卷六：竹沥性滑流利，走窍逐痰，故为中风家要药。凡中风之症，莫不由于阴虚火旺，煎熬津液，结而为痰，壅塞气道，不得升降，热极生风，以致猝然僵仆，或偏瘫不仁。竹沥遍走经络，有搜剔之能，甘寒能益阴除热，所以中风药中不可少。凡属热痰为病，不可缺，其功既可去痰，又能养血。而阴虚之有大热者，尤宜也。《顾氏医镜》卷八：竹沥甘，寒。痰在皮里膜外者，直达以宣通。痰在经络四肢者，屈曲而搜剔。失音不语偏宜，肢体挛蜷决用。性滑流利，走窍逐痰，兼之甘寒益阴除热，痰热既祛，则气逆通利，经脉流转，而诸症自除。竹种最多，惟大而味甘者为胜。竹茹，若感寒挟食而呕吐者，勿用。竹沥滑肠，脾虚泄泻者，勿用。寒痰，湿痰，食积痰，均忌。《医林纂要探源》卷二：竹沥甘，寒，滑，能行肝胆之阳气阴汁，以达于经络，而通其阻滞之邪。肝木胆火，当热而反寒者，犹胆汁之性亦寒，而其用则以行相火之令也。以阳在阴上也。竹有节而中通上乔，故沥上行，无所不达，能驱风散火，去湿行痰，透筋节而发之，正迅雷之发，则阴翳郁热暴风皆止而爽然矣。是以治中风中痰，风痉癫痫，消渴诸急病，而利窍明目，止汗，清热除烦，皆宣达肝胆之阳气故也。宜和姜汁以助肝阳。今人视为险药霸道，失之矣。

【附方】《药性粗评》卷一：发热心烦。竹沥调新汲水各半盏，服之，不拘伤寒时气皆可。目赤眦痛。黄连，到，用绵裹入竹沥内浸一宿，点之殊效。产后发痉。多以竹沥灌之即苏。金疮中风，治法同上。

《本草汇言》卷一一：治暴中风痰，卒然僵仆，人事昏塞，偏痹不仁。用竹沥一钟，加生姜汁五匙，再用陈皮、半夏、茯苓各一钱，甘草五分，石菖蒲一钱五分，肉桂、胆星各二钱。水煎，冲入竹沥内服。《经验良方》。○治伤寒大热，津液干枯，烦渴昏闷。用竹沥一钟，加生姜汁五匙，再用柴胡、知母、天花粉、川黄连、白芥子、川贝母各一钱，甘草五分，水煎，冲入竹沥内服。《五法方》。○治产后阴虚发热，口噤失音。用竹沥一钟，加生姜汁五匙，再用当归身、炮姜各三钱，川芎一钱五分，白芍药酒炒一钱二分，黑荆芥、益母叶各二钱，胆星一钱，茯苓八分。水煎，冲入竹沥内服。《妇人良方》。○治小儿惊风天吊，四肢搐搦。用竹沥一盏，加生姜汁三匙，胆星末五分，牛黄二厘，调服。《全幼心鉴》。

竹实

【集解】《日用本草》卷七：竹实出蓝田，江东乃有花无实，顷来斑斑有实，如小麦。

【主治】主通神明，轻身益气，可为饭充饥。《日用本草》卷七。

仙人杖 《嘉祐本草》

【集解】《本草品汇精要》卷一九：此是笋将成竹时立死者，色黑如漆，惟苦笋竹多生此也。又别一种仙人杖，生剑南平泽，叶似苦苣，丛生。

【气味】味咸，气平，无毒。《本草集要》卷四。

【主治】专主哕气呕逆，大人翻胃反食，以水煮尝。小儿惊痫夜啼，安身伴睡。呕衄去血，烧末吞汤。《太乙仙制本草药性大全·本草精义》卷三。

【发明】《本草经疏》卷一三：仙人杖，此笋之将成竹时立死者。得笋之气已过，禀竹之性

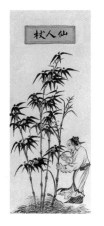

图 32-32-1　仙人杖
《品汇》

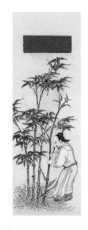

图 32-32-2　仙人杖
《雷公》

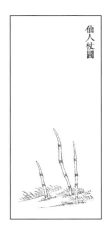

图 32-32-3　仙人杖
《草木典》

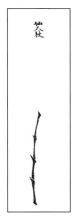

图 32-32-4　仙人杖
《图说》

未全。故味咸气平无毒。其功用在竹茹、竹黄之间。所主哕气呕逆，小儿吐乳，辟疣，大人吐食，痔疮者，竹茹之用也。疗小儿惊痫及夜啼者，竹黄之用也。虽其形已痿，而其性尚存，故能疗诸证也。又秘方：用此蘸麻油于空室中燃之，取滴下油涂痫疮已溃，长肉如神。他用甚稀，故无主治、简误。

慈竹《草木便方》

【释名】义竹《本草纲目》、蕊竺《草木便方》。

【集解】《本草洞诠》卷一一：慈竹，一名义竹，丛生不散，可栽为玩。此皆方土所纪，约略可考者也。

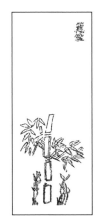

图 32-33-1　慈竹
《便方》

【主治】油：疗热风。叶：治热淋尿血通。气笋煅：搽肾风痒，封小儿头身恶疮。《草木便方》卷二。

斑竹《草木便方》

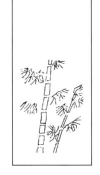

图 32-34-1　斑竹
《便方》

根

【气味】淡。《草木便方》卷二。

【主治】去肺寒，气喘痰咳治不难，四肢筋骨顽痹痛，祛风除湿自安然。《草木便方》卷二。

紫竹《草木便方》

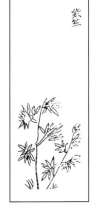

图 32-35-1　紫竹《便方》

【释名】黑竹《草木便方》。

根

【气味】辛。《草木便方》卷二。

【主治】平肝风，能除风湿关节通，腰脚筋骨酸软痛，风癫狗咬大有功。《草木便方》卷二。

【发明】**《本草乘雅半偈》帙四**：《睽车志》，绍兴中，四明有巨商泛海，阻风，抵一山下，因攀蹑而登绝顶，有梵宫焉，窗外竹数个，枝叶如丹，商坚求一二竿，截之为杖，每以刀镟削，辄随刃有光，心异之，至一国，有老叟曰：君亲至补陀落伽山，此观音坐后旃檀林紫竹也，商惊悔，取削弃余札宝藏之，有久病无药可愈者，煎汤饮之即愈。

地竹《滇南本草图说》

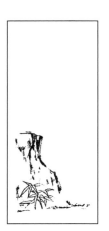

图 32-36-1　地竹《滇南》　　图 32-36-2　地竹《滇南图》

【释名】土余竹《校补滇南本草》。

【集解】**《校补滇南本草》卷上**：生野地。无花，就地生小软枝，高一二寸，叶似家竹，亦非淡竹，乃地竹也。

【气味】气味苦，无毒。《滇南本草图说》卷八。

【主治】骨蒸劳烧，虚劳发热。服之能退五经之热，兼利小便。《滇南本草图说》卷八。采取为末，治一切眼科，不拘远年近日，男妇老幼，眼目昏花，或云翳遮睛，或疳疾伤眼，服之其效如神。《校补滇南本草》卷上。

龙竹草《滇南本草》

【集解】**《滇南本草》卷上**：此草生石上，或大山中有水处。形似竹，软枝黄叶。**《滇南本**

草图说》卷五：龙竹草形似竹叶，软棉枝，根肥。

【气味】味酸，无毒。《滇南本草》卷上。根味咸辛，无毒。《滇南本草图说》卷五。

【主治】治一切肾虚腰疼，大兴阳事。炙用延年。取汁，服之还童返少。《滇南本草》卷上。无嗣服之，神奇。况此草壮阳生精，亦治男子阳缩，妇人宫冷。忌用春方。《滇南本草图说》卷五。

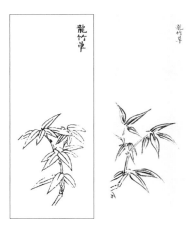

图 32-37-1　龙竹　图 32-37-2　龙竹草草《滇南》　　　　　《滇南图》

藤天竹《医方药性》

【气味】性凉。《医方药性·草药便览》。

【主治】去利后热，去住，退烧，止渴。《医方药性·草药便览》。

独天竹《医方药性》

【气味】性凉。《医方药性·草药便览》。

【主治】散五心火。治眼目血热，去风。《医方药性·草药便览》。

江南竹《医方药性》

【气味】性凉。《医方药性·草药便览》。

【主治】散心火，止渴。治五心烦闷。《医方药性·草药便览》。

竹笋《蜀本草》　【校正】《本草纲目》原入"菜部"，今移此。

【集解】《救荒本草》卷下之前：竹笋，《本草》竹叶有竹叶、苦竹叶、淡竹叶。《本经》并不载所出州土，今处处有之。竹之类甚多，而入药者，惟此三种，人多不能尽别。竹坚而促节，体圆而质劲，成白如霜，作笛者有一种，亦不名竹。苦竹亦有二种，一种出江西及闽中，本极粗大，笋味甚苦，不可啖；一种出江浙，近地亦时有之，肉厚而叶长阔，笋微苦味，俗呼甜苦笋，食所最贵者，亦不闻入药用。淡竹肉薄，节间有粉，南人以烧竹沥者，医家只用此一品。又有一种薄壳者名甘竹，叶最胜。又有实中竹、篁竹，并以笋为佳，于药无用。《医林纂要探源》卷二：笋甘，寒。

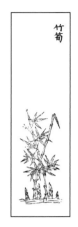

图 32-41-1　竹笋
《图经（政）》

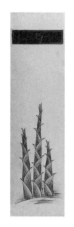

图 32-41-2　竹笋
《食物》

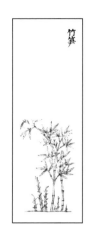

图 32-41-3　竹笋
《救荒》

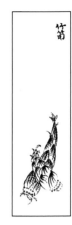

图 32-41-4　竹笋
《图说》

竹萌也。大竹曰毛竹笋。小者箭竹曰水笋。又有玉笋、琅玕笋、紫竹笋、斑竹笋、桂竹笋，惟苦笋为良。不从竹，入木部，并笋入蔬部者，以竹固非草非木，而笋供日食为多也。

诸竹笋

【气味】味甘，微寒，无毒。《千金要方·食治》卷二六。味甘、苦，寒，有毒。《宝庆本草折衷》卷一三。味甘，无毒。《饮膳正要》卷三。味甘，寒，无毒。《日用本草》卷七。

【主治】主消渴，利水道，益气力，可久食。患冷人，食之心痛。《千金要方·食治》卷二六。主消渴，利水道，下气，除烦热，理风热脚气。多食动气，发冷气冷症。蒸煮，弥熟弥佳。《食物本草》卷一。

苦竹笋

【集解】《食物本草》卷一：此笋有二种，一出江西、福建，粗大味苦不堪食；一出浙江，味微苦，呼为甜苦笋，食品所贵。

【气味】味苦，寒。《食物本草》卷一。味苦，性寒，无毒。《药性全备食物本草》卷一。甘、辛，性寒，无毒。入肝、肺二经。《本草再新》卷六。甘、淡，微寒，无毒。《本草求原》卷一五。

【主治】治不睡，去面目并舌上黄，利九窍消渴，明目，解酒毒，不发痰，除烦热出汗，治中风失音。《食物本草》卷一。解酒，清热，消痰，止汗，明目，利九窍，治中风失音，面目舌黄病。《药性全备食物本草》卷一。利膈下气，化热消痰。治痘疹，发斑毒，化血破积。《本草再新》卷六。利膈、开胃、清痰止渴、利水、痰火宜用、发热疹、癜毒，化血破积。又治疫病迷闷，妊妇头旋、颠扑、惊悸、小儿惊痫。《本草求原》卷一五。

淡竹笋

【释名】中母笋《食物本草》。

【气味】味甘。《食物本草》卷一。味甘、淡，性微寒，无毒。《食物辑要》卷三。

【主治】主消痰，除热狂壮热、头痛头风，并妊人头旋倒地、惊悸、温疫迷闷、小儿惊痫天吊等症。多食发背闷脚气。《食物本草》卷一。开胃，清痰，止渴，利小水。《食物辑要》卷三。除痰热狂燥，头痛头风，颠仆惊悸惊痫。《新编六书》卷六。

篁竹笋

【气味】味敆难食。《食物本草》卷一。

【主治】主消渴，益气力，补虚，下气。多食发气胀。《食物本草》卷一。

青笋

【气味】味甘。《食物本草》卷一。

【主治】止肺痿唾血，鼻衄，治五痔并妊娠。《食物本草》卷一。

冬笋

【释名】猫笋《食物本草》。

【气味】味甘，温。《食物本草》卷一。

【主治】小儿豆疹不出，煮粥食解毒，有发生之意。《食物本草》卷一。

水竹笋

【主治】主消渴，风热，益气力，发气胀，蒸煮炒任食。《太乙仙制本草药性大全·仙制药性》卷三。

【发明】《宝庆本草折衷》卷一三：竹类繁矣，故笋之类，亦不一矣。本条虽云味甘，然火占切苦者更多也。老杜诗遂有味苦夏虫避之句。蒸煮虽久，祇柔软而不糜烂。寇氏备言其难化，则性之毒也，明矣。凡风血冷气、泻痢、疮疖诸疾。食之必致发动。产妇、小儿尤当忌焉。《食物本草》卷一：大抵笋类甚多，滋味甚爽，人喜食之。但性冷且难化，不益脾胃，是宜少食也。又尝有一医说，有人素患痰食笋而愈。《夕庵读本草快编》卷四：竹笋，《蜀本草》陆佃云：旬内为笋，旬外为竹，俗作笋者非。又名篁笋，种既多，地产各异，资生之士不可不审也。夫掘根之嫩者谓之鞭笋，搜土之肥者谓之冬笋。《东观汉记》所谓苞笋是已。淡干者名玉版，盐曝者为咸笋，皆充食馔之珍，可藏可久者也。治病之功以苦者为胜，夫苦则性寒，故能理心烦而下痰气，止消渴而解酒毒。热生面目舌黄，风中失音不语，水道不利，夜睡不宁者宜之。黄山谷赋云：犦道苦笋，冠冕两川。甘脆惬当，小苦而成味。温而不荅，多啖而不暗，食肴以之启迪，酒客为之流涎。○赞宁《谱》云：笋萌之味，或苦或甘，甘则脾藏食，苦则肝藏食，原其本性实酸，盖从木也。食甘多则损脾而逆胃，何耶？竹实少阳之气，终克于脾土也；食苦多则补肝而助胆，何耶？与肝同类木也。二说观之，损益冰判矣。况采食有法，知则益人，反则有损，见风则木坚，入水则肉硬，脱壳煮则失味，生着刃则失柔，煮之宜久，生必损人，蒸之固美，煨之亦佳。味荅者恐戟喉，加薄荷数斤则去荅味。若虑有毒则少加生姜、麻油以解之。虽有刮肠篦之称，亦不妨矣。《诗》云：其蔌伊何？惟笋及蒲。《礼》云：加豆之实，笋菹鱼醢。则知笋之为蔬尚矣。附：世人治痘往往劝饮笋汤，云能发痘。殊不知痘疮不宜大便滑利，而笋虽有解毒发生之功，然冷滑而能刮肠，则暗受其害者，不知觉也。拈出以为戒。《本草求真》卷九：诸笋解肠胃热毒，及化皮里膜外痰。诸笋专入肠胃。味甘微寒无毒，按笋虽载品类甚多，如竹笋即中母笋。能治消渴风热等症。淡竹笋气味甘寒，能除痰热狂燥，头痛头风，颠仆惊悸等症。桃竹笋有小毒。出广中，皮滑而黄，犀绞瘦骨，四寸骨节，可以为席。能治六畜疮中蛆等症。刺竹笋时珍曰：生交广中，丛生，大者围二尺，枝节皆有刺，夷人种以为城，伐竹为弓，根大如车辐。一名芭竹。气味甘苦，微有小毒，食之令人落发。酸笋出粤南，笋大如臂，摘至，用沸汤泡去苦水，投冷井水中浸二三日，取出，缕如丝绳，醋煮可食，好事者提入中州，成罕物云。气味苦凉无毒，食之令人止渴解酲，利膈。芦笋气味甘温，能治噎膈烦闷不食等症。然总多食助冷动气，以甘则气壅，而寒则发人冷症，惟素患有痰疾在于皮里膜外者，得此则愈。如竹沥同姜，可以治人痰疾之意。他笋其味皆甘，惟苦竹笋则苦，食之可以治人气逆而不作壅。以苦主于下气故也，况笋初食难化，而脾虚尤甚。有小儿食干笋三寸许，噎于喉中，壮热喘粗大惊，服惊药不效。后吐出笋，诸症乃定，其难化也如此。久食则肠受刮。○惟有冬笋中冬而上不出，阳气未泄，故食则能通脉利窍，凡吐血、衄血、血滞不通之症，皆可授服。痘疮不出，取尖同米煮粥食之良，泄泻者忌。笋性味亦然，干笋淡片，利水豁痰消肿。《调疾饮食辩》卷三：诸笋，《别录》谓其益气利水，可久食。《吴氏本草》谓淡竹、甘竹、苦竹笋，冬笋、鞭笋皆可久食，均不可信。盖笋味虽鲜脆，而锐上之性耗气损神。滑肠败胃，平人可以暂食，病人则断不宜，况可久乎？冬笋稍平，春笋更劣。故《食物本草》用以发痘，《纲目》极誉之，目为刮肠篦，不为无见。

桃竹笋

【释名】黄笋、黄昏笋、赖笋、顽笋《太乙仙制本草药性大全》。

【气味】味苦，有小毒。《太乙仙制本草药性大全·仙制药性》卷三。

【主治】杀蛆虫，主六畜疮中蛆。蓇，主赤白痢疾极验。《太乙仙制本草药性大全·仙制药性》卷三。

【附方】《太乙仙制本草药性大全·仙制药性》卷三：六畜疮中蛆。取〔桃竹笋〕捣碎，纳疮中，其蛆尽出。○赤白痢。取蓐似鹿角，取之洗净，和姜酱食之极效。

酸笋《本草纲目》

【集解】《上医本草》卷三：时珍曰：酸笋出粤南。顾玠《海槎录》云：笋大如臂，摘至用沸汤泡去苦水，投冷井水中，浸二三日取出，缕如丝绳，醋煮可食，好事者携入中州，成罕物云。

【气味】酸，凉，无毒。《上医本草》卷三。性凉。《本草省常·菜性类》。

【主治】解醒止渴，除热痰热狂。多食发冷气。《本草省常·菜性类》。

茨竹《草木便方》

根

【气味】甘，平。《草木便方》卷二。

【主治】安胎，妊娠烦满煮汁餐。产后服之除烦热。《草木便方》卷二。

天竹黄《开宝本草》

【集解】《本草衍义》卷一四：天竹黄自是竹内所生，如黄土，著成片。《宝庆本草折衷》卷一三：生天竺国及南海边，竹内尘沙结成。《本草元命苞》卷六：按《临海志》多生天竺。乃诸竹内尘沙结成，伪者多烧诸骨、葛粉等物相杂。《药性解》卷五：产天竺国，即竹节内黄粉，然多有伪者，须辨其片片如竹节者真。

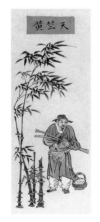
图 32-44-1 天竹黄
《品汇》

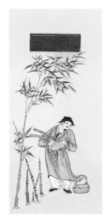
图 32-44-2 天竹黄
《雷公》

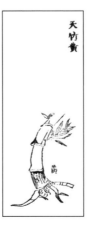
图 32-44-3 天竹黄
《备要》

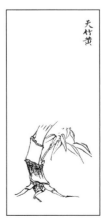
图 32-44-4 天竹黄
《图说》

【气味】味甘,寒,无毒。《图经本草药性总论》卷下。辛淡,温,无毒。入心肝二经。《分部本草妙用》卷六。味甘、辛,性凉。降也,阴中有阳。《景岳全书》卷四九。

【主治】凉心经,去风热,作小儿药尤宜,和缓故也。《本草衍义》卷一四。治小儿天吊惊风及痫痓,痰涎壅塞。镇心神,明目;疗金疮,止血。滋养五脏,去诸风热。《本草元命苞》卷六。理天吊,止惊风,清心明目。尤制石药毒发热。《药性要略大全》卷七。治小儿急慢惊抽天吊,疗肥人卒暴风中痰壅。镇心明目,解热驱邪。《太乙仙制本草药性大全·仙制药性》卷三。

【发明】《药性解》卷五:竺黄之寒,专泻少阴之火,火去而惊邪诸症靡不疗矣。《本草经疏》卷一三:天竺黄,竹之津气结成。其气味功用,与竹沥大同小异。第竹黄气微寒而性亦稍缓,故为小儿家要药。入手少阴经。小儿惊风天吊,诸风热者,亦犹大人热极生风之候也。此药能除热养心,豁痰利窍,心家热清而惊自平,主君安而五脏咸得滋养,故诸证悉除也。明目疗金疮者,总取其甘寒凉血清热之功耳。《本草汇言》卷一一:天竺黄豁痰利窍,《日华子》镇惊安神之药也。鲁润之抄李氏曰:其气味功用,与竹沥大同小异。第竹沥性速,直通经络而有寒滑之功;竹黄性缓,清空解热,而更有定惊安神之妙。故前古治小儿惊风天吊,夜啼不眠,客忤痫疰,及伤风痰闭,发热气促,入抱龙丸。治婴科惊痰要剂。如大人中风,失音不语,入风痰药中,亦屡奏效,此钱月坡独得之见也。《分部本草妙用》卷六:天竺黄,俗医少用,而镇惊消痰,助胆星、丹砂之力,小儿科用之为臣,佐其驱心肝胆惊风神效。《本草述》卷二六:热生于心,风属于肝。希雍谓心经热清而惊自平,与寇氏凉心经之说合,第痰生于脾者也。竹之有黄似入脾,而豁痰为切,与竹沥之走经络而利痰热,微有不同,不止以其气味稍缓也,用者审之。

【附方】《本草汇言》卷一一:治小儿惊痫癫疾有痰者。用真天竺黄五钱,胆星、钩藤各一两,川贝母、茯苓、犀角、琥珀、丹砂各三钱,甘草一钱,牛黄一分。俱研极细末,每服三分。用竹沥半盏和姜汁一匙,调服。虚者,可用人参五分,泡汤同竹沥用。钱乙老人方。○治小儿惊热内实者。用天竺黄二钱,雄黄、牵牛末各一钱,川黄连五分,共研极细,神曲打糊丸,粟米大。每服三五丸,薄荷汤下。同上。

绿竺《草木便方》

根

【气味】苦,大凉。《草木便方》卷二。

【主治】风火虫牙疼痛良,虚劳骨蒸除潮热,头昏目赤火毒强。《草木便方》卷二。

筶竹《草木便方》

叶

【气味】甘，寒。《草木便方》卷二。

【主治】治诸血，男女呕吐衄血灭，通便利肺消喉痹，尿血下血消肿捷。《草木便方》卷二。

白甲竹《草木便方》

【气味】甘，平。《草木便方》卷二。

【主治】痞满逆气咳嗽灵，煅涂烂疮生肌妙。叶：疗烦渴止崩淋。《草木便方》卷二。

绿笋片《本草纲目拾遗》

【释名】玉版笋《本草纲目拾遗》。

【集解】《本草纲目拾遗》卷八：绿笋片即玉版笋，以毛笋淡煮晒干者。浙、闽、江西多有，有草鞋底、蝴蝶尖、玉版等名。《湖州府志》：绿笋大者，谓之阔绿，有名泥里黄者尤美。

【气味】味甘，性平。《本草纲目拾遗》卷八。

【主治】治实喘消痰。《本草纲目拾遗》卷八。

木之六　杂木类20种

淮木《本经》

【集解】《证类本草》卷三〇：〔《本经·别录》〕一名百岁城中木。生晋阳平泽。《神农本草经赞》卷一：城中百岁，樟上长生。枝衔肌肉，理具纵横。云封索异，赤柱标名。似朴似桂，药味传精。李当之曰：是樟树上寄生，树大衔枝在肌肉。桐君曰：状如厚朴，色似桂白。其理一纵一横。名医曰：生太山。

【气味】味苦，平，无毒。〔《本经·别录》〕。《证类本草》卷三〇。

【主治】主久咳上气，伤中虚羸，补中益气，女子阴蚀，漏下，赤白沃。〔《本经·别录》〕。《证类本草》卷三〇。

树包 《滇南本草图说》

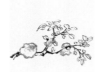

【集解】《滇南本草图说》卷六：诸树生包，包内有水，乃天地水，树之津液。采取染发，久服轻身延年。

【气味】气味甘甜，无毒，平。《滇南本草图说》卷六。

【主治】五劳七伤，诸虚百损，肺痈热毒。亦治中风、口眼歪斜、偏枯之症，服之如神。又取包烧灰，治恶疮疔毒，敷之即散。《滇南本草图说》卷六。

【发明】《滇南本草图说》卷六：此水用瓷器盛之，黄蜡封口，遇之危病，将终服之，可延一月。如常常服之，可延寿一纪。总之，此物难于多得，如常川有之，岂有起死回生之功。此水《列仙传》载之。

图 32-50-1 树包
《滇南图》

大木皮 《图经本草》

【集解】《证类本草》卷三〇：〔《本草图经》〕大木皮生施州。其高下、大小不定，四时有叶，无花。采无时。

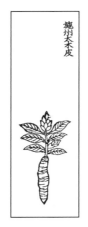
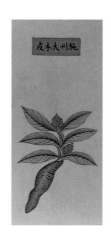
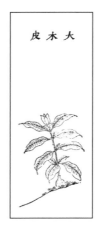
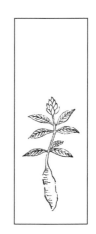

图 32-51-1 施州大木皮《图经（政）》　图 32-51-2 施州大木皮《品汇》　图 32-51-3 大木皮《三才》　图 32-51-4 大木皮《图考》

【气味】味苦、涩，性温，无毒。〔《本草图经》〕。《证类本草》卷三〇。

【主治】彼土人与苦桃皮、樱桃皮三味，各去麁皮，净洗焙干，等分捣罗，酒调服一钱匕，疗一切热毒气。服食无忌。〔《本草图经》〕。《证类本草》卷三〇。

帝休《本草拾遗》

【集解】《证类本草》卷一二：《山海经》曰：少室山有木名帝休，其枝五衢，黄花黑实。服之不愁。今嵩山应有此木，人未识，固可求之，亦如萱草之忘忧也。

【主治】主不愁，带之愁自消矣。〔《本草拾遗》〕。《证类本草》卷一二。

新雉木《别录》

【集解】《证类本草》卷三〇：〔《别录》〕七月采，阴干，实如桃。

【气味】味苦，香，温，无毒。〔《别录》〕。《证类本草》卷三〇。

【主治】主风眩痛，可作沐药。〔《别录》〕。《证类本草》卷三〇。

合新木《别录》

【集解】《证类本草》卷三〇：〔《别录》〕生辽东。

【气味】味辛，平，无毒。〔《别录》〕。《证类本草》卷三〇。

【主治】解心烦，止疮痛。〔《别录》〕。《证类本草》卷三〇。

俳蒲木《别录》

【集解】《证类本草》卷三〇：〔《别录》〕生陵谷。叶如奈，实赤，三核。

【气味】味甘，平，无毒。〔《别录》〕。《证类本草》卷三〇。

【主治】主少气，止烦。〔《别录》〕。《证类本草》卷三〇。

遂阳木《别录》

【集解】《证类本草》卷三〇：〔《别录》〕生山中，如白杨叶，三月实，十月熟赤，可食。

【气味】味甘，无毒。〔《别录》〕。《证类本草》卷三〇。

【主治】主益气。〔《别录》〕。《证类本草》卷三〇。

学木核《别录》

【集解】《证类本草》卷三〇：〔《别录》〕如蕤核，五月采，阴干。

【气味】味甘，寒，无毒。〔《别录》〕。《证类本草》卷三〇。

【主治】主胁下留饮，胃气不平，除热。〔《别录》〕。《证类本草》卷三〇。

桏核《别录》

【集解】《证类本草》卷三〇：〔《别录》〕五月采。

【气味】味苦。〔《别录》〕。《证类本草》卷三〇。

【主治】疗水，身面痈肿。〔《别录》〕。《证类本草》卷三〇。

木核《别录》

【集解】《证类本草》卷三〇：〔《别录》〕十月采。

【主治】木核疗肠澼。〇华：疗不足。〇子：疗伤中。〇根：疗心腹逆气，止渴。
〔《别录》〕。《证类本草》卷三〇。

荻皮《别录》

【集解】《证类本草》卷三〇：〔《别录》〕生江南。如松叶有别刺，实赤黄。十月采。

【气味】味苦。〔《别录》〕。《证类本草》卷三〇。

【主治】止消渴。去白虫，益气。〔《别录》〕。《证类本草》卷三〇。

栅木皮《海药本草》

【集解】《证类本草》卷一二：〔《海药本草》〕《广志》云：生广南山野郊汉。《尔雅》注云：
栅木如桑树。

【气味】味苦，温，无毒。〔《海药本草》〕。《证类本草》卷一二。

【主治】主霍乱吐泻，小儿吐乳，暖胃正气。并宜煎服。〔《海药本草》〕。《证类本草》

卷一二。

干陀木皮《本草拾遗》

【集解】《证类本草》卷一二：〔《本草拾遗》〕生安南。皮厚堪染者，叶如樱桃。○《海药》云：按《西域记》云：生西国。彼人用染僧褐，故名干陀，褐色也。树大皮厚。

【气味】味平，无毒。〔《本草拾遗》〕。味平，温。〔《海药本草》〕《证类本草》卷一二。

【主治】主破宿血，妇人血闭，腹内血块，酒煎服之。〔《本草拾遗》〕。主癥瘕气块，温腹暖胃，止呕逆，并良也。〔《海药本草》〕。《证类本草》卷一二。

马疡木根皮《本草拾遗》

【集解】《证类本草》卷一四：〔《本草拾遗》〕出江南山谷，树如枥也。

【气味】有小毒。〔《本草拾遗》〕。《证类本草》卷一四。

【主治】主恶疮疥癣有虫者，为末，和油涂之。〔《本草拾遗》〕。《证类本草》卷一四。

角落木皮《本草拾遗》

【集解】《证类本草》卷一三：〔《本草拾遗》〕生江西山谷。似茱萸独茎也。

【气味】味苦，温，无毒。〔《本草拾遗》〕。《证类本草》卷一三。

【主治】主赤白痢。皮煮汁服之。〔《本草拾遗》〕。《证类本草》卷一三。

芙树《本草拾遗》

【集解】《证类本草》卷一四：〔《本草拾遗》〕生江南深山，叶长厚，冬月不凋，山人总识之。

【气味】有大毒。〔《本草拾遗》〕。《证类本草》卷一四。

【主治】主风痹偏枯，筋骨挛缩，瘫缓，皮肤不仁，疼冷等。取枝、叶捣碎，大甑中蒸令热，铺着床上。展卧其中，冷更易，骨节间风尽出，当得大汗，补药及羹粥食之，慎风冷劳复。〔《本草拾遗》〕。《证类本草》卷一四。

慈母枝叶《本草拾遗》

【集解】《证类本草》卷一三：〔《本草拾遗》〕生山林间。叶如樱桃而小，树高丈余，山人并识之。

【气味】无毒。〔《本草拾遗》〕。《证类本草》卷一三。

【主治】取枝、叶炙黄香，作饭，下气止渴，令人不睡，主小儿痰痞。〔《本草拾遗》〕。《证类本草》卷一三。

黄屑《本草拾遗》

【集解】《证类本草》卷一二：〔《本草拾遗》〕从西南来者，并作屑，染黄用之，树如檀。

【气味】味苦，寒，无毒。〔《本草拾遗》〕。《证类本草》卷一二。

【主治】主心腹痛，霍乱，破血，酒煎服之。主酒疸目黄及野鸡病，热痢下血，水煮服之。〔《本草拾遗》〕。《证类本草》卷一二。

那耆悉《本草拾遗》

【集解】《证类本草》卷一二：〔《本草拾遗》〕生西南诸国。一名龙花也。

【气味】味苦，寒，无毒。〔《本草拾遗》〕。《证类本草》卷一二。

【主治】主结热，热黄，大小便涩，赤毒诸热，明目，取汁洗目，主赤烂热障。〔《本草拾遗》〕。《证类本草》卷一二。

(R-0032.01)

ISBN 978-7-5088-5568-4

9 787508 855684 >

定 价：718.00元

科学出版社 中医药出版分社
联系电话：010-64019031　010-64037449
E-mail:med-prof@mail.sciencep.com